TODAY'S DIAGNOSIS IN PEDIATRICS

今日の小児診断指針

第4版

編集
五十嵐　隆
大薗　惠一
高橋　孝雄

医学書院

編集

五十嵐　隆　国立成育医療研究センター理事長
大薗　惠一　大阪大学大学院教授
高橋　孝雄　慶應義塾大学教授

今日の小児診断指針
1988年2月15日発行　第1版第1刷
1990年7月15日発行　第2版第1刷
2003年8月15日発行　第3版第3刷
2004年7月15日発行　第4版第1刷Ⓒ
2012年7月15日発行　第4版第2刷

編　集　五十嵐隆・大薗惠一・髙橋孝雄
発行者　株式会社　医学書院
　　　　代表取締役　金原　優
　　　　〒113-8719　東京都文京区本郷 1-28-23
　　　　電話　03-3817-5600（社内案内）
印刷・製本　大日本法令印刷

本書の複製権・翻訳権・上映権・譲渡権・公衆送信権（送信可能化権を含む）は（株）医学書院が保有します．

ISBN978-4-260-11924-5

本書を無断で複製する行為（複写，スキャン，デジタルデータ化など）は，「私的使用のための複製」など著作権法上の限られた例外を除き禁じられています．大学，病院，診療所，企業などにおいて，業務上使用する目的（診療，研究活動を含む）で上記の行為を行うことは，その使用範囲が内部的であっても，私的使用には該当せず，違法です．また私的使用に該当する場合であっても，代行業者等の第三者に依頼して上記の行為を行うことは違法となります．

JCOPY 〈（社）出版者著作権管理機構 委託出版物〉
本書の無断複写は著作権法上での例外を除き禁じられています．複写される場合は，そのつど事前に，（社）出版者著作権管理機構（電話 03-3513-6969，FAX 03-3513-6979，info@jcopy.or.jp）の許諾を得てください．

乳幼児身長発育パーセンタイル曲線（平成12年調査）

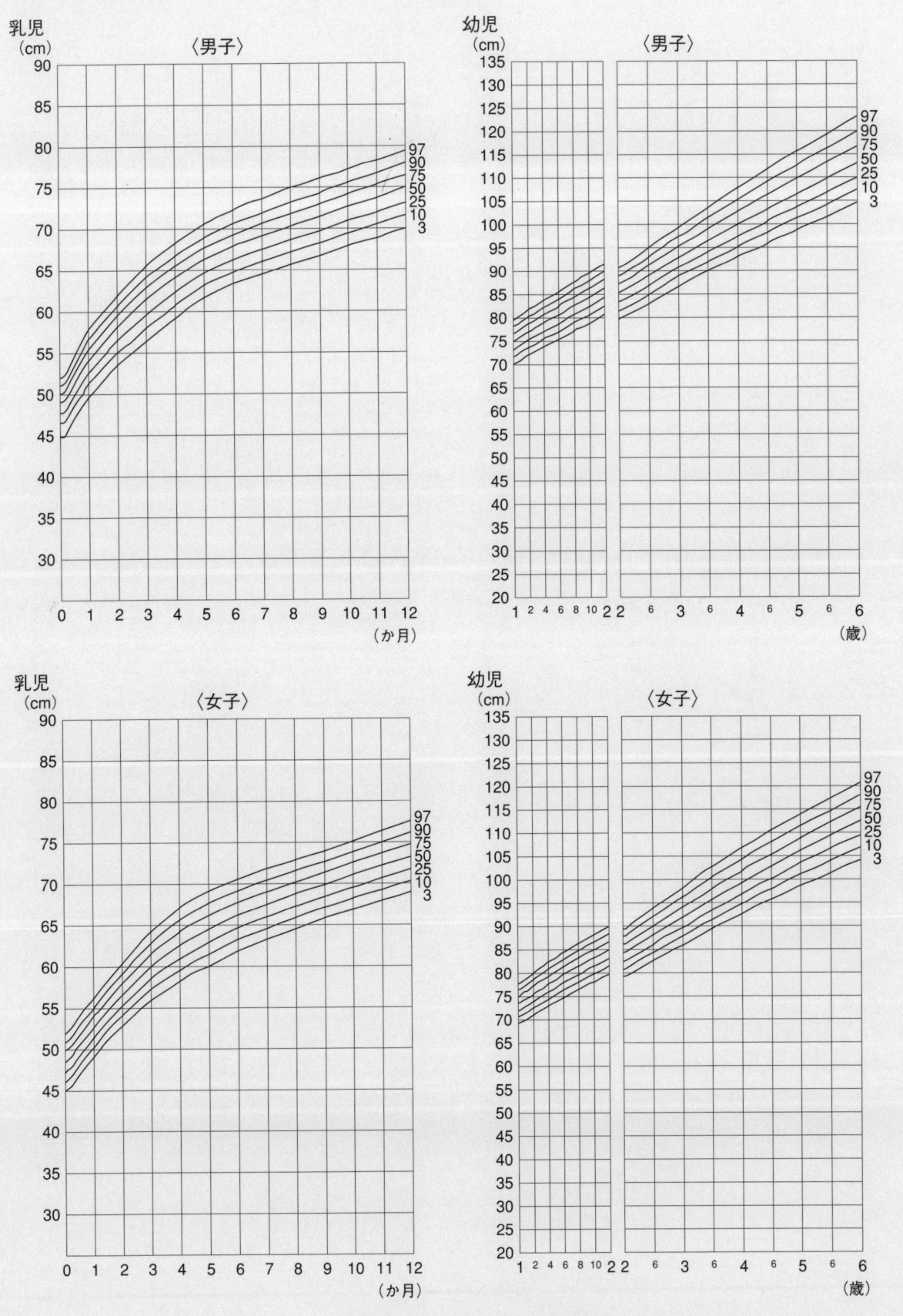

平成12年 乳幼児身体発育調査報告書（厚生労働省雇用均等・児童家庭局）

乳幼児胸囲発育パーセンタイル曲線（平成12年調査）

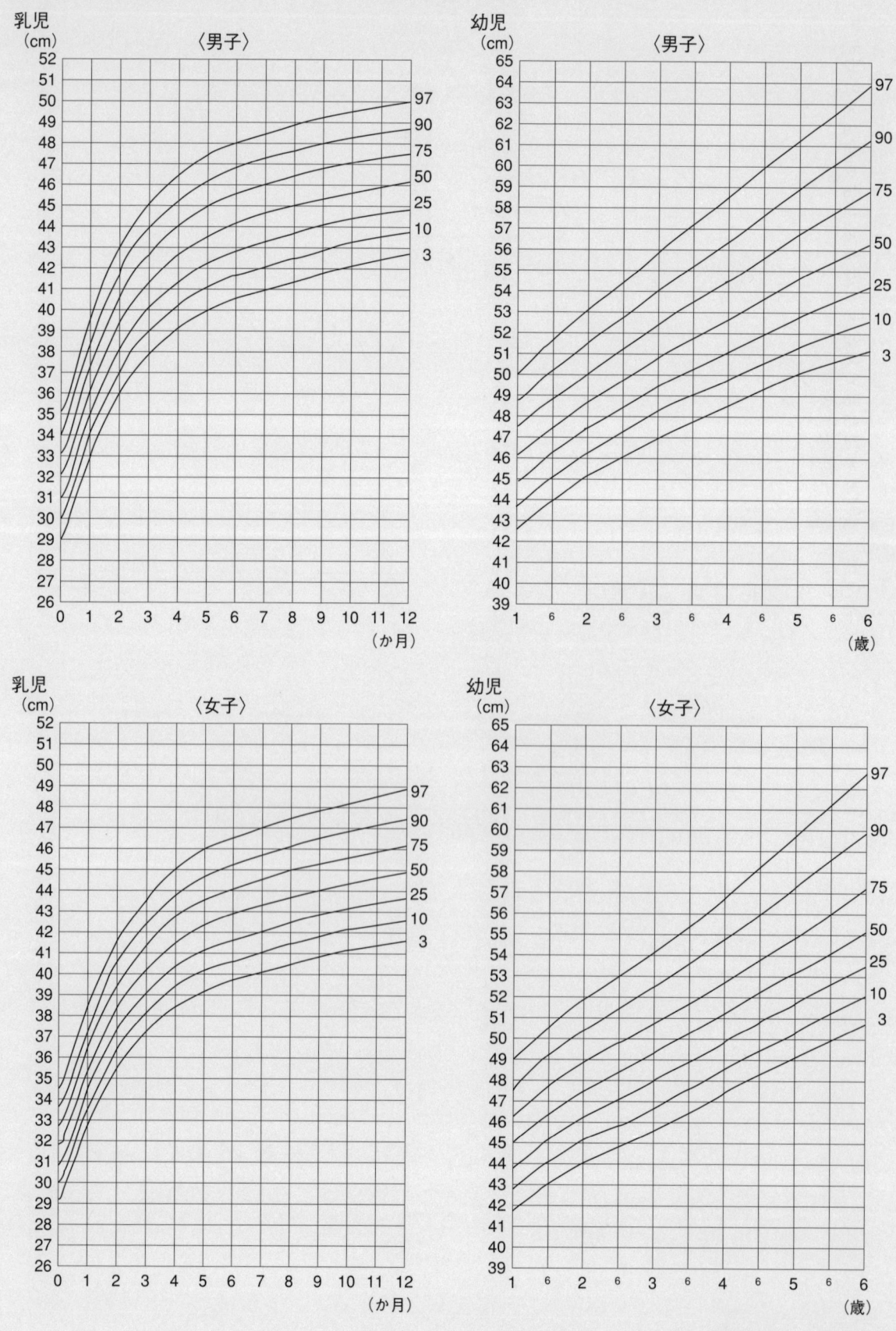

平成12年　乳幼児身体発育調査報告書　（厚生労働省雇用均等・児童家庭局）

乳幼児頭囲発育パーセンタイル曲線（平成12年調査）

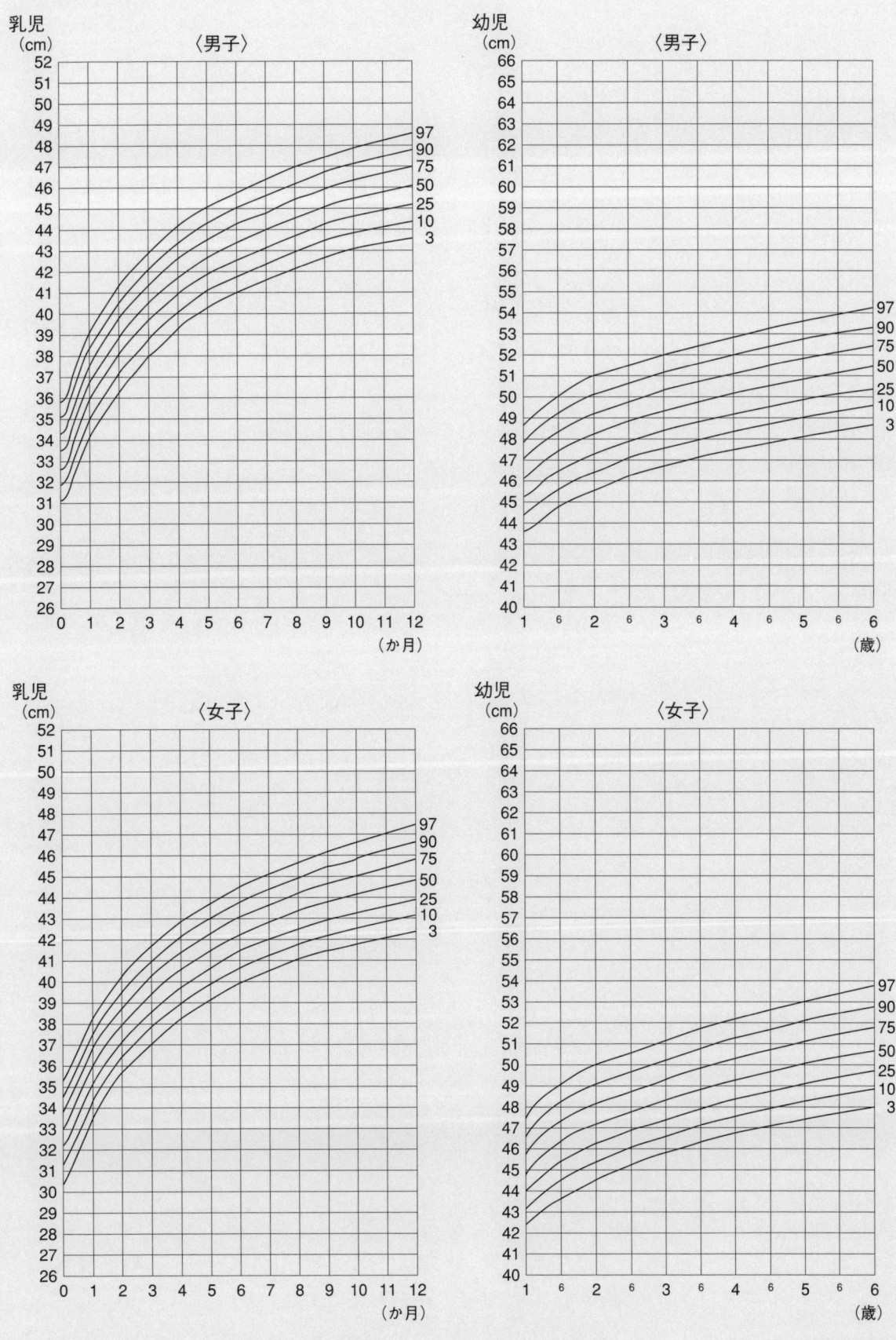

平成12年　乳幼児身体発育調査報告書　（厚生労働省雇用均等・児童家庭局）

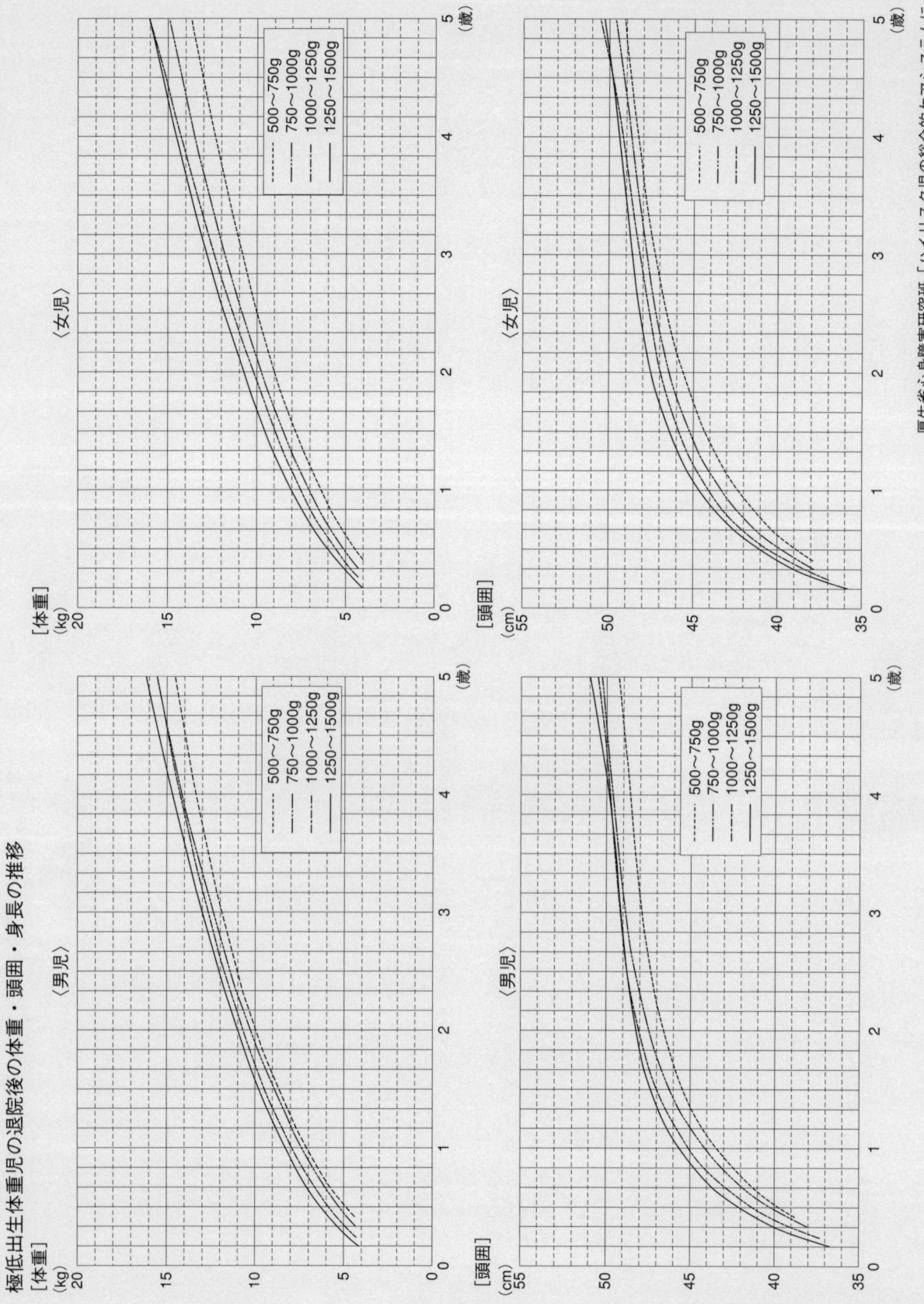

極低出生体重児の退院後の体重・頭囲・身長の推移

〈男児〉 体重

〈女児〉 体重

〈男児〉 頭囲

〈女児〉 頭囲

凡例: 500〜750g、750〜1000g、1000〜1250g、1250〜1500g

厚生省心身障害研究班「ハイリスク児の総合的ケアシステムに関する研究―平成4年度研究報告書」

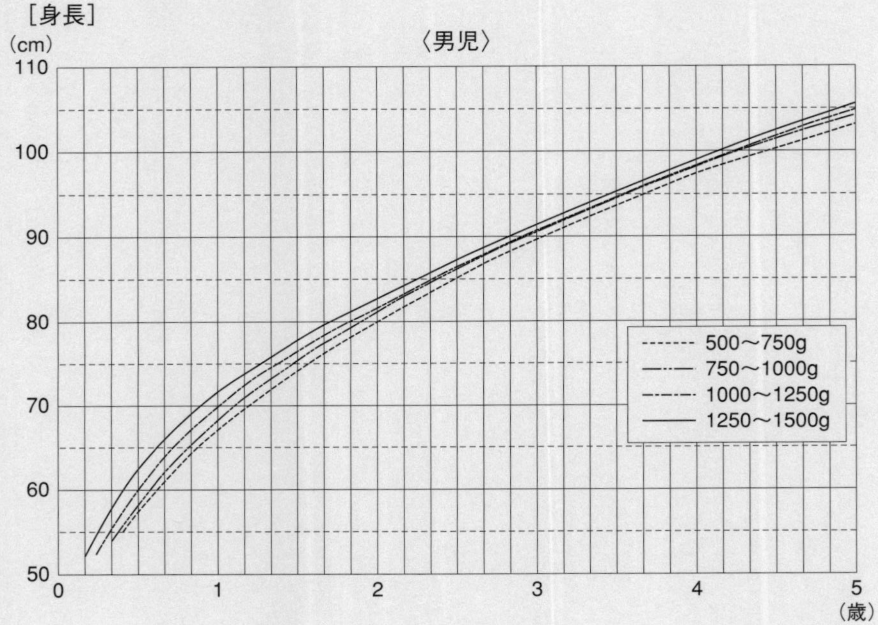

〈男児〉

〈女児〉

[身長] (cm)

凡例: 500〜750g / 750〜1000g / 1000〜1250g / 1250〜1500g

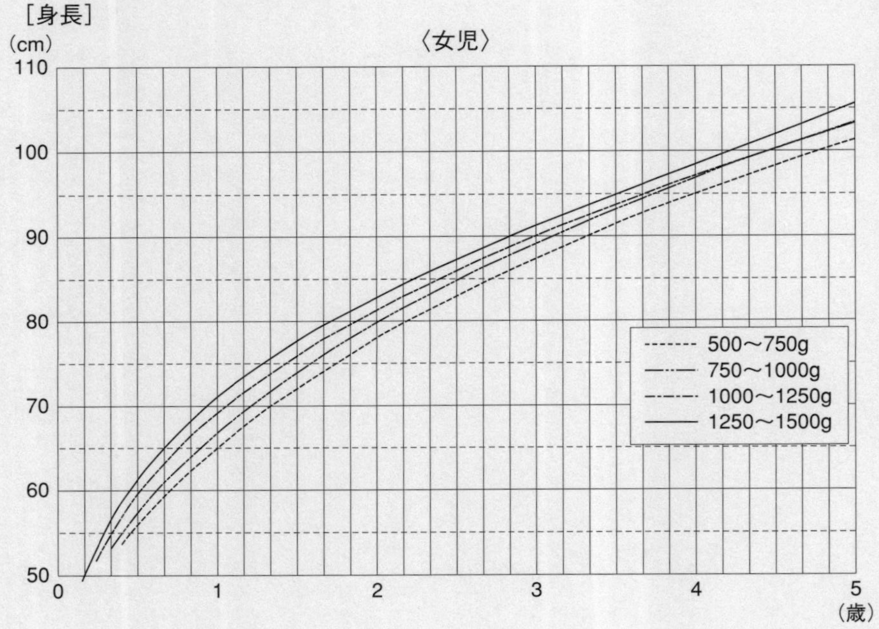

厚生省心身障害研究班「ハイリスク児の総合的ケアシステムに関する研究―平成4年度研究報告書」

執筆者一覧 (執筆順)

安藏　慎	東京都立清瀬小児病院内分泌代謝科
佐藤　真理	東邦大学講師・小児科
河野　由美	東京女子医科大学講師・母子総合医療センター
上林　靖子	中央大学教授・文学部
立花　克彦	神奈川県立こども医療センター内分泌代謝科科長
田村　正徳	埼玉医科大学教授・総合医療センター小児科
市山　高志	山口大学講師・小児科
山中　龍宏	緑園こどもクリニック院長
高橋　孝雄	慶應義塾大学教授・小児科
大薗　惠一	大阪大学大学院教授・医学系研究科小児発達医学
磯田　貴義	国立成育医療センター第一専門診療部循環器科
岡　明	鳥取大学助教授・脳神経小児科
横路征太郎	東京都立府中病院小児科部長
鈴木　啓之	和歌山県立医科大学講師・小児科
村井　孝安	村井こどもクリニック院長
賀藤　均	東京大学講師・小児科
金子　一成	順天堂大学浦安病院助教授・小児科
星井　桜子	国立西札幌病院小児科医長
横田俊一郎	横田小児科医院院長
絹巻　宏	絹巻小児科クリニック院長
湧川　基史	あおば皮ふ科院長
眞弓　光文	福井大学教授・小児科学
馬場　直子	神奈川県立こども医療センター皮膚科部長
上辻　秀和	かみつじこどもクリニック院長
秦　堅佐工	はたクリニック院長
福永　慶隆	日本医科大学大学院教授・内科系小児医学分野
大関　武彦	浜松医科大学教授・小児科学
中村　嘉宏	東京大学小児科
香川　二郎	藤枝市立総合病院小児科長
伊藤　純子	社会保険中央総合病院小児科医長
近藤　達郎	長崎大学講師・小児科
池田　均	獨協医科大学教授・越谷病院小児外科
田熊　清継	慶應義塾大学病院救急医学
福岡　和子	福岡小児科医院院長
稲毛　康司	日本大学講師・練馬光が丘病院小児科
岡本　伸彦	大阪府立母子保健総合医療センター企画調査部参事
坂本　博昭	大阪市立総合医療センター小児脳神経外科部長
満留　昭久	福岡大学教授・小児科
児玉　和夫	心身障害児総合医療療育センター小児科副所長
福田　諭	北海道大学大学院教授・医学研究科病態制御学専攻感覚器病学講座耳鼻咽喉科・頭頸部外科学分野
永井利三郎	大阪大学大学院教授・保健学専攻
木実谷哲史	島田療育センター院長
武岡　正方	ハーバード大学ボストン小児病院神経内科インストラクター
三山佐保子	東京都立清瀬小児病院神経内科医長
乾　幸治	いぬいこどもクリニック院長
橋本　俊顕	鳴門教育大学教授・障害児教育講座
加我　牧子	国立精神・神経センター精神保健研究所知的障害部長
神山　潤	東京北社会保険病院副院長
鈴木　周平	大阪医科大学講師・小児科
小野　次朗	和歌山大学教授・教育学部
三宅佳子	大阪府立精神医療センター松心園診療主任
亀岡　智美	大阪府こころの健康総合センター相談診療部診療課長
冨田　和巳	こども心身医療研究所所長
惠谷　ゆり	大阪大学大学院医学系研究科小児科
八子　恵子	福島県立医科大学非常勤講師・眼科
横山　連	大阪市立総合医療センター小児眼科部長
小河原　昇	神奈川県立こども医療センター耳鼻咽喉科部長
渡辺　佳治	用賀耳鼻咽喉科わたなべクリニック院長
工藤　典代	千葉県こども病院耳鼻咽喉科主任医長
小口　春久	日本歯科大学教授・小児歯科学
久保　伸夫	関西医科大学助教授・附属男山病院耳鼻咽喉科
熊谷　正樹	川口市立医療センター耳鼻咽喉科医長
佐々木　望	埼玉医科大学教授・小児科
吉原　俊雄	東京女子医科大学教授・耳鼻咽喉科
福田　宏之	国際医療福祉大学東京ボイスセンター所長
竹内　裕美	鳥取大学助教授・耳鼻咽喉・頭頸部外科分野
林　良寛	東京慈恵会医科大学講師・小児科
宮崎総一郎	滋賀医科大学教授・睡眠学講座
亀ヶ谷真琴	千葉県こども病院整形外科主任医長
佐地　勉	東邦大学教授・第一小児科
立澤　宰	国立成育医療センター膠原病感染科医長
武井　修治	鹿児島大学講師・医学・歯学附属病院
栗原　まな	神奈川県総合リハビリテーションセンター小児科部長
芳賀　信彦	静岡県立こども病院整形外科医長
土居　悟	大阪府立呼吸器・アレルギー医療センター小児科部長
黒崎　知道	千葉市立海浜病院小児科部長
梅原　実	神奈川県立こども医療センター救急診療科部長
宮川　知士	国立成育医療センター呼吸器科

IV　執筆者一覧

井上　壽茂	住友病院小児科主任部長
新垣　義夫	倉敷中央病院小児科主任部長
佐野　哲也	大阪厚生年金病院小児循環器担当部長
越後　茂之	国立循環器病センター小児科部長
中村　好秀	日本赤十字和歌山医療センター第二小児科部長
関口進一郎	慶應義塾大学小児科学
金子　浩章	群馬大学大学院小児生体防衛学
加藤　英治	福井県済生会病院小児科部長
三木　和典	伊丹市立伊丹病院小児科主任部長
中田幸之介	聖マリアンナ医科大学外科学代表教授
梅田　陽	昭和大学助教授・横浜市北部病院こどもセンター
藤澤　知雄	国際医療福祉大学教授・熱海病院小児科
星野　健	慶應義塾大学講師・外科学
五十嵐　淳	順天堂大学講師・浦安病院小児科
池田　昌弘	東京都立清瀬小児病院腎内科医長
竹村　司	近畿大学教授・小児科学
上村　治	あいち小児保健医療総合センター内科部長
服部新三郎	熊本大学教授・保健学科
倉山　英昭	国立病院機構千葉東病院小児科
位田　忍	大阪府立母子保健総合医療センター消化器・内分泌科科長
大山　建司	山梨大学大学院教授・臨床看護系
長谷川行洋	東京都立清瀬小児病院内分泌代謝科医長
甲村　弘子	大阪樟蔭女子大学教授・人間科学部
藤村　正哲	大阪府立母子保健総合医療センター病院長
星　順	帝京大学助教授・小児科
千田　勝一	岩手医科大学教授・小児科
五石　圭司	東京大学・小児科
城　裕之	横浜市北東部中核施設・横浜労災病院新生児部長
豊島　勝昭	神奈川県立こども医療センター新生児未熟児科医長
白川　嘉継	産業医科大学講師・小児科
中村　友彦	長野県立こども病院新生児科部長
山田　雅明	仙台赤十字病院小児科部長
板橋家頭夫	昭和大学教授・小児科
高橋　重裕	国立成育医療センター新生児科
川上　義	日本赤十字社医療センター新生児未熟児科部長
玉井　普	淀川キリスト教病院小児科部長
平澤　恭子	東京女子医科大学講師・乳児行動発達学講座
清水　正樹	埼玉県立小児医療センター未熟児新生児科医長
柳本　繁	慶應義塾大学専任講師・整形外科学教室
大浦　敏博	東北大学大学院助教授・小児病態学分野
小川　英伸	東北大学病院講師・小児科
盛武　浩	宮崎大学講師・小児科
芥　直子	虎の門病院小児科
菊地　陽	埼玉県立小児医療センター血液・腫瘍科医長
高見澤　勝	東京大学講師・小児科
野々山恵章	防衛医科大学校教授・小児科
城　宏輔	埼玉県立小児医療センター副病院長
井田　孔明	東京大学病院講師・小児科
田中　一郎	奈良県立医科大学講師・小児科
滝田　順子	東京大学・小児科
嶋　緑倫	奈良県立医科大学助教授・小児科
杉本　充彦	奈良県立医科大学講師・小児科
瀧　正史	重井医学研究所附属病院副院長
田中　弘之	岡山大学大学院助教授・小児医科学
玉井　浩	大阪医科大学教授・小児科
丸山　健一	群馬県立小児医療センター外来診療部長
関根　孝司	東京大学講師・小児科
小林　茂俊	帝京大学講師・小児科
後藤　健	名古屋市立大学大学院経営・情報企画部
池谷　健	藤枝市立総合病院新生児集中治療室長
渡辺　博	東京大学講師・小児科
谷澤　昭彦	福井大学講師・附属病院小児科
松尾　雅文	神戸大学大学院教授・小児科
康　勝好	東京大学・小児科
田尻　仁	大阪府立急性期・総合医療センター小児科部長
橋本　伸子	小平記念東京日立病院小児科主任医長
田中　篤	新潟大学大学院講師・小児科
太田　孝男	琉球大学教授・病態解析医科学講座育成医学分野
渋谷　和彦	東京大学・小児科
渋谷　紀子	NTT東日本関東病院小児科長
原　寿郎	九州大学大学院教授・小児科
森尾　友宏	東京医科歯科大学助教授・発達病態小児科学分野
脇口　宏	高知大学教授・小児思春期医学
横山　美貴	東京大学・小児科
森内　浩幸	長崎大学大学院教授・小児科
駒田　美弘	三重大学教授・小児科
長尾　芳朗	社会保険中央総合病院小児科部長
遠藤　文夫	熊本大学大学院教授・医学薬学研究部小児科学分野
松森　美香	秋田大学小児科
根東　義明	東北大学大学院教授・医学情報学
有阪　治	獨協医科大学教授・小児科
木下　英一	長崎大学大学院助教授・医歯薬学総合研究科小児疾病制御学
島　雅昭	NTT西日本大阪病院小児科部長
鬼形　和道	群馬大学大学院小児科系
内山　聖	新潟大学大学院教授・小児科学分野
香美　祥二	徳島大学講師・小児科
福嶋　義光	信州大学教授・遺伝医学
有賀　正	北海道大学教授・小児科
塩見　正司	大阪市立総合医療センター小児救急科部長
五十嵐　隆	国立成育医療研究センター理事長
松山　健	公立福生病院副院長
門脇　弘子	調布東山病院小児科部長

寺川　敏郎	東京都立府中病院小児科医長
和賀　忍	国立青森病院診療部長
白髪　宏司	埼玉県済生会栗橋病院小児科部長
児玉　浩子	帝京大学助教授・小児科
家原　知子	京都府立医科大学小児科学教室
中島　滋郎	大阪大学大学院講師・小児発達医学
浅利　誠志	大阪大学附属病院感染制御部副部長
宮川　広実	大阪府立公衆衛生研究所感染症部ウイルス課主任研究員
髙橋　悦郎	獨協医科大学越谷病院小児科
佐藤　弘	産業医科大学小児科
吉永　治美	岡山大学大学院助教授・発達神経病態学
三牧　正和	国立精神・神経センター神経研究所
山岸　敬幸	慶應義塾大学専任講師・小児科
別所　文雄	杏林大学教授・小児科
乾　あやの	国際医療福祉大学助教授・熱海病院小児科
上牧　勇	国立埼玉病院小児科医長
後藤　雄一	国立精神・神経センター神経研究所部長
石河　晃	慶應義塾大学講師・皮膚科学教室
虫明聡太郎	大阪大学小児科
川﨑　一輝	国立成育医療センター呼吸器科医長
澤井　利夫	兵庫医科大学第一外科
佐藤　博美	静岡県立こども病院脳神経外科医長
青木　克彦	静岡県立こども病院放射線科医長
藤岡　睦久	獨協医科大学教授・放射線医学教室
中田洋二郎	立正大学教授・心理学部
大内　美南	文京福祉センター

ご 注 意

　本書に記載されている治療法に関しては，出版時点における最新の情報に基づき，正確を期するよう，著者，編集者ならびに出版社としての最善の努力を払っています．しかし，医学，医療の進歩から見て，記載された内容があらゆる点において正確かつ完全であると保証するものではありません．

　従って実際の治療，特に新薬をはじめ，熟知していない，あるいは汎用されていない医薬品の使用に当たっては，まず医薬品添付文書で確認のうえ，常に最新のデータに当たり，本書に記載された内容が正確であるか，読者御自身で細心の注意を払われることを要望いたします．本書記載の治療法・医療品がその後の医学研究ならびに医療の進歩により本書発行後に変更された場合，その治療法・医薬品による不測の事故に対して，著者，編集者ならびに出版社は，その責を負いかねます．

2004 年 7 月

株式会社　医学書院

第4版 序

　5年ぶりの改訂となった「今日の小児診断指針」第4版をこの度発刊することとなった。今回，本書の編集企画者は一新され，大薗恵一大阪大学大学院医学系研究科小児発達医学教授，高橋孝雄慶応義塾大学小児科教授と私の3名が新たに担当した。伝統ある本書の最大の目的は，子どもの病気の診断をいかにして正確に下すか，そのために必要な知識，ノウハウ，ガイドラインや診断基準などを読者に的確に提示することである。本書の使い方はおそらく単一ではないであろう。初めから終わりまでを通読する使い方もあるだろう。しかし，実際には目の前の患者に関する必要な知識を得たり，確認したりするために使われる頻度がはるかに多いと思われる。そのためには，限られたスペースの中にこどもの病気の診断に本当に役立つ項目を選ぶことが最も大切であり，さらに，選ばれた項目は内容が正しく且つできるだけ明瞭簡潔に記述されなくてはならない。このような目的を持って編集企画者が協議した結果執筆をお願いした方達は，いずれも小児科やそれに関連する分野で現在活躍中の経験豊かな専門家であり，いずれの御執筆者からも本書の企画目的を満足する記述を戴けることができたと信じている。さらに，付録の「診断基準」についても今回見直しをはかり，有用でできるだけ最新のものを掲載することにした。

　小児の疾患と小児医療に対する社会からの要請は時代の流れと共に大きく変遷している。一見豊かではあるがすべての人間関係が以前よりも希薄となった現代社会が一因となって生み出されるこどもの心の問題や，かつては長期生存できなかったさまざまな慢性疾患の子ども達がcarry overすることによって生み出される問題など，昔の小児科医が経験することが少なかった新たな難しい問題に対しても現代の小児科医は真剣に取り組まなくてはならない。「今日の小児診断指針」第4版はこれまでに蓄積した小児疾患の診断に役立つ知識やノウハウだけでなく，このような新たな時代の要請にも答えることができる優れた内容を持っている。今後，読者の批判と指導により本書をさらに良いものに進化させなくてはならない。子ども達の心と体の問題を解決するために，子どもや親御さんと協力して日々診療に努力する医師に本書が深く愛用されることを希望する。

　平成16年6月

東京大学大学院医学系研究科小児医学教授

五十嵐　隆

初版 序

　今から約2年前，医学書院より『今日の小児治療指針』の改訂に伴い，そのペアとして『今日の小児診断指針』の企画を依頼された．『治療指針』は1970年初版以来7版を重ね，小児科領域では広く利用されている定評のある出版物である．それに匹敵するものが私に企画できるかどうか最初は躊躇した．しかし考えてみると診断と治療は車の両輪であり，一方が欠けているのはおかしなことである．倖いその道のベテランである白木，土屋両先生に編集に参加していただき，ここに出版の運びとなった次第である．

　編集に当って，まず最初に治療指針の編集者と合同の編集会議を開催し，両者の重複を避けることと，従来の治療指針と同様本書を併用して利用していただけるような企画をした．すなわち『治療指針』には治療のみとし，診断に関することは全て本書に収納することとした．

　そして内容を症候，検査，診断手技の3部に大別し，各々について，小児科の実地医家の日常診療で遭遇する可能性のある全ての症候と，それらの診断のために利用される検査・手技を網羅した．次に多忙な日常診療の合間に，一読して判るように，内容は最新の知識でも，平易，簡潔に判り易く記載することを編集方針のモットーとした．

　最初の試みであるので至らない所が多々あると考えられる．お気付きのことがありましたら遠慮なくお知らせ下されば倖いです．先生方の御意見をもとにして更に版を重ね『治療指針』に匹敵するものにしたいと願っております．御利用，御批評の程よろしくお願い申し上げます．

　尚，本書の画像診断の項目は，獨協医大放射線科藤岡睦久助教授に編集上の御協力をいただいた．紙上よりお礼申し上げます．

　昭和63年1月

前川喜平

目次

Chapter 1　正常発達の評価　　1

体重・身長・頭囲・胸囲	安藏　慎	2
骨年齢	佐藤　真理	12
乳幼児の発達の評価	河野　由美	16
学童の発達の評価	上林　靖子	21
第二次性徴の評価	立花　克彦	24

Chapter 2　バイタルサインの見方・取り方　　29

新生児・乳児	田村　正徳	30
乳幼児以降	市山　高志	35

Chapter 3　症候編　　41

A　全身症候　　42

発熱	山中　龍宏	42
痙攣	高橋　孝雄	47
テタニー	大薗　惠一	52
失神	磯田　貴義	55
意識障害	岡　明	58
ショック	横路征太郎	62
高血圧・低血圧	鈴木　啓之	65
めまい・立ちくらみ	村井　孝安	69
チアノーゼ	賀藤　均	73
脱水	金子　一成	77
浮腫	星井　桜子	81
リンパ節腫大	横田俊一郎	83
発熱を伴う発疹	絹巻　宏	86
発熱を伴わない発疹	湧川　基史	90
かゆみ	眞弓　光文	93
皮膚色素異常・母斑・血管腫	馬場　直子	95
出血傾向	上辻　秀和	100
黄疸（新生児を除く）	秦　堅佐工	103
貧血	福永　慶隆	107
肥満・やせ	大関　武彦	112
体重増加不良	中村　嘉宏	114
低身長・高身長	香川　二郎	118
体型の異常	伊藤　純子	122
小奇形	近藤　達郎	124
外傷	池田　均	128
熱傷	田熊　清継	130
疲れやすい	福岡　和子	134
不定愁訴	稲毛　康司	137

B　頭部・中枢神経系の症候　　141

頭が大きい・小さい	岡本　伸彦	141
頭蓋の形態異常	坂本　博昭	144
頭痛	満留　昭久	147
麻痺	児玉　和夫	150
顔面神経麻痺	福田　諭	152
筋力低下・筋萎縮	永井利三郎	154
不随意運動	木実谷哲史	157
歩行障害	武岡　正方	159
よく転ぶ（年齢に応じて）	三山佐保子	162
からだが柔らかい・硬い	乾　幸治	164
知的な発達の遅れ	橋本　俊顕	169
ことばの遅れ	加我　牧子	172
睡眠関連疾患	神山　潤	178
学習困難	鈴木　周平	181
多動・注意障害	小野　次朗	184

C 心因性の症候 ……………… 187

不安・興奮	三宅和佳子	187
チック	亀岡 智美	189
過換気症候群	冨田 和巳	193
摂食障害	惠谷 ゆり	194

D 顔面・頸部・口腔の症候 ……… 197

眼球・眼瞼の異常	八子 恵子	197
視野・視力の異常	横山 連	200
鼻の異常	小河原 昇	204
口唇・舌・口腔粘膜の異常	渡辺 佳治	206
扁桃腫大	工藤 典代	211
歯の異常	小口 春久	214
口臭	久保 伸夫	216
耳の異常	熊谷 正樹	218
甲状腺腫	佐々木 望	220
耳下腺腫大	吉原 俊雄	222
嗄声	福田 宏之	224
構音障害	竹内 裕美	226
嚥下障害	林 良寛	228
いびき	宮崎総一郎	230

E 脊椎・四肢・関節系の症候 …… 233

斜頸	亀ヶ谷真琴	233
爪の異常，ばち状指	佐地 勉	235
四肢冷感・Raynaud 現象	立澤 宰	237
関節痛・四肢痛	武井 修治	239
X脚・O脚・内反足・外反足	栗原 まな	243
脊柱側彎	芳賀 信彦	246

F 呼吸・循環器系の症候 ………… 249

咳・痰	土居 悟	249
喀血	黒崎 知道	252
喘鳴	梅原 実	254
多呼吸・呼吸困難	宮川 知士	256
肺音の異常	井上 壽茂	260
動悸	新垣 義夫	263
胸痛	佐野 哲也	265
心音・心雑音	越後 茂之	268
頻脈・不整脈	中村 好秀	272

G 腹部・消化器系の症候 ………… 279

食欲不振	関口進一郎	279
悪心・嘔吐	金子 浩章	281
腹痛	加藤 英治	283
吐血	三木 和典	287
下痢・血便・下血	中田幸之介	290
便秘	梅田 陽	295
肝・脾腫大	藤澤 知雄	299
腹部腫瘤	星野 健	303
腹部膨満	五十嵐 淳	308

H 腎・泌尿器系の症候 …………… 314

多尿・頻尿	池田 昌弘	314
乏尿・無尿	竹村 司	316
遺尿	上村 治	319
排尿痛・排尿障害	服部新三郎	321
肉眼的血尿	倉山 英昭	323

I 外性器と性成熟の症候 ………… 325

外性器の異常	位田 忍	325
性早熟	大山 建司	329
思春期遅発	長谷川行洋	331
月経異常	甲村 弘子	334

J 新生児の症候 …………………… 338

低出生体重	藤村 正哲	338
分娩外傷	星 順	343
呼吸障害	千田 勝一	345
痙攣	五石 圭司	349
発熱・低体温	城 裕之	353
浮腫	豊島 勝昭	355
出血	白川 嘉継	358
黄疸	中村 友彦	360
嘔吐	山田 雅明	363
腹部膨満	板橋家頭夫	365
チアノーゼ	高橋 重裕	368
貧血・多血症	川上 義	370
体重増加不良/ミルクの飲みが良くない	玉井 普	372
姿勢・反射の異常	平澤 恭子	376
なんとなくおかしい	清水 正樹	379
股関節開排制限	柳本 繁	381
新生児マススクリーニング(代謝異常症)	大浦 敏博	382
新生児マススクリーニング(内分泌疾患)	小川 英伸	384

Chapter 4　検査編（検査値・検査結果）　387

A　血液検査 ………………………………… 388

白血球と分画 ……………………… 盛武　浩　388
赤血球と網赤血球 ………………… 芥　直子　390
血小板 ……………………………… 菊地　陽　393
リンパ球サブセット ……………… 高見澤　勝　394
リンパ球機能検査 ………………… 野々山恵章　397
CRP・血沈（赤沈） ……………… 城　宏輔　399
出血時間 …………………………… 井田　孔明　401
PT・APTT・フィブリノゲン …… 田中　一郎　402
TT・HPT …………………………… 滝田　順子　404
凝固因子・VWF …………………… 嶋　緑倫　405
FDP・d-ダイマー ………………… 杉本　充彦　408
Na・K・Cl ………………………… 瀧　正史　409
Ca・P・Mg ………………………… 田中　弘之　414
微量元素 …………………………… 玉井　浩　418
BUN・クレアチニン ……………… 丸山　健一　421
尿酸 ………………………………… 関根　孝司　422
免疫グロブリン・サブクラス …… 小林　茂俊　423
GOT・GPT・γ-GTP ……………… 後藤　健之　426
ビリルビン・胆汁酸 ……………… 池谷　健　429
セルロプラスミン ………………… 渡辺　博　430
ハプトグロビン …………………… 谷澤　昭彦　431
CK …………………………………… 松尾　雅文　432
LDH ………………………………… 康　勝好　434
アミラーゼ ………………………… 田尻　仁　435
血糖・HbA1c ……………………… 橋本　伸子　436
血清鉄・フェリチン ……………… 田中　篤　438
血清脂質 …………………………… 太田　孝男　440
血液ガス分析 ……………………… 渋谷　和彦　443
IgE RAST …………………………… 渋谷　紀子　445
補体価（CH50）・C3・C4 ……… 原　寿郎　447
各種自己抗体 ……………………… 森尾　友宏　449
サイトカイン ……………………… 脇口　宏　453
細菌・ウイルス抗体価 …………… 横山　美貴　456
ASO・ASK ………………………… 森内　浩幸　459
腫瘍マーカー ……………………… 駒田　美弘　460
血漿アミノ酸・有機酸分析 ……… 長尾　芳朗　462
乳酸・ピルビン酸・アンモニア … 遠藤　文夫　465
ケトン体 …………………………… 松森　美香　469
血漿浸透圧 ………………………… 根東　義明　471
ADH・hANP ……………………… 有阪　治　473

GH・ソマトメジンC ……………… 木下　英一　475
PTH・ビタミンD ………………… 島　雅昭　478
TSH・甲状腺ホルモン …………… 鬼形　和道　480
レニン・アルドステロン ………… 内山　聖　481
カテコールアミン ………………… 香美　祥二　483
染色体分析 ………………………… 福嶋　義光　485
DNA診断 …………………………… 有賀　正　489

B　髄液 ……………………………………… 496

髄液検査一般 ……………………… 塩見　正司　496

C　尿 ………………………………………… 500

血尿 ………………………………… 五十嵐　隆　500
尿蛋白・尿低分子蛋白 …………… 松山　健　501
尿糖 ………………………………… 門脇　弘子　502
尿ケトン体 ………………………… 寺川　敏郎　504
尿比重・尿浸透圧 ………………… 和賀　忍　505
尿沈渣・円柱 ……………………… 白髪　宏司　506
尿アミノ酸 ………………………… 児玉　浩子　509
尿カテコールアミン・尿バニリルマンデル酸（VMA）
　…………………………………… 家原　知子　511
尿ミオグロビン …………………… 中島　滋郎　513

D　各種培養 ………………………………… 515

各種培養 …………………………… 浅利　誠志　515

E　細菌・ウイルス感染症の迅速診断

……………………………………… 宮川　広実　522

F　生理検査 ………………………………… 526

心電図 ……………………………… 高橋　悦郎　526
呼吸機能検査 ……………………… 佐藤　弘　527
脳波 ………………………………… 吉永　治美　530
筋電図・神経伝導速度 …………… 三牧　正和　535
起立試験 …………………………… 山岸　敬幸　539

G　病理検査 ………………………………… 542

骨髄 ………………………………… 別所　文雄　542
肝 …………………………………… 乾　あやの　544
腎 …………………………………… 上牧　勇　546
筋 …………………………………… 後藤　雄一　548
皮膚 ………………………………… 石河　晃　550
消化管粘膜 ………………………… 虫明聡太郎　552
気管支・肺 ………………………… 川崎　一輝　554

| H | 画像検査 | ………………………………… 557 |

胎児・新生児 ……………………… 澤井　利夫 557
頭部 ………………………………… 佐藤　博美 571
胸部 ………………………………… 青木　克彦 584
腹部 ………………………………… 藤岡　睦久 595

| I | 心理検査 | ………………………… 中田洋二郎 603 |
| J | 知能検査 | ………………………… 大内　美南 610 |

付録　　診断基準　　　　　　　　　　　　五十嵐　隆　615

感染症 ……………………………………… 616

1. サーベイランスのための HIV 感染症／AIDS 診断基準 …………………………………………… 616
2. HIV 感染症の重症度分類 …………………… 617
3. 敗血症の SIRS 診断基準 …………………… 617
4. 初発の急性リウマチ熱の診断基準 ………… 617
5. 川崎病（MCLS，小児急性熱性皮膚粘膜リンパ節症候群）診断の手引き ……………………… 618
6. 先天性風疹症候群の診断基準（感染症新法）…… 618
7. 小児結核に対する化学予防（マル初）の適用基準 ………………………………………………… 619
8. 慢性活動性 EB ウイルス感染症の診断基準 …… 619
9. 小児の伝染性単球症の診断基準 …………… 619

呼吸器 ……………………………………… 620

10. 呼吸不全の基準 ……………………………… 620
11. アレルギー性気管支肺アスペルギルス症の診断基準 ……………………………………………… 620
12. 過敏性肺臓炎診断の手続きならびに診断基準 …… 620
13. 特発性間質性肺炎（ITP）の臨床的診断基準 …… 621

免疫・アレルギー ………………………… 622

14. 小児気管支喘息 ……………………… 622・623
15. アトピー性皮膚炎診断基準 ………………… 623
16. 原発性免疫不全症 ……………………… 624〜627

膠原病 ……………………………………… 628

17. 小児全身性エリテマトーデス（SLE）診断の手引き ………………………………………………… 628
18. 全身性エリテマトーデス診断の手引き …… 628
19. 早期リウマチ診断基準案 …………………… 628
20. 若年性関節リウマチの診断基準 …………… 629
21. 若年性関節リウマチ診断の手引き ………… 629
22. 皮膚筋炎・多発性筋炎の改訂診断基準 …… 630
23. 皮膚筋炎・多発性筋炎の病型分類 ………… 630
24. 厚生省強皮症調査研究班（森班）の診断基準 …… 630
25. 全身性強皮症の診断基準 …………………… 630
26. 混合性結合組織病診断の手引き …………… 631
27. 混合性結合組織病（MCTD）肺高血圧の診断の手引き ………………………………………………… 631
28. 結節性多発動脈炎（PN）診断基準 ………… 632
29. シェーグレン症候群の改訂診断基準 ……… 632
30. 抗リン脂質抗体症候群（APS）の診断基準 …… 632
31. Behçet 病の改定診断基準 …………………… 633
32. 厚生省慢性疲労症候群（CFS）診断基準 ……… 633

循環器 ……………………………………… 634

33. 小児心電図心室肥大判定の目安 …………… 634
34. ウイルス性および特発性急性心筋炎診断の手引き（案）…………………………………………… 635
35. 心内膜心筋生検によるウイルス性ないし特発性心筋炎の診断基準 ……………………………… 635
36. QT 延長症候群（LQTS）の診断基準 ………… 635
37. 起立性調節障害（OD）の診断基準 ………… 635
38. 原発性肺高血圧症の診断の手引き ………… 636
39. 日本の小児・青年期の高血圧・正常高値血圧判定基準 ……………………………………………… 636
40. 満期産児の高血圧基準 ……………………… 636

消化器 ……………………………………… 637

41. 24 時間食道 pH モニタリングのガイドライン … 637
42. 薬物性肝障害の診断基準 …………………… 637
43. Crohn 病診断基準改訂案 …………………… 638
44. 劇症肝炎の診断基準 ………………………… 638
45. 自己免疫性肝炎診断基準 …………………… 639
46. 潰瘍性大腸炎の診断基準 …………………… 639

血液・腫瘍 ………………………………… 640

47. FAB 分類 …………………………………… 640
48. 急性骨髄性白血病の病型分類と形態学的特徴と鑑別点 ……………………………………………… 641
49. 若年性慢性骨髄性白血病の診断基準 ……… 641
50. 小児骨髄異形成症候群分類の提案 ………… 641

51. 小児 non-Hodgkin リンパ腫の病期分類 642
52. hemophagocytic lymphohistiocytosis (HLH) の診断基準 642
53. 小児再生不良性貧血の診断基準 642
54. 貧血の判定基準 643
55. 小児特発性血小板減少性紫斑病の診断基準 643
56. 新生児・極低出生体重児 DIC 診断基準 643
57. 小児 DIC の診断基準 644
58. 神経芽腫病期分類 645
59. 胚細胞腫瘍の組織学的分類 645
60. 腎組織発生に基づく腎芽腫組織型 645
61. 小児肝癌の組織学的分類 645
62. Wilms 腫瘍の病期分類 645
63. Langerhans cell histiocytosis (LCH) の病期分類 645
64. 横紋筋肉腫の病期分類 646
65. 小児にみられる主な組織球増殖性疾患の分類 .. 646
66. 日本病理学会小児腫瘍組織分類委員会による奇形腫群腫瘍の分類 646

腎疾患 647

67. 急速進行性糸球体腎炎の診断基準 647
68. 小児ネフローゼ症候群の診断基準 647
69. IgA 腎症の診断基準 647
70. 膜性増殖性糸球体腎炎の診断基準 648
71. ループス腎炎の WHO 形態学的分類 648
72. 糖尿病性腎症早期診断基準 649
73. 腸管出血性大腸菌感染に伴う溶血性尿毒症症候群 (HUS) の診断基準 649
74. Alport 症候群の診断基準 649
75. CLCN5 異常症（尿細管性蛋白尿症）の臨床所見 649
76. 特発性尿細管性蛋白尿症の暫定的診断基準 650
77. Bartter 症候群の診断基準 650
78. 多発性嚢胞腎の診断基準 650

内分泌・代謝疾患 651

79. 成長ホルモン分泌不全性低身長症診断の手引き 651
80. 成長ホルモン分泌不全性低身長症（下垂体性小人症）のヒト成長ホルモン治療開始時の適応基準 652
81. 軟骨異栄養症におけるヒト成長ホルモン治療開始時の適応基準 652
82. 中枢性尿崩症診断の手引き 653
83. 腎性尿崩症診断の手引き 653
84. 先天性腎性尿崩症の診断基準 654
85. SIADH の診断の手引き 654
86. 中枢性性早熟症（思春期早発症）診断の手引き 655
87. 偽性副甲状腺機能低下症の診断の手引き 656
88. 21-hydroxylase 欠損による先天性副腎皮質過形成症の診断基準 657
89. 3β-水酸化ステロイド脱水素酵素欠損症の診断基準 658
90. 18-水酸化酵素欠損症の診断基準 658
91. Cushing 症候群（副腎性）の診断基準 659
92. Cushing 病診断の手引き 660
93. 褐色細胞腫の診断基準 660
94. 成長ホルモン分泌不全を伴う Turner 症候群におけるヒト成長ホルモン治療開始時の適応基準 661
95. 小児の OGTT 判定基準 661
96. 糖尿病の診断基準 662
97. 偽性低アルドステロン症 I 型の診断基準 662
98. 偽性低アルドステロン症 II 型の診断基準 662
99. Prader 症候群（リポイド過形成症）の診断基準 662
100. 低リン血症性ビタミン D 抵抗性くる病の診断 663

神経・筋疾患 664

101. 意識レベルの評価基準 664
102. 片頭痛の診断基準 664
103. Reye 症候群の診断基準 665
104. 乳幼児の hemorrhagic shock and encephalopathy の診断基準案 665
105. 急性壊死性脳症（水口病）の診断基準 665
106. 小児交互性片麻痺の診断基準 665
107. ギラン・バレー症候群（GBS）の診断基準 665
108. Fisher 症候群の診断基準 666
109. 慢性炎症性脱髄性ポリニューロパチー（CIDP）の診断基準 667
110. 結節性硬化症の診断基準 668
111. 神経線維腫症 I 型（von Recklinghausen 病），II 型の診断基準 668
112. 多発性硬化症の診断基準 669
113. 重症筋無力症の診断基準 669
114. 神経原性筋萎縮症（SMA）の診断基準 670
115. 脳室周囲白質軟化症（PVL）の診断基準 671

精神・心因性の疾患 672

116. 神経性食思不振症の診断基準 672

117. 過敏性腸症候群の診断基準 …………………… 672
118. 夜尿症の類型診断基準 ………………………… 672
119. 過換気症候群の診断基準 ……………………… 673

DSM-Ⅳ-TR 精神疾患の分類と診断の手引きによる定義 ……………………………… 674

【学習障害（以前は学習能力障害）】 …………… 674
120. 読字障害の診断基準 …………………………… 674
121. 書字表出障害の診断基準 ……………………… 674
122. 算数障害の診断基準 …………………………… 674
　　　特定不能の学習障害 …………………………… 674
【運動能力障害】 ……………………………………… 674
123. 発達性協調運動障害の診断基準 ……………… 674
【コミュニケーション障害】 ………………………… 675
124. 表出性言語障害の診断基準 …………………… 675
125. 受容－表出混合性言語障害の診断基準 ……… 675
126. 音韻障害の診断基準 …………………………… 675
【広汎性発達障害】 …………………………………… 675
127. 自閉性障害の診断基準 ………………………… 675
128. レット障害の診断基準 ………………………… 676
129. 小児期崩壊性障害の診断基準 ………………… 676
130. アスペルガー障害の診断基準 ………………… 676
【注意欠陥および破壊的行動障害】 ………………… 677
131. 注意欠陥/多動性障害の診断基準 ……………… 677
【チック障害】 ………………………………………… 678
132. トゥレット障害の診断基準 …………………… 678
133. 慢性運動性または音声チック障害の診断基準 … 678
134. 一過性チック障害の診断基準 ………………… 678
【摂食障害】 …………………………………………… 679
135. 神経性無食欲症の診断基準 …………………… 679
136. 神経性大食症の診断基準 ……………………… 679
　　　特定不能の摂食障害 …………………………… 679

新生児疾患 ……………………………………… 680
137. New Ballard Score ……………………………… 680
138. 新生児の慢性肺疾患の疾患分類基準（改訂） … 681
139. 未熟（児）網膜症の病型分類 ………………… 681

索引 ……………………………………………… 682

小児を診るすべての医師のための必携書

今日の小児治療指針

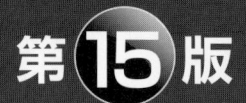

第15版

総編集
大関　武彦　浜松医科大学名誉教授
古川　漸　山口大学名誉教授
横田俊一郎　横田小児科医院・院長
水口　雅　東京大学大学院教授・発達医科学

■ 本書の特徴
小児に関わる全領域を網羅し、第一線のエキスパートが最新の治療法を具体的かつ実践的に解説。今版では小児診療の際に押さえておきたい基本知識をまとめた「小児診療にあたって」、思春期に特有の問題を取り上げた「思春期医療」の2つの章を新設。ハンディサイズとなり、より使いやすくなった日常診療に役立つ1冊。

● A5　頁1028　2012年
定価16,800円（本体16,000円＋税5%）
[ISBN978-4-260-01231-7]
消費税率変更の場合、上記定価は税率の差額分変更になります。

■ 目次

1　救急医療	11　感染症,寄生虫症	21　小児保健
2　治療手技	12　呼吸器疾患,胸部疾患	22　学校保健
3　小児診療にあたって	13　消化器疾患,腹部疾患	23　骨・関節疾患
4　新生児疾患	14　循環器疾患	24　皮膚疾患
5　染色体異常,奇形症候群	15　血液・腫瘍性疾患	25　眼疾患
6　先天代謝異常	16　腎・泌尿器疾患	26　耳鼻咽喉・気管の疾患
7　内分泌疾患	17　生殖器疾患	27　小児歯科・口腔外科疾患
8　代謝性疾患,栄養障害	18　神経・筋疾患	付録1　小児薬用量
9　免疫疾患,膠原病	19　発達障害・精神疾患	付録2　脳死判定と脳死下臓器提供
10　アレルギー疾患	20　思春期医療	

医学書院
〒113-8719　東京都文京区本郷1-28-23
[販売部]TEL：03-3817-5657　FAX：03-3815-7804
E-mail：sd@igaku-shoin.co.jp　http://www.igaku-shoin.co.jp　振替：00170-9-96693

携帯サイトはこちら

― 小児科専門医・研修医のためのリファレンスブック、待望の改訂版！ ―

小児科学
第3版

総編集
大関武彦　浜松医科大学教授
近藤直実　岐阜大学大学院教授

編集（五十音順）
内山　聖　　新潟大学大学院教授
杉本　徹　　済生会滋賀県病院院長
田澤雄作　　国立病院機構仙台医療センター小児科部長
田村正徳　　埼玉医科大学総合医療センター教授
原田研介　　日本大学総合科学研究所教授
福嶋義光　　信州大学教授
松石豊次郎　久留米大学教授
山口清次　　島根大学教授
脇口　宏　　高知大学教授

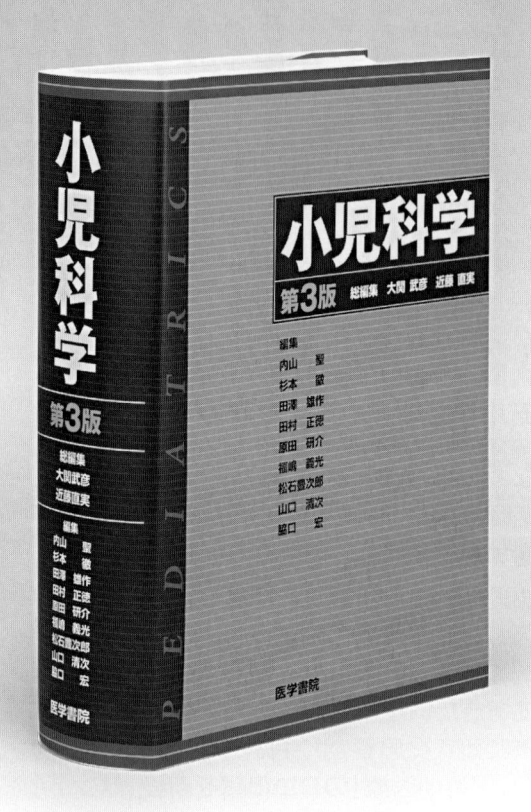

小児科専門医・研修医のためのリファレンスブックとして好評の書を、新たな編集・執筆体制により6年ぶりに改訂。総論部分は「重要な病態と小児科学に関連した重要事項」の章を新設するなど旧版の構成を大きく変更。臨床でみる疾患を網羅した各論部分も近年の小児科領域における進歩を踏まえ全面的に手が入れられた。病態を中心としたカラーグラフも充実し、情報量は前版を大きく上回る。

章目次
序章　小児科学序論／1章　小児の成長と発達／2章　栄養／3章　治療／4章　小児保健／5章　救急医療／6章　重要な病態と小児科学に関連した重要事項／7章　先天異常・遺伝疾患／8章　先天代謝異常症,代謝疾患／9章　新生児／10章　感染症／11章　免疫疾患／12章　膠原病・自己免疫疾患／13章　アレルギー疾患／14章　呼吸器疾患／15章　循環器疾患／16章　消化器疾患／17章　血液・造血器疾患／18章　新生物・類似疾患／19章　腎泌尿・生殖器疾患／20章　女性医学／21章　内分泌疾患／22章　神経・筋疾患／23章　精神疾患・心身医学的問題／24章　眼科疾患／25章　耳鼻科疾患／26章　皮膚疾患／27章　骨と関節の疾患

● B5　頁1924　2008年　定価29,400円（本体28,000円＋税5％）　[ISBN978-4-260-00512-8]
　消費税率変更の場合、上記定価は税率の差額分変更になります。

医学書院　〒113-8719 東京都文京区本郷1-28-23　[販売部]TEL：03-3817-5657　FAX：03-3815-7804
E-mail：sd@igaku-shoin.co.jp　http://www.igaku-shoin.co.jp　振替：00170-9-96693

Chapter 1

正常発達の評価

体重・身長・頭囲・胸囲

安藏 慎
東京都立清瀬小児病院

1．はじめに

身体計測により小児の身体発育を客観的に評価するためには，①基準値が確立されていること，②基準値と同じ計測方法でデータを取ることが前提となる．以下に，①体重・身長・頭囲・胸囲の計測法とその基準値，②種々の身体計測値から身体発育評価を行う際の留意点につき概説する．

2．計測法

a．体重

体重の計測は，体重計を用いて行われる．新生児，乳幼児の場合には，体重に対するおむつ重量の影響が大きいので，可能ならば全裸で行われることが望ましい．

b．身長

身長には，臥位体長と立位身長が存在する．年齢によらず，臥位体長は立位身長よりも1cm以上大きくなるとされている．現存する唯一の全国規模の調査成績に基づく日本人基準値である厚生労働省調査成績の身長は，2歳未満は臥位体長，2歳以上は立位身長である．したがって，被検者が2歳未満の場合には臥位体長が，被検者が2歳以上の場合には立位身長が計測されるべきである．なお，立位身長には日内変動がある．イギリスでの研究によると，立位身長は起床6時間後に最大1.9cm低下し，その後はほぼ一定化するとのことである．午前中よりも午後の測定のほうが，立位身長における日内変動の影響を少なくできる．

臥位体長の計測は，可動式足板のついた計測板により行われる．最低2人の計測者を必要とする．まず，被検者を仰向けに計測板の上に寝かせる．1人の計測者は，被検者の頭部を保持し，耳眼面（左右の外耳孔上縁の中央点と左の眼窩下縁の最下点を通る面）が計測板に垂直になり，かつ頭頂部がわずかに固定式頭板に接するようにする．次に，もう1人の計測者は，片手で被検者の少なくとも片方の膝を伸展させ，もう一方の手で可動式足板をスライドさせて被検者の足底に押しあて，足と下腿が直角になるようにし，このときの可動式足板の位置を読み取る．

立位身長の計測は，身長計により行われる．被検者が計測者の指示に従える年長児の場合には1人の計測者で十分であるが，従えない年少児の場合には，少なくとも2人の計測者を要する．まず，被検者を裸足で身長計の台上に立たせる．このとき，①両踵を身長計の台につける（背伸びをしない），②両膝を伸ばす，③腹部を引き込める，④耳眼面が水平面に一致する位置で頭部を動かさない，⑤支柱に寄りかからない，ように指示する．被検者が指示に従わない場合には，介助して前述の①から⑤の姿勢を取らせる．この姿勢が保持されていることを確認し，スライダーを頭頂部の最上点に接するところまで動かし，身長を読み取る．

c．頭囲

頭囲の計測は，プラスチックコーティングの巻尺で行われる．成長学の分野では，伸縮の誤差が少ないステンレス製の巻尺が推奨されるが，肌触りが冷たく，一般小児科向きではない．立位身長の場合と同様に，被検者が計測者の指示に従える年長児の場合には1人の計測者でも計測可能である（この場合でも手技に慣れるまでは2人で計測したほうがよい）が，被検者が計測者の指示に従えない年少児の場合には，少なくとも2人の計測者を要する．

頭囲の測定方法として，後頭眉間頭囲（OGC：occipito-glabellar circumference）と後頭前頭頭囲（OFC：occipito-frontal circumference）の2種類の方法が知られている．OGCは，後方はオピストクラニオン（正中矢状面上で最も後方に突出している点，外後頭隆起よりもやや上方にある），前方は眉弓上縁を通る頭部周径で，厚生労働省による乳幼児身体発育調査で採用されている．OFCは，後方はオピストクラニオン，前方は前頭結節を通る頭部周径で，Nellhausによる頭囲基準値で採用されている．一般に，OFCはOGCに比べ大きい．その差は，1〜6歳では男女ともに約0.3cm（ただし，2〜3歳男子では0.4〜0.5cm），6〜10歳では男子平均0.67cm，女子平均0.58cmといわれている．この2種類の計測法において，測定難易度や臨床的意義は同じとされている．最近の日本人基準値としては，厚生労働省の乳幼児身体発育調査成績が唯一のものであることから，特に断らない限り，頭囲としては通常OFCが採用される．

計測のポイントは，巻尺がズレないように，介助者に後頭部を抑えてもらうことである．測定者は被検者に向き合って座る．巻尺を，まず被検者のオピストクラニオンにあて，次に左右の側頭部，眉弓上縁へと這わせ，前方で左右の巻尺が出会ったところの目盛りを読み取る．介助者にオピストクラニオンにあてた巻尺を保持してもらうと，被検者が多少暴れても，迅速かつ正確な計測が可能である．

d．胸囲

数種類の胸囲の計測法が存在するが，厚生労働省乳幼児身体発育調査で計測される胸囲は，以下に述べる乳頭位胸囲である．これは，被服学での「バスト」と同じものである．

被検者を上半身裸にする．2歳未満の児は仰臥位で，2歳以上の児は立位で計測する．両腕を軽く側方に開かせ，巻尺を背面から前方に回し，左右の乳頭の中心を通る体軸に垂直な平面での周径を，自然の呼吸をしているときに呼気と吸気の中間で計測する．啼泣時には計測を避ける．

3．基準値
a．体重・身長

平成12年度厚生労働省乳幼児身体発育調査成績および平成12年度文部科学省学校保健統計調査成績に基づき，筆者が作成した体重・身長基準値を表1，表2に示した．平滑化法としては，ColeのLMS法を用いた．この方法の利点は，性別年齢別の三変数（L, M, S）を用いて，次式により，個々の計測値のパーセンタイル値を計算できることにある．

$$Z_i = \{(C_i/M)^L - 1\}/(LS)$$

C_i：計測値

Z_i：正規分布化したときの標準偏差スコア（Z_i は，標準正規分布表や統計ソフトを用いて，容易にパーセンタイル値に換算できる）

b．頭囲

0〜6歳までの日本人頭囲基準値としては，平成12年度厚生労働省乳幼児身体発育調査成績がある．7歳以降の日本人頭囲基準値としては，社団法人人間生活工学研究センターによる全国調査成績があるが，これは1992〜1994年に調査されたものである．平成12年度厚生労働省調査成績を基に，LMS法により平滑化された0〜6歳までの日本人男女頭囲基準値を表3に示した．

c．胸囲

胸囲は，栄養状態の指標として用いられてきたが，近年では，臨床の場で使用されることは少ない．これは第二次世界大戦後の日本の経済発展に伴い，日本人小児の栄養状態が目覚ましく改善されたためである．年長女子が胸囲計測を嫌がっていたこともあり，平成7年4月1日以降，胸囲は学校検診の必須項目から除外された．平成12年度厚生労働省乳幼児身体発育調査成績を基に，LMS法により平滑化された0〜6歳までの日本人男女胸囲基準値を表4に示した．

4．身体発育評価時の留意点
a．一般的留意点

種々の身体計測値から小児の身体発育を評価する際には，共通する2つの留意点がある．第一の留意点は，計測値の信頼性を確認することである．計測値の信頼性を確認するためのチェックポイントは，①計測機器の正確性，②計測方法の正確性，③目盛りの誤読，結果の誤記などの単純ミスの有無，の3点である．計測機器の正確性は，定期的に計測機器のキャリブレーションが行われていれば問題にならない．計測方法の正確性および単純ミスの有無は，①正しい身体計測法の知識・経験を有するスタッフにより計測された値であるか否か，②測定を繰り返したときに計測値の再現性があるか否か，で判断する．計測値に再現性がない場合には，計測をさらに繰り返し，再現性の認められた値を採用する．多忙で複数回測定が困難な場合には，現量値成長曲線（横軸に暦年齢，縦軸に身長，体重などの計測値をとった成長曲線）を利用する．その場で成長曲線に計測値をプロットすることにより，今回の計測値とこれまでの計測値との矛盾の有無が一目瞭然となる（平成12年度全国調査に基づく6歳未満の日本人男女体重・身長・頭囲・胸囲成長曲線は，インターネットで，文部科学省のホームページから入手可能である）．

第二の留意点は，絶対値のみならず，増加速度にも着目することである．身長の場合を例にとると，成長ホルモンや甲状腺ホルモンの不足状態にある症例，軟骨低形成症例，被虐待児の身長増加速度は，いずれも健常対照の身長増加速度を下回る．一方，家族性低身長症例の身長増加速度は，健常対照の身長増加速度と同等である．

計測値の絶対値および増加速度の評価にも，現量値成長曲線は有用である．現量値成長曲線では，増加速度は曲線の傾きとして表現される．増加速度をわざわざ計算しなくても，グラフ上で計測値が健常対照の成長曲線と平行に推移するのか，あるいは上方（または下方）にシフトするのかを見ることにより，増加速度には問題がないのか，増加速度が上昇（または低下）しているのかを瞬時に判断できる．

b．体重の留意点

小児では，成人と異なり，「肥満」と「過体重」の違いに注意する．体重が身長に比べて多い場合，しばしば「肥満」と呼ばれるが，厳密には「過体重」が正しい表現である．肥満とは，脂肪が性別年齢別身長別基準値を超えて過剰に存在する状態のことである．体重は，脂肪重量と除脂肪重量の和である．脂肪重量は基準範囲内でも，除脂肪重量（主として筋肉と骨の重量）が過剰になれば，肥満ではないが，過体重となる．

表1 0〜17.5歳日本人男女体重基準値

年齢	L	M	S	2.3*1	50.0	97.7*2		L	M	S	2.3*1	50.0	97.7*2
	男			(パーセンタイル)			女				(パーセンタイル)		
		(kg)		(kg)	(kg)	(kg)			(kg)		(kg)	(kg)	(kg)
出生時	0.633	2.994	0.136	2.225	2.994	3.844		0.421	2.951	0.131	2.237	2.951	3.782
1日	0.626	2.931	0.135	2.183	2.931	3.759		0.392	2.869	0.130	2.183	2.869	3.670
2	0.673	2.903	0.134	2.161	2.903	3.712		0.391	2.823	0.129	2.152	2.823	3.609
3	0.748	2.906	0.133	2.162	2.906	3.703		0.405	2.809	0.129	2.141	2.809	3.587
4	0.815	2.945	0.132	2.189	2.945	3.738		0.414	2.820	0.128	2.151	2.820	3.596
5	0.869	2.989	0.131	2.222	2.989	3.784		0.381	2.850	0.128	2.179	2.850	3.636
6	0.916	3.036	0.130	2.257	3.036	3.831		0.360	2.889	0.127	2.214	2.889	3.683
7	0.958	3.081	0.129	2.294	3.081	3.877		0.368	2.933	0.126	2.252	2.933	3.731
1か月	0.815	3.97	0.120	3.04	3.97	4.95		0.844	3.75	0.119	2.88	3.75	4.65
2	0.629	5.13	0.122	3.94	5.13	6.44		0.382	4.81	0.111	3.81	4.81	5.95
3	0.504	5.94	0.120	4.60	5.94	7.45		0.266	5.54	0.112	4.40	5.54	6.89
4	0.413	6.56	0.117	5.13	6.56	8.19		0.165	6.10	0.110	4.87	6.10	7.57
5	0.338	7.05	0.114	5.57	7.05	8.77		0.108	6.55	0.109	5.26	6.55	8.12
6	0.278	7.44	0.111	5.92	7.44	9.23		0.089	6.92	0.108	5.57	6.92	8.56
7	0.231	7.79	0.109	6.23	7.79	9.63		0.078	7.25	0.107	5.85	7.25	8.95
8	0.202	8.08	0.107	6.49	8.08	9.97		0.077	7.53	0.106	6.08	7.53	9.28
9	0.170	8.36	0.106	6.74	8.36	10.29		0.074	7.80	0.105	6.31	7.80	9.60
10	0.136	8.61	0.105	6.96	8.61	10.59		0.066	8.04	0.105	6.52	8.04	9.89
11	0.101	8.85	0.104	7.18	8.85	10.87		0.055	8.28	0.104	6.72	8.28	10.17
1歳0か月	0.068	9.07	0.104	7.37	9.07	11.14		0.034	8.50	0.104	6.91	8.50	10.45
1	0.036	9.30	0.103	7.56	9.30	11.41		0.013	8.73	0.103	7.10	8.73	10.72
2	0.004	9.50	0.103	7.73	9.50	11.67		-0.005	8.94	0.103	7.27	8.94	10.99
3	-0.027	9.71	0.103	7.91	9.71	11.93		-0.024	9.15	0.103	7.44	9.15	11.25
4	-0.050	9.90	0.103	8.07	9.90	12.18		-0.041	9.35	0.104	7.61	9.35	11.50
5	-0.072	10.10	0.103	8.23	10.10	12.42		-0.058	9.55	0.104	7.77	9.55	11.76
6	-0.091	10.29	0.103	8.39	10.29	12.66		-0.071	9.74	0.104	7.93	9.74	12.01
7	-0.109	10.48	0.103	8.55	10.48	12.90		-0.084	9.94	0.104	8.09	9.94	12.25
8	-0.126	10.68	0.103	8.71	10.68	13.15		-0.094	10.14	0.104	8.25	10.14	12.51
9	-0.142	10.88	0.103	8.88	10.88	13.40		-0.102	10.35	0.105	8.42	10.35	12.77
10	-0.155	11.07	0.103	9.04	11.07	13.64		-0.110	10.54	0.105	8.57	10.54	13.02
11	-0.166	11.25	0.103	9.19	11.25	13.87		-0.118	10.73	0.105	8.72	10.73	13.27
2歳0か月	-0.178	11.4	0.103	9.34	11.43	14.10		-0.123	10.9	0.105	8.87	10.9	13.51
1	-0.191	11.6	0.103	9.5	11.6	14.3		-0.127	11.1	0.106	9.0	11.1	13.7
2	-0.205	11.8	0.103	9.6	11.8	14.5		-0.133	11.3	0.107	9.1	11.3	14.0
3	-0.220	12.0	0.104	9.8	12.0	14.8		-0.139	11.4	0.107	9.3	11.4	14.2
4	-0.235	12.1	0.104	9.9	12.1	15.0		-0.148	11.6	0.108	9.4	11.6	14.4
5	-0.254	12.3	0.104	10.0	12.3	15.2		-0.160	11.8	0.108	9.5	11.8	14.7
6	-0.273	12.5	0.104	10.2	12.5	15.4		-0.172	12.0	0.109	9.7	12.0	14.9
7	-0.292	12.6	0.105	10.3	12.6	15.7		-0.186	12.1	0.109	9.8	12.1	15.2
8	-0.311	12.8	0.105	10.5	12.8	15.9		-0.199	12.3	0.110	9.9	12.3	15.4
9	-0.328	13.0	0.105	10.6	13.0	16.1		-0.212	12.5	0.110	10.1	12.5	15.6
10	-0.345	13.1	0.105	10.7	13.1	16.3		-0.225	12.7	0.111	10.2	12.7	15.9
11	-0.359	13.3	0.106	10.9	13.3	16.6		-0.237	12.8	0.111	10.3	12.8	16.1
3歳0か月	-0.374	13.5	0.106	11.0	13.5	16.8		-0.250	13.0	0.112	10.5	13.0	16.4
1	-0.387	13.7	0.107	11.1	13.7	17.1		-0.261	13.2	0.112	10.6	13.2	16.6
2	-0.400	13.8	0.107	11.3	13.8	17.3		-0.272	13.4	0.113	10.8	13.4	16.9
3	-0.413	14.0	0.107	11.4	14.0	17.5		-0.282	13.6	0.113	10.9	13.6	17.1
4	-0.424	14.2	0.108	11.6	14.2	17.8		-0.292	13.7	0.114	11.0	13.7	17.4
5	-0.436	14.4	0.108	11.7	14.4	18.0		-0.301	13.9	0.114	11.2	13.9	17.6
6	-0.447	14.5	0.109	11.8	14.5	18.3		-0.309	14.1	0.115	11.3	14.1	17.9
7	-0.458	14.7	0.109	11.9	14.7	18.5		-0.318	14.3	0.115	11.4	14.3	18.1
8	-0.470	14.9	0.110	12.1	14.9	18.8		-0.327	14.4	0.116	11.5	14.4	18.4
9	-0.482	15.1	0.110	12.2	15.1	19.0		-0.338	14.6	0.117	11.7	14.6	18.6
10	-0.497	15.2	0.111	12.3	15.2	19.3		-0.352	14.8	0.117	11.8	14.8	18.9
11	-0.511	15.4	0.112	12.5	15.4	19.5		-0.365	15.0	0.118	11.9	15.0	19.1
4歳0か月	-0.523	15.6	0.112	12.6	15.6	19.8		-0.377	15.1	0.118	12.1	15.1	19.4
1	-0.535	15.8	0.113	12.7	15.8	20.0		-0.389	15.3	0.119	12.2	15.3	19.7
2	-0.546	15.9	0.114	12.9	15.9	20.3		-0.399	15.5	0.120	12.3	15.5	19.9
3	-0.557	16.1	0.114	13.0	16.1	20.6		-0.410	15.7	0.121	12.5	15.7	20.2
4	-0.566	16.3	0.115	13.1	16.3	20.8		-0.420	15.9	0.121	12.6	15.9	20.5
5	-0.575	16.5	0.116	13.2	16.5	21.1		-0.429	16.0	0.122	12.7	16.0	20.8
6	-0.585	16.6	0.117	13.4	16.6	21.4		-0.440	16.2	0.123	12.9	16.2	21.1
7	-0.595	16.8	0.118	13.5	16.8	21.7		-0.450	16.4	0.124	13.0	16.4	21.3
8	-0.607	17.0	0.119	13.6	17.0	21.9		-0.463	16.6	0.125	13.1	16.6	21.6
9	-0.620	17.2	0.120	13.7	17.2	22.2		-0.477	16.8	0.126	13.2	16.8	21.9
10	-0.635	17.4	0.121	13.9	17.4	22.5		-0.493	17.0	0.127	13.4	17.0	22.2
11	-0.652	17.6	0.122	14.0	17.6	22.9		-0.512	17.2	0.128	13.5	17.2	22.6
5歳0か月	-0.670	17.7	0.123	14.1	17.7	23.2		-0.531	17.4	0.129	13.6	17.4	22.9
1	-0.690	17.9	0.124	14.3	17.9	23.5		-0.553	17.6	0.130	13.8	17.6	23.2
2	-0.714	18.1	0.125	14.4	18.1	23.8		-0.578	17.8	0.131	13.9	17.8	23.6
3	-0.743	18.3	0.126	14.6	18.3	24.2		-0.611	18.0	0.132	14.1	18.0	23.9
4	-0.777	18.5	0.127	14.7	18.5	24.6		-0.648	18.2	0.132	14.3	18.2	24.3
5	-0.826	18.8	0.128	14.9	18.8	25.0		-0.703	18.4	0.133	14.4	18.4	24.7

体重・身長・頭囲・胸囲　5

	6	−0.871	19.0	0.130	15.0	19.0	25.5	−0.753	18.6	0.134	14.6	18.6	25.1
	7	−0.868	19.2	0.131	15.1	19.2	25.8	−0.741	18.8	0.135	14.7	18.8	25.4
	8	−0.865	19.3	0.132	15.2	19.3	26.1	−0.729	19.0	0.137	14.8	19.0	25.8
	9	−0.873	19.5	0.134	15.3	19.5	26.4	−0.732	19.2	0.139	14.9	19.2	26.1
	10	−0.882	19.7	0.135	15.5	19.7	26.7	−0.734	19.3	0.141	15.0	19.3	26.5
	11	−0.903	19.9	0.136	15.6	19.9	27.1	−0.751	19.5	0.142	15.1	19.5	26.9
6歳0か月		−0.926	20.1	0.137	15.7	20.1	27.5	−0.769	19.8	0.143	15.3	19.8	27.3
	1	−0.956	20.3	0.139	15.9	20.3	28.0	−0.796	20.0	0.144	15.4	20.0	27.7
	2	−0.990	20.5	0.140	16.0	20.5	28.4	−0.825	20.2	0.145	15.6	20.2	28.1
	3	−1.036	20.7	0.141	16.2	20.7	28.9	−0.869	20.4	0.145	15.8	20.4	28.5
	4	−1.091	21.0	0.142	16.4	21.0	29.5	−0.923	20.6	0.146	15.9	20.6	28.9
	5	−1.145	21.2	0.143	16.6	21.2	30.0	−0.977	20.9	0.146	16.1	20.9	29.4
	6	−1.198	21.5	0.144	16.8	21.5	30.5	−1.032	21.1	0.146	16.3	21.1	29.8
	7	−1.241	21.7	0.145	17.0	21.7	31.1	−1.077	21.3	0.147	16.5	21.3	30.3
	8	−1.268	21.9	0.146	17.1	21.9	31.5	−1.107	21.5	0.147	16.7	21.5	30.7
	9	−1.293	22.2	0.146	17.3	22.2	32.0	−1.135	21.8	0.148	16.9	21.8	31.1
	10	−1.313	22.4	0.147	17.5	22.4	32.5	−1.158	22.0	0.148	17.0	22.0	31.6
	11	−1.333	22.6	0.148	17.6	22.6	32.9	−1.180	22.2	0.149	17.2	22.2	32.0
7歳0か月		−1.347	22.8	0.149	17.8	22.8	33.4	−1.197	22.4	0.150	17.4	22.4	32.4
	1	−1.362	23.1	0.150	17.9	23.1	33.8	−1.214	22.6	0.150	17.5	22.6	32.8
	2	−1.370	23.3	0.151	18.1	23.3	34.3	−1.223	22.8	0.151	17.7	22.8	33.3
	3	−1.378	23.5	0.151	18.2	23.5	34.7	−1.233	23.0	0.152	17.8	23.0	33.7
	4	−1.386	23.7	0.152	18.4	23.7	35.2	−1.242	23.3	0.153	18.0	23.3	34.2
	5	−1.393	23.9	0.153	18.6	23.9	35.7	−1.251	23.5	0.154	18.1	23.5	34.6
	6	−1.399	24.2	0.154	18.7	24.2	36.2	−1.259	23.7	0.155	18.3	23.7	35.1
	7	−1.405	24.4	0.155	18.9	24.4	36.7	−1.266	23.9	0.156	18.4	23.9	35.5
	8	−1.409	24.7	0.156	19.0	24.7	37.2	−1.270	24.2	0.157	18.6	24.2	36.0
	9	−1.412	24.9	0.158	19.2	24.9	37.7	−1.274	24.4	0.158	18.7	24.4	36.5
	10	−1.414	25.2	0.159	19.4	25.2	38.3	−1.276	24.7	0.159	18.9	24.7	37.0
	11	−1.415	25.4	0.160	19.5	25.4	38.8	−1.277	24.9	0.160	19.1	24.9	37.5
8歳0か月		−1.414	25.7	0.161	19.7	25.7	39.4	−1.276	25.1	0.161	19.2	25.1	38.0
	1	−1.412	25.9	0.162	19.8	25.9	39.9	−1.272	25.4	0.162	19.4	25.4	38.5
	2	−1.408	26.2	0.163	20.0	26.2	40.5	−1.268	25.6	0.163	19.5	25.6	39.0
	3	−1.403	26.4	0.165	20.2	26.4	41.0	−1.261	25.9	0.164	19.7	25.9	39.5
	4	−1.397	26.7	0.166	20.3	26.7	41.6	−1.254	26.1	0.166	19.8	26.1	40.1
	5	−1.391	26.9	0.167	20.5	26.9	42.2	−1.245	26.4	0.167	20.0	26.4	40.6
	6	−1.385	27.2	0.168	20.6	27.2	42.7	−1.237	26.7	0.168	20.1	26.7	41.1
	7	−1.379	27.4	0.170	20.8	27.4	43.3	−1.227	26.9	0.169	20.3	26.9	41.7
	8	−1.373	27.7	0.171	20.9	27.7	43.9	−1.217	27.2	0.171	20.5	27.2	42.2
	9	−1.366	28.0	0.172	21.1	28.0	44.5	−1.207	27.5	0.172	20.6	27.5	42.8
	10	−1.359	28.2	0.173	21.3	28.2	45.1	−1.196	27.8	0.173	20.8	27.8	43.3
	11	−1.352	28.5	0.175	21.4	28.5	45.7	−1.184	28.0	0.174	21.0	28.0	43.9
9歳0か月		−1.345	28.8	0.176	21.6	28.8	46.3	−1.171	28.3	0.176	21.1	28.3	44.5
	1	−1.338	29.1	0.177	21.8	29.1	46.9	−1.158	28.6	0.177	21.3	28.6	45.1
	2	−1.330	29.3	0.178	21.9	29.3	47.5	−1.144	28.9	0.178	21.5	28.9	45.6
	3	−1.322	29.6	0.179	22.1	29.6	48.1	−1.128	29.2	0.179	21.6	29.2	46.2
	4	−1.313	29.9	0.181	22.3	29.9	48.7	−1.112	29.5	0.181	21.8	29.5	46.8
	5	−1.304	30.2	0.182	22.4	30.2	49.3	−1.094	29.8	0.182	22.0	29.8	47.4
	6	−1.295	30.5	0.183	22.6	30.5	49.9	−1.075	30.1	0.183	22.2	30.1	47.9
	7	−1.285	30.7	0.184	22.8	30.7	50.5	−1.054	30.5	0.184	22.3	30.5	48.5
	8	−1.275	31.0	0.185	22.9	31.0	51.0	−1.031	30.8	0.185	22.5	30.8	49.1
	9	−1.265	31.3	0.186	23.1	31.3	51.6	−1.007	31.1	0.186	22.7	31.1	49.6
	10	−1.254	31.6	0.186	23.3	31.6	52.2	−0.982	31.5	0.187	22.9	31.5	50.1
	11	−1.243	31.9	0.187	23.5	31.9	52.8	−0.957	31.8	0.188	23.1	31.8	50.7
10歳0か月		−1.231	32.2	0.188	23.7	32.2	53.4	−0.930	32.2	0.189	23.3	32.2	51.2
	1	−1.220	32.5	0.189	23.9	32.5	53.9	−0.904	32.5	0.190	23.5	32.5	51.8
	2	−1.207	32.9	0.190	24.0	32.9	54.5	−0.877	32.9	0.191	23.7	32.9	52.3
	3	−1.195	33.2	0.191	24.2	33.2	55.1	−0.850	33.3	0.192	23.9	33.3	52.8
	4	−1.182	33.5	0.192	24.4	33.5	55.7	−0.824	33.6	0.192	24.1	33.6	53.4
	5	−1.168	33.8	0.193	24.6	33.8	56.3	−0.796	34.0	0.193	24.3	34.0	53.9
	6	−1.154	34.1	0.193	24.8	34.1	56.9	−0.770	34.4	0.194	24.5	34.4	54.4
	7	−1.140	34.5	0.194	25.0	34.5	57.5	−0.744	34.8	0.194	24.8	34.8	54.9
	8	−1.125	34.8	0.195	25.2	34.8	58.2	−0.717	35.2	0.194	25.0	35.2	55.5
	9	−1.110	35.2	0.196	25.4	35.2	58.8	−0.691	35.6	0.195	25.2	35.6	56.0
	10	−1.095	35.5	0.197	25.6	35.5	59.4	−0.666	36.0	0.195	25.5	36.0	56.5
	11	−1.079	35.9	0.198	25.8	35.9	60.1	−0.641	36.4	0.195	25.7	36.4	57.0
11歳0か月		−1.064	36.2	0.199	26.0	36.2	60.7	−0.617	36.8	0.195	26.0	36.8	57.5
	1	−1.048	36.6	0.200	26.2	36.6	61.4	−0.594	37.3	0.195	26.3	37.3	58.0
	2	−1.032	37.0	0.201	26.5	37.0	62.1	−0.572	37.7	0.194	26.5	37.7	58.4
	3	−1.016	37.4	0.202	26.7	37.4	62.8	−0.551	38.1	0.194	26.8	38.1	58.9
	4	−1.001	37.8	0.203	26.9	37.8	63.5	−0.532	38.5	0.194	27.1	38.5	59.4
	5	−0.986	38.2	0.204	27.1	38.2	64.2	−0.515	38.9	0.193	27.4	38.9	59.8
	6	−0.972	38.6	0.205	27.4	38.6	65.0	−0.498	39.4	0.193	27.7	39.4	60.3
	7	−0.959	39.0	0.206	27.6	39.0	65.7	−0.487	39.8	0.192	28.0	39.8	60.7
	8	−0.946	39.4	0.206	27.9	39.4	66.5	−0.475	40.2	0.191	28.3	40.2	61.2
	9	−0.934	39.9	0.207	28.1	39.9	67.3	−0.468	40.6	0.190	28.6	40.6	61.6
	10	−0.923	40.3	0.208	28.4	40.3	68.1	−0.460	41.0	0.189	28.9	41.0	62.0
	11	−0.911	40.8	0.209	28.6	40.8	68.9	−0.457	41.4	0.188	29.3	41.4	62.4
12歳0か月		−0.899	41.2	0.209	28.9	41.2	69.6	−0.454	41.8	0.187	29.6	41.8	62.8

	1	−0.887	41.7	0.210	29.2	41.7	70.4	−0.453	42.2	0.186	29.9	42.2	63.2
	2	−0.875	42.2	0.211	29.5	42.2	71.2	−0.455	42.6	0.184	30.3	42.6	63.6
	3	−0.861	42.6	0.211	29.8	42.6	71.8	−0.458	42.9	0.183	30.6	42.9	64.0
	4	−0.847	43.1	0.211	30.0	43.1	72.5	−0.463	43.3	0.181	31.0	43.3	64.4
	5	−0.830	43.5	0.211	30.3	43.5	73.1	−0.470	43.7	0.180	31.3	43.7	64.7
	6	−0.811	44.0	0.211	30.6	44.0	73.5	−0.479	44.0	0.179	31.7	44.0	65.0
	7	−0.791	44.4	0.210	30.9	44.4	74.0	−0.489	44.3	0.177	32.0	44.3	65.3
	8	−0.767	44.9	0.209	31.3	44.9	74.2	−0.502	44.7	0.175	32.4	44.7	65.6
	9	−0.743	45.3	0.208	31.6	45.3	74.5	−0.516	45.0	0.174	32.7	45.0	65.9
	10	−0.717	45.8	0.207	31.9	45.8	74.7	−0.533	45.3	0.172	33.0	45.3	66.2
	11	−0.690	46.3	0.205	32.3	46.3	74.8	−0.549	45.6	0.170	33.4	45.6	66.5
13歳0か月		−0.664	46.7	0.204	32.6	46.7	75.0	−0.567	45.9	0.169	33.7	45.9	66.7
	1	−0.637	47.1	0.202	32.9	47.1	75.1	−0.585	46.2	0.167	34.1	46.2	66.9
	2	−0.613	47.6	0.200	33.3	47.6	75.2	−0.604	46.5	0.166	34.4	46.5	67.1
	3	−0.589	48.0	0.198	33.6	48.0	75.4	−0.623	46.7	0.164	34.7	46.7	67.4
	4	−0.570	48.5	0.197	34.0	48.5	75.6	−0.642	47.0	0.162	35.0	47.0	67.6
	5	−0.552	48.9	0.195	34.4	48.9	75.8	−0.660	47.2	0.161	35.3	47.2	67.8
	6	−0.540	49.3	0.193	34.8	49.3	76.0	−0.678	47.5	0.159	35.6	47.5	67.9
	7	−0.530	49.8	0.191	35.2	49.8	76.2	−0.696	47.7	0.158	35.9	47.7	68.1
	8	−0.524	50.2	0.189	35.6	50.2	76.5	−0.714	48.0	0.157	36.2	48.0	68.3
	9	−0.521	50.6	0.188	36.0	50.6	76.8	−0.731	48.2	0.156	36.4	48.2	68.5
	10	−0.522	51.0	0.186	36.4	51.0	77.1	−0.748	48.4	0.154	36.7	48.4	68.7
	11	−0.525	51.5	0.184	36.8	51.5	77.4	−0.765	48.6	0.153	36.9	48.6	68.9
14歳0か月		−0.531	51.9	0.182	37.2	51.9	77.7	−0.781	48.8	0.152	37.2	48.8	69.0
	1	−0.540	52.3	0.181	37.6	52.3	78.1	−0.797	49.0	0.151	37.4	49.0	69.2
	2	−0.551	52.7	0.179	38.0	52.7	78.4	−0.814	49.2	0.150	37.6	49.2	69.4
	3	−0.567	53.1	0.177	38.4	53.1	78.8	−0.830	49.4	0.149	37.8	49.4	69.6
	4	−0.582	53.5	0.176	38.9	53.5	79.2	−0.846	49.6	0.149	38.0	49.6	69.7
	5	−0.603	53.8	0.174	39.3	53.8	79.6	−0.863	49.7	0.148	38.2	49.7	69.9
	6	−0.624	54.2	0.173	39.7	54.2	79.9	−0.879	49.9	0.147	38.4	49.9	70.1
	7	−0.650	54.6	0.172	40.1	54.6	80.4	−0.896	50.0	0.147	38.6	50.0	70.2
	8	−0.677	54.9	0.170	40.5	54.9	80.8	−0.913	50.2	0.146	38.7	50.2	70.4
	9	−0.708	55.3	0.169	40.8	55.3	81.2	−0.929	50.3	0.146	38.9	50.3	70.6
	10	−0.740	55.6	0.168	41.2	55.6	81.7	−0.946	50.4	0.145	39.0	50.4	70.7
	11	−0.774	55.9	0.167	41.6	55.9	82.2	−0.962	50.5	0.145	39.2	50.5	70.9
15歳0か月		−0.809	56.2	0.166	42.0	56.2	82.6	−0.978	50.7	0.145	39.3	50.7	71.1
	1	−0.844	56.5	0.165	42.3	56.5	83.0	−0.993	50.8	0.144	39.4	50.8	71.3
	2	−0.879	56.8	0.163	42.7	56.8	83.5	−1.008	50.9	0.144	39.5	50.9	71.4
	3	−0.912	57.1	0.162	43.0	57.1	83.9	−1.022	51.0	0.143	39.7	51.0	71.6
	4	−0.944	57.4	0.161	43.3	57.4	84.2	−1.036	51.1	0.143	39.8	51.1	71.7
	5	−0.973	57.6	0.160	43.6	57.6	84.6	−1.048	51.2	0.143	39.9	51.2	71.8
	6	−0.999	57.9	0.159	43.9	57.9	84.8	−1.057	51.3	0.142	40.0	51.3	71.9
	7	−1.023	58.1	0.158	44.2	58.1	85.1	−1.066	51.4	0.142	40.1	51.4	72.0
	8	−1.044	58.3	0.157	44.5	58.3	85.2	−1.073	51.5	0.141	40.2	51.5	72.0
	9	−1.063	58.5	0.156	44.7	58.5	85.4	−1.079	51.6	0.141	40.3	51.6	72.1
	10	−1.081	58.7	0.155	44.9	58.7	85.5	−1.083	51.6	0.140	40.4	51.6	72.1
	11	−1.098	58.9	0.154	45.2	58.9	85.6	−1.087	51.7	0.140	40.5	51.7	72.2
16歳0か月		−1.117	59.1	0.153	45.4	59.1	85.7	−1.092	51.8	0.139	40.6	51.8	72.2
	1	−1.135	59.3	0.152	45.7	59.3	85.8	−1.096	51.9	0.139	40.7	51.9	72.2
	2	−1.151	59.4	0.151	45.9	59.4	85.9	−1.100	52.0	0.138	40.8	52.0	72.2
	3	−1.167	59.6	0.149	46.1	59.6	86.0	−1.103	52.1	0.138	40.9	52.1	72.2
	4	−1.179	59.7	0.148	46.3	59.7	86.0	−1.104	52.1	0.137	41.0	52.1	72.2
	5	−1.191	59.9	0.147	46.5	59.9	86.0	−1.105	52.2	0.137	41.1	52.2	72.2
	6	−1.200	60.0	0.146	46.7	60.0	86.0	−1.104	52.3	0.136	41.2	52.3	72.2
	7	−1.208	60.2	0.146	46.9	60.2	86.0	−1.103	52.3	0.136	41.3	52.3	72.2
	8	−1.216	60.3	0.145	47.1	60.3	86.1	−1.101	52.4	0.135	41.4	52.4	72.2
	9	−1.223	60.4	0.144	47.2	60.4	86.1	−1.099	52.4	0.135	41.4	52.4	72.1
	10	−1.231	60.5	0.143	47.4	60.5	86.1	−1.096	52.4	0.135	41.4	52.4	72.1
	11	−1.238	60.7	0.143	47.5	60.7	86.2	−1.094	52.5	0.135	41.5	52.5	72.1
17歳0か月		−1.246	60.8	0.143	47.7	60.8	86.4	−1.092	52.5	0.134	41.5	52.5	72.1
	1	−1.254	60.9	0.142	47.8	60.9	86.5	−1.089	52.5	0.134	41.5	52.5	72.1
	2	−1.262	61.0	0.142	47.9	61.0	86.7	−1.086	52.5	0.134	41.5	52.5	72.2
	3	−1.270	61.1	0.142	48.0	61.1	86.9	−1.083	52.5	0.135	41.5	52.5	72.2
	4	−1.278	61.3	0.142	48.1	61.3	87.0	−1.080	52.5	0.135	41.5	52.5	72.2
	5	−1.286	61.4	0.142	48.2	61.4	87.2	−1.077	52.5	0.135	41.5	52.5	72.3
	6	−1.294	61.5	0.142	48.3	61.5	87.4	−1.074	52.5	0.135	41.4	52.5	72.3

性別,年齢別の三変数(L, M, S)により,個々の計測値のパーセンタイル値を計算可能である.例えば,ある15歳2か月男子の体重が74.4kgあったとすると表から,L=−0.879,M=56.8,S=0.163と読み取れ,

$$標準偏差スコア(Z) = (74.4/56.8)^{-0.879} - 1/(-0.879 * 0.163) ≒ 1.474$$

標準正規分布表から,Z=1.474よりも小さい確率は0.9298,すなわち93パーセンタイルということになる.[*1, *2]:それぞれM−2SD,M+2SDに相当

(平成12年度厚生労働省乳幼児身体発育調査成績および平成12年度文部科学省学校保健統計調査成績をもとに筆者作成)

体重・身長・頭囲・胸囲   7

表2　日本人男女臥位体長(0〜2歳)，立位身長(2〜17.5歳)基準値

年齢	男	L	M	S	2.3*¹ (cm)	50.0 (cm)	97.7*² (cm)	女	L	M	S	2.3*¹ (cm)	50.0 (cm)	97.7*² (cm)
	臥位体長		(cm)					臥位体長		(cm)				
出生時		3.250	48.9	0.0377	44.8	48.9	52.3		0.632	48.5	0.0383	44.8	48.5	52.2
1か月		2.262	53.8	0.0394	49.3	53.8	57.8		0.622	52.6	0.0359	48.9	52.6	56.4
2		2.066	57.7	0.0394	52.9	57.7	62.0		0.637	56.4	0.0357	52.5	56.4	60.5
3		1.927	61.0	0.0388	56.1	61.0	65.6		0.669	59.7	0.0364	55.4	59.7	64.1
4		1.606	63.7	0.0373	58.9	63.7	68.4		0.668	62.3	0.0372	57.8	62.4	67.0
5		1.026	65.9	0.0356	61.2	65.9	70.6		0.591	64.4	0.0367	59.8	64.4	69.2
6		0.628	67.6	0.0348	63.0	67.6	72.3		0.579	66.1	0.0353	61.5	66.1	70.8
7		0.527	69.0	0.0345	64.3	69.0	73.8		0.587	67.5	0.0337	63.0	67.5	72.1
8		0.559	70.2	0.0344	65.4	70.2	75.1		0.559	68.7	0.0325	64.3	68.7	73.2
9		0.670	71.4	0.0343	66.5	71.4	76.3		0.606	69.9	0.0316	65.5	69.9	74.3
10		0.852	72.5	0.0341	67.6	72.5	77.5		0.616	71.0	0.0312	66.6	71.0	75.5
11		1.089	73.7	0.0339	68.7	73.7	78.6		0.514	72.1	0.0312	67.7	72.1	76.7
1歳0か月		1.288	74.8	0.0337	69.7	74.8	79.7		0.452	73.2	0.0312	68.8	73.2	77.9
1		1.334	75.8	0.0335	70.7	75.8	80.8		0.461	74.3	0.0315	69.8	74.3	79.1
2		1.323	76.9	0.0334	71.7	76.9	81.9		0.536	75.4	0.0318	70.7	75.4	80.3
3		1.371	77.8	0.0334	72.6	77.8	83.0		0.613	76.5	0.0322	71.6	76.5	81.4
4		1.447	78.8	0.0335	73.4	78.8	84.0		0.628	77.5	0.0325	72.5	77.5	82.6
5		1.439	79.7	0.0336	74.3	79.7	85.0		0.643	78.5	0.0325	73.5	78.5	83.7
6		1.379	80.6	0.0337	75.1	80.6	85.9		0.611	79.5	0.0324	74.4	79.5	84.7
7		1.391	81.5	0.0337	75.9	81.5	86.9		0.564	80.5	0.0321	75.4	80.5	85.7
8		1.383	82.4	0.0338	76.8	82.4	87.9		0.597	81.4	0.0319	76.3	81.4	86.6
9		1.349	83.3	0.0339	77.6	83.4	88.9		0.626	82.3	0.0317	77.1	82.3	87.5
10		1.335	84.3	0.0339	78.5	84.3	89.9		0.600	83.1	0.0317	77.9	83.1	88.5
11		1.353	85.2	0.0339	79.4	85.2	90.9		0.530	84.0	0.0318	78.7	84.0	89.4
2歳0か月		1.622	86.2	0.0340	80.2	86.2	92.0		0.241	84.8	0.0318	79.5	84.8	90.3
	立位身長							立位身長						
2歳0か月		1.776	85.0	0.0346	79.0	85.0	90.7		0.688	84.0	0.0322	78.7	84.0	89.5
1		1.590	85.7	0.0347	79.6	85.7	91.5		0.595	84.7	0.0325	79.3	84.7	90.2
2		1.404	86.3	0.0348	80.3	86.4	92.3		0.502	85.3	0.0328	79.8	85.3	91.0
3		1.218	87.0	0.0349	80.9	87.0	93.0		0.409	86.0	0.0331	80.4	86.0	91.8
4		1.032	87.7	0.0350	81.6	87.7	93.8		0.316	86.6	0.0334	81.0	86.6	92.5
5		0.853	88.4	0.0351	82.2	88.4	94.6		0.225	87.3	0.0337	81.6	87.3	93.3
6		0.710	89.0	0.0353	82.8	89.0	95.3		0.149	87.9	0.0340	82.2	87.9	94.1
7		0.580	89.7	0.0354	83.4	89.7	96.1		0.077	88.6	0.0342	82.7	88.6	94.8
8		0.479	90.3	0.0355	84.0	90.3	96.8		0.016	89.2	0.0345	83.3	89.2	95.6
9		0.391	90.9	0.0357	84.6	90.9	97.5		-0.039	89.9	0.0348	83.9	89.9	96.3
10		0.317	91.5	0.0359	85.1	91.5	98.3		-0.087	90.5	0.0350	84.4	90.5	97.1
11		0.253	92.2	0.0361	85.7	92.2	99.0		-0.127	91.2	0.0352	85.0	91.2	97.8
3歳0か月		0.195	92.8	0.0363	86.3	92.8	99.7		-0.163	91.8	0.0355	85.6	91.8	98.6
1		0.142	93.4	0.0365	86.8	93.4	100.4		-0.190	92.4	0.0357	86.1	92.4	99.3
2		0.092	94.0	0.0367	87.3	94.0	101.1		-0.214	93.0	0.0359	86.7	93.0	100.0
3		0.046	94.6	0.0369	87.9	94.6	101.8		-0.228	93.7	0.0360	87.2	93.7	100.7
4		0.002	95.2	0.0372	88.4	95.2	102.5		-0.239	94.3	0.0362	87.8	94.3	101.4
5		-0.038	95.8	0.0374	88.9	95.8	103.2		-0.238	94.9	0.0364	88.3	94.9	102.1
6		-0.076	96.4	0.0376	89.4	96.4	103.9		-0.236	95.5	0.0365	88.8	95.5	102.8
7		-0.111	97.0	0.0379	90.0	97.0	104.6		-0.225	96.1	0.0367	89.4	96.1	103.5
8		-0.147	97.6	0.0381	90.5	97.6	105.3		-0.215	96.7	0.0368	89.9	96.7	104.1
9		-0.185	98.2	0.0384	91.0	98.2	106.1		-0.206	97.3	0.0369	90.4	97.3	104.8
10		-0.218	98.8	0.0386	91.5	98.8	106.7		-0.191	97.9	0.0371	91.0	97.9	105.5
11		-0.248	99.4	0.0388	92.0	99.4	107.4		-0.172	98.5	0.0372	91.5	98.5	106.2
4歳0か月		-0.272	99.9	0.0390	92.5	99.9	108.1		-0.148	99.1	0.0373	92.0	99.1	106.8
1		-0.292	100.5	0.0393	93.0	100.5	108.8		-0.121	99.7	0.0375	92.6	99.7	107.5
2		-0.310	101.1	0.0395	93.5	101.1	109.5		-0.087	100.3	0.0376	93.1	100.3	108.1
3		-0.327	101.7	0.0397	94.0	101.7	110.2		-0.050	100.9	0.0377	93.6	100.9	108.8
4		-0.342	102.3	0.0399	94.5	102.3	110.9		-0.004	101.5	0.0378	94.1	101.5	109.4
5		-0.356	102.8	0.0401	95.0	102.8	111.5		0.044	102.0	0.0379	94.6	102.0	110.1
6		-0.367	103.4	0.0403	95.5	103.4	112.2		0.096	102.6	0.0380	95.1	102.6	110.7
7		-0.378	104.0	0.0405	96.0	104.0	112.9		0.148	103.2	0.0381	95.6	103.2	111.3
8		-0.385	104.5	0.0407	96.5	104.5	113.5		0.199	103.7	0.0382	96.1	103.7	111.9
9		-0.390	105.1	0.0409	97.0	105.1	114.2		0.247	104.3	0.0383	96.5	104.3	112.5
10		-0.392	105.7	0.0411	97.5	105.7	114.8		0.291	104.9	0.0384	97.0	104.9	113.1
11		-0.391	106.2	0.0413	97.9	106.2	115.5		0.331	105.4	0.0386	97.5	105.4	113.7
5歳0か月		-0.387	106.8	0.0414	98.4	106.8	116.1		0.368	106.0	0.0387	98.0	106.0	114.4
1		-0.378	107.3	0.0416	98.9	107.3	116.8		0.397	106.5	0.0388	98.5	106.5	115.0
2		-0.367	107.9	0.0417	99.4	107.9	117.4		0.423	107.1	0.0389	99.0	107.1	115.6
3		-0.338	108.5	0.0418	99.9	108.5	118.1		0.432	107.7	0.0392	99.5	107.7	116.3
4		-0.307	109.1	0.0419	100.4	109.1	118.7		0.438	108.3	0.0394	100.0	108.3	117.0
5		-0.261	109.7	0.0420	101.0	109.7	119.4		0.433	108.9	0.0397	100.5	108.9	117.7
6		-0.226	110.3	0.0421	101.5	110.3	120.1		0.432	109.5	0.0399	101.0	109.5	118.4
7		-0.239	110.8	0.0422	102.0	110.8	120.7		0.453	110.0	0.0399	101.4	110.0	118.9
8		-0.253	111.3	0.0423	102.4	111.3	121.2		0.473	110.4	0.0399	101.8	110.4	119.4

年齢												
9	−0.267	111.8	0.0424	102.9	111.8	121.8	0.491	110.9	0.0398	102.3	110.9	119.9
10	−0.271	112.3	0.0425	103.3	112.3	122.4	0.502	111.4	0.0399	102.7	111.4	120.4
11	−0.264	112.9	0.0425	103.8	112.9	123.0	0.507	111.9	0.0399	103.2	111.9	121.0
6歳0か月	−0.243	113.4	0.0425	104.3	113.4	123.6	0.502	112.4	0.0401	103.6	112.4	121.6
1	−0.216	114.0	0.0426	104.8	114.0	124.2	0.492	113.0	0.0402	104.1	113.0	122.2
2	−0.174	114.6	0.0426	105.3	114.6	124.8	0.469	113.5	0.0404	104.6	113.5	122.9
3	−0.128	115.1	0.0425	105.8	115.1	125.4	0.443	114.1	0.0405	105.1	114.1	123.5
4	−0.065	115.7	0.0424	106.3	115.7	126.0	0.401	114.7	0.0408	105.6	114.7	124.3
5	−0.002	116.3	0.0423	106.9	116.3	126.5	0.358	115.3	0.0410	106.1	115.3	125.0
6	0.060	116.8	0.0422	107.4	116.8	127.1	0.319	115.9	0.0412	106.6	115.9	125.7
7	0.120	117.4	0.0421	107.9	117.4	127.6	0.283	116.4	0.0413	107.1	116.4	126.3
8	0.171	117.9	0.0420	108.3	117.9	128.1	0.254	117.0	0.0414	107.6	117.0	127.0
9	0.217	118.4	0.0420	108.8	118.4	128.7	0.226	117.5	0.0415	108.1	117.5	127.6
10	0.257	118.9	0.0419	109.3	118.9	129.2	0.200	118.0	0.0416	108.5	118.0	128.2
11	0.292	119.4	0.0419	109.7	119.4	129.7	0.175	118.5	0.0417	109.0	118.5	128.8
7歳0か月	0.321	119.9	0.0418	110.2	119.9	130.2	0.152	119.1	0.0417	109.5	119.1	129.3
1	0.347	120.4	0.0418	110.6	120.4	130.7	0.128	119.6	0.0418	109.9	119.6	129.9
2	0.372	120.9	0.0418	111.1	120.9	131.3	0.104	120.1	0.0419	110.4	120.1	130.5
3	0.393	121.4	0.0417	111.5	121.4	131.8	0.079	120.6	0.0420	110.9	120.6	131.1
4	0.414	121.9	0.0417	112.0	121.9	132.3	0.055	121.1	0.0420	111.3	121.1	131.6
5	0.428	122.4	0.0417	112.4	122.4	132.8	0.030	121.6	0.0421	111.8	121.6	132.2
6	0.440	122.9	0.0417	112.9	122.9	133.3	0.006	122.1	0.0422	112.2	122.1	132.8
7	0.445	123.4	0.0417	113.3	123.4	133.9	−0.018	122.6	0.0423	112.7	122.6	133.4
8	0.447	123.8	0.0417	113.8	123.8	134.4	−0.042	123.1	0.0424	113.1	123.1	133.9
9	0.445	124.3	0.0417	114.2	124.3	134.9	−0.065	123.5	0.0425	113.5	123.5	134.5
10	0.439	124.8	0.0418	114.6	124.8	135.4	−0.088	124.0	0.0426	114.0	124.0	135.1
11	0.431	125.3	0.0418	115.1	125.3	136.0	−0.110	124.5	0.0427	114.4	124.5	135.7
8歳0か月	0.420	125.7	0.0418	115.5	125.7	136.5	−0.132	125.0	0.0428	114.8	125.0	136.2
1	0.407	126.2	0.0419	115.9	126.2	137.0	−0.153	125.5	0.0430	115.2	125.5	136.8
2	0.392	126.7	0.0419	116.3	126.7	137.5	−0.174	126.0	0.0431	115.7	126.0	137.4
3	0.377	127.1	0.0420	116.8	127.1	138.1	−0.196	126.4	0.0432	116.1	126.4	137.9
4	0.359	127.6	0.0420	117.2	127.6	138.6	−0.217	126.9	0.0434	116.5	126.9	138.5
5	0.341	128.0	0.0421	117.6	128.0	139.1	−0.238	127.4	0.0435	116.9	127.4	139.1
6	0.322	128.5	0.0421	118.0	128.5	139.6	−0.258	127.9	0.0437	117.3	127.9	139.7
7	0.302	129.0	0.0422	118.4	129.0	140.1	−0.279	128.4	0.0438	117.8	128.4	140.3
8	0.281	129.4	0.0422	118.8	129.4	140.7	−0.298	128.9	0.0440	118.2	128.9	140.9
9	0.259	129.9	0.0423	119.3	129.9	141.2	−0.317	129.4	0.0442	118.6	129.4	141.5
10	0.236	130.3	0.0423	119.7	130.3	141.7	−0.334	129.9	0.0444	119.0	129.9	142.1
11	0.212	130.8	0.0423	120.1	130.8	142.2	−0.349	130.4	0.0445	119.5	130.4	142.7
9歳0か月	0.186	131.2	0.0424	120.5	131.2	142.7	−0.363	130.9	0.0447	119.9	130.9	143.3
1	0.160	131.7	0.0424	120.9	131.7	143.3	−0.373	131.4	0.0449	120.3	131.4	143.9
2	0.132	132.2	0.0425	121.4	132.2	143.8	−0.382	131.9	0.0451	120.7	131.9	144.5
3	0.102	132.6	0.0425	121.8	132.6	144.3	−0.384	132.4	0.0453	121.2	132.4	145.2
4	0.072	133.1	0.0426	122.2	133.1	144.8	−0.384	132.9	0.0455	121.6	132.9	145.8
5	0.037	133.5	0.0427	122.6	133.5	145.4	−0.373	133.5	0.0456	122.0	133.5	146.4
6	0.000	134.0	0.0427	123.0	134.0	145.9	−0.359	134.0	0.0458	122.5	134.0	147.0
7	−0.043	134.4	0.0428	123.5	134.4	146.4	−0.328	134.5	0.0460	122.9	134.5	147.7
8	−0.089	134.9	0.0429	123.9	134.9	147.0	−0.293	135.1	0.0462	123.3	135.1	148.3
9	−0.138	135.3	0.0430	124.3	135.3	147.5	−0.247	135.6	0.0463	123.8	135.6	148.9
10	−0.189	135.8	0.0431	124.7	135.8	148.1	−0.194	136.2	0.0465	124.2	136.2	149.5
11	−0.243	136.3	0.0432	125.1	136.3	148.6	−0.132	136.7	0.0466	124.7	136.7	150.2
10歳0か月	−0.297	136.7	0.0433	125.5	136.7	149.2	−0.062	137.3	0.0467	125.1	137.3	150.8
1	−0.352	137.2	0.0434	126.0	137.2	149.8	0.015	137.9	0.0468	125.6	137.9	151.4
2	−0.406	137.6	0.0435	126.4	137.6	150.4	0.102	138.4	0.0469	126.0	138.4	152.0
3	−0.460	138.1	0.0437	126.8	138.1	151.0	0.192	139.0	0.0470	126.5	139.0	152.6
4	−0.511	138.6	0.0439	127.2	138.6	151.6	0.294	139.6	0.0471	126.9	139.6	153.1
5	−0.562	139.0	0.0440	127.6	139.0	152.2	0.398	140.2	0.0471	127.4	140.2	153.7
6	−0.608	139.5	0.0443	128.0	139.5	152.8	0.513	140.7	0.0471	127.8	140.7	154.3
7	−0.653	140.0	0.0445	128.4	140.0	153.4	0.631	141.3	0.0471	128.3	141.3	154.8
8	−0.693	140.5	0.0448	128.8	140.5	154.1	0.759	141.9	0.0470	128.7	141.9	155.3
9	−0.730	141.0	0.0451	129.2	141.0	154.7	0.890	142.5	0.0469	129.2	142.5	155.8
10	−0.763	141.5	0.0454	129.6	141.5	155.4	1.027	143.0	0.0467	129.7	143.0	156.3
11	−0.791	142.0	0.0457	130.0	142.0	156.1	1.165	143.6	0.0465	130.2	143.6	156.8
11歳0か月	−0.815	142.5	0.0461	130.4	142.5	156.8	1.305	144.2	0.0463	130.6	144.2	157.3
1	−0.830	143.0	0.0464	130.8	143.0	157.5	1.443	144.7	0.0461	131.1	144.7	157.8
2	−0.841	143.6	0.0467	131.2	143.6	158.2	1.580	145.3	0.0458	131.6	145.3	158.2
3	−0.840	144.1	0.0471	131.7	144.1	158.9	1.708	145.8	0.0455	132.1	145.8	158.7
4	−0.835	144.7	0.0474	132.1	144.7	159.7	1.833	146.4	0.0452	132.6	146.4	159.1
5	−0.809	145.2	0.0478	132.5	145.2	160.4	1.941	146.9	0.0448	133.1	146.9	159.5
6	−0.778	145.8	0.0481	132.9	145.8	161.1	2.045	147.4	0.0445	133.7	147.4	159.9
7	−0.718	146.4	0.0484	133.3	146.4	161.8	2.130	147.9	0.0441	134.2	147.9	160.3
8	−0.651	147.0	0.0487	133.8	147.0	162.5	2.209	148.4	0.0437	134.7	148.4	160.7
9	−0.564	147.6	0.0490	134.2	147.6	163.2	2.273	148.9	0.0432	135.2	148.9	161.1
10	−0.468	148.2	0.0493	134.6	148.2	163.9	2.330	149.3	0.0428	135.8	149.3	161.4
11	−0.360	148.8	0.0496	135.0	148.8	164.6	2.374	149.8	0.0423	136.3	149.8	161.7
12歳0か月	−0.243	149.5	0.0498	135.5	149.5	165.3	2.407	150.2	0.0419	136.8	150.2	162.1
1	−0.118	150.1	0.0500	135.9	150.1	165.9	2.432	150.6	0.0414	137.3	150.6	162.4
2	0.017	150.7	0.0502	136.3	150.7	166.6	2.444	151.0	0.0409	137.9	151.0	162.7
3	0.155	151.3	0.0504	136.8	151.3	167.2	2.450	151.4	0.0404	138.4	151.4	163.0

4	0.302	152.0	0.0505	137.2	152.0	167.8	2.441	151.8	0.0400	138.9	151.8	163.2
5	0.451	152.6	0.0506	137.6	152.6	168.4	2.429	152.1	0.0395	139.4	152.1	163.5
6	0.608	153.2	0.0506	138.1	153.2	169.0	2.401	152.5	0.0391	139.8	152.5	163.8
7	0.765	153.9	0.0506	138.5	153.9	169.6	2.370	152.8	0.0387	140.3	152.8	164.0
8	0.929	154.5	0.0504	139.0	154.5	170.1	2.324	153.1	0.0383	140.7	153.1	164.3
9	1.093	155.1	0.0502	139.5	155.1	170.6	2.273	153.4	0.0379	141.2	153.4	164.5
10	1.261	155.7	0.0500	140.0	155.7	171.1	2.214	153.7	0.0375	141.6	153.7	164.7
11	1.428	156.4	0.0497	140.5	156.4	171.6	2.151	153.9	0.0372	142.0	153.9	164.9
13歳0か月	1.595	157.0	0.0494	141.0	157.0	172.0	2.085	154.2	0.0368	142.4	154.2	165.1
1	1.757	157.6	0.0490	141.6	157.6	172.5	2.018	154.4	0.0365	142.7	154.4	165.3
2	1.917	158.2	0.0486	142.1	158.2	172.9	1.951	154.7	0.0362	143.1	154.7	165.5
3	2.065	158.8	0.0481	142.6	158.8	173.3	1.888	154.9	0.0359	143.4	154.9	165.7
4	2.209	159.4	0.0477	143.2	159.4	173.7	1.825	155.1	0.0356	143.7	155.1	165.8
5	2.330	159.9	0.0472	143.8	159.9	174.1	1.771	155.3	0.0354	144.0	155.3	166.0
6	2.448	160.5	0.0466	144.4	160.5	174.5	1.718	155.5	0.0352	144.3	155.5	166.1
7	2.535	161.0	0.0461	145.0	161.0	174.9	1.675	155.7	0.0350	144.5	155.7	166.3
8	2.617	161.5	0.0455	145.6	161.5	175.2	1.634	155.8	0.0348	144.8	155.8	166.4
9	2.677	162.0	0.0449	146.2	162.0	175.6	1.601	156.0	0.0346	145.0	156.0	166.6
10	2.728	162.5	0.0443	146.9	162.5	175.9	1.569	156.2	0.0345	145.2	156.2	166.7
11	2.762	163.0	0.0436	147.5	163.0	176.2	1.541	156.3	0.0344	145.4	156.3	166.8
14歳0か月	2.784	163.4	0.0430	148.2	163.4	176.5	1.515	156.4	0.0342	145.6	156.4	167.0
1	2.793	163.9	0.0423	148.8	163.9	176.8	1.489	156.6	0.0341	145.7	156.6	167.1
2	2.788	164.3	0.0417	149.5	164.3	177.1	1.464	156.7	0.0340	145.9	156.7	167.2
3	2.775	164.7	0.0411	150.1	164.7	177.3	1.439	156.8	0.0339	146.0	156.8	167.3
4	2.745	165.1	0.0405	150.7	165.1	177.6	1.413	156.9	0.0339	146.2	156.9	167.4
5	2.712	165.5	0.0399	151.3	165.5	177.8	1.386	157.0	0.0338	146.3	157.0	167.5
6	2.659	165.8	0.0393	151.8	165.8	178.1	1.356	157.1	0.0337	146.4	157.1	167.5
7	2.602	166.2	0.0388	152.4	166.2	178.3	1.326	157.2	0.0336	146.5	157.2	167.6
8	2.528	166.5	0.0383	152.9	166.5	178.5	1.293	157.2	0.0336	146.6	157.2	167.7
9	2.448	166.8	0.0379	153.4	166.8	178.7	1.259	157.3	0.0335	146.7	157.3	167.7
10	2.358	167.1	0.0374	153.9	167.1	179.0	1.223	157.4	0.0335	146.8	157.4	167.8
11	2.264	167.3	0.0370	154.3	167.3	179.2	1.187	157.4	0.0334	146.9	157.4	167.9
15歳0か月	2.166	167.6	0.0366	154.8	167.6	179.4	1.150	157.5	0.0334	146.9	157.5	167.9
1	2.068	167.8	0.0363	155.2	167.8	179.6	1.112	157.5	0.0333	147.0	157.5	168.0
2	1.970	168.1	0.0360	155.6	168.1	179.7	1.075	157.6	0.0333	147.1	157.6	168.0
3	1.878	168.3	0.0357	155.9	168.3	179.9	1.039	157.6	0.0333	147.2	157.6	168.1
4	1.788	168.5	0.0354	156.3	168.5	180.1	1.003	157.7	0.0333	147.2	157.7	168.1
5	1.710	168.7	0.0351	156.6	168.7	180.2	0.969	157.7	0.0332	147.3	157.7	168.2
6	1.633	168.9	0.0349	156.9	168.9	180.4	0.936	157.8	0.0332	147.3	157.8	168.2
7	1.577	169.1	0.0347	157.1	169.1	180.6	0.905	157.8	0.0332	147.4	157.8	168.3
8	1.523	169.2	0.0345	157.4	169.2	180.7	0.875	157.8	0.0332	147.4	157.8	168.3
9	1.477	169.4	0.0344	157.6	169.4	180.8	0.847	157.9	0.0332	147.5	157.9	168.4
10	1.433	169.6	0.0342	157.8	169.6	181.0	0.821	157.9	0.0331	147.5	157.9	168.4
11	1.394	169.7	0.0341	158.0	169.7	181.1	0.796	158.0	0.0331	147.6	158.0	168.5
16歳0か月	1.357	169.8	0.0340	158.2	169.8	181.2	0.774	158.0	0.0331	147.6	158.0	168.5
1	1.324	170.0	0.0339	158.3	170.0	181.3	0.753	158.0	0.0331	147.7	158.0	168.6
2	1.290	170.1	0.0338	158.5	170.1	181.5	0.732	158.1	0.0331	147.7	158.1	168.6
3	1.256	170.2	0.0337	158.7	170.2	181.6	0.711	158.1	0.0331	147.8	158.1	168.6
4	1.229	170.3	0.0337	158.8	170.3	181.7	0.694	158.1	0.0331	147.8	158.1	168.7
5	1.204	170.4	0.0336	158.9	170.4	181.8	0.677	158.2	0.0331	147.8	158.2	168.7
6	1.188	170.5	0.0335	159.1	170.5	181.9	0.664	158.2	0.0331	147.9	158.2	168.8
7	1.174	170.6	0.0335	159.2	170.6	182.0	0.653	158.2	0.0331	147.9	158.2	168.8
8	1.161	170.7	0.0335	159.3	170.7	182.1	0.645	158.3	0.0331	148.0	158.3	168.9
9	1.148	170.8	0.0335	159.4	170.8	182.2	0.638	158.3	0.0331	148.0	158.3	168.9
10	1.135	170.9	0.0334	159.4	170.9	182.3	0.634	158.4	0.0331	148.0	158.4	168.9
11	1.122	171.0	0.0334	159.5	171.0	182.3	0.632	158.4	0.0331	148.1	158.4	169.0
17歳0か月	1.109	171.0	0.0334	159.6	171.0	182.4	0.632	158.4	0.0331	148.1	158.4	169.0
1	1.096	171.1	0.0335	159.7	171.1	182.5	0.635	158.5	0.0331	148.1	158.5	169.1
2	1.082	171.2	0.0335	159.7	171.2	182.6	0.640	158.5	0.0331	148.2	158.5	169.1
3	1.069	171.2	0.0335	159.8	171.2	182.6	0.648	158.5	0.0331	148.2	158.5	169.1
4	1.055	171.3	0.0335	159.8	171.3	182.7	0.658	158.6	0.0331	148.2	158.6	169.1
5	1.042	171.3	0.0336	159.8	171.3	182.8	0.672	158.6	0.0331	148.2	158.6	169.2
6	1.028	171.4	0.0336	159.8	171.4	182.8	0.687	158.6	0.0331	148.3	158.6	169.2

[*1], [*2]：それぞれ M−2SD, M+2SD に相当

（平成12年度厚生労働省乳幼児身体発育調査成績および平成12年度文部科学省学校保健統計調査成績をもとに筆者作成）

表3　0～6.25歳日本人男女頭囲基準値

年齢	L	M	S	2.3*1	(パーセンタイル) 50.0	97.7*2		L	M	S	2.3*1	(パーセンタイル) 50.0	97.7*2
	男	(cm)		(cm)	(cm)	(cm)	女		(cm)		(cm)	(cm)	(cm)
出生時	0.611	33.5	0.0367	31.1	33.5	36.0		1.746	33.0	0.0392	30.3	33.0	35.5
1か月	1.418	36.5	0.0358	33.8	36.5	39.1		1.215	35.7	0.0353	33.2	35.7	38.2
1.5	1.766	37.6	0.0352	34.9	37.6	40.2		0.869	36.8	0.0338	34.3	36.8	39.3
2	1.897	38.5	0.0345	35.8	38.5	41.1		0.776	37.6	0.0330	35.1	37.6	40.1
2.5	1.971	39.3	0.0339	36.6	39.3	41.9		0.723	38.3	0.0323	35.9	38.3	40.8
3	1.986	40.0	0.0332	37.3	40.0	42.6		0.708	39.0	0.0317	36.6	39.0	41.5
3.5	1.926	40.6	0.0327	37.9	40.6	43.2		0.714	39.6	0.0312	37.1	39.6	42.0
4	1.832	41.2	0.0321	38.5	41.2	43.7		0.711	40.1	0.0308	37.6	40.1	42.6
4.5	1.698	41.7	0.0315	39.0	41.7	44.2		0.694	40.5	0.0304	38.1	40.5	43.0
5	1.679	42.1	0.0312	39.4	42.1	44.7		0.682	41.0	0.0302	38.5	41.0	43.5
5.5	1.649	42.5	0.0309	39.8	42.5	45.1		0.667	41.4	0.0300	38.9	41.4	43.9
6	1.584	42.9	0.0307	40.2	42.9	45.4		0.645	41.7	0.0299	39.3	41.7	44.2
6.5	1.519	43.2	0.0305	40.5	43.2	45.8		0.634	42.1	0.0298	39.6	42.1	44.6
7	1.466	43.5	0.0303	40.9	43.5	46.1		0.625	42.4	0.0296	39.9	42.4	44.9
7.5	1.434	43.9	0.0301	41.2	43.9	46.5		0.618	42.7	0.0295	40.2	42.7	45.3
8	1.398	44.2	0.0300	41.5	44.2	46.8		0.560	43.0	0.0295	40.5	43.0	45.6
8.5	1.365	44.5	0.0298	41.8	44.5	47.1		0.511	43.3	0.0295	40.8	43.3	45.9
9	1.339	44.8	0.0297	42.1	44.8	47.4		0.500	43.6	0.0295	41.0	43.6	46.2
9.5	1.290	45.0	0.0296	42.3	45.0	47.6		0.492	43.8	0.0296	41.2	43.8	46.4
10	1.225	45.2	0.0296	42.5	45.2	47.9		0.482	44.0	0.0298	41.4	44.0	46.7
10.5	1.134	45.4	0.0296	42.7	45.4	48.1		0.464	44.2	0.0299	41.6	44.2	46.9
11	1.076	45.6	0.0296	42.9	45.6	48.3		0.414	44.4	0.0300	41.8	44.4	47.1
11.5	1.025	45.8	0.0296	43.1	45.8	48.5		0.364	44.6	0.0302	42.0	44.6	47.3
1歳0か月	0.968	45.9	0.0297	43.2	45.9	48.7		0.339	44.8	0.0303	42.1	44.8	47.5
0.5	0.908	46.1	0.0297	43.4	46.1	48.8		0.338	44.9	0.0304	42.3	44.9	47.7
1	0.848	46.2	0.0297	43.5	46.2	49.0		0.348	45.1	0.0306	42.4	45.1	47.9
1.5	0.792	46.4	0.0298	43.6	46.4	49.2		0.370	45.3	0.0306	42.6	45.3	48.1
2	0.745	46.5	0.0298	43.8	46.5	49.3		0.350	45.4	0.0307	42.7	45.4	48.2
2.5	0.706	46.6	0.0298	43.9	46.6	49.4		0.326	45.5	0.0308	42.8	45.5	48.4
3	0.685	46.8	0.0298	44.0	46.8	49.6		0.348	45.7	0.0308	42.9	45.7	48.5
3.5	0.682	46.9	0.0298	44.1	46.9	49.7		0.391	45.8	0.0309	43.0	45.8	48.7
4	0.687	47.0	0.0298	44.2	47.0	49.8		0.443	45.9	0.0310	43.1	45.9	48.8
4.5	0.700	47.1	0.0298	44.3	47.1	49.9		0.500	46.0	0.0310	43.2	46.0	48.9
5	0.700	47.2	0.0298	44.4	47.2	50.0		0.526	46.1	0.0311	43.3	46.1	49.0
5.5	0.689	47.3	0.0298	44.5	47.3	50.1		0.533	46.2	0.0311	43.4	46.2	49.2
6	0.660	47.4	0.0298	44.6	47.4	50.2		0.515	46.3	0.0311	43.5	46.3	49.3
6.5	0.653	47.5	0.0298	44.7	47.5	50.3		0.517	46.4	0.0311	43.6	46.4	49.4
7	0.660	47.6	0.0298	44.8	47.6	50.4		0.532	46.5	0.0311	43.7	46.5	49.4
7.5	0.681	47.6	0.0297	44.8	47.6	50.5		0.550	46.6	0.0311	43.8	46.6	49.5
8	0.681	47.7	0.0297	44.9	47.7	50.6		0.520	46.7	0.0311	43.8	46.7	49.6
8.5	0.668	47.8	0.0297	45.0	47.8	50.7		0.462	46.8	0.0310	43.9	46.8	49.
9	0.647	47.9	0.0296	45.1	47.9	50.7		0.444	46.8	0.0309	44.0	46.8	49.8
9.5	0.635	47.9	0.0296	45.1	47.9	50.8		0.410	46.9	0.0309	44.1	46.9	49.8
10	0.631	48.0	0.0295	45.2	48.0	50.9		0.365	47.0	0.0308	44.1	47.0	49.9
10.5	0.624	48.1	0.0295	45.3	48.1	50.9		0.307	47.0	0.0308	44.2	47.0	50.0
11	0.592	48.1	0.0294	45.3	48.1	51.0		0.259	47.1	0.0307	44.3	47.1	50.1
11.5	0.541	48.2	0.0293	45.4	48.2	51.0		0.218	47.2	0.0307	44.3	47.2	50.1
2歳0か月	0.516	48.2	0.0292	45.5	48.2	51.1		0.168	47.2	0.0306	44.4	47.2	50.2
1	0.477	48.4	0.0291	45.6	48.4	51.2		0.063	47.3	0.0304	44.6	47.3	50.3
2	0.464	48.5	0.0289	45.7	48.5	51.3		-0.038	47.5	0.0302	44.7	47.5	50.4
3	0.465	48.6	0.0287	45.8	48.6	51.4		-0.136	47.6	0.0300	44.8	47.6	50.5
4	0.488	48.7	0.0286	45.9	48.7	51.5		-0.221	47.7	0.0298	44.9	47.7	50.6
5	0.538	48.8	0.0285	46.0	48.8	51.6		-0.296	47.8	0.0297	45.0	47.8	50.7
6	0.595	48.8	0.0284	46.1	48.8	51.6		-0.358	47.9	0.0296	45.1	47.9	50.8
7	0.654	48.9	0.0283	46.2	48.9	51.7		-0.407	48.0	0.0295	45.3	48.0	50.9
8	0.698	49.0	0.0282	46.3	49.0	51.8		-0.442	48.1	0.0294	45.4	48.1	51.0
9	0.716	49.1	0.0282	46.4	49.1	51.9		-0.461	48.2	0.0293	45.4	48.2	51.1
10	0.706	49.2	0.0281	46.5	49.2	52.0		-0.466	48.2	0.0293	45.5	48.2	51.2
11	0.672	49.3	0.0281	46.5	49.3	52.1		-0.458	48.3	0.0293	45.6	48.3	51.3
3歳0か月	0.624	49.3	0.0281	46.6	49.3	52.1		-0.444	48.4	0.0293	45.7	48.4	51.4
1	0.574	49.4	0.0281	46.7	49.4	52.2		-0.431	48.5	0.0294	45.8	48.5	51.5
2	0.535	49.5	0.0281	46.8	49.5	52.3		-0.425	48.6	0.0294	45.9	48.6	51.6
3	0.517	49.6	0.0281	46.8	49.6	52.4		-0.432	48.7	0.0294	46.0	48.7	51.7
4	0.525	49.6	0.0281	46.9	49.6	52.4		-0.454	48.8	0.0294	46.0	48.8	51.8
5	0.554	49.7	0.0281	46.9	49.7	52.5		-0.490	48.9	0.0294	46.1	48.9	51.9
6	0.598	49.8	0.0281	47.0	49.8	52.6		-0.536	49.0	0.0294	46.2	49.0	52.0
7	0.648	49.8	0.0281	47.1	49.8	52.7		-0.583	49.0	0.0294	46.3	49.0	52.0
8	0.695	49.9	0.0282	47.1	49.9	52.7		-0.625	49.1	0.0293	46.4	49.1	52.1
9	0.733	50.0	0.0282	47.2	50.0	52.8		-0.655	49.2	0.0293	46.4	49.2	52.2
10	0.763	50.0	0.0282	47.2	50.0	52.9		-0.675	49.3	0.0294	46.5	49.3	52.3
11	0.783	50.1	0.0282	47.3	50.1	52.9		-0.685	49.3	0.0294	46.6	49.3	52.4
4歳0か月	0.793	50.2	0.0282	47.4	50.2	53.0		-0.686	49.4	0.0294	46.7	49.4	52.5
1	0.795	50.2	0.0282	47.4	50.2	53.1		-0.681	49.5	0.0295	46.7	49.5	52.5

2	0.791	50.3	0.0282	47.5	50.3	53.1	−0.672	49.6	0.0295	46.8	49.6	52.6
3	0.780	50.3	0.0282	47.5	50.3	53.2	−0.658	49.6	0.0295	46.8	49.6	52.7
4	0.764	50.4	0.0282	47.6	50.4	53.3	−0.642	49.7	0.0296	46.9	49.7	52.8
5	0.744	50.5	0.0282	47.6	50.5	53.3	−0.625	49.8	0.0296	47.0	49.8	52.8
6	0.721	50.5	0.0282	47.7	50.5	53.4	−0.607	49.8	0.0296	47.0	49.8	52.9
7	0.695	50.6	0.0282	47.8	50.6	53.4	−0.591	49.9	0.0297	47.1	49.9	53.0
8	0.668	50.6	0.0282	47.8	50.6	53.5	−0.578	49.9	0.0297	47.1	49.9	53.0
9	0.640	50.7	0.0283	47.9	50.7	53.6	−0.570	50.0	0.0297	47.2	50.0	53.1
10	0.610	50.7	0.0283	47.9	50.7	53.6	−0.570	50.1	0.0297	47.2	50.1	53.2
11	0.579	50.8	0.0283	48.0	50.8	53.7	−0.575	50.1	0.0297	47.3	50.1	53.3
5歳0か月	0.547	50.9	0.0284	48.0	50.9	53.8	−0.588	50.2	0.0297	47.4	50.2	53.3
1	0.512	50.9	0.0284	48.1	50.9	53.8	−0.609	50.3	0.0297	47.4	50.3	53.4
2	0.476	51.0	0.0284	48.1	51.0	53.9	−0.636	50.3	0.0297	47.5	50.3	53.5
3	0.438	51.0	0.0285	48.2	51.0	54.0	−0.670	50.4	0.0297	47.5	50.4	53.5
4	0.400	51.1	0.0285	48.2	51.1	54.0	−0.712	50.4	0.0297	47.6	50.4	53.6
5	0.361	51.1	0.0285	48.3	51.1	54.1	−0.758	50.5	0.0297	47.6	50.5	53.7
6	0.325	51.2	0.0286	48.3	51.2	54.1	−0.808	50.6	0.0298	47.7	50.6	53.7
7	0.294	51.2	0.0286	48.3	51.2	54.2	−0.854	50.6	0.0298	47.8	50.6	53.8
8	0.273	51.2	0.0286	48.4	51.2	54.2	−0.893	50.7	0.0298	47.8	50.7	53.8
9	0.257	51.3	0.0287	48.4	51.3	54.3	−0.926	50.7	0.0299	47.9	50.7	53.9
10	0.258	51.3	0.0287	48.5	51.3	54.3	−0.945	50.7	0.0299	47.9	50.7	54.0
11	0.277	51.4	0.0287	48.5	51.4	54.4	−0.951	50.8	0.0300	47.9	50.8	54.0
6歳0か月	0.321	51.4	0.0287	48.5	51.4	54.4	−0.937	50.8	0.0300	48.0	50.8	54.1
1	0.398	51.5	0.0288	48.6	51.5	54.5	−0.901	50.9	0.0301	48.0	50.9	54.1
2	0.503	51.5	0.0288	48.6	51.5	54.5	−0.848	50.9	0.0302	48.0	50.9	54.2
3	0.636	51.6	0.0288	48.7	51.6	54.6	−0.780	51.0	0.0303	48.0	51.0	54.2

*1, *2：それぞれ M−2SD，M+2SD に相当

(平成12年度厚生労働省乳幼児身体発育調査成績をもとに筆者作成)

表4 0～6.25歳日本人男女胸囲基準値

年齢	L	M	S	(パーセンタイル)				L	M	S	(パーセンタイル)		
				2.3*1	50.0	97.7*2					2.3*1	50.0	97.7*2
	男						女						
		(cm)		(cm)	(cm)	(cm)			(cm)		(cm)	(cm)	(cm)
出生時	0.620	32.0	0.0515	28.8	32.0	35.3		−0.108	31.8	0.0442	29.2	31.8	34.8
1か月	−0.028	35.7	0.0489	32.4	35.7	39.4		−0.555	35.3	0.0427	32.4	35.3	38.5
2	−0.008	38.6	0.0477	35.1	38.6	42.4		−0.371	37.8	0.0426	34.8	37.8	41.2
3	0.045	40.4	0.0469	36.8	40.4	44.4		−0.327	39.5	0.0424	36.4	39.5	43.1
4	0.084	41.7	0.0464	38.0	41.7	45.7		−0.327	40.7	0.0423	37.5	40.7	44.3
5	0.132	42.6	0.0459	38.9	42.6	46.7		−0.376	41.6	0.0423	38.3	41.6	45.3
6	0.163	43.4	0.0454	39.6	43.4	47.4		−0.434	42.3	0.0423	38.9	42.3	46.1
7	0.155	44.0	0.0449	40.2	44.0	48.1		−0.482	42.9	0.0422	39.5	42.9	46.7
8	0.145	44.6	0.0444	40.8	44.6	48.7		−0.575	43.5	0.0420	40.1	43.5	47.4
9	0.112	45.1	0.0439	41.3	45.1	49.2		−0.664	43.9	0.0419	40.5	43.9	47.8
10	0.010	45.5	0.0433	41.7	45.5	49.6		−0.703	44.3	0.0419	40.9	44.3	48.3
11	−0.106	45.8	0.0429	42.0	45.8	49.9		−0.753	44.6	0.0420	41.2	44.6	48.7
1歳0か月	−0.162	46.1	0.0427	42.3	46.1	50.2		−0.819	44.9	0.0421	41.4	44.9	49.0
1	−0.224	46.3	0.0425	42.6	46.3	50.5		−0.865	45.2	0.0423	41.7	45.2	49.4
2	−0.299	46.6	0.0423	42.8	46.6	50.7		−0.910	45.5	0.0423	41.9	45.5	49.7
3	−0.379	46.8	0.0422	43.1	46.8	51.0		−0.930	45.7	0.0424	42.1	45.7	49.9
4	−0.470	47.0	0.0421	43.3	47.0	51.2		−0.943	46.0	0.0426	42.3	46.0	50.2
5	−0.574	47.3	0.0420	43.5	47.3	51.5		−0.977	46.2	0.0427	42.5	46.2	50.5
6	−0.655	47.5	0.0421	43.8	47.5	51.8		−0.996	46.4	0.0428	42.7	46.4	50.7
7	−0.719	47.7	0.0421	44.0	47.7	52.0		−1.001	46.6	0.0429	42.9	46.6	51.0
8	−0.779	47.9	0.0422	44.2	47.9	52.3		−1.021	46.8	0.0430	43.1	46.8	51.2
9	−0.845	48.1	0.0422	44.4	48.1	52.5		−1.039	47.0	0.0432	43.3	47.0	51.4
10	−0.911	48.3	0.0423	44.5	48.3	52.8		−1.081	47.2	0.0435	43.5	47.2	51.7
11	−0.962	48.5	0.0424	44.7	48.5	53.0		−1.105	47.4	0.0436	43.6	47.4	51.9
2歳0か月	−1.001	48.7	0.0425	44.9	48.7	53.2		−1.096	47.5	0.0436	43.8	47.5	52.1
1	−1.027	48.9	0.0427	45.0	48.9	53.4		−1.103	47.7	0.0436	43.9	47.7	52.3
2	−1.047	49.1	0.0429	45.2	49.1	53.7		−1.115	47.9	0.0437	44.1	47.9	52.5
3	−1.063	49.2	0.0431	45.4	49.2	53.9		−1.128	48.0	0.0438	44.2	48.0	52.7
4	−1.078	49.4	0.0433	45.5	49.4	54.1		−1.141	48.2	0.0440	44.3	48.2	52.9
5	−1.090	49.6	0.0435	45.7	49.6	54.4		−1.155	48.3	0.0441	44.5	48.3	53.1
6	−1.100	49.8	0.0438	45.8	49.8	54.6		−1.166	48.5	0.0443	44.6	48.5	53.2
7	−1.111	50.0	0.0440	46.0	50.0	54.8		−1.179	48.6	0.0445	44.7	48.6	53.4
8	−1.122	50.2	0.0443	46.1	50.2	55.1		−1.194	48.8	0.0447	44.8	48.8	53.6
9	−1.136	50.4	0.0445	46.3	50.4	55.3		−1.207	49.0	0.0449	45.0	49.0	53.8
10	−1.151	50.5	0.0447	46.4	50.5	55.5		−1.220	49.1	0.0451	45.1	49.1	54.0
11	−1.170	50.7	0.0450	46.6	50.7	55.8		−1.232	49.3	0.0453	45.2	49.3	54.2
3歳0か月	−1.191	50.9	0.0452	46.7	50.9	56.0		−1.244	49.4	0.0454	45.4	49.4	54.4
1	−1.215	51.1	0.0454	46.9	51.1	56.2		−1.256	49.6	0.0456	45.5	49.6	54.6
2	−1.244	51.2	0.0457	47.0	51.2	56.4		−1.270	49.7	0.0457	45.6	49.7	54.8
3	−1.276	51.4	0.0459	47.1	51.4	56.7		−1.287	49.9	0.0459	45.8	49.9	55.0
4	−1.314	51.6	0.0462	47.3	51.6	56.9		−1.308	50.1	0.0460	45.9	50.1	55.2

5	-1.356	51.7	0.0464	47.4	51.7	57.1	-1.334	50.2	0.0461	46.1	50.2	55.4
6	-1.402	51.9	0.0467	47.5	51.9	57.3	-1.365	50.4	0.0462	46.2	50.4	55.6
7	-1.451	52.0	0.0470	47.6	52.0	57.5	-1.401	50.6	0.0464	46.3	50.6	55.8
8	-1.502	52.2	0.0473	47.8	52.2	57.8	-1.444	50.7	0.0465	46.5	50.7	56.0
9	-1.553	52.3	0.0476	47.9	52.3	58.0	-1.496	50.9	0.0467	46.6	50.9	56.3
10	-1.605	52.5	0.0479	48.0	52.5	58.2	-1.557	51.0	0.0469	46.8	51.1	56.5
11	-1.655	52.6	0.0482	48.1	52.6	58.5	-1.626	51.2	0.0471	46.9	51.2	56.7
4歳0か月	-1.702	52.8	0.0486	48.3	52.8	58.7	-1.700	51.4	0.0474	47.1	51.4	57.0
1	-1.746	52.9	0.0489	48.4	52.9	58.9	-1.775	51.6	0.0477	47.2	51.6	57.2
2	-1.784	53.1	0.0492	48.5	53.1	59.2	-1.851	51.7	0.0479	47.4	51.7	57.5
3	-1.809	53.3	0.0496	48.6	53.3	59.4	-1.924	51.9	0.0482	47.5	51.9	57.7
4	-1.817	53.4	0.0499	48.8	53.4	59.6	-1.994	52.1	0.0485	47.7	52.1	58.0
5	-1.816	53.6	0.0503	48.9	53.6	59.9	-2.061	52.2	0.0488	47.8	52.2	58.2
6	-1.808	53.8	0.0507	49.0	53.8	60.1	-2.122	52.4	0.0491	47.9	52.4	58.5
7	-1.795	53.9	0.0511	49.1	53.9	60.4	-2.177	52.6	0.0494	48.1	52.6	58.7
8	-1.780	54.1	0.0515	49.2	54.1	60.6	-2.225	52.7	0.0497	48.2	52.7	59.0
9	-1.763	54.3	0.0519	49.4	54.3	60.8	-2.262	52.9	0.0500	48.3	52.9	59.2
10	-1.744	54.4	0.0523	49.5	54.4	61.1	-2.288	53.1	0.0504	48.5	53.1	59.5
11	-1.724	54.6	0.0527	49.6	54.6	61.3	-2.306	53.2	0.0507	48.6	53.2	59.7
5歳0か月	-1.703	54.7	0.0531	49.7	54.7	61.5	-2.319	53.4	0.0510	48.7	53.4	60.0
1	-1.681	54.9	0.0536	49.8	54.9	61.7	-2.331	53.6	0.0514	48.9	53.6	60.2
2	-1.657	55.1	0.0540	49.9	55.1	62.0	-2.344	53.8	0.0517	49.0	53.8	60.5
3	-1.630	55.2	0.0545	49.9	55.2	62.2	-2.359	53.9	0.0520	49.1	53.9	60.7
4	-1.599	55.4	0.0550	50.0	55.4	62.4	-2.379	54.1	0.0524	49.3	54.1	61.0
5	-1.565	55.5	0.0555	50.1	55.5	62.7	-2.402	54.3	0.0527	49.4	54.3	61.3
6	-1.530	55.6	0.0560	50.2	55.6	62.9	-2.427	54.4	0.0530	49.6	54.4	61.5
7	-1.495	55.8	0.0565	50.3	55.8	63.1	-2.452	54.6	0.0533	49.7	54.6	61.8
8	-1.463	55.9	0.0570	50.3	55.9	63.4	-2.474	54.7	0.0536	49.8	54.8	62.0
9	-1.433	56.1	0.0575	50.4	56.1	63.6	-2.494	55.0	0.0539	50.0	55.0	62.3
10	-1.409	56.2	0.0580	50.5	56.2	63.8	-2.509	55.1	0.0541	50.1	55.1	62.5
11	-1.392	56.4	0.0585	50.6	56.4	64.0	-2.519	55.3	0.0544	50.3	55.3	62.8
6歳0か月	-1.381	56.5	0.0590	50.7	56.5	64.3	-2.519	55.5	0.0547	50.4	55.5	63.1
1	-1.378	56.6	0.0595	50.7	56.6	64.5	-2.511	55.7	0.0550	50.5	55.7	63.3
2	-1.376	56.8	0.0600	50.8	56.8	64.7	-2.495	55.9	0.0554	50.7	55.9	63.6
3	-1.375	56.9	0.0604	50.9	56.9	64.9	-2.472	56.1	0.0557	50.8	56.1	63.8

[*1], [*2]：それぞれ M－2SD, M＋2SD に相当

（平成12年度厚生労働省乳幼児身体発育調査成績をもとに筆者作成）

特に，骨や筋肉の急速な発育がみられる思春期においては，「肥満」と「過体重」を使い分ける必要がある。

c．身長の留意点

生まれてから2歳までは，異常がなくても成長速度の加速または減速が起こりうる。生後2年までの成長は主として環境要因に左右され，生後2年以降の成長は主として遺伝要因に左右されるといわれている。子宮内の環境があまり快適でなかった場合，出生時体長は遺伝的に規定された体長よりも小さいことがある。しかし，彼らの7～9割は，遺伝要因の影響の増加とともにキャッチアップし，遅くとも2歳までには，遺伝要因により規定された体長に落ち着き，以後その成長曲線に沿って成長する。

骨年齢
Bone age

佐藤　真理
東邦大学／講師

1．骨年齢とは

胎生6週ごろ軟骨原基が形成され，その後軟骨原基は軟骨内骨化により骨に置き換わる（一次骨化）。胎生22週以降になると骨端，手根骨，足根骨の骨化（二次骨化）が始まる。二次骨化は決まった時期に決まった順序で進むため，二次骨化の程度を評価したものを骨年齢と呼び，成長や成熟の指標としている。骨年齢を促進させる働きを持つのは，成長ホルモン，甲状腺ホルモン，性ホルモンである。

2．骨年齢評価方法

骨年齢の評価は，一般的には左手のX線フィルムを用いて行う。ただし新生児期や乳児期早期には手部の化骨点は出現していないことが多いため，膝関節（大腿骨遠位端）のX線フィルムを用いる。管骨の骨幹端（metaphysis）と骨端骨（epiphysis）の幅の比や，骨端骨の骨化の形から骨成熟の程度を評価する。

わが国で使われている骨年齢の評価方法は，①Greulich-Pyle法，②Roche-Wainer-Thissen法，③Tanner-Whitehouse 2法（TW2法），④日本人小児標準化TW2法，⑤CASMAS法の5つである。表1にそれぞれの方法の特徴を示す。Greulich-Pyle法は標準的なX線写真と比べて骨年齢を判定するアトラス法で，簡便なため広く使われていた。Roche-Wainer-Thissen法

表1 骨年齢評価方法の特徴

評価法	対象	評価部位	方法	利点	欠点
Greulich-Pyle法	アメリカ人	手部	アトラス法	簡便	主観的
Roche-Wainer-Thissen法	アメリカ人	膝関節	計測法	やや主観的	手部のほうがレントゲン撮影が容易
Tanner-Whitehouse 2法	イギリス人	手部	点数法	やや主観的	判定に時間がかかる
日本人小児標準化TW2法	日本人	手部	点数法	やや主観的	判定に時間がかかる
CASMAS法	日本人	手部	コンピュータ法	客観的	器機が必要

のみが膝関節のX線フィルムを用いる方法で，大腿骨遠位端，腓骨近位端，脛骨近位端のいずれかで，骨幹端と骨端骨の幅の比と骨端骨の形から骨年齢を判定する．大腿骨遠位端の骨端骨は新生児期にすでに出現しているため，新生児期から乳児期の骨年齢判定にはRoche-Wainer-Thissen法が使われている．TW2法は判定に時間がかかるため，一般的にはあまり用いられていなかった．

日本人小児に合った方法として，日本人小児標準化TW2法とCASMAS法が推奨されるため，以下，これらについて述べる．現時点では以下に述べる理由により，日本人小児の骨年齢評価には，思春期開始前はCASMAS法，思春期開始後は日本人小児標準化TW2法が適しているといえよう．

a．日本人小児標準化TW2法

1）TW2法とは

TW2法ではまず，骨幹端と骨端骨の幅の比や骨端骨の骨化の形から，1つ1つの骨の成熟レベルをA～Iにステージ付けする．そのステージを点数に置き換えて総合点数（0～1,000点）を求め，最後に総合点数を骨年齢に換算する．各骨のステージの点数は成熟スコアと呼ばれ，基本点数にその骨の生物学的重み付けを乗じて得られたものである．TW2法には，①橈骨，尺骨，第1，3，5指の中手骨，基節骨，中節骨，末節骨計13個の骨を判定するRUS（Radius, Ulna, Short bones）法，②7個の手根骨を判定するCarpal法，③RUS法とCarpal法を合わせた20-Bones法の3法がある．手根骨は早期に成熟が完了するため，Carpal法，20-Bones法はあまり使われず，主にRUS法が用いられている．橈骨を例に取り，表2, 3に各ステージの条件と点数，図1に各ステージのシェーマを示す．

2）日本人小児標準化TW2法

日本人小児はTW2オリジナル法の対象となっているイギリス人小児に比べ，第二次性徴が早く開始する．そのためオリジナル法で日本人小児の骨年齢を評価すると，思春期年齢で骨年齢が急激に促進してしまうという現象がしばしば認められていた．そこで日本人小児に合

表2 橈骨のステージの条件

A：化骨なし
B：化骨あり．辺縁が滑らかでない
C：楕円形の化骨あり．辺縁が滑らか
D：3つの条件のうち2つを満たす
　1. 骨端骨の横幅≧骨幹端の横幅の1/2
　2. 外側が厚くなり，内側が尖る
　3. 骨端骨の近位中央1/3が平坦でやや肥厚し，骨幹端との間が約1 mm
E：骨端骨の遠位内側に白い線
F：2つの条件のうち1つを満たす
　1. 骨端骨の近位端に不規則で厚みを帯びた白い線
　2. 骨端骨の近位辺縁が全長にわたって骨幹端辺縁に沿う
G：3つの条件のうち2つを満たす
　1. 瘤（hump）形成
　2. 尺骨側辺縁内側に白い線
　3. 近位辺縁が凹面形成
H：キャップ現象
I：癒合開始

表3 橈骨のスコア（RUS成熟段階スコア）

ステージ	男子	女子
A	0	0
B	16	23
C	21	30
D	30	44
E	39	56
F	59	78
G	87	114
H	138	160
I	213	218

った骨年齢評価法が必要となり，日本人小児標準化TW2法が開発された．

日本人小児標準化TW2法は，各ステージの条件や点数はオリジナル法と同じであり，総合点数から骨年齢への換算を日本人小児の骨成熟に合わせて変更したものである（表4）．RUS法で1,000点（成人の骨年齢）に到達するのは，イギリス人男子で18.2歳，日本人男子で16.1歳，イギリス人女子で16.0歳，日本人女子で14.7

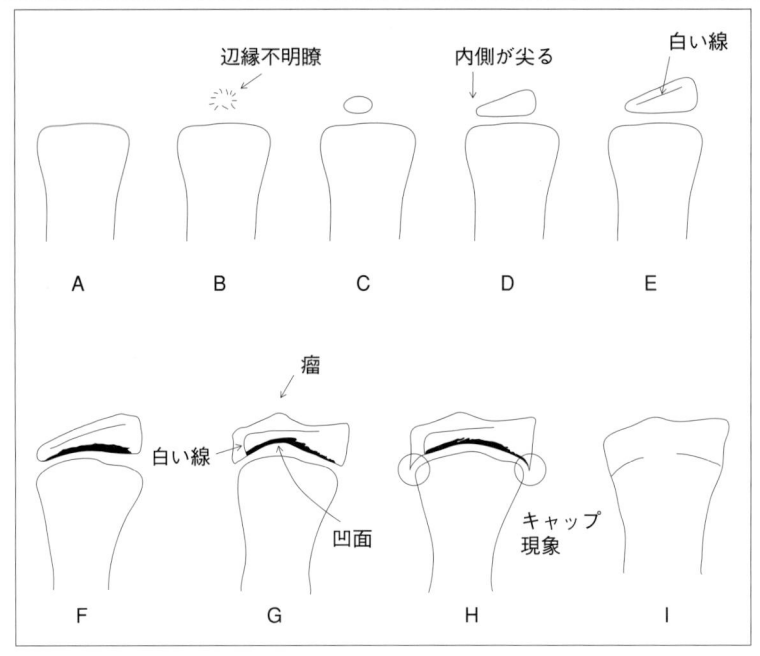

図1 橈骨のステージのシェーマ

（A：辺縁不明瞭、D：内側が尖る、E：白い線、F：白い線、G：瘤・凹面、H：キャップ現象）

表4 日本人小児標準化TW2法の概略

各骨の成熟レベルの評価：ステージA〜I
↓
各骨のステージを点数に換算
点数（成熟スコア）＝基本点数×生物学的重み付け
↓
総合点数
↓
骨年齢に換算

歳と，男女とも日本人小児がイギリス人小児より1〜2年早い。

TW2法での正確な骨年齢判定には時間がかかるものの，判定者間および判定者内誤差は3〜4か月と小さい。日本人小児標準化TW2法を基にした「日本人標準骨成熟アトラス（金原出版）」も出版されており，忙しい臨床の場では，これを用いると便利である。

3）日本人小児標準化TW2法の問題点

日本人小児の骨成熟の特徴として，尺骨の骨端骨の出現が遅いものの，化骨開始後は成熟が早く進むことが挙げられる。尺骨の点数は大きいため，尺骨の成熟レベル（ステージ）の違いで骨年齢が大きく変わってしまうという現象が認められる。日本人小児とイギリス人小児で尺骨の成熟の仕方が異なることが，思春期開始前に骨年齢が見かけ上急激に促進してしまう原因である。

日本人小児標準化TW2法が開発される際，3歳未満の資料が揃わなかったため，男子3.1歳以下，女子3.2歳以下の骨年齢は設定されていない。低年齢の骨年齢の換算は，オリジナル法で代用している。

b．CASMAS法

1）CASMAS法とは

CASMASとは，Computer Aided Skeletal Maturity Assessment Systemの略である。前述の日本人小児標準化TW2法は，骨の形を評価するという主観的な要素も持つ方法であり，また1枚のレントゲンフィルムの判定に時間がかかるという欠点も持つ。そのため，短時間でより客観的な評価を行うために，わが国においてコンピュータを用いた骨年齢評価法であるCASMAS法が開発された〔コンピュータ骨成熟評価システム−CASMAS法に基づく日本人標準骨年齢アトラス（金原出版）〕。

CASMAS法には，Aモード（第3基節骨，中節骨，末節骨の計3個の骨を評価するもの）と，Bモード（第3基節骨，中節骨，末節骨に橈骨を加えた計4個の骨を評価するもの）の2種類がある。思春期の成長ピークを過ぎたころには，指節骨は癒合してしまうため，それ以降の骨成熟の評価には橈骨の情報も必要となってくる。よって思春期開始後の骨年齢評価にはBモードも加える。

2）CASMAS法の実際

まずX線フィルムをイメージスキャナーでコンピュータに入力し，第3基節骨，中節骨，末節骨，および

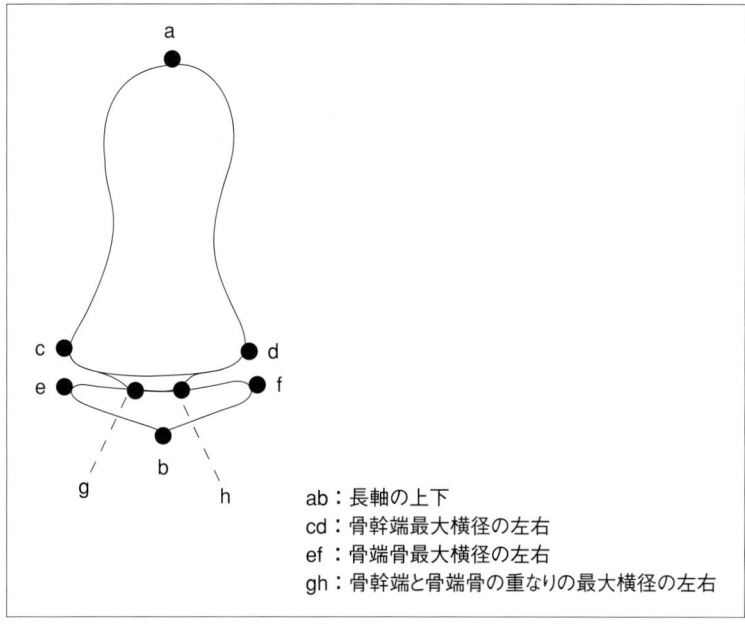

図2 CASMAS法の計測法

ab：長軸の上下
cd：骨幹端最大横径の左右
ef：骨端骨最大横径の左右
gh：骨幹端と骨端骨の重なりの最大横径の左右

橈骨を切り出すという操作を加えることにより，自動的に計測点が設定され骨年齢が計算される。計測点とは各骨の長軸の上下，骨幹端最大幅径の左右，骨端骨最大幅径の左右，骨幹端と骨端骨の重なり最大幅径の左右の計8点である（図2）。X線フィルムのコントラスト不良などにより自動計測が不可能な場合は，マニュアルで計測点を修正することも可能である。CASMAS法での判定者間誤差は3～4か月，判定者内誤差は7～8か月である。

3）CASMAS法の欠点

CASMAS法で骨年齢を判定するためには，CASMAS法用のコンピュータソフトを始め，イメージスキャナやコンピュータといった器機を必要とする。本1冊あれば，どこでも骨年齢評価が可能なほかの方法との大きな違いである。

また思春期年齢で骨幹端と骨端骨の幅の比が一定に達してしまうと，それ以降の骨年齢の細かい評価がCASMAS法では困難となってしまう。

3．臨床応用の実際
a．骨年齢の持つ生理学的意味

日本人小児の骨成熟に合った骨年齢評価法ができたことにより，いくつかのことが明らかとなった。以下に示す骨年齢は日本人小児標準化TW2法のなかのRUS法にて評価したものである。

①骨の伸びる力が最も大きい骨年齢は，男子13歳，女子11歳である。

②骨年齢で男子11.5歳，女子10.0歳以降の骨成熟は性ホルモン依存性である。性ホルモンが作用しないと骨成熟のスピードがゆっくりとなる。

③骨年齢で男子14歳，女子13歳以降の骨成熟つまり骨端線癒合には性ホルモンが必須である。（女性ホルモンが作用しないと骨端線が閉鎖しないことは，すでに知られている。）

④骨年齢から第二次性徴開始時期を推定することはできない。骨年齢が若くとも，第二次性徴は開始し得る。

b．診断の補助

骨年齢は内分泌疾患の診断の補助的手段や，治療の指標として用いられる。暦年齢と骨年齢との差が±20%以上となった場合，異常と考える。

骨年齢が遅延する代表的疾患として成長ホルモン分泌不全性低身長，体質性思春期遅発症や甲状腺機能低下症が挙げられる。思春期年齢では性腺機能低下症が存在すると骨年齢は遅延する。クッシング症候群では一般的には骨年齢が遅延するが，アンドロゲンの過剰分泌を伴うと骨年齢は促進する。骨年齢が促進する代表的疾患として，思春期早発症，先天性副腎皮質過形成症が挙げられる。ただし，骨年齢1歳半くらいまでの骨は性ホルモンに不応性であり，性ホルモンが過剰に作用しても骨成熟の促進は認められない。身長年齢相当に骨年齢が促進するのは，甲状腺機能亢進症である。

表5 骨年齢(暦年齢)とgrowth potentialとの相関式(一次回帰式)

growth potential：男子	
骨年齢11.5歳未満	80.8－4.4×暦年齢
骨年齢11.5歳以上14歳未満	134.2－9.4×骨年齢
骨年齢14歳以上	36.1－2.3×骨年齢
growth potential：女子	
骨年齢9.5歳未満	69.8－4.3×暦年齢
骨年齢9.5歳以上12歳未満	86.5－6.8×骨年齢
骨年齢12歳以上	32.0－2.3×骨年齢

c．骨年齢を用いた最終身長予測法

日本人小児標準化TW2法(RUS法)で評価した骨年齢を用いた最終身長予測法として，日本人Bayley-Pinneau法(BP法)，日本人Tanner-Whitehouse 2法(TW2法)，Growth potential法(GP法)の3法がある。日本人BP法と日本人TW2法はいずれも，BP法とTW2法の原法に日本人のデータをあてはめた方法である。

GP法は低身長児に限った最終身長予測法である。growth potentialとは"ある時点から最終身長までの伸び"と定義されており，ある時点の骨年齢(骨年齢が若いうちは暦年齢)とgrowth potentialとは有意な負の相関を示すことが知られている。Growth potential法とは，ある時点の身長に表5に示した一次回帰式より求めた値を足して，最終身長を予測する方法である。GP法は追試が行われており，成長ホルモン治療の効果判定(治療開始後1～3年目でGP法による予測最終身長が改善している者は実際の最終身長も改善する)に有用であると報告されている。

乳幼児の発達の評価
Assessment of normal development in Infancy

河野　由美
東京女子医科大学／講師

小児の発達の評価には小児科学のすべての側面が含まれ，常に変化し続けているという点で疾病の診断とは大きく異なる。まず正常発達を理解し，正常範囲のバリエーションを知り，そのうえで発達障害を評価することが重要である。また児の発達には家庭や社会の環境が影響することも小児科医は理解しなければならない。

ここでは乳幼児の発達評価について，わが国でよく用いられるスクリーニング法，検査法を紹介し，次に乳幼児の反射，視覚・聴覚，運動，精神・行動の発達およびその評価について述べる。

1．発達評価のためのスクリーニング法，検査法

発達の評価は運動発達，精神発達，社会性の発達などの総合的な評価でなされる。発達のスクリーニング法として使われている主なものを表1に示した。スクリーニング検査では各々の項目の通過年齢を把握しておくことが大切である。また，前もって母親に質問内容を渡しておくことも有用である。

運動発達は乳幼児では診察により姿勢の観察や姿勢反射を観察し，また実際の運動を観察して評価を行う。精神発達の評価は，言語，微細運動，生活習慣行動の発達などについて診察を行いながら，またスクリーニングの項目をチェックして評価する。社会性の発達の評価は，問診，診察場面での応答などから対人関係における行動を評価することにより行う。言語発達のスクリーニングは知的発達と関連性が高く，学童期以後の行動との関連も強い。また，言語発達のスクリーニングは聴覚のスクリーニングも併せて行える。

表1 乳幼児の主な発達スクリーニング検査

検査名	適応年齢	所要時間	特徴
遠城寺式乳幼児分析的発達検査法	0～4歳7か月	15分	6領域，154項目の検査[移動運動，手の運動，基本的習慣，対人関係，発語，言語理解]からなる。
乳幼児精神発達質問紙(津守式)	0～7歳	20～30分	0～3歳用：5領域264の観察項目[運動，探索・操作，社会，食事・生活習慣，言語] 3～7歳用：5領域174の観察項目[運動，探索，社会，生活習慣，言語] 養育者に記入してもらえるので簡便であり，発達プロフィールが得られる。
日本版デンバー式発達スクリーニング検査	0～6歳	20分	通称「JDDST」。個人－社会，微細運動－適応，言語，粗大運動の4領域ごとに評価できる。

表2 主な個別発達検査・知能検査

検査名	適応年齢	所要時間	特徴	評定尺度
発達検査				
新版K式発達検査	3か月～13歳	30～60分	姿勢・運動，認知・適応，言語・社会の領域について，月齢別に相当する5領域324項目の判定により実施する。	発達年齢(DA) 発達指数(DQ)
知能検査				
WISC Ⅲ 知能検査	5～16歳	60～80分	言語性，動作性，全体の3種類のIQが算定できる。下位検査のプロフィールから知能構造の特徴を評価できる。	全検査知能指数(FIQ) 言語性知能指数(VIQ) 動作性知能指数(PIQ)
WPPSI 知能検査	3歳10か月～7歳	45～70分	WISC知能検査の幼児版	FIQ VIQ, PIQ
田中-ビネー式知能検査	2歳～成人	30～60分	年齢尺度別(1～13歳，成人1～3)に配列された118項目の問題 個別知能検査としては比較的簡便	精神年齢(MA) 知能指数(CA)
その他				
K-ABC 心理教育アセスメントバッテリー	2歳6か月～13歳	30～60分	知的な能力について「認知処理能力」「習得度」に分けて測定する 教育，指導に直結させることができる。	認知処理過程尺度 習得度尺度 総合尺度

個別検査としては，表2に示したような発達検査，知能検査がある。評定尺度として発達検査では発達指数(DQ)＝(発達年齢/生活年齢)×100で表される。知能検査では知能指数(IQ)＝(精神年齢/生活年齢)×100で示され，いずれも平均が100になるようになっている。子どもの得点が，同年齢の標準集団の平均から標準偏差を単位としてどの程度隔たっているかで，正常，境界，遅滞に判定される。

2．乳幼児発達評価の key age

乳幼児発達評価の場として乳幼児健康診査がある。乳幼児健診の目的は乳幼児の健康の保持と増進，疾病の予防・早期発見であるが，近年では成長・発達の評価とそれに応じた保健指導および家族への支援を重視している。健診には集団健診と診療所や病院での個別健診とがあり，集団健診では医師以外に保健師，栄養士，臨床心理士などが対応し総合的な相談が可能であり，問題のある児を適切な事後措置につなげやすいなどの利点がある。個別健診ではかかりつけ医によって，継続的に一貫した評価，指導が受けられる利点がある。

乳児健診は，実際には生後1か月以降は，首がすわる，寝返りができ，座位がとれる，つかまり立ちができるなど，発達のマイルストンに応じた "key month" の3～4か月，6～7か月，9～10か月に行われることが多い。幼児期では，歩けるようになる1歳6か月に運動障害のスクリーニングとして，また，名前がいえ，生活習慣の自立ができている3歳に知的障害のスクリーニングとして健診が行われる。小学校入学前には就学時健診があり，就学準備の状態や行動上の問題などの評価が行われる。これらの月年齢は，発育と発達の観点から key age とされ，異常例，境界例について問題点を明らかにし，継続的指導，支援などの介入が必要な時期でもある。

3．診断にいたる評価

健診やスクリーニング検査で発達の問題が疑われた場合には，小児科医は医学的評価を行わなければならない。医学的評価には既往歴，身体所見，検査が含まれ，精神・神経学的，社会的な問題を含めた家族歴も不可欠である。出生前の情報として，母体の妊娠中の合併症，放射線や薬物などの催奇形質への曝露，感染症の罹患，発熱，外傷などの既往などが含まれる。周生期の病歴として分娩時の異常，出生体重，在胎週数，Apgar score，その他の医学的問題が，出生後の要因として慢性的な呼吸器疾患，アレルギー疾患，反復する中耳炎，頭蓋外傷，睡眠障害などが含まれる。

身体所見では，頭囲を含めた身体発育値，顔面やその他の形態異常，白内障などの目の所見，カフェ・オ・レ斑など神経皮膚症候が特に重要である。検査では特別なものはなく，各々の症例に応じて行わなければならない。わが国で行われている先天性代謝異常のスクリーニング検査結果は重要な情報となる。ほかに鉄欠乏性貧

表3 主な発達障害とその頻度

	1,000人当たりの頻度	
	日本	米国***
精神発達遅滞(知的障害)	10前後*	25
脳性麻痺	1.5～2*	2～3
重症心身障害	0.7～1.0*	
聴覚障害		0.8～2
視覚障害		0.3～0.6
学習障害	60(小学生)**	75
注意欠陥多動性障害	30(前思春期)**	150

* 鈴木文晴:障害別の頻度.発達障害の基礎.日本文化科学社,1999,74-79
** 中根 晃:LDとADHDの精神医学的所見.発達障害の臨床.金剛出版,1999,121-123
*** Levy SE, Hyman SL : Pediatric assessment of the child with developmental delay. Pediatr Clin North Am 1993 ; 40 : 465-477

血,鉛中毒は比較的多くみられる発達遅滞の原因である。脳波やCT,MRIなどの画像検査はルーチンには行われないが,痙攣,小頭症,急激な頭囲拡大などが疑われる場合には有効である。精神遅滞,自閉症などの医学的評価では染色体検査も必要な場合がある。代謝性疾患のスクリーニングのためにはアンモニアや有機酸の検査も行われる。より大きな幼児の行動上の発達の評価では視力,聴力に問題がないかどうか確認されなければならない。

主な発達障害は表3のように分類される。わが国および米国におけるその頻度の報告を示した。日本と米国では,学習障害(LD),注意欠陥／多動性障害(ADHD)などの頻度が若干異なる。しかし発達障害の定義は統一されたものはなく,定義の違いが頻度の違いに影響することも考慮しなければならない。WHOの国際疾病分類第10版(ICD-10)では発達障害に共通する項目として,①発症時期が幼児期か小児期,②中枢神経系の生物学的成熟に密接に関連した機能発達の障害,もしくは遅滞,③寛解と再燃を伴わない安定した経過,の3つが示されている。発達障害が疑われた場合,家族が正しく内容を受け止めるように告知に注意し,育児支援に必要な介入の時期を逃さないようにすることも大切である。

4. 反射の発達

主な反射の発現時期,消失時期,反射の中枢を表4に示した。新生児期から存在し,成長とともに消失する反射を原始反射という。原始反射は生後2～4か月ごろから消失し始め,随意的な運動機能にとって変わる。存在する時期に出現しない,あるいは消失すべき時期に残存する場合,中枢神経系の異常が疑われる。

姿勢反射も原始反射と同様に考えられる。反射中枢は脳幹から中脳レベルの反射である。原始反射同様,出現する時期に出ない場合,または消失すべき時期に残存する場合に異常が疑われる。

大脳皮質レベルの反射として平衡反応が知られる。皮質のほかに小脳,基底核が関与し,歩行や片足立ちなどの高度の動作が可能となる。とびはね反応(hopping reaction)は,前後,左右に傾きに応じてバランスを保つためにみられる下肢の反応で,歩く1か月前には後方へ傾けられるとつま先を上げて後ろへ一歩さがる,後方への反応がみられるようになり歩行開始のよい指標になることが知られている。一方,大脳皮質が未成熟な乳児期には,錐体路障害でみられる反射が生理的に認められる。Babinski徴候は1歳半ごろまで認め,足クローヌスも生後2～3か月まではあっても正常のことが多い。しかし,いずれも持続的に強度に認められる場合には異常の場合がある。

5. 視覚・聴覚の発達
a. 視覚

光に対する反応は出生時より認められる。親の顔などを凝視することもよく知られているが,動くものを目で追う追視は1～2か月では水平方向へ,3～4か月ではどの方向へも可能となる。新生児から可能な視覚機能検査として視性誘発電位,視動性眼振,パターン識別視,奥行覚などがある。

視力は月齢とともに上がり,3か月で0.01～0.02,6か月で0.04～0.08,1歳で0.2～0.25,1歳半で0.4,3歳で0.6～1.0で,5歳前後で80%の子どもは1.0以上を示すようになるといわれている。

b. 聴覚

聴覚は胎児期から機能し,視覚に比較し早期から発達している。新生児が胎内で聞いていた音を好むことや,母親の声によく反応することも知られている。聴覚障害は,気付かれずに放置された場合にはその後の言語発達に大きな影響を与える。近年,新生児の聴覚スクリーニングが日本でも行われるようになり先天性難聴の早期診断が可能となってきた。しかし全例に行われてはおらず,また後天性に難聴を生じる可能性もあり,聴覚の発達を評価することは重要である。

1～2か月で声をかけると運動を静止し,もしくは泣きやむ。2～3か月では話しかけに喃語で応じる。6か月ごろは人の声とほかの音との区別ができるようになり,音の方向を探すあるいはその方向を見るなどの反応がみられるようになる。聴性脳幹反応(auditory brainstem response ; ABR)は,聴力検査として新生児期から聴

表4 乳幼児の特徴的な反射

		中枢	発現時期	消失時期
原始反射				
自動歩行	腋下で垂直に支えて足を床につけ身体を前に傾けると歩くように下肢を交互に屈曲伸展させる。	脊髄	出生時	6週ごろ
Moro反射	背臥位で頭を少し持ち上げ急に落とすと，両上肢を開排伸展し前方に挙上，その後内転させる。肘，指関節は軽度屈曲，指は開扇	脳幹	出生時	4か月ごろに減弱 6か月で完全消失
探索反射	口唇，頬に指で軽く触れると，口を開いて頭を回し口でとらえようとする。	脳幹	出生時	11か月ごろ
吸啜反射	口の中に指を入れると吸いついてくる。	脳幹	出生時	12か月ごろまでわずかに残る
手の把握反射	手掌を圧迫すると握ってくる。	脊髄	出生時	4か月
足の把握反射	足底の趾の付け根を圧迫すると足趾が屈曲してくる。	脊髄	出生時	9〜12か月
姿勢反射				
交差伸展反射	一側の膝をおさえ下肢を伸展位にして足底を刺激すると，他側の下肢がまず屈曲し，次いで伸展，内転して交差してくる。	脊髄	出生時	1〜2か月
緊張性頸反射	顔の向いている側の四肢を伸展させ反体側の四肢を屈曲させる反射。対称性と非対称性があり，乳児では主に非対称性緊張性頸反射（ATNR）がみられる。	脳幹	出生時	7か月ごろ
頸立ち直り反射	背臥位で頭を一側に回すと，身体全体が同じ方向について回るもので，5〜6か月では肩，次いで体幹（骨盤）というように分節的に身体が回るようになる。	中脳	新生児期	6〜10か月で最強
ランドウ反射	水平抱きにし，頭を後屈すると体幹四肢が伸展し，前屈させると前屈させると四肢が屈曲する。	中脳	6か月	30か月
パラシュート反射	体幹を持って垂直に支え急に前下方に身体を倒すと，上肢を頭の方へ伸展し支えようとするような肢位をとる。指は開扇伸展する。	中脳	前方：6〜7か月 側方：8か月 後方：10〜12か月	永続

障害の評価に有用である。その他年齢に応じて聴性行動反応検査，条件詮索反射聴力検査，遊戯聴力検査などが行われる。

6．運動の発達
a．正常な運動発達の評価

運動発達は，粗大運動と微細運動の発達に大きく分けられる。運動発達は頭部から下肢に向かって発達していく法則性がある。乳児期の粗大運動発達は目覚ましく，出生後から1年の間に，首のすわり，寝返り，お座り，つかまり立ちと可能になり，1歳過ぎには歩けるようになるなどの発達のマイルストンを獲得していく。歩行を獲得した後には，階段が昇れる，両足跳び，片足立ち，片足跳びと進む。微細運動は，主に手を使う運動で，目と手の協応運動であり，認知の発達との関連が強い。一辺3cmの立方体の積み木のつかみかたは，4〜5か月では手全体でつかむ手掌把握（hand grasp）が，6〜8か月には母指側でつかむ橈骨側把握（radial grasp），11〜12か月でピンセットつまみ（pincer grasp）ができる。かなり細かい手の動きができるようになるのは3歳以降で，3歳でははさみが使えるようになり，5歳で紙飛行機を折ることができるようになる。マイルストンはあくまで「発達段階」を示すもので，90パーセンタイルの月齢で達成できていなければ，遅れありとされるが，発達段階のみでは診断や予後の推測はできないことに注意する。

運動発達の評価は診察によって行われる。診察の前に，周産期の情報やこれまでの経過を把握する。実際の診察は仰臥位，腹臥位，座位，立位あるいは抱っこで，自然な姿勢と運動を観察する。次に引き起こし反応や，姿勢反射などを行い，筋緊張低下や亢進の有無についても評価する。深部腱反射，病的反射など一般的な神経学的検査も行う。積み木などのおもちゃを使い，手の使い方や興味などを観察し，総合的に運動発達を評価することが重要である。子どもが泣いてしまうと反り返ったり，四肢の緊張が高まったりすることがあるので，泣かない状態で姿勢と運動が観察できることが望ましい。

b．正常発達のバリエーションと運動発達遅滞

乳児期に運動発達遅滞を示す障害には，筋疾患，脳性

麻痺，精神遅滞などがある．しかし発達の遅れが軽度の場合は，正常の発達変異(normal variation)との区別は難しい．マイルストン獲得の有無だけでは評価はできない．例えば7か月ごろには座位が可能となるが，ほかの発達の指標が良いのに，座位をとろうとしない，すぐに後方に転倒するなどの発達変異がみられることがある．また，10か月で立位をとるようになると両足のつま先立ちが心配されることがあるが，すでに伝い歩きが獲得されている場合や，前方，左右へのホッピング反応，さらに後方へのホッピング反応が認められている場合は，正常児である可能性が高い．軽い痙性(軽度の痙性麻痺)がある場合，ホッピング反応の出現は遅く，つま先の挙上を伴う後方へのホッピング反応は認められない．その他に，腹臥位を好まない，這い這いをしない(shuffling infant)などのバリエーションが知られている．

運動の遅れが異常かどうか評価できないときには，運動発達を促す方法を指導しながら経過観察をする．精神遅滞や自閉症などの発達障害の子どもで乳幼児期に運動の遅れを示すことがあり，運動機能の評価のみでなく，おもちゃや人への反応，声，ことばなどの精神発達の評価も同時に必要である．異常が疑われたときには専門の医療機関や療育機関に紹介する．

7．精神・行動発達の評価
a．精神発達

精神発達には認知，言語，微細運動，生活習慣，社会性などの多彩な面にわたる能力が含まれる(知能検査610頁参照)．

1) 新生児期

新生児期の発達評価としては，運動能力の評価も含めブラゼルトン新生児行動評価(Brazelton Neonatal Behavioral Assessment Scale；NBAS)や，general movementsによる評価が行われることが多い．NBASは新生児行動の組織化と母子相互作用を援助する目的で，親と一緒に行ったり，家庭でのかかわりかたを伝えることができ退院後の母子関係を促進し，養育環境を整えることとの関連が強い．

2) 乳児期

乳児期は，人の顔や声への反応などの対人関係，おもちゃへの興味，手を出してつかむなどの微細運動，アーウーからキャーキャー，マ，パ，バ，タ，ダなどの音声，スプーンやコップから飲めるなどの習慣などから評価される．遠城寺式乳幼児分析的発達検査表，日本版デンバー式発達スクリーニング検査，津守式乳幼児精神発達質問紙などが用いられる．津守式乳幼児精神発達検査は発達年齢(DA)の算出ができるだけでなく，運動，探索・操作，社会，生活，言語・理解の5領域の発達プロフィールが得られ，特異的な発達障害の診断に有用な情報を得ることができる．

3) 幼児期

幼児での精神発達評価は，両親(養育者)への問診，プレイルームなどでの観察，子どもの診察と直接のやりとりによる検査などから総合的に行われる．表2に示したような発達検査や知能検査は，心理士などの専門家によって行われることが望ましい．

1～3歳の幼児前期では言語の発達が著しい．1歳6か月ごろまでには意味のある単語をいうようになり，簡単な命令や質問を理解するようになる．順調であれば2歳で2語文を話し，3歳を過ぎるころには会話ができるようになる．しかし1歳代に有意語がなくとも遅れがあるとは断定はできない．絵本をみて知っているものを指さす「指さし行動」の発達は意思の疎通性の発達評価で有用である．新版K式発達検査は子ども自身に実際に検査を行うテストで，子どもの全体的な発達について発達指数(DQ)を算出することができ，ほかに姿勢・運動，認知・適応，言語・社会の3領域の発達プロフィールが得られる．DQは運動や生活習慣などを評価に含み，DQの区分は児童期・成人期の知能指数(IQ)のそれとは一致していないこと，乳幼児期のDQは変化することに留意が必要である．

3歳を過ぎると，幼稚園など集団生活が可能となり社会生活の基本動作を身につける時期である．子どもへの直接的検査の実施が可能であり，前述の新版K式発達検査に加え，田中-ビネー式知能検査やK-ABC心理教育アセスメントバッテリーなどで知的能力の検査も可能である．また3歳ごろには人物画が可能となり，グッドイナフ人物画知能検査(DAM)により身体イメージや空間関係の理解をみることもできる．4歳以降になるとWPPSI知能診断検査が，5歳ではWISC-Ⅲ知能検査などの知能検査が可能で，全検査IQとともに，言語性IQ，動作性IQが算出できる．WISC-Ⅲでは言語理解，知覚統合，注意記憶，処理速度の4種類の群指数も求められる．それぞれの検査には特徴があり，また乳幼児期の発達は個人差が大きく，1種類のテスト，1回のテストで判定するのではなく経過を追って評価していくことが重要である．

b．行動の発達

1歳6か月健診で，落ち着きがない，動き回るなどの訴えを聞くことは多い．これらの児に言語発達の遅れを伴っている場合，ADHDを疑われることがある．しかし1歳6か月では周りのものに対して興味を持ってくるため，次々と手を出したり，興味のある場所へ移動して

いく。したがって1歳6か月で多動という診断はつけがたく、年齢に応じた変化、社会性を持ってくるかなど経過をみることになる。また、1つのものに固執する傾向が強く、ほかの子どもと遊ぼうとしないなど自閉傾向にも注意が必要である。ADHD、自閉症などの評価については各項を参照して頂きたい。

c．社会性の発達

年齢相当の社会性が育っているかどうかを評価することは難しい。子ども自身の要因と環境要因の両方の影響を受ける。子ども側の要因は身体疾患の有無、運動発達、精神発達、気質などで、環境側の要因として家族の対応能力などが重要である。社会性は個人的な対人関係と自分が生活する社会での個人としての対応能力も獲得されていく。第1は親、特に母親との関係であり、例えば、母親が声をかけてあやすと笑ったり、母親の声に反応して乳児が声を出したりするなどの行動は乳児期の社会的発達として観察しなければならない。第2はほかの大人との関係で、見知らぬ大人への警戒心は人見知りとして現れる。第3は子ども同士の関係となる。3歳を過ぎるころから、子どもの集団の中で子ども同士の友好的な接触、2人遊びなどができるようになる。これらの社会性の発達の評価は診察室での対応だけでは難しい。遊び場面を作る、親からの情報を得るなどして経過を追いながら判断することになる。

学童の発達の評価
Developmental assessment of middle childhood

上林　靖子
中央大学／教授

1．学童の精神発達

学童期は、一般には6歳から12歳までを指し、小学生時代に相当する。この時期の子どもは、学校に通い、基本的な知識や技能を習得し、社会性を身につけることを発達課題とし、学校における教育と、生活を共にする家族の要求や価値観などを抜きにしては評価できない。したがって、その発達は認知能力・気質性格など子どもが持っている固有の要因ばかりでなく、家族・学校・地域・社会などの環境要因によって強く影響を受ける。

学童期では、精神発達上のつまずきが、心身の健康を脅かすことが少なくない。子どもの心身症、自律神経系の失調、多動や反抗など行動の問題、不安、抑うつ、強迫性などが比較的しばしばみられる。日常の臨床にあたっては、学童のこころの発達にも目を向けることが求められる。

また近年、多動性障害（注意欠陥／多動性障害）、高機能自閉症、学習障害など軽度発達障害が教育その他各方面から注目されている。それに伴って、これらについて小児科医は、診断・評価および治療を求められる機会が多くなっている。同時に、医師は教育・福祉その他の領域の人々と連携して、これらの子どもを支援することを求められるであろう。このように、身体面に加えて精神・心理的側面や環境を含め、子どもを多面的・包括的にとらえる視点がいっそう必要となっている。

学童期の子どもは、仲間関係、知的発達、性役割同一視、道徳性、自己評価など広い領域にわたって、めざましい発達をみせる。発達は、一般的には個々の子どもが、同じ性・年齢の集団における標準的な現れと比較してどのくらい隔たりがあるかをもとにして評価される。このために各領域についての発達を評価する尺度が有用である。本項では、日本語版があり、かつ、わが国での標準値が確立され日常の臨床で利用可能な検査を取り上げた。

これらの検査の多くは、発達心理または臨床心理の専門家が行うものである。小児科医療の第一線で、これらの検査が利用できる環境は必ずしも十分とはいえないが、できるだけこうした評価を取り入れて子どものメンタルヘルスや生活の質（QOL）にも目を向けることが期待される。

2．知能検査

学童期の発達で最も必要とされるのは知能全般の評価である。子どもの知的発達は、標準化された知能検査を用いて評価される。学校で問題になる情緒や行動の問題が、知的能力の軽い遅れや、ばらつきすなわち個人内差を背景に生じていることが少なくない。一方、親の養育や、子どもの意欲、親子関係などが影響していることもある。概して、後者の要因は主観的にしかも常識的な判断でとらえられがちである。しかし医学的な立場からは、まず基本的な発達についての評価を確認したうえで、判断すべきであると考えている。

また知能は診察場面での行動の観察や問診への応答で、正常範囲かどうか判断されていることが多い。しかしどんなに熟練した臨床家であっても、経験に基づく評価だけでは判断の誤りを犯すことがあるものである。子どもが行動や情緒にかかわる問題を持っていると考えられるときは、知能測定を行うことが望ましい。学齢児を対象としている知能検査のうち、WISC-Ⅲ、田中-ビネー式知能検査は、基本的検査として位置付けられるものである。

a．WISC-Ⅲ（Wechsler Intelligence Scale for Children Third Edition）

ニューヨーク大学のDavid Wechslerが開発した知能検査である。「個人を取り巻く外界を理解し，処理する能力」としての知能を測定するものである。初版は1949年に出版され現在第3版が用いられている。

WISC-Ⅲは，5歳0か月〜16歳11か月の子どもを適用範囲としている。なお，3歳10か月から7歳1か月を対象には，WPPSI（Wechsler Preschool and Primary Scale of Intelligence），16歳以上にはWAIS（Wechsler Adult Intelligence Scale-Revised）がある。検査は個別に実施され，所要時間は60〜70分間である。学童では多くの場合，課題への集中時間を考慮して，数回に分けて実施する。

WISC-Ⅲは，13の下位検査からなっており，得点は年齢別に標準化された評価点に換算される。これらをもとに言語性IQ，動作性IQ，全検査IQの3種類のIQと，言語理解，知覚統合，注意記憶，処理速度の4つの群指数が算出される（図1）。これらの結果は個人の特徴を示すプロフィールとして図示される。言語性IQと動作性IQの乖離，下位検査の強い能力と弱い能力から個人の知能構造の特徴を把握できることがこの検査の利点である。

b．全訂版田中-ビネー知能検査

本検査は，知能テストの創始者ビネー（Binet A.）の開発した検査法の流れを汲み，スタンフォード改訂版をもとに，田中寛一によって作成された。初版は1949年で，その後数次にわたる改訂が行われ，2003年8月には第5版が出版された。わが国では，教育相談，障害児の就学，進路相談など多方面で最も活用されている知能検査であろう。

この検査の対象は，2歳から成人までと広い範囲にわたる。全体は118問からなり，各年齢に課題が割り当てられている。特定の年齢の課題に全問正答できている年齢を基底年齢とし，正答した問題数により，精神年齢を算出し，生活年齢の比として知能指数が計算される。問題内容は言語，動作，記憶，数量，知覚，推理，構成などが含まれる。

田中-ビネー知能検査は，簡便であり，検査の所用時間は30〜60分と短いことが利点である。年齢相当の問題として設定されているので，スクリーニングとして利用することもできる。

c．K-ABC（Kaufman Assessment Battery for Children）

K-ABCは，カウフマンにより開発されたもので，子どもの知的活動を総合的に評価し，教育・指導に直結させることを目的にしたものである。この検査は，認知処理過程と習得度の評価からなっている。認知過程は，問題を解決し情報を処理する個人の認知処理様式で，継次処理と同時処理に分けて評価される。習得度は，学習によって得た知識・技能である。これにより得意な学習領域と様式を見いだすことができるので，この結果は，児童の教育・指導プログラム作成に活用されている。なおこの検査の適応年齢は2歳6か月〜12歳11か月である。図2はこの検査の下位尺度である。

3．その他の発達検査
a．新版K式発達検査

0〜14歳までを対象にした発達検査で，姿勢-運動，認知-適応，言語-社会の3領域に分けて測定する。乳幼

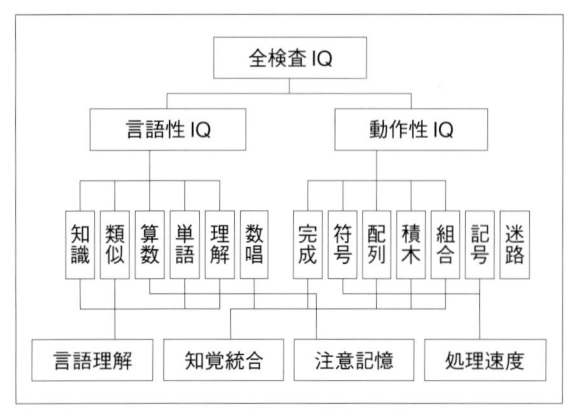

図1　WISC-Ⅲの構成

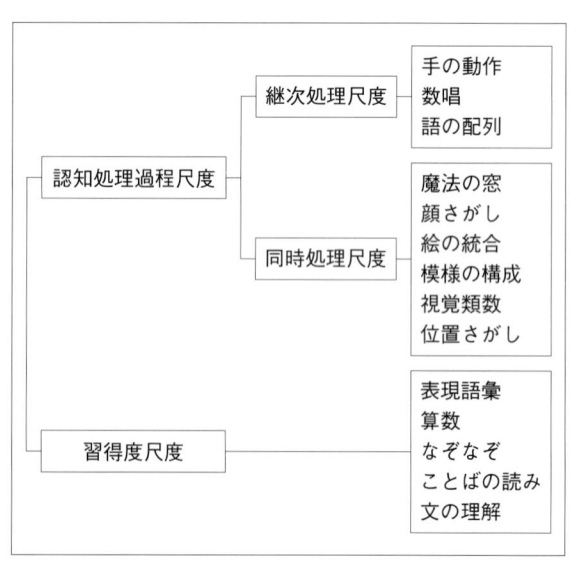

図2　K-ABCの構成

児健診などの事後指導などでよく用いられている。児童期にひきつづき追跡するには一貫した評価として使用できる利点がある。

b．ITPA 言語学習能力診断検査（1993年改訂版） Illinois Test of Psycholinguistic Abilities

この検査は，人が外界から情報を受け取り，それを理解して，ほかの人に伝えるというコミュニケーションの過程における10の要素の機能を測定するものである（図3）。この機能について全体的な発達レベルを知るだけでなく，視覚回路，聴覚回路などの様式，受容，表現，自動水準などを測定するのが特色である。3歳0か月〜9歳11か月児を対象としている。

学習障害やことばの発達に遅れを持つ子どもの診断と治療教育の指標として利用できる。

4．情緒と行動の問題についてのチェックリスト

学童期の子どもは，多動性，衝動性，注意力の障害，対人関係の問題，不安，抑うつなど，多様な情緒あるいは行動の問題を表すことがある。これらの問題の多くは，年齢あるいは発達に不相応である場合に病理的とされる。一般にはこれらの評価は問診と行動観察を通じて行われる。しかし診察室という特殊な場面での行動が問題をありのままに反映するとは限らず，正常範囲とするか否かの判断は評価者の主観に影響されやすいなどの限界をもっている。これらを補うものとして，行動チェックリストを利用することが有効であろう。ここでは，学童期の子どもを対象とし，広い領域にわたる行動を取り上げているチェックリストについて触れることにする。このほかに，自閉性障害，ADHD，抑うつなど特定の障害を評価するものがある。

a．CBCL, TRF, YSR

これらは Achenbach T.M. によって開発された行動チェックリストである。情緒と行動に関する問題の尺度と社会的能力の尺度からなっている。子ども自身が記入するもの（Youth Self Report；YSR），保護者が記入するもの（Child Behavior Checklist；CBCL），教師が記入するもの（Teacher Report Form；TRF）があり，評価者間の比較を可能にしている。臨床的な体験に基づいて構成された評価尺度で，これらのほかに幼児版（1歳半〜5歳），成人版が開発されている。原版の ASEBA は2001年版が最新版である。日本語版は1991年版で，標準化がなされているのは問題尺度で，対象年齢は4〜15歳（YSR は11〜15歳）である（児童思春期精神保健研究会にて発売）。

問題尺度は，図4に示した8つの下位尺度と上位尺度として内向尺度，外向尺度を有している。それぞれの尺度の得点は，T得点あるいはパーセンタイル値で示したプロフィールとしてプロットする。これらによってどの領域に問題があるかを知ることができる。

このチェックリストの社会的能力尺度に含まれる各種の活動，仲間関係，学業などの評価や，子どもの最も心配なこと，良い点などからは，子どもの全体的な適応状況や生活環境をとらえることができ，これらが臨床的には子どもを理解する重要な情報となっている。

その他の包括的なチェックリストのなかで，Conners' Rating Scale-Revised（CPRS-R）が海外では広く用いられている。この尺度は80項目からなり，反抗尺度，認知の問題と不注意，多動性，不安－引っ込み思案，完全癖，社会的問題，身体的訴えなどの下位尺度を構成している。親用，教師用，自記式などのフォームがあり，3〜17歳に適用可能である。残念ながらこの評価尺度はわが国では標準化されていない。

b．その他の評価

学童期の発達にかかわる心理的な問題を理解するために，これまでに触れた以外に人格発達，社会生活能力，親子関係などについての評価が，時として必要となる。

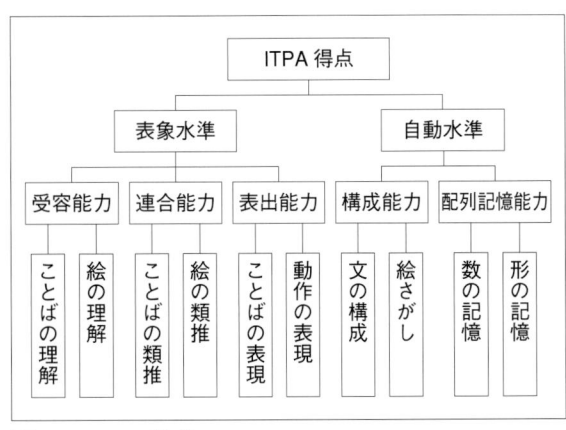

図3　ITPA の構成

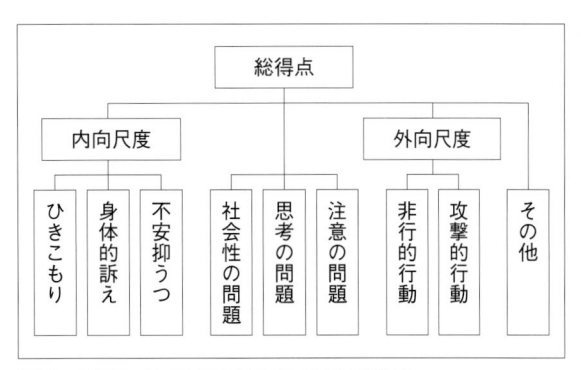

図4　CBCL/4-18 TRF YSR の尺度構成

日常の臨床で利用可能な検査法の詳細については成書を参照されたい。

　ここでは小児科臨床において発達と行動を把握し理解するうえで基本的な検査を紹介した。プライマリケアにおいても学童期の発達は重要な意味を持っているが，わが国ではそれほど注目されてこなかった。今後はこころのケア，子どもの QOL が臨床的にも重要になると思われる。さらにこころの診療を専門とするときには，自我機能や性格，感情や自己評価なども必要とされるであろう。

第二次性徴の評価
Assessment of secondary sex characteristics

立花　克彦
神奈川県立こども医療センター／科長

　思春期年齢となると，性腺などからの性ホルモンの分泌が高まり，身体的な変化が生ずる。これを二次性徴という。その評価法としては Tanner によるステージングを用いるのが国際的にも一般的である。これは男女の外性器，女児の乳房発育を，思春期前の状態の 1 度から完全に成熟した状態の 5 度までの 5 段階で評価するものである（後見返し図参照）。日本人では陰毛や乳房は 4 度どまりで 5 度には進行しないことも多い。

　男児では，思春期年齢になると睾丸容量の増大が認められるが，これに先立って陰嚢の発赤を認めることが多く，その後まもなくの二次性徴の進展を予想させる。睾丸容量は触診で判断するが，Prader の睾丸容量測定器（orchidometer）を用いると判断が容易である。これは 1〜25 mL までのさまざまな容量の楕円球の睾丸模型であり，触診した睾丸の大きさとこれとを比較して容量を判定するものである。Prader の睾丸容量測定器は 3 mL までと 4 mL 以上とで色が変えてあり，4 mL 以上は思春期，3 mL 以下は前思春期とされる。しかし容量にかかわりなく，幼児期以後ほぼ一定の容量である前思春期の睾丸の大きさから増大が始まれば，それは思春期が始まったと判断すべきであろう。わが国の小児での検討では，片側 3 mL 以上，あるいは両側で 6.5 mL 以上あれば思春期変化ありとしてよいと思われる。

　睾丸容量の増大がみられるのと相前後して身長の増加のスパートが徐々に認められるようになり，やがて陰茎の発育，陰毛・腋毛の出現を認め，ひげが濃くなる。このころ身長増加のスパートはピークとなり，やがてそのスピードは徐々に低下し，変声を認め，最終身長に達し二次性徴は完成する。

　女児では卵巣の増大は理学的診察では知りえないので，乳房の発育が最初に認められる二次性徴であることが多い。男児ほど明確ではない場合もあるが，女児でもこのころから身長増加のスパートが認められる。やがて陰毛・腋毛の出現を認め，身長のスパートのピークを認め，初経を迎えるこのころには身長増加のスピードも低下してきており，やがて最終身長に達して二次性徴が完成する。

　健常児では二次性徴の出現から完成までは個人差も大きいが 4 年程度である。その出現も一定の順序で進むことが多いが，思春期早発症などでは進行が急速で，また性器出血が最初にみられるなど出現順序も異常を示すことがある。

1. 健常小児の二次性徴の出現時期
a. 欧米での報告

　二次性徴の出現時期が異常であるかどうかを判断するには，健常児での二次性徴出現時期を知る必要がある。しかし，わが国ではこれに関する包括的なデータはほとんどなかった。健常小児の二次性徴を集団で調査することが，さまざまな理由で容易ではないからである。欧米でも，正常の二次性徴の出現時期の報告はあまりなく，Marshall と Tanner が 1969，1970 年に報告した英国人のデータが長らく正常出現年齢の基準になっていた。

　これによると女児では乳房が Tanner 2 度になる年齢は 11.15 ± 1.10 歳，陰毛が Tanner 2 度になる年齢は 11.69 ± 1.21 歳である。このデータは施設で暮らす小児を対象としたもので，必ずしも一般の小児を代表するものではないなどの問題点も指摘されていたし，何よりも数十年たった現在にも通用するかどうかが問題であった。最近，米国の多くの小児科外来で多数の女児を対象に乳房，陰毛の年齢別の出現頻度が調査され，報告された（Herman-Giddens ら，1997）。これによると乳房発育出現は白人で 9.96 ± 1.82 歳，黒人では 8.87 ± 1.93 歳，陰毛出現は白人で 10.51 ± 1.67 歳，黒人では 8.78 ± 2.0 歳であった。すなわち Marshall と Tanner の調査に比べて乳房が Tanner 2 度になる年齢の平均は白人では約 1 年，黒人では約 2 年早くなっていた。米国小児内分泌学会ではこの報告を受けて，女児において思春期早発症を疑って精査すべき対象年齢の引き下げを行っている。

　初経年齢については先の小児科外来での調査では白人 12.88 ± 1.2 歳，黒人 12.16 ± 1.21 歳でこれはこの 50 年不変であるという（Marshall と Tanner の報告では 13.47 ± 1.02）。

　一方，男児については新しい報告がなく，相変わらず

MarshallとTannerが1970年に報告したデータが使用されている。これによると外性器がTanner2度になる年齢は11.64±1.07歳、陰毛がTanner2度になるのは13.44±1.09歳である。

なおMarshallとTannerの報告は，実際に理学的診察を行って評価したものではなく，撮影した写真を観察して検討しているものである。したがって，陰毛が始めて出現する年齢(まだ写真でははっきりしない程度)は報告の年齢よりも低いはずであると注釈が付されている。

成長速度がピークを迎える年齢は，これもMarshallとTannerの報告では，男児で14.06±0.92歳，女児で12.14±0.88歳である。

b．わが国での報告

わが国での調査は対象数の少ない調査に限られている。女児の乳房，陰毛がTanner2度になる年齢については Matsuoらが1993年に報告しており，乳房は10.0±1.4歳($n=58$)，陰毛は11.7±1.6歳($n=28$)とされている。初経については Asizawaらの報告では12.36±0.98歳($n=42$)とされる。初経年齢は年々早期化しているとされているが，最近は12歳代で安定しているようである。

男児では睾丸容積が3 mL以上となる年齢，陰毛 Tanner2度以上の年齢が Matsuoによって，それぞれ10.8±1.3($n=25$)，12.5±0.9歳($n=25$)と報告されている。別に Fujiedaが年齢別の睾丸容積の頻度を報告しているが，矛盾しない結果である。

思春期にみられる身長増加のスパートのピーク年齢も重要である。日本人小児については Suwaらの縦断的身長調査で，男児では13.05±0.94歳($n=439$)，女児では11.05±1.05歳($n=483$)と報告されている。Ashizawaらは女児について報告しているが11.06±0.93($n=42$)とほぼ一致している。

筆者らは以前，思春期早発症の診断の手引きを作成する際，二次性徴の早発の定義を作成する必要に迫られた。その際，健常児での二次性徴の出現年齢のデータは入手できなかったが，わが国での最近の初経年齢が12歳代であること，思春期の身長増加スパートのピーク年齢が男児でおよそ13歳，女児でおよそ11歳であったことを，MarshallとTannerの報告と比較し，最近の日本人小児の二次性徴の出現はMarshallとTannerの対象に比較して男女ともおよそ1年早いと判断した。そしてこの推測に基づいて二次性徴早発を定義した。この推測を，その後報告された日本人小児の二次性徴発現時期の調査結果(前述)と比較するとほぼ一致している。

田中，今井は最近，学校の検診の機会を利用しての日本人女児の乳房発育年齢の調査を行った。これによると乳房がTanner2度になる年齢の平均は9.74±1.09歳である。この平均年齢は米国の小児科外来での調査結果の白人のデータ，Matsuoの報告にほぼ一致する。また，この報告では身長との関係や肥満度との関係も検討しており，各々有意な負の相関があったという。さらに縦断的検討で，いちど乳房がTanner2度になった後，そのまま進行せず1年以上2度にとどまったり，1度に戻る例も数多く(約10%)あることを指摘している。これは日常臨床で低身長児などを追跡しているときにもしばしば経験することであるが，田中らはそれを健常児での縦断的観察で裏付けて報告した。(先の田中らの乳房発育開始の平均年齢の報告では，このような一時的な乳房発育は除外されている。)このいわば「予行演習」のような乳房発育は触診でも乳腺をしっかり触れ，まぎれもないTanner2度であることが多い。このような児では遠からず本格的な二次性徴の進行をみることが多いが，このような一過性の二次性徴の「予行演習」があることも念頭に置く必要がある。

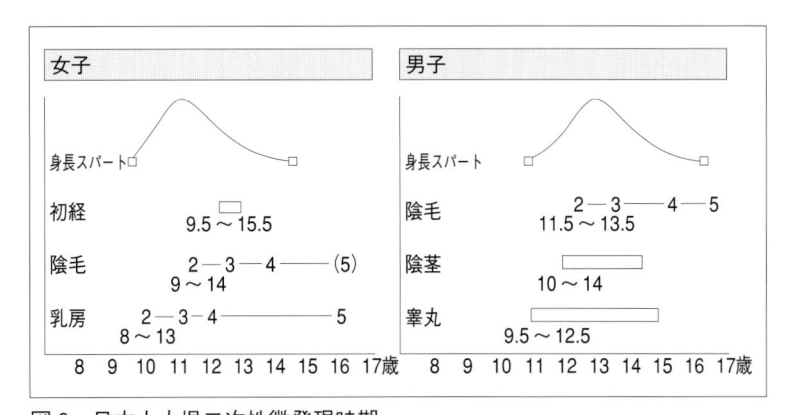

図2　日本人小児二次性徴発現時期
(大山建司：思春期．前川喜平他編：今日の小児診断指針第3版，医学書院，1999)

各種の二次性徴出現年齢の統計をみるに，Marshall と Tanner の報告でもわが国の報告でも，十分な対象数のある検討では標準偏差はいずれもおよそ 1 年である。すなわち平均前後 2 年の計 4 年程度が標準的な二次性徴発現時期といえる。最近の米国の小児科外来からの報告は SD 値がやや大きいが，これは複数の施設での観察によるためなのだろうか。それとも最近の米国小児の二次性徴出現年齢のばらつきは大きくなっていることを表わしているのだろうか。

図 2 に大山が日本人での二次性徴発現時期の諸家の報告をまとめた日本人小児二次性徴発現時期の図を示した。

2．二次性徴の異常
a．時期的異常

二次性徴の異常は時期的異常と質的異常とに分けられる。時期的異常としては異常に早い場合，遅い場合がある。上に述べた健常児での二次性徴出現年齢の $-2\,\mathrm{SD}$ より早ければおよそ 2％，$-3\,\mathrm{SD}$ より早ければおよそ 0.1％ ということになる。二次性徴の出現が異常に早い場合を思春期早発（性早熟），異常に遅い場合を思春期遅発というが，これらの診断の詳細は各々の項を参照されたい。ここでは，二次性徴の出現時期の異常を疑うための基本的な注意点のみを述べる。

新生児期には男女を問わず，母体の女性ホルモンの影響で乳房が腫脹し乳腺を触れることはよく経験され，乳汁分泌を認めることもある。これはほとんどの例でその後自然に消退するが，なかなか退縮しなかったり増大する場合には病的原因も考慮する必要がある。

女児で乳幼児期に乳房腫脹を認めることは少なくない。これには真性の，すなわち中枢の成熟を伴う思春期早発症と，一時的な卵巣からの女性ホルモン分泌による早熟乳房症があり，ほとんどは後者である。この両者の最終的鑑別には各種の血液検査や経過観察が必要であるが，経験的に真性思春期早発では二次性徴は進行性で，注意深い観察でほかの二次性徴を認めることが多く，また乳輪の色素沈着を認めることが多いようである。触診で乳腺を触れるとき，弾性硬に触れるときは血中女性ホルモンは思春期レベルであることが多い。一過性の女性ホルモン過剰分泌により腫脹し，その後女性ホルモンの低下（正常化）によって縮小したような乳腺組織は非常に柔らかいことが多い。このような場合も，乳腺をつまむようにするのではなく乳房を指の腹で圧するように触診するとそのサイズが検討しやすい。女性ホルモンの影響による乳房腫脹なのか単に太っているだけの乳房なのかの鑑別にも役立つ。

正常の二次性徴出現の下限年齢付近での二次性徴出現が異常であるかどうかの判断は必ずしも容易ではない。すなわち 7 歳ごろに乳房が腫脹してきた場合である。このような場合にも中枢神経系の器質的疾患の可能性を考慮することは重要である。しかし，多くの場合は特発性であり，病的な二次性徴早発であるかどうかの判断よりも，治療が必要であるかどうかの判断が重要となる。田中，今井らは身長と二次性徴出現年齢に負の相関があることを示しており，もともと身長の高い児では二次性徴も早いことが多い。ただし，病的な思春期早発が原因となって高身長となることもあるので注意を要する。総合的な判断が求められる。

女児の乳房発育は先にも述べたように，一時的な場合もあるので注意を要する。思春期早発症など病的な場合には，多くは急速に進行する。また，女児の乳幼児期に発症する思春期早発症では，最初の症状が性器出血であるなど出現順序が異常な場合もある。女性ホルモンの過剰分泌が顕著で二次性徴が急速に進行するためであろう。

女児の陰毛の出現は，女性ホルモンよりも副腎性男性ホルモンの影響によるとされる。陰毛のみが出現する早発陰毛症が知られているが，わが国では少ない。また，性腺機能低下症で二次性徴が出現しない女児においても陰毛はほぼ正常に認められることが多い。

男児では二次性徴の早発は家族にも気付かれにくく，また気付かれても異常と思われにくいためか，二次性徴の早発を主訴に来院する例は少なく，来院した場合はかなり進行していることが多い。

反対に，二次性徴が平均 $+2\,\mathrm{SD}$ の年齢を超えても出現しない場合は思春期遅発と判断される。これにはいずれ二次性徴，思春期の出現する思春期遅発症と，性腺機能低下症とがある。性腺機能低下症のうち，原発性性腺機能低下症は血液検査でゴナドトロピンが高値であれば診断されるが，ゴナドトロピンが低値（前思春期としては正常値）の場合，中枢性性腺機能低下症なのか思春期遅発症なのかの鑑別は必ずしも容易ではない（思春期遅発 331 頁参照）。

b．質的異常

これまで述べたのは同性化の二次性徴の出現であるが，異性化の二次性徴出現もある。すなわち，女性で男性にみられるようにひげが濃くなるなどの体毛の増加がみられたり，変声がみられた場合，また男児に乳房の発育をみる場合などである。これらは病的な原因を強く疑わせる。男児の新生児における乳房発育は正常でもみられるし，また思春期の乳房の軽度の腫脹（思春期女性化乳房）は生理的である。しかし，これらの場合もその程

度が著しい場合などは女性ホルモン産生腫瘍や染色体異常が原因の場合もありうる。

男児で二次性徴が進行しているのに睾丸容量の増大をみない場合，睾丸以外からの男性ホルモン過剰産生を疑わせる所見である。

救急で診る患者にどう対応するか。
救急に関わるすべての医師必携の書。

今日の救急治療指針 第2版
TODAY'S THERAPY IN EMERGENCY MEDICINE

監修 前川和彦 東京大学名誉教授
　　　　相川直樹 慶應義塾大学名誉教授

編集 杉本　壽 星ヶ丘厚生年金病院院長
　　　　堀　進悟 慶應義塾大学教授
　　　　行岡哲男 東京医科大学教授
　　　　山田至康 元順天堂大学浦安病院教授
　　　　坂本哲也 帝京大学教授

臨床の第一線で活躍している執筆陣による救急に特化した治療指針。救急外来で遭遇する症候・傷病に関して，「緊急度」と「重症度」を重視して編集。初療時の考え方や対応の仕方（最初にすること，重症度を見分けるポイント，入院の判断基準）など，救急の現場で役立つ知識が満載。

●A5 頁1024 2011年 定価13,650円（本体13,000円＋税5%）
[ISBN978-4-260-01218-8] 消費税率変更の場合，上記定価は税率の差額分変更になります。

医学書院
〒113-8719 東京都文京区本郷1-28-23
[販売部]TEL：03-3817-5657　FAX：03-3815-7804
E-mail：sd@igaku-shoin.co.jp　http://www.igaku-shoin.co.jp　振替：00170-9-96693

携帯サイトはこちら

Chapter 2

バイタルサインの見方・取り方

新生児・乳児

田村　正徳
埼玉医科大学／教授

1. バイタルサインの収集と評価における新生児の特殊性

　一般に新生児は，感染防御機構に乏しいうえに皮膚を含めた全身臓器が脆弱であるため，小児や成人では非侵襲的と考えられる体重測定や呼吸心拍モニターやパルスオキシメーターでさえも重篤な低体温や皮膚損傷や感染を惹起しうる。このためバイタルサインの収集にあたっては，特に細やかな配慮が求められる。

　対象とする症例は，在胎22週の超早産児から42週以上の過期産児までと成熟度からみても大きな幅があり，出生体重も500g未満から4,000gと8倍以上もの開きがある。さらに新生児期は胎内生活から胎外生活へと急速な適応を迫られる時期で，同じ個体でも正常値が急速に変化する。バイタルサインの評価にあたっては在胎週数・出生体重・生後日齢を考慮して解釈する必要がある。

　新生児では，小児や成人のように計測や連続モニターによって数値化できるバイタルサインは多くない。そこで日常的なバイタルサインとしては，診察に基づく理学所見が大きな役割を占めている。診察に先立ち，家族歴，母体合併症，妊娠，分娩経過からハイリスク因子の有無を確認し，予測される異常を把握しておくべきである。診察は，出生直後は児の皮膚を拭いて水分をとり，ラジアントウォーマー上で行う。その後でも室温24〜25℃の暖かい環境下で行う。新生児の理学的診察には，視診・触診・聴診・打診などがあるが，そのなかでも視診が特に重要で，覚醒レベル，活気，皮膚色，呼吸努力，腹部膨満，便の性状，姿勢，自発運動，成熟度などを慎重に観察することで児の異常の早期発見・評価が可能である。一方では，新生児では病態に応じた特異的理学所見(髄膜炎の頸部硬直など)に乏しく症状が急速に進行することを念頭に置き，非特異的異常(not doing well)を見落とさないことが大切である。そのためには，日ごろから正常新生児のdoing wellの状態を熟知しておく必要がある。

　ハイリスク児(早産児，低出生体重児，巨大児，在胎週数不相応体重児，仮死児，感染リスク因子保有児，重要臓器奇形合併児など)や少しでも異常が感じられた場合(陥没呼吸，チアノーゼ，not doing wellなど)は，ラジアントウォーマーや保育器に収容し，裸のまま注意深く観察する。児の安静を損なわないように配慮しながらバイタルサインを経時的に確認し，非侵襲的モニターを装着してリアルタイムで連続モニタリングすることが必要である。

　また収集されたバイタルサインは，系統的(呼吸系，循環系，消化器系，神経系，その他など)に整理する習慣をつけると見落としが少ない。

2. 体温

　体温の測定は水銀体温計，電子体温計，鼓膜温度計などが用いられるが，測定部位(腋窩，頸部，直腸，鼓膜等)を明記する。直腸温や鼓膜温は一般に皮膚温より高い。直腸で測定するときは，深く挿入しすぎて穿孔を起こさないように注意する。正確に測定すれば深部温とみなすことができ，鎖肛の早期発見にも役立つので，出生後一度は測定することが望ましい。一般に36.5〜37.5℃が正常である。新生児では体温調節能が未熟なため，環境(室温，保育気温，プラスチックフード，サランラップの使用，輻射熱など)や着衣の状態により容易に高体温や低体温となる。また，早産児や低出生体重児ほど体温異常をきたしやすい。体温異常が疑われる場合は，直腸温，鼓膜温などで測定する。38℃以上は発熱と考え，原因(感染症，電解質異常，脱水症，心不全，代謝異常，頭蓋内出血など)を検索する必要がある。一方では，新生児では重篤な疾患(敗血症を含む)ではむしろ低体温になったり体温が不安定になったりするので，低体温の場合の原因検索と保温処置が重要である。

3. 呼吸

a. 新生児の呼吸の特徴

　新生児の呼吸器系は，成人に比較すると，ガス交換の点で組織学的にも解剖学的にも機能的にも大きなハンディキャップを背負っている。出生直後は正常新生児でも肺内水分量が多く肺コンプライアンスは小さい反面，胸郭コンプライアンスは在胎週数と反比例して大きい。また左右の肋骨は体軸に垂直な円を形成し，横隔膜の挿入角度もほぼ垂直なので収縮したときに胸郭の容積を増す効果が乏しく，横隔膜の強い収縮は肋骨をむしろ内側に引き込む方向に作用する。こうしたことから新生児では，自発呼吸時に胸郭の陥没が出現しやすく，呼吸仕事量も大きい。RDSなどの肺疾患を有すると陥没呼吸はさらに顕著となる。また新生児は正常でも40〜60/分の頻呼吸で呼気時間を短くすることにより呼気終末時の肺容量を高めに維持している。しかしこれは換気効率が悪く，同じ換気量を維持するために横隔膜の呼吸仕事量が増大し，呼吸筋疲労に陥りやすい。

さらに生命維持の観点から重要な問題は，新生児の呼吸運動の調節機構が非常に不安定で容易に呼吸抑制に陥ることである。その代表が無呼吸である。これは胎児の呼吸運動が胎内生活においては生命維持に必要なガス交換に直接関与していなかったことと無関係ではない。胎児の呼吸様運動は肺の成長発達のためには必要であるが，胎児のガス交換にはまったく貢献しないばかりでなく，エネルギーや酸素を消費する運動である。したがって，胎児期には低酸素を含む種々の状況下で胎児の呼吸様運動が抑制される仕組みができ上がっている。さらに胎児の呼吸様運動は化学受容器よりも睡眠相に強く支配されている。こうした関係が，新生児期には特に睡眠中のREM期の割合が長いということとあいまって不安定な呼吸調節を生み出している。例えば，成人の低酸素血症では呼吸中枢は刺激され多呼吸となるが，早産児では胎児と同じように無呼吸に陥り，中等度の早期産児では低酸素の初期には換気が増えるが満期産児ほどは顕著でなく，その後の落ち込みが大きい。したがってこの呼吸調節機構が不安定な新生児期には呼吸器系のモニタリングが非常に重要である。

新生児の呼吸運動は主に横隔膜の収縮・弛緩による腹式呼吸である。また新生児の呼吸は主に鼻から行われているため，分泌液などで鼻閉が起こると呼吸が苦しくなり，哺乳に時間がかかったり哺乳量が減ったりする。

b．呼吸数

新生児では周期性呼吸がまれでないので，安静時に少なくとも1分間は上腹部の動きを観察して呼吸数を測定する。呼吸モニター装置による測定は設定感度によって数値が違うので児の様子を見て適切な感度に選択する。正常の呼吸数は約30～50回/分である。

(1) 多呼吸：60回/分以上は多呼吸であり，新生児の呼吸障害で最もよくみられる徴候である。新生児では呼吸筋の発達が未熟なうえに肋骨の走行が平行なので，1回換気量を増加させることが困難であり換気不足を多呼吸で代償せざるをえないためである。

c．呼吸パターン

無呼吸や浅表呼吸，陥没呼吸，呻吟など病的な状態を見逃さない。

1）陥没呼吸

吸気時に肋骨下・肋間・胸骨上の陥没を伴う呼吸をさす。軽度の肋骨下陥没呼吸や肋間陥没呼吸は健康な成熟児でも認められ，それは胸郭コンプライアンスが大きいためであるが，RDSや無気肺などで肺コンプライアンスが低下している場合は陥没が顕著となる。胸骨上の陥没呼吸は上気道の吸気抵抗増大を示唆する。

2）シーソー呼吸

呼吸運動時に胸郭と腹壁が逆方向に動く呼吸を指す。吸気時に胸郭が陥没して腹部が膨隆する。これは吸気時に横隔膜の下降により腹壁が膨隆するのに対し，胸腔内に発生した大きな陰圧はコンプライアンスが低下した肺を膨らませるよりも柔らかい胸郭を吸い込むように作用する結果生じる現象である。肺容量の減少や肺コンプライアンスの低下がある病態を意味する。

3）鼻翼呼吸

吸気に一致して鼻翼が広がる呼吸を示し，努力呼吸の程度を反映している。

4）呻吟

呼気時に呻き声を伴う呼吸のことである。聴診器を鼻先にあてると，呼気終末に，「ウッ，ウッ，ウッ」という唸るような音を聴診することができる。これは声帯を半閉鎖した状態で呼気を行うことにより生じる音で，呼気に陽圧をかけて(PEEP)肺の虚脱を防ぐ効果が生じる。このような症例に挿管する場合は，適切なPEEPをかけないとかえって肺が虚脱する危険性がある。RDS，気胸などで聴かれるが，代謝性アシドーシスの場合にも出現する。

5）周期性呼吸

10～15秒以内の呼吸休止があるが，徐脈やチアノーゼを伴わない呼吸を指す。新生児の呼吸中枢が未成熟なために発生する現象で，治療の必要はない。

6）無呼吸

20秒以上の呼吸停止または徐脈やチアノーゼを伴う呼吸停止と定義される。呼吸調節機構の未熟性に起因するものと，さまざまな基礎疾患に伴って起こってくる二次性のものがある。成熟児で無呼吸がある場合は，基礎疾患の検索を進める必要がある。無呼吸がある児は，肩枕などで，気道を確保する。保育器に収容し，呼吸心拍モニターとパルスオキシメーターを装着する。保育器内の温度が高すぎると，無呼吸を誘発することがあるので注意する。

4．循環

a．新生児の循環

新生児の心筋は筋原線維が乏しいため，フランク-スターリングの法則に従って心拍出量を増大させる機序は働きにくい。そのため輸液や輸血による心拍出量の増大効果には限界がある。発熱や運動や代謝の亢進などで分時心拍量を増やさなければいけない状況では，心拍数を増やすことで心拍出量を増やそうとするが，心拍数が200/分を超えると拡張期の心室への血流充満が不十分となり，冠動脈への血流も減少するため分時心拍量は頭打

ちとなる。新生児の心拍数は通常でも120～140回/分と成人よりも多いため，心拍数増加による分時心拍量の増加という代償法もすぐ限界に達する。そのため，心不全時には心臓から拍出される血流を重要臓器(脳や心臓)に優先的に配分することで心不全を乗り切ろうとする(血液の再配分)。その際には，皮膚・筋肉や腹部臓器が犠牲となるので，四肢冷感や体色不良や乏尿や腹満・胃内残乳などの徴候が出現しやすい。

また胎児期には動脈管を介して右室が体循環に大きく寄与しているために右室優位であるが，出生後，体循環は左室で維持されるようになり左室優位に変わっていく。この過程において，卵円孔と動脈管は機能的には開存していることがまれでなく，肺血管抵抗が増大したり体血圧が低下すると容易に心内の右→左短絡が生じる。

b．心拍数

約120～140回/分くらいが正常である。リズムの不整，心雑音にも注意する。教科書的には，新生児で100回/分以下の心拍数は徐脈であり速やかな対応が必要であるとされているが，成熟児では熟睡時には特に異常がなくても80/分くらいの徐脈になることもまれではない。臨床的に心不全や末梢循環不全の徴候が認められず，超音波検査で心臓の収縮力が良好で脳浮腫の徴候が認められず，血圧・尿量が正常範囲であれば，慎重に経過を観察する。正常心拍数の範囲を超えた頻脈，徐脈，調律の異常でも15秒以内に正常化するものは循環不全は引き起こさないと考えてよい。異常が続く場合は，12誘導心電図と超音波検査が必要である。

c．脈拍

新生児で循環器疾患が疑われるときは必ず，右上肢と下肢の脈の強さを比較する。もし下肢の脈のほうが右上肢よりも触れにくいか弱いときは，大動脈縮窄症の可能性があり，動脈管の閉鎖とともに急速に腎不全に陥る可能性があるので必ず超音波検査を施行する。

d．心雑音

胎児循環から新生児循環に移行時期の心雑音は心奇形の存在の根拠にはならないが，生後12時間以降も続く心雑音では，胸部X線写真，超音波検査，心電図をチェックする。

e．血圧

血圧測定は，動脈ラインに留置したカテーテルをトランスデューサーに接続して測定する方法と，非観血的にカフの内圧変化をオシロメトリック法で測定する方法がある。オシロメトリック法で測定する場合は，体重に合わせてカフの大きさを選び，カフを強く巻きすぎないように注意する。

尿量が少ないときや循環不全が疑われるときは必ず右上肢と下肢の血圧をそれぞれ測定するべきである。正常値は60～80 mmHg/30～40 mmHgである(早産期では，平均動脈血の下限が在胎週数にmmHgをつけた値に相当する)。下肢の血圧の方が右上肢よりも有意に低いときは，大動脈縮窄症の可能性があるので必ず超音波検査を施行する。

f．心不全

初期症状としては哺乳不良や多呼吸，頻脈，蒼白ないし灰鼠色の皮膚色などが認められる。進行すると肝腫大や発汗などが現れる。特に新生児では肝腫大が右心不全の兆候として重要であるので，肝臓の大きさをマーキングしておいて毎日チェックすることが大切である。これらの症状が出現すれば，直ちに原因検索と治療を開始する。診断には超音波検査，胸部X線写真，心電図が有用である。

g．ショック

血圧が正常範囲内か否かによって，代償性ショックと非代償性ショックに分けられる。原因別には，急性失血などによる循環血液量減少性ショック，仮死・先天性心疾患・不整脈などに伴う心原性ショック，敗血症などが原因で末梢血管が拡張し血流分布異常によるショックに分類できる。血圧が正常範囲の代償性ショックであっても，全身臓器の灌流低下に伴う機能不全が起こるので，原因疾患に応じた治療を急ぐ必要がある。全身臓器の灌流低下の最も有用な指標は尿量である。

h．尿

生後24時間は排尿をみないこともまれではない。生後24時間以降も排尿がみられない場合は，家族歴，妊娠中の異常，仮死の有無，哺乳量，全身状態，浮腫の有無，電解質などのチェックとともに尿量をモニターする。通常は尿回数のチェックのみで十分であるが，尿回数が少ないときや輸液中，心不全が疑われるときは正確な尿量の計測が必要である。通常は尿量の測定は使用前と排尿後のオムツの重量差で計算することが多いが，脱水や心不全や術後などで水分バランスを厳密にコントロールする必要がある場合は，栄養カテーテルを膀胱に留置して測定する。太めのカテーテルを使うと尿道狭窄を合併することがある。採尿パックを貼っておいてパックに挿入した栄養カテーテルなどで吸引して測定することもできるが，女児では漏れやすく，皮膚がただれやすいので局所の観察が大事である。

生後24時間以降で尿量が2.0 mL/kg・時未満の状態は乏尿と考え，原因検索が必要である。原因は腎前性・腎性・腎後性やSIADHに分類される。新生児期には，仮死による腎前性，腎性の乏尿の頻度が高い。検査としては，一般検尿，尿生化学(尿中ナトリウム，クレアチ

ニン，尿浸透圧），血液検査(電解質，総蛋白，アルブミン，BUN，クレアチニン，血清浸透圧，GOT，LDH，CK)，腹部超音波検査，心超音波検査を行う。

5．皮膚色

暖かい環境下で自然光で観察する。光線療法中はランプを消して観察する。正常の新生児の皮膚色は赤みを帯びている。皮膚色は児のバイタルを知る重要な手がかりの1つである。呼吸障害や先天性心疾患でチアノーゼがあるときには青黒くみえ，貧血では蒼白にみえ，アシドーシスや心不全では循環不全のため皮膚色はくすんだネズミ色を呈している。

a．チアノーゼ

チアノーゼは，中心性チアノーゼ(全身性チアノーゼ)と末梢性チアノーゼ(四肢末端のみのチアノーゼ)に分けられ，臨床的に重要なのは前者である。新生児期には口囲や前額部は静脈叢が豊富なのでこの部分が青みがかって見えることがあるが，舌や唇にチアノーゼが認められなければ中心性チアノーゼではない。肉眼的にチアノーゼが確認できるのは還元ヘモグロビンの割合ではなく絶対値であり，一般に還元ヘモグロビンが5 g/dL以上になると視診でチアノーゼが確認できるとされる。したがって多血症ではチアノーゼが現れやすく，貧血ではチアノーゼは現れにくい。

新生児に中心性チアノーゼが認められた場合は周産期歴が重要であり，母胎合併症，分娩様式，母体の分娩時の薬物投与・羊水混濁・切迫仮死・新生児仮死の有無を確認する。理学的には，視診ではチアノーゼの分布と程度，陥没呼吸・多呼吸・浅表呼吸の有無，活気や意識レベルを評価し，触診では，すべての四肢の脈と冷感と浮腫のチェック，大泉門の大きさと膨隆の有無，肝臓の大きさの評価が重要である。

新生児期に中心性チアノーゼを生じうる疾患分類を表に示す。

鑑別診断にあたってはチアノーゼ発作なのか，それとも持続するチアノーゼなのかの判断が大切である。チアノーゼ発作であれば，無呼吸や周期性呼吸，痙攣などの鑑別を進める。胸部X線撮影，心電図，心臓超音波検査が必須となる。持続するチアノーゼの場合は治療的診断を兼ねて酸素を投与する。それでチアノーゼが改善する場合は，呼吸性のチアノーゼの可能性が高い。ただし，新生児早期には，心疾患があっても心雑音が聴取されるとは限らず，心奇形によっては，酸素投与による動脈管閉鎖や肺血管抵抗の低下が致命的な状態悪化を招くことがあるので，心奇形が疑われるときは安易な酸素投与は行うべきではなく，超音波検査などで心奇形の診断

表　チアノーゼの基礎疾患別分類

1. 呼吸器疾患
    a．肺実質(RDS，胎便吸引症候群，肺炎，肺膿瘍，新生児一過性多呼吸，肺低形成)
    b．気道(声門下狭窄，気管狭窄，気管閉鎖，気管・気管支軟化症，気管食道瘻)
    c．胸腔(気胸，血胸，胸水，乳び胸)
    d．横隔膜(横隔膜ヘルニア，横隔膜弛緩症，横隔膜神経麻痺)
    e．無呼吸
2. 循環器疾患
    a．右→左短絡心奇形(大血管転位，両大血管右室起始(DORV)，肺動脈閉鎖，Fallot四徴症，三尖弁閉鎖，総肺静脈還流異常，動脈幹症，Ebstain奇形)
    b．心不全(心内膜床欠損症，大動脈縮窄複合，大動脈弓欠損症，高度大動脈狭窄症・離断症，不整脈，心タンポナーデ)
3. 感染症
    a．敗血症(GBSその他)
    b．髄膜炎
4. 中枢神経系
    a．未熟児無呼吸
    b．頭蓋内出血
    c．脳奇形
    d．母体薬物(麻酔薬，抗痙攣薬，麻薬)
5. 代謝疾患
    a．低血糖
    b．低カルシウム血症
    c．先天性代謝異常
    d．アシドーシス
6. 血液疾患
    a．多血症
    b．メトヘモグロビン血症

をしっかりつけることが大切である。

b．黄疸

黄疸は，ビリルビンの産生と肝でのビリルビンの処理能力と腸管内に排泄されたビリルビンの再吸収(腸管循環)の三者のバランスが崩れると出現する。

胎児期には胎盤を介して母体にビリルビンの処理を任せていたが，出生後は児自身がビリルビンの処理をしなくてはならなくなる。早期新生児期は，肝臓の未熟性や胎児ヘモグロビンから成人型ヘモグロビンの移行といった理由などで，ビリルビンの処理が追いつかず，日本人では健康な正期産児の2/3に可視黄疸が出現する。出生直後のビリルビン濃度は1～3 mg/dL程度であるが，その後徐々に高くなり生後2～3日より肉眼的黄疸がみられるようになり，生後4～5日にピークとなり12 mg/dL前後となる。以後，下降して1～2週で肉眼的黄疸は見られなくなる。これを新生児の生理的黄疸という。また，母乳栄養児では黄疸が遷延することがある(母乳性

黄疸)が，病的黄疸と違って治療の必要はない。病的黄疸の鑑別診断にあたっては進行時期と進行速度が手がかりとなる。生後24時間以内に発症し急速に進行する黄疸はなんらかの溶血性貧血であることが多く，生後48時間以降に急速に黄疸が進行して治療レベルまで達する場合は感染症などが多い。また，生後1週間ぐらいまで徐々に上昇する黄疸では生理的な黄疸であることが多く，生後2週間を超えて遷延する黄疸は，母乳性黄疸であることが多いが，ガラクトース血症，甲状腺機能低下，胆道閉塞，肝炎などを除外する必要がある。

c．浮腫

新生児では，正常でも出生後浮腫を認める。出生後24～72時間ごろ，腎の適応が進み，また循環も安定すると利尿がつき，浮腫が軽減する。出生後にみられる生理的体重減少は成熟児の場合5～10%である。早産児や仮死児では，腎機能障害や血管透過性亢進のため，浮腫が遷延する場合がある。

胎児水腫では，全身に著明な皮下水腫と胸水・腹水・心嚢水などがみられる。胎児水腫の原因は，母児間血液型不適合妊娠による免疫性胎児水腫とそれ以外の非免疫性胎児水腫に分けられる。非免疫性胎児水腫の原因には心原性，低アルブミン血症，リンパ還流障害などがあるが原因不明の特発性であることが少なくない。

浮腫が改善するまでは，毎日体重測定と尿量モニターを行う。

6．消化器系
a．体重

生後，体重はいったん減少して3～5日で最低となり，以後増加して7～10日で出生体重に戻る。これを生理的体重減少という。体重の減少量は出生体重のおよそ10%までである。体重増加に転じてからの増加率は20～50 g(平均30 g)/日である。

b．腹部の診察

新生児の腹部は軽く膨満しているのが普通である。肝脾は1～2 cm程度触れることが多く，深く触診すると腎も下端を触れる。臍帯は1週間ほどで乾燥脱落する。ジクジクして乾燥しないときは臍肉芽腫をチェックし，あれば硝酸銀で処置する。臍輪からの腸の脱出である臍ヘルニアは特に処置の必要はない。

c．腹部膨満

腹部膨満は正常新生児でもよくみられる症状であるが，出生時からの顕著な膨満や出生後進行するものでは入念な診察が必要である。腹壁の色調異常(発赤や紫色)や腹部の触診を嫌がったり，嘔吐・下痢・排便異常・呼吸循環障害を合併するものは病的である。腸管血流が犠牲になりやすい早産児では，仮死や低酸素状態を契機に壊死性腸炎に陥ることがまれでないので，腹部膨満のある早産児では経腸栄養の開始には十分に注意し，できるだけ母乳しか与えないようにする。

すでに胎内から原因が進行している場合，腹部膨満は出生時より存在していることが多い。これらは腫大した実質臓器の可能性が高く，TORCH(トキソプラズマ，風疹，サイトメガロ，ヘルペス)などの先天感染症による肝脾腫や水腎症・腎奇形などが考えられる。一方，生後に腹部膨満をきたす機転が始まったものであれば，腸管内のガスや分娩による内臓実質臓器の損傷などが考えられる。腸管の拡張を伴う場合は下部消化管閉鎖，メコニウム関連イレウスやHirschsprung病などが考えられ，実質臓器に関連するものでは，副腎出血や肝臓皮膜下出血などがある。

腹部X線写真では，腸管ガスのパターンや石灰化の有無をチェックする。実質臓器の検査には超音波が有効であり，消化管閉鎖など閉塞性の病変が疑われる場合は消化管造影が必要である。イレウス症状を伴う腹部膨満は外科疾患の症状であることも多いので，できれば小児外科医にコンサルトしながら診断を進める。

d．便

90%以上の成熟児では24時間以内に初回排便が認められる。生後数日は海苔の佃煮状の暗緑色の胎便が排泄されるが，生後4日ごろには黄緑色の移行便となり，5～6日には乳児便(黄色から緑色)となる。通常，母乳栄養では，人工栄養に比べて便回数が多く軟便となる。

早産児では胎便の排出が遅れることが多いが，麻痺性イレウスや壊死性腸炎に注意する。腹部膨満，腸管の蠕動音のチェックが大切である。下痢便，母乳便，血便など便の性状は重要である。

e．嘔吐

新生児が少量のミルクを1日数回もどすのはよくみられる(生理的嘔吐)。生理的嘔吐では，少量で1日5～6回以下で，性状は凝固乳汁で，排気や体位変換のときに起こりやすく，児の哺乳力は良好である。

一方病的嘔吐の原因の多くは消化管に由来し，先天的な閉鎖・狭窄や機能的なイレウス・壊死性腸炎・特発性胃破裂などがある。消化管以外の原因の嘔吐としては，中枢神経疾患や，副腎皮質過形成，重症感染症，代謝疾患，ミルクアレルギーなどがある。

7．神経系
a．原始反射

新生児期には，Moro反射(刺激により両上肢を開き，物に抱きつくようなしぐさをする反射)，吸啜反射(口の

中に指などを入れると吸う反射)，追っかけ反射(口の周囲に指などをあてるとそれを吸おうとして口で追っかける反射)，把握反射(足底，手掌を圧迫すると指が屈曲する反射)などの原始反射がみられる。原始反射は，脊髄などの下位の中枢による反射であり，中脳・視床などの高位の中枢の成熟に伴い，生後3～4か月から消失し始め，6～7か月には完全に消失する。新生児期に原始反射がみられなかったり，左右差がみられたり，消失しているはずの時期に消失していないなどの所見は中枢神経系の異常を意味する。

b．痙攣

早産児ほど新生児痙攣の発症頻度は高い。痙攣の原因は，中枢神経系の奇形，胎児仮死や新生児仮死による低酸素性虚血性脳症・頭蓋内出血，低血糖・低カルシウム血症などの代謝・内分泌異常，胎内感染症・敗血症・髄膜炎等の感染症，母体薬物投与による禁断現象などがある。新生児期は強直性間代性痙攣は少なく，多くは微細発作で，全身性であっても強直痙攣のことが多い。

微細発作(subtle seizures)としては，眼球異常や咀嚼・吸啜様の異常運動や四肢の異常運動や自律神経系の異常が出現することが多い。具体的には，一点凝視や眼球偏位や，口をもぐもぐしたり，自転車のペダルこぎやボート漕ぎ様動作の反復や，血圧や心拍数の一過性の上昇や低下や多呼吸や無呼吸などである。

c．易刺激性

易刺激性(jitteriness)では，わずかな刺激でMoro反射が誘発されたり，四肢の小刻みな振戦が目だつ。一点凝視や眼球偏位などの異常眼球運動を伴わず，他動的に抑制可能である。治療は必要ないが，頻回にみられる場合は血糖や血中カルシウムや脳エコー検査などをチェックする必要がある。

d．筋緊張

筋緊張の異常には低緊張と過緊張があり，関節の伸展性と筋の柔らかさから判定する。低緊張の原因には極端な未熟性，神経筋疾患(先天性筋緊張性ジストロフィー症，先天性ミオパチー，Werdnig-Hoffmann病など)や染色体異常(Prader-Willi症候群，Down症候群など)や先天性代謝異常症や甲状腺機能低下症などがある。

過緊張の原因には，中枢神経障害のほかに18トリソミーや羊水過少などがある。

e．意識レベル

正常新生児は，短時間に深睡眠，浅睡眠，浅い覚醒，覚醒，啼泣とさまざまな覚醒レベルを示す。特に早期新生児期には眼球運動を伴う浅睡眠の時間が長い。浅い覚醒や覚醒時には，四肢を対象に動かし，手のひらを握ったり開いたりし，顔に何かが触るとそれを口で追い，吸啜を開始する。

f．Not doing well

なんとなく様子がおかしい，なんとなく元気がないことを意味し，新生児期には重篤な疾患(敗血症や頭蓋内出血など)の初期症状の可能性もあるので軽視してはいけない。

乳幼児以降

市山　高志
山口大学／講師

ヒトの生命の基本的な徴候をバイタルサインと呼ぶ。呼吸(R：Respiration)，脈拍(P：Pulse)，体温(T：Temperature)，血圧(BP：Blood pressure)の4項目からなり，人間が生きていくうえで極めて重要な生理機能であり，かつ比較的容易に測定することができる。安静時の値を得るためには呼吸→脈拍→体温→血圧の順で測定するとよい。小児は状態の変化が急速であり，かつ特に乳幼児では訴えが不明確またはできないため，バイタルサインを正確に測定し評価することは患児の一般状態の把握をするために重要である。小児では年齢により，バイタルサインの正常値が変化するため，主な年齢層の正常値(表1)を知っておく必要がある。

1．呼吸
a．目的

中枢神経系，循環系と並び，ガス交換を主な機能とする呼吸器系は生命の維持に大きく関与し極めて重要である。呼吸機能の状態や変化を観察し，測定することにより正確に把握し，診断および治療の方針決定や効果判定を行う。

b．方法
1）観察

呼吸の回数や深さ，リズム，胸腹部の動き，鼻孔の様子，胸郭の動きの左右差を観察する。呼吸困難や喘鳴の有無に注意する。

2）測定法

呼吸数は運動や精神状態によって大きく変動するので，安静状態を確認し測定する。乳児では睡眠時まで待たなければならないこともある。乳児では腹式呼吸をするため，指を患児の腹部に軽くのせ測定する。2歳ごろより胸式呼吸が加わり，7歳ごろまで腹式呼吸と胸式呼吸の併合型をとる。その後肋骨の発達などにつれて胸式呼吸に移行する。このため幼児期以降は胸の動きを測定

する．乳児では呼吸数の変動が激しいため，必ず1分間の呼吸数を測定する．

3）聴診

気管，気管支，肺野の呼吸音の聴診により換気状態がある程度把握できる．性状，左右差の有無も病態や病巣の判断の根拠となるので重要である．

4）呼吸の異常

(1) 呼吸数増加：深さが不変で呼吸数が増加したものを頻呼吸，深さと呼吸数が増加したものを多呼吸と呼ぶ．頻呼吸は発熱，呼吸器感染症，心不全などでみられる．多呼吸は糖尿病性昏睡などの代謝性アシドーシスや過換気症候群でみられる．代謝性アシドーシスでは異常に深くて速い呼吸をし，Kussmaul大呼吸ともいう．

頻呼吸，多呼吸に喘鳴や陥没呼吸を伴う場合は気道狭窄の所見であり，急性細気管支炎，気管支喘息発作などでみられる．また鼻翼呼吸や起坐呼吸を伴う場合は呼吸困難の所見である．

(2) 呼吸数減少：呼吸数が減少したものを徐呼吸と呼ぶ．急性脳炎・脳症，水頭症，脳腫瘍などの頭蓋内圧亢進状態や鎮静剤，睡眠薬による中枢神経系の抑制などでみられる．

(3) リズムの異常（図）：呼吸のリズムは，新生児期以降では整である．リズムの異常は主に中枢神経系の障害で生じる．Cheyne-Stokes呼吸は無呼吸期から徐々に速くかつ深い呼吸となり，その後弱い呼吸となり，これを繰り返す呼吸であり，大脳皮質下および間脳の障害による．数回の呼吸後に不規則な休止期が続く群発呼吸や全く不規則な失調性呼吸は脳幹障害の徴候で呼吸停止の危険性が高い．Biot's呼吸は普通の呼吸をしていて急に無呼吸となる呼吸パターンであり，未熟児のほか，重症脳炎や細菌性髄膜炎などでみられることがある（過換気症候群193頁，喘鳴254頁，多呼吸・呼吸困難256頁参照）．

2．脈拍

a．目的

循環機能は中枢神経系機能，呼吸機能とともに生命維持に極めて重要である．その正確な測定と評価は診断や治療の方針，効果判定に有用である．また経時的に評価することにより，その後の患児の状態を予測することも可能である．患児の脈拍数，緊張，遅速，左右差，上下肢差などより循環機能を把握し，状態の評価，診断および治療の参考にする．

b．方法

1）観察

脈拍数，リズム，脈拍の大きさ，脈拍の立ち上がりの速さ，左右差，上下肢差などをみる．会話により心悸亢進するため，測定中は会話をしない．また体温が1℃上昇すると1分間脈拍数が10～20増加する．2歳以降では脈拍数の日内変動があり，睡眠により1分間脈拍数が10～20減少する．

2）測定法

脈拍数は，運動や啼泣，興奮，精神的緊張などによって増加するので測定条件に注意する．脈拍数の測定は，橈骨動脈で触診するのが一般的であるが，乳児では大腿動脈の拍動を触れる方法や肘動脈で触れる方法もある．その他，患児の状態に応じ，浅側頭動脈，膝窩動脈，足背動脈などでも測定可能である．測定部位に検者の第2～4指を揃え，測定部位の動脈に沿って軽くあてる．脈拍の触診では，数，リズム，大きさ，速さをみる．脈拍数は15秒数えて4倍したり，20秒数えて3倍したり，30秒数えて2倍したりするが，正確には1分間測定する．

3）聴診

心音の性状や心雑音，心膜摩擦音などの異常音の有無を聴取する．

4）脈拍の異常

(1) 脈拍数の異常：正常値は年齢により異なる（表1）．大まかな目安として1歳で1分間の脈拍数が100，学童で85～90が正常である．1分間の脈拍数が持続的に乳児で150以上，幼児で120以上の場合を頻脈とする．また乳児で60以下，幼児で50以下の場合を徐脈と判断する．頻脈は発熱，脱水，甲状腺機能亢進症などでみられる．徐脈は頭蓋内圧亢進時や低代謝状態などでみられる．

(2) リズムの異常：リズムは整，不整で表現される．3歳以上の幼児，学童では脈拍はしばしば不整であり，吸気時に脈が速くなり，呼気時に遅くなる．呼吸性の洞性不整脈で生理的現象である．リズムの異常は不整脈でみられる．リズムが不整であれば心電図検査を行う．

(3) 大きさの異常：脈拍の大きさは心拍出量を表す．脈が大きく強く触れる大脈は発熱，甲状腺機能亢進症，貧血などでみられ，弱く触れる小脈はショックなどでみ

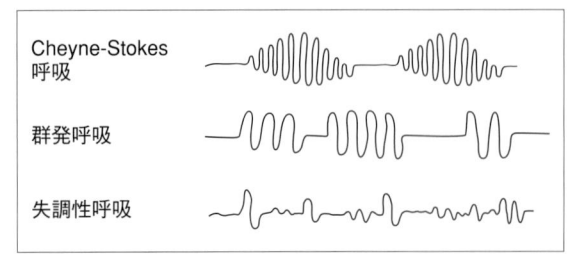

図 呼吸リズムの異常

表1 小児期の呼吸数，脈拍数，血圧の基準値

	呼吸数 （呼吸数/分）	脈拍数 （脈拍数/分）	血圧	
			収縮期 (mmHg)	拡張期 (mmHg)
出生時	40	140	60〜80	
6か月	30	110	90	
1歳	20	100	90	
3〜4歳	25	95	100	50〜70
5〜9歳	24	90	100〜110	55〜70
10〜14歳	20	85	110	55〜70
15歳以上	16〜18	75〜80	110〜120	55〜70

（森川昭廣：標準小児科学．第5版，医学書院，2003）

られる．

(4) 速さの異常：脈拍の速さは拍動の振幅の変化する速さである．脈拍が急に大きくなり，急に小さくなるものを速脈，ゆっくり大きくなり，ゆっくり小さくなるものを遅脈という．脈圧が幅広く，速脈のときは動脈管開存症，大動脈弁閉鎖不全，動静脈瘻などを考慮する（心音・心雑音 268頁，頻脈・不整脈 272頁，心電図 526頁参照）．

3．体温
a．目的
小児は成人と比較して体温の調節機能が未熟である．このため体温の異常をきたしやすい．発熱は小児の主訴のなかで最も頻度が高く，体温測定はスクリーニングとして常に行われるべきものである．また発熱がある場合，体温の変化が診断，病勢を判断する上で有用であり，経時的変化（熱型）を記録しておく．

b．方法
1）観察
発熱や低体温の有無，熱型を観察する．体温は生理的日内変動があり，就寝時から朝までは低く，午後から夕方にかけて 0.5〜1.0℃ 高くなる．つまり生理的日内変動では最低体温と最高体温の差は 1℃ 以内である．この生理的日内変動は2歳ごろから出現し，5歳以降にはっきりしてくる．

測定部位は直腸，口腔内，および腋窩などがある．わが国では主に腋窩温が用いられるが，最近では耳内温を測定する体温計もある．体温計の種類は水銀体温計，電子体温計があるが，現在は電子体温計が普及し一般的に使用されている．電子体温計は水銀体温計に比較すると，壊れにくく安全で，測定時間も短いため小児には適している．しかし電子体温計は 60〜90秒間の計測で5分後の体温を予測するものなので実測値よりわずかに高値（0.1〜0.3℃）を示す傾向にある．

直腸温は腋窩温より約 0.9℃ 高く，口腔温は腋窩温より約 0.5℃ 高い．

耳内温は鼓膜が体温調節中枢である視床下部と同じく内頸動脈で灌流されているため中核温として用いられる．測定に必要な時間は数秒と他の検温に比べ短く，患者の協力も少なくてすむため，小児科領域では注目されている．しかしプローブ先端の角度や位置により値が不正確になりやすく，外気温の影響を受けやすい，などの問題点もある．

発熱は病気の重症度とは無関係である．高熱でも軽症の場合や，逆に敗血症など重症でも発熱がないこともある．母親に発熱と重症度が関係ないこと，全身状態の把握が重要なことを常日ごろアドバイスしておくことも，無用な不安を取り除くために肝要である．

2）測定法
運動後，激しい啼泣後，食事の直後，入浴後などは体温が上昇するため，しばらく安静にして測定する．腋窩温を測定するときは，体温計を腋窩の下から上のほうに向けて挿入し，腋窩の中心に体温計の先端を挟み，上腕で隙間のないように腋窩をよく締めて保持する．現在最も普及している電子体温計においては各体温計で設定されている測定時間がたつとアラームが鳴る．水銀体温計の場合，発熱時は 1〜2分の計測で体温の目安を得られるが，腋窩温が平衡に達するまで5分間以上かかるため，正確な検温には10分間必要である．腋窩に発汗がある場合は，実際より低く測定されるため，清拭してから検温を行う．

乳児では直腸温を測定することもあるが，暴れたりすると，けがの恐れがある．口腔温は学童期以降で口腔内に体温計を安全に保持できる場合に行う．

耳式体温計は数秒間で鼓膜温を測定することが可能であり，測定に協力の得られにくい乳幼児の検温に有用である．しかし，プローブの角度や位置のずれで大幅に値が異なったり，鼓膜温は環境温の影響を受けやすいことなど値の安定性，信頼性にやや欠ける点がある．

3）体温の異常
(1) 体温上昇：一般的に 37.1〜38.0℃ を微熱，39.0℃ 以上の発熱を高熱という．しかし小児は成人より体温が高い．小児では 37.0℃ 以上の体温を示す割合は，1日のうちで最も体温の低い起床時でさえ，乳幼児，小学生，中学生とも数％はある．1日のうちで最も体温の高い夕方では，乳幼児で数％，小学生，中学生では数％から十数％もある．したがって小児では 37.0℃ を超えても異常とはいえない．38.0℃ 以上の場合は一般的に病的と考えてよい．また児の平熱より 1℃ 高い場合は発

熱とみなせる。

　予防接種の際は，便宜上37.5℃以上を有熱としている。

　稽留熱は日差が1℃以内の持続する高熱，弛張熱は日差が2℃以上あるが正常体温にならないもの，間欠熱は高熱が数時間持続した後，平熱に戻るパターンを繰り返すもので，若年性関節リウマチ全身型や腸チフスでみられるspiking feverもこれにあてはまる。不明熱fever of unknown origin（FUO）の定義は，正確には，元来健康な児において，ルーチンの検査を行っても原因不明の38℃以上の発熱が週に2回以上，3週間以上持続するものである。しかしながら臨床的には1週間から10日以上，さまざまな検査でも原因が突き止められない発熱をさす。

　(2) 体温低下：低体温は中心体温（直腸温）で35℃以下をいう。寒冷曝露，低栄養，副腎皮質機能低下症などの内分泌疾患，ショックのほか，重度心身障害児など体温調節が環境温に左右されやすい児において冬期にみられることがある。また解熱鎮痛剤，鎮静剤，麻酔薬，アルコールなどの影響で低体温がみられることがある（発熱42頁参照）。

4．血圧
a．目的
　一般に血圧といえば体動脈圧を指し，種々の原因により循環不全，呼吸不全，腎不全などに陥った患者の血行動態の把握に有用である。
b．方法
1）観察
　収縮期血圧（最大血圧）および拡張期血圧（最小血圧）がある。収縮期血圧は左心室の収縮期圧にほぼ等しく，拡張期圧は大動脈弁が閉鎖した後の圧である。この差を脈圧という。
2）測定法
　血圧の測定には水銀血圧計，アネロイド血圧計，ドップラー血圧計，電子血圧計があるが，通常水銀血圧計が用いられる。測定方法は聴診法と触診法がある。

　まず測定前に不安を除き，リラックスさせ，安静にさせる。学童期以降では腹式呼吸による深呼吸を5回程度行ってから測定するとよい。

　(1) 上肢血圧の測定法：5分間の安静後に座位，右上腕で水銀血圧計，ベル型聴診器を用いて測定する。乳幼児でも母親の膝に座らせて測定するほうが無理に仰臥位にさせるより安静が得られやすい。マンシェットを腕との隙間に指が1～2本やっと入る程度に上腕部に巻く。必ず年齢，体格にあったマンシェットを用いることが大切である。年齢別のマンシェットの大きさは表2に示す。一般的には幅が上腕周囲長の40%以上2/3以下が適当とされ，長さは上腕周囲長の2/3以上が必要である。マンシェットの幅が狭いか，ゆるく巻くと血圧は実際より高くなる。逆に幅が広いか，強く巻くと低くなる。

表2　小児年齢別マンシェットの大きさ

	幅(cm)	長さ(cm)
2歳	5	20
3～5歳	7	20
6～8歳	9	25
9～12歳	12	30

　次に上腕動脈の上に聴診器をあて，予想される血圧より10～30mmHg高く圧を上げ，毎秒2mmHg程度の速度で圧を下げていくと次の5相4点が聴診される（Korotkoff音）。第1点：清音出現（収縮期），第2点：雑音に移行，第3点：再び清音出現，第4点：音が小さくなる，第5点：血管音消失，である。Korotkoff音第1音は音の聞え始めであり，マンシェット圧と収縮期血圧が等しくなり，駆血部から末梢に血液が流入する音である。第4点は強く聞こえていた音が急に弱くなった時点であり，マンシェットに圧迫されていた血管内圧と駆血部より末梢の血管圧との間に差がなくなったために生じる。さらに第5点は音が聞こえなくなった時点である。一般的にKorotkoff音の第1点を収縮期圧，第5点を拡張期圧とするが，小児では第5点が低すぎるため第4点を拡張期圧とする場合が多い。続けて2回測定して，収縮期圧の低いほうの値をとる。精神的緊張による白衣高血圧を除外するため，血圧が高い場合，少し時間をあけたり，場所を変えて測定するほうが好ましい。

　(2) 下肢血圧測定法：大腿動脈もしくは膝窩動脈の拍動が弱いか触れないとき，すなわち上肢の拍動と下肢の拍動に差があるときや大動脈縮窄症の可能性があるときは下肢の血圧を測定しなければならない。児を伏臥位とし，大腿に幅の広いマンシェットを巻き，膝窩動脈で聴診する。マンシェットの幅は大腿の直径より20%程度大きいものがよいとされている。拡張期血圧は上下肢でほぼ等しいはずであり，下肢が高い値を示すときはマンシェットの幅が狭すぎることを示唆する。一方，収縮期圧は1歳までは上肢と下肢の差はないが，それ以降は下肢血圧の方が10～30mmHg高い。

　(3) 触診法：上肢血圧測定法と同様に上腕にマンシェットを巻く。橈骨動脈か肘動脈を触れながらゆっくりマンシェットを膨らませる。脈が消失する点が触診法によ

る最大血圧である。またさらにやや高く圧を上げ，次いでゆっくり圧を下げ，脈が出現した点の圧を読む方法もある。この値は収縮期血圧より約 10 mmHg 低い。

3）血圧の異常

血圧の正常値は年齢で異なり，加齢とともに増加する。日本高血圧学会治療ガイドラインによると幼児では収縮期血圧で 120 mmHg 以上，拡張期血圧で 70 mmHg 以上が，小学校高学年では収縮期血圧で 135 mmHg 以上，拡張期血圧で 80 mmHg 以上が高血圧である（表3）。高血圧は大動脈縮窄症，腎疾患，甲状腺機能亢進症などでみられる。

低血圧は起立性低血圧やショックなどでみられる（ショック 62 頁，高血圧・低血圧 65 頁，めまい，立ちくらみ 69 頁，起立試験 539 頁参照）。

表3 年代別高血圧基準値

	収縮期血圧（mmHg）	拡張期血圧（mmHg）
幼児	≧120	≧70
小学校 低学年	≧130	≧80
高学年	≧135	≧80
中学校 男子	≧140	≧85
女子	≧135	≧80
高等学校	≧135	≧80

（日本高血圧学会治療ガイドライン 2000 年版）

急性中毒患者に関わるすべての臨床家のための「トキシコペディア」。

臨床中毒学

監修 相馬一亥　北里大学教授・救命救急医学
執筆 上條吉人　北里大学講師・救命救急医学

かつて化学を修め、現在臨床の第一線で中毒患者の診療にあたる筆者が、「臨床現場で役立つ中毒学の成書」をコンセプトに、これまでの自身の経験・知見と最新のエビデンスを惜しみなく注ぎ込んだ決定的な1冊。総論「急性中毒の5大原則」、中毒物質各論（101項目）の他、巻末には症候別索引（症候→中毒物質）も掲載。

● B5　頁576　2009年　定価10,500円（本体10,000円＋税5％）
　[ISBN978-4-260-00882-2]

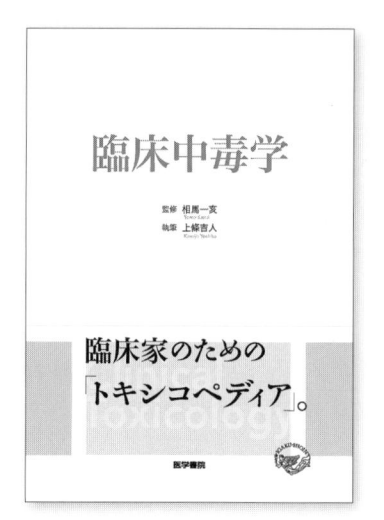

■目次

第Ⅰ部　総論　急性中毒治療の5大原則
第1章　全身管理（AB＆3Cs）
第2章　吸収の阻害
第3章　排泄の促進
第4章　解毒薬・拮抗薬
第5章　精神科的評価と治療

第Ⅱ部　中毒物質各論
第6章　医薬品
第7章　農薬
第8章　家庭用品
第9章　化学用品，工業用品
第10章　生物毒
付録　1．急性中毒の原因となる毒・薬物の鑑別のポイント
　　　2．中毒物質の体内動態一覧

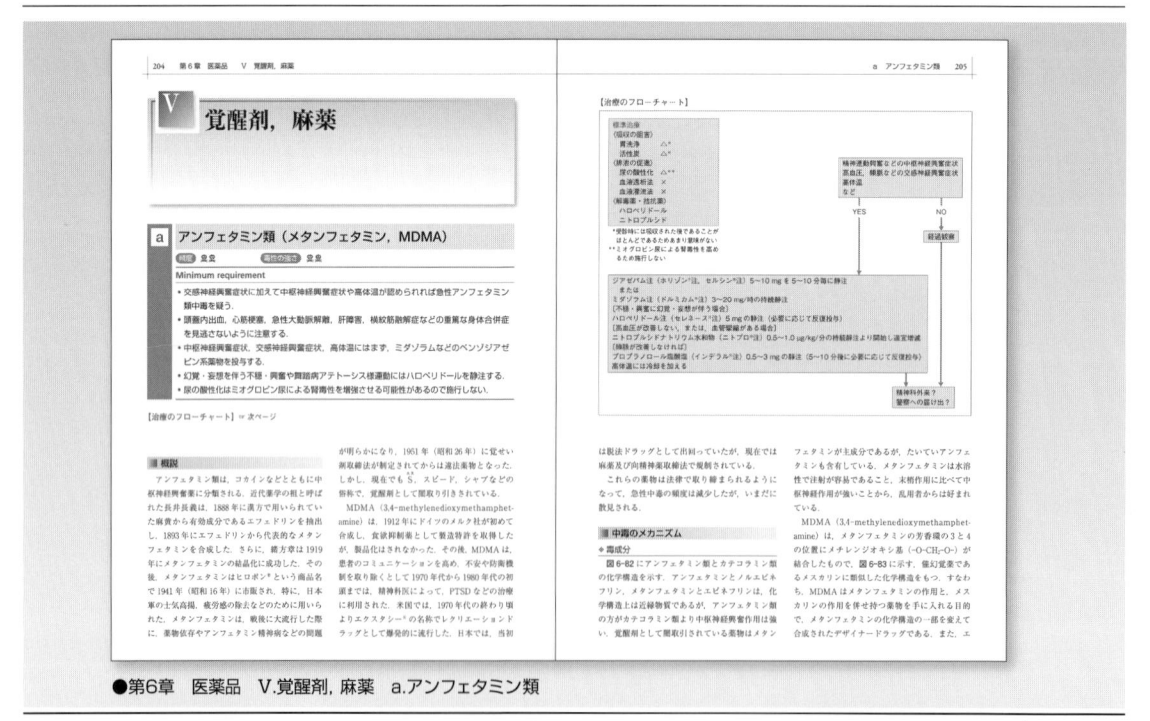

●第6章　医薬品　　Ⅴ.覚醒剤，麻薬　　a.アンフェタミン類

医学書院　〒113-8719　東京都文京区本郷1-28-23
[販売部]TEL：03-3817-5657　FAX：03-3815-7804
E-mail：sd@igaku-shoin.co.jp　http://www.igaku-shoin.co.jp　振替：00170-9-96693

携帯サイトはこちら

必要な情報だけを厳選、症状から中毒原因物質を推定する技術が身につく

急性中毒ハンドファイル

編集
森 博美　大垣市民病院薬剤部調剤科長
山口 均　大垣市民病院救命救急センター長

さまざまな症状や検査値の組み合わせから中毒原因物質を推定することをトキシドロームと言う。本書は、この技術に優れていることで名高い大垣市民病院のノウハウがコンパクトにまとめられている。第一線で働く救命救急センター医師と薬剤部スタッフが、臨床現場で真に役に立つ情報のみを精選した。

目次 CONTENTS

I 総論
　はじめに
　1 診断法
　2 処置法
　3 見逃せない注意点

II 各論
　1 医薬品
　2 農薬
　3 家庭用品
　4 工業用薬品
　5 自然毒
　6 その他

III 中毒処置薬一覧

急性中毒診療は時間との闘い．
必要な情報だけを厳選してあるから，
いつも手元に置いておきたい．

症状の組み合わせから中毒原因物質を特定するフローチャートなど，
大垣市民病院のノウハウが詰まった1冊

医学書院

●A5　頁320　2011年
定価3,990円（本体3,800円+税5%）
[ISBN978-4-260-01426-7]
消費税率変更の場合、上記定価は税率の差額分変更になります。

医学書院
〒113-8719 東京都文京区本郷1-28-23
[販売部] TEL：03-3817-5657　FAX：03-3815-7804
E-mail：sd@igaku-shoin.co.jp　http://www.igaku-shoin.co.jp　振替：00170-9-96693

携帯サイトはこちら

今日の診断指針
第6版

総編集　金澤一郎 東京大学名誉教授　永井良三 東京大学教授

変貌を遂げる診断の現場で立ち止まることのない臨床医を万全にサポート

- 〔症候編〕解説症候193項目と〔疾患編〕解説疾患684項目を有機的に構成し、全領域の約10,000種類の疾患にアプローチが可能
- 全身の症候、あらゆる臓器・器官の疾患をこの1冊に網羅
- 専門外の領域でも臨床医として知っておくべき内容を網羅
- "どうしても""なかなか"診断がつかないときの「次の一手」が分かる
- 全身のエコー・CT・MRI診断から脳波、心電図、髄液所見まで、一般臨床医が理解しておきたい検査法を豊富な写真とともに項目として取り上げ解説
- 感染症疾患、精神疾患の項目を大幅に強化
- 最新のガイドライン、診断基準をふまえ、どう診断をつけるかを明示
- 本文全ページ2色刷りとなり、さらに見やすく、カラー図譜も多数収載

■研修医には、即実践に役立つ臨床診断技術の習得のために
■勤務医には、診療現場で直面する難しい事態の解決のために
■実地家には、最新の診断情報の研修と診療上の問題の解決のために
■医学生には、ベッドサイド教育のキーポイントを学ぶために

〈ご購入者向けアンケート〉弊社ホームページの本書紹介ページにアクセスしてください。抽選ですばらしいプレゼントを用意しております。

- デスク判(B5)　頁2136　2010年　定価26,250円(本体25,000円+税5%)[ISBN978-4-260-00794-8]
- ポケット判(B6)　頁2136　2010年　定価19,950円(本体19,000円+税5%)[ISBN978-4-260-00795-5]

医学書院
〒113-8719　東京都文京区本郷1-28-23
[販売部]TEL：03-3817-5657　FAX：03-3815-7804
E-mail：sd@igaku-shoin.co.jp　http://www.igaku-shoin.co.jp　振替：00170-9-96693

携帯サイトはこちら

消費税率変更の場合、上記定価は税率の差額分変更になります。

Chapter 3

症候編

＊本文中に出てくる疾患名のうち，ゴシック体（太字）は，頻度の高い疾患，アンダーラインは，まれではあるが見落としてはならない疾患。

A 全身症候

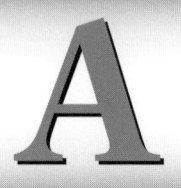

発熱
Fever

山中　龍宏
緑園こどもクリニック／院長

　体温調節中枢の異常のために，体温の調節機構が障害され，正常より高い set-point で体温が維持されている状態を発熱という。

1．緊急処置
a．全身状態の評価
　緊急の処置を必要とする発熱であるか否かの判断は，発熱だけでなく呼吸数，心拍数，血圧，意識状態などバイタルサインとともに評価する必要がある。体温は直腸温で判定する。意識障害がある場合は，発熱の原因検索を始めると同時に，体温を下げる処置を開始する。

b．体温を下げる処置
　身体を外部から急速に冷却する。環境温が高い場合は，冷房のある部屋に移動させる。屋外の場合は木陰に移動させる。太い動脈が走っている側頸部，両側腋窩，両側鼠径部などを氷のうで冷却する。または，温度調節ができるブランケットの上に寝かせ冷却する。それらで効果がみられない場合は，体全体を冷却水の中に浸す。また冷却輸液，冷却生理食塩水による胃洗浄などを行う。

c．注意点
　発熱に対して緊急な処置が必要な場合は比較的少ない。緊急処置が必要な発熱疾患としては以下の2つがあるが，それ以外の疾患による高熱でもほぼ同じ対応でよい。

1）悪性高熱症
　全身麻酔時に，全身吸入麻酔薬や筋弛緩薬の使用によって，高熱，筋強直，不整脈などの症状を引き起こす。全身麻酔の前に，家族歴や血液生化学で CK 値をチェックする。

2）熱中症
　高温環境下における身体の適応障害をいい，軽症，中等症，重症の3つに分けられている。中等症は，大量の発汗による脱水，電解質の喪失により末梢循環不全を起こした状態をいい，重症は，脳神経障害，肝や腎の機能障害，血液凝固障害など高度の全身臓器の障害を伴う。

2．診断のチェックポイント
　発熱は，医療機関を受診する小児の主訴として最も頻度が高い症状である。時間外救急を受診する小児の約半数，時間外の電話による問い合わせの約 1/3 は発熱で占められている。

a．問診項目
1）いつから，何度くらいの熱が出たか
　それぞれの日の最高体温など，体温の経過を体温表として記すと経過がわかりやすい。

2）熱以外の随伴症状の有無
　発熱は「炎症」の全身的な表現の1つであり，多くの場合，随伴症状を伴っている。発熱の原因を鑑別する場合，随伴症状の有無，発現時期，持続期間，症状の程度などについて聞く。最も多い随伴症状は，咳嗽，鼻汁である。

3）全身状態の把握
　何となく元気がない(not doing well)，笑うか，機嫌，食欲，睡眠，排尿状況などを聞く。表1に主に乳児の発熱時の全身状態の評価法を示した。

4）周りに同症状の人の有無
　集団生活をしているかどうか，2～3週間以内に周り（家族内，保育所，幼稚園，学校など）に同じ症状の人がいたか否か，周りの感染症の流行の有無，学級閉鎖の有無，結核感染者の有無を聞く。

5）既往歴，基礎疾患の有無
　既往歴，基礎疾患の有無，免疫不全状態の有無を聞く。

6）予防接種歴
　病歴の聴取において，予防接種歴を記録しておくこと

表1 乳児の発熱の評価

観察事項	軽症	中等症	重症
泣き声	強い ふつうの泣き声	元気のない泣き声	弱々しい泣き声 うめき
眠り	ぐっすり眠る	眠りが浅く頭をふり,ときどきぎゃーっと泣く	うとうとしていて眠っているのか起きているのかわからない
皮膚の色	赤味がかっている,ピンク	手足が冷たく蒼ざめている	蒼白 チアノーゼ 灰色 皮膚のまだら色
周囲への関心	外へ連れ出るときょろきょろと物を見る,笑うことがある〔注〕	外へ出してもあまり物を見ない,無表情	外へ連れ出てもまったく周囲への関心を示さない
哺乳力	強い	弱い	ほとんど吸わない
眼と四肢の動き	眼がよく動く,指先や足指を動かしている		眼の動きがない 手足がだらりとしている

〔注〕子どもがぐったりしていると母親が訴えるときでも,このような反応を示すときは重症ではない。乳幼児は見せかけの活力低下を示すことが多い。
バイタルサインは総合的に判断することが大切である。
(中尾 弘:開業医の外来小児科学.改訂4版,p7,南山堂,2002)

表2 体温の計測値に影響を及ぼす要因

1. 体温そのものによる要因
   ①日周リズム
   ②性ホルモンの周期(女性),妊娠
   ③年齢による差
   ④測定時の状態:運動,入浴,食事,精神的因子などの負荷による差
   ⑤個体差
   ⑥体温調節中枢の機能障害
   ⑦無汗症
   ⑧各種の疾患による発熱,低体温
   ⑨各種の処置(輸血,手術,予防接種)後の発熱
   ⑩薬剤による発熱,低体温
   ⑪心因性の発熱

2. 体温計による要因
   ①体温計の種類による差
   ②体温計の使用方法による差
   ③体温計自体の誤差による差

3. 測定にかかわる要因
   ①人体を取り巻く環境による差
      季節,環境温,湿度
   ②測定対象,部位による差
      腋窩,頸部,口腔内,直腸,腟,子宮内,鼓膜,食道,鼠径窩,臍窩,前額,第1趾,排出直後の尿
   ③測定時間の長さによる差
   ④測定方法による差
      体温計をあてる場所,角度,押さえ方
   ⑤体格(肥満度)による差
   ⑥詐熱

(山中龍宏:日本医師会雑誌 127;689-694,2002)

は原則である。
7) 現在の服薬の有無
　解熱薬,抗菌薬の使用の有無。
8) 予防接種の有無
　発熱した日やその前日に予防接種をしたか否か。
9) 体温測定法や環境温
　使用した体温計の種類や,体温の測定方法について聞く。また,家庭の環境温度などについても聞く。

b. 体温の計測
　体温測定は家庭でも行うことができる比較的容易な計測であるが,体温の計測値に影響を及ぼす因子は数多くある。それらは,①体温そのものによる要因,②体温計による要因,③測定に関わる要因の3つに分けられている(表2)。
　また,最近では測定原理が異なるいろいろな体温計が家庭でも使用されるようになった。それぞれの体温計の特徴を知って使用する必要がある(表3)。
　体温はいろいろな要因によって変動する。すなわち,体温の測定値には絶対値というものはなく,相対的なものとして判断する必要がある。体温が38℃以上の場合は病的な発熱と判断してよい。どの体温計を用いても,健康なときに,安静時の体温を同時刻,同一部位,同一時間で2～3回計測し,その値を平熱とする。平熱との差が1℃未満で全身状態が良ければ病的なものと考えなくてよい。現在,予防接種の場合は便宜的に37.5℃以上を発熱としている。微熱については,計測値だけで判断することはむずかしい。

c. 体温の経過
　疾病の確定診断,治療効果をみるうえで,体温の経過は重要な情報源となる。家庭で体温の経過を記録してもらうのが望ましい。ふだんから体温表を家族に渡しておくとよい。わが国では,体温表の37.0℃のところに赤い線を引いている体温表が多いが,37.5℃,あるいは38.0℃に赤い線を引いて指導している医師もいる。

表3 各種の家庭用体温計が持っている特徴

	ガラス製体温計（水銀体温計）	抵抗体温計（電子体温計）		耳式体温計***	液晶体温計
1) 正確度	○	△*	○**	△〜×	○
2) 安全性	×	○		○	○
3) 測定時間	5〜10分	90秒*	5〜10分**	1〜3秒	5分
4) 軽量性	○	○		△	○
5) 消毒，清潔	○	△		○	○
6) 見やすさ	×	○		○	×
7) 価格	○	△		△	△
8) 測定部位の面積	面	微小点		点	面
9) 電池交換	不要	可，不可		可，不可	不要
10) 国家検定	あり	なし*	あり**	なし	なし

*平衡温予測式，**実測式，***非接触型　（山中龍宏：日本医師会雑誌 127：689-694，2002）

体温の経過を記したものを熱型というが，発熱のパターンによって診断することもできる．発熱のパターンには稽留熱（1日の日差が1℃以内，持続する高熱．例：川崎病，結核，若年性関節リウマチなど），弛張熱（1日の日差1℃以上，低いときでも平熱には下がらない．例：敗血症，化膿性疾患，ウイルス疾患，若年性関節リウマチ，悪性腫瘍など），間欠熱（例：マラリア），波状熱などがある．疾患に特異的な発熱のパターンも知られている（突発性発疹，麻疹，川崎病など）．

d．診察所見

発熱した患児の症状と診察所見を表4に示した．

3．発熱をきたす疾患

小児において，発熱の原因として最も多いものはウイルス感染症である．年齢別に見た発熱の主な原因疾患を表5に示した．発熱の原因や治療を考える場合，新生児期，乳児早期と，それ以後の3つに分けて考えるとよい．

a．新生児期の発熱

新生児期の発熱は，原則として入院加療とする．新生児では，発熱以外の症状は非特異的なものが多く，また重症感染症において発熱をみない場合もある．

先天性感染の病原体としては，トキソプラズマ，サイトメガロウイルス，ヘルペスウイルス，風疹ウイルスなどがあり，産道感染としては，B群溶連菌，クラミジア，単純ヘルペスなどがある．生後感染は細菌性のものの鑑別が重要となる．頭蓋内出血の原因としては，仮死，低出生体重児，分娩外傷，ビタミンK欠乏症などがある．

b．4か月未満児の発熱

この時期の発熱は，ほかに症状を伴うことが少なく，発熱のみが症状である場合も多い．生後4か月未満の乳

表4 発熱患児において注意する症状・所見

1. 全身状態
   症状：機嫌，食欲と遊ぶ元気の有無
   所見：意識，顔つきと顔色，発疹
2. 呼吸器疾患
   症状：くしゃみ，鼻汁，鼻閉，咳嗽，嗄声，咽頭痛，呼吸困難，喘鳴，胸痛
   所見：咽頭・扁桃の発赤，苺舌，頸部リンパ節腫脹，呼吸音の変化，ラ音，打診上の異常所見，チアノーゼ，鼻翼呼吸
3. 消化器疾患
   症状：悪心，嘔吐，下痢，血便，腹痛
   所見：腹部膨満，黄疸，肝脾腫，圧痛点，筋性防御，腹水，腫瘤，腸雑音の異常
4. 循環器症状
   症状：嘔吐，多呼吸
   所見：顔色不良，頻脈，徐脈，不整脈，心雑音，ギャロップリズム，チアノーゼ
5. 泌尿器疾患
   症状：頻尿，排尿痛
   所見：浮腫
6. 筋肉，骨，関節疾患
   症状：筋肉痛，関節痛，歩行障害
   所見：骨，関節の発赤，腫脹，圧痛，運動制限
7. 感覚器症状
   症状：耳痛，耳漏，難聴，結膜充血，眼脂
   所見：鼓膜の発赤
8. 血液疾患
   症状：顔色不良，息切れ，鼻血
   所見：貧血，出血斑，肝脾腫
9. 中枢神経疾患
   症状：頭痛，痙攣，意識障害，嘔吐
   所見：項部硬直，Kernig徴候，筋トーヌスや反射の異常，大泉門の膨隆，麻痺，歩行障害，眼球運動異常

児が発熱した場合は重症感染症の可能性があり原則として入院させ，敗血症なども含めた各種感染症の検査（咽

表5 年齢別にみた発熱の主な原因

新生児期	乳児期	幼児期	学童期
先天性感染 　サイトメガロウイルス感染症 　トキソプラズマ症 　全身性ヘルペス感染症 産道感染 　肺炎，敗血症，髄膜炎 生後感染 　臍炎，肺炎，敗血症，髄膜炎，新生児剥脱性皮膚炎 頭蓋内出血 うつ熱	かぜ症候群 気管支炎，肺炎，膿胸，急性発疹症 中耳炎 尿路感染症 乳児下痢症 髄膜炎 敗血症 骨髄炎 熱中症 川崎病	かぜ症候群 尿路感染症 急性発疹症 白血病 悪性腫瘍	かぜ症候群 マイコプラズマ肺炎 EBウイルス感染症 膠原病類似疾患 白血病 悪性腫瘍 内分泌疾患 詐熱

(前田和一：新小児医学大系第5巻，小児症候診断学，p56，中山書店，1985を改変)

頭，尿，血液，髄液の細菌培養)を行い，検査結果を待たずに抗菌薬治療を開始するのが一般的である。

しかし，4か月未満の乳児で発熱し入院した症例について検討したところ，40％の症例はすぐに解熱し，特に治療を必要としないウイルス感染症であることがわかった。この場合，母親に感冒症状を認めることが多かった。

さらに，乳児早期の発熱の頻度について検討するため，3か月児相談を受けた乳児を対象として1年間にわたってアンケート調査を行った。受診したものは1,106名(受診率96.1％)，腋窩温で37.5℃以上の発熱がみられた乳児は165名(14.9％)であった。2/3は生後31〜90日のあいだの発熱であり，発熱した月としては，7月，3月が多く，夏と冬のウイルスの活動時期に一致していた。発熱の持続期間は，平均すると1.93日であった。入院した症例は19名(11.5％)で，細菌感染症が5例，ウイルス感染症が14例，平均在院日数は6.1日で，予後はすべて良好であった。この結果から，生後4か月未満の乳児でも発熱はみられ，その予後は現在のわが国においては良好であることがわかった。

全身状態が悪い場合，経過観察が困難な場合は，すぐに入院して精査を行う。また保護者の不安が強いときも入院精査とする。それ以外の場合，発熱に気付かれてから6時間以上経過していれば，CRPの定量検査を行う。CRPは発熱直後には陽性化しない場合があるので，発熱後の経過時間を考慮に入れる必要がある。比較的全身状態が良い乳児の発熱に対する入院，経過観察の基準の案を図に示した。

c．生後4か月以降の発熱

月齢5か月から1歳未満で，生まれて初めての発熱であり，少し機嫌が悪い以外に所見がない場合は突発性発疹の可能性が高い。

表6 日常診療に必要なスクリーニングテスト

①Hb，赤血球数，白血球数*，白血球分類，血小板数 ②CRP* ③赤沈 ④胸部X線検査* ⑤検尿*：蛋白，沈渣，必要により細菌培養 ⑥咽頭培養 ⑦血清蛋白，蛋白分画，GOT，GPT，LDHなどの生化学検査 ⑧検便：潜血 ⑨必要あればツベルクリン反応

*4か月未満の発熱では，来院時に行ったほうがよいもの

乳児期以後は，230種類以上知られている各種病原体による「かぜ症候群」の発熱が最も多い。かぜに伴う発熱は3〜4日間続くのが一般的である。熱の高さと疾患の重症度は必ずしも一致しない。学童期になると発熱の回数は少なくなる。

全身状態が良好であれば，3〜4日間の発熱は経過観察するだけでよい。全身状態が不良，あるいは発熱が4日以上持続する場合は，表6に示した検査を施行する。このスクリーニングテストにより，発熱の原因をおおよそ鑑別することができる。

詐熱は，小児本人，あるいは保護者が，体温計をこすったり，身体以外の熱源に体温計を接触させて発熱があるように見せかけるもので，心理的な病態がある。これに対しては，監視下で体温計測を行う。心因性発熱と確定診断する場合でも，まず最初に身体的な異常の検索を行うべきである。

保護者の不安を解消するために

医師にとって発熱は疾病の原因を検索するための重要なサインの1つであるが，保護者にとっては子ども

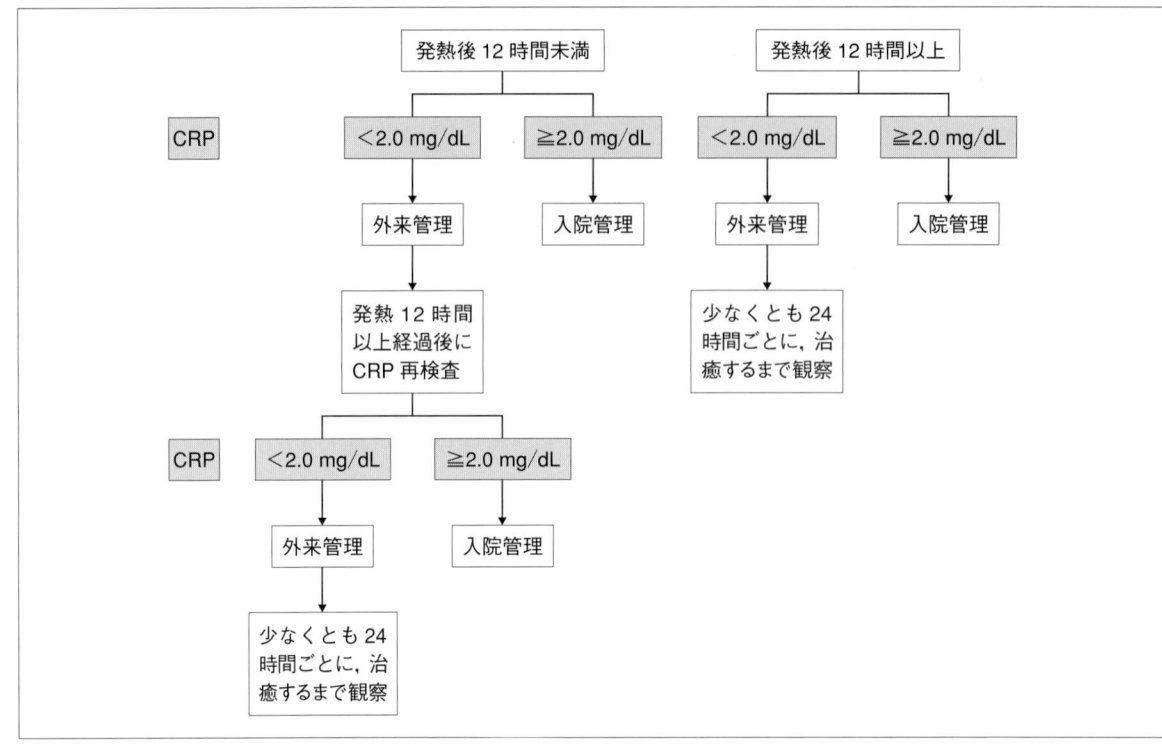

```
                         発熱後12時間未満                    発熱後12時間以上
CRP              ＜2.0 mg/dL    ≧2.0 mg/dL        ＜2.0 mg/dL    ≧2.0 mg/dL
                    ↓              ↓                  ↓              ↓
                  外来管理        入院管理            外来管理        入院管理
                    ↓                                  ↓
              発熱12時間                          少なくとも24
              以上経過後に                        時間ごとに，治
              CRP再検査                           癒するまで観察
                    ↓
CRP              ＜2.0 mg/dL    ≧2.0 mg/dL
                    ↓              ↓
                  外来管理        入院管理
                    ↓
              少なくとも24
              時間ごとに，治
              癒するまで観察
```

図　全身状態が比較的良好な乳児の発熱の管理　　　（下村国寿：開業医の外来小児科学．改訂4版, p10, 南山堂, 2002)

の発熱は最も大きな不安となる。保護者の不安を軽減するため，①発熱の原因を推測して伝える，②今後の発熱の経過（例えば，夜間になるとさらに高熱になる，3日後には熱は下がる，5日間は熱が続く，など）を予測して伝える，③熱の高さと病気の重症度は必ずしも一致しない，④高熱だけで脳に障害を残すことはない，⑤熱の高さより，全身状態の把握が大切，⑥どういう状態となったら再受診する必要があるか，⑦解熱薬の使い方，⑧食事や水分の摂取，入浴の可否，登園・登校の目安，などを伝える。

d．微熱

微熱の基準は報告者によって少しずつ異なっているが，小児では，一般には37.5℃以上を発熱とすべきで，このような軽熱が10日以上持続するような状態を微熱としている。微熱をきたす疾患やその頻度は年代によって大きく異なっている。昭和30年代のはじめには，結核性疾患が微熱をきたす疾患のほぼ1/3を占め，続いて鉤虫症，感染後高体温症，浅在性感染症，腎炎・ネフローゼ，血液疾患，脳性熱，夏季熱，体質熱の順であった。昭和40年代後半の報告では，微熱を引き起こす感染性疾患のなかに結核はなく，尿路感染症，無菌性髄膜炎による微熱が多く，非感染性疾患としては，ネフローゼ，血管性紫斑病，白血病，脳炎後遺症，先天性心疾患，てんかん，乳児肝炎，糖尿病などが報告されている。この大きな変化の原因として，わが国の小児の疾病構造が急性から慢性へと変化したこととともに，診断技術，治療技術や予防法の進歩が寄与していると思われる。これらの点から，今後，微熱を大きな手がかりとして鑑別診断を行うことは少なくなっていくものと思われる。

体温計の種類によっては，その使用によって微熱と判断されることもある。全身状態の把握と，ほかの測定原理の体温計での計測を行い，比較検討することが大切である。

4．鑑別のポイント

a．全身状態の把握

発熱だけでなく，全身状態と随伴症状の把握が必要である。全身状態を把握するとはすなわち，保護者の訴えをよく聞くことである。乳児の場合の他覚的な判断として，表1のようなスケールを利用する。

b．感染部位の確認

発熱の原因として最も多いものは感染症である。病原体は生体の孔から侵入する。侵入部位には，発赤，腫脹，発熱，疼痛，機能障害など，炎症所見が認められ

る。診察では，全身の皮膚，咽頭，肺，腹部所見のほかに，中耳炎や尿路感染症の可能性も考える。乳幼児では，常に髄膜炎の可能性を考えておく必要がある。

c．必要な検査

発熱が3～4日間以上続き，全身状態がやや悪い場合，疾患の原因検索のために外来で行う検査項目を表6に示した。治療方法があるものに対しては，迅速に診断し，適切な治療を開始しなければならない。感染症のスクリーニング検査が中心となる。

d．感染症の迅速診断の利用

最近では，A群溶連菌，インフルエンザウイルス，アデノウイルス，RSウイルス，マイコプラズマ，ロタウイルスなどについて，外来の場で簡単に迅速診断を行うことができるようになり，鑑別診断上，大きな力となっている。今後は，病原体の遺伝子診断も行われるようになり，発熱の鑑別はより正確になっていくと思われる。病原体が確定されれば，それに対応した治療が行われるようになる。

e．見逃してはならない疾患

ウイルス性のかぜ症候群の中から，髄膜炎，急性中耳炎，尿路感染症，敗血症などを見逃すことがないよう心がけながら診療する必要がある。発熱だけでなく，急速に全身症状が悪化する急性喉頭蓋炎，心筋炎などの存在も知っておく必要がある。

発熱についてのミニレクチャー

生まれて初めての発熱で来院した，あるいは5～6か月健診時には，保護者に対して以下のような発熱についてのミニレクチャーを行うとよい。

昔から「知恵熱」，あるいは「歯牙熱」という言葉があり，知恵がついたり，歯が生え始める5～6か月から1歳までの間に母体由来の抗体が消失し，そのためいろいろなウイルスにかかって熱が出るようになる。かぜ症候群を引き起こす病原体は230種類以上知られており，1歳代では，1か月に2回くらいかぜ症候群に罹患する。保育所など，集団生活をはじめると，最初の1年間はかぜ症候群に罹患する頻度が高い。かぜ症候群では3～4日間の発熱を伴うことが多い。熱の高さより全身状態の把握が大切で，何回かかぜ症候群を経験すると，どういうときに医療機関を受診したらよいかがわかるようになる。

5．診断がつかないとき

2週間以上，38.0℃以上の熱が持続し，診断がつかない場合を不明熱という。不明熱のうちで最も多いものは感染症である。続いて，膠原病類似疾患，悪性腫瘍の順となっている。最終的に診断が確定しないものは20%前後と報告されている。

発熱の経過，全身状態，検査値などの整合性が乏しく，長期にわたって発熱がみられる場合は，子どもを身代わりにするミュンヒハウゼン症候群(Münchausen syndrome by proxy)も疑う。この場合は，継続的に監視下で体温測定を行う必要がある。

痙攣
Convulsive disorders

高橋　孝雄
慶応義塾大学／教授

1．救急処置

a．全身状態の評価

来院時に痙攣している場合には，神経学的所見よりも，呼吸数，呼吸の深さ，心拍数，血圧，末梢循環不全徴候など全身状態の評価が優先される。必要に応じて，いわゆる救急蘇生のABC(気道・呼吸・循環の確保)を直ちに行うことは言うまでもない。

b．静脈ラインの確保

静脈ラインの確保と心電図モニターの装着はすべての場合に必須である。確保された静脈ラインから抗痙攣薬(ジアゼパム)を投与する。また，静脈ラインの確保と同時に採血し，血液ガス，血糖，電解質の測定を行う。これらに異常(酸塩基平衡の異常，低血糖など)が認められた場合には直ちに特異的治療を行う。不整脈による痙攣の可能性も念頭に置く。

c．注意点

痙攣時に配慮すべき点として，嘔吐・誤嚥の予防が挙げられる。着衣をゆるめること，嘔吐を誘発するような手技(口の中に指などをいれる)を避けること，吐物が口腔内にある場合には除去することなどである。

2．診断のチェックポイント

痙攣直後または意識障害がある場合と痙攣の精査目的で後日受診する場合とでは，診断的アプローチがまったく異なる。診察段階で特に重要なチェックポイントは以下のとおりである。

a．痙攣直後または意識障害がある場合

1) 診察

短時間に行う必要がある。また，客観性があり確実に判定できる項目を用いる。脱衣状態で診察することも重要である。細かな神経学的所見よりも全身状態の把握に重点を置く。バイタルサイン(特に末梢での脈拍，呼吸

数,呼吸の深さ)に加えて皮膚をよく観察する。末梢循環不全徴候(末梢冷感, Capillary Refill の遅延)は,痙攣の原因にかかわらずショック,代謝性アシドーシスなど重篤な全身状態を反映し,短時間ですばやく確認できるため有用である。外傷の有無も重要なチェックポイントである。口腔内を診察する場合には,嘔吐を誘発しないように配慮が必要である。

2) 救急蘇生を行った後にまず確認すべき項目
①不整脈(モニターで確認)
②血圧
③意識レベル:痙攣後 30 分以上意識障害が持続する場合,脳炎など重大な病態を想定する必要がある。ただし,抗痙攣薬(ジアゼパム坐薬など)の影響による傾眠傾向との鑑別に窮することもある。フェニトインは意識レベルに及ぼす影響がほとんどないため,意識障害の有無判定が重要な場合には有用である。
④項部硬直:髄膜脳炎を診断する上で簡便な方法だが,医師の技術,経験に左右されやすく新生児などでは診断的価値に乏しいこともある。大泉門膨隆も同様である。また,臥位で啼泣している場合には頭蓋内圧亢進がなくても大泉門は膨隆する。項部硬直,大泉門膨隆を認めないからといって中枢神経感染症を否定してはならない。
⑤神経学的所見:左右差のある症状,徴候が重要である。とりわけ,瞳孔不同は客観性が高く判定が容易である。また,呼吸パターンの異常など生命にかかわる重要徴候を伴っていることも多い。直ちに CT/MRI を行う。一方,対光反射の減弱は抗痙攣薬の影響,医師の技術レベルなどによって判断が困難になる場合がある。一般に,瞳孔不同を伴わない瞳孔径や対光反射の軽度異常は診断的価値が低い。痙攣直後の麻痺も左右差がない場合には診断的価値が低い。悪性高熱,悪性症候群などでは筋緊張の異常の有無を確認することも重要である。
⑥鼓膜所見(中耳炎),咽頭所見(上気道炎),肺野聴診所見(下気道炎),心音・心雑音(感染性心内膜炎)など。発熱の原因について診断できることも多い。

3) 問診
救急処置,診察をしながら,重要項目についての問診を同時進行で行う。具体的には,①痙攣の起こった状況,②初発か否か,③痙攣の持続時間,④重大な基礎疾患(先天性心疾患など)の有無,⑤発達遅滞の有無などについて情報収集する。痙攣の持続時間は,診断の参考にはなっても決め手とはならない。保護者が申告する持続時間は過大申告のことがほとんどである。救急車到着時にも痙攣していた場合には比較的持続が長いと考えられ,来院時にも痙攣が続いていれば重積ないしその危険

が高いと考える。

痙攣が止まり全身状態が安定したところで,緊急性のある疾患(脳炎・脳症,頭蓋内出血,薬物中毒,低血糖など)の鑑別に必要な問診を進める。発作の型に関する問診も重要である。局在性で,さらに神経学的巣症状を伴っている場合には,頭蓋内占拠性病変(SOL)を除外する必要がある。インフルエンザなど脳炎,脳症を合併することが知られている疾患の流行状況,アスピリン内服などに関する情報は脳炎,脳症を疑うきっかけとなる。脳炎脳症,頭蓋内出血などの重篤な急性疾患が考えられる場合には,家族歴などを詳細に聴取する前に,まず CT・MRI,髄液検査など特異的な緊急検査を優先すべきである。

4) 急性期に必要な簡易検査
①末梢血,CRP(中枢神経感染症):白血球増多は痙攣の影響である場合も多く,発熱の原因となった感染症の結果かもしれない。すなわち,痙攣の原因診断や治療に関して得られる情報は意外に少ない。CRP などの炎症反応も同様に非特異的である。
②血糖値(低血糖,糖尿病性ケトアシドーシス)
③血液ガス分析(末梢循環不全,低換気や過換気,先天代謝異常)
④血清電解質(脱水,電解質異常)
⑤BUN・クレアチニン(溶血尿毒症候群,脱水)
⑥肝機能・アンモニア(肝性脳症,ライ症候群,先天代謝異常)
⑦CK(痙攣そのものによる逸脱,悪性症候群,悪性高熱)
⑧検尿(比重,ケトン体,尿糖)

とりあえずの処置,治療が終了した時点で体重を測定する。その後の治療,特に水電解質管理のために極めて重要である。また,有機酸代謝異常などの代謝疾患に基づく痙攣の可能性を考え,来院時の検体(血清および血漿,尿,髄液)を保存しておくとよい。意識障害が遷延する場合にはアンモニアを含めた肝機能検査が血糖値と並んで重要である。肝性脳症,Wilson 病(劇症肝不全で発症する場合がある),Reye 症候群の診断が問診や診察だけでは困難な場合が多いためである。簡易検査とは言えないが,ほとんどの施設で緊急に行うことのできる検査に CT/MRI がある。左右差のある神経学的所見を認めた場合の病巣診断には,画像診断が迅速かつ確実である。意識障害が遷延し,髄液検査が必要な場合には,たとえ神経学的巣症状がなくても,脳ヘルニアの危険を回避するために,まず画像診断で SOL を除外する必要がある。

脳波は侵襲が少なくベッドサイドで行うことができる

点で有用であり，脳炎，脳症，薬物中毒，脳幹部障害などによる痙攣，意識障害の診断に役立つことがある。しかし，夜間に緊急検査として行える施設は少なく，また判読を専門家に依頼する必要がある。また，抗痙攣薬で鎮痙した後にただちに脳波検査をしても原因診断に結びつく情報は得られないことが多い。

b．すでに痙攣が止まっており，意識障害もない場合

てんかん症候群などが鑑別に挙がる。時間をかけて詳細な問診をとることが何より重要である。チェック項目として重要なのは以下の項目である。

1）問診項目

① 周産期情報（脳性麻痺に合併した痙攣）
② 発達遅滞，特に退行の有無（脳発生異常，先天代謝異常，脳変性疾患など）
③ 熱性痙攣の既往
④ 家族歴，特に血族結婚，発達遅滞，てんかん，精神神経疾患，突然死
⑤ 薬物の内服状況
⑥ 虐待の可能性を示唆する家庭背景
⑦ 痙攣が誘発される状況（複数の痙攣発作を繰り返している場合）：空腹時に集中していれば低血糖の可能性，睡眠時，特に入眠・覚醒時に起こる傾向があればてんかんの可能性が高い。年長児ではヒステリーの可能性も考慮して問診する。乳児にみられる良性疾患である震え発作は，食事中など機嫌の良いときに頻発する傾向がある。運動誘発性舞踏アテトーゼも痙攣性疾患ではないが"痙攣"を主訴に来院することがある。短距離走など急激な運動を開始したときに発作が誘発される。

2）診断に有用な診察項目

① 神経学的所見：乳幼児では発達の評価が重要である。知能発達，姿勢・歩行，筋緊張，筋力の異常などを中心に診察する。学童期以降に起こった初発痙攣では神経学的所見に異常を認めないことが多い。
② 奇形：染色体異常ではてんかんのリスクが高い。特異的顔貌など特徴的な身体所見を有することが多い。
③ 皮膚所見：水疱は単純ヘルペス脳炎を疑う根拠となる。結節性硬化症では特徴的な皮膚所見が診断に役立つ。なお，新旧混在した多発性外傷は虐待のサインであり，頭蓋内出血を疑う十分な根拠となる。

3．痙攣をきたす疾患

少数の重要項目について Yes/No のかたちでチェックしてゆくのが効率的である（図）。痙攣の診断における重要項目は，年齢，発熱の有無，遷延する意識障害の有無である。また，初発痙攣か否かで鑑別疾患がかなり絞り込まれる。以下，発熱の有無で大別した。太字の5項目（脳炎・細菌性髄膜炎と脳症は1項目とする）は日常診療における重要疾患である。てんかん，先天代謝異常が発熱を伴う痙攣の鑑別に挙がっている点については"4．鑑別のポイント"を参照のこと。

a．発熱を伴う痙攣

① 熱性痙攣
② 脳炎，細菌性髄膜炎
③ その他の中枢神経感染症：脳膿瘍（先天性心疾患，免疫不全などの基礎疾患あり），脳真菌症（免疫不全状態）
④ てんかん
⑤ 先天代謝異常

b．発熱を伴わない痙攣

① てんかん
② 脳症
③ 頭蓋内占拠性病変（脳出血，脳腫瘍，脳血管奇形）
④ 広義の代謝疾患（低血糖，電解質異常，肝性脳症，先天代謝異常，脳変性疾患など）
⑤ 良性乳児痙攣

c．痙攣と紛らわしい病態

① 憤怒痙攣
② 震え発作
③ ヒステリー
④ 不随意運動（運動誘発性舞踏アテトーゼ，悪性症候群など）
⑤ 自慰

4．鑑別のポイント

a．熱性痙攣

脳炎，細菌性髄膜炎を熱性痙攣と誤診しないことが肝要である。年齢，発熱から痙攣までの経過時間が重要である。乳児期後半から幼児期の有熱時痙攣の大半を占め，多くは発熱後24時間以内に痙攣する。以前に有熱時痙攣を認め，その後の経過が良好であった場合には，今回も熱性痙攣である可能性が高い。家族歴に熱性痙攣があることも診断上有用である。痙攣直前の全身状態は比較的良好であることが多い。

熱性痙攣の家族歴があり，発症前の発達が正常，神経学的に異常を認めなければ，ほとんどの場合，検査の必要はない。体温の上昇に伴って"震え"を繰り返し意識レベルが保たれている場合には悪寒戦慄の可能性が高い。検査により悪寒戦慄と熱性痙攣を鑑別することは不可能である。いずれにしてもしばらく経過を観察してよい。

b．脳炎・細菌性髄膜炎・脳症

有熱時痙攣では，熱性痙攣であることが明らかである

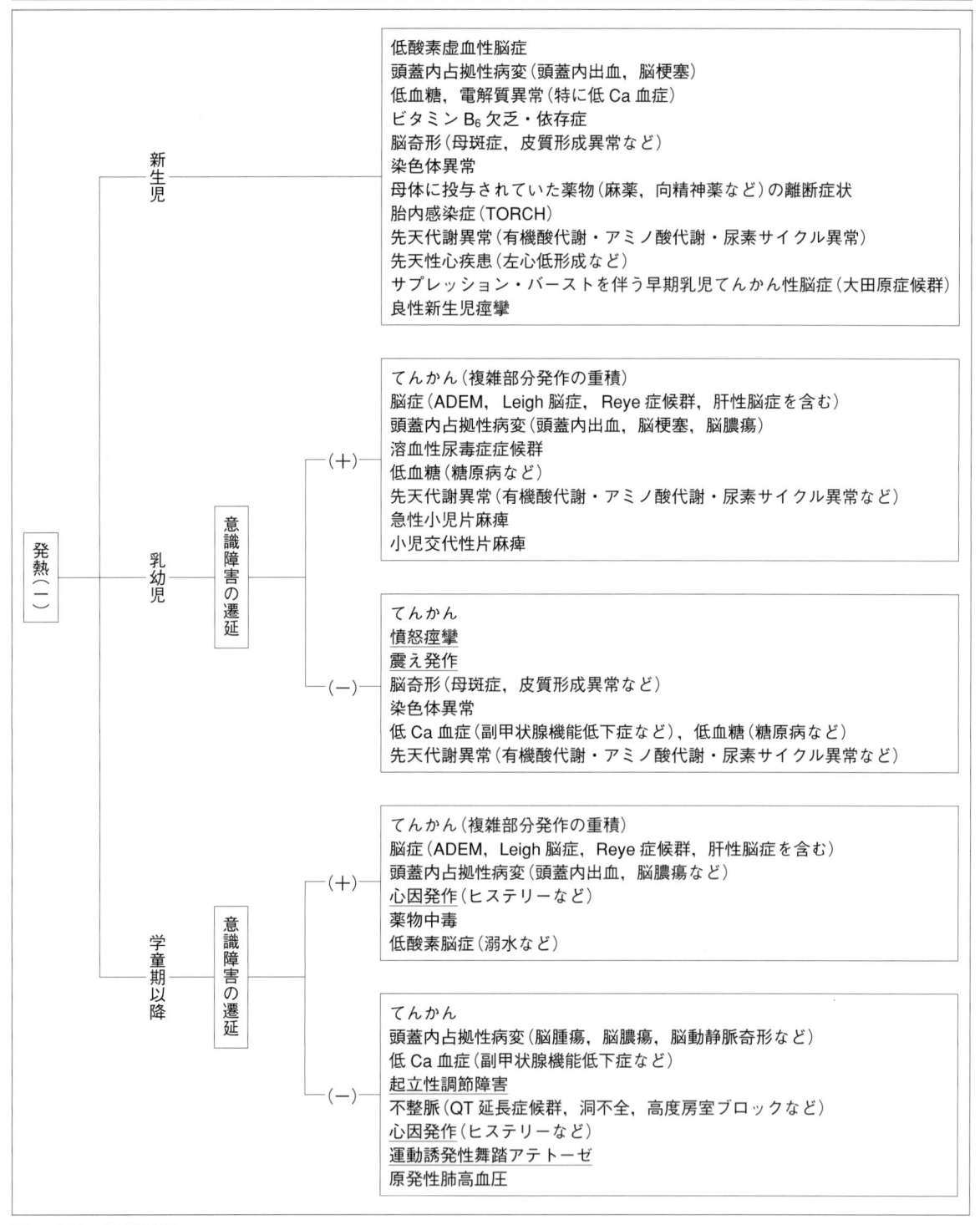

```
発熱(−)
├─ 新生児
│   └─ 低酸素虚血性脳症
│      頭蓋内占拠性病変（頭蓋内出血，脳梗塞）
│      低血糖，電解質異常（特に低Ca血症）
│      ビタミンB₆欠乏・依存症
│      脳奇形（母斑症，皮質形成異常など）
│      染色体異常
│      母体に投与されていた薬物（麻薬，向精神薬など）の離断症状
│      胎内感染症（TORCH）
│      先天代謝異常（有機酸代謝・アミノ酸代謝・尿素サイクル異常）
│      先天性心疾患（左心低形成など）
│      サプレッション・バーストを伴う早期乳児てんかん性脳症（大田原症候群）
│      良性新生児痙攣
│
├─ 乳幼児
│   └─ 意識障害の遷延
│       ├─ (+) てんかん（複雑部分発作の重積）
│       │      脳症（ADEM，Leigh脳症，Reye症候群，肝性脳症を含む）
│       │      頭蓋内占拠性病変（頭蓋内出血，脳梗塞，脳膿瘍）
│       │      溶血性尿毒症症候群
│       │      低血糖（糖尿病など）
│       │      先天代謝異常（有機酸代謝・アミノ酸代謝・尿素サイクル異常など）
│       │      急性小児片麻痺
│       │      小児交代性片麻痺
│       │
│       └─ (−) てんかん
│              憤怒痙攣
│              震え発作
│              脳奇形（母斑症，皮質形成異常など）
│              染色体異常
│              低Ca血症（副甲状腺機能低下症など），低血糖（糖尿病など）
│              先天代謝異常（有機酸代謝・アミノ酸代謝・尿素サイクル異常など）
│
└─ 学童期以降
    └─ 意識障害の遷延
        ├─ (+) てんかん（複雑部分発作の重積）
        │      脳症（ADEM，Leigh脳症，Reye症候群，肝性脳症を含む）
        │      頭蓋内占拠性病変（頭蓋内出血，脳膿瘍など）
        │      心因発作（ヒステリーなど）
        │      薬物中毒
        │      低酸素脳症（溺水など）
        │
        └─ (−) てんかん
               頭蓋内占拠性病変（脳腫瘍，脳膿瘍，脳動静脈奇形など）
               低Ca血症（副甲状腺機能低下症など）
               起立性調節障害
               不整脈（QT延長症候群，洞不全，高度房室ブロックなど）
               心因発作（ヒステリーなど）
               運動誘発性舞踏アテトーゼ
               原発性肺高血圧
```

図　痙攣の鑑別診断

発熱の有無，年齢，遷延する意識障害の有無，おおよその頻度，重要度を考慮して配列した。痙攣またはそれ以外の兆候で乳幼児期までに診断されることが多い疾患（脳奇形，染色体異常，胎内感染症，先天代謝異常の一部など）による痙攣は学童期以降にも発症しうるが，ここでは鑑別疾患から除外した。新生児における意識レベルの評価は一般小児科医には困難であるため，意識障害の遷延を鑑別診断の指標から除外した。乳幼児においても，軽度の意識障害を正しく診断することはしばしば困難である。判定に迷った場合には"あり"と考えて鑑別を進めるべきである。下線：痙攣と紛らわしい非痙攣性の病態

場合を除き，髄液検査が必要となることが多い．ただし，画像診断で脳ヘルニアの危険がないことを確認してから行う．特に新生児，乳児期早期の発熱に伴う痙攣では，細菌性髄膜炎，脳炎の診断は重要である．神経症状，特に嗜眠傾向が先行した場合，痙攣後に意識障害が遷延している場合にも脳炎，脳症の可能性が高まる．発熱から痙攣までの経過時間が2日以上の場合，学童に起こった初発有熱時痙攣の場合にも細菌性髄膜炎を含めた脳炎・脳症の鑑別が必要である．脳炎・脳症では，痙攣直後に正常であった画像検査，髄液検査，脳波が後に異常となる場合があるので，痙攣翌日に検査を繰り返すことが有用である．脳波上，痛み刺激に反応しない全般性高振幅徐波が持続する場合には，脳症などによる大脳皮質機能の広範な低下が示唆される．

c．てんかん

てんかんの診断には，詳細な問診(現病歴，家族歴)が不可欠である．また，ある程度の経過観察期間が必要となる場合も少なくない．診断を急ぐ必要はないことも多い．良性てんかんの一部では無治療で経過観察してよい場合があり，的確な診断が何より重要である．一方，点頭てんかん，ミオクローヌスてんかんの一部など，発達遅滞を伴う難治性てんかんの診断は早急につけるべきである．

有熱時に部分発作(身体の一部のみの痙攣)や痙攣重積を認めても，有熱時痙攣だけではてんかんと診断することはできない．平熱時に発作を認め，それが繰り返されることがてんかんの診断に重要である．一方，以前に無熱性痙攣を認めていたり，すでにてんかんと診断されている場合には，てんかん発作が発熱により誘発されたと考えるのが妥当であろう．脳波は有力な補助診断法であるが，てんかんと熱性痙攣の鑑別の決め手とはならない．すなわち，脳波が正常でもてんかんと診断される症例も多く，その逆も真である．

d．頭蓋内占拠性病変(脳出血，脳腫瘍，血管奇形)

左右差のある神経症状，徴候(部分発作など)を認めた場合には画像診断(CT，MRI)を行うべきである．瞳孔不同は判定容易で客観性が高いので有用である．脳出血では脳血管病変(動静脈奇形，モヤモヤ病など)，凝固異常，非虐待などの病態が基礎にあることがほとんどである．脳静脈洞血栓もまれではあるが出血性梗塞から痙攣の原因となることがある．その場合も，凝固異常，赤血球増多症を伴うチアノーゼ性心疾患など基礎疾患の存在が前提となる．

e．広義の代謝疾患(低血糖，肝性脳症，先天代謝異常など)

まれではあるが早期診断により治療可能な病態(低血糖，低カルシウム血症，高アンモニア血症など)が含まれるため重要な疾患群である．先天代謝異常(有機酸代謝異常，尿素サイクル異常など)が感染，発熱をきっかけに痙攣，意識障害で発症することがある．すなわち，脳炎，熱性痙攣などの急性疾患に似た発症パターンを呈する場合があるので注意を要する．持続する代謝性アシドーシス，抗痙攣薬に抵抗性の痙攣を認めた場合には代謝異常による痙攣を鑑別することが重要である．頻回の嘔吐も代謝異常を疑うきっかけとなる．特に新生児期，乳児期に発症した場合には早急に治療(蛋白制限，血液浄化療法など)が必要となる場合が少なくないので，早期に専門家にコンサルトするのがよい．痙攣前あるいは経過観察中に退行を認めた場合も，先天代謝異常，脳変性疾患の可能性が高くなる．

低血糖，低カルシウム血症がけいれんの原因と判明した場合には，基礎疾患(糖原病，高インスリン血症などの糖代謝異常，副甲状腺機能低下症など)の鑑別が重要である．適切な診断，治療により，けいれん再発，発達遅滞を防止することができるからである．

5．診断のつかないとき

a．痙攣が持続している，または意識障害が遷延している場合

血液検査，画像検査，心電図など緊急検査で診断がつかない場合には，緊急治療を要する疾患を想定する必要がある．てんかん重積，熱性痙攣重積，細菌性髄膜炎，脳炎・脳症，代謝疾患などが鑑別に含まれる．結局，"原因不明の脳症"と診断されることもある．いずれにしても，まずは痙攣を止めること優先し，さらに痙攣再発，脳浮腫が起こってくることを想定して治療を開始する．発熱を伴う痙攣で意識障害が持続する場合には，たとえ髄液検査が正常でも，血液，髄液培養を行った後に培養結果を待たずに抗菌薬を投与する．

ヒステリー，薬物中毒による痙攣・意識障害の診断は難しい．鑑別疾患に挙げることが診断の第1歩である．先天代謝異常が痙攣で発症した場合も迅速な診断は困難である．必要に応じて早期に専門機関に相談する．悪性症候群，悪性高熱は緊急治療(原因薬剤の投与中止，ダントロレン静注，アシドーシス補正など)の対象である．一般小児科診療ではほとんど遭遇することがないため，疑わない限り診断は難しい．向精神薬投与中(悪性症候群)，全身麻酔時(悪性高熱)などに痙攣様の筋強直，原因不明の発熱，頻脈，ショックなどの自律神経症状を認

めた場合には必ず血清CKを測定すべきである。薬物の使用歴，麻酔後の原因不明死，ミオパチーに関する家族歴も重要である。

b．痙攣が止まり意識が回復している場合

臨床経過，初期に行った血液，画像検査などで診断がつかない場合，意識障害がなければ診断を急ぐ必要はないことが多い。乳児期では，ウイルス性胃腸炎に伴う良性痙攣など，必ずしも治療を要するとは限らない良性疾患が含まれる。これらの疾患には特異的診断法がないため，その診断は意外に難しい。学童期以降ではてんかんの可能性が高い。脳波が正常の場合には診断に苦慮する場合がある。臨床的には発作を繰り返すか否かが重要である。通常，1回のみの痙攣発作でただちにてんかん治療を開始する必要はないので，診断を急ぐ必要はないことが多い。

非痙攣性疾患である震え発作，運動誘発性舞踏アテトーゼ，ヒステリーなどの心因発作は，しばしば痙攣と誤診され診断がつかない場合がある。発達，身体所見，神経学的所見，脳波，画像検査，血液検査などはすべて正常である。年齢，具体的な発作の型，発作の起こる状況などが診断の根拠となる。詳細な問診とある程度の経過観察期間が必要となる場合が多い。てんかん発作とヒステリーが混在している場合もあり，問診と慎重な経過観察がさらに重要である。

経過観察中に原因不明の退行を生じた場合には，一部の難治性てんかん（乳児重症ミオクロニーてんかん），先天代謝異常（ミトコンドリア脳筋症，脳変性疾患などを含む）を鑑別する必要がある。乳児重症ミオクロニーてんかんの診断には脳波の再検査が有用である。先天代謝異常が疑われた場合には，専門家に相談し鑑別診断を進める。亜急性硬化性全脳炎も鑑別すべき疾患ではあるが，行動異常，進行性知能障害，錐体外路兆候が主な症状である。

神経疾患以外の疾患による痙攣は，てんかん発作と誤診され長期にわたって誤って治療されている場合がある。特に心原性のもの（QT延長症候群，洞不全，原発性肺高血圧など）は突然死の原因になりうるため注意を要する。比較的簡便な検査（心電図，胸部X線）が診断の糸口となる。

テタニー
Tetany

大薗　惠一
大阪大学大学院／教授

1．救急処置

a．全身状態の評価

テタニーとは，不随意な筋肉の痙縮を意味し，主として手足など末梢性の間代性痙攣を指すが，全身的な痙攣および喉頭痙攣に至る場合もあるので，注意を要する。

b．静脈ラインの確保

上述のように，テタニーをきたす場合には，全身的な痙攣がみられる可能性があるので，必要に応じ，採血を行うと同時に静脈ラインを確保することを考慮する。

c．注意点

血清カルシウム値を補正してテタニー症状を軽快させることを目的として，カルチコールなどの投与により急速にカルシウムを負荷するときは，心拍数の低下をきたすことがあるので，心電図計でモニターする必要がある。また，カルシウム製剤が血管外に漏れた場合は血管炎や異所性石灰化をきたす場合があるので慎重に投与する。アルカローシスの合併により，より容易にテタニーが起こるので，過換気は避けるようにする。

2．診断のチェックポイント

未熟児・新生児期は低カルシウム血症，テタニーはよくみられるが，特有な原因があり，本項目からは除外して考える。

a．診察

テタニーを誘発する手技を用いる診察所見として，Trousseau徴候，Chvostek徴候がある。前者では，被検者の上腕を検者の手または血圧計のマンシェットで強く圧迫すると指のしびれ感に続いて，「産科医の手位」と形容される手や指の痙攣性硬直が生ずる場合を陽性とする。後者では，顔面神経管を外耳孔前方で叩打し，鼻翼，眼瞼，口角などに攣縮が起こると陽性と判定するが，正常でも陽性となることがある。身体所見としては，くる病を伴って，肋軟骨部の腫脹，関節の変形腫脹および成長障害，O脚などがみられることがある。このほか，筋緊張および筋力低下がみられる。心電図ではQTの延長がみられる。レントゲン学的には，長管骨骨幹端において，骨端線の拡大，盃状陥凹，毛ばだちなどのくる病変化がみられることがある。偽性副甲状腺機能低下症Ia型にはアルブライト徴候（Albright Hereditary Osteodystrophy）を伴うが，その内訳は低身長，円形顔

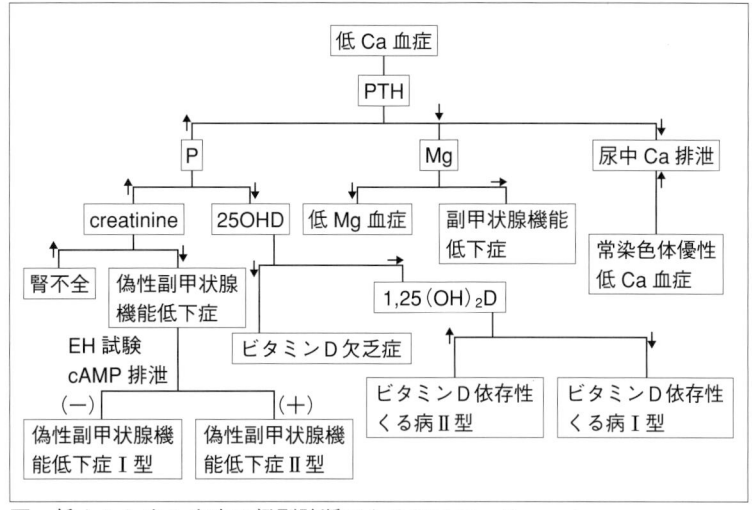

図 低カルシウム血症の鑑別診断のためのフローチャート

貌，第4中手骨短縮，異所性石灰化である。

b．確認すべき項目

テタニーは通常，低カルシウム血症によるが，まれに低マグネシウム血症によることがあるので注意を要する。臨床検査では，ビタミンD欠乏症では，低カルシウム血症，低リン血症，高アルカリホスファターゼ血症，血中副甲状腺ホルモン高値，血中25位水酸化ビタミンD低値が認められる。ただし，血中25位水酸化ビタミンD測定は保険適用外である。血中 $1,25(OH)_2D$ 値は一定せず，低値の場合も高値の場合もみられる。副甲状腺機能低下症では，低カルシウム血症，高リン血症，血中副甲状腺ホルモン低値がみられる。偽性副甲状腺機能低下症では，血中副甲状腺ホルモン低値はみられないにもかかわらず，低カルシウム血症，高リン血症を呈する。

くる病は，低リン血症性ビタミンD抵抗性くる病などの，低リン血症，過リン酸尿を主徴とする疾患でもみられるが，低カルシウム血症は合併せず，テタニーの原因とはならない。

c．問診

遺伝性の疾患では，家族歴をよく聞く。発作時の状況を確かめ，反復性かどうかあるいは誘因がないかなどについても問診する。

d．簡易検査

血清カルシウム値は緊急検査項目となっていると思われるので，早急に結果が得られるようにする。

3．テタニーをきたす疾患

低カルシウム血症および低マグネシウム血症をきたす

表1 低カルシウム血症をきたす疾患

検査値	疾患，病態
低カルシウム血症 低リン血症	ビタミンD欠乏症，ビタミンD依存症Ⅰ型，Ⅱ型 hungry bone症候群，腎臓からのCa・リン喪失 抗痙攣剤
低カルシウム血症 高リン血症，GFR正常	副甲状腺機能低下症，偽性副甲状腺機能低下症 低マグネシウム血症に伴う副甲状腺機能低下症
低カルシウム血症 高リン血症，GFR低下	慢性腎不全

フロセミド投与により低Ca，Na，K，Cl血症をきたす。新生児期では，未熟児，仮死児，糖尿病の母親から生まれた児，リン含量の多いミルクの摂取などで低カルシウム血症となる。

疾患が対象となる。

a．低カルシウム血症の鑑別診断

血清カルシウム値上昇作用を持つ活性型ビタミンDおよび副甲状腺ホルモンの作用の不足により，低カルシウム血症がもたらされる。血清リン値に対する作用は両者で異なるので，低カルシウム血症に低リン血症を伴うのか高リン血症となるのかによって鑑別される（表1）。図に低カルシウム血症の鑑別のためのフローチャートを示す。

b．ビタミンD作用不足を示す疾患の病型診断

ビタミンDの摂取量の不足あるいは吸収の低下およ

び日光照射不足により，ビタミンD欠乏症となり，活性化経路の異常により，ビタミンD依存症がもたらされる。ビタミンD依存症のうち，腎臓における1α位水酸化障害によるものをビタミンD依存症I型，ビタミンD受容体異常によるものをビタミンD依存症II型という。前者では，低カルシウム・低リン血症に加えて，血中 $1,25(OH)_2D$ 値は低値となる。後者のビタミンD依存症II型では低カルシウム・低リン血症に加えて，血中 $1,25(OH)_2D$ 値は高値となる。

c．副甲状腺機能低下症の病型診断

副甲状腺機能低下症は副甲状腺ホルモンの分泌低下を伴うが，副甲状腺ホルモンが分泌されているにもかかわらず，副甲状腺ホルモンの作用が発揮されない疾患を偽性副甲状腺機能低下症と呼ぶ。すなわち，偽性副甲状腺機能低下症においては，副甲状腺ホルモンに対し不応の状態にある。副甲状腺ホルモンに対し不応の状態にあるかどうかの判定にはEllsworth-Howard試験を行う(表2)。副甲状腺ホルモン(PTH)分泌不全に心奇形，免疫不全を伴うDiGeorge症候群では22番染色体欠失があり，(CATCH22あるいは最近では22q11.2欠失症候群と呼ばれる)，また，HDR症候群(hypocalcemia, deafness, renal anomaly)の責任遺伝子はGATA3である。副甲状腺機能の単独低下を示す家族性の副甲状腺機能低下症においてGCMB遺伝子異常が報告された。PTH分泌低下をきたす重要な疾患に，常染色体優性低カルシウム血症(autosomal dominant hypocalcemia)がある。本症では，カルシウム感知受容体に機能獲得性の異常が認められるので，血清カルシウム値が低下しているにもかかわらず，受容体において血清カルシウム値が正常と判定されることによりPTHが分泌されず，PTH分泌不全状態となる。しかし，腎においてもカルシウム感知受容体機能が異常なので，低カルシウム血症でありながら相対的に高カルシウム尿となる。特発性副甲状腺機能低下症と診断されている症例の中に本症が認められるので，正確な診断が必要である。

偽性副甲状腺機能低下症は病型分類されており，Ia型においては，Albright osteodystrophy(AHO)徴候と総称される中手骨短縮，低身長，円形顔貌，肥満，異所性皮下骨化などが認められ，赤血球あるいは皮膚線維芽細胞においてGsα蛋白質量あるいは活性が50%に減少している。偽性副甲状腺機能低下症Iaの家系の中にはAHO徴候を示すにもかかわらず，ホルモン抵抗性を伴わない症例が存在し，偽性偽性副甲状腺機能低下症(pseudopseudohypoparathyroidism)と呼ばれる。

d．低マグネシウム血症の鑑別診断

低マグネシウム血症の原因としては，尿中への喪失(利尿剤投与，腎尿細管性アシドーシス，Gitelman症候群など)，摂取量不足(神経食思不振症など)，吸収不足(原発性低マグネシウム血症，吸収不良症候群など)，体液喪失(下痢，消化管ドレナージなど)に分けられる。

4．鑑別のポイント
1）基準値

血清カルシウム値は全年齢を通じてほぼ一定に保たれる。低カルシウム血症の正確な判定にはイオン化カルシウムの測定が望ましいが，血清総カルシウム値をみて判定しなければならないことも多い。血清総カルシウムの約50%がイオン化しているが40%程度は蛋白質(主としてアルブミン)と結合しているので，血清総蛋白濃度あるいはアルブミン濃度により血清カルシウム値を補正して判定する(Payne法：Ca補正値＝Ca測定値mg/dL － Alb g/dL ＋ 4.0)。すなわち，血清蛋白値の変動による見かけ上の血清カルシウム値の異常を除外する必要がある。施設ごとに設定する必要があるが，血清カルシウム値の基準値は 8.5～10.5 mg/dL である。mEq/Lで表記されることもあるので，基準値の判断時には単位に注意する。

一方，リン値は年齢を経るに従って徐々に低下するので，判定には年齢を加味する必要がある。また，日内変動が大きく，正確な判定には早朝空腹時の採血を基本とする。

低マグネシウム血症の基準は，一般的に 1.5 mg/dL 以下である。テタニーをきたすような場合は通常，1.2 mg/dL 以下となっている。実際には，低カルシウム血症を伴うことも多いので，双方の補正が必要である。また，カリウムも低下していることも多い。

2）遺伝子診断

ビタミンD，副甲状腺機能に異常をきたす疾患の遺伝子診断が可能となりつつあるので，表3にまとめた。

表2 Ellsworth-Howard試験による偽性副甲状腺機能低下症の診断

```
1. 方法
   絶食の状態で尿を1時間ごとに集める(U1, U2, U3)
   1-34ヒトPTHを緩徐に静脈内投与する
   投与後の尿を1時間ごとに集める(U4, U5)
2. 判定(正常反応の定義)
   リン酸反応：PTH投与前後2時間の差
               {(U4, U5)－(U2, U3)} が 35 mg 以上
   cAMP反応：PTH投与前後1時間の差(U4－U3)が1
              μmol 以上
              PTH投与前後1時間の比(U4/U3)が10
              倍以上
```

表3 低カルシウム血症あるいはくる病をきたす疾患の遺伝子異常

疾患分類	責任遺伝子
ビタミンD依存症Ⅰ型	1α位水酸化酵素遺伝子
ビタミンD依存症Ⅱ型	ビタミンD受容体遺伝子
X染色体性低リン血症性くる病	PHEX遺伝子
常染色体優性低リン血症性くる病	FGF23遺伝子
常染色体性優性低カルシウム血症	Ca sensing receptor遺伝子
DiGeorge症候群	CATCH22（染色体欠失）
HDR症候群 （hypocalcemia, deafness, renal anomaly）	GATA3遺伝子
家族性副甲状腺単独機能低下症	GCMB遺伝子
偽性副甲状腺機能低下症Ⅰa型	GNAS1遺伝子
偽性副甲状腺機能低下症Ⅰb型	GNAS1遺伝子調節領域

5．診断のつかないとき

テタニー症状があり，血清カルシウムとリン値，そしてできれば副甲状腺ホルモン値が測定されていれば，大まかな診断は可能である。しかし，テタニーが痙攣として現われ，てんかんと診断されている副甲状腺機能低下症もあるので注意を要する。また，病型診断はしばしば困難で，より専門的な文献や専門医にあたる必要がある。

失神
Syncope

磯田　貴義
国立成育医療センター

1．緊急処置

①仰臥位，下肢を挙上し，脳血流が最大限に保たれる姿勢を取らせる。

②意識消失が持続していれば誤嚥防止のため顔を横に向け気道を確保する。意識が十分回復するまでは経口摂取をさせないようにする。

③心拍数および脈拍数測定，血圧の測定を行うとともに，可能であれば心電図モニター，パルスオキシメーターを装着し，不整脈を始めとする循環器系の異常の有無を確認する。脈拍触知不良などの危急的状況があれば静脈ラインを確保するとともに，蘇生処置に移行する。

④意識は早期（1分以内）に回復することが多いが，少なくとも数分間は仰臥位を保たせ，この間完全に以前の状態に回復していることを確認した後，徐々に座位から立位を取らせる。その後も数分間は十分に観察モニタリングを施行する。

⑤失神時の転倒による外傷の評価と治療

2．診断のチェックポイント

狭義の失神とは，脳血流の一過性低下によって意識消失および姿勢の保持困難が生じる症候を指す。脳の代謝低下をきたす低酸素血症，低血糖などの病態でも同様の結果が生じる。患者および目撃者の詳細な病歴聴取が非常に重要である。鑑別においては，まず意識消失を伴う痙攣を除外する。さらに失神の二大要因である，(1)神経調節性失神，(2)心臓性失神を鑑別する。より予後の悪い心臓性失神を疑う場合は疾患特異的な検査を計画する。病歴聴取と理学所見評価のポイントは以下のとおりである。

(1) 心臓疾患の有無：先天性心疾患の病歴，動悸の有無，心音異常，心雑音，リズム不整（心臓性失神）

(2) 発作が起こる直前の体位，行動：臥位・座位・立位，安静時・運動時

(3) 誘発因子の有無：痛み，恐怖，精神的ストレス（血管迷走性失神・QT延長症候群），排便排尿（situational syncope）

(4) 前駆症状・合併症状：発汗・悪心・顔面蒼白（血管迷走性失神），aura（痙攣）の有無

(5) 意識消失の時間経過：発症が突然だったか，回復にどの程度時間を要したか

(6) 痙攣の有無および痙攣の様式：強直性・間代性痙攣の有無

(7) その他：失禁の有無，外傷の有無と部位，神経学的異常の有無，内服薬があればその内容

3．失神をきたす疾患

失神の成因は以下のカテゴリーに大別される。

(1) 神経調節性失神：血管の緊張と心拍数の反射制御の異常により血圧低下が生じる病態

(2) 心臓性失神：徐脈性頻脈性不整脈，心臓構造異常による流出障害などにより心拍出量が保てない病態

(3) 起立性低血圧

(4) 中枢神経性失神：中枢神経系の局所性血流障害による失神

(5) 代謝性失神：中枢神経細胞の代謝低下をきたす病態による失神

(6) 精神神経性失神

表に示すように失神をきたしうる疾患は多岐にわたるが，頻度の高いものは以下の疾患である（括弧内はカテゴリー）。

a．血管迷走神経性失神（神経調節性）

血管迷走神経性失神は全年齢層を通じて最も頻度が高い。器質的な異常がなく，長時間の立位・座位の保持，予期されなかった疼痛や恐怖（採血など），不快を催す光景・音・臭いなどが誘因となる。発作中に発汗，悪心，顔面蒼白などの症状がみられる。持続性の痙攣や失禁はまれで，外傷も軽度にとどまることが多い。失神にいたるまでの経過を覚えていることが多い。

b．不整脈性失神（心臓性）

先天心疾患などの形態的心臓異常合併例，特に心臓手術後症例では不整脈性失神を疑う。心室性頻拍や心房粗動の1：1伝導による上室性頻拍，房室ブロックや洞不全による徐脈が原因となることが多い。不整脈性失神では発作前駆症状がなく突然失神し，回復が速やかであることが多く，体位とは無関係に生じうる。形態的異常がない場合はQT延長症候群，Brugada症候群などの致死性心室性不整脈をきたす病態や，発作性心室性頻拍，心房細動を伴うWPW症候群が重要となる。QT延長症候群では運動負荷，水泳，大きな音や精神的動揺が誘因となり，血管迷走神経性失神との鑑別も必要となるが，突然死の家族歴を持つ場合が多い。

c．起立性低血圧

起立時には圧受容体を介する反射により，下肢の容量血管の収縮と抵抗血管の収縮が生じ血圧が維持される。起立性低血圧症では反射経路の器質的機能的障害により，起立時の血圧が低下し失神する。基礎に脱水や血管抵抗を下げる薬剤投与がなされている場合誘発されやすい。

d．憤怒痙攣

憤怒痙攣とは，乳幼児が不安や恐怖，予期しない痛みのために激しく泣き，息を吐き終わった時点で呼吸を停止し失神する疾患である。6か月から2歳ごろまでに発症し，多くは5歳までに自然軽快する。啼泣に伴う胸腔内圧の上昇による心拍出の低下，過剰な迷走神経反射などが原因と考えられている。誘因が必ずあり，睡眠中に発作を起こすことはない。

e．心臓形態機能異常（心臓性）

大動脈弁狭窄症，閉塞性肥大型心筋症などの心臓疾患では左心室流出路狭窄が運動負荷時などに増悪することにより心拍出量が保てず失神する。Fallot四徴症など右左短絡と肺動脈弁下狭窄の両者を合併する病態では，狭窄の悪化による低酸素血症が失神の原因となる。

f．その他

さらに，頻度は少ないが念頭に置くべきものに次の疾患が挙げられる。

1）原発性肺高血圧症（心臓性）

負荷に伴い心拍出量低下をきたす。学童期以降に発症することが多く，初発症状として失神をきたすこともある。肺塞栓症も同様の機序から失神発作をきたす。

2）排泄，咳嗽などに誘発される失神－situational syncope（神経調節性）

排便，排尿，咳嗽などに伴って失神発作をきたす。

3）低血糖（代謝性）

発汗，振戦が前駆症状としてみられ意識消失は遷延する。経静脈的ブドウ糖投与に速やかに反応する。

4）パニック障害，ヒステリー（精神神経性）

ほかに基礎疾患がない。失神の頻度は高いが外傷が極めてまれであるのが特徴である。

表　失神をきたす疾患

```
A．神経調節性失神
    血管迷走神経性失神
    一部の憤怒痙攣
    咳嗽，排便，排尿，嚥下などに伴う失神（situational
    syncope）
    頸動脈洞過敏症候群
B．心臓性失神
  1．不整脈性失神
     頻脈性：発作性上室頻拍（WPW症候群，心房粗動
            など），発作性心室頻拍，心室細動（特発
            性，QT延長症候群，Brugada症候群）
     徐脈性：洞不全症候群，房室伝導障害（先天性完全
            房室ブロック，心筋炎など）
     人工ペースメーカー機能異常
  2．心臓形態および機能異常
     左室流出路障害：閉塞性肥大型心筋症，大動脈弁
                    狭窄症
     右室流出路障害：重症肺動脈弁狭窄症
     肺動脈弁下狭窄を伴う右左短絡先天性心疾患：
     Fallot四徴症など
     心タンポナーデ：外傷性，心嚢炎
  3．心肺疾患
     原発性肺高血圧症，肺塞栓症
C．起立性低血圧
    特発性起立性低血圧症，薬剤性起立性低血圧，糖尿病性
    神経障害，出血，脱水
D．中枢神経性失神
    もやもや病，subclavian steal syndrome，一過性脳虚
    血
E．代謝性失神
    低血糖，過換気症候群
F．精神神経性失神
    パニック障害，ヒステリー
```

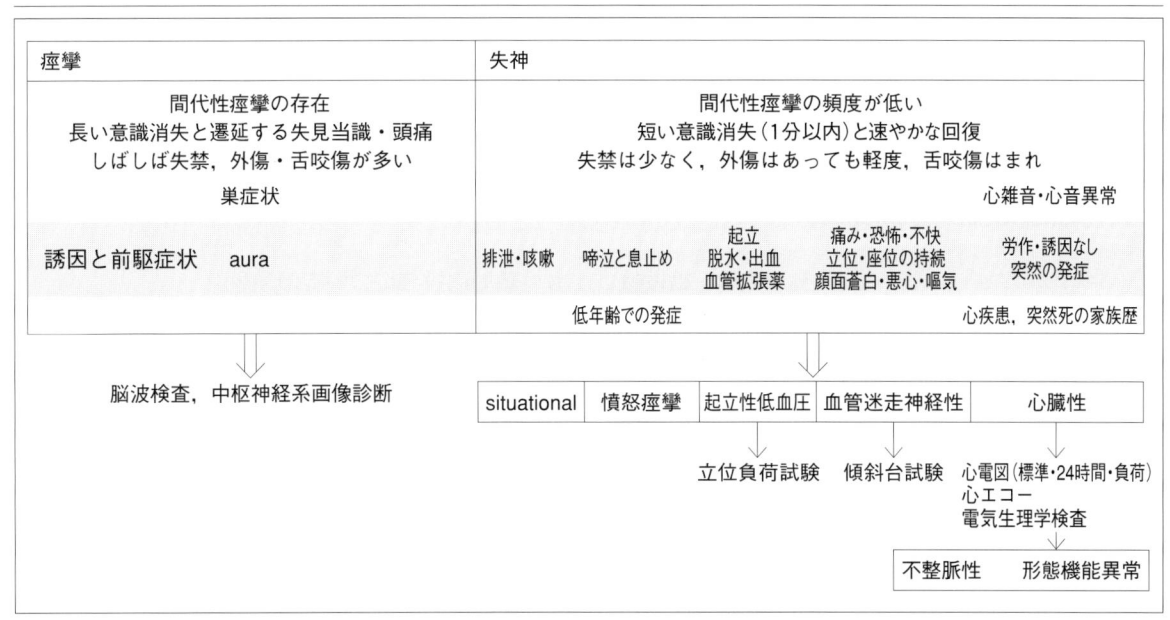

痙攣	失神				
間代性痙攣の存在 長い意識消失と遷延する失見当識・頭痛 しばしば失禁，外傷・舌咬傷が多い 巣症状	間代性痙攣の頻度が低い 短い意識消失（1分以内）と速やかな回復 失禁は少なく，外傷はあっても軽度，舌咬傷はまれ				
					心雑音・心音異常
誘因と前駆症状　aura	排泄・咳嗽	啼泣と息止め	起立 脱水・出血 血管拡張薬	痛み・恐怖・不快 立位・座位の持続 顔面蒼白・悪心・嘔気	労作・誘因なし 突然の発症
		低年齢での発症			心疾患，突然死の家族歴
↓	↓	↓	↓	↓	↓
脳波検査，中枢神経系画像診断	situational	憤怒痙攣	起立性低血圧	血管迷走神経性	心臓性
			立位負荷試験	傾斜台試験	心電図（標準・24時間・負荷） 心エコー 電気生理学検査
					不整脈性　　形態機能異常

図　失神原因の鑑別（各疾患には症状，所見にオーバーラップがみられることに注意する）

4．鑑別のポイント
a．注意すべき所見

まず，中枢神経系に起因する痙攣をその特徴から鑑別する。前駆症状としてのaura，長い発作持続時間（5分以上では痙攣の可能性が高い）と遷延する意識障害や失見当識，外傷や舌咬傷の存在，失禁，間代性痙攣，発作後の神経学的巣症状の存在などは，痙攣を示唆する所見である。この場合に，脳波検査や脳CT検査などの中枢神経系の評価を行う。

一方，失神では発作は短く（多くは1分以内）回復が速やかで，痛覚や恐怖などのストレス後に発汗，悪心を覚え症状が出現することが多く，外傷はあっても軽症である。失禁はまれで，痙攣様式が間代性であることは少ない。

b．失神の原因疾患

次の点から鑑別する。ストレス後や長時間の起立，座位後の亜急性発症および発作後の理学所見の乏しさは血管迷走性失神を示唆する。立位を取った直後の発症は起立性低血圧を示唆し，立位負荷試験により起立性低血圧が証明される（立位負荷2分後で20 mmHg以上の収縮期血圧低下もしくは10 mmHg以上の拡張期血圧低下で陽性）。体位に依存しない急な発症と基礎心疾患の存在は，不整脈性失神を示唆する。運動負荷，ストレス時の発症と心雑音，心音異常の聴取は心臓形態異常や肺高血圧症の存在を示唆する。運動負荷時やストレス時の発症および突然死の家族歴はQT延長症候群を示唆する。

c．鑑別に有効な検査
1）心電図（標準心電図，24時間心電図検査，負荷心電図）

心臓性失神を鑑別するために失神の症例では標準心電図検査を施行し，心負荷，不整脈素因，QT時間を評価する。不整脈性失神が疑われる場合は24時間心電図検査を行う。発症時に不整脈が検出されれば不整脈性失神は確定的で，検出されなければ否定される。QT延長や運動誘発性不整脈が疑われる場合は運動負荷心電図を行うが，除細動器をはじめ蘇生器具を用意しておく。

2）心エコー図検査

心臓形態異常，機能異常が疑われる場合，心エコー図検査で血行動態の確認を行う。

3）傾斜台試験

血管迷走神経失神が疑われ，発作が頻回である場合や症状が重篤である場合に施行する（一般には専門施設に依頼する）。

図に鑑別のポイントを示す。

5．診断がつかないとき

基礎疾患および突然死の家族歴がない初発の失神発作で，基礎検査で明らかな異常がない場合には，直ちに鑑別検査を行う必要性は乏しい。血管迷走神経性失神が疑われる問診所見がある場合には，誘因となる痛み，恐怖などを避けるように指導しながら経過を観察する。この中で失神を反復する症例には傾斜台試験の必要性を考慮する。心疾患があり頻回に失神を繰り返すが基礎検査で

不整脈が証明できない場合，電気生理学検査の必要性を考慮し，専門施設への紹介を考慮する。

意識障害
Disturbance of consciousness

岡 明
鳥取大学／助教授

1．救急処置
a．バイタルサインの確認と処置

意識障害患者に対しては，特に救急処置のABCが重要である。昏睡状態で来院の場合には，通常，①呼吸：呼吸状態やチアノーゼの有無，パルスオキシメーターでの血中酸素飽和度などから判断し，要すれば気道確保や酸素投与を行い，②循環：心拍モニターを装着し心電図の確認をするとともに血圧測定を行い，③蘇生用薬剤などを投与する点滴ルートを確保する。意識障害患者では，気道内の分泌物や異物を吐き出す生理的な反応が低下しており，気道の確保には注意する必要がある。

b．頭蓋内圧亢進・ヘルニアが疑われる場合の注意点

昏睡状態，瞳孔所見の異常，呼吸リズム不整，急激な意識レベルの低下や神経徴候の悪化は，脳ヘルニアを示唆し（表1），頭蓋内圧の上昇を前提に処置を行うべきである。その場合，体位としては頭部を挙上するように保つことと，頭部は正中位として静脈の還流を阻害しないようする。姿勢変換や疼痛を伴う処置などの際には，瞳孔の所見などの観察を頻繁に行う。その際，マンニトールやグリセロールの投与を行いながら，診療を進める。一時的な頭蓋内圧の軽減には，過呼吸による低二酸化炭素血症（25 mmHg以上）も考慮し，例えば呼吸状態が悪く，血液中二酸化炭素の上昇がみられる場合には，人工換気を積極的に行う適応となる。

c．痙攣の合併

痙攣，特に痙攣重積は全身状態を悪化させるだけでなく，脳内のエネルギー必要量を増加させ，脳損傷を悪化させる可能性がある。積極的に痙攣の治療を行うべきである。

d．鎮静剤投与についての注意点

上記の脳ヘルニアが疑われる場合や，せん妄状態や興奮時などを除き，頭部CT検査などに際しては可及的に鎮静剤なしで施行したい。鎮静剤の使用は，それにより意識状態の悪化など病態の進行を見逃すデメリットを考慮のうえで決める。急性期の頭部CTは，ある程度画像の質が悪くとも，出血や脳浮腫の有無などを観察できれば，十分であることが多い。

2．診断のチェックポイント
a．病歴のポイント
1）発症時の情報

異常に気付いた状況，痙攣の有無，頭部外傷の可能性，先行する感冒様症状などの有無，嘔吐の有無などを確認する。小児では痙攣に関連した意識障害の頻度が高く，痙攣が確認されていなくとも，発見時の状況によっては痙攣が先行した可能性を除外しない。先行する嘔吐は頭蓋内圧上昇を疑わせる重要な情報であり，慎重に対応する必要がでてくる。また，診察上の多発性外傷所見の存在と，病歴との食い違いは虐待の可能性を示すので注意する。

2）救急

迅速に病歴を採取する必要があるが，これまでの痙攣の既往や発達歴・家族歴は簡単でよいから，必ず確認しておく。熱性痙攣の既往やてんかんを示唆する既往は，

表1 頭蓋内圧亢進に伴う症候

a．自覚症状	頭痛・嘔吐			
b．他覚所見	うっ血乳頭・外転神経麻痺・徐脈・血圧上昇			
	乳児：大泉門膨隆・頭囲拡大・頭蓋骨縫合離開・落陽現象			
c．脳ヘルニアの徴候（1, 2は小脳テント，3は大後頭孔でのヘルニア）				
	障害部位	瞳孔	対光反射	姿勢
1 中心性テントヘルニア	間脳	縮瞳	＋	除皮質姿勢
	橋	正常大	－	除脳姿勢
2 鉤ヘルニア	中脳	（片側）散瞳	－	除脳姿勢
3 小脳扁桃ヘルニア	延髄	散瞳	－	弛緩性四肢麻痺

呼吸パターンは大脳間脳―Cheyne-Stokes呼吸，中脳・橋―過呼吸・休止性呼吸・群発性呼吸，延髄―失調性というように，ヘルニアの下方への進行に伴い変化する。

診断に必要な検査をどこまで行うかを決めるうえで重要である。これまでの発達の異常は，てんかんや先天代謝異常の可能性を考えさせる。特に，先天代謝異常の中には，特異的な治療によってのみ救命が可能な疾患も多いので，その可能性を疑うことは重要である。

b. 意識障害の判断・意識レベルの評価基準

診察の最初に，原因・病歴にかかわらずまず意識レベルの評価を行う。

わが国では，3-3-9度方式（付録：表101a参照）が一般によく用いられている方法で，学童期以上ではほぼ応用することができる。大まかな把握には便利で，患者の意識レベルを伝える場合などにも使いやすい。また，坂本による乳幼児用のスケール（付録：表101b参照）も考案され用いられている。海外ではGlasgow coma scale（表2-a）が用いられ，開眼・言語・動きの反応について評価し，各項目の点数を合計する。意識清明が15点で，深昏睡では3点となる。乳児用のもの（表2-b）もあり，これも実施は容易である。

乳児での軽い意識障害の評価は難しく，月齢に応じて判断をする必要がある。その場合，病気発症までの発達段階に応じ，それまでできていた家族の声かけなどに対する反応や，周囲への関心度（例えば好んでいたおもちゃへの反応）などから，意識レベルの判断を行う。家族から見て「いつもの状態と同じ」かどうか，は大事なポイントである。

なお，夜間の救急外来などでは，自然な睡眠・眠気と意識レベルの低下との鑑別に迷う場合がある。深夜などでは，ある程度経過を観察して判断するほかなく，家族とよく相談のうえ，病院内で覚醒を確認するか，観察するポイントを伝えたうえで自宅にて経過観察をしてもらう。

c. 理学所見

昏睡患者では，まず全身の姿勢に除皮質硬直（両側の上肢屈曲，前腕回内，下肢伸展）や除脳硬直（両側の上肢内転伸展，下肢伸展）が認められれば，それぞれ大脳－間脳あるいは中脳－橋のレベルの障害を示しており，重度の脳障害を考える。

2～3日以上経過した頭蓋内圧亢進では，乳頭浮腫の所見がみられる。しかし，乳幼児では眼底検査の実施上の難しさもあり，後述のように頭部CTにて内圧の評価を行うのが実際的である場合が多い。また，瞳孔所見の経過観察を不可能にするので，状態が安定するまでは散瞳薬は使用してはならない。

表1の脳ヘルニアを疑う所見は重要であり，瞳孔や呼吸の状態を観察する。まず，瞳孔の大きさ，左右差，対光反射の有無を確認する。呼吸は，過呼吸または呼吸リ

表2 意識レベルの評価基準
a. Glasgow coma scale

activity	best response	score
eye opening	spontaneous	E4
	to verbal stimuli	3
	to pain	2
	none	1
verbal	oriented	V5
	confused	4
	inappropriate words	3
	nonspecific sounds	2
	none	1
motor	follows commands	M6
	localizes pain	5
	withdraws in response to pain	4
	flexion in response to pain	3
	extension in response to pain	2
	none	1

b. Glasgow coma scale modified for infants

activity	best response	score
eye opening	spontaneous	E4
	to speech	3
	to pain	2
	none	1
verbal	coos and babbles	V5
	irritable cries	4
	cries to pain	3
	moans to pain	2
	none	1
motor	normal spontaneous movements	M6
	withdraws to touch	5
	withdraws to pain	4
	abnormal flexion	3
	abnormal extension	2
	none	1

ズムの不整に注意する。そして，鉤ヘルニアによる中脳レベルでの錐体路の圧迫は，半側または両側の麻痺および深部腱反射の亢進，病的反射の出現をもたらす。

自発的な動きが意識障害により認められない場合の運動麻痺の評価は，疼痛刺激時の体動の観察，筋トーヌスの左右差，上下肢の落下テスト（四肢を挙上させてから手を放しその落ちる様子を観察する。麻痺した側は早く落下する）が参考になる。

髄膜刺激症状として，特に項部硬直の有無，Kernig徴候，Brudzinski徴候を検査する。不穏状態の児の項部硬直の評価は難しいが，繰り返し首の後ろを触ることにより不機嫌が惹起されるかどうかで判断できる場合もある。

表3 意識障害の鑑別のポイント

	意識障害をきたす疾患群	疾患名	鑑別のポイント
頻度の高いもの	痙攣重積・痙攣後意識混濁	てんかん・熱性痙攣	痙攣の既往歴・痙攣が頓挫していれば意識障害は一過性で自然に回復傾向・脳波で重積かどうか診断される場合もあり。
	頭部外傷・虐待	実質内出血・硬膜下血腫・硬膜外血腫・クモ膜下出血 脳挫傷・びまん性軸索損傷	出血はCTで描出・乳児では軽微な外傷でも硬膜下血腫あり・脳実質の正確な評価にはMRIが必要(特に軸索損傷)。ヘルニアの可能性を念頭に脳浮腫の広がりを評価・虐待では全身の新旧の外傷や骨折所見
	神経系感染症	急性脳炎・急性脳症・急性散在性脳脊髄炎(ADEM) 髄膜炎・脳膿瘍	脳炎・脳症ではCTにて脳浮腫の所見・ヘルペス脳炎では脳波が参考になる・ADEMの病変はMRIにて容易に同定可。中枢神経系感染の証明には髄液所見が必須・脳膿瘍ではMRI拡散強調が有用
次に頻度の高いもの	脳血管障害	脳梗塞・もやもや病・脳血管奇形・脳塞栓・脳血栓 急性小児片麻痺	梗塞巣の急性期の同定はCTでは困難・梗塞や血栓の原因となる因子の同定が必要 もやもや病はMRアンギオで診断可能
	糖代謝異常	糖尿病性昏睡・ケトン血性低血糖・糖原病・糖代謝異常	低血糖を疑われたらまずブドウ糖投与にて治療的診断を積極的に行う。
	全身疾患	心不全・呼吸不全・肝不全・腎不全・溶血性尿毒症症候群 膠原病・高血圧性脳症・ショック・熱射病・敗血症・熱傷 溺水・窒息・脱水・副腎不全・電解質異常	疾患を念頭においてスクリーニングとして血液検査等を網羅的に最初に行う。
見落としてはならないもの	先天代謝異常症	ミトコンドリア脳筋症(MELASなど)・Leigh脳症 有機酸代謝異常・脂肪酸代謝異常・尿素サイクル異常	新生児乳児期では常に先天代謝異常の可能性を念頭に乳酸・アンモニア・ケトン体・尿有機酸分析を行う。 急性期の血液尿サンプルを凍結保存しておく。
	薬剤性	誤飲・過量摂取(鎮静剤・サリチル酸など)	疑われたら胃内容を確認し洗浄・急性期の血液尿サンプルを凍結保存しておく。
	悪性症候群	抗精神薬摂取・神経筋疾患	発熱・筋硬直・高CK血症では早めに積極的にダントリウムを使用する。
	精神疾患	解離性障害・詐病	急性期にはあわてて診断する必要はない(誤診はリスク大)・反復するエピソードの経過で判断

咬舌や(オムツがとれている児での)失禁は,痙攣が起こったことを示唆する重要な所見となる。また,虐待の所見がないかどうか,衣服を脱がせよく観察する必要がある。

d. 緊急で行うべき検査

1) 血液尿検査

白血球数,CRP,肝腎機能,アンモニア,電解質(Na, K, Cl, Ca),血糖,凝固系(PT, PTT),血液ガス,一般検尿。

2) 頭部CT

痙攣の先行が明らかで,意識障害の持続時間が短く,来院の時点で回復しつつあるような場合を除き,血液検査は必須である。とりあえず,表3に挙げてある内科的な疾患は,まず鑑別しておかなくてはならない。例えば,低血糖を見逃して長時間が経過すると,それだけでも不可逆的な脳障害をきたすことになり,また糖尿病性ケトアシドーシスを放置すると生命的な予後にもかかわる。電解質などは,輸液の選択にもかかわることで,確認をしておく必要がある。血液ガスは,パルスオキシメーターにより血中酸素飽和度は非観血的に測定できるので,静脈血での測定でかまわない。

頭蓋内圧亢進が疑われる場合や,頭部外傷の場合など

では，頭部CT検査は必須である．それ以外の場合では，緊急頭部CTによる情報は限られており，臨床症状に加えて新たな情報が得られることは少ない．しかし，CT検査により，頭蓋内出血などを否定したうえで，その後の診療を進められることは安全性の面からも有用であり，適応は積極的に考えるべきである．また，意識レベルが悪化するような場合に，時間をおいてCTを再検し脳溝や脳室のサイズを詳細に検討することで，脳浮腫の評価が初めて可能になることもある．なお，脳梗塞の急性期では，CTでは病変部を描出できないことを認識する必要がある．（描出するためにはMRI拡散強調画面での評価が必要となる．）

こうした検査が時間外などで施行できない場合，救急処置を行ったうえで，検査可能な施設への搬送を考慮する．

3）髄液検査

初圧，外見，細胞数，分画，糖，蛋白，細菌鏡検，細菌培養を行う．

髄膜炎の診断・治療には，髄液検査が必要である．問題は，頭蓋内圧亢進が疑われる場合である．頭部CTにて，脳浮腫などの所見の有無，特に中脳周囲の脳槽に狭小化がないかどうかを見てヘルニアを起こすような状況にないことを確認したうえで，腰椎穿刺を施行するほうが安全である．またそうした場合には，ヘルニアを防ぐために，細い針で行う，圧が高くて吹き出してしまうのを防ぐために注射器をつける準備をして必要最小量のみ採取する，穿刺の間に神経徴候の悪化があれば，直ちにマンニトール投与など脳圧降下のための処置を行えるように準備をしておく，などの注意を払う．

なお，細胞数が増加していて細菌性髄膜炎の可能性が高い場合には，細菌をグラム染色して鏡検するようにする．鏡検の結果のみで起因菌を確定することは危険であるが，耐性菌が問題となっている肺炎球菌であるかどうかの参考にはなり，抗生物質選択のうえでは重要な情報になる．また，髄液にて直接細菌の抗原を検査するキットも市販されている．

4）脳波

判読に経験が必要であるが，意識障害が遷延する場合には必要な検査である．特に，局所であっても痙攣を思わせる動きがある場合，痙攣重積であるかどうかの臨床的判断は難しい．脳波にて発作波が持続していないかどうかを見て，診断することができる．また，脳炎・脳症では，脳波の徐波化の所見など，脳の機能的な評価がベッドサイドで可能である．また，ヘルペス脳炎では，側頭部など局所性の脳波異常が特徴的である．

3．意識障害をきたす疾患と鑑別のポイント

意識障害は，神経系に限られた病態が重症化した場合にみられるほか，全身性の病態が進行し重篤化した際に共通する症状でもある．原因もさまざまであり，それぞれに特異的な原因治療を行うことになるので，頻度のまれな疾患であっても診断の見逃しが生命予後に直結する．

まず，前項に述べた検査をスクリーニング的に行い，可能性のある疾患リスト（表3）から除外診断を進める．鑑別診断を進めるうえでのポイントは表中に示したが，その他に注意する点として以下がある．

てんかんの重積状態の特殊なタイプである非痙攣性重積状態では，意識レベルの低下がみられ，ミオクローヌスや短時間の意識消失発作なども認められる．脳波上では広範性棘徐波の持続の所見などの高度の脳波異常が持続しており，ジアゼパムなどによる発作波の抑制で意識レベルの上昇が認められる．

交通外傷などの頭部外傷では，画像上での所見が明らかでなくとも遷延する意識障害が認められ重篤になることがある．回転性の応力によるびまん性軸索損傷が疑われ，MRIによる小出血を伴う軸索損傷病変の評価が必要である．

低血糖は通常40 mg/dL以下と定義されるが，それ以上でも状況から疑われる場合には，まず20%ブドウ糖2 mL/kgをゆっくり静注して，意識レベルの変化の改善の有無を見る．改善があれば5 mg/kg/分程度のブドウ糖を持続し，血糖測定を頻回に行う．遭遇することが多いのはケトン血性低血糖症やインスリン治療中のIDDM児であるが，遷延する低血糖では内分泌異常，糖原病などの糖代謝や脂肪酸代謝などの代謝異常症の可能性も考える必要がある．インスリン，コルチゾール，血中ケトン体，尿中有機酸分析，血中乳酸・ピルビン酸などを測定し，鑑別を行う．

4．診断がつかないとき

意識レベルの変化や脳ヘルニア徴候の出現などを注意深く観察し，脳浮腫や呼吸不全に対する対症療法などが，時期を逸しないように気をつける．また，症状の悪化した際にできればもう一度画像検査を行い，新たに出現した変化を確認したい．

一過性の意識障害が回復しても，今後反復して起こる可能性がある．先天代謝異常症や内分泌異常などの検索を行うが，返ってきた検査結果を見て，さらに検査を進める．その際，急性期に採取した血清や尿を分注し，マイナス80度に凍結保存しておいたものを使用する．

5. 脳死について

　脳死は，脳の広範な不可逆的な機能障害を指しているが，わが国では1985年の厚生労働省の診断基準（いわゆる竹内基準）を基に診断が行われている。この基準では6歳未満の小児は対象から除外されており，6歳未満の児の脳死判定についての最終的な結論はまだ得られていない。判定は，患者家族の同意を得た主治医からの申請に基づき，脳死判定委員会あるいは倫理委員会から指名された2名以上の専門の医師が各施設で定められた手順に従って行う。小児の場合，この専門医が何科の医師を指すのかは，まだ定まった見解はない。また，わが国での現状として，患者家族の心理的サポートをするカウンセリングの体制がないなど，実際上の問題があることも知っておく必要がある。

ショック
Shock

横路　征太郎
東京都立府中病院／部長

　ショックの定義は完全に定まったものはないが，一般的には急激な血圧低下を伴う全身性末梢循環不全と考えられている。ショックの原因はさまざまなものがあり，その病態に伴って多種多様な症状を生じてくる。小児は呼吸循環の予備能力は少なく，成人と比べてその進行は速いが，適切な対応によって回復する能力も十分保持している場合も多い。ショックの診断や病態の解析にこだわりすぎて対応が遅れることがないよう，必要な処置を迅速かつ適切に行わなければならないが，そのためには緊急事態に対する対応も含め，日ごろからの準備が必要となる。

1. 緊急処置

　成人のショックと異なり，小児では循環障害に加えて呼吸障害が加わっていることが多く，呼吸障害が進行して心不全となり，その結果呼吸停止，心停止を生じた場合，救命は非常に困難となる。さらに「まったく予期しないショック」という緊急事態も当然起こりうるので，不十分な体制においてもできる限りの処置を行うためには，「今何をすべきか」という発想とともに，「今何ができるか」ということも冷静に判断しなければならない。

a. 意識状態，呼吸，循環状態の評価

　呼吸，循環状態の評価の前に意識状態の確認がまず必要となる。次いで呼吸運動，気流の流れなどによって，気道閉塞の有無と呼吸停止の有無の判断をしなければならない。循環状態については，血圧測定の余裕がない場合は，まず触診で確認する。通常，頸動脈もしくは大腿動脈の触診により，血圧の有無を判断するが，乳児の場合は頸動脈，大腿動脈を素早く正確に触れることは難しいため，上腕動脈の触診により判断してもよい。急激な意識の消失があり脈拍触知不能であるならば，臨床的心停止と判断して心マッサージを開始しなければならない。大切な指標となる低酸素血症の有無については，まず肉眼的にチアノーゼの有無で判断し，その後パルスオキシメーターを装着して診断する。酸素投与により，SpO_2が95%以上を維持されていれば一安心である。

b. 静脈確保

　静脈確保は輸液，輸血，薬剤投与などショックの治療に必須のものであり，静脈確保なしに治療を行うことはできないといっても過言ではない。しかしショックの患者では末梢は冷たく，血管は収縮しており，静脈確保が困難な場合が多い。外頸静脈，内頸静脈，鎖骨下静脈などによる静脈確保も試みる価値があるが，もしどうしても血管確保ができない場合は，骨髄針を使用する。骨髄針は通常脛骨上部に穿刺するが，骨髄へは静脈と同様に輸液，薬剤投与が可能である。

c. 気道確保と酸素投与

　気道閉塞により十分な換気ができていない場合は，気道の確保が必要となる。気道閉塞は舌根沈下もしくは多量の分泌物もしくは吐物による場合が多く，舌根沈下は頭部後傾や下顎挙上により防止し，分泌物は吸引により取り除く。気道が確保されてさえいれば，酸素投与により慌てないで対応できるし，一時的に呼吸が止まることがあっても，マスクーバッグによる換気で切り抜けることが可能である。

2. 診断のチェックポイント

　ショックの診断では，「ショック状態であるがその原因が明らかでない場合」と「疾患名は明らかであるが，ショック状態であるのかどうかが明らかでない場合」とがあり，それぞれのアプローチが異なる。

a. 原因疾患特定のための問診，病歴聴取

　ショック状態にある患者に対して，問診を含めきちんとした病歴聴取により診断が判明することが多い。以下の状況が存在するかどうかがポイントとなる。
　①心疾患などの基礎疾患
　②心筋炎を生じる可能性のあるウイルス感染罹患
　③出血，外傷，嘔吐，下痢，水分摂取障害
　④敗血症，髄膜炎などの重症感染症
　⑤造影剤，薬剤，血漿製剤の投与
　⑥食物アレルギーの有無と特定の食物摂取

⑦精神的衝撃

b．ショック状態診断のための診察のポイント

基本は先に述べた，意識状態，呼吸，循環状態の正確な把握である．

1）意識状態

ショック患者では，傾眠傾向，不穏状態，興奮状態などの症状がしばしばみられるので，意識状態の把握は非常に大切である．ただし，小児，特に新生児，乳児においては正確な意識状態の把握は困難な場合が多い．

2）末梢循環状態

ショック患者では通常，交感神経系の緊張により末梢血管の収縮が生じる．そのため，皮膚は蒼白で冷たく，末梢チアノーゼ，冷汗などの症状も出現する．ただし，敗血症やアナフィラキシーによるショックでは，逆に末梢血管が拡張することが多いとされている．

3）血圧，心拍

ショック患者では，血圧低下により脈は触れにくく，頻脈になるとされている．しかし，臨床においては逆に脈拍数が減少して徐脈を呈するような症例を経験することがあり，必ずしも教科書どおりではない場合もあることを念頭に置く必要がある．

4）尿量

腎血流の減少により尿量は減少する．これは，ショックの初期症状として非常に重要であり，尿量の変化をきちんと把握することが大切である．

5）呼吸状態

小児ではショックに呼吸障害を合併することが多い．特にアナフィラキシーでは，喉頭浮腫，気管支平滑筋収縮などにより，直接呼吸障害をきたすことがある．多呼吸，陥没呼吸，吸気性ならびに呼気性喘鳴の有無に注意が必要である．

3．ショックの分類と原因疾患

表にショックの分類と原因疾患を示す．

a．循環血液量減少性ショック

循環血液量の急激な減少によって生じる．外傷などによる大量の出血は当然その原因となるが，小児特に乳幼児では，下痢，嘔吐などによる高度の脱水も重要な原因の1つとなる．例えばロタウイルスによる胃腸炎は，全世界において，いまだに乳幼児の主要な死因の1つである．またネフローゼ症候群などの低蛋白血症でも，循環血液量の減少によりショックを生じる危険がある．

b．心原性ショック

心筋のポンプ作用により心拍出量が極度に減少すると循環不全，心原性ショックに陥る．成人では心筋梗塞が主たる原因であるが，小児でも川崎病の後遺症により，

表　ショックの分類と原因疾患

1. 循環血液量減少性ショック
   出血，熱傷，低蛋白血症，嘔吐，下痢，多量の発汗
2. 心原性ショック
   心筋梗塞，重篤な不整脈，うっ血性心不全，心タンポナーデ
3. 敗血症性ショック
   グラム陽性菌，グラム陰性菌などによる重症感染症
4. アナフィラキシーショック
   造影剤・抗生物質・血漿製剤・局所麻酔剤・鎮痛剤などに対する過敏性，食物アレルギー，昆虫刺傷
5. 神経原性ショック
   精神的衝撃，疼痛，中枢神経系の外傷，中枢神経抑制剤の投与

まれに心筋梗塞を生じることがある．また，先天性心疾患や心筋炎などの後天性心疾患もショックの原因となりうる．心筋炎は，さまざまな症状を呈するため，その診断は困難な場合も多く，注意を要する．

c．敗血症性ショック

敗血症性ショックはグラム陽性菌，グラム陰性菌などの細菌感染によって起きる循環不全である．ショックを生じる病態は完全には明らかになっていないが，エンドトキシンによる血管透過性の亢進，血管作動性物質の放出が循環不全をもたらすと考えられている．

d．アナフィラキシーショック

アナフィラキシーとは特定の物質に感作された生体が，再びその物質に接触した際に生じる即時型アレルギー反応である．主として特異的IgE抗体を介して引き起こされる抗原抗体反応であり，即時型アレルギーの重症型と考えて差し支えない．原因となりうるものは多岐にわたり，抗生物質などの薬剤，造影剤，血漿製剤，局所麻酔剤，食物，ワクチン，昆虫刺傷など日常生活においてありふれたものまでもが引き金となりうる．アナフィラキシーの重症度にはかなりの幅があり，厳密には血圧低下などの循環不全が加わったときのみアナフィラキシーショックと呼ぶべきであるが，臨床の場においては，循環不全の有無にかかわらず，アナフィラキシーショックの用語が使用されることが多い．

e．神経原性ショック

精神的衝撃，疼痛，中枢神経系の外傷などが原因となって生じる血圧低下，循環不全である．

4．鑑別のポイント

先に述べたように，ショックの状態にあるかどうかの鑑別とともに，その原因疾患の鑑別を行わなければならない．それぞれのショックについて鑑別の要点を述べ

a．循環血液量減少性ショック

　循環血液量減少性ショックの基本的病態は，循環血液量減少による心拍出量低下ならびにそれによって生じる全身臓器に対する循環不全である。生体の防御反応としては，末梢血管収縮と心拍数増加などの心機能亢進により，生命維持に必要な臓器の血流を保とうとする。臨床症状としては，頻脈，低血圧，脈圧減少，尿量減少，冷たく湿った皮膚，顔面蒼白，呼吸速迫，不穏状態などがみられる。まず大切なのは血圧測定であり，収縮期血圧とともに脈圧が重要である。脈圧は1回拍出量を反映するので，循環血液量減少を判断するための早期指標となる。頻脈も重要な指標であるが，小児の場合，心理的状況，発熱などによっても心拍数は大きく影響されるので，そのことを考慮に入れて評価しなければならない。さらに高度な指標として，中心静脈圧，肺動脈楔入圧，心拍出量などが挙げられるが，幼小児では特殊な状況を除きその測定は困難である。一般臨床においては，正確な体重の変化がわかれば，脱水による循環血液量減少の程度はかなり正確に評価できる。急激な出血に対しては，臨床的にその出血量を評価しつつ，輸液，輸血による症状回復の程度により判断せざるをえない場合もある。またヘマトクリット値の変化は，出血直後には必ずしも出血量を反映しないことがあるので注意が必要である。

b．心原性ショック

　心筋梗塞や心筋炎などによる心筋自体の収縮力の減少が病態の基本であるが，まれには心タンポナーデ，緊張性気胸などによりpreload（前負荷）が減少して生じる場合もある。臨床症状は循環血液量減少性ショックと同様に，低血圧，尿量減少，冷たく湿った皮膚，不穏状態などが挙げられる。また末梢血管収縮，心拍数増加などの代償機構も循環血液量減少性ショックと同一であるため，出血，脱水などの有無について常に確認し鑑別しなければならない。診断はまず原因疾患を確定することが重要であるが，ショック状態であるかどうかは，血圧，脈圧，脈拍数，尿量，中心静脈圧，肺動脈楔入圧，心拍出量などの測定，意識状態の確認などにより総合的に判断する。

c．敗血症性ショック

　小児では敗血症，髄膜炎に伴って生じる場合が多いが，虫垂炎や消化管穿孔に伴う腹膜炎に合併して起きることもある。小児の虫垂炎に敗血症を合併した場合，電撃的に進行してショックに陥ることがあるので注意を要する。敗血症性ショックは，初期にはhyperdynamic stateと呼ばれる循環動態を示して，心拍出量が正常より増加した状態となる。また，warm shockと呼ばれるように，末梢血管は拡張し，皮膚は温かく紅潮している。このような循環動態は感染に伴う末梢組織の酸素需要の増大に適応しているのではないかと推測されている。そしてショックが進行するに従って，低血圧，心拍出量低下を生じ，四肢は冷たく，末梢チアノーゼを示すようになり，また呼吸不全を含む多臓器不全状態を引き起こす場合もある。多臓器不全を生じた場合，肝機能障害，代謝性アシドーシス，DICなどを合併することが多い。敗血症性ショックでは血圧低下，頻脈，脈圧減少，意識障害，呼吸速迫，尿量減少などの一般的ショック症状に加えて，発熱，血液検査での白血球数の異常，CRP値陽性などの感染徴候が診断のポイントとなる。

d．アナフィラキシーショック

　アナフィラキシーショックによって生じる低血圧と循環不全は主として右心室に対するpreloadの減少によって生じる。このpreloadの減少は，末梢血管拡張による血液のpoolingと血管の透過性亢進に伴う循環血漿量低下によって生じる。血液が体内より失われて生じるのではなく体内での分布障害であるのでdistributive shockとも呼ばれる。この末梢血管拡張という点においては敗血症性ショックと共通の病態がある。アナフィラキシーの臨床症状は，かゆみ，発赤，蕁麻疹，血管性浮腫などの皮膚症状，喉頭浮腫，気管支攣縮などの呼吸器症状，悪心，嘔吐，腹痛，下痢などの消化器症状，血圧低下，心筋虚血，不整脈などの循環障害が挙げられる。アナフィラキシーの場合，呼吸障害に対する対応が非常に重要であり，喉頭，気管支のどの部分に呼吸障害の主たる原因があるかをきちんと見分けたうえでの対応が必要となる。嗄声，吸気性喘鳴は喉頭浮腫の症状であり，咳嗽，呼気性喘鳴は気管支攣縮の症状である。致死的なものは喉頭浮腫，気管支攣縮，循環血漿量低下による循環虚脱，不整脈，心筋虚血である。皮膚症状に軽い気管支攣縮を伴う程度であれば軽症であり，全身性の蕁麻疹や血管性浮腫，吸気性喘鳴を伴うが呼吸状態がさほど悪くない場合は中等症と考える。意識障害，強い呼吸困難，血圧低下を伴う場合は重症であり，厳密な意味でのショック状態に陥っていると考えられる。アナフィラキシーでは蕁麻疹，発赤などの皮膚症状がほかのショックと異なり鑑別のポイントとなる。さらにアナフィラキシーを引き起こした原因物質が特定できれば診断は確実となる。ただし，造影剤，薬剤投与直後の急変や蜂刺されなどであれば判断は容易であるが，日常的な物質，例えば食物などの場合，原因物質の特定が困難なケースもある。

e．神経原性ショック

　神経原性ショックは，先の4つのショックと異なり，

定義があいまいな点があり，その病態も必ずしも明確ではない．強い精神的衝撃が引き金になって生じる場合が代表的であり，迷走神経反射によって血管拡張，徐脈，心拍出量低下，低血圧が生じるのではないかと推測されている．

5. 診断のつかないとき

臨床的にまず大切なことは，ショックであるかどうかの診断にこだわることなく呼吸・循環状態，意識状態を正確に把握し，静脈確保，酸素投与，気道確保などの緊急処置を適切に行うことである．次に臨床症状からショックの可能性があるが原因が明らかでない場合，血圧に注意しつつ，急速輸液を行い反応を確認する．ただし，心原性ショックの可能性がある場合は急速輸液は危険であり，避けなければならない．さらに末梢血管拡張による distributive shock の可能性がある場合は，血管収縮作用のある昇圧剤投与を行って反応をみる．その後に，中心静脈圧測定，持続的血圧測定，尿量測定，各種の血液検査などを加えて診断ならびに鑑別診断を進めることになる．以上の治療を行う場合，必要な処置を迅速に行うとともに，不必要な侵襲を児に加えないように心がけることが大切である．

高血圧・低血圧
Hypertension・Hypotension

鈴木　啓之
和歌山県立医科大学／講師

高血圧

1. 緊急処置
a. 高血圧性緊急症

小児の高血圧緊急症（hypertensive emergency）の明瞭な定義はないが，重大な臓器障害を生じ致命的合併症を生じる状況と考えられる．すなわち，①高血圧脳症（痙攣・視力異常など），②急性左心不全，③急性腎不全などの合併症が発症しうるまたは発症した状態であり，数分から数時間内に適切なレベルに降圧させる必要のある収縮期・拡張期高血圧とされる．収縮期血圧が180～190 mmHg以上，拡張期血圧 100～110 mmHg以上が1つの目安となる．この病態を生じるのは大部分が二次性高血圧であり，急性糸球体腎炎，腎血管性病変，腎移植後，頭部外傷などに多い．

b. 高血圧準緊急症

臓器障害があっても生命に直接危険のない重症高血圧の状態を高血圧準緊急症とし，24時間をめどに降圧させることが治療の目標とされる．高血圧緊急症よりは経験する機会が多いと考えられる．

c. 全身状態の評価

一般の重症患児を扱う場合と同様に，バイタル，末梢循環不全兆候，尿量などの評価をよりきめ細かく評価する．

1）初期対応

（1）問診：家族歴，薬物使用，強い頭痛・鼻出血・視力異常など前駆症状について短時間内に聴取する．既往歴では，血尿・蛋白尿・尿路感染や発汗・動悸の有無も聞く．

（2）理学所見：一般的診察に加えて，上肢・下肢の脈拍の触れ方，頸部や腹部の血管雑音の有無を確認する．神経学的評価や眼底検査も行う．

（3）入院時考慮する検査：胸部・腹部X線，心電図，心エコー，検尿，検血，血液生化学，ガス分析，眼底検査，また神経症状があれば頭部CTも行う．

2）初期治療

小児の高血圧性緊急症における血圧降下治療は，その薬剤や降下速度についてコンセンサスの得られた方法はない．一般には，降下目標値の1/3を最初の6時間で下げ，次の24～36時間で1/3，さらに次の2～3日で目標血圧に到達するように徐々に血圧を下げる．急激な血圧降下は中枢神経系などの重要臓器の自動血流調節を失わせ危険である．したがって，短時間作用型の降圧剤を使用し，血圧やバイタルを頻回にチェックする．治療薬としては，Ca拮抗薬である塩酸ニカルジピン（ペルジピン®）や塩酸ジルチアゼム（ヘルベッサー®）の持続点滴静注が多く用いられる．

2. 診断のチェックポイント

小児の日常診療のなかで血圧測定は，一般的に定着しているとはいい難いが，血圧異常の発見は，患児の健康管理に重要であり，積極的に血圧測定を日常化したい．

a. 血圧測定の実施
1）カフサイズ

小児の血圧を正確に測定するには適切なサイズのカフを用い，上腕中央で測定する．カフ幅は体格に合わせ，上腕周囲長の40～50％を用い，カフ嚢の長さは上腕周囲長の80～100％を用いる．水銀血圧計と自動血圧計があり，附属するカフを用いるが，適切なサイズを選択することが重要である．小さいカフは実際より血圧値を高く評価し，大きいカフはやや低く評価するとされる．

2）測定の環境・条件

血圧は外的条件でかなり変動するので，診察に慣れて

から行う。外来では座位での測定が原則である。

3）白衣性高血圧

成人と同様に小児でも血圧測定時に心因性の血圧上昇を生じると推測され，1回の血圧測定で高血圧の診断はしない。異なる日に数回は血圧測定して判断する。家庭血圧測定や24時間血圧測定は有用である。

4）収縮期血圧・拡張期血圧

水銀血圧計の場合，Korotkoff 第1音を収縮期血圧とし，年齢にかかわらず Korotkoff 第5音を信頼すべき拡張期血圧とする。

b．小児の正常血圧と高血圧診断

小児の血圧にさまざまな因子の関与が予想される。米国では年齢や性に加えて身長も考慮した血圧基準値を報告している（表）。90パーセンタイル未満は正常血圧，90〜95パーセンタイルを正常高値血圧，95パーセンタイル以上を高血圧と定義している。日本の小児の血圧基準値の報告は少なく，日本高血圧学会高血圧治療ガイドライン2000年版に記載された小児・青年期の高血圧・正常高値血圧判定基準などがあるにすぎない（付録：表39参照）。

c．問診

小児高血圧の原因は，10歳以上では本態性高血圧も含まれるが，腎疾患など二次性高血圧が多いので，そのことを意識して問診する。

1）家族歴

①高血圧発症年齢，②脳卒中，③腎不全，④高脂血症。

2）症状

①頭痛，②めまい，③発汗，④体重減少，⑤動悸。

3）腎疾患との関連

①血尿・蛋白尿の既往，②尿路感染の既往，③腹部や腰部の外傷。

4）薬物使用の有無

d．診察

問診時と同様に，本態性高血圧よりも二次性高血圧のほうが多いので原疾患を念頭に診察する。

①血圧測定
②体重・身長
③眼底検査
④頸部：頸動脈雑音・甲状腺腫
⑤胸部：心雑音・不整脈
⑥腹部：血管雑音・腫瘤の触知・腎腫大
⑦四肢：左右の上肢の血圧差（末梢動脈拍動の異常）・浮腫の有無
⑧神経学的検査

表　米国の男児・女児の身長を考慮に入れた90，95パーセンタイルの血圧

血圧	年齢（歳）		身長パーセンタイル（男児）				身長パーセンタイル（女児）			
			5th	25th	75th	95th	5th	25th	75th	95th
収縮期 (mmHg)	1	90th	94	97	100	102	97	99	102	104
		95th	98	101	104	106	101	103	105	107
	3	90th	100	103	107	109	100	102	104	106
		95th	104	107	111	113	104	105	108	110
	5	90th	104	106	110	112	103	104	107	109
		95th	108	110	114	116	107	108	111	113
	7	90th	106	109	113	115	106	108	110	112
		95th	110	113	116	119	110	112	114	116
	9	90th	109	112	115	117	110	112	114	116
		95th	113	116	119	121	114	115	118	120
	11	90th	112	115	119	121	114	116	118	120
		95th	116	119	123	125	118	119	122	124
	13	90th	117	120	124	126	118	119	122	124
		95th	121	124	128	130	121	123	126	128
	15	90th	123	125	129	131	121	122	125	127
		95th	127	129	133	135	124	126	129	131
拡張期 (mmHg)	1	90th	50	52	54	55	53	53	55	56
		95th	55	56	58	59	57	57	59	60
	3	90th	59	60	62	63	61	61	63	64
		95th	63	64	66	67	65	65	67	68
	5	90th	65	66	68	69	65	66	68	69
		95th	69	70	72	74	69	70	72	73
	7	90th	69	71	72	74	69	69	71	72
		95th	74	75	77	78	73	73	75	76
	9	90th	72	73	75	77	71	72	74	75
		95th	76	78	80	81	75	76	78	79
	11	90th	74	75	77	78	74	75	76	77
		95th	78	79	81	83	78	79	80	81
	13	90th	75	76	78	80	76	77	78	80
		95th	79	81	83	84	80	81	82	84
	15	90th	77	78	80	81	78	79	80	82
		95th	81	83	84	86	82	83	84	86

〔Pediatrics 1996；98：649-658 から引用（一部改変）〕

e．診断に必要な検査

1）一般検査

①検血：貧血・赤血球形態
②検尿：血尿・蛋白尿・沈渣・尿中Na・尿中ミクロアルブミン
③血液化学：Na・K・Cl・尿素窒素・クレアチニン・尿酸・空腹時血糖コレステロール・トリグリセリド
④尿培養
⑤心電図

2）画像検査

①胸部・腹部X線
②腹部（腎）エコー：腎および腎盂の形態・VUR（膀胱尿管逆流）の有無・腫瘍の有無

③心エコー
　④腹部CT
3）ホルモン関連検査
　①尿中カテコラミン
　②血漿レニン活性・血清アルドステロン濃度

3．高血圧をきたす疾患

小児期に高血圧をきたす疾患について，新生児・乳児期，1～10歳，10歳以上の年齢区分に分けて考える。

a．新生児・乳児期

新生児期の高血圧は非常に特殊な状況であり，その基準値もあまり報告がないが，外国での報告を付録：表40に記す。

新生児で注意が必要な高血圧は，臍動脈カテーテル留置後の腎動脈血栓，緊急手術を要する大動脈縮窄である。腎の先天奇形に伴う高血圧や甲状腺機能亢進の母体からの児も注意する必要がある。

　①腎動脈血栓・腎動脈狭窄
　②大動脈縮窄
　③先天性腎疾患（多発性嚢包腎・低形成・水腎症を伴う尿路系の狭窄）
　④腫瘍（神経芽細胞腫・Wilms腫瘍）
　⑤甲状腺機能亢進（母体との関連）
　⑥副腎皮質過形成
　⑦尿素サイクル異常
　⑧ターナー症候群

b．1～10歳

この年齢期の高血圧は，糸球体腎炎，腸管出血性大腸菌感染後に生じる溶血性尿毒性症候群，逆流性腎症に伴う腎盂腎炎などが主な原因である。神経芽細胞腫にも注意する。

1）腎性
　①糸球体腎炎（急性・慢性）
　②溶血性尿毒性症候群
　③アレルギー性紫斑病
　④逆流性腎症（膀胱尿管逆流）
　⑤腫瘍（神経芽細胞腫・Wilms腫瘍）
　⑥先天性腎疾患（多発性嚢包腎・低形成・水腎症を伴う尿路系の狭窄）
　⑦腎血管性
　⑧腎盂腎炎
2）腎外性
　①大動脈縮窄
　②褐色細胞腫
　③薬剤（ステロイド剤の服用）
　④甲状腺機能亢進
　⑤肥満
　⑥本態性高血圧
　⑦熱傷

c．10歳以上

この年齢期の程度の軽い高血圧は，成人期の高血圧へつながることが多くの疫学研究で明らかにされている（トラッキング現象）。したがって，本態性高血圧の家族歴や肥満の問診が重要である。腎性も頻度は多く慎重に鑑別する。

　①糸球体腎炎（急性・慢性）
　②腎血管性
　③本態性高血圧
　④内分泌性高血圧
　⑤肥満

4．鑑別のポイント

a．新生児期

この時期の高血圧の頻度は少ない。鑑別上，重要なのは大動脈縮窄である。大部分は大きい心室中隔欠損を合併し，多呼吸，頻脈，哺乳不良など心不全症状を呈する。腎動脈血栓や腎の先天異常との鑑別上，上下肢の脈拍の触知具合・血圧差の有無を確認する。先天性心疾患であるが，心雑音が小さいか聴取されないことも多く，バイタルサインに注意し，心エコー検査や逆行性橈骨動脈造影によって診断は確定する。

b．乳幼児期

この時期の鑑別で重要な疾患は腎の先天異常，逆流性腎症，腫瘍（Wilms腫瘍や神経芽細胞腫）である。この年齢期の高血圧では，腹部の慎重な触診が重要である。検尿，腹部単純X線と腹部エコー検査が必須である。また，胸部・腹部CTも腎や腎盂の形態，腫瘍の部位や大きさの評価に有用である。

c．学童期以降

この時期の高血圧は，急性糸球体腎炎など腎実質性の頻度が多い。しかし，腎血管性高血圧や頻度は高くないが内分泌性高血圧が鑑別上重要である。腎血管性高血圧では腹部の血管雑音や炎症所見の有無を確認する。腎動脈造影が有用である。電解質異常（低K血症）や血漿レニン活性の異常を認めれば，内分泌性高血圧を疑う。大静脈の各部位でのホルモン濃度測定が決め手である。褐色細胞腫では突発的な頻脈，顔面蒼白などの症状の有無も確認する。尿中ホルモン（カテコラミン）排泄量や24時間血圧測定が診断上有用である。腹部CTも部位診断に有用である。

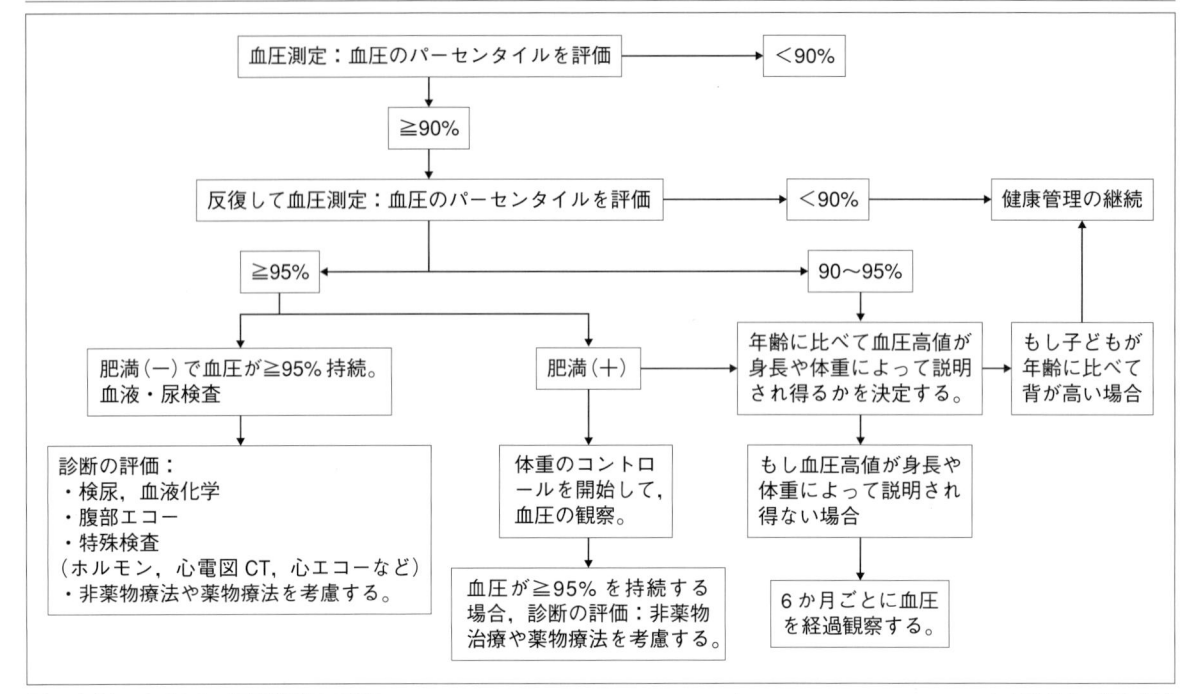

```
                    血圧測定：血圧のパーセンタイルを評価 ─────→ <90%
                                    │
                                  ≧90%
                                    │
               反復して血圧測定：血圧のパーセンタイルを評価 ─────→ <90% ─→ 健康管理の継続
                    │                                                         ↑
             ┌──────┼────────────────┐                                        │
           ≧95%                    90〜95%                                     │
             │                        │                                        │
        ┌────┴────┐                   │          年齢に比べて血圧高値が      もし子どもが
   肥満(−)で血圧が    肥満(＋)         身長や体重によって説明      年齢に比べて
   ≧95%持続。        │               され得るかを決定する。        背が高い場合
   血液・尿検査        │                        │
        │          体重のコントロール        もし血圧高値が身長や
   診断の評価：    を開始して、              体重によって説明され
   ・検尿、血液化学 血圧の観察。              得ない場合
   ・腹部エコー        │                        │
   ・特殊検査      血圧が≧95%を持続する      6か月ごとに血圧
   (ホルモン、心電図 場合、診断の評価：非薬物  を経過観察する。
   CT、心エコーなど) 治療や薬物療法を考慮する。
   ・非薬物療法や薬物療法を考慮する。
```

図　小児の高血圧の鑑別診断の手順　　　　　　　　　　〔Pediatrics 1987；79：1-25 から引用(一部改変)〕

5．診断がつかないとき

高血圧の診断の手順は米国で報告された手順を一部改変して図に示した。肥満があれば当然食事指導などを行いながら血圧の経過をみる。検尿・血液化学・腹部エコー検査を反復して行い血圧の経過をみる。必要であれば、心電図やホルモン(甲状腺・レニン・アルドステロンなど)検査も追加する。反復検査ではっきりした原因がつかめず、比較的強い高血圧(95パーセンタイル以上)が持続すれば治療を要する可能性が高く専門病院へ紹介する。

低血圧

1．救急処置

重要臓器(中枢神経系，肝，腎)に循環不全を生じ低血圧を呈する場合は、救急処置を要する状況である。このような病態はショックであり、低血圧と同義ではないが、迅速に対応すべき低血圧として述べる。小児の場合、嘔吐・下痢由来の強度の脱水、敗血症などから生じる全身性炎症反応症候群(SIRS)、心不全(先天性心疾患や心筋炎)、大量出血(外傷性・潰瘍)などが原因である。原因疾患の診断と同時に循環不全の改善に努める。

a．血管確保

可能なかぎり、中心静脈圧をモニターし、輸液の速度を調節して体液量を適切なレベルに回復する。

b．昇圧剤

体液量の確保を図りつつ、同時にカテコラミンを投与する。

c．酸素吸入

ショック状態のような急性低血圧の場合、PaO_2 をできるだけ高く保つようにする。

d．保温

末梢循環不全による末梢の冷感が強いので、できるだけ保温につとめる。

2．診断のチェックポイント：

a．低血圧の定義

成人における低血圧は、一般に収縮期血圧≦100 mmHg とされる。小児における低血圧の明確な定義はないが、収縮期血圧≦70〜80 mmHg が大体の目安である。

b．低血圧の分類

1）急性低血圧

臥位で生じて臓器循環不全を伴えばショック状態である。

2）慢性低血圧

ほとんどが基礎疾患のない健康状態。まれに甲状腺機能低下・副腎機能低下などに合併する。

3）起立性低血圧

起立時に収縮期血圧が 20 mmHg 以上低下または拡張

めまい・立ちくらみ
Vertigo・Dizziness

村井　孝安
村井こどもクリニック／院長

1．緊急処置(表1)

①「めまい」は自分ないし周囲が運動しているように感じる異常感覚または平衡障害と定義され，起立した瞬間にこのような症状が出現した場合は「立ちくらみ」，起立時あるいはしばらくして症状が出現して倒れたり，意識障害を来した場合「失神(脳貧血)」と呼ばれる。

②「めまい・立ちくらみ」は学童期以降では主観的な訴えとして捉えることができるが，幼児期は表現が曖昧なため，「ふらつき」「歩行障害」や短時間の「顔色不良」「意識障害」として両親が客観的に把握する場合が多い。

③中枢性めまいの原因は頭蓋内病変のみでなく心血管系疾患，低血糖など緊急を要する疾患があることを考慮して診察・治療を進める必要がある。

2．診断のチェックポイント(図)
a．診断の進め方

①平衡を維持する末梢感覚装置から中枢まで，すなわち内耳(迷路)の前庭(半規管・耳石器)→前庭神経→延髄前庭神経核→脳幹・小脳・大脳皮質にいたる全システムのいずれの部位の障害でも「めまい」を生じる。(6．その

期血圧が10 mmHg以上の低下を認める。小児の場合，神経系(中枢神経・末梢神経)，心血管系，内分泌などの器質的疾患によるものは少なく，大部分が起立性調節障害(OD)に由来する起立時の循環調節障害に起因する。

c．身体所見

低血圧でも症状のない場合は臨床的に問題とならない。ショックに伴う場合は，脈拍，尿量，皮膚色など臓器循環不全に注意する。起立時の血圧低下によって立ちくらみ，失神発作を生じる場合はまず徐脈など脈の異常に注意する。

3．低血圧を伴う疾患
a．ショックに伴う低血圧

救急処置の項でも述べたように出血，強度の嘔吐・下痢，心筋炎などによる急性心不全，アナフィラキシー，敗血症などがある。

b．起立性低血圧

小児では起立性調節障害(OD)における起立時循環不全が大部分を占める。頻度は少ないが，神経系の器質的疾患では，中枢性の自律神経障害であるShy-Drager症候群や末梢性自律神経障害のRiley-Day症候群がある。心血管系では，不整脈，血管迷走神経反射などがある。

4．鑑別のポイント
a．ショックに伴う低血圧

ショックを生じる原疾患についての鑑別が重要である。出血の有無・心電図や心エコー検査・血液検査(ガス分析など)の初期検査を参考に判断する。

b．起立性低血圧

原疾患の鑑別のために，病歴，理学的所見，OD診断基準などを用いる。末梢神経障害の所見の有無も確認する。もちろん不登校や神経症などの小児精神疾患，貧血，脱水なども注意する。頻度は高くないが脳腫瘍も念頭に入れておく必要がある。

5．診断がつかないとき

起立性低血圧の大部分を占めるODの場合，心的ストレスからさまざまな身体的症状を呈するため詳細な問診が重要である。また，多彩な症状に惑わされずに，脳腫瘍などの器質的基礎疾患の除外診断に努める。

表1　緊急処置が必要な「めまい・立ちくらみ」

1．心血管系 　大動脈弁狭窄，左室流出路狭窄(肥大型心筋症)，原発性肺高血圧，高血圧，不整脈(高度房室ブロック・心室頻拍・QT延長症候群・洞不全症候群) 2．頭蓋内病変 　脳炎，髄膜炎，脳腫瘍，脳血管障害，前庭てんかん 3．その他 　低血糖発作(糖尿病治療中，ケトン性低血糖，周期性嘔吐症)，急性出血

〈緊急にチェックする項目〉
① 顔面蒼白：貧血の有無。発汗著明な場合は低血糖発作を考慮。→血液生化学検査
② 心肺所見：心雑音(左室流出路狭窄由来)・Ⅱ音の亢進・不整脈など。→心電図・心エコー検査
③ 中枢神経症状：運動麻痺・運動失調に加え意識障害・構音障害を伴えば中枢性→CTスキャン→髄液検査(MRI，脳波)
④ 眼球運動：眼球運動異常，複視があれば中枢性
⑤ 眼振：自発眼振，注視眼振，(頭位変換眼振)を観察→原則として方向一定性，水平回旋性眼振は末梢前庭病変，方向変化性，垂直性眼振はほとんどが中枢性

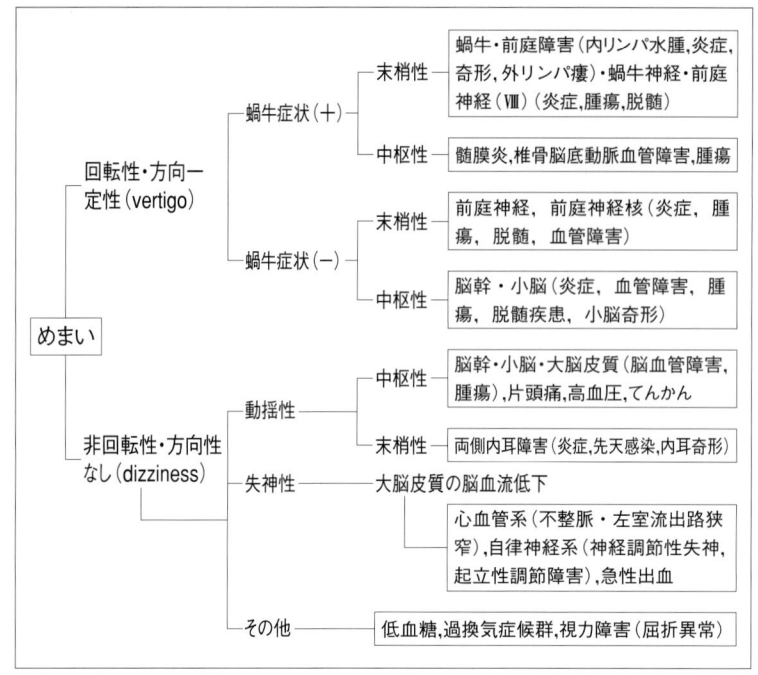

```
                    ┌ 末梢性 ─┬ 蝸牛・前庭障害(内リンパ水腫,炎症,
           ┌ 蝸牛症状(＋) ─┤          │  奇形,外リンパ瘻)・蝸牛神経・前庭
           │                  │          │  神経(Ⅷ)(炎症,腫瘍,脱髄)
  ┌ 回転性・方向一│                  └ 中枢性 ─ 髄膜炎,椎骨脳底動脈血管障害,腫瘍
  │ 定性(vertigo)│
  │              │                  ┌ 末梢性 ─ 前庭神経,前庭神経核(炎症,腫
  │              └ 蝸牛症状(－) ─┤          瘍,脱髄,血管障害)
  │                                 └ 中枢性 ─ 脳幹・小脳(炎症,血管障害,腫
めまい│                                          瘍,脱髄疾患,小脳奇形)
  │
  │              ┌ 動揺性 ─┬ 中枢性 ─ 脳幹・小脳・大脳皮質(脳血管障害,
  │              │              │           腫瘍),片頭痛,高血圧,てんかん
  │              │              └ 末梢性 ─ 両側内耳障害(炎症,先天感染,内耳奇形)
  └ 非回転性・方向性│
    なし(dizziness)├ 失神性 ─ 大脳皮質の脳血流低下
                   │                        ┌ 心血管系(不整脈・左室流出路狭
                   │                        │ 窄),自律神経系(神経調節性失神,
                   │                        │ 起立性調節障害),急性出血
                   └ その他 ─ 低血糖,過換気症候群,視力障害(屈折異常)
```

図　めまい・立ちくらみの鑑別

他の重要事項73頁参照)
　(注)平衡感覚の反射路は，前庭眼反射系(眼振，眼球運動異常)，前庭脊髄反射系(バランス障害)，前庭自律神経反射系(悪心，嘔吐)のため，これらの症状が組み合わされる。
　②末梢性と中枢性に分類する。
　・末梢性めまい：内耳の半規管・耳石器，第Ⅷ脳神経，前庭神経核の障害で起こり，通常は回転性のめまい(vertigo)。内耳病変では蝸牛(聴神経支配)と前庭(前庭神経支配)は膜迷路でつながっているので，病変が蝸牛に波及すると耳鳴り，難聴といった蝸牛神経症状を伴う。一方，前庭神経，前庭神経核の病変では一般に蝸牛症状は認めない。
　・中枢性めまい：脳幹・小脳・大脳皮質前庭野とそれらの経路の障害で起こり，平衡感覚の異常が主体で，動揺・浮動感(dizziness)を訴えることが多い。蝸牛症状を伴わないのが一般的だが，血管病変(梗塞，出血)，腫瘍，脱髄疾患，炎症などが蝸牛，蝸牛神経に及ぶ場合は蝸牛症状を伴う。二次的な大脳皮質の血流低下の場合は，「立ちくらみ・失神」などが主症状。
　③診断に際しては，まず緊急処置を必要とする中枢性疾患を除外する。
　④後述する病歴，診察，随伴症状などを参考に診断を進める。
　⑤障害部位とその原因を明らかにするため，必要に応じて耳鼻咽喉科，眼科の専門医にコンサルトする。
　⑥訴えの曖昧な幼小児では正確な診断のため，後述する特殊な生理学的検査，画像診断が必須である。
　(注)めまいの性状(回転性か非回転性か)のみでは，中枢性と末梢性を区別できない。
　(注)小児では，本人の訴える「めまい・立ちくらみ」と平衡失調による「バランスの異常」に分けると理解しやすい。

b．病歴(表2)
　①学童期以降では成人と同様に病歴聴取が重要で，めまいの性状，誘因，持続時間などから診断を進める。
　②3歳以下の乳幼児では，「運動失調」「平衡障害」などの他覚的な所見から「めまい・立ちくらみ」を捉えることが必要。
　・新生児〜1歳の平衡障害：姿位の異常，筋トーヌス，姿勢反射の異常(頭の統御の遅れ，筋トーヌスの低下，Landou反射・パラシュート反射の遅れ，迷路立ち直り反射の消失など)。お座り，つかまり立ちなど支えのある運動発達が保たれている場合は平衡障害を考慮する。
　・1歳以降の平衡障害：独歩の遅れ，転ぶ，歩行不安定，ご飯をこぼす，字が書けないなど。ただし，遅れがあってもほかの神経系の発達に伴って内耳障害が代償されるので，3歳以降には正常範囲に入ることが多いとされる。

表2 病歴聴取のポイント

1. めまいの性状(図参照)
   ① 回転性(vertigo)：内耳から前庭神経核に至る経路の障害。主として片側性
   ② 非回転性(動揺性)(dizziness)：脳幹・小脳を含む中枢前庭障害または両側性内耳障害
   ③ 失神性(立ちくらみ)(syncope, faintness)：脳幹または大脳皮質の広範な障害，ほとんどが心血管系，自律神経系の調節異常による。
2. 誘因
   ① 起立：起立性調節障害
   ② 過換気：過換気症候群
   ③ 頸部の動き：鎖骨下盗血症候群，頸動脈洞症候群
   ④ 耳への圧迫，衝撃音：迷路瘻孔症状(外リンパ瘻)
   ⑤ 頭位・体位の変換：良性発作性頭位めまい(耳石)，中枢性(悪性)発作性めまい(脳幹・小脳)
   ⑥ 乗り物酔い
   ⑦ 読書，テレビ：眼性
   ⑧ 排尿：排尿失神(迷走神経反射)
3. 持続時間
   ① 数分以内：小児良性発作性めまい(片頭痛)，前庭てんかん，椎骨脳底動脈循環不全
   ② 数分～数時間：メニエール病，二次性内リンパ腫
   ③ 1～10日：前庭神経炎，内耳炎など炎症性疾患
   ④ 進行性，持続性：腫瘍，脱髄疾患，梗塞，出血
4. 既往歴
   ① 先行感染：前庭神経炎，急性小脳失調，急性小脳炎
   ② 流行性耳下腺炎，帯状疱疹：片側内耳障害
   ② 髄膜炎，脳炎
   ③ 頭部外傷：外リンパ瘻，内リンパ水腫
   ④ 心血管系：不整脈，高血圧，肺高血圧，左室流出路狭窄
   ⑤ 薬物：アミノ配糖体など
   ⑥ 胎内感染：風疹，サイトメガロウイルス
5. 発達の評価
   運動・言語発達遅滞の中には先天性の内耳奇形，小脳奇形，迷路性平衡障害を伴う先天性高度難聴児がいるので注意。平衡機能障害のために運動発達の遅れがみられる。

d．随伴症状
   ①蝸牛症状(難聴，耳鳴，耳閉感)：蝸牛を含む内耳障害
   ②複視，構音・嚥下障害，歩行障害など：脳幹・小脳障害
   ③一側への歩行偏倚：同側の半規管・耳石器あるいは小脳障害
   ④頭痛：脳血管障害(出血・梗塞)，脳腫瘍，片頭痛
   ⑤意識障害：心血管系，自律神経系による二次的な脳血流低下，てんかん，低血糖

e．検査
   ①前庭機能検査→幼小児では温度眼振検査が難しい場合は回転検査が有用
   ②眼球運動検査
   ③頭蓋内病変：頭部MRI，頭部CTスキャン(脳血管造影)
   ④内耳・脳幹部MRI
   ⑤聴性脳幹反応検査，脳波検査
   ⑥心血管系：心電図・運動負荷心電図，24時間心電図，顔面冷水浸水負荷心電図，心エコー(心臓カテーテル検査，心血管造影検査)
   ⑦自律神経系検査：起立試験，起立負荷心電図検査，Head up tiltテスト，心拍変動スペクトル解析
   ⑧血液検査：貧血，低血糖，血液ガス分析など

3．めまい・立ちくらみをきたす疾患(表3)

a．末梢性前庭機能障害

急性の片側性末梢性病変の場合は，回転性めまい，方向一定性眼振，平衡障害が組み合わされ，蝸牛が同時に侵されれば聴覚脱出と耳鳴りを伴う。

1）前庭神経炎

上気道感染などの後に急性に発症し遷延する回転性めまい。自発性眼振(水平回旋性)，平衡障害，悪心を伴うが聴覚障害はない。病変部位は半器管・前庭～前庭神経～橋・中脳に入る神経根。ウイルスによる炎症・血管障害による虚血・感染による微少循環障害などが原因とされている。

2）内耳炎(迷路炎)

ムンプスでは通常片側性の難聴が起こり，前庭機能が傷害されることがある。急性中耳炎が直接内耳へ浸潤することはまれだが，炎症が慢性化し耳小骨を破壊して内耳に炎症が波及することがある。難聴，めまいを伴った場合は内耳炎の合併と考える。真珠腫性中耳炎は耳小骨を破壊し内耳に侵入し内耳障害をきたす。細菌性髄膜炎は外リンパ腔を経由して内耳に炎症が波及すると考えられている。

③乳幼児の既往歴では，運動・言語発達に注意する。先天性の高度難聴や内耳・小脳奇形による平衡障害のために運動発達の遅れがみられることが多い。

c．診察

①耳鼻科領域：耳鏡，聴力検査
②神経学的：脳神経系，小脳機能機能を中心とした神経学的検査
③眼振・眼球運動：方向一定性・水平回旋性(末梢性)，方向変化性・垂直性(中枢性)
④眼科領域：眼底，眼圧，視力，視野，眼球運動
⑤心血管系：心雑音，II音の亢進，不整脈，血圧
⑥運動発達の評価

表3　めまいの原因

1. 末梢性
   1) 前庭神経炎
   2) 外傷性(側頭骨骨折後)
   3) 突発性難聴
   4) メニエール病，二次性の内リンパ水腫(髄膜炎，側頭骨骨折，内耳の先天奇形)
   5) 外リンパ瘻(外傷性，先天奇形)
   6) 内耳の炎症；ウイルス感染(流行性耳下腺炎，帯状疱疹)，中耳炎の内耳への波及，細菌性髄膜炎の迷路への波及(外リンパ腔経由)，真珠腫性中耳炎の内耳への進入
   7) 先天性ウイルス感染(サイトメガロ，風疹)
   8) 腫瘍：聴神経鞘腫(第Ⅷ神経)，小脳橋角部腫瘍；聴神経鞘腫，髄膜腫(矢状洞，錐体骨洞に接して発生)，類上皮嚢胞，類上皮癌(中耳，内耳に進入)
   9) 内耳奇形
2. 中枢性
   1) 脳腫瘍(脳幹・小脳)
   2) 急性小脳失調症，急性小脳炎
   3) 前庭てんかん
   4) 脳炎，髄膜炎
   5) 血管性
      ① 出血(脳幹・小脳，くも膜下出血の内耳への波及)
      ② 梗塞(椎骨脳底動脈領域)
      ③ 一過性脳虚血(椎骨脳底動脈不全症，鎖骨下動脈盗血症候群)
      ④ 片頭痛(良性発作性めまい，脳底動脈型片頭痛)
      ⑤ 高血圧
   6) 脱髄疾患(多発性硬化症)
   7) 先天奇形(小脳奇形，Arnold-Chiari 奇形，Dandy-Walker 奇形)
   8) 耳毒性薬物
3. 心血管系・自律神経系による二次的脳血流低下
   1) 心血管系(前述　表1)
   2) 自律神経系；起立性調節障害，神経調節性失神(血管迷走神経失神，情動失神，形動脈洞症候群など)
4. その他
   心因性，低血糖(前述)，急性出血，眼科(屈折異常，外斜視，緑内障など)，過換気症候群

3) メニエール病，遅発性内リンパ水腫

突然の回転性めまい。めまいを前後して耳鳴り・難聴・耳閉感が30分〜数時間持続する。方向一定性の頭位眼振，悪心，平衡障害を伴う。発作間欠期は正常。発作を繰り返し，放置すると難聴が進行する。小児では感染・外傷による内リンパの吸収障害による二次的な内リンパ水腫が多く，成人に比べて回復が早く予後が良いとされる。

4) 外リンパ瘻

原因不明の突然の発作性の回転性めまいと感音性難聴。外傷，炎症により外リンパ腔と内リンパ腔の間に瘻孔を生じる。耳小骨の先天欠損などの先天奇形が原因となることもある。

5) 腫瘍

聴神経鞘腫(Schwannoma)は第Ⅷ脳神経の前庭部から発生することが多い。緩徐で進行性の聴覚脱出と耳鳴り。脳幹部および小脳前庭部を圧迫するとめまい，動揺視，運動失調，平衡障害が出現する。

b．末梢性両側性前庭機能障害

動揺視と歩行不安定を呈する。

1) 耳毒性薬剤
2) 先天奇形症候群

Alport 症候群(遺伝性感覚神経性聾，間質性腎炎)，Waardenburg 症候群(遺伝性聾，顔面の形成異常)，Usher 症候群(遺伝性感覚神経性聾，網膜色素変性症)などは両側性の前庭機能脱出を伴うことがある。

3) その他

片側性と同様の原因(炎症，腫瘍，血管障害など)で両側の迷路，前庭神経を侵すことがある。

c．中枢性前庭機能障害

動揺・浮動感(dizziness)が多いが，回転性めまい(vertigo)を訴えることもある。

1) 前庭性てんかん

側頭葉・頭頂葉の連合皮質からの局所放電に続発する皮質性めまい。めまいを主症状とする部分発作。突然発症，数秒から数分続く回転性または直線的なめまい。体，頭，眼の回転感(病巣と反対側)を伴う。耳鳴りを伴うこともある。

2) 中枢性(悪性)頭位性めまい

頭位が垂直でない状態になったときに起こるめまい症候群。第四脳室や前庭神経核近傍の占拠性病変(腫瘍・血腫など)によって起こる。回転性めまい，眼振，平衡障害が突発する。

・頭位性下方眼振：前庭小脳の虫部小節病変で，頭位性下方眼振がみられる。めまいを伴うことも伴わないこともある。めまいを伴わない頭位性眼振の場合は後頭蓋窩の病変を考慮する。

(注)良性発作性頭位性めまいも急激な頭部の伸展・傾斜で生じる回旋－水平性眼振を伴う短時間のめまいである。病変は末梢感覚器の耳石と言われている。

3) 小児良性発作性めまい

平衡障害と失調性歩行を伴う短時間のめまい。発作に驚いて動けず，支えなしには立つことも座ることもできない。意識障害はない。1〜4歳が好発年齢。家族歴に片頭痛が多く片頭痛と関連している。前庭てんかん，後頭蓋窩腫瘍，聴神経腫瘍などが除外された場合に疑う。4〜5歳を過ぎると，心因性との鑑別が難しい。

4）脳底動脈型片頭痛
主として思春期女子。初発症状は視覚性。その後，めまい・歩行障害・時に耳鳴り。拍動性の頭痛，嘔吐を伴う。発作は1時間以内。

d．二次性中枢性めまい
「めまい」より「立ちくらみ・失神」が主体であることが多い。

1）起立性調節障害
小児科領域で最も多いめまいの原因である。器質的疾患の除外が重要。問診（起立性調節障害診断基準参照）と起立試験，起立心電図試験で診断する。

2）神経調節性失神
心血管系を含む器質的疾患が否定された原因不明の「失神」である。血管迷走神経性，情動，状況失神や頸動脈洞症候群などの総称。

4．鑑別のポイント
a．末梢性めまい
前庭神経炎，外傷，流行性耳下腺炎などウイルスや細菌感染による内耳炎，外リンパ瘻などが多い。小児ではメニエール病は少ないが，細菌感染・外傷後の遅発性内リンパ水腫がある。風疹などの先天感染，内耳の先天奇形なども鑑別上重要。聴神経鞘腫・小脳橋角部腫瘍を必ず除外する。高度難聴児では前庭障害を伴うことも多い。

b．中枢性めまい
後頭蓋窩に発生する腫瘍をまず否定する必要がある。腫瘍としては glioma，medulobrastoma が多い。髄膜炎，急性小脳失調症，小脳炎，脳炎などの感染症が頻度的には多い。片頭痛の一種と考えられている小児良性発作性めまい，前庭てんかんも鑑別の1つである。Arnold-Chiari 奇形，小脳奇形などもまれだが鑑別上重要。

c．全身疾患に伴う中枢性めまい
年長児で最も頻度が高いのは起立性調節障害である。その他，神経調節性失神や心因性も頻度が高い。これらの疾患が疑われた場合は，頭蓋内病変では，脳腫瘍，聴神経鞘腫や脳血管障害，心血管系では致死的不整脈（QT延長症候群，Brugada 症候群など心室頻拍をきたす疾患，高度房室ブロック，洞機能不全など）と，左室流出路狭窄，原発性肺高血圧など発作的に体血流が減少する心疾患除外することが重要。

5．診断がつかないとき
①めまい・立ちくらみの原因は多岐にわたるため，耳鼻科，眼科など他科との連携が重要。

②聴神経鞘腫，脳幹部腫瘍などは MRI の進歩によって早期診断が可能となっているので，読影を専門医に依頼する。

③乳児期から可能な聴性脳幹反応検査，幼小児期から可能な回転検査は前庭機能を客観的に把握する上で診断上有用である。

④年長児の「立ちくらみ」の場合は，起立性調節障害，神経調節性失神，片頭痛，心因性など確定診断が難しい疾患が多い。循環器疾患の除外，心理面からのアプローチが必要となるので専門医との連携が必要。

6．その他の重要事項
①内耳：内耳には聴覚の感覚器である蝸牛と平衡覚の感覚器である広義の前庭（平衡器）からなる。内耳を迷路とも言う。

②広義の前庭（平衡器）：直線加速度の感覚器である耳石器（狭義の前庭）と回転角加速度の感覚器である三半規管により構成される。耳石器には卵形嚢と球形嚢があり両嚢の感覚細胞を平衡斑という。

（注）本章で使用する"前庭"は広義の前庭（平衡器）を，内耳（迷路）は蝸牛・前庭両者を指す。

③蝸牛の感覚細胞は蝸牛神経，半規管・耳石器の感覚細胞は前庭神経。両神経は第Ⅷ脳神経（聴神経）となって延髄前庭神経核・小脳橋角部へ。

④蝸牛と前庭はつながっていて，内リンパ液で満たされている。内リンパ液は血管条と呼ばれる部分から分泌され，内リンパ瘻から吸収され常に新しく入れ替わっている。内耳の外側は外リンパ液で満たされ，外リンパ腔は髄液腔と交通がある。

⑤内耳，前庭神経，脳幹の前庭神経系，小脳の支配血管は椎骨脳底動脈系である。

チアノーゼ
Cyanosis

賀藤 均
東京大学／講師

1．救急処置
a．モニタリング
チアノーゼを疑うか顔色不良があれば，ともかく，心拍呼吸モニター，経皮酸素飽和度（SpO_2）モニターを装着して，心拍数，呼吸数，呼吸の深さ，SpO_2，体温を評価する。見た目だけで簡単に判断しないことが重要である。チアノーゼの有無は主観的に決めてよい。また血圧測定を行う。脈を触れるだけもよい。

b．理学所見の重要性

　視診では，鼻翼呼吸の有無(呼吸困難を示唆)，胸骨上窩の陥没(上気道閉塞，肺コンプライアンス低下を示唆)，チアノーゼの分布(解離性チアノーゼ：後述)に注意する．聴診では収縮期雑音の有無をチェックする．新生児，3歳未満の幼児期で，生命に危険を及ぼすチアノーゼを呈する心疾患の場合は，収縮期雑音があればとりあえず安心してよい．新生児なら動脈管内血流短絡，3歳未満の乳児ならFallot四徴症などの低酸素発作時での右室流出路血流の確保を収縮期雑音が意味するからである．触診では，体温，骨折の有無，痣，圧痛の有無をチェックする．熱があればチアノーゼは低酸素状態でなくとも存在することがあり(酸素解離曲線右方偏位：酸素-ヘモグロビン(Hb)親和性低下)，低体温なら低酸素状態でもチアノーゼは存在しない(酸素解離曲線左方偏位：酸素Hb親和性上昇)．チアノーゼはショック状態の症候の1つであり，小児がショック状態で運ばれてきた場合，必ず全身をくまなく観察し，骨折，痣，圧痛の有無をチェックし，被虐待児症候群を見逃してはならない．

c．検査

　動脈血液ガス分析を行う．無理な場合は，静脈血液ガス分析を行う．Hb異常症以外は，SpO_2で動脈血酸素分圧(PaO_2)を代理させれば，CO_2上昇の有無，アシドーシスの有無は静脈血ガス分析でおよそ診断できる．乳酸は可能なら一緒に測定する．最近の血液ガス分析装置は，Hb，Na，K，Cl，Caの各イオン，乳酸，血糖，メトヘモグロビン(MetHb)，一酸化炭素-Hb(COHb)が0.1 mL以下の血液量でガス分析とともに測定可能である．特に，MetHb，COHbの自動測定は，小児科医にとって緊急時に忘れていることが多々あり，有用である．胸部X線写真は必ず検査する．心電図は全身状態が取りあえず落ち着いてからでよい．胸部X線写真では，肺の含気の左右差(肺気腫，無気肺の存在)，肺血流量の増減，気道異物の有無，声門下腔狭窄，気縦隔の有無を中心にチェックする．最も重要な所見は，PaO_2低下，動脈二酸化炭素分圧($PaCO_2$)上昇，pHの低下(アシドーシス)の有無である．PaO_2低下と$PaCO_2$上昇が同時に存在する場合は，アシドーシスの進行は避けられず，外科的処置を含めた積極的な治療をしなければならないため，専門病院への搬送を含めた速やかな方針決定が必要となる．特に血中乳酸が上昇していれば緊急である．

d．静脈ラインの確保

　循環不全，呼吸不全の場合，種々の薬剤投与が必要となるため，速やかに静脈ラインを確保する．

e．酸素投与すべきか？

　新生児のチアノーゼを見た場合，酸素投与は原則控える．$SpO_2 \geqq 70\%$なら，酸素は投与せず，まずは落ち着いて処置するのがよい．動脈管依存性心疾患の存在は常に念頭に入れておく．ただ，SpO_2が60%以下なら，酸素投与はせざるをえないこともある．静脈ラインを確保し，プロスタグランディンE_2製剤(PGE_2)の投与を開始する．もし，PGE_2静注開始後5分でSpO_2の5%以上の上昇がみられたら，動脈管依存性心疾患の存在を疑うことになる．ただ，PGE_2は呼吸を抑制することがあり，気管内挿管し呼吸管理が可能な体制を常に整えておく．生後4か月以上の乳児では，動脈管依存性心疾患が無処置で生存していることはわが国ではまず皆無であり，チアノーゼの患者に酸素投与を行っても1時間以内に急激に悪化することはほとんどない．ただ，重症心室中隔欠損症やBT短絡術後で短絡量過剰の場合は，酸素投与によって悪化することがあり，注意深い観察が必要である．ただ，総肺静脈還流異常症は乳幼児期でも発症しうる疾患であり，酸素投与は原則禁忌であることは念頭に置いておく．

2．診断のチェックポイント

　チアノーゼは，還元型Hbまたは異常Hbが増加して，粘膜，皮膚が暗赤色になる状態をいう．還元型Hb 5 g/dL以上になると認められる．異常Hbでは0.5 g/dL以上でチアノーゼを認めるという．還元型Hb上昇の原因には，①静脈血の動脈血への混合，②換気不全または肺胞拡散障害のみである．チアノーゼの原因となる疾患のほとんどは還元型Hbの上昇，すなわち，低酸素血症に陥った状態であるため，主に，ここに焦点をあてる．なお，下記に列記するチェック項目はほぼ同時進行的に行われることであり，順序に決まりはない．

a．年齢はいくつか，急性か慢性か．

　生後3か月未満なら動脈管依存性心疾患を最初に疑う．特に大動脈縮窄症候群のductal shockは生後1か月以降でもありうる．生後4か月を過ぎると総肺静脈還流異常症以外に酸素投与が原則禁忌となる疾患はない．1歳以上なら呼吸器系疾患が重要性を増す．突然に発見されたチアノーゼは，ショック状態，肺高血圧クリーゼ，事故(薬品中毒)，気管支喘息発作を考える．また，3歳未満で，柿の種，ピーナッツ，せんべいなどを食べていた場合は，気道異物を考える．以前よりあったチアノーゼなら，何らかの心疾患，肺疾患，薬物中毒，異常Hb症を考える．

b．経皮酸素飽和度(SpO_2)

　SpO_2は動脈血酸素飽和度(SaO_2)と等しいという前提

で話を進める。単純計算すると，Hb が 15 g/dL の患者の場合，SaO_2 が 66％（正常の 2/3）以下になると，還元型 Hb が 5 g/dL 以上となりチアノーゼが出現する。Hb が 12 g/dL なら，SaO_2 が約 58.3％ でチアノーゼが出現することになる。逆に考えれば，正常 Hb 値の患者でチアノーゼをみたら，SaO_2 が 60％ 程度と考えてよいことになる。SpO_2 が 75％ でもチアノーゼを認めるなら，Hb は 20 g/dL 程度ということになり，多血症を示唆する。SpO_2 が 75％ で，多血症がなくチアノーゼを認めるなら，酸素解離曲線が右方偏移して Hb 親和性が低下していることを考えなくてはならない。すなわち，発熱，呼吸不全合併による $PaCO_2$ 上昇，種々の原因によるアシドーシスの存在である。SpO_2 が 80％ でもチアノーゼを認めるなら総 Hb は約 25 g/dL ということになり，重症なチアノーゼ性心疾患が基礎になければ考えにくいことになる。しかし，臨床上，新生児では，SpO_2 が 90％ 前後でも，チアノーゼを呈することがあり，SpO_2，PaO_2 とチアノーゼの関係は上記のように単純ではなく，循環不全の合併や異常 Hb の存在以外にも種々の要因が影響している。しかし，SpO_2 値とチアノーゼの有無だけでも，およそその状態の推定が可能なことも事実である。もし，SpO_2 が 90％ 以上でチアノーゼを認めるなら，低酸素血症自体は存在しない，いわゆる末梢性チアノーゼであるが，重症な代謝性アシドーシス，異常 Hb の存在は常に念頭に入れておく。

c．ヘモグロビン(Hb)

チアノーゼは Hb の性状で決定されるため，必ず Hb 値の測定は必要である。MetHb は，ヘムの 2 価の鉄原子が酸化性物質（フェナセチンなどの解熱剤，亜硝酸など）によって酸化されて，酸素運搬能力のない 3 価の鉄原子となった Hb である。MetHb 血症では，2 価の鉄原子への変換ができない。可能な限り，MetHb，COHb は必ず測定するようにする。MetHb が Hb 全体の 15％ 以上になるとチアノーゼを呈すると言われる。特に，一酸化窒素吸入療法中は注意が必要である。Hb≦5 g/dL の貧血ではチアノーゼは出現しない。

d．血液ガス分析

経皮酸素飽和度（SpO_2）モニターの値は，センサーの張り方の不備や，過度の圧迫などにより，不正確なことがないとはいえない。必ず血液ガス分析で確認する。血液ガス分析の解釈の仕方の詳細は血液ガス分析 443 頁を参照されたい。ただ，酸素解離曲線の右方偏移（Hb-O_2 親和性の低下）はアシドーシス，高 CO_2 血症によって起こるので，この値には注意する。また体温に注意する。特に 38℃ 以上，35℃ 以下では温度補正を必ず行う。

e．理学所見

1）チアノーゼを認める部位の確認

新生児の場合，解離性チアノーゼ(differential cyanosis)ということがある。すなわち，体の部位によってチアノーゼの存在に差があるということである。最も単純な例では，上肢より下肢でチアノーゼが明瞭なら，大動脈弓離断症候群か大動脈縮窄症候群を考える。

2）呼吸状態の把握

呼吸数が多いときは，呼吸不全，アシドーシスの存在を疑う。また，呼吸が荒く深いときは，代謝性アシドーシスが原因の循環不全を疑う。元気がなく，なんとなく呼吸がゆっくりだという印象を持つ場合は，必ず脳 CT を撮る。硬膜下血腫なら虐待を考える。

3）ばち状指の有無

ばち状指の存在は，少なくとも 3～4 か月以上の慢性低酸素血症が存在したことを示すものであり，鑑別診断に有用である。

4）瞳孔の多きさ

瞳孔の大きさに左右差があるなら，脳 CT を撮り，脳内出血，硬膜外出血の有無をみる。

5）腹部での圧痛の有無

圧痛があるなら，事故，暴力による腸管穿孔，脾臓破裂，肝臓破裂などを否定する。

f．胸部 X 線写真

肺疾患の否定，先天性心疾患の場合は肺血流の増減，心不全の有無のチェックのために必須である。気道異物，気胸，肺気腫，無気肺は否定する。また，横隔膜ヘルニアは新生児以降でも発症することがあるので注意する。

g．red-brown screening test

MetHb の簡易検査法である。MetHb が総 Hb の 10％ 以上で陽性になるという。ヘパリン採血して，約 30 秒ほどスピッツをよく振り，空気中の酸素と混合させる。褐色調の MetHb 血症では，酸素と Hb が結合できないため，褐色は変化しない。しかし，酸素と結合していない deoxyHb が多い低酸素血症の赤黒い血液では，空気中酸素と Hb が結合して oxyHb となり鮮紅色となる。ろ紙を使用してもよい。最近の血液ガス分析装置では自動的に MetHb を測定できるようになっているが，近くにそのような器械がない場合に有用である。

3．チアノーゼをきたす疾患（表）

チアノーゼは中心性と末梢性に分類される。中心性は口腔粘膜でチアノーゼを認め，末梢性は口腔粘膜にはチアノーゼはなく四肢末梢でチアノーゼを認める。また，中枢性は動脈酸素飽和度が低下しており，末梢性は正常

表 チアノーゼをきたす疾患

I. 中枢性チアノーゼ
　還元型 Hb の増加：動脈血酸素飽和度低下
　1. 呼吸器
　　1) 呼吸中枢障害：未熟性，頭蓋内出血，原発性肺胞低換気症候群など
　　2) 末梢気道閉塞：後鼻腔閉鎖，声門閉鎖，血管輪，Pierre Robin 症候群，cyst，croup 症候群，気道 spasm，気道異物，気縦隔，cystic hygroma など
　　3) 肺組織構造障害，拡散障害，および換気・血流分布不均衡：cyctic fibrosis，間質性肺炎，横隔膜ヘルニア，呼吸窮迫症候群，胎便吸引症候群，新生児一過性多呼吸，肺炎，肺水腫，気胸，肺ヘモジデローシス，心不全，肺気腫，肺低形成，肺出血，憤怒痙攣，CCAM(congenital cyctic adenomatoid malformation of the lung)，気管支喘息発作
　2. 循環器
　　1) 先天性心疾患：Fallot 四徴症，三尖弁閉鎖症，肺動脈弁閉鎖症，完全型大血管転位症，総動脈幹症，左心低形成症候群，胎児循環遺残症，単心室症，総肺静脈還流異常症など
　　2) 後天性心疾患：急性心筋炎，収縮性心膜炎，心筋症，心不全
　　3) その他：原発性肺高血圧症，Eisenmenger 症候群など
　　4) (解離性チアノーゼ)
　　　下肢にチアノーゼが強い：大動脈離断(症候群)，大動脈縮窄(症候群)
　　　上肢にチアノーゼが強い：完全大血管転位症に動脈管開存が存在
　3. ヘモグロビン異常症
　　1) メトヘモグロビン(MetHb)血症：家族性 MetHb 血症，チトクローム b5 欠損症，アニリン誘導体(フェナセチン，アセトアニリド，アニリンを含む染料)の中毒，リドカイン，ベンゾカイン，抗マラリア薬の投与
　　2) ヘモグロビン・カンサス血症
　　3) スルホヘモグロビン血症など
II. 末梢性チアノーゼ
　低血糖，寒冷曝露，ショック，Raynaud 症候群，動脈閉塞性疾患(血栓性動脈炎，閉塞性動脈硬化症，動脈性塞栓)，静脈閉塞性疾患(血栓性静脈炎，静脈瘤)，多血症

である．病態としては，中枢性は肺静脈または大動脈で酸素分圧が低下しており，末梢性では毛細管血流速度が遅いため動脈血酸素分圧は正常で動静脈間酸素分圧差の増大をみる．小児科領域でチアノーゼをきたす疾患の多くは，チアノーゼ性先天性心疾患か，心不全，気管支喘息大発作のような呼吸不全である．心臓，呼吸器疾患を鑑別すれば，およそ 90% 以上をカバーしたことになる(表)．小児科領域でチアノーゼという症候を多く経験するのは新生児期であるが，この時期のチアノーゼ疾患については，「(新生児)チアノーゼ 368 頁」，「多呼吸・呼吸困難 256 頁」の項に譲る．おおよそ先天性心疾患のチアノーゼは新生児期に多くが経験され，Hb 異常症は非常にまれである．

4. 鑑別のポイント

既述した項目を押さえれば鑑別は可能であるが，鑑別診断のフローチャートを図に示す．このフローチャートは，血液ガス分析結果と酸素負荷試験のみで行う簡便法である．疾患の診断を目的としたものでなく，原因疾患のグルーピングを目的とする．酸素負荷試験は $FiO_2 \geq 0.8$ の高濃度酸素を吸入させ，約 5〜10 分間観察する．例えば SpO_2 が 85% 以下で，酸素負荷試験後に SpO_2 が 90% 以上になる場合は，チアノーゼ性先天性心疾患はないといってもよい．酸素負荷しても SpO_2 は 85% 以下であることが普通である．これはチアノーゼ性心疾患が低酸素症の原因の場合，ほとんどでは肺静脈血酸素飽和度は 96% 以上であり，高濃度酸素負荷をしてもせいぜい 4% しか肺静脈血の酸素飽和度は上昇しないからである．肺が原因の場合は，肺静脈血酸素飽和度自体が低下しており，酸素負荷でほぼ 100% 近くまで大きく上昇することになるため，換気血流不均等があっても 90% 以上となるのが普通である．MetHb 血症では，ほとんど SaO_2 は正常のことが多い．このフローチャートはあくまで目安である．詳細な診断は心エコー検査などの検査が必要となる．新生児では酸素投与は慎重に行われなければならない．

5. 診断がつかないとき

明らかに呼吸器か心疾患が疑われるときは，PaO_2 低下，$PaCO_2$ 上昇のともに存在する場合，3 次施設へ速やかに患者を搬送しなければならない．この場合，気管内挿管し呼吸管理を行う．新生児では，呼吸管理が行えれば PGE_2 静注は気軽に行ってよい．

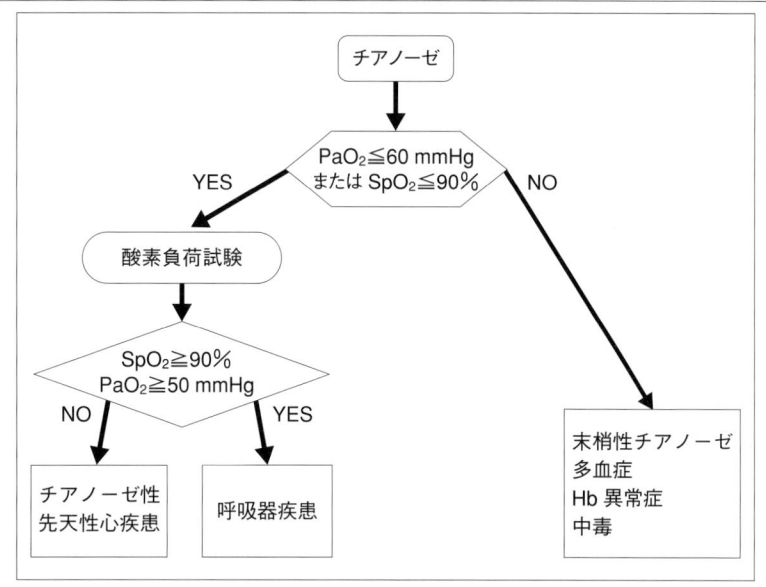

図　チアノーゼの原因疾患の簡易鑑別方法のフローチャート
血液ガス分析結果（SpO₂も含め）と酸素負荷（$FiO_2 \geqq 0.8$）だけで行う。

脱水
Dehydration

金子　一成
順天堂大学浦安病院／助教授

1．緊急処置

a．静脈ラインの確保

受診時に昏睡，不穏状態，痙攣などを認めた場合，重症の脱水症と考えられるので直ちに静脈ラインを確保し，経静脈輸液を行う。同時に心電図や尿量をモニターするため心電図モニター装着や膀胱内バルーンカテーテル留置を行う。静脈ラインの確保の際には採血しておき後述する簡易検査項目を測定する。

b．輸液療法

重症脱水症の輸液は急速初期輸液（約 0～4 時間）と緩速均等輸液（約 20～23 時間）に分けられる。急速初期輸液は循環血液量の回復が目的で，細胞外液型溶液を用いる。この溶液の組成は細胞外液，すなわち血清の電解質組成に近いものでなければならない。Na 濃度は 90～130 mEq/L，K 濃度は 0～4 mEq/L，そして乳酸 Na や酢酸 Na などのアルカリ剤を 20～30 mEq/L 含んでいる（ラクテック注，ソリタ T1 号など）。輸液速度は 1 時間に 10～20 mL/kg（乳児 150 mL/時，幼児 250 mL/時，学童 500 mL/時）で点滴する。一般に 2～3 時間の輸液で排尿がみられるが，4 時間経過しても利尿のないときには 100 mL/時以下に速度を落とし，血液検査や尿検査で腎機能の評価を行う。排尿を確認することで循環血液量が正常化したとみなし，失われた体液の補充を目的とした均衡多電解質液による緩速均等輸液に移る。ソリタ T3 号などの均衡多電解質液（Na 濃度 30～60 mEq/L，K 濃度 20～35 mEq/L，Cl 濃度 35～50 mEq/L，乳酸ナトリウムなどのアルカリ剤 20～25 mEq/L 含有）を用いて急速初期輸液の 1/4～1/5 の速度（2～5 mL/kg/時）で輸液する。

2．診断のチェックポイント

水分摂取が不足する，あるいは体から水分が失われる病態が脱水症である。脱水に陥った原因，脱水の程度を知るためには問診と全身状態の評価，簡易検査が極めて重要である。

a．問診

患児の体重を測定するとともに発症前の体重を確認する。急激な体重変動は体水分量の変動を表わしているので受診時の体重と発症前の体重との差を計算すれば脱水症の程度の評価が容易に行える。そしていつから症状（嘔吐，下痢など）が始まったのか，その性状や量，発熱の有無，排尿の状況，経口摂取ができているか，特に 1 日の水分摂取量や食事量の情報を聴取する。

b．全身状態の評価（脱水の重症度判定）

1）診察

発症前の体重が不明のときには表 1 に示した臨床症状から脱水症の程度を推測する。すなわち全身状態，バイタルサイン（血圧，脈拍）の評価，皮膚・口唇粘膜の乾燥

表1 脱水症の程度と臨床症状と検査所見

臨床症状・所見	軽度	中等度	高度
体重減少			
乳児	<5%	5〜10%	>10%
年長児	<3%	3〜9%	>9%
皮膚			
緊張度	良好	低下	かなり低下
色調	青白い	浅黒い	斑点状
四肢体温	ややひんやり	ひんやり	冷たい
意識状態	正常	正常	嗜眠
粘膜	乾燥	かなり乾燥	からからに乾燥
啼泣時の涙	出る	出るが少ない	出ない
大泉門	平坦	少し陥凹	明らかに陥凹
循環状態			
血圧	正常	正常か低下	低下
脈拍	正常または軽度頻脈	頻脈	頻脈(触れにくい)
尿量	軽度低下	低下	無尿
検査所見			
pH	7.3〜7.4	7.0〜7.3	<7.1
base excess	0〜−5	−5〜−15	<−15
尿素窒素	正常	上昇	著明に上昇
尿比重	≒1.020	>1.030	>1.035

表2 脱水症における簡易検査項目

血液検査
　ヘモグロビン，ヘマトクリット，総蛋白，電解質(Na，K，Cl，Ca)，尿素窒素(BUN)，クレアチニン，血糖，浸透圧
血液ガス分析
　pH，base excess，HCO_3^-
尿検査
　浸透圧(比重)，ケトン体，糖，蛋白，潜血，尿沈渣(赤血球・白血球・円柱)，尿β_2ミクログロブリン，クレアチニン，電解質(Na，K，Cl)

表3 新生児期・乳児期の脱水の原因

よくみられるもの
・急性胃腸炎
・急性熱性疾患(肺炎，川崎病，麻疹など)
・喘息性気管支炎，細気管支炎，クループ
・口腔内炎症疾患(ヘルペス性口内炎，ヘルパンギーナなど)
時にみられるもの
・肥厚性幽門狭窄症
・脳炎，髄膜炎
・熱傷
・腸重積
まれだが注意すべきもの
・先天性副腎過形成
・脳膿瘍・頭蓋内出血
・尿崩症(中枢性および腎性)
・腎濃縮力障害
　Fanconi症候群，腎尿細管性アシドーシス，間質性腎炎など
・育児過誤(発熱時の高温環境，過度の食事制限)
・消化器奇形(先天性腸閉鎖，輪状膵，腸回転異常など)
・吸収不全症候群
・食物アレルギー，アトピー性皮膚炎
・医原性の原因(造影剤，利尿剤の投与，過度の水分制限)
・Munchausen syndrome by proxy

度，啼泣時に涙が出るか，乳児なら大泉門の陥凹があるか，などを診察する。皮膚の緊張感(turgor)の評価は難しいが，末梢循環不全の徴候については毛細血管の再充血(capillary refilling)時間の測定で比較的客観的に評価できる。爪床を蒼白になるまで圧迫し，それを解除したときに元の充血した状態に回復するまでの時間を測る。1.5秒以内なら正常で，1.5〜3.0秒なら50〜100 mL/kgの水分喪失(軽症から中等症の脱水)，3秒以上かかるなら100 mL/kg以上の水分喪失(中等症以上の脱水)である。

2) 簡易検査

脱水症の程度やタイプの評価に有用な簡易検査を表2に示した。

3. 脱水をきたす疾患

表3，4に小児科の一般外来でよくみられる脱水症の原因を示した。

4. 鑑別のポイント
a. 脱水症の程度の評価

表2に示した項目から得られた情報から，脱水症の程度やタイプを判断する。以下に簡単に評価方法について述べる。

①水分の喪失量は体重減少量より推定することが多いが，ヘモグロビンやヘマトクリット値の上昇は，脱水による循環血漿量の減少や血液濃縮状態を把握するうえで重要な指標となる。

②Na，K，Cl，Caなどの血清電解質濃度は脱水に伴う電解質の喪失状況を知るために測定する。

③脱水症の小児ではしばしば尿素窒素(BUN)が上昇し，血清クレアチニン値が正常値を示す。しかし重症脱

表4 幼児期・学童期の脱水の原因

よくみられるもの
・急性胃腸炎
・急性熱性疾患(肺炎,川崎病,麻疹など)
・気管支喘息発作
・アセトン血性嘔吐症

時にみられるもの
・糖尿病性ケトアシドーシス
・ケトン性低血糖症
・脳炎,髄膜炎
・熱傷
・熱射病
・腸重積

まれだが注意すべきもの
・脳腫瘍・脳膿瘍・頭蓋内出血
・尿崩症(中枢性および腎性)
・腎濃縮力障害
　慢性腎不全,Fanconi症候群,間質性腎炎,腎尿細管性アシドーシスなど
・周期性ACTH-ADH分泌症候群
・医原性の原因(造影剤,利尿剤の投与,過度の水分制限)

表5 血清ナトリウム濃度異常を伴う脱水症の原因

低張性(低Na血症性)脱水症の原因
Ⅰ.Na摂取量の減少
Ⅱ.Na喪失量の増加
　1)腎性Na喪失(尿中Na濃度>20 mEq/L)
　　利尿薬の過剰使用,急性腎不全(利尿期),慢性腎不全(多尿期),浸透圧利尿,Na喪失性腎症,副腎不全,先天性副腎過形成,低アルドステロン症
　2)腎外性Na喪失(尿中Na濃度<10 mEq/L)
　　a)消化管からの喪失(嘔吐,下痢,胃・腸瘻,胃・腸液吸引)
　　b)皮膚からの喪失(発汗過多,膵嚢胞性線維症)
　　c)third spaceへの移行(腹膜炎,急性膵炎,熱傷)

高張性(高Na血症性)脱水症の原因
Ⅰ.細胞外液量減少(H_2O喪失量>Na喪失量)
　1)腎性喪失(尿中Na濃度>20 mEq/L):浸透圧利尿(糖,尿素,マンニトール),利尿剤投与(フロセミドなど)
　2)腎外性喪失(尿中Na濃度<10 mEq/L):消化管からの喪失(嘔吐,下痢,瘻孔),過度の発汗
Ⅱ.細胞外液量正常(主にH_2Oの喪失)(尿中Na濃度:不定)
　1)腎性喪失:中枢性尿崩症,腎性尿崩症
　2)腎外性喪失:呼気や皮膚よりの不感蒸泄

水によって高度循環不全で二次的腎機能障害をきたすと,血清クレアチニン値も上昇する.FENa(fractional excretion of sodium)は(尿ナトリウム濃度×血清クレアチン濃度)÷(血清ナトリウム濃度×尿クレアチン濃度)×100[%]で求められるが,この値が1以下なら脱水症のみと考えてよいが,2を超えると腎機能障害を合併している可能性が高い.

④一般に脱水症では代謝性アシドーシスに傾くので,血液のpHや重炭酸イオン(HCO_3^-)濃度も重症度の参考になる.

⑤尿崩症や腎の尿濃縮障害をきたす疾患,糖尿病による脱水症を除いて尿量は減少し,尿は濃縮されるために高比重,高浸透圧となる.尿比重が1.020以上であれば脱水症であると判断する.重症になるほど上昇する.ただし重症脱水で二次的腎機能障害をきたすと1.016以下になる.

⑥多くの脱水症では体内のケトン体産生が高まり,尿ケトン体が陽性となる.尿蛋白は脱水症の程度が強いと一過性に陽性になることがある.

⑦尿糖が陽性であれば,糖尿病性ケトアシドーシスを疑う.

b.脱水症のタイプの鑑別

脱水症は血清Na濃度で等張性(130〜150 mEq/L),高張性(>150 mEq/L),および低張性(<130 mEq/L)に分類する.頻度は60〜65%が等張性,30〜35%が高張性で低張性は5%以下である.表5に低張性脱水や高張性脱水をきたす原因と疾患を示した.

低張性脱水症では細胞外液からNaのほうが水分よりも多く失われ,血漿の浸透圧は低下する.細胞外液の浸透圧の低下は細胞外から細胞内への水分移動を促し,細胞外脱水が著明になる.一方,高張性脱水症では細胞外液からのNaの喪失よりも水分の喪失のほうが大で,血漿浸透圧は上昇する.その結果,細胞内から細胞外へと水分が移動し細胞外液量や循環血漿量の減少は補われるものの,細胞内は脱水状態となる.したがって高張性脱水症では外見上の脱水所見が著明でないことがある.

c.脱水症の原因の鑑別

1)代謝性アシドーシスか,代謝性アルカローシスか

小児期の脱水の多くは代謝性アシドーシスをきたすが,肥厚性幽門狭窄症では代謝性アルカローシスを呈する.消化液のpHの差によって一般に胃幽門部より下部の消化液が失われるとアシドーシス,上部の消化液が失われるとアルカローシスになる.

2)肥厚性幽門狭窄症

1,000出生に1〜8人みられる頻度の高い疾患で,女児に比べ男児に約5倍多い.生後2〜3週ごろから嘔吐が出現し脱水症,体重増加不良をきたす.哺乳後1時間半以内に噴水状に吐くことが多い.胃液を喪失するため,低クロール性代謝性アルカローシスとなる.

3）熱傷

過半数が4歳未満で、原因は加熱液体（ポットの湯、味噌汁、ラーメンのスープ）が90％以上を占める。熱傷面積が体表面積の10％以上の場合、入院して輸液を行う。受傷部位周辺の組織障害により血管透過性が亢進し、体液が血管外の組織間液に移動、浮腫として貯留する一方で、循環血漿量の減少がショックを引き起こす。したがって細胞外脱水にもかかわらず体重はあまり変わらない。

4）腸重積

3か月から2歳ぐらいに好発する。およそ200人に1人の頻度で、男児に多い。嘔吐と水分摂取量低下から脱水をきたす。間欠的腹痛（不機嫌）、嘔吐、粘血便（トマトジュース様）が3主徴で、右上腹部にソーセージ様腫瘤を触れる。

5）先天性副腎過形成

本症の90％以上は21-水酸化酵素欠損症で、頻度は18,000出生に1人である。21-水酸化酵素欠損症の75％はミネラルコルチコイド欠乏を伴う。この場合、生後1～4週に副腎不全症状をきたすことがある。したがって嘔吐、哺乳力低下を呈し、全身状態の良くない新生児では念頭に置く。女児は男性化症状（新生児期では陰核肥大、陰唇癒合など）も重要な所見となる。検査上、低Na血症、高K血症、代謝性アシドーシス、血漿レニン活性上昇や血清17-OHP（hydroxyprogesterone）高値が特徴である。

6）尿崩症

本症では、中枢性・腎性ともにほかの原因による脱水と異なり低浸透圧尿（低比重）が大量に排泄される（多尿）。乳幼児期は体重増加不良、不明熱、嘔吐や便秘などの非特異的症状を呈し、高Na血症で診断されることが多い。水制限試験で尿崩症と診断したら、バゾプレシン感受性試験で中枢性と腎性の鑑別を行う。

7）腎濃縮力障害

Fanconi症候群、腎尿細管性アシドーシス、間質性腎炎などで先天的・後天的に腎の尿濃縮力障害が生じると低浸透圧尿が大量に排泄され脱水となる。尿酸性化障害のため脱水症の程度に見合わない代謝性アシドーシスを呈する。

8）育児過誤（発熱時の高温環境、食物アレルギーに対する過度の食事制限）

これらも脱水に至ることがある。重症アトピー性皮膚炎でも食事制限下に皮膚からの水分喪失が著増する（発汗など）と脱水をきたす。

9）アセトン血性嘔吐症

3～10歳に好発し頑固な嘔吐発作を繰り返す。吐物に胆汁成分、コーヒー様残渣、血液をも混じる。呼気にアセトン臭があり、ケトン体、有機酸蓄積のため血液は代謝性アシドーシス、尿はケトン体が強陽性となる。

10）糖尿病性ケトアシドーシス

1型糖尿病の約30％に認められる。高血糖のため浸透圧利尿で多尿となり脱水をきたす。①血糖値200 mg/dL以上、②血液pH 7.3未満、③血液重炭酸イオン濃度15 mmol/L未満、④中等度以上のケトーシス・ケトン尿の存在、で診断される。

11）ケトン性低血糖症

2～6歳の男児に好発する。幼児期の低血糖の原因で最も頻度が高い（30％）。加齢とともに頻度は減少し10歳までには消失する。低出生体重児であった児や皮下脂肪の少ない児に多い。発作時の血糖は低下し、血漿ケトン体は上昇、尿ケトン体も陽性となる。

12）周期性ACTH-ADH分泌症候群

繰り返す嘔吐発作に高血糖、低Na血症、高血圧を合併したときには周期性ACTH-ADH分泌症候群を疑う。発作時の血液検査では低Na血症、血漿コルチゾル、ACTH、ADHの上昇が認められる。

13）造影剤・利尿剤の投与

多尿をきたし医原性の脱水を起すことがある。また心不全などで過度に水分制限を行うと脱水になることがある。

5．診断がつかないとき

表3、4に示した原因疾患のうち、"よくみられるもの"に関しては適切な輸液療法を行えば1～2日で状態は改善する。一方、それ以外の疾患は輸液療法のみでは改善しないものが多く、また外科的治療を要するものも多い。したがって1～2日の輸液療法で改善を認めない場合には後方医療機関に紹介すべきである。

6．脱水症の診断・治療における注意点

①2歳未満の乳幼児の急性疾患では常に脱水症の合併を念頭に。

②脱水の乳児で、傾眠、筋緊張低下、四肢冷感、易刺激性があればショックの徴候。直ちに輸液療法を開始。

③脱水を疑えば、体重測定と血圧測定を忘れずに。10％以上の体重減少や血圧低下があれば重症脱水。

④急速初期輸液には必ずK濃度が0～4 mEq/Lの細胞外液型溶液を用いる（高K血症、不整脈、心停止の危険）。

⑤高張性脱水でも急速初期輸液にNa濃度の低い均衡多電解質液は用いない（脳浮腫、低Na血症の危険）。

⑥Na濃度の低い均衡多電解質液を早い速度（10～20

mL/kg/時)で投与しない(脳浮腫, 低 Na 血症の危険)。

⑦反復性の嘔吐発作で脱水をきたす疾患では発作時の検査が重要であり, 可能な限り血清保存をする。

浮腫
Edema

星井　桜子
国立西札幌病院／医長

1. 緊急処置
a. 肺水腫による呼吸困難
経皮酸素モニターを装着し, 適宜, 酸素投与を行う。胸部 X 線写真で診断する。腎不全に伴う肺水腫では, 大量の利尿薬の投与でも乏尿が続く場合は, 透析の適応である。

b. hypovolemic shock の合併
乳児の重症ネフローゼ症候群では, 循環血漿量が減少しショックをきたすことがある。アルブミンなどの輸液を行うが, 輸液量を誤ると, 今度は肺水腫を起こすので十分注意する。

c. 喉頭浮腫による呼吸困難
急性喉頭蓋炎による炎症性浮腫は急激に進行する。頸部側面 X 線写真で診断し, 気道確保, 呼吸管理を迅速に行う。

2. 診断のチェックポイント
a. 問診と診察項目
1) 主訴
顔(特に眼周囲)や四肢の腫脹, 急激な体重増加などに家族が気付くことが多い。乳児では単に太ったと思われ, 気付かれにくいことがある。

2) 問診
①浮腫の発現時期, 部位の変化, ②体重の増加量, ③尿量低下の有無, ④基礎疾患(心, 腎, 肝, 内分泌疾患など)の有無, ⑤先行感染, ⑥紫斑, 発疹, 虫刺され, ⑦外傷, 熱傷, ⑧服用薬剤, ⑨思春期の女児では月経との関連, ⑩呼吸困難感の有無。

3) 診察
血圧, 心拍数, 呼吸数, 顔色, 体重, 心肺聴診所見とともに, 肝脾腫大, 腹水, 頸動脈怒張などをチェックする。浅く早い呼吸, 陥没呼吸, 起座呼吸, 呻吟, チアノーゼ, 咳嗽, 湿性ラ音などで肺水腫を疑う。

b. 浮腫の観察
1) 局所性浮腫か, 全身性浮腫か
浮腫とは組織間液が増加した状態である。皮下組織(眼周囲, 下腿, 足背, 手指, 陰嚢, 殿部など)の浮腫, および, 腹水, 肺水腫がある。発症機序により, 全身性浮腫と局所性浮腫に分類する。

(1) 局所性浮腫：部位は限局し, 左右非対称のことが多い。

(2) 全身性浮腫：病初期には顔面や四肢などに部分的, 左右対称に認められ, 程度が強くなると全身性となり, 腹水, 胸水を伴う。体位の影響を受け, 立位では下肢や下半身, 臥位では後頭部, 背部, 殿部に強くみられる。

2) 圧痕の有無
親指で約 10 秒以上圧迫し持続的な圧痕(pitting)をみる。圧痕は心不全やネフローゼ症候群, 肝硬変などでみられ, 蛋白質の低い滲出液貯留による。粘液水腫では圧痕はない。リンパ浮腫では固いゴム様となる。

c. 全身性浮腫で早急に行う検査
(1) 検尿(比重, 蛋白, 潜血)：ネフローゼ症候群では大量蛋白尿, 糸体球腎炎では血尿や蛋白尿などがみられる。

(2) 腎機能(BUN・クレアチニン), 蛋白, アルブミン, 電解質：ネフローゼ症候群, 肝硬変, 栄養障害ではアルブミン値は低下する。

(3) 胸部・腹部 X 線写真：心拡大, 胸水, 肺水腫, 腹水などの有無をみる。

(4) 心エコー, 腹部エコー：心疾患, 肝疾患, 腹水の有無を知るのに簡便で有用である。

(5) CRP, 末梢血液：感染や炎症の有無をチェックする。

(6) 肝機能, 甲状腺機能, 血液ガス分析

(7) 補体および溶連菌抗体価：急性糸球体腎炎の疑いがある場合測定する。

3. 浮腫をきたす疾患
a. 全身性浮腫
1) 心性浮腫
うっ血性心不全が代表的である。

2) 腎性浮腫
①ネフローゼ症候群
②急性・慢性糸球体腎炎
③急性・慢性腎不全などがある。

3) 肝性浮腫
肝硬変(胆道閉鎖症など)などの肝疾患による。

4) 栄養障害性浮腫
特に低蛋白血症をきたす疾患による。
①蛋白漏出性腸疾患
②蛋白吸収不全

③蛋白質摂取不足などがある。
5）内分泌性浮腫
　　クレチン症などの甲状腺疾患がある。
6）薬剤性浮腫
7）特発性浮腫
8）新生児浮腫（浮腫355頁参照）
b．局所性浮腫
1）血管性浮腫
　　血管性浮腫は主に血管透過性亢進による。
　　①アレルギー性紫斑病
　　②クインケ浮腫
2）リンパ性浮腫
　　リンパ性浮腫は主にリンパ流閉塞による。
　　①リンパ管形成異常
　　②リンパ管炎，リンパ腫瘍
3）静脈性浮腫
　　静脈性浮腫は主に静脈の閉塞による。
　　①静脈血栓
　　②上，下大動脈症候群
4）炎症性，感染性浮腫
　　炎症性，感染性浮腫は，以下がある。
　　①蜂窩織炎
　　②関節炎，筋炎
　　③熱傷
5）遺伝性血管神経性浮腫

4．鑑別のポイント

　特徴的な症状や検査結果から，各疾患の鑑別は困難ではない。しかし，浮腫形成の機序は，異なる疾患でも同様であったり，同一疾患でも異なることもある。機序を理解していないと治療方針を誤ることがある。各疾患の鑑別を行う同時に，浮腫の分類や機序について検討する。

a．浮腫形成の機序
1）局所性浮腫
　　血管腔から間質への水を移動させる血行力学的変化による。毛細血管静水圧，膠質浸透圧，血管透過性，リンパ流などが関与する。
2）全身性浮腫
　　局所の血行力学的変化とともに，腎でのナトリウム（Na）の貯留が重要な役割を果たす。Na貯留の機序は主に以下の2つのタイプがあるが，実際には明らかに区別がつかない場合も多い。
　　（1）underfill type：血管腔から間質への水分移動が一次的に生じ，有効循環血漿量が減少する結果，主に3つのホルモン（レニン・アルドステロン系，ノルエピネフリン，抗利尿ホルモン）が活性化し，腎でのNaと水の貯留を起こす。浮腫が増強しても，血漿量を回復する点では適切な反応といえる。このタイプの浮腫はうっ血性心不全などでみられる。
　　（2）overflow type：最初に起きる異常が腎での不適切なNaと水の貯留であり，有効循環血漿量は過剰である。このタイプは多くの腎疾患にあてはまる。

b．全身性浮腫の鑑別診断
1）腎性浮腫
　　（1）ネフローゼ症候群
　　①特発性ネフローゼ症候群：高度の蛋白尿がみられる。蛋白異化の亢進も加わり，著しい低アルブミン血症を呈し，診断は比較的容易である。浮腫は急速に出現するのが特徴で，眼瞼から下肢へと対照的に拡がり，尿量減少，体重増加がみられる。進行すると腸管粘膜の浮腫から，腹痛，下痢などの消化器症状をきたす。さらに胸水，腹水が出現し，全身浮腫となる。低アルブミン血症のため，膠質浸透圧較差による水分移動に伴うunderfill typeが考えられたが，循環血漿量が過剰なoverflow typeを示すこともある。underfill typeを呈する乳児では哺乳量が低下しやすく，体液調節が未熟なため，容易にhypovolemic shockをきたすので注意する。
　　②二次性ネフローゼ症候群：慢性糸球体腎炎，特に，巣状糸球体硬化症などでは高度蛋白尿を伴い，浮腫をきたしやすい。
　　（2）急性糸球体腎炎
　　浮腫，高血圧，血尿が3主徴であるが，最近は症状が軽いことが多い。溶連菌感染後が80％を占め，補体の低下（腎炎発症後約8週持続）と溶連菌抗体価の高値が特徴である。糸球体毛細血管内腔の狭少化による濾過面積の減少と，基底膜の透過性の低下により，糸球体濾過量（GFR）は減少する。GFR減少に伴い，濾過されるNaも減少する。糸球体障害に比べ尿細管障害は軽く，尿細管のNa，水の再吸収が相対的に増加し，overflow typeを呈する。
　　（3）急性，慢性腎不全
　　BUN，クレアチニン値が各年齢正常値に比較して高値である。尿中Na排泄量は濾過量（GFR×血清Na濃度）および尿細管でのNa再吸収量により規定される。浮腫はoverflow typeで，急性腎不全や進行した慢性腎不全でみられるが，軽度〜中等度の慢性腎不全では尿細管でのNa再吸収低下により相殺され，Naの恒常性は保たれ浮腫を呈することは少ない。
2）心性浮腫（うっ血性心不全）
　　心不全の症状は不機嫌，頻脈，発汗，多呼吸，努力呼吸，末梢チアノーゼ，手足の冷感，乳児の哺乳力低下な

どがみられる．大動脈から右心系への流入が低下し，静脈圧上昇に並行して毛細血管静水圧が上昇する．主にunderfill type の浮腫，肝腫大を呈する．

3）肝性浮腫（肝硬変）

小児の肝硬変の原因は胆道閉鎖症が多いが，ウィルソン病などの先天性代謝異常でもみられる．胆道閉鎖症は黄疸，灰白色便，濃黄色尿，肝脾腫，脂溶性ビタミン欠乏が主症状である．肝硬変の浮腫は腹水が特徴的でunderfill, overflow 両方の機序が考えられ，肝線維症による類洞静水圧上昇，内臓血管拡張による全身血管抵抗の減弱などが関与する．

4）栄養障害性浮腫

難治性下痢，蛋白漏出性胃腸症，蛋白吸収不全などによる低蛋白血症が原因となることが多い．虐待や神経性食思不振症などでは蛋白質の摂取不足により起きる．

5）内分泌性浮腫

クレチン病（先天性甲状腺機能低下症）は新生児期には浮腫はみられないが，生後数か月より皮下組織にムコ多糖類，ヒアルロン酸，コンドロイチン硫酸が粘膜様物質として蓄積し，間質液の膠質浸透圧が亢進して，圧痕がみられない浮腫（粘液水腫）をきたす．

6）薬剤性浮腫

Ca 拮抗薬は血管透過性を亢進させる．エストロゲンはアルドステロン作用を持つ．非ステロイド性抗炎症薬は尿細管の Na 再吸収を増加させ浮腫をきたす．また，特に腎機能低下時に，Na を含有した抗生物質や輸液により起きることがある．

c．局所性浮腫の鑑別診断

クインケ浮腫は眼囲，口唇，手足，頸部などにみられ，蕁麻疹と鑑別しにくいことがある．蕁麻疹は真皮に限局し，持続も短い．遺伝性血管神経性浮腫は常染色体優性遺伝を示し，補体 C_1 インヒビターが低下する．

5．診断のつかないとき

小児では，腎機能の指標となる血清クレアチニン値，体内水分量の指標となる血圧の正常値が成人より低いため，腎機能低下があっても見逃されやすい．小児の急性腎不全の原因には腸管出血性大腸菌，エルシニア，サルモネラなどによる細菌性胃腸炎の頻度が高い．このような胃腸炎時の急性腎不全による乏尿は，特に乳児では脱水があると誤認されることがある．脱水補正のため，過剰な輸液が行われると，急速に全身浮腫や重症高血圧，肺水腫をきたす．このような医原性の浮腫を起こさないためには，小児の年齢相当のクレアチニン値，血圧の正常値などを正確に把握しておく必要がある．

リンパ節腫大
Lymph node swelling

横田 俊一郎
横田小児科医院／院長

1．診断のチェックポイント
a．リンパ節腫大とは

ここでは表在リンパ節について述べるが，大多数の正常乳幼児の頸部や後頭部にリンパ節を触知する．また，リンパ組織の活動が盛んなために，一度腫大したリンパ節がそのまま縮小しないこともよく経験される．どの程度の大きさのリンパ節までが正常であるかを決めることは難しいが，おおむね1cm までのものは，特別な症状や経過を伴っていなければ正常と判断してよい．

b．受診の動機

リンパ節腫大を主訴として受診したのか，ほかの主訴で受診し診察でリンパ節腫大が見つかったのかは大事なポイントである．頸部の軽度（正常範囲内）のリンパ節腫大を訴えとする受診者の多くは悪性腫瘍などの重症疾患を心配しているが，直接の受診動機を聞き出すことが心配の解決には役立つ．一方，発熱などで受診し診察でリンパ節腫大が見つかる場合には，リンパ節腫大から診断が導かれることがある．

c．問診
1）経過

いつ，どのようなきっかけで気付かれたか，腫大の程度に変化がないかを確認する．進行性の場合には重大な疾患が見つかる頻度が高い．

2）自発痛，圧痛

自発痛や圧痛を伴っているときには，リンパ節の所属領域に炎症が起こっている可能性が高い．圧痛のために首を動かせなかったり，項部硬直を認めたりすることもある．逆に腫瘍性のものは通常痛みを伴わない．

3）全身症状

発熱，体重減少，盗汗，全身倦怠感などの存在は全身性の感染症，川崎病や膠原病，悪性腫瘍などを疑わせる．

4）感染症との接触歴

感染性疾患によるリンパ節腫大が疑われるときには，感染症との接触，例えば風疹の流行，家族や集団生活での結核，猫などの動物の飼育などについて問診する．

d．リンパ節の触診
1）部位

訴えのあるリンパ節だけではなく，全身のリンパ節の触診が必要である．単独のものは所属領域の異常が疑わ

れ，複数の部位の腫大がある場合には全身性の疾患が疑われる．下顎部の腫大は腫瘍のことが多い．ムンプスなどによる顎下腺の腫大は，リンパ節腫大と区別しがたいことがよくある．また，皮下の嚢胞や脂肪腫などもリンパ節と間違うことがある．

2）大きさ，数
一見大きなリンパ節に見えるものが，注意深く触診するといくつかのリンパ節が癒合していることがわかることが多い．経過をみるために，必ずリンパ節の大きさをメジャーを使って記録しておく．

3）硬さ，周辺組織との癒着
正常のものは弾力があり，周囲との癒着はなく可動性が良好である．腫瘍性のリンパ節腫大では硬く周辺組織に癒着して動きにくい．

4）表面の皮膚の発赤，熱感
発赤や熱感を伴っていて波動性があるときは，化膿性リンパ節炎であることが多い．

深部リンパ節腫大

深部リンパ節の腫大は画像検査により診断される．後咽頭リンパ節腫大は気道閉塞や嚥下困難で，縦隔リンパ節腫大は咳・喘鳴・呼吸困難，顔面浮腫や胸水貯留で，腸間膜や後腹膜リンパ節腫大は腹痛で発症することが多い．悪性腫瘍の場合には急速に増大して緊急の処置を必要とすることもある．組織学的には良性のリンパ濾胞過形成を主体とし縦隔や腹部に好発するCastleman病は，ヒトヘルペスウイルス8型との関連が話題になっている．

---

e．全身の診察
1）肝脾腫，貧血，出血傾向
リンパ組織の1つである肝，脾の腫大があるときには全身性疾患，すなわち伝染性単核症，白血病，若年性関節リウマチなどを考える．

2）発疹
風疹や伝染性単核症，溶連菌感染症では発疹を伴うことが多く，若年性関節リウマチでも発疹がみられる．

3）リンパ節周辺の皮膚病変，外傷
所属領域の皮膚の炎症でリンパ節腫大をきたしていることは極めて多い．また，動物による咬傷や引っ掻き傷，BCGの接種跡などにも注意する．流行性角結膜炎では高率に耳前リンパ節の腫大を認める．

2．リンパ節腫大をきたす疾患
a．一般外来で頻度の高いもの
1）皮膚の湿疹性，感染性病変
アトピー性皮膚炎，夏季の汗疹，虫刺症などは皮膚病変として重要であり，頸部や後頭部のリンパ節腫大をきたすことが多い．外傷，膿痂疹，水痘などによっても高頻度にリンパ節が腫大する．BCGを接種した腕の腋窩リンパ節腫大も，副反応としてときどき経験される．

2）口腔内病変
ヘルペス歯肉口内炎，単純疱疹，再発性アフタなどにより頸部や顎下のリンパ節腫大をきたす．また，ウイルスによる扁桃炎でも頸部リンパ節腫大をきたす．溶連菌感染症では有痛性の頸部リンパ節腫大を伴っていることが少なくない．咽頭所見が乏しいこともあるので，必要に応じて溶連菌迅速検査を行う．

3）全身性ウイルス感染症
種々の全身性ウイルス感染症でリンパ節腫大がみられるが，頻度の高いものは伝染性単核球症，風疹，サイトメガロウイルス感染症である．伝染性単核症では頸部のリンパ節腫大をきたすものが多い．風疹は耳後部，後頭部のリンパ節腫大が特徴的で圧痛を伴い，しばしば発疹が出る前に出現するので注意が必要である．

4）化膿性リンパ節炎
化膿性扁桃周囲炎，皮膚の化膿性病巣に引き続いて起こる．原因は黄色ブドウ球菌，溶連菌が多く，切開排膿が必要になることもある．

5）川崎病
頸部リンパ節腫大は川崎病の主要症状であり，化膿することはない．初期には疼痛を伴っている．

b．次に頻度の高いもの
1）猫ひっかき病
グラム陰性桿菌である *Bartonella henselae* による感染症で，子ネコの咬掻による感染が原因となることが多いが，犬や猫のノミから感染することもある．頸部や腋窩のリンパ節腫大をきたし疼痛を伴う．受傷後3〜10日後に咬掻部に紅斑・発赤・水疱を形成し，長期間続く弛張熱を伴うことが特徴である．症例数は増加しており注意が必要である．

2）白血病・悪性腫瘍
白血病，悪性リンパ腫では，頸部リンパ節腫大で発症することが多く，リンパ節は硬く無痛性である．貧血，出血傾向，発熱，肝脾腫などを伴うが，悪性リンパ腫ではリンパ節腫大が唯一の症状ということも多い．

3）亜急性壊死性リンパ節炎
感冒様症状，扁桃腫脹後に頸部リンパ節腫大と発熱，白血球減少をきたす．腫大したリンパ節は半数以上にお

いて有痛性で，肝脾腫は認めない．若年女性に多い傾向がある．

4）若年性関節リウマチ
弛張熱，関節痛，関節腫脹，発疹（リウマトイド疹），心炎などが診断には重要である．全身のリンパ節腫大をきたす．

5）Langerhans 細胞組織球症
乳幼児に発生する Letterer-Siwe 症候群では脂漏性湿疹，肝脾腫を伴ったリンパ節腫大が特徴である．

c．頻度は低いが重要なもの

1）結核性リンパ節炎
頸部リンパ節炎は初期には咽頭炎に伴うものと区別しがたいが，しだいにいくつかのリンパ節が癒合し皮膚に癒着する．無痛性，両側性で肺病変を伴うことが多い．結核の家族歴に注意する．非定型抗酸菌による頸部リンパ節炎は片側性であり，単独あるいは数箇のリンパ節が腫脹する．

2）転移性腫瘍
神経芽細胞腫などの固形腫瘍が原発のことが多い．骨痛や腹部腫瘤の有無に気をつける．

3）抗痙攣剤による薬剤過敏症
ヒダントインやカルバマゼピンによる過敏症で，頸部リンパ節腫大をきたすことがある．発熱，発疹，肝腫大，好酸球増多症などを伴う．

4）代謝性疾患
Gaucher 病や Niemann-Pick 病では異常な脂質の蓄積により，全身性のリンパ節腫大をきたす．神経症状，肝脾腫などが診断のきっかけになる．

5）慢性肉芽腫症
ブドウ球菌やグラム陰性菌による化膿性リンパ節炎を繰り返す．呼吸器感染症や肛門周囲膿瘍を繰り返すことが多い．

3．鑑別のポイント

腫大しているリンパ節の部位と性状が最も重要であり，最近ではエコーの所見も参考にされる．鑑別のために表のような検査を検討する．顎下腺腫脹との鑑別が必要なときには血清アミラーゼの値も参考になる．

a．伝染性単核（球）症
両側性の頸部リンパ節腫大をきたし，発熱，眼瞼周囲の浮腫，白苔を伴った扁桃炎，肝脾腫を伴うことが特徴であるが，頸部リンパ節腫大だけを症状とすることもある．肝機能障害を伴うことが多い．診断には EB ウイルス抗体の検索を用いる．VCA-IgM 抗体は重要であるが検出できないことも多く，VCA-IgG 抗体が高値で EBNA 抗体が陰性であることが初感染の証明となる．

表　リンパ節腫大のスクリーニング検査

- 血算，血液像
- CRP
- 血沈
- AST, ALT, LDH
- EB ウイルス抗体

（必要に応じて）
- ツ反
- 胸部 X 線
- 超音波検査（リンパ節，腹部）
- 各種ウイルス抗体
- 血清アミラーゼ（耳下腺との鑑別）

b．川崎病
発熱と頸部リンパ節腫大だけで発症するものが特に年長児で少なからずあり，発熱を伴った大きな頸部リンパ節腫大をみたときには，川崎病を鑑別診断に入れておかなくてはならない．エコー上ではいくつかのリンパ節が集簇している所見をとる．炎症所見が強く白血球数の増加を伴うことが多いが，最終診断にはその他の症状の出現を待たなくてはならない．

c．亜急性壊死性リンパ節炎
思春期の女子に多くみられ，発熱と疼痛を伴う頸部リンパ節腫大が特徴である．白血球減少が診断に重要であり，2～3か月の経過で自然治癒するが再発を繰り返すものもある．確定診断にはリンパ節生検が必要であり，Tリンパ球と組織球の著明な増殖が特異的な所見である．悪性腫瘍との鑑別が必要となるときには生検を考慮する．

d．猫ひっかき病
子ネコの咬掻後1～2週間で出現する頸部リンパ節腫大が主症状であるが，不明熱の精査から診断されることもある．白血球増多や CRP 陽性を示すものが多いが，ほとんど炎症所見を示さないものもある．*Bartonella henselae* の抗体測定を行い，IgM 抗体が陽性もしくは IgG 抗体がペア血清で4倍以上の上昇，あるいはワンポイントで 256 あるいは 512 倍以上の上昇で診断される．

e．悪性リンパ腫
Hodgkin 病の多く，非 Hodgkin リンパ腫の約30％が無痛性の頸部リンパ節腫大で発症する．下顎部の腫大でゴム様に硬いものは腫瘍性疾患の可能性が高い．腋窩や鼠径部のリンパ節腫大で発症することはほとんどない．リンパ節腫大以外の症状がないことが多いが，リンパ節の熱感や発赤，疼痛がある場合や一時的な縮小を認める場合にも腫瘍を否定する根拠にはならないことを銘記すべきである．

全身に拡がれば血球減少やLDH上昇がみられるが，初期のものは血液検査では異常を示さない。深部リンパ節腫大や臓器腫大などの検索も必要であるが，確定診断にはリンパ節の生検が欠かせない。生検を行う際の注意として，大小のリンパ節が腫大している場合には最も大きく深部にあるものを採取することが大切である。表在性のものは炎症性のものであることが多いからである。また，部分切除ではなく皮膜ごと全体を採取し，専門医により適切に処理することが重要である。

4．診断がつかないとき

発熱など全身症状を伴い1週間以上続くときには入院して経過観察し，検査を繰り返す。必要に応じて生検も考慮する。亜急性壊死性リンパ節炎や若年性関節リウマチは診断までに相当の日数を要することが少なくない。

リンパ節腫大を主症状とするときには，下顎部にあり硬く周囲と癒着しているものはすぐに生検を行う。上頸部にあり血液検査などで異常が見つからず，抗体検査でも原因が突き止められないときには，2週間経過観察する。この間に増大する，あるいはさらに1か月観察しても大きさが変化しない場合に生検を検討する。

生検は侵襲的な検査であり，亜急性壊死性リンパ節炎を疑ったときに生検を行うか否かは慎重に判断すべきである。また，悪性腫瘍を疑って生検を行うときには，ホルマリン固定だけではなく，染色体やDNA検査用に凍結保存などの処理が必要となるため，小児病院や大学などの専門医療機関へ紹介する。

発熱を伴う発疹
Rash with fever

絹巻　宏
絹巻小児科クリニック／院長

日常の外来診療においてよく出会う症状である。ウイルス性または細菌性の感染症が多い。一見して診断できるものから，経験ある小児科医にも診断が難しいものまで，さまざまな疾患が含まれる。今までに見たことのない発疹症の診断はだれにも難しい。アトラスが役立つのは一部の定型例に限られるので，初心者の場合は上級医に意見を求めることを躊躇してはいけない。

数多くの発疹症のなかで正確な診断が特に求められるのは，①有効な治療法のある疾患(溶連菌感染症，ブドウ球菌性熱傷様皮膚症候群(SSSS)，川崎病，Kaposi水痘様発疹症など)，②伝染力の強い疾患(麻疹，風疹，水痘など)，③まれにみる重症または難治性の疾患(敗血症，毒素性ショック症候群(TSS)，白血病，膠原病など)の3群である。診断の遅れや誤りは，①と③では合併症や予後不良を招き，②では周囲への感染拡大を招く。目の前の症例がこれらのいずれかではないか，このことを常に念頭に置いて診断を進める。

診察では，頭髪部や外陰部はもちろん手足の先まで，全身くまなく発疹を探して観察することが大切である。詳細な観察にはルーペを用いるとよい。

診断の第一の手がかりは発疹の性状と分布である。特に性状が「紅斑丘疹性」「丘疹水疱性」「紫斑」のいずれであるかの判断が大切であり，それによって診断の方向性が決まる(図)。

```
        ┌─ 紅斑丘疹性 → 発熱と発疹と他の症状を合わせた
        │               全体の臨床像で診断する。検査を
発疹 ──┤               要する場合がある。
        ├─ 丘疹水疱性 → 多くは視診のみで診断できる。
        │
        └─ 紫斑       → 急いで検査を進める。
```

図　発熱を伴う発疹の診断の流れ

1．緊急処置
a．全身状態の評価

来院時すぐに行う。痙攣，意識障害，呼吸困難，出血傾向など，緊急を要する症状はないか。あればその対処を優先する。

b．隔離の必要性の判断

すべての発疹患者を隔離する必要はないが，伝染力の強い疾患(特に麻疹，風疹，水痘)またはその疑いがある場合は，一般患者と接触しないように，速やかに隔離用の待合室または診察室へ誘導する。医師よりもコメディカルスタッフの果たす役割が大きい。

2．診断のチェックポイント
a．発疹の特徴

発疹が「丘疹水疱性」または「紫斑」の場合は，診断的特異性が高い。

「丘疹水疱性」で発熱を伴う疾患は限られており，発疹の分布と経過から，多くは視診のみで診断できる。発疹が少ない場合は経過をみることが大切であり，初めは1，2個の小紅斑または小丘疹であったものが，半日か1日後に数を増し特徴的な小水疱が出現して，診断に至る場合もよくある。発疹が全身汎発性か(水痘)，口唇周辺(単純疱疹)や手足(手足口病)に限局性か，片側の神経支配領域に一致しているか(帯状疱疹)，湿疹病変部に分布

しているか（Kaposi水痘様発疹症），水疱に中心臍窩はあるか（水痘，帯状疱疹，単純疱疹，Kaposi水痘様発疹症）否か（手足口病），などが重要な所見である。

「紫斑」の場合は，血小板減少やDIC（播種性血管内凝固症候群）を伴う重篤な疾患の可能性があり，急いで検査を進めなければならない。

最も多くみられる「紅斑丘疹性」の場合は，発疹に特徴のある一部の疾患（伝染性紅斑，多形滲出性紅斑，SSSSなど）を除き，視診のみで診断することは難しい。しかし発疹の大きさや形，融合性の有無，分布が全身汎発性か，四肢や体幹に限局性か，どこから始まりどのように拡大したか，膨疹を伴うか否か，瘙痒あるいは疼痛を伴うか否か，色素沈着を残すか否か，などは重要な所見である。発疹の特徴をとらえたうえで，発熱とその他の症状も合わせた全体の臨床像から診断する。しかし検査を要するものや，それでも診断がつかないものもある。

b．発熱と発疹の関係
1）発熱の特徴
高熱か微熱か。熱型に特徴はあるか。
2）出現順序は
発熱と発疹がほぼ同時に出現したのか（風疹，水痘，溶連菌感染症，SSSSなど），発熱の経過中に発疹が出現したのか（麻疹，川崎病など），それとも解熱したあとで発疹が出現したのか（突発性発疹，一部のエンテロウイルス感染症）。

c．重篤感
全身状態は良好か，それとも重篤感があるか。日常よくみる疾患の多くは良好であるが，麻疹，川崎病，そしてStevens-Johnson（S-J）症候群，重症SSSS，重症水痘には重篤感がある。まれにみる重症細菌感染症やTSS（毒素性ショック症候群）はもちろん重篤である。紫斑で重篤感を伴う場合は緊急性があり，重症感染症，血液疾患，虐待を考える。

d．他の症状
1）カタル症状
特有の乾性刺激性の咳（麻疹），結膜充血（麻疹，川崎病，S-J症候群，アデノウイルス感染症），眼脂の有無など。
2）咽頭，扁桃，口腔粘膜の変化
咽頭炎（溶連菌感染症，麻疹，川崎病），扁桃炎（溶連菌感染症，伝染性単核球症，アデノウイルス感染症），Koplik斑（麻疹），粘膜疹（水痘，手足口病，単純疱疹），粘膜びらん（S-J症候群），苺舌（溶連菌感染症，川崎病）など。
3）リンパ節腫脹
局所性か（川崎病，伝染性単核球症，帯状疱疹，単純疱疹），全身性か。
4）肝脾腫
著しい場合は伝染性単核球症のほか，血液疾患や特殊な感染症も考える。
5）その他
手足の硬性浮腫やBCG接種部位の発赤（川崎病），刺し口（ツツガムシ病，日本紅斑熱，ライム病），呼吸器症状，消化器症状，関節症状，神経症状など。

e．既往歴，予防接種歴，家族歴，流行情報
ウイルス性発疹症が疑われる場合，これらは診断の参考になる。しかし既往歴には記憶違いや前医の誤診による誤りが時にある。一般に麻疹と水痘の既往には誤りは少ないが，風疹には誤りが多い。予防接種歴（麻疹，風疹，水痘）は除外診断の根拠となるが，vaccine failureによる修飾麻疹や軽症水痘の存在に留意する。家族歴や地域の感染症流行情報は役立つことが多い。

最近の野外活動（ツツガムシ病，日本紅斑熱，ライム病，エルシニア感染症）や海外渡航（デング熱，ウイルス性出血熱，腸チフス）についての問診も必要である。

f．簡易検査
1）末梢血一般，血液像，CRP，血沈
白血球（好中球）増多，CRP高値，血沈亢進は強い炎症の存在を示す。細菌感染症，川崎病，膠原病などを示唆するが，診断的特異性は低い。異型リンパ球増多は伝染性単核球症に特徴的である。血小板減少がみられた場合は重大であり，重症感染症か血液疾患を考える。
2）抗原迅速検査，Tzanck試験
咽頭スワブのA群溶連菌迅速検査は溶連菌感染症の診断に不可欠である。インフルエンザウイルス，アデノウイルスの迅速検査も鑑別診断に役立つ場合がある。古典的診断法であるが，Tzanck試験による水疱内巨細胞の証明は，単純ヘルペスウイルス（HSV）と水痘帯状ヘルペスウイルス（VZV）感染症の診断に有用である。
3）血液生化学検査
肝機能異常は伝染性単核球症または川崎病を示唆する。

3．発熱を伴う発疹を来す疾患（表1）
「紅斑丘疹性」「丘疹水疱性」「紫斑」の別に，日常遭遇しうる疾患を表1に挙げた。頻度の目安として，筆者の経験から「小児科診療所で1年間に1例以上みるもの」を「日常よくみるもの」として●をつけた。その他の疾患は，いずれも頻度は低いが常に念頭に置くべきものである。特にエルシニア，マイコプラズマ，リケッチア，スピロヘータなどの感染症に留意すべきである。薬疹も忘れてはならないが，頻度は低い。まれにみる重症または

表1 発熱を伴う発疹をきたす疾患

【紅斑丘疹性の発疹】
1. ウイルス感染症
   - ●麻疹
   - ●風疹
   - ●突発性発疹
   - ●伝染性紅斑
   - ●伝染性単核球症
   - ●エンテロウイルス感染症
   - アデノウイルス感染症
   - デング熱
2. 細菌感染症
   - ●溶連菌感染症(猩紅熱)
   - ●ブドウ球菌性熱傷様皮膚症候群(SSSS)
   - 丹毒
   - 蜂窩織炎
   - エルシニア感染症
   - 腸チフス
   - 敗血症
   - 毒素性ショック症候群(TSS)
3. マイコプラズマ感染症
4. リケッチア感染症(ツツガムシ病,日本紅斑熱)
5. スピロヘータ感染症(ライム病,梅毒)
6. その他
   - ●川崎病
   - ●多形滲出性紅斑
   - Stevens-Johnson(S-J)症候群
   - 膠原病(JRA, SLE など)
   - リウマチ熱
   - 薬疹
   - ●日光皮膚炎

【丘疹水疱性の発疹】
1. ウイルス感染症
   - ●水痘
   - ●帯状疱疹
   - ●単純疱疹
   - Kaposi 水痘様発疹症
   - ●手足口病
   - エンテロウイルス感染症
2. その他
   - 薬疹

【紫斑】
1. 重症細菌感染症(敗血症,髄膜炎)
2. 血液疾患(白血病など)
3. ウイルス性出血熱
4. 出血傾向によらないもの
   - ●咳込み,啼泣などによる顔面の点状出血斑
   - ●溶連菌やウイルス感染症に伴う点状出血斑
   - 虐待

●は日常よくみるもの

難治性の疾患として,敗血症,TSS,白血病,膠原病などがある。

4. 鑑別のポイント

a. 「紅斑丘疹性」と「丘疹水疱性」の場合(表2)

日常よくみる16疾患について,診断と鑑別のポイントを表2に挙げた。「発熱」「発疹」「他の症状」のそれぞれの特徴をとらえ,全体の臨床像をみることが最も大切である。多くは初診時または遅くとも2～3日以内に臨床像から診断できる。しかし,風疹の一部(抗体検査),伝染性単核球症(血液像,抗体検査),溶連菌感染症(A群溶連菌迅速検査または培養検査),SSSS(黄色ブドウ球菌培養検査),川崎病(血液検査,心エコー検査)では診断確定のために検査が必要である。手足口病以外のエンテロウイルス発疹症は臨床像に特徴がなく,ウイルス分離を行わない限り確定診断は困難であり,しばしば風疹あるいは薬疹と誤診される。

頻度の低いその他の疾患については成書を参照されたい。重篤感(敗血症,TSS,S-J症候群など),持続する高熱や関節痛(膠原病,リウマチ熱),野外活動や海外渡航歴(特殊な感染症),刺し口などが手がかりとなる。

b. 発熱を伴わない場合

表1に挙げた疾患のすべてが常に発熱を伴うわけではない。発熱を伴わない場合には,日常よくみる皮膚疾患も鑑別の対象となる。例えば,「紅斑丘疹性」ではGianotti 病または症候群,蕁麻疹,接触皮膚炎,昆虫皮膚炎,紅色汗疹,凍瘡など,「丘疹水疱性」では伝染性膿痂疹,虫刺症,汗疱,汗疱状白癬,水晶様汗疹,接触皮膚炎などである。次項発熱を伴わない発疹90頁を参照されたい。

c. 「紫斑」の場合

頻度は低いが血小板減少やDICを伴う重篤な疾患(重症細菌感染症,血液疾患)の可能性がある。この場合には,重篤感,高熱,頻脈,ショック,意識障害,貧血などを伴うことが多い。しかしそのような症状がみられなくても,これらの疾患を見逃さないために,発熱を伴う紫斑の症例のすべてに血液検査を行う。全身状態が良好であれば,外来検査でよい。血小板減少の有無をチェックし,必要に応じて凝固異常を調べる。詳しくは出血傾向100頁を参照されたい。

日常診療で出血傾向による紫斑をみることは実際には少ない。よくみるのは,咳込み,啼泣,嘔吐などでの顔面のうっ血による点状出血斑や,溶連菌感染症や軽微なウイルス感染症に伴う点状出血斑など,出血傾向によらないものである。

乳幼児に不自然な紫斑がみられた場合は,発熱の有無

表2 日常よくみる疾患の診断と鑑別のポイント

紅斑丘疹性	①発熱/②発疹/③その他の特徴/④診断確定のための検査
麻疹	①6〜8日間の高熱。二峰性。②3〜4日間の発熱の後に，大小の紅斑が顔面，頸部に始まり，体幹と四肢に拡大。融合し色素沈着を残す。③カタル症状，特に乾性刺激性の咳は必発。Koplik 斑は発疹の1〜2日前に出現。④通常は臨床診断。必要なら抗体検査
風疹	①多くは微熱。②発熱と同時に，均一な小紅斑が顔面，頸部に始まり，体幹から四肢に拡大し，出現した順に消退。色素沈着を残さない。③耳後部，後頭部，頸部のリンパ節腫脹。④抗体検査
突発性発疹	①3〜4日間の高熱。②解熱と前後して小紅斑が体幹に始まり，全身に拡大。色素沈着を残さない。③主に乳児。全身状態良好。④通常は臨床診断。必要なら HHV-6 または HHV-7 抗体検査
伝染性紅斑	①多くは無熱，発疹出現の1週間位前に発熱をみることあり。②頬部のびまん性紅斑に始まり，四肢伸側にレース状紅斑が出現。体幹にも紅斑をみることあり。③全身状態良好。④通常は臨床診断。必要ならパルボウイルス B19 抗体検査
伝染性単核球症	①持続する高熱。②発疹は一部の症例でみられ，体幹の小紅斑が多い。③滲出性扁桃炎，頸部リンパ節腫脹，肝脾腫，眼瞼浮腫，肝機能異常，異型リンパ球増多。④EB ウイルス抗体検査
エンテロウイルス感染症	①無熱〜高熱。②風疹様が多いが，突発性発疹様の経過や，四肢のみに紅斑や丘疹をみるものなど多彩。③なし。④困難
溶連菌感染症（猩紅熱）	①多くは高熱。②腋窩，鼠径部の微細小紅斑またはびまん性潮紅が典型的。四肢のみに紅斑や丘疹をみる非定型例も多い。③咽頭痛，著明な咽頭発赤，滲出性扁桃炎，苺舌。④咽頭のA群溶連菌迅速検査または培養検査
ブドウ球菌性熱傷様皮膚症候群(SSSS)	①微熱〜高熱。②全身，特に間擦部のびまん性潮紅と表皮剝脱。口，鼻，眼周囲の発赤〜びらん〜痂皮形成，口囲の放射状亀裂により特有の顔貌。③Nikolsky 現象陽性。④咽頭や鼻腔または眼脂の黄色ブドウ球菌培養検査
川崎病	①持続する高熱。②不定形で多彩。麻疹〜多形紅斑様が多い。水疱や痂皮をみることはない。乳児でBCG接種部位の発赤。③手足の紅斑と硬性浮腫，眼球結膜の充血，口唇や口腔の発赤，苺舌，頸部リンパ節腫脹。冠動脈瘤。白血球増多，血沈亢進，CRP 陽性。④「診断の手引き」による臨床診断
多形滲出性紅斑，S-J 症候群	①無熱〜高熱。②爪甲大の類円形〜虹彩状〜融合し地図状の滲出性紅斑がおもに四肢に多発。顔面や体幹にもみる。③感染や薬剤が原因であることが多い。粘膜病変を伴い，皮膚にびらんを生じる重症型を Stevens-Johnson 症候群という。白血球増多，血沈亢進，CRP 陽性。④臨床診断
日光皮膚炎	①無熱〜微熱。②日光照射を受けた露出部皮膚の潮紅〜水疱形成。③なし。④なし
丘疹水疱性	①発熱/②発疹/③その他の特徴/④診断確定のための検査
水痘	①無熱〜高熱。②小紅斑に始まり，丘疹，紅暈を伴う小水疱，膿疱，痂皮化へと進む発疹が，頭髪部を含む全身，とくに体幹に多数出現。各段階の発疹が混在するのが特徴。ワクチン接種後の罹患は軽症。③口腔咽頭の粘膜疹。④通常は臨床診断。必要なら VZV 抗体検査
帯状疱疹	①無熱〜微熱。②片側の神経支配領域に一致して，紅斑，丘疹，小水疱が集簇し帯状を呈する。やがて膿疱，痂皮化。痒みや疼痛を伴うことあり。③水痘罹患歴あり。所属リンパ節腫脹。④通常は臨床診断
単純疱疹	①無熱〜高熱。ヘルペス性歯肉口内炎に伴う場合は高熱。②口唇やその周辺に小水疱が集簇。やがて膿疱，痂皮化。③所属リンパ節腫脹。④通常は臨床診断。必要なら HSV 抗体検査または蛍光抗体法による抗原検査
Kaposi 水痘様発疹症	①無熱〜高熱。②アトピー性皮膚炎などによる湿疹病変部に小水疱が集簇。やがて膿疱，痂皮化。③なし。④通常は臨床診断。必要なら HSV 抗体検査または蛍光抗体法による抗原検査
手足口病	①無熱〜高熱。②手掌，手背，足底，足背，肘，膝，殿部などに小水疱と丘疹が混在。③口腔咽頭の粘膜疹。④通常は臨床診断

に関係なく，虐待の可能性を考える。

5．診断がつかないとき

初診時に重篤感，持続する高熱，著明な紫斑などがあり，重症または難治性の疾患が疑われる場合は，直ちに入院精査とする。膠原病や一部の特殊な感染症を除き，診断は早期に可能であろう。

日常よくあるのは，全身状態が良好で，外来で2〜3

日経過をみたが診断がつかないというケースである。発疹に特徴の少ない「紅斑丘疹性」の場合に多い。

すでに解熱し発疹も消退しつつある場合は，疑われる疾患についてウイルス抗体検査(IgM抗体またはペア血清)を試みるか，そこまでの必要はないとして経過観察にとどめる。川崎病不全型または伝染性単核球症の可能性があれば，末梢血一般，血液像，CRP，肝機能を含む血液検査を行う。なお，ウイルス感染症と判断したが確定診断できない場合は，保護者に否定できる疾患名を挙げたうえで「ウイルス性発疹症で心配のないもの」とよく説明しておく。このなかには多くのエンテロウイルス感染症，時にアデノウイルス感染症，あるいはワクチン既接種者の修飾麻疹や軽症水痘などが含まれるだろう。

発熱が2〜3日持続し解熱傾向がない場合は，麻疹，伝染性単核球症，溶連菌感染症，SSSS，川崎病，多形滲出性紅斑を念頭に置いて，外来で鑑別診断を行う。血液検査で強い炎症所見や肝機能異常がみられた場合や，発熱が持続し診断がつかない場合は，このほかの特殊な感染症や膠原病の可能性も考慮し，入院精査とする。

発熱を伴わない発疹
Eruption in the absence of fever

湧川　基史
あおば皮ふ科／院長

1．診断のチェックポイント
a．視診
皮疹の分布と性状を見る。疾患それぞれに好発部位があり診断に重要であるため，局所的に皮疹の性状を見るだけではなく全身の皮疹分布をチェックすべきである。
b．問診
発症時期と経過，自覚症状の有無を問う。かゆみあるいは痛みの有無は重要なポイントである。既往歴や家族歴，治療歴について聞くことも忘れてはいけない。
c．触診
腫瘍性の場合は触診を行い，硬さ，浸潤の深さ，下床や皮表との可動性をチェックする。
d．簡易検査
真菌による感染，疥癬を疑ったときはKOHを用いた顕微鏡検査(鏡検)を行う。接触皮膚炎を疑ったときは接触源と思われる物質の貼付試験(パッチテスト)を行うことがある。

2．発疹(発熱を伴わない)をきたす疾患
a．水疱をきたす疾患
①水晶様汗疹(あせも)
②虫刺症
③伝染性膿痂疹(とびひ)
④接触皮膚炎(かぶれ)
⑤汗疱
⑥足白癬
⑦ウイルス性発疹症(単純疱疹，水痘・帯状疱疹，手足口病)
b．膿疱をきたす疾患
①伝染性膿痂疹(とびひ)
②毛囊炎
③膿疱性痤瘡，新生児痤瘡
④ケルスス禿瘡
c．常色丘疹，結節をきたす疾患
①尋常性疣贅(いぼ)
②伝染性軟属腫(水いぼ)
③面皰
④光沢苔癬
⑤各種皮膚腫瘍
d．白色皮疹をきたす疾患
①単純性粃糠疹(はたけ)
②稗粒腫
③癜風
④尋常性白斑(白なまず)
e．褐色・黒色皮疹をきたす疾患
①神経節起原性母斑(黒子，色素性母斑，扁平母斑，蒙古斑)
②雀卵斑(そばかす)
③毛孔性苔癬，線状苔癬
④カフェ・オ・レ斑
⑤肥満細胞腫
⑥黒色表皮腫，融合性細網状乳頭腫症
f．黄色皮疹をきたす疾患
①柑皮症
②若年性黄色肉芽腫
③黄色腫
④黄疸
g．紅色丘疹をきたす疾患
①湿疹皮膚炎群
②虫刺症
③尋常性痤瘡，新生児痤瘡
④急性痒疹(小児ストロフルス)
⑤疥癬
⑥環状肉芽腫(限局型，汎発型)

h．紅色結節をきたす疾患
　①苺状血管腫
　②毛細血管拡張性肉芽腫
　③亜急性痒疹，結節性痒疹
　④癌
　⑤スポロトリコーシス，非定型抗酸菌症
i．紅斑をきたす疾患
　①湿疹皮膚炎群
　②蕁麻疹
　③ウイルス性発疹症，薬疹
　④多形紅斑
　⑤膠原病(SLE，皮膚筋炎など)
　⑥結節性紅斑
j．紫斑をきたす疾患
　①アナフィラクトイド紫斑
　②血小板減少性紫斑
　③努責性紫斑
　④①以外の血管炎
k．鱗屑を伴う皮疹
　①乾燥性湿疹
　②ジベルばら色粃糠疹
　③魚鱗癬
　④多形紅斑
　⑤乾癬，類乾癬
　⑥体部白癬

3．鑑別のポイント
a．水疱をきたす疾患
　汗疹は夏に多く，体幹や四肢屈側に好発する。小水疱を伴いやすい虫刺症は蚊，ノミなどだが，後者は膝より下に好発する。ノミを持った猫との接触に注意する。小児の接触皮膚炎はさまざまなものを触れることで手に多い。植物(特にウルシ科)による場合，前腕や顔面に線状の紅斑を伴う水疱を形成する。マンゴや銀杏の摂取により口囲に小水疱を形成する例も少なくない。また，消毒液や非ステロイド系消炎剤，市販の虫刺症用貼付薬によって接触皮膚炎を起こす例も多い。汗疱は春先に多く，帽針頭大の水疱が手足に多発する。足白癬は小水疱，鱗屑が足趾間，足底に見られる。KOH鏡検で確定診断する。単純疱疹は口唇が好発部位であるが，いずれの部位にも起こりうる。再発性の場合，通常発熱は伴わない。水痘・帯状疱疹は，幼児では全身症状を伴わないことが多い。帯状疱疹後神経痛も軽度あるいは認めない。手足口病の手足に生じる水疱は紅暈を伴い皮膚線の走行に一致した米粒型の水疱であるのが特徴的である。

b．膿疱をきたす疾患
　伝染性膿痂疹は紅斑，水疱ができ，後に膿疱となる。鼻，口，耳周囲に始まりしだいに体幹四肢に広がる。膿疱性痤瘡，毛嚢炎は思春期に多い。前者は顔面に好発する。ケルスス禿瘡は被髪頭部に発赤腫脹を伴う膿疱，膿瘍がみられる。患部は易抜毛性であり，その毛をKOH鏡検することで診断は容易である。

c．常色丘疹，結節をきたす疾患
　尋常性疣贅は表面が粗造で疣状あるいは乳嘴状の丘疹が手指背・足趾背などに単発あるいは多発する。足底あるいは足趾腹にみられるものは隆起しないことが多く，表面粗造な角化性局面を形成する。伝染性軟属腫は小豆大までのドーム状小結節あるいは丘疹で表面平滑である。ピンセットでつまむと乳白色の粥状物質が圧出される。面皰は痤瘡の前段階で，中心部に毛孔の開大あるいは角栓形成があり圧すると皮脂が排出される。光沢苔癬は光沢のある非毛嚢性小丘疹が胸腹部，四肢，外陰部に多発するもので，5〜10歳に好発する。

d．白色皮疹をきたす疾患
　単純性粃糠疹はアトピー性皮膚炎の部分症状で，境界が不鮮明で自覚症状のない白斑が顔面に単発あるいは多発する。稗粒腫は顔面，特に眼囲に好発する白色丘疹で針で小さく切開を加えると角質内容物が容易に除去できる。癜風は Malassezia furfur 感染症で，思春期以降の汗かきの人の胸部，上背部にみられる鱗屑を伴う脱色素斑。逆に淡褐色に着色する場合もある。尋常性白斑は後天的に色素脱失を起こすもので限局型，汎発型，神経分節型の3つがある。白斑の境界は比較的明瞭である。

e．褐色・黒色皮疹をきたす疾患
　扁平母斑は扁平で隆起しない淡褐色斑が身体各部に単発あるいは散発(数個以下)する。雀卵斑は両頬部から鼻部に多発する淡褐色〜黒褐色の小色素斑で，5歳ごろに出現し思春期に著明となる。毛孔性苔癬は上腕伸側に多発する毛孔一致性の角化性丘疹で思春期に症状が著明となる。常染色体優性遺伝疾患である。線状苔癬は四肢などに常色から褐色の扁平丘疹が線状あるいは帯状に配列するもので自覚症状に乏しい。カフェ・オ・レ斑は神経線維腫症の初発症状で扁平母斑よりやや淡く，体幹に多い。多くが5歳以下で初発。肥満細胞腫は全身に類円形の褐色斑，茶色斑が多発(まれに単発)し，強くこすると線状に膨疹を生じる(Darier徴候)。黒色表皮腫(良性型，仮性型)は頸部，腋窩，外陰部などに左右対称性に黒褐色の色素沈着と角質増殖をみる。良性型は不規則優性遺伝を示す。仮性型は肥満に伴うもので肥満の改善とともに略治する。融合性細網状乳頭腫症は体幹正中部，腋窩などに網状色素斑をみるもので，肥満との関連が示

唆されている。

f．黄色皮疹をきたす疾患

柑皮症は緑黄色野菜やのりなどベータカロチン含有食品を過剰に摂取することで起こる。全身に起こりうるが，掌蹠に好発する。若年性黄色肉芽腫は自覚症状のない黄色あるいは褐色調の丘疹，小結節が多発する。脂質代謝異常による黄色腫は発疹型，結節型など多彩であるが，発疹型はほぼ全身，結節型は肘頭，膝蓋に多い。

g．紅色丘疹をきたす疾患

虫刺症では蚊は四肢の露出部に多く，ノミは膝下，イエダニは腹部，腋窩に多い。チャドクガは毒針毛を数十万本持っていると言われ，これが服などに付着して皮膚に刺さって体幹などにかゆみの強い紅色丘疹が多発する。尋常性痤瘡は顔面，胸部，上背部に好発し，皮脂分泌の多い思春期に多い。急性痒疹は虫刺されによる一種のアレルギー反応で，膨疹で初発し，しだいに漿液性丘疹，小水疱を生じ，充実性紅色丘疹となる。疥癬はヒゼンダニが皮膚に寄生することで起こるもので，指間，陰部，下腹部，大腿部などに紅色丘疹が散発する。夜にかゆみが強い。鏡検にて虫体あるいは虫卵を確認する。環状肉芽腫は限局型と汎発型があり，前者は帽針頭大の硬い紅色丘疹が環状に配列し，手指，四肢に好発する。汎発型は全身に丘疹，結節が多発するもので，小児例は糖尿病との関連性は低い。ちなみに皮下型環状肉芽腫は紅色丘疹ではなく膝蓋，肘頭に好発する皮下結節で小児に好発する。

h．紅色結節をきたす疾患

苺状血管腫は生後3か月前後で不規則な凹凸を示す紅色軟腫瘤となる。毛細血管拡張性肉芽腫は手指や口唇に好発する半球状あるいは有茎性の紅色軟腫瘤。亜急性痒疹は体幹，四肢に好発する小豆大から豌豆大の小結節でかゆみが著明。虫刺されが誘因となる。結節性痒疹は痒疹結節と呼ばれる角化性小結節が下腿，前腕，手背に散在するが，アトピー性の場合がある。癤は毛包炎が拡大した紅色結節。スポロトリコーシスは土壌などに分布する *Sporotrix schenckii* の感染による肉芽腫性疾患で，リンパ管型，固定型，播種型があるが，リンパ管型は上肢先端からリンパ管の走行に沿って求心性に紅色結節を多数生じる。固定型は顔面，手などに単発する。非定型抗酸菌症は *Mycobacterium marinum* がプールや熱帯魚水槽内で外傷から侵入し，排膿をみる紅色結節を生じる。手指から上行性に数個生じることもある。

i．紅斑をきたす疾患

湿疹皮膚炎のうち，脂漏性湿疹は乳児の脂漏部位（頭部，顔面など）に好発し，通常は数か月で自然軽快する。アトピー性皮膚炎とは，皮疹の分布，かゆみ（引っ掻い

たり擦りつけたりする動作），経過の反復性などにより鑑別する。アトピー性皮膚炎は生後2～3か月後に顔から始まり，徐々に体幹，四肢に皮疹が広がることが多い。小児期は頸部，肘窩，膝膕に紅斑ができやすい。思春期以降は顔や体幹にも皮疹を生じやすい。皮疹の性状は紅斑，丘疹，苔癬化病変，痒疹様結節などさまざまであるが，乳児期は湿潤が強く，小児期以降は皮膚表面が粗造で乾燥していることが多い。おむつ皮膚炎はおむつで覆われる部位に生じる皮膚炎で尿，便あるいは紙おむつ自体の刺激が誘因となる。カンジダ症（乳児寄生菌性紅斑）との鑑別はKOH鏡検することで容易である。蕁麻疹は膨疹を伴い，短時間のうちに消褪するが出没を繰り返すことが多い。食品，薬剤によるアレルギー性のものもあるが多くは非アレルギー性であり，原因を確定するのは困難なことが多い。慢性的に長く続くものは肉体的，精神的ストレスの関与も考慮すべきである。ウイルス性発疹症としては，伝染性紅斑（リンゴ病）はヒトパルボウイルスB19感染症で，頰部にびまん性の紅斑，四肢にレース状の紅斑をみる。薬疹は解熱消炎剤，抗てんかん剤，鎮静剤，抗生物質によるものが多い。略全身に広がる播種状紅斑丘疹型，多型紅斑型，蕁麻疹型，口囲や陰部，手指など特定な部位に赤褐色の紅斑を生ずる固定薬疹など分布，形態は多彩である。多型紅斑は手足・四肢に対称性に丘疹，紅斑，水疱など種々の形で出現し，単純ヘルペスウイルスなどのウイルス感染，マイコプラズマ，溶血性連鎖球菌などの細菌感染，薬剤などが原因とされる。膠原病では，全身性エリテマトーデス（SLE）に両頰部の蝶形紅斑が高頻度にみられる。新生児エリテマトーデスは，母親の自己抗体が経胎盤的に入り発症するもので，環状紅斑として出現し，6か月ほどで抗体とともに自然消退する場合が多い。皮膚筋炎は，眼瞼の浮腫性紅斑と顔面のヘリオトロープ様紅斑が特徴的である。結節性紅斑は，急性に出現する下腿前面の有痛性皮下結節性紅斑で，溶連菌などの感染症に付随するものやBehçet病など全身性疾患の一症状として出現する場合がある。

j．紫斑をきたす疾患

血管炎に伴うものは発熱をみるものが多いが，アナフィラクトイド紫斑の軽症型は発熱を伴わず，下腿足背に紫紅色丘疹が集簇・散在する。上気道感染が先行することが多い。努責性紫斑は激しい咳き込みや嘔吐，排便時の力みの際に上半身に生じる点状出血である。

k．鱗屑を伴う皮疹

乾燥性湿疹は全身皮膚の乾燥と湿疹病変をみる。アトピー性皮膚炎との鑑別が重要だが，冬季に悪化し夏季に軽快することや入浴指導や保湿だけで略治しやすいこと

が鑑別点となる。ジベルばら色粃糠疹は体幹四肢に多発する鱗屑を伴う淡紅色斑で長軸が皮膚割線の方向に一致しており，背部はツリー様分布を示す。通常かゆみはない。魚鱗癬は広範囲に皮膚の乾燥粗造化と鱗屑形成，魚鱗様紋理を示す。95％が常染色体優性遺伝を示す尋常性魚鱗癬で，幼児期以降に四肢伸側，体幹にみられる。男児に生じる伴性魚鱗癬はステロイドサルファターゼ欠損を証明することが確定診断となる。臨床的には顔面，特に耳前部に病変をみることが多い。乾癬のうち，小児で一番多い急性滴状乾癬は溶連菌などの上気道感染の後，急速に全身に比較的小さな鱗屑を伴う境界鮮明な紅斑（通常1cm以下）をみる。

ASO値が上昇することが多い。尋常性乾癬は銀白色鱗屑が付着した境界鮮明な紅斑が特徴的。通常かゆみはない。滴状類乾癬は滴状乾癬より経過が長く，新生疹が続くので新旧の皮疹が混在する。体部白癬は環状の落屑性紅斑を顔面，体幹，四肢にみるもので家族から感染したり，ネコなどのペットから感染したりする。

4．診断のつかないとき

治療に緊急性があるかどうかを考える。緊急性のあるものは，①診断や治療が遅れると重症化する，あるいは他人に移す可能性のあるもの，②自覚症状が強く，日常生活に差し支えるものである。①は，各種感染症（細菌，ウイルス），疥癬，蕁麻疹，血管炎，膠原病などがある。②の自覚症状のうち，痛いものとして各種感染症（細菌，ウイルス，真菌），熱傷（化学熱傷を含む），血管炎，一部の皮膚腫瘍などが挙げられ，痒いものとして湿疹皮膚炎群，中毒疹（薬疹など），蕁麻疹，各種感染症（細菌，ウイルス，真菌）などがある。診断がつかないままで治療を行うことは危険性が高いため，やむをえぬ場合のみ自覚症状に対する対症治療を行い，できるだけ早く皮膚科専門医に相談することが必要である。

かゆみ
Itching

眞弓　光文
福井大学／教授

1．救急処置

単なるかゆみに対しては救急処置は一般に不要であるが，呼吸困難，血圧低下などの重篤な即時型アレルギー反応（アナフィラキシー）を伴う全身性の蕁麻疹の一環としてかゆみが現れている場合には，起きている即時型アレルギー反応の程度に応じた救急処置（ショック62頁参照）が必要である。

2．診断のチェックポイント

診断にあたっての留意点を以下に示す。

a．詳しい問診とていねいな視診

・いつ，どのようなときに，どこに，どのようなかゆみが生じるのか。
・皮膚に炎症などの異常所見や搔破痕（ひっかき傷）はないか。

b．かゆみの種類とその原因疾患・病態の鑑別

かゆみは一般に末梢性，中枢性，その他のかゆみに分類できる（表）。末梢性のかゆみは主に皮膚の炎症や刺激に伴って出現する。中枢性やその他のかゆみは皮膚の炎症を伴わないが，搔き続けると二次的に皮膚の炎症や湿疹を生じる。また，いずれのかゆみであっても，搔くことによりケラチノサイトが刺激されたり組織の崩壊が起きると，かゆみの程度はさらに亢進する。中枢性のかゆみの診断では，特徴的な基礎疾患や原因となる病態の存在に留意する。

3．かゆみをきたす疾患

末梢性のかゆみの頻度が圧倒的に高い。

a．末梢性のかゆみ

主に皮膚の炎症に伴って炎症部位にヒスタミン，タキキニン，プロテアーゼ産物，サイトカインなどが遊離・放出され，表皮・真皮境界部に存在する痒点（主にC線維からなる末梢神経終末のネットワーク）を介して伝達される。皮膚に炎症がなくとも，皮膚の乾燥，機械的刺

表　かゆみをきたす主な疾患・病態

A．末梢性のかゆみ	B．中枢性のかゆみ
(1)皮膚の炎症	(1)閉塞性黄疸
・アトピー性皮膚炎	(2)慢性腎不全
・蕁麻疹	(3)モルヒネの継続使用
・接触性皮膚炎（かぶれ）	
・伝染性膿痂疹	C．その他のかゆみ
・皮膚真菌（カンジダ）症	(1)基礎疾患に伴うもの
・虫刺症	・真性多血症
・凍瘡	・甲状腺中毒症
・汗疹	・糖尿病
・単純性痒疹	・癌
・カポジ水痘様発疹症	(2)心因性
・疥癬	(3)その他
・その他の皮膚感染症	・水にふれると起こるかゆみ
(2)その他	（aquagenic pruritus）
・皮膚の乾燥	
・皮膚刺激（機械的，電気，温度）	

激，電気刺激，温度刺激によって，かゆみは発生する。
　表に示した疾患・病態以外にも，例えば一般的な皮膚の感染症や外傷（特に痛みが収まってきた時期）に伴って，かゆみは発生しうる。アトピー性皮膚炎ではしばしば皮膚の細菌感染を合併し，その際にはかゆみが著しく増大する。
　抗ヒスタミン薬は末梢性のかゆみのなかでヒスタミンが主に関与する蕁麻疹のかゆみに対しては効果があるが，それ以外の疾患ではヒスタミンの関与が部分的～少ないため，効果も部分的～無効である。

b．中枢性のかゆみ
　オピオイドペプチド-オピオイドレセプター（主にμおよびδレセプター）系を介して伝達される。この系はケラチノサイトにも存在し，末梢性のかゆみにも関与している可能性がある。閉塞性黄疸に伴うかゆみを除いて，一般に皮膚の炎症や異常を伴わない。限られた特徴的な疾患・病態に伴って出現し，抗ヒスタミン薬は効果がなく，オピオイド拮抗薬が有効である。

c．その他のかゆみ
　かゆみの出現機序が不明なものや，原因となる疾患が考えられず心因性と考えられるかゆみをいう。皮膚の炎症や異常を伴わず，抗ヒスタミン薬が無効である。

4．鑑別のポイント
　かゆみの鑑別にあたっては，まず，詳しい問診と注意深い皮膚の視診を行う。
　皮膚の炎症や異常を認めない場合には，中枢性やその他のかゆみの原因となる疾患・病態の有無を検討する。
　原因が不明の場合には，抗ヒスタミン薬やオピオイド拮抗薬の効果の有無も参考になる。

a．アトピー性皮膚炎
　外来受診小児でのかゆみの原因疾患として最も頻度が高い。乳児では2か月以上，幼児以降では6か月以上の慢性・反復性の経過を示す疾患であることが診断基準に含まれるため，発症後早期には診断は必ずしも容易ではないが，以下の特徴を有することが多い。
　①顔面，前額部，腋窩，肘窩，膝窩を中心とした紅斑，丘疹，苔癬化病変
　②乾燥性皮膚や粃糠様落屑を伴う毛孔一致性角化性丘疹（幼児期以降）
　③耳切れ
　④アトピー性疾患の家族歴や既往
　⑤血清IgE値の上昇や特異IgE抗体陽性
　診断にあたっては，かゆみを伴うほかの皮膚疾患，特に疥癬，皮膚カンジダ症，伝染性膿痂疹，カポジ水痘様発疹症などの感染性皮膚疾患との鑑別が重要である。理由は，アトピー性皮膚炎の治療に用いられるステロイド軟膏やタクロリムス軟膏はこれらの疾患を増悪させるからである。これらの感染性皮膚疾患はアトピー性皮膚炎に合併することも多い。皮膚の湿疹性病変を認めた場合，アトピー性皮膚炎と決めつけず，常にこれらの疾患を念頭に置いて鑑別する必要がある。

b．蕁麻疹
　以下の特徴を有し，鑑別診断は比較的簡単である。
　①発赤，紅暈，膨疹の3主徴を伴い，
　②抗ヒスタミン薬が著効
　診断にあたっては，膨疹を伴わない蕁麻疹 wheal-less urticaria にも注意する。この病態は，ヒスタミンなどのメディエーターの局所濃度がかゆみ刺激を与えるレベルには達しているが，膨疹を出現させるほどには高くないことによる。

c．感染性皮膚疾患
　それぞれに特徴的な皮膚病変から視診により診断がつくことが多い。普段から皮膚科アトラスなどを見て，個々の皮膚感染症，皮膚疾患の特徴的所見を理解しておく。

1）伝染性膿痂疹（とびひ）
　黄色ブドウ球菌によることが多い。乳幼児に多く，限局性の発赤，湿潤，浅い水疱形成，びらん，痂皮を認める。離れた場所に同様の病変を認める。かゆみはそれほど強くない。

2）皮膚真菌症
　カンジダによるものが多い。カンジダ皮膚炎は乳幼児のおむつ皮膚炎に続発することが多く，かゆみが強い。境界明瞭な紅斑と辺縁の膜様落屑，周辺部に鱗屑を伴う紅色小丘疹（サテライト）を認める。皮膚の鏡検でカンジダを認める。

3）カポジ水痘様発疹症
　単純ヘルペスウイルスの感染。重症のアトピー性皮膚炎，特にステロイド軟膏やタクロリムス軟膏使用者に多い。集合した小水疱，発赤，びらんを認め，湿潤が強い。皮膚の鏡検で巨細胞を認める。

4）疥癬
　ヒゼンダニの皮膚寄生。かゆみが強く，全身，特に手，腋窩，陰部に，直径数ミリ大の丘疹を見，手掌に小水疱，膿疱を見る。丘疹は細長い線状であったり，トンネルを形成したりする。直接顕微鏡で虫体，虫卵，糞を見る。家族内感染に注意する。

d．中枢性のかゆみ，その他のかゆみ
　皮膚に炎症所見がなく，限られた原因疾患・病態に続発する。原因疾患・病態がある場合でも，これらの疾患・病態が必ずしもかゆみを伴うとは限らないことか

ら，皮膚に炎症を認め，その部位に一致してかゆみを認める場合は，まず末梢性のかゆみを考える．一方，プライマリに中枢性やその他のかゆみが存在し，掻破を続けることで二次的に皮膚の炎症を生じた可能性も同時に考慮する．

中枢性のかゆみには，オピオイド拮抗薬のナロキソン，ナルトレキソンが効果的である．

原因不明のかゆみを訴える場合には，心因性のかゆみと決めつけやすいが，いつ，どのようなときに，どこに，どのようなかゆみが生じるのかを詳しく問診することで，原因が判明することも多い．夜，布団にはいるとかゆいのは，体温の上昇が原因のことが多い．

5．診断がつかないとき

かゆみはありふれた症候であるが，かゆみを生じる疾患のなかには重篤な全身性疾患も含まれることから，診断がつかない場合や治療にもかかわらず症状が持続～悪化する場合は，速やかに専門医や皮膚科医にコンサルトする．コンサルトを通して，一般小児科医もかゆみを生じる代表的な疾患を鑑別できる能力を磨いておくことが肝要である．

皮膚色素異常・母斑・血管腫
Naevi, haemangiomas and other developmental skin defects

馬場　直子
神奈川県立こども医療センター／部長

1．診断のチェックポイント

新生児期は一過性の生理的な皮膚変化をきたすことが多く，当面は経過観察のみでよい疾患と，早期診断・早期治療が必要な皮膚疾患があり，まずその見極めが大切である．また，同じ種類の母斑や血管腫であっても，その部位や大きさによってQOLや生命予後が大きく異なるので，そういう意味での重症度の判定も必要である．将来，自然消退するものか，全く不変で残るか，二次的に腫瘍化ないし悪性化するか否かの予後の判定と，皮膚以外の合併症を伴うかどうかなどを含めた，確かな診断が要求される．

皮膚の色素異常の診察では，9割が視診によるといっても過言ではない．残りわずかは，問診と触診による．

a．色素異常・母斑の色による分類

一見して，色によって大まかな診断がつけられる．赤い色は血管腫，黒い色は色素性母斑，褐色は扁平母斑の系統といった具合である．

b．部位，範囲（面積），数による分類

手掌大以下の小さいものが1箇所だけであれば，局所的な問題のみと考えられるが，顔面（特に眼の周囲）であったり，四肢や体幹の片側全体に及ぶような広範囲のものであったり，多発性のものであったりするほど，ほかの全身疾患（神経症状が多い）を伴う可能性が高くなる．

c．問診

1）発症の時期

ほとんどの母斑や血管腫は，出生直後から認められるが，なかには苺状血管腫のように生後数日たってから現れるものもあり，時に鑑別の一助になることもある．ただし，新生児の皮膚の性質上，出生時からあるのにほとんど気付かれず，数か月後に初めて認識されることもあるので，あまり惑わされずに，視診の診断と合致しないときは視診を優先する．

2）家族歴

家系内に，同様の母斑を持つ人がいるか否か．特に，遺伝性疾患が疑われる場合に重要である．

3）分娩歴，既往歴

妊娠・分娩・流産歴，発達遅滞，痙攣の有無について問診する．

d．触診

色がよく似ていても，触診で浸潤や厚みがあれば，扁平母斑ではなく色素性母斑，ポートワイン母斑ではなく苺状血管腫（局面型）などと診断の助けになることがある．苺状血管腫の深さ（皮下型を伴うか）をみるためにも有益である．

2．皮膚色素異常・母斑を生じる疾患

新生児の皮膚色素異常・母斑の頻度を表1に示す．最も多いのが赤色斑を示す血管腫群で，褐色斑，青色斑，白斑，黒色斑の順となる．それぞれの色別に頻度の高い母斑・母斑症を挙げる．

a．赤色斑をきたす疾患

①サーモンパッチ，ウンナ母斑（正中部母斑）
②苺状血管腫

表1　新生児の皮膚色素異常・母斑の頻度

赤色斑	19.5%
サーモンパッチ・ウンナ母斑	13.5%
苺状血管腫	2.5%
ポートワイン母斑	0.5%
褐色斑	3.3%
青色斑	0.4%
白斑	0.18%
黒色斑	0.17%

（S61～H1年6,000例中　天使病院新生児室）

③ポートワイン母斑(単純性血管腫)
④色素失調症(Bloch-Sulzberger症候群)
⑤先天性血管拡張性大理石様皮斑
⑥色素血管母斑症

b．褐色斑をきたす疾患
 ①扁平母斑
 ②カフェ・オ・レ斑
 ③脂腺母斑
 ④肥満細胞腫
 ⑤若年性黄色肉芽腫
 ⑥若年性黒色腫(Spitz母斑)

c．青色斑をきたす疾患
 ①異所性蒙古斑
 ②太田母斑

d．白色斑をきたす疾患
 ①脱色素性母斑(白斑性母斑)
 ②白皮症(眼皮膚型,限局性)
 ③伊藤白斑(Ito型色素失調症)
 ④結節性硬化症

e．黒(褐)色斑をきたす疾患
 ①色素性母斑(獣皮様母斑)
 ②神経皮膚黒色症
 ③Peutz-Jeghers症候群

3．鑑別のポイント(表2)

a．赤色斑をきたす疾患

1) サーモンパッチ,ウンナ母斑(正中部母斑)

　新生児の20%近くにみられるほぼ生理的なもの。上眼瞼,額の正中部,鼻の下にみられる境界不明瞭な淡い紅斑で,細かい毛細血管拡張からなる。額の正中のものは,しばしば遺伝性がみられる。上眼瞼のものは,生後1年以内に消失する。額や人中のものは消退が遅れるが大部分は1歳半までに自然消退する。まれに薄く残る場合もある。

　後頭部から項部にみられる,比較的境界鮮明で濃いめの紅斑を,特にウンナ母斑という。遺伝性があり,約半数は自然消退するが,半数は成人まで残る。

表2 母斑の種類と経過

	母斑の種類	自然経過	悪性化	合併症
赤色斑	サーモンパッチ	出生時→乳児期	−	−
	ウンナ母斑	出生時→幼児期(半数は成人)	−	−
	苺状血管腫	生後数日→幼児期(瘢痕化)	−	多発で+
	ポートワイン母斑	出生時→老年(ポリープ状)	−	+
	色素失調症	出生時→幼児期	−	+
	先天性血管拡張性大理石様皮斑	出生時→学童期(萎縮が残る)	−	+
	色素血管母斑症	出生時→老年	−	+
褐色斑	扁平母斑	出生時→老年	−	−
	カフェ・オ・レ斑	出生時→老年	−	+
	脂腺母斑	出生時→老年	+	多発で+
	肥満細胞腫	出生時→幼児期	−	多発で+
	若年性黄色肉芽腫	乳児期→幼児期	−	時に+
	若年性黒色腫	乳幼児期→(切除)	−	−
青色斑	異所性蒙古斑	出生時→幼児期→(成人4%)	−	−
	太田母斑	出生時(または思春期)→老年	−	−
白色斑	脱色素性母斑	出生時→老年	−	−
	白皮症	出生時→老年	−	+
	伊藤白斑	出生時→老年	−	+
	結節性硬化症	生後数週→老年	−	+
黒色斑	色素性母斑	出生時→老年	まれに+	多発で+
	獣皮様母斑	出生時→老年	時に+	+
	神経皮膚黒色症	出生時→老年	++	+
	Peutz-Jeghers症候群	乳児期→老年	−	+

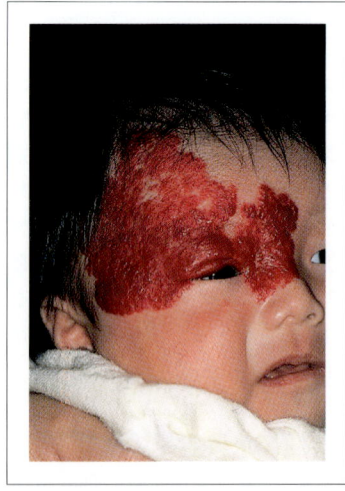

図1 苺状血管腫(局面型)
一見,Sturge-Weber症候群を思わせるが,ポートワイン母斑と違って触れると浸潤・厚みを伴う赤い斑は苺状血管腫である。

2）苺状血管腫（図1）

出生直後はみられないが，生後数日してから鮮紅色の斑が現れ，急速に増大し，数週間のうちに半球状もしくは扁平に隆起した赤い腫瘤となる．表面には顆粒状の凹凸や皺があり，指で押すと柔らかく凹むが，弾力性がありはなすとすぐに戻る．

生後数週間の時期には，表面を覆う皮膚が薄く，機械的刺激によって出血を繰り返したり，潰瘍を形成することがある．

眼や鼻腔を圧迫し，開眼困難や鼻閉をきたすこともある．

生後数か月間は増大するが，4～6か月をピークに増大は止まり，暗赤色の色調になり，容積もしだいに縮小し，弾力性がなく皺が多くたるんでくる．

大部分は4～6歳までに，血管腫自体は消失し，小さいものはほとんど跡形なく消失するが，一度大きくなったものでは，皺の多いたるんだ皮膚が瘢痕状に残ったり，萎縮して凹んだりすることもある．

Kasabach-Merritt 症候群

巨大な苺状血管腫で，その腫瘍内に出血が起こり，暗赤色の緊張性腫脹を示す．ここで血小板や凝固因子が消費され，一種の DIC 症候群をきたすことがある．ステロイド内服療法の適応となる．

3）ポートワイン母斑（単純性血管腫）

新生児の1～2%にみられる境界鮮明な紅斑で，拡大することも，自然消退することもない．顔の片側半分，特に眼の周囲（三叉神経第一枝領域）にあるものは，Sturge-Weber 症候群を考え，緑内障，中枢神経症状（髄膜血管腫および脳実質石灰化による痙攣，麻痺など）を合併する可能性がある．

四肢片側にある場合は，Klippel-Weber 症候群といい，静脈拡張を伴い，骨や軟部組織も肥大し，患肢が太く長くなる可能性がある．

思春期・成人期以降に，表面がポリープ状に隆起したり，色が濃くなり暗赤色～紫色に変化することがある．

早期ダイレーザー治療が有効なので，できるだけ早く設備のある専門医に紹介する．

4）色素失調症（Bloch-Sulzberger 症候群）

出生時より，体幹・四肢にBlaschko線に沿って広範囲に線状～網目状紅斑が出現し，その上に小水疱が列序性に並ぶ．水疱がほとんどない場合もあり，ほかの網目状紅斑を呈する疾患との鑑別が必要である．水疱は表皮内にあり，すぐに破れ痂皮を作る．

数週間で第2期に移行し疣状・苔癬期となる．ただし，1期と2期はしばしば重なり数か月にわたり反復する．

やがて第3期の色素沈着期となり，皮疹のあった部位に，灰褐色の色素沈着が生じ，Blaschko線にそって線状～網目状の独特の模様となる（この模様から色素失調症の名称がつけられた）．

6～7歳になると，第4期色素消退期となりほぼ完全に消失する．女児に多く（90%），X染色体連鎖性の遺伝性疾患と考えられている．合併症として，眼，歯，骨，脳，毛髪，爪などの異常，血管腫やその外の母斑を伴うことがある．

Blaschko 線

色素失調症・Goltz 症候群・線状表皮母斑・伊藤白斑など多くの先天性色素異常・母斑で，または線状強皮症・線状苔癬などの後天性皮膚疾患においても，皮疹の配列がBlaschko線に一致することが一般に認められている．Blaschko線は脊髄神経の支配領域と異なり，脊髄にまたがってV字型，体幹の側方から前面にかけてS字型を描き，四肢ではほぼ垂直方向に走るという特徴を持つ．Blaschko線の発生機序として，胎生初期に異常な遺伝子の不活性化が非選択的に起こり，その時異常な遺伝子が不活化されなかった細胞から分裂してできた細胞集団だけが，ほかの細胞と異なる異常遺伝子を持つモザイク現象が生じた結果と考えられている．

5）先天性血管拡張性大理石様皮斑

出生時より，片側性に大理石様の紫紅色斑，その部位の陥凹・萎縮，皮下静脈の拡張を認める．患肢が健側より細いことがある．

他臓器の疾患（眼：緑内障・眼底血管奇型，歯の変形，もやもや病，合指症，心，骨，筋，神経系異常など）を伴うことがある．

加齢とともに皮疹は軽快し，整容的・機能的問題は少ないが，合併症の検索が必要．

6）色素血管母斑症

血管腫と母斑性色素斑の合併を言う．
Ⅰ型：ポートワイン母斑＋疣状色素性母斑
Ⅱ型：ポートワイン母斑＋青色斑
Ⅲ型：ポートワイン母斑＋扁平母斑
Ⅳ型：ポートワイン母斑＋扁平母斑＋青色斑の4つに分類され，それぞれ皮膚限局型（a）と全身性疾患合併型（b）に区別される．

わが国ではⅡ型が最も多く（図2），Ⅰ型はまれである．

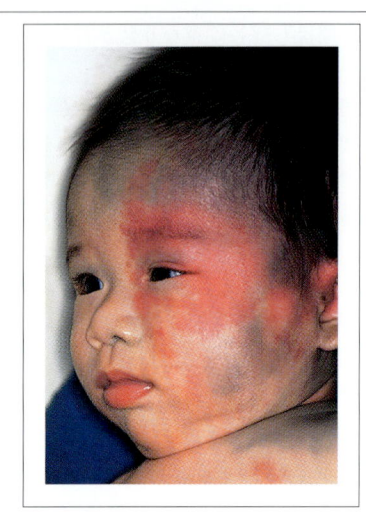

図2 色素血管母斑症（Ⅱa型）
ポートワイン母斑と異所性蒙古斑の合併。三叉神経第1枝領域のポートワイン母斑なのでSturge-Weber症候群でもある。

b．褐色斑をきたす疾患

1）扁平母斑
出生時または生後まもなく明瞭となってくる，境界鮮明で平らな淡褐色斑。自然消退することはない。

2）カフェ・オ・レ斑（Recklinghausen病，神経線維腫症）
出生時には気付かれないこともあるが，生後数か月で現れる。扁平母斑と同様の褐色斑が5～6個以上ある場合をいう。

成長とともに小豆大までの小さな褐色斑が顔，体幹，腋窩などに目立ち始め，年々増加する。思春期前後に，小豆大～鶏卵大の半球状に隆起する柔らかい腫瘤（神経線維腫）が皮膚に発生する。皮膚以外の合併症として，脊椎側彎，虹彩小結節，眼底の神経線維腫，末梢・中枢神経線腫瘍，精神運動発達遅滞などが起こりうる。

3）脂腺母斑
皮脂分泌の多い頭皮や顔に多く，出生時よりみられる，黄色調を帯びた表面が顆粒状の脱毛斑。しだいにビロード状～疣状に隆起してくる。思春期以降に一部が腫瘍性変化をすることがある。

脂腺母斑症候群とは，①列序性の脂腺母斑，②中枢神経系疾患（てんかん・脳波異常・知能低下・片側大脳萎縮・水頭症）③眼の異常（眼瞼類脂肪腫・虹彩欠損・斜視）④骨格異常（肋骨・四肢骨変形）を伴うものをいう。列序性性の脂腺母斑をみたら，脳波・頭部CTなどの検査を行う。

4）肥満細胞腫（症）
出生時または生後数週間で，径1～4cmの類円形，わずかに扁平隆起性の淡紅～褐色斑。表面に細かい皺があるのが特徴。機械的刺激や温熱により，赤みを増し，浮腫状に盛り上がり（ダリエ徴候），一部に水疱を生じ，びらん痂皮となることがある。皮疹部の膨隆とともに，全身皮膚の潮紅，嘔吐，痙攣，意識混濁などの全身症状を呈することがある。多発する場合を肥満細胞腫症（色素性蕁麻疹）という。

肥満細胞増殖が皮膚のみならず，リンパ節，肝脾，骨にも存在し，血小板減少性出血傾向を示すことがあり，全身性肥満細胞症という。

5）若年性黄色肉芽腫
出生時または生後1～2年で出現する，1～数100個の半球状に隆起した丘疹。大きさは3mm程度から3cmぐらいまでさまざまで，黄色調を帯びた褐色である。数年で表面に皺ができて扁平化し，やがて自然消退する。

カフェ・オ・レ斑や神経線維腫と合併することがあり，Recklinghausen病の随伴症状としてできることもある。まれに，白血病に合併することもある。

6）若年性黒色腫（Spits母斑）
出生時からあることはまれで，1歳以降の幼児期に好発する。ドーム状になだらかに隆起した赤褐色，弾性硬の結節。大きさは1cm以下がほとんどで，表面に毛細血管の拡張を伴うことがある。切除して病理組織検査をすることにより診断が確定する。細胞を残さずに取り切れば，再発はしない。

c．青色斑をきたす疾患

1）異所性蒙古斑
日本人ではほとんどの新生児の仙骨部や殿部，背部に蒙古斑があるが，四肢，胸腹部，顔に生じるものを異所性蒙古斑という。薄いものは6～7歳ごろまでに自然消退するが，濃いものは成人まで残存する（約4%）。

2）太田母斑
出生時または生後数週間で出現する。片側性に眼瞼，頬，こめかみ，側頭部に，灰青色～褐色の小斑点が播種状に集簇する。

眼の強膜，虹彩，眼底や硬口蓋，鼻粘膜，鼓膜にも色素斑を伴うことがある。

自然消退することなく，むしろ少しずつ色が濃くなることがある（特に思春期ごろ）。

早期レーザー治療の適応となるので，できるだけ早く専門医に紹介する。

d．白斑をきたす疾患

1）脱色素性母斑（白斑性母斑）
出生時からあり，体幹，四肢，顔などいずれの部位に

もできる，不規則な形の不完全脱色素斑。後天性の尋常性白斑と異なり，生涯大きさは変わらない。

2）白皮症

(1) 眼皮膚型白皮症(全身性)：劣性遺伝性で，チロジナーゼの合成障害により，皮膚，毛，眼のメラニン色素が先天的に欠如する。全身の皮膚は異常に白く，頬では血管が透視されて紅白色を呈する。毛は黄白色～淡褐色。瞳孔は赤く，虹彩は青灰色。

羞明，眼振，視力低下，光線過敏症を伴う。

(2) 限局性白皮症：出生時より，前額部に菱形の白斑，生え際に白毛巣，上胸部，腹部，下肢に両側性に白斑がある。境界明瞭な完全色素脱失斑で，その中に島状に褐色斑がある。白斑部には白毛が生える。病巣部位でのメラノサイトは欠如しているので，生涯色は戻らない。

3）伊藤白斑(Ito 型色素失調症)

出生時より，線状，帯状，渦巻状，網目状の白斑が列序性配列を示す。白斑は不完全脱色素斑で，辺縁は刷毛ではいたようにかすれている。

皮疹の配列は Blaschko 線に沿って，背中では V 字型，体幹の側方から前面にかけて S 字型を描く，四肢ではほぼ垂直方向に走る。

白斑の範囲は，全身に及ぶ広範囲なものが多いが，体幹の片側や 1 肢だけの小範囲でも，2 分節以上に及び，独特の紋様や配列をもつならば伊藤白斑の範疇に入る。

しばしばてんかん，精神運動発達遅滞，脳波異常，筋骨格異常を合併する。

4）結節性硬化症(Bourneville-Pringle 症候群)

出生時ないし生後数か月以内に，体幹，下肢などに単発または多発性の白斑を生じる。楕円形～木の葉状の不完全色素脱失斑。顔面の鼻唇溝に現れる特有の小丘疹や体幹のいぼ状小腫瘍よりも，白斑が先行するので初期症状として重要である。

てんかん，精神運動発達遅滞を伴い，頭部 X 線で石灰陰影がみられる。その他，眼底腫瘍(glioma)，腎腫瘍，嚢腫腎，口腔粘膜の乳頭腫，心臓の多発性横紋筋腫などの合併がある。

e．黒色斑をきたす疾患

1）色素性母斑(母斑細胞母斑)

出生時よりみられる，褐色～黒色までの大小の色素斑で，扁平またはわずかに隆起して厚みがある。比較的大きいもので，色素斑の上に毛が生えていて獣の皮のように見えるものを獣皮様母斑という。

面積が大きいもの(特に 5 cm 以上)は，将来悪性黒色腫の発生母地となる可能性があるので，予防的に切除する方針で専門医へ送る。

出生時より全身に黒子が多発する場合は汎発性黒子症候群を考える。その他の皮膚症状(カフェ・オ・レ斑，脱色素斑，など)があり，心電図異常，眼間隔開離，性器異常，発育障害，聾唖，知能障害などを合併する。常染色体優性遺伝。Leopard 症候群ともいう。

2）神経皮膚黒色症

全身の皮膚に広範囲にわたって色素性母斑，扁平母斑，びまん性色素増加がみられる。色素性母斑は獣皮様母斑が体幹の半分近くを占め，殿部や下腹部に巨大な病巣があることが多く，海水着型母斑と呼ばれる。

皮膚以外では中枢神経系，特に脳軟膜にも色素斑があり，脳実質内にも及ぶ。水頭症，頭痛，痙攣，嘔吐などの脳圧亢進症状や精神症状，巣症状をきたすこともある。

検査では，脳波異常，脳 CT/MRI にて異常陰影，髄液穿刺にてメラノサイトが検出される。

皮膚の獣皮様母斑からも，中枢神経の色素斑からも悪性黒色腫を発生する可能性がある。

3）Peutz-Jeghers 症候群

1 歳前後より，口唇，口腔粘膜，指趾末端に，点状～杆状の黒褐色斑が多発する。口角部には密集し放射状に延びて皮膚や頬粘膜にも及ぶ。

小腸，胃，大腸にポリープを合併する。腹痛，下痢，下血を伴い，腸重積をきたすこともある。

検査では，便潜血反応陽性，貧血，消化管の X 線造影にて胃腸ポリープの陰影が認められる。

4．診断がつかないとき
a．赤色斑をきたす疾患

顔の額付近にある赤色斑で，サーモンパッチかポートワイン母斑かわかりにくいことがある。境界が不鮮明なのがサーモンパッチだが，数か月様子をみると薄くなってくれば確実である。ただし，ポートワイン母斑であれば，早期レーザー治療を行うほうが予後が良いので，迷うときは早めに皮膚科専門医に紹介する。

苺状血管腫の局面型か，ポートワイン母斑かわかりにくいときは，触ってみて厚みを伴うほうが苺状血管腫である(図1)。1 か月後にもう一度受診させ，さらに隆起していたら確実に苺状血管腫である。最近は，苺状血管腫のごく早期にもレーザー治療を行い，拡大を防ぐことができるので，やはり早く専門医に紹介する。

網目状を呈する赤色斑には，先天性血管拡張性大理石様皮斑と色素失調症があるが，皮膚萎縮や陥凹を伴うのが前者で，水疱・びらん・痂皮を伴うのが後者である。

b．褐色斑をきたす疾患

薄い褐色斑が数個あるとき，扁平母斑かカフェ・オ・

レ斑か迷うことがあるが，乳児で鶉卵大以上の斑が5～6個以上あるとき，また小さいそばかす様の斑が多数体幹にあるときなどはカフェ・オ・レ斑と考えて神経線維腫症として経過をみる．

c．白斑をきたす疾患

先天性の白斑で診断に迷うとき，境界鮮明な完全脱色素斑で三角形・菱形・多角形の白斑の中に島状の褐色斑があれば限局性白皮症，不完全脱色素斑で線一帯状，渦巻状，網目状の配列であれば伊藤白斑，不規則な形であれば白斑性母斑を考える．伊藤白斑を疑ったら，脳波や脳CT/MRI検査で異常の有無を確認する．

出血傾向
Bleeding tendency

上辻　秀和
かみつじこどもクリニック／院長

1．救急処置

出血傾向とは特別な原因なく，あるいはわずかな外傷により出血しやすく，かつ止血の困難な状態をいう．出血傾向を呈する小児の救急医療においては次のように進めていく．

a．全身状態の把握

来院時に出血している場合には，出血の部位と程度の確認とともに，速やかに呼吸数，呼吸の深さ，心拍数，血圧，末梢循環不全徴候など全身状態の評価，重症度の判定である．場合によっては救急蘇生のABC（気道，呼吸，循環の確保）が必要となる．

b．血管の確保と貧血の程度の推定

静脈ラインの確保と同時に採血し，貧血の程度，血小板数，白血球数，血液型の確認，輸血量の設定を行う．

c．注意点

救命の目的のためには，確定診断がつく前に治療を開始しなければならないことがある．後で診断を確定するために，治療開始前の血液採取（3.8％クエン酸ナトリウム1容に全血9容を加え，静かに転倒混和を繰り返した後，速やかに血漿分離，－70℃凍結保存）を行う．

2．診断のチェックポイント

a．家族歴，既往歴および現病歴の調査

診断をスムーズに行うためには検査は有効，かつ必要最小限のものが望ましい．そのためには，家族歴，患児の既往歴，現病歴について十分問診することが大切である．一般に家族内に出血傾向があり，出生直後から出血を繰り返している場合は先天性で単一の因子の遺伝的欠損であることが多い．後天性の場合は何らかの前駆症状や基礎疾患を伴うことが多く，多くは複数の因子の障害である．

問診のポイントをまとめると以下のとおりである．
①家族内での出血性患者の有無
②出血の反復の有無
③出血の初発年齢やその部位
④先行感染，免疫異常ないしその他の基礎疾患の有無
⑤薬剤服用の有無

b．出血の性状と部位からの予測

出血症状を示す患児を診た場合，出血が全身性のものか，局所に限定されたものかを観察する．局所のものであれば外傷性のものも考えられ，全身的なものであれば出血性素因の存在や虐待などを考える必要がある．

一般に出血性素因を有する場合，紫斑，鼻出血，歯肉出血は血小板の量的，質的異常ならびに血管傷害を，関節出血，筋肉出血あるいは深部出血は凝固因子異常症が多い．

1）紫斑

最も頻度の高い皮膚の出血症状で，直径3mm以下の点状出血斑とそれ以上の斑状出血斑にわけられる．圧迫で退色しないことにより紅斑や血管腫と鑑別される．

2）鼻出血

血小板系，凝固系異常のいずれでも起こるが，頻回で5分間以上止血しないときは出血傾向を考える．ほかに出血症状がない場合には外傷性が予測され，耳鼻科的な診察も必要である．

3）関節，筋肉内出血

血友病に代表される先天性凝固障害症が考えられる．関節出血の場合，関節痛や可動域制限がみられる．

4）消化管出血

吐血や下血を呈するが止血，凝固検査に異常を認めない消化性潰瘍，アレルギー性紫斑病，腸炎，潰瘍性大腸炎，などとの鑑別が重要である．

5）頭蓋内出血

凝固，血小板異常のいずれにおいても出現する．感染症や腫瘍との鑑別を要する．

c．スクリーニング検査

1）出血時間と血小板数

出血時間は血小板数とその機能を反映する．出血時間の延長は血小板減少症，血小板機能異常症においてみられる．

耳タブあるいは指尖から直接塗抹した染色標本より血小板を観察することで血小板数（赤血球数が正常の場合，赤血球20個に対し血小板が1個以上あれば血小板数は正常）や機能異常（凝集像の有無，あるいは巨大血小板の

2）プロトロンビン時間（PT），活性化部分トロンボプラスチン時間（APTT）

出血時間および血小板数が正常の場合，凝固のスクリーニング検査であるPT，APTTの測定を行う。APTTの正常値は40～50秒，PTの正常値は11～13秒である。PTもしくはAPTTが延長する場合，凝固障害が考えられ，確定診断として各凝固因子の活性測定が必要となる。

ただし第XIII因子低下，欠乏症はこれらの検査でもスクリーニングできないため第XIII因子活性の定量が必要となる。

d．その他の検査
1）血小板機能検査
血小板数の減少がない（8万/μl以上）にもかかわらず出血時間が延長する場合，血小板の機能異常が考えられる。機能検査として血小板粘着能，凝集能，血餅収縮能がある。

2）線溶能検査
線溶系因子のうち先天性α_2-プラスミンインヒビター欠乏症，プラスミノーゲンアクチベーターインヒビター1欠乏症，プラスミノーゲンアクチベータ過剰症では出血症状をきたす。しかし出血時間，凝固検査では異常を示さず，確定診断にはこれら因子の定量が必要となる（表1）。

3．出血をきたす疾患

小児期に出血傾向をきたす主な疾患を，血小板障害，凝固線溶系因子の障害，血管の障害に分けて表記した（表2）。

4．鑑別のポイント

主な出血性疾患のスクリーニング検査による鑑別を表3に示した。

a．血小板の減少によるもの
血小板数の減少では皮下への紫斑（点状出血斑）や粘膜

表1　出血傾向を呈する患児の診断

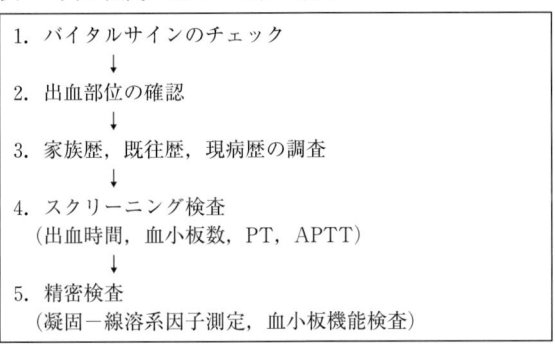

1. バイタルサインのチェック
   ↓
2. 出血部位の確認
   ↓
3. 家族歴，既往歴，現病歴の調査
   ↓
4. スクリーニング検査
   （出血時間，血小板数，PT，APTT）
   ↓
5. 精密検査
   （凝固－線溶系因子測定，血小板機能検査）

表2　出血傾向をきたす主な疾患

分類	原因		主な疾患
血小板の減少	産生低下	先天性	Fanconi貧血，May-Hegglin異常症，TAR症候群，Wiskott-Aldrich症候群
		後天性	再生不良性貧血，白血病，各種薬剤
	破壊/消費		免疫性血小板減少性紫斑病，SLE，Evans症候群，薬剤性（アスピリンなど）新生児免疫性血小板減少症，Upshaw-Schulman症候群，HUS，TTP，DIC　Kasabach-Merritt症候群
	脾の通過障害		脾機能亢進症
血小板の機能障害	先天性		Bernard-Soulier症候群，血小板無力症，Storage pool病
	後天性		薬剤症（アスピリン，インドメサシンなど），肝硬変，腎不全
凝固因子の障害	先天性		血友病A，血友病B，von Willebrand病，その他の凝固因子欠乏症
	後天性		ビタミンK欠乏症，DIC，肝硬変，薬剤性
線溶系因子の障害			プラスミノーゲンアクチベーターインヒビター欠乏症 α_2プラスミンインヒビター欠乏症
血管の障害	先天性		Osler症候群，Ehlers-Danlos症候群
	後天性		Schönlein-Henoch紫斑病，被虐待児症候群

表3 出血性疾患のスクリーニング検査による鑑別

		血小板数	出血時間	PT	APTT
血小板減少症		↓	↑	→	→
血小板機能障害		→	↑	→	→
凝固因子の障害					
先天性	血友病A, B	→	→	→	↑
	von Willebrand病	→	↑	→	↑
	無フィブリノーゲン血症	→	↑	↑	↑
	第VII因子欠乏症	→	→	↑	→
	第II, V, X因子欠乏症	→	→	↑	↑
	第XIII因子欠乏症	→	→	→	→
後天性	ビタミンK欠乏症	→	→	↑	↑
	DIC	↓	↑	↑	↑
線溶系因子の障害		→	→	→	→
血管障害		→	↑	→	→

からの出血が多い。一般には先天性より後天性が普通で，原因としては，①骨髄での産生低下によるもの（白血病，再生不良性貧血，薬剤性，ウイルス感染，腫瘍），②破壊，消費の亢進によるもの（薬剤性，免疫性血小板減少性紫斑病，DIC，SLE，HUS）などがある。

血小板数の減少が確認されれば，その原疾患を検索することが重要である。血小板の減少が，それのみで止血困難となるのは血小板数が5万/μL以下になった場合である。

特発性血小板減少性紫斑病（ITP）に代表される免疫性血小板減少症は抗血小板自己抗体で感作された血小板の消費が原因と考えられ，患児の血小板にはplatelet-associated IgG（PAIgG）がみられる。PAIgGの増加はITPを始めとする免疫性血小板減少症を示唆する有力なマーカーになる。ただ，測定可能な施設は限られるため，一般診療での診断手順としては，末梢血液所見では血小板減少以外に異常がないこと，骨髄穿刺では巨核球数は増加あるいは正常であること，ほかに血小板減少をきたす原因（ほかの自己免疫疾患，白血病，骨髄異形成症候群など）を除外する。小児では風疹などウイルス感染症後に発症する急性型が多く，感染の有無を確認する。

新生児期の血小板減少症では母親の妊娠中の感染（風疹，サイトメガロウイルス）やITPの有無，薬剤服用（トルブタマイド，ヒダントイン）についてチェックする必要がある。先天性風疹症候群では心奇形，白内障や難聴がみられる。

Kasabach-Meritt症候群（巨大血管腫）は血小板を取り込み，消耗性凝固障害の原因となる。肝，後腹膜などの検索を要する。

血小板減少，溶血性貧血，急性腎不全を3主徴とし，乳幼児に好発するものに溶血性尿毒症症候群（HUS）がある。典型例は下痢，血便などの消化器症状に引き続き血尿，蛋白尿とともに血小板減少がみられる。O-157など腸管出血性大腸菌が主な原因で，ベロ毒素の証明が確定診断となる。血小板減少の主体は血栓性微小血管障害であるが，出血傾向を呈するほどの血小板減少は少ない。

出生直後より血小板減少とともに溶血性貧血，腎不全の（HUS）症状を繰り返すものにUpshaw-Schulman症候群がある。既往歴より本症を疑った場合には，von Willebrand因子特異的切断酵素活性の測定が診断の決め手となる。

b．凝固因子異常症

代表的な先天性凝固障害症である血友病では乳幼児期から皮下血腫，関節内出血，筋肉内出血などの深在性の出血を繰り返す。また年長児では血尿，腸腰筋出血もみられる。血友病AおよびBはX連鎖劣性遺伝形式をとるが，ほかに出血者のいない弧発例も約1/3存在する。血友病保因者は一般に無症状であるが，軽度の出血症状を呈することがある。また，軽症の血友病A（第VIII因子活性が5％以上）の患児では手術後の異常出血で気付かれることがある。

von Willebrand病では鼻出血や消化管出血，性器出血で訪れることが多い。常染色体優性遺伝性で，しばしば家族内に出現する。

新生児期の臍帯出血では，無フィブリノゲン血症，先天性第XIII因子欠乏症あるいはα_2-プラスミンインヒビター欠乏症を考える。

生後1か月前後の母乳栄養児では，代表的な後天性凝固障害症であるビタミンK欠乏症による頭蓋内出血，注射部位の止血困難をみることがある。

種々の重症感染症，悪性腫瘍，外科手術，肝疾患などの基礎疾患を有する患児に，フィブリノーゲン低下，FDP，Dダイマー増加，血小板減少を伴う出血症状がみられた場合にはDICを考える。本症は基礎疾患が何らかの機序で凝固系を活性化し，全身の主として細小血管内にフィブリン血栓を形成，それに基づく虚血性臓器障害をきたすものである。トロンビン-アンチトロンビン複合体やプラスミン-プラスミンインヒビター複合体の上昇は参考となるが，測定に時間を要するため，実際には血小板数，フィブリノゲン量，PT時間の延長をマーカーとして治療にあたっている。

c．血管障害症

アレルギー性紫斑病（Schönlein-Henoch紫斑病）は年長児に好発するが，下腿，臀部を中心とした点状出血斑

が特徴で，丘疹や膨疹を伴っていることが多い．下肢の関節痛のほか約半数に腹痛，下血を呈する．本症は細小血管の血管炎で血小板や凝固因子に異常は認められない．ただ腹部症状の強いものでは凝固第XIII因子の低下（50～75％）がみられる．急性期では出血斑が反復するが，上半身への出現はまれである．

5．診断のつかないとき

出血傾向を呈する患児に遭遇した場合，病歴，家族歴，症状，診察所見に出血時間，血小板数，APTT，PTの結果を組み合わせれば，日常初期診療での原因の多くは推定できる．しかしスクリーニング検査で異常が認められなくても，病歴や家族歴あるいは症状（繰り返す鼻出血，出血斑，新生児期の臍帯出血）から出血性疾患が疑われる場合には，von Willebrand因子，凝固第XI，XIII因子，プラスミノーゲンアクチベーターインヒビター1，α_2プラスミンインヒビター活性など個々の凝固，線溶系因子や血小板凝集能の検索を考慮する．

黄疸（新生児を除く）
Jaundice

秦　堅佐工
はたクリニック／院長

1．緊急処置

小児の黄疸の原因疾患は非常に多彩である．新生児期には，各種の溶血性疾患による核黄疸を防止するために緊急で交換輸血を必要とすることもあるが，乳児期以降は基本的に黄疸単独の症状で緊急処置が必要になることはない．

劇症肝炎のように肝不全をきたし致命的となる疾患で

表1　黄疸の診断のチェックポイント

I	問診	1．現病歴：黄疸の発現と消長（柑皮症では眼球結膜の黄染はない，顕性黄疸≧血清総ビリルビン2 mg/dL），灰白色便（無胆汁便：胆汁うっ滞），体重増加不良・脂肪便（胆汁うっ滞），急性発症（急性肝炎，劇症肝炎，Wilson病溶血発作），全身倦怠感・食欲低下・腹痛・嘔吐（急性肝炎），発熱（A型肝炎），皮膚瘙痒感（胆汁うっ滞），病的骨折・神経学的合併症・出血傾向・頭蓋内出血・消化管出血（脂溶性ビタミン欠乏症：胆汁うっ滞），食事内容（生ガキの摂取：A型肝炎） 2．既往歴：基礎疾患（貧血，慢性肝炎，肝硬変），手術歴・輸血歴（B型・C型肝炎），薬剤・健康食品・サプリメント服用歴（薬剤性肝障害），海外渡航歴（A型・D型・E型肝炎） 3．家族歴：肝疾患（A型・B型・C型肝炎，慢性肝炎，肝硬変，肝癌，体質性黄疸，遺伝性肝疾患（Wilson病，Allagille症候群，Byler病（PFIC1型）），先天性代謝性疾患，先天性溶血性疾患
II	視診	黄疸（明るく澄んだ黄色調：間接型高ビリルビン血症，くすんだ緑褐色調：直接型高ビリルビン血症），特徴的顔貌（前額突出・両眼開離・眼球陥凹・鞍鼻：Allagille症候群），特徴的顔貌・巨舌・臍ヘルニア（先天性甲状腺機能低下症），出血斑（劇症肝炎，敗血症，溶血性尿毒症症候群），クモ状血管腫・手掌紅斑・腹壁静脈怒張（肝硬変）
III	聴診	心雑音（末梢性肺動脈狭窄・Fallot四徴症：Allagille症候群）
IV	触診	肝腫大（肝炎，胆汁うっ滞，先天性代謝性疾患），脾腫（肝硬変，慢性感染症，先天性溶血性疾患，先天性代謝性疾患），腹部腫瘤（胆道拡張症），急激な肝萎縮（劇症肝炎）
V	打診	波動（腹水：肝硬変，劇症肝炎），肝叩打痛（急性肝炎）
VI	身体徴候	椎骨弓欠損・後部胎生環（Allagille症候群），白内障（先天性風疹症候群，ガラクトース血症），Kayser-Fleischer角膜輪・錐体外路症状（Wilson病）
VII	簡易検査	1．末梢血（血小板数：慢性肝炎・肝硬変・劇症肝炎），血液像（好酸球：薬剤性肝障害，原発性硬化性胆管炎），網状赤血球・クームス試験・ハプトグロビン・赤血球寿命（先天性溶血性疾患），CRP（感染症），検尿（ビリルビン尿：直接型高ビリルビン血症），便（Schmidt反応：胆道閉鎖症） 2．肝胆道系機能（ALT・AST・LDH：肝細胞障害，ALP・γ-GTP・LAP・総胆汁酸：胆汁うっ滞，総タンパク・アルブミン・ChE：慢性肝炎・肝硬変，BUN・アンモニア・血糖：劇症肝炎，血清銅・尿中銅・セルロプラスミン：Wilson病，リポプロテイン-X：胆道閉鎖症，IgG抗体・抗核抗体・抗平滑筋抗体：自己免疫性肝炎，原発性硬化性胆管炎） 3．肝炎ウイルスマーカー（A型・B型・C型・D型・E型肝炎），各種ウイルス分離・核酸同定・抗体価（CMV，EBV，HSV，HHV6,7，ヒトパルボウイルスB19，エコーウイルス，コクサッキーウイルス） 4．凝固因子（プロトロンビン時間・ヘパプラスチンテスト：慢性肝炎・肝硬変・劇症肝炎） 5．胆汁（異物）排泄試験（ICG・BSP：肝硬変，体質性黄疸） 6．薬物感受性試験（リンパ球幼若化試験・マクロファージ遊走阻止試験：薬剤性肝障害） 7．腹部超音波検査：すべての症例に対して実施する

は，血漿交換，肝移植などの特殊療法が必要になるが，同時に呼吸・循環・輸液・栄養管理，脳浮腫・感染症・出血対策などの全身管理と合併症対策が緊急処置とは別の意味で重要である。

2．診断のチェックポイント

小児の黄疸は，原因が肝胆道疾患に限らず多彩であること，年齢による疾患特異性があり，診断の手がかりになることが特徴である。乳児期以降の黄疸の診察上，重要と思われるチェックポイントを表1に示した。

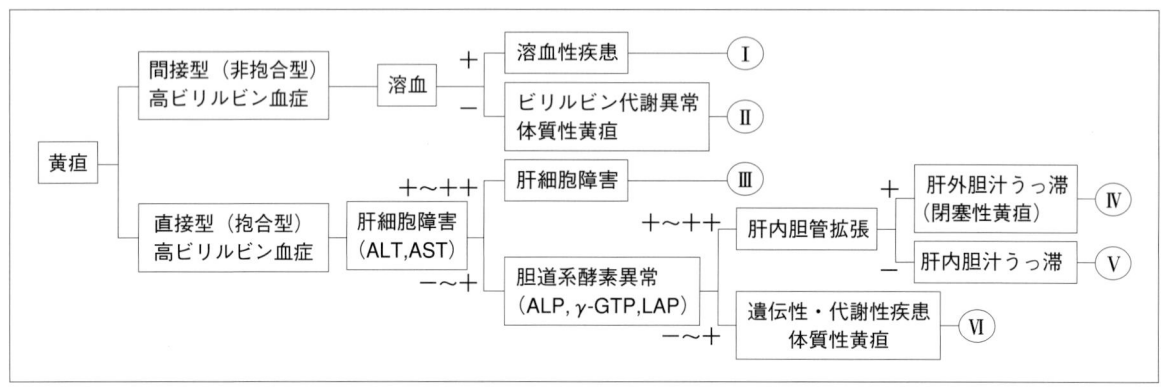

図　黄疸の鑑別診断のためのフローチャート

表2　黄疸をきたす疾患

黄疸の種類	分類	乳児期	幼児期以降
間接型(非抱合型)高ビリルビン血症	Ⅰ．溶血性疾患	先天性・後天性溶血性疾患 その他の溶血性黄疸 （血腫，頭蓋内出血など）	先天性・後天性溶血性疾患 <u>溶血性尿毒症症候群（HUS）</u> Wilson病溶血発作
	Ⅱ．ビリルビン代謝異常 体質性黄疸	母乳性黄疸 全身性感染症 先天性甲状腺機能低下症 Crigler-Najjar症候群 Gilbert症候群	薬剤性肝障害 Crigler-Najjar症候群 Gilbert症候群
直接型(抱合型)高ビリルビン血症	Ⅲ．肝細胞障害	急性・劇症肝炎 慢性肝炎・肝硬変 TORCH症候群 尿路感染症 敗血症	急性・劇症肝炎 慢性肝炎・肝硬変 自己免疫性肝炎 薬剤性肝障害 川崎病
	Ⅳ．肝外胆汁うっ滞 （閉塞性黄疸）	胆道閉鎖症 <u>先天性胆道拡張症</u> 原発性硬化性胆管炎	<u>先天性胆道拡張症</u> 原発性硬化性胆管炎 胆石症・胆嚢炎
	Ⅴ．肝内胆汁うっ滞	乳児(新生児)肝炎 Alagille症候群 Byler病（PFIC1型）	<u>Alagille症候群</u> <u>Byler病（PFIC1型）</u> 薬剤性肝障害
	Ⅵ．遺伝性・代謝性疾患 体質性黄疸	ガラクトース血症 遺伝性高チロシン血症Ⅰ型 糖原病（Ⅲ型，Ⅳ型） Rotor症候群 Dubin-Johnson症候群	Wilson病 Rotor症候群 Dubin-Johnson症候群

注）分類Ⅰ～Ⅵは図のⅠ～Ⅵに対応。**太字**：外来診療における重要疾患，<u>下線</u>：頻度は少ないが見落としてはならない疾患。

3. 黄疸をきたす疾患

黄疸をきたす疾患は主として肝細胞障害, 溶血性疾患, 胆汁うっ滞, 体質性黄疸その他に分けられる. 乳児期以降についてこれらを鑑別するためのフローチャートを図に示した. 黄疸を認めた場合, まず血清総ビリルビンと直接型ビリルビンを測定し, 直接型, 間接型のどちらのビリルビンが優位かを調べる. さらに溶血, 肝細胞障害, 胆道系酵素異常の有無などで鑑別すべき疾患を絞り込む.

黄疸をきたす主要な疾患を乳児期と幼児期以降に分けて示した(表2). Wilson病および薬剤性肝障害は複数の病型があり, 直接型および間接型高ビリルビン血症の両群に示されている.

4. 鑑別のポイント

生後3か月ごろまで遷延する黄疸の多くは母乳性黄疸であり, 治療は不要である. そのため, 乳児期の黄疸を母乳性黄疸として経過観察してしまうと, 思わぬピットフォールに陥るので注意が必要である.

a. 胆道閉鎖症・乳児(新生児)肝炎

乳児期の直接型高ビリルビン血症は, 胆道閉鎖症と乳児(新生児)肝炎を鑑別することが最も重要である. 生後60日以内の診断, 手術が予後を決定するため, 鑑別不能のときは試験開腹, 術中胆道造影が必要となる. 主な鑑別のポイントを表3に示した. まず胆道閉鎖症を否定した後, 乳児(新生児)肝炎をはじめとする肝内胆汁うっ滞を鑑別する.

新生児肝炎は, 新生児期に発症し, 乳児期に黄疸消失と肝機能正常化がみられる特発性肝内胆汁うっ滞であり, 組織学的には巨細胞性肝炎像が特徴である. 新生児期を過ぎると一般に乳児肝炎と呼ばれるが同義である.

b. 急性肝炎・劇症肝炎

黄疸をきたす急性肝炎はA型, B型肝炎ウイルスによるものが多い. C型急性肝炎の多くは無黄疸, 無症候である. CMV, EBV, HHV6などの非肝炎ウイルスも原因となり, 劇症化することもある. 劇症肝炎はB型に多く, A型は少ない. C型はまれである. 乳児期のB型劇症肝炎は, 母親がHBe抗体陽性である場合が多い.

急性肝炎の診断は, A型はIgM型HA抗体, B型はIgM型HBc抗体の上昇に基づく. IgM型HCV抗体は慢性肝炎でも検出されるため, 診断的意義はない. HCV抗体, HCV-RNA, ALTの推移などで経過をみながら診断する. 劇症肝炎は小児肝臓研究会の診断基準に基づいて診断する. 意識障害, 進行性黄疸, 急激な肝萎縮, ALT・ASTの急上昇後の急下降などが特徴である. 乳幼児の意識障害は判断が難しいので注意が必要である.

c. 慢性肝炎・肝硬変

慢性肝炎はB型, C型肝炎ウイルスが最も多いが, Wilson病, 自己免疫性肝炎, 先天性代謝異常など表2に記載した疾患はいずれも原因となりうる. 小児期にはウイルス肝炎が肝硬変に至ることはまれであり, Wilson病などの先天性・遺伝性疾患が主な原因である. また胆道閉鎖症の場合, 手術時日齢が生後60日を超えた症例, 術後黄疸非消失例や再発例など経過が良くない場合も早期に肝硬変に至る.

肝線維化マーカーであるIV型コラーゲン(7sドメイン)やヒアルロン酸が慢性肝炎との鑑別に用いられる. AST/ALT比上昇, 蛋白合成能・ChE・総コレステロール低下, 総胆汁酸上昇, 血小板数低下は肝硬変への進展を示唆するが, 慢性肝炎および肝硬変の診断には肝生検が必須である.

慢性肝炎は, 臨床的には6か月以上続く肝機能異常で

表3 胆道閉鎖症と乳児(新生児)肝炎の鑑別のポイント

	胆道閉鎖症	乳児(新生児)肝炎
性別	男<女	男>女
出生時体重	低出生体重児は15%未満	低出生体重児に多い
栄養	特に関係ない	人工栄養児に多い
肝臓の硬さ	硬い	軟らかい
血清総ビリルビン	≧5 mg/dL	<5 mg/dLのこともあり
血清 γ-GTP	++〜+++	±〜+
血清リポプロテイン-X	+〜++	−〜+
α-フェトプロテイン	++	+++
超音波検査/胆囊描出	−	+
十二指腸ゾンデ試験	白色胆汁	黄色胆汁
便Schimidt反応	−	+
肝胆道シンチグラム/腸管造影 ・24〜48時間後の肝造影	− +	+ −
肝生検/線維化・細胆管増生 ・門脈域の胆管内胆汁うっ滞 ・巨細胞性肝炎	+ + −	−〜± − +

あり，組織学的には門脈域の炎症細胞浸潤と線維化，肝細胞の変性，壊死が特徴である。肝硬変はすべての慢性肝疾患の終末像であり，門脈域の線維増生と肝小葉改築が認められる。

d．全身性感染症・TORCH症候群など

全身性感染症はビリルビン産生過剰により間接型高ビリルビン血症をきたす。TORCH症候群，尿路感染症，敗血症は直接的な肝細胞障害と二次性胆汁うっ滞が認められる。敗血症はDICの一因ともなり，溶血により間接型高ビリルビン血症をきたすこともある。

一般的感染症の検査，各種細菌培養検査，ウイルス分離あるいは核酸同定検査，各種抗体価測定などを行う。例えばCMV肝炎では，血清中のCMV-DNA検出や肝組織を用いた in situ hybridization法などによりCMVが肝障害の直接的な原因であることを証明する必要がある。感染症による黄疸は，基本的に予後の良い疾患であり，長期化することや一部の例外的な症例は認めるものの組織学的に慢性肝炎や肝硬変に進展することはない。

e．溶血性疾患

先天性溶血性疾患は黄疸，貧血，脾腫が3主徴である。表1の簡易検査を実施する。遺伝性球状赤血球症が最も多く，通常，常染色体性優性遺伝を示す。後天性は自己免疫性溶血性貧血と溶血性尿毒症症候群（HUS）などの非免疫性溶血性貧血に分かれる。HUSは溶血性貧血，血小板減少，急性腎不全を3主徴とする症候群である。詳細は日本小児腎臓病学会の「腸管出血性大腸菌感染に伴う溶血性尿毒症症候群の診断・治療のガイドライン」を参照されたい。

5．診断がつかないとき
a．胆汁うっ滞

肝外胆汁うっ滞（閉塞性黄疸）と肝内胆汁うっ滞とに分けられ，表2の分類Ⅳ，Ⅴの疾患が含まれる。胆道閉鎖症および乳児（新生児）肝炎は既述のとおりである。

Alagille症候群は肝内胆管減少症のうち，慢性胆汁うっ滞，特徴的顔貌，心血管系・眼球・脊椎異常を伴うものを指し，肝外症状を伴わないものを非症候性肝内胆管減少症と呼ぶ。乳児期までは顔貌の判定は難しいことが多いが，黄疸と心雑音を認めたときは疑う必要がある。Alagille症候群はJAG1遺伝子異常と関連しているが，非症候性の病因は多様であり，不明のこともある。いずれの場合も診断は，肝組織学的な検査により小葉間胆管の減少，消失および線維化を確認することである。進行性か否か確かめるために，時間をあけて肝生検を繰り返さなければならない症例もある。

Byler病（PFIC1型）は進行性家族性肝内胆汁うっ滞症（Progressive familial intrahepatic cholestasis：PFIC）の3病型のうちの1つであり，進行性黄疸，著明な皮膚瘙痒と搔破創，成長障害，脂溶性ビタミン欠乏症が特徴である。胆汁うっ滞が高度であるにもかかわらず，血清γ-GTPは正常であることも特徴的である。家族性とはいうものの散発例もあるため，注意が必要である。組織学的所見は肝線維化，肝硬変像であり，電顕上，毛細胆管の粗大顆粒状胆汁が特徴とされる。多くは20歳ごろまでに肝不全で死亡する致死的疾患である。

先天性胆道拡張症は，総胆管嚢腫とも呼ばれ，外科的治療が必須である。膵胆管合流異常が発症原因と考えられている。黄疸，腹痛，腹部腫瘤が3主徴とされ，嘔吐，発熱がみられる症例もある。診断には，腹部超音波検査，CT，MRCP（magnetic resonance cholangiopancreatography），ERCP（endoscopic retrograde cholangiopancreatography）などが必要である。

原発性硬化性胆管炎は，原因不明の肝内および肝外胆管の炎症性線維化による胆管内腔の不規則な狭窄や閉塞，拡張をきたし，胆汁性肝硬変から肝不全へ進展する予後不良な疾患である。潰瘍性大腸炎などの炎症性腸疾患を合併することがある。自己抗体が陽性になることがあるが，特異的な検査法があるわけではない。MRCPやERCPなどで肝内外の胆管異常を確認することが最も重要である。肝組織学的には，タマネギ状の胆管周囲求心性層状線維化（onion-skin fibrosis）が特徴とされるがみられないことも多い。

いずれの疾患も肝生検および肝組織学的な検査あるいはMRCPやERCPなどが必要であり，専門機関への紹介が必要である。

b．Wilson病

Wilson病は，肝臓から胆汁中への銅の排泄障害による臓器への沈着と活性型セルロプラスミンの合成障害が本態である。肝型と神経型があり，それぞれ慢性肝炎，肝硬変，溶血発作による劇症肝炎ならびに構音障害，歩行障害，羽ばたき振戦など錐体外路症状がみられる。両者が混在する症例もある。したがってこれらの症状をみたときには，本疾患を鑑別疾患に入れ，血清セルロプラスミン，血清および尿中銅の測定を行うべきである。これらの異常を認めたときは本疾患を疑い，肝組織中の銅含量定量あるいはATP7B遺伝子の構造解析による確定診断のため，専門機関に依頼する。

c．薬剤性肝障害

薬剤性肝障害は，肝細胞障害型，胆汁うっ滞型，混合型に分類される。発症の仕方は，急性肝炎型が多いが，慢性肝炎型，劇症肝炎型もあるので注意が必要である。特異的診断法はないが，薬剤服用歴の詳細な調査と他疾

患の除外診断により行う。投与中止による肝機能の改善は最も重要である。検査上は白血球増加および好酸球増加が多い。再投与試験の診断的価値は高いが，まれに劇症肝炎をきたすことがあるので行うべきではない。偶然投与されてしまった場合は，その後の経過が診断的意義を有する。再投与試験の代替として薬物感受性試験を実施するが，in vitro 検査の限界があり，慎重に判定する必要がある。ほかの肝胆道疾患を除外するために，肝生検や MRCP などが必要になれば，専門機関に依頼する必要がある。

貧血
Anemia

福永　慶隆
日本医科大学大学院／教授

表1　貧血以外の顔色不良をきたす疾患
1. 新生児期
   - 低体温症
   - 低酸素血症
   - 低血糖
   - 低 Ca 血症
   - 敗血症，骨髄炎などの重症感染症
   - 心疾患
   - 肺疾患
   - 先天性甲状腺機能低下症
   - その他
2. 乳児期以降
   - 心疾患
   - 敗血症，骨髄炎などの重症感染症
   - 起立性調節障害
   - 甲状腺機能障害
   - 呼吸器疾患
   - その他(急激，周期的なもの)
       低血糖
       褐色細胞腫
       発作性心房性頻拍症

1. 緊急処置

各種貧血疾患において，緊急に輸血を必要とする場合はまれであるが，高度の貧血で低酸素症による臓器障害の危険が高い場合は赤血球輸血が必要となる。急性の出血による循環血液量減少性ショックの場合は，乳酸加リンゲル液の輸液に加え赤血球輸血や5％ヒト血清アルブミン輸注が必要な場合がある。溶血性貧血が疑われる場合は，鑑別診断のため輸血前の必要十分な血液採取が重要であり，輸血するにあたっては，適切な赤血球製剤の選択と溶血増悪の可能性に注意を払うべきである。重篤な基礎疾患があり播種性血管内凝固症候群(DIC)や溶血性尿毒症症候群(HUS)を合併している場合は，可能な限り基礎疾患のコントロールに努める。

2. 診断のチェックポイント

貧血は，赤血球総容積の減少あるいは末梢血液中の血色素濃度(Hb)の低下と定義されるが，一般的には末梢血液中の Hb が正常人の平均値よりも－2SD(標準偏差)以下のものを貧血としている。小児の正常 Hb は年齢によって異なるので，貧血の診断にも年齢を考慮に入れる必要がある。WHO/UNICEF/UNU の貧血判定基準を(付録：表54)に示す。

顔色不良といえばすぐに貧血に結びつけられるが，貧血以外の顔色不良を呈する疾患(表1)を鑑別し診断することも重要である。また，小児においては貧血の原因が年齢によって異なることを念頭に置き，病歴聴取，身体診察，血算などの検査を進めていくことが大切である。血液検査では，貧血の程度を知るとともに，白血病や再生不良性貧血などの重篤な血液疾患である可能性の有無も判断し，必要なら速やかに血液専門医にコンサルトすべきである。

a．問診項目
1) 新生児期の貧血
   ①妊娠中毒症および TORCH などの感染の有無
   ②分娩様式(自然，吸引，鉗子，帝王切開)，分娩時の出血量
   ③在胎週数，出生時体重
   ④両親の血液型，同胞の新生児期黄疸の程度(血液不適合による溶血性黄疸)
2) 乳児期の貧血
   ①出生時体重，新生児期の黄疸
   ②栄養方法(母乳，人工乳)，離乳食摂取状況
   ③血便，鼻出血
   ④服用薬の内容
   ⑤血族結婚，出血傾向，貧血，胆石，脾摘についての家族歴
3) 幼児期以降の貧血
   ①食事(内容，摂取量，回数，偏食，ダイエット)
   ②牛乳の摂取量
   ③腹痛，血便，鼻出血，血尿
   ④女子の場合は，生理の期間および量
   ⑤食欲不振，倦怠感，めまい
   ⑥激しい運動やクラブ活動の状況
   ⑦慢性疾患(慢性感染症，膠原病，腎疾患など)
   ⑧服用薬の内容
   ⑨血族結婚，出血傾向，貧血，胆石，脾摘についての

家族歴

b．診察項目

1）新生児
　①全身状態の把握
　②黄疸の程度
　③頭蓋内出血，帽状腱膜下出血，メレナなどの出血
　④肝脾腫
　⑤心疾患や呼吸器疾患
　⑥外表奇形（両眼解離，小頭，小顎，口蓋裂，翼状頸，拇指奇形など）
　⑦母児間輸血や双胎間輸血

2）乳児以降
　①全身状態の把握
　②顔色，眼瞼結膜，口腔粘膜の蒼白
　③出血傾向（皮下や口腔内出血など）
　④肝脾腫，リンパ節腫大
　⑤心疾患や頻脈，心雑音
　⑥呼吸器疾患
　⑦神経学的所見（四肢のしびれ，知覚鈍麻など）
　⑧外表奇形（低身長，骨格異常，皮膚色素異常など）

c．問診と診察によって想定される貧血疾患
　①高度の早期新生児期黄疸（遺伝性球状赤血球症，血液型不適合溶血性貧血）

表2　貧血の成因による分類と疾患

分類	疾患
1．赤血球の産生障害	
a．骨髄造血障害	
・再生不良性貧血	先天性（Fanconi貧血）
	後天性（特発性，肝炎後，薬剤性など）
・赤芽球癆/赤芽球低形成症	先天性（Diamond-Blackfan症候群）
	後天性（パルボウイルス感染など）
・他の疾患に伴う骨髄造血抑制	白血病，悪性腫瘍（悪性リンパ腫，神経芽腫）
・薬剤（抗癌剤），感染症，化学物質などによる骨髄造血抑制	
b．エリスロポエチン産生低下	慢性腎不全，甲状腺機能低下症など
2．赤血球の分化障害	
a．赤血球細胞質の成熟障害	
・ヘム合成障害	鉄欠乏性貧血，銅欠乏性貧血，亜鉛欠乏性貧血，無トランスフェリン血症，鉄芽球性貧血，ビタミンB_6欠乏（反応）性貧血
・グロビン鎖合成障害	サラセミア
b．赤血球核の成熟障害	巨赤芽球性貧血（ビタミンB_{12}欠乏症，葉酸欠乏症）
c．無効造血	骨髄異形成症候群
3．赤血球喪失の亢進	
a．溶血性貧血（赤血球自体の異常）	
・赤血球膜の異常	遺伝性球状赤血球症，遺伝性楕円赤血球症，発作性夜間血色素尿症
・赤血球内酵素異常	G-6-PD欠乏症，PK欠乏症
・ヘモグロビン異常症　構造異常	不安定ヘモグロビン症，鎌状赤血球症，酸素親和性異常ヘモグロビン症
合成異常	サラセミア
b．溶血性貧血（赤血球外の因子）	
・免疫性　抗赤血球自己抗体	温式自己免疫性溶血性貧血 　冷式自己免疫性溶血性貧血 　（寒冷凝集素症，発作性寒冷血色素症）
抗赤血球同種抗体	新生児溶血性貧血，血液型不適合貧血
薬剤による溶血性貧血	
・非免疫性　機械的因子	微細血管障害性溶血性貧血 　（播種性血管内凝固症候群，溶血性尿毒症症候群など）
感染症，化学因子による溶血性貧血	
c．失(出)血性貧血	急性失(出)血および慢性失(出)血

②早産低出生体重児(未熟児早期貧血,未熟児後期貧血)
③皮下出血斑(再生不良性貧血,白血病)
④黄疸,脾腫(溶血性貧血)
⑤肝脾腫,リンパ節腫脹(白血病)
⑥低身長,外表奇形,色素沈着(Fanconi貧血)
⑦解熱剤服用後,そらまめ摂取後や感染後の急性溶血発作(G-6-PD欠乏症)
⑧四肢のしびれ,知覚鈍麻(ビタミンB_{12}欠乏症)
⑨寒冷曝露,手指や足趾の疼痛・チアノーゼ,黄疸,暗赤色尿(発作性寒冷血色素尿症)
⑩コーラ色の早朝尿,黄疸,(発作性夜間血色素尿症)

d．スクリーニング検査項目

1) 新生児期
血算,網赤血球数,血液像,クームス試験,総ビリルビン,間接ビリルビン,血糖,カルシウム,IgM,血液ガス。

2) 乳児期以降
血算,網赤血球数,血液像,GOT,GPT,LDH,総ビリルビン,間接ビリルビン,尿素窒素,クレアチニン,血清鉄,総鉄結合能,フェリチン。

3．貧血をきたす疾患

貧血をきたす疾患を,成因により①赤血球産生障害,②赤血球の分化障害,③赤血球喪失の亢進に分類して,その主な疾患を表2に示す。小児においては,年齢によって貧血をきたす疾患が異なることに留意する。新生児期,乳幼児期,学童・思春期にみられる主な貧血を表3に示す。

新生児期の貧血では,新生児溶血性貧血(母児間血液型不適合),失(出)血性貧血が最も多い疾患である。乳児早期の貧血では,いわゆる生理的貧血や未熟児早期貧血が多い。また乳児後期では,完全母乳栄養で離乳食からの鉄摂取不足によって起こる鉄欠乏性貧血や感染の反復による感染性貧血も多い。先天性鉄芽球性貧血もこの時期に見つかることが多いので注意する。幼児期では,牛乳の過剰摂取に伴う牛乳貧血にも注意する。思春期では,鉄摂取不足による鉄欠乏性貧血が最も多く,特に女子に多い。消化性潰瘍や食道裂孔ヘルニアによる失(出)血性貧血や慢性感染,肝疾患,腎疾患,内分泌疾患などに伴う二次性貧血も少なくない。白血病や悪性腫瘍に随伴する貧血,再生不良性貧血にも注意が必要である。

4．鑑別のポイント

a．新生児期の貧血

新生児期の貧血は,診断・治療に急を要するものが多

表3 新生児期,乳幼児期,学童・思春期における主な貧血

a．新生児期
- 新生児溶血性貧血(母児間血液型不適合;ABO式,Rh式など)
- 失(出)血性貧血
  - 帽状腱膜下出血,頭蓋内出血,消化管出血,胎児母体間輸血,一卵性双生児の双胎間輸血,胎盤,臍帯異常による出血
  - ビタミンK欠乏
- 感染性貧血(敗血症,ウイルス感染症,TORCHなどの胎内感染症)
- 先天性溶血性貧血(遺伝性球状赤血球症,赤血球内酵素異常症,ヘモグロビン異常症)
- 先天性赤芽球癆(Diamond-Blackfan症候群)
- 受動免疫性溶血性貧血

b．乳幼児期
- 鉄欠乏性貧血
- 未熟児貧血(早期貧血,後期貧血)
- 失(出)血性貧血(ビタミンK欠乏,胃横隔膜ヘルニア,メッケル憩室など)
- 感染性貧血
- 白血病,悪性腫瘍に随伴する貧血
- 先天性溶血性貧血(遺伝性球状赤血球症,赤血球内酵素異常,ヘモグロビン異常症)
- 巨赤芽球性貧血
- 先天性再生不良性貧血(Fanconi貧血)
- 先天性赤芽球癆(Diamond-Blackfan症候群)
- 溶血性尿毒症症候群
- 骨髄異形成症候群

c．学童・思春期
- 鉄欠乏性貧血
- 失(出)血性貧血(胃・十二指腸潰瘍,胃横隔膜ヘルニア,メッケル憩室など)
- 白血病,悪性腫瘍に随伴する貧血
- 再生不良性貧血(特発性,Fanconi貧血,肝炎後など)
- 慢性疾患(膠原病,内分泌疾患,腎疾患,肝疾患など)に伴う貧血
- 自己免疫性溶血性貧血
- 遺伝性溶血性貧血(遺伝性球状赤血球症,赤血球内酵素異常,ヘモグロビン異常症)
- 感染性貧血
- 巨赤芽球性貧血
- 溶血性尿毒症症候群
- 骨髄異形成症候群

い。全身状態の安定を図りながら,病歴と診察所見から貧血の原因を絞り,確定診断に必要な検査項目を速やかに提出する。

①血算,網状赤血球数,血液像に加えて,クームス試験,総ビリルビン,間接ビリルビン,血糖,カルシウム,IgM,血液ガスの検査をまず行う。

②鑑別診断はフローチャート(図1)に従って行うが,まずクームス試験の結果から,血液型不適合による溶血

```
                                                        ┌ 同種免疫性溶血性貧血
                   ┌ 陽性─────────────────────┤  RhD 不適合
                   │ (成人同型間接クームス試験陽性)      │  その他の血液型不適合
       直接         │                                    └ ABO 不適合
貧血 ─ クームス ─┤                     ┌ 減少 ──────── 先天性赤芽球癆
黄疸   試験         │                     │                        ┌ 慢性子宮内出血
                   │                     │        ┌ 小球性低色素性 ─┤ 胎児母体間
                   └ 陰性 ─ 網赤血球 ───┤         │                 │ 双胎間
                                        │         │                 │ サラセミア
                                        │         │                 └ 感染性貧血
                                        └ 正常または増加             ┌ 急性出血
                                                  │                 │ 赤血球内酵素異常症
                                                  │   ┌ 赤血球形態異常 ┤ 感染性貧血
                                                  │   │   (－)          │ 
                                                  │   │                 └ ガラクトース血症
                                                  └ 正球性正色素性 ─┤   ┌ 遺伝性球状赤血球症
                                                      │              │ 遺伝性楕円赤血球症
                                                      └ 赤血球形態異常 ┤ ヘモグロビン異常症
                                                          (＋)         └ DIC
```

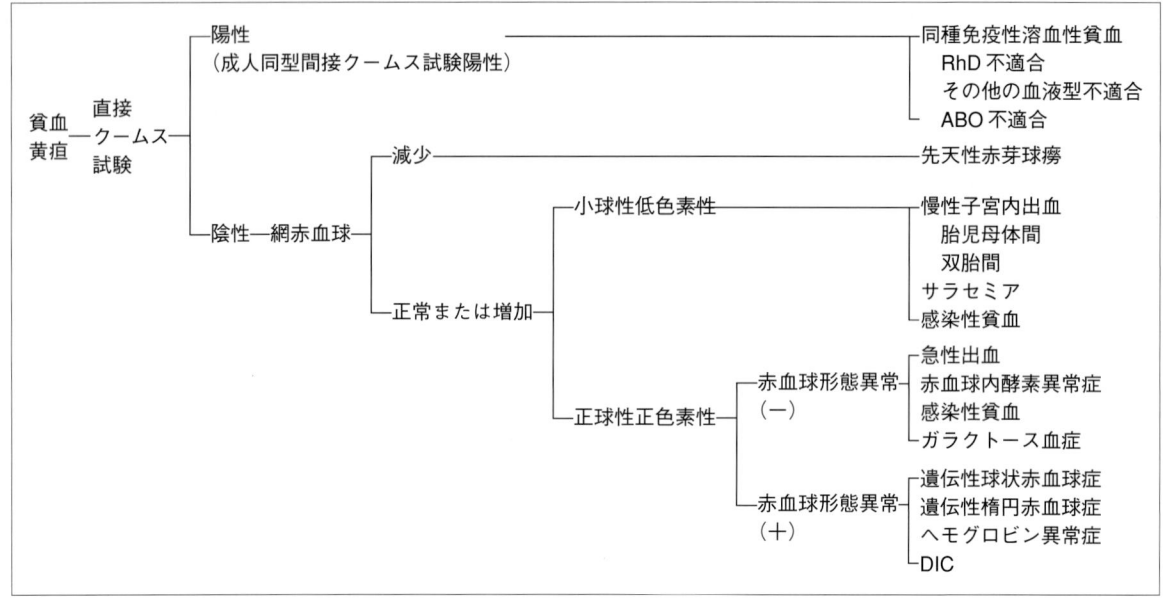

図1　新生児期の貧血の鑑別

性貧血かどうかを判定する．その後，必要に応じて追加検査および特殊検査を行う．

③生直後のIgMが高値のときはTORCH症候群を疑う．

④遺伝性球状赤血球症は，新生児期に高度の貧血と黄疸を呈することがあるが，そのときには球状赤血球が目立たない可能性があり，注意が必要である．

⑤新生児期から乳児期早期にかけて，大球性貧血をみる場合はDiamond-Blackfan貧血が最も考えられる．

b．乳児期以降の貧血

血算，網状赤血球数，血液像に加えて，GOT，GPT，LDH，総ビリルビン，間接ビリルビン，尿素窒素，クレアチニン，血清鉄，総鉄結合能，フェリチンの検査を行う．平均赤血球容積（MCV）で小球性，正球性，大球性に区別するとともに，末梢血塗抹標本で赤血球形態を観察する．赤血球産生を正確に評価するためには，網状赤血球数だけではなく，網状赤血球産生指数も算出する．

| 網状赤血球産生指数（Finch）＝網状赤血球実測値（％）×（患者Ht値／正常Ht値：45％）÷網状赤血球成熟期間（日数） |

Ht 45％のときの成熟期間は1日，35％のときは1.5日，25％のときは2.0日，15％のときは3.0日とする．3以上のときは反応良好，2以下のときは反応不良と判定する．

赤血球の異常に加えて，白血球，血小板にも異常があるときは，白血病や再生不良貧血などを考えて骨髄検査

を行う．鑑別診断のアプローチは図2のフローチャートに従って行う．実際的には，病歴，身体所見，スクリーニング検査から，鉄欠乏性，感染性，溶血性，血球3系統に異常をきたすものといった大まかな見当をつけてから，必要に応じて追加検査・特殊検査を行うのがわかりやすいと思われる．

1）鉄欠乏性貧血

血清鉄の低値，総鉄結合能および不飽和鉄結合能の上昇，トランスフェリン飽和度の低下，血清フェリチンの低値を示す．しかし，軽症例は検査所見にばらつきがみられることがある．血清フェリチンは鉄が不足した状態の早期から低下している．診断後は，鉄欠乏の原因検索も必要である．特殊な鉄欠乏性貧血として，牛乳貧血，スポーツ貧血がある．

2）感染性貧血

通常，血色素量は7～11 g/dLであり，正球性正色素性貧血のことが多いが，感染の経過が長くなると小球性低色素性貧血となる．血清鉄は低下するが，鉄欠乏性貧血と異なり，鉄結合能（UIBC，TIBC）の上昇がなく，血清フェリチンが高値を示す．乳幼児では重症感染症そして小感染の反復も貧血の原因となる．

3）再生不良性貧血

汎血球減少があり，正球性，時に大球性の正色素性貧血である．骨髄は無形成～低形成で，有核細胞数が少なくリンパ球優位で他の細胞成分は少ない．骨髄生検も重要で，真の細胞密度の評価，骨髄線維症などの除外ができる．発作性夜間血色素尿症でも再生不良性貧血の病態

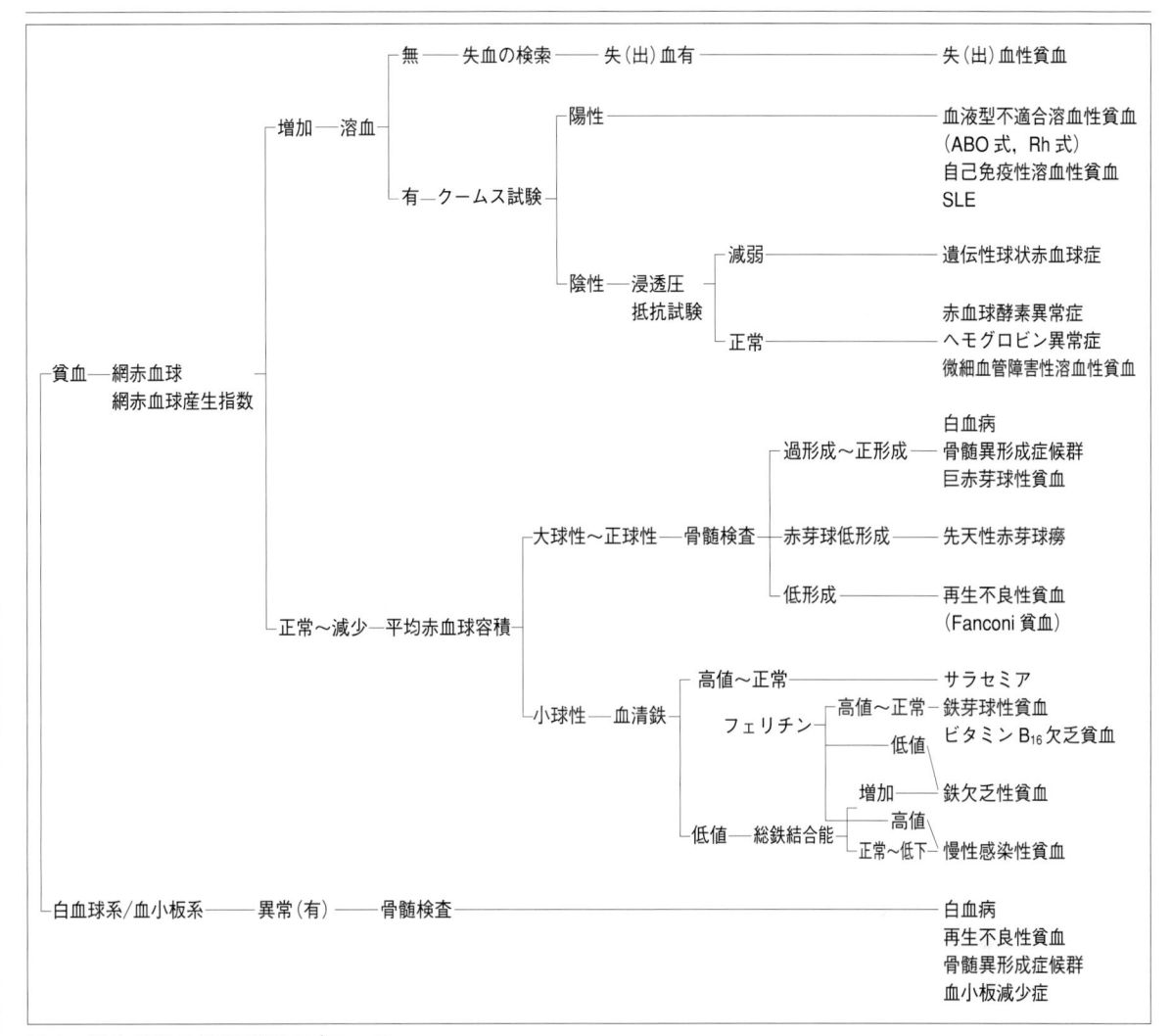

図2 貧血疾患の鑑別診断アプローチ

```
貧血─網赤血球
     網赤血球産生指数
        ├─増加─┬─溶血─無─失血の検索─失(出)血有────失(出)血性貧血
        │      │      ├─有─クームス試験─┬─陽性─────血液型不適合溶血性貧血
        │      │                         │              (ABO式，Rh式)
        │      │                         │              自己免疫性溶血性貧血
        │      │                         │              SLE
        │      │                         └─陰性─浸透圧─┬─減弱──遺伝性球状赤血球症
        │      │                                抵抗試験 │
        │      │                                        └─正常──赤血球酵素異常症
        │      │                                                 ヘモグロビン異常症
        │      │                                                 微細血管障害性溶血性貧血
        │      │
        ├─正常～減少─平均赤血球容積─┬─大球性～正球性─骨髄検査─┬─過形成～正形成──白血病
        │                              │                           │                   骨髄異形成症候群
        │                              │                           │                   巨赤芽球性貧血
        │                              │                           ├─赤芽球低形成──先天性赤芽球癆
        │                              │                           └─低形成──────再生不良性貧血
        │                              │                                            (Fanconi貧血)
        │                              └─小球性─血清鉄─┬─高値～正常──サラセミア
        │                                               │            ┌高値～正常──鉄芽球性貧血
        │                                               │    フェリチン┤
        │                                               │            └低値──────ビタミンB₁₆欠乏貧血
        │                                               │                      ┌増加──鉄欠乏性貧血
        │                                               └─低値─総鉄結合能──┤高値
        │                                                                    └正常～低下──慢性感染性貧血
        │
        └─白血球系/血小板系──異常(有)──骨髄検査────────────────白血病
                                                                      再生不良性貧血
                                                                      骨髄異形成症候群
                                                                      血小板減少症
```

をとることがあるので，赤血球や好中球のCD55，CD59のGPIアンカー型膜蛋白の有無をフローサイトメトリーで検索することは有用である．Fanconi貧血は貧血の発現は4～7歳が多く，低身長，骨格異常，皮膚色素異常などを合併する．末梢血リンパ球培養で染色体の離断，切断，再結合などの異常がみられる．FANCC遺伝子をはじめいくつかの責任遺伝子がクローニングされている．

4）赤芽球癆

赤血球系統のみに異常があり，骨髄で赤芽球が無形成～低形成である．ヒトパルボB19ウイルスなどの感染後の一過性赤芽球減少症（TEC）との鑑別が必要な場合がある．Diamond-Blackfan貧血は先天性赤芽球癆で，両眼解離，小頭，小顎，拇指奇形などを伴う．

5）骨髄異形成症候群

末梢血では汎血球減少を呈するが，骨髄所見は正形成ないし過形成で，3血球系統の形態異常を認め，骨髄細胞の染色体分析で−7や+8の染色体異常を認めることがある．

6）遺伝性球状赤血球症

遺伝性溶血性貧血のなかで最も頻度の高い疾患で，家族歴で黄疸，胆石症，摘脾などの既往者がいる場合は診断は容易である．クームス試験陰性で，赤血球浸透圧試験は減弱している．球状赤血球が特徴であるが，球状赤血球は，溶血が高度のときには目立たないことが多く，溶血が軽度のときや摘脾後に目立ち観察しやすい．日本では，バンド3欠損症とバンド4.2欠損症が大部分であるが，欧米ではアンキリン/スペクトリン複合蛋白欠損症が最も多い．

7）自己免疫性溶血性貧血

何らかの原因で出現した赤血球に対する自己抗体により赤血球が破壊されて起こる後天性溶血性貧血である。診断で重要なのは，温式AIHAでは直接クームス試験による赤血球結合抗体の検出である。抗体のクラスや補体の結合を調べるには，クラス特異的または補体特異的な抗グロブリン血清を用いる。多くのIgG抗体は37℃が至適反応温度であり，また補体結合は弱いため，血管内溶血はまれである。寒冷凝集素はIgM，発作性寒冷血色素尿症の原因のDonath-Landsteiner抗体はIgGであるが，いずれも低温反応性で，赤血球に補体が結合し，補体の活性化により血管内で溶血が起こる。マイコプラズマ感染やウイルス感染が誘因となる場合と，膠原病や悪性腫瘍などの基礎疾患を有する場合がある。好中球減少や血小板減少を合併することがあり，白血病や再生不良性貧血との鑑別が必要な場合がある。

肥満・やせ
Obesity・Emaciation

大関　武彦
浜松医科大学／教授

肥満

1．緊急処置
a．呼吸状態の評価
肥満で呼吸障害があるときには緊急処置が必要なことがある。気道の狭窄・閉塞，胸郭運動の制限などにより喘鳴，呼吸音の低下などを呈する。血液ガス分析，頸部・胸部X線撮影などが必要となる。睡眠時無呼吸，Pickwickian症候群などの臨床症状を示す。

b．中枢神経系の病変
腫瘍性病変などの中枢神経系の異常で肥満が発症することがある。頭蓋内圧亢進症状や自覚的・他覚的な神経症状に注意する。

c．代謝異常
代謝異常などの肥満の合併症は一般には慢性に経過する。しかし糖尿病性ケトアシドーシスや高血圧の急激な進行があれば，速やかな処置が必要となる。

2．診断のチェックポイント
a．肥満の重症度の評価
標準体重に対する過剰の割合を%で表示した過体重度（肥満度）を算出する。+20%以上を肥満と考える。6歳未満では+15%を基準とする。

$$\text{過体重度}(\%) = 100 \times (\text{実測体重} - \text{標準体重})/\text{標準体重}$$

標準体重は性別・身長別（・年齢別）の平均値を用いる。軽症（+20%以上），中等症（+30%以上），重症（+50%以上）の3段階に分ける。合併症は多くは中等症以上で出現し，重症例では速やかな対応が必要である。経時的にみて過体重度が年齢とともに増加する場合は進行性でより危険性が高いと考えられる。

b．体脂肪率，脂肪分布の評価
肥満は本来は体脂肪の異常な増加であるので，脂肪量・率に基づいた評価が原則であるが，必ずしも簡易で正確な測定法はいまだ確立されていない。BI法（バイオエレクトリカル・インピーダンス法）は測定原理的にばらつきが生じやすい。DEXA法は比較的良好な測定値が得られるが検査に時間を要する。

腹腔内の脂肪量の増加の確認のためCTが利用される。内臓脂肪面積の増加（成人100 cm^{2}以上，小児60 cm^{2}以上）を基準とし，腹囲80 cm以上は内臓脂肪量の増加が示唆される。

c．代謝異常の合併
糖代謝，脂質代謝，尿酸代謝などに異常が合併する。2型糖尿病は随時血糖値または経口ブドウ糖負荷試験2時間値が200 mg/dL以上，ないし空腹時血糖126 mg/dL以上の糖尿病診断基準で判定される。これに至らない場合でも耐糖能障害（IGT；2時間値200 mg/dL未満，140 mg/dL以上），空腹時血糖障害（IFG；空腹時血糖値110 mg/dL以上，126 mg/dL未満）や，高インスリン血症（15μU/mL以上，インスリン抵抗性）を認める例も多い。高脂血症も重要な合併症である。

d．その他の合併症
重症の肥満では上述の呼吸障害を呈する。脂肪肝はエコー，肝機能検査にて確認される。頸部，腋窩，鼠径部などの皮膚に黒色表皮腫がみられ，インスリン抵抗性と関連すると考えられている。足関節，膝関節などに負荷による障害のみられることがある。

3．肥満をきたす疾患
a．単純性肥満
明確な基礎疾患を有しない。遺伝的素因や生活習慣が主因である。

b．症候性肥満
基礎疾患に伴って肥満を認める。
①糖質コルチコイド過剰（Cushing症候群，糖質コルチコイド投与）
②症候群（Prader-Willi症候群，Bardet-Biedl症候群，Turner症候群，Down症候群）
③中枢における摂食調節系の異常（視床下部性肥満，

間脳症候群)：腫瘍(頭蓋咽頭腫など)，血管性病変，ヒスチオサイトーシス，白血病浸潤，empty sella 症候群
　④ホルモン分泌異常(甲状腺機能低下症，成長ホルモン分泌不全，偽性副甲状腺機能低下症 Ia)

肥満と肥満症
肥満は体脂肪の異常な増加であり，臨床的には体重の増加を指標として評価される。肥満症とは肥満のうち健康障害が生じているか，その危険が極めて高い群を，疾患(すなわち症)として対応しようとするものである。メタボリックシンドロームと総称される病態が含まれる。 　肥満治療が特に必要となる医学的問題として①高血圧，②肺換気障害，③2型糖尿病，④内臓脂肪蓄積が挙げられる。 　肥満と関連の深い代謝異常には①肝機能障害，②高インスリン血症，③高コレステロール血症，④高中性脂肪血症，⑤低 HDL コレステロール血症，⑥黒色表皮腫，⑦高尿酸血症がある。 　その他の所見として①皮膚所見(皮膚線条など)，②骨関節(関節障害)，③月経異常，④運動能力の低下，⑤心理・社会的問題(不登校，いじめなど)などが挙げられる。

表　症候性肥満の分類

①Prader-Willi 症候群(15q11-12)：筋緊張低下，特異な顔貌，知能障害，低身長，性腺機能低下
②(Laurence-Moon)-Bardet-Biedle 症候群：網膜色素変性，知能障害，多指・合指症，性腺機能低下
③Alström 症候群：網膜変性，感音性難聴，性腺機能低下
④Carpenter 症候群：狭頭症(頭蓋骨縫合早期融合)，多指・合指症，性腺機能低下，知能障害
⑤Fröhlich 症候群：視床下部障害(性腺機能低下，尿崩症)
⑥Ullrich-Turner 症候群(45, X など)：リンパ浮腫，低身長，卵巣機能不全，翼状頸，外反肘，楯状胸，心血管・腎奇形
⑦Cushing 症候群：満月様顔貌，低身長，Buffalo hump
⑧Stein-Leventhal 症候群：月経異常，男性化徴候(多毛，痤瘡，陰核肥大)，卵巣の多囊胞性腫大
⑨成長ホルモン分泌不全症：低身長
⑩視床下部障害：腫瘍・奇形などに伴う症状
⑪甲状腺機能低下症：不活発・知能低下，低身長，便秘，徐脈，粘液水腫
⑫偽性副甲状腺機能低下症 Ia 型：Albright 遺伝性骨異栄養症(低身長，丸顔，第4中手骨などの指趾短縮，皮下石灰化)
⑬インスリン過剰症：インスリノーマ，不適切な薬物療法
⑭性腺機能低下症：思春期以降の男子，二次性徴の欠如

4．鑑別のポイント

　症例の大部分は単純性肥満である。単純性肥満にはいくつかの特色があるが，その診断は最終的には症候性肥満を除外することによりなされる。単純性肥満には，家族歴，小児期の高身長(早熟傾向)などを認めることが多い。
　症候性肥満では低身長を伴うことが多く，性腺機能低下，精神発達遅滞なども単純性肥満では原則として合併しない。これらの点から症候性肥満が疑われる場合には表の各所見から診断を確定する。

5．診断のつかないとき

　肥満の判定は通常は体重の過剰によりなされるので，過体重度の算出により可能である。
　症候性肥満の可能性が否定できないが，容易に確定できない例も時にある。低身長，精神運動発達遅滞，性腺機能低下症や奇形などを伴う場合には，症候性肥満のなかでまれな症候群についても確認が必要である。中枢神経系の腫瘍性病変，奇形などについては，画像の確認を要する。

やせ

1．緊急(救急)処置

a．体重減少度が著明で急速に進行する場合

　−30%を下回る場合には緊急の処置が必要となってくる。特に急速に進行する例で危険度が高い。脱水が認められ，ヘマトクリット，BUN の上昇，Na，K，Cl 値の異常などを伴えば，適切な補正を行う。

b．中枢神経系疾患の存在

　やせが中枢神経系の器質性疾患に起因している場合には，画像診断を含め早急な診断・処置を必要とする。

c．その他の全身の重篤疾患

　心，肝，腎疾患や代謝異常症が重症であると，体重減少を示す。すでに原疾患が診断されている場合はその悪化の指標となる。

2．診断のチェックポイント

　体重増加不良ないし減少をきたす疾患は極めて多い。診断のアプローチはまず全身性重篤疾患の確認ないし除外である。この際に年齢的要因を考慮することにより比較的速やかな診断が可能となる。

a．新生児期・乳児期におけるやせの判定

　標準体重との比較でなされるが，特にこの時期は体重

が一定の割合で増えるのが標準であり，1日体重増加率の算出により早期に確認できる。順調な体重増加は，健康度の指標，重篤疾患の除外に応用され，このことから体重増加不良では何らかの疾患の存在する可能性が考えられる。栄養上の問題，すなわち授乳法・栄養法の過誤，経済的理由，虐待などが除外されれば，何らかの疾患の存在が疑われる。

b．幼児期・学童期に体重減少がみられる場合

重篤な全身の疾患の存在が考えられる。急激な減少がありそれが一過性のことは比較的しばしば認められる。急性感染症は最もしばしば経験される。消化管疾患は体重減少を主徴とすることが多い。

c．思春期

神経性食欲不振症などの摂食異常症による体重減少が認められる。本症の診断基準に適合しない場合でも，思春期女子では生活習慣に起因する体重減少者の比率が増加している。

3．やせをきたす疾患

a．栄養素の摂取不良
貧困，栄養法過誤，虐待，先天奇形・神経障害などによる摂取困難。

b．消化管の異常
①消化器系の器質性疾患（口腔の奇形，横隔膜ヘルニア，幽門狭窄症，胆道閉鎖症，短腸管症候群）
②炎症性疾患（細菌性・ウイルス性胃腸炎）
③免疫・アレルギー疾患（食物アレルギー，潰瘍性大腸炎）
④蛋白漏出性腸症

c．消化管以外からの喪失
火傷，出血。

d．利用障害・代謝の異常
①全身性重症疾患（発熱性疾患，慢性感染症，心不全・腎不全・肝障害・重症貧血など，悪性腫瘍）
②内分泌・代謝疾患（甲状腺機能亢進症，1型糖尿病，副腎皮質機能低下症）

e．神経・精神疾患
①脳性麻痺，精神発達遅滞，意識障害，脳腫瘍，中枢神経系の奇形
②虐待
③神経性食欲不振症

4．鑑別のポイント

やせをきたす疾患の数は多いので体系的に整理して鑑別を進めるのがよい。年齢により好発疾患の頻度が異なるので，まず年齢に着目する。体重および身長の記録があれば体重減少の発症時期およびその程度の評価に極めて有用である。

5．診断のつかないとき

適切な診断とそれに基づく治療が必要であることから，診断のつかない場合には専門医にコンサルトするのが望ましい。特に体重減少の程度が著しく標準体重の30％以上の減少（標準体重の70％未満）であれば，速やかな対応が要求される。これに至らなくても減少速度が急激な場合にはより注意が必要である。

全身の重篤疾患の可能性を有する場合には，その基礎疾患の診療体制も含め対応を検討する。

虐待や神経性食欲不振症が疑われるときは専門医に委ねるのが望ましく，少なくとも長期的で確固とした体制が要求される。

体重増加不良
Failure to thrive

中村　嘉宏
東京大学

1．診断のチェックポイント

体重増加不良の定義は，体重が標準体重の3パーセンタイルあるいは5パーセンタイル未満であること，あるいは体重増加曲線が標準の上昇率に比べて低いことを言う。上昇率でみる場合，体重の成長曲線で主要パーセンタイル曲線（3，10，25，50，75，90，97パーセンタイル）の2本を，短期間で横切る体重増加不良を言う。

月齢3か月以上の乳児では，体重増加曲線と同時にカウプ指数もよく使用される。

$$カウプ指数 = [体重(g) / \{身長(cm)\}^2] \times 10$$

で計算され，15～19前後が正常範囲である。14以下は身長に比較すると，相対的に体重増加が少ないことを意味している。

また，体重増加不良が問題になるのは，ほとんどが5歳以下である。

体重増加不良には大きく分けて2つの要因が存在する。1つは，親の社会経済的理由（貧困，非衛生的環境）や，マタニティー・ブルー，養育者のうつ病，家族内不和による患児の食欲不振，育児拒否や児童虐待，といった心理的側面があり，非器質的要因とされる。もう1つは，器質的要因であり，基礎疾患があるために栄養摂取が困難になる場合や，疾患自体が成長障害を引き起こす場合である。

したがって体重増加不良の程度を正確に評価するこ

と，その体重増加不良の背景にあるのは，児の心理的要因なのか，環境的要因なのか，それとも児そのものが抱える器質的要因が原因なのか，を考えながら問診，診察，検査を進める必要がある。

a．家族歴

血族結婚，遺伝病の有無は，先天異常や奇形症候群の可能性を考えるうえで重要な項目である。また，居住環境や地域，特定の生活習慣の有無などにも注意して問診する。

b．母親の妊娠中の経過・生活歴

母親の基礎疾患（甲状腺疾患，自己免疫疾患，糖尿病など），感染症などの既往歴，薬物治療や服用歴を調べる。また，妊娠中の生活状況，飲酒や喫煙，健康食品，民間療法の既往にも注意する。特に妊娠中の感染症や感染者との接触歴，動物の飼育状況，使用薬剤，喫煙・アルコール歴の聴取も必要である。

c．周産期歴

在胎週数，出生体重，身長，頭囲，分娩方法，仮死の有無，単胎・多胎の確認を行う。早期産の場合，低出生体重で生まれているため，修正在胎週数を計算し，満期産なら生後何か月に相当するのかを把握する必要がある。

また新生児黄疸の程度や光線療法の既往なども重要である。先天奇形や染色体異常が疑われる場合は，産科と連絡を取り胎児期の成長曲線，先天感染の可能性がある場合は，抗体価や胎盤所見（石灰化や絨毛膜炎の所見）の確認を試みる。

d．成長・発達歴

受診までの身長・体重・頭囲の成長曲線，精神運動発達歴を詳しく，具体的に調べる。成長や発達が停滞し始めた時期も，疾患の好発年齢や家庭環境の変化との関連から，診断を進めるうえで重要になる。

e．栄養歴

1）乳児期の栄養歴

新生児期・早期乳児期では，母乳か人工ミルクである。混合栄養であれば母乳とミルクとの割合を把握する。哺乳量については，1回の哺乳量，および1日当たりの哺乳量の両方を聴取する。十分な体重増加が期待できる哺乳量は，1日当たり150 mL/kg前後あるいはそれ以上である。体重が維持され，脱水にならないミルク量は1日当たり100 mL/kgとされている。1回当たりの哺乳量が少なくても，1日の総哺乳量が十分であれば体重増加が期待できる。

哺乳させる回数の聴取も重要である。回数が少ない場合は，1回哺乳量が多くないと1日の総哺乳量は150 mL/kgを超えないはずである。逆に，哺乳回数が多ければ1回の哺乳量が少なくても1日の総哺乳量は維持できる。一般に乳児は，胃の容積がしだいに大きくなると1回の哺乳量が増え，哺乳回数が減って行く経過をとる。新生児期を過ぎての哺乳パターンが少量頻回の場合，哺乳力が弱い，あるいは母乳が不足している可能性がある。また，緩徐に進行する中等度の幽門狭窄などでも，少量頻回になる。

母乳の場合，授乳前後で母体の体重差を測定すれば1回哺乳量は評価可能である。ミルクの場合は，与えているミルクの種類（通常の製品，フォーミュラミルク，加水分解ミルクなど）も聴取する。

離乳食が始まると，どの時期に，どの程度の離乳食（軟性，内容）を摂っているか，1回量はどれくらいか，何回与えているか，栄養素のバランスは良さそうか，早い時期に消化管に負担になるものを与えていないか，などの問診が必要になる。

2）幼児・学童期の栄養歴

現在の食事内容や回数・量の聴取から始める。食事の時間帯も重要である。また，幼児や学童期になると，おやつ，偏食や間食，食事に対する態度・姿勢などの情報も聴取する。本人の嗜好や，食欲の程度，栄養素の偏りが生じている可能性，食思不振の有無，食欲が消失した契機，母親の調理方法，などにも留意する。海外渡航歴，特殊な生活習慣にも注意する。

f．既往歴

既往歴では器質的疾患の有無の把握，特に呼吸・循環器疾患や消化管疾患の既往・治療歴は重要である。

g．養育状況

主たる保育・養育者がどのような環境で，どの時間帯を養育しているのかが重要である。親や家族の職業，社会・経済的状況も把握する。また，家族構成（離婚・再婚歴，実子か否か），家族仲は親の心理的要因が育児に及ぼす影響を考えるうえで大切である。

育児放棄や虐待の既往も重要である（いじめや犯罪同様に，虐待や暴力も容易に繰り返される）。

h．身体所見

通常の視診，聴診，触診の診察から始める。視診では奇形症候群，染色体異常，顔貌，呼吸パターン，頭髪（低色素や薄毛），頭部を含め身体のプロポーション，小奇形，皮膚の出血斑，アトピー性皮膚炎，などにも注意する。瞳孔，咽頭，外耳道・鼓膜所見も必要である。

聴診では，心雑音，呼吸音では特にstridorや呼気性喘鳴の有無，呼吸パターン，触診では，頭部や骨軟部組織で骨折や血腫の可能性，腹部はガスの量を推し量ったり，腫瘤触知の可能性を疑いながら診察する。筋緊張亢進，あるいは低下，深部腱反射など神経学的身体所見も

重要である。

精神発達遅延が摂食行動の障害になる場合もある。簡潔な精神発達評価も必要に応じて行う。また診察中の会話や児の態度から，親子関係や養育の程度も観察する。皮膚や衣類，特に下着の清潔さなども重要な観察項目である。

i．検査所見

栄養状態を評価する血液検査としては，血算による貧血のチェック，生化学での総蛋白・アルブミン，電解質，総コレステロールなどでスクリーニングできる。血液ガス，肝機能，腎機能，免疫グロブリン，内分泌機能（GH，ソマトメジンC，TSH，fT3，fT4 など），微量元素（Cu，Zn，Se など），ツベルクリン反応，染色体，腫瘍マーカーなどは必要に応じて検査する。

アレルギー的要因には，IgE，RAST で，骨代謝は ALP，Ca，iP でスクリーニングする。ミルクアレルギーには便中好酸球を検査する。

慢性感染，慢性炎症については白血球数，白血球分画，CRP，各種ウイルス抗体価，培養，ウイルス分離などを施行する。尿所見（血尿，蛋白尿），便所見（便中ビリルビン，脂肪，蛋白，便中好酸球）も重要である。

呼吸症状や心雑音があれば，心電図や胸部X線を施行する。腹部膨満があれば，腹部X線写真で腸管ガスのパターンを見る。また，骨折や外傷の疑われる所見に対しては，該当個所のX線での評価が必要である。腹部腫瘤や，尿所見の異常を認めた場合，腹部エコーは必須である。中枢神経の評価などには，必要に応じてCTやMRI を施行する。

上記のスクリーニングの結果，器質的疾患が強く疑われる場合，専門家による精査の必要がある。気管支食道ファイバー，心エコー，シンチグラム，消化管造影，免疫機能の評価，直腸内圧測定，小腸生検，大腸生検（炎症性腸疾患），筋生検といった精査が必要である。

食物アレルギーの関与が疑われれば，除去試験・負荷試験も診断確定には必要である。例えばセリアック病では麦のグルテン，ミルクアレルギーでは人工ミルクである。

2．体重増加不良をきたす疾患
a．非器質的要因
1）栄養摂取不足

母乳不足，育児ノイローゼ，経済的困窮

2）食欲低下

神経性食思不振，心身症，家庭の不和

3）育児放棄・虐待

愛情遮断症候群，Munchausen 症候群

b．器質的要因
1）奇形症候群

先天性感染（TORCH 症候群），Turner 症候群，Noonan 症候群，Prader-Willi 症候群（新生児・乳児期），Cornelia de Lange 症候群，Pierre Robin 症候群，胎児アルコール・麻薬症候群

2）染色体異常

Down 症候群，13 トリソミー，18 トリソミー，猫鳴き症候群，など。

3）中枢神経疾患

脳奇形，水頭症，慢性硬膜下血腫，脳腫瘍，神経変性疾患，精神発達遅滞

4）心疾患

先天性心奇形（心室中隔欠損，動脈管開存，その他複雑心奇形），心不全，左肺動脈－右肺動脈起始症（PA sling）など。

5）上気道・呼吸器疾患

喉頭・気管軟化症，アデノイド・扁桃肥大，気管狭窄，気管支肺異形成症，気管支喘息，肺低形成，睡眠時無呼吸，口唇裂・口蓋裂，後鼻腔狭窄・閉鎖

6）消化器疾患

胃食道逆流，肥厚性幽門狭窄，胃軸捻転，腸回転異常，Hirschsprung 病，上腸間膜動脈症候群，肝炎，肝硬変，乳糖不耐症，短腸症候群，セリアック病，難治性下痢症，膵臓外分泌機能異常（膵嚢胞性線維腫症など），胆道異常，ミルクアレルギー，炎症性腸疾患（潰瘍性大腸炎，Crohn 病），無βリポ蛋白症，蛋白漏出性腸症，その他の栄養吸収障害

7）腎疾患

上部尿路感染，腎尿細管性アシドーシス，慢性腎不全，腎性尿崩症

8）代謝疾患

先天性代謝異常（糖代謝異常，アミノ酸代謝異常，脂肪酸代謝異常，核酸代謝異常，有機酸代謝異常，ライソゾーム病，ミトコンドリア酵素異常），骨代謝異常（骨異栄養症，軟骨異栄養症など）

9）内分泌疾患

甲状腺機能異常，先天性副腎皮質過形成，糖尿病，中枢性尿崩症，下垂体機能低下（成長ホルモン分泌低下含め），副甲状腺機能低下，Addison 病

10）筋疾患

先天性筋ジストロフィー，筋緊張性筋ジストロフィー，先天性ミオパチーなど。

11）アレルギー・免疫疾患

重症アトピー性皮膚炎，食物アレルギー，動脈炎症候群，重症複合性免疫不全症

12) 悪性腫瘍

白血病，悪性リンパ腫，神経芽細胞腫，肝芽腫，横紋筋肉腫など．

13) 感染症

慢性ウイルス感染（EBV，CMV，HIV など），寄生虫症，結核

14) 薬物中毒

鉛，水銀，ヒ素など重金属中毒

15) 医原性

ステロイド，抗癌剤の影響

3．鑑別のポイント
a．月齢，年齢

特に乳児では，月齢別に体重増加不良の原因を考慮し，鑑別を進める（表）．ただし社会心理的要因は，月齢や年齢によらないので注意を要する．アメリカでは体重増加不良の要因として，この社会心理的要因のほうが器質的要因よりはるかに多いとされている．

b．体型

頭位や身長と比較して体重のみの増加不良がある場合は，栄養摂取量の不足，カロリー消費の亢進，栄養吸収の障害をきたす基礎疾患を考える．体重だけでなく頭位あるいは身長にも増加不良を呈する場合は，中枢神経異常，内分泌疾患，奇形症候群・染色体異常，低出生体重児・早期産児を考える．愛情遮断症候群は，単なる栄養摂取量の不足だけでなく，二次性に成長ホルモン分泌低下などを伴うため，体重増加不良かつ低身長の場合が多い．

c．症状
1）哺乳・嚥下

母乳不足では皮膚は乾燥気味で黄疸も増強される．哺乳時間が長く途中で眠るなどのエピソードがある．哺乳力が弱い場合は，筋力の低下や，心不全・呼吸障害の可能性を念頭に置く．むせやすい，嚥下困難などは，後鼻腔・咽頭・喉頭の解剖学的異常や嚥下機能障害を疑う．また，心不全や呼吸促迫などが背景にある場合も，むせやすいことに注意する．

2）嘔吐

嘔吐については，乳児の場合，哺乳後からの経過時間が重要である．特に肥厚性幽門狭窄は，哺乳後1時間後の噴水様嘔吐が有名である．また頭蓋内圧が上昇する脳腫瘍などでは，朝や朝食後の嘔吐が特徴的である．嘔吐の内容物についても問診する．胆汁性嘔吐であれば腸回転異常，十二指腸・小腸狭窄，糞臭性嘔吐はHirschsprung 病を疑う．

3）便性

消化・吸収の状態を把握するには便性，回数や量の聴取が必要である．また，便の臭いも重要な所見になる場合がある．脂肪性の下痢ではセリアック病や無βリポ蛋白症を疑う．ミルクアレルギーではミルク哺乳直後の嘔吐や，粘液性の頻回の下痢を伴う．蛋白漏出性腸症（収縮性心外膜炎，上腸間膜動脈症候群による二次性のものも含めて）も頻回の下痢を呈する．また炎症性腸症では，乳児期発症では必ずしも粘血便を伴わず，難治性の頻回の下痢から始まることが多い．消化管感染で発熱を伴うこともある．腹部膨満を伴い高度の便秘を伴うのであればHirschsprung 病を考える必要がある．便秘傾向や硬便ではミルクや食事量の絶対量が少ない可能性も考える．

4．診断がつかないとき
a．全身状態が不良な場合

著しいるい痩，呼吸症状，頻脈，脱水傾向，not doing well を認める場合は，即座に入院させ，輸液や酸素投与を行う．酸素投与に関しては，胸部X線で肺うっ血のないことを確認する．診察・諸検査により全身状態の評価や病態の把握を進める．そのうえでさらに全身状

表　月齢別でみた乳児体重増加不良の原因

月齢	主要な鑑別項目
生下時～3か月未満	先天感染，染色体異常，奇形症候群，先天性代謝異常，肥厚性幽門狭窄，胃軸捻転，腸管回転異常，Hirschsprung 病，胃食道逆流，重症心奇形，PA sling，気管狭窄，後鼻腔閉鎖，先天性副腎皮質過形成，甲状腺機能低下，筋疾患，骨代謝異常など 母乳の不足，社会心理的要因
3～6か月	上記の器質性疾患に加え，ミルクアレルギー，炎症性腸疾患，腎尿細管性アシドーシス，先天性免疫不全症候群，呼吸器疾患，先天性心疾患など 母乳の不足，社会心理的要因
7～12か月	上記に加え，食物アレルギー，重症アトピー性皮膚炎，寄生虫感染症，難治性下痢症，悪性腫瘍など離乳食の遅延，社会心理的要因
12か月～	上記（特に悪性腫瘍）に加え，糖尿病，尿崩症，下垂体機能低下，蛋白漏出性腸症など 社会心理的要因

態の改善のための治療や処置を行う．体重増加不良の原因検索は，全身状態の改善後，あるいは平行して行う．全身状態の改善が得られない場合は，速やかに専門施設に搬送する．全身状態が改善し安定したら，可能性のあるすべての原因を鑑別する．些細な異常所見でも専門家に相談する．

また，アナムネーゼや身体所見で，虐待が少しでも疑われる場合は，慎重に対応する．虐待による死亡率はかなり高いことを認識し，適切に親子隔離を図る（児のみでの入院を勧めるなど）．全身状態の改善や治療を進める一方，児童相談所と連絡を取り社会的対処の方法を検討する．

b．全身状態が良好な場合

外来で臨床経過や栄養歴を把握し，必要な検査によってひととおり疑われる原因についてスクリーニングを行う．内分泌検査や各種専門検査は，必要に応じて検査入院，あるいは専門施設への紹介を行う．

社会心理的要因が考えられる場合は，心理カウンセラー，栄養士，保健師，福祉事務所，行政機関と連絡をとる．

低身長・高身長
Short stature・Tall stature

香川　二郎
藤枝市立総合病院／科長

低身長

1．診断のチェックポイント
a．成長の評価

病的な状態では児本来の成長が障害されるため，放置されることなく原因疾患（表1）が正しく診断され治療されなくてはならない．

現在の身長が平均値±2SDの範囲内であれば正常身長，−2SD以下の場合を低身長と考えるが，−3SD以下の場合は高度の低身長として早期の対応を心がける．現在の身長が正常範囲内であっても，成長率が年齢相応よりも小さい場合にも将来低身長となるため，成長率の評価も必要である．

身長発育が正常か病的かを判定するために，今までの成長の記録（母子手帳，園・学校の身体測定）を参考に成長曲線を描いてみる．次に患児の成長が図のいずれの成

表1　低身長の主な原因

1．内分泌・代謝疾患 　a．成長ホルモン分泌不全性低身長症 　b．甲状腺機能低下症 　c．副腎皮質ホルモン過剰症 　d．思春期早発症 　e．糖尿病 　f．尿崩症 　g．偽性副甲状腺機能低下症 2．骨系統疾患 　a．骨形成不全症 　b．胎児性軟骨異栄養症 　c．先天性脊椎骨端異形成症 3．先天性代謝異常 　a．くる病 　b．糖原病 　c．ムコ多糖症 4．体質性（原発性）・家族性低身長 5．思春期遅発症 6．低出生体重性低身長 　（子宮内発育不全症）	7．慢性消耗性疾患 　a．重症心疾患 　b．慢性腎・尿細管疾患 　c．慢性呼吸器疾患 　d．炎症性腸疾患・吸収不全 　e．慢性感染症（AIDS含む） 　f．慢性肝疾患 　g．筋疾患 　h．低栄養・亜鉛不足 8．染色体異常症 　a．Turner症候群 　b．Down症候群 9．奇形症候群 　a．Prader-Willi症候群 　b．Russel-Silver症候群 　c．Cornelia De Lange症候群 　d．Noonan症候群 10．精神社会学的低身長 　a．愛情遮断症候群（虐待） 　b．神経性食思不振症 11．薬物性（治療薬含む）低身長

（香川二郎：発育．児臨床 56：733-740, 2003 より改変引用）

長パターンに相当するかを判定する。−3SD を下回るような高度の低身長でなければ，小学校入学前くらいで精査を行うことが多い。成長率が突然低下したり（図：Ⅴ型）低血糖や発達の遅れなどがみられる場合には，診断されていない重篤な疾患の存在もありうるので早急な原因疾患の検索が必要である。

b．病歴・身体所見（表2）

1）家族歴
身長・思春期の時期はある程度遺伝するため，家族の身長，思春期の時期を確認する。遺伝性疾患の有無，虐待につながるような家庭環境の異常にも注意する。

2）周産期歴
子宮内発育不全であったか？また，仮死や遷延性黄疸などの周産期の異常は成長ホルモン分泌不全症でよく認められた。

3）既往歴
低身長の原因の多くは，低身長で受診する前に診断されている。身長の伸びを抑制するような治療が行われていなかったかを確認することも重要である。

4）症状
多飲・多尿は糖尿病，下痢・血便は炎症性腸疾患を疑わせる。

5）身体所見
体格・体型の異常，小奇形・顔貌の異常の有無で，骨系統疾患・先天性代謝異常・染色体異常・奇形症候群・神経性食思不振症などを疑う。思春期早発症のように低い身長で思春期に入ると最終的には低身長となるため（図：Ⅵ型），性発達の有無を確認する。背中のやけどなど不自然な外傷は虐待を疑わせる所見である。

c．スクリーニング検査（表2）
外来でスクリーニング検査を行うことで，低身長の主な原因（表1）の多くを鑑別できる。骨年齢の判定もチェックポイントとして有用である（表3）。

表2 低身長の診断にあたって行うべきもの

家族歴：家族の身長・思春期発来時期，遺伝性疾患，家庭環境
周産期：出生体重・身長，骨盤位・仮死，黄疸，哺乳力低下
既往歴：全身性慢性疾患，代謝疾患，アレルギー・免疫疾患，血液・悪性腫瘍など，および治療内容
症状：多飲・多尿，体重減少，小食，下痢，血便など
身体所見：体格・体型，少奇形，顔貌の異常，性発達，外傷の有無
骨X線：骨年齢，骨の異常（くる病性変化，中手骨短縮など）
成長曲線作成
外来検査：一般血液・生化学・検尿，血液ガス分析，便検査，IGF-ⅠまたはIGF-BP3，TSH，T4，性ホルモン，染色体分析，アンモニア，尿GH・β2 MG，
内分泌学的精査：成長ホルモン分泌刺激試験
画像診断：MRI，CT

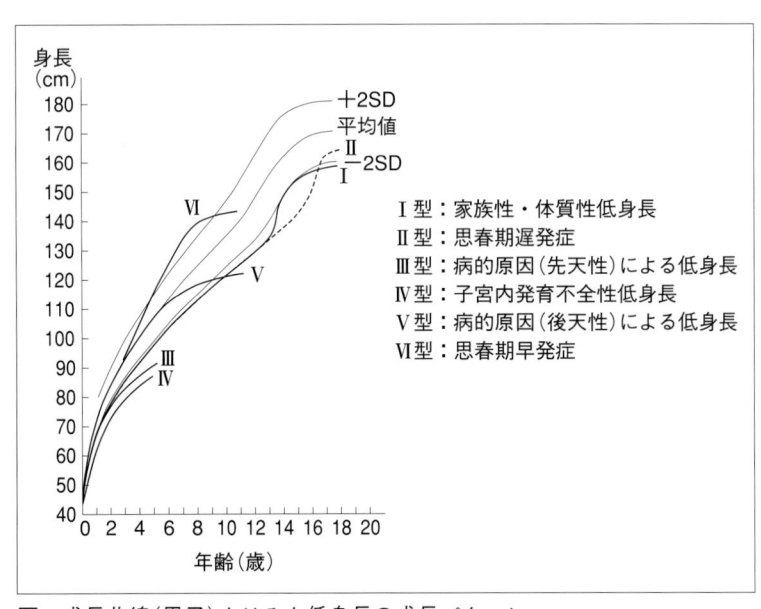

図 成長曲線（男子）よりみた低身長の成長パターン

Ⅰ型：家族性・体質性低身長
Ⅱ型：思春期遅発症
Ⅲ型：病的原因（先天性）による低身長
Ⅳ型：子宮内発育不全性低身長
Ⅴ型：病的原因（後天性）による低身長
Ⅵ型：思春期早発症

（香川二郎：発育．児臨床 56：733-740，2003 より引用）

2．低身長をきたす疾患(表1)
a．頻度の高いもの
①体質性(原発性)低身長，家族性低身長
②特発性成長ホルモン分泌不全性低身長症
③Turner症候群
④思春期遅発症
⑤低出生体重性低身長(子宮内発育不全)

b．見落としてはならない疾患
①続発性(器質性)成長ホルモン分泌不全性低身長症：脳腫瘍が原因のことがある．
②甲状腺機能低下症
③愛情遮断症候群(虐待)
④薬物性低身長：医原性を含む．
⑤奇形症候群
⑥全身疾患による低身長(診断未確定例)

3．鑑別のポイント(表2)
a．成長ホルモン分泌不全性低身長症
　低身長受診者の5～10%程度が本症に相当する．外来スクリーニング検査でほかの疾患を可能な限り除外する．骨年齢の判定(表3)も鑑別に有用である．実際の臨床では体質性(原発性)低身長，家族性低身長，愛情遮断症候群(虐待)との鑑別が問題となる．精査として成長ホルモン(GH)分泌刺激試験(表4)を行い，2種類以上の負荷試験でGH頂値が10 ng/mL以下で診断基準(巻末参照)を満たせば診断される．しかし，完全に信頼できる検査方法はなく，最終的には総合的に診断を下すべきである．
　GH分泌不全の原因には先天性(奇形，家族性)，特発性，器質性があり，成長曲線が図のV型の場合には脳腫瘍による続発性GH分泌不全の可能性もある．その他の原因によるGH分泌不全でも頭蓋内病変を伴っていることがよくあるので，精査時にはMRIやCTといった画像診断も行うべきである．

b．体質性(原発性)低身長，家族性低身長（図：I型）
　受診する低身長の原因の2/3～3/4を占める．現段階では病的な原因が見つからないことから，除外診断で診断される．思春期遅発症(図：II型)も思春期の開始までは同様の成長パターンをとるが，思春期のスパートが遅く(より身長が高くなってから)始まるため最終的には正常身長に入る．家族の身長，思春期の時期が参考になる．

c．Turner症候群
　低身長の5～10%を占める．特徴的身体所見が診断の参考になるが，低身長以外のTurner徴候を欠く場合もあり，低身長の女児では染色体検査を行う．心血管系，腎尿路系などの合併症の有無の検索も重要である．

d．低出生体重性低身長(子宮内発育不全)
　子宮内発育不全のなかで，乳幼児期に正常身長まで追いつけずに身長のSDスコアがむしろ低下する成長パターンを示す(図：IV型)．

e．甲状腺機能低下症
　先天性甲状腺機能低下症は新生児期のマススクリーニングで診断されるが，見逃された軽症例や後天性甲状腺機能低下症が低身長の原因となる．GH分泌不全症に伴う場合を除いて下垂体性甲状腺機能低下症はまれ．外来での甲状腺指標(TSH，T4，T3)で診断は可能だが，病因の検索には精査が必要である．

f．奇形症候群
　特徴的な体格・体型，小奇形，顔貌の異常等の身体所見や成長・発達歴の特徴から疑う．疾患特有の合併症の検索も行う必要がある．

g．診断未確定の全身疾患による低身長
　本来の慢性全身疾患の診断がついていなくて，低身長を主訴に来院することはまれである．しかし，いまだに

表3　低身長と骨年齢の異常の有無

骨年齢		低身長を認める疾患
遅延	著明	特発性成長ホルモン分泌不全性低身長症，先天性甲状腺機能低下症
	中等度または軽度	後天性甲状腺機能低下症，思春期遅発症，Turner症候群，続発性成長ホルモン分泌不全性低身長症
ほぼ正常		家族性低身長，体質性低身長
促進	著明	思春期早発症
	軽度	軽度の「わせ」

表4　成長ホルモン分泌刺激試験

負荷試験名	負荷方法	採血時間[分]
即効性インスリン	0.1(0.05)U/kg ゆっくりと静注	0, 30, 60, 90, 120
グルカゴン	0.03 mg/kg(最大1 mg) 筋注	0, 30, 60, 90, 120, 150, 180
l-ドーパ	10 mg/kg 内服	0, 30, 60, 90, 120
アルギニン	0.5 g/kg(最大30 g) 30分で点滴静注	0, 30, 60, 90, 120
クロニジン	0.15 mg/m2 内服	0, 30, 60, 90, 120

診断されていない尿細管性アシドーシス，亜鉛不足，炎症性腸疾患等の可能性も考えて，検索（表2）を行うことも必要である．

4．診断がつかないとき
a．経過観察
低身長以外に症候がなく原因が不明である場合，脳腫瘍を除けば生命や神経学的な予後が不良となることはまずない．経過観察を数か月ごとに行い，成長率の低下があれば再度精査を行うか内分泌専門医へコンサルトする．

b．小児内分泌専門医へのコンサルト
外来検査以上の精査が困難な場合，患者が希望する場合，低身長以外に心配な症候があるが診断がつかない場合などには，内分泌専門医へコンサルトする．

高身長

1．診断のチェックポイント
身長が年齢の平均値より＋2SDを超える場合を高身長とする．特に男子では低身長と異なり高身長で受診することはまれで，受診者はほとんど女子である．

高身長の原因（表5）は内分泌疾患によるものと，非内分泌疾患によるものとに分けられる．内分泌疾患のうち性発達の異常を伴うものについては他項を参照されたい．

表5 高身長の主な原因

```
1. 内分泌疾患
  a．下垂体性巨人症
    （成長ホルモン分泌過剰）
  b．甲状腺機能亢進症
  c．性腺機能低下症
  d．思春期早発症
  e．男性化または女性化をきたす性腺・副腎疾患など
2. 非内分泌疾患
  a．体質性高身長
  b．脳性巨人症（Sotos症候群）
  c．Beckwith-Wiedemann症候群
  d．Klinefelter症候群
  e．XYY核型男性
  f．Marfan症候群
  g．ホモシスチン尿症
  h．先天性全身型リポジストロフィー
```

（香川二郎：発育．小児臨床 56：733-740，2003 より引用）

a．病歴
1）家族歴
両親・同胞の身長，思春期時期，高身長を呈する遺伝性疾患の有無を確認する．両親・同胞の身長が高くない場合は病的原因を，両親・同胞が高くて成長率が年齢相応であれば体質性高身長を示唆している．

2）出生歴・発達歴・既往歴
これらの異常は病的な原因の存在を示唆する．

3）身体所見
身体計測（身長・体重，上節・下節比，両腕長）をして体型の異常の有無を判定する．骨格の異常や側弯などの変形，奇形，顔貌の異常などに注意する．精神発達の判定も診断に有用である．

2．高身長をきたす疾患（表5）
a．頻度の高いもの
①体質性高身長
②Klinefelter症候群
③XYY核型男性

b．見落としてはならない疾患
①下垂体性巨人症（成長ホルモン分泌過剰）：GH産生下垂体腺腫で起こる．
②甲状腺機能亢進症
③脳性巨人症（Sotos症候群）
④Marfan症候群

3．鑑別のポイント
男子が高身長を主訴に受診することはまれであるが，Klinefelter症候群やXYY核型男性（いずれも男子500〜1,000出生に1人）は染色体分析で確定診断される．

a．体質性高身長
最も多く，体型は正常，家族も高身長である．出生時は正常身長で，3〜4歳までの身長の伸びが早く，それ以降の成長率は年齢相応で推移する．下垂体性巨人症との鑑別が問題とされる．検査所見は正常だが，思春期には正常身長でもGHやIGF-Iは高値となるため，結果の判定には注意が必要である．

b．下垂体性巨人症（成長ホルモン分泌過剰）
非常にまれ．通常GH産生下垂体腺腫を認める．MRIで腫瘍を確認する．腫瘍による圧迫でほかの下垂体ホルモン分泌異常や視野異常を伴うことがある．成長率が年齢相当よりも大きく，成長曲線が標準よりもしだいに上方にかけ離れてくる．思春期以降では末端肥大症の所見も呈するようになる．血中GH基礎値が5 ng/mL以上で，経口ブドウ糖負荷にても5 ng/mL以下に抑制され

ない。IGF-Iも年齢相応の基準値より高値を示す。
c．甲状腺機能亢進症
　骨年齢が促進することで年齢に比べ高身長となることがあるが，最終的に高身長になるわけではない。甲状腺腫や甲状腺ホルモン過剰の症状（頻拍，多汗，動悸など）が認められ，血中甲状腺ホルモン高値で診断される。
d．脳性巨人症（Sotos症候群）
　出生時より大きく，乳幼児期の成長も促進している。前額突出，高口蓋，眼間離開，長頭，突出した下顎，精神運動発達遅滞など臨床所見から診断される。検査所見は正常である。
e．Marfan症候群
　常染色体優性遺伝，細く長い四肢，上節・下節比低下，クモ状指，骨変形，眼の異常で診断される。心血管系の合併症の検索が重要である。

4．診断がつかないとき
　ほとんどは体質性高身長なので数か月おきの受診を通して，成長率が変化してきたり，病的な原因を疑わせるような症候が出現してくるかを観察する。あるいは小児内分泌専門医へコンサルトする。

体型の異常
Anomalies in vertebrae and limbs

　　　　　　　　　　　　　伊藤　純子
　　　　　　　　　　　社会保険中央総合病院／医長

1．診断のチェックポイント
　体型の異常という概念でとらえられる症候としては，まず全身的な釣り合いの不均衡が挙げられる。具体的には，頭部，体幹，四肢の釣り合いが取れていない状態であるが，頭部に関しては別項に譲り，ここでは体幹に比べて四肢が短い，あるいは長いものに関して述べる。
　遺伝性のものが多いため，血族婚・家系内類似疾患・流死産の有無を確認し，家族特に両親の身長を聞いておく。身長は必ず測定し，健診などの記録からSDまたはパーセンタイルでこれまでの成長曲線を描いて評価し，どの時期からどの程度の低身長あるいは高身長があったかを確認する。短肢あるいは長肢の診断は視診によるが，上肢の長さを客観的に評価する方法としてarm spanがある。これは上肢をまっすぐ水平に広げた状態で，指尖間の距離を測定するもので，思春期までは身長よりわずかに短くそれ以降は身長と同じかやや長くなる傾向がある。「arm span/身長」の正常範囲は0.97～1.0と言われこれより明らかに短ければ四肢短縮の疑いが強

い。低身長を伴う四肢短縮症の場合，後述する骨系統疾患を鑑別するためにX線による骨病変の評価が必要である。
　胸郭の変形も広義の体型の異常と考えられる。側彎症に関しては別項に譲る。胸郭の変形で最もよくみられるのは漏斗胸で，胸骨下部が肋軟骨，肋骨の一部とともに陥没しているものである。逆に胸骨部が突出した状態は鳩胸と呼ばれる。程度はさまざまで非対称性のこともある。高度の漏斗胸で圧迫により心偏位，呼吸機能の低下をきたしている場合の他は原則として治療を必要としない。Marfan症候群を始めとする各種症候群，骨系統疾患や代謝異常に伴うこともあり，これらを鑑別することが重要である。全身を広く診察し，低身長・高身長・特異顔貌・側彎・小奇形などの有無をみる。圧迫症状の疑われる高度の漏斗胸の場合は胸部X線写真（正面・側面），CT，MRIなどで，変形の程度と心肺圧迫の有無を確認する。

2．体型の異常をきたす疾患
a．低身長を伴う四肢短縮症
　骨系統疾患が多い。骨系統疾患は先天性あるいは後天性の要因によって全身的に骨の病変をきたすもので多彩な病像を示す。近年，DNA分析の進歩により原因遺伝子が特定されつつあり，疾患概念が整理されてきている。以下に頻度の高い疾患を挙げる。
　①軟骨無形成症，軟骨異栄養症，achondroplasia
　②軟骨低形成症，hypochondroplasia, chondrohypoplasia
　③致死性骨異形成症，thanatophoric dysplasia
　④骨形成不全症，(osteogenesis imperfecta) I-IV型
b．高身長を伴うもの
　①Malfan症候群
c．胸郭の変形をきたす疾患
　①漏斗胸(pectus excavatum, funnel chest)
　②鳩胸(pectus carinatum, pigeon chest)
　③ムコ多糖症IVA型(mucopolysaccharidosis type IV A)：Morquio症候群

3．鑑別のポイント
a．軟骨無形成症，軟骨異栄養症
　出生時から低身長を伴う高度の四肢短縮症を示す。四肢短縮は近位（上腕，大腿）が遠位より著しい。指も短く，伸展すると3，4指間が開大する三叉状指を呈する。大頭，前額突出，鼻根部陥凹を伴う特徴的顔貌を持ち，時に水頭症を伴う。年長児では立位で胸椎後彎と腰椎前彎が強く，無治療での最終身長は成人男性で130 cm前

後である．X線では骨幹端部が広く中央部が陥没した杯状変化，シャンペングラス様の骨盤，椎体の扁平化や腰椎椎弓根間距離の狭小化などがみられる．発達遅滞はなく生命予後は一般に良好であるが，水頭症や脊柱管狭窄による神経症状，大後頭孔部での脳幹圧迫による麻痺や突然死をきたすことがあるので，注意を要する．

発生頻度は10,000～15,000人に1人といわれ，常染色体優性遺伝であるが，患児の大部分は新突然変異による．成長因子の1つであるFGF（fibroblast growth factor）の軟骨細胞におけるレセプターであるFGFR3遺伝子の膜貫通領域における点突然変異が病因である．

診断は特徴的な体型やX線所見から比較的容易であるが，非典型例やほかの骨系統疾患との鑑別が困難なものでは遺伝子診断が有用である．

b．軟骨低形成症

変形は軟骨無形成症に比べて軽く，低身長に気付かれるのは幼児期のことが多い．がっちりした体格で，低身長を伴う軽度の四肢短縮が認められる．軽度の前額突出があるが，頭囲，顔貌は正常である．三叉状指はみられない．軽度の腰椎前彎がある．X線上は腰椎椎弓根間距離の狭小化，腸骨の低形成，大腿骨頸部の短縮が認められる．生命予後は良好である．

近年，軟骨無形成症の原因遺伝子でもあるFGFR3遺伝子のチロシンキナーゼ領域における点突然変異であることが明らかとなった．常染色体優性遺伝で，頻度は軟骨無形成症の数分の1と報告されていたが，従来家族性低身長とされていたもののなかに本疾患が含まれている可能性が高い．最終身長は132～147cmといわれていたが，今後軽症例も含めた全体像が明らかになっていくものと思われる．

c．致死性骨異形成症

出生時より著しい四肢短縮症がみられ，大頭，前額突出，鼻根部陥凹を呈する．呼吸障害で周産期に大部分が死亡し，軟骨無発生症achondrogenesisとともに致死性四肢短縮型小人症と呼ばれる．前述の軟骨無形成症，軟骨低形成症と同様FGFR3の異常によるが，アミノ酸変異ではなく終止コドンとなる変異であることが報告されている．

d．骨形成不全症

骨の脆弱性を特徴とし，易骨折性とそれに続発する骨変形をきたす遺伝性疾患で，2～4万人に1人と報告されている．I型コラーゲン遺伝子の点突然変異，欠損，発現異常等が報告されている．皮膚はやや菲薄，関節は弛緩性で可動域は増大している．強膜のコラーゲン形成不全のため脈絡膜の静脈が青く見える青色強膜を呈する．骨の骨膜化骨化が傷害されるため，長管骨骨幹部が細く骨皮質が菲薄となる．骨折を繰り返し，加齢とともに荷重のかかる下肢および脊柱の変形が進行してくる．SillenceによりIV型に分類されている．

①I型：常染色体優性遺伝．青色強膜，難聴を伴う．歯牙形成不全を欠くものをIa，歯牙形成不全を伴うものをIbとする．重症度はさまざまで，乳幼児期から小児期にかけて，易骨折性を示してくる．遅く発症するものほど予後がよい．思春期以降は骨折頻度が減少する傾向がある．

②II型：新突然変異によると思われる異常で，重症である．重度の骨脆弱性がみられ，頭蓋も膜様．子宮内ですでに多発性骨折がみられ，大部分が周産期に死亡する．

③III型：常染色体優性あるいは劣性遺伝をとる．中等症から重症の経過をとり，骨脆弱性は高度で骨変形が強い．青色強膜は乳児期にみられるが，以降白色となる．骨幹端のポップコーン状石灰化が認められる．

④IV型：常染色体優性遺伝．骨脆弱性，骨変形がみられるが軽症が多い．乳児期のみ青色強膜がみられる．

e．Marfan症候群

高身長，細く長い四肢，くも指が特徴で，漏斗胸・鳩胸・側彎などの胸郭変形を伴うこともある．水晶体亜脱臼，青色強膜などの眼所見も高率に認められる．生命予後は心疾患の有無に左右され，解離性大動脈瘤，大動脈弁閉鎖不全・僧帽弁閉鎖不全・僧帽弁逸脱などが合併しやすい．

15番染色体上のフィブリン遺伝子の異常により，全身の結合組織に異常をきたしたもので，本遺伝子上のさまざまな変異が報告されている．常染色体優性遺伝で10万人に4～6人と報告されているが，軽症患者はさらに多いと思われる．

f．ムコ多糖症IVA型：Morquio症候群

ムコ多糖は細胞外マトリックスの構成成分でリソソームにより分解されるが，この分解過程におけるいずれかの酵素欠損により，ムコ多糖断片が臓器・組織に蓄積する．これがムコ多糖症で，特異顔貌，肝脾腫，骨病変，精神発達遅滞等を認めることが多い．このうちN-acetyl-galactosamine-6-sulfatase欠損によるIVA型は，骨格系の異常が中心で，精神発達は正常であり，ほかの骨系統疾患との鑑別が問題となる．常染色体劣性遺伝．四肢よりも体幹の短縮した体幹短縮型の低身長である．出生時は正常であるが，2～3歳より体型の異常と成長障害が明らかとなってくる．胸郭の変形が強く，側彎，後彎，鳩胸，樽状胸郭を呈する．関節過伸展，X脚，角膜混濁，難聴なども多い．X線上椎体の扁平化，腰椎前縁の舌状変形を認める．

4．診断のつかないとき

ここでは比較的頻度の高い代表的な疾患を挙げたが，体型の異常をきたす疾患は骨系統疾患，染色体異常，代謝異常，奇型症候群など数多く存在する．詳しくは「Smith's Recognizable Patterns of Human Malformation(5th ed)：Jones KL, WB Saunders, 1997」や「新先天奇形症候群アトラス：梶井正他，南江堂，1998」などの成書を参照していただきたい．

小奇形
Minor anomaly

近藤 達郎
長崎大学／講師

1．診断のチェックポイント

種々の奇形症候群を診断する場合，外表奇形や臨床検査所見などが参考にされる．臨床検査所見は客観性や正確性があり，結果に対する意見の不一致をきたすことはさほど多くない．しかし，外表奇形については，意見が分かれたり，所見の取り方が個々でバラバラであったりすることが比較的よく認められる．これは，1つに外表奇形の中でも，小奇形の診断基準が明確でなく，標準偏差値化しづらく，骨格など年齢とともに変化するものがあることに起因する．

小奇形とは，医学的または美容上の問題がほとんどない5%未満の頻度の形態異常をいう．小奇形に対し，医学上，美容上治療の対象になりうるものを大奇形と称する．実際に計測できるものについては，正規分布曲線において±2SDから外れているものと定義することができる．日本人の各部位の距離については，Igarashiらの文献(Jpn J Hum Genet 33：9-31，1988)を参考にするとよい．一般的に14〜20%の人は何らかの小奇形を持っているが，3種以上の小奇形を同時に有すると染色体異常を含む先天性奇形症候群である可能性が高くなる．

最近は，先天異常の診断に対して各種データベースなどが充実し，実際に診たことがない疾患であっても診断が可能になったり，病名がわかれば書籍やインターネットなどでその詳細を知ることができる．その意味では，小奇形を正確に評価できれば，染色体異常や奇形症候群の早期診断につながるといえる．

表1に代表的な小奇形を日本語と英語で列挙する．両側にある臓器/器官については，小奇形が片側性か両側性かは重要なことがある．外表奇形の多くは明確な基準があるわけではなく，これが小奇形の評価を難解にしている．診断基準が比較的はっきりしているものを表2に示す．

2．小奇形をきたす疾患

小奇形を示す疾患は数多く存在する．上述のように小奇形の組み合わせで，それに該当する疾患を検索する方法としては，書籍，文献に目を通すか，コンピュータを用いた奇形症候群診断支援システムがある(表3)．これらを上手に利用することで診断にたどり着く可能性がある．

3．鑑別のポイント

候補の疾患名がつけば，鑑別疾患を否定する必要がある．その際には，表3に記載したものを参考にするか，インターネットで公開しているOnline MIM(Mendelian Inheritance in Man；http://www3.ncbi.nlm.nih.gov/Omim)に目を通すとよい．

4．診断がつかないとき

実際に多くの小奇形を持つ患者を診察してみると，確定診断まで辿り着かないものが数多く存在する．その場合には，根気強く遺伝関連の書籍や雑誌，学会などで同様の症例がないかどうか調べて行く必要がある．

最近New Syndromeの報告が種々の雑誌に多く存在する．これは多くの医師が，臨床遺伝学に対して造詣が深くなってきていることを示唆しているかもしれない．また，臨床遺伝医と基礎遺伝研究者の協力体制のもと，さまざまな遺伝性疾患の分子遺伝学的な解析も急速に発展している．今後，このような外表奇形症候群の蓄積とゲノムプロジェクトの成果が組合わされて，ヒトの発生や外表奇形の病因などが明らかになってくることが期待される．臨床の現場では，確定診断がつくということは同じ疾患の患者が存在することを意味し，診療している患者の今後の方針立てに役だたせることができる．

表1　比較的よく見る小奇形

頭蓋

尖頭	acrocephaly	塔状頭蓋	oxycephaly, turricephaly
舟状頭蓋	scaphocephaly	斜頭症状	plagiocephaly
大頭	macrocephaly	小頭	microcephaly
短頭	brachycephaly	長頭	dolichonocephaly
三角頭蓋	trigonocephaly	頭蓋骨早期癒合	craniosynostosis
後頭部偏平	flat occiput	後頭部突出	prominent occiput
大泉門突出	bulging anterior fontanel	大泉門閉鎖遅延	delayed closure of fontanel
大泉門早期閉鎖	early closure of fontanel		

毛髪

巻毛	curly hair	多毛	hirsutism
減毛	sparse hair	禿頭	baldness
前毛髪線低位	low anterior hair line	後毛髪線低位	low posterior hair line
寡婦のかぶるような帽子の前ひさし状の前額毛髪線	widow's peak		

額

前額部突出	frontal bossing	幅広い額	broad foreheead
低い前額	low forehead	狭い額	narrow forehead
後方傾斜額	sloping forehead		

目およびその周辺

毛深い眉毛	bushy eyebrow	眉毛叢生	synophrys
眼窩上縁突出	prominent supraorbital ridge	眉間突出	prominent glabella
眼裂斜上	upslant of palpebral fissures	眼裂斜下	downslant of palpebral fissures
眼裂狭小	blephalophimosis, brephalostenosis	眼裂癒合	fused eyelids, blephalosynechia
アーモンド様眼裂	almond-shaped palpebral fissures	眼瞼下垂	brephaloptosis, ptosis
眼瞼肥厚	brephalopachynsis	眼球陥没	enophtalmos, deep-set eyes
眼球突出	exophthalmos	大眼球	macrophthalmia
牛眼	buphthalmos	青色虹彩	blue iris
小眼球	microphthalmia	虹彩異色症	heterochromia iris
車軸型虹彩	cartwheel irides	角膜白斑	leukocornea
角膜環	corneal arcus	大角膜	megalocornea
円錐角膜	keratoconus	青色強膜	blue sclera
小角膜	microcornea	眼間狭小	hypotelorism
眼間開離	hypertelorism	内斜視	esotropia
斜視	strabismus	内眼角贅皮	epicanthus, epicanthal folds
外斜視	exotropia	鼻涙管閉鎖	blocked nasolacrimal duct
テレカンサス	telecanthus		

顔面中部

平坦な顔面中部	flat midface	狭い顔面中部	narrow midface
顔面中部低形成	midface hypoplasia	上顎低形成	maxillary hypoplasia
上顎突出	prominent macxilla	ぽっちゃりした頬	puffy cheeks

鼻

わし鼻	beaked nose	かぎ鼻	hooked nose
西洋梨鼻	pear-shaped nose	獅子鼻	snub nose
幅広の鼻	broad nose	つまんだような鼻	pinched nose
平坦な鼻	flat nose	鞍鼻	saddle nose
二分鼻尖	bifid nasal tip	幅広い鼻尖	broad nasal tip
球根状の鼻尖	bulbous nasal tip	高い鼻梁	high nasal bridge
低い鼻梁	low nasal bridge, depressed nasal bridge		

人中

長い人中	long philtrum	短い人中	short philtrum
幅広い人中	broad philtrum	平坦で単純な人中	flat simple philtrum

耳

小さい耳	small ear, microtia	耳輪欠損	absent helix
耳介低位	low-set ear	耳朶欠損	absent earlobe
耳介聳立	prominent ear	耳介前肉柱	preauricular skin tag

対耳輪欠損	absent anthelix	大きい耳	macrotia
耳介後方回転	posteriorly rotated ear	耳輪低形成	helix hypoplasia
埋没耳	cryptopia	耳介前瘻孔	preauricular dimple
袋耳	cup ear	耳垂線状溝	linear groove on earlobe
口唇			
下口唇小孔	pits of lower lip	下口唇腫大	enlarged lower lip
薄い口唇	thin lip	すぼめた口唇	pursed lip
口			
鯉口	carp mouth	口角下垂	downturned corners of mouth
小口	microstomia	大口	macrostomia
口笛吹き様の口	whistling mouth	開口制限	limited mouth opening
歯肉過形成	gingival hypertrophy	巨舌	macroglossia
小舌	microglossia	舌強直	ankyloglossia
分葉舌	lobulated tongue	地図状舌	geographic tongue
高口蓋	high-arched palate	狭口蓋	narrow palate
二分口蓋垂	bifid uvula	不正咬合	malocclusion
歯間開離	spaced teeth	円錐歯	conical teeth
歯数減少	hypodontia	乏歯症	oligodontia
小歯	microdontia	大歯	macrodontia
癒合歯	fused teeth	魔歯	natal teeth
下顎			
小顎	micrognathia	下顎後退	retrognathia
尖った顎	pointed chin	下顎突出	prognathia
下顎裂	clefted chin		
頸部			
短頸	short neck	幅広い頸	broad neck
翼状頸	webbed neck, pterygium colli	斜頸	torticolis
胸部			
狭い肩	narrow shoulder	なで肩	sloping (slender) shoulder
いかり肩	perked-up (high) shoulder	鳩胸	pectus carinatum, pigeon chest
漏斗胸	pectus excavatum, funnel chest	樽状胸郭	barrel-shaped thorax
ベル型胸郭	bell-shaped thorax	乳頭欠損	absent nipples
乳頭間開離	distant nipples	副乳	accessory nipples
脊柱			
前彎	lordosis	後彎	kyphosis
側彎	scoliosis	仙椎部瘻孔	sacral dimple
腹部			
腹直筋開離	dastasis recti	臍ヘルニア	umbilical hernia
臍帯ヘルニア	omphalocele	鼠径ヘルニア	inguinal hernia
前位肛門	anteriorly displaced anus		
外陰部			
小陰茎	micro-penis	尿道下裂	hypospadias
停留睾丸	retentio testis	陰嚢水腫	hydrotestis
二分陰嚢	bifid scrotum	襟巻陰嚢	showl scrotum
大陰唇低形成	hypoplasia labia major	陰唇癒合	fused labia
陰核肥大	enlarged critoris	腟閉鎖	vaginal atresia
性不明外性器	ambiguous genitalia		
四肢			
外反肘	cubitus valgus	外反膝	genn valgus
第4拳欠損	absent 4th knuckle pad	くも指	arachnodactyly
第5指短小	short 5th finger	彎指	clinodactyly
屈指	camptodactyly	軸前性多指	preaxial polydactyly
軸後性多指	postaxial polydactyly	軸中性多指	mesoaxial polydactyly
合指	syndactyly	重なり指	overlapped finger
先細り指	tapered finger	幅広拇指	broad thumb, broad hallux
揺り椅子状足底	rocker-bottom feet	裂手	split hand
短指	brachydactyly	短肢	brachymelia
海豹肢	phocomelia	外反足	pes varus

内反尖足	pes equinovarus	三指節拇指	triphalangeal thumb
皮膚		カフェ・オ・レ斑	café-au-lait spots
血管腫	hemangioma	皮膚過伸展	hyperextensible skin
母斑	nevus	絞扼輪	constriction ring
リンパ性浮腫	lymphedema	日光過敏症	hyperphotosensitivity
手掌単一屈曲線	simiam crease		
爪		匙状爪	concaved nail
小爪	micronythia		
爪低形成	hypoplasitic nail		

表2　診断基準が比較的明確な小奇形

項目	診断基準
額	
後方傾斜額	側面で額が垂線より後方に傾斜している額
目及びその周辺	眼裂斜上両内眼角を結ぶ水平線と内眼角と外眼角を結ぶ線の成す角度が日本人では＋15度を超えるもの（＊＋10度を超えるものとの報告もある）
眼裂斜下	両内眼角を結ぶ水平線と内眼角と外眼角を結ぶ線の成す角度が日本人では－5度以下のもの
牛眼	眼球が膨大し眼内液の増加のあるもの
角膜環	強角膜接合部の角膜周辺部における灰白色輪
大角膜	角膜直径が12 mm以上のもの
小角膜	角膜直径が12 mmよりかなり小さいもの
眼間開離	a．内眼角幅/外眼角幅×100≧38 b．外眼角幅/頭囲×100≧6.8 c．内眼角幅/頭囲×100≧7.16 d．眼窩間距離が平均より＋2SD以上離れているもの
眼間狭小	眼窩間距離が平均より－2SD以下のもの
内眼角贅皮	a．内眼角部を皮膚がひだ状に被い，涙湖が見えなくなっているもの b．内眼角部を半月状に被っているひだ状の皮膚 c．内眼角部は，東洋人では上眼瞼が被っていることが多く，その極端なもの
テレカンサス	両眼の間隔は変わらないが，内眼角が側方に転位するために両眼の幅が広く見える状態
耳	
耳介低位	a．後頭隆起と眼裂中央を結ぶ線に平行な線を耳介の下付着部から引いた時，鼻下端と上口唇上部の中央より下方を通るもの b．眼窩下線と後頭隆起を結ぶ線よりも耳介付着部上端が下方にあるもの c．眼裂線より耳介の上部が低い位置にあるもの
埋没耳	耳介の下部組織に埋もれたような耳介
袋耳	耳介の上位が折りたたまれて，頭皮の中に埋まっているもの。日本人に特有の奇形と言われている。
耳介前肉柱	普通の耳のほかにその前方に軟骨を含む皮膚の隆起が存在するもの
口	
高口蓋	開口時，水平から30度以上の角度から電燈照明で一部が陰影となるもの
胸部	
乳頭間開離	乳嘴間距離/乳嘴の高さでの胸郭の幅×100＞77.5
外陰部	
襟巻陰嚢	陰茎上背部にショールをかけたように見える陰嚢壁をもつ陰嚢
四肢	
外反肘	腕を正面前方に伸ばしたとき，肘関節がくっつくもの
第4拳欠損	拳をつくったとき，第4MP関節隆起部がないもの
第5指短小	第5指の先端が第4指の遠位屈曲線に達しないもの
彎指（小指）	第5指が末節で20度以上の角度で内彎しているもの。ダウン症候群でも15度程度の内彎に留まることが多く，この程度のものは正常でも10%程度に見かけるため判定を厳しくしている。
軸前性多指	親指の外側に認められる過剰指
軸後性多指	小指の外側に認められる過剰指
軸中性多指	拇指と小指の間に認められる過剰指
揺り椅子状足底	踵が突出し，土踏まずの部分が膨隆し，ちょうどロッキング・チェアーの底を思わせるような足

表3 奇形症候群の検索に有用な書籍とコンピュータの用いた奇形症候群診断支援システム

著者または編者	書名	発行所	発行年
1. 木田盈四郎ほか	先天奇形症候群 イラストとパソコンによる診断の手引き	医学書院	1996
2. 西村 玄	骨系統疾患X線アトラス	医学書院	1993
3. 梶井正，黒木良和，新川詔夫，福嶋義光	新先天奇形症候群アトラス	南江堂	1998
4. 小児科診療増刊	小児の症候群	診断と治療社	2001
5. 診断と治療増刊	症候群辞典	診断と治療社	1998
6. 成富研二	先天性奇形症候群および遺伝性データブック（改訂第3版）	診断と治療社	2001
7. 日本臨牀別冊	領域別症候群シリーズ No1-No40〜	日本臨牀社	1993〜
8. 阿倍達生，藤田弘子	新染色体異常アトラス	南江堂	1997
9. 古庄敏行	臨床染色体診断法	金原出版	1996
10. 新川詔夫，福嶋義光	遺伝カウンセリングマニュアル	南江堂	1996
11. Jones KL	Smith's Recognizable Pattern of Human Malformation (5th ed)	WB Saunders	1997
12. Wiedemann HR, Kunze J	Clinical Syndromes (3rd ed)	Mosby-Wolfe	1997
13. Buyse M	Birth Defects Encyclopedia	Blackwell	1992
14. Aase JM	Diagnostic Dysmorphology	Kluwer/Plenum Publisher	1990
15. Winter R	Multiple Congenital Anomalies	Chapman & Hall	1991
16. Stevenson RE	Human Malformations	Oxford University Press	1993

奇形症候群診断支援データベース	国
1. University of the Ryukyus-Database for Malformation Syndrome (UR-DBMS)	日本
2. Birth Defects Information Services (BDIS)	米国
3. London Dysmorphology Database (LDDB)	英国
4. Picture of Standard Syndromes and Undiagnosed Malformations (POSSUM)	豪州

外傷
Trauma

池田 均
獨協医科大学／教授

1．緊急処置
a．全身状態の評価

意識状態，呼吸状態を確認し，バイタルサインをチェックする．頭部，顔面，胸部，腹部，四肢の順に全身を観察し，外傷の部位を同定する．意識レベルの低下がある場合は頭部外傷か，胸部または腹部の外傷で呼吸や循環に著しい障害をきたしている可能性がある．

気道確保の必要があれば気管内挿管を行い，バッギングによる換気と動脈酸素飽和度のモニターを開始し，必要があれば人工呼吸器を装着する．同時に末梢静脈路を確保し，乳酸リンゲル液による輸液を開始し，出血性ショックの場合には輸血の準備を行う．また，経鼻胃管，尿道バルーンカテーテルを挿入，留置する．

b．外傷の診断

上記の処置と同時に外傷の部位とその程度を診断する．胸腹部単純X線撮影，血液生化学検査，動脈血ガス分析，検尿などのほか，頭部外傷では頭部X線撮影，頭部CTを，胸腹部の外傷ではエコーや造影CTを，四肢の外傷では骨X線撮影を行う．

2．診断のチェックポイント
a．頭部外傷
1）意識レベルの評価（付録：表101）

意識レベルは受傷直後または数時間経過してから低下することがあるので，少なくとも24時間の観察が必要である．

2）瞳孔異常，運動麻痺，痙攣の有無

瞳孔の左右差，四肢の運動麻痺，痙攣などがみられたら頭蓋内病変の検索を行う．

3）脳圧亢進症状の有無

血圧低下，徐脈，呼吸障害などのほか，乳児の頭囲拡大，大泉門の膨隆は頭蓋内出血など頭蓋内圧の亢進を示す重要な所見である．

b．胸部外傷
1）呼吸困難，呼吸状態

陥没呼吸，呼吸音の左右差，チアノーゼなどがみられたら胸腔内損傷を疑い検索を進める．

2）胸壁の動揺（frail chest）

肋骨の多発骨折で，肋骨に2箇所以上の骨折があると胸壁の一部が吸気時に陥没し，呼気時に突出するため換

気障害をきたす．必要なら挿管のうえ，陽圧呼吸を行う．

c．腹部外傷

小児では腹部の鋭的外傷は少なく，交通事故，自転車のハンドル，転倒，転落，スポーツ，シーソーなどの遊具を原因とする鈍的外傷の頻度が多い．腹痛，嘔吐などの症状を呈するが，数時間たった後に症状を呈することもあるので注意が必要である．

1）皮下出血，擦過傷

腹壁の皮下出血や擦過傷がたとえ軽微でも，腹腔内臓器に重大な損傷をきたしていることをしばしば経験する．腹壁の軽微な外傷でも損傷臓器の見当をつけるうえで重要な所見であり，見逃してはならない．

2）意識障害，出血性ショック

肝，脾などの臓器損傷では大量の腹腔内出血を起こすと顔面蒼白，意識混濁，血圧低下，頻脈，極度の貧血など出血性ショックの症状を呈する．直ちに輸液，輸血など抗ショック療法を開始し，動脈塞栓術または観血的止血術の適応を検討する．また，受傷後数時間してからショックに至ることもあるので疑わしい症例では造影CT検査を行い臓器損傷の有無を判定する．

3）腹膜刺激症状，腸蠕動の減弱

消化管穿孔では腸管内容物が腹腔内に漏れると筋性防御，Blumberg兆候などの腹膜刺激症状を呈し，腸蠕動音が減弱する．また膵損傷でも膵液の漏出による炎症が腹膜に波及すると腹膜刺激症状を呈する．前者では穿孔部の縫合閉鎖術，後者ではドレナージ術が必要でいずれも緊急開腹術の適応となる．腹膜刺激症状を認めたら立位または左側臥位のdecubitus像でのX線撮影による腹腔内遊離ガスの同定，膵アミラーゼ，リパーゼの測定などが必要である．

4）嘔吐，胆汁性嘔吐

消化管穿孔や膵損傷では腸管麻痺による嘔吐や胆汁性嘔吐を伴う．また，十二指腸壁内血腫では通過障害による嘔吐を主症状とする．

5）血尿

腎や尿路の損傷では肉眼的血尿を認める．膀胱カテーテルを留置し，損傷部位の検索を行う．

6）緊急開腹手術の適応

保存的治療によりコントロールできない肝や脾からの出血，消化管穿孔，膵損傷による腹膜炎などは緊急開腹術の適応である．ただし，近年，臓器出血に対しては動脈塞栓術が選択されることもあるので，早めに小児外科医や放射線科医と連絡をとることが望ましい．腎損傷では多くの場合，出血のコントロールが可能であり緊急開腹術の適応となることは少ない．しかし，受傷後しばらくたってから尿囊腫（ウリノーマ）や腎機能低下，感染などの理由により手術が必要となることがある．

3．外傷による疾患

a．頭部外傷

頭部外傷は以下のように分類される．頭蓋内病変の診断と治療には脳神経外科医の協力が不可欠である．
　①頭皮，軟部組織の損傷
　②頭蓋骨骨折
　③脳神経の損傷
　④頭蓋内出血（硬膜外血腫，急性硬膜下血腫，脳内血腫，慢性硬膜下血腫）
　⑤脳損傷（脳震盪，脳挫傷，脳裂傷）

b．胸部外傷

1）緊張性気胸

気管，気管支，肺などの損傷は気胸，気縦隔などの原因となる．緊張性気胸では胸腔内に多量の空気が漏れ，胸腔内圧が上昇し縦隔偏移を伴う．静脈還流が障害されるため頭頸部の静脈怒張や頻脈，チアノーゼなどの症状がみられる．緊急ドレナージが必要である．

2）肺挫傷

外傷による肺内の出血，浮腫で，肺野条件のCTで診断は容易である．多くの場合，酸素投与，安静などの保存的治療で軽快する．

3）気管，気管支損傷

4）外傷性横隔膜ヘルニア

鋭利なものによる直達損傷はまれで，腹部の打撲による急激な腹圧上昇により横隔膜の損傷をきたすことが多い．左側に多く，開腹による修復術が行われる．

c．腹部外傷

1）肝損傷

被膜下損傷，表在性損傷，深在性損傷に分類される．肝後面下大静脈損傷を伴う例の予後は厳しい．

2）脾損傷

被膜下損傷，被膜損傷，実質損傷，脾門部血管損傷に分類される．

3）腎損傷

腎被膜下損傷，腎表在性損傷，腎深在性損傷，腎茎部血管損傷に分類される．尿管腎盂移行部損傷などは尿囊腫の原因となる．

4）十二指腸壁内血腫

十二指腸の非全層性損傷である壁内血腫は十二指腸が外力と椎体の間に挟まれて起こる．十二指腸の通過障害の原因となるが，保存的に治癒する．

5）膵損傷，膵仮性囊胞

十二指腸壁内血腫と同様の機転により損傷を受ける．

膵管が断裂し膵液が漏れると外傷性膵炎から膵仮性嚢胞を形成する。嚢胞内容のドレナージにより軽快するが，治癒まで数か月を要する例もまれでない。

4．鑑別のポイント
a．交通外傷
交通外傷では頭部外傷，胸腹部，四肢の外傷など多発外傷をきたしやすく，救命救急センターを中心とする関連各科による連携が欠かせない。乗車中の事故ではダッシュボードによる外傷，シートベルトによる外傷，エアバッグによる外傷などその特徴を知っておく必要がある（詳細は成書を参照）。また自転車のハンドルによる腹部外傷も小児に特徴的である。

b．腹部鈍的外傷
肝逸脱酵素（GOT，GPT），血中膵アミラーゼ，リパーゼの測定，血算，腹部エコー，CTなどの検査を行い，損傷部位の同定と程度を判定する。

c．被虐待児症候群
特殊な外傷であるが，外傷の患児を診察する際には忘れてならないものの1つである。新旧の表皮剝脱や皮下出血，熱傷，外傷などが混在しており，しばしば骨折，頭蓋内損傷，腹腔内臓器の損傷などを伴うことが特徴である。受傷状況の説明と外傷の所見が矛盾し親の説明が曖昧であったり，受診が遅いなど不自然な点がある場合には虐待の可能性を考え，慎重に対応する。しばしば感染や栄養障害，脱水などのため，治療も長期間に及ぶことが多い。

5．診断がつかないとき
緊急CT検査が施行でき，多発外傷に対応できる医療スタッフが揃っているところでは診断に特別な困難はない。すなわち，これらの設備が整っていなければ，重症例は可及的速やかに搬送するのが適切な処置である。この際，高次の医療施設へ搬送する重症例を選別（トリアージ）する方法に外傷スコアを用いる方法もある。

外傷の重傷度分類（スコア）
外傷の重傷度分類としてしばしば引用される injury severity score（ISS）は外傷患者の死亡率と相関することが知られている。一方，小児の外傷の初療段階における重症度分類として開発された pediatric trauma score（PTS）は患児の体重，呼吸状態，収縮期血圧，意識状態，開放創の有無，骨折の有無の6個の因子をスコア化して算出するものである。PTSはISSと有意に相関し重症度判定やトリアージに有用とされているが，わが国では馴染みが少ない。災害時の救急医療の際などには極めて有用な道具となるのではないだろうか。

熱傷
Burn

田熊　清継
慶應義塾大学

1．救急処置
上気道型気道熱傷（表1）および一酸化炭素中毒（CO中毒）は，受傷早期の死亡原因となるため，まず有無を確認する。また，重症熱傷では，容易に急性腎不全となるため，尿量を経時的に計測し，輸液量を調整する。

a．呼吸状態の評価
室内などの閉鎖空間で受傷し，嗄声，咽頭痛，呼吸困難の訴えがあり，顔面熱傷，鼻毛の焦げ・煤付着などの所見，また頻呼吸，吸気延長，気管狭窄音があれば，上気道型気道熱傷を疑う。気管支ファイバースコープまたは喉頭ファイバースコープを直ちに施行し，気道粘膜の発赤，浮腫，出血，びらんがあれば，気管内挿管を施行し気道を確保する。

b．意識レベルの評価
意識障害があれば，受傷後時間が経過しショックを起こしているか，CO中毒（COHbを測定）など有害ガスによる中毒，頭部外傷，電撃傷，内因性疾患の合併を疑う。CO中毒では高濃度酸素を投与する。なお，SpO_2値やPaO_2値は喉頭狭窄やCO中毒の診断の指標にならない。

c．受傷部位の冷却と全身の保温
受傷後，直ちに着衣の上から水道水などの清潔な流水をかけ5〜20℃で30分間以上冷やす。小熱傷では，清潔なタオルを巻いた氷嚢やアイスノンを患部に当て冷却

表1　気道熱傷の病態分類

上気道型	熱の直接作用による上気道の熱傷で，受傷後4〜12時間で喉頭浮腫による上気道狭窄を起こす。
気管・気管支型	熱や化学物質による気管支炎が主病態で，気管炎，気管支炎を起こす。無気肺となることがある。
末梢型	細気管支と肺胞が傷害されるものをいう。化学物質の吸入による場合が多いが，高熱気体の大量吸入でも起こりうる。徐々に増悪し，2〜5日で，肺炎，急性肺水腫やARDSを呈する。

する。低体温を避けるために，冷却範囲は熱傷部位のみとし，寒くて震えている場合では冷却を中止する。冷却後は創をさらに損傷しないよう慎重に衣服を脱がし，滅菌シートやドレープ・ガーゼでくるみ，上から毛布で覆い保温に努める。

d．末梢静脈の確保

Ⅱ度（＋Ⅲ度）熱傷：熱傷範囲が 10% BSA（body surface area 熱傷面積）以上では，末梢を確保しヴィーン®F あるいはソリタ®T1 で輸液を開始する。なお，10% BSA 未満でもほかの原因で脱水がある場合では輸液療法を施行する。

重症熱傷の病態

受傷直後から全身の血管の透過性が亢進するため，血漿成分が血管外の組織に移行することにより，熱傷ショックが起こる。このとき適切な輸液療法がなされないと急性腎不全となり，高 K 血症による心停止があり得る。また上気道型気道熱傷では，受傷後数時間で喉頭浮腫により気道閉塞による窒息が高頻度で発生する。四肢などの全周性のⅢ度熱傷では，組織内圧の上昇と熱傷皮膚の伸展不良から末梢循環障害が起き，適切な処置がなされないと四肢切断の恐れがある。全周性のⅢ度熱傷が胸部で起きると胸郭の拡張が制限され換気障害を起こす。

受傷 2～3 日後から急性心不全，肺水腫，呼吸不全，また受傷後 1 週間前後からは感染期となり，創部や呼吸器感染から容易に敗血症へと進展する。

小児の入院熱傷の原因

1）年齢からみた熱傷の原因：つかまり歩きができる年齢に達する 1 歳前後は，コーヒーやお茶，カップ麺などの熱湯を上方から浴びる例が多い。頭部の比率が大きいため頭部から熱湯を浴びると熱傷範囲は広範囲に及び重症となることがある。1 人で動き回れる 1～4 歳では加温加湿器や炊飯器の蒸気，加熱物体による熱傷やコンセントの電源への接触による電撃傷が多く，小範囲Ⅲ度になりやすい。5～10 歳では浴槽の蓋の上で遊んでいて浴槽へ転落し熱傷を負うことが多くみられる。自分ではい上がることが困難な低年齢また高温ほど重症化するため，熱湯への曝露時間やお湯の温度などの情報を収集する。熱湯は，100℃ 10 秒でⅢ度，100℃ 6 秒でⅡ度熱傷を作る。

2）被虐待児症候群：散在性の熱傷，新旧混在している熱傷，熱傷と外傷痕が混在，栄養状態不良，無表情，無感動，親の説明の不自然さ，などがあれば疑う。

2．診断のチェックポイント：重症度の判定

a．熱傷深度の診断（表 2）

小児の真皮は菲薄で脆弱なため，熱傷は深部まで到達しやすい。熱湯による熱傷ではⅡsとⅡd熱傷が混在することが多い。Ⅱd熱傷創の治癒は 2～5 週間を要し，しばしば瘢痕を残す。Ⅲ度熱傷では創底からの上皮化がないため，植皮術が必要である。

Ⅰ度とⅡ度熱傷の判定は受傷直後では困難なことがあり，判定困難例ではⅡ度熱傷として熱傷範囲に加え，翌

表 2　熱傷深度の診断

	分類	症状と所見	予後
partial thickness burn	Ⅰ度熱傷 epidermal burn	疼痛弱，軽度の炎症所見，発赤強，乾燥	治療なしで表皮剝離し，2～3 日で治癒
	Ⅱ度浅在性熱傷 superficial dermal burn（SDB，Ⅱs），superficial second burn	疼痛強，炎症所見強，発赤強，水疱著明，湿潤	1～2 週で治癒，原則として瘢痕なし。
	Ⅱ度深達性熱傷 deep dermal burn（DDB，Ⅱd），deep second burn	疼痛弱あるいは知覚鈍麻，炎症所見弱，発赤弱，水疱少，湿潤，体毛が容易に抜ける。	2～5 週で治癒，色素沈着や瘢痕残す。
full thickness burn	Ⅲ度熱傷 deep burn（DB）	無痛覚，壊死組織著明，蒼白，乾燥，体毛なしあるいは容易に抜ける。Ⅲ度熱傷は一見正常に見えることがある。また，Ⅱd 熱傷との鑑別は初期では困難なことが多い。	通常，自然治癒はなく，植皮手術が必要（小熱傷では周囲からの上皮化と創収縮で治癒あり）

部位		0歳	1歳	5歳	10歳	15歳	成人
A	1/2 頭,頸	9.5	8.5	6.5	5.5	4.5	3.5
B	1/2 大腿	2.75	3.25	4.0	4.25	4.5	4.75
C	1/2 下腿	2.5	2.5	2.75	3.0	3.25	3.5

(身体各部の体表面積に対する百分率を示す)

図1 Lund & Browder の図表

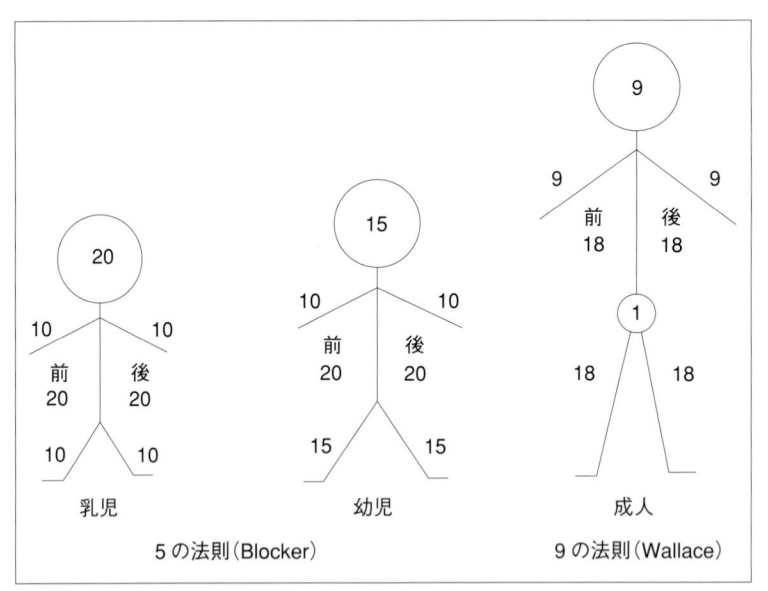

図2 「5の法則」(小児用)と「9の法則」(成人用)
　　数字は身体各部位の体表面積に対する百分率を示す。

日再評価する。
　肥厚性瘢痕を形成すると，小児では成長に伴い伸展が妨げられるため，肥厚性瘢痕に対する手術が必要になることがある。

b．熱傷面積(BSA)の診断
　熱傷面積はⅡ度とⅢ度の熱傷面積が体表面積の何％に相当するかで表す。低年齢ほど頭部の割合が大きいので「Lund & Browder の図表」(図1)あるいは「5の法則」

表3 小児の入院基準

軽症：外来治療可能	・Ⅱ度熱傷：10% BSA 未満*（成人：15% BSA 未満） ・Ⅲ度熱傷　2% 未満*
中等症：一般病院に要入院	・Ⅱ度熱傷：10～20% BSA 未満*（成人：15～30% BSA 未満） ・Ⅲ度熱傷：2～5% BSA 未満*（成人：2～10% 未満）
重症：専門病院に要入院	・Ⅱ度熱傷：20% BSA 以上（成人：30% BSA 以上） ・Ⅲ度熱傷：5% BSA 以上（成人：10% 以上） ・特殊な熱傷（気道熱傷，化学損傷，電撃傷） ・特殊部位のⅡ・Ⅲ度熱傷（顔面，手指，足，会陰部） ・骨折やほかの外傷の合併による特殊な熱傷

*注意：小児は体液の予備力に乏しく，Ⅱ度10% BSA 未満あるいはⅢ度2% 未満であっても，経口摂取が困難な場合や，感冒に伴う嘔吐や下痢などにより，循環不全や腎不全に陥ることがあり，状態に応じて，適宜，入院させ輸液を施行する。

表4　Baxter の公式：Parkland の公式

乳酸加リンゲル：4×BSA(%)×体重(Kg)mL/日
最初の8時間に全量の1/2，次の16時間で残りの1/2を投与

(図2)を用いる。「5の法則」では，乳児の頭部は20%で幼児は15%であり，成人とは大きく異なる。より正確に熱傷範囲を算定するため，非熱傷創の面積も算定し熱傷創と非熱傷創の面積の和が100%になることを確認する。散在性の熱傷や小熱傷では，患者の片手の手掌が熱傷面積1%に相当するとした手掌法を用いる。熱傷創はデジタルカメラなどを用いて記録し，熱傷面積の算定や深度の評価に利用する。

c．重症度評価

入院・治療指針を表3に示す。

3．引き続き行うべき診断と処置

a．尿量の経時的計測と輸液

原則としてⅡ度10% BSA 以上では，入院のうえ，尿量の経時的計測と輸液を継続する。尿量の計測は重要である。可能な限り，導尿バルーンカテーテルを用い正確に計測する。採尿パックを用いる場合は，尿漏れのないように細心の注意を払う。おむつの重さの計量による尿量の推定は，便が混じると算定困難となるため，好ましくない。ヴィーン®Fあるいはソリタ®T1を用い，Baxter(表4)の公式あるいは10～40 mL/kg/時の速度で輸液を始め，尿量(0.7～1.2 mL/時・kg)を目標に輸液量を調節する。目標とする尿量が得られないときは，急性腎不全の危険がある。一方，小児では肺水腫を起こしやすいため，適正な尿量が得られれば，輸液速度を遅くする。特に尿量の増加とともに進行性の呼吸困難を呈した場合では，肺水腫を疑うが，喉頭ファイバースコープ，胸部単純X線や心エコー，胸部CTなどを用い，上気道狭窄や末梢型気道熱傷を鑑別する。

b．循環動態の把握

Ⅱ度熱傷≧30% BSA，Ⅲ度熱傷≧10% BSA あるいは心機能障害，骨折や他外傷の合併による重篤な症例で，輸液療法施行後もショックが遷延，あるいは尿量が回復しないときは，IVHカテーテル，可能ならばSGカテーテルにより，病態を把握し対処する。

c．ヘモグロビン尿

赤色尿で潜血陽性ではハプトグロビン®を点滴静注し，腎不全を予防する。

d．H_2 ブロッカー

e．感染対策

①細菌培養検査：感染菌を早期に検出するため，喀痰や創の細菌培養検査を施行する。

②感染予防のため，隔離，創の無菌操作に留意する。

③全身的化学療法：適応は気道熱傷や汚染創を有する場合で，*Staphylococcus aureus* や *Streptococcus pyogenes*，*Escherichia coli* などを目標に全身投与する。

④破傷風予防：破傷風予防歴がないときは，破傷風トキソイドを投与する。

f．創の処置

①創の消毒：0.05% ヒビテン溶液をガーゼに浸し，創部を愛護的に消毒する。汚染創は生理食塩水にて洗浄後，消毒する。

②創：頸部，胸部，四肢などの全周性Ⅲ度熱傷では，浮腫で組織が締め付けられ，換気障害や末梢循環障害を起こすため，電気メスで焼痂組織を切開し減圧する。

③局所療法薬使用例
　Ⅰ度熱傷創→エキザルベ®軟膏
　Ⅱ度熱傷創→バラマイシン®軟膏，ソフラチュール®
　Ⅲ度熱傷創・広範囲Ⅱd熱傷創→ゲーベン®クリーム
(新生児，未熟児は禁忌。顔面は使用不可)

疲れやすい
Easy fatigability

福岡 和子
福岡小児科医院／院長

疲れやすさを訴える小児患者は多いが，年少児の場合，受診の動機は保護者が「最近子どもが疲れやすい，だるそうにしている，ごろごろして元気がない」などと訴えてくるのが一般的である．年長児から思春期になると本人が「疲れやすい，疲れがとれない，だるい，しんどい」と倦怠感，疲労感を直接訴えて来院するのが普通である．一方で，学業不振，意欲減退，遅刻・早退・欠席の増加，不登校などが目立ってきて，保護者の心配や養護教諭，担任教師の勧めがあって，本人の自発性よりは，母親を始めとする周囲の意志で来院することも時にみられる．

1．診断のチェックポイント
a．問診
疲れが器質的な疾患とそれ以外のものか区別する観点で，病歴を詳しく捉える．乳幼児や年少児の場合は，保護者の主観によるので，子どもと日中一緒に過ごしている養育者からの生活の様子を具体的に聞き取る．年長児では本人が疲れをどの程度自覚しているのか，患者本人の言葉で表現させたい．食欲，睡眠，起床，就寝などの生活リズム，学童の場合は，学校生活の様子，クラブ活動，放課後の過ごし方，友人関係も参考になる．押さえておくべきポイントは以下のとおりである．①疲れやすいのはいつからか，②発症は急か，ゆっくりか，③疲れは持続性か，一過性で反復するのか，進行しているか，④原因になるような出来事や誘因はないか，⑤朝がつらいとか，夕方がつらいとか，1日の中で症状が変動するか，⑥休息すれば治るか，治らないか，⑦曜日，月，季節などによって増悪ないし軽快するか，⑧随伴するほかの症状はあるか，⑨食欲，排尿，排便，睡眠などバイオリズムに変調があるか，⑩起床，就寝，登園，登校などの生活リズムはどうか，⑪どの程度，日常生活に支障をきたしているか．

b．診察のポイント
易疲労性をきたす疾患は実に多岐にわたっている．症状に疾患特異性がないので，まずは全身状態を把握し，全身にわたって系統的に診察する．疲れやすさやだるさの原因の責任病巣がどこにあるのか，見落としなく器質的疾患の手がかりをつかむように，何らかの疾患特異的な所見に留意する．手を抜かずにていねいに診察することは，患者や保護者が自分の訴えを真剣に受け止められていると確信できることである．相互の信頼関係を実感できることが，良い治療効果や説得性を生むことにつながる．

c．臨床検査のポイント
まず基本的な一次スクリーニング検査をする．除外診断の意味からも効率よく網羅的に行い，器質的疾患の有無を鑑別する．一見，心理的疲労と思えてもひととおりの検査をすることは，医師の思い込みを防ぐことができ，またこれは，保護者は多くの場合，万一の病気を心配しているので，事後対応の主役を果たしてもらう意味からも，本人と保護者の納得を得るために大切なステップである．表の基本的一次検査で主な疾患は除外ないし疑うことがある程度まで可能だが，異常所見があれば，確定診断のための検査に進む．エコーや画像診断など個別に疑われるものはそれぞれに判断する．

2．疲れやすいことを主要症状に示す疾患とそのポイント
a．外来診療において頻度の高いもの
1）比較的年少児で，早期対応を要する疾患

（1）脱水症，電解質異常：急性の熱性疾患や頻回の嘔吐，下痢，長期化した下痢症，反復する感染症などで食欲不振が持続しているなどの状況があると，子どもは元気がなくなり疲れやすく，二次的，潜在的に脱水，電解質異常，アシドーシスをきたしていることがある．血液ガス，電解質の異常，ケトン尿がみられる．子どもは，適切な輸液をすることによって見違えるように元気に

表 外来で行う一次スクリーニング検査

1. 血液一般検査，血液像
2. 血沈，CRP
3. 総蛋白，A/G比，AST，ALT，ALP，LDH，総ビリルビン，コレステロール，中性脂肪，尿酸，BUN，クレアチニン，Na，K，Cl，Ca，P，Fe
4. CK，アルドラーゼ，血糖，fT4，fT3，TSH
5. ASO，ASK，抗核抗体
6. 尿検査：蛋白，糖，潜血，ウロビリノーゲン，ケトン，ビリルビン，pH，沈渣
7. 便検査：潜血反応
8. 胸部X線検査
9. 心電図
10. 血圧測定，ODテスト
11. 抗体検査：ウイルス（EBウイルス，サイトメガロウイルス，HIVなど），トキソプラズマなど
12. ツベルクリン反応
13. アレルギー反応：IgE，IgE RAST

OD：起立性調節障害

(2) 熱中症：暑熱環境で過度の発汗があり、適切な水分補給がなされないと、電解質異常、酸塩基平衡障害を起こして、元気がなくなり、休息によっても疲労感が抜けなくなる。長時間、炎天下での、過激な運動、スポーツ観戦、キャンプなど野外のレジャー、乳幼児にとり長時間のドライブ旅行などは、熱中症に陥りやすい。

(3) アセトン血性嘔吐症（周期性嘔吐症）：2〜10歳ぐらいの子どもで、なんらの原因もないのに急に元気がなくなり、ごろごろして、顔面蒼白になり、繰り返し吐く症状を示す。ケトン代謝障害が起こることにより、ケトン尿がみられる。本症は自律神経の不安定な子どもに反復して起こりやすく、過労、緊張、心理的ストレス、感染などが誘因になることが多い。家族が前もって初期症状に気付いて、嘔吐発作に至る前に、安静と糖分補給で対応できることもある。まれにケトン性低血糖症、糖尿病性昏睡、食物アレルギー、脳腫瘍、先天性代謝異常症、周期性ACTH-ADH放出症候群などの鑑別を要する。

2）比較的年長児の場合

(1) 起立性調節障害（OD）・低血圧：学童期から思春期にかけて、循環器系を調節する自律神経機能失調を病態として、易疲労性、起立性低血圧、立ちくらみ、めまい、悪心、動悸、息切れ、失神、朝起きの不良などの症状を示す。診断基準の項目（付録：表37）を参考に、起立試験を行って、脈拍数、血圧、心電図の変化を確認する。

(2) 貧血：比較的女子に多いのが、鉄欠乏性貧血である。特に思春期の女子、また男女とも激しいスポーツ・トレーニング中の子どもにみられる。筆者が校医をしている女子高校の1年生240名中では、11g/dL以下の貧血が15％にみられた。これら貧血の者すべてが疲れやすさを自覚してはいないが、なんらかの不定愁訴を持つ者のなかには貧血が認められることが多い。ちなみに同校の保健室を訪れた内科的主訴のうち9.4％が倦怠感のためであった。

(3) 耳鼻科的疾患：扁桃腺・アデノイドは生理的にも3〜10歳ぐらいにかけて発達し肥大するが、扁桃腺肥大の家族歴、頻回の感染によるさらなる増殖、鼻アレルギー、慢性副鼻腔炎や肥満があると、いつも開口して独特の息づかいの口呼吸をする、いわゆるアデノイド顔貌を呈する。睡眠時無呼吸症候群は、夜間睡眠中に舌根沈下のため、いびき、呻吟、陥没呼吸、無呼吸をきたし低酸素状態になる。睡眠障害のため、翌日の寝起きが悪く、日中の疲労感や居眠り、集中力減退がみられる。親に夜間の子どもの睡眠状態を観察させないとわからないこともある。

(4) アレルギー：重症のアレルギー性鼻炎で疲れやすさを訴えることがあるが、それ以外の吸入抗原や食物抗原が原因となるアレルギーでも、不定愁訴や慢性的な疲労感の原因になることがあり、Tension-fatigue syndromeと呼ばれている。

(5) 心理的疲労：朝起きると「だるい、気持ち悪い、頭が痛い、お腹が痛い」などと訴えて、登校、登園をしぶる子どもは大変多い。朝の不定愁訴が特徴で、昼から夜にかけてはかなり軽減するか、すっかり元気になる傾向がある。朝の食欲はなくても、昼、夕食は普通に食べる。夜になって再び訴えが出ることもある。起立性調節障害に似ているがそのクライテリアを満たさないものに、心理的疲労が多い。そのような例には、子どもの目線でいろいろ毎日の生活の様子や学校の出来事、友達や担任の先生、学習塾、けいこごとなど、子どもの関心事を探りながら、おしゃべりする。ある程度おしゃべりがはずんでから、「ところで何か困ってることはないかな」と切り出すと、親にも話さなかった悩みごとが出てくることがある。それは友達のいじめや中傷だったり、先生の言葉や態度に傷ついていたり、習いごとの負担、親や同胞との葛藤、家庭内の不和、時には思いがけないちょっとしたことによる心のつまづきだったりする。長期の不登校や引きこもりにならないうちに対応しなければならないので、時には臨床心理士との連携も必要である。

3）次に留意すべき疾患

(1) 慢性感染症：結核は、特に成人や老人ではまれな疾患でないので、小児においても常に注意しておくべき疾患である。乳幼児期のBCG接種の有無とBCG痕の数をチェックする。EBウイルス、サイトメガロウイルス、トキソプラズマなどに注意する。

(2) 肝疾患：A型肝炎は強い全身倦怠感、食欲不振、発熱、腹痛、褐色尿、黄疸が現れる。B型肝炎は、乳児期感染を除き、小児の急性肝炎は軽症例が多く、慢性肝炎も偶然行った肝機能検査で異常が発見される場合が多い。小児のC型肝炎は、HCV抗体陽性率0.1％以下で成人よりもずっとまれである。肥満児の脂肪肝による肝機能異常はしばしばあるが、必ずしも疲労感と結びつかない。しかし発見した時点で食事・生活指導すべきである。

(3) 腎疾患：かつてより頻度は少なくなったが、急性・慢性腎炎、ネフローゼ症候群、まれに尿細管性アシドーシスなどに注意する。溶連菌感染症は年間を通して、今もありふれた疾患であるので、2〜4週間後の腎炎の合併をみる。

(4) 心疾患：生後すぐから心雑音やチアノーゼを有す

る先天性心疾患は，いずれかの医療機関で管理されているが，年齢とともに運動量が増えて心雑音や易疲労性を訴えるようになるなどで発見されるASDや肺高血圧症，弁膜症，心筋症，頻拍症予備軍のWPW症候群，QT延長などに留意する。

(5) **小児糖尿病・代謝・栄養障害**：多飲，多食，多尿が糖尿病の3徴であるが，こどもの変化に親が気付かないで，なんとなく元気がない，疲れやすい，食べるのにやせてきた，あるいは学校検尿で発見されたということがある。調子が悪くて来院したときは，かなりのケトアシドーシスに陥っていたということもある。低血糖，栄養障害なども留意する。

(6) **精神・神経疾患**（うつ病，不安障害，摂食障害）：小児期のうつ病は不登校などの行動面の障害や身体的な愁訴として現れやすい。思春期になると大人のうつ病に近づく。思春期には過換気症候群，パニック障害，神経性食思不振症などが疲れやすいという主訴の陰に隠れていることがあるので，じっくり話を聞いてみることが必要であり，場合によっては臨床心理士，小児精神科と連携してあたる。

(7) **慢性疲労症候群**（chronic fatigue syndrome；CFS）

①慢性疲労症候群（付録：表32参照）：これまで健康に生活していた人が風邪などに罹患したことをきっかけに，ある日突然原因不明の激しい全身倦怠感に襲われ，それ以降疲労感とともに微熱，頭痛，脱力感，思考力の障害，抑うつなどの精神神経症状などが長期にわたって続くために健康な社会生活が送れなくなる病気をいう。不定愁訴を訴えるものに器質的疾患がなくて疲労感が高度の場合，他疾患の除外診断をして，最後に考慮すべき病態である。

②自己免疫性疲労症候群：伊藤ら*は，3か月以上持続する慢性的な不定愁訴（疲労，頭痛，睡眠障害，微熱）を訴えて小児科外来を受診する患者の52.9%に，抗核抗体が陽性であると報告している。彼らは，自己免疫機序によって慢性的に全身倦怠などの不定愁訴を訴える患者群が存在することを指摘し，これらを自己免疫性疲労症候群という新たな疾患概念を提唱している。これら患者を6年間経過観察した結果，80%以上が疲労を継続的に感じており，14.8%が慢性疲労症候群に進行したという。

*（伊藤保彦：小児科領域における抗核抗体検査の意義．日本小児科学会雑誌 2002；106：1543-1549．）

PS（performance status）による疲労・倦怠の程度

0：倦怠感がなく平常の生活ができ，制限を受けることなく行動できる。
1：通常の社会生活ができ，労働も可能であるが，倦怠感を感ずるときがしばしばある。
2：通常の社会生活ができ，労働も可能であるが，全身倦怠のため，しばしば休息が必要である。
3：全身倦怠のため，月に数日は社会生活や労働ができず，自宅にて休息が必要である。
4：全身倦怠のため，週に数日は社会生活や労働ができず，自宅にて休息が必要である。
5：通常の社会生活や労働は困難である。軽作業は可能であるが，週のうち数日は自宅にて休息が必要である。
6：調子のよい日は軽作業は可能であるが，週のうち50%以上は自宅にて休息している。
7：身の回りのことはでき，介助も不要ではあるが，通常の社会生活や軽作業は不可能である。
8：身の回りのある程度のことはできるが，しばしば介助がいり，日中の50%以上は就床している。
9：身の回りのことはできず，常に介助がいり，終日就床を必要としている。

4）頻度は少ないが見落としてはならない疾患

日常のプライマリ外来で，頻度は少ないが，重大な器質的疾患が始まっていることがあるので，慎重な鑑別の目が大切である。

(1) **悪性腫瘍**：白血病・その他血液疾患が，顔色が悪く元気がないのを毎日みている親も長く気付かないでいたり，発熱が長引くのを風邪が治りにくいと思っていたりすることがある。肝脾腫，腹部腫瘤の有無は年齢を問わず，診察する。

(2) **脳腫瘍**：頭痛，嘔気を自律神経障害と解釈していたり，視力低下や視野狭窄に医者も気付かなかったりすることがあるので，神経学的診察所見をとることも欠かさない。

(3) **重症筋無力症**：顔面，四肢，体幹の随意筋の筋力低下と易疲労性を特徴にする。運動を繰り返すと急速に筋力が低下し，休息ですぐに回復する。早朝に症状が軽く，夕方悪くなるのは，心理的疲労と逆で対照的である。眼瞼下垂と複視が初発症状で多い。

(4) **膠原病**：易疲労性や筋の脱力は，SLE，多発性筋炎，皮膚筋炎などでもみられる。Raynaud現象，筋痛，関節痛，特有の紅斑や皮疹などに留意する。

(5) **筋疾患**：疲れやすさが筋力低下のためであること

もある。進行性筋ジストロフィ症，各種のミオパチーは，筋力低下と易疲労性が初発症状である。筋肉のこわばりなど筋緊張症状，筋萎縮などは年の単位で徐々に進行するのでいつから発症したか気付きにくいが，血清アルドラーゼ，CK，AST，ALT の上昇でスクリーニングする。

　(6) 内分泌疾患：思春期以降の内分泌疾患には，疲労感を主訴に表すものがある。

　①甲状腺機能異常：疲労感を訴えることが多い。機能亢進症で，頸部の甲状腺腫大に留意する。粘液水腫では，浮腫状の顔貌で，皮膚に触れると冷たく感じ，筋力が低下し，いくら寝ても寝たりないという。TSH，FT3，FT4 をチェックする。副腎皮質機能低下による無気力・倦怠感は，休息により比較的回復しやすい。1〜2時間ですぐ疲れるが少し休憩するとまた元気になる。夕方になるとほとんど体を動かせないほど疲労を感じる。不定愁訴による無気力・倦怠感が朝調子が悪く，午後から夕方にかけて回復しやすいのと比べて好対照をなす。低血圧，低 Na 血症，低血糖，高 K 血症，高 Ca 血症をみる。

　②Cushing 症候群：肥満，皮膚線条，多毛，身長の伸び低下など特有の身体所見があるので比較的早く発見できるが，非常に徐々に進行する場合，無気力・倦怠感を主訴にして，高血圧，筋力低下をきたし，気分が易興奮性で抑うつ的になる。高血糖，糖尿をみる。

　③原発性副甲状腺機能亢進症：高 Ca 血症により疲労感・無気力・倦怠感・食欲不振になる。

3．鑑別のポイント

　疲れやすいという疾患特異性のない主訴は，患者から総合問題を出されたと考えて，①まず，器質的疾患を考えること。基本は問診，理学所見，検査所見のポイントを押さえて，きちんと取り，想像力を広くめぐらせ，偏見を持たないで対応することにつきる。個々の鑑別ポイントは前述した。②小児科には，保護者が（多くは母親）ついてきて病状を説明するのが常習化しているが，同時に，子ども自身の言葉で状況をよく聞き取る姿勢が大切である。心理的疲労は，医療者の受容，共感の態度が大切で，しばしば患者のほうから，診断の糸口を導いてくれる。また，夜更かしなど生活リズムの乱れが一因の場合も多く，生活改善が必要であることを気付かせることが大事である。

4．診断がつかないとき

　多くの場合，検査所見は異常がない。軽微な検査値の異常はよく認められるが，診断に結びつかないことも多い。「検査では何も異常がありません。心配ありません」という対応だけでは，多くの場合保護者は喜ぶが，子どもの疲れやすい状況にある事実は，解決されずじまいになる。1〜2回の受診で全貌が把握できないこともあるので，当面得られた情報をもとに，生活リズムの調整などの生活指導をある程度具体的に示して，医療の常套手段である，経過観察をすることが必要である。「また，受診してみよう」と思う，相互のコミュニケーションの手ごたえを初診時に作れるかが継続的観察のカギになる。

不定愁訴
Unidentified complaints

稲毛　康司
日本大学／講師

1．定義

　不定愁訴とは，患者の訴える多彩な自覚症状にかかわらず，客観的な裏付けを得ることができないときに，医療者側がそれらの症状を総称して呼称しているもののことである。

　上述の不定愁訴は，内科領域から定義されたものである。さらに不定愁訴症候群として，自律神経失調症型，心身症型，神経症型に類型化されている。しかし，不定愁訴は自律神経失調症，心身症，神経症の一部分を意味しているのではない。定義の下線部である客観的な裏付けを得ることができないときがキーポイントであり，診察者の診断能力によっては，得られる事実に質的・量的な相違が生じる危険性がある。

　小児の不定愁訴を定義する補足事項として，患児の成長・発達，生活像などの情報収集を行い，小児特有の疾患群を念頭に置いて，小児の訴えの意味することを正確に聴取し判断することが前提にある。

2．緊急処置

　不定愁訴で，緊急処置が必要となることはほとんどない。ただし，不定愁訴として経過観察中にみられる過換気症候群に対して，緊急処置を施すことがある。

3．診断のチェックポイント

　①不定愁訴の特徴は主観的訴えであり，かつ愁訴は多愁訴で他覚的所見に比較して不相応に自覚症状が強く，経過によって愁訴の質的変化や軽重がみられやすい。

　②アプローチは身体的側面だけでは不十分で，これに加えて心理的側面や社会的側面も含めて全人的にアプ

表1 患者のプロフィール（生活像），個人の特性

1. 患者のプロフィール（生活像）
   - 姓名　　　　　（ふりがな）
   - 年齢　　歳　か月
   - 生年月日　年　月　日
   - 性別　男・女
   - 住所
   - 本籍地
   - 出生地
   - 生育地
   - 家族構成
   - 両親の職業
   - 両親の学歴
   - 直接保育者
   - 住宅環境
2. 個人の特性
   - 生活習慣：排泄，食事，睡眠，衣服の着脱など
   - 年齢相当の能力（知的発達，運動能力）：言語能力，記憶能力，注意集中力，論理的思考能力，運動能力はどれくらいか？
   - 学力：学業上の問題はないのか，全体的な学力はどれくらいか？
   - 身体的問題：身体的脆弱性（素因，体質），慢性疾患，外見上の問題，体格の問題（身長・体重）はないか？
   - 気質・性格：どのような行動様式をとりやすい子どもか？
   - 経験：年齢相当の事柄を経験しているか。
3. 援助システムの状況
   - 親子関係
   - 家族との関係：愛着が形成されているか，援助が期待できる家族がいるか？
   - 友人との関係：対等な関係の友人がいるか，援助が期待できる友人がいるか？
   - 教師との関係：信頼関係ができているか，援助が期待できる教師がいるか？
   - 地域との関係：地域・風土・文化的に援助システムに特徴があるか。

表2 診断の手順

- 第1ステップ：身体疾患の存在を確認
- 第2ステップ：自律神経失調症（起立性調節障害を含む）の存在を確認
- 第3ステップ：不登校の存在を確認
- 第4ステップ：心身症の存在を確認
- 第5ステップ：神経症，うつ病の存在を確認
- 第6ステップ：詐病の存在を確認

症状と徴候

患者が自分の体に異常を覚えた場合は，症状（symptom）であり，医師が第三者の立場で捉えた異常が徴候（sign）である。症状と徴候を合わせて症候（symptom and sign）と呼ぶ。愁訴は症状であり，徴候ではない。

不定愁訴として処理される危険性として，①患児の訴えが曖昧である場合，②表現が十分にできない場合，③両親が患児の訴えを代弁して説明する場合，④両親が患児の訴えとして，虚言を申告している場合，⑤医師の面接能力に起因する場合，⑥医師が先入観を持って診察に臨む場合などが挙げられる。

医師の臨床決断は，症状から診断の過程が大切である。患者の訴える症状を詳しく聴き，ありのままの言葉で記録して，その中から主要な主訴を選別し，さらに身体的所見を落とすことなく，つかみとる努力が医師には必要である。患者の抱えている問題点を，適切に見極めなければならない。

"Listen to the patient.
He is telling you the diagnosis"（William Osler）

ローチすることが，特にプライマリケアで重要となる。問診上，診療録に記載するときには，生活背景，個人の特性に注意を払う必要がある（表1）。

③小児科領域での不定愁訴について考えてみると，明確な客観的事実はあるのだが，医療者を含めた周囲の大人が，その愁訴を，その事実と結びつけて考えずに放置してしまうことがピットフォールとして問題になる。

④愁訴は，決して自律神経失調症や心身症の一部分を意味しているのではなく，十分な問診を行って捉えきれない症候といえる。器質的疾患が存在している可能性が除外できずに，basket diagnosis（くず箱診断）的な扱いをしてはいけない。

⑤不定愁訴の受診の理由として，両親やその周囲の大人が異常と判断した症状（本当に異常であったり，正常発達の範囲であっても，周囲が異常と考えてしまう症状）が，発達途上の子どもでは自分の愁訴を的確に表現することができないために，不定愁訴とされてしまうことがある。たとえば，「気持ちが悪い」とは，吐き気がする，めまいがする，ふらふらする，疲れやすいなどの広い意味で使われている。「手足がしびれる」は，手足が動かない，手足に力が入らない，手足がピリピリするなどの広い意味で使用されており，不定愁訴として取り扱うべきか，特定の身体疾患の症候を表現しているものなのか，何がどうしたのかを明らかにすべきである。

⑥病歴記載において，不定愁訴は，本人の訴えるありのままの言葉で記録するべきである。すなわち，医学用語に置きかえる過程で別の意味に変化してしまう危険性があるからである。

⑦両親や世話をしている人が感じ取る乳幼児の症状として，「元気がない」，「いつもと様子がちがう」などがあ

る。いずれの症状も，脳腫瘍や白血病などの重大な疾病が隠されている可能性がある。

⑧診断の手順は，あくまで身体疾患の除外が基本である。以下，表2のごとく診断を進める。

4．不定愁訴をきたす主な疾患

小児の不定愁訴には，成長，発達に基いて好発症候が異なるが，気持ちが悪い，悪心，嘔吐，腹痛，食欲不振，下痢，便秘，咽頭喉頭異物感，ものが飲み込めない，微熱，だるい，何となく元気がない，やる気がない，倦怠感，疲れやすい，顔色が悪い，咳嗽，胸痛，落ち着きがない，体重が増えない，手のふるえ，チック，四肢痛，しびれ，肩がこる，肩こり，頭痛，めまい，立ちくらみ，目が疲れる，ドキドキする，息が切れやすい，発汗，冷汗，突然に体が熱くなる，かゆみ，紫斑，朝起き不良，不安，恐怖，自己臭（口臭），視覚異常，睡眠異常などがある。それぞれ単独ではなく，いくつかの症状が組み合わさっていることが多い。

表3 不定愁訴をきたす主な疾患

1. 自律神経失調症（起立性調節障害を含む）
2. 心身症
   2-1．慢性疾患に伴う心身症（若年性関節リウマチ，小児糖尿病，その他）
3. 不登校
4. 神経症（ヒステリー，強迫神経症）
5. うつ病
6. 過換気症候群
7. 過敏性腸症候群
8. 神経性食思不振症
9. 詐病
   9-1．心身症あるいは神経症の要素を伴う詐病
10. 不正咬合
11. 顎関節症
12. 側彎症
13. 上咽頭炎
14. 副鼻腔炎
15. 慢性疲労症候群
16. 線維性筋痛症
17. 脳腫瘍
18. 白血病
19. 鉄欠乏性貧血
20. 胃十二指腸潰瘍
21. 胃食道逆流症
22. 甲状腺機能亢進症
23. 子ども虐待（ネグレクト，心理的虐待）
    23-1 Munchausen by proxy syndrome
24. その他
    24-1 テレビゲーム遊戯

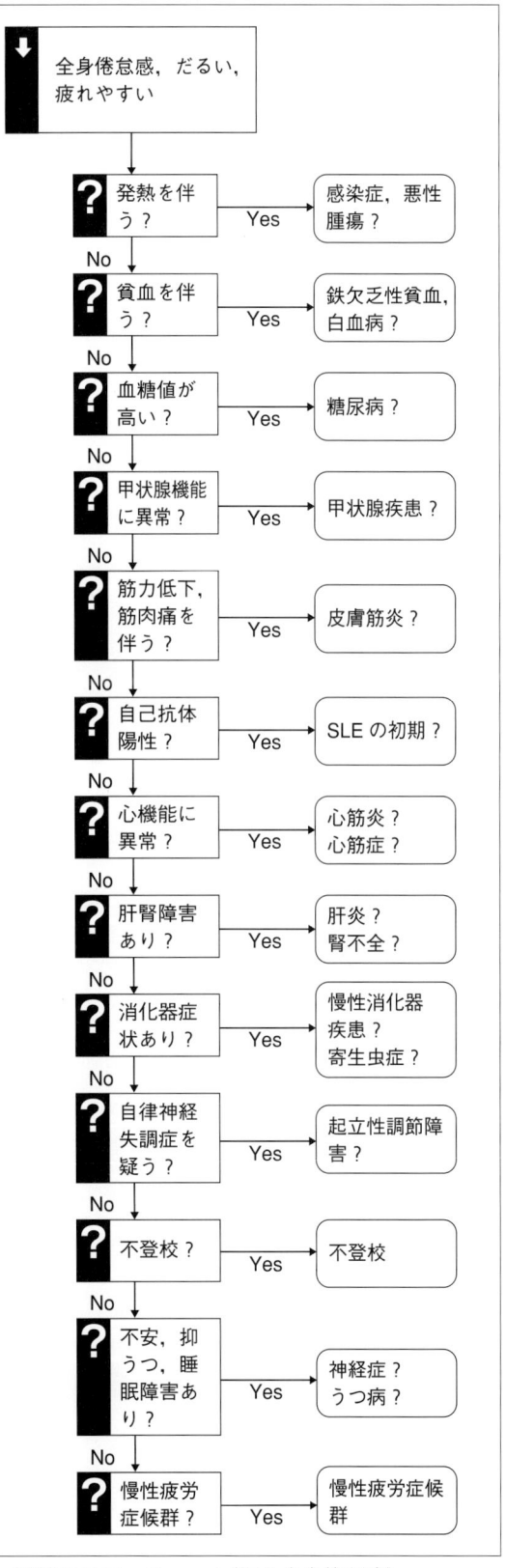

図 診断のフローチャート（例：全身倦怠感）

不定愁訴をきたす疾患として頻度が高いものは，1. 自律神経失調症(起立性調節障害を含む)，2. 不登校，3. 心身症である。表3に示した以外にも，不定愁訴をきたす多数の身体疾患がある。

5．鑑別のポイント

いかに身体(器質的)疾患を除外するかにある。身体疾患と一対一の対応がない不定愁訴から，どのような身体疾患をイメージするかが肝要である。この過程には，豊富な臨床経験，知識が要求される。全身倦怠感を一例として，診断フローチャートを示す(図)。

身体疾患が除外された後に，自律神経失調症(起立性調節障害を含む)，不登校を考慮する。生活背景，心理的要因から心身症，神経症が疑われれば，臨床心理士による心理テスト，心理面接を行う。また，専門医療機関への紹介が必要なこともある。

6．診断がつかないとき

どうしても診断がつかないときには，しばらく経過観察をして症状の変化を追跡する。身体疾患が顕在化することも，心身症の症状として明確となることもある。家庭環境，養育環境などを注意深く聴取し直して，再検討をする。詐病である場合もある。また，親のいうことを信じきってしまうと，親の虚言に振り回されることもある。

B 頭部・中枢神経系の症候

頭が大きい・小さい
Macrocephalus・microcephalus

岡本　伸彦
大阪府立母子保健総合医療センター／参事

1．診断のチェックポイント

　頭囲が，性別・年齢の基準の＋2SDを超える状態は大頭と考えられる（頭囲の評価は体重・身長・頭囲・胸囲2頁参照）。大頭（macrocephaly）のなかにも，頭蓋内に液体が貯留する場合，脳自体の容積が大きい巨脳症（megalencephaly），占拠性病変，頭蓋骨肥厚などがある。診察上，頭の形，大泉門の大きさ・緊満度，頭蓋縫合，児の精神運動発達の評価，神経学的所見が重要である。診断には単純X線，頭部CT，MRIなどを行う。新生児期には大泉門を介して超音波で脳室拡大や脳表面の液体貯留が検査可能である。水頭症では髄液循環動態の把握のための検査も必要である。乳頭浮腫や眼底出血などの精査のために眼科的検索も行う。

　頭囲が性別・年齢の基準の－2SD以下の状態は小頭症である。先天性の場合と後天性の場合がある。先天性のなかにも脳の発生過程の異常による例とある程度脳が完成した後の血管障害や胎内感染による場合がある。小頭症が唯一の異常所見である場合と，全身多発奇形の一症状として認められる場合がある。精神運動発達遅滞，脳性麻痺，てんかん，多動などを呈する場合がある。発達正常で何ら症状を認めない小頭もある。栄養状態の評価，甲状腺機能，代謝異常スクリーニング，TORCH検索，染色体検査，網脈絡膜炎や白内障の有無を調べるための眼科的検索や聴力検査も適宜実施する。

2．大頭・小頭症をきたす疾患

a．大頭症をきたす疾患

（1）水頭症：なんらかの原因により，髄液の循環障害が生じ，頭蓋腔内（脳室かクモ膜下腔）に過剰に貯留した状態である。水頭症の分類には，①交通性，非交通性，②先天性，後天性などがある。交通性水頭症は脳室やクモ膜下腔に髄液の循環障害がなく，髄膜炎やクモ膜下出血後に生じることが多い。非交通性水頭症は中脳水道狭窄などである。

（2）硬膜下血腫・水腫，良性外水頭症

（3）先天異常症候群・神経皮膚症候群・骨系統疾患：Sotos症候群，Simpson-Golabi-Behmel症候群，Weaver症候群，FG症候群，Costello症候群，脆弱X症候群，神経皮膚症候群（神経線維腫症，結節性硬化症），軟骨異栄養症（軟骨無形成症），一部の骨疾患による頭蓋骨肥厚

（4）家族性巨脳症

（5）中枢神経奇形：全前脳胞症，水無脳症，孔脳症，クモ膜嚢胞，片側性巨脳症

（6）代謝異常症：Canavan病（aspartoacylase遺伝子異常），Alexander病（グリア線維性酸性蛋白遺伝子異常），Tay-Sacks病，Krabbe病，異染性白質ジストロフィー，ムコ多糖症，グルタル酸血症，楓糖尿症，ガラクトース血症など

（7）頭蓋内占拠性病変：脳腫瘍，脳膿瘍，硬膜下膿瘍，静脈奇形，動静脈瘻など

（8）その他：ビタミンA過剰摂取，テトラサイクリン，鉛中毒など（pseudotumor cerebri）。副甲状腺機能低下，副腎皮質機能低下

b．小頭症をきたす疾患

（1）周産期や発育期の神経細胞を破壊するような異常（低酸素性虚血性脳症，頭蓋内出血，髄膜炎，脳炎，脳梗塞や外傷など）の後遺症

（2）狭頭症・頭蓋縫合早期閉鎖

（3）胎内感染：TORCH症候群，先天性AIDS感染症

（4）中枢神経奇形：全前脳胞症，無脳回症，滑脳症，多小脳回症，厚脳回症，裂脳症その他

（5）染色体異常および先天異常症候群：21トリソミー（ダウン症候群），4p-症候群（Wolf-Hirshhorn症候群），5p-症候群，13トリソミー，18トリソミーその他各種染色体異常症。de Lange症候群，Rubinstein-Taybi症候群，Williams症候群，αサラセミア-X連鎖性精神

遅滞症候群（ATR-X），Rett症候群などの各種先天異常症候群
  (6) 先天代謝異常症
  (7) 真性小頭症・特発性小頭症
  (8) 環境因子による小頭症：胎児性アルコール症候群，胎児性アレビアチン症候群（その他一部の抗てんかん剤），胎児性コカイン症候群，シンナー（トルエン），妊娠中の喫煙，妊婦の糖尿病（重症の場合）・フェニルケトン尿症・慢性腎不全・放射線被曝。児の慢性的低栄養・母性剝奪症候群

3．鑑別のポイント
a．大頭の鑑別のポイント
1）水頭症

進行性に頭囲が増大し，大泉門が緊満，縫合が離開する。頭皮静脈の怒張にも注意する。新生児・乳児期の症状としては不機嫌，元気がない，哺乳不良などがみられる。頭蓋内圧亢進症状として嘔吐，痙攣，運動麻痺，意識障害がみられる。進行すると眼球の落陽現象がみられる（落陽現象は特に神経障害のない未熟児でもみられる場合がある）。幼児期では精神運動発達遅延や停滞がみられる。年長児では歩行障害，尿失禁，頭痛，学力低下がみられる。眼底ではうっ血乳頭が出現する。先天性水頭症の一部にはArnold-Chiari奇形，Dandy-Walker症候群，全前脳胞症，水無脳症などが背景に存在する場合がある。Dandy-Walker症候群は第4脳室の嚢胞性拡大，小脳虫部欠損ないし低形成を呈し，水頭症を合併することもある。後頭部が突出し，上方に持ち上がる。

先天性水頭症の特殊な型としてX連鎖性水頭症がある。神経接着因子L1CAMの遺伝子異常が原因で，遺伝子診断が可能である。家族性で男児が罹患する可能性があり，家族歴の聴取が必須である。先天性水頭症，痙性四肢麻痺，重度精神発達遅滞，内転母指などを特徴とする。画像では白質低形成，波打ち状の脳室壁などの特徴的所見がある。

新生児期の脳室内出血（特に未熟児）や細菌性髄膜炎の続発症として水頭症が生じる場合があり，こうした状態では超音波などによる注意深い経過観察が必要である。腫瘍による髄液循環路の閉塞でも水頭症を起こす。

2）硬膜下出血

頭部外傷の既往について問診を行う。被虐待児症候群による場合もあるので，全身の外傷の有無にも注意する。shaken infant syndromeは激しく頭部を前後に揺さぶった後に，急に減速した結果，脳表面の橋静脈が断裂して硬膜下出血が生じるものである。小児虐待の特殊なタイプであるが，意図的でなく，あやすつもりの行為の結果，出血に至る例もある。揺さぶられた既往の明らかでない場合もある。意識障害や痙攣で急性に発症する場合が多い。眼底出血の合併が多いので，乳児の硬膜下出血では眼底検査が必須である。乳児の硬膜下血腫ではshaken infant syndromeを念頭に置いた診療が常に必要である。

硬膜下水腫は硬膜下に液体が貯留する。化膿性髄膜炎に併発する場合がある。

良性外水頭症は，クモ膜下腔に髄液が多く貯留した状態である。脳が順調に発育するためには，頭蓋との間の空間的な余裕が必要である。良性外水頭症はこの空間が大きい状態と考えられる。特に治療は必要ない。

3）先天異常症候群・神経皮膚症候群など

Sotos症候群は，過成長（乳児期からの発育促進），骨年齢促進，大頭，大きな手足，精神運動発達遅滞，特徴的顔貌（前頭突出，眼瞼裂斜下，眼間開離，高口蓋など）を呈する先天異常症候群である。5番染色体にあるNSD1遺伝子の異常が原因である。NSD1遺伝子を含む領域のFISH法で診断できる。残りはNSD1遺伝子の点変異などである。Sotos症候群は従来過成長を強調されていたが，染色体微細欠失例は必ずしも過成長を認めない。新生児期には顔貌では判断が難しい場合がある。

神経線維腫症では体幹や四肢にカフェ・オ・レ斑を認める。結節性硬化症では木の葉状白斑を認める。

軟骨異栄養症（軟骨無形成症）では前頭部が突出し，顔面正中部の低形成がある。低身長で手足も短い。FGFR3（線維芽細胞増殖因子第3受容体）遺伝子異常が原因である。一部の骨系統疾患（前頭骨幹端異骨症など）で頭蓋骨の肥厚による大頭を合併する場合がある。

4）家族性巨脳症

特別な神経症状は伴わず，単に脳の容積の個人差の問題である。両親や同胞の頭囲について問診あるいは計測を行う。身長にもよるが，成人男性で60cm以上，女性で59cm以上は大頭と考えられる。家族性がはっきりしており，児の発達や神経学的所見に問題がなければ，CTは敢えて必要なく，頭囲と発達の経過観察を行えばよいであろう。両親とも頭囲が正常であれば，一度CTをとっておいたほうがよいと思われる。一般に身長・体重とも大きければ当然頭囲も大きく，全体的なバランスをみなければいけない。

5）中枢神経奇形

全前脳胞症，水無脳症，孔脳症なども大頭を呈する場合がある。画像診断で診断可能である。片側性巨脳症では片側肥大を伴う場合と伴わない場合がある。

6）代謝異常症

精神運動発達遅滞，退行，痙攣などの神経症状を認め

る場合には要鑑別である。Canavan 病（Aspartoacylase 遺伝子異常），Alexander 病（グリア線維性酸性蛋白遺伝子異常）などは極めてまれであるが，頭部 MRI で特徴的な所見を認める。Tay-Sacks 病も進行すると蓄積物質のために大頭になる。疑えば代謝異常の専門機関にコンサルトする。

7）頭蓋内占拠性病変

脳腫瘍は髄液循環の障害による大頭を呈する場合が多いが，脈絡叢乳頭腫は髄液過剰産生による水頭症を起こすことがある。クモ膜嚢胞もしばしば認める。ガレン静脈奇形や動静脈瘻などが原因になることもあり，心不全を認める場合がある。

b．小頭症の鑑別のポイント

1）周産期や発育期の神経細胞を破壊するような異常

低酸素性虚血性脳症，頭蓋内出血，髄膜炎，脳炎，脳梗塞や外傷など

2）狭頭症・頭蓋縫合早期閉鎖

舟状・短・長頭等の変形がみられる。単純 X 線で縫合早期閉鎖や指圧痕を認める。頭蓋内圧亢進症状が出現する。Crouzon 病や Apert 症候群など，頭蓋縫合早期閉鎖の一部に，FGFR 遺伝子異常が同定される症例がある。脳外科治療を行う。

3）胎内感染

TORCH 症候群のなかでは，先天性サイトメガロウイルス感染症が多い。頭部 CT で脳室壁に沿った石灰化がみられる。MRI では脳室周囲白質の信号異常がみられる。精神運動発達遅滞や痙攣を起こす。TORCH では網脈絡膜炎などの眼底所見や難聴の検査も行う。ウイルス抗体値など免疫学的検査以外に，新生児期からの尿中のウイルス分離や PCR 法によるウイルス DNA 診断が有用である。TORCH の場合，水頭症による頭囲大を呈する場合もある。

4）中枢神経奇形

CT だけでなく MRI による脳回の構造異常，脳梁の形成状態，髄鞘化の進み具合を評価する。Miller-Dieker 症候群は滑脳症と特徴的顔貌を呈する。染色体 17 番の微細欠失が FISH 法で同定される。

5）染色体異常症や各種先天異常症候群

Down 症候群などは特徴的顔貌や全身所見から疑われる。先天異常症候群では，de Lange 症候群，Rubinstein-Taybi 症候群，Williams 症候群などは比較的よく経験する。正確な診断のもとで予想される合併症を把握し，適切な療育を行う必要がある。先天性小頭症では染色体検査は行うべきであるが，実施に際しては十分な説明と同意が必要である。最近，通常の染色体検査で異常が見つからず，原因不明とされる精神遅滞や多発奇形の症例の 5〜10％ は，テロメア近傍の微細な異常が原因ということが判明している。FISH 法によるテロメア異常スクリーニングや，DNA マイクロアレイを用いた微細欠失・重複の診断が臨床応用されつつある。

6）代謝異常症

各種先天代謝異常症で小頭症を生じるが，先天性の場合よりも，出生後の神経細胞障害や発育障害の結果，頭囲の発育が停滞する場合が多い。先天代謝異常症を疑えば，アンモニア，乳酸・ピルビン酸，アミノ酸，尿有機酸，遺伝子診断その他の検査を実施する。

Smith-Lemli-Opitz 症候群は先天性のコレステロール合成障害による多奇形，精神運動発達遅滞を呈する。7αヒドロキシコレステロールが高値を示すことが診断に有用である。αサラセミア-X 連鎖性精神遅滞症候群（ATR-X）では，小頭症，重度精神遅滞，筋緊張低下，特徴的顔貌，外性器低形成などが特徴である。赤血球のブリリアントクレシルブルー染色で封入体が見いだされる。男児の筋緊張低下，重度精神遅滞に外性器異常を伴う例では，要鑑別である。Rett 症候群は生下時の頭囲は正常範囲であるが，頭囲増加速度が著しく低下する。特徴的な手揉み動作がみられ，退行する。

7）真性小頭症・特発性小頭症

常染色体性劣性遺伝のものが多いが，ほかの遺伝形式のものもある。McKusick のカタログでは複数の遺伝子座位が登録されている。神経頭蓋の発育障害が目立つが，顔面頭蓋の発育はよい。相対的に耳介が大きくみえる。小頭症以外の身体の異常に目立ったものはない。

8）環境因子による小頭症

詳細な病歴の聴取，情報収集が必要である。

4．診断がつかないとき

頭囲大だけで症状がなく，画像上も異常がない場合は家族性巨脳症を考える。親の頭囲が正常の場合は，1 回の診察だけで判断せず，頭囲増加曲線をプロットして経過観察を行う。CT が正常でも頭囲が急激に増加する場合は停止性水頭症の可能性を考える。

頭囲小で診断がつかない場合，発達の状況や痙攣の発症に注意して経過を観察する。Aicardi-Goutiers 症候群のように，TORCH と同様の頭蓋内石灰化を認めながら，ウイルスの関与が証明されない疾病がある。

頭囲異常と多発奇形を合併する先天異常症候群は数百のレベルで存在する。これらの診断には各種アトラスやコンピューターデータベースを用いる。琉球大学の成富研二教授の作成した UR-DBMS（小奇形 128 頁，表 3 参照）は毎年更新され，有用である。場合によっては dysmorphology の専門家にコンサルトする。

頭蓋の形態異常
Deformity of cranial vault

坂本　博昭
大阪市立総合医療センター／部長

1．頭蓋の形態異常をきたす疾患

治療を要する頭蓋の形態異常をきたす疾患では頭蓋縫合早期癒合症が最も頻度が高い。

a．病態

"頭蓋縫合早期癒合症"は縫合の早期癒合によって生じる疾患群を指し、早期癒合のため"狭頭症"を呈する。両者は同義語として使用されることがあるが、頭蓋縫合早期癒合症のほうがより正確な病態を示す。縫合部において頭蓋は成長し、正常では前頭縫合を除いて成人期まで縫合は癒合しない。早期癒合によりその縫合部での骨の発育が障害され、ほかの縫合では代償性の成長をきたすため頭蓋の変形をきたす(図1)。脳の成長に伴い脳容積が増大しても頭蓋の容積が拡大しにくいため、頭蓋内圧が上昇する例が多い。慢性の頭蓋内圧亢進は知能障害、痙攣、うっ血乳頭による視力障害をきたす。診断がつけば早期に病的縫合の切除や頭蓋の拡大形成を行って頭蓋容積を大きくし、頭蓋内圧の正常化と頭蓋の形態異常の改善を図る。

原発性の例では先天性疾患とされ、線維芽細胞の成長因子受容体(FGFR2)などの遺伝子異常が指摘されている。続発性では基礎疾患として、代謝性疾患(甲状腺機能亢進症、くる病など)、ムコ多糖代謝異常、血液疾患、脳の発生異常(前全脳胞症、脳瘤など)、水頭症に対する髄液シャント設置例などがある。

b．分類

病変が頭蓋のみに限られる"非症候性"と、上顎骨の低形成、合指症などほかの先天性の形態異常を呈する"症候性"とに分類される。

1）非症候性頭蓋縫合早期癒合症

頻度は10万人に4～10人である。早期癒合をきたす縫合によって、次のような特徴的な頭蓋の形態異常が発生する(図2)。

(1) 矢状縫合早期癒合：頭蓋は左右へ拡大しにくいため頭蓋の幅は狭く、代償性に前頭部と後頭部が突出する変形をきたし、頭蓋は前後に長い舟状を呈する(舟状頭蓋)。大泉門は早期に閉鎖し、矢状縫合に沿って骨性隆起を触れる。この疾患では最も発生頻度が高いが、前後に頭蓋が突出するためほかの早期癒合と異なり頭囲は正常の例が多く見逃されやすい。

(2) 両側の冠状縫合早期癒合：眼窩上縁から前頭部が前方への突出がないため、前後に短い頭蓋(短頭蓋)となる。代償性に頭頂部は高く、両側の側頭部は膨隆する。

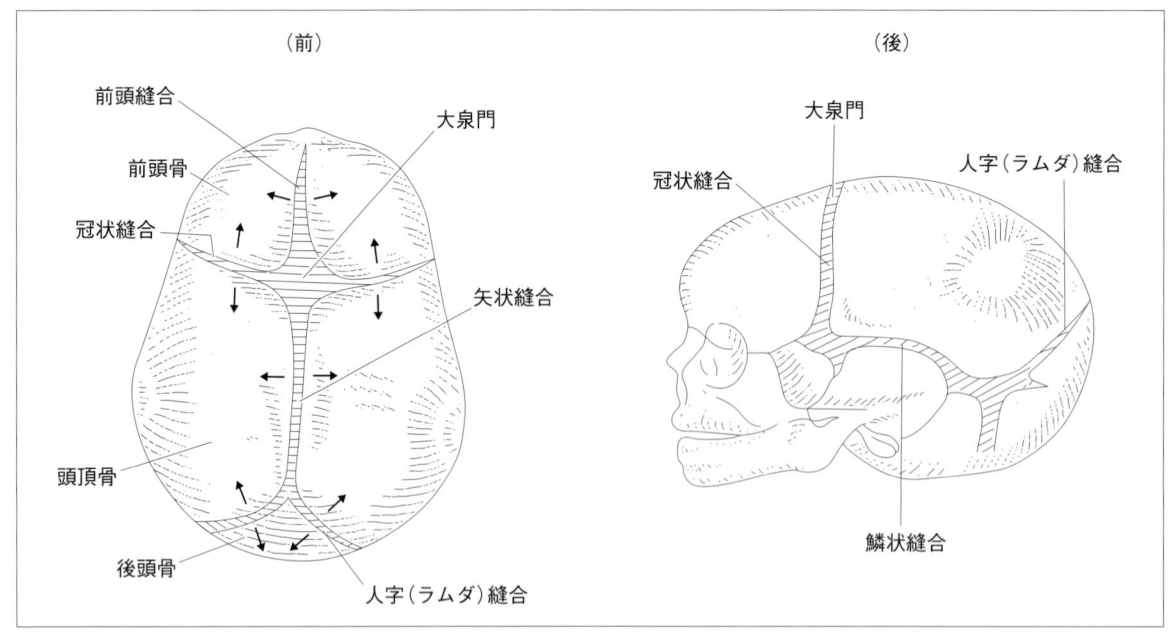

図1　頭蓋縫合
縫合線に対して垂直方向に(→)骨が発育する。

頭蓋の形態異常　145

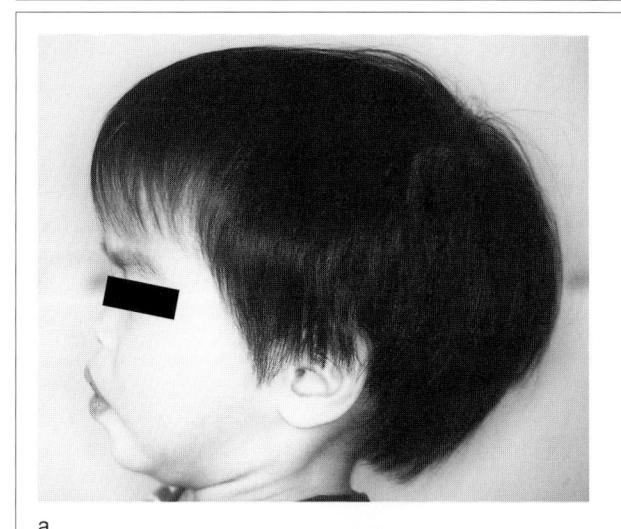

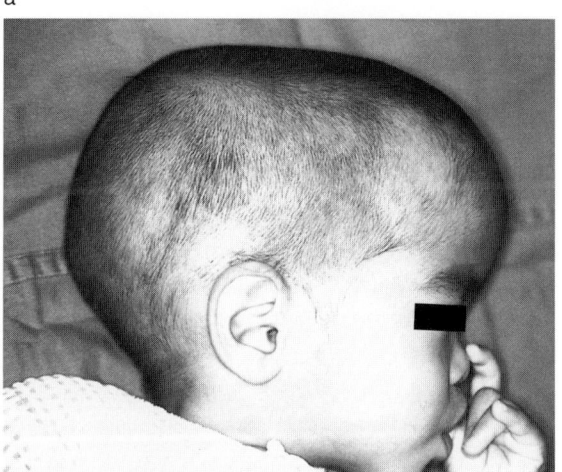

図 2-1　舟状頭蓋
a，b．同一患者である。髪がなければ前頭部と後頭部の突出が明らかである。

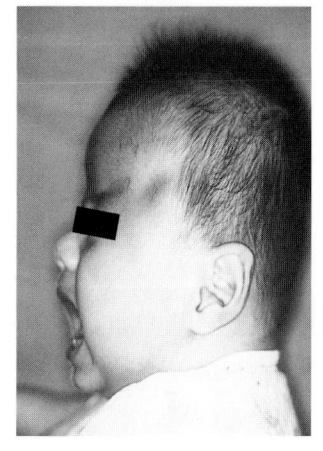

図 2-2　短頭蓋
前頭部が前方に張り出しがなく前後に短い。両側の側頭部は膨隆している。

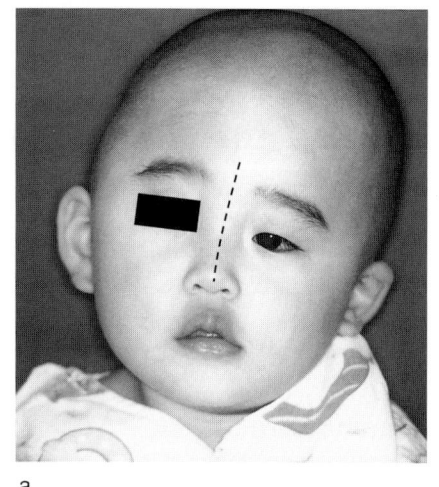

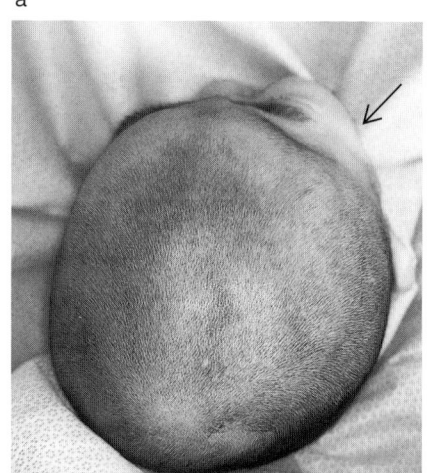

図 2-3　斜頭蓋
a．病側(右)で前頭部の前方への張り出しがなく、顔面の正中線が歪んでいる。b．上方から見ると病側の異常(→)は明らかである。

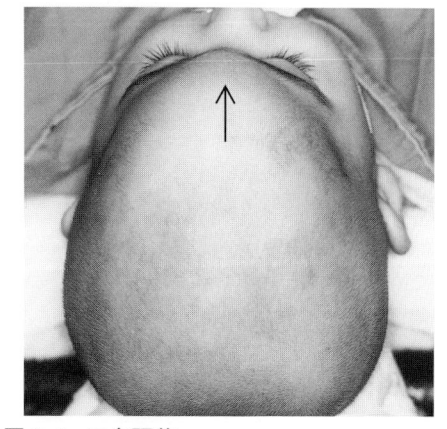

図 2-4　三角頭蓋
前頭部が丸くなく三角形の角(→)の様な形となる。

図 2　頭蓋縫合早期癒合に見られる頭蓋変形

頭蓋内圧亢進をきたしやすい。大泉門の早期閉鎖をみる。

　(3) 一側の冠状縫合癒合：患側の前額が平坦化し，健側の前頭部が代償性に前方に突出する(斜頭蓋)。二次的に顔面の変形をきたす(患側の眼が上方に変位，顔面の正中線がゆがむ)。

　(4) 前頭縫合早期癒合：頭部を上方から見ると前頭部が舟の舳先状の三角形に見え(三角頭蓋)，前額部から前頭部の正中に癒合した前頭縫合は隆起として触れ，両眼の距離が狭い。

　(5) 人字縫合早期癒合：一側であればその側での後頭部の平坦化をきたす。

　(6) 複数縫合の早期癒合：冠状縫合，矢状縫合など複数の縫合の早期癒合では，頭蓋が前後左右に発育せず，頭部が上方に尖った尖頭蓋を呈する。頭蓋内圧亢進をきたしやすい。

2）症候性頭蓋縫合早期癒合症

　頻度は10万人に1〜4人と非症候性よりも少ない。常染色体優性遺伝の遺伝形式をとるが散発性の例も多い。冠状縫合など複数縫合の早期癒合のため尖頭蓋となり生後早期に頭蓋内圧亢進をきたしやすく，速やかな頭蓋の狭小化に対する治療が必要となる。水頭症や脳梁欠損を伴う例では運動発達遅滞をきたしやすい。小脳扁桃の下垂により延髄圧迫をきたす例もある。上顎骨の低形成により鼻腔，咽頭が狭く，上気道閉塞によるいびき，呼吸障害，睡眠時無呼吸発作が発生するため，学童時期には上顎に対する外科治療を行う。この時期までに閉塞性呼吸障害が強ければ，突然死の予防のため気管切開が必要となる例がある。

　(1) **Crouzon症候群**(図2-5)：尖頭蓋と上顎骨の低形成による眼球突出が特徴である。閉眼が不可能であれば角膜損傷をきたし，失明につながる。手指，足趾の異常は伴わない。

　(2) **Apert症候群**：頭蓋変形と上顎骨の低形成による上顎低形成を呈する。手指，足趾の合指症を伴うので診断は容易である。

　(3) **Pfeiffer症候群**：頭蓋変形，上顎骨の低形成に加え，幅広い母指，母趾を伴う。

　(4) **Cloverleaf症候群**：鱗状縫合を含めた複数縫合早期癒合のためクローバーの葉に似た著明な頭蓋変形，眼球突出を伴う顔面変形をきたし，水頭症を合併する。生後早期に呼吸管理や狭小化した頭蓋に対する減圧手術が必要である。

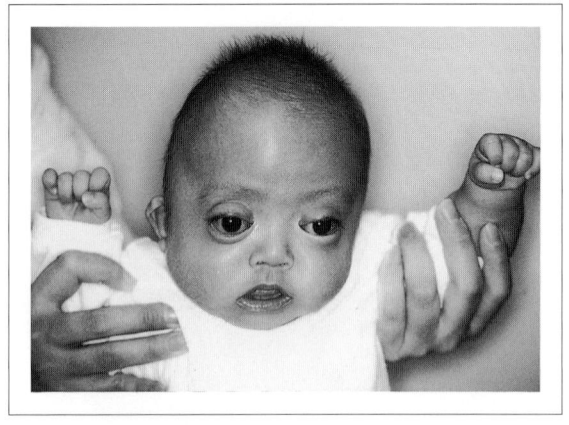

図2-5　Crouzon症候群
尖頭蓋と上顎低形成による眼球突出を認める。手指の異常は認めない。

2．診断のチェックポイント
a．診断すべき時期
　慢性的な頭蓋内圧亢進が数年に及んで神経症状をきたせば治療しても症状は改善しないため，頭蓋の変形のみをきたす病状の早期(生後早期から1歳まで)に特徴的な頭蓋の変形を見つける。1歳以上になると治療によっても変形が改善しにくいため乳児期の治療がよい。

b．視診，触診の重要性
　決してまれな疾患ではない。通常頭囲は小さいが正常範囲では見逃されやすい。保護者が頭蓋の変形に気付いていても病的と認識することは少ない。視診では頭部を上から見て舟状頭蓋，三角頭蓋かどうか，髪を持ち上げて前頭部を観察し斜頭蓋，三角頭蓋の有無をみる。横からみて短頭蓋や尖頭蓋かどうかを見る。眼球突出の有無，頬部(上顎)の発達の程度，指の異常をみる。頭蓋の触診では，癒合した縫合部に沿って骨の隆起がみられる。1歳半ごろに閉鎖する大泉門の早期閉鎖，左右非対称，前方への変位があれば早期癒合を疑う。両親の頭蓋，顔面の変形や家族歴も確認する。疑わしければ(小児)脳神経外科を受診させる。

c．画像検査
　頭部単純X線像や3次元CTで，縫合線が消失したり縫合部の骨硬化像を認めれば診断できる。通常学童時期にみられる指圧痕が2,3歳までに認められれば頭蓋内圧亢進を示唆するため治療を急ぐ。MRIで脳病変を検索する。

3．鑑別診断
　次に述べる頭蓋の形態異常は治療の必要性がないため頭蓋縫合早期癒合と鑑別する。

a．頭位による頭蓋の変形

乳児期に頭位により後頭部が扁平化した場合，人字縫合早期癒合と類似するが，頭部単純X線像（タウン像）で人字縫合は確認できる。

b．小頭症

脳の発育障害のため頭蓋が小さく頭囲も小さい。前額部の突出がないと尖頭蓋に類似するが，単純X線像で縫合は確認でき，指圧痕の増強はない。CTで脳の萎縮を認める。

c．軟骨無形成症

軟骨性骨化の障害のため四肢短縮や低身長を呈する一方で，膜性骨化を起こす頭蓋冠は前後に突出し，体に比べて大きな頭蓋となる。頭蓋底部や顔面骨は軟骨性骨化を起こすため，上気道狭窄により閉塞性呼吸障害をきたしやすい。頭蓋底部の低形成のため水頭症，大後頭孔部の狭窄による延髄の圧迫のため四肢麻痺や中枢性呼吸障害を起こしうる。この際は減圧手術が必要となる。

頭痛
Headache

満留　昭久
福岡大学／教授

頭痛は小児でもごくありふれた症状であることをまず知っておくべきである。比較的大規模なBilleやSillanpaaの調査では50％以上の学童が頭痛を経験しているという。しかし子どもがたびたび頭痛を訴えると，家族は"脳腫瘍など何か器質的な病気が脳にあるのではないか"と心配して受診することが少なくない。その意味でも子どもの頭痛の診断の概略を知ることは重要である。

1．緊急処置

緊急処置を必要とする頭痛はまれであり，それを必要とする場合は，器質的病変に基づくものがほとんどである。緊急処置を要する頭痛の原因疾患には，①クモ膜下出血，脳出血，②急性硬膜下血腫，急性硬膜外血腫，③髄膜炎，④脳腫瘍，⑤高血圧性脳症，⑥急性脳症，⑦急性緑内障，⑧CO中毒，CO_2中毒などがある。

このような場合，原因疾患に対する適切な処置が必要となるので，専門家に送るべきであるが，バイタルサインのチェック，気道や血管の確保，脳浮腫の対策を必要とすることがある。

2．診断のチェックポイント

小児の頭痛の診断にあたって，病歴および診察所見で特に重要な点は，①頭痛の起こりかた（急性か慢性あるいは反復性か），②頭痛が進行性かどうか，③発熱を伴っているか，④髄膜刺激症状を伴っているか，⑤局所神経症状を伴っているかの5点であろう。

a．問診

病歴の聴取は診断上重要である。小児では頭痛の性状を詳しく把握できないことが多いが，以下の項目を可能なかぎり押さえながらできるだけ詳細な病歴を聴取するよう努める。

①今回の頭痛が発熱，悪心，嘔吐，意識障害などほかの症状を伴っているか。

②頭痛がいつから始まったか。急性か慢性か。今回が初めての頭痛か。反復性か。頭痛はしだいに強くなっているか。

③頭痛の頻度はどうか。どのくらい頭痛は持続するか。

④頭のどの部位が痛むか。

⑤どのような性質の頭痛か（ズキンズキン，ガーン，しめつけるような，など）。

⑥1日のうちでいつ痛むか。睡眠中に痛みのために目が覚めることがあるか。

⑦頭痛が始まる前に視野欠損，閃輝暗点，視覚異常，めまい，構音障害，しびれなどの症状があるか。

⑧睡眠で頭痛は軽快あるいは消失するか。

⑨頭痛の増悪因子があるか。

⑩家族に"頭痛もち"の人がいるか。

⑪乗り物酔い，寝起きが悪いなどいわゆる起立性調節障害の症状を普段訴えているか。

⑫眼，鼻，副鼻腔などに疾患があるか。

b．診察

頭痛が器質的疾患に基づくものか機能的要因によるものか，緊急処置を必要とするものか，緊急の検査が必要かなどを念頭に置きながら，理学的，神経学的に異常所見がないか十分に診察する。診察上のチェックポイントを以下に述べる。

①体温測定

②血圧測定：高血圧の場合，腎血管性高血圧・腎炎などの腎機能障害などを鑑別する必要がある。

③眼底検査：頭蓋内圧亢進によるうっ血乳頭を見逃さないようにする。また低身長に頭痛を伴っている場合，視神経萎縮の有無をチェックする（頭蓋咽頭腫）。

④神経学的診察：特に意識のレベル，局所神経症状の有無，髄膜刺激症状の有無は必ず確認する。

⑤その他眼科，耳鼻科，歯科的異常の有無，外傷の有

無もチェックする。

c．検査のチェックポイント
1）器質的病変のチェック
脳波，頭部MRI（またはCTスキャン）が有用である。Honigらは頭痛を主訴に来院した小児に脳腫瘍を疑って画像検査を必要とするのは，①神経学的異常を認める場合，②うっ血乳頭，視力障害，眼球運動異常などの眼症状を認める場合，③嘔吐を伴っている場合，④頭痛の性質が変化したとき，⑤反復性の朝の嘔吐，⑥尿崩症を合併しているとき，⑦低身長がある場合，⑧3歳以下の幼児，⑨神経線維腫が基礎疾患にある場合，であると述べている。

2）機能性の頭痛
片頭痛など慢性，反復性の機能性の頭痛においては，画像検査，脳波などによる器質的疾患を除外する必要があるが，多くは問診，診察所見から診断にせまることが多い。もやもや病，ミトコンドリア脳筋症などが疑われればMRアンギオや血中乳酸，ピルビン酸などの検査も追加される。

3．頭痛をきたす疾患
頭痛の原因は（付録：表102）の国際頭痛学会の分類に示すように多彩である。したがって頭痛を診断していくときには，発症および経過（急性か慢性・反復性か），発熱の有無，神経症状の有無の3つのキーワードを中心に考えていく。

a．急性頭痛
1）発熱に伴った頭痛
①発熱
②ウイルス性髄膜炎
③細菌性髄膜炎
④急性脳炎
⑤脳膿瘍
⑥急性副鼻腔炎

2）発熱を伴わない頭痛
①高血圧
②脳出血（クモ膜下出血，硬膜下血腫，脳内出血）
③脳梗塞
④急性緑内障
⑤CO中毒，CO_2中毒
⑥薬物中毒
⑦痙攣後

b．急性・反復性頭痛
①片頭痛
②緊張性頭痛
③群発頭痛
④錯乱型頭痛
⑤眼筋麻痺型頭痛
⑥片麻痺片頭痛
⑦もやもや病
⑧ミトコンドリア脳筋症

c．慢性頭痛
①chronic daily headache
②起立性調節障害に伴う頭痛
③心因性頭痛
④脳腫瘍
⑤高血圧
⑥頭蓋内圧亢進
⑦良性頭蓋内圧亢進症

4．鑑別のポイント
a．急性頭痛
先に述べたように発熱の有無，神経症状の有無をキーワードにして鑑別する。

発熱がある場合，中枢神経感染症と中枢神経以外の感染症に大別される。神経症状が認められれば，頭部MRI，頭部CTスキャンなどの画像検査，髄液検査，脳波などの検査が必要である（図1）。

発熱のない場合も神経症状の有無が重要なキーワードになる。意識障害，局所神経症状があれば頭蓋内の病変を考え，頭部MRI，頭部CTスキャンなどの画像検査，脳波などの検査がまず行われるべきである。

b．急性・反復性頭痛
意識障害，神経症状があればもやもや病，乳児交互性片麻痺，ミトコンドリア脳筋症および錯乱型片頭痛，眼筋麻痺型片頭痛，片麻痺型片頭痛などを考える。頭部MRI，頭部CTスキャンなどの画像検査，脳波などがまず必要である。MRアンギオ，血中乳酸，ピルビン酸，ミトコンドリア遺伝子の解析など原因疾患に応じて必要となる。

神経症状を認めない場合，片頭痛，緊張性頭痛を考える（図2）。

1）片頭痛
片頭痛は小児の頭痛の原因疾患としてごくありふれたものである。片頭痛の診断基準は小児でも付録：表102の国際分類のものが用いられる。小児の片頭痛の特色を列挙する。
①前兆を伴わないものが多い。
②頭痛の持続時間が短い。
③頭痛の頻度が多い。
④悪心，嘔吐を伴うものが少なくない。
⑤起立性調節障害（OD）の症状を訴えるものが多い。

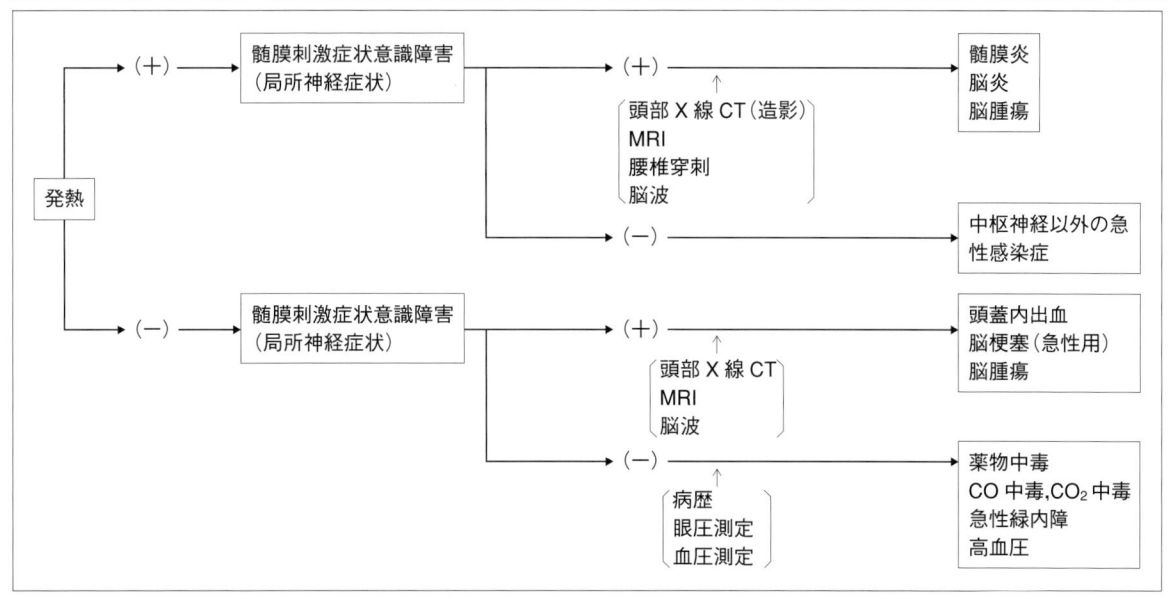

図1 小児の急性頭痛の診断のためのフローチャート

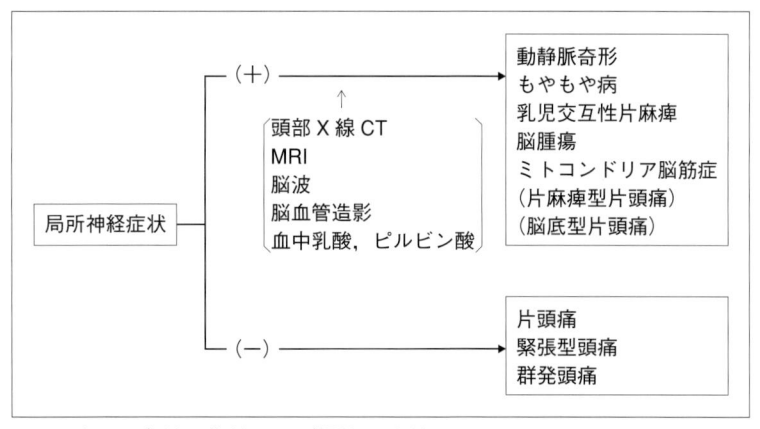

図2 小児の急性反復性および慢性の診断のためのフローチャート

⑥頭痛の頻度，程度が心理的背景により増悪しやすい．
⑦両親のいずれかに片頭痛を認めることが多い．
⑧通常の鎮痛剤が効果があることが多いが，多くは薬物を用いないでよい．

2）小児片頭痛の特殊型

小児には錯乱型片頭痛，眼筋麻痺型片頭痛，片麻痺性片頭痛や，不思議の国のアリス症候群など特殊な片頭痛がある．頭痛とともに神経症状が目立ち，器質的中枢神経疾患との鑑別が重要となるので，その存在を知っておくことが必要である．

（1）錯乱型片頭痛：錯乱型片頭痛は頭痛に伴って，急性に意識混濁，錯乱状態，注意力減退，見当識障害が出現し，数日以内に完全に回復する．軽度の頭部打撲などを引き金に発症することがあるので注意が必要である．発作時の脳波は後頭部中心あるいは全般性の高振幅徐波が特徴である．頭部 MRI，CT スキャンでは異常は認めないが，発症 48 時間以内の SPECT では後大脳動脈領域の血流低下が報告されている．

（2）眼筋麻痺型片頭痛：眼筋麻痺型片頭痛は典型的な片頭痛の後に眼瞼下垂，瞳孔散大，眼球運動制限など一側の動眼神経，滑車神経，外転神経の症状を伴うものを言う．多くは一過性である．乳幼児期では頭痛が前面に出ることはなく，眼瞼下垂や嘔吐が中心であることが多く，眼筋型筋無力症や周期性嘔吐症などと間違えられることもある．発作時の MRI で動眼神経の腫大と造影効

果を認め，本症の診断に有用である．

(3) 家族性片麻痺性片頭痛：片麻痺と激しい拍動性頭痛を主徴とする常染色体優勢遺伝形式をとる片頭痛の一型で，国際分類でも片頭痛のなかに分類されている．片麻痺，片側の感覚障害，半盲などの症状に引き続き数時間から数日続く拍動性頭痛が出現する．本症の診断は国際分類の診断基準を満たすとともに，脳動静脈奇形，もやもや病，膠原病に伴う血管炎，脳腫瘍，ミトコンドリア脳筋症などの器質的疾患を除外する必要がある．近年，第19番染色体短腕19q13に位置するCaチャネルαサブユニット遺伝子(CACNL1A4)が責任遺伝子と同定されている．

c．慢性頭痛

慢性頭痛の場合も脳腫瘍など器質的な原因疾患を除外する必要がある．しかし小児では心理的要因によるものが多い．

chronic daily headache は，4時間以上続く頭痛が月に15回以上起こるものを言い，最近注目されている．不登校，分離不安，行動異常，家庭環境などの背景を持っている場合が多く，児童精神医学的な面から今後注目していかなければならない頭痛と思われる．

心因性頭痛は，①頭部全体の頭重感，②痛みが持続的で日内変動がある，③痛みが誇張的，比喩的に表現されることが多い，④抑うつ的傾向，心身症その他の精神症状や不定愁訴が多い，⑤精神療法や抗うつ剤が有効などが特徴とされている．小児の場合，片頭痛などでも患児の心理状態により，慢性頭痛に似た状態になることが少なくないことに注意すべきである．

5．診断がつかないとき

頭痛を主訴に初めて来院したとき，病歴や診察所見に異常を認めない場合，機能性頭痛あるいは心理的背景を基盤にした頭痛などが疑われる場合にも，1～2か月後にもう一度受診を勧め検討すべきである．

麻痺
Palsy

児玉　和夫
心身障害児総合医療療育センター／副所長

1．診断のチェックポイント
a．小児の中枢神経起因の麻痺

麻痺 palsy とは，神経系から筋肉に至るなんらかの異変により，本来の運動機能が部分的あるいは全面的に遂行できなくなる状態をいう．一定の運動遂行機能が残されている場合，不全麻痺 paresis と呼ぶこともある．異変には，中枢神経系発生過程での形成異常，呼吸性，循環性，髄液循環性，感染・炎症性，代謝性，破壊性，外傷性，免疫アレルギー性，有害物質など多くの要因がありえる．

大脳皮質の運動野に限局された異変は，対応身体部位の運動障害が症状となるが，脳神経支配領域のなかには左右重複支配を受けている部位も少なくないため，一側性の中枢神経異変では症状が目立たないことがある．これは顔面神経支配の一部，嚥下・構音関係などでみられるが詳しくは関係項目に譲る．

異変が前運動野や補足野などに生じた場合は，特定の運動神経支配領域の単純な運動障害ではなく，複合化された運動構成の障害となってくることもある（例：弁蓋部の異変では構音障害を伴い，運動失語状態を作りだすことがある：弁蓋部症候群 operculum syndrome）．

異変が大脳皮質の感覚野や連合機能関連部位に生じた場合に，直接の運動麻痺ではないが，運動を構成できない，開始できないといった運動プログラム構成および遂行の異常を生じることがある＝運動失行．この場合は単純な運動は可能な場合が多く，麻痺とは区別されるが，発達途上の小児においては麻痺との区別も責任病巣部位の特定も難しいことが多い．

大脳皮質レベルから下降する錐体路に異変が生じた場合，痙縮を伴った痙直麻痺が生じてくるが，特定の錐体路線維に限定した異変にはなりにくいため，症状の局在性は必ずしも明瞭とはいえない．また運動関連の神経支配は錐体路のみによって担われているとはいえないため，完全に運動機能を失うということは少なく，一定の変則的な形での動きが残ることも多い．

上記に重なるが，運動の異常のなかには，背景に痙縮があるタイプ（臨床的には痙性あるいは痙直型と称す），アテトーゼに代表される不随意運動があるタイプ，失調が主要症状であるタイプ，などがある．痙縮が純粋に出現するより固縮と組み合わさることが多く，臨床的には痙直強剛麻痺とされることが多い．これらの運動異常を示す小児の中枢性運動障害の代表は脳性麻痺 cerebral palsy である．この場合麻痺という用語のなかに，中枢神経系の異常が示すさまざまな運動障害が含まれることになる．

小児の中枢神経起因の麻痺の場合，発達による変化も考慮されなければならない．発達初期に発症している脳性麻痺の場合は，乳児期からの運動発達過程のなかで症状も変化していく．姿勢や運動パターンの変化，アテトーゼ型にみえてしだいに痙直型になっていくといった性状の変化，低緊張から緊張亢進といったトーヌスの変

化などがみられる。

小児の麻痺のなかにはてんかん発作の後遺症として生じるToddの麻痺のように一過性に生じるものもある。もやもや病の一過性循環障害発作の後で一過性の片麻痺が生じる場合があるが，時には永続性の麻痺となることもある。Sturge-Weber症候群のような一側性の脳血管障害を起こす皮膚神経症候群の一部でも同様な状態が生じうる。また交代性片麻痺のように，麻痺側が変化するものもある。

滑脳症のように大脳皮質の広範囲な形成障害があるときは，運動そのものを構成することができず，発達初期のころには単なる運動発達遅延にみられがちであるが，幼児期以降は痙性が出てきて結果的に四肢麻痺となっていくことがある。広範囲な脱髄疾患の場合は，しだいに痙直四肢麻痺が目立ってくることもあるが，はじめは単麻痺や片麻痺から始まることもある。

b．麻痺の分布

運動麻痺は，その分布に仕方によって，単麻痺monoplegia，片麻痺hemiplegia，三肢麻痺triplegia，対麻痺paraplegia，両麻痺diplegia，四肢麻痺quadriplegia，重複片麻痺double hemiplegia，とに区別される。

単麻痺は四肢のなかの一肢の運動障害を症状とする。

片麻痺は左右のどちらか一側の半身麻痺である。ほとんどの場合歩行機能は獲得できるか，回復可能になるので臨床上は上肢機能障害のほうが問題となってくる。

三肢麻痺は，四肢のうち三肢に障害がある状態である。純粋に三肢に関連した中枢神経の局在性変異でも生じうるが，上肢機能障害が非常に軽い両麻痺と片麻痺が共存している場合もある。

対麻痺は，体幹から下肢にかけての一定レベルから下が麻痺，上が正常という障害分布を指す。中枢神経系の変異の場合，このように正常と障害の明瞭なレベルによる差を示すことはまれであり，対麻痺は基本的には脊髄での変異による。

両麻痺は，主に両下肢の障害に加え，相対的には軽度であるが体幹から両上肢の障害も加わった状態である。上肢障害が非常に軽いと対麻痺に近づき，重度であると四肢麻痺に近づく。

四肢麻痺は，四肢体幹全体の機能障害状態をいう。両下肢の機能障害が両上肢より重度であると両麻痺となるが，実際には上肢と下肢の機能の質的な差もあり明確な区別は難しい。四肢麻痺にみえていてもリハビリテーションや姿勢の補助などで両上肢の機能を向上させることができれば両麻痺に近づく。逆に両麻痺であっても加齢変化や知的後退などで上肢の使用機会が減っていけば四肢麻痺となる。

重複片麻痺は，用語としては使われないこともあるが，一般的には両上肢の機能障害が両下肢より重度である場合に用いられる。この場合も両上肢機能が改善すると両麻痺に変化することがある。

c．麻痺の性状

麻痺は神経系のなんらかの変異により生じる一定範囲の運動機能の障害であるが，その性状により痙直型，不随意運動型，失調型などに分類される。不随意運動や失調は狭義の麻痺とはいえないが，脳性麻痺のように臨床的には一括して扱われることが多い。単麻痺，両麻痺，片麻痺は原則的には痙直型であるが，片側性アテトーゼ，失調性両麻痺なども存在する。

d．脳性麻痺の診断

脳性麻痺 cerebral palsy は，受胎から新生児期（生後4週以内）までになんらかの原因で脳に生じた損傷に起因する，永続する姿勢postureおよび運動の障害である（1968年厚生省脳性麻痺研究班の定義の要約）。1980年代には可及的早期にその診断ないしスクリーニングをして早期訓練に乗せることで，障害を予防ないし大幅改善が期待できる，とされさまざまな診断方法が提唱されていた。1975年代後半に日本に紹介されたボイタVojtaの7つの姿勢反応によるスクリーニング法では新生児期からでも脳性麻痺になる可能性を指摘できるとされた。最近ではプレヒテル Prechtl が研究してきた胎児から新生時期にかけてのgeneral movementの解析を応用して，生後のかなり初期から脳障害の後遺症を予測できるという考えが提唱されている。しかし現実にはボイタ法にしても生後4か月以前に確実に脳性麻痺への可能性を示すのは困難であったし，general movementの解析はまだ評価が定まっていない。早期訓練で脳性麻痺を予防するということも難しいことがわかってきた。今日では重度例を除き，生後4か月以前にかなりの確立で診断を行うのは難しいとされるようになった。NICUにいる段階から特に早産児への理学療法を開始する機関が増えているが，一般的に発達援助を行うためのもので脳性麻痺の診断に基づいて行われているわけではない。

脳性麻痺の症状は早産低体重出生で超音波やMRIでPVL（脳室周囲白質軟化症）が認められる例では，修正月例で4か月ごろからしだいに両下肢の痙性徴候が目立ってくるし，特に骨盤の動きの乏しさが目安になる。ただし下肢の伸展緊張の亢進という両麻痺の特徴は早期には目立たず，股関節は外転屈曲し，むしろ低緊張に見えることもある。多くの例で下肢が内転し痙性伸展が目立ちだすのは修正月例6か月を過ぎるころとなる。非常に軽い場合は，1歳を過ぎないと明らかでない場合もあ

る。PVLを伴う早産低体重出生児の場合は比較的容易であるが、在胎30週前後に循環障害を起こし、PVLを生じたものの妊娠は継続して出産が満期になり、早産児同様の脳性麻痺症状を示すことがある。

成熟児低酸素脳症が主要な原因となると不随意運動型あるいは痙直型との混合タイプ、などになるが、それぞれ重度である場合の診断は困難ではない。ただし軽度のアテトーゼ型麻痺の場合は、初期は低緊張を伴う運動発達の遅れに見えることもあり、診断が1歳を過ぎることもある。黄疸による不随意運動主体の脳性麻痺は現在では例外的存在となっている。

重度低酸素脳症の場合、脳幹障害も生じて呼吸・嚥下機能が影響を受けることもある。ただし周産期仮死が脳性麻痺の直接の原因である率は80％以下といわれ原因確定は慎重に行う必要がある。片麻痺型の多くでは画像診断で一側性の損傷所見が見られるが、周産期に異常臨床症状を有さないことが多く、画像診断なしでは生後4か月ごろまでは診断がつかないことが多い。6か月を過ぎれば左右差を伴う症状の確認は容易となる。

失調型の場合は初期には低緊張性運動発達遅延の形をとることが多いうえに、典型的な小脳性失調症の形を初期から見せることは少なく、企図振戦などは初期にははっきりしないことが多い。このため多くの例では、立位から歩行に至る過程での発達の遅れにより疑いが持たれ、実際の診断はさらに後になることがある。

背景に滑脳症のような大脳皮質形成異常があるとき、しばしば初期には単に精神運動発達遅延だけの症状を示し、後に下肢または四肢の痙性徴候が出てくることがあるが、脳の画像診断で確定される。

2．脳性麻痺と他疾患との鑑別診断

脳性麻痺とほかの中枢神経疾患による発達障害との鑑別は原因が明らかでない場合は、困難なことも多い。原因が明らかと思われても、例えば周産期仮死の場合、主要な原因は別にある場合もあり、改めて原因検討を要する場合がある。

成熟児出生で下肢の痙直麻痺を示す場合に、家族性対麻痺が含まれている可能性がある。弛緩性か痙性も示す対麻痺例で脊髄に因がある場合もある。

一見早期に重度の障害を示す例のなかに、Krabbe病のような代謝異常が含まれていることがある。筋緊張性筋萎縮症なども初期には極端な運動発達障害と呼吸・摂食等の障害を伴った重度脳性麻痺と思われることがある。その他乳幼児期から発達障害を見せるほとんどの疾患が鑑別対象となってくるので、特に原因が明らかでない場合、脳性麻痺の診断名を早期につけるのには慎重で

なければならない。

失調型脳性麻痺の場合、その原因は多様である。先天性非進行性小脳失調症も一応脳性麻痺のなかに含めているが、原因不明のことも少なくない。小脳症状を含む症候群の数は非常に多いため、多面的な検索が必要になってくる。Dandy-Walker症候群やChiari奇形を伴う場合もある。アミノ酸代謝異常で失調症状をもつものも多いが、症状としては小脳性症に類似していて糖鎖欠乏性糖蛋白症候群であった例もある。初期から眼振が目立つ場合Pelizaeus-Merzbacher病も鑑別対象になってくる。2歳を過ぎてくると血管拡張性失調症なども鑑別の対象となってくる。

3．診断がつかないとき

脳性麻痺の診断がつかなくても、発達障害としての課題は共通しているので、診断過程と平行してリハビリテーションを基盤としながらの総合発達援助を開始していくことになる。姿勢安定、さらに全身の運動、摂食や呼吸の安定、視聴覚刺激、母子関係育成援助などは新生児期からでも必要があれば開始していくべきであろう。

顔面神経麻痺
Facial nerve palsy

福田 諭
北海道大学大学院／教授

1．緊急処置

意識障害、呼吸循環障害、痙攣などをきたしている場合には、必要に応じて一般的な気道確保、静脈確保、酸素投与などを施行する。また病歴より重症筋無力症が疑われる場合には、抗アセチルコリン剤の投与が必要である。

2．診断のチェックポイント

小児の顔面神経麻痺はそれほど多い疾患とはいえないが、一方決してまれな疾患でもない。また臨床的には成人の顔面神経麻痺と異なり、注意を要する点も含まれる。

a．小児顔面麻痺の特徴と診断のポイント
1）特徴

①患児は自ら麻痺を訴えることはない。特に幼児では訴えが少ないため、発症日時が特定しがたい。
②小児の顔面皮膚には弾力があり、静止時の麻痺が目立ちにくく、また指示に従えないため、表情スコアの診断が困難で、麻痺程度の正確な把握が難しい。泣いた

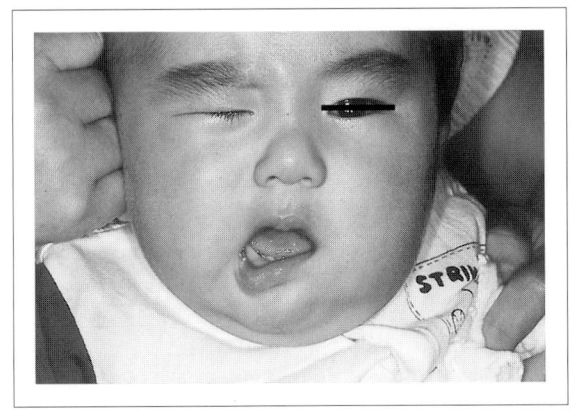

図 左顔面神経麻痺症例(8か月, 男児)
泣いたときに, 麻痺がはっきりする.

③電気生理学的検査が実際には困難で, これに伴い重症度・早期予後診断や治癒判定が困難であることが多い. また麻痺の責任部位診断も難しい.

④先天性や中耳炎性や症候性麻痺(頭頸部腫瘍, 白血病など)があり, これらを念頭に入れて, 原疾患の発見を念頭に置く(表1).

⑤両側性麻痺では表情運動が少々低下していても, 麻痺に気付くことが遅れてしまう.

⑥頭頸部奇形, 分娩時の状態など, 他の合併症の有無が問診で重要である.

⑦治療法が確立しておらず, また治療そのものに非協力的である.

b. 随伴症状

聴覚, めまい, 痛みなど診断に必要な随伴症状につき訴えることがない. 小児でもフレンツェル鏡下の眼振検査や聴性脳幹反応(ABR)で聴覚の検査は必要に応じて行う.

c. 視診

①一側性か両側性か
②中枢性(前額に皺がよる)か末梢性(前額に皺がよらない)かを, 可能な限り調べる.

d. 検査

①抗VZV-IgG, IgM抗体などのウイルス抗体価を検査する.
②必要に応じてCT, MRIなどの画像検査を行う.

3. 原因

成人に比べて小児特有の先天異常に起因する麻痺症例の占める割合が多い. また, 中耳炎や腫瘍などによる

表1 小児の顔面神経麻痺の原因

先天性
・先天性片側下口唇麻痺
・第1・2鰓弓症候群(Goldenhar症候群, 小耳症など)
・Möbius症候群
・Treacher Collins症候群
・Bonnerve-Ullrich症候群
・サリドマイド症
・脊髄空洞症・延髄空洞症
・Chiari奇形

感染性
・Bell麻痺
・Ramsay Hunt症候群
・Guillain-Barré症候群
・ウイルス感染症(ポリオ, 水痘, EBウイルス(伝染性単核球症), ムンプス, エンテロウイルス, その他)
・中耳炎(急性, 真珠腫性)
・髄膜炎
・急性灰白髄炎
・Lyme病
・細菌感染症(乳様突起炎, 耳下腺炎, 結核など)
・マイコプラズマ感染症
・サルコイドーシス

外傷性
・分娩外傷
・側頭骨・顔面外傷(側頭骨骨折などの骨折)
・手術, 試切によるもの

腫瘍性
・神経芽細胞腫, 脳幹グリオーマ, 聴神経腫瘍, 髄膜腫, 横紋筋肉腫, 星状細胞腫, 動静脈奇形, その他
・白血病(中枢性, 側頭骨あるいは耳下腺浸潤)

その他
・中枢神経疾患の一症候として
・Melkersson-Rosenthal症候群

「症候性」の麻痺が多い. 相対的に特発性顔面神経麻痺(Bell麻痺)やRamsay Hunt症候群の占める割合が低くなるが, Bell麻痺が頻度として一番多いのは成人と同じである. 表1に, 小児の顔面麻痺をきたす疾患の一覧を示す. また表2に, 北海道大学医学部附属病院耳鼻咽喉科外来における15歳以下の小児顔面神経麻痺症例(1996〜2003年)55例の臨床統計を示す. やはりBell麻痺が最も多く64%を占めるが, 一方小児の特徴である, 原因が先天性や中耳炎性のものも認められる.

4. 鑑別のポイント

①先天性か後天性か
②中枢性か末梢性か

以上が主要な鑑別点となるのでこの点に留意する.

抗ウイルス剤の進歩も目覚ましいので, ウイルス性の急性期かどうかの判断も重要である.

表2 北大耳鼻咽喉科における小児の顔面神経麻痺症例の内訳

Bell麻痺	35例
（HSV再活性化あり）	(3)
（Mumps罹患後）	(2)
（CMV感染後）	(1)
Ramsay Hunt症候群	2
Zoster sine herpete	11
水痘	1
先天性	4
中耳炎	2
計	55例

（15歳以下。北大耳鼻咽喉科1996.1～2003.1含他院からの紹介症例）

5．診断がつかないとき

年齢や患児の状態によるが，必要に応じてCT，MRIなどの画像検査や，抗ウイルス抗体価を含めた血液検査，聴性脳幹反応（ABR）などの電気生理学的検査を施行する。最終的に診断がつかないときや，治療に反応せず逆に悪化するときなどは，専門医・専門機関に紹介する。

筋力低下・筋萎縮
Muscle weakness・Muscle atrophy

永井利三郎
大阪大学大学院／教授

小児における筋力低下の評価は，特に新生児や乳児においては困難であり，観察が重要である。新生児では姿勢や自発運動の低下で気付かれることが多い。乳児ではフロッピーインファントや，運動発達の遅れを主訴として健診でチェックされたり，一般外来を直接受診する。

1．問診のポイント
a．新生児・乳児期

妊娠中の母の状態，感染症，周産期の胎動，出生時啼泣の元気さ，呼吸の補助が必要であったかなど分娩前後の状態を聞く。泣き声，哺乳の状況，あやしたときの反応，睡眠時の閉眼，周囲の刺激への反応などをチェックする。先天性一過性重症筋無力症や先天性筋緊張性ジストロフィー症では，母の問診と観察が診断に重要である。

表1 徒手筋力テストによる筋力の評価

5(normal)	強い抵抗に抗して動かせる。
4(good)	中程度の抵抗に対して打ち勝って動かせる。
3(fair)	重力に抗して動かせるが，抵抗を与えると動かせない。
2(poor)	重力に抗さない角度なら動かせる。
1(trace)	筋収縮のみ触知できる。
0(zero)	筋収縮できない。

b．年長児

発症の経過が急であるのか，徐々に起こってきたか，発症前の発熱や感染症の有無，症状の日内変動，易疲労性，同年齢の小児と比較して運動能力がどうか，知的障害やほかの神経症状の有無，家族歴などをチェックする。

2．診察のポイント
a．筋の診察

筋の診察は，①筋力，②筋緊張，③筋萎縮の評価からなる。

1）筋力

(1) 年長児：年長児や協力可能な幼児では，できるだけ徒手筋力評価マニュアル（表1）に基づいて行う。外来診察場では，上肢の挙上，肘関節の屈伸力，握力，下肢では，登はん性起立の有無（Gowers徴候），座位や立位での姿勢，歩行姿勢などの評価を行う。易疲労性が疑われるときは，階段の上り下りなどの繰り返し運動をさせることで評価する。

(2) 新生児・乳児：重力に抗して四肢の動きが可能か，また刺激やオモチャを使っての自発運動における四肢や体幹の動きを観察する。筋力の左右差があると，弱力のある側は使いたがらない。ミオパチー顔貌（表情が乏しく，口を開けていることが多い）や，高口蓋の有無に注意する。

2）筋緊張(tonus)

筋緊張は，筋の固さ，筋の被動性，伸展性の3要素からなる。

(1) 筋の硬さ：筋を直接触診して判断する。筋ジストロフィー症では，筋線維の萎縮と結合織の増加により，硬く触れる。触診は筋を緊張させた状態で触れると判断しやすい。アキレス腱を伸展させるとひらめ筋の触診が容易である。SMA（脊髄性筋萎縮症）1型では，筋はマシュマロ様に軟らかく触れる。

(2) 筋の伸展性：関節の可動域を評価する。腱や結合織疾患，Down症では，伸展性が亢進しているが，筋力は通常正常である。

(3) 被動性：関節をすばやく動かして他動的な力に対する関節の振れの度合いを見る。

　(4) 筋緊張低下の診かた：自発的な体動の減少，屈筋優位の姿勢の消失，蛙肢位(flog leg position)があるかに気をつけてみる。次に他動的に動かして筋緊張をみるとともに，引き起こし反射の低下，二つ折れ現象，スカーフ徴候，loose shoulder などをチェックする。

3) 筋萎縮

　(1) 顔面筋の萎縮：表情が乏しく，閉眼も困難になる。開口していることが多い(咬筋の萎縮)。福山型先天性筋ジストロフィーでは，顔面筋罹患により，ふっくらした頬が特徴。

　(2) 上肢の筋萎縮：近位筋の萎縮では，肩周囲の骨突起が容易に観察され，loose shoulder を見る。肩を後ろに反らすと，肩甲骨が浮き出て見える。遠位筋では，猿手(母指球筋，小指球筋の萎縮)やカフス型の筋萎縮(前腕遠位側の筋萎縮)をみる。

　(3) 下肢筋の萎縮：近位筋の萎縮では，殿部の筋萎縮を観察する。デュシェンヌ型筋ジストロフィーでは大腿の萎縮が顕著であり，下腿は偽性筋肥大を示す。一般に末梢神経障害による萎縮は遠位筋優位である。

b．深部腱反射・病的反射

　新生児・乳児では評価は難しいが，膝蓋腱反射は確認できることが多い。左右を比較しながらチェックする。消失の判定には慎重を要する。年長児では，すべての反射が評価できる。錐体路障害や脊髄障害では発症初期は不定であるが，経過とともに亢進する。末梢神経障害では消失する。

1) 病的反射

　錐体路障害を示唆する所見である。新生児ではBabinski 反射が生理的にも出現するので注意する。

c．歩行パターン

　歩行開始間もない時期の急性の筋力低下は，歩かなくなることが主訴になることがある。1歳半での未歩行は病的な原因を考慮する。また年長児では，障害の病態によって異なる歩行パターンを示す。下肢の筋力低下では，動揺性歩行や steppage gait を示す。

d．その他の症状

　知的障害を疑う症例では，心理発達テストを行う。聴力。ミトコンドリア病では，多毛，剛毛をみることがある。

3．鑑別診断に必要な検査

1) 血液電解質

　周期性四肢麻痺を疑う患者では，繰り返しチェックが必要である。

2) 筋逸脱酵素

　CK は筋破壊に伴う疾患で上昇する。溶血やサッカーなどの激しい運動の後，全身強直性痙攣の後などに高値を取ることが多く注意が必要。逆にベッカー型筋ジストロフィーでも安静の後は高値をとらないことがある。

3) 乳酸・ピルビン酸

　安静時の採血を心がける。ミトコンドリア病では髄液の値も調べる。

4) アミノ酸分析，有機酸分析

　著しい原因不明の筋緊張低下では，検査を進める。

5) 染色体検査

　多くの染色体異常症が，幼児期に筋緊張低下を示す。

6) 筋電図，末梢神経伝導速度

　神経筋疾患を疑う場合は必須の検査である。

7) 大脳，脊髄の画像検査，血流検査

　局所神経症状を示す例に対しては，画像検査を必ず行う。脱髄の評価には，MRI(FLAIR 法)が有用である。

8) 筋生検

　考えられる疾患の遺伝子診断が否定的で，1歳半までに独歩しない患児は，2歳をめどに筋生検を考慮する。次子を考慮する際には，実施を早めることがある。

9) 神経生検

　末梢神経障害において，病態，重症度，予後の判定のために行う。侵襲的検査であり，適応の判断は慎重を要する。

10) 遺伝子検索

　多くの疾患について，遺伝子検査が可能になってきているが，高価であることと，その後の遺伝カウンセリングを考慮し，十分に説明してから慎重に行う。

4．筋力低下を示す疾患の鑑別診断

a．フロッピーインファントの鑑別(表2)

　新生児期早期あるいは乳児期早期より，全身の筋緊張低下がみられる児を総称して，フロッピーインファントと呼ぶ。神経原性や筋原性疾患に比して，中枢神経障害や染色体異常症では筋力低下が著明でないことが多い。

1) 緊急処置

　フロッピーインファントは種々の全身疾患の症状として新生児〜乳児期にみられ，原因は多岐にわたる。先天性筋緊張性ジストロフィーや新生児一過性重症筋無力症など，出生時に著しい全身の筋緊張低下を示す例では，呼吸不全に陥るため，呼吸管理に全力を挙げながら，平行して診断を行う。

2) 主な疾患と鑑別のポイント

　(1) 脊髄性筋萎縮症(Spinal Muscular Atrophy；SMA)：Werdnig-Hoffman 病，SMA1型：脊髄前角の運動神経

細胞の脱落が主病変。乳児期早期に発症し，筋弱力が急速に進行し，早晩人工換気をしなければ延命が困難になる。妊娠中の胎動減少に気付かれることが多く，典型的な蛙肢位をとる。遺伝子で確定診断する。

(2) **先天性筋ジストロフィー**：福山型先天性筋ジストロフィーでは乳児期早期から近位筋優位の筋緊張低下を示す。精神発達遅滞は必発であり，画像上，大脳皮質形成異常を伴う。

(3) **先天性非進行性ミオパチー**：新生児期から呼吸障害，嚥下障害を呈する重症型があるが，多くは良性先天型である。乳児期早期からの筋力，筋緊張低下があり，独歩後も姿勢異常や階段昇降困難がある。無力顔貌，高口蓋を認める。

(4) **先天性筋緊張性ジストロフィー**：多くは，本症の母親から生まれた児であるが，母親は自覚しておらず，母親を診察して，筋緊張所見に気付かれることも多い。児は著しい筋緊張低下のため，出生時にしばしば呼吸管理を要する。

(5) **脳性麻痺**：周産期に重症仮死や頭蓋内出血があった新生児は，生後早期は全身の筋緊張低下を示していることが多い。アテトーゼ型(非緊張型)や失調型脳性麻痺では，筋緊張低下を認める。

b．年長児の急な筋力低下を示す疾患(表3)

緊急の診断治療を要する場合が多い。

1) 主な疾患の鑑別のポイント

(1) **Guillain-Barré症候群**：多くの症例において，ウイルス感染や胃腸炎などの先行感染をみる。末梢神経伝導速度の低下が診断上重要である。

(2) **炎症性筋疾患**：急性～亜急性に発症するが，慢性の経過を取るものもある。筋力低下は全身性のことが多いが，局所性にみられることもある。腱反射は低下しない。皮膚症状や筋痛，CKの上昇をみる。筋生検で確定診断する。

(3) **ADEM(急性散在性脳脊髄炎)**：高熱，頭痛に伴って，多彩な神経症状を呈し，筋力低下を呈することもある。多発性硬化症との鑑別はしばしば困難であり，経過をみながら判断する。

(4) **重症筋無力症**：日内変動を伴う筋力低下が特徴である。腱反射は正常である。球症状を伴う場合は，診断を急ぐ。テンシロンテストを行う。テストの実施においては，ビデオや写真を撮っておく。筋電図や血中自己抗体を参考にして診断する。

表2 出生後早期の筋緊張低下症(病変による分類)

大脳皮質	特発性精神遅滞，中枢神経障害(周産期脳障害，水頭症)
基底核	アテトーゼ型脳性麻痺，核黄疸
小脳	小脳低形成
脊髄	外傷(脊髄横断)
脊髄前核細胞	脊髄性筋萎縮症(Werdnig-Hoffmann，SMA1)
末梢神経	先天性髄鞘形成不全ニューロパチー
神経筋接合部	新生児一過性重症筋無力症
筋	先天性筋緊張性ジストロフィー，先天性ジストロフィー症 先天性ミオパチー
腱・支持組織	Ehlers-Danlos症候群，Marfan症候群
遺伝子疾患	染色体異常(ダウン症など)，先天奇形症候群(Prader-Willi，Angelmanなど)
代謝性疾患	アミノ酸代謝異常，Lowe症候群，Zellweger症候群，有機酸血症 GM1ガングリオシドーシス，セロイドリポフシノーシス，糖原病 ミトコンドリアミオパチー
内分泌疾患	甲状腺機能低下症
心疾患	先天性心疾患

表3 年長児の急な筋力低下

深部腱反射低下～消失			
1．末梢神経障害	Guillain-Barre症候群		上行性の弱力，髄液の蛋白増加，手袋状の知覚障害，末梢神経伝導速度低下
深部腱反射正常～軽度低下			
2．神経筋接合部	重症筋無力症		眼瞼・球症状，アセチルコリン受容体抗体，テンシロンテスト，特有の筋電図所見
	有機リン中毒		呼吸筋麻痺，縮瞳，流涎，下痢，意識障害，頻脈，血圧上昇
	ボツリヌス菌中毒		腹痛，下痢，散瞳，視力障害，軟口蓋麻痺，呼吸筋麻痺，四肢麻痺，誘発筋電図のLambert-Eaton現象
3．筋疾患	炎症性筋疾患		皮疹(皮膚筋炎)，筋痛，対称性の筋力低下，他の膠原病の合併，筋電図で主として筋原性変化
	周期性四肢麻痺		発作性，間欠性の四肢の筋力低下。血清K値の異常を伴うことが多い。ストレスで誘発
腱反射所見は不定			
4．脊髄疾患	膿瘍，腫瘍，血管奇形		膀胱直腸障害，脊髄画像診断，障害レベルに応じた感覚障害

表4 年長児の慢性の筋力低下

深部腱反射　低下～消失		
1. 脊髄前角障害	脊髄性筋萎縮症	近位筋優位の筋力低下，顔面筋・球筋罹患，縮筋電図で高電位所見（＋），筋束攣縮
2. 末梢神経障害		
軸索性	HMSN Ⅱ	手袋状の感覚障害，足・足指の変形，筋電図高振幅（−），神経伝導速度低下軽度
脱髄性	HMSN Ⅰ	手袋状の感覚障害，筋電図高振幅（−），神経伝導速度低下高度
	CIDP	2か月以上続く1肢以上の末梢神経性運動感覚障害，末梢神経伝導速度の低下
深部腱反射　正常～軽度低下		
3. 筋疾患	皮膚筋炎	皮疹，筋痛，CK高値，筋電図正常，筋生検
	筋ジストロフィー	筋萎縮著明，CK高値，遺伝子診断，（筋生検）
4. 神経筋接合部	重症筋無力症	症状の日内変動，時に球症状，テンシロンテスト，抗アセチルコリン受容体抗体
深部腱反射　亢進		
5. 脊髄疾患	腫瘍，膿瘍，血管障害	節性感覚障害，側彎　神経因性膀胱直腸障害，脊髄画像検査
6. 中枢神経疾患	奇形，脳腫瘍，周産期脳障害	麻痺，知的発達障害，脳画像検査

(5) **脊髄障害**：血管障害や膿瘍などの急性の脊髄障害においては，当初障害部以下の全知覚脱失，麻痺，腱反射消失，病的反射出現がみられるが，経過とともに腱反射が亢進し，膀胱直腸障害が出現する。

c. **年長児の慢性の筋力低下を示す疾患**(表4)

急性疾患が長期に経過する場合と，徐々に進行する疾患がある。

1) 主な疾患の鑑別のポイント

(1) Duchenne型筋ジストロフィー(DMD)：進行性筋ジストロフィーの中で最も頻度が高い。乳児期には通常異常がなく，3〜5歳に走行や階段昇降の困難を訴えて受診する。Gowers徴候，動揺性歩行をチェックする。初期には著しいCK高値をみる。遺伝子診断で確定できない症例は，筋生検を行う。

(2) 脊髄性筋萎縮症(Spinal Muscular Atrophy)，Type Ⅱ：intermediate type，Type Ⅲ：Kugelberg-Welander病では，症状は徐々に進行する。指の振戦，舌の萎縮，筋線維束性攣縮(fasciculation)がみられ，側彎が進行する。

(3) Charcot-Marie-Tooth病：徐々に進行する両側下肢遠位部の筋力低下，筋萎縮，知覚障害，足の変形を主徴とする。

(4) 慢性脱髄性炎症性ニューロパチー(CIDP)：発症から2か月以上，症状が続くことが診断の条件になっており，徐々に発症する例では診断は容易であるが，急性に発症し，治療を先行させる例では，長期経過のなかでCIDPの診断にいたる場合がある。

(5) 脊髄障害：腫瘍や膿瘍などの慢性に経過する脊髄障害は，しばしば診断が困難である。障害レベルに応じた腱反射の亢進，病的反射の出現，筋弱力，知覚障害がみられる。

不随意運動
Involuntary movement

木実谷　哲史
島田療育センター／院長

1. 緊急処置

来院時に不随意運動を認める場合，全身状態をよく把握して，バイタルサインをしっかり確認することが大切である。意識がはっきりとしていてバイタルサインに異常を認めない場合は緊急性は少ないので，通常の診療と同様に外来，あるいは入院で順序立てて検査を進めていく。

2. 診断のチェックポイント
a. 総論

①意図して行っている運動(随意運動)か，意図しないで行っている運動(不随意運動)かを見極めるのが難しい。不随意運動が起こるとき，それを覆い隠すように意図して随意運動を混ぜることがあり，よく鑑別することが重要である。本人の顔の表情も参考にして，不随意運動を見極める。

②自分1人の判断で，不随意運動を舞踏運動，アテトーゼ，ミオクローヌス，チックなどに当てはめるのは危険である。

③とりあえず不随意運動の詳細をありのままに記述し

ておくのがよい．ビデオに記録して，専門家と相談したり，研究会のセッションで供覧して正しい分類を行うように努める．

④2種類以上の不随意運動の要素が混在していることも多い．（例えば舞踏運動とアテトーゼの混在）

⑤不随意運動が，感染症，神経伝達物質の異常，代謝疾患，薬物中毒など多くの疾患の一部分症状であることも多く，不随意運動のみにとらわれずに既往歴，家族歴，現症，理学的所見をていねいにとることが大切である．

⑥不随意運動の起源は基底核と考えられているが，基底核を構成する核同士の関連や，基底核と小脳，視床，大脳皮質との関連で異常運動は表出されており，単に基底核のみの異常で不随意運動が起こっていると考えてはならない．

b．各論
1）舞踏運動
出現間隔も大きさもまったく不規則で，唐突な印象を与える筋の不随意な収縮運動である．速さはチックやミオクローヌスとアテトーゼとの中間にあたる比較的速い動きである．軽度のものでは，なんとなく落ち着きがない，ボタンがうまくはめられない，食事の際によくこぼす，字がうまく書けないなどの症状で見逃されている場合もある．本人の訴えや親の観察が重要である．椅子に座らせてゆったりとさせた後，手足を進展させ舌を口唇の間から出させる緊張を強いる形を取るように指示することにより，舞踏運動が目だつようになる．検者の手を握るように指示すると，一定の力で持続的に握り続けることができない（舞踏病性把握）．

2）アテトーゼ
速さは舞踏運動と比べて遅く，主動筋と拮抗筋が同時に収縮するため運動は不規則，非律動的で絶え間のない，力の入ったぐねぐねした運動である．何かをするように指示したり精神的な緊張を強いたりするとアテトーゼは増悪する．睡眠中はほぼ消失する．

3）ミオクローヌス
不規則で極めて速い動きでしばしば繰り返す単一のあるいは複数の筋収縮であり，体のどこでも起こり得る．

4）チック
運動性チックと言語性チックに分けられる．運動性チックは顔面，頸部，肩を主とする筋群で起こる同一型で速い運動である．電撃性の速さのものが多い．持続時間は1秒以下のものから数分にわたって集中することもある．ある程度意志によって抑制することができる点が特徴である．言語性チックは同一型，短時間，不規則に起こるが，集中して起こることもある．のどを鳴らす，鼻をする，ほえる，咳をするなどの種類がある．

3．不随意運動をきたす疾患
a．舞踏運動
①Huntington 病
②歯状核赤核淡蒼球ルイ体萎縮症（DRPLA）
③小舞踏病（Sydenhan 舞踏病）
④脳血管障害
⑤脳性麻痺

b．アテトーゼ
①脳性麻痺
②脳血管障害
③脳炎・脳症
④薬剤中毒
⑤変性疾患・代謝異常症

c．ミオクローヌス
①てんかん性ミオクローヌス
②生理的ミオクローヌス
③本態性ミオクローヌス
④症候性ミオクローヌス

d．チック
①心因反応
②Tourette 症候群

4．鑑別のポイント
a．舞踏運動
1）遺伝性疾患
Huntington 病と DRPLA が代表的な疾患である．いずれも常染色体優性遺伝なので，家族歴をしっかりとることが重要である．家族歴は1回の診療で得る情報では不完全であることが多く，医師と患者や患者家族との信頼関係のうえに信頼できる情報となることがしばしばである．

（1）Huntington 病：成人になってから発症し舞踏運動に加えて精神症状や痴呆を伴うことが多い．

20歳未満で発症する若年型では，舞踏運動の頻度は低く筋固縮を伴うことが多い．遺伝子診断で最初のエクソン内にCAGの3塩基よりなる反復配列を有する．正常ではこのリピート数は35回以下であるが，患者では36回以上に増加している．

（2）歯状核赤核淡蒼球ルイ体萎縮症（DRPLA）：発症年齢は小児期から成人期まで幅が広く，基本的な臨床症状としては，小脳失調，ミオクローヌス，てんかん発作，精神発達遅滞・痴呆，舞踏運動，アテトーゼ，精神症状などが挙げられる．臨床的な特徴として表現促進現象があり，これは世代を経るに従って発症年齢が若年化

することである。これはCAGリピート数が世代間でさらに増加することによる。この疾患では，CAGリピート数が54～79リピートと，健常者の2～3倍に増加している。

2）脳血管障害
舞踏運動で初発するもやもや病は，頻度は少ないが大切な鑑別疾患である。ほかに尾状核の梗塞などがある。

3）小舞踏病（Sydenhan 舞踏病）
リウマチ熱の主項目の1つである。最近では咽頭培養による原因菌の同定，効果的な抗生物質の十分な期間の投与によってリウマチ熱に外来で遭遇することはまれになった。Huntington病に対比されて小舞踏病と呼ばれる。

b．アテトーゼ
1）脳性麻痺
原因が周産期脳障害，特に核黄疸によるものがよく知られている。アテトーゼ型脳性麻痺では痙縮型脳性麻痺に比べて被殻と視床病変が強い。また核黄疸症例では淡蒼球内節とLuys体に変化が強い。

2）脳血管障害
視床，橋，脳幹の梗塞，出血や，もやもや病，脳動静脈奇形でみられる。

3）薬剤性・中毒性
フェニトイン，L-ドーパ，抗精神病薬，CO中毒などでみられる。

4）変性疾患・代謝異常症
DRPLA，Hallervorden-Spatz病，Wilson病などでみられる。

c．ミオクローヌス
電気生理学的に，てんかん性ミオクローヌスと非てんかん性ミオクローヌスに分類できる。非てんかん性ミオクローヌスとしては，生理的ミオクローヌス，本態性ミオクローヌス，症候性ミオクローヌスがある。

1）てんかん性ミオクローヌス
脳波の情報が最も大切である。通常は発作間欠期脳波をとるが，発作時脳波をとるのが理想である。ミオクローヌス以外の診察所見，病歴からてんかん性ミオクローヌスの診断をつける。良性のてんかん症候群の1つである乳児良性ミオクロニーてんかん以外は難治性のものが多いので，ミオクローヌスを主体とするてんかんと診断した場合は，てんかんの専門医に紹介するのが好ましい。

2）生理的ミオクローヌス
入眠時，睡眠時，驚愕時，不安時，疲労時に認められる。

3）本態性ミオクローヌス
特定の状況で起きるのではなく，ミオクローヌス以外に家族歴，既往歴，ほかの症状のないもの

4）症候性ミオクローヌス
たくさんの変性代謝疾患がある。発症年齢が特異的であったり，診察所見が特徴的であったりして比較的原因疾患をしぼり込みやすい。一般身体症状，眼球運動の異常，眼底所見，精神症状，知的退行の有無，失調などの点に特に注目する。

d．チック
1）Tourette 症候群（GTS）
小児期に発症し寛解・増悪を繰り返し1年を超えて持続する2種以上の運動性チックと，言語性チックを主症状とし注意欠陥多動症候群（ADHD）や強迫神経症（OCD）など情緒・行動障害を併発する。わいせつな内容や相手に攻撃的な言動を口にする汚言症（Coprolalia）は有名であるが，必発項目ではない。

歩行障害
Gait disturbance

武岡　正方
ハーバード大学／インストラクター

1．緊急処置
歩行障害は脳・脊髄・末梢神経・神経筋接合部・筋・支持組織（骨・靭帯・関節など）のいずれの障害でも起こりうる。急性に症状の進行がみられる場合は早急に検査と対症的な緊急処置を行う必要がある。特に頭痛，嘔吐，運動麻痺，意識障害，痙攣，呼吸障害などを伴う場合は，頭蓋内出血，水頭症，脳炎，髄膜炎，Guillain-Barré症候群，重症筋無力症，ボツリヌス中毒などを考え，速やかに頭部CT，髄液検査などを行い，呼吸・循環管理，鎮痙薬投与などを行う必要がある。

2．診断のチェックポイント
まず，以下に歩行の正常発達におけるポイントを挙げる。

①通常は1歳6か月までには歩行可能となる。最初は歩幅が大きく，腕を高く構えるhigh-guarded gaitである。その後肘を曲げ，腕を中程度にまで降ろすmedium-guarded gaitを経て約6か月後には腕を持ち上げないno-guarded gaitに進化する。

②直線歩行における軽度のふらつきは9歳以前では異常ではない。

③つま先歩き，踵歩きは3歳以降に可能になる。

表1 歩行障害における診断のチェックポイント

1. 問診
   - 現病歴：誘因(先行感染症状，薬剤，中毒，外傷，環境，予防接種など)，症状の発症〔急性(1週間以内)，亜急性(3週間以内)，慢性〕，症状の進行(進行性・非進行性・間欠性・反復性)，随伴症状(頭痛，嘔吐，痙攣，意識障害，発熱などの感染症状，膀胱直腸障害，感覚障害)
   - 既往歴：基礎疾患〔中枢神経系疾患(脳腫瘍，脊髄腫瘍，てんかん，精神運動発達遅滞)，全身性疾患〕，周産期異常
   - 成長・発達歴：特に歩行開始時期
   - 家族歴(特に同様な症状・中枢神経疾患に注意)
2. 歩行の観察
   - 静止時立位：体幹の動揺，アキレス腱の緊張，Romberg徴候，Gower徴候，片足立ちなど
   - 歩行状態：歩行のリズム・左右差・ふらつき，姿勢(前彎・後彎・側彎)，骨盤の左右の揺れ，腕の振り，歩幅(前後・左右)，下肢の挙上の程度，足部の内反/外反/尖足/下垂，つま先歩行・踵歩行・直線歩行・つぎ足歩行
3. 歩行の形態
   - 直線歩行は協調運動障害(小脳病変など)で障害される。
   - つま先歩行，踵歩行では下肢の筋力が反映される。
   - つぎ足歩行，片足跳びは軽度の筋力低下，協調運動障害，痙性麻痺などで障害される。

表2 歩行障害を生じる病態

1. 歩行障害は以下の病態で生じる
   - 筋力低下
   - 筋緊張低下
   - 筋緊張亢進
   - 協調運動障害
   - 骨・支持組織の異常(疼痛を含む)
   - 電解質異常などの全身性疾患
   - ヒステリーなどの精神科の疾患
2. 病態生理上のポイントをいくつか列挙する
   - 1つの病巣により，複数の病態を生じる場合が多い。
   - 錐体路障害(大脳・脳幹・脊髄を含む)では筋力低下のほか，筋緊張の異常を伴うことが多い。急性期では筋緊張低下(弛緩麻痺)，慢性期では亢進を生じることが多い(痙性麻痺)。
   - 錐体外路障害では筋力低下を伴わずに筋緊張の異常を生じることが多い。
   - 筋力低下や筋緊張低下・筋緊張亢進でも協調運動障害を生じる。これらがなくとも，感覚障害や小脳・前庭機能障害などによる失調でも協調運動障害を生じる。
   - 運動性の末梢神経障害では筋力低下と筋緊張低下を生じる。感覚性の末梢神経障害では特に触圧覚が障害される場合，協調運動障害を生じる。運動神経と感覚神経の両者が障害されることが多く，筋力低下，筋緊張低下，協調運動障害が混在することが多い。
   - 神経筋接合部・筋肉の障害では筋力低下，筋緊張の異常を生じるが，感覚障害は伴わない。筋力低下による協調運動障害はみられる。
   - 骨・支持組織の異常では筋力が正常でも関節可動域の制限や関節支持の脆弱性などにより，歩行障害を生じる。
   - 全身性疾患では筋力・筋緊張低下から歩行障害を生じることがある。

④片足立ちは3歳では3秒ぐらい可能であり，片足跳びは4歳で3回以上可能である。

表1に歩行障害における診断のチェックポイントを挙げる。

3．歩行障害がみられる疾患

歩行障害はさまざまな疾患・病態で生じるため，特定の疾患を個別に鑑別していくと，重要な疾患を見逃す危険が高い。病態・障害部位別に大きなカテゴリーで鑑別していくことが重要である。表2に病態生理のポイントを挙げ，それらを考慮して表3に障害部位別に疾患をまとめる。

頻度などから考えると，骨・支持組織の障害，錐体路障害，小脳疾患，末梢神経障害，筋疾患などが重要である。見落としてはならない重要な疾患については後で別に述べる(表6)。

4．鑑別のポイント

表4に病態生理から考えたアプローチの例を示す。表5では鑑別のための主な検査を列挙する。表6に特に早急に診断する必要がある，見落としてはならない重要な疾患の鑑別のポイントを示す。

5．診断がつかないとき

①急性に症状が進行する場合：Guillain-Barré症候群や重症筋無力症など，急速に筋力低下が進行する場合，呼吸筋麻痺より呼吸不全を生じることが考えられるので速やかに呼吸・循環のサポートを行う必要がある。この場合，呼吸・循環のサポートを確保してから診断のための検査などを続ける。

②進行性の脳圧亢進症状があり，頭蓋内の占拠性病変が疑われる場合は速やかに脳外科医の診療を求める。

③四肢・股関節など疼痛があり，整形外科的疾患が疑われる場合は速やかに整形外科医の診療を求める。

④慢性の歩行障害があり，診断がつかない場合はリハビリテーションを行いつつ，症状の推移を観察する。

⑤リハビリテーション(理学療法・作業療法・言語聴覚療法)では，各施設や養護学校などと十分に連絡を取ることが重要である。

表3 歩行障害を生じる疾患(部位別)

- 錐体路障害(大脳・脳幹):奇形,腫瘍,出血,梗塞,外傷,感染症,炎症性疾患,薬剤性,中毒性,先天性代謝異常(ミトコンドリア脳筋症など)
- 錐体外路障害(大脳・脳幹・小脳):舞踏病(Huntington,リウマチ熱)など
- 小脳疾患:奇形,腫瘍,出血,梗塞,外傷,感染症,炎症性疾患,薬剤性,中毒性,「急性小脳失調」,脊髄小脳変性症
- 脊髄疾患:奇形,腫瘍,出血,梗塞,外傷,感染症,炎症性疾患,薬剤性,中毒性
- 脊髄前角細胞障害:ポリオ,筋萎縮性側索硬化症,脊髄性筋萎縮症(Werdnig-Hoffman 病,Kugelberg-Welander 病など)
- 末梢神経障害:Guillain-Barré症候群,遺伝性運動感覚ニューロパチー(Charcot-Marie-Tooth 病など),炎症性・中毒性・薬剤性末梢神経障害,CIDP(慢性炎症性脱髄性多発性神経炎),先天性代謝障害(Refsum 病など)など
- 神経筋接合部疾患:重症筋無力症,ボツリヌス中毒,Eaton-Lambert 症候群など
- 筋疾患:筋ジストロフィー(Duchenne・Becker 型,Emery-Dreifuss 型,筋緊張性ジストロフィー,先天性筋ジストロフィーなど),多発性筋炎・皮膚筋炎,感染性筋炎,薬剤性・中毒性筋炎,チャンネル障害(先天性ミオトニー(Thomsen 病)や周期性四肢麻痺など)など
- 骨・支持組織の障害(疼痛を含む):骨系統疾患,奇形,腫瘍,出血,梗塞,外傷,炎症性疾患,薬剤性,中毒性
  (具体例)大腿骨頭すべり症,先天性股関節脱臼,中毒性滑膜炎,Legg-Perthes 病,骨髄炎,骨折,靱帯損傷,内反足・外反足など
- 全身性疾患:先天性代謝異常,低カルシウム血症などの電解質異常
- ヒステリーなど精神科的疾患

表4 歩行障害の鑑別のポイント

1. 総論
病態生理から考え,以下の順に考える。
1) まず筋力低下の有無で考えてみる。
2) 筋力の次は筋緊張の状態で分類する。
3) その後は協調運動障害の有無などで考える。
2. 各論
(1) 筋力低下(+):
- 筋緊張亢進(痙性麻痺):錐体路障害(脳・脊髄疾患),全身性疾患(先天性代謝異常,電解質異常など),チャンネル障害など
- 筋緊張低下(弛緩麻痺):錐体路障害(脳・脊髄疾患)・脊髄前角細胞障害・運動神経障害・神経筋接合部疾患・筋疾患,全身性疾患(感染症,先天性代謝異常,電解質異常など),チャンネル障害など
- 筋緊張正常:錐体路障害(脳・脊髄疾患)・脊髄前角細胞障害・運動神経障害・神経筋接合部疾患・筋疾患,全身性疾患(先天性代謝異常,電解質異常など),ヒステリーなど精神科の疾患

(2) 筋力低下(−):
- 筋緊張亢進:錐体外路障害,全身性疾患(先天性代謝異常,電解質異常など),薬物中毒,チャンネル障害など
- 筋緊張低下:錐体外路障害,小脳疾患,全身性疾患(感染症,先天性代謝異常,電解質異常など)など
- 筋緊張正常:錐体路障害(脳・脊髄疾患)・脊髄前角細胞障害・運動神経障害・神経筋接合部疾患・筋疾患,小脳疾患,感覚障害,全身性疾患(感染症,先天性代謝異常,電解質異常など),骨・支持組織障害,疼痛,ヒステリーなど精神科的疾患

表5 鑑別のための主な検査

- 頭部 MRI,CT(緊急時は CT のほうが早くできるが,余裕があれば MRI のほうが好ましい)
- 脊髄 MRI(特に膀胱直腸障害がみられ,脊髄病変が疑われる場合は早急に)
- 脊髄ミエログラフィ(脊髄病変が疑われる場合:できれば MRI のほうが好ましい)
- 下肢の X 線(骨・支持組織の障害を必ず鑑別する)
- 血液検査(血算・一般生化学),CK,アルドラーゼ,必要に応じ,アミノ酸分析,乳酸・ピルビン酸,特殊検査(先天性代謝病;酵素活性,遺伝病;遺伝子検査など)
- 髄液検査(培養検査・細胞数・タンパク・糖,必要に応じ細胞診,ミエリン塩基性タンパク(MBP),オリゴクローナルバンド,乳酸・ピルビン酸,アミノ酸分析,ヘルペス PCR など)
- テンシロンテスト
- 筋電図・末梢神経伝導速度
- 脳波,誘発電位(視覚・体性感覚),聴性脳幹反応
- 筋生検・末梢神経生検

表6 早急に診断する必要がある重要な疾患の鑑別のポイント

- **頭蓋内出血**（硬膜外血腫・硬膜下血腫・脳出血・クモ膜下出血）：外傷などでは頭蓋内出血に注意する。乳幼児では常に虐待の可能性も考える。急速に出血部位が拡大し，脳圧亢進を生じることが考えられるので頭蓋内出血が疑われる場合，特に急速に症状が進行している場合は至急頭部CTを撮影し，必要に応じて呼吸・循環器のサポートを行う。
- **脳梗塞**：大きな領域の梗塞では意識障害・脳圧亢進を生じ，呼吸不全を生じることがある。また，脳幹の梗塞では嚥下障害・呼吸不全などを生じるため，早急に呼吸・循環器系のサポートが必要になることがある。
- **水頭症**：乳児では大泉門膨隆・頭囲拡大をきたす。急性増悪では意識障害・脳圧亢進症状を生じるので注意が必要である。
- **髄膜炎・脳炎**：乳児では大泉門膨隆・頭囲拡大をきたす。意識障害・感染徴候・痙攣・脳圧亢進症状・髄膜刺激症状に注意する。
- **Guillan-Barré症候群**：腱反射は減弱から消失し，下肢から上行性の麻痺を認める。呼吸麻痺に進行することも少なくない。しばしば上気道炎や胃腸炎（特にキャンピロバクター）などの先行感染に続発する。小児では歩行障害，疼痛，顔面神経麻痺などで気付くこともある。
- **重症筋無力症クリーゼ**：しばしば上気道炎や胃腸炎（特にキャンピロバクター）など先行感染によって増悪する。特に基礎疾患として重症筋無力症がある患者では注意する。
- **ボツリヌス中毒**：Guillain-Barré症候群に類似の症状をきたすことも少なくない。口渇や自律神経症状に注意する。
- **横紋筋融解**：筋疾患・薬剤中毒では筋痛・褐色尿・乏尿などに注意する。

よく転ぶ（年齢に応じて）
Frequent falls

三山　佐保子
東京都立清瀬小児病院／医長

1．診断のポイント

転びやすいことを主訴に来院した場合には，問診と実際の歩行を注意深く観察することが最も重要である。骨・関節，筋肉，末梢神経，脊髄，脳の多彩な病態を鑑別する必要があるため，あらかじめ病変部位を想定してから，血液検査，電気生理学的検査，画像検査など特異的検査を行う必要がある。

a．問診
1）周産期異常，発達遅滞，退行の有無
2）発症様式
　数時間から数日以内の経過で転びやすい傾向が現れたのか，数か月以上の経過で徐々に発症したのか。
3）発症時期
　独歩を獲得したころからずっと転びやすい傾向が続いているのか，いったん正常な歩行を獲得した後，転びやすい傾向が出現したのか。
4）転び方
- つま先が床にひっかかって転ぶ（脳性麻痺や痙性対麻痺による尖足や，遺伝性運動知覚ニューロパチーや腓骨神経麻痺による垂れ足）。使い古した靴の底を観察するとよい。
- まっすぐ歩けず，歩幅が一定せずふらついて転ぶ（小脳障害）。
- 歩行障害がなく，歩行中に突然膝がカクッと屈曲して転ぶ，しりもちをつく（てんかん，特に失立発作）。
- 急に立ち上がったときや短距離走など，急に運動を開始した場合に転びやすい（運動誘発性舞踏アテトーゼ，先天性筋緊張症など）。

5）毒薬物中毒の可能性
　小脳失調や錐体外路症状を呈する薬物を服用していないか（抗てんかん薬，抗精神薬）。重金属，毒物，シンナー中毒の可能性はないか。
6）家族歴
　神経筋疾患，神経変性疾患の有無。

b．診察
1）急性発症の場合
　脳・脊髄の血管障害や炎症など，緊急性のある疾患の可能性があり，入院のうえ，原因を検索する必要があることが多い。まず，麻痺の有無を診断する。歩行を観察することが何より有用である。

（1）麻痺が存在する場合
　対麻痺か，片麻痺かを診断する。脳神経麻痺の有無も重要である。

①対麻痺：純粋な対麻痺で上肢にまったく異常を認めない場合には脊髄病変（脊髄血管障害やADEMなど）を疑う。膀胱直腸障害などほかの脊髄症状を伴うこともある。急速に発症した下肢優位の麻痺があって，腱反射が低下もしくは消失している場合は，Guillain-Barré症候群を考える。上肢にも麻痺が及んでいる場合には，脊髄上位の病変により呼吸筋麻痺の可能性がある。緊急の対応が必要である。

②片麻痺：大脳に病変がある可能性が高い（脳血管障害，もやもや病による一過性脳虚血，ADEM，MELASなど）。病側下肢の腱反射亢進，病的反射を認める。もやもや病，MELASでは，一過性，再発性の麻痺が多い。

（2）麻痺が存在しない場合

起立・歩行時のふらつきや企図振戦などがあれば小脳病変を疑う（小脳血管障害，小脳炎，急性小脳失調，ADEM）。幼若幼児では筋緊張低下のみを認め，企図振戦などの症状を認めないことが多いので注意が必要である。

2）亜急性もしくは慢性の場合

まず診察室で歩行させ，歩行障害の有無を観察する。麻痺や，筋力低下，筋緊張の異常が軽度である場合，明らかな歩行障害がみられないこともある。注意深く骨・関節・筋肉を視診，触診し，腱反射を確認する。独歩を獲得したころから転びやすい傾向が持続した場合と，いったん正常歩行を獲得してから転びやすい傾向が出現した場合に分けて鑑別を進めるとよい。

（1）独歩を獲得したころから転びやすい傾向が持続している場合

歩行を獲得する以前から存在していた異常が歩行により明らかとなった場合が多い。チェック項目別の要点と鑑別疾患は以下のとおりである。

①下肢の形態・関節可動域（X脚，O脚，内・外反足，尖足，先天性股関節脱臼，先天性関節拘縮，先天性半身肥大）

②筋緊張，筋肉量，筋力（筋ジストロフィー，先天性ミオパチー，ミトコンドリア脳筋症などの神経筋疾患）：病初期には正常のことも多いので注意が必要。筋肉をつまんだときの固さ，関節を屈伸したときの抵抗の強さ，関節の過伸展の有無などをチェックする。日ごろ診療で正常児の筋を診察し，経験を重ねておくことも重要である。筋疾患が疑われる場合には，家族歴の聴取が重要

③腰仙椎部（二分脊椎に伴うlipoma，tethered cord）：dermal sinus，下肢腱反射の減弱・消失，下肢の知覚障害，および膀胱直腸障害の有無を確認する。

④精神運動発達（脳性麻痺，精神遅滞，多動など）：筋緊張・腱反射異常，scissoring gaitなどがみられ，運動発達遅滞を伴う場合は，脳性麻痺の可能性がある。周産期異常の有無を問診で確認する。運動発達遅滞では歩行開始が遅れ，独歩獲得初期には転びやすいことが多い。精神遅滞や多動では，周囲への注意が散漫であり，障害物に気付かず転ぶことがある。

⑤その他の所見：白斑，カフェ・オ・レ斑などの皮膚所見（神経皮膚症候群）。小奇形（染色体異常，奇形症候群など）。眼振などの小脳症状（先天性小脳形成異常など）。特異的な不随意運動（Angelman症候群など）

（2）正常な歩行を獲得した後，転びやすい傾向が出現した場合

神経変性疾患などの進行性疾患の可能性がある。すべての年齢において，中枢神経系の血管障害，炎症，腫瘍を鑑別する。チェック項目別の要点と鑑別疾患は以下のとおりである。

①退行の有無（神経変性疾患）

②歩行の観察：steppage gaitと遠位筋の著明な萎縮（遺伝性運動知覚ニューロパチー）。片側性の垂れ足（圧迫性腓骨神経麻痺）。動揺歩行（筋ジストロフィー）。深部知覚障害（脊髄後索障害：閉眼により転倒。暗いところで転びやすい。tabetic gait）。体幹の動揺が強く，片側に転びやすい（小脳腫瘍，脊髄小脳変性症）。

③神経学的所見：頭痛，嘔吐などの脳圧亢進症状（脳腫瘍）。麻痺の有無，分布（四肢麻痺，脳神経麻痺）。筋力，筋緊張，筋肉量，腱反射の異常，病的反射（Babinski反射など）の有無

④眼球運動障害，視力障害，視野狭窄：段差や床の障害物に気付かず，つまずいて転ぶことがある。協力の得られる年長児では，視力・視野検査を行う。協力の得られない幼児では，視野の辺縁におもちゃを提示し，気付くかどうか確認する。眼底検査で視神経萎縮や網膜色素変性の有無を確認する。

⑤低身長などの身体徴候（ミトコンドリア脳筋症）

2．"よく転ぶ"という徴候をきたす疾患

a．急性に発症し，全年齢を通して考慮されるべき疾患

①脳脊髄血管障害（もやもや病，MELASを含む）
②Guillain-Barré症候群
③ADEM
④小脳炎，急性小脳失調
⑤中毒（重金属やシンナーなど），薬物による末梢神経障害，小脳失調

b．独歩獲得時より転びやすい傾向が持続している場合

①整形外科疾患（X脚，O脚，内・外反足，尖足，股関節脱臼，先天性関節拘縮）
②脳性麻痺（脳形成異常を含む）
③先天性筋疾患（先天性ミオパチーおよび筋ジストロフィー）
④てんかん
⑤脳脊髄腫瘍
⑥二分脊椎
⑦ミトコンドリア脳筋症
⑧脊髄性筋萎縮症
⑨神経変性疾患

c．正常歩行を獲得した後，徐々に転びやすい傾向が現れた場合
　①脳・脊髄腫瘍
　②筋ジストロフィー
　③遺伝性運動知覚ニューロパチー
　④神経変性疾患（脊髄小脳変性症を含む）
　⑤てんかん
　⑥圧迫性末梢神経麻痺（腓骨神経麻痺）
　⑦ミトコンドリア脳筋症
　⑧大脳基底核疾患（若年性パーキンソン病，瀬川病，Wilson病，Hallervorden-Spatz病など）
　⑨運動誘発性舞踏アテトーゼ
　⑩先天性筋強直症

3．鑑別のポイント

　筋疾患（ミトコンドリア脳筋症，代謝性筋疾患を含む）が疑われる場合は，血液検査でCK，アルドラーゼ，乳酸，ピルビン酸，血液ガス所見を確認する。CKが高値であれば，筋ジストロフィー，先天性ミオパチーなどを鑑別するため，必要に応じて筋生検や遺伝子検査を考慮する。筋緊張性ジストロフィーや，先天性ミオパチーでは，CKが必ずしも高値とは限らず，臨床所見から疑われた場合には筋電図，筋生検，遺伝子検査を検討する。ミトコンドリア脳筋症が疑われた場合には，髄液中の乳酸・ピルビン酸を合わせて検査することが重要である。遺伝性運動知覚ニューロパチー，腓骨神経麻痺では，末梢神経の電気生理学的検査（神経伝導速度など）が診断に有用である。Guillain-Barré症候群では，末梢神経伝導速度の異常に加え，髄液で蛋白細胞解離が認められる。

　膀胱直腸障害や歩行障害でdermal sinusがみられる場合は，腰仙椎のX線検査により二分脊椎の有無，脊髄MRIによりtethered cord，lipomaの有無を確認する。

　中枢神経系の血管障害，腫瘍を考えた場合は，画像検査（特にMRI）が最初に行われるべき検査である。炎症（ADEM，小脳炎など）では，画像検査に加え，髄液検査が必要となる。もやもや病が疑われた場合には，MRA，脳波（過呼吸によるre-build up）を行い，さらに診断確定には脳血管造影が必要となることが多い。脳性麻痺の診断には臨床経過，診察所見が最も重要であるが，進行性の疾患を除外し，病態をさらに詳細に把握するために画像検査（脳室周囲白質軟化症，脳形成異常），脳波（てんかん）を行うことも有用である。

　てんかんの診断は，問診が重要である。転ぶこと以外に，短時間の意識消失，発作的な筋緊張や肢位の異常など，てんかん発作を疑わせる症状の有無を確認する。て んかんが疑われれば，脳波と画像検査を行う。

　脊髄小脳変性症など，神経変性疾患が疑われる場合には，頭部MRI，電気生理学的検査など非侵襲性の検査をまず行い，さらに診断を確定するために，特異的な酵素診断，生検，場合によっては遺伝子診断を考慮する。遺伝子検査はその功罪について十分な情報を家族に提供し，同意を得たうえで行う必要があり，専門機関に相談するのがよい。

4．診断がつかないとき

a．専門家に相談すべき場合

　精神運動発達に退行がみられる場合は，神経変性疾患の可能性がある。また，脊髄小脳変性症や遺伝性運動知覚ニューロパチーなど，年余にわたって神経症状が緩徐に進む疾患では，発症初期には診断がつきにくいことがある。いずれにしても，明らかに症状が進行し診断がつかない場合には，専門機関，専門医師に相談するべきである。

　精神運動発達の全般的な遅れがあり，顔貌異常などの小奇形を認める場合は，既知の染色体異常や古典的奇形症候群に合致しないかを検討し，奇形学・遺伝学の専門医師にコンサルトするとよい。

b．しばらく経過を観察してよい場合

　運動発達に軽度の遅れのある児が独歩獲得初期に転びやすいことは，よく経験される。血液（CK，ALD，乳酸，ピルビン酸，ガス分析など），画像検査（頭部，必要に応じて脊髄）に異常なく，退行がなければ経過観察が可能であることが多い。乳児期より筋緊張の低下があるが，精神発達が正常で，画像を含めた一般検査で異常が認められない場合には，いわゆる良性乳児筋緊張低下症として経過観察することが可能である。ただし，いずれの場合もcatch-upを確認する必要がある。ミオパチーや神経変性疾患などが疑われた時点で，速やかな対応（特異的検査や専門医師へ紹介など）が必要となる。

からだが柔らかい・硬い
Abnormalities of muscle tonus

乾　幸治
いぬいこどもクリニック／院長

　からだが柔らかい・硬いは筋の緊張の異常を表している。乳児の筋緊張低下は，神経・筋疾患，中枢神経系の異常，結合織疾患など多くの要因でみられ，フロッピーインファントと総称されている。一方からだが硬い場合は，筋緊張の亢進・関節の拘縮により認められるが，頻

度としては1次ニューロンの異常が多い．診断には，家族歴・現病歴，理学的所見，検査と進むが，はじめに双方の診断のチェックポイントを示し，その後，各々につきフローチャートにて診断法を示す．

1．診断のためのチェックポイント
a．家族歴・現病歴
①家族に同様な疾患がないか，②母親の妊娠中・周産期の異常はないか，③症状はいつから出現しているか，④症状は進行性であるのか，⑤精神・運動発達の遅れは，退行はあるのかを問診し，遺伝性の疾患であるのか，神経・筋の変性疾患であるのか，脳性麻痺にみられるような周産期の異常によるのか，を考えながら診断へのプロセスを考える．

b．現症
小児の神経学的な評価は成人のように決まった手順により診察することは困難であるので，診察室に入ってくるときの歩行や抱かれ方，母親から問診するとき患児の体幹の姿勢，表情，目の動き，四肢の姿勢，手の握りの程度を観察し，評価することが重要である．

c．筋の緊張の評価
筋の緊張は，関節の伸展性(extensibility)，筋の硬さ(consistence)，関節のふれ(passivity)で評価される．具体的には，手・足を動かし，検者に感じられる抵抗で評価するが，客観的に評価することは困難で臨床的な経験による．動かす方法も，緩徐に動かしたり，急速に動かしたりしてその抵抗を評価し，鉛管様(固縮)や，折りたたみナイフ様の動き(痙直)がないかをみる．筋の硬さは筋を触診し，弾力性があるのか，マシュマロのようにフワフワしているのかを評価する．

客観的評価としては，関節可動域(range of motion；ROM)がある．その他にも筋力の客観的な評価としてMMT(manual muscle strength test)があり6段階で評価する．重力に対する自発運動があるのが，MMTの3である．

d．筋緊張低下を表す表現
①スカーフ徴候(scarf sign：手を首の回りに持っていくと手と首の間に隙間がなく上肢がスカーフを巻いたようになる)
②踵が耳につく(heel to ear)
③frog position(蛙肢位)：重度では四肢がダランとして，床についた状態
④逆U字型肢位(inverted-U posture)：患児の腹部を支え水平に持ち上げると，フロッピーインファントでは体幹が屈曲し，頭部，四肢が下垂し，横から見ると逆U字型になる．
⑤loose shoulder：患児の両脇を挟み垂直に支えると，フロッピーインファントでは肩が持ち上がり検者の手の間を抜け落ちそうになる．
⑥double folding：足を伸展した座位で，体幹を前屈させると，胸が足，床に着き二つ折れのようになる現象がある．
⑦Gower's徴候(登攀性起立)：筋弱力を表現するもの．筋ジストロフィー患児など筋弱力のある患児で立ち上がるとき自分の足に手をつき，支えて立ち上がる現象．

e．筋緊張の評価
1）腱反射
腱反射は病変部位を推定するうえで重要であり，消失しているのか，減弱，正常，亢進なのかをはっきりさせる．患児が興奮しているときなどは時間を変え，リラックスしている状態で評価する．

2）線維束性収縮(fasciculation)
舌の細かいふるえ，手指の振戦．これが認められると運動神経の異常であり，小児科的には乳幼期から発症するWerdnig Hoffmann病の有力な診断根拠となる．

その他，顔貌異常，奇形，皮膚異常，低身長，頭囲の異常などは，染色体異常，先天奇形に伴う筋緊張異常の鑑別に重要である．

2．からだが柔らかい
a．病歴からのアプローチ
フロッピーインファントは神経・筋疾患が含まれ，遺伝性のものが多く，家族歴が重要である．特に新生児からの発症では，母親が筋緊張性ジストロフィーでないかどうか(本人が自覚していないことが多い)が，診断に役立つときがある．また，筋弱力は軽快してきているのか，進行しているのか，変化ないのかは，診断において重要な要素である．

b．理学的所見からのアプローチ
フロッピーインファントでは一般的には腱反射が低下しているが，これが消失しかつ線維束性収縮が認められれば，神経原性疾患である脊髄性筋萎縮症が疑われる．この疾患は発症時期，症状の重度により3種のタイプに分けられる．

表情に乏しく，細長い顔をし，顔面筋罹患があり，高口蓋があるときは先天性ミオパチーが疑われる．

筋力低下を伴わない原因のなかで多いものは精神発達遅滞に伴うもの，脳性麻痺が多いが，脳性麻痺は周産病歴から疑われる．

c．検査所見からのアプローチ

1）生化学的検査

高クレアチンキナーゼ(CK)血症があるときは先天性筋ジストロフィーを疑う．最近，チャンス高CK血症(GOT，GPT高値より)より，筋疾患が判明することがある．頻度としてはDuchenne型筋ジストロフィーが多い．先天性筋硬直性ジストロフィー，先天性非進行性ミオパチー，代謝性ミオパチーではCK値の上昇はないか，あっても軽度である．乳酸，ピルビン酸が血中，髄液中で高値のときは，ミトコンドリア病を疑い，L/P比が高いとき電子伝達系の異常，低いときはピルビン酸脱水素酵素欠損が疑われる．

2）生理学的検査

その他特殊検査として筋電図があるが，小児では協力が得られず正確なデータが得にくいことがある．役立つ疾患は，重症型筋無力症，筋緊張性ジストロフィー，ミオトニアである．

3）画像検査

筋疾患には中枢神経病変を伴うものがあり，筋弱力のみで説明できない発達の遅れがある場合，CTやMRIを行う．ミトコンドリア脳筋症では基底核の病変や石灰化が認められたり，白質病変が認められたりする．メロシン欠損先天性筋ジストロフィーではミエリンの形成障害がある．福山型先天性筋ジストロフィーでは厚脳回(pachygyria)などの脳回異常をみる．

4）筋生検

診断がつかない場合の補助診断として重要である．特に先天性ミオパチー，代謝性ミオパチーの診断には組織化学的検索が必要であり，凍結固定や，凍結組織が必要となるので，ある程度の可能性の疾患を考え筋生検を行うことが重要である．

d．フローチャートによる診断へのアプローチ

図1にフロッピーを出発点とするフローチャートを示す．理学的所見でフロッピーが確認され，ほかの奇形などないかを確認する．CKの測定を行い，正常であり，奇形があれば染色体異常を疑う．染色体検査でフロッピーをきたす疾患はDown症候群，Pradder-Willi症候群，Angelman症候群(新生児時期では顔貌よりの診断は困難で，染色体検査でのFISH法，遺伝子診断が必要である．Pradder-Willi症候群では新生児期のフロッピーが強く，哺乳障害で疑う)が頻度的には多い．OMIN(online menderian inheritance of man)においてフロッピーで検索すると，先天性のミオパチー，代謝疾患を含め44症候群がhitされるが染色体異常はほとんど出てこない．ROMが増大している場合は，Ehlers-Danlos症候群などの結合織疾患を考慮する必要がある．

CK値が高値の場合は筋ジストロフィーを疑う．小児科領域では頻度が一番多い疾患はDuchenne型筋ジス

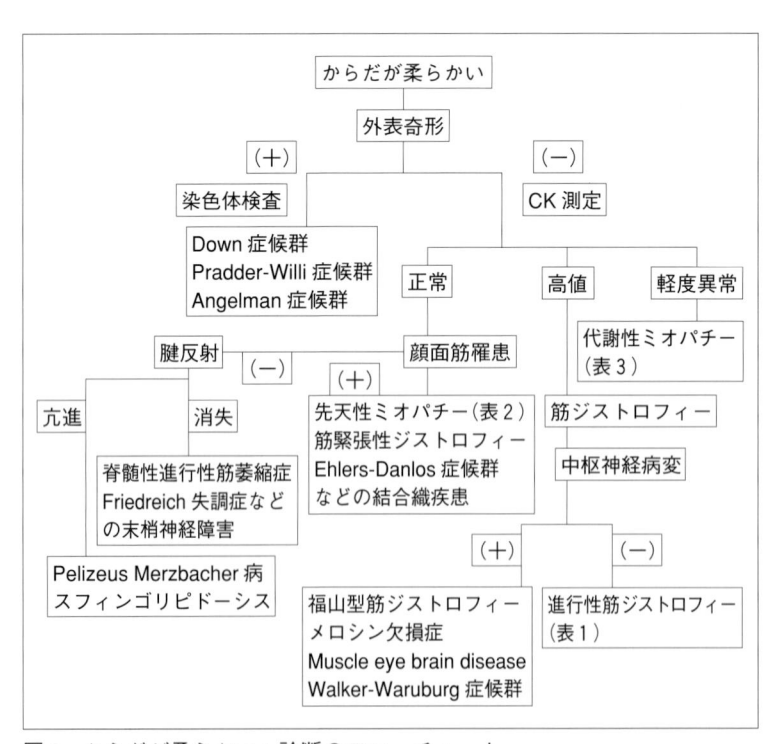

図1　からだが柔らかい：診断のフローチャート

トロフィーであり，その次に福山型筋ジストロフィーが多い．確定診断は筋生検による蛋白の免疫染色もしくは遺伝子診断による．表1に現在判明している筋ジストロフィーを示す．糖原病II型でも軽度CKが上昇する．乳児型は臨床像が特異的であり疑いやすいが，若年型では疑う視点をもって，筋生検するか，酸性αグルコシダーゼを測定しないと診断できない．

CKが正常もしくは軽度上昇する疾患として，先天性筋硬直性ジストロフィー，ミトコンドリア脳筋症を含めた代謝性ミオパチーがある（表2）．これらの疾患は家族歴や精神発達遅延があるので，鑑別に役立つ．確定診断は，遺伝子診断による．ミトコンドリア脳筋症では多くの遺伝子変異があるので，乳酸，ピルビン酸の高値を確認し，臨床的にどの病型に属するかを考え，遺伝子検索を行う必要がある．フロッピーインファントとして症状を呈するものとしては，チトクロームC欠損症やLeigh脳症の病型をとるものがある．ピルビン酸脱水素酵素欠損症（αサブユニット異常症はX染色体劣性遺伝）ではてんかんを呈する女児例も報告されているので注意が必要である．

CKが正常で腱反射が消失し，精神発達が正常で線維束性収縮が認められるときはWerdnig-Hoffmann病を始めとする脊髄性筋萎縮症となる．確定診断は遺伝子診断にて90%遺伝子の欠失で診断できる．線維束性収縮が認められず，顔面筋罹患があるときは非進行性の先天性ミオパチーを考える．確定診断は筋生検，遺伝子診断による．表3に示す．

CKが正常で腱反射が亢進しているときは，精神発達遅延がないかどうかを考え，中枢神経系の病変を考えMRIをとる．ミエリン形成障害があればPelizeus Merzbacher病を，退行現象あり，脱髄所見がMRIや

表1 筋ジストロフィーの分類

1. 性染色体劣性遺伝
   1) Duchenne型　　　　Xp21　　dystrophin
   2) Becker型　　　　　Xp21　　dystrophin
   3) Emery-Dreifuss型　Xq28　　emerin
2. 常染色体劣性遺伝
   1) 肢帯型　フロッピーインファントの症状はほとんどない．多くの病型あり．詳細はhttp://www.ncnp.go.jp/network/sinkei/sikkan.htmなどのホームページ参照
   2) 福山型　　　　　　　9q31　　fukutin
   3) Muscle-eye-brain disease 1p34-33 糖転移酵素
   4) Walker-Warburg syndrome 9q34.1 糖転移酵素
   5) 非福山型　　　　　19q13.3　fukutin関連蛋白
   6) メロシン欠損症　　6q　merosin
   7) ウーリッヒ型先天性筋ジストロフィー　21q22.3 collagen typeVI
3. 常染色体優性遺伝
   1) 顔面肩甲上腕型　　4q-ter ated protein
   2) 肢体型　floppy infantの症状はほとんどない．多くの病型あり．詳細はhttp://www.ncnp.go.jp/network/sinkei/sikkan.htmなどのホームページ参照
   3) 眼・咽頭型 14q11.2-q23 polyA binding protein 2

表2 主な代謝性ミオパチー

1. 筋型糖原病
   - II型　乳児型から成人型まであり，乳児型ではフロッピーインファントである．
   - III型　肝腫大で見つかり，幼少期に筋症状を呈することは少ない．
   - V型　運動時の筋痛，筋硬直，ミオグロビン尿
   - VII型　乳幼児期に筋症状を呈することはまれ
2. 脂肪酸代謝異常症
   - カルニチン代謝異常法
   - β-酸化酵素の異常症
3. 有機酸代謝異常症
4. ミトコンドリア代謝異常症
   - Leigh脳症
   - ピルビン酸脱水素酵素欠損症
   - ミトコンドリアDNA異常症
   - チトクロームC欠損症

表3 先天性ミオパチー

疾患名	遺伝子	遺伝子座	遺伝形式	重症例の存在
ネマリンミオパチー	TPM3	1q22-23	AD	あり
			AR	
	NEB	2q21-22	AR	
	ACTA1	1q42.1	A	
			AR	
	TPM2		AR	
	TNNT1			
セントラルコア病	RYR1	19q13.1	AD	なし
			AR	
ミニコアミオパチー	SEPN1	1p36	AR	
	RYR1	19q31.1	AR	
	?		AD	
ミオチュブラー	MTM1	Xq28	XR	あり
	?		AR	
	?		AD	

TPM3：slow α-tropomyosin gene；NEB：nebulin gene；TPM2：β-tropomyosin gene；TNNT1：TroponinT gene；RYR1：skeletal muscle ryanodine receptor gene；SEPN1：selenoprotein N；MTM1：myotubbularin gene

末梢神経の伝導速度の低下より疑われたらクラッベ病や異染性白質ジストロフィー症を考える。

CKが正常で腱反射が低下し，精神発達が正常で末梢神経の障害が伝道速度低下から考えられたら，Friedreich失調症などの末梢神経疾患を考える。

3．からだが硬い
a．病歴からのアプローチ

頻度的には脳性麻痺が多い。脳性麻痺の診断では，周産期の異常な症状が進行性であるのか，非進行性であるのかが重要である。また，常に硬いのか，寒冷時などあるときに硬くなるのかもミオトニーの鑑別に役立つ。進行性の痙性麻痺や，錐体外路症状がある場合は，遺伝性の脊髄小脳変性症，対麻痺があるので，遺伝形式（優性遺伝が多い）家族歴が重要となる。

b．理学的所見からのアプローチ

からだが硬いとの表現には，筋緊張の亢進があるのか，関節の拘縮があるのか，寒さ，動作開始時に筋が硬くなるのか（ミオトニー），皮膚が硬いのかが含まれるため，いずれの原因であるのかを診察しながら考える。脳性麻痺を疑う場合，さまざまな姿勢反射を行い，異常な姿勢がないかを判定する（ボイター法など）。進行性の痙性麻痺がある場合，その部位を考えながら診察する。ほかの神経症状がないかどうかも重要な手がかりとなる。また1回の診察で評価が困難なときもあり，経過を追って評価することも重要である。関節拘縮が認められるときは，単発性か多発性かを確認し，検査により神経原性か筋原性かを評価するとともに，ほかの症状がないかどうかが重要である。

c．検査所見からのアプローチ
1）生化学検査

CK値は一般的には正常であることが多い。皮膚筋炎や緊張が強い時，軽度上昇することがある。その他，痙性麻痺の症状を呈するミトコンドリア脳筋症ではピルビン酸，乳酸値の上昇が認められる。尿酸値が高いときは，まれな疾患としてLesh-Nyhan症候群がある。硬いというよりはジストニアが症状の中心である。

2）生理学的検査

筋電図が役立つ疾患は，ミオトニー，筋緊張性ジストロフィーである。寒冷刺激によりミオトニーが出現する疾患としては，優性遺伝であるThomsen型がある。

3）画像検査

頻度としては1次ニューロンの異常による疾患が多いので，MRI所見が重要となる。MRIで脳室周囲白質軟化が認められ，早産児である病歴であれば，脳性麻痺の可能性が高い。脳性麻痺の原因はさまざまであり，MRI所見もさまざまである。MRI所見が異常で神経症状が進行性である場合は，リソゾーム病やミトコンドリア脳筋症を疑う。

d．フローチャートによる診断

図2にからだが硬いを出発点とするフローチャートを示す。理学的所見で筋緊張が亢進しているのかを確認し，経過を見て進行性であるか，非進行性であるかを判断する。非進行性の場合は脳性麻痺がほとんどであるため，周産期歴を確認し，ウイルス抗体価などにより原因を検索するとともに，MRIにより病変の程度を評価し，病型を決め訓練施設に紹介する。進行性である場合は，痙性麻痺の部位を理学的に評価するとともに画像で確認

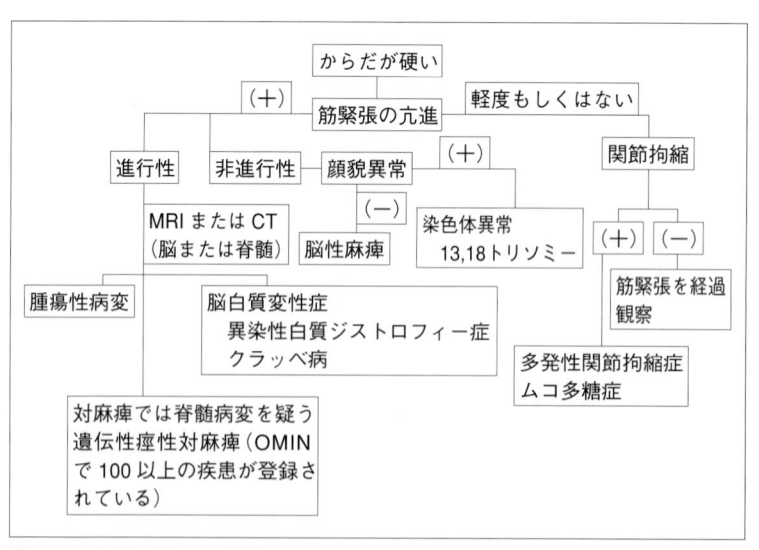

図2　からだが硬い：診断のフローチャート

し，腫瘍がないかを確認する。腫瘍がない場合は遺伝性の変性疾患であることが多く，白質変性症であるのか，その他の神経症状(痙攣，知的異常，小脳症状)がないかを評価し診断する。

知的な発達の遅れ
Mental retardation

橋本　俊顕
鳴門教育大学／教授

1．緊急処置

　知的発達の遅れをきたす疾患の中で緊急の処置を必要とするものとして，痙攣性疾患(てんかん)，頭蓋内圧亢進を起こすさまざまな疾患(脳腫瘍，水頭症，頭蓋内出血など)，代謝性疾患(高乳酸血症，有機酸血症，高アンモニア血症など)がある。これらの疾患では知的発達遅滞のベースに加えて急に嘔吐，痙攣，意識障害，頭蓋内圧亢進症状を伴ってくることがある。

　痙攣，意識障害に対しては気道，呼吸，循環および静脈ラインの確保を図り，検査のための採血を行う。痙攣に対してはジアゼパムを使用する。意識障害に対してはJapan coma scale(付録：表101)で意識レベルを判断する。血液は血糖，電解質，アンモニア，血液ガス，有機酸などの測定を行う。心電図，脳波の記録も行う。

　頭蓋内圧亢進が疑われる状態に対してはまず静脈ラインの確保をし，CT，MRIの記録を行い，脳腫瘍，水頭症，頭蓋内出血(慢性硬膜下血腫)など，外科的処置の必要な場合には，直ちに脳外科に紹介する。

2．診断のチェックポイント

　発達の遅れのパターンを把握することは診断に欠かせない(図)。

　知能発達遅滞を呈する児(表1)の場合，乳児期ではあやしても笑わない，目を合わさない，呼びかけても振り向かないなど反応の乏しさがある。指さし，模倣をしない，言葉の遅れがみられる。筋緊張の低下がみられ，フロッピーであり，一般に知能障害の程度が重度なほどその程度は高度である。フロッピーインファントの状態を示す疾患には表2のようなものがある。首の座り，おすわり，這い這い，歩行などの運動発達の遅れもある。指さしの遅れ，模倣動作の遅れ，言葉の遅れ，睡眠および睡眠・覚醒リズムの障害もよくみられる症状である。

　脳変性疾患，代謝性疾患では正常ないし軽度発達遅滞であった児が，発達の退行を示すことが多い(図)。疾患によっては特徴的な症状として，痙攣，不随意運動，視

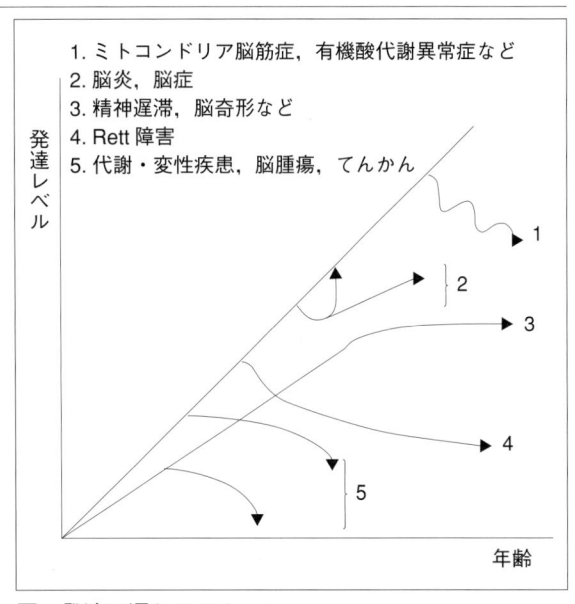

1. ミトコンドリア脳筋症，有機酸代謝異常症など
2. 脳炎，脳症
3. 精神遅滞，脳奇形など
4. Rett障害
5. 代謝・変性疾患，脳腫瘍，てんかん

図　発達の遅れのパターン

表1　知能発達遅滞をきたす疾患

1. 家族性精神遅滞　1%
2. 広汎性発達障害　0.5%
3. てんかん　0.5～0.8%
4. 脳性麻痺　0.8～1/1,000 出生
5. 染色体異常(Down症候群，脆弱X染色体)，遺伝子異常
6. 神経皮膚症候群
7. 代謝・変性疾患
8. 腫瘍性疾患
9. 中枢神経感染症(脳炎，脳症)および後遺症
10. 頭部外傷後遺症

力障害，聴力障害，知覚障害などがみられる。初発症状，症状の出現順序も重要である。

　知能障害の有無は知能テストにより行い，70未満の場合に知能発達の遅れと判断される。知能テストの方法には標準的なものとしてWISC-Ⅲ，WPPSIがあるが，その他鈴木－ビネー，田中－ビネー検査などがある。テストの適応年齢は6歳以上であり，低年齢の者には発達テストが行われる。発達テストには遠城寺式，津守・稲毛式，新版K式，デンバー発達スケールなどがあり，知能テストに準じて利用されている。

　知的レベルの判断は表3に示すような基準でなされる。境界知能，軽度，中等度，重度，最重度に分類される。

表2 フロッピーインファントを示す疾患

1. 付随的な低緊張を伴う麻痺性状態
    1) 遺伝性乳児脊髄性筋萎縮症
        Werdnig-Hoffmann 病
    2) 先天性ミオパチー
        筋構造の異常：nemaline myopathy, mitochondrial myopathy など
        代謝性：糖原病 II，III，IV，周期性四肢麻痺など
    3) ほかの神経・筋疾患
        先天性筋ジストロフィー，先天性筋緊張性ジストロフィーなど
2. 非麻痺性状態：明らかな筋力低下のない筋の低緊張
    1) 中枢神経系の障害
        非特異的知的障害（精神遅滞），脳性麻痺（低緊張型），分娩障害
        頭蓋内出血，無酸素性脳障害，染色体異常症（Down 症候群，その他），代謝性疾患
    2) 結合織異常
        ムコ多糖症，Marfan 症候群など
    3) 代謝，栄養，内分泌疾患
        甲状腺機能低下症，その他
    4) benign congenital hypotonia

（Dubowitz V，1980，一部改変）

表3　知的（IQ）レベルの分類

70～84	境界知能
50～69	軽度
35～49	中等度
20～34	重度
20＞	最重度

3．知能発達遅滞をきたす疾患と鑑別

a．原因不明の精神遅滞（知的障害）

精神遅滞は18歳以前に生じる認知の障害と環境への適応障害と定義され，知的障害の程度は軽く，家族性，社会的，経済的要因によるとみられるものと，知的障害の重度な発生異常やなんらかの出生前要因の想定されるものがある。後者では変質徴候の頻度が高い。前者は約1％の頻度である。極軽度の精神遅滞では小学校に入学してから発見される者もある。診断には言葉の遅れ，落ち着きのなさ，集中力の乏しさ，非常におとなしい，協調運動の遅れなどが目安となる。学習困難，場面緘黙になることもある。

b．広汎性発達障害

DSM-IVでは表4のように5つのサブタイプからなる。Rett 症候群は1998年にX染色体上に遺伝子異常が発見された（MeCP2）。小児期崩壊性障害は進行性の人格，行動の障害を示す。Heller 病とも言われ十分に概念が確立していない。自閉性障害，Asperger 症候群，特

表4　広汎性発達障害（DSM-IV）

1. 自閉性障害
2. Rett 障害（症候群）
3. Asperger 障害（症候群）
4. 小児期崩壊性障害
5. 特定不能の広汎性発達障害

定不能の広汎性発達障害の3つが一般的に自閉症（自閉症スペクトラム）といわれる。診断はDSM-IVの診断基準により行う。社会性の障害が最も重視される。視線が合わない，言葉の遅れ，こだわり，多動性，てんかんなどがみられる。脳波異常も高率である。

c．てんかん

EME（early myoclonic encephalopathy in infancy），大田原症候群，点頭てんかん，Lennox 症候群の年齢依存性てんかんは，ほとんどの例が重度の知能障害を伴う。EMEでは不規則なミオクローヌス，部分発作，脳波上 suppression burst pattern が特徴的である。大田原症候群ではシリーズ形成のない brief tonic spasms，脳波上は suppression burst が特徴的である。点頭てんかんではシリーズ形成の tonic spasms，脳波上のヒプスアリスミアが特徴的である。Lennox 症候群では brief tonic seizure，非定型欠神，ミオクロニー発作がみられ，脳波上は diffuse slow spike and wave が特徴的である。

乳児重症ミオクロニーてんかんは熱性痙攣（1～2か月の短い間隔で起こる）として初発し，初期には脳波にも異常がみられないが，1歳過ぎにミオクロニー，部分発作，二次性全般化発作が出現してくる。脳波上では全般性棘徐波，多棘徐波と焦点性棘波，光過敏性がみられるようになる。発作のコントロールは困難で知的発達も遅れてくる。

CSWS（徐波睡眠時に持続性棘徐波を示すてんかん），Landau-Kleffner 症候群，欠神発作重積，複雑部分発作重積は認知の障害を起こしてくる。脳波検査が必須であり，それぞれに特徴的な脳波所見を呈する。早期に発見して適切な治療をすることが大切であり，知的レベルの低下を防ぐことができる。

d．脳奇形，奇形症候群，染色体異常，遺伝子異常

染色体異常症で最も頻度が高い（600人に1人）のはDown 症候群である。特徴的顔貌（釣り上がった目，低い鼻根，丸顔，著明な短頭など），さまざまな変質徴候，筋低緊張で疑われる。染色体検査で確信される。21-トリソミーが最も多い。

脆弱X症候群は，欧米ではDown 症候群に次いで多

い染色体異常といわれており，男性1,000～2,600人に1人の頻度である．わが国ではそれほど多くはない．長い顔，顔面正中部の低形成，大きな耳介，家族性にみられる，睾丸が大きいなどの特徴的症状がみられる．10～15％に自閉症がみられる．FISH法またはFMRX遺伝子の3塩基繰り返し配列の過剰な延長により確診される．

Prader-Willi症候群（1万人に1人），Angelman症候群（3万人に1人）はともに15番染色体長腕11-13の欠失で生じる．

筋疾患として先天性筋ジストロフィー（福山型），Duchenne型筋ジストロフィー，ミトコンドリア脳筋症などに注意すべきである．

脳形成異常も鑑別の対象となる．遺伝子異常による滑脳症，脳細胞移動障害，その他のさまざまな脳奇形があるが画像診断が有用である．

e．脳性麻痺

脳の障害による運動および姿勢の異常が主な症状であるが，多くの例で知的障害，てんかんを起こしてくる．運動麻痺の分布による分類，筋緊張の異常による分類がなされる．乳児期早期には筋の低緊張，運動発達の遅れがみられる．正常ではみられない異常な運動パターンすなわち異常な筋緊張，異常な姿勢が誘発される．PVL（脳室周囲白質軟化症）によるものでは痙性両麻痺となることが多く，てんかん，視覚性の認知障害を伴うことも多い．MRIでは脳白質容量の減少，脳室壁の不整，T2強調画像で脳室周囲の高信号域，脳梁の低形成がみられる．

f．神経皮膚症候群

神経線維腫症I型は2,500～3,500人に1人の頻度であり，皮膚に径が5mm以上のカフェ・オ・レ斑が6個以上あり，知的障害，てんかんを伴うことが多い．末梢神経に沿って神経線維腫ができる．結節性硬化症は7,000人に1人の頻度であり，軽症なものと重度のものがある．点頭てんかんを起こしやすく，初期には皮膚所見では葉状の白斑，CT，MRIでは脳室周囲の石灰化，脳の結節が特徴的である．9q34.3と16p13.3での遺伝子異常がある．点頭てんかん，知的障害を起こしやすいものとして，頻度は少ないが線状皮脂腺母斑症，伊藤白斑（hypomelanosis of Itoh）もある．Sturge-Weber症候群では三叉神経領域に単純性血管腫がみられ，同側の脳にも血管腫ができ難治性のてんかん，知能障害の原因になるので早期のてんかん外科の適応となる．早期の手術的対応により知的障害を防ぐことも可能である．

g．代謝・変性疾患

頻度的には比較的まれな疾患であるが，多くの例で知能，運動発達の退行を示すことから注意が必要である．Krebbe病，異染性白質ジストロフィー，副腎・白質ジストロフィー，Tay-Sachs病，Gaucher病，Niemann-Pick病，高乳酸血症，有機酸代謝異常症，ムコ多糖症，アミノ酸代謝異常症その他があり，それぞれの診断に役立つ特徴的な症状がみられることもある（表5）．

h．腫瘍性疾患

脳腫瘍による知的障害，脳腫瘍の治療過程において生じる認知の障害が考えられる．また，白血病などの神経系以外の腫瘍性疾患の抗癌剤，放射線療法などによる脳障害からくる知能障害がある．

i．中枢神経感染症（脳炎，脳症）および後遺症

脳炎，脳症後遺状態として知的障害を生じる以外に，治療可能または進行を抑制することが可能なヘルペス脳炎，亜急性硬化性全脳炎（SSPE）を早期に診断することは大切である．ヘルペス脳炎では片側側頭葉の感染による脳波，画像上の特徴を捉えること，脳脊髄液からのヘルペスウイルスDNAの検出が診断上重要である．SSPEでは周期性の脳波変化，血清，脳脊髄液の麻疹抗体価の上昇が診断上重要である．

j．頭部外傷後遺症

近年，交通事故の増加による頭部外傷は増加しており，それに伴って小児においても後遺症による知的障害，記憶・認知障害，記憶障害などが増加している．

表5 先天性代謝・変性疾患の主な症状

症状	疾患
1. 知能遅滞，退行	多くの疾患
2. 発育障害	多くの疾患
3. 嘔吐	高アンモニア血症，有機酸代謝異常症，ガラクトース血症，楓糖尿病，高乳酸血症
4. 下痢	先天性乳糖不耐症
5. 肝腫大	チロシン血症，糖原病，ガラクトース血症，リピドーシス，Wilson病，ムコ多糖症
6. ちぢれ毛	Menkes病
7. 粗野な顔つき	ムコ多糖症，ムコリピドーシス
8. 白内障	ガラクトース血症
9. 水晶体脱臼	ホモシスチン尿症
10. 骨変形	ムコ多糖症
11. チェリーレッドスポット	リピドーシス
12. 自傷	Lesch-Nyhan症候群
13. 尿路結石	シスチン尿症
14. 聴覚異常	ムコ多糖症（難聴），Krabbe病（音に過敏）
15. 視覚異常	Wolman病，副腎白質ジストロフィー

4. 診断がつかないとき

知能障害の原因がつかめず診断がつかないケースは、先天性奇形症候群、代謝・変性疾患によくみられる。小児期崩壊性障害と代謝・変性疾患との鑑別も大切である。症例の発達歴、症状、検査結果の見直し、家族歴のより詳細な聴取、経過を追っての症候の見直しが欠かせない。歯状核赤核淡蒼球ルイ体萎縮症のように子が親より先に発症する場合もある。現時点で得られている病歴、症候、検査所見から確実に鑑別できる疾患と鑑別できない疾患を明瞭に区別することが重要である。

最も心がけるべきことは、知能障害が進行性であるのかそうでないのかの鑑別であり、進行性である場合には特に脳腫瘍やてんかん、一部の代謝異常症、感染症のような治療可能な疾患を見逃さないようにすることである。

次いで適切な療育、教育訓練を継続して行うことも欠かせないものである。医学的に経過をみながら、できるだけ早期に療育施設への紹介を行い言語訓練、運動訓練などへの導入が必要である。

ことばの遅れ
Delayed speech

加我　牧子
国立精神・神経センター／部長

ことばの遅れには、言語(language)の遅れと話しことば(speech)の遅れがある。アメリカのRapin医師は、言語発達について心配すべき時期として、①1歳で指さしがない、②1歳半で単語がない、③2歳で二語文がない、④3歳で内容に前後関係がなく、知的でない、コミュニケーションに使用されない言語であるという4点を挙げている。最近では自閉性障害の療育のための早期診断の必要性からアメリカ神経学会ならびに小児神経学会の自閉症委員会の基準として①12か月までに喃語、指さしがまったくない、②16か月までに単語が1つも出ない、③24か月までにおうむ返しでない二語文がまったくない、④その年齢であろうとも、またどんな形であろうとも言語や社会的能力の喪失があった場合は直ちに評価を行うことが絶対適応であるとされた。

1. 緊急処置

ことばの遅れにはさまざまな原因があり、それぞれに対応が異なる。治療や教育の開始が1日でも早いほうが良いのか、それとも月単位、年単位で療育にふさわしい場所をゆっくり探したほうが良いのかを決定する必要がある。救急外来でいう緊急処置とは異なるが、ことばの遅れの原因が聴覚障害と自閉症の場合は、至急対応が必要である。

2. 診断のチェックポイント

ことばの遅れの原因を考えつつ待合室での様子、診察室での様子を観察し、診断に必要な検査につなげる。指さしてたずねるかどうかは言語発達を考えるうえで大事なmile stoneである。

a. 全般的な行動観察のポイント
　表1に示す。
b. 聴覚障害の有無についてのチェックポイント
　表2に示す。
c. 正常発達の範囲かどうかのチェック
　表3に示す。

3. ことばの遅れをきたす疾患

精神遅滞、自閉症・広汎性発達障害、発達性言語遅滞

表1　全般的な行動観察のポイント

1. 診察室内の動きは自然か？動きが多すぎたり少なすぎたりしないか？
2. 来院した保護者に対して自然な甘えがあるか？
3. 医師の話し掛けに対して自然な応答があるか？
4. 医師の指示に従えるか？
5. 保護者の指示に従えるか？
6. 保護者の話しかけに対して自然な応答があるか？
7. 視線があうか？
8. 診察室内外の音に注意を向けるか？
9. おもちゃや絵本などに興味を示すか？ぱらぱらめくるだけか？
10. おもちゃを使って遊べるか？

表2　聴覚障害の有無についてのチェックポイント

1. 難聴のリスクはあるか？
   1) 家族歴の難聴の存在
   2) 両親の血族結婚
   3) 妊娠中の母胎感染症(風疹、梅毒、サイトメガロウイルスなど)
   4) 高ビリルビン血症
   5) 顔面口腔領域の奇形
   6) 低出生体重児
   7) 周産期仮死、無酸素症、アシドーシス
   8) 機械的人工換気
   9) 新生児期重症感染症
   10) 聴器毒性薬剤の使用
2. 月齢や年齢にふさわしい音や声に対する反応の発達を理解し、これから大きくはずれていないか確認
3. 聞こえが悪いようだという保護者や保育者の訴えに十分注意を払う。

表3　正常発達の範囲かどうかのチェック

1. 生後1か月で乳児は呼吸運動に伴う機械的な啼泣とは異なる非叫喚発声を出し始める。
2. 生後3か月では自発的・反応的に発声がみられ，喃語が出現する。
3. 4か月ごろには盛んに声を出す。
4. 6か月ごろには mamama, bababa など喃語を反復するようになる。
5. 7か月位になると他人の声にも注意し始め人のことばをまねているような発声がみられるようになる。自分の名前に反応したり，「ダメ」ということばが禁止の意味を持つことが分かったりし始める。
6. 10か月の終わりまでにはいろいろの音がつながっていかにも「お話をしている」という感じになる。
7. 12か月ごろ何か物や人に結びついたことばを一つ，二ついえるようになる。
8. 12か月を過ぎるころに「おいで」や「ちょうだい」の理解ができるようになる。
9. その後，次々に新しいことばを聞いては単語を増やしていくが，12～15か月の幼児ではことばの数は個人差が大きい。
10. 18か月ごろまでには「お目目どれ？」「お耳はどれ？」という問いかけに指差して答えるようになる。
11. 2歳までにはいくつかの絵の名前をいえるようになり，名前をいわれると絵を指すことができる。
12. 1歳半から2歳には二語文が話せるようになる。2歳には養育者の二語文の質問が理解できる。
13. 3歳になると大小などの対立概念，色などの物の性質や属性，数の概念がわかるようになる。
14. 4歳頃には言語機能の基本的なわくぐみを獲得しての会話が可能となる。

(運動型, 感覚型)，聴覚障害，環境性・心因性言語遅滞などが考えられる。脳性麻痺，中枢神経疾患，筋疾患も鑑別が必要である。

a．精神遅滞

ことばの遅れを訴えて来院するもののうち，小児科では最も多い。一般人口あたり2～3％という極めて頻度の高い発達障害であり，言葉以外の面にも遅れがある。粗大な運動発達が遅れなくても微細な手指の運動は遅れ，clumsiness を示すことが多い。社会のなかで生きていくために必要な約束ごとを早くから身につけられるよう周囲が応援し，協力することが大切である。

WHOの国際疾病分類ICD-10では重症度による分類が行われており，日常生活の適応力と合わせて判断する。国際疾病分類を補う形で制定された国際障害分類は，改訂版の作業段階で国際生活機能分類(ICF)と形を変え，精神遅滞の重症度というより知的障害児・者の支援の必要度によって分類するという思想で2002年に公表された。

知能の正規分布の低い部分の精神遅滞は生理群と呼ばれ，軽度遅滞(IQ50～70未満)であることが大部分である。

精神遅滞の多くの原因ははっきりせず，多因子遺伝によるものが多いと考えられている。

身体的合併症のない軽い精神遅滞は，環境によっては一生気付かれずにすむこともありうるし，入学後に学習の習得が困難なことで気付かれることもある。重度の遅れがある場合には乳児期から外界に対する反応が悪く，感覚障害を疑われたりもする。首の座りの遅れや始歩の遅れなど運動発達の遅れがあったり，体がやわらかく筋肉の病気を疑われることもある。

てんかんの合併の頻度は精神遅滞の重症度に依存している。聴覚障害や視覚障害など感覚系の異常を伴うことがあるが，乳幼児期にはいずれかが見逃されやすく注意が必要である。

精神遅滞の原因疾患を表4に示す。

b．自閉症・広汎性発達障害

アメリカ精神医学会の診断基準(付録：表127)が用いられることが多い。この基準では，中核となる「典型的な」自閉症の周辺より広い概念である「広汎性発達障害」の中で自閉症を捉えようとしている。男児に多く3～4：1の性比とされる。従来，発生頻度は10,000人に4～5人程度とされてきたが1,000人に1人という報告も出てきている。広汎性発達障害児は典型的な自閉症児の数倍は存在している。

他者とのかかわり，社会性の発達の障害，言語発達の異常，常同的な異常運動や執着的な行動異常がみられ，これらに一定程度以上の重症度があり，乳幼児期，3歳までには発症しているという特徴がある。大部分(80～90％)の自閉症児は精神遅滞を合併しており，幼児期に極端な多動や落ちつきのなさを示す場合もみられる。自閉性障害児では，一度形成された習慣を変更するのは極めて困難であるため，幼児期から適切な習慣を身につけることは非常に大切である。その意味で，早期診断し早期からの長期的な教育的かかわりが必要となる。

1）対人関係の障害

乳児期はおとなしく育てやすい子どもであったということも多いが，過敏すぎて大変な赤ちゃんだったということもある。人見知りをせず，母の後追いをしないことにも気付かれる。視線が合わず，ジェスチャーを使わず，他人を道具のように使用するクレーン現象など，コミュニケーションの根本的な障害が存在する。一番身近であるはずの保護者にも親しみを見せないので育てにくい，育てるのが辛いといった感情が起こりやすい。医療者は家族を積極的に援助することを心がける必要がある。

表4 精神遅滞をきたす疾患

1. 染色体異常
   Down症候群，13trisomy，18trisomy，4p-症候群，5p-症候群，13q-症候群，18p-症候群，18q-症候群，脆弱X症候群，Klinfelter症候群など
2. 代謝変性疾患
   ①アミノ酸代謝異常症：フェニルケトン尿症，アルギニン血症，楓糖尿症，非ケトン性高グリシン血症，メチルマロン酸血症など
   ②ライソゾーム疾患：GM_1ガングリオシドーシス，Tay-Sachs病，Sandhoff病，Gaucher病，Nieman-Pick病，異染性白質変性症，Hurler病，Hunter病，ムコリピドーシスなど
   ③糖代謝異常：ガラクトース血症など
   ④金属代謝異常症：Wilson病，Menkes病
   ⑤核酸代謝異常症，核酸修復機転異常症：Lesh-Nyhan症候群，色素性乾皮症
   ⑥内分泌疾患：甲状腺機能低下症，低血糖後遺症
   ⑦その他：副腎白質変性症，Zellweger症候群，Krabbe病，Canavan病，Alexander病，Pelizaeus-Merzbacher症候群，Hunchington舞踏病，セロイドリポフスチノーシス，歯状核赤核淡蒼球ルイ体萎縮症，Rett症候群など
3. 神経皮膚症候群：結節性硬化症，神経線維腫症候群，Sturge-Weber症候群，色素失調症など
4. 脳形成異常症：小頭症，水無脳症，lissencephaly，皮質異形成症など
5. 感染症
   ①出生前：サイトメガロウイルス感染症，先天風疹症候群，先天梅毒，トキソプラズマ感染症など
   ②出生後：急性脳炎，急性脳症，髄膜炎，AIDS脳症，SSPEなど
6. 中毒：鉛中毒，胎児性アルコール症候群，胎児性ヒダントイン症候群，胎児性トリメサジオン症候群，核黄疸，一酸化炭素中毒など
7. 低酸素血症，事故，外傷など：周産期無酸素脳症，出生後の無酸素状態（事故その他），頭蓋内出血（血液疾患を含む），頭部外傷など
8. その他の症候群：Laurence-Moon-Biedle症候群，Cornelia-deLange症候群，Prader-Willi症候群，Sotos症候群，Smith-Lemli-Opitz症候群，Lowe症候群，Fanconi症候群，歌舞伎メークアップ症候群など
9. 自閉症を含む広汎性発達障害
10. 原因不明の精神遅滞
    家族性，低文化群，特発性……

2）言語発達の異常

ことばの発達は遅れ，言語が存在していても，おうむ返しだったり代名詞が反転するなど異常なパターンがある。初語が遅れなくてもその後の増え方が遅れる。いったん出たことばが消えてしまうなど退行とみえる症状があることもあり，「折れ線型自閉症」と呼ばれる。退行性の変性疾患を疑わせるほどのことがあり，「小児期崩壊性障害」と診断される。

3）常同行動と執着行動（こだわり）

決まった場所に決まった物がなかったり，意味があると思えない物にこだわりを持つだけでなく，物事が普段と違う手順で行われる状況に適応できず，パニックを起こしたりする。目の前で手をひらひらさせたり，ぴょんぴょん跳ねたりという常同的な動きは発達レベルの低い子供に多くみられる。

4）感覚の異常

大きな音が平気な場合がある反面，小さな音に異様に敏感で特定の音を極端に恐がったり嫌がったりする。痛みに鈍いようにみえることもある。光るものや回転するものを好み，飽きることなく眺め続ける子どももみられる。極端な偏食が多い。

5）年齢や発達による変化

年長になると自閉症状は多少とも改善してくるが，対人関係の障害は残り，社会生活の適応には一定の困難が残ることが多い。発達レベルの良い子どもは意味理解の障害が目だつ学習障害的な症状を示す場合もある。診断された時期によって異なった診断名を告げられることがある。

6）てんかんの合併

幼児期からみられるが，小学校上級生以上の比較的年長になって発作が起こる子どもが多い。脳波検査上は30～50％に脳波異常がみられるが，臨床発作が起こるのは10～20％である。

7）対応

パニックに負けて子どもの言いなりになってその場をしのぐのは禁物である。理解水準を考えてわかりやすいことばかけを行い，子どもが表現できないことは言語化して対応し，過剰な干渉は慎む。その場で反応がなくても，後になってことばや動作が遅延した形で表現されることがある。この遅発性の反響言語はdelayed echolarrhia といって自閉症に特徴的である。またパニックの原因がずっと昔の光景をありありと思い出したためであることもあることがわかってきた（フラッシュバック）。

自閉症の教育についてはさまざまな立場があるが，TEACCH（Treatment and education of autistic and related communication handicapped children）法の有効性が認められている。

発達水準が低く幼い自閉的な子どもには，まず母子関係を確立することを励ます。ある程度の発達水準に達したら集団での教育を考える。発達レベルが十分な域に達していない場合は障害児の集団に参加して基本的な生活習慣の確立を考え，集団での成果が上がり子どもの発達が進んできたら健常児集団にも参加を試みる価値がある。

自閉症以外の広汎性発達障害でも，自閉症に準じた扱いが必要になることが多い。

c．発達性言語遅滞（運動型，感覚型）

運動型では表出言語のみが特異的に遅れ，その他の発達には異常がない。この状態はおおむね予後良好と考えてよい。感覚型では言語理解に障害があるため，言葉の発達に障害が残りやすい。意味理解が悪いものと，言語音やその他の音の聴覚認知が悪いタイプの2つに分けられる。言語性意味理解障害児は始語や二語文の出現が遅いが，いったん話せるようになると急速にことばの遅れが目立たなくなる。しかし，話していても問いと答えがかみ合わず，会話にならない状態や，字が読めて復唱できても内容が理解できず，抽象的な事柄に対する意味理解が困難な状態が明らかになってくる。全般的な知能は正常で，言語を介さずに情報処理が可能な絵の理解は良好である。保たれている非言語性の理解力を活用して言語理解力を伸ばしていくような特別な教育的配慮をする。入学後に学習面の困難がないか，十分な経過観察が必要である。聴覚認知不良例には視覚系を活用した言語訓練，手話，読唇術など代わりの機能を伸ばしていく工夫が要求される。

d．聴覚障害

早期診断の目的は健全な言語能力を育てることを通して，広い意味での学習能力を確立することにある。診断には難聴の原因となる疾患，症候群の知識が必要である。難聴では先天性の感音難聴の数が最も多いが，急性・慢性の中耳炎や，耳垢などでも伝音性難聴が起こることに注意する。また頻度は少ないものの，中枢性聴覚障害を見落としてはならない。現在，自動ABR（聴性脳管反応）を用いた全新生児の聴覚スクリーニングの実施に向けて全国規模の事業が展開しつつある。

1）難聴の種類

伝音性難聴では，最大60 dBまでの聴力損失が起こる。感音難聴は先天性の難聴のなかで最も多く，一定以上の重症度では特別な治療教育が必要である。

2）難聴の特徴

新生児では，音によるMoro反射や閉瞼反射が出ない，乳児では声をかけても振り向かない，などが主な訴えとなる。幼児ではことばが遅いということが唯一の症状という場合がよくある。500 Hz，1 kHz，2 kHzの聴力損失値をa，b，cとしたとき，難聴の程度を$a+2b+c/4$で表わす。この値が30 dBまでを軽度，60 dBまでを中等度，90 dBまでを高度難聴といい，さらに91 dB以上を聾という。軽い難聴では小学校入学後の検査で初めてわかる場合もある。重い難聴ほど早くから異常に気付きやすいが，難聴が重いほど早くから対策を立てる必要度が高いので，この点は合目的的ともいえる。

周生期に起因する進行性難聴（囲み記事①）とauditory neuropathy，auditory nerve disease（囲み記事②）には十分注意する必要がある。

---

①周生期に起因する難聴

新生児ICUで治療を受けた児では難聴の発生率が高いことが知られている。新生児医学の飛躍的な発展によりかつては生存が不可能だった児の多くが救命されるようになった。重症呼吸循環障害，重症新生児仮死を経験した児では感染や循環動態改善のために聴器毒性薬剤を使用することも多く，低酸素，アシドーシスなど多くが複数のリスクファクターを有している。また退院後，難聴の進行が確認される場合があることが明らかになっている。新生児期に重度の呼吸循環障害があった子ども達は退院後3歳くらいまでは聴覚発達について定期的に経過観察を受け，聴性脳幹反応検査を受ける必要がある。

---

②auditory neuropathy/auditory nerve disease

純音聴力は正常か正常に近いのに，語音の聞き取りが悪く，聴性脳幹反応が高度の異常所見を示す疾患のうち，耳音響放射が正常に導出される状態をいう。純粋型やCharcot-Marie-Tooth病などに合併するタイプなど原因はさまざまであると考えられる。精神遅滞，聴覚失認にもまちがわれやすい状態であり，注目されている。

表5 聴覚障害をきたす疾患

1. 感音性難聴
   - 遺伝性難聴
   - 原因不明の先天性感音難聴
   - 胎内感染に由来する難聴
       先天性風疹症候群
       サイトメガロウイルス，梅毒など
   - ウイルス感染症：流行性耳下腺炎，麻疹など
   - 髄膜炎後：細菌性，ウイルス性
   - 聴器毒性薬剤使用：特にアミノ配糖体など
   - サリドマイド胎芽病
   - Waardennburg症候群
   - 先天性白皮症
   - Alport症候群
   - Usher症候群
   - 染色体異常症（13trisomy，18trisomyなど）
   - 核黄疸，アテトーゼ型脳性麻痺
   - Pendred症候群
   - Jevel, Lange-Nielsen症候群
   - Leopard症候群
   - 聴神経障害：auditory neuropathy/auditory nerve disease，聴神経鞘腫に伴う難聴など
   - 外傷性
2. 伝音性難聴
   - 耳垢塞栓
   - 急性化膿性中耳炎
   - 滲出性中耳炎
   - 慢性中耳炎
   - 外耳道閉鎖・狭窄
   - 先天性中耳奇形，耳小骨連鎖の異常など
   - ムコ多糖症に伴う難聴：Hurler症候群，Hunter症候群など
   - Treacher-Collins症候群
   - Van der Hoeve症候群
   - Fanconi症候群
   - Apert症候群
   - Crouzon症候群
   - Möbius症候群
3. 中枢性難聴
   - 皮質下障害：脳血管障害，各種白質変性症
   - 両側側頭葉皮質障害
   - 脳血管障害：各種脳炎後遺症，低酸素性脳障害など

表6 日常の聴性行動から考えられる子どもの状態

日常の聴性行動	考えられる子どもの状態
音や声に全く反応がない	高度難聴または音に反応の鈍い精神遅滞
ドアを閉める音，太鼓には反応するが電話のベルや鈴には反応しない	低音部に聴力の残った中度-高度難聴
聞き返しが多い	軽度-中度難聴 Landau-Kleffner症候群の初期
周囲に全く無関心で名前を呼んでも振り向かないが突然の音には振り向くこともある	自閉症，情緒障害，自閉的な精神遅滞
名前を呼んでも振り向かず一時もじっとしていない	注意欠陥/多動性症候群などいわゆる微細脳機能障害 精神遅滞
日常の環境音にはよく反応するがことばの理解が悪い	低音部はほぼ正常な感音難聴，精神遅滞ごくまれに言語性聴覚失認
メロディーは正確に歌えるがことばの理解が悪い	高音急墜型難聴
イ音，サ行，ザ行が聞き取れず環境音や音声によく反応しメロディーも正確に歌える。イントネーション，リズム，アクセントもほとんど障害がないがイ音，サ行，ザ行音などは聞き取れず発音もできない。	低音域はほとんど正常で主要言語帯域以上の周波数帯で著しい聴力損失のある場合
対話の範囲や大きな強い音の環境音なら不完全ながら聞き取れるがことばが通じにくい。メロディーは平坦で，イントネーションも先天性感音難聴児に特有の韻律となりがちである。	水平型の中-高度難聴
音声は聞こえているが内容の認知ができない。環境音は部分的に理解できることがある	中枢性聴覚障害（聴覚失認），両側側頭葉障害，auditory neuropathy

3）難聴の原因となる疾患（表5）

4）聴性行動からみた子どもの状態

鑑別のポイントを表6に示す。

e．環境性・心因性言語遅滞

詳細な問診や親子関係の観察などから疑いを持つことができるが，あくまでもほかの原因を除外したあとに考慮するものである。

1）環境性言語遅滞

虐待され無視されて育った子どもはことばが遅れる。また両親とも聴覚障害で，家庭で音がまったくない暮らしをしていてことばが遅れた例も実在する。

2）場面緘黙

話す能力は十分あるのに特定の場所では決して喋らない状態をいう。多くは，家では何の不自由もなく喋るのに家を一歩出たとたん，一言も口をきかないという現象

を示す．本人自身の失敗への恐れが隠れていることも多く，軽い精神遅滞の子どもにもみられる．周囲の理解があると幼稚園や学校では全く話さなくても，そのまま認められてしまう場合もある．

4．ことばの遅れに対する診断・検査法
a．病歴聴取から診断検査へ（図）

主訴，在胎歴，周産期・新生児期の異常の有無と程度，発達歴を聞く．精神遅滞の有無，運動発達遅滞の有無，不器用か，退行はあるか，表出または理解のいずれに遅れがあるのか，構音障害の有無，生育環境，家族構成，母親の職業の有無，保育園・幼稚園通園の状況，言語を獲得する時期に海外での生活がなかったか，兄弟・両親・親戚などで言語発達に以前または現在異常を呈している人はいないか，痙攣の既往があるかなどについても聞く．診察では，保護者や周囲の人や物への行動・態度の観察が大切である．これは診察室のみならず，廊下や待合室で待っているときの様子も参考になる．診察場面での保護者の態度も観察する．母子手帳には，言語発達に関連のある項目が記載されており参考になる．一般小児科的診察，神経学的診察，発達評価を行い，子どもの態度，行動，興味の持ち方などを中心に観察する．耳鼻科の診察も欠かせない．

上記の所見からことばの遅れの原因をある程度推測し，確認するために心理検査や臨床検査，必要に応じて画像診断を併用していく．実際には，ことばの遅れの症例をみた場合，まず聴力障害を否定する必要がある．小児，特に言語表現のできない子どもの場合，他覚的な聴力検査が重要である．音声への反応をアンケート形式で記入する田中・進藤の聴覚発達質問紙，ABR，耳音響放射（OAE）は診断の役に立つ．

b．神経心理学的検査およびことばの検査

全般的な発達の検査が必要である．遠城寺式幼児分析的発達検査表や津守・稲毛/津守・磯部式乳幼児精神発達質問紙などがよく用いられる．ウェクスラー系知能検査は，言語性検査と動作性検査から構成されていて，動作性検査では視覚的認知能力の一部の機能的側面と巧緻動作能力を含めた情報処理能力を測定し，言語性検査は学習された知識や知識を応用した思考力をみる．グッドイナフ人物描画知能テストは標準的な知能検査を行えない子どもたちにも施行でき，描画の部分を1つずつ評価することで歴年齢と比べて知能指数を算出できる．その必要に応じて検査を組み合わせて用いる．ことばの機能そのものを見る検査は年齢発達段階に応じたものを選ぶ必要がある．

c．臨床検査

脳波検査では主に，脳の基礎リズムの発達の程度，突発性異常波（てんかん波）の有無を確認し基礎に脳機能障害があるかどうかを推測する．

誘発電位により視覚聴覚などの感覚神経系に器質的および機能的異常があるかどうかの判断の材料にする．

CTスキャンやMRI，脳血流SPECTやPET，MEGなどが用いられることもある．

血液検査では一般健康診断のほかに，染色体異常（脆弱X症候群など）を検索する．Duchenne型筋ジストロフィー症が言語遅滞で気付かれることもあり，酵素活性

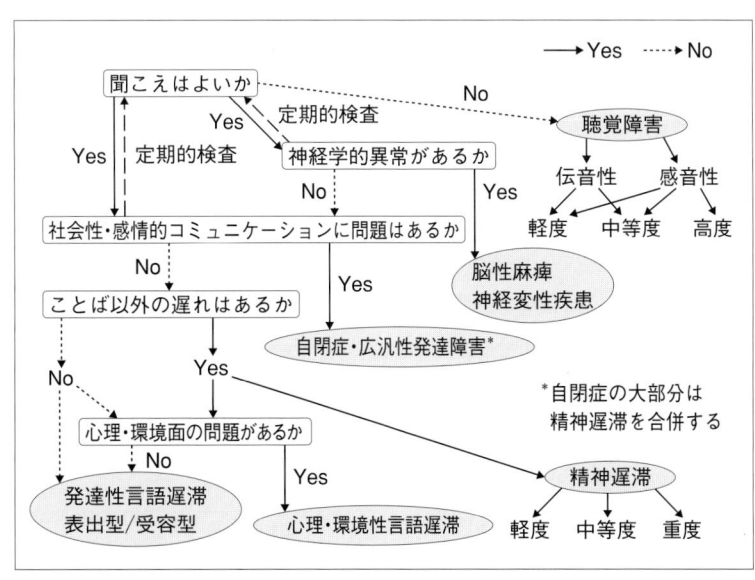

図 ことばの遅れの診断

（クレアチンカイネース）の測定を行う．

5．診断がつかないとき

ことばの発達に遅れのある子どもに接したときには，難聴がないかときどき振り返ってみる必要がある．両親，ことに母親など保護者が自分の子どもの聞こえが悪いかもしれないと疑っている場合は，何はともあれ聴力検査を行う必要がある．

睡眠関連疾患
Sleep disorder

神山 潤
東京北社会保険病院／副院長

1．救急処置

「眠らない」，「夜泣き」を主訴に来院した乳幼児の場合，養育者は「いつもと違う泣き方」と訴える．その際には発熱・痛み・かゆみの有無，気温・湿度・着衣の状況の確認が必要である．乳幼児を診察する際の基本だが，全身をくまなく観察する必要性を強調したい．腸重積症は必ず鑑別する．

2．診断のチェックポイント

小児の睡眠障害に関する養育者の主訴は以下の3つに大別される．眠らない・眠りすぎる・睡眠中の様子の異常．診断に際し睡眠表（睡眠日誌）（図1）は重要な情報源となる．養育者の心理的負担に配慮したうえで記録を依頼する．

「夜間に眠らない」が主訴であっても，その原因が昼間の過眠や活動量不足であることや，「昼間によく眠る」が主訴であっても，その原因が夜間の睡眠不足や過剰な活動のこともある．生活習慣全般，さらには光環境や住宅事情などの情報も重要となる．活動量評価にはアクチウォッチが有用だが，万歩計などでの代用も可能である．

睡眠中の様子の異常には，いびきのほか，寝ぼけや痙攣などの異常行動がある．いびきについては別項を参考にされたい．異常行動では，その様子，発現の時間帯，頻度，誘因，家族歴などについての情報を得る．家庭でのビデオ記録は有用である．異常行動発現時刻や経過確認の点からは，睡眠表記録も有用である（図1）．

基礎疾患に関する情報も重要である．例えば精神遅滞を有する小児では，約80%の児が睡眠覚醒リズム障害を呈する．また入眠困難，夜間覚醒の増加，夜間睡眠の減少，早朝覚醒は年少の広汎性発達障害例で特徴的である．Tourette症候群でも入眠困難，夜間覚醒の増加が報告されている．注意欠陥多動性障害では，入眠困難，夜間覚醒の増加，早朝覚醒が経験される．一部には睡眠障害が原因で，日中に集中力を高めることが困難となり，注意欠陥多動性障害を呈する場合もある．その場合，睡眠の改善で覚醒時の症状が改善する．睡眠呼吸障害，周期性四肢運動異常症やレストレスレッグズ症候群でも同様な例を経験する．

3．睡眠障害をきたす疾患

a．分類（表）

合併疾患のない一次性睡眠障害には，睡眠量の障害，概日リズム障害，睡眠随伴症，外在因性睡眠障害，中枢神経系の未熟性に関連した睡眠障害がある．睡眠時無呼吸症候群，周期性四肢運動異常症，レストレスレッグズ症候群では日中の眠気をきたすが，夜間の不眠も主訴となる．

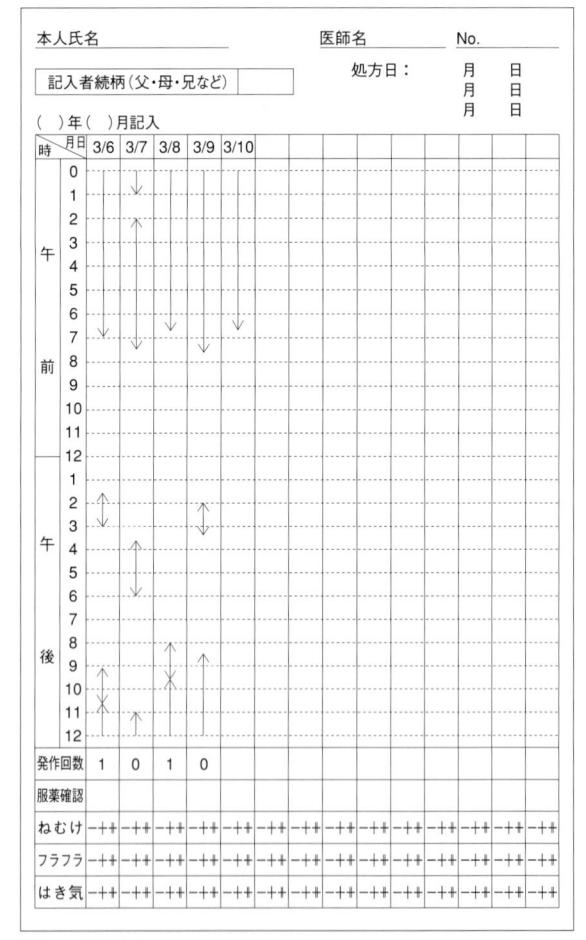

図1　睡眠表
1日1行を使い，寝ていた時間帯に線を引いてもらう．エピソードも印を決めて記入してもらう．

表　睡眠障害の分類

〔一次性睡眠障害〕
1. 睡眠量の障害
　・ナルコレプシー，反復性過眠症，致死性家族性不眠症
2. 概日リズム障害
　・睡眠相後退症候群，睡眠相前進症候群，不規則型睡眠・覚醒パターン
3. 睡眠随伴症
　・覚醒障害（錯乱性覚醒，睡眠時遊行症，睡眠時驚愕症）
　・睡眠覚醒移行障害（律動性運動異常症，睡眠時はね起き，寝言）
　・レム睡眠と関連する睡眠随伴症（悪夢，睡眠麻痺，レム睡眠行動障害）
　・睡眠時無呼吸症候群，周期性四肢運動異常症，レストレスレッグズ症候群
4. 外在因性睡眠障害
　・不適切な睡眠衛生，睡眠不足症候群，しつけ不足症候群，遅寝
5. 中枢神経系の未熟性に関連した睡眠障害
　・入眠儀式，覚醒障害，悪夢，律動性運動異常症，夜尿症，乳児突然死症候群，夜泣き

〔二次性睡眠障害〕
　・精神遅滞，広汎性発達障害，Tourette症候群，注意欠陥多動性障害
　・染色体異常症（Down症候群，Prader-Willi症候群，Angelman症候群，Smith-Magenis症候群，Williams症候群，Rett症候群）
　・脳性麻痺，軟骨無形成症，Pierre Robin症候群，Treacher Collins症候群
　・Arnold-Chiari奇形，神経筋疾患，アトピー性皮膚炎，視覚障害

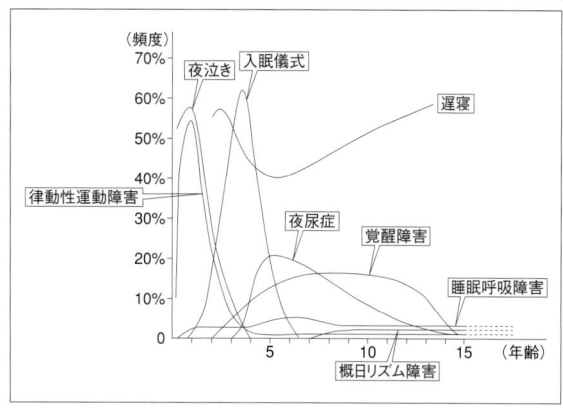

図2　小児期にみられる主な睡眠障害の時期（横軸）と頻度（縦軸）
（神山潤：学童期までの児童のライフスタイルと睡眠障害．Pharma Medica 2002：20；臨時増刊号70-75，71ページの図の一部を改変）

種々の疾患に伴って出現する二次性睡眠障害で，小児科医として知っておきたいものには，前項で述べた精神遅滞，広汎性発達障害，Tourette症候群，注意欠陥多動性障害のほか，染色体異常に伴う睡眠障害（Down症候群・Prader-Willi症候群の睡眠呼吸障害，Angelman症候群の睡眠覚醒リズム障害，Smith-Magenis症候群の不眠，Williams症候群の周期性四肢運動異常症，Rett症候群の睡眠覚醒リズム障害など），脳性麻痺の睡眠呼吸障害・リズム障害・不眠，軟骨無形成症・Pierre Robin症候群・Treacher Collins症候群・Arnold-Chiari奇形・神経筋疾患における睡眠呼吸障害，アトピー性皮膚炎に伴う睡眠障害，視覚障害児の睡眠覚醒リズム障害などがある。

b．頻度別の一次性睡眠障害の解説（図2）
1）入眠儀式（入眠時関連障害）
　睡眠の開始に一定のもの，あるいは状況がないと入眠できない状態。6割前後の乳児になんらかの「儀式」がある。具体的には，指しゃぶり，哺乳瓶，おしゃぶり，特定のタオル，ぬいぐるみ，本を読むことなどがある。寝かしつける手段として利用したい。

2）夜泣き
　コリックは生後2週より増加し始め生後3か月末には落ち着く「ひどい泣き」だが，「夜泣き」の訴えのピークは7～9か月で，1歳6か月健診での心配事にも挙がる。筆者が都内の1歳6か月児健診に際し行った調査では，「夜泣き」の「経験あり」・「現在もあり」を合わせると養育者の6割に達した。
　睡眠覚醒リズムが確立する4か月前には生理的に「夜間」に目覚め得る。この現象は「夜泣き」と捉えられ得る。睡眠覚醒リズム確立以降の「夜泣き」には，レム睡眠の関与と摂食習慣を考慮する必要がある。レム睡眠期には顔面四肢のピクツキや寝返りなどの体動も高頻度となる。体動は覚醒刺激となり中途覚醒や夜泣きを誘発する。レム睡眠は時刻依存性が高い。睡眠表からいつも同じ時間に泣く（時刻依存性）ことがわかれば，レム睡眠の関与を考える。摂食行動は光・社会的接触・運動とともに，概日リズムを強力に制御する。つまり夜間の哺乳習慣が覚醒刺激として作用し，概日リズムに影響し「夜泣き」を固定させる可能性がある。なお「夜泣き」というと「眠り」にばかり注意が向かいがちだが，昼間の活動が夜間の良質な睡眠には不可欠である。

3）遅寝
　現在わが国では，半数を超える3歳児の就床時刻は夜10時以降である。また就床時刻が0時以降の学童・生徒の割合は，小学4年生で10％弱，6年で20％弱，中学3年では80％強に達している。通園通学があれば遅寝が睡眠時間減少に直結するが，通園通学がない乳幼児でも遅寝の分の睡眠負債は遅起きや昼寝では取り返せな

い．遅寝では睡眠時間が減少する．遅寝ではまた睡眠覚醒リズムの確立に重要な朝の光を浴びる機会が減り，種々の体内リズムの相互関係が乱れる内的脱同調に陥る危険が高い．睡眠不足や内的脱同調では，攻撃性の高まり，注意や集中力の低下，意欲の低下，疲労，落着きのなさ，協調不全，倦怠，食欲不振，胃腸障害，不安，抑うつが生ずる．また血圧上昇，免疫能低下，肥満も睡眠不足により生ずる．遅寝の全身への悪影響を鑑み，遅寝を治療すべき睡眠障害と認識したい．

4) 律動性運動異常症

繰り返し起こる常同性異常運動で，頭を前後方向へ激しく振る－頭打ち型，仰臥位で頭を左右に振る－頭左右回転型，手あるいは膝で四つ這い位をとり，体幹を前後に振る－体幹前後振り型，仰臥位で体幹を左右に回転させる－体幹左右回転型の4型がある．周期は1Hz前後で，入眠期あるいは覚醒直後にみられるが，睡眠中にも認める．9か月児の66%，12か月児で61%，2歳児の22%，5歳児の5%に認めるとする報告もある．大多数は自然消退する．

5) 夜尿症

4～6歳で月に2晩以上遺尿があると「夜尿症」と診断する．5歳児の15～20%に「夜尿症」がある．家族集積性が強い．1年ごとに約15%が自然治癒する．一時的にせよ6か月以上遺尿が消失した場合が二次性夜尿で，遺尿消失経験のない一次性夜尿とは区別する．二次性夜尿の場合には再発要因の検索が重要となる．大多数例は一次性夜尿で，まず尿路・脊髄・脊椎の奇形につき検索する．ほかに覚醒反応や，内分泌系，膀胱機能の未熟性などが原因として推察されている．

6) 覚醒障害

いわゆる「寝ぼけ」の代表的な状態．小児では睡眠時遊行症，睡眠時驚愕症の頻度が高い．通常入眠後1～3時間後の徐波睡眠終了近くの時間帯に生じる．家族集積性が高い．

睡眠時遊行症，睡眠時驚愕症ともに性差はなく，頻度は15%前後．睡眠時遊行症の最初のエピソードの多くは5歳前後にみられ，12歳ごろに頻度が高くなる．睡眠時驚愕症の多くは5～7歳で発症し，発症直後の時期の頻度が高い．両者ともほとんど毎日起こすものから，数か月に1回程度までその頻度はさまざまである．

睡眠時遊行症では徘徊が主症状で，自律神経系の変動はほとんど認めない．15～30分以内で終わる．睡眠時驚愕症では叫び声が特徴で，自律神経系の症状（発汗，頻脈，呼吸促迫，筋緊張亢進）が強い．多くは5～15分以内で終わる．夜驚症という別称もあるが，昼寝時にも発現する．

7) 睡眠相後退症候群

望ましい時刻に入眠や覚醒ができず，睡眠時間帯が望ましい時刻よりも遅れる状態．睡眠自体に問題はない．光による位相の前進作用への感受性の低下が想定されている．生活時間帯が社会のリズムとずれているために，社会適応が困難になりがちである．思春期の発病率が高い．

c．知っておきたい睡眠障害

1) ナルコレプシー

①日中の耐え難い眠気，②強い情動（喜びや驚き）で誘発される脱力発作（カタプレキシー），③入眠時幻覚，④入眠麻痺，を主徴とする．睡眠覚醒が分断化し，入眠直後からレム睡眠に陥る．患者の85%以上でHLAクラスⅡ抗原の特定のハプロタイプ（DQB1*0602かDQA1*0102）がみられるが，孤発例が大半．小児期発症例もある．覚醒作用，摂食促進作用を有するペプチドであるオレキシンの髄液中の濃度が患者で低下している．死後脳で視床下部外側野のオレキシン含有細胞の減少が報告され，病態との関連が指摘されている．

2) 周期性四肢運動異常症

睡眠中に四肢，特に下肢に周期的に反復する足関節の背屈が主症状．これに趾の背屈，さらには膝関節，股関節の屈曲を伴う場合もある．診断基準では持続は0.5～5秒，出現周期は5秒以上，90秒以下とされている．睡眠第1～2段階に高頻度で認める．この不随意運動はしばしば睡眠を妨げ，不眠，日中の眠気をもたらす．小児例もある．しばしばレストレスレッグズ症候群を合併する．

3) レストレスレッグズ症候群（restless legs syndrome，むずむず脚症候群）

夜間に下肢を中心に生じる感覚症状と不穏な運動が主症状．主として膝と足首の間に，絡みつくような，虫が這うような異常感覚が生じる．異常感覚が生じている部位を動かす方が楽になるため，患者の多くは寝床のなかで足を動かし続けたり立ち上がって歩き回ったりし，夜間の不眠，日中の眠気が生ずる．本症の50%以上で周期性四肢運動異常を呈する．特発性のほか，鉄欠乏性貧血，パーキンソン病，腎透析中にもみられる．特に腎不全透析患者では20～30%に合併する．小児例の報告もある．

4) 睡眠不足症候群

正常な覚醒状態を維持するために必要な夜間の睡眠をとることができず生じる．症状は昼間の眠気．患者自身は慢性の睡眠不足にあることを自覚していない．しかし攻撃性，注意や集中力の低下，意欲の低下，疲労，落着きのなさ，協調不全，倦怠，食欲不振，胃腸障害などが

生じ，その結果さらに不安や抑うつが生じる場合もある。睡眠を長く取れる週末や休暇時には症状は軽快する。

4．「寝ぼけ」の鑑別のポイント

　覚醒障害とてんかんとの鑑別が重要で，「発作」が一晩に複数回起きる場合にはてんかんを強く疑わせる。脳波記録はてんかんとの鑑別のために必要。鑑別が困難な例ではできる限り発作時脳波を記録する努力を続けることが重要だが，覚醒障害は検査室では発作が生じないことも多い。てんかん発作の場合には検査室でも発作が生じることが期待される。「寝ぼけ」という観点からは，悪夢とレム睡眠行動障害も鑑別診断に挙がる。ともにレム睡眠と関連した睡眠時随伴症で，レム睡眠の出現が増える睡眠の後半に生じやすい。悪夢は恐怖・不安感から夢にうなされる状態で，動き回ることはない。レム睡眠行動障害ではレム睡眠期に生理的に出現する筋緊張抑制が不十分となり，夢内容に従い行動する。高齢者に多いが，小児例もある。なお閉塞性睡眠時無呼吸の患者でも覚醒障害類似の状態を示すことがある。この場合，覚醒障害と誤って診断して薬物治療を開始すると無呼吸症状が悪化する。睡眠ポリグラフィーで呼吸状態を確認することで鑑別ができる。

学習困難
Learning difficulties

鈴木　周平
大阪医科大学／講師

1．診断のチェックポイント

　自分の子どもが学校へ入り勉強ができないことが明らかになったとき，最近では「学習障害(LD)ではないでしょうか」という訴えで来院する保護者が多い。しかし，実は「学習困難」を主訴とする場合，最も頻度が高いのは知的障害(MR)である。しかもMRとLDではその後の対応に大きな違いがある。したがって，まず知的レベルに問題がないかどうかを把握することが診断的アプローチにとって重要となる。またLDとは「知的レベルや視聴覚，あるいは環境にも何ら問題はないのに，学習がままならない状態である」と定義されているので，LD診断のためにも知的レベルの評価は必須である。

a．問診上のチェックポイント

　一般外来では知能テストは，まずできないと思うので，問診による「気づき」は大切である。そのなかでもなにをおいても重要なのは「発達歴」である。学習障害を主訴とする児はすでに学童期にあるため，保護者にとって乳幼児期の記憶が定かでない場合もあるが，独歩開始時期についてはよく覚えているほうが多い。言語発達については単語が出始めた時期だけではなく，2～3歳のころを思い出させるのがよい。特に発語だけでなく言語理解についても聞いておくべきである。また，検診情報も役に立つが，問題なく通過しているからといって心配ないとは限らない。LDの診断は3歳では不可能であるし，自閉症やMRですら見逃されている可能性もあるからである。検診後のフォロー歴も重要であるが，年齢による変化が大きく，以前受けた診断やコメントに捉われないで情報を収集したほうがよい。

　学習そのものについての問診であるが，本人も気にしていることが多いので，席を外させて保護者に聞くなどの配慮も必要である。学習困難自体が，担任教師など第三者から指摘を受けたものかどうかも聞くようにしている。「勉強ができない」の判断は保護者により大きく違うからである。学習能力(特に書字)の把握のために，筆者はできるだけ連絡帳や漢字のテストなどを持参させている。大人が手を貸した作文や通知表では児のほんとうの姿が浮かび上がらない。学習困難児の中には，広汎性発達障害(PDD)や注意欠陥/多動性障害(ADHD)など行動の問題を持つ児も多いので，対人関係や社会性，あるいは多動，不注意などがないかも聴取すべきである。

　以下に，発達障害外来で特によくする質問を列挙しておく。

1) 全般的発達の聞き方

　「兄弟や周囲のお子さんと比べて幼い感じがしますか。」「年下の子(弟の友達とか)と遊びたがる傾向がありますか。」「友達に遊んでもらっているような感じですか。」「クラスメートに世話焼きな子がいて，助けてくれますか。」

2) 言語発達についての聞き方

　「歩き始めたころには，単語が出ていましたか」「言葉は出ないのに，『テレビ消してね』とか『おそと行くよ』とか言うと，(テレビやドアを)指をさしたりしないでも分かっているようでしたか。」「『してあげる』とか『してもらう』など，立場が変わると言い方が違う言葉の使い方を間違ったりしませんか」

3) 学校の勉強についての聞き方

　「苦手な/得意な科目はなんですか。」「国語と算数とどっちが好き？」「計算問題と文章題はどっちが苦手？」「本を読むのと字を書くのとどっちが苦手？」「1年生の時，ひらがな50音の読み書き，簡単な計算は問題なくできましたか」

4）行動・微細運動についての聞き方

「小学校1年生ぐらいで，じっと椅子に座っていられないことなどがありましたか。」「すぐに友達ができるほうですか。」「些細なことに固執しすぎて困らせたりしますか」「お箸やはさみは上手に使えますか。」「体育（特に器械体操など）はできますか」

5）二次障害・医学情報について

学校へ行き渋ることがないか。いやな友達がいないかどうか。今までに受けた発達検査や画像検査，てんかんなどの有無。

b．診察上のチェックポイント

まず，MRをきたす疾患の可能性がないかどうか気をつける。頭囲測定や小奇形のチェックも大切である。診察では gross neurology に時間をかけなくてもよい場合が多い。むしろ，協調運動や左右認知・視空間認知をみるようなソフト神経徴候を慎重にみる。筆者は，手の変換運動，追視運動，注視保持，指鼻試験，左右認知のチェック（「右の手で左の耳を触ってください」「右手で先生の右手を触ってください」）は行うようにしている。指などを使用して追視をさせるときには，30秒ほど一点を集中して注視させることもしてみる。ADHD など気が散りやすい子どもは，何度か視線が離れることが多い。また，追視の最中，検者の指の動きを先回りしてしまったりするのも ADHD が多い印象がある。もう1つ重要な観察点は，診察者の言語による指示がスムーズに理解できているかどうかである。利き手のチェックも必要である。

c．簡単な検査

1）知的レベルのチェック

筆者は最終的にはウェスクラー系の検査（WISC-Ⅲ，WPPSI）を用いているが，スクリーニング的には保護者に記入してもらう形式のテスト（津守式，KIDS など）も不正確ではあるが，時に利用している。もし以前に施行された WISC-Ⅲ のデータがあるなら，全体の知的レベルやスコア以外に，下位項目に着目する。言語性課題の中で「類似」「理解」が低い場合，言語概念が獲得できていなかったり，状況や心情の理解ができていなかったりすることがあり，コミュニケーション障害や PDD などの可能性を考える。特に PDD は下位項目間のギャップが最も大きく，プロフィールを見ると大きな「W 字型」のこともある。PDD では動作性課題の「配列」「組み合わせ」が落ちこみ，「数唱」「算数」など記憶課題が極端に強いこともある。逆に ADHD ではこの2項目がほかの項目より低スコアのことがある。LD では特徴的なパターンはない。

d．補助的なテスト・学習能力テスト

視知覚認知・記憶の評価として Rey-Osterrieth 複雑図形記憶テストは簡便で有用である。まず複雑図（図）を模写させた後，原図を隠し「今の図を思い出して描いて」と指示。さらに数分後もう一度描かせる。読み，書き，計算能力のテストは一般に時間がかかるので小児科外来で行うのは現実的ではない。しかし児と良好な関係を築いた後であれば，簡単な文章や計算課題をやらせてみることは「LD ではないか」と気付くためには有用であろう。

2．学習困難をきたす疾患

学習困難児の鑑別診断における重要項目は，<u>知的レベル，言語（コミュニケーション）レベル，ソフト神経徴候，行動異常の有無，学習困難のパターン，二次障害の有無</u>といったところである。以下，日常外来で頻度の多いもの，頻度は少ないが見逃してはならないものに分けてリストアップした。

a．外来で頻度が多いもの

①知的障害，特に境界域知的レベル

②コミュニケーション障害（表出性言語発達遅滞，混合性言語発達遅滞）

③学習障害（特異的読字障害，特異的書字障害，特異的算数障害）

④注意欠陥／多動性障害（不注意優位型，多動衝動性優位型，混合型）

⑤高機能広汎性発達障害（高機能自閉症，Asperger

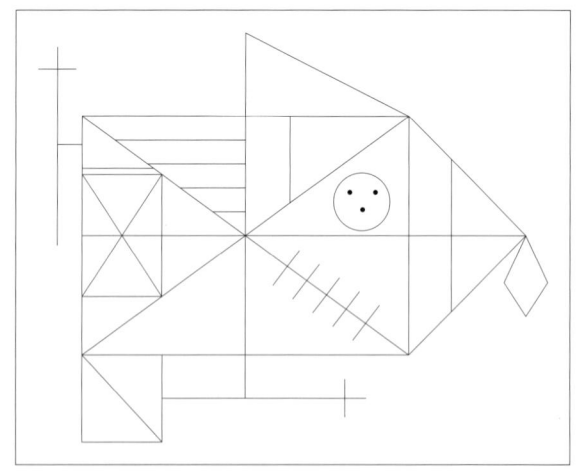

図 Rey-Osterrieth 複雑図形記憶テスト
このような複雑図を複写させた後，原図を隠し「今の図を思い出して描いて」と指示。さらに数分後もう一度描かせる。視覚的記憶だけでなく，視空間覚認知の評価にも簡便で有用である。

障害)
b．頻度は少ないが見落としてはならないもの
　①聴覚障害
　②視覚障害
　③環境因子・親子関係など

3．鑑別のポイント
a．知的障害(軽度)：境界域
　厳密には知的レベル評価をしかるべき方法で行わない限り，MRでないとは断言できない。まず，その疑いを持って，問診・診察を進めて行くことが必要である。発達歴では「全体的な遅れ」とよくいわれるが，必ずしもそうは限らない。特に，知能指数70〜80くらいのいわゆる境界域知的レベルを持つ子どもは問診からはわからないことが多い。児に接してみて単に「幼い」という印象だけのこともあるし，あるいは「下級生とよく遊ぶ」などで疑うこともある。

b．コミュニケーション障害
　DSM-IV-TR(付録：表124)では，表出性コミュニケーション障害(言語理解は良い)，受容－表出混合性コミュニケーション障害(言語理解も悪い)，音韻障害(発音が不明瞭)，吃音に分けられるが，特に前2者に関して鑑別が必要である。両者を鑑別するにはやはり発達歴を慎重に聴取することが重要である。特に，保護者が「児のことばが遅い」と感じていた時期に，言語理解が良かったかどうかを聞いておく。
　診察場面では，表出性のことばの遅れでは「無口な子」という印象しかない場合もある。本人にする質問も，「今何年生？」というような直接的な質問より，「担任はどんな先生？」「みんなは休み時間は何しているの？」など本人の言葉で説明させるような質問をしてみることがコツである。会話のなかで，助詞の間違いや文法の間違い，あるいは語順の間違い(例，コチョレート，エベレーター)がないかどうか気をつける。特に，具象物の名詞(例，イヌ，ウマ)はいえるのに，抽象的・概念的な言葉(例，どうぶつ)が獲得できていないことがある。こういった特徴に気付いたら，4〜5歳でも言語聴覚士など言語の評価・指導のできる専門職のいる施設へ紹介することを考慮してほしい。

c．学習障害
　よく誤解されている点ではあるが，知的能力にアンバランスがあることがLDの特徴ではない。できることとできないことの差があるとか，ユニークな子どもであるとの印象を受けるのはむしろLD以外，例えばADHDやPDDである場合が多いし，MRでもアンバランスはあることが多い。「読字・書字・計算能力が，知的レベルは高いのに，獲得できない」という定義からすれば，学習能力を評価する必要があるが，一般小児科外来ではなかなか難しい。そのかわり学校のノートなどを見せてもらって書字について知るのも一手である。ノートでは，ひらがな・カタカナの特殊音節(「ちゃ」など拗音，伸ばす音，つまる音)に着目する。要するに音と文字との対応があるかどうかをみてみる。次に，文字の形態的な間違いがないかどうかみてみる。例えば似通った形のカタカナ(「ツ」と「シ」など)や漢字の形の間違い，左右逆転した文字(いわゆる鏡文字)などがみられるとき，視空間認知に弱さを持つLDの可能性を考える。ただし，このような書字のつまずきがみられたからLDというわけではない。後述するAsperger障害でも書字におけるつまずきを持つこともあり得る。
　「読み」に関しても，やはり特殊音節の読みについてうまくできるかどうか簡単な文章を読ませたりするが，ほかの特徴として，語順の間違い(「エレベーター」を「エベレーター」など)や，行をとばして読む，あるいは単語をひとかたまりに読めず，とつとつと一文字ずつ読むこと(逐語読み)も読み書きの障害を持つ児によくみられる。このような児も，文字を介さない会話ではまったく能力の欠如を感じさせず，論理的な会話もできる。
　算数障害は，数の概念が身につかない場合と計算能力が身につかない場合とがある。特に視空間認知に弱い児では，数量感覚にも弱く，桁の理解や割り算で失敗することが多い。例えば，66÷13の計算で「だいたい4か5くらいかな」という推量ができないため，13×1，13×2，…と順番に確認してしまうというようなことが起こる。
　ところで，LDの診断上一番問題となるのは，診断の難しさよりもむしろ定義の曖昧さである。すなわち，教育的な配慮を前提とした文部科学省のLD定義とDSM-IV-TRに代表される医学的診断基準との違いが，保護者だけでなく医学教育双方の現場で混乱を招いているようである。文部科学省の定義では「読む，書く，計算する」の医学的定義でも取り上げられている能力に加えて，「聞く，話す，推論する」能力に問題を持つ児もLDに含めてしまうので，医学的にはコミュニケーション障害やPDDの児もLDに含めてしまう傾向がある。この点を認識したうえで患者への説明も行うべきである。

d．注意欠陥/多動性障害(ADHD)
　多動を伴う児は，すぐに疑いを持つことが多い。しかし不注意のみの場合(不注意優位型ADHD)は何か作業をやらせてみないとわかりにくい。ADHDの約30％前後はLDも併せ持つので，ADHDを疑ったときには同時にLDの疑いがないかどうか注意する。ADHDのみでも学習困難を引き起こすが，通常小学校3年生ぐらい

から困難を呈することが多く，就学後1～2年の読みや書字の困難さがあったようならLDの合併を疑う。診断上，われわれが最も苦慮するのはPDDとの鑑別診断であるが，少しみただけでは分からないPDDもある。

e．高機能広汎性発達障害

対人関係の難しさが噴出する小学校高学年より前の幼児期～低学年では，むしろ学習困難，集中力の欠如を訴えて来院されることがある。特にAsperger障害では視空間認知に弱さがあり，教育界では「非言語性LD」という名称でLDに含めてしまう人もいる。社会性の欠如，頑固さに加えて，外来では「一方的にしゃべりすぎる」「いやに念入りに，しつこく説明したがる」などで気付かれることもある。また，学習面では，強い記憶に頼ってできるような課題（漢字や九九を覚える）は人より早くできても，文章題などの応用問題や作文，長文を読んで登場人物の心情を理解するなどの課題は苦手である。また，不器用さもあり，体育や球技が苦手なことが多い。

4．診断がつかないとき

むしろ学習困難を主訴とする軽度発達障害では，短いフォローで診断がつかないことのほうが多い。専門機関への紹介も最初から考慮しなければならないケースが多いと思う。特にLDでは，学業不振のストレスをもろに受けている児が多く，2次障害の兆しがある場合，専門機関への紹介を急ぐべきである。紹介先としては，ADHD，PDDなど行動の問題が中心であれば児童精神科，小児神経科医を考える。またLDを疑うのであれば教育センターや子供家庭センターなどが挙げられるが，LD児の受け皿となっていないことが多いのが実態である。むしろ，学校現場にできつつある「校内委員会」へ相談を戻すのがよい場合も今後は考えられる。本来，LDは教育上の問題でもあるからである。

多動・注意障害
Hyperactivity・Disturbance of attention

小野 次朗
和歌山大学／教授

1．診断のチェックポイント
a．多動について

多動を定義することは大変困難であり，年齢，地域，家族構成，環境によっても，どの程度からを多動とするかは変わってくる。多動を主訴に子どもが診察室を訪れた場合，治療の対象となる病的な多動であるのか，あるいは正常範囲内として許容できるものであるのかを，常に念頭に置きながら判断する必要がある。なかでも，年齢の要因は最も大きなものの1つであり，例えば，中学生が授業中席にじっと座っていられないとすると治療の対象と考えられるが，3歳の児が一定時間席に座っていられないとしても，それは必ずしも治療の対象であると判断する材料にはならない。判断として重要なことは，同年齢の子どもと比較したときに，病的なレベルと考えられるかどうかということである。次に，同じ子どもでも環境によって動きが異なることが知られている。家庭で母親と1対1であればなんとか落ち着いているが，保育所・幼稚園などの集団に入ったとたんに，先生の注意に耳を貸さず他児との違いが目立つこともよく経験される。ここに治療における大きなヒントが隠されている。また，教師あるいは保護者からの指示が確実に理解されているかどうかも，大事な鑑別点である。精神遅滞（知的障害）がある子どもでは，指示が理解できないために勝手な行動をとり，多動と判断されることもある。

b．注意障害の定義

これも難しく，一般には不注意（いわゆる注意欠陥）の状態が想定されるが，反対に必要以上に注意を払いすぎる場合も，注意障害として考えたほうがよい。不注意も，注意過集中も，どちらも多動と同じで，年齢により正常範囲が異なることに注意が必要である。不注意の場合には多動を示すことが多いと考えられるが，その他に白昼夢のような状態で動きの少ないこともある（注意欠陥多動性障害の不注意優勢型）。不注意がある子どもたちは，多動のような運動に関する症状以外にも，答案でのケアレスミスなどがよく指摘される。また必要以上に注意を払いすぎる症例では，こだわりといった形で現れてくる。よって広汎性発達障害（いわゆる自閉症）では，こだわりから多動が認められるとも言われている。

c．その他の原因

中枢神経系以外にも，多動，注意障害の原因が存在する。例えば，重症のアトピー性皮膚炎の場合，強い瘙痒感のため授業に集中できず（注意障害），さらにはずっと身体を動かしてしまうために，多動と判断される場合もあるが，この場合はもちろん，教室内を走り回るまでにはいたらない。

2．多動・注意障害をきたす疾患
①正常範囲内と考えられる場合
②注意欠陥/多動性障害
③知的障害
④広汎性発達障害（いわゆる自閉症）
⑤難聴（聴覚障害）
⑥強迫性障害

⑦反抗挑戦性障害
⑧学習障害
⑨Tourette障害
⑩重症アトピー性皮膚炎
⑪胎児アルコール症候群
⑫甲状腺機能亢進症
⑬小児欠神てんかん(注意障害)
⑭薬剤(向精神薬,抗てんかん薬)投与による副作用

3. 鑑別のポイント

　問診(胎児アルコール症候群,薬剤による副作用),理学的所見(重症アトピー性皮膚炎),血液検査(甲状腺機能亢進症),聴力検査(難聴),脳波(小児欠神てんかん)などを除くと,一般検査あるいは画像検査で特異的な所見を認めることがほとんどない。したがって,多くの症例ではこれらの検査に異常がないという理由で,診断を否定することができない。
　以下に代表的な障害の診断を挙げる。

a. 注意欠陥/多動性障害(ADHD)

　アメリカ精神医学会のDSMを基にすることが多い(付録:表131)。ADHDは,不注意優勢型,多動性－衝動性優勢型,両者を併せ持つ混合型の三型に分けられ,項目として,不注意に関する9項目,多動性および衝動性に関する9項目があり,それぞれ6項目以上で年齢にふさわしい発達が認められないときにADHDを疑う。必ずしも6項目以上にチェックがなくても,臨床的にADHDが疑われる症例や,除外項目があることに注意する。なお軽度の知的障害は本疾患の除外診断とはならないが,暦年齢ではなく,発達年齢あるいは精神年齢を基準に多動を判断することに留意する。成人に認められる,多動を伴わない人たちを注意欠陥障害(ADD)と呼ぶこともある。

b. 精神遅滞(知的障害)

　特に小学校入学前の幼児では,精神遅滞そのものが判断しにくいため,多動の子どもを診たときには,鑑別診断に入れておく。この場合には,指示が理解できないため,期待されている行動ができず,多動に見えることもある。診断には,発達検査(新版K式発達検査,園城寺式乳幼児分析的発達検査法,津守らの乳幼児精神発達診断法など)あるいは知能検査(日本版WISC-Ⅲ,田中-ビネー式知能検査,日本版K-ABCなど)を用いる。軽度精神遅滞(DQ値またはIQ値で,50以上70未満)の場合には,ADHDとの合併例も考えられるため,さらなる注意が必要である(知的な発達の遅れ169頁参照)。

c. 広汎性発達障害

　現在,自閉症に関しては,重症例から軽症例までを幅を持ったスペクトラムと考え,自閉症スペクトラムと呼んでひとまとめにする傾向にある。DSM-Ⅳでは,自閉症の代わりに広汎性発達障害という名称でまとめている。これは,これまでのいわゆる自閉症の中核をなす重度の自閉性障害(DSM-Ⅳ)から,軽度の自閉症(Asperger症候群あるいは高機能自閉症とも呼ばれており,ここでは高機能広汎性発達障害としてまとめる)が含まれる。程度の差はあるにせよ,①社会性の障害,②コミュニケーションの障害,③想像力の障害を有していると考えられている。これらの子どもたちは就学前の時期に多動を示すことが知られており,ADHDと誤って診断を受ける症例がみられる。DSM-Ⅳでは広汎性発達障害とADHDとの合併は認めていないが,臨床の場では高機能広汎性発達障害とADHDの合併が強く疑われる症例に遭遇する。この場合,両者では対処方法が異なる部分があり,その子どもにとって必要とされる治療・指導を心がける。DSM-Ⅳ-TR(付録:表127〜130)では,広汎性発達障害とADHDの合併に関する規定が少し緩くなっている。
　広汎性発達障害における多動の原因は,ADHDとは異なり,一定の対象に注意が集中しすぎるため(こだわり)であると考えられている。これは注意が長続きしないADHDとは明らかに異なる。広汎性発達障害では,常同行動と呼ばれる同じ行動を何回も繰り返す行為が多動の中心になっていることがあり,症状の細かい観察から判断できることもある。

d. 難聴(聴覚障害)

　難聴がある子どもでは,大人からの指示がうまく入らないために,精神遅滞の場合と同じく,指示を十分理解できずに行動が他児から離れてしまうことがある。難聴検査(幼児については幼児難聴検査)を受けることにより,容易に診断がつく。補聴器を用いることにより克服されることがしばしば経験されるため,決して見逃してはいけない障害である。

e. アトピー性皮膚炎

　重症のアトピー性皮膚炎では,瘙痒感が強く常に身体のどこかを掻いていることが多い。そのために瘙痒感と実際掻くことに注意をとられるため,授業に集中できないこともしばしば起こる。また,手で掻くだけではなく,椅子あるいは机の一部に身体の一部をこすりつけるため,動き回りはしないものの体をもぞもぞ動かせ,多動として認識されることがある。乾燥・紅潮した皮膚と,RASTなどの抗体検査から,診断は容易だが,教育現場では気付かれないことが多いので,医療サイドから教育現場へ正確に通知することが大事である。

f．胎児アルコール症候群

妊娠中の母親が一定量以上のアルコールを服用したときに、子どもに認められる症候群。顔面の奇形（短眼瞼裂、下顎後退など）、成長障害、精神遅滞が3徴で、著明な多動あるいは注意散漫を示すことがある。小頭症を示すことも多いようである。

g．甲状腺機能亢進症

女児に多く（男女比1：5）、発症初期には、落ち着きがない、感情不安定などの精神症状のみの訴えである場合が多いので注意が必要である。甲状腺腫はほぼ全例で認められる。

h．小児欠神てんかん

幼児期後期から小学生に好発するてんかんの1型で、女児に多い。意識障害を主症状とするため、注意障害と間違われることがあるが、脳波検査にて鑑別する。

i．強迫性障害

強迫観念と強迫的行動を伴う状態。子どもは過度の心配あるいは恐怖のために、特徴的な儀式的行為（手を洗うときには何十回も洗うなど）を繰り返し、このような強迫的行動が多動とみなされることがある。ADHDの随伴症状として認められる場合もある。

j．反抗挑戦性障害

DSM-Ⅳで定義されているが、簡単にまとめると、6か月以上持続する拒絶的、反抗的、挑戦的な行動様式を示す状態である。かんしゃくを起こす、大人と口論する、大人の指示に反抗する、自分の失敗を人のせいにする、などの症状を示す。ADHDの二次的障害として本障害が起こる場合と、もともと反抗挑戦性障害が存在する場合があり、対応が異なる。

k．学習障害

学習障害の定義として、1999年文部省（現文部科学省）のものを使用すると、多動の子どもが学習障害と診断されることはない。しかしながら、上述のADHDあるいは広汎性発達障害（特に高機能の場合）の診断を受けた子どもたちが学習障害を合併する割合も高いので、鑑別診断に入れる（学習困難181頁参照）。

l．Tourette障害

DSM-Ⅳによれば、多彩な運動性チックと音声チックが、途絶えることなく頻発する状態をさす。時には、跳びはねるほどの運動を示すことや、汚言を発することもある。Tourette障害の子どもの約半数にADHDが合併するといわれており、多動を示すと考えられる。

4．診断がつかないとき

症状が急変することはあまり考えられないので、基本的には経過観察が中心。特に3歳ごろまでの乳幼児期では、顕著な症例を除き、正常範囲内の多動と考えて定期的な経過観察を行う。その際に、保健所で行われる定期健康診査の結果を参考にする。3歳以降の幼児期では、集団生活に入る子どもが増えるため、保育士からの情報を参考にしながら経過をみる。この時期以降、症例によっては児童精神科の専門医の診察を受けることも必要になってくる。小学校入学以降は、同年代の友人とのかかわりかたも診断の際に考慮するべき項目となる。多動があったとしても友人関係に大きな支障がなければ、自尊感情（self-esteem）を傷つけることも少ないと考え、経過観察をすればよい。周囲とのかかわりがうまくできていない場合には、カウンセリングも視野に入れながら、小児神経外来・児童精神科の受診も考慮する。

C 心因性の症候

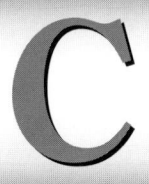

不安・興奮
Anxiety excitement

三宅　和佳子
大阪府立精神医療センター松心園／主任

1．緊急処置
　子どもの不安興奮時は，まずは安心できる養育者と離さないことが基本である。子どもにとって安心できる場所を確保し，強い不安や興奮が治まるのを待つことが大切である。その際養育者も不安興奮状態であることが多いので，一緒にいることの大切さや，そうすることで落ち着きを取り戻してくることなどを説明し，親が落ち着いて付き添えるようにする。環境を整えることのみでは落ち着かない場合は，短期間向精神薬（ジアゼパム，ハロペリドールなど）を使用することもある。

2．診断のチェックポイント
a．身体疾患のチェック
　身体疾患のチェックをまず行う。体温は正常か，顔色はどうか，腹痛，頭痛などの疼痛はないか，食欲はあるか，嘔吐，下痢などはないか，呼吸は正常か，心音は正常か，麻痺などはないか，外傷はないかなど全身状態を診る。また必要であれば，血液検査，心電図，脳波などの検査を施行する。年齢によっては適切な言語化や表現ができないため，例えば痙攣発作や，反復する痛みがあっても，だるさ，痛み，息苦しさなどを訴えることができず不安や興奮した状態になる場合もある。身体疾患を除外，または治療してもなお症状が続く場合には，精神的な疾患を考慮し原因を探す。

b．子どもの行動の観察
　不安や恐怖を示す行動はさまざまである。例えば，落ち着きなく走り回る，座って居ない，逆に疲れた様子でいる，じっと凝視して身震いする，筋肉の緊張によるぎこちない動き，指すい，チック，呼吸促迫，めまい，口渇，悪心，下痢，反発するような態度，いらいらして集中困難，怒りっぽい，なども症状の1つと考えられる。子どもの行動を観察し不安の程度を判断する。また大人との関係の取り方を観察することも大切で，例えば養育者を攻撃したり，逆にかばうような態度をとることがないか，待合室，診察室での親の子どもとのかかわりを見る。そして何を怖がっているかの子どもの言動に注意を払う。その際，幻視，幻聴などの幻覚の有無にも注意する。

c．現病歴，発達歴，家族歴の聴取
　直接の観察のみではわからない部分，子どもの症状の出し方，始まった時期，起こる状況，持続時間，などを聴取する。診察場面と家庭，学校では症状の出し方が異なることもある。またほかの症状，例えば入眠困難，夜泣き，夜驚，食欲低下，夜尿などはないかも加えて聴取する。また，今まで発達の遅れや行動上の異常はなかったか，両親や兄弟との関係は良好か，家庭，幼稚園，学校などの環境は適切か，いじめ，事件，暴力，災害，分離体験など大きなエピソードも含め原因を探る。その際に養育者との関係も読み取り，子どもを理解して対応できる余裕があるかを見極めることも大切である。育児疲れ，DV（家庭内暴力），離婚の危機，経済苦など，家庭にストレスがあったり，養育者が身体的または精神的な病気であったり，子どもへの虐待に陥っている場合などでは，新たな対応を進言することは養育者をさらに追い込め，より不適切な対応になる可能性がある。そのような場合は養育者の困っている点や悩みなどをよく聞き，必要ならばそれに対する適切な援助体制を作ることが大切である。

d．発達検査，心理検査
　心理士の協力が得られる場合には，発達年齢や心理検査所見が得られれば有用である。

e．子どもや家族とのかかわり方
　相談を続け信頼関係ができないと十分な情報を得られない場合も多く，続けて経過をみてゆくことで，初めて診断できることも多い。子ども本人や養育者と良い関係を保ち，また診察に来ようと思えるような対応が必要で

ある。養育者や本人が不安な考えと感情について話せる場を作る。心配や悲しみや不安について言葉で確認し、その原因について言葉でより多く理解し、安定化してくれば不安が減ってきていることを伝える。また自分を肯定する話をしたり、リラクゼーションや気晴らしの活動を行うことを勧める。養育者にとって、子どもと離れた時間を持つことが落ち着いて子どもと対応できるきっかけとなることもよくある。言葉によるコミュニケーションの難しい年少児は、遊びを取り入れ、おままごと、絵なども有用と考えられる。そして可能ならば、家庭での安定した規則正しい生活や遊びこそが最も大切な治療であることを伝える。

f．相談を続ける目標
まずは不安の反応の全体的な激しさや頻度を減らし、日常生活を続けられるようにすることを目標とする。その後、不安や心配の原因を理解して、取り除く。最終的には親、子ども双方に安心感を与え、過度の恐怖や心配や不安をなくすことを目標とする。

3．不安興奮をきたす疾患
a．年少児にもみられる疾患
1）分離不安障害
強い愛着を持っている親や養育者と実際に分離したり、分離を想像したりした際に、さまざまな臨床症状が起こることをいう。4、5歳になっても親がいなくなると泣き叫んだり、登園時に母と離れられないことが続いたり、小学生になっても1人で寝ることができない、友だちと安定した関係が作れない、頻繁な頭痛や腹痛やいじめられているという訴えなどがあり登校できない、といった症状が出現する。なんらかの要因があり、正常な母子関係の発達が阻害されたために起こってくる場合が多い。ただし生後1歳半ごろから3歳ごろまでの幼児では正常な発達上の現象と考えられ、幼児でもストレスに満ちた状況下では容易に再現される。

2）急性ストレス障害
激しい身体的精神的ストレス、例えば自然災害、事故、外傷、病気、死別などにさらされて、その時すぐまたはその後しばらく症状が続くこと。感情が麻痺したように表情がなくボーッとして反応に乏しかったり、話しかけてもあまり話さなくなったり、覚えていなかったりすることもある。その後不安になったり、抑うつ状態になったり、多動になったり、いらいらしたりする症状に変化する。例えば突然泣き始めて、理由を聞いても回避して答えなかったり、遊びや勉強が続かなくなったりし、登園、登校などの普段の生活が困難になったりする。不安の訴えなどを聞き、原因を取り除き安心できる環境を用意することなどで、数日から数週間のうちに治まる経過が普通である。

3）心的外傷後ストレス障害
死または重症を負うような体験が自分または近い人に起きるなどの激しい身体的精神的ストレスの後で症状が出現するが、長期にわたって症状が持続する。多くは急性ストレス障害に続いて症状が持続するが、数か月または数年の潜伏期の後で現れることもある。症状には外傷的出来事が再び起こっているかのように感じたり、出来事を想起させるような場所や会話を避けたり、思い出せなかったり、怒りっぽくなったり、多動で集中しにくくなったりなどがある。言葉で表現できない場合でも、出来事を表現する遊びを繰り返したり、体験を思い出させるようなものを怖がったり、悪夢や、夜驚や、中途覚醒などの睡眠障害がみられたりする。また1人で居ること、暗闇、大きな音、死に対する恐怖がみられることもある。年長児では、頭痛や腹痛が認められることもある。赤ちゃんがえりなど、退行もよくみられる。もともとの出来事との相関に、親も子どもも気付かないことも多い。

4）自閉症
自閉症では、対人関係をうまく持つことの障害、コミュニケーション能力の障害、興味の限局、視覚、聴覚、味覚などの感覚の過敏性がみられる。そのために環境の変化や新しい人とのかかわりを極端に嫌がることがある。例えば毎日のパターン化された生活や遊びが急に変更になると不安になることがある。また普通なら我慢できる程度の大きな音、強い光、人ごみなどにも特異的な感覚の過敏性のために強い苦痛を感じ、不安になり、時にはパニックになることもある。入学、転居、離婚などの環境の大きな変化や、能力に合わないなど、できないことを強制されることによりパニックになりやすい。特に発達遅滞のない場合には、見逃されている場合も多い（ことばの遅れ172頁参照）。

5）発達遅滞
発達の遅れがある場合には、実際の年齢ではなく発達の年齢に応じた反応がみられるのが一般的である。不安の表出も発達年齢によって異なる。発達を評価し発達年齢に応じた対応を助言する。

6）虐待
身体的虐待、心理的虐待、ネグレクト（育児放棄）、性的虐待がある。外傷、成長発達障害、医療の中断、十分なケアがされていないこと、などから発見される。情緒的には不安定で恐怖不安状態にあることが多い。親と分離しようとすると見捨てられる不安や新しい環境への不安から、分離不安やしがみつくような愛着行動がみられ

る。性格的には，自尊心や基本的信頼感が欠けていることが多い。行動では，多動で注意集中ができにくかったり，言語化ができず暴力がみられたり，いらいらさせるような注意喚起行動がみられる子もいる。発達遅滞も多く，社会性に欠け，遊びが幼く，学習が遅れている。入院などで親と分離すると症状が消失し，体重が増加し，精神的にも安定する。しかし，長期的には虐待による心的外傷後ストレス障害の症状がみられることが多い。

b．思春期以降によくみられる疾患
1）恐怖症
　特定の対象，しかも普通の人なら恐れることのないものに対して激しい不安が起こる。ほかの人にとっては問題ないことが理解できても，過剰な恐怖は消えない。子どもの場合は，大声で泣く，かんしゃくを起こす，動作が止まってしまう，しがみつくなどで表現されることもある。青年期以降にみられることが多いが，児童期にみられることもある。

2）全般性不安障害
　はっきりした対象がないが，過去のことや将来のこと，社会的なことなどさまざまな領域で一貫して不安を示す。過剰な不安と，心配が起こる日のほうが起こらない日より多く，社会生活ができなくなる。身体的にも落ち着きがない，緊張感，過敏，疲労しやすさ，集中困難，易刺激性，筋肉の緊張，睡眠困難，咽喉痛，頭痛，動悸などの症状が出ることがある。青年期以降にみられることが多いが，児童期にみられることもある。

3）パニック障害
　何もきっかけがないのに恐怖感を感じる。症状は突然で激しく動悸，心悸亢進，心拍数の増加，発汗，震え，息苦しさ，窒息感，めまい，異常感覚，冷感，熱感，めまい，など身体症状を呈することが多いのが特徴である。思春期くらいからの発症が多い。

4）強迫性障害
　不合理とわかっていながら反復，持続する思考や行動であり，不快を伴う。小児期では同じ考えが浮かんだり同じ行動を繰り返していることを隠すことがあり，またさまざまな現れ方をする。多くは青年期以降に発症するが，10歳ぐらいから増加する。

5）統合失調症
　診断基準は年齢によって変わらないが，子どもの場合は発達の不均衡が目立ち緩徐に発症する。どの発達段階においても，他児と比べてどこか違っていると感じられる症例が多い。言語と社会性の発達は通常遅延し，成人に比べて幻視が多いと言われている。小児期発症は極めてまれであり，経過をみなければ診断には至らないことが多い。思春期以降増加し，青年期後期には成人のレベルに達する。

4．鑑別のポイント
　不安，恐怖には発達的な基盤があり，ある時期には正常範囲と考えられるものもある。例えば，6か月ぐらいまでの乳児では，身体的な保護がなくなること，大きな音が聞こえること，急に大きなものが近づいてくることなどであり，7～12か月ぐらいになると人見知りのように見知らぬ人なども恐怖となる。幼児になると，聞き慣れない大きな音，見慣れない動物，暗闇など，3歳過ぎからは幽霊や怪物なども対象となる。また幼児期を通じて養育者からの分離は恐怖となる。学童になると身体的に傷つくことや，泥棒など社会的な体験，学校での失敗などもその対象となる。これらは，対人関係，社会性の発達に伴う変化であり，持続的でかつ明らかな機能的障害を起こしていない限りは正常の反応と考え，経過観察でよいと思われる。しかしこの正常範囲を超える体験をすると，通常の対応のみでは回復しにくい状態になることもあり，その際には特別な対応が必要である。

5．診断のつかないとき
　患児に対してできる対応をまず行ったうえで症状の変化を観察する。そして，症状が変わらなかったり悪化する場合には，他機関を利用するのもよいかと思う。その場での育児相談で解決するものから，継続した投薬や相談が必要なもの，さらには生活の安定や環境調整のために保健所，児童相談所，保育所，学校などの協力が必要なものなど，さまざまな段階がある。青年期からよくみられる精神疾患が疑われる場合や投薬治療などが必要であるものは精神科への紹介が望ましいことも多い。

チック
Tic disorders

亀岡　智美
大阪府こころの健康総合センター／課長

1．診断のチェックポイント
a．診察場面における症状の同定
　チックとは，不随意的，突発的，急速，反復的，非律動的，常同的な運動あるいは発声である。このようなチック症状が，1日中頻回に起こりほとんど毎日続く場合に，チック障害と診断される。

　症状のタイプにより，運動性チックと音声チック，単純性チックと複雑性チックに分けられる。単純性チックは，反復的急速で本来の機能に類似している。複雑性

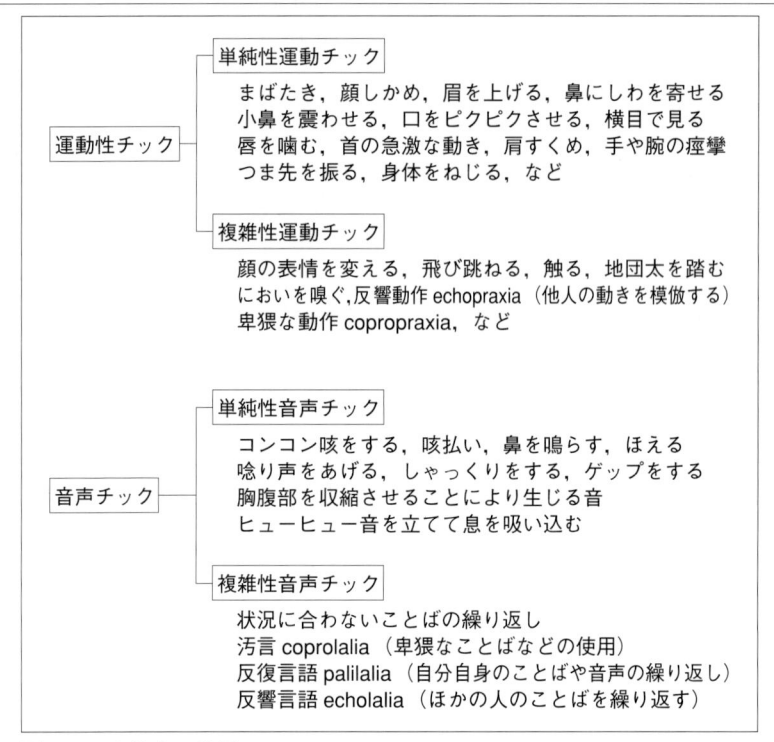

```
┌─────────────────────────────────────────────────────────────────────┐
│                  ┌─単純性運動チック─────────────────────────────┐   │
│                  │ まばたき，顔しかめ，眉を上げる，鼻にしわを寄せる │   │
│                  │ 小鼻を震わせる，口をピクピクさせる，横目で見る   │   │
│      ┌運動性チック┤ 唇を噛む，首の急激な動き，肩すくめ，手や腕の痙攣 │   │
│      │           │ つま先を振る，身体をねじる，など                 │   │
│      │           └──────────────────────────────────────────────┘   │
│      │           ┌─複雑性運動チック─────────────────────────────┐   │
│      │           │ 顔の表情を変える，飛び跳ねる，触る，地団太を踏む │   │
│      │           │ においを嗅ぐ，反響動作 echopraxia（他人の動きを模倣する）│
│      │           │ 卑猥な動作 copropraxia，など                    │   │
│                  └──────────────────────────────────────────────┘   │
│                  ┌─単純性音声チック─────────────────────────────┐   │
│                  │ コンコン咳をする，咳払い，鼻を鳴らす，ほえる     │   │
│                  │ 唸り声をあげる，しゃっくりをする，ゲップをする   │   │
│      ┌音声チック─┤ 胸腹部を収縮させることにより生じる音             │   │
│      │           │ ヒューヒュー音を立てて息を吸い込む               │   │
│      │           └──────────────────────────────────────────────┘   │
│      │           ┌─複雑性音声チック─────────────────────────────┐   │
│      │           │ 状況に合わないことばの繰り返し                   │   │
│      │           │ 汚言 coprolalia（卑猥なことばなどの使用）        │   │
│      │           │ 反復言語 palilalia（自分自身のことばや音声の繰り返し）│
│      │           │ 反響言語 echolalia（ほかの人のことばを繰り返す）  │   │
│                  └──────────────────────────────────────────────┘   │
└─────────────────────────────────────────────────────────────────────┘
```

図　チック障害の分類

チックは，単純性チックよりも動きは遅く意図的にみえる（図）。

診察場面で明らかな症状が認められる場合は，チック障害の診断はそれほど難しいことではない。ただし，診察室内では緊張のために，むしろチック症状が軽減されたりほとんど認められない子どももいるため，以下に示すような点を念頭に置いて，<u>保護者から日ごろの様子をよく聞き，またこれまでの症状の経過を確認しておくことが重要である</u>。

b．保護者からの情報収集

子どもは一般的に，状況によって表出される行動が変動しやすい。よって，いつごろからどのような症状が出現したのか？　どのような状況でひどくなるのか？　これまでの症状の経過はどうか？　などについて，保護者から可能な範囲で詳しく情報収集することが大切である。以下に，情報収集の際の留意点を示す。

1）初発年齢と性差

チック障害は，5～8歳の間に初発することが最も多い。また男子に多くみられる。

2）経過

一過性に経過し自然に消失することが多いが（一過性チック障害），慢性に経過することもある（慢性運動性または音声チック障害，Tourette 症候群）。慢性のチックの場合，症状が認められない間欠期（3か月未満）を挟む場合がある。

どのタイプのチック障害でも，最初は単純性チックで初発することが多い。初発時点で一過性に終わるのか，慢性に経過するのか判断する方法はない。

3）チック症状に影響を与える要因

（1）心理社会的要因：チック症状は，ストレスが引き金になって増悪することもあれば，何かに没頭したりくつろいでいるときに軽減することもある。また，通常は睡眠中に軽減または消失するが，睡眠中に激しい音声チックが持続した症例もある。

幼稚園や保育所，学校などの社会的場面での緊張や，学習など要求される課題の負荷の増大，厳密なルールの強制などの精神的ストレスがチック症状を増強することがある。ただし，心理社会的ストレスの影響の仕方は，1人ひとりの子どもによって違うので，<u>一律に決めつけたり，保護者の不適切な育児態度を安易に指摘することは避けたい</u>。

（2）物理的要因：目のかゆみ，感冒症状，歯科治療による違和感などによって，チック症状が誘発されたり増強されたりすることがある。

（3）チック障害のタイプによる症状変動：「Tourette 症候群」や「慢性運動性または音声チック障害」のように，

慢性の経過をたどるタイプでは，心理社会的要因や物理的要因による以外に，疾患それ自体の経過として症状が変動する場合がある。

2．チックをきたす疾患
a．一過性チック障害
1）症状
チック障害の中で最も一般的にみられるタイプで，4週間以上症状が続き12か月未満で消失する。症状が4週間未満で消失するものは，神経質な子どもによく認められるチック様の習慣的運動ととらえられており，特にチック障害の疾患カテゴリーには含めない。一過性チック障害は，通常まばたきや顔しかめなどの単純性運動チックである場合が多い（表）。

2）頻度
詳細は不明であるが，学童のおよそ4人に1人にチックの既往があったという報告もある。

3）病因
心理社会的要因に加えて，脳機能の発達障害など多要因の関与が示唆されている。さまざまな心理社会的要因により症状が悪化することがあるが，心理社会的要因のみによって発症するという根拠は見つかっていない。

4）経過
1回きりシリーズで軽快する場合もあれば，軽快と増悪を繰り返す場合もある。ただし，12か月以上継続した場合は，以下に示すような「Tourette障害」や「慢性運動性または音声チック障害」と診断される。

b．Tourette障害（音声および多発運動性の合併したチック障害）（付録：表132）
1）症状
多彩な運動性チックに加えて，経過中に1つ以上の音声チックが存在することが診断の条件である。運動性チックと音声チックは同じ時期に認められなくてもよい。最初は単純性運動チックで発症することが多く，顔や首から起こり，経過とともにしだいに下半身の方向に向かうことが多い。経過中に複雑性のチックに移行したり，また単純性チックに戻ったりすることもある。音声チックは，通常は運動チックよりも遅れて出現し，大部分が単純性音声チックである。汚言 coprolalia，反復言語 palilalia などの複雑性音声チックが，小学校高学年ごろに始まることもある（表）。

2）頻度
生涯有病率は1万人に4，5人の割合であるといわれており，女子よりも男子に約3倍多く認められる。

3）病因
Tourette障害は，ほかのチック障害よりも生物学的

表 チック症状の持続期間と症状による分類

	症状の持続	チックのタイプ
一過性チック障害	4週間以上1年未満	運動性および/または音声
慢性運動性または音声チック障害	1年以上（3か月以上の間欠期なし）	運動性または音声
Tourette障害	1年以上（3か月以上の間欠期なし）	運動性および音声

要因の関与が強いと考えられている。遺伝的要因の関与が示唆されており，同じ家系のなかでみられやすい。また，脳機能障害の関与も推測されており，特にドーパミン系の異常と関連しているといわれている。EEGや頭部CT，MRIなどで非特異的な異常が認められる場合も多い。

4）併存する障害
（1）ADHD（注意欠陥/多動性障害）→詳細は多動・注意障害184頁参照：Tourette障害の約半数に合併するという報告もある。Tourette障害の発症に先だってADHDと診断されている場合もあるが，Tourette障害の診断時点でADHDの存在が明らかになる場合もある。ADHDが併存する場合，子どもが自分の行動や衝動をコントロールすることが困難な場合が多く，Tourette障害の多彩なチック症状との相乗効果により，家庭や学校生活においてより不適応をきたしやすい。

（2）強迫性障害：以前「強迫神経症」といわれていた概念と同一の疾患単位である。強迫とは，自分の意志に反して，ある考えや感情などが繰り返し頭に浮かんできたり（強迫観念），ある決まった行動を繰り返してしまい（強迫行為），やめようと思ってもやめられない現象のことをいう。年少の子どもの場合，強迫観念よりも強迫行為として表出されることが多い。強迫性障害も以前は心理社会的要因により発症すると考えられていたが，最近では生物学的要因の関与が強く示唆されている。

（3）学習障害（→詳細は学習困難181頁参照）

（4）自閉性障害などの発達障害：自閉性障害とは，社会性の障害，コミュニケーションの質的障害，興味の限局や同一性保持など想像性の障害を示し，学習障害と同様に脳機能障害による発達障害であると考えられている。特に最近は，知的障害を伴わない高機能自閉症やAsperger症候群などが注目されている。このような発達障害が背景に隠されている場合，Tourette障害の治療に加えて，発達障害についての周囲の理解と個別教育

計画などが必要になる。

5）経過と予後
症状は軽快したり，増悪を繰り返したりして慢性の経過をたどる。経過中に表出される症状の出現部位やタイプが移り変わる。一般的に思春期に悪化することが多く，思春期以後に軽快したりときには自然に消失することもあるといわれている。

c．慢性運動性または音声チック障害
経過中，運動性チックまたは音声チックのどちらかしか認められないこと以外は，ほとんどTourette障害と同様である（表）。頻度はTourette障害よりも圧倒的に多く，1〜2％程度といわれている。Tourette障害と同様，遺伝的要因の関与が示唆されている。

3．鑑別のポイント
以下に示すような運動性の障害や神経疾患などとの鑑別が必要である。しかし，典型的な症状と経過を呈する場合は鑑別に迷うことはあまりない。

1）舞踏病型
①Sydenham舞踏病：女性に多く，リウマチ熱を伴う。

②Huntington病：通常中年期の発症だが，若年型もある。常染色体優性遺伝

2）ミオクローヌス
通常は発声を伴わない。

3）Wilson病
肝機能障害の存在。常染色体劣性遺伝。羽ばたき振戦

4）自閉症児や精神遅滞児が示す常同行動
運動の起こる部位や速さを観察し，症状の変動の経過などを聴取すれば，鑑別できる。

5）ウイルス脳炎後
経過により鑑別は可能である。

6）中枢性刺激薬使用に伴うもの
ADHD（注意欠陥/多動性障害）の子どもに，メチルフェニデートを処方することにより，すでにあったチックが増悪する場合がある。また，チックの素因がある子どもがメチルフェニデートを服用することにより，チック症状を発症したと考えられる場合も時にある。

4．診断がつかないとき
上記のことに留意すれば，たいていの場合チック障害の診断は可能である。どのタイプのチック障害であっても，チック症状が子どもの日常生活にそれほど大きな障害を及ぼしていない場合は，経過を観察するのみでよい。症状が重篤で子ども自身が苦痛を感じている場合や，学校生活への影響が大きい場合（授業中音声チックが激しく，本人と他児の学習に著しく支障をきたす場合など）は，薬物療法の対象になる。慢性運動性または音声チック障害やTourette障害の場合，ハロペリドールなどの抗精神病薬の処方が一般的であるので，これらの薬物の使用に不慣れな場合は，児童青年期精神科などへの紹介が必要になる。

小児科外来などで，チック症状を主訴として受診した場合，あるいはほかの身体疾患で受診した際の診察でチック症状を同定した場合，まず必要なことは以下のことである。

a．保護者への正しい心理教育
過去にチックが心因のみによって起こると考えられていた時代の名残りかもしれないが，たいていの保護者，特に母親は，わが子にチック症状を認めた際に大なり小なり自責の念にかられるようである。必要なことは，保護者の不適切な養育態度を指摘することではなく，保護者の不安を取り除き，子どものチック症状の経過をしっかり観察し，併存する障害がある場合は障害を正しく受けとめて，子どもに適切な養育環境を提供していくことができるように勇気付けることである。このためにはまず「敏感な子ども」の子育てのたいへんさをねぎらう姿勢を取りたい。（神経質な子ども＝母親の子育ての失敗，と受けとめる保護者が多いので，ことば使いには要注意）

そのうえで，チック症状のほとんどが一過性のものであることを説明し，過度に注目したり叱責したりすることは逆効果であることを理解してもらう。慢性の経過をたどる場合には，心理的なストレス要因だけでなく，物理的ストレスや疾患自体の経過のなかで軽快と増悪を繰り返すことがあるということを説明する。そして，症状が悪化した場合でも服薬によりかなりの改善が望めるので，早めに受診するようにあらかじめ伝えておくことが重要である。

b．併存する障害を見逃さない
子どもの人生に与える影響から考えると，チック症状そのものよりも，併存する障害のほうが重要性が高いといっても過言ではない。以下のような点が認められた場合は，子どもの心理発達検査や詳細な発達歴の聴取などの精査が必要である。

①軽い言語発達の遅れや夜尿などの習癖異常が継続して認められる

②多動，落ちつきのなさ，注意集中困難など

③乱暴，ルールを守らないなど

④学習上の問題

⑤1人遊びが目だつ，集団行動が取りにくいなど対人関係上の問題

⑥年齢に応じた遊びの発展がなく，興味の偏りやこだわり行動がある

過換気症候群
Hyperventilation syndrome

冨田　和巳
こども心身医療研究所／所長

1．緊急処置
①患児や周囲の者を落ち着かせる。
②息苦しそうにしているが，紙袋を口にあて，自分の吐いた息を吸うようにさせる（ビニール袋は不可）。
③不安・恐怖などが強ければ，抗不安薬（ジアゼパム（セルシン／ホリゾン）を5～10mgゆっくり筋・静注する。

過換気症候群の子どもが救急に受診するときには，実際には異なるが"倒れて意識を失った"として運ばれてくることが多く，周囲が大騒ぎしている。当然のことであるが，まず生命に関する緊急性を素早く判断し，本症の可能性が高いと判断できたら，治療者がゆったり構え，次に患児や同伴者（親や教師，時に同級生）の心理的安定を図る。

ゆっくりと横にし衣服をゆるめ，ほとんどの場合に意識はあるので，心配しないでよいことを伝える。周囲の騒ぎに医師以外の職員も動じない。

過剰な医療対応は過換気を増強させる因子になるので，本症が疑われた場合，確定診断の助けになる血液ガス測定やルート確保など，通常の意識消失発作などに行う身体的処置は避けるようにする。当然のことながら酸素吸入は禁忌である（時に行われる）。

初回発作時には，さまざまな可能性を考えなければならないため，対応が過剰となりがちであるが，既往歴を尋ね再発作時には特に落ち着いて対応する。

2．診断のチェックポイント
本症の本体は激しい運動・疲労などの身体的因子や，不安・恐怖・怒りなどの精神的要因をきっかけとして発作的に起こる機能的な換気調節障害である（図）。あるきっかけによって生じた過換気が，潜在的に／準備状態として存在した心理的動揺・不安・恐怖をさらに引き起こし，ブースター効果で症状が増幅されていくのが本症の特徴である。また，過換気は本人自身にブースター効果を発揮するだけにとどまらず，周囲の人間に対しても，あたかも"伝染病のように"感染していくことがある。学校や寮において過換気症候群が集団的に生じるのは，これによるものと考えられる。

このようなブースター効果は基礎的な不安の高さに関係すると考えられ，家庭の不和／学校での不満・混乱など精神的問題を抱えた子どもによく出現する。しかし，一般に思春期の女子では漠然とした不安定さもよくあるので，先に述べた周囲への感染は，大きな問題をもたない「普通」の子どもにも起こることがある。体育の時間などにほかの生徒の見ているなかで，憧れの教師（若くて独身）に介抱され大騒ぎされると，本人の症状は確実に固定／頻発し，周囲の子どもに伝染していく例など時にみられる。

私見では一時期いわれた「光スモッグ」による校庭での集団発作は，本症ではないかと考えている。

a．身体医学的チェックポイント
①過剰な空気嚥下による消化器症状（腹痛・悪心・腹部膨満）
②循環器症状として胸痛・胸部圧迫感・動悸
③過換気による呼吸性アルカローシスが増強すれば，しびれ感・硬直，持続すればテタニー様症状・痙攣・意識水準の低下まできたす。

実際に③の状態にまでいく例は極めて少ないが，周囲

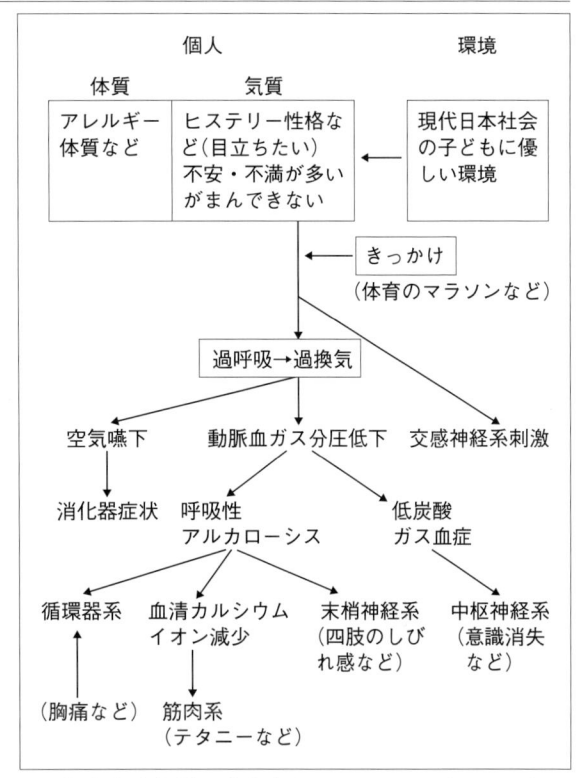

図　過換気症候群の病態生理　　　（赤坂の図改変）

の大騒ぎで悪循環に入って症状を増強していることが多くなるのは、先に述べた本症の特徴である。

b. 心身医学的チェックポイント

1）身体的に重症感がない

意識消失発作として救急車で運ばれてきたわりに重病感がない。

2）問診が重要－発作出現状況をくわしく尋ねる

緊急時に小児科医はすぐに身体的診断・治療のみを考えるが、本症ではその出現状況をくわしく尋ねると多くの診断材料がある。緊急的処置で（医師が）忙しければ、取りあえず看護師などに尋ねてもらうこともよい。

多くは体育の時間（マラソンなど）に呼吸が速くなったときに出現する。体育の時間以外にもあらゆる場で出現の可能性はある。授業中も含め、本人がストレスを感じる場から無意識に逃れたい／注目を浴びたいときに出現するので、そのような視点をもって問診を行う。

3）本人の性格

ヒステリー性格と呼ばれる「見栄っ張り」「自分中心（わがまま）」「周囲の目を引きつけたい」などがあるが、これは善い面が強調されていると「指導的」「信頼できる」と取られていることもある。いずれにしても日頃から目立つ存在である。

3．過換気症候群をきたす疾患

a．ヒステリー

最近はDSM-Ⅳが使われることが多くなったので、ヒステリーという呼び方はあまりされなくなり、「演技性人格障害」「解離性障害」「身体表現性障害」などと呼ばれるようになっている。しかし一般臨床ではいまだに使われている。従来の分類ではヒステリーは神経症になっているが、本症は心身症である。しかし、心理的特長は共通している。

b．気管支喘息

気管支喘息による呼吸困難の記憶が、困難な場面で「息苦しく」思うことで本症を誘発させる。喘息は呼気の苦しさであり、本症は吸気の苦しさであるので、苦しさの本体を尋ねることで鑑別できるが、本人は違いがわからず不安を覚えている。

c．パニック障害

本症とパニック障害の関連に関しては種々の意見があるが、基本的には同じようなものと考えるのが実用的である。

4．鑑別のポイント

鑑別すべき疾患は極めて多い。器質的疾患で呼吸困難をきたすものから、意識消失をきたすてんかん、糖尿病による低血糖発作、内分泌疾患、あるいは消化器症状は過敏性腸症候群なども対象になる。いずれにしても、誤診（てんかん、低血糖発作）や過剰治療（入院）に流れやすい疾患の1つであることを肝に銘じておく。

発作時の状態を詳しく問診し、来院時の全身状態が良好であることを確認することで診断可能である。過換気状態があり器質的疾患が否定できれば診断は容易である。来院時に血液ガス検査にて呼吸性アルカローシスが存在すれば確実になるが、心身医療的に本症を疑った場合、採血などの検査はできるだけ避けたほうがよいことは先に指摘している理由による。なお、明確な過換気がなくとも、不安に伴い意識消失・気分不良・四肢のしびれ・硬直などを訴える場合は本症の存在が疑われる。

5．診断がつかないとき

身体面からは呼吸性アルカローシスを血液ガスで証明し、ほかの器質的疾患が存在しないことを証明すれば診断はつく。患児や周囲の人々を心身医学的知識と経験で観察することが何よりも大切である。血液ガスを調べないと診断がつかないのは、それが欠けていると考える。

摂食障害

Feeding disturbance, anorexia

惠谷　ゆり
大阪大学大学院

1．診断のチェックポイント

a．問診

診察所見や患児の様子などから、心因性が疑われる場合とそうでない場合とで、問診内容はかなり異なってくる。まず以下を確認する。

①いつごろから摂食障害がみられるようになったのか、そのきっかけはなかったか。
②食事時間や内容、量
③嘔吐や下痢、腹痛などの消化器症状の有無
④発熱、頭痛、その他の全身症状の有無

これらを確認し、心因性が考えられる場合は以下の問診をできるだけ詳しく行う。心因性の摂食障害の場合、患児は自分の体への歪んだイメージを持ち、病識にも乏しいことが多いので、診察時に身体所見について不用意な発言をしないように気をつける。やせや異常行動による身体のしんどさに共感を示し、できるだけ受容的な態度で接することが重要である。

①やせ願望や身体イメージの異常の確認
②隠れ食い・噛んだ食物を飲み込まずに吐き出す（チ

ューイング)・自己誘発性嘔吐や下剤・浣腸の乱用などの異常行動の確認。これらは親も気付いていない場合があり，できれば親とは離れた場所で患児のみと話をするようにする。

③患児とは別の場で親と面談し，患児の生育歴や性格傾向，家庭や学校の環境について尋ねるとともに，親の性格についても観察する。可能であれば，親自身の生育歴や家族内の人間関係についても情報を得るようにする。

b．診察

①現在の身長・体重のみならず，学校検診などのデータを持参してもらって成長曲線を作成し，発病時期の推定や成長障害の有無を確認する。

②無月経・徐脈・低血圧・低体温・うぶ毛の密生・乳房萎縮や陰毛脱落・便秘などは神経性食思不振症における主要徴候である。

③重症例では低蛋白血症や心機能低下による浮腫，あるいは著しい脱水症状を認めることもある。

④過食に伴う自己誘発性嘔吐を繰り返している児では，嘔吐による胃酸への頻回曝露のため口内炎や歯の腐食を認めたり，指に吐きダコができている場合もある。

⑤神経学的所見：中枢神経症状を認めた場合，脳腫瘍による摂食障害を鑑別しなければならない。

⑥不自然な身体損傷の有無：年少児の場合，虐待によるやせの可能性もある。

c．簡易検査

神経性食思不振症の児では病識が乏しく検査への拒否感が非常に強いことがある。児との信頼関係を築くことが今後の診療を継続して行くための大前提となるので，状況によっては検査をすぐに行わないほうがよい場合もある。

(1) 末梢血，電解質，BUN，クレアチニン：総蛋白，空腹時血糖，検尿

長期の低栄養による貧血，脱水，低蛋白血症，電解質異常の有無を調べる。

(2) 血液ガス：自己誘発性嘔吐のある児では，胃酸の喪失による代謝性アルカローシスを認めることがある。下剤の乱用による頻回の下痢がある場合は，代謝性アシドーシスを起こすことがある。

(3) 赤沈，CRP：炎症性疾患，悪性疾患の有無。ただし貧血のために赤沈が亢進していることもある。

(4) 胸部X線：心陰影縮小，心囊液貯留，胸水貯留など

(5) 頭部CT・MRI：簡易検査とはいえないかもしれないが，脳腫瘍を鑑別するためには必須である。

2．摂食障害をきたす疾患

a．心理的疾患

神経性食思不振症，心因反応

b．身体疾患

脳腫瘍を始めとする悪性疾患，炎症性腸疾患や潰瘍，上腸管膜動脈症候群などの消化器系疾患，汎下垂体機能低下症，結核，AIDS など。

c．精神科的疾患

統合失調症，うつ病などの症状の一部としての拒食もあるので注意する。

d．その他

虐待，ネグレクト，代理 Münchausen 症候群など。

3．鑑別のポイント

a．神経性食思不振症

やせ願望や体重増加への恐怖を認めた場合は，本疾患が強く疑われる。付録：表116に厚生省研究班による神経性食思不振症の診断基準を示す。また，米国精神医学会によるDSM-IV-TRでは神経性無食欲症と神経性大食症，特定不能の摂食障害に分けられており，これらの診断基準を付録：表135, 136に示す。

一般に心理的要因による摂食障害の場合，母親は支配・干渉型の性格であることが多く，患児自身は自我の確立が不十分で依存・愛情要求が強く，母親と共生関係になっていることも珍しくない。過敏で完璧主義，頑固だが，基本的にはいわゆる「良い子」であることが多い。

神経性食思不振症はほとんどの例で10歳以上で発病し，思春期に発病のピークがあり，圧倒的に女性に多い。したがって，年少例や男児では器質的疾患を見落としていないか，十分に検討する必要がある。

b．脳腫瘍

脳腫瘍，特に間脳部腫瘍の場合，頭蓋内圧亢進症状や神経症状に先駆けて食欲低下やるいそうを認める場合がある。除外するために，CTもしくはMRIを必ず撮影しておくべきである。

c．消化器疾患

元来やせぎみで食も細かった児が，胃腸炎などをきっかけにやせが進行し，上腸管膜動脈症候群に陥ってしまった結果，摂食困難となる例もある。しかし通常は上腸管膜動脈症候群は，原因疾患というよりも，るいそうによる二次的病態として発症し，摂食障害をより悪化させる要因となっている。診断するためには上部消化管造影や腹部超音波検査を行い，上腸管膜動脈による十二指腸水平脚の圧迫と同部の通過障害を証明する。

d．精神科疾患

統合失調症やうつ病などによる拒食の診断は，かなり

困難であることが多い。家族歴のある場合は一般より発症率が高いが、しばしば家族歴を隠しているケースがある。統合失調症では、妄想や幻覚などの特徴的症状だけでなく、学業成績の低下や友人関係をうまく維持できなくなる、理解できない会話や行動がある、といった微妙な症状を見落とさないように気をつける。小児うつ病は従来考えられていたよりも実際には多いということで注目されている。活動性の低下や睡眠障害、不登校、学業成績の低下、不定愁訴、自殺傾向などがみられるが、成人に比べて自覚症状が乏しい。発病のきっかけと推測されるストレスの有無も重要である。慢性の飢餓状態による抑うつ・無欲症状が著しい場合は、あたかもうつ病であるかのようにみえることがあるので、注意を要する。

e．代理 Münchausen 症候群

親の精神病理に基づく詐病の一種で、母親がさまざまな手段を使って自分の子どもを病人に仕立て、自分が献身的に看護する姿を演出して見せるというものである。本疾患によって栄養障害に陥っている場合、母親自身が食事を制限しているにもかかわらず、「食べさせようとしても、全然食べない」などと摂食障害があるかのように訴え、心配しているふりをする。通常の虐待やネグレクトに比べ、母親は知的水準が高く、巧みに診断・治療を混乱させるので診断が難しいことも多い。年少児の栄養障害を診察する際に、本症の可能性を念頭に置いておくことが重要である。

4．診断がつかないとき

鑑別診断がつかない場合、取りあえず現在の栄養障害や脱水の程度を見極めることが重要である。診察や採血などにより、著しい栄養障害もしくは脱水を認めた場合は、入院の上補液や強制栄養(半消化態栄養剤の鼻注など)を行いながら、鑑別を行ってゆく。食事の様子の観察や、患児の性格傾向、家族背景の把握も入院中のほうが容易である。患児が入院を拒否する場合は通院での加療もやむを得ない(このような行動を取る段階で、神経性食思不振症の可能性が非常に高いと判断される)が、患児とのコミュニケーションや診療の継続が困難だと判断されれば、速やかに専門医に紹介する。

D 顔面・頸部・口腔の症候

眼球・眼瞼の異常
Disorders of eyeball and eyelids

八子 恵子
福島県立医科大学／非常勤講師

眼瞼下垂

1．定義
開瞼時に上眼瞼縁が正常な位置（角膜上縁より1～2 mm下）より下方にある状態をいう。

2．診断のチェックポイント
a．問診
　発症時期，進行や日内変動の有無，家族歴，既往歴の聴取が重要である。
b．視診
　片眼か両眼か，眼球運動制限の有無，眼球運動に伴う下垂の程度の変化，眼瞼以外の眼部や瞳孔の異常に注意する。

3．眼瞼下垂をきたす疾患
小児にみられる下垂を表1に示すが，頻度の高いものは先天性の単純眼瞼下垂，瞼裂縮小症候群，general fibrosis，後天性の重症筋無力症（MG），外傷性などである。

表1　小児の眼瞼下垂

〔先天眼瞼下垂〕	〔後天眼瞼下垂〕
・単純型（通常みられるもの）	・重症筋無力症（MG）
・瞼裂縮小症候群	・眼筋ミオパチー
・general fibrosis syndrome	・Horner症候群
・先天外傷性	・外傷性
・先天Horner症候群	・眼瞼腫瘍
・先天動眼神経麻痺	・眼窩腫瘍
・先天重症筋無力症	

4．鑑別のポイント（図1）
角結膜疾患や下斜視に伴い眼瞼が下がって見える偽下垂もあるが，下垂のない眼をふさいで下垂眼のみで見させると，下垂が消失するのでわかる。下方視の際に上眼瞼の高さが健側でむしろ低いものは先天筋原性下垂（下方視で挙筋が十分伸展しない）と考えられる。MGは2歳までの発症が42％とされ，日内変動などの特徴を持つ。また，進行性の下垂にはミトコンドリア脳筋症や進行性外眼筋麻痺などがある。

5．診断のつかないとき
眼瞼下垂との診断は容易でも，原因，治療法，手術時期，視機能への影響などの判断は難しい。診断は眼科専門医に委ねたい。

結膜充血，結膜炎

1．緊急処置
乳幼児の強い結膜充血や眼脂（めやに）は，ウイルス性や細菌性結膜炎が考えられるが，前者ではときに重大な合併症を起こす。多量の眼脂があり，しかも眼を開こうとしない状態は，早期に眼科専門医の診断が必要である。また，これらの児を診察した際には，院内感染に十分注意しなければならない。

2．診断のチェックポイント
a．問診
　患児周囲に結膜炎を持つ人の存在，1週間以内の診療所受診の既往などの有無から感染の可能性を聞き出す。
b．視診
　瞼結膜の濾胞や偽膜の形成，耳前リンパ節腫脹，球結膜の出血斑などを観察する。これらはウイルス性結膜炎の特徴である。
c．酵素抗体法による診断
　アデノウイルスによる結膜炎の臨床診断には，アデノクローン®やアデノチェック®が有用である。

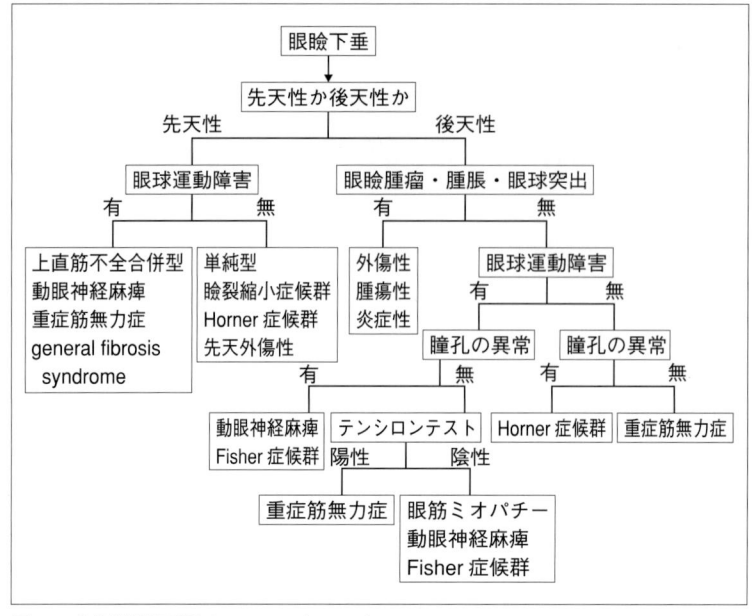

図1 小児眼瞼下垂のフローチャート

表2 結膜充血をきたす疾患
- 感染性結膜炎(ウイルス,細菌,クラミジア)
- アレルギー性結膜炎,春季カタル
- 虹彩毛様体炎,強膜炎
- 角膜炎,角膜潰瘍
- 緑内障
- 全眼球炎
- 異物,外傷
- 発熱

3. 結膜充血をきたす疾患
表2に示すように多彩である。

4. 鑑別のポイント
角膜周囲の結膜充血(毛様充血)のみの場合は,ぶどう膜炎や角膜障害を疑わせる。充血が瞼結膜に及んでいるときは結膜炎である。

5. 診断がつかないとき
小児特に乳幼児では,結膜充血といえども重度の後遺症を残す結膜炎であったり,眼内疾患の発見が遅れることがある。診断に迷うときは速やかに眼科医に紹介すべきである。

斜視

1. 緊急処置
後天性で急性発症の斜視では脳腫瘍が原因のことがまれではなく,速やかな検査が必要である。また,片眼斜視で,固視眼をふさぐと斜視眼で固視できない場合,斜視眼に弱視や他の眼疾患が隠れている可能性があり,早期に眼科的検査が必要である。

2. 診断のチェックポイント
a. 問診
発症あるいは気付いた時期,全身疾患や外傷の既往歴,家族歴が重要である。
b. 視診
乳児には偽内斜視も多い。角膜反射の位置が両眼とも瞳孔中心にあるかや,目標を固視させながら片眼ずつ交互に遮蔽した際に,眼球の動きはないかで判断する。
c. 家庭での写真
家庭での写真は,発症時期や斜視のタイプの判断に参考となる。

3. 斜視をきたす疾患(斜視の種類)
表3に示すようなものがある。

表3　小児の斜視

- 内斜視：乳児内斜視，調節性内斜視，外転神経麻痺
- 外斜視：間欠性外斜視，恒常性外斜視
- 上下斜視：上下斜視，上斜筋麻痺，下斜筋過動症
- 特殊型：Duane 症候群，Brown 症候群，筋欠損，筋肥大

表4　白色瞳孔をきたす疾患

- 網膜芽細胞腫
- 第一次硝子体過形成遺残
- Coats 病
- 未熟児網膜症
- イヌ回虫眼症
- Bloch-Sultzberger 症候群
- 脈絡膜欠損
- その他

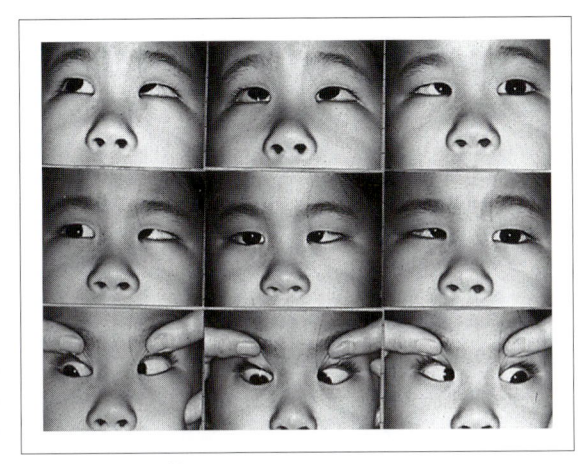

図2　9方向眼位
この9つの方向の眼位をみることが重要

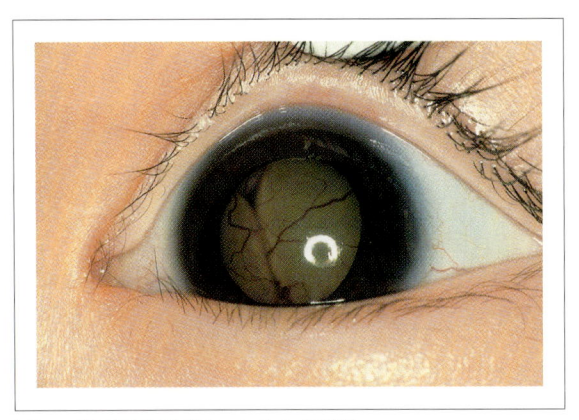

図3　網膜芽細胞腫による白色瞳孔

4．鑑別のポイント

正面視で異常がなく，側方や斜方向眼位で異常があるタイプや，間欠的あるいは近方でのみ見られるタイプもあり，9方向での観察（図2）や距離を変えての観察が必要である。

5．診断のつかないとき

斜視は手術や光学的方法（眼鏡）で治療されるが，視機能の発達から，早期に行われることが望ましい。また，斜視の自然治癒はあっても極めてまれである。斜視や斜視が疑わしい例は速やかに眼科医に紹介すべきである。

白色瞳孔

1．定義

水晶体が透明でも，その直後に迫る眼内隆起物があると，瞳孔への入射光が反射して瞳孔内が白っぽく見えることを白色瞳孔という。

2．診断のチェックポイント
a．問診

既往歴（未熟児網膜症），家族歴（網膜芽細胞腫には遺伝性がある）が重要である。

b．視診

角膜径の左右差（先天異常は小眼球に多い），充血の有無（縁内障の存在）に注意する。診察室で白色瞳孔が観察されないからといって，異常なしとの判断は危険である。

3．白色瞳孔をきたす疾患

表4に示すものがあるが，網膜芽細胞腫（図3）を否定することが重要である。

4．鑑別のポイント

頭部X線写真やCT検査で眼内に石灰化が認められれば，網膜芽細胞腫の可能性が極めて高い。ほかの疾患の診断は眼底検査によるが，時に併発白内障のため眼底の透見が不可能であり，超音波，CT，MRIなどで判断する。白内障は真の白色瞳孔に含まれないが，鑑別を要する疾患であり，眼内の変化の有無を把握するため超音波検査は必須である。

5．診断のつかないとき

白色瞳孔の診断は，眼科医にとっても必ずしも容易でなく，上記の検査が可能な施設への紹介が必要である。それでも，鑑別が困難な例は，眼球摘出術により組織診

内反症

1. 救急処置
　小児の眼瞼内反症は通常は下眼瞼にみられ，角膜障害は軽症であるが，まれに上眼瞼の高度の内反症が強い角膜障害を引き起こす。これに対しては，早期に適切な手術が必要である。

2. 診断のチェックポイント
　流涙や眼脂，充血，まぶしがる，よくこするなど訴えも内反症によることがまれでない。睫毛の方向をよく観察する。

3. 内反症を起こす疾患
　先天性のほとんどは眼瞼の皮膚眼輪筋層が余分なことで発症し，自然治癒もありうる。一方後天性は，眼窩腫瘍や肥満などで眼球が突出した際の続発症としての発症であり，注意が必要である。

4. 鑑別診断のポイント
　鼻涙管閉塞による流涙との鑑別を要する例（図4）があり，涙道洗浄を行う必要がある。

5. 診断のつかないとき
　訴えが内反症によるものか否かは眼科的検査（視力，細隙灯顕微鏡検査）が必要である。

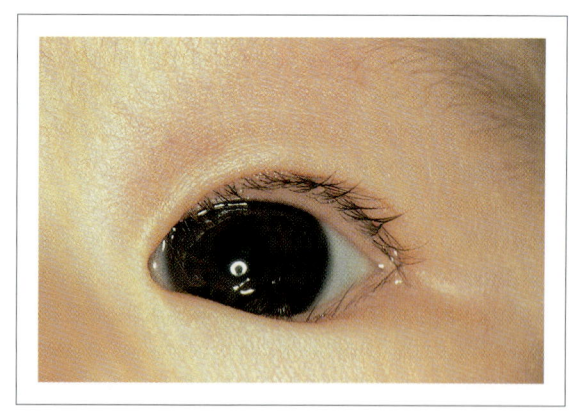

図4　下眼瞼内反症と流涙

視野・視力の異常
Disorders of visual field and visual acuity

横山　連
大阪市立総合医療センター／部長

1. 緊急処置
a. 視診で眼に異常があるとき
　角膜の白濁や眼痛を伴う球結膜の充血があるときは，緑内障や角膜潰瘍などの重篤な疾患の可能性がある。また，白色瞳孔は，網膜芽細胞腫の主訴で最も多いので，これをみたときは直ちに専門医に紹介する。

2. 診断のチェックポイント
a. 問診
　子どもと眼が合わない，おもちゃに手を伸ばさない，人の顔がわからない，などの親の観察も大いに参考になるので，聞き逃さないようにする。同名半盲があるときは，例えば，いつも右側に物があっても気付かない，右側の物によくぶつかる，という主訴が多い。

b. 他覚的所見
1) 行動の観察
　特に乳児の視力を評価するときは，視力検査も必要だが，子どもの行動をみると，視力の発達について推測できることが多い。表に小児の正常な視覚の発達をまとめた。運動機能に関する項目が目だつが，その多くは視覚に依存しているので，視力を推測するよい指標になる。ただし，行動から視力を推測できるのは，両眼の視力障害がある場合だけなので注意すること。片眼の視力障害は，日常の行動の観察だけではわからない。

表　小児の正常な視覚の発達

年齢	視覚の発達
2か月まで	追視ができるようになる。 親の顔を見て笑う。
3か月	人を目で追う。 自分の手を見る。 静止したものを短時間固視する。
4か月	ものに手を伸ばす。
6か月	ものを手に持って遊ぶ。
6〜8か月	手から手にものを持ちかえる。
9〜10か月	親指と人差し指でものをつまむ。 人差し指でものに触る。 落ちたおもちゃを探す。
1歳	クレヨンで絵を描く。 欲しいものを指さす。

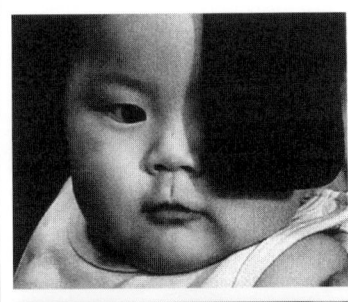

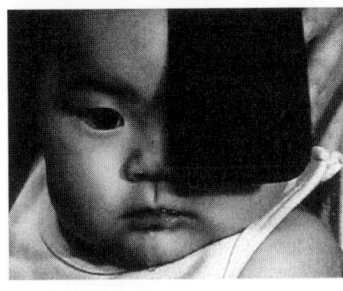

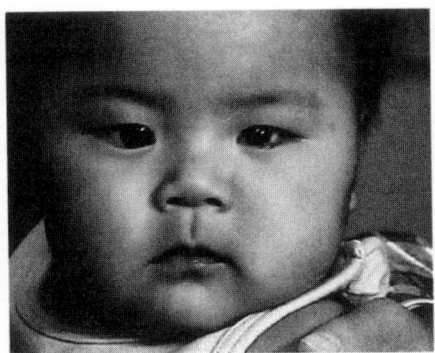

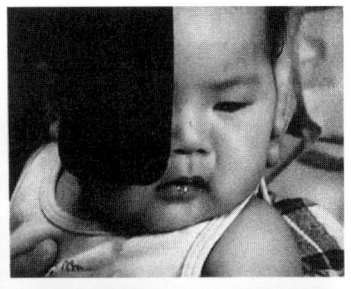

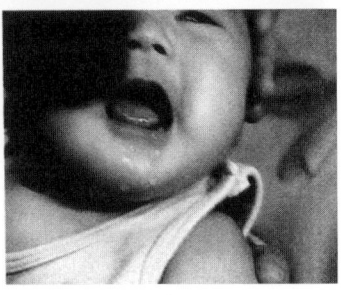

図1 嫌悪反応
左眼に高度の視力障害がある場合。左眼を遮閉しても平気だが，視力の良い右眼を遮閉すると非常に嫌がる。

2）嫌悪反応

視力に左右差があると考えた場合は，片眼ずつ遮閉して子どもの様子を観察する。視力の良い眼を隠すと，機嫌が悪くなったり，泣き出したりする。これを嫌悪反応という。反応に明らかな左右差があるときは，片眼の視力低下がある。図1は，左眼に高度の視力障害がある子どもの典型的な反応である。

3）斜視

斜視は，片眼または両眼の視力障害が原因で生じることがある。特に乳児期に大斜視角の外斜視をみたときは，視力障害をきたす疾患がないか，さらに詳しく検査する必要がある。なぜなら乳児期の斜視はほとんどが内斜視で，外斜視は1歳以降まで発症しないことが多いからである。斜視の有無を簡単に知るには，子どもにペンライトの光を見させるとよい。ライトが角膜に反射する位置をみると，斜視の程度がおおまかにわかる。これをHirschberg法という（図2）。正位のときは，角膜反射は両眼の瞳孔のほぼ中心にある。斜視があると，固視眼の反射は瞳孔中心にあるが，斜視眼の反射の位置がずれる。ずれの方向は，外斜視では瞳孔より内側，内斜視では外側である。角膜反射の位置と斜視角の関係は，瞳孔内縁で15度，角膜縁で45度，その中間で30度とされている。

4）眼振

眼振は，視力障害が原因で生じることがある。特に黄斑低形成や白子症は，眼振を合併し，高度の視力障害をきたす。

5）対光反射

対光反射の減弱は，視力障害と瞳孔運動の障害のどちらでも起こりうるが，自覚的な視力検査ができない場合，視力障害を示唆する有用な指標となる。視力の低下した眼は，やや散瞳することがあるので，瞳孔径の左右差にも注意する。

片眼または非対称な両眼の視神経症があると，RAPD（relative afferent pupillary defect）が陽性になる。RAPDは交互点滅対光反射試験 swinging flashlight test によってわかる（図3）。RAPDは単に静的な瞳孔径の左右差を見るのとは違い，いったん収縮した瞳孔が光刺激にもかかわらず散瞳するという動的な異常なので，鋭敏に検出できる。他覚的な検査法としては最も役だつもののひとつである。

6）前眼部の異常

角膜や瞳孔領が肉眼的に混濁していないか観察する。角膜，水晶体，硝子体からなる中間透光体の混濁は，当然視力障害を引き起こす。

c．視力検査

子どもの視力は出生後徐々に発達する。出生時の視力は0.03～0.04，生後1年で0.2～0.3に達し，3歳で1.0と成人なみの視力を獲得する。ただし，3歳で100％の子どもが1.0の視力を持っているわけではなく，5歳までに1.0の視力が出れば正常と考えてよい。したがって，3～5歳の年齢では，視力の値だけで判断するの

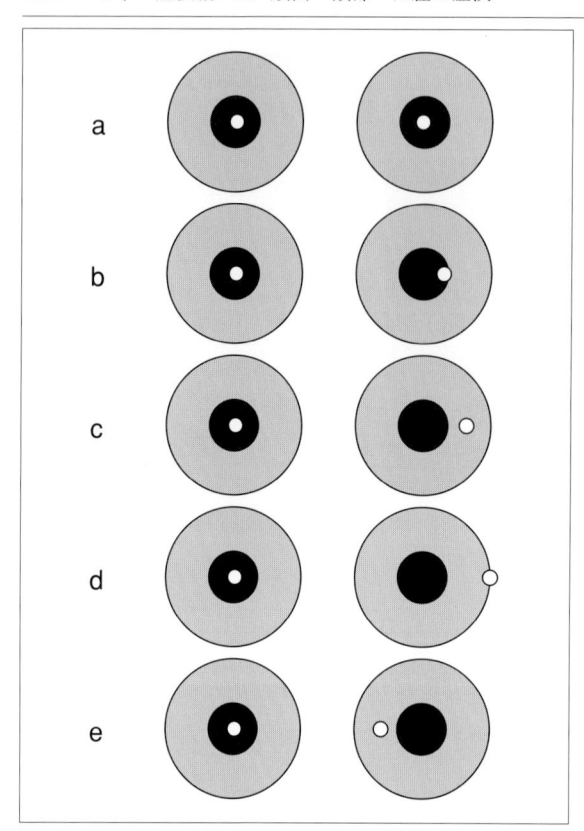

図2 Hirschberg法
ペンライトを固視させたときの角膜反射の位置をみる。
a：正位，b：15度内斜視，c：30度内斜視，d：45度内斜視，e：30度外斜視。
必ずどちらかの眼がペンライトを固視していなければ，この検査はできない。

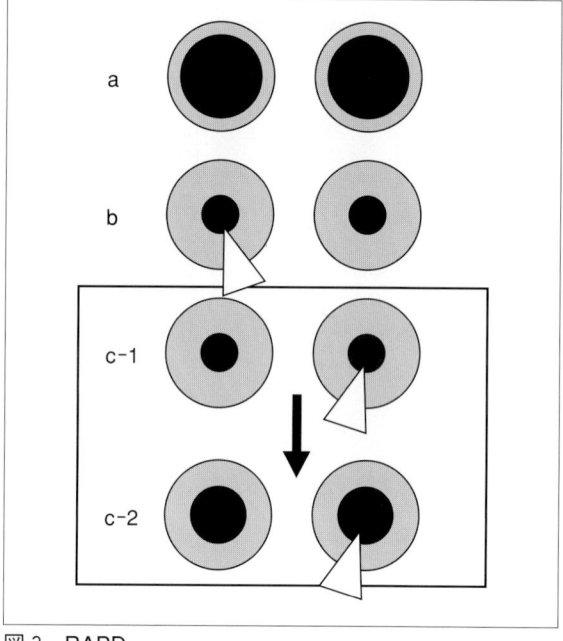

図3 RAPD
左眼に異常がある場合のswinging flashlight testの結果。
a：光刺激前。b：正常な右眼を光刺激したところ。直接および間接対光反射によって両眼が縮瞳する。c-1：光刺激を素早く右眼から左眼に移したところ。c-2：光刺激を与えているにもかかわらず，徐々に両眼が散瞳する。

ではなく，視力の左右差やその他の他覚的所見も参考にしなければならない。

小児の視力検査には，年齢によって異なった方法を使う。通常の視力表を使った検査は，3歳まではできない。

1）乳幼児の視力検査

preferential looking法（PL）を用いれば，生後4か月から視力の評価が可能である。これは縦縞と無地の2つの視標を同時に提示したとき，子どもが縦縞のほうを好んで見るという現象を利用した方法である。なお実用的には，Teller acuity cardがよく用いられる（図4）が，この方法の欠点は，視力の判定が子どもの運動機能に依存することである。また1歳半を過ぎると，乳児ほど単純には反応しなくなるので，かえってPLによる視力測定は難しくなる。

2）年長児の視力検査

3歳を過ぎると，Landolt環を使った視力検査が可能になる。ただし8歳までは読み分け困難という現象があって，字1つ視力（指標を1つずつ提示）のほうが，字づまり視力（指標を並べて提示）よりよいので，結果の判定には注意を要する。また，弱視眼は健眼より字づまり視力が悪いので，読み分け困難は弱視の治療効果の判定にも利用する。

d．視野検査

1）乳幼児の視野検査

5歳未満の乳幼児では，対座法によって大まかな視野変化を測定する。患児に正面のペンライトやおもちゃなどを固視させ，耳側と鼻側の周辺から別の指標（検者の指など）を提示して，眼や顔の動きを観察する。指標の方向に眼や顔を素早く向ければ，その方向は見えていると判断できる。視路の病変による同名半盲は，対座法によって比較的確実に判定できる。これに対して，視野の不規則な欠損は，行動をみてもわからないし，もちろん対座法では検出できない。

2）年長児の視野検査

5歳以降になると視野計（ゴールドマン視野計）を使った正確な視野検査が可能となる。代表的な視野異常は，同名半盲，両耳側半盲，緑内障性視野変化，視神経疾患による中心暗点や不規則な視野欠損である。

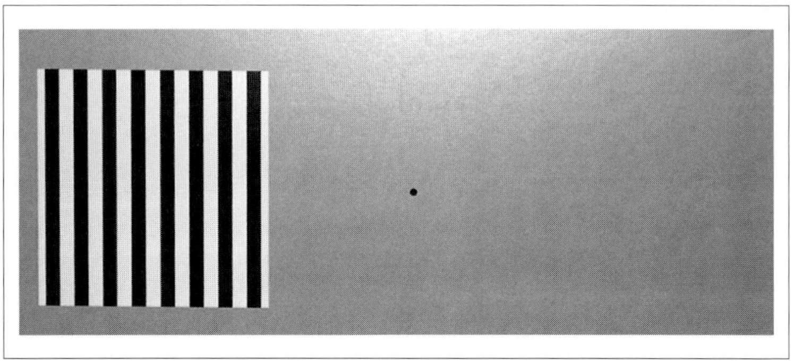

図4　Teller acuity card
ボードの左右に縦縞と無地の視標が印刷されていて，中央にのぞき穴がある。検者は空間周波数の異なる縦縞を次々に提示しながら，のぞき穴から，子どもが縞模様の視標を見ているかどうかを，目や顔の動きで判定する。

3．視力・視野障害をきたす疾患

a．弱視

視力の発達障害で，網膜と視神経自体には器質的病変のないものをいう。弱視が起こる理由は，小児の視覚系には，一般の中枢神経と同じく可塑性があるからとされる。弱視が発生する時期は，臨界期間（または感受性期間）の範囲に限られ，生後数週〜8歳ごろまでと考えられている。両眼性よりも片眼性の阻害因子のほうが，弱視を起こしやすい。例えば，片眼性の先天白内障は，両眼性のものより視力予後が悪い。頻度は，一般人口の2〜5％で，片眼性のものが圧倒的に多い。最も多いのは斜視弱視で，不同視弱視，視覚遮断弱視と続く。

視力の発達を阻害する原因によって次のように分類する。

1）斜視弱視

斜視が原因。固視眼が決まっているとき，斜視眼に生じる。共同性斜視だけではなく，重症筋無力症や眼球後退症候群などの麻痺性斜視でも生じるので，眼球運動障害がある場合は，視力のチェックが不可欠である。

2）不同視弱視

屈折異常の左右差（不同視）が原因。特に遠視性不同視（左右差2D以上）で起こりやすい。近視性不同視では左右差が15D以上で生じるが，遠視性不同視弱視とは違って，治療に反応しにくい。

3）微小斜視弱視

片眼に偏心固視があり，かつその偏心固視点と健眼の中心窩との間に異常対応が生じたものをいう。斜視は一見存在しないように見え，直像鏡で偏心固視を検出して初めてわかる。網膜や視神経に器質的病変がなく，ほかの弱視を生じる原因がないのに，片眼の視力が悪いときは，本症を疑って検査を進める必要がある。

4）視覚遮断弱視（形態覚遮断弱視）

眼を不透明なもので遮閉することが原因。

片眼性の場合は，偏心固視を示す。眼瞼腫瘍，角膜混濁，白内障，硝子体病変等で生じる。片眼を眼帯で遮閉すると，医原性に本症を引き起こすので要注意。小児の眼疾患の治療は，視覚遮断弱視の防止が最大の問題となる。

5）屈折異常弱視

両眼性の強い遠視，乱視による。

b．先天性眼瞼下垂

ペンライトを固視させたときに，角膜反射が眼瞼に隠れて見えないときは，視覚遮断弱視を生じるので治療が必要となる。特に片眼性の眼瞼下垂は，重篤な弱視を起こしやすいので注意を要する。

c．先天性眼疾患

先天性角膜混濁，先天白内障，第一次硝子体過形成遺残（PHPV）は，視覚遮断弱視の原因となるが，先天白内障以外は治療が難しい。視力障害をきたす眼底の先天異常としては，ぶどう膜欠損，視神経低形成，黄斑低形成などがある。先天緑内障は，眼圧の上昇によって視神経障害を引き起こす。また生後18か月までは，眼圧が上昇すると，角膜径が増大して牛眼となる。したがって，角膜径が大きい子どもはすべて専門医による精査を要する。

d．ステロイド白内障とステロイド緑内障

長期にわたってステロイドを全身投与するときは，白内障と緑内障の有無を定期的に検査しなければならない。ステロイド白内障は，水晶体全体が混濁するのではなく，後嚢下の混濁から始まることが多いので，前眼部を肉眼的にみても検出できない。必ず散瞳して細隙灯顕微鏡で観察する。

緑内障による眼圧上昇は，放置すれば視野と視力の障害をきたすが，初期にはまったく自覚症状がない。乳幼児の眼圧は，覚醒状態では正確に測定できないので，必ず催眠下で行う。

e．頭蓋内病変
視覚野視路に虚血性病変や腫瘍があると同名半盲を生じる。

f．白色瞳孔
水晶体後部の硝子体や網膜に大きな病変があると，そこで光が反射されるため，瞳孔領が光る。第一次硝子体過形成遺残，水晶体後線維増殖（未熟児網膜症の重症型），網膜芽細胞腫を疑う必要がある。

鼻の異常
Abnormal findings of the nose

小河原　昇
神奈川県立こども医療センター／部長

1．救急処置
新生児の両側後鼻孔閉鎖では呼吸困難を呈するので，全身状態を評価して経口の air way の挿入などの救急処置を行う。

2．診断のチェックポイント
鼻の異常により，鼻閉，鼻漏などの鼻症状が現れる。

a．鼻閉
1）診察
鼻閉により呼吸困難を呈することがあり，患者の全身状態，呼吸状態を観察する。
2）問診
年齢により鼻閉を生じる主な疾患が異なるため，必ず年齢を確認する。新生児では後鼻孔閉鎖，鼻腔狭窄を，4～5歳児ではアデノイド増殖を考えなければならない。
（1）鼻閉の起こり方はどうか：出生以後ずっとか（先天性後鼻孔閉鎖）。急に生じてきたか。上気道炎や外傷の後に生じたか。
（2）鼻閉の状況と程度：片側か，両側か，左右交代性か。持続しているのか，間欠的か。全く空気が通らない状態か。
（3）随伴する症状はあるか：鼻漏，くしゃみ（アレルギー性鼻炎，急性鼻炎），鼻出血，嗅覚障害，いびき，口呼吸，睡眠障害，頭痛，外鼻や顔面の腫脹
3）視診
前鼻孔より見える下鼻甲介の色調や腫脹の有無，鼻漏の有無と性状を診察する。

4）検査
鼻息計を用いて呼気の状態を観察する。鼻漏がある場合には細菌検査を行う。くしゃみを伴うときには鼻汁好酸球検査を行う。下甲介の腫脹がある場合には血管収縮剤を滴下または噴霧して腫脹が消退するかを観察する。

b．鼻漏
1）診察
鼻漏を示す患者においても全身状態をチェックする必要がある。化膿性副鼻腔炎では眼窩内や頭蓋内に合併症が生じることがある。
2）問診
（1）鼻漏の生じ方：上気道炎や外傷の後に生じたか。くしゃみの後に生じるか。
（2）鼻漏の状態：両側か片側か。性状はどうか（水様性，粘性，粘膿性，膿性，血性）。悪臭を伴うか（副鼻腔炎，鼻腔異物）。
（3）随伴症状の有無：鼻閉，くしゃみ，頭痛，嗅覚障害，呼吸障害
3）視診
後鼻漏のみか，前鼻漏も見られるか。下鼻甲介の色調や腫脹の有無。血性鼻漏（鼻出血）では出血部位はどこか。
4）検査
細菌検査。鼻汁好酸球検査。鼻汁の糖検査（髄液性鼻漏で陽性）。鼻出血では血液検査，凝固検査。

3．鼻の異常をきたす疾患
a．鼻閉あり，鼻漏あり
鼻炎，副鼻腔炎。アレルギー性鼻炎。鼻腔異物。
b．鼻閉あり，鼻漏なし～軽度
先天性後鼻孔閉鎖。先天性鼻腔狭窄。肥厚性鼻炎。後鼻孔ポリープ。鼻中隔彎曲症。鼻中隔血腫。鼻中隔脱臼。鼻骨骨折。腫瘍。
アデノイド増殖。上咽頭炎。
c．鼻閉なし～軽度，鼻漏あり
鼻出血。髄液性鼻漏。
d．鼻以外の症状を伴う
頬部腫脹：新生児上顎骨髄炎。眼瞼腫脹，発赤：副鼻腔炎合併症（眼窩蜂巣炎，眼窩膿瘍）。髄膜刺激症状：副鼻腔炎合併症（髄膜炎）。

4．鑑別のポイント
a．鼻炎，副鼻腔炎
急性と慢性で症状が異なる。
1）急性鼻炎，急性副鼻腔炎
大半がウイルス感染によるもので，二次的に細菌感染

を伴ってくる。症状は鼻漏のほかに発熱，倦怠感，くしゃみ，頭痛などを伴う。鼻漏は最初水様性～粘性で，細菌感染が生じると膿性となる。視診では鼻粘膜は発赤腫脹し，鼻漏を認めるが，副鼻腔炎では中鼻道に膿性鼻漏が著明である。診断は鼻内所見による。鼻汁検査では好中球優位である。

アレルギー性鼻炎，特に花粉症との鑑別が大切であるが，病初期では症状のみでの区別は困難である。

2）慢性鼻炎，慢性副鼻腔炎

急性鼻炎，急性副鼻腔炎の遷延化，反復罹患などがあると慢性に移行する。

慢性の粘性～膿性鼻漏が主症状である。悪臭を伴うこともある。鼻閉を伴うが患者の訴えの程度はさまざまである。発熱，倦怠感などの全身症状やくしゃみはない。視診では鼻粘膜は軽度発赤腫脹している。鼻漏は慢性鼻炎では鼻腔底に多く，慢性副鼻腔炎では中鼻道に多い。鼻内所見により診断される。鼻汁検査では好中球優位である。

通年性アレルギー性鼻炎（鼻粘膜が蒼白腫脹，くしゃみ発作あり，鼻汁検査で好酸球優位）との鑑別が大切である。

b．アレルギー性鼻炎

くしゃみ発作，水様性鼻漏，鼻閉を3主徴とするⅠ型アレルギー疾患である。

問診が大切である。鼻症状の発症年齢とその後の経過。通年性か季節性か。アトピー性皮膚炎や喘息の合併がないか。ほかの症状（眼の痒みや充血，咳嗽など）はないか。生活環境と鼻症状の関係は。

視診は，通年性では鼻粘膜の腫脹と蒼白，花粉症では鼻粘膜の発赤腫脹を認める。

診断には3主徴のほかに，①鼻汁好酸球，②皮膚テストまたは血清IgE抗体，③鼻誘発テストの内，2項目以上陽性が必要である。

原因抗原は小児ではハウスダスト，ダニが最も多い。花粉症ではスギが最も多い。花粉症は年長児で多くなるが，2歳でも発症することがある。

鑑別疾患として急性鼻炎（症状は似ているが，鼻汁が徐々に粘稠性となる。鼻汁中に好酸球なし）や慢性副鼻腔炎（くしゃみがない。鼻汁が水様性でない）がある。

c．鼻腔異物

小児が玩具の一部や豆などを戯れに鼻腔に入れることによる。吐物が後鼻孔より鼻腔内に入ることもある。

異物は一側性が多い。一側性の鼻閉，鼻汁，時に鼻出血がみられる。鼻汁は時間が経過すると悪臭を帯びてくる。小児で悪臭のある一側性鼻汁があったら鼻腔異物を疑う。

一側性の鼻閉の場合，鼻中隔彎曲症，一側性後鼻孔閉鎖，鼻副鼻腔腫瘍などとの鑑別が必要である。

d．アデノイド増殖

鼻の疾患ではないが小児で鼻閉などの症状の原因として多くみられる。アデノイドは一般的に3～6歳で生理的肥大を示す。

症状は鼻閉が主であり，鼻漏は原則的にはない。口呼吸やいびきがあり，睡眠時無呼吸を示すこともある。滲出性中耳炎を伴い難聴を示すことも多い。閉鼻声，鼻性注意不能症，乳児では哺乳障害もみられる。

視診では嘔吐反射時に口蓋垂の奥に肥大したアデノイドの下端を認めることがある。アデノイド顔貌を示すこともある。

診断はファイバースコープで直接観察するか，高圧X線検査によりなされる。

鼻炎（鼻漏あり）や肥厚性鼻炎（下鼻甲介の腫脹）による鼻閉と鑑別する必要があるが，これらを合併することも多い。若年性血管線維腫や上咽頭癌などの上咽頭腫瘍（増悪する鼻閉，鼻出血）との鑑別も必要である。

e．鼻出血

鼻出血は症候名であって正しい疾患名ではない。鼻出血が生じる原因となった疾患を検索することが必要である。出血量が多いとショックになることがあり，患者の全身状態を観察し，必要なら点滴路の確保を行う。

問診では，出血は両側か片側か。利き手との関係。鼻出血の頻度。止血に要する時間。上気道炎や外傷との関係

可能ならば鼻腔内を観察し，出血部位を同定する。鼻中隔前方のKiesselbach部位が多い。主に咽頭へ回る出血は鼻腔後方からの出血である。

止血に時間がかかる場合には凝固検査や血液検査を行う。腫瘍が疑われる場合にはCTやMRIを行う。

原因は手指による外傷が最も多い。副鼻腔炎などの鼻疾患が鼻いじりの背景にあることが多い。鼻炎時の出血もみられる。止血しにくい鼻出血や反復する鼻出血では血液疾患や鼻副鼻腔腫瘍も考慮に入れる必要がある。

5．診断のつかないとき

鼻の異常では，次の場合には対処や診断を急ぐ必要があるが，その他は必ずしも診断を急ぐ必要はない。

（1）新生児や乳児で鼻閉より呼吸困難が生じている場合：経口air wayを挿入し呼吸を落ちつかせ，その後に診断のための諸検査を行う。

（2）鼻出血が生じている場合：まず止血処置を行う。その後に鼻出血の原因を検査する。

（3）透明な水様性鼻漏があり髄液性鼻漏が疑われる場

合：鼻漏の糖検査が陽性

(4) 外傷後の進行する鼻閉，鼻腔異物：鼻中隔血腫では鞍鼻，ボタン型アルカリ電池異物では鼻中隔穿孔が生じることがある。

(5) 眼窩内合併症，頭蓋内合併症が疑われる場合：副鼻腔炎があり眼瞼腫脹発赤，結膜浮腫，眼窩部圧痛や発熱，頭痛，倦怠感，頸部硬直がある場合には合併症の発生を疑うべきである。

これら以外の場合は，問診，鼻内所見の採取を行い，鼻汁細胞診検査，鼻汁細菌検査，X線検査，CT，MRIなどを必要に応じて実施し，診断を確定する。診断のために詳細な鼻内所見を取る必要がある場合には早期に専門医に相談する。

口唇・舌・口腔粘膜の異常
Abnormal finding of the lip, tongue and oral mucosa

渡辺　佳治
用賀耳鼻咽喉科わたなべクリニック／院長

1．外傷，異物
1) 咽頭外傷，機械的損傷
箸やスプーンをくわえたまま走って転倒，また玩具によるものが多い。出血の管理と創部腫脹による気道閉塞の管理が大切である。割箸などの場合は異物片が咽頭内に刺入残存していることがあるので，必要に応じてX線撮影を行う。

2) 熱傷
熱湯などの誤飲が最も多い。浮腫による急性気道閉塞に注意する。

3) 咽頭異物
魚骨が最も多い。また，魚骨異物の場合，小児は扁桃が肥大しているため，口蓋扁桃に刺入していることが多い。アナムネーゼ上異物の存在が強く疑われるにもかかわらず，異物が発見できない場合は，深頸部膿瘍や口腔底蜂窩織炎の併発の予防のため，咽頭痛がある期間は抗生剤投与を行う。

2．奇形
1) 口蓋裂，口唇裂
発生頻度は500人に1人，患者の子どもでは10倍以上となる。

症状　哺乳，嚥下障害，開放性鼻声などの構音障害，口蓋帆張筋不全による耳管機能障害，反復性中耳炎，滲出性中耳炎。

【診断のポイント】
口蓋裂では粘膜下口蓋裂の場合もあるため，診断には視診だけでなく触診することも重要である。

2) 上口唇小帯過長症
上唇小帯が前歯の萌出部まで伸びている状態。歯列の乱れを起こす。

3) 舌小帯短縮症
舌小帯が短く，延舌させると，舌はほとんど前方に出すことができず，舌がハート形になる。

3．炎症・感染症
a．口腔・咽頭の異常
1) アフタ性口内炎（孤発性）
歯牙による粘膜損傷時，感冒などの体調不良時や，抗生物質の長期投与時などに起こる。

2) 再発性アフタ性口内炎
口腔内に緩解期がほとんどなく常に1個から数個のアフタが存在する。軽微な粘膜の外傷でもそれが誘因となり同部にアフタができる。アフタは不正形（線状，三角形）のこともあり，また癒合し，その位置を数ミリ経過中に移動することもある。体調により緩解期と増悪期がみられる。Behçet病に移行する症例もみられるため経過観察が重要である。

3) ベドナーのアフタ
初生児の口蓋に限局し，左右対称性にできるびらんで，翼状潰瘍とも呼ばれる。

4) ヘルパンギーナ
コクサッキーウイルスA群2，4，5，6，10型，B群4型，エコーウイルス3，6，17，30型などによるウイルス性口内炎。突然の高熱と不機嫌，摂食障害が特徴である。

軟口蓋を中心に口腔内後方粘膜に円形米粒大の口内炎が数個から十数個多発する。熱発は1〜2日でおさまる。咽頭痛による摂食障害も3〜4日でおさまる。予後は良好だがまれにウイルス性心筋炎を併発することもある。摂食障害例では，水分補給が重要である。

5) 手足口病
コクサッキーウイルスA群2，4，5，6，10型，B群4型，エコーウイルス3，6，17，30型などによるウイルス性口内炎。主に口腔前半部に小水疱，粘膜疹を認める。同時に手掌や足底，殿部，膝部などにも発赤を伴った小水疱が出現する。

診断のポイントヘルパンギーナ，手足口病とも粘膜アフタは，癒合傾向がなく，個々のアフタは円形もしくは楕円形で米粒大で，軟口蓋を中心として口腔後方に集中することが多い。

6）咽頭結膜熱（流行性角結膜炎）

プールを介して拡散することが多く，プール熱とも呼ばれる。また，アデノウイルスによる感染症で6月ごろから流行を起こすため，結膜炎は，はやり目とも呼ばれる。熱は1〜2日で解熱することが多い。咽頭所見は，咽頭後壁のびまん性の発赤を認める。

7）伝染性単核球症

EBウイルスの初感染による咽頭炎。口蓋扁桃に高度な白苔を認め，腺窩性（細菌性）扁桃炎との鑑別は，伝染性単核球症では，多数の頸部リンパ節腫脹があること（深頸リンパ節群だけでなく副深頸リンパ節も腫大する），血液検査で肝機能障害，単核球増加，異型リンパ球の増加がある。

【診断のポイント】

局所所見では腺窩性（細菌性）扁桃炎では扁桃の腺窩を中心に白苔を認めるに対し，伝染性単核球症では白苔は扁桃腺窩にかかわりなく，軟口蓋や後口蓋弓にまで広がることがある。また，伝染性単核球症では，細菌性扁桃炎と異なり，軟口蓋に点状出血を伴うことが多い。

8）ヘルペス性口内炎

単純ヘルペスウイルスの初感染により起こる。高熱を伴う。口唇，歯肉，舌，頬粘膜，軟口蓋に水疱ができてアフタとなる。アフタは癒合傾向があり，地図状を呈する。1〜2週間の経過で治癒する。抗ウイルス剤が有効である。

9）咽後膿瘍

1歳未満の乳幼児が75％を占める。3歳未満の乳幼児に特有な咽頭後間隙に膿汁が貯留する疾患である。摂食障害，不明熱，上気道閉塞に伴う吸気性喘鳴などの呼吸障害を主症状とする。呼吸困難のため異常頭位をとることもある。その他の頸部リンパ節腫脹を伴うことが多く，単純頸部側面X線撮影では椎前間隙の膨隆を認める。確定診断は試験穿刺を行う。

b．口唇の異常

1）貯留嚢胞（口唇シスト）

下口唇に多い。小唾液腺の貯留嚢胞。通常痛みを伴うことはない。歯牙による外傷などが誘因となる。大きくなると15mm位の大きさになる。放置すると潰れて縮小するが，再増大を繰り返す（図1）。

2）ヘルペス性口唇炎，口角炎

疱疹形成し口唇から周囲皮膚にまで広がる。感冒時など免疫能低下時に出現しやすい。痂皮化して1週間前後で治癒する（図2）。

3）なめかん

患児の舌の届く範囲のみに起こる口囲皮膚炎で，乾燥，亀裂，発赤，腫脹を起こす。口囲をなめることによ

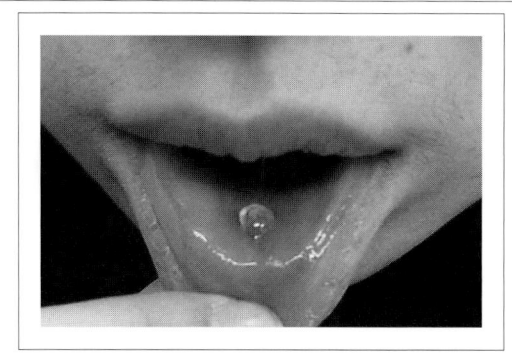

図1　口唇シスト

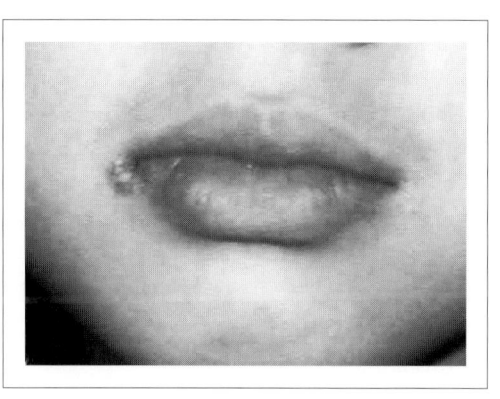

図2　ヘルペス性口唇炎，口角炎

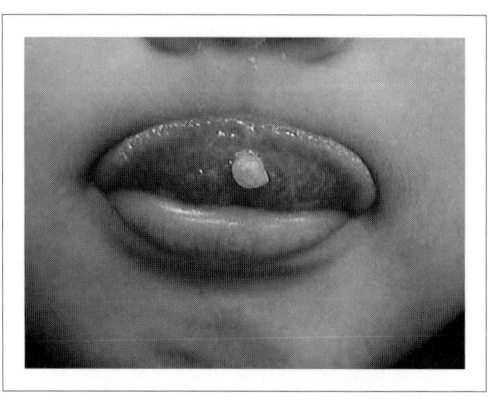

図3　舌ブランディンヌーン腺貯留嚢胞

る刺激の蓄積により起こる。

c．舌の異常

1）Riga-Fede病

生歯期乳児にみられる舌小体付近の潰瘍と肉芽の増生。歯牙の萌出が関与する。

2）毛状舌（黒舌）

舌背の糸状乳頭の肥厚によって舌に褐色ないし黒色の毛がはえたように見える状態を指す。慢性刺激や長期抗生剤投与時，全身衰弱時にみられる。

3）貯留嚢胞
舌尖の裏面にできる（ブランディンヌーン腺由来）。女児に多い（図3）。

4）地図状舌
舌表面に地図上の斑紋がみられる。斑紋の形は経時的に変化する。疼痛は一般的にないことがほとんどである。

d．頬粘膜の異常
1）流行性耳下腺炎
ムンプスウイルスの感染によって発症するが、コクサッキーA，インフルエンザA，パラインフルエンザによってもウイルス性耳下腺炎が起きるため、何度か罹患することがある。頬粘膜ステノン管開口部周囲に点状出血を認める。（点状出血は両側性に認めることが多い。）

【診断のポイント：頬粘膜点状出血とステノン管開口部の発赤腫脹】

流行性耳下腺炎と化膿性耳下腺炎の鑑別は耳下腺腫脹が一側性の場合しばしば困難なことがある。両疾患とも、ステノン管開口部の発赤腫脹をきたすが、頬粘膜ステノン管周囲の点状出血およびステノン管からの膿性唾液の流出は両者の鑑別に役立つことが多い。

2）化膿性耳下腺炎
腫脹している頬粘膜ステノン管開口部より膿性唾液の流出を認める。再発することが多いため、（反復性耳下腺炎）抗生物質投与は耳下腺腫脹が消退後も数日間継続したほうがよい。

3）麻疹性口内炎
コプリック斑：麻疹ウイルスによる下顎大臼歯外側から頬粘膜にかけて紅暈に囲まれた多発性の小白斑（コプリック斑）が体幹に皮疹が出現する前に出現する。粘膜疹は全身の皮疹が出現する前に現れるため、麻疹の早期診断には非常に有力である。しかし、1日か2日でコプリック斑は消失する。皮疹は耳後部から顔面、頸部、体幹、四肢へと広がっていく。皮疹は約1週間で発症順に消退する。重症例では中耳炎、脳炎、肺炎を合併することがある。

e．口腔底の異常
1）がま腫（ranula）
舌下腺およびその他の唾液腺の導管からの漏出により2次的にできる唾液の貯留嚢胞である（図4）。一側性で口腔底前部に青白色の色調を呈し、雀卵大の粘膜下の透見できる嚢胞。触診上軟である。潰れて縮小と再増大を繰り返す。時に感染を起こし、口腔底炎、口腔底蜂窩織炎を起こす。

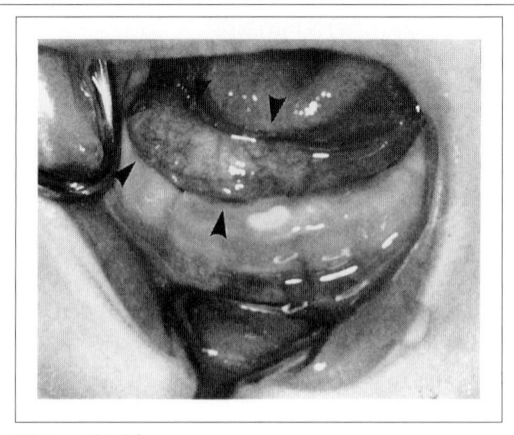

図4　がま腫

2）口腔底炎
唾石症や齲歯、がま腫、口腔内外傷の感染などが原因となる。炎症が口腔底に限局している場合を、口腔底膿瘍、炎症が顎下間隙を越えると口腔底蜂窩織炎と呼ばれる。口腔底蜂窩織炎では、炎症が頸部の広頸筋下の粗な結合組織層を急速に下降し、喉頭浮腫や、縦隔炎などを起こし重篤な状態に陥るため、早急な外科的対応が必要である。

f．歯肉部の異常
1）刺激性線維腫（線維症）
哺乳などの慢性刺激によってできる。

2）エプリス
歯肉の腫瘤としてみられる。歯肉の骨膜、歯根膜から生じる。病理は線維腫に似るが常に炎症性の浸潤を呈する。

4．腫瘍
a．良性腫瘍
良性腫瘍の頻度は、悪性のそれに比べ圧倒的に多い。小児の口腔腫瘍中90％が良性腫瘍である。発生年齢は4歳以下が39％で5〜14歳までが61％で、男女差はない。2/3以上が口腔内の軟部組織から発生し、27％が下顎より、5％が唾液腺より起こる報告としている。

1）血管腫（hemangiomas）
小児の単発性良性腫瘍では、最もよくみられる。口唇、舌に好発する（図5）。病理学的には、細胞性cellular（Juvenile），毛細状capillary，混合型mixed，海綿状cavernousの4つsubtypeに分類される。しかし、再発しやすいとか、出血傾向が強いかどうか、などの臨床的な腫瘍の性格に関する情報は、病理学的な評価のみでは予測することは難しい。小児期早期に発見される多くの血管腫は、真の腫瘍性病変というより、奇形（過誤

腫)としての性格が強い。一方，小児期後半に出現する血管腫は，外傷などに対しての局所の反応として発生すると考えられている。臨床所見は，一般的には小さく，表在性であり，柔らかく，色調は青色から暗紫色を呈する。深在性のものは頻度は低いが，拡大傾向が強く，ほとんどが5歳以下で発見される。これらは，固く，また境界も不明瞭で視診のみではわずかな粘膜の色調の変化のみであることも多い。増大により巨大口唇(macrocheilia)や，巨舌(macroglossia)を呈することがある。遺伝的素因によって起こる出血性，血管拡張性病変に，Sturge-Weber症候群，Maffucci症候群，von Hippel Lindau症候群などがあり，これらの場合も口腔内血管腫を呈することがしばしばみられるので注意が必要である。腫瘍が小さく表在性の場合は，小児では，成長に伴い，腫瘍の縮小や，自然消失することもある(図6,7)。

2) リンパ管腫(lymphangiomas)

口腔は，リンパ管腫の最も好発する部位の1つである(図8)。50～60%は生下時より認められ，また，80～90%は生後2年以内に発見される。これは，この時期がリンパ系が急激に発育する時期であるためと考えられている。病理組織学的にはsiplex (capillary type), cavernous lymphangioma, cystic hygroma に分類できるが，これらの発生機序はみな同じで，発生する部位によって，これらの病理学的な違いが起こると考えられている。すなわち，頸部などの粗な結合組織に発生した場合は，腫瘍は増大しやすく，囊状発育をきたしやすい。一方，口唇や舌など組織が密な部位に発生した場合は，simplex(capillary type)や，cavernous typeになりやすい。腫瘍はしばしば，腫瘍内出血により，急激な増大や，表面に血腫を認めることもある(図9)。

【診断のポイント】

口腔底にできた場合，しばしば，がま腫と肉眼所見が酷似することがあるため，鑑別が重要。リンパ管腫は口腔底にとどまらず，頸部から頭蓋底にまで進展していることも少なくない。MRIは診断上非常に有用である。

3) 乳頭腫(papilloma)

小児の口腔粘膜における乳頭腫の発生頻度は，成人のそれに比べかなり少ない。まれに，悪性化することがある(図10)。

4) 神経鞘腫(neurinoma)

シュワン細胞由来の限局性の良性腫瘍で，頭頸部領域では頸部に多い。口腔内に限ると舌が最も多い。10代に最も多くみられ，男女比は1：1.2である。所見は，正常の粘膜の下の表面平滑な弾性硬の腫瘤で，症状は，異物感，疼痛などで，構音，嚥下障害をきたすこともある(図11)。

5) 多型腺腫(pleomorphic adenoma)

唾液腺より発生する腫瘍では最も多い。口腔では，小唾液腺から発生し硬口蓋に最も多く(図12)，頰部，口

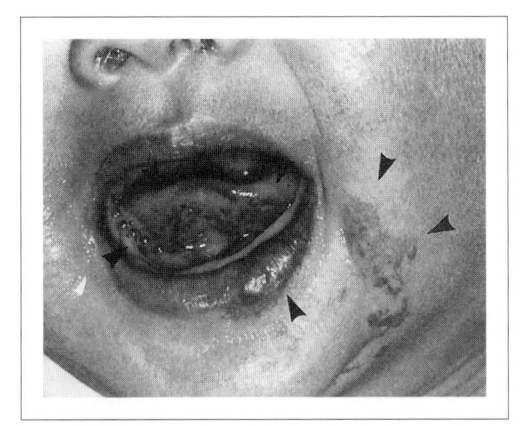

図5　血管腫
舌，頰部に多発している。

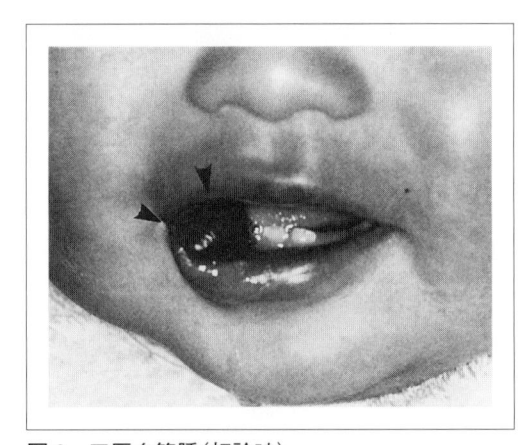

図6　口唇血管腫(初診時)

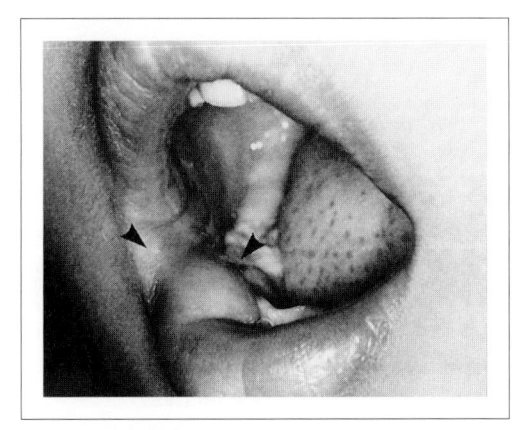

図7　口唇血管腫(1年後)
初診時に比べ縮小傾向を認める。

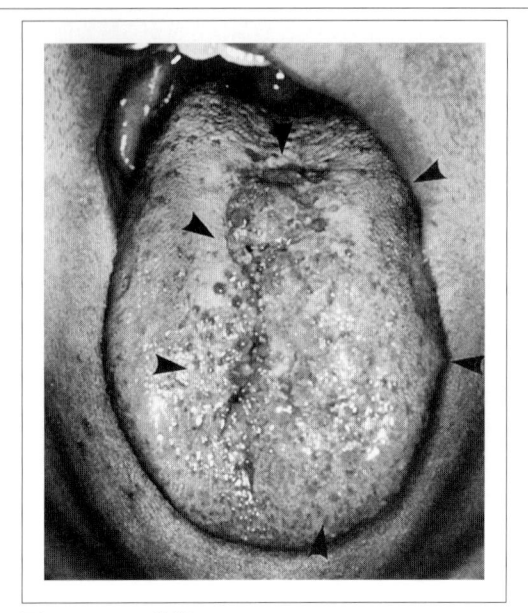

図8　リンパ管腫

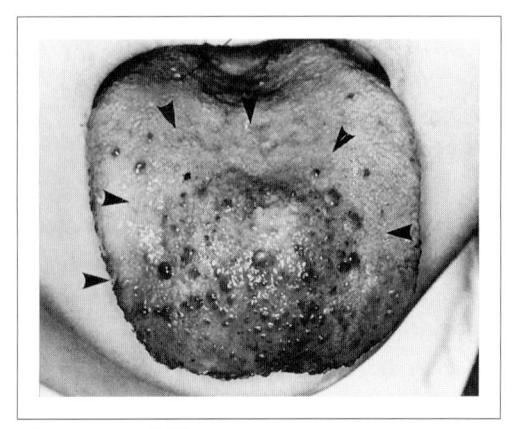

図9　リンパ管腫
腫瘍内出血による血腫を認める。

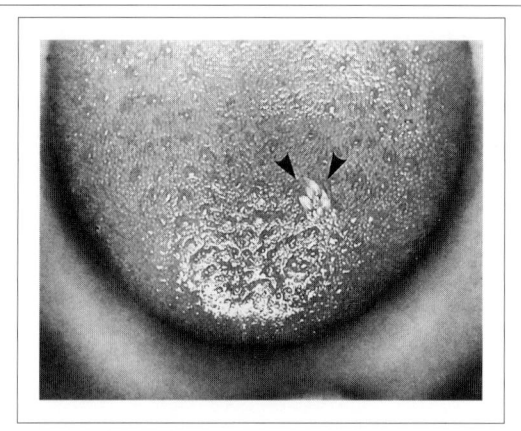

図10　扁平乳頭腫

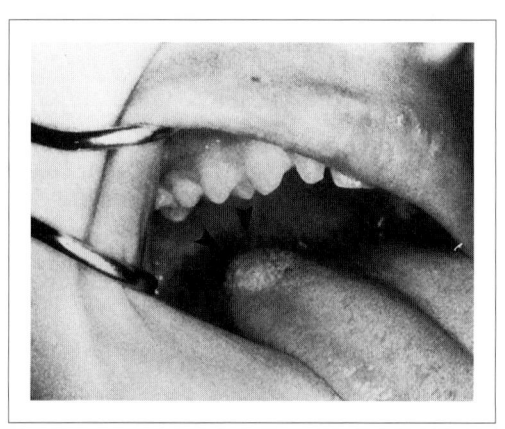

図11　神経鞘腫

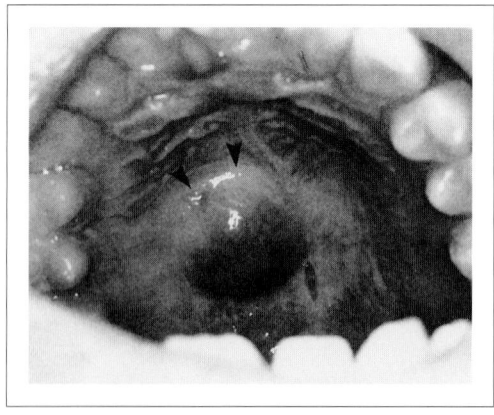

図12　多型腺腫

唇の順である。腫瘍は表面平滑で弾性硬である。癌化することもある。

6）過誤腫(hamartoma)
　このような発達段階に起きる異常は，口腔内では舌に多い。しかし，小児において舌以外のその他の部位でも，腫瘍の成分に全く異なるものが認められた場合は，本疾患は常に念頭に置かねばならない。

7）歯原性腫瘍(odontogenic tumor)
　歯原性腫瘍は，エナメル質及びエナメル器由来の上皮性と，象牙質，歯髄，歯乳頭，セメント質に由来する非上皮性腫瘍に分類される。歯原性腫瘍の中では歯牙腫(odontoma)が最も多く，60％を占める。amelobla-stoma は，次に多く約10％を占める。症状はともにほとんどなく，下顎の膨隆などで発見されることが多い。

8）正中頸嚢胞(median cervical cyst)
　正中頸嚢胞はまれに，舌根部正中の嚢胞性腫瘤として出現することがある。異所性甲状腺腫との鑑別には，

^{99m}Tc のアイソトープが有用である。

9) 異所性甲状腺腫(aberrant goiter)
　甲状腺機能低下を伴うことが多い。舌根部に半球状に隆起した暗赤色の柔らかい甲状腺組織を認める。視診，触診で診断可能だが，頸部の正常な位置に甲状腺が存在しないことを確認する。

b．悪性腫瘍
1) 横紋筋肉腫(rhabdomyosarcoma)
　横紋筋肉腫は胎児期の頭蓋骨の筋組織から発生する腫瘍である。小児の頭頸部に発生する悪性腫瘍では最も頻度が高い。頭頸部に発生する横紋筋肉腫のうち30％は，口腔および上咽頭に発生する。口腔では舌に多く，口蓋，頰粘膜にも好発する。発生年齢はほとんどが10歳以下で，そのうち40％が6歳未満である。症状は，初期は無症候性の腫瘤であるが，急速に増大し潰瘍形成や出血を伴うようになる。扁桃や咽頭壁粘膜下に発生した場合，扁桃周囲膿瘍や副咽頭間隙膿瘍などに所見が似ているため注意が必要である。約半数は，局所再発，遠隔転移を起こす。リンパ節転移は所属リンパ節のみにとどまらない。肺転移や骨転移を起こすことも決してまれではない。組織学的には，頭頸部にできる横紋筋肉腫はほとんどが，embryonal type であるが，舌に発生する横紋筋肉腫は，pleomorphic type が多い。

2) 悪性リンパ腫(malignant lymphoma)
　悪性リンパ腫は5～10歳の小児で最もよくみられる悪性腫瘍である。多くは扁桃などの Waldeyer 輪や咽頭壁から発生する。頸部リンパ節転移は早期よりきたす。診断は視診にて一側性の扁桃組織の肥大，正常な陰窩構造の消失と，出血や白苔を伴う潰瘍形成などから本疾患を疑う。

3) 転移性腫瘍(metastatic tumor)
　咽頭の転移性腫瘍もまれであるが，悪性の組織診を得た際には全身検索は必須である。図13は白血病の扁桃転移を示す。暗赤色の特徴的な色調を呈する。

4) 扁平上皮癌(squamous cell carcinoma)
　小児の口腔悪性腫瘍の発生部位は，舌，口唇，歯齦の順で多い。患者の年齢が若ければ若いほど，その進行は速く，早期に所属リンパ節転移をきたす。
　また，外因性の腫瘍の危険因子はないことがほとんどであり，したがって，これらは胎児期の発生段階の何らかの欠陥により引き起こされていると考えられている。

5) その他の悪性腫瘍
　mucoepidermoid carcinoma, adenoid cystic carcinoma, melanoma, neuroblastoma, neuroepithelioma, malignant paraganglioma, hemangiopericytoma, malignant mesenchymoma, lymphoma, Hand-Schüller-

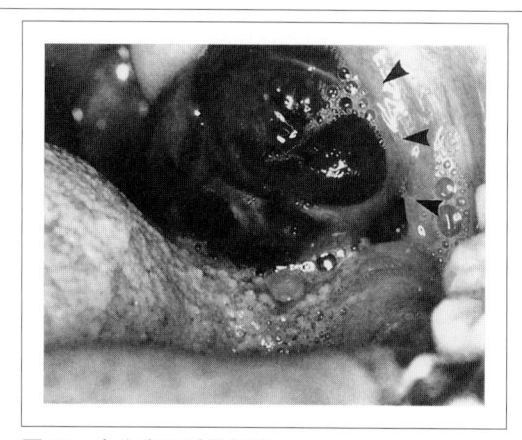

図13　白血病の扁桃転移

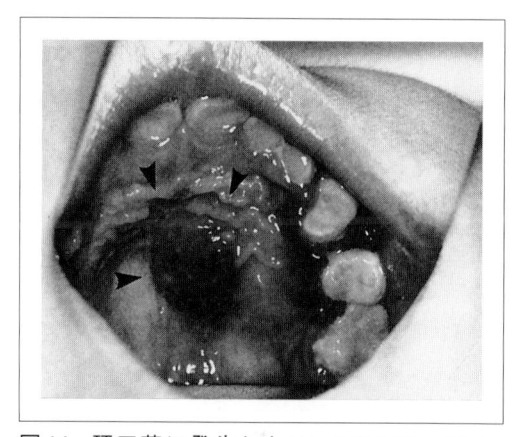

図14　硬口蓋に発生した Hand-Schüller-Christian 病

Christian disease(図14), fibrosarcoma, leiomyosarcoma, angiosarcoma, Kaposi sarcoma, などが報告されているが，生体が急激に発育する時期とこれらの腫瘍の発生とは関連があると考えられている。

扁桃腫大
Tonsillar hypertrophy

工藤　典代
千葉県こども病院／主任医長

1．緊急処置
　扁桃腫大があるために緊急を要することは頻繁にはないが，緊急時は上気道狭窄を生じ呼吸障害をきたす。
a．全身状態の把握
　発熱，頸部顔面の熱感など急性炎症所見の有無，呼吸状態・心拍数などを把握する。

b．呼吸障害・無呼吸発作に対して

睡眠時無呼吸発作であれば，覚醒により呼吸は再開される。覚醒時でも吸気性呼吸障害が高度であれば，気道確保用の管（nasal airway）を経鼻的に挿入し，気道を確保する。

c．心停止

気道閉塞による呼吸停止に伴う心停止には救急蘇生を行う。

2．診断のチェックポイント

扁桃とは一般的に口蓋扁桃を指すが，乳幼児にはアデノイド（咽頭扁桃）の肥大も呼吸障害をきたす。普段からいびきがある子どもは扁桃肥大を伴うことが多い。

急性炎症が加わると扁桃腫大が高度となり呼吸にも影響をきたす。急激に扁桃が腫大した場合には，覚醒時でも呼吸障害をきたす。多くは睡眠時に顕著になる呼吸障害で，いびきと睡眠時呼吸障害を呈する。

a．診察時の観察

1）声

声の変化を保護者に尋ねる。鼻閉塞音（鼻づまりの場合），含み声（扁桃周囲膿瘍の場合），嗄声の有無を観察する。

2）呼吸状態

息使いが荒い，鼻閉塞音，ゼーゼーという咽頭レベルでの音などを聴取・観察する。また，鎖骨上窩や胸骨下部が呼吸のたびに陥没するかどうかをみる。

3）姿勢の保持

椅子に座った状態でもすぐ眠ってしまう場合は，重症の睡眠時呼吸障害の疑いがある。

b．問診

1）いびきの有無

普段からいびきのある児は，扁桃肥大の可能性が大きい。

2）睡眠時の状態

睡眠中いびきや呼吸が止まる。寝返りが多い。途中覚醒，座位で寝ている，夜尿がある（排泄の自立が確立している児）。可能なら睡眠時の呼吸状態をみるために上半身をホームビデオで撮影してもらうか，いびきをカセットテープで録音してもらう。

3）日常生活

朝の寝起きが良いか，なかなか起きられないかなど。昼間に寝る，登校途中でも寝てしまう，日中の活気がないなど。

4）食事の状態

食が細い，食事に時間がかかる，食塊を噛んで飲み込めない。のどにつかえて吐き出すなど。

c．診察

1）視診

口蓋扁桃の大きさを大中小の3段階に分けて記載する。前口蓋弓と後口蓋弓の位置関係で決める（図1a）。扁桃周囲の発赤腫脹や口蓋垂の偏位も診る。

2）舌圧子を使用して

視診のみで口蓋扁桃が観察できないときは舌圧子で舌を押さえ，上記と同様に観察する。舌圧子を使用すると扁桃下極まで観察可能である。また，口蓋扁桃の周囲を舌圧子で圧迫すると，埋没扁桃が露出する（図1a）。

3）嚥下反射を起こさせて

嚥下運動により，左右の口蓋扁桃が口狭部で接触するかどうかをみる。

d．検査

1）画像診断

（1）上咽頭高圧撮影法によるX線写真（横）：最も基本であり重宝でかつ簡便である。アデノイド肥大や口蓋扁桃肥大があると上気道の狭窄が明らかとなる（図2）。上咽頭のair spaceが5mm以下であれば，肥大したアデノイドによる狭窄があると考える。中咽頭には，口蓋扁桃が軟部陰影として明瞭に描出される。咽頭後壁とのair space，喉頭蓋との位置関係をみる。喉頭蓋と接触している扁桃は呼吸への影響が大きい。

（2）胸部X線写真：重症の睡眠時呼吸障害では心肥大がみられることがある。

（3）CTおよびMRI：簡易検査とはいえないが，扁桃周囲への浸潤，扁桃周囲膿瘍や腫瘍を疑った例には重宝である。特にMRIは睡眠下で行うと睡眠時呼吸障害の鑑別診断にもなる。

2）血液検査

（1）一般血，肝機能，血清検査（CRP・ASO・ASKなど）

（2）EBウイルス感染症疑い：抗体価測定

（3）肥満傾向がある児：コレステロール・中性脂肪など

小児の睡眠時無呼吸症候群

扁桃が高度に肥大すると咽頭レベルで気道狭窄をきたし呼吸障害が生じる。特に睡眠時に顕著であり，小児では睡眠時無呼吸症候群あるいは睡眠呼吸障害の主原因となる。乳幼児ほど症状は重症化しやすい。心不全も生じ，受診時に呼吸停止と心停止をきたした児もいる。日常診療の場で，すべての小児に対し「睡眠時にいびきをかくかどうか」を聞くことを医療者は習慣づける必要がある。

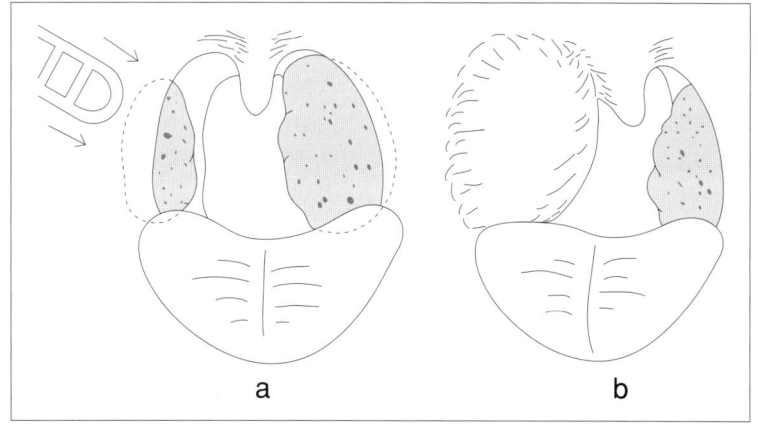

図1 口蓋扁桃の大きさの見方
a. 右扁桃：1度の肥大，埋没扁桃で扁桃被膜外を舌圧子で圧迫すると扁桃が口狭部にせり出す。
　左扁桃：3度の肥大，扁桃は後口蓋弓と前口蓋弓で形成される扁桃窩におさまらず突出している。
b. 扁桃周囲膿瘍の場合の右扁桃腫大右扁桃周囲が腫脹し口蓋垂は左に偏倚している。左扁桃は2度の肥大。

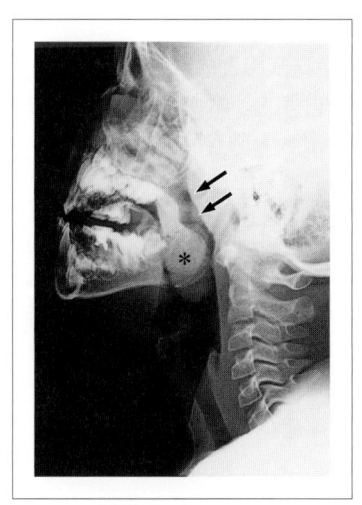

図2 上咽頭高圧撮影
口蓋扁桃（＊）は高度肥大である（5歳）。アデノイド（矢印）は軽度肥大である。

3）睡眠時ポリグラフィー
　睡眠時呼吸障害の疑われる児。パルスオキシメータのみでも重要な情報が得られる。

3．扁桃腫大をきたす疾患
a．感染性および炎症性疾患
　ウイルス感染でも細菌感染でも腫脹する。特にEBウイルス感染では扁桃表面に厚い白苔が付着する。細菌感染には溶連菌感染があり，全身症状を伴うことが多い。
b．生理的肥大
　疾患ではないが，就学前後が最も口蓋扁桃が肥大する頃である。呼吸障害や嚥下障害などの機能障害が生じている場合には疾患と考える。
c．腫瘍性疾患
　口蓋扁桃の腫瘍性疾患として良性腫瘍の乳嘴腫（パピローム），悪性腫瘍では悪性リンパ腫が小児でもみられる。

4．鑑別のポイント
　口蓋扁桃の大きさの左右差，口蓋弓と扁桃の位置関係をみる。
a．副咽腔腫瘍
　扁桃の外側（副咽腔）に腫瘍があり扁桃が圧迫され，あたかも扁桃が腫大しているかのようにみられることがある。
b．扁桃周囲膿瘍
　口蓋扁桃被膜の外側が化膿し，膿瘍を形成する。患側の口蓋扁桃が正中側にせり出してくるため，扁桃が腫大しているかのようにみられる。口蓋垂が患側に偏位する（図1b）。
c．肥満に伴う腫大
　高度肥満では扁桃周囲の脂肪組織も厚く扁桃が腫大しているようにみえる。

5．診断がつかないとき

大きさや位置関係に左右差があると扁桃周囲膿瘍や腫瘍性疾患の疑いがある。急激な発症では呼吸にも影響するため，早々に耳鼻咽喉科専門医に紹介する。炎症反応があるか血液検査をしておく。

歯の異常
Dental anomalies

小口　春久
日本歯科大学／教授

1．救急処置

顎顔面の外傷は，軟組織の損傷，歯の破折・脱臼および顎骨骨折などを伴う。来院時には全身状態の評価が優先される。特に脳に損傷を受けている場合，来院時異常がみられなくても翌日以後に症状が出る場合もあるので，脳外科への受診を勧めるべきである。重度の軟組織疾患と顎骨骨折は，形成外科や口腔外科などで処置を行うが，正しい咬合の回復をいつも念頭に置いて処置すべきである。小児の歯の外傷は小児歯科専門医が処置するのが最も望ましい。外傷歯は受傷して来院し，処置するまでの時間が短ければ短いほど予後がよい。

2．診断のチェックポイント
a．歯の破折・脱臼

脳に異常がないと診断されたら，止血して小児をすぐ小児歯科専門医を受診させるべきである。その際，脱落歯であれば生理食塩水または牛乳の中に入れて持たせる。また歯切片があれば持参させる。

b．齲蝕

全身の抵抗力が弱まっているときに齲蝕を放置すると，歯性病巣感染を引き起こすこともあるので放置してはならない。小児歯科専門医へ紹介したほうがよい。

c．その他の歯の異常

形成異常，形成障害，構造の異常，色調の異常および萌出時期の異常などを精査することは，全身疾患の確定診断を下す一つの根拠となり得るので重要である。

3．歯の異常をきたす疾患
a．小児の齲蝕
1）小児科医に必要な知識
（1）一般的知識
①先進諸国のなかでも最も齲蝕罹患率が高い。
②多発性で一時に多数歯，多歯面に発症する。
③病変の進行が非常に早く，歯髄炎・歯根膜炎を引き起こす。
④病変は広く，深く進行する。
⑤齲蝕感受性が高い。
⑥自覚症状が少ない。
⑦早期発見・早期治療が困難である。
（2）齲蝕が小児の心身に及ぼす影響
　（ⅰ）局所的な問題点
①咀嚼機能の低下
②永久歯の萌出時期の異常
③不正咬合の誘発
④永久歯の形成障害
⑤口腔内疾患の誘発
⑥発音障害
⑦口腔悪習慣の助長
　（ⅱ）全身的な問題点
①偏食・食欲不振の助長
②局所リンパ節（顎下・オトガイ下など）の腫脹
③全身の抵抗力の減弱
④歯性病巣感染の原因
⑤発育障害

b．小児の全身疾患と歯数の異常

小児の歯の異常は，原因が不明なものも多いが，全身疾患と関連が深いものもある。代表的なものを記載する。

（1）欠如歯

歯数の欠如は乳歯列で 0.2〜1.0％，永久歯列で 2.7〜8.6％ にみられる。乳歯では上下顎側切歯・下顎乳中歯，永久歯では下顎第二小臼歯・上顎側切歯などに発現頻度が高い。

外胚葉異形成症，Down 症候群，口唇・口蓋裂児，軟骨外胚葉異形成症など

（2）過剰歯

歯数の過剰は乳歯列では発現頻度は 0.1％ と極めてまれであるが，永久歯では比較的高く 2〜3％ である。発現部位は上顎前歯部に最も多くみられる。

鎖骨頭蓋異形成症など

c．歯の形態の異常

（1）歯冠の異常
①大きさの異常：巨大歯，矮小歯（円錐歯）
円錐歯は，無汗型外胚葉異形成症や Down 症候群などにみられる。
②結節の異常
③歯の癒着と癒合：癒着歯，癒合歯，双生歯
④歯冠の異常：ハッチンソン歯（先天性梅毒）
（2）歯根の異常：長さ，形および数でみる。
（3）歯髄腔の異常

①タウロドント(長胴歯)

臼歯の根幹の部分が長く，それに従い歯髄腔も長く，歯根が短い。

エナメル質形成不全症，軟骨外胚葉異形成症，Klinefelter症候群など

d．構造の異常

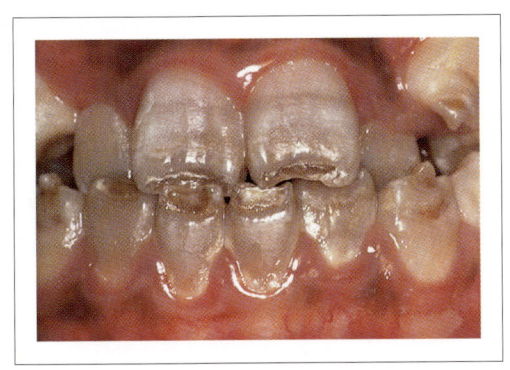

(1) エナメル質形成不全症(図1)

遺伝的因子によりエナメル質の形成が障害され，形成量や構造に異常を起こす。

①臨床所見：軽い場合はエナメル質表面に多数の小窩，線条のみであるが重い場合はエナメル質が粗造で咬耗する速度が速く，象牙質は露出して歯が褐色にみえる。全歯に出現する。

②病理組織所見：エナメル質に形成障害がみられるが，象牙質基質そのものには変化はみられない。

(2) エナメル質減形成および低石灰化

軽度の場合は歯の外形にほとんど異常なく，歯冠の表面がやや粗造であり，白斑がみられる程度である。重度になってくるとエナメル質に窩状・帯状の実質欠損を伴う。

①外傷：1歳半〜2歳位の幼児が転倒・衝突などで乳前歯部を強打し乳歯が陥入・埋入した場合，その後萌出してくる後継永久歯歯冠に減形成，位置異常および形態異常などを起こすことがある。

②炎症：乳歯の齲蝕などによって重症の根尖性歯周炎が起こり，後継永久歯歯胚の歯冠が十分完成していないと根尖病巣部が歯冠を破壊し，エナメル質表面に着色や実質欠損を生じ，いわゆる減形成となる。このような歯をターナー歯という。乳歯根尖性歯周炎に罹患し，病巣部が永久歯歯冠と交通した部分にのみ減形成がみられ，ほかの部分は正常である。

(3) 象牙質形成不全症

象牙芽細胞の障害による遺伝性の疾患で，骨形成不全症の一徴候として現れることが多い。歯の色調はオパール様で，X線像では歯髄腔や歯根の狭窄や歯根の短小などを認める。咬耗しやすい。

e．色調の異常

乳歯は青白色，永久歯は黄白色をしているが，成因によっては色調の異常を示す。

①外因性の着色

食品用色素，お茶のタンニン(褐黒色)，フッ化ジアンミン銀(黒色)，齲蝕(黄褐色)

②内因性の着色

重症新生児黄疸の胆色素	：青緑色・褐色
ポルフィリン尿症	：ピンク・暗赤色
新生児メレナ	：青緑色
遺伝性象牙質形成不全症	：灰青・淡褐色
テトラサイクリン系抗菌薬	：黄・暗褐色
甲状腺機能低下症	：乳白色
歯髄壊死	：灰褐色

f．その他の異常

(1) 上皮真珠(図2)

乳歯萌出前の歯槽堤の歯肉にみられる白色および黄白色の小真珠様腫瘤をいう。1個または数個の小塊が前歯部，臼歯部を問わずみられる。歯堤の上皮細胞が吸収されないで残留し，角化して出現したもの。多くは数週間から数か月で自然に吸収されて消退する。

(2) 歯牙腫

歯胚の形成異常から生じ，歯を構成するエナメル質・象牙質・セメント質などが混在する奇形腫で，前歯部の顎骨内に埋伏している場合が多い。

g．歯の萌出異常

1) 萌出時期の異常

(1) 早期萌出：出生時から生後1か月以内に萌出した乳歯を先天性歯という。下顎乳中切歯に多く，母親が哺乳時に乳首を傷つけ，乳腺炎の原因になったり，新生児が舌下部に腫瘍(Riga-Fede病：図3)を形成し，授乳困難をきたすことがある。先天性歯の鋭利な切縁を丸めた

図1　エナメル質形成不全症

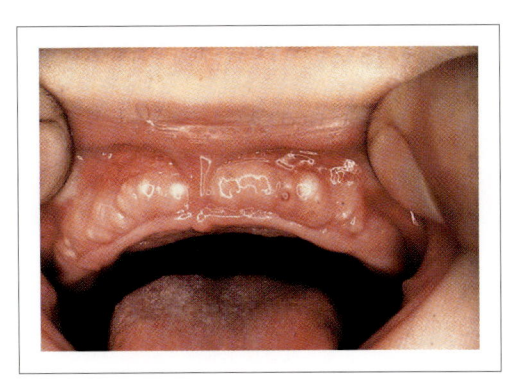

図2　上皮真珠

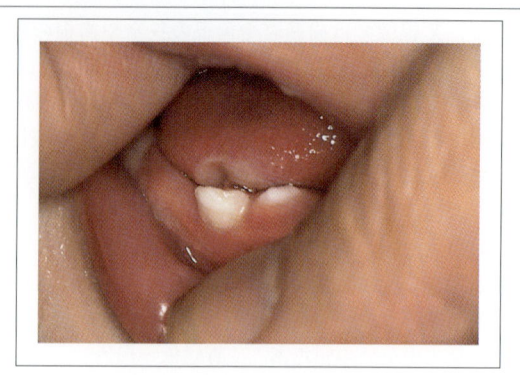

図3　先天性歯が原因の Riga-Fede 病

り，レジンで歯の先端部を覆ったりする。だめなら抜歯する。

（2）萌出遅延：局所的なものは歯肉の肥厚や萌出余地不足，歯胚の位置異常や形成異常，乳歯の晩期残存，歯牙腫や囊胞がある。全身的なものとしては，内分泌障害，くる病，栄養障害，Down 症候群，Turner 症候群，鎖骨頭蓋異形成症などがある。

（3）早期脱落

低フォスファターゼ症，Papillon-Lefevre 症候群など

2）萌出方向の異常

（1）異所萌出

正常な咬合を得るために矯正治療が必要となることも多い。

（2）埋伏

X線検査を行って正しい治療方針を立てて治療すべきである。

4．鑑別のポイント
a．上皮真珠とエプスタイン真珠

新生児から3か月までの乳児の硬口蓋正中縫合部の両側に発現したものがエプスタイン真珠である。上皮真珠は上下顎の歯槽堤の歯肉にみられるので発症部位で鑑別がつく。

b．エナメル質形成不全症（EH）と象牙質形成不全症（DI）

色調の違い，咬耗の程度および全身疾患の種類などによって鑑別が可能な場合も多い。

	EH	DI
色調	褐色	オパール様
咬耗	軽度	著明
歯面の凹凸	軽度〜著明	軽度
主な全身疾患	外胚葉形成不全症 先天性表皮水疱症 色素失調症　など	骨形成不全症

c．エナメル質形成不全症とエナメル質減形成

遺伝性の疾患であるかどうかで鑑別される。前者は家系図をたどってみると身内に患児と類似した特徴の歯を持った人がみられる。

5．診断のつかないとき

歯の異常について確定診断を小児科医が行うことは少ないと思われる。必要に応じて小児歯科専門医に相談したほうがよい。

口臭
Bad breath

久保　伸夫
関西医科大学／助教授

1．診断のチェックポイント

- 口臭には子ども自身が口臭や鼻臭を気にする自覚的口鼻臭と，家族や友達が気にする他覚的口臭があり，小児の自覚的口臭は心因的背景がある場合がある。
- 小児の他覚的口臭の場合，歯科疾患，アデノイド過形成や鼻疾患に伴う口呼吸，不十分な咀嚼による唾液量の低下が主な原因である。
- 診察医はまず患児の口に鼻を近づけて口臭をかいでみる必要がある。
- 他覚的口臭の鑑別には鼻呼吸の可否が重要になる。口を開けている，下顎の小さく歯列が内向している，いびきが大きい場合は，アデノイドや扁桃肥大，慢性副鼻腔炎，アレルギー性鼻炎，滲出性中耳炎の合併など耳鼻咽喉科での精査が必要になる。
- 歯磨きの習慣の有無や，早食いで食事中咀嚼せず呑み込んでいないか問診する。
- 小児に多い虫歯や食べかすに伴う口臭はまず口内を観察してみる。
- 歯科大学病院には口臭の専門外来が設置されている。患児や家族への説明にはほんだ歯科のホームページ（http://www.honda.or.jp）は参考になる。

2．自覚的口鼻臭
a．自覚的口鼻臭の原因

自覚的口臭と自覚的鼻臭の原因は，鼻副鼻腔の緑膿菌やブドウ球菌感染に伴う臭気や肺からの呼気臭を自覚している場合と，咽頭や舌根で発生したガスの鼻腔への拡散を自己臭として自覚する場合がある。表情が緊張したり，舌が挙上していると，自覚的臭は増強する。ストレスは舌の挙上だけでなく口渇もきたし，これは他覚的

口臭の原因にもなる。鼻閉や後鼻漏を伴う副鼻腔炎は自覚的他覚的口臭の原因となることもある。しかし，一般的には小児が自分から口臭や鼻臭を自覚することは少なく，周囲から指摘されたことがきっかけになって思い込んでいる場合も多い。診察時，医師が口臭を感じないにもかかわらず，自覚的口臭を訴える患者や子どもの口臭を気にする母親には，客観的な口臭に程度を示すことも必要になる。口臭の客観的定量的評価にはハリメーターが用いられている。これは揮発性硫化化合物の濃度をppb単位で測定する装置で，歯科を中心に普及している。自覚的口臭を訴える患者は，正常者よりもむしろ実際には硫化化合物濃度は低い場合が多いといわれている。

b．口臭診察における注意

「くさい」という意識は，極端な無臭社会である現在のわが国では大変デリケートな問題である。たとえ他覚的であっても，原因疾患のない口臭は，患児自身の問題でなく，本人が希望しなければ，歯磨きなど生活習慣に問題がなければ治療の対象にならない。また口臭は，いびきのように周囲に不利益を及ぼすとも思われない，しかし，美醜と同様に，口臭によって患児が社会的に不利益を被ることもある。接近して遊ぶ場合の多い小児はお互いのにおいに敏感であり，彼らは経験のないにおいをすべてくさいと表現する。子ども同士のつきあいでも，口臭がくさいと思われた子どもはいじめの対象にもなる。小児の場合は，本人に口臭の自覚がなく，母親が臭いと感じたら無理矢理つれてくることが最も多い。そんな場合，もし口臭があっても，医者も「くさい」と指摘すれば，子どもも成人同様に，友達と接近しなくなる。まず，子どもが，口臭を自覚しているかを確認する必要がある。他覚的口臭に関しても，本人には臭いといわずに原因疾患を治療する。自覚的口臭に関しても口臭は起床時には誰にでもあることを教える。自我や恥じらいの形成される思春期では特に言い方に配慮が必要になる。実際には問題にするほどの口臭はなく，母親が臭いに敏感である場合や，母親や本人が自分の口臭でみんなから嫌われる事へ恐怖感が原因になっている場合もある。口臭をこれほど気にするのは，無臭社会の現在の日本とアメリカぐらいといわれている。

3．他覚的口臭
a．他覚的口臭の原因

他覚的口臭は，呼気中に血液から放出された臭気を伴うガスと舌咽頭扁桃の粘膜深部に常在する嫌気性菌の産生する揮発性硫化物が原因になる。睡眠中は唾液分泌が少ないため，起床時には誰でも口臭がある。歯科で歯周病や虫歯などの異常がなく，起床時以降も続く口臭の原因には，口内の食物残渣，蓄膿などの後鼻漏，ニンニクやチーズなどの食事，薬物などが考えられ，小児では歯磨きをしない習慣と鼻閉やアデノイド過形成に伴う口呼吸による口内乾燥が大半の原因である。小児期より食事中に咀嚼を十分に行わない習慣をつけると，唾液分泌低下とそれに起因する口臭の原因となる。また，夕方増強する口臭はしゃべりすぎによる口腔内の乾燥が原因のこともある。思春期では便秘による腸内ガスが腸粘膜から吸収され肺から呼気に放出されることがある。メタン臭の口臭はこの機序によることがある。胃腸内のガスの逆流はげっぷ以外にはなく口臭の原因にはならない。特殊な口臭には魚臭症候群(fish odor syndrome)がある。常染色体劣性遺伝による蛋白代謝障害であり，魚臭の原因になるトリメチルアミンの分解転換酵素の欠損によるとされる。肝機能障害以外にも，糖尿病や飢餓，ダイエット中にはケトン臭がする。小児では歯と歯の間，歯と歯茎の間の食べかすの発酵の場合もあるが，鼻閉やアデノイド過形成による口呼吸が口内乾燥をきたし，口腔内細菌を増加している場合が多い。また，食物をあまりかまないため唾液分泌が低下し，口内細菌が増加している場合もある。歯磨き，ガムをかむこと，水分を十分に取ることは勧められるが，げっぷを起こす炭酸飲料は望ましくない。

1）口呼吸と口臭

小児では鼻閉，アデノイド過形成，歯列の内向や下顎の未発達による口呼吸が口臭の原因となる。口呼吸に伴う口内乾燥は，扁桃の免疫機能を低下させ，バクテリアや真菌の舌苔や扁桃腺窩内の膿栓内での増殖と唾液による口腔内洗滌の低下が原因となり，バクテリアの産生する揮発性硫化物が口臭を起こす。口呼吸はさまざまな口腔内疾患の原因となる。扁桃炎が口臭の直接原因となっていることはまれである。

2）咀嚼不全と唾液分泌低下

耳鼻科疾患や歯科疾患のない口臭の最大の原因は唾液分泌の低下であり，高齢者では加齢や性ホルモン低下による唾液腺の萎縮や向精神薬や抗アレルギー薬など抗コリン作用を持つ薬剤の影響が考えられる。小児では近年の食物の軟食化に伴い咀嚼を十分に行わないことが最大の原因であり，この習慣が続くことが成人の唾液分泌低下に関しても背景になる。食事について以下の項目に該当すれば咀嚼が不十分かもしれない。①テレビをつけながら食事をする，②意識的によくかんでいない(15回以上)，③ハンバーグや麺類ばかり食べる，④カレーの肉片を残す，⑤お茶やジュースがないと食事しない(流し込んでいないか)，⑥炒り豆，昆布，干し肉，干し魚，

生キャベツ，セロリ，フランスパンなど硬い食物は残す，⑦リンゴを丸かじりできない．

咀嚼不全の理由としても口呼吸がある．アデノイドや扁桃の肥大，アレルギー性鼻炎による鼻閉で鼻呼吸ができないと，食事中も口呼吸をするため，食事が遅く，常に咀嚼せず呑み込む傾向がある．筆者は滲出性中耳炎や慢性扁桃炎がなくても，口呼吸により少食で低身長な小児，睡眠時無呼吸症例(成長ホルモンの低下もきたす)さらに睡眠時無呼吸に胃酸逆流を合併する症例には，4〜5歳の時点でのアデノイド切除と扁桃摘出を積極的に勧めている．

3) 歯科疾患と口臭

歯のエナメル質が欠損し，虫歯になるとそこに食べかすが入り細菌が繁殖し口臭を起こす．細菌がさらにたまりプラーク(歯垢)を形成すると，口臭は増悪する．カリエスが歯髄に及ぶと膿のような腐敗臭をきたす．小児の口臭の原因はこのような虫歯によるものである．また成人に多い歯周病では，歯間の食べかすや歯周ポケットにつく細菌が口臭の原因となる．虫歯や歯周病によって，硬い食物がかめなくなることも，唾液量の低下による口臭の原因になる．

4) 口呼吸と睡眠時無呼吸および逆流性食道炎

アデノイド過形成やアレルギー性鼻炎に伴う鼻閉から，小児期に口呼吸が習慣化すると，日中は口から呼吸できても，睡眠中仰臥位での重力による舌根沈下は，開口に伴う咬筋の弛緩と下顎の後方への変位で閉口時よりさらに増強し，口呼吸も困難になり，無呼吸に陥る．小児期の無呼吸は成長ホルモンの分泌抑制，口呼吸による少食，胃酸逆流症合併児での易嘔吐により低成長の一因となる．小児は容易に嘔吐することからも成人よりも胃酸逆流をきたしやすい．睡眠時仰臥位での胃酸逆流は睡眠中無呼吸時に多いと考えられており，咽頭内の陰圧が逆流を誘発すると思われる．逆流した胃酸は気管に誤嚥されアレルギー素因のない気管支喘息様症状の原因となるが，最近滲出性中耳炎の中耳滲出液中にペプシンが検出されたという報告や，副鼻腔炎にプロトンポンプ阻害剤(PPI)が有効であったとする報告がある．これらは胃酸逆流が上咽頭から耳管経由で中耳に達していることや，胃酸刺激がアデノイド増殖の原因になる可能性や，胃酸逆流と睡眠時無呼吸は互いの増悪因子である可能性を示唆している．口呼吸の改善はこれらの症状の改善につながる．

5) 乳幼児の口臭

乳幼児に関しても口臭の原因は口呼吸の場合が多く，アデノイド増殖が高度でなければ，おしゃぶりを与えて，口を閉じさせる．

6) 便秘

便秘など腸内にガスがたまりやすい状況では，いったん血中に移行したガスが呼気中に放出され，口臭として自覚あるいは他覚されることもある．

耳の異常
Abnormal findings of the ear

熊谷　正樹
川口市立医療センター／医長

言葉の発達は生後から4歳までが重要であり，難聴の存在が言語習得に悪影響を与えることは疑いの余地がない．特に高次神経系の可塑性が高い2歳以前における聴覚障害の早期発見と早期の加療・療育が重要である．難聴は主に伝音性と感音性に分類され，前者は外耳より中耳伝音系までの障害によるもので，耳垢栓塞や外耳・中耳の炎症・外傷・奇形などがその原因となる．後者は蝸牛およびそれより中枢側の障害で生じ，内耳の奇形や感覚細胞の異常，聴神経腫瘍などがその原因となりうる．小児の発達や言語習得は個人差が大きいため，ある程度の経過観察も必要であるが，難聴の存在を見過ごさない注意が大切である．

1．診断のチェックポイント
a．問診

乳幼児は月齢により聴性行動の発達が変化するため，それを考慮して具体的に問診する．また周産期・精神運動発達・家族歴なども重要なポイントである．

1) 既往歴

反復性中耳炎や滲出性中耳炎の罹患歴やムンプス感染，髄膜炎，頭部外傷の既往，内耳毒性を有する薬物の投与歴にも注意を払う．

2) 聴性行動

①大きな音に驚いたり覚醒したりするか．
②親の呼びかけに振り向くか．
③玩具の音に反応するか．
④好きな音楽やテレビ番組に反応したり踊ったりするか．
⑤言葉だけの指示を実行できるか「バイバイ」，「おもちゃ持って来て」，「それ取ってちょうだい」．

音への反応があるようにみえても電話のベルや目覚時計のアラームに無反応であれば高音域の難聴を疑い，車のエンジン音や太鼓の音に反応がなければ低音域の難聴を疑うべきである．1〜2歳の時期では発語があまり認められなくても，言葉だけの指示を実行できれば聴力

は正常である可能性が高い。
3）精神運動発達
　①話せる単語は何か。2語文は話せるか。
　②言葉の模倣が認められるか。
　③運動機能の発達は正常か。（首のすわり，一人歩きの時期など）
　言語・精神発達の遅れがある場合は，まず難聴の存在を疑う。また内耳性難聴や中枢性難聴は前庭機能障害や中枢性の平衡機能障害を伴うこともあり，運動機能の発達が遅れることがある。
4）難聴以外の全身的異常
　先天性奇形や中枢神経障害（てんかん・痙攣など）には難聴を合併する場合がある。
5）周産期異常
　妊娠中のウイルス感染，内耳毒性のある薬剤摂取，分娩異常，胎児仮死の有無や出生時の体重，新生児黄疸の程度などを問診する。
6）難聴の家族歴
　血族結婚の有無や両親・祖父母・同胞に若年からの難聴がないか聴取する。以上の問診を進めるにあたって基準となる難聴のハイリスク要因を表示する（表）。
b．診察
1）視触診
　①耳介の形態異常，左右差はないか。外耳口は存在するか。副耳や耳瘻孔の有無
　②口蓋裂，小顎症，小頭症，水頭症などの頭頸部の異常は認められるか。
　③色素の異常（頭髪，虹彩，皮膚）の有無
　④全身の異常（手指・骨格等）は認められるか。
　⑤耳鏡所見：耳垢や耳漏，鼓膜の発赤・陥没・穿孔・滲出液の貯留などはないか。
2）聴力検査
　問診，視触診上，難聴の可能性が高い場合には聴力の評価が必要である。

> **聴性行動反応聴力検査**
> **behavioral observation audiometry；BOA**
>
> （3～12か月）：患児を母親の膝に座らせ，後方よりパラフィン紙，鈴，太鼓などを鳴らし，振り返るなどの反応があるかを検査する。重要なのは最初の反応であり，自閉症児では何度も行うと反応しなくなる。鈴は高音域，太鼓は低音域の判定に用いる。

2．難聴をきたす疾患
a．伝音性難聴を呈しやすい疾患
　①滲出性中耳炎
　②急性中耳炎
　③耳垢栓塞
　④中耳外傷
　⑤慢性中耳炎（鼓室硬化症・真珠腫性中耳炎を含む）
　⑥中耳奇形
　⑦先天性外耳道閉鎖
b．感音性難聴を呈しやすい疾患
　①先天性難聴
　②遺伝性難聴
　③内耳奇形
　④突発性難聴
　⑤ムンプス聾

　幼小児期は耳管機能が未発達なため，急性中耳炎から滲出性中耳炎に移行しやすい。特に口蓋裂合併例では咽頭筋の発育不良による耳管機能不全により滲出液の貯留が遷延しやすい。Treacher Collins 症候群は第1・2咽頭弓の発達異常により小顎症と中耳奇形による伝音性難聴を伴う代表的な疾患である。また先天性外耳道閉鎖は小耳症や副耳，耳瘻孔，中耳の奇形を伴うことがある。感音性難聴を呈するものは比較的まれであるが，まず先天性感音難聴が挙げられる。胎児期の風疹感染では小頭症を，トキソプラズマ感染では水頭症を伴うことが多い。Waardenburg 症候群は虹彩の色素異常を Laurence-Moon-Biedl 症候群は手指の異常を合併する遺伝性感音難聴の代表的疾患である。また流行性耳下腺炎罹患後に生じるムンプス聾や原因不明の突発性難聴もみられることがある。

3．鑑別のポイント
　器質的な難聴のほかにも聴覚障害や言語発達遅滞を呈することが多い疾患を以下に示す。
1）機能性（心因性）難聴
　小中学生に多く認められ，周囲の環境変化（家庭問

表　難聴のハイリスク要因

1. 低出生時体重（1,500 g 未満）
2. 重症新生児仮死（Apgar スコア1分：4，5分：0-6）
3. 頭頸部の奇形
4. 高ビリルビン血症（20 mg/dL 以上）
5. 中枢神経系の異常（髄膜炎，てんかんなど）
6. 人工換気の既往
7. 内耳毒性薬剤の投薬歴（アミノグリコシド，ループ利尿薬，抗癌薬，アスピリン，キニーネなど）
8. 先天性感染（風疹，サイトメガロウイルス，トキソプラズマなど）
9. 若年性難聴の家族歴
10. 染色体異常（トリソミー21など）

題・転校・いじめなど)により発症することが多い。純音聴力検査では主に閾値の変動する感音難聴を示すが，ABRでは正常所見である。十分なカウンセリングが必要である。

2) 精神発達遅滞
言葉の遅れが顕著であるが，聴力検査は正常値を示す。

3) 自閉症
人間関係の維持が困難であるため，呼びかけに反応しないことが多いが，興味のある音楽などには反応する。聴力検査では正常である。

4) 中枢性聴覚障害（皮質聾）
聴覚伝導路は正常であるが，聴皮質の障害により言語の認知や語音の識別が困難である。聴力検査は正常であるが，語音聴力検査（音の聞き取りの検査）では異常値を示す。

4．診断がつかないとき
問診・視触診にて診断が難しい場合は精密な聴力検査を行う必要がある。聴力の評価は音圧にて表現され，dB（デシベル）という単位が使用される。周波数500～2,000 Hzの言語会話域において，20 dB以内は正常聴力，20～30 dBは軽度難聴，30～60 dBは中等度難聴，60～90 dBは高度難聴，90 dB以上は聾と分類される。以下にその代表的な方法を述べる。

a．幼児聴力検査
①条件検索反応聴力検査（conditioned observation response audiometry；COR）：1～2歳
②peep show test：2～3歳
③遊戯聴力検査（play audiometry）：3歳以降

幼児聴力検査は特別な設備が必要であり，手順にも熟練を要する。これらの検査が必要な際にはヒアリングセンターなどの専門施設に紹介すべきである。

b．他覚的聴力検査
①聴性脳幹反応検査（auditory brainstem response；ABR）：ABRは音が蝸牛で電気信号に変化して，聴神経から脳幹を経て聴覚中枢に達する過程を脳波として記録したものである。Ⅰ-Ⅴ波が主に記録され，Ⅰ波は蝸牛神経，Ⅱ波は蝸牛神経核，Ⅲ波は上オリーブ核，Ⅳ波は外側毛帯，Ⅴ波は下丘に由来する。波形の消失や潜時の延長により難聴の責任部位を特定することが可能である。また眠らせて施行するため，年少児や精神発達遅滞児でも左右で検査可能である。

②耳音響放射（otoacoustic emission；OAE）：外耳道より記録される蝸牛由来の音響現象であり，覚醒状態での検査が可能である。

5．診断
十分な問診・視触診と聴性行動反応検査の結果，難聴が疑わしいときは幼児聴力検査，他覚的聴力検査を繰り返し施行して総合的に診断する必要がある。

甲状腺腫
Goiter

佐々木　望
埼玉医科大学／教授

1．緊急処置
a．甲状腺クリーゼ（thyroid storm）
多臓器不全のあるGraves病でみられることがあるが，小児では極めてまれである。高熱，著明な発汗，悪心，嘔吐や腹痛，頻脈，不整脈，譫妄，精神症状，錯乱，昏睡，心血管虚脱，ショック状態などの症状を呈する。Graves病と診断されていない場合には，甲状腺腫，眼球突出などGraves病特有の症状の有無に注意する。ほかの臓器特有な疾患の有無を把握する。併存する疾患と甲状腺機能亢進症に対して治療する。

抗甲状腺1-methyl-2-mercaptoimidazole（MMI），あるいは末梢でT4がT3に変換するのを抑制する作用もある6-propyl-2-thio-uracil（PTU；プロピルチオウラシル，商品名；プロパジール®，チウラジール®，1錠50 mg）を使用する。PTUの投与量はGraves病初期治療量よりも多く1回，5～8 mg/kgを4時間ごとに経口あるいは経チューブ的に投与する。ヨードは甲状腺からの甲状腺ホルモンの放出を抑制するので短期間で効果がみられる。1%ルゴール液1回に10滴8時間ごとに投与する。甲状腺からの甲状腺ホルモンの放出は，多量のデキサメサゾン（dexamethasone）によっても抑制される。1回2 mgを6時間ごとに投与する。PTU，ルゴールとデキサメサゾンの3者の併用により，24～48時間後には血中T3は正常となる。

頻脈が強いときにはβアドレナリン拮抗薬であるプロプラノロールを，成人相当量として1回40～80 mgを経口的に，あるいは1回2 mgを経静脈的に6時間ごとに使用する。うっ血性心不全のあるときは，かえって心拍出量を減少させるので注意する。

他臓器障害に対しては，適切に対応する。心不全があればジギタリスや利尿剤を投与する。

2. 診断のチェックポイント

a. 問診

1) 家族歴

家族内の甲状腺疾患の有無。

2) 機能亢進症状

落ち着きのなさ，学業成績の低下，動悸，疲れやすいなどの症状がある。

3) 機能低下症状

身長の伸びの著しい低下が学童期の特徴である。

4) 急性炎症症状

発熱，甲状腺部の発赤，疼痛，斜頸の有無。

b. 視診

甲状腺は甲状軟骨の下にある輪状軟骨の直下にある。大きさは正面で見えるのをⅢ度，顎を上げて見えるのをⅡ度(表)とする。甲状腺前部の皮下の脂肪が多いと甲状腺が大きくても甲状腺腫と判断されないことがある。その反対に小学生の低学年で皮下脂肪が少ないときには，甲状腺が大きくなくとも正面からの所見で甲状腺腫と判断してしまうことがある。また皮下脂肪を甲状腺腫と判断されて紹介されてくる症例もある。

c. 触診

正常甲状腺触診は輪状軟骨を目安にし1cm下方にある甲状腺峡部を確認する。その後，甲状腺左葉ならびに右葉の上部を触診する。左葉上極は触れにくい。大きさのみでなく，表面の硬さ，平滑さなども重要である。慢性甲状腺炎では表面凹凸のある硬い甲状腺として触れる。筆者らは甲状腺の硬さを，A(非常に硬い)，B(硬い)，C(正常)に分類している。欠損するときには左葉が多い。

d. 聴診

甲状腺は血管に富み，機能亢進では血管性雑音を聞くことができる。また，機能低下症であっても甲状腺がかなり大きいときには血管性雑音を聴取しうる。抗甲状腺剤で大きくなっているときに血管性雑音を聴取しても必ずしも機能亢進と判断できない。

e. 眼症状

1) 眼球突出の判定

肉眼的判定は間違いやすい。眼裂の大きさの違いや初診時の機能亢進時には眼球突出ありと判断を誤ることがある。Hertelの眼突計を用い突出度をmm単位で表す。近眼では突出度が大きくなる。正常では年齢が高くなるにつれ，突出度も増大する。その他の眼症状は少ない。

f. 手指の振戦

軽度の場合の判定は，手背に薄紙をのせてその震えで判定するとわかりやすい。身体計測は重要である。

3. 甲状腺腫をきたす疾患

甲状腺機能亢進症(Graves病，Basedow病)，慢性甲状腺炎，単純性甲状腺腫，無痛性甲状腺炎，急性甲状腺炎，亜急性甲状腺炎，腺腫様甲状腺腫，濾胞腺腫，甲状腺癌。

4. 鑑別のポイント

a. びまん性甲状腺腫

小児ではGraves病，慢性甲状腺炎と単純性甲状腺炎が多い。左葉，右葉とも全体に腫大することが多い。びまん性でありながら部分的に硬い部分のあるときの慢性甲状腺炎に多く，時に甲状腺癌が合併していることがある。癌では経過に伴う大きさの変化が重要である。

単純性甲状腺腫では抗サイログロブリン，ペルオキシダーゼ抗体などの自己抗体は陰性である。Graves病ではTSH受容体抗体が陽性であり，慢性甲状腺炎と鑑別しうる。時に慢性甲状腺炎でもTSH受容体抗体陽性のことがあるが，その場合甲状腺機能は低下を示し，そのTSH受容体抗体は甲状腺機能抑制性の抗体である。機能亢進を示しながらTSH受容体抗体が陰性のときには無痛性甲状腺を考える。この場合，甲状腺濾胞は破壊され放射性ヨード摂取は低値を示す。Graves病では異常高値を示す。甲状腺機能の評価はTSHとfT4で行う。TSHが軽度高値を示す甲状腺機能低下では，fT4は正常範囲のことも多い。fT3が低値の時は著明な機能低下状態にある。まれに新生児マススクリーニングの精査時に，視診で甲状腺腫が明らかにされることもあるが，それ以外は超音波で評価する。

表 甲状腺腫判定法(七条の分類)

0度	甲状腺を触診できない
Ⅰ度	甲状腺を触知できるが視診できない
Ⅱ度	頸部を伸展させた状態で甲状腺が視診できる
Ⅲ度	頭部を正常位にした状態で明確に甲状腺が視診できる
Ⅳ度	頭部を正常位に舌状態で甲状腺が腫瘤状に隆起する
Ⅴ度	甲状腺腫が著しいもの

> **検査オーダーにあたって**
>
> 甲状腺腫が疑われて来院した場合，甲状腺機能としてT4，T3，fT4，fT3など検査一覧からすべての甲状腺に関する項目を無差別に検査することのないようにする。検査項目以外の機能亢進症状を把握し，検査は甲状腺自己抗体，TSH，fT4と必要によりTSH受

容体抗体の測定でかなり判断できる。新生児マススクリーニングの精査でfT4が正常であっても甲状腺機能低下は否定できない。

b．結節性の甲状腺腫

甲状腺濾胞が腫大する腺腫様甲状腺腫が最も多い。超音波で腺腫様甲状腺腫と診断できるとき以外は，外科的な疾患および対応をよく理解している甲状腺専門の医師に紹介したほうがよい。慢性甲状腺炎では結節状に硬い部分を触れることも多いが，合併する甲状腺癌のこともあるので，疑わしいときには甲状腺専門外科医と相談する。結節性で機能亢進を示すPlummer病は少ない。

c．疼痛を有する甲状腺腫

急性化膿性甲状腺炎では，疼痛以外に著明な発赤と腫大を示し，触診では板状の硬さを示す。腫大は片側のことが多い。受診するときにはすでに局所的に化膿していることも多く，外科受診は欠かせない。経口的な抗生物質の使用は効果がない。入院し経静脈的に投与する。しかし，炎症の拡大は抑えても，局所の化膿は制御できない。化膿以外の甲状腺の所見は亜急性甲状腺炎でもみられるが，程度は軽い。

5．診断がつかないとき

Graves病が軽くTSH受容体抗体が陰性のときには，慢性甲状腺炎との鑑別は困難である。TSH，fT4を2〜3か月ごとに測定して経過をみる。TSHが感度以下となることがあれば，TSH受容体抗体を測定する。

疼痛，発赤を有する場合で，甲状腺腫の腫大と局所所見が軽度のときには，化膿性甲状腺炎を考えて対応したほうがよい。亜急性甲状腺炎であれば化膿することはないが，急性甲状腺炎では化膿する。

軽度の甲状腺機能亢進があるが，TSH受容体抗体が陽性でない場合で，かつ甲状腺ヨード摂取が測定できないときには，無痛性甲状腺炎として経過をみてよい。無痛性甲状腺炎での機能亢進は一過性である。抗甲状腺剤は効果ない。

耳下腺腫大
Parotid gland enlargement

吉原　俊雄
東京女子医科大学／教授

1．診断のチェックポイント

耳下腺部の腫大をきたす疾患は，腫脹のみを示す疾患，疼痛や圧痛を伴うもの，持続性あるいは反復性の性格を有するもの，結節性の硬い腫大やびまん性に軟らかい腫脹を示すものまで多岐にわたる。はじめの診察のチェックポイントとして重要なことは，腫大が耳下腺組織自体なのか，耳下腺以外の組織（皮膚，皮下組織，腺内外のリンパ節）の腫大なのかを鑑別することである。

a．問診

既往歴や，合併症，服用薬物など詳細な問診を行うことが大切である。耳下腺腫大は一側性か，両側性か，また有痛性か無痛性か，痛みや腫れは食事に関係しているか（唾石症），長期間で徐々に腫大したのか，急速に大きくなったか（急性炎症，悪性腫瘍）などを問診し，過食症や神経性食欲不振症などの摂食障害があれば唾液腺症が疑われる。また，耳下腺以外の腫脹の有無も問診する。流行性耳下腺炎（ムンプス），唾液腺症では顎下腺腫脹を伴うことがあり，Mikulicz症候群では涙腺の腫脹も伴う。

b．視診

皮膚の発赤の有無，一側性か両側性か，顔面神経麻痺の有無，耳下腺以外の唾液腺腫大の有無を観察する。生下時〜乳幼児で皮膚表面の易出血性変化があれば血管腫を疑う。口腔内の観察では特にステノン管開口部の発赤や，膿汁排泄の有無（膿がみられれば，化膿性耳下腺炎や反復性耳下腺炎が疑われる），唾液の流出やその性状，耳下腺の圧迫で排出される分泌物の性状（白色線維素塊の場合線維素性唾液管炎を考える）を観察する。耳下腺腫大側の口蓋扁桃，軟口蓋や硬口蓋の周辺が腫大している場合は副咽頭間隙腫瘍の存在を念頭に置き検査を進める。

c．触診

触診により腫大の大きさ，部位（耳下腺全体か，上極・下極か，表在性のものか），可動性の有無，表面の性状，硬さ，皮膚との癒着の有無，腫大は限局性かあるいはびまん性かなどをチェックする。小児でびまん性に軟らかい腫瘤・腫大であれば囊胞や，リンパ管腫，血管腫を疑う。触診の際に痛みを訴えれば急性化膿性耳下腺炎，ムンプス，耳下腺部の急性リンパ節炎などを考える。耳下腺前方付近すなわち頬部の腫大では，副耳下腺由来の腫瘍や咬筋内血管腫もまれにみられるので，念頭に置くべき疾患である。

d．性差，年齢（小児特有か，成人と同様に発症しうる疾患か）

反復性耳下腺炎は10歳ぐらいまでの男児に多い。思春期以降の疾患では摂食障害に起因する唾液腺症，Sjögren症候群などは女性に多くみられる。耳下腺の囊胞や腫瘍は成人と同様に小児でもみられるが，充実性腫瘍のうち悪性腫瘍の占める割合は成人に比較して多い。

木村病は一般に成人にみられる男性に多い疾患であるが，小児でもまれにみられる。

2．耳下腺腫大をきたす疾患

成人を含めた唾液腺疾患を表に示す。以下代表的な疾患について概略を述べる。

a．炎症性疾患

1）ムンプス

好発年齢は3～16歳，一般には片側あるいは両側の有痛性耳下腺腫脹で顎下腺，舌下腺の腫脹を伴うことがある。潜伏期は2～3週間で多くは発熱を伴い，唾液腺は疼痛とともにびまん性腫大を示す。合併症として髄膜炎，脳炎，膵炎，卵巣炎，精巣炎，迷路炎を起こすことがある。血清アミラーゼ(s-type)の上昇，急性期と回復期のペア血清で4倍以上の上昇が確認されれば診断される。

2）急性化膿性耳下腺炎

小児にも成人，高齢者にもみられる疾患である。耳下腺開口部から逆行性に感染し *Staphylococcus aureus* や *Streptococcus pneumoniae* などが起因菌となることが多い。患側の耳下腺部が有痛性に腫脹，発熱や皮膚の発赤を伴うことがあり，ステノン管開口部の発赤や膿汁排泄がみられる。膿瘍形成を併発することがある。

表　主な唾液腺疾患

1. 外傷
2. 急性炎症
(1) 流行性耳下腺炎
(2) 急性化膿性耳下腺炎
3. 慢性炎症
(1) 反復性耳下腺炎
(2) 線維素性唾液管炎
(アレルギー性唾液管炎)
(3) 慢性硬化性唾液腺炎(Kuettner腫瘍)
4. 特殊性炎症
結核・梅毒・放線菌症
5. Sjögren症候群
6. Heerfordt's症候群(サルコイドーシス)
7. Mikulicz's症候群およびMikulicz's病
8. 軟部好酸球肉芽腫症(木村病)
9. 唾液腺症(無症候性唾液腺腫大)
10. 唾液分泌過多症
11. 唾石症
12. 唾液管異物
13. ラヌラ(がま腫)
14. 腫瘍
15. 嚢胞
16. その他

下線は特に小児の耳下腺腫大に関連する疾患。

3）反復性耳下腺炎

小児に特徴的にみられる疾患である。ムンプスと異なり反復することが特徴である。乳幼児にも発生しうる疾患で男児にやや多く，多くの症例は10歳までに自然治癒する。極めてまれに成人まで慢性耳下腺炎として移行する例がある。一側または両側の耳下腺部腫脹と疼痛を示し，ステノン管開口部からの膿汁排泄を認める点でムンプスと鑑別される。耳下腺造影ではSjögren症候群と類似する点状陰影を呈する。しかし成人になりSjögren症候群に移行する例はない。

b．腫瘍，嚢胞性疾患

小児の腫瘍性疾患は血管腫，リンパ管腫などの脈管系の腫瘍が多く，充実性腫瘍のうち悪性腫瘍の占める割合は成人に比較して高い。上皮性腫瘍のうち良性腫瘍は成人と同様多形腺腫が多く，悪性腫瘍は粘表皮癌の頻度が高い。耳下腺部にはその他，鰓性嚢胞が発生しうる。

c．非炎症性，非腫瘍性疾患，その他

1）唾液腺症

非炎症，非腫瘍性に両側の唾液腺が腫大する疾患で，耳下腺か顎下腺，あるいは両唾液腺が腫脹する。ほとんどの例で基礎疾患を背景に有し，糖尿病，末端肥大症，性ホルモン機能異常，降圧剤や向精神薬など自律神経系に作用する薬物の連用，摂食障害，栄養失調などが報告されている。神経性食欲不振症や過食症などの摂食障害による唾液腺症は思春期以降の女性に多くみられる。半数以上の例で高アミラーゼ血症を示す。分泌顆粒の増加と増大による腺房細胞自体の腫大が原因である。

2）木村病

成人男性に多くみられる疾患であるが，まれに小児にもみられる。耳下腺自体の疾患ではないが，耳下腺部の腫大が高頻度である。一側性の例と両側性のものもみられる。無痛性で皮下にびまん性あるいは多発性に腫瘤を形成する。血清学的検査でIgE抗体，特に抗カンジダIgE抗体が陽性を示す症例が多い。

3）唾石

顎下腺に多く小児にもみられるが，耳下腺に発生する例は比較的少ない。症状は摂食時の疼痛と唾液腺の腫脹である。エコー，CTが有用な検査である。唾石の部位によっては頬部や口腔内の触診で唾石を触れる場合がある。

3．鑑別のポイント

急性化膿性耳下腺炎，反復性耳下腺炎，ムンプスはいずれも炎症症状である，疼痛や発熱を示すが，反復性耳下腺炎は症状が反復することと耳下腺造影でSjögren症候群に類似する典型的な点状陰影を示すことからほかの

疾患と区別される。ムンプスはペア血清でムンプス抗体価の変化を確認する。唾石はエコー，X線，CT，耳下腺造影などで存在を確認しうる。Sjögren症候群と唾液腺症の鑑別について前者は血清学的検査で抗SS-A，SS-B抗体，RA，抗核抗体などの自己抗体陽性率が高く，後者は免疫系の異常はみられず高アミラーゼ血症を示すことが多い。木村病と腫瘍性疾患との鑑別は触診，細胞診，MRIやCTなどの画像検査から，総合的な検査により鑑別することができる。

4．診断のつかないとき

　これまで述べた疾患は順序立てて検査を進めていけば診断可能と考えるが，持続する耳下腺腫大の中で頻度の少ない耳下腺悪性リンパ腫などは診断が困難なことがある。触診，画像とも頸部リンパ節腫大を認めず，細胞診でもリンパ球が認められても確信できない場合がある。また木村病も小児ではまれなため診断困難なことがあり，最終的には耳下腺やリンパ節（腫大リンパ節が存在するとき）の組織生検が必要となる。麻酔医や外科系の医師は全身麻酔後に耳下腺腫大を起こすいわゆるanesthesia mumpsも認識しておく必要がある。その他，表の疾患以外にも原因不明の疾患は存在する。唾石や炎症，腫瘍も存在せず一過性に耳下腺腫脹を呈することがあり（特に起床時に多く，食事で唾液を分泌すると消退）自律神経系の機能障害やステノン管の一過性の狭窄などさまざまの原因が考えられている。

嗄声
Hoarseness

福田　宏之
国際医療福祉大学東京ボイスセンター／所長

1．救急処置

　単に声に異常が発生しているだけでは，通常は救急処置が必要になることはあまりない。ところが，特に乳幼児においては，急速に呼吸困難を引き起こす可能性のある疾患もある。したがって嗄声が主症状としても，わずかであっても喘鳴が認められるときは呼吸困難の可能性について留意する。すなわち可能であれば挿管の準備などが必要であるが，現実的には診療所のレベルでは無理があるので，より高次の医療機関との連携が望ましい。このような疾患としては喉頭の急性炎症，なかでも声門下浮腫，喉頭蓋炎などは特別な注意が必要である。また喉頭の運動麻痺について，<u>たとえ一側の声帯運動障害でも乳幼児においては呼吸困難をきたしやすい</u>。リンパ管腫や血管腫，先天性喉頭横隔膜症，外傷などでは高度になれば嗄声よりも呼吸困難が主症状になることのほうが多い。

2．診断のチェックポイント

a．問診

1）嗄声の発症

　生後すぐに症状がみられたかどうか。生後からの嗄声であれば先天性疾患を考える。リンパ管腫，血管腫，囊胞などであるが，最も注目しなければならない疾患としては先天性横隔膜症，乳頭腫がある。これらについては詳しく後述する。

　嗄声の発症が徐々に起こったのか，急激に起こったのか，何かきっかけがあったのかは，必ず聞いておくべきである。感冒がきっかけで急激に起きたのであれば，急性炎症が疑われるし，歌やスポーツの応援などで急激に起きた嗄声であれば，声帯粘膜下の出血や機械的（摩擦）炎症が考えられる。またいつも大声の癖があったり，声を多用するタレント性があるならば，声帯の小腫瘤としての小児声帯結節を指摘できる。

2）患児の生活環境

　日常生活において極めて活発で，大声の癖や声の乱用があるかも，声帯に何が起きているのかの参考になる。この意味では小児といえどもタレント性は無視できない。

b．声を聞いて

　本来，耳鼻咽喉科医のなかでも喉頭を専門にする医師であるなら，声を聞いただけで声帯に何が起きているのか，ある程度予測ができる。しかし一般医にとっても留意しなくてはならないことがある。まず嗄声の程度が，声帯に起きている病態の程度に比例することである。嗄声の程度が極めて強いのであれば，声帯全体の急性炎症や腫瘤性もしくは腫瘍性疾患としてはかなり大きな新生物があると予測できる。また嗄声の性質として息漏れをどの程度伴っているかも参考になる。<u>もしも息漏れがはなはだしければ，両側の声帯が中央で接着しない反回神経麻痺を考えることができる</u>。

c．音声検査から

　専門的には発声機能装置を用いる検査法がある。しかしここでは極めて簡単にできる音声検査の1つとして空気力学的検査を紹介する。声門が正しく閉鎖して発声が行われれば，呼気のむだがないとの論拠による検査法である。すなわち呼気の80％は音響エネルギーに変換されるのが正常である。そこで「エー」のような単母音を発声させて，どの程度持続するか測定する。学童期の小児では10秒以上持続することが求められる。この値が<u>低</u>

ければ低いほど声門閉鎖不全が強いことになり，病態も高度と知れる。わずか2〜3秒ならば声帯の運動麻痺（反回神経麻痺）が強く示唆される。

d．内視鏡検査

喉頭はほかの臓器に比較して容易に観察できる部位に存在する。したがってのぞけばほぼ病態が明らかになる。しかし専門的には喉頭内視鏡の知識，技術がなければ実行は難しい。また観察した結果の評価も専門的知識が必要である。あらゆる喉頭内視鏡を駆使し観察記録したり，普通光源やストロボ光源を使い分けるなどは，耳鼻咽喉科医のなかでも認定専門医に課せられることである。しかし一般医にとっても緊急性があるかどうか，耳鼻咽喉科医もしくは喉頭専門医に紹介するかどうかを具体的に観察して判断する必要性がある場合もありうる。それには軟性の細い喉頭ファイバースコープを経鼻的に用いることである。ビデオ記録をしておけば，繰り返し再生して判断することができる。この段階では無理することは危険で，高次の医療機関に移送したほうがよい。

3．嗄声をきたす疾患

小児に嗄声をきたす主な疾患としては表のようにさまざまなものがある。

この内，嗄声が主症状なもので特に頻度が高く注意しなくてはならないものについて解説する。

表　小児に嗄声をもたらす主な疾患

- 急性炎症
    - 急性喉頭炎
    - 急性喉頭蓋炎
    - 急性声門下喉頭炎
    - 急性喉頭気管気管支炎
- 慢性炎症
    - 慢性喉頭炎
    - 声帯ポリープ
    - 声帯結節
    - ポリープ様声帯
- 腫瘍性疾患
    - 喉頭乳頭腫
- 先天性疾患
    - 喉頭脆弱症
    - 先天性喉頭麻痺
    - 先天性喉頭横隔膜症
    - 喉頭血管・リンパ管腫
- 外傷
- 喉頭麻痺
    - 反回神経麻痺
- 腫瘤性疾患
    - 喉頭肉芽腫
    - 声帯嚢胞

a．反回神経麻痺

小児を変声期前と仮定すると，反回神経麻痺の小児に占める割合は1.3％程度で必ずしも小児に特有な疾患とはいえない。しかし呼吸困難をきたすことがあるうえに，原因疾患として心疾患や縦隔洞腫瘍などがあるので注意を要する疾患である。

b．喉頭乳頭腫（図1）

この疾患が最も注目されるべきものである。小児には15％程度みられる日常的にも高度な対応が望まれる。先天的にも存在し，また本症の原因とされるヒトパピローマウイルスが，尖圭コンジローマ（同じくヒトパピローマウイルスによる）を持つ母親から産道感染するともいわれている。この疾患の困難であるところは，再発が頻繁し数十回の手術もまれでなく，やがては喉頭の狭窄を招くようになり治療に難渋することにある。また気管への進展があると制御が格段に困難になる。治療は発見次第レーザーなどを用いての徹底的な切除以外にはない。したがってこの疾患を疑った場合は即座に専門施設に紹介すべきである。

c．喉頭横隔膜症（図2）

小児の場合は先天性にみられることが多いが，先の喉頭乳頭腫などの手術後の結果として両側の声帯が癒着することによっても起こりうる。軽度の場合は呼吸困難もなく嗄声も高度でないので喉頭が成長するまで様子をみてよい。呼吸困難もみられて嗄声が高度の場合は喉頭狭窄として手術的治療が必要である。

d．声帯結節（図3）

小児は43％を占める。小児嗄声の大部分はこの声帯結節であるといっても過言ではない。元気で活発な男児によくみられる。この疾患は変声期で自然治癒することがあるので，通常は変声期まで経過をみるだけでよい。しかし手術的に切除せざるをえないこともある。外科的

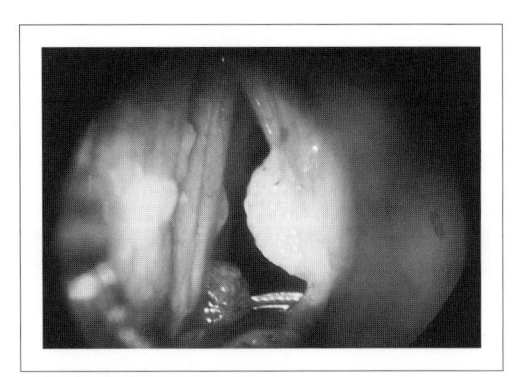

図1　喉頭乳頭腫
右声帯に大きな乳頭状の腫瘍と左声帯の後方にも同様の腫瘍を認める。

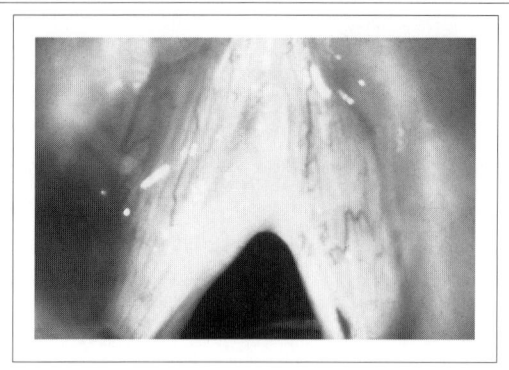

図2 喉頭横隔膜症
左右声帯が前方において癒着している。

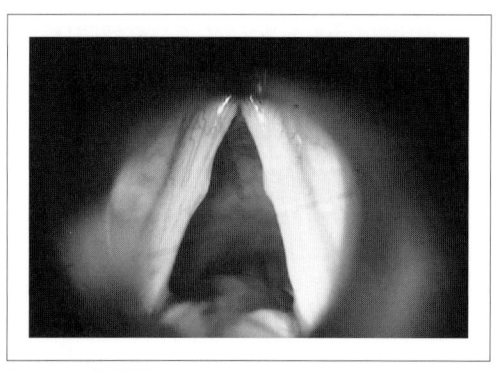

図3 声帯結節
左右声帯の中央に小さな腫瘤を認める。

治療が行われるのは以下の理由による。
①極めて嗄声が強く本の朗読，歌唱などの学校教育上問題がある。
②特殊な環境でタレント性を維持できない。
③声の悪いことがいじめの原因になっている。
④母親も含めて本人の要求が強く，変声期まで待てない場合
⑤まれに一側性で結節の確定診断に困難がある場合（嚢胞など）

4．鑑別診断

小児にみられる嗄声疾患の大部分は声帯結節である。そしてそれは危険性がなくほとんどの症例で特別な治療は必要としない。したがって鑑別のポイントはほかの危険性を伴う疾患を除外することにある。それは乳頭腫，反回神経麻痺，喉頭横隔膜症が代表である。確定診断は喉頭内視鏡によってのみ行われるので，可能ならば図1～3で示した喉頭像を念頭に入れて観察する。

5．診断がつかないとき

一般医にとっては嗄声の原因の同定は容易ではない。感冒などの炎症性のものと思われたら吸入などで様子をみる。しかし1週間を過ぎても改善しないときは，声帯の異常所見があるはずだから喉頭内視鏡ができる施設に紹介することである。

構音障害
Articulation disorder

竹内　裕美
鳥取大学／助教授

1．診断のチェックポイント

発達途中にある小児では，正常であっても構音の未熟性は存在し，また，その程度も個人差が大きい。構音の誤りが単なる発達途上の幼児音であるのか，それともなんらかの異常を表しているものか診断することが重要である。

a．言語発達の状態

言語の発達には個人差が大きく，暦年齢よりも言語発達の段階における構音機能の評価が必要である。言語発達に関する種々の検査や知能検査の言語に関する項目の結果から言語の発達レベルを判断する。

b．構音の異常の評価

会話の状態および単音節や単語を発話させた状態で，検査者の耳で直接聴取して構音の異常の質や程度を診断する。構音の異常は以下の3種類に分けられる。
（1）置換：発するべき音がほかの音に置き換えられている状態（"サカナ"を"タカナ"，"ラッパ"を"ダッパ"）
（2）省略：発するべき音が脱落している状態（"トリ"を"トイ"，"ラッパ"を"アッパ"）
（3）歪み：音が不鮮明で，似ているが正確に構音されていない状態

構音の異常の程度は，語音発語明瞭度検査で評価する。語音明瞭度は，患者の言葉を健常者がどの程度理解できるかの指標であり，会話明瞭度では，①よくわかる，②ときどきわからない語がある，③聞き手が話題を知っていれば理解できる程度，④ときどきわかる語がある，⑤全くわからない，の5段階評価が用いられることが多い。

c．聴力障害，中枢神経系障害の有無

他人の言葉を模倣して発音し，フィードバックによって自分の発音を矯正していくことで構音機能は発達する。したがって，構音機能の発達には正常聴力が必要不可欠であり，日常生活での聴力の状態，急性中耳炎・滲

出性中耳炎などの耳疾患の既往，ウイルス疾患の既往などを確認する。問診や耳鏡検査で難聴の疑いがあれば，耳鼻咽喉科に精査を依頼する。環境因子として家族歴で構音障害の有無を確認する。また，中枢神経系の障害によって構音器官の協調運動の障害を生じることも少なくないため，神経学的検査を行う必要がある。

d．構音器官の診察

構音に直接関与する構音器官の異常の有無を調べることは重要である。

1）口唇，歯牙，下顎

両唇音，歯音，歯茎音，母音などの構音に関与する。唇裂の有無，口裂の大きさ（小口，巨口），動きの対称性，顔面神経麻痺の有無などを診る。

2）舌

構音器官として最も重要な器官の1つである。舌の大きさ，左右の対称性（麻痺の有無），可動範囲を評価する。噛む，吸う，嚥下の状態を知ることは，舌および口腔全体の運動機能の評価に有用である。

3）硬口蓋

形状，裂・瘻孔の有無などを診る。触診は粘膜下口蓋裂の診断に際し，硬口蓋後端の骨欠損の状態を知る有用な手段である。

4）軟口蓋

構音に必要不可欠な鼻咽腔閉鎖機能に関与する重要な器官である。まず，安静時の軟口蓋の左右対称性，長さ，裂・瘻孔の有無，正中部の厚さなどを診る。粘膜下口蓋裂で軟口蓋正中部の筋層断裂がある場合，正中部が菲薄化し青黒く見える場合がある。次いで「ア」発声時の軟口蓋・咽頭側壁の動き，咽頭口蓋間距離を観察する。軟口蓋短縮症（軟口蓋が短い）や deep pharynx（咽頭が深い）でも鼻咽腔閉鎖不全を生じるが，一見正常にみえるため，その診断には専門的な知識が必要である。

鼻咽腔閉鎖機能の検査法を以下に述べる。

（1）軟口蓋・硬口蓋の視診および触診

（2）音声言語による検査：「ア」と「イ」の発音の状態を自然な状態と鼻をつまんだ状態で比較する。閉鎖不全があれば，鼻をつまんだ状態のほうが，「ア」よりも強い鼻咽腔閉鎖を必要とする「イ」の発音が明瞭となる。また，パ行とマ行の発音を比較すると，閉鎖不全ではパ行の発音が不良でマ行に近くなる。

（3）ブローイング検査：吸うときには鼻咽腔の完全な閉鎖は必要ではないが，吹くときには完全な閉鎖を必要とする。下記2種類がある。

①ソフトブローイング検査：ストローでコップの水を軽く吹くときの鼻からの空気の流出を，気息計（ステンレス板）上のくもりの程度で観察する。鼻をつままないときとつまんだときの泡立て持続時間の差も参考となる。

②ハードブローイング検査：ラッパや笛を強く吹いたときの鼻からの空気の流出を観察する。

（4）ファイバースコープ検査：閉鎖度の観察にはファイバースコープを用いた鼻咽腔側からの観察も有用である。

（5）X線検査：安静時と発声時の鼻咽腔側面写真で，閉鎖の程度を診断する。軟口蓋を造影するとわかりやすい。

2．構音障害をきたす疾患

a．鼻咽腔閉鎖不全をきたす疾患

先天性構音障害の重要な原因疾患であり，早期の診断と外科的治療を含めた適切な治療を必要とする。開鼻声を生じる。

1）口蓋裂

唇裂と合わせた発生率は500〜600人に1人であり，その程度は，粘膜下口蓋裂から唇裂・顔裂の合併までさまざまである。構音の異常としては，子音の弱音化や開鼻声のほかに，声門破裂音，咽頭破裂音，咽頭摩擦音などの異常構音が認められる。

2）粘膜下口蓋裂

粘膜が正常であるために口蓋裂より診断・治療が遅れることが多く，構音機能の予後は口蓋裂に比べ悪い。診断には，Calnan の3徴候，①口蓋垂裂，②軟口蓋正中の菲薄化，③硬口蓋正中後端の骨欠損 notch が参考となる。

3）先天性鼻咽腔閉鎖不全

粘膜下口蓋裂にみられる Calnan の3徴候が認められず，以下に述べる参考所見があれば本症が疑われる。

①独特の顔貌（顔が長細，細い目）と心臓の先天異常の高合併

②染色体異常（22q11 の欠損）が高頻度

③IQ が低い傾向

粘膜下口蓋裂よりも，予後が悪い。

4）軟口蓋短縮症，深咽頭

粘膜の外観などには異常はなく，一見正常に見えることが多いが，軟口蓋と咽頭の深さのバランスが悪いために，鼻咽腔閉鎖不全を生じる。

b．鼻腔および鼻咽腔の閉塞をきたす疾患

鼻腔・鼻咽腔での共鳴の減少と鼻からの音の放射の減少によって閉鼻声を生じる。鼻疾患では，アレルギー性鼻炎，肥厚性鼻炎，慢性副鼻腔炎，鼻ポリープ，鼻中隔彎曲症などが原因となり，鼻咽腔疾患ではアデノイド増殖症，後鼻孔狭窄，まれではあるが鼻咽腔血管線維腫な

c．舌の異常
1）舌小帯短縮症
　舌裏面と口蓋底を結ぶ舌小帯が短いと，舌の可動性が制限されて構音障害の原因となる。重症度分類に統一された診断基準はない。簡便な方法としては，舌を挙上して口蓋に触れることができないか，舌尖を門歯より前方に出すことができなければ中等症以上と診断できる。影響を受ける音は[t]，[d]，[n]，[l]，[r]などであるが，症例の多くは発音訓練で矯正可能であるため，手術適応となる症例は少ない。軽症・中等症では舌の成長を考慮し，手術適応は4歳ごろに検討する。

2）その他の舌疾患
　①舌の大きさの異常：小舌症，巨舌症
　②舌腫瘍：リンパ管腫，血管腫など
　③舌運動機能障害

d．その他
　①口唇（顔面神経麻痺，先天性発達障害など）
　②歯牙（歯牙欠損，咬合障害など）
　③下顎骨（小顎症など）

3．鑑別のポイント
　器質的異常が明らかな場合には，診断は比較的容易である。一見して異常がない場合にも，触診（粘膜下口蓋裂の硬口蓋後端の骨欠損），特異な顔貌（先天性鼻咽腔閉鎖不全や各種の症候群），先天性発生障害の合併などが参考となる。器質的な異常があるにもかかわらず，その診断に専門的な知識と経験が必要な場合（軟口蓋短縮症，deep pharynxなど）には，疑いがあれば躊躇なく専門医に紹介すべきである。

4．診断がつかないとき
　4歳以上で，全く器質的な異常がない構音障害は，機能的構音障害と診断される。これらの症例の多くは，幼少時の軽度難聴（滲出性中耳炎など）による子音の聴取障害が影響しているといわれている。その他情緒障害，家庭環境，診断が困難な微細な器質的障害などが考えられるため，それぞれの専門医に紹介すべきである。構音障害は言語発達に直接関与するものであり，精査で異常がなく診断がつかない場合には，なるべく早く専門医療機関を紹介し，構音訓練を行いながら経過を観察しなければならない。

嚥下障害
Dysphagia

林　良寛
東京慈恵会医科大学／講師

1．小児科領域における嚥下障害
　嚥下障害とは，摂食行動のうち，口腔から胃まで食塊，あるいは液体を搬送する過程の障害のことを示す。したがって扁桃炎の疼痛による嚥下困難，口腔内の外傷や異物などに起因する物理的通過障害，あるいは神経性食思不振症などの摂食行動障害に伴う異常行動も広義の摂食・嚥下障害に含まれる。また頻度は低いが，成人において多く認められる脳血管障害，あるいは新生物に伴う後天的な嚥下障害が小児科年齢の患児のおいて発症する可能性もある。しかし本項においては小児期に特有な，発達障害に伴う嚥下機能異常，および新生児，乳児における哺乳障害を主に取り上げ，外来におけるこれらの疾患の診断手順，およびその後の取り扱いについて概説する。

2．発達障害を伴わない嚥下障害
　「ものが飲みこみにくい」などの嚥下障害を具体的に示す主訴で，生来健康で成長・発達に異常を認めない児が医家を受診するケースは少ない。したがって問診，病歴採集の際に得られる所見のうち，嚥下障害を示唆する以下の症状（表）から，嚥下障害の存在を類推することになる。
　まれに口蓋裂，口蓋垂の奇形などの口腔，咽頭腔の先天奇形が発見されることもあるが，多くの場合，呼吸器感染症（急性扁桃炎など），消化管感染症（急性胃腸炎など）を始めとする急性疾患に起因して発現する一過性の嚥下障害であり，原因疾患をコントロールすることにより改善する。

表　嚥下障害の存在を示唆する症状

1．食事（哺乳）中または食後にむせて咳き込む。
2．食事（哺乳）中または食後に湿性嗄声が出現する。
3．食事（哺乳）中に食物あるいは乳汁が鼻腔から逆流する。
4．喀痰に食物残渣が混入する。
5．食後に食物残渣が口腔内に残存する。
6．反復する肺炎の既往
7．水分摂取を嫌うようになる。
8．就寝中に咳き込んで目覚める。
9．体重増加不良，尿量の低下
10．哺乳時のチアノーゼ，吸気性喘鳴

したがって発達障害のない児に，通常の急性感染症の加療に反応しない嚥下障害が存在する場合，重篤かつまれな神経疾患，代謝性疾患，新生物などの可能性を念頭に精緻な嚥下機能検を含めた精査を施行することが望ましい。（精査の詳細に関しては本項の意図と合致しないため詳述しない。）

3．発達障害に伴う嚥下機能異常

　嚥下障害，摂食障害を有する児が一般的な外来を受診した場合，その患児の発達障害と関連した嚥下機能異常であることが多い。このためこれらの患児を取り扱う場合，単に嚥下障害あるいは摂食障害に対処するばかりでなく，その児の障害に応じた療育が必要となる。しかしながらこのような療育は専門の療育施設を中心に施行されるべきであり，療育指導の内容に関する詳細は本項の意図に合致しないため，以下の2点に関して概説する。

a．嚥下障害を契機に受診した患児に発達障害が疑われた場合

　通常の問診の後，嚥下障害を主訴に受診した患児は，なんらかの発達障害を有する可能性が高いということを念頭に，患児の診察を行う。さらに妊娠，分娩，出生あるいは新生児期に関する詳細な問診を行うとともに，診察にて，顔貌の特徴，合併奇形の有無をチェックする。また母子健康手帳などを参考にして成長，発達の経過を確認する。このような手順で患児を評価した後，発達障害の疑いが高いと考えられた場合，発達障害の告知は数回の受診を経たうえで慎重に行うとともに，療育施設あるいは高次医療機関に紹介する。また，当該患児の嚥下障害および発達障害の管理が所属する医療機関の診療能力を超えるものと考えた場合には，発達障害の疑いがある旨を保護者に伝え，早期の段階で高次医療機関を紹介することが望ましい。

b．発達障害が診断されている児が，呼吸器，消化器の急性疾患に罹患し，嚥下障害，摂食障害が増悪した状態で外来を受診した場合

　患児の障害の程度に応じた対応が必要であるため，過去の診療録，詳細な問診により，児の基礎疾患とその重症度を可能な限り把握する。そのうえで，一般的なバイタルサイン（呼吸数，心拍数，血圧，体温）をチェックし，呼吸状態を観察するとともに，可能であればサチュレーションモニターにより児の酸素化をチェックする。身体所見を評価するとともに，誤嚥，イレウスの合併率が高いため，胸部および腹部のX線撮影を施行する。また血液検査により，炎症所見，脱水の程度などを評価するとともに血液ガス分析（動脈血が望ましいが，静脈でも可），血糖チェックなども極めて有用である。

　以上の評価を終えた後，あるいはこうした作業と並行して，必要に応じて酸素投与，補液路の確保（経管あるいは経静脈）を施行する。病状を評価したうえで，所属する医療機関での診療能力を超える重症であると考えられた場合，あるいは必要な補液路を確保することが困難と考えた場合などは高次の医療機関に転送する。

4．新生児，乳児の哺乳障害

a．新生児，乳児の哺乳行動の特徴

　成人型の嚥下においては，食塊が咽頭腔を通過し，食道に搬入される際，口唇は閉鎖し，呼吸は抑制される。これに対し，新生児あるいは乳児における哺乳では，口唇で乳首を保持したままの状態で吸啜，嚥下している。また吸啜と嚥下の大半は，一連の動作として進行し，1回の吸啜で口腔内に摂取された乳汁は即座に嚥下されている。このような吸啜は新生児，幼若乳児においては毎分80〜90回出現し，この間毎分40〜50回程度の呼吸が観察される。つまり，乳児の哺乳行動は，口唇を開いたままの状態で，頻回の嚥下と呼吸とをほぼ同時に施行していることになる。このような嚥下形態は，乳児嚥下と呼ばれているが，詳細なメカニズムについては不明な点が多い。しかしこうしたメカニズムは未解明であるが，頻回の嚥下と呼吸を，口唇を開いたままの状態で行う場合，成人に比較して，微小な誤嚥（micro-aspiration）が発生する可能性が高い。さらに新生児，乳児では，哺乳時においても安静時においても生理的に胃食道逆流が認められる。

　以上の事情により，新生児，乳児においては特に哺乳と関連して，鼻汁の増多，鼻閉，咳嗽，嘔吐などの哺乳障害を疑わせる所見が，生理的な範囲内で出現する可能性がある。このため新生児，乳児期の哺乳障害は，口腔，鼻腔，咽頭，喉頭，気管あるいは食道といった嚥下，呼吸に関連する頭頸部の諸器官に責任病巣がない場合でも，容易に増悪しうることを念頭に置く必要がある。

b．哺乳障害と関連した新生児，乳児の症候と鑑別

1）哺乳時の鼻閉，吸気性喘鳴（stridor）

　新生児，乳児は前述の特有の嚥下形態により，微小な誤嚥や生理的な範囲内での胃食道逆流（GER）を生じやすい。このため特に哺乳時に気道分泌物，胃内容による上気道狭窄が起こる可能性が高い。したがって患児の全身状態が良好であり，体重増加不良，睡眠障害を伴わない哺乳時の吸気性喘鳴あるいは鼻閉は，体位変換，上体挙上，鼻腔内分泌物の除去などの一般的養護のみで経過観察が可能である。

頻度的には急性上気道感染症の合併が最も高いため、問診、身体所見より感染症が疑われた場合は、感染症に対する一般的な加療を施行する。また、遷延する便秘、呑気による腹部膨満傾向が鼻汁の増多を招来することもあり、問診の際にチェックすべきである。このような主訴により先天性心疾患が発見される例もあるため、心音、体重などをチェックし、心疾患を疑った場合、胸部X線撮影、心エコーを随時施行する。

安静時にも喘鳴が認められる児には、アデノイドの肥大、喉頭浮腫、気管軟化などの器質的上気道狭窄の合併が多いため、胸部単純X線像あるいは頸部X線像による評価を行うとともに、ファイバースコープによる耳鼻科的観察を施行する。

急性増悪する吸気性喘鳴に、血管輪による気管、気管支の狭窄を認めることがあり、注意を要する。本症は小児集中治療の対象となる可能性があり、診療施設に高度な診療能力を要求する頻度が高いため、所属する診療機関の診療能力を考慮し、管理不可能と考えられた場合には、早期に高度医療機関に転送することが望ましい。

体重増加不良、頻回の嘔吐を合併する例では、胃食道逆流現象(GER)の合併を疑い、上体挙上、伏臥位などの体位変換にて改善を認めるかどうかを確認し、本症を疑った場合、食道のpHモニタリングなどの精査を検討する。

2) 哺乳性チアノーゼ

哺乳時の嚥下と呼吸の関連、相互の調節機構は未解明であり、本症候の発症要因は明らかではないが、多くは咳嗽を伴わないサイレントアスピレーションあるいはマイクロアスピレーションによるものと考えられている。このうち母親による授乳時の観察により容易にコントロール可能で、耳鼻科的な疾患(アデノイドの肥大、声帯麻痺など)が否定的で、体重増加、発達に異常を認めない例の多くは、月齢の進行とともに自然に軽快する。しかし先天性心疾患、GER、発達障害の症候である場合もあり、これらの疾患を念頭に置いて観察する。哺乳性チアノーゼを有する児は、本症候の出現のみならず、成長、発達の追跡が重要であるため、1か月に一度程度の定期的経過観察を施行することが望ましい。

いびき
Snore

宮崎 総一郎
滋賀医科大学／教授

1. 診断のチェックポイント
a. 定義

いびきは睡眠中の呼吸運動に伴って発生する雑音である。いびきの出現は、程度の差はあれ睡眠時の上気道狭窄を意味する。先天性後鼻孔閉鎖が新生児の緊急手術の1つに挙げられるように、小児、特に乳幼児では鼻呼吸が重要である。小児では舌を軽く圧すだけで喉頭蓋を容易に見ることができるが、解剖学的に軟口蓋と喉頭蓋が近接しているため、鼻閉の際に口腔をバイパス路として使用するには困難な構造である。それでも患児は、鼻閉の際に、覚醒時であれば意識的に口呼吸で代償する。しかし、睡眠時にはそのような意識的な代償がなされず、無意識に鼻呼吸しようとするためいびき、呼吸障害が出現する。

b. 問診

いびきは睡眠時に出現するので、患児の家族が最もいびきの状況に詳しい。最近の母親は働いていることが多く、祖母のほうが患児のいびきに詳しいことがある。観察にあたって、いびき音、口呼吸の有無だけでなく、掛布団をとり寝衣の前をはだけて前胸壁の陥没の様子、発汗の程度について尋ねることが、閉塞性呼吸障害の存在を知るうえで大切である。またいびきの間に無呼吸が出現する場合にはその持続時間や、チアノーゼの有無について尋ねる。睡眠障害の有無を診断するために、後述する睡眠表記録を参考に、自発起床の有無、朝の食欲、長時間の昼寝をしないか、夜の入床時刻、自発入床の有無、夜間中途覚醒、夜尿の回数について尋ねる。

c. 病歴、身体所見からのアプローチ

重症のいびきは、アデノイドが原因であることが多く、長期間にわたると、顔面筋は弛緩して口を半ば開き、下口唇下垂、鼻唇溝消失、門歯の突出といったアデノイド顔貌(図1)を呈する。重症例では安静、覚醒時でも、鼻呼吸が制限され荒い呼吸音を聴取する。口腔内には肥大した口蓋扁桃を認め、アデノイド高度増殖例ではその下端を口蓋垂後方に認める。

前胸壁をみると長期の睡眠時努力性呼吸の結果として胸郭変形(漏斗胸、胸骨突出)を認めることが多い。

d. 扁桃肥大の診断

患児に開口してもらい、舌圧子で舌背を軽く圧迫すると、口蓋垂から外側下方に伸びる前後口蓋弓の間に肥大

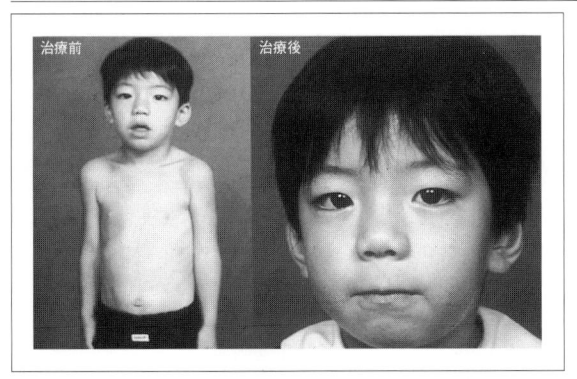

図1 アデノイド・口蓋扁桃肥大治療前後の顔貌変化
左はアデノイド・口蓋扁桃肥大によるいびき治療前の顔写真である。長期の鼻呼吸障害の結果、アデノイド顔貌を呈している。胸骨が突出し、胸壁は側方で陥凹していた。右はいびき治療後で、経鼻呼吸が可能となり、しっかりとした容貌に変化した。（掲載にあたっては、本人の許諾を得ています）

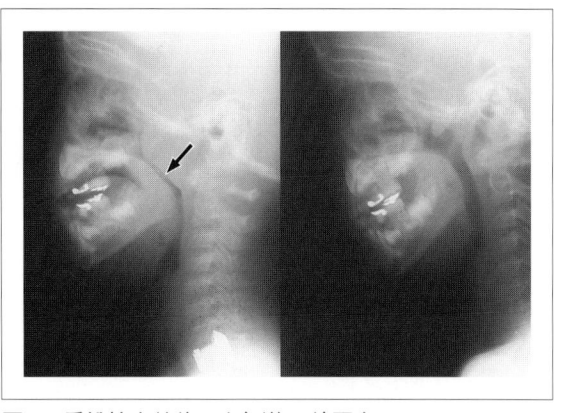

図2 扁桃摘出前後の上気道X線写真
手術前（左）には肥大したアデノイドと口蓋扁桃により気道は咽頭部で狭窄し（矢印）鼻呼吸が制限されていた。扁桃腺摘出術後（右）には咽頭部での狭窄は消失し、鼻呼吸が可能となった。

した口蓋扁桃を認める。「アー」と発声させると、口蓋垂後上方に増殖した咽頭扁桃（アデノイド）の下端を観察できる。

口蓋扁桃肥大の記載は、Mackenzieの分類によるのが一般的である。
Ⅰ度肥大：後口蓋弓から正中方向にわずかに突出しているもの
Ⅱ度肥大：Ⅰ度とⅡ度の中間の肥大
Ⅲ度肥大：正中線近く、またはそれを越えて突出しているもの

2．診断に必要な簡易検査

鼻閉の直接的な原因である咽頭扁桃増殖（アデノイド）の程度を診断するためには、図2のように上咽頭側面のX線高圧撮影を実施する。

いびき（睡眠時呼吸障害）の正確な診断には睡眠脳波、眼球運動、オトガイ部筋電図、心電図、気流量測定、胸腹運動などを経時的に記録するポリソムノグラフ検査が必要である。しかしこの検査にはかなりの設備と労力が必要である。簡易検査として睡眠時酸素飽和度（SaO_2）を記録しながら、患児の呼吸状況をビデオで観察することである程度、重症度が推測できる。小児では前胸壁が柔らかいので、上気道狭窄による換気障害は陥没呼吸として観察される。最近では各家庭にビデオカメラが普及しているので、いびきのひどい時期に、顔と前胸壁をはだけた状態で5〜10分間ほどの記録を患児の親に撮ってもらうと、いびきの重症度判断や、保護者の理解を深めるのに役だつ。

協力が得られれば、3〜4週間にわたり睡眠表記録を依頼する。いびきが高度になるとその影響は睡眠/覚醒リズム障害として表れる。中等度以上の呼吸障害を伴ういびき症例では、起床時間が遅く強制的な覚醒を要すること、2〜3時間以上の長時間にわたる昼寝、入床時刻の遅いこと、終夜にわたるいびき、頻回の中途覚醒、夜尿などの症候が出現する。適切ないびき治療により、患児は早い時間に自然に覚醒し、日中は昼寝することなく遊ぶようになり、夜は疲れて早い時間に自然に眠るようになる。遅寝、遅起きで昼寝ばかりしていた子どもが、睡眠中のいびきが消失（呼吸障害の改善）したことで早寝、早起きになり、日中はよく遊ぶといった本来の子どもらしい生活リズムに戻る。このように入眠、起床状況について聞き、睡眠表に記録することは、いびきのもたらす呼吸・睡眠障害を診断するうえで大切である。

3．いびきをきたす疾患

小児でいびきを起こす代表的な疾患はアデノイド・口蓋扁桃肥大である。次いで、鼻アレルギー、鼻茸、肥満、小下顎症（Pierre-Robin症候群、他）、巨舌症（Hunter-Hurler症候群、他）、若年性鼻咽頭血管線維腫などの、鼻呼吸障害または上気道狭窄を引き起こす疾患が、小児のいびきの原因となる。

アデノイドは、耳管咽頭口の機械的圧迫や閉塞により、耳管機能障害をもたらし滲出性中耳炎や反復性中耳炎の合併に関与する。さらに、アデノイドは中耳炎における病原菌の供給源、慢性副鼻腔炎の遷延化の原因としても重要である。

> **アデノイド**
>
> アデノイドは，咽頭扁桃の腺様増殖により気道の閉塞症状をきたした状態（例：アデノイド顔貌）を意味する．しかし，咽頭扁桃をアデノイドと呼ぶことがあり，アデノイド増殖と記載される．しかし，厳密にはアデノイドとは増殖した状態の意味をすでに併せ持っていることを理解しておく．扁桃肥大とは，通常口蓋扁桃の肥大を示す．

4．鑑別のポイント

　入眠直後30分間ほどの深睡眠時に，上気道の筋肉が弛緩して気道が狭小化するために出現するいびきや，急性疾患による短時日のいびきはそれほど問題とならない．しかし数か月以上，終夜にわたる大きな苦しそうないびきは精査の必要がある．一晩で，数秒程度の無呼吸が10回以下であればそう心配しなくてもよいと話す．ただし，無呼吸がなくても連続したいびきに伴った努力性呼吸のある場合が多いので，よく観察するよう説明する．

　急性炎症，感染症が原因の扁桃肥大の場合には，短期間の抗生物質，消炎剤投与により，肥大は消退する．しかし，頻回の上気道炎罹患，睡眠時呼吸障害（無呼吸）の合併，胸郭変形の存在，難治性の滲出性中耳炎，反復性中耳炎の原因となっている場合は，平均3か月程度の観察期間を経て，手術加療を考慮する．

　小児のいびきの好発年齢は4～6歳ごろにピークがある．これは扁桃肥大の時期に一致する．扁桃は母体からの免疫が薄れる一歳過ぎから相前後して発達し，リンパ濾胞の数，大きさを増し生理的肥大を示す．咽頭扁桃は3～6歳，口蓋扁桃は5～7歳で最大となり，学童期後半にしだいに退縮するが，肥大の程度，経過は個人差が大で，時に成人期まで肥大が持続することがある．高度の口蓋扁桃肥大例であっても睡眠時呼吸障害を示さない場合のあることを日常臨床でよく経験する．この場合，咽頭正中で口蓋扁桃が接していてもその後方に狭いながらも後鼻孔からの気道が確保されているからである．しかし咽頭扁桃増殖（アデノイド）では鼻呼吸が直接に制限され，睡眠時呼吸障害が生じる．特に乳幼児で上気道断面積，呼吸予備能が小さく，解剖学的にも口呼吸が制限されているので，咽頭扁桃肥大は重大な呼吸障害をもたらす．

　手術適応決定に際しては，X線写真によるアデノイド・口蓋扁桃肥大の程度に惑わされることなく，上気道炎や中耳炎の罹患回数（年に5～6回以上），睡眠時の状況を考慮する必要がある．

E 脊椎・四肢・関節系の症候

斜頸
Torticollis

亀ヶ谷　真琴
千葉県こども病院／主任医長

1. 緊急処置

　緊急処置を必要とする斜頸は，炎症性斜頸や脊髄・小脳腫瘍による神経因性斜頸である．通常経験する筋性斜頸と比べ頻度は少ないが，可及的早期の処置を必要とする（図）．

a. 炎症性斜頸

　頸部リンパ節炎や後咽頭膿瘍により生じる斜頸で，疼痛を回避する形での斜頸位と炎症が後咽頭部から第一・第二頸椎にまで及び，環軸椎回旋位固定を生じさせる場合とがある．両者とも早急に入院の上介達牽引を施行し，同時に抗生物質の投与が必要となる．特に，回旋位固定では，3週間以上放置された場合には不可逆性の変化が生じる可能性があり，注意を要する．

b. 神経因性斜頸

　斜頸になんらかの麻痺や脳神経症状を伴う場合には本症を疑い，緊急のMRI検査が必要となる．その結果手術的な治療が必要であれば緊急手術となる．

2. 診断のチェックポイント

　斜頸とは，なんらかの原因により，自然位において頭頸部がどちらかに傾き，同時に回旋している状態をいう．一般的には筋性斜頸が多く，整形外科領域ではほぼ同意語となっている．ここでは，筋性斜頸について診断のチェックポイントを述べる．

　①出生直後からの斜頸位．典型的な斜頸位は，患側への頭部の傾きと反対側への頸部の回旋である．胸鎖乳突筋の短縮により，その起始部の乳様突起が鎖骨に一番近い位置をとることになる．

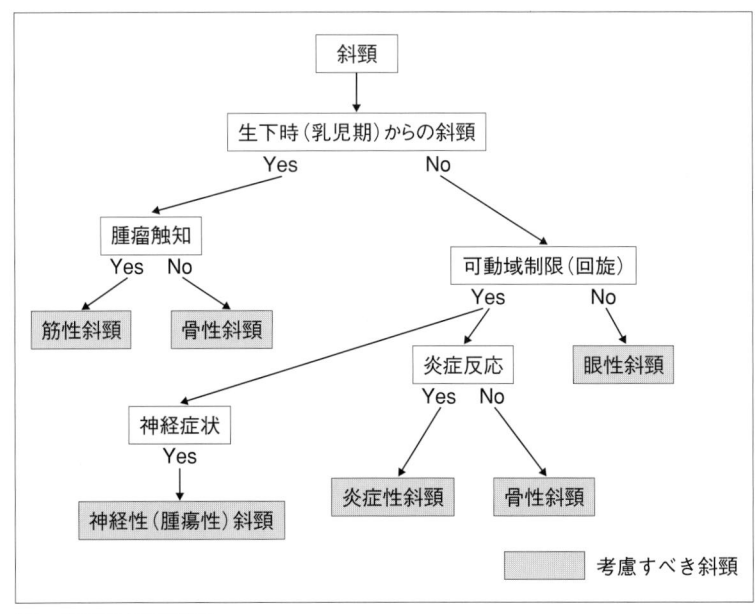

図　斜頸の鑑別診断

②患側の胸鎖乳突筋にしこりを触知。時には軟部腫瘍と間違われることもある。
③患側への頸部回旋制限
④反対側への側屈制限
⑤同側の先天性股関節脱臼を合併する場合がある。

3．斜頸をきたす疾患
a．筋性斜頸
最も頻度の高い斜頸である。病因は，子宮内での強制肢位や分娩時の機械的圧迫により，胸鎖乳突筋の浮腫・変性・線維化が生じ，柔軟性を失った同筋が短縮し，頸部の拘縮が起こることである。

b．神経因性斜頸
眼球調節障害(斜視)による斜頸で，眼性斜頸と呼ばれる。筋性斜頸に次いで多くみられる。その他，脳・脊髄の器質的変化(腫瘍)により生ずる斜頸もあるが，頻度は低い。

c．炎症性斜頸
頸部周囲の何らかの炎症によって生じる斜頸で，発熱やリンパ節の腫脹などを伴う。後咽頭部に波及した膿瘍により生じた環軸椎回旋位固定は，Grisel症候群と呼ばれる。

d．骨性斜頸
上位胸椎から頸椎にかけての先天奇形，側彎および外傷などによる頸椎の傷害によって生じる(Klippel-Feil症候群など)。

e．その他の斜頸
精神障害による斜頸。(ヒステリーなど)，胃・食道逆流現象に伴う斜頸(Sandifer症候群)

4．鑑別のポイント
a．筋性斜頸
診断は，生後1～2週より斜頸位，斜頸側の頸部腫瘤あるいは索状物の触知(胸鎖乳突筋部)，斜頸側への回旋制限と反対側への側屈制限が確認できれば比較的容易である。患児は，一側を向いたままで反対側を向かない。腫瘤は，生後1～2週からはっきりしてくることが多く，生後1か月ごろに最大となり，その後徐々に消退する。ほかの腫瘤性病変とは，部位や経過により容易に鑑別可能である。頸部可動域制限(回旋および側屈)は，ほかの斜頸を呈する疾患との鑑別上重要である。腫瘤が消退した後では特に重要な所見である。可動域制限を確認するためには，診察時に患児の頭部を診察台から宙に浮かせるようにし，同時に助手に両肩をしっかり診察台に固定してもらい，左右の回旋制限を角度や顎と肩との距離で記録する。正常な場合は，回旋した顎と肩が容易に付く

が，患側への回旋では制限される。側屈も同じ状態で行い，頸部を水平な面で動かし，耳が肩に付くか否かを診る。この場合，患側と反対への側屈が制限される。合併症としては，筋性斜頸と同側の股関節に開排制限がみられることが多く，股関節脱臼もまれではない。

b．神経因性斜頸
眼球調節障害(斜視)によって生じる眼性斜頸は，筋性斜頸に次いで多くみられる鑑別上重要な疾患である。この場合，斜頸位を矯正すると一側の眼球が上方化する頭部傾斜試験(Bielschousky's test)が陽性となる。乳幼児期において斜頸位を呈しているものの，胸鎖乳突筋の所見や可動域制限がない場合には，斜視の有無をチェックし，もし多少でもその傾向があれば一度眼科受診をするほうがよい。脳・脊髄の器質的変化(小脳・脊髄腫瘍など)により生ずる斜頸は非常にまれであるが，原因がつかめず，疼痛や可動域制限を伴った持続する斜頸では，本疾患を念頭に置く必要がある。

c．炎症性斜頸
頸部周囲のなんらかの炎症(頸部リンパ節炎，後咽頭膿瘍など)によって生じる。疼痛を少しでも回避する肢位としての斜頸位である。疼痛，発熱や頸部リンパ節の腫張などを伴う。時に後咽頭部から上位頸椎に炎症が波及し環軸椎回旋位固定を生じる。これはGrisel症候群として報告されている。

d．骨性斜頸
先天的には上位胸椎や頸椎椎体の奇形(Klippel-Feil症候群など)が原因となり，側彎や変形を生じ斜頸位を取る。診断は単純X線像から容易であるが，乳児期では読影が困難なことがある。また臨床的には，胸鎖乳突筋の所見が正常であり，上位頸椎(第1, 2頸椎)の奇形がない限り，可動域制限もないことが多い。後天的には外傷による頸椎の骨折・脱臼によって生じる。この場合には外傷の既往の有無，当該部の疼痛などで診断は容易である。

e．その他の斜頸
精神障害(ヒステリーなど)や胃・食道逆流現象(Sandifer症候群)に伴う斜頸も報告されているが，頻度は低く，随伴する他の症状より，鑑別はさほど困難ではない。

5．診断がつかないとき
筋性斜頸は，生下時から生ずる胸鎖乳突筋部の腫瘤と斜頸位から，診断はさほど困難ではない。しかし，最近では研修医が典型的な筋性斜頸をみることが少なくなっており，頸部軟部腫瘤として紹介されてくることもある。乳児期には斜頸がみられず，ある時点から斜頸が発

爪の異常，ばち状指
Nail abnormalities and clubbed fingers (clubbing)

佐地 勉
東邦大学／教授

1．緊急処置

手足の指先，末節関節の球状，びまん性の拡張，腫大である．急性疾患にはなく，長期に続く低酸素，特に酸素飽和度が85％以下が続くと生じやすい．本人にはほとんど症状はなく，時に灼熱感，有熱感がある．チアノーゼ性心疾患でみられる肥厚性骨関節症とばち状指は合併しやすい．

肥厚性骨関節症

ばち状指が長期化し程度がひどくなると，手足，足首の肥厚性骨関節症 hypertrophic osteoarthropathy (HOA)へと進展する．最近では大きな骨，関節，指先の変化を伴っているものの総称として用いられ，両者は密接な関係にあり同一の疾患として捉えられることもあり，ばち状指の進展型もしくは，延長上の病態と考えられている．HOAでは常にばち状指が存在するが，その逆は成り立たない．またばち状指に比べ，11歳未満の症例はないとの報告もある．チアノーゼ性心疾患の修復後は，HOAは早い時期に消失するが，ばち状指はほとんど軽快しない．

2．診断のチェックポイント

一般的な爪の形態異常を表1に，色調の異常を表2に示す．

乳児期は爪甲が菲薄なため，外力の影響を受けやすい．また皮膚疾患に伴うものがあり，全身の皮膚病変をくまなく診察する．年齢による特徴もある．

a．年齢による特徴

1）出生時

先天性奇形や外胚葉系異常である，爪，毛髪，歯牙，骨格の異常を調べる．

1つの指か，全指なのかを観察する．

2）乳幼児期

この時期には爪が急に大きくなり，縦線条が見られる．爪甲が菲薄で外力の影響を受けやすい．健常児でも白色爪が見られることがある．

表1 爪の形態異常

形態異常	原因と特徴
1. 短縮	爪嚙み癖
2. 横溝	Stevens-Johnson症候群，全身性急性発疹症
3. 縦溝	自傷性，20爪異栄養症
4. 点状陥凹	外傷，爪郭部湿疹，皮膚炎，円形脱毛に伴うもの，20爪異栄養症
5. 爪の肥厚	爪白癬，爪カンジダ症，先天性硬厚爪
6. 菲薄爪，翼状爪	扁平苔癬，DLE，PSS
7. ばち状指	チアノーゼ性心疾患，他（本文参照）
8. 陥入爪	第1趾に多い（中学生から増加）
9. 匙状爪	外力による（乳幼児に多い）
10. 爪甲剥離	一部の爪の場合，甲状腺機能異常，乾癬，カンジダ
11. 萎縮爪，脆弱爪	Cronkheit-Canada症候群

表2 爪の色調の変化

褐色調	
抗マラリア薬	びまん性青褐色
抗癌薬（化学療法，DM，ADM）	黒色の横線
高ビリルビン血症	びまん性褐色
栄養失調	びまん性褐色，黒色横線
メラニン細胞刺激ホルモン過形成（Addison病，副腎摘出後Cushing症候群，下垂体腫瘍）	褐色の縦線
メラノーマ	縦線，幅が増加
黒人の90％以上にみられる正常所見	褐色の縦線
写真現像技師	びまん性褐色
緑色調	
緑膿菌感染	緑色線状と斑点
黄色調	
Yellow-nail（黄色爪）症候群	びまん性黄色
白色調変化	
低色素性貧血	びまん性白色（小児では稀）
ヒ素	Mee's線，白色横線
肝硬変	Terry's爪，末梢端pink
先天性爪甲白症（常染色体性優性）	
Darier's病	白色の縦線
高熱（種々の疾患）	横線
低アルブミン血症	Muehrche's線
低Ca血症	白色調
栄養失調	びまん性白色
亜鉛欠乏	びまん性白色

b．ばち状指

ここでは，特に"ばち状指"clubbing, clubbed fingers について述べる。Clubbing 以外にも，これまで Hippocratic fingers, drumstick fingers, parrot-beak nails, watch-grass nails, serpent-head fingers などとも形容されてきた。

1）形態

末端部が球状に膨らみ，爪甲と後爪郭部で形成される角度（base angle）が側面から見ると 160 度以上になり，爪甲も丸く彎曲し，凸状に膨らみ大きくなる（図1）。触診では爪基部を被う皮膚は弾力性のある，浮遊感があり，表面平滑で光沢がある。

2）時期

乳児にはみられず，チアノーゼ，多血症の程度と持続期間に依存してその程度が強くなる（表3）。

3）部位

最初に手の親指ないし人指し指と，足の親指から出現する。ほかの足趾は健常者でも小さく変型しており目だたない。

4）機序

血液中の成長因子（PDGF）の増加，ヒスタミン，セロトニンなどの血管拡張因子の増加，また，本来は肝臓や肺で代謝されるべき物質が蓄積するか，心内右左短絡により代謝されないまま全身に循環することなどが機序である。

3．ばち状指をきたす疾患（表4）

ばち状指は心肺疾患以外の慢性疾患でも観察される。紀元前5世紀に Hippocrates が最初に記載したばち状指の患者は，膿胸であった。

4．鑑別のポイント

成人ではばち状指の 75～80％ は肺疾患，10～15％ は心疾患，5～10％ は消化器疾患，5～10％ がその他と報告されている。心疾患ではチアノーゼ性心疾患の 13％ に存在し，亜急性細菌性心内膜炎の死亡例 66％，生存

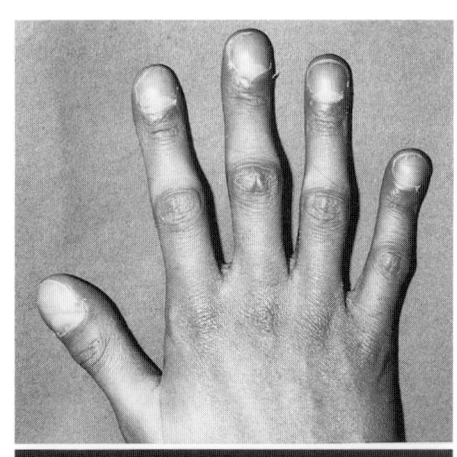

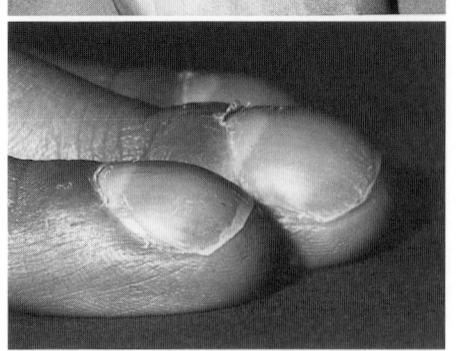

図1 ばち状指

表3 ばち状指の程度の判定

Grade I	profile sign が 160～180 度（base angle が 160～180 度）
Grade II	水平化
Grade III	背屈し 180 度以上となる
Grade IV	180 度以上で末節骨とその近接する中節骨の横径の比が 1 以上
Grade V	爪床と爪根部の境界で皮膚の部分の突出と末節骨と中節骨の横径の比の著しい増大

(Bigler, J. Pathol, 1958)

表4 ばち状指をきたす疾患

心疾患
・チアノーゼ性心疾患
・亜急性細菌性心内膜炎
肺疾患
・細菌性感染（膿瘍，気管支拡張症，膿胸）
・気管支原性肺癌
・線維性肺胞炎，肺気腫
・膵嚢胞性線維症
消化器疾患
・肝硬変
・潰瘍性大腸炎
・Crohn 病
その他
・動静脈瘻
・甲状腺機能亢進症
・強皮症
・サラセミア
・サルコイドーシス
・セリアック病
・Crow-Fukase 症候群
・皮膚骨膜肥厚症
・家族性ばち指

例の36%にみられている。

日常診療では，まずSpO$_2$（経皮酸素飽和度）の測定で，これには安静時に加え，労作前後，睡眠中に測定すると明らかに低下する症例があるので参考になる．次に，血球算定でRBC，Ht，Hgから多血症の程度を確認する．急性の低酸素血症では多血症にならない．凝固検査では局所での凝固亢進の影響で，各凝固因子の軽度の低下がみられ，また血小板数も減少していることが多い．低酸素の程度とともに尿酸値が上昇し，特にSVO$_2$が60％以下になると上昇しやすい．尿検査では，時に低酸素状態に伴う慢性腎炎やネフローゼ症候群が年長児に合併し，蛋白尿，血尿が出現する．

a．先天性心疾患に伴うもの

末節部は黒ずんでおり血管に富んだ様相で，ここでは血管分布の増加，血管拡張，血流増大がある．小児期では心内右左短絡を伴うチアノーゼ性心疾患が圧倒的に多い．低酸素の程度が強い場合は幼児期より早期の軽いばち状指（early clubbing）が観察される．すなわちbase angleの160〜180度への扁平化が始まっている．学童期〜思春期になると，late clubbingと呼ばれる状態で，base angleは180度以上となり，指先は丸みを帯びて膨らみ幅広くなり，弾力性が出現する（図2）．

b．肺疾患に伴うもの

指先はさほど充血せず青白く乾いた感じである．ここでは，浮腫，血管壁の肥厚，細胞浸潤，繊維芽細胞の増殖，弾性組織の発育増強がみられる．

c．肝疾患に伴うもの

胆汁排泄障害を来す肝硬変，慢性マラリア，アメーバ膿瘍，まれに門脈高血圧でもみられる．

d．消化器疾患に伴うもの

慢性化した炎症性腸疾患によるものが多い．

全身性疾患が原因の場合，ばち状指は常に両側であるが，片側のときは鎖骨下動脈，無名動脈，大動脈弓の動脈瘤，リンパ管炎，腕頭動静脈瘻，パンコースト型腫瘍などを鑑別する．

5．診断がつかないとき

ばち状指の骨レントゲン所見は多彩である．早期には目だった所見がないが，進行すれば末節骨のとげ状増殖（burr-like proliferation）がみられ，長期例では萎縮性変化が出現する．また骨粗鬆症ないし完全吸収像がみられることがある．

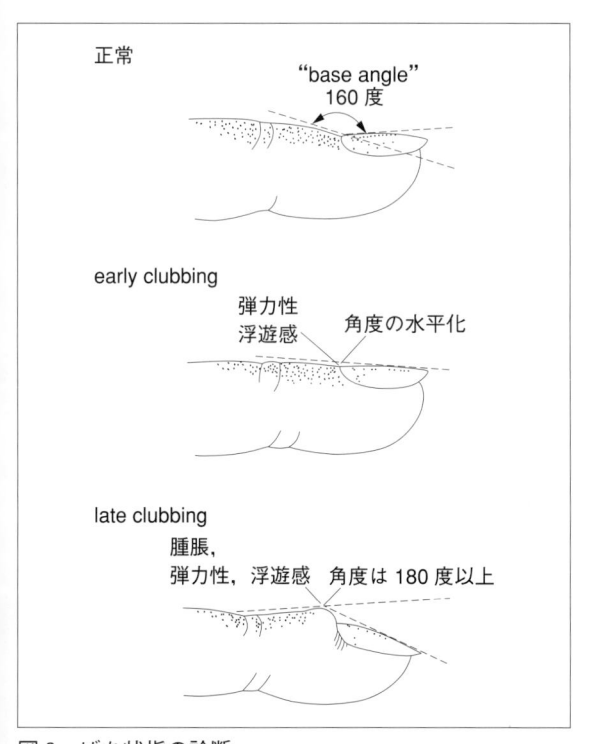

図2　ばち状指の診断
（Bates B：A Guide to physical examination. 2nd ed, 1979, table 6-4, p.51 J. B. Lippincott，より引用）

四肢冷感・Raynaud現象
Raynaud's phenomenon

立澤　宰
国立成育医療センター／医長

1．緊急処置

通常はRaynaud現象の対処に緊急性はないが，手指に強い阻血状態が持続すれば壊疽となる可能性がある．指尖に小さなくぼみや潰瘍が見られれば，局所の外科的管理や末梢循環を改善する薬物療法が必要になる．

2．診断のチェックポイント

a．Raynaud現象の定義

寒冷や身体的・情緒的なストレスにより四肢末梢の動脈が収縮すると，血流が減少して表面温度が低下する．この生理的な反応に基礎疾患に基づく血管の異常収縮性や構造変化あるいは血液学的異常が加わると，皮膚温の低下とともに手指の先端が蒼白となり，やがて静脈うっ滞からチアノーゼがみられ，虚血に対する反応から血管が拡張して紅潮する．このように手指の冷感とともに色調が3相に変化する一連の経過を，Raynaud現象と呼ぶ．基礎疾患がない場合は成人に多く，これはRaynaud病という．小児でRaynaud現象がみられることは非常にまれであるが，あればその大部分は先行症状

として膠原病の存在を示唆するものである。

b．四肢冷感

体表面を循環する血流は体熱の放散により体温を調節しており，その機能は生理的にも重要である。冬季に寒冷にさらされると体温維持のため四肢末梢が冷たくなることは生理的反応である。また発熱初期に体温を急上昇させるため，悪寒・戦慄とともに四肢の循環血流を低下させ，一時的に四肢冷感を起こすことも同様である。これらは通常，マッサージや暖かい環境に戻れば，あるいは発熱してしまえば消失する。強く冷却すれば四肢に蒼白やチアノーゼも起こるが，通常の環境温度では色調の変化を伴うことはなく，いわゆる四肢の冷感であり，Raynaud 現象とは呼ばない。四肢冷感の起こる季節や時間帯，きっかけ，持続時間，その経過などを問診すれば，単なる四肢冷感と通常の環境温度でも起こる Raynaud 現象との鑑別は容易である。

c．Raynaud 現象

1）問診

発作性の色調変化が Raynaud 現象として認識されるまでには時間がかかり，何回も反復した後に受診することが多いが，診察時にその症状を認めることはほとんどないので，Raynaud 現象の存在を確認する問診は大切である。小児は自覚症状をほとんど訴えず，また適切に表現することもできない。さらに Raynaud 現象はまれな症状であるため親にも認識されないことがあるので，問診は色調の変化など具体的な表現を例示してていねいに聴取する。Raynaud 現象と判断されれば，四肢冷感や色の変化が始まる部位について，片側であるのか両側であるのか，あるいはどの指から始まり，色調の変化はどの範囲まで広がるかなどを明らかにする。典型的な 3 相の色調変化でなく紅潮などがないこともあり，また知覚異常，しびれ，疼痛（特に紅潮時に）を伴うことがある。成人では振動性工具の使用の有無は職業病と診断するために重要であるが，小児では Raynaud 現象を起こす疾患（膠原病，血管炎症候群，寒冷凝集素病，クリオグロブリン血症，片頭痛など）の既往歴や，治療薬（不整脈治療薬，抗癌剤）の使用について問診する。膠原病に合併する消化器疾患によって食道の蠕動障害や嚥下困難の起こることがあり，食事の取り方や所要時間も聞いておく。

2）視診

（1）Raynaud 現象

Raynaud 現象の色調変化は手指の先端から始まり中枢側へ進行し，ほぼ中手指節関節まで広がる。典型的には両側の手指に見られるが，時には片側あるいは単一の指のこともあり，親指は比較的程度が軽い。また手指のみではなく足指にも見られ，まれには耳，鼻，舌にも起こることがある。これらの状態を診察中に認めることは少なく，より積極的に確認するには後述の誘発試験を行う。

（2）その他の皮膚病変

膠原病において Raynaud 現象は，ほかの非特異的な症状が出現する前にみられることがある。一方，Raynaud 現象がある場合に膠原病を思わせる皮膚症状があれば，視診所見は診断にも経過観察にも重要であるため，カルテにその部位，色調，範囲を明確に図示しておくことが大切である。皮膚病変は膠原病の疾患によって特徴があり，全身性エリテマトーデスではよく知られた蝶型紅斑のほかに脱毛や口腔粘膜の白斑症にも注意する。皮膚筋炎では赤紫色で浮腫を伴った上眼瞼のヘリオトロープ疹と手の指節関節伸側の光沢を伴った Gottron 徴候，顔面体幹皮膚の浮腫や硬性浮腫，毛細血管の拡張が特徴的である。強皮症では両側の手指，手背，顔面，体幹，四肢近位部などの皮膚に肥厚，皺の消失，光沢，色素の沈着・脱出など多彩な変化がみられ，出血性の末梢血管拡張症もある。進行すれば仮面様顔貌，強指症，手指短縮，指尖陥凹や瘢痕が見られる。

3）触診

触診は両側の四肢を同時に触れることが大切であり，これにより表面温度の左右差や部位ごとの温度の違い，あるいは炎症の局在が認識できる。強皮症では発病初期に手指が腫脹し，皮膚はやがて肥厚して硬くなるので，その変化を触診で確認する。高安病では狭窄のある動脈が触れず，あるいは脈の左右差があるが，これも両側の橈骨動脈や足背動脈を同時に触れることで把握できる。皮膚筋炎にみられる筋の萎縮や，種々の膠原病でみられる多発性の関節炎も同様である。

4）聴診

膠原病でまれにみられる肺線維症は重篤な合併症であり，労作時の息切れや乾性咳嗽が初発症状であるが，自覚症状や聴診所見に乏しく診断は容易ではない。疑われる症状があればより感度の高い肺の CT 検査が有用である。高安病など大きな動脈の狭窄性病変があれば，その部位に血管性雑音（bruit）が聞かれる。

5）簡易検査

Raynaud 現象が受診時に存在することはあまりない。それを確認する補助診断として手指を冷却する誘発試験を行うこともある。誘発条件は 15℃ の冷水に 15 分間手指をつけるもの，あるいは 4℃ の冷水に 1～2 分間ひたすものがある。検査時の状況や環境に影響されるため，温かい食事や運動で発汗したあとなど陽性にはなりにくい。誘発試験が陰性であってもその現象の存在を否定す

3. Raynaud現象をきたす疾患
①全身性エリテマトーデス(SLE)
②全身性強皮症(SSc)
③皮膚筋炎(PM/DM)
④混合性結合組織病(MCTD)
⑤Raynaud病

欧米の報告によれば，小児にみられたRaynaud現象の60%がSLEで，SScが30%，PM/DMが3%，若年性関節リウマチが1%，Raynaud病が5%であったとされている。一方，日本の調査では，これら疾患の患者数比率はSScを1とするとSLEでは約32，PM/DMは約11，若年性関節リウマチは約57であった。さらに最も多い若年性関節リウマチの10万に対する有病率が8.5であった。これらのことから推察すれば，本現象を持つ患者は極めて少数であると考えられる。

4. 鑑別のポイント
a. 全身性エリテマトーデス(SLE)
SLEの症状は侵される臓器によって異なるが，全身症状としては発熱，食欲不振，倦怠感，体重減少がある。診断には上記の視診所見のほかに光線過敏症や関節炎ならびに蛋白尿，白血球減少，血小板減少，抗Sm抗体陽性，抗核抗体陽性，補体低下などの検査所見が診断根拠となる。小児例では診断が困難で長期間の観察を要する場合もある。

b. 皮膚筋炎(PM/DM)
階段の昇降を嫌がり，登攀性起立や歩行障害があれば体幹近位筋の障害症状であり，多発性筋炎を考える。破壊された筋肉の逸脱酵素であるCK，AST，アルドラーゼの血中濃度が高くなる。筋炎の確定には筋電図や筋生検が必要となる。

c. 全身性強皮症(SSc)
ほぼ全例にRaynaud現象が認められるSScはまれな疾患で，皮膚症状が急速に進行し早期に内蔵病変も出現するびまん性SScと，遠位部の皮膚が主に侵され内臓病変の出現が遅れる限局性SScとに分けられる。診断にはすでに述べた皮膚の症状が重要であり，抗核抗体陽性，抗トポイソメラーゼ(Scl-70)抗体陽性，食道の運動障害などが参考になる。

d. 混合性結合組織病(MCTD)
SLE，PM/DM，SSc，関節リウマチの臨床症状を同時にあるいは経過中にみられる疾患で，抗RNP抗体陽性が特徴的である。

5. 診断がつかないとき
小児にみられるRaynaud現象は大部分が膠原病に伴うものであり，基礎疾患の検索と診断が大切であるが，症状はあっても診断基準に挙げられる症状がそろわず，膠原病と診断できないことがある。非特異的症状の経過や変化，持続期間など観察する要点を保護者に説明し，異常があれば受診することを指示する。異常症状がなくても抗核抗体陽性や食道の蠕動異常があれば，膠原病の初発症状である可能性があるため，経過観察が必要である。定期的診察では膠原病としてその他の症状や抗核抗体以外の異常所見がないことを確認し，本人が安心して日常生活を過ごせるように指導する。Raynaud現象をプロスペクティブに監視したデータがないので，過剰な不安を持たせないように心がける。

関節痛・四肢痛
Pain on joints and extremities

武井 修治
鹿児島大学／講師

関節痛や四肢痛は日常診療でよく遭遇する症状である。原因疾患には，経過観察でよいものから，心因性のもの，あるいは迅速な診断を要する急性・悪性疾患，それに慢性難治性疾患まで，多種多様な疾患が含まれる。したがって診断にあたっては十分な問診，的確な理学所見，適切な検査が必要であり，漫然とした診療では診断は得られない。

1. 診断のチェックポイント
a. 問診
1) 発症前の状況と発症様式
先行感染やワクチン接種の有無(反応性関節炎)，前日の運動量(成長痛)，打撲の有無(血友病)などが診断の契機となる。また，発症が突然であれば外傷や心因性疼痛を，急性であれば感染症を，消退を繰り返して緩徐に出現すれば若年性関節リウマチ(JRA)や骨端症(Perthes病，Osgood-Schlatter病)などを疑う。

2) 随伴症状
発熱を伴えば感染症，膠原病，悪性疾患など全身性疾患を考える。皮疹の存在は診断の絞り込みに役だつ(後述)。その他，腹痛(アレルギー性紫斑病，慢性炎症性腸疾患)，体重減少(悪性疾患，膠原病，慢性炎症性疾患)，反復性耳下腺腫脹(Sjögren症候群)などが診断の契機となる。

無熱性であれば，限局性の病態(外傷，骨端症など)や

機能的な痛み(心因性や成長痛など)が考えやすいが, 感染症や全身性疾患の存在は否定できない。

3) 痛みの特徴

持続性か反復性か, 朝(JRA), または就寝時(成長痛)に多いか, 安静時にもみられるか, 運動時のみか(骨端症), 運動で軽減するか(強直性脊椎炎, 線維性筋痛症), なども重要な情報をもたらす。

b. 視診

1) 皮膚

蝶型紅斑(SLE), リウマトイド疹(JRA全身型), Gottron徴候(皮膚筋炎), 点状出血斑(アレルギー性紫斑病), 斑状出血斑(血友病, 白血病), 潰瘍(多発性動脈炎), 結節性多形性紅斑(Behçet病, Sarcoidosis)などを見逃さない。

2) 四肢・関節

局所の腫脹・発赤は重要なサインで, 左右差に注意する。患児の姿勢, 跛行, 登坂性起立(筋力低下)などは, 病態を示唆している。

c. 触診

疼痛部位の特定は診断に重要である。患児家族の訴えと実際の疼痛部位が異なる場合があり, 触診を怠ってはならない。

1) 関節

腫脹または熱感があり, 他動的に動かして関節を痛めれば, 関節炎と判断してよい。屈曲位より伸展させたほうが疼痛を強く訴える。この場合, ほかの関節は痛みのない位置に固定して評価することが重要である。乳幼児では患児の表情の変化を見逃さない。激痛を訴えるが熱感や腫脹がない場合はJRAは考えにくい。

2) 関節周囲

強直性脊椎炎では膝関節周囲やアキレス腱などの腱付着部の圧痛を認める。脛骨結節部の圧痛はOsgood-Schlatter病を疑う。

3) 四肢, その他

熱感を伴う四肢の腫脹(蜂窩織炎), リンパ節腫脹や肝脾腫(JRA全身型, 白血病, ウイルス感染症), 圧痛を伴う四肢の紅斑(Behçet病, Sarcoidosis)なども重要な所見である。線維性筋痛症では図に示す圧痛点が特徴である。

d. 簡易検査

① 末梢血, 血液像(白血病), 検尿
② 炎症反応：赤沈, CRP
③ 生化学：肝機能, 腎機能, CK(皮膚筋炎), フェリチン(JRA全身型)
④ 免疫学的検査：リウマトイド因子, 抗核抗体, 免疫グロブリン

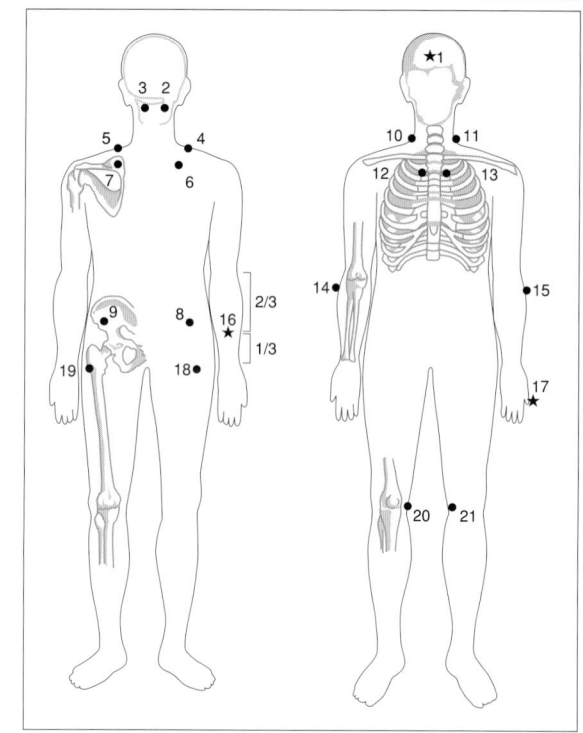

図 線維性筋痛症(Fibromyalgia Syndrome；FMS)の特異的圧痛点

広範囲な疼痛が3か月以上続き, ★印以外の18か所中11か所以上で圧痛点を認めれば診断できる。圧力 $4\,kg/m^2$, ★印部では圧痛を認めない。

⑤ レントゲン検査

2. 関節痛・四肢痛をきたす疾患

鑑別すべき主な疾患を年齢別に表1に示す。表2には疼痛の特徴, 理学的所見, 随伴症状, それに特異的検査所見を疾患別に示す。

3. 鑑別のポイント

a. 成長痛

小児の10～20%にみられ, 4～12歳に好発する。夜, 特に就寝中に下肢の疼痛を訴えて覚醒するが, マッサージなどで改善する。翌朝にはまったく異常はなく, すべての検査は正常である。反復して出現するが1～2年で消失することが多い。

b. 若年性関節リウマチ(JRA)

起床時に関節痛, こわばり感, 倦怠感が強く, 時間とともに軽減することが特徴である。X線写真ではJRA初期には骨・関節の異常はみられない。リウマトイド因子(RF)陽性率はJRA全体の20～30%程度であり, RF陰性であってもJRAを否定できない。血清ヒアルロン

表1　小児の四肢痛・関節痛（外傷を除く）

年齢群	感染症	結合組織病	血液・腫瘍性疾患	その他
乳児	<u>化膿性股関節炎</u>	川崎病		
幼児	ウイルス性関節炎 蜂窩織炎 化膿性関節炎 化膿性骨髄炎	**JRA 全身型** 川崎病 ワクチン接種後関節炎	<u>白血病</u> 血友病	成長痛 単純性股関節炎 <u>Perthes 病</u> Osgood-Schlatter 病
学童	ウイルス性関節炎 蜂窩織炎 化膿性関節炎 化膿性骨髄炎	アレルギー性紫斑病 リウマチ熱 溶レン菌感染後反応性関節炎 JRA 多関節型・少関節型	<u>白血病</u>	単純性股関節炎 <u>Perthes 病</u> Osgood-Schlatter 病
思春期		SLE Sjögren 症候群 若年性強直性脊椎炎 慢性炎症性腸疾患 JRA 多関節型	骨肉腫	心因性疼痛 線維性筋痛症（FMS）
全年齢	結核	皮膚筋炎		

太字は頻度の高い疾患，下線は重要な疾患を意味する．

酸値が 100 ng/mL 以上なら（正常＜50 ng/mL）JRA である可能性が高い．

全身型では弛張熱（日較差3〜4℃）が周期的に反復し（100％），紅斑（リウマトイド疹）を伴う（90％）．高度の炎症反応（CRP，ESR）があり，好中球主体の白血球増加（98％），フェリチン高値（77％）がみられる．

多関節型では炎症反応は中程度であるが，RF（64％）や抗核抗体（54％）の陽性率が高い．少関節型 JRA では CRP や赤沈が正常のもある．抗核抗体陽性（11％）であれば虹彩炎を合併しやすい．

c．アレルギー性紫斑病

5〜7歳をピークに10歳未満に多い．<u>10％の症例は関節症状が紫斑，腹痛，下血に先行し，初期診断が困難である</u>．通常，関節痛は足，膝関節に限局する．しばしば一過性の限局性浮腫（Quinke の浮腫）を伴い，本症を疑う契機となる．

d．化膿性関節炎

5か月未満の乳児では股関節に好発する．<u>熱感や疼痛が単関節に限局し，発熱や倦怠感などの全身症状を伴う場合は本症を考える</u>．股関節や仙腸関節などの深在性関節では，MRI が診断に有用である．

e．白血病

<u>約15％の症例は四肢痛・関節痛が初発症状であり，末梢血に異常のない初期には JRA との鑑別が難しい</u>．JRA を疑う症例では，鑑別のための骨髄検査が必要である．

f．心因性疼痛

激痛が突然出現して周囲を驚かせるが，多くは短時間で正常な状態に復帰する．同じような一過性発作の反復，検査で異常がないこと，などが診断の糸口となる．

g．線維性筋痛症 fibromyalgia syndrome（FMS）

わが国では疾患概念が普及していないが，米国のリウマチ外来では最も多い疾患である．全身の広範囲な疼痛が少なくとも3か月以上持続し，図に示す18の圧痛点のうち11か所以上に圧痛があれば診断できる．倦怠感，不安感，不眠を伴う．不定愁訴を訴える思春期の女児に多い．

4．診断のつかないとき

全身症状がなく簡易検査が正常であれば，外来で経過観察を行う．四肢痛・関節痛は自然消退する例が多く，ウイルス性関節炎や単純性股関節炎などがこの群に含まれる．

全身症状を伴う場合や，前記で経過を診ても症状の改善がみられない場合は，表2に沿った精査を進め，疾患の絞り込みを行う．骨・関節X線写真の読影に不慣れな場合や，MRI やシンチグラフィなどの精査ができない設備では，早期に専門医へ紹介することが必要である．

表2 小児の四肢痛・関節痛の鑑別

疼痛部位				痛みの性状と特徴	特異的理学所見や随伴症状	特異的検査所見
関節	多関節痛	1) 末梢大関節＋小関節				
			JRA(全身型・多関節型)	固定性・持続性	弛張熱，リウマトイド疹，朝のこわばり	ヒアルロン酸，滑膜増殖(MRI)，リウマトイド因子
			A群レンサ球菌感染後反応性関節炎	固定性・持続性	A群レンサ球菌感染症の先行	A群レンサ球菌関連抗体陽性
		2) 末梢大関節のみ				
			アレルギー性紫斑病	移動性・一過性	腹痛，血便，Quinkeの浮腫，四肢の点状出血斑	第XIII因子減少
			白血病	移動性・一過性	発熱，貧血，体重減少，リンパ節腫大，脾腫	末梢血異常，骨髄芽球
			JRA(少関節型)	固定性・持続性	虹彩炎	滑膜増殖(MRI)
			リウマチ熱	移動性・一過性	心炎，輪状紅斑(現在の本邦では発症はまれ)	A群レンサ球菌感染先行
			SLEなどの膠原病	移動性・一過性	皮疹(蝶型紅斑，Gottron徴候など)，腎炎	自己抗体陽性，尿異常
			ウイルス性関節炎	移動性・一過性	ウイルス感染症の症状	なし
			川崎病	移動性・一過性	粘膜症状，手足の硬性浮腫	冠動脈拡張
			慢性炎症性腸疾患	移動性・一過性	腹痛，体重減少，下痢，血便	大腸内視鏡所見
		3) 体軸関節(脊椎，肩関節，仙腸関節)				
			若年性強直性脊椎炎	固定性・持続性	膝・足の腱付着部痛，運動で軽快する腰痛	HLA-B27，リウマトイド因子陰性，抗核抗体陰性
	単関節痛		化膿性関節炎	持続性	乳児では股関節に好発	滑液の細菌培養陽性
			血友病	反復性	打撲後の関節腫脹，皮下出血斑	第VIII/IX因子欠乏
			骨肉腫	持続性(膝関節)	貧血，体重減少	X線写真，MRI，骨シンチ
			Perthes病	持続性(股関節)	運動時の股関節痛	X線写真，MRI
			単純性股関節炎	一過性(股関節)	発熱や咽頭痛を伴うことがある。	なし
関節周囲			若年性強直性脊椎炎	固定性・持続性	腱付着部の圧痛，運動で軽快する腰痛	HLA-B27，リウマトイド因子陰性，抗核抗体陰性
			Osgood-Schlatter病	膝関節下部	脛骨結節の圧痛	なし
関節外(四肢)			成長痛	反復性	夜・就寝時に出現，反復する。	なし
			白血病	持続～反復性	発熱，貧血，体重減少，リンパ節腫大，脾腫	末梢血異常，貧血，脾腫
			皮膚筋炎	筋痛	皮疹(Gottron徴候)，登坂性起立	CK増加
			心因性疼痛	一過性・反復性	一過性で突発的な激痛，反復するエピソード	なし
			化膿性骨髄炎	固定性・持続性	蜂窩織炎の先行	X線写真，MRI，骨・Gaシンチ
			線維性筋痛症	反復性	不眠，倦怠感	特異的圧痛点の存在(図1)

X脚・O脚・内反足・外反足
Genu valgum・Genu varum・Pes varus・Pes valgus

神奈川県総合リハビリテーションセンター／部長　栗原　まな

X脚・O脚

1．診断のチェックポイント
a．定義
1）X脚
両膝を接触させて起立したとき，両側の内果が互いに離れている変形をいう。外反膝（genu valgum, knock-knee）ともいう（図1-a）。
2）O脚
X脚の反対で，膝関節部において，下肢前額面内での軸の内方屈曲をいう。両足を接触させて起立したとき，膝の間に距離が生じる変形をいう。内反膝（genu varum, bow leg）ともいう（図1-b）。

b．生理的な内反・外反との区別
乳幼児では膝は生理的に内反しており，歩行開始とともに徐々に外反していく。2～6歳では外反の傾向になり，その後はしだいに外反が減少し，14歳ごろまでに成人と同じになる。日本人成人では約5度の外反を示す。

生理的なX脚・O脚は，左右対称で，疼痛や機能の障害はない。

幼児期にみられるX脚・O脚においては，転びやすかったり，歩くとすぐ疲れるなどの症状があるかどうかをチェックし，特に訴えがない場合には経過観察をする。

2．X脚・O脚をきたす疾患
X脚・O脚ともに，先天性のものとしては，筋・靱帯・関節包の弛緩，先天性骨化障害や骨系統疾患に基づく形成不全などがある。後天性のものでは，くる病が代表的で，膝関節炎，骨髄炎などの後に発生することもある。

変形性関節症，Blount病ではO脚がみられる。

一側性にX脚・O脚がみられる場合には，腫瘍，外傷，麻痺性疾患を考慮する必要がある。

a．くる病
1）病態生理
組織学的には類骨組織が骨の中に過剰にある状態である。
2）臨床症状
泉門の閉鎖遅滞，頭蓋癆 craniotabes，くる病念珠，脊柱後彎・後側彎，O脚（時にX脚）などがみられる。
3）X線所見
長管骨骨幹端に骨端線の拡大，カッピング（盃状陥没），フレイング（毛羽立ち）などがみられる。
4）検査所見
基礎疾患により異なってくるが，最も典型的なビタミンD欠乏性くる病では，低Ca血症，低P血症，高ALP血症，血中副甲状腺ホルモン高値，血中25水酸化ビタミンD低値が認められる。

b．Blount病
脛骨近位内側に限局した発育障害で，脛骨内反ともいわれる。下腿内反をきたし，O脚を呈する。X線像で

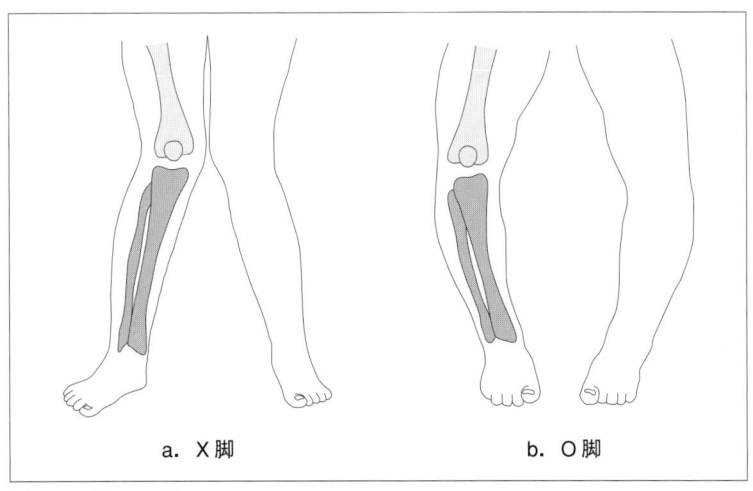

図1　X脚・O脚
a．X脚　　b．O脚

は，脛骨近位内側に限局した不規則な骨化，形成不全，骨端線の下垂，くちばし状変形（Beak変形）などがみられる。

c．軟骨形成不全症，軟骨無形成症
1）原因
第4染色体短腕の点突然変異（basic fibroblast growth factor）のレセプター（FCFR）の欠損といわれている。
2）発生頻度
約15,000人に1人の発生頻度である。
3）臨床症状
出生時より体幹に比べて四肢が短く太く，頭が大きく，顔が小さく，前額部と顎が突出しているなどの症状がみられる。成長とともに低身長，胸椎後彎・腰椎前彎，O脚などが目だってくる。

3．鑑別のポイント
a．診断のポイント
①家族歴，②病歴聴取，③臨床症状，④血液検査，⑤X線検査などから，上記疾患にあてはまるかどうかを診断していく。鑑別診断にあたっては，特にX線検査が有用である。

> **下肢の変形を診たときのポイント**
> いずれもまず視診により疾患の予測をつけ，必要に応じて整形外科医と連携をとることが大切である。小児科医としては，くる病，骨系統疾患など小児科疾患の鑑別に力を入れなくてはいけない。

b．他科との連携
X脚・O脚には，整形外科疾患と小児科疾患の両方が含まれているため，整形外科医との連携が大切である。
c．生理的なX脚・O脚の診断
視診のみで，生理的なX脚・O脚と診断せず，上記疾患を除外していくことが大切である。

4．診断がつかないとき
経過を観察していくことになるが，疼痛や歩行時の疲れなどの訴えがある場合には，早い時期に整形外科医の診察を受けることが望ましい。
a．生理的なX脚・O脚と診断したとき
3～6歳時に発生した生理的なX脚・O脚は，年1～2回の経過観察を行う。
変形が高度で転倒しやすい・歩くとすぐ疲れるなどの訴えがある場合には治療を行う。保存的療法として矯正体操や矯正装具療法などがある。観血的療法としては骨端線の閉鎖・固定術や矯正骨切り術などがある。

内反足・外反足

1．診断のチェックポイント
a．定義
1）内反足（pes varus, talipes varus）
足底面が下腿前額面に対して内反した変形をいう（図2a）。内反足は，尖足変形を伴うことが多い（内反尖足）。
2）外反足（pes valgus, talipes valgus）
足底面が下腿前額面に対して外反した変形をいう（図2b）。外反足は，扁平足を伴うことが多い（外反扁平足）。
b．X線所見
内反足では，足部単純X線検査による背底像および側面像において，距踵角が狭くなる。重症例ではマイナスの場合もある（図3）。

2．内反足・外反足をきたす疾患
内反足・外反足には，先天性，外傷性，炎症性，静力学性，瘢痕性，筋性，神経性などがある。
a．先天性内反足
1）発生頻度
わが国での発生頻度は約1,500人に1人で，男女比は2：1である。片側例と両側例はほぼ半数である。
2）原因
原因は不明であるが，胎児が子宮内で異常な肢位をとることによって起こる機械的原因説と，胚芽欠損・内因性発育停止・遺伝などの一次性原因説の2つがある。
3）臨床症状
内反足・尖足・内転足・凹足を合併する1つの症候群といえる状態である。
足部が尖足位にあり，踵部が内反，前足部は内転している。

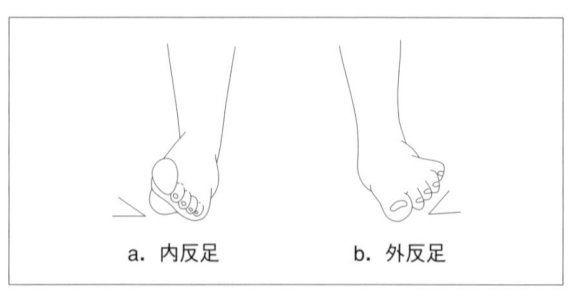

図2　内反足・外反足

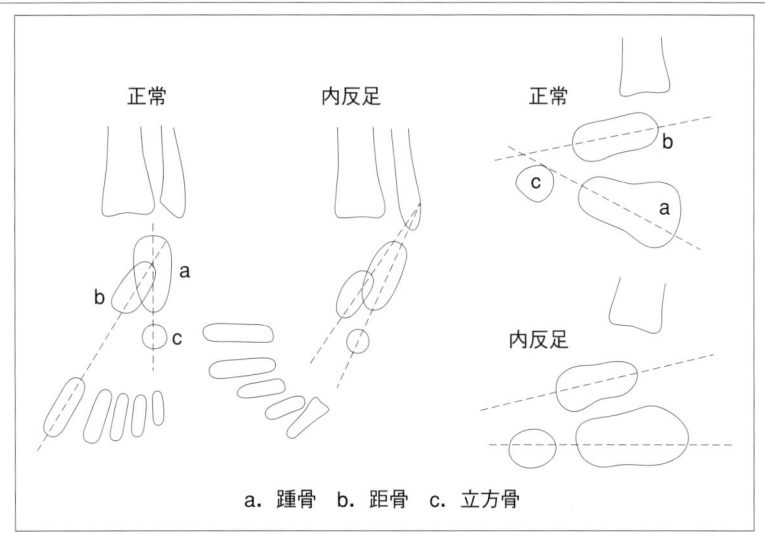

図3　内反足の足部単純X線検査
a. 踵骨　b. 距骨　c. 立方骨

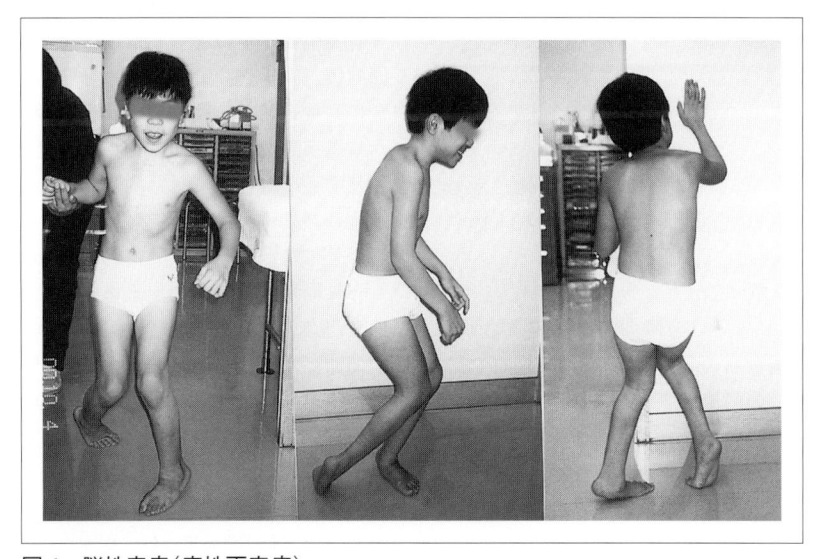

図4　脳性麻痺（痙性両麻痺）
9歳男児。両側の股・膝・足関節に屈曲拘縮が認められる。両足ともに内転・内反・尖足である。

4）X線所見

新生児の足根骨では距骨と踵骨の骨核だけが認められるにすぎないが、片側例では健側と比較して、それらの骨核の形成不全が認められる。生後3か月を過ぎると骨核が大きくなり、計測が可能となり、<u>距踵角の減少（10度以下）</u>が認められる（図3）。

b．外反足

1）歩行開始前にみられる外反足

Down症候群やEhlers-Danlos症候群など<u>全身性の関節弛緩に伴っている</u>ことが多い。

2）歩行開始後の小児期にみられる外反足

立位負荷時に足アーチが低下する静力学的外反扁平足が主である。症状を訴えるものはほとんどなく、治療の必要性については議論がある。

小児期の外反扁平足が思春期になり症候性となったり、何らかの原因で足アーチが減少し症候性となるものがあり、思春期扁平足と呼ばれる。

c．<u>脳性麻痺・二分脊椎などの発達障害に伴う尖足・内反尖足</u>

日常診療上、小児科医が遭遇する足変形のなかでは最

も頻度が高いと思われる。一般には足部変形のみでなく，股関節・膝関節の拘縮・変形を伴っている（図4）。

関節可動域訓練，下肢装具装着，アキレス腱延長術などが適応となり，整形外科治療の分野であるが，脳性麻痺など，小児科医がかかわることの多い疾患については，その足変形についても基本的な知識は持っていたい。

整形外科医との連携が大切である。

3．鑑別のポイント
①病歴の聴取，②視診，③X線検査が診断のポイントとなる。

4．診断がつかないとき
内反足・外反足は整形外科医との連携が大切で，診断に迷ったときには，早い時期に整形外科医の診察を受けることを勧めたい。

脊柱側彎
Scoliosis

芳賀　信彦
静岡県立こども病院／医長

1．診断のチェックポイント
側彎症は，脊柱の前額面での彎曲変形と定義されるが，実際には純粋な前額面の変形のみならず矢状面での後彎・前彎変形や脊柱の回旋を伴うことが多い。側彎変形の有無を判断するためのチェックポイント，側彎変形があると判断した場合のチェックポイントは，以下のとおりである。なお，以下［　］内は疑うべき代表的な基礎疾患を示す。

a．脊柱の診察
まず後方から背部を診察する。肩の高さや背部の左右差を診た後，頸椎から尾側に向かい棘突起列を触診していき，側彎変形の有無を判断する。次に患児に両方の手のひらを合わせた状態で前屈してもらい，肩甲部，腰部の膨らみ（hump）を診る。脊柱側彎では凸側にhumpを認める。この際，hump計やレベルコンパスを用いると左右差がわかりやすい（図1）。次に側面から背部を診察し，矢状面での変形をチェックする。以上で側彎変形があると判断した場合には，患児に左右の側屈を行わせ，変形の硬さ（側屈により側彎変形が増強・軽減するか否か）をチェックする。乳幼児では側屈の代わりに両腋窩部を持って体を持ち上げ，変形が軽減するか否かを観察してもよい。

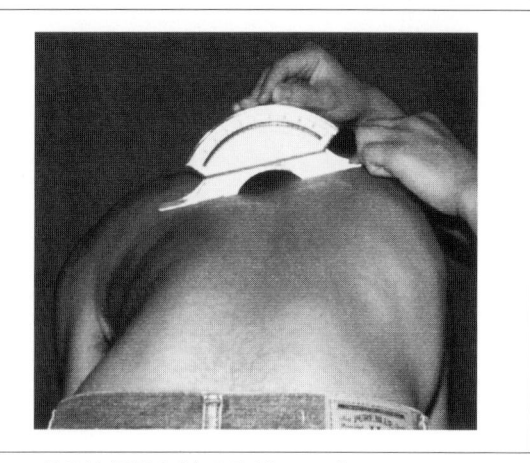

図1　特発性側彎症（右凸胸椎カーブ）におけるhumpとレベルコンパス

b．家族歴・既往歴のチェック
特発性側彎症は多因子遺伝性疾患と考えられており，同胞例，親子例などがある。脊柱側彎の遺伝性が強い場合には後述するような基礎疾患を考える必要があり，また基礎疾患を疑わせるような脊柱変形以外の家族歴にも注意する。既往歴では，内臓器の疾患や手術歴，運動発達歴などに注意する。

c．身体計測を含む全身のチェック
脊柱側彎を示す基礎疾患を判断するには，全身のチェックが必要である。身体計測では身長，体重のほか，指極間距離（arm span），上節長・下節長を計測し，高身長［Marfan症候群］・低身長［多くの骨系統疾患やTurner症候群］のみならず四肢体幹のバランスもチェックする。臥位で両下肢長を計測するか立位で骨盤の傾きを触診し，下肢長差も診ておく。皮膚の診察ではカフェ・オ・レ斑［神経線維腫症］，皮膚の過伸展［Ehlers-Danlos症候群］や背部の皮膚洞や発毛［脊髄形成異常］に注意する。体幹に比べ四肢の長い症例では，クモ状指やthumb sign，全身の関節弛緩性などMarfan症候群やその類似疾患を疑わせる所見をチェックする。上腕部や下腿部の筋肉を触診し，筋緊張をチェックする［多くの神経筋疾患］。

d．X線検査
X線撮影は，立位の全脊柱2方向を基本とする。椎体や肋骨の奇形・変形をチェックした後，側彎変形の程度をみるため，Cobb角を計測する。Cobb角は，彎曲の上端の椎体上縁と下端の椎体下縁のなす角度である（図2）。疑う基礎疾患によっては，手の正面像で骨年齢をチェックしたり，全身の検索を行い骨系統疾患の診断に結びつける。

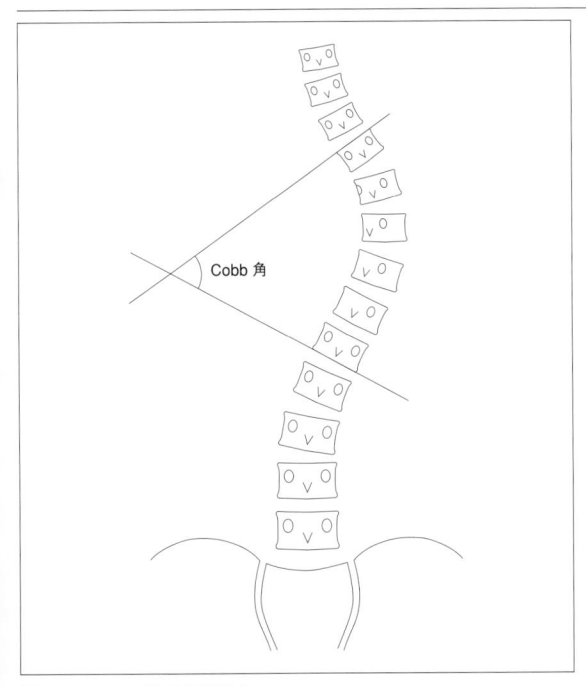

図2　Cobb角の計測法

表　側彎症の分類

構築性側彎症
　A．特発性側彎症
　　1．乳児期（0～3歳）
　　2．若年性（4～9歳）
　　3．思春期（10歳～）
　B．先天奇形
　　1．先天性側彎症
　　　a．椎骨形成障害，b．椎骨分節障害，c．混合型
　　2．脊髄形成異常によるもの
　　3．その他
　C．神経筋性
　　1．神経性（脳性麻痺，ポリオなど）
　　2．筋性（筋ジストロフィーなど）
　D．神経線維腫症
　E．間葉系異常（Marfan症候群など）
　F．外傷
　G．その他
機能性側彎症
　A．姿勢性
　B．神経根刺激
　C．脚長不等
　D．股関節拘縮
　E．その他

(Goldstein LA, Waugh TR : Classification and Terminology of Scoliosis. Clin Orthop 93 : 10-22, 1973 より一部改変)

2．脊柱側彎をきたす疾患

　米国Scoliosis Research Societyによる側彎症の分類を表に示す。構築性側彎とは正常の可塑性を失ったもの，機能性側彎とは彎曲や回旋が固定していないものを呼ぶ。これらのなかで，外来診療における頻度が比較的高いのは思春期特発性側彎症，先天性側彎症，種々の原因による機能性側彎症，神経線維腫症に伴うもの，Marfan症候群に伴うものである。思春期特発性側彎症は側彎症全体の7～8割を占める。このほか頻度は少ないが見落としてはならないものとして，先天性ミオパチーや筋ジストロフィーなどの筋性，Werdnig-Hoffmann病など神経疾患によるもの，脊髄腫瘍や脊髄空洞症など脊髄の病変によるもの，骨系統疾患に伴うもの，乳児特発性側彎症などがある。

3．鑑別のポイント

a．構築性か機能性かの鑑別

　構築性側彎とは正常の可塑性を失い，臥位側屈位で彎曲が消失しないものを呼ぶ。X線撮影をしなくても，立位で矯正方向に側屈しても彎曲が消失しないことで，ある程度判断できる。機能性側彎とは彎曲や回旋が固定していないもので，側屈や牽引で彎曲が消失するものを呼ぶ。機能性側彎ではhumpがはっきりしないことが多い。立位で骨盤の傾斜があるときは，脚長不等や股関節拘縮による機能性側彎である可能性が高い。

b．特発性か先天性かの鑑別

　両者の鑑別には，少なくともX線検査が必要であるが，特発性側彎症では思春期発症の女児が圧倒的に多いこと，胸椎または胸腰椎移行部を頂点とする右凸カーブが多いことからおおよその予想がつく。

c．症候性側彎の鑑別

　原因のはっきりしているものや既知の疾患に伴うものは症候性側彎と呼ばれる。症候性側彎の基礎疾患として多いのはMarfan症候群と神経線維腫症である。前者は特徴的な体型，胸部変形，眼疾患や心血管病変の合併から鑑別可能である。後者はカフェ・オ・レ斑や皮下神経線維腫などの皮膚病変に注意する。いずれも常染色体優性遺伝を示す疾患であり，疑う場合は家族歴を十分に聴取する。

4．診断がつかないとき

　軽度の側彎変形は，視診だけでは判断がつきにくい。前屈位でhumpを注意深く診察する。humpがはっきりしない程度の側彎は経過観察でよいが，骨成熟に達していない年齢の児では，3～4か月後にもう一度チェックしたほうがよい。ただし，背部痛を伴ったり下肢に麻痺

が疑われる場合は，側彎が軽度であっても早めに整形外科に紹介するべきである。また先天性側彎症や神経線維腫症に伴う側彎では，一部に急速に変形が進行する症例があり，変形の程度にかかわらず早期に整形外科に紹介するべきである。

X線写真を撮り特発性と判断した場合は，Cobb角を計測し，10度以下ではやはり3～4か月後にもう一度チェックすればよい。Cobb角が10～20度のときは，骨成熟に達していれば通常進行することは少ないので経過観察でよい。骨成熟に達していない場合は，すぐに治療の適応となることは少ないが，鑑別診断や以後の治療計画にかかわるので整形外科に紹介する。Cobb角が20度を越える場合は治療の適応となる可能性が高く，早めに整形外科医に紹介する。脊柱側彎では保存的治療として装具治療が行われることが多いが，装具では変形を軽減することは不可能で，変形を矯正するには手術しか方法がない。したがって変形が進行する前に整形外科へ紹介することを心がけるべきである。

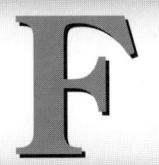

F 呼吸・循環器系の症候

咳・痰
Cough・Sputum

土居　悟
大阪府立呼吸器・アレルギー医療センター／部長

1．緊急処置
a．感染症対策
　激しい発作性の咳と吸気時のヒューという吸気音(whoop)があり百日咳を疑ったときは，患児を隔離室に移す。

b．呼吸困難への対応
　咳に呼吸困難を伴うときは，パルスオキシメーターで酸素飽和度を測定し，酸素飽和度が95％になるように酸素を投与しながら，問診・診察を行う。急性喉頭蓋炎は，頻度は高くないが窒息死の可能性があり，直ちに挿管の用意が必要である。

2．診断のチェックポイント
a．家族歴，既往歴の問診
1）家族歴
　気管支喘息，アレルギー性鼻炎などのアレルギー疾患の家族歴の有無(アレルギー疾患)。現在の兄弟の感染症の有無。結核の家族歴(小児結核の多くは家族内成人からの感染)。喫煙者の有無。

2）予防接種歴
　三種混合ワクチン接種歴は百日咳の鑑別に必要。ツベルクリン反応，BCG接種歴は結核の鑑別に必須である。

3）既往歴
　在胎週数，出生時体重，新生児期における酸素投与，人工呼吸管理の有無。アトピー性皮膚炎，気管支喘息などのアレルギー疾患の既往。肺炎の既往。成長障害，体重増加不良の有無も疾患の重症度と慢性の経過を考えるうえで重要である。

b．咳についての問診
1）乾性か湿性か
　痰が存在すれば，痰を喀出するために咳・痰となるが，小児期では痰が主訴となることはまれで，多くは湿性の咳となる。痰を伴わないときは乾性の咳になる。

2）急性か慢性か
　急性に出現した咳か，10日を超える遷延する咳か，30日を超える慢性の咳か。急性乾性の咳は急性上気道炎など，急性湿性の咳は気管支炎など，慢性乾性の咳はマイコプラズマ肺炎など，慢性湿性の咳は気管支拡張症など。また，前医で抗生物質の投与を受けている場合はその名称，投与量，投与期間を尋ねる。ペニシリン系やセフェム系抗生物質はマイコプラズマ肺炎には有効でない。

3）発症のきっかけ
　突然の発症は誤嚥，異物を疑う。イヌ・ネコとの接触，ソバガラ枕の使用との関係はアトピー性疾患を疑う。運動後の咳は運動誘発性喘息を疑う。保育園や幼稚園に通い出して1年以内はウイルス感染を繰り返しやすい。夏に起こり入院により軽快すれば，夏型過敏性肺臓炎も念頭に置く。

4）咳の性質
　激しい発作性の咳にヒューという吸気音(whoop)を伴い，これらを繰り返せば百日咳を疑う。犬吠様の咳は喉頭炎を疑う。夜間の咳発作(咳喘息，アトピー咳嗽)。就寝による消失(心因性)。咳払い様(心因性)。

5）随伴する症状
　発熱，喘鳴，呼吸困難，嗄声，胸痛，血痰，咳き込みに伴う嘔吐などにも注意する。

c．理学的所見
　視診により，チアノーゼの有無，胸郭の形，起坐呼吸の有無(気管支喘息)，皮膚の湿疹病変(アトピー性疾患)，ばち状指(気管支拡張症)，咽頭発赤，後鼻漏(副鼻腔炎，アレルギー性鼻炎)，鼓膜の発赤，外耳の状態などをみる。

　触診により，頸部リンパ節腫大，皮下気腫などをみ

る。
　聴診により，ラ音などの副雑音の有無，呼気延長の有無，左右差，呼吸音の低下などをみる。心音（左心不全）・心雑音をチェックする。

d．検査
1）胸部X線
　胸部聴診所見がある場合，重症感がある場合，咳が遷延する場合などは，肺炎などを鑑別するために必要である。シルエットサイン（肺野病変），胸水，腫瘤状病変，空洞，気管支壁の肥厚，肺野の明るさなどをみる。心拡大の有無もみる（心不全の鑑別）。

2）呼吸機能検査
　拘束性，閉塞性変化があるかどうか。閉塞性変化がある場合は，ベースラインの呼吸機能に加えて，β_2交感神経刺激剤吸入後の拡張剤効果を1秒率の増加率でみることは，気管支喘息の診断に有用である。

3）パルスオキシメーターによる酸素飽和度の測定
　酸素投与の基準とするためにも有用。O_2分圧とCO_2分圧の測定には，血液ガス分析を行う。

4）血液学的検査
　赤沈，CRP，白血球数，血液像で炎症反応をみる。寒冷凝集反応（マイコプラズマ感染）。

5）ツベルクリン検査（ツ反応）
　結核の診断。

6）鼻粘膜好酸球，喀痰検査
　鼻粘膜好酸球陽性はアトピー性疾患を示唆。喀痰細菌培養は肺炎の菌の同定に必須である。

7）アレルギー学的検査
　好酸球数。血清総IgE。RASTやプリック検査によるアレルゲンの検索。

8）ウイルス学的検査
　マイコプラズマ抗体価，肺炎クラミジア抗体価などの抗体価。

9）迅速診断
　RSウイルス，インフルエンザウイルス，アデノウイルス・A群溶連菌は迅速診断が可能である。

3．咳・痰をきたす疾患
a．鼻炎，上気道炎
　最も頻度が高い。発熱，鼻症状，咽頭発赤の有無に加えて，頭痛，胃腸症状の有無などを参考にする。ウイルスによるものが多い。A群溶連菌による急性咽頭炎が重要であり，ASO，ASK価が参考になる。

b．喉頭炎
　喉頭炎のうち，急性声門下喉頭炎（仮性クループ）は生後3か月～3歳に好発し，夜間急に犬吠様の咳，嗄声，吸気性呼吸困難をきたす。パラインフルエンザ，RSウイルスなどのウイルスが原因である。
　急性喉頭蓋炎は，3～7歳に多い。急に高熱と呼吸困難をきたす。喉頭蓋の発赤，腫脹があり，急激に病状が進行し窒息死の可能性がある。気道確保が大切で直ちに挿管の用意が必要である。細菌が原因であり，インフルエンザ菌が最も多い。

c．気管支炎
　年少児では感染を伴った気管支喘息と鑑別が困難なときがある。乾性の咳から湿性の咳となる。呼吸困難がなく，気管支拡張薬が無効で，ラ音を伴うことがある。
　急性細気管支炎は2歳以下の乳幼児，特に6か月以下の乳児に多く，多くはRSウイルスによる。喘鳴，多呼吸，X線上過膨張肺。急速に呼吸困難をきたすので注意が必要である。

d．肺炎
　細菌性では肺炎球菌，インフルエンザ菌による肺炎が多い。ブドウ球菌性肺炎は進行が早く，重篤になることがあり注意。病状の早い進展と胸部X線上腫瘤状陰影に空洞を認めたら，即ブドウ球菌性肺炎を疑う。ウイルス性肺炎は検査上炎症反応は比較的弱く，X線上間質に浮腫をきたす。マイコプラズマ肺炎は幼児から学童に多い。発熱，乾性の咳を認め，全身状態は重篤感に乏しい。白血球数は正常範囲内のことが多い。X線では間質性病変に無気肺を伴うことが多い。

e．百日咳
　三種混合ワクチン接種歴を尋ねる。通常発熱はない。症状として激しい発作性の咳（staccato様咳）にヒューという吸気音（whoop）を伴い，これらを反復する（Reprise）のが特徴である。検査で白血球数15,000/μL以上リンパ球数70％以上は百日咳を疑う。舌圧子で舌根部を押えると咳が誘発される。6か月までの乳児では呼吸停止発作をきたすことがあり，入院の適応になる。年長児では典型的な吸気時のwhoopや白血球数の増加を認めないこともある。

f．気管支喘息
　発作性喘鳴，呼吸困難，咳をきたす。気道の可逆性について，β_2交感神経刺激剤吸入後の拡張剤効果を聴診所見や呼吸機能を利用し1秒量の増加率でみる。気道の過敏性がある。ホコリなどのアレルゲンを吸入したあとの咳，喘鳴，呼吸困難，運動後の咳も診断に有用である。アトピー性では，好酸球数増加，血清総IgE高値。RAST検査が診断と治療（アレルゲン除去指導）に有用。
　急性気道感染治療後に数週間にわたり咳が持続することがある（postinfectious cough）が，気管支拡張剤による治療効果により，気管支喘息と鑑別する。

g．咳亜型喘息（咳喘息）

慢性乾性の咳を症状とする。気管支喘息の亜型または前段階である。胸部 X 線写真が正常，呼吸機能が正常で気道の過敏性が亢進し，気管支拡張剤が有効である。気道の過敏性の亢進がなく，β_2 交感神経刺激剤が無効のアトピー咳漱という疾患概念もある。

h．気管支拡張症

年長児に多い。慢性湿性の咳と痰のほか，胸部不快感，血痰，胸痛，発熱，呼吸困難などの症状もきたす。下気道感染を反復する。X 線で気管支拡張像，棒状陰影。ハイレゾルーション CT が診断に有用で気管支拡張像，気管支壁の肥厚をみる。

i．副鼻腔炎，アレルギー性鼻炎

後鼻漏による刺激，鼻閉による口呼吸が咳の原因になりうる。視診による後鼻漏，ウオータース法による副鼻腔 X 線は診断に有用である。

j．胃食道逆流

乳児期から始まる。食道の迷走神経反射や胃の内容の逆流とわずかな肺への吸い込みが咳の原因とされる。上部消化管造影，下部食道 pH モニタリングなどにより診断。なお，喉頭協調運動機能不全による嚥下障害も咳の原因となる。

k．異物

乳幼児に多い。誤飲のエピソードの有無を尋ねるがエピソードがない場合もある。ピーナッツなど豆類が多い。異物を吸引すると，激しい咳発作，喘鳴，呼吸困難をきたす。X 線透過性異物のほうが頻度が高い。喉頭部も撮影に含める。右気管支に多い。気管支異物では吸気時撮影に加えて呼気時撮影を行うと，エアートラッピングが確認できる。気管支鏡は異物を除去できる施設で行う。

l．結核

結核の初感染後ツ反応陽転化には 2 か月を要する。感染早期のツ反応陰性は 2 か月後に再検を要する。BCG の既往があれば，ツ反応陽性であっても，結核菌の感染か BCG 陽転かの判断に迷うときがある。結核菌排菌患者との接触の有無，ツ反応の発赤径，胸部 X 線などを参考にする。胃液，喀痰の結核菌検査（塗抹，培養，PCR）を行う。わが国では，まだ忘れ去ってはいけない疾患である。

結核を発病していなくても，結核菌の感染が明らかで，発病の可能性が高いときは INH による化学予防の適応を考慮する。特に，結核患者家族の，BCG 未接種の乳幼児には十分な配慮が必要である。

m．過敏性肺臓炎

咳，息切れ，発熱。捻髪音ないし小水泡性ラ音をきたす。X 線像で，びまん性散布性粒状陰影。呼吸機能で拘束性障害。夏型過敏性肺臓炎は夏期（4〜10 月）に高温多湿の住宅で起こる。入院による軽快と自宅外泊による悪化がある。夏型過敏性肺臓炎では，クリプトコッカス抗体価，トリコスポロン抗体価が診断に有用である。

n．心因性咳漱

咳払い様。睡眠中には消失。長期間続き，情動と咳が相関しやすい。全身状態は一般的には良好である。

o．喫煙

年長児では，隠れて喫煙していることがある。受動喫煙にも留意する。

4．鑑別のポイント

咳・痰を主訴とする疾患は極めて多く，病歴，理学的所見，検査所見を総合して鑑別する。

長引く咳として頻度の多いものとしては，気管支炎，気管支喘息，副鼻腔炎，アレルギー性鼻炎があり，アレルギー疾患の家族歴と既往歴を踏まえたアレルギー学的な検討と，感染症についての検討がポイントとなる。しかし，ライノウイルスなどの気道ウイルス感染は気管支喘息の増悪と関連が深く，感染によるアレルギー疾患の増悪もよく経験する。

次に百日咳，マイコプラズマ肺炎も長引く咳の原因として重要であり，それまでに使用された抗生物質が適切であったかということもポイントになる。

まれなものとして気道の異物があるが，異物は誤飲時に激しく咳き込むが，時間がたち異物がいずれかの気管支に固定すると，症状は一時鎮静化する。ピーナッツなどの豆類が多く，異物の除去を行わない限り事態はしだいに増悪し，咳，喘鳴をきたすようになる。早期の診断と，異物の除去ができる施設への紹介が必要である。

5．診断がつかないとき

治療に反応しないときは，使用薬剤が適切であるか検討する。感染症に対する抗生物質，気管支喘息に対する気管支拡張剤など。

血管輪による気道狭窄などの先天性の奇形，腫瘍など頻度の低い疾患も考慮する。胸部 CT，MRI，呼吸器核医学検査などを用いて，より精密な画像診断を試みる。

負荷呼吸機能検査としてアセチルコリンやメサコリンによる気道過敏性検査は気管支喘息，咳喘息の診断に有用である。

悪性腫瘍の化学療法中などの患者におけるニューモシスチス・カリニ肺炎や真菌性肺炎の診断は専門医にコンサルトする。

気管支鏡，気管支肺胞洗浄の適応となる患者や，特発

喀血
Hemoptysis

黒崎　知道
千葉市立海浜病院／部長

性間質性肺炎など肺生検の適応となる場合は，専門施設に紹介する．

1．緊急処置

幸いにして，緊急処置を要するほどの大量喀血に遭遇することは少ない．しかし，その喀出が不能であると凝血や血液自体による気道の狭窄，閉塞をきたし不幸な転帰をとる危険性がある．

1）パルスオキシメーターによる酸素飽和度の測定

パルスオキシメーターによる酸素飽和度の測定をまず行う．

2）酸素吸入

血痰・喀血のある患児が呼吸困難を伴っている場合には，1）と同時に酸素吸入を行う．

3）患児の体位に注意

出血している病巣部位が前もってわかっている場合には患側の肺，わかっていない場合には呼吸音減弱のある側あるいは打診上濁音のある側を下にした側臥位，かつ軽度起座位を取らせる．

4）気道の確保

呼吸困難の非常に強い場合には気管内挿管を行い，必要に応じて気管内洗浄や吸引を十分に行う．ただし，片肺からの大量出血の場合には反対側にバルーン付チューブを片肺挿管する．

5）止血剤，鎮咳剤の投与

アドレナリン，トロンビンなどを局所に注入して止血を図る．気道の確保があれば咳嗽発作を抑制し，出血を抑えるようにする．同時に経静脈的に止血剤の投与も行う．

2．診断のチェックポイント

気道・肺からの出血が少量の場合には，喀痰に点状，線状，斑状に血液が混入し（血痰），量が増加すると血液そのものが喀血として喀出される．喀血は通常喉頭以下の下気道からの出血を指すが，鼻腔・口腔からの出血がいったん気管に流れ込んだ後に咳とともに喀出され喀血とみなされることもあるし，上部消化管からの出血（吐血）も混同されることがある．喀血は，一般的に鮮紅色で泡沫を含み流動性のことが多く，粘液・膿など喀痰成分を混じ，咳とともに出て，喀血前に胸内に重圧感を訴える場合がある．一方，吐血は，暗赤色またはコーヒー様のことが多く，なかには食物残渣が混じ，悪心・胃部不快感を訴えることがある．

臨床症状，喀痰の性状から出血部位，原因疾患を推定し検査を進める．胸部単純X線，胸部CT，気管支鏡，血管造影が必要になることがある．上部消化管出血の誤嚥との鑑別が難しい場合には消化管内視鏡検査を行う．鼻出血，咽頭出血も喀血と紛らわしいことがあり，その際には耳鼻咽喉科的検査を要する．

1）鼻出血の有無

問診，診察で鼻出血の有無を確認．

2）呼吸器症状の有無

(1) 激しい咳き込み：上気道粘膜からの出血，異物．
(2) 慢性の咳，特に湿性咳嗽：気管支拡張症，びまん性汎細気管支炎．
(3) 肺炎の反復：肺ヘモジデローシス，肺分画症．
(4) 呼吸器症状なし：消化管出血，耳鼻咽喉科領域からの出血．

3）呼吸音の左右差

肺塞栓，片肺の血管異常を伴う肺疾患．

4）貧血

肺ヘモジデローシス．

5）皮膚出血斑

血液疾患．

6）黒色便

上部消化管出血．

3．血痰・喀血をきたす疾患

血痰・喀血の原因疾患としては，感染性疾患（気管支拡張症，びまん性汎細気管支炎，肺膿瘍，肺結核，肺アスペルギルス症など），異物（気管カニューレによる機械的刺激も含む），肺梗塞・塞栓，肺うっ血，奇形，外傷，出血傾向を伴う血液疾患などのほか，腫瘍性疾患，膠原病および類縁疾患（SLE，Wegener肉芽腫症，Goodpasture症候群など）などがある．

1）鼻・咽喉頭部出血

粘液性痰に点状，線状の血液付着．咳の軽快とともに消失．小児の血痰の大部分を占める．

2）気管支拡張症，びまん性汎細気管支炎

膿性痰に血液が混じる．年長児の血痰・喀血の原因として頻度が高い．心・胃泡陰影が右側にみられればKartagenar症候群を考える．

3）肺炎，肺膿瘍

膿性痰に種々の量の血液が混じる．*Klebsiella*や*Staphylococcus*による場合が多い．

4）肺ヘモジデローシス

肺炎症状・所見の反復，鮮血の血痰とは限らず錆色の痰であることもある。喀痰，胃液からヘモジデリン貪食細胞を証明。

5）気管切開との関連

カニューレによる機械的刺激，処置時の粘膜損傷。

6）体循環からの動脈の侵入

肺分画症が有名な病態。肺動脈欠損症，肺動脈大動脈起始症，肺動脈閉鎖症など。小児の血痰・喀血の原因疾患として重要な位置を占める。

7）肺静脈狭窄・閉塞症

上記の体循環からの動脈の侵入を伴わない場合でも喀血の原因になる。特に乳幼児では最初に否定しなくてはいけない疾患である。呼吸困難，胸水，チアノーゼ，太鼓のばち指，喀血を伴う。

8）心不全，肺水腫

換気不全の症状とともに血性の泡沫状の痰を生じる。肺水腫では血液が希釈されピンク色を呈する場合が多い。

9）気管支異物

異物誤嚥のエピソード，気管支閉塞症状・所見が診断の参考になる。異物誤嚥のエピソードがはっきりせず数か月〜10数年後に確定診断しえた例がある。肉芽組織からの出血。

10）肺梗塞・塞栓

エコノミークラス症候群として一時話題になった疾患であるが，小児科領域でもまれではあるが報告がある。ステロイド剤の長期服用はリスクファクターである。骨折に伴う場合もある。突然に生じる胸痛，呼吸困難。典型的なものは胸部X線で末梢性の楔状陰影を認める。

11）肺結核

血痰・喀血を伴う疾患として広く知られているが，小児科領域ではまれである。血痰・喀血を生じるのは成人型で特に空洞を伴う場合であって，初感染結核では血痰・喀血の原因にはならない。

12）肺アスペルギルス症

拡張した気管支腔内に真菌球の形成をみる場合に喀血の原因となりうる。喀痰，気管支肺胞洗浄液（BALF）からアスペルギルスを証明。小児科領域ではまれである。

13）外傷

外傷による肺出血を生じて血痰・喀血をきたす。外科を受診するため小児科ではまれ。しかし，血痰・喀血の患児に対して外傷の有無を必ず問診する必要がある。

14）肺動静脈瘻

肺野で血管性雑音の聴取。

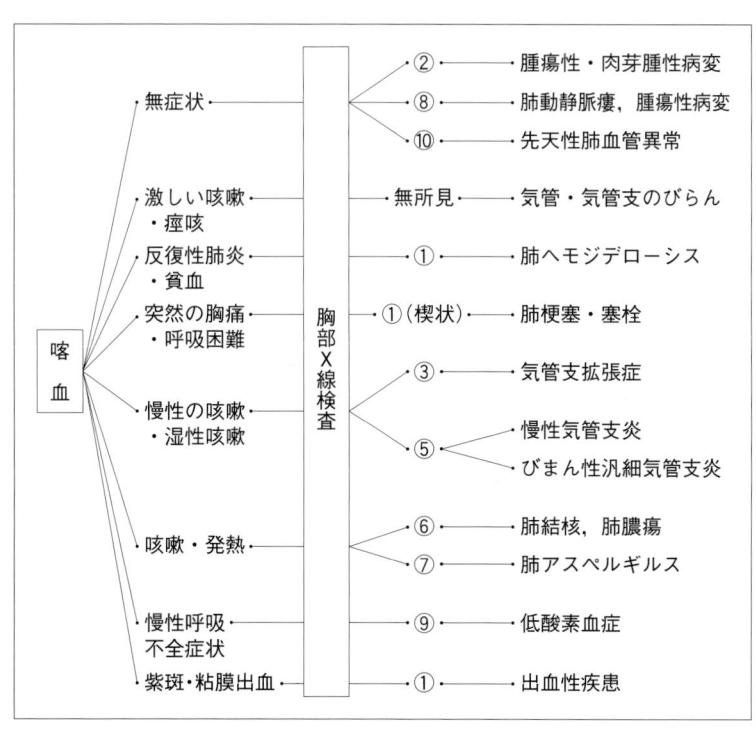

図　喀血をきたす主な疾患の鑑別
（図中の○数字は胸部X線所見：本文次頁参照）

15) 出血傾向

皮膚などへの出血の有無。抗凝固療法中の患者で注意。

4．鑑別のポイント

1) 胸部X線像

①浸潤陰影：肺炎，肺梗塞・塞栓，肺出血，肺ヘモジデローシス
②無気肺像：腫瘍性病変，肉芽腫性病変による気管支の閉塞
③気管支拡張像：気管支拡張症
④嚢胞状陰影：肺分画症
⑤tramライン：慢性気管支炎，びまん性汎細気管支炎
⑥空洞像：肺膿瘍，結核性空洞
⑦菌球を伴う空洞像：肺アスペルギルス症
⑧腫瘤陰影：腫瘍性病変，肉芽腫性病変，肺動静脈瘻
⑨肺水腫像：左心不全，尿毒症
⑩肺血管走行異常・片側肺容量減少：先天性肺血管異常

2) 臨床症状，胸部X線像からの鑑別（図）

5．診断がつかないとき

喀血か吐血か鑑別不能の場合には上部消化管造影，内視鏡検査が必要になる。胸部X線に陰影があれば肺からの出血の可能性が高いが，時に吐血を肺に吸引する場合もあり，必ずしも肺陰影があれば喀血であるとは限らない。原因を明らかにしえない場合も少なくなく，軽症で一過性に症状が消失してしまった場合には経過観察でよい。胸部X線異常陰影がある場合，胸部X線を再検しつつ数日間経過観察する。出血が一過性のものであれば陰影は縮小・希薄化し，1週間ぐらいで消失する。

喘鳴
Stridor, wheeze

梅原　実
神奈川県立こども医療センター／部長

1．緊急処置（図1）

"喘鳴" = "喘息" ➡ "気管支拡張剤吸入"という安易な処置は，重大なpit-fallに陥る可能性があり，直ちに行うべき処置ではない。第一に喘鳴に伴う呼吸障害徴候の程度を速やかに評価し，必要に応じて緊急処置を講じなければならない。そのためには，心拍モニターに加えてパルスオキシメーターによるモニタリングも必要である。

☆喘鳴をみたら（聞いたら），…！。
・まず，何を考えるか!?：
　⇒ "検査をする前に"：重症度と緊急性を考える
・"呼吸が苦しい？"
　⇒ 見て！：ホントに苦しそうか，胸の動きにも注目
　　聞いて！：あわてずに"呼吸性か"，"吸気性か"
　　感じて！：not doing well？
・診断を焦らない
　⇒ "Stop, look, and listen"
・呼吸不全へ進行させないために何をするか
　⇒ 呼吸状態の安定化が第一番！
　⇒ まず，気道確保
　⇒ 酸素投与や気管内挿管に躊躇しない
　⇒ Mask & Bag Ventilation (MBV)

図1　「喘鳴」の診断治療のコツ

特に重要なことは低酸素血症に陥らせないことであり，呼吸不全への進行を見逃すような不的確な評価は絶対に避けなければならない。意識障害，チアノーゼ，徐脈などを伴う喘鳴を認めたときには緊急処置が必要であり，その基本は気道確保と酸素投与である。つまり，①酸素吸入〔鼻カニューラ，フェイスマスク，Mask & Bag Ventilation (MBV)〕，②静脈確保，③薬剤投与（吸入・静注など），④吸引（鼻・口腔咽頭内，気管内），⑤気管内挿管などを必要に応じて行う。

急な低酸素血症（SpO_2の低下）や徐脈の出現は，気道狭窄の著しい進行が示唆する。タイミングを失することなく気管内挿管や気管切開などの気道確保を直ちに行わなければならないが，特に上気道狭窄が疑われる場合の気管内挿管のポイントは，①確実に気管内へ挿管するためサイズは細め（クループなどの腫脹した喉頭部のため気道がpin holeの場合もある），②腫脹した喉頭周囲に機械的刺激を与え腫脹を増悪させないことである。気道確保の原則は，決して無理をしないで速やかに，そして確実に行うことである。いずれにせよ，重症度および緊急性が高い場合には，診断や原因検索にむだな時間を費やすことなく可及的速やかに対応（治療）開始しなければならない。

上気道狭窄と肺水腫

肺水腫はさまざまな原因により肺血管外に異常な肺内水分貯留をきたした状態で一般的に心原性肺水腫，非心原性肺水腫に大別される。この非心原性肺水腫の中に気道閉塞と関連した肺水腫がある。この上気道閉塞関連肺水腫の発症機転としては，上気道閉塞に伴う胸腔内の過度の陰圧，肺内血流の増加により肺胞毛細血管壁の破綻をきたし，急激な上気道閉塞の開放時に肺水腫をきたすと考えられており，種々の気道閉塞

（喉頭浮腫・気道異物・縊首等）後に生じると言われている。最近では同様の機序で肺胞出血が報告されている。小児では解剖学的・生理学的特徴から気道狭窄や閉塞を起こしやすいが，喘鳴・呼吸困難症状が強い上気道閉塞性疾患（クループなど）や気道異物症例において，気管挿管や異物除去などで突然あるいは急激に閉塞・狭窄機転が解除され，胸部X線上でびまん性の網状影や進行性の呼吸障害を認める場合には，本病態の存在を念頭に置くことが重要である。数日の呼吸管理や酸素投与のみで軽快する場合もあるが，呼吸管理に難渋し長期に至る症例や利尿剤などの循環管理が必要となる場合もある。

2．診断のチェックポイント

診断上のキーポイントとなるのは，喘鳴のパターンである。つまり，①吸気性喘鳴，②呼気性喘鳴，③二相性喘鳴に大別して考える（図2）。このとき，啼泣や体位によって変化するかどうかをチェックしておく。喘鳴が種々の状態で変化する場合は，軟化症（気管，気管支）が疑われ，喘鳴をきたす幼若小児において本症と診断される症例が増加してきている。

喘鳴の診断を進めるときには"よく見て，よく聴いて"が原則であり，症状発現の時期などを問診する際に必ず異物の可能性の有無をチェックしておかなければならない。チェックすべき要点を表にまとめた。どのような場合にも酸素化と換気状態の評価を実施してから診断ステップを進めていくべきで，バイタルサインのチェックに加えてパルスオキシメーターによる酸素飽和度の測定を行い低酸素血症の有無の評価を行う。

図2に主な疾患を示したが，鼻閉，鼻腔閉鎖などの鼻道から細気管支レベルまでの"気道系"のいかなる部位においても"喘鳴"を生じることを念頭に置き，系統的に診断を進めることが大切である。画像検査は必須で上気道X線撮影，胸部X線撮影などで病変部位を特定するうえで重要であり，さらに胸部CT（3Dを含め）や内視鏡を組み合わせることで診断精度を高められる。

3．喘鳴をきたす疾患

年齢を考慮することも重要であり，乳児期では，"先天性喘鳴（喉頭軟化症）"や"細気管支炎"などを臨床的にはよく遭遇するが，"気管・気管支の狭窄や軟化症"も決してまれとはいえず，説明ができない病態では常に念頭に置いておかなければならない疾患である。特に啼泣時に症状が増悪したり，チアノーゼや意識障害を伴う場合には，本症を考えて専門医療施設へコンサルトすることが望ましい。

また幼児期以降では，鑑別疾患から"気道異物（気管，気管支）"を絶対にはずしてはいけない。明らかな誤嚥のエピソードがなくても，喘鳴や咳嗽が遷延する場合には気道異物を考慮しなければならない。気道異物は，異物の介在部位によって呼吸器症状が異なるので注意する。

"クループ"も日常診療ではよく遭遇する疾患であり，緊急性のある"喉頭蓋炎"との鑑別はよく知られているので本項では省略するが，診療上のポイントは喘鳴の程度で重症度を低くみてはいけないことである。

陥没呼吸，チアノーゼや意識レベル低下などの所見は気道狭窄の進行を示唆し，呼吸不全の早期徴候と判断し，人工呼吸管理の可能性もあるので高次医療施設へ転院を考慮する。

年長児では，"気管支喘息"が最も多いと考えられるが，気管支喘息以外の疾患を鑑別することが非常に重要である。時に気管支拡張剤吸入が喘鳴の軽減をもたらす場合があるが，それが気管支喘息発作と診断される根拠になるとはいえない。小児の呼吸器系の解剖学的・生理学的特徴からわずかな気道狭窄の変化が喘鳴（呼吸器症状）を変化させるため，気管支拡張剤の効果の有無だけで喘息と診断することは危険である。

4．鑑別のポイント

主な鑑別疾患を図2に示すが，病態を把握することが重要である。そのためには，詳細な問診を行い聴診所見（吸気性か呼気性か）に加えて気道病変の客観的評価を行うことが必須である。代表的な評価方法としては，X線検査（画像診断）と内視鏡検査である。できる限り患児の負担が少ない検査方法から（非侵襲的）選択するべきであり，内視鏡検査が必要であっても幼若児ではすべての施設で可能であるわけではないので，必要に応じて検査可能施設へ紹介・転院することも考慮しておかなければならない。どのような場合も，喘鳴を主訴に受診した患児の初診時には胸部X線撮影（正側2方向）は必須（時には上気道X線撮影も同時に撮影する）であり，必ず異物

表　主なチェックポイント（よく見て，よく聴く）

1．聞く（問診）	症状発現時期と期間 異物の可能性の有無 呼吸困難症状の有無
2．見る（視診）	呼吸障害の徴候の有無 （チアノーゼ，鼻翼呼吸，陥没呼吸，多呼吸など） 意識レベル
3．聴く（聴診）	吸気性か，呼気性か 啼泣や体位で変化するか

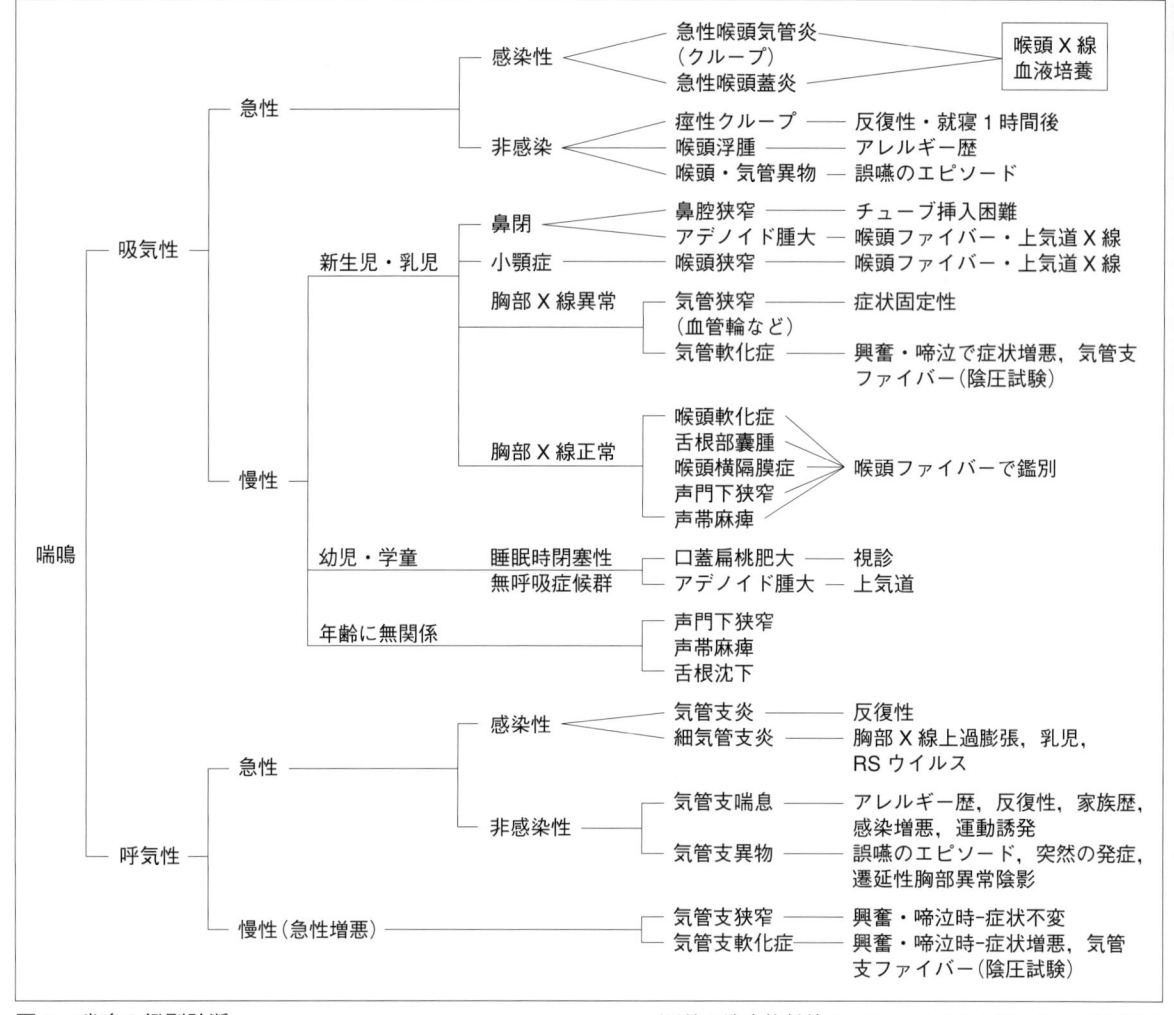

図2 喘鳴の鑑別診断

```
喘鳴
├─ 吸気性
│   ├─ 急性
│   │   ├─ 感染性 ─── 急性喉頭気管炎(クループ) ─── 喉頭X線・血液培養
│   │   │              急性喉頭蓋炎
│   │   └─ 非感染 ─── 痙性クループ ─── 反復性・就寝1時間後
│   │                  喉頭浮腫 ─── アレルギー歴
│   │                  喉頭・気管異物 ─── 誤嚥のエピソード
│   └─ 慢性
│       ├─ 新生児・乳児
│       │   ├─ 鼻閉 ─── 鼻腔狭窄 ─── チューブ挿入困難
│       │   │           アデノイド腫大 ─── 喉頭ファイバー・上気道X線
│       │   ├─ 小顎症 ─── 喉頭狭窄 ─── 喉頭ファイバー・上気道X線
│       │   ├─ 胸部X線異常 ─── 気管狭窄(血管輪など) ─── 症状固定性
│       │   │                    気管軟化症 ─── 興奮・啼泣で症状増悪，気管支ファイバー(陰圧試験)
│       │   └─ 胸部X線正常 ─── 喉頭軟化症
│       │                        舌根部囊腫
│       │                        喉頭横隔膜症 ─── 喉頭ファイバーで鑑別
│       │                        声門下狭窄
│       │                        声帯麻痺
│       ├─ 幼児・学童
│       │   └─ 睡眠時閉塞性無呼吸症候群 ─── 口蓋扁桃肥大 ─── 視診
│       │                                    アデノイド腫大 ─── 上気道
│       └─ 年齢に無関係 ─── 声門下狭窄
│                            声帯麻痺
│                            舌根沈下
└─ 呼気性
    ├─ 急性
    │   ├─ 感染性 ─── 気管支炎 ─── 反復性
    │   │              細気管支炎 ─── 胸部X線上過膨張，乳児，RSウイルス
    │   └─ 非感染性 ─── 気管支喘息 ─── アレルギー歴，反復性，家族歴，感染増悪，運動誘発
    │                    気管支異物 ─── 誤嚥のエピソード，突然の発症，遷延性胸部異常陰影
    └─ 慢性(急性増悪) ─── 気管支狭窄 ─── 興奮・啼泣時-症状不変
                            気管支軟化症 ─── 興奮・啼泣時-症状増悪，気管支ファイバー(陰圧試験)
```

(川崎:臨床放射線;Vol.42, 1997 より引用，一部改変)

5. 診断がつかないとき

　気道狭窄の程度によって緊急度と重症度が異なるが，改善しない喘鳴では迅速な診断へのアプローチが必要である。特に，呼吸困難症状がみられないからといって安易な経過観察は避けるべきである。気道確保と酸素化の保持を第一に考え，次いで内視鏡など検査可能な高次医療施設へコンサルトすることが大切である。意外に無症状に経過し，突然の喘鳴などで発症(発見)される気管狭窄症は，時として"窒息"様エピソードや"心肺停止"で気管内挿管時に発見されることもあるので注意が必要である。

多呼吸・呼吸困難
Tachypnea・Dyspnea

宮川　知士
国立成育医療センター

1. 緊急処置

　呼吸困難に対しては，まずバイタルサイン(心拍数・呼吸数・体温・血圧)のチェックを行い，直ちに酸素投与とSpO$_2$モニタリングを開始，次いで静脈確保を行う。呼吸困難が著しく呼吸停止の危険がある場合には，いつでもマスク換気，気管内挿管が行えるように準備をしておく。

　呼吸困難に至った原因が明らかである場合，特殊な治療が必要な場合もある(例:アナフィラキシーによる喉

頭浮腫→ステロイド投与，過呼吸症候群→paper bag rebreathing，など）。

2．チェックポイント

呼吸障害の程度を評価すると同時に，簡潔に視診・問診・聴診・簡易検査を進める（カッコ内は主な障害部位・疾患名）。

a．視診

意識レベル（中枢神経障害，ショック），末梢循環不全（ショック），易刺激性（痙攣性疾患，テタニー），チアノーゼの程度など，全身状態を評価した後，呼吸状態について以下の点をチェックする。

1）呼吸運動

陥没呼吸など呼吸努力が強い状態（気道閉塞，肺拡張不良）か，呼吸が弱く酸素化が不良（筋疾患，中枢性無呼吸，ショック）かを観察する。

2）喘鳴の有無

喘鳴は気道閉塞を示す重要な徴候である。
- 吸気性喘鳴→上気道（鼻腔・咽頭・喉頭・気管まで）の閉塞を示す。
- 呼気性喘鳴→気管支の閉塞を示し，多くの場合で呼気時間の延長を伴う。

閉塞が極端に強いためにかろうじて呼吸ができている場合には喘鳴が目立たない場合もあるので，注意が必要である。

3）呻吟

肺胞虚脱傾向を示す（サーファクタント不足による呼吸窮迫症候群など）。

4）その他

呼吸障害を説明しうる身体的所見についてチェックする（例：小顎症・巨舌→上気道狭窄，漏斗胸・側彎→低肺容量，筋力低下→筋疾患，ばち指→慢性呼吸不全）。

b．問診

1）経過

呼吸症状（咳や喘鳴など）が始まってから多呼吸・呼吸困難となるまでの時間的経過を，おおまかに急性・慢性・亜急性に分類すると以下のようになる。急性には感染症や事故（気道異物）が，慢性には先天性疾患（解剖学的異常・機能異常）が多い傾向がある（ただしこの区別は厳密でない）。

(1) 急性：数分以内（気管支喘息，クループ），または2，3日間かけて徐々に呼吸障害が進行（急性細気管支炎，肺炎）。
- 特殊型："瞬時"に呼吸障害が発生するもの（気道異物，痙攣，不整脈，アナフィラキシーショックなど）。

(2) 慢性：1か月以上の経過をとるもの（誤嚥，無気肺，低肺機能，先天性気道狭窄など）。

(3) 亜急性：急性と慢性の中間（心不全，無気肺など）。

2）症状（咳嗽・喘鳴・発熱）

(1) 咳嗽：湿性か乾性か，1日中（気管支炎）か夜間のみ（後鼻漏）か，咳込むと持続性（百日咳）か。

(2) 喘鳴：普段から（または風邪をひくと）ゼイゼイしやすいか。

(3) 発熱：感染症を疑って検査を進めやすくなる。

3）基礎疾患

心疾患（肺高血圧，Fallot四徴症など）や神経疾患，同様な呼吸障害のエピソード，新生児期呼吸障害や人工呼吸管理の有無。

4）感染症の流行

家族構成員の遷延性咳嗽の有無，学校・保育園などにおける感染症流行の情報（百日咳やウイルス感染症）。

5）多呼吸・呼吸困難の発生に関連する特有の状況

(1) 食事（むせこみ）：気道異物
(2) 睡眠（就眠後）：痙性クループ
(3) 啼泣・排便：無酸素発作（Fallot四徴症）
(4) 薬剤：アナフィラキシー

c．聴診

聴診は呼吸障害の原因部位を推定するのに必要である。

1）呼吸音

特に左右差や，部位による差に注意する。

〈呼吸音低下あり〉
- 全体的に低下→気道疾患，肺拡張性の低下，呼吸運動の障害（筋疾患）
- 一部で低下→無気肺，胸水，気胸，肺炎など，肺の障害。または気管支の閉塞

〈呼吸音低下なし〉
- 肺胞におけるガス交換不良，循環障害（心不全，右左シャントなど），全身疾患（敗血症，代謝性疾患など）

2）副雑音

副雑音（crackles・rhonchi・wheezes）は気道・肺の病変を表す。

(1) crackles：肺胞や気管支内の分泌貯留などで聴取する（肺炎，気管支炎など）。

(2) rhonchi：局所的な気管支の閉塞所見を示す。

(3) wheezes：気管支の閉塞病変を示す。気管支喘息が代表的であるが，片側性に強く聴取する場合には，気管支異物や気管支腫瘍を疑う。

d．簡易検査

1）X線検査

(1) 胸部X線：気管の空気透瞭像異常（気管狭窄），

肺血管陰影の不均一性（過膨脹・無気肺），横隔膜平坦化（過膨脹），肺硬化像，胸水，気胸などの異常所見の有無につき確認する．気道異物や気胸が疑われる場合には，正面像の吸気相・呼気相の2枚を撮影する．

(2) 上気道X線：上気道閉塞が疑われる場合に必要となる．正面像では気管透瞭像の砂時計様所見（喉頭・声門下狭窄）に，側面像ではアデノイド肥大や喉頭周囲の囊胞像に注意する．

2）血液検査

末梢血，炎症反応（CRP），血液生化学（電解質，肝機能，腎機能など），血液ガスは初診時の必須項目である．

3．呼吸困難をきたす疾患と鑑別のポイント

呼吸障害は，呼吸器系が主体となり生じる場合が多いが，全身性疾患の末期症状の場合もある．鑑別するべき疾患は多いが，まず図のように"喘鳴"と"X線所見"によって鑑別診断を進めるとよい．

a．喘鳴がある疾患
1）吸気性喘鳴を特徴とする疾患

(1) クループ（急性喉頭炎）：幼児に多く，ウイルス感染による．吸気性喘鳴・嗄声・犬吠様咳嗽を特徴とする．エピネフリン吸入により症状が軽減することもあるが，呼吸困難が1，2日間は強いため入院加療を必要とすることも多い．

(2) 急性喉頭蓋炎：上記疾患と同様に吸気性喘鳴が主症状であるが，呼吸困難が強く進行が速い．年長幼児に多く，*H. influenzae* の菌血症を伴う．顔面蒼白で流涎を伴うのが特徴的である．適切に加療を行わないと喉頭蓋腫脹による気道閉塞で窒息する．

(3) 喉頭・気管異物：異物誤嚥（特にピーナッツ）の病歴，突然のむせとチアノーゼ・刺激性咳嗽・強度の喘鳴を特長とする．X線異常を認めないことが多いので注意を要する．魚骨が喉頭に刺さって同様の症状となることも多い．

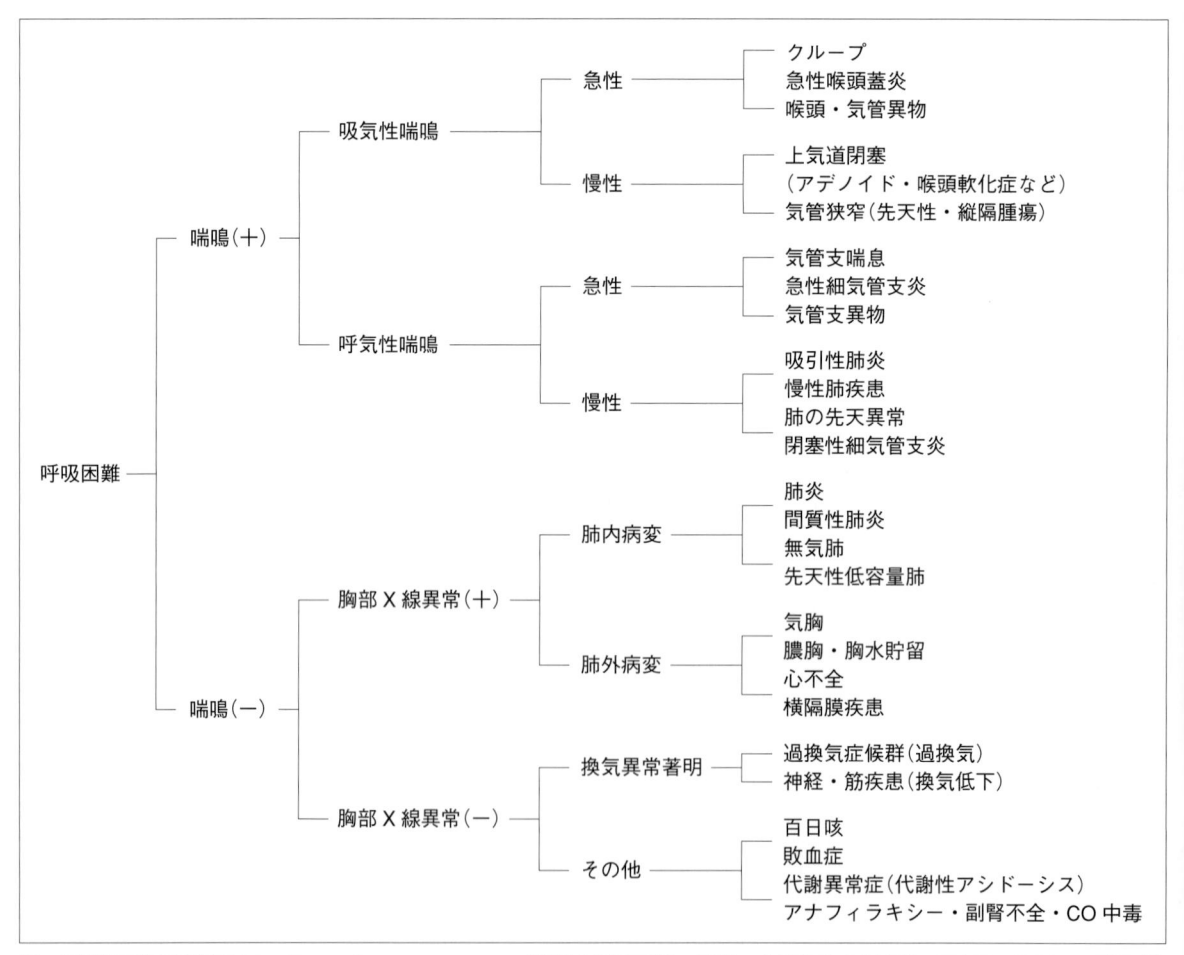

図　呼吸困難の診断フローチャート　　　　（川崎：呼吸困難，胸痛，小児救急の手引き．Vol 29, 2004．一部改変）

(4) 上気道閉塞：乳児期は喉頭軟化症，声帯麻痺，喉頭周囲の囊胞性病変(甲状舌管囊胞など)，幼児期には舌根沈下やアデノイド扁桃肥大によるものが多い。頸部の聴診で狭窄音を強く認める。体位変換や下顎挙上で狭窄音が変化することが多い。

　(5) 気管狭窄：大血管異常(血管輪など)を伴うことが多く，気道感染を伴うと吸気性喘鳴以外に犬吠様咳嗽を伴って，クループ症状に似ることがある。後天性の気管狭窄は，縦隔腫瘍によるものが多い。

2) 呼気性喘鳴を特徴とする疾患

　(1) 気管支喘息：呼気性喘鳴を特徴とする発作をみる。アレルギー素因を有することが多い。β刺激剤吸入やアミノフィリンによる症状改善がみられる。これらの治療により症状が消失しない場合は，類似症状を呈する他疾患との鑑別が必要である。

　(2) 急性細気管支炎：呼気性喘鳴と多量の鼻汁を特徴とする。冬に多いが夏にもある。鼻汁 RSV 迅速検査で診断できる。乳幼児に多く，特に乳児では多量の気道分泌物による呼吸不全に陥りやすい。

　(3) 気管支異物：異物が気管支に嵌頓している場合，呼吸困難となることは少ない。多くは刺激性の咳嗽とともに若干の呼気性喘鳴を認める。

　(4) 吸引性肺炎：乳幼児，または神経疾患を有する児に多い。細菌性肺炎を反復するほかに，唾液誤嚥による慢性咳嗽・喘鳴と背側区域(上葉，S6，S10)の無気肺を認める。気管支に唾液・分泌物が貯留することによって呼気性喘鳴をみることも多い。

　(5) 慢性肺疾患：新生児期呼吸障害の後遺症として肺や気管支の広汎な障害が残った病態であり，多呼吸・呼気性喘鳴が普段からみられる。気道感染の合併で呼吸困難となることが多い。

　(6) 肺の先天異常：肺の一部が過膨脹となる疾患(気管支狭窄，CCAM，肺気腫)では平素から多呼吸を認め，呼気性喘鳴を伴うことが多い。気道感染により喘鳴が増強する。

　(7) 閉塞性細気管支炎：ウイルス感染症(麻疹，アデノウイルスなど)の後遺症として起こる。細気管支の閉塞による気腫性病変を伴って，普段から呼気性喘鳴・多呼吸がみられる。

b．喘鳴がない(または軽度の)疾患

1) 胸部X線異常がある疾患

　(1) 肺炎：喘鳴を伴わないのが普通であるが，気管支の炎症や分泌貯留の状態によっては呼気性喘鳴を伴うこともある。以下の3疾患群では，特に呼吸困難の原因になりやすい。

・ウイルス性肺炎(特に麻疹，アデノウイルス感染症)：陥没呼吸，湿性咳嗽，発熱を特徴とする。その他インフルエンザ，サイトメガロウイルス感染症も呼吸困難の原因として多い。

・膿胸(ブドウ球菌性肺炎)：顔面蒼白，速くて浅い呼吸。呼吸音の左右差著明(打診による濁音)

・悪性疾患や免疫不全におけるカリニ肺炎，真菌性肺炎

　(2) 間質性肺炎：肺胞壁の病変により，肺胞におけるガス交換が不良となる。多呼吸，低酸素血症を主症状とする。原因にはウイルス感染，吸入抗原による過敏反応，特発性などがある。

　(3) 無気肺・先天性低容量肺：使用できる肺の容積が少ないか，肺胞数が少ないために多呼吸となる。

　(4) 気胸：年長児の胸痛，刺激性咳嗽，新生児の急激な SpO_2 低下をみる場合には気胸を鑑別する必要がある。特に緊張性気胸は重要である。

　(5) 胸水貯留：結核性胸膜炎や乳び胸などは慢性の経過をとることが多い。

　(6) 横隔膜疾患：横隔神経麻痺，横隔膜挙上症，横隔膜ヘルニアなど。

　(7) 心不全：心疾患による呼吸障害は比較的頻度が高い。心雑音・肝脾腫・チアノーゼ・発汗・乏尿・上下肢血圧差などの症状や，胸部 X 線上の心拡大・肺血流増加・Kerley line などの所見に注意する。

2) 胸部X線異常が明らかでない疾患

　(1) 換気異常が著明であるもの

・過換気症候群：年長児に多く，空気飢餓感に伴い多呼吸が自己制御できなくなった状態となる。意識は清明で意志疎通はある。テタニー症状をみる。paper bag rebreathing を行って血中 CO_2 低下を改善すれば，速やかに症状が改善する。

・神経・筋疾患：呼吸状態が悪化しても，呼吸運動が不良であるために多呼吸とならないのが特徴である。側彎合併による換気障害が加わっていることも多い。

　(2) その他

・百日咳：幼児期に多い。連続した咳き込み(スタッカート：staccato)とそれに続く吸気性喘鳴(レプリーゼ：Represe)を特徴とする咳嗽発作がみられる。百日咳菌を鼻咽頭から培養で検出することも可能であるが，必ずしも証明できるとは限らない。肺炎を合併することもある。血液検査における白血球数増多(リンパ球優位)と，特徴的な症状で診断して治療を開始することが多い。百日咳凝集素価などで確定診断する。

・敗血症：重症感染症，無脾症，免疫異常症では急激な進行をみることが多い。

・代謝異常症(代謝性アシドーシス)：呼吸音と酸素化が良好なのに意識朦朧・不機嫌・多呼吸を認める場合に

疑う．血液ガス分析で重炭酸イオン低値・乳酸高値などを認める．
・その他：ショック（アナフィラキシーなど），副腎不全，CO中毒など多種疾患がある．

4．診断がつかないとき
a．さらに必要な検査
多呼吸・呼吸困難の原因となる部位・機序を考えながら，以下の検査を適宜行う．

(1) 血液検査：感染症→ウイルス抗体価，百日咳凝集素価など，間質性肺炎→LDH，KL-6値

(2) CT：肺実質・間質の病変，無気肺，気道狭窄，血管異常

(3) 内視鏡：喉頭鏡→上気道閉塞（鼻腔・咽頭・喉頭の異常），気管支鏡→声門下・気管・気管支の狭窄

(4) 上部消化管造影：嚥下機能障害（誤嚥，胃食道逆流），消化管奇形（気管食道瘻など），気管狭窄（血管輪），食道異物．簡易に行え，しかも重要な検査である．

(5) 透視検査：横隔膜の運動→横隔神経麻痺，横隔膜挙上症（奇異性呼吸）

(6) 換気血流シンチグラム・血管造影：肺内の血流異常（欠損・閉塞・シャント）

(7) 気管支造影：気管と気管支の狭窄や拡張（現在は造影剤が入手不能のためCTや気管支鏡で代用）

(8) 肺機能検査：拘束性障害（低肺容量など），閉塞性障害（末梢気管支病変→喘息など）

b．その他の注意点
(1) 喘鳴を特徴とする疾患：喘鳴があるとつい喘息やクループであると短絡的に診断しがちであるが，治療に抵抗性であったり症状，再燃が多い場合，気道や肺の器質的疾患を除外する必要がある．特徴的な症状は，診断の助けとなる反面，類似疾患の鑑別が不十分となることも多いので注意しなければならない．

(2) 多呼吸の原因部位が複数考えられる場合：喉頭軟化症と誤嚥・無気肺など，原因が一見複合している場合，まず誤嚥防止のために経管栄養にすることで呼吸の悪循環を改善できることが多い．このように改善可能な要因を1つずつ解決して根本的な原因を特定する方法がある．

(3) 原因が特定できない場合：原因がいくつか考えられるが，どれも決定的な診断に至らない場合などは，長期化する前に呼吸器専門医に相談すべきである．

肺音の異常
Abnormal lung sounds

井上 壽茂
住友病院／主任部長

1．緊急処置
肺音の聴診は呼吸状態の把握に不可欠である．呼吸運動の有無や大きさ，呼吸数やリズムを確認し，呼吸音が減弱・消失していないか，左右差や局在的な異常はないかをチェックする．呼吸器疾患に限定せず，全身状態ならびに呼吸状態に応じた対応が必要である．

2．診断のチェックポイント
肺音と呼吸音は混同して用いられることが多いが，肺音は胸壁上で聴取できる音で，肺・胸郭内で発生し，心血管系の音を除くすべての音を指す．換気運動に伴って気道内を通過する空気の流れ（乱流）を音源とする呼吸音と，ラ音や胸膜摩擦音など病的状態で発生する副雑音（異常肺音）に区別される（図1）．呼吸音は健常児でも認める音であるのに対し，副雑音は健常児では聴取しない．したがって，肺音の異常としては，呼吸音の異常（呼吸音の減弱や呼気の延長など）と副雑音の出現がある．

肺音の異常のみを認めることはまれで，咳や呼吸困難などの呼吸器症状，発熱や倦怠感などの全身症状に伴って明らかとなることがほとんどである．また，肺音の異常は間欠的にしか認めない場合もあり，症状やほかの理学的所見を参考に血液・喀痰検査，胸部単純X線を行い，必要な例ではさらに呼吸生理学的検査やCT検査，核医学的検査，喉頭・気管支内視鏡検査などを併用して鑑別診断を行う．

a．肺音聴診上の注意点と実際
小児では成長に伴い胸郭や筋肉が発達し胸壁が厚くなること，気管支径が徐々に太くなり肺機能が発達することなどの影響で年齢による音響学的変化がみられるうえ，年少児では安静呼吸や深呼吸などの協力が得られないため，成人にはない聴診上の難しさを伴う．しかし，患者の負担がほとんどなく，繰り返して行えるうえ，胸部X線所見発現より早期に異常所見を得ることができる場合もある．平素から啼泣時を含め小児の肺音の聴診に習熟しておくことが必要である．

肺音の聴診は左右対称的な姿勢で前胸部，背部，左右の側胸部の順に，上部から下部へ左右の同じ区域に相当する部分を比較しながら行う．また，肺音は換気運動によって生じるので，呼吸位相と関連づけて聴診し，吸

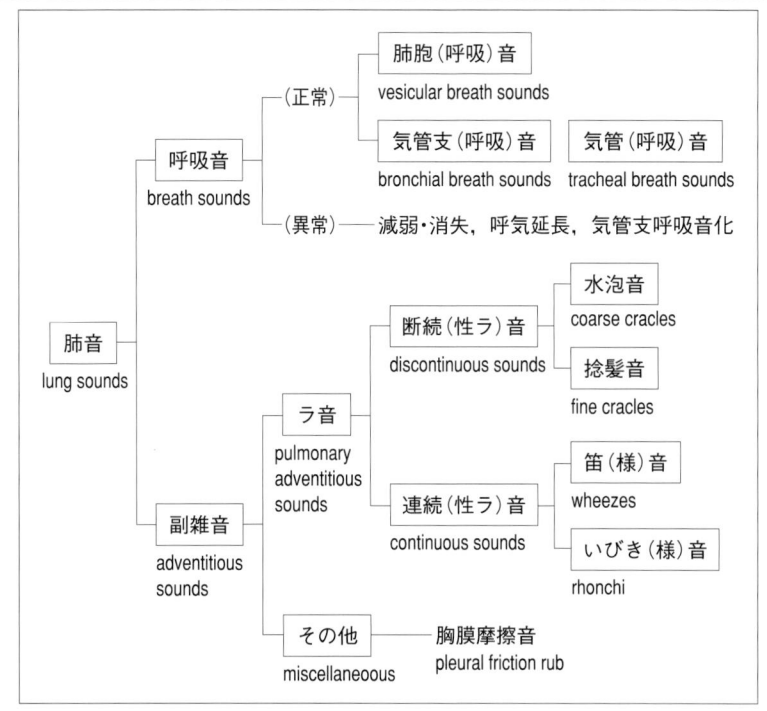

```
                         ┌─(正常)─┬─ 肺胞(呼吸)音
                         │        │   vesicular breath sounds
                    呼吸音│        ├─ 気管支(呼吸)音    気管(呼吸)音
                    breath sounds│   bronchial breath sounds  tracheal breath sounds
                         └─(異常)─── 減弱・消失，呼気延長，気管支呼吸音化
肺音
lung sounds          ┌─ラ音 ──┬─ 断続(性ラ)音 ──┬─ 水泡音
                     │        │   discontinuous sounds │   coarse cracles
                     │pulmonary│                └─ 捻髪音
                     │adventitious│                    fine cracles
                副雑音│sounds   └─ 連続(性ラ)音 ──┬─ 笛(様)音
                adventitious     continuous sounds │   wheezes
                sounds                             └─ いびき(様)音
                     │                                  rhonchi
                     └─ その他 ── 胸膜摩擦音
                        miscellaneoous  pleural friction rub
```

図1 肺音の分類・用語(三上，1990)

気・呼気のどのタイミングで肺音が変化するのか，注意しながら聴くように習慣化しておくことが望ましい。時には深呼吸や強制呼出をさせると，安静呼吸時には聴取できなかった異常が明らかになる。

肺内で発生した音には2つの伝達経路が存在する。1つは肺を通過して胸壁に至る経路である。この場合，肺は高い音を通しにくい性質(高音域遮断型フィルターとして作用)を有するので，発生源から遠いところでは小さく低い音になる。フィルターとしての肺の性状が変化すると肺音の性状も変化するので，呼吸音の聴診により肺病変の存在を推察することが可能になる。もう1つの経路は気道内伝達である。太い気道で発生した音はそのまま気道内を伝わるので，気管直上での頸部聴診が重要である。

3．肺音の異常をきたす主な疾患

a．呼吸音の異常と主な疾患

呼吸音は比較的太い気道内での乱流により発生すると考えられている。発生源の太い気道に近い胸壁では気管支呼吸音が聴かれ，吸気，呼気の両相で聴取される。これに対し肺胞呼吸音は肺のフィルター効果により発生源である気管支から離れた胸壁で聴かれ低調でやわらかく，吸気相の全相と呼気相の最初に少し聴取される(図2)。

呼吸音の異常としては，呼吸音の減弱・消失，肺胞呼吸音領域での気管支呼吸音化，呼気の延長がある。

1) 呼吸音の減弱・消失

通気の減少または呼吸音伝導の不良に基づいて起こる。すなわち，肺の形成異常や囊胞性肺疾患などの先天異常や，気道異物，無気肺あるいは肺葉性肺気腫のような音源となるべき気流が消失したり減少したりする場合と，胸膜病変(乳び胸，胸膜炎，胸膜肥厚，気胸など)のため気流は存在しても胸壁まで呼吸音が伝達されない場合がある。呼吸音が減弱あるいは消失している場合には左右差の有無を確認する。左右差を認める場合には，打診をして鼓音か濁音かを確かめる。

2) 気管支呼吸音化

太い気管支から離れ本来肺胞呼吸音が聴取される部位で気管支呼吸音が聴かれる場合には，肺の高音域遮断型フィルターとしての性質が失われたことを意味している。したがって，肺炎や無気肺など肺内に音の伝播をよくするような病変の存在が示唆される。また，肺水腫や間質性肺炎では両側性の場合がほとんどである。

3) 呼気の延長

気道の狭窄性病変に伴い呼気抵抗が増大し呼気が延長する。気管支喘息発作や気管支炎，気道異物などでみられる。

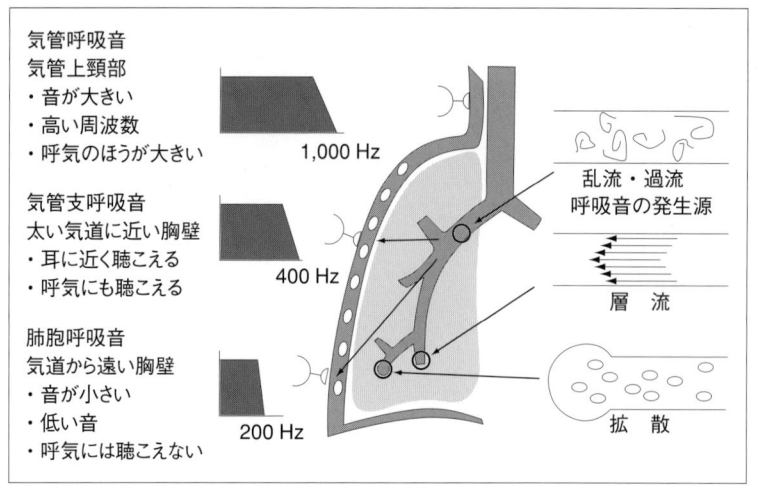

図2 呼吸音とは何か
（工藤翔二，日本医師会雑誌 119：124-128，1998 より引用）

c．副雑音（図1，3）

副雑音は正常では聴かれない異常な雑音であり，気道系から発生するラ音と胸膜摩擦音などのその他の副雑音がある．ラ音は音の性質により連続性ラ音（従来の乾性ラ音）と断続性ラ音（従来の湿性ラ音）に分類される．

1）連続性ラ音

気道内腔が細くなり気流により気道壁が振動して発生する．高音性の笛（様）音（wheeze）と低音性のいびき（様）音（rhonchi）に分類される．気管支喘息では気道狭窄部位が多様であるため高さの異なる複数の笛（様）音が混在するのが特徴である．これに対し，部分的な気道狭窄（気管・気管支狭窄，気管支結核，腫瘍など）では同一呼吸位相で均一な性質の笛（様）音が聴取される．また安静呼吸では聴取できない場合も，強制呼出をさせると認められるようになることもある．いびき（様）音は笛（様）音より太い気道で発生し，水泡音と同様に気道分泌物の貯留による場合があり，咳をさせると消失することがある．乳幼児では鼻・咽頭あるいは喉頭由来の雑音と混同しないように注意が必要である．

2）断続性ラ音

水泡音（coarse crackles）と捻髪音（fine crackles）がある．水泡音は比較的太い気道内の漿液性分泌物が形成した気泡の破裂によって発生し，吸気初期に聴かれることが多い．気道の炎症性疾患（気管支炎，肺炎など）や肺水腫などにおいて聴かれることが多い．これに対し捻髪音は閉塞した末梢気道が急激に開放する際に発生し，吸気終末に聴かれる．耳の近くで毛髪を捻る音に似ていることからこのように呼ばれる．胞隔の炎症を基本病態とする間質性肺炎，肺水腫，肺炎の初期などで聴かれる．

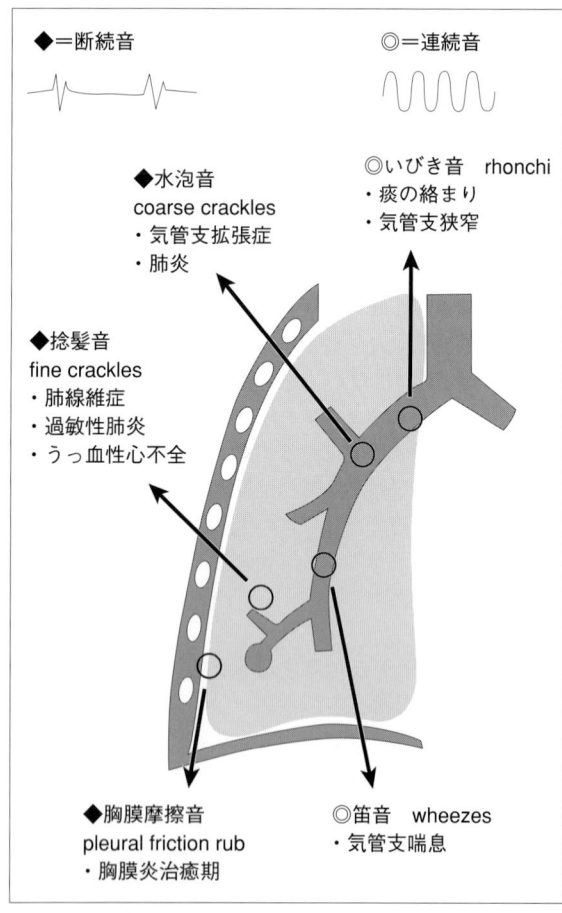

図3 副雑音の種類
（工藤翔二，日本医師会雑誌 119：124-128，1998 より引用）

3）その他の副雑音：胸膜摩擦音

吸気，呼気ともに出現する断続的な低い音で，肺側と壁側の胸膜が円滑な摺り合わせを失って発生する。胸膜炎の初期や胸水の吸収期に聴取される。

4．鑑別のポイント

肺音は疾患の病期や病勢，体位や呼吸状態により変動するものであり，反復して聴取し，異常の有無を経時的に観察することが疾患の鑑別には重要である。

全身状態や呼吸状態により異なるが，病歴や身体所見ならびに検査として胸部単純X線，血液検査などを併用すると多くの疾患は鑑別可能である。また治療に対する反応性が疾患の鑑別に役立つ場合がある。

a．細菌性肺炎

初期には呼吸音は減弱し，吸気性捻髪音や水泡音を聴取するが，極期には気管支呼吸音化がみられラ音は減少する。無気肺を合併した場合には，呼吸音が減弱したり消失したりする場合もある。回復期には再び捻髪音や水泡音が聴取されるようになり，呼吸音は徐々に正常化していく。治療開始にあたって原因菌の同定に努める。

b．急性細気管支炎

肺野全域で呼吸音が減弱し水泡音を聴取する。呼気は必ずしも延長しない。気管支喘息の初発発作との鑑別が困難な場合がある。アレルギー家族歴やアレルギー素因の有無，気管支拡張薬に対する反応性などを参考に鑑別する。

c．胸膜炎

初期には胸膜摩擦音を聴取するが，胸水の貯留に伴い患側呼吸音の減弱を認める。また，音声振盪の減弱，打診上濁音の存在により気胸と鑑別可能である。胸部X線（側臥位も含め）やエコーにて胸膜肥厚を判別し，必要であれば胸腔穿刺を行い穿刺液の性状を明らかにするとともに病原菌の同定を行う。

d．間質性肺炎

病初期には捻髪音を深吸気時に特に肺底部で聴取するが，病期の進行とともに全肺野で目だつようになる。過敏性肺臓炎では抗原からの隔離で症状が改善する。乾性咳を伴う。

e．うっ血性心不全と肺水腫

初期には肺底部中心に捻髪音，進展すると両側全般に水泡音を主に吸気に聴取する。多呼吸を伴い，呼気の延長や笛（様）音を認めることもある。

5．診断のつかないとき

乳児期の気管支喘息の診断は時に困難を伴い，鑑別すべき疾患が多い。必ずしも初発時に診断することは容易でない。気管支拡張薬投与による診断的治療を行い，疑わしい場合には経過を観察することが大切である。症状を反復する場合には予防的治療の積極的導入を考慮すべきである。

気管・気管支の先天異常や囊胞性疾患では画像診断とともに気管支鏡検査が必要となることが多く，心疾患などほかの先天異常合併を考慮し，専門施設に紹介のうえ，外科的治療の適応などを判断する必要がある。

呼吸器感染症では通常の治療に反応不良で遷延する場合常に肺結核の鑑別が不可欠である。また診断が確定し治療が奏功したと考えられる場合であっても，肺音の正常化や炎症所見の消失とともに胸部X線の正常化を確認すべきである。しばしば無気肺の残存や囊胞性肺疾患の合併が見逃される場合がある。また呼吸器感染症を反復することにより基礎疾患として免疫不全症や原発性線毛運動不全，肺ヘモジデローシスなどの存在が明らかとなる場合がある。

動悸
Palpitation

新垣　義夫
倉敷中央病院／主任部長

1．小児における動悸とは

動悸（あるいは心悸亢進）とは，本人が自己の心拍動を不快に感じることであると定義される。したがって，動悸を訴えるのは主に年長児であり，年少児では動悸を訴えることはほとんどないと考えてよさそうである。動悸に関しても子どもでは"ドキドキする"，"胸が変な感じがする"，"胸が痛い"などの表現の違いがあり，よく話を聞いて心拍動に違和感を感じているのかどうか，訴えの内容を理解してあげることが重要であり，それが診断に役だつ。

2．緊急処置

動悸を訴えてくるのであるから本人は意識がある状態であり，いわゆる蘇生が必要なことはまずない。

a．頻拍性不整脈

急ぐ状態としては頻拍性不整脈が挙げられる。頻拍性不整脈では頻拍時の心拍数が多いほど，また，持続時間が長いほど早めに治療を必要とする場合が多い。頻拍性不整脈で顔色不良，意識障害などがあるときには緊急処置が必要となる。心電図検査で頻拍性不整脈の診断を行う。緊急を要する場合には電気的除細動が行われる。

心電図がない場合には心拍数（脈拍数ではない）や血圧

の測定で緊急度の評価を行う。血圧計もない場合には脈拍を触れ，拍動の状態をみること。脈拍が触れる場合には一定の心拍出量は保たれていると判断される。日ごろから脈拍を触れ，どの程度の血圧や脈圧のときどのような脈の触れ方をするのかを訓練しておくとよい。脈拍数を増やすようなほかの疾患や要因が見当たらない場合は，頻拍性不整脈の可能性が高い。

b．その他

頻拍性不整脈以外の疾患の除外は重要である。ショック症状の一部で頻拍がみられることがある。あるいは気胸などの急性の呼吸器疾患に伴っていることもある。

3．診断のチェックポイント

心臓に原因があるのか（心性の動悸），その他に原因があるのか（心外性の動悸）が，まずポイントとなる。心電図検査が役だつ。可能な場合にはモニター心電図だけではなく，標準12誘導心電図をとることが望ましい。

心電図でP波の確認が困難である場合は洞性頻拍以外の頻拍が考えられ，頻拍性不整脈であることがほとんどである（頻脈・不整脈272頁参照）。

心電図でP波が確認でき，いわゆる洞性頻拍である場合は不整脈以外の心性の動悸か，心臓以外に原因がある心外性の動悸のことが多い。

4．動悸をきたす疾患

a．心臓に原因がある場合（心性の動悸）

1）不整脈の場合

（1）頻拍性不整脈：急に起こるため，動悸を訴えることが多い。また，急に止まるのが特徴である。

（2）期外収縮：期外収縮の後にRR間隔が延びると拡張期の延長が起こり，次の拍出が強くなるため動悸を感じることがある。

（3）極端な徐脈：1回の心拍出量が多くなるために動悸を訴える。

2）心不全の場合

いずれも急に起こった場合に動悸を訴えることがある。しかし，易疲労性，労作時呼吸困難，努力呼吸や末梢冷汗などの循環不全症状が主なことが多い。

（1）心筋疾患
①心筋炎
②心筋症
③心筋梗塞

（2）弁疾患，特に感染性心内膜炎に併発する場合
①大動脈弁閉鎖不全
②僧帽弁閉鎖不全

b．心臓以外に原因がある場合（心外性の動悸）

頻拍をきたしたり，あるいは心収縮力を変化させる生理的，病的状態がすべて原因となりうる。

1）発熱，運動，入浴など

発熱時には頻拍となる。小児では元来心拍数が高いため判断に困ることもある。解熱とともに心拍数が徐々に減少するようなら，発熱による洞性頻拍としていいと思われる。運動や入浴に際して動悸を訴えることも多い。いつ，どのようなときに動悸を訴えたかについて注意深く聞くことによって，ほとんど病的かどうかを診断できる。

2）心因性のもの

不安，緊張などの心因的な要素も動悸の原因になる。成人でみられるような心臓神経症的なものも考えられるが，小児ではほとんどみられない。

3）呼吸器疾患も動悸の原因となる
①気胸
②肺気腫などの慢性閉塞性肺疾患があるとき
③呼吸器感染症
④原発性肺高血圧

4）代謝性疾患
①甲状腺機能亢進症：小児でも時にみられ，重要な疾患の1つである。
②脚気心：高心拍出の状態にあるために動悸を訴えることがある。

5）出血，アレルギーなどによるショックあるいはその前駆状態（preshock）・慢性的な高度の貧血

6）低血糖

発汗（冷汗），空腹感，顔面蒼白など低血糖によるカテコラミン分泌によるとみられる症状を伴う。

7）カテコラミンを過剰分泌する褐色細胞腫

カテコラミンによる心拍数の増加，心収縮力の変化を動悸として感じることがある。

5．鑑別のポイント

鑑別のためにはまず心電図が欲しい。心電図，特に標準12誘導心電図をとることによって，心臓に原因がある動悸（心性の動悸）か心臓以外に原因がある動悸（心外性の動悸）かの区別をすることが大切である。

a．心性の動悸

心電図に異常がある場合には，さらにどのような不整脈であるかの診断が必要になる（頻脈・不整脈272頁参照）。

洞性頻拍の場合には聴診所見が重要である。心筋炎や心筋症では奔馬調音（ギャロップリズム）を聴取することが多い。また，弁疾患では収縮期，拡張期の心雑音を聴

取する．

b．心外性の動悸

　心電図が洞性頻拍の場合には，心臓以外に原因があることが多い．

　まず器質的疾患か心因性かの区別が大切である．現病歴を注意して聴取することによって，区別は比較的容易である．しかし，器質的疾患が背景にある場合を常に考えておくことが大切である．

　心外性の場合は，前項で述べたような疾患を考え，付随する症状や所見，検査結果を参考にしてそれぞれの疾患の診断を行っていく．詳細については各項目を参照のこと．

頻拍時のモニター心電図の見方のポイント

　動悸を訴える場合に，心電図所見が心性か心外性かの区別に重要である．しかし，頻拍が不整脈か単に生理的な洞性頻拍かの区別は難しいこともある．簡単な見分け方は急に起こり，急に収まる場合は不整脈による頻拍のことが多い．生理的な頻拍の場合には徐々に速くなり，徐々に遅くなる．

　また，覚醒時と睡眠時の心拍変動がほとんどない場合には不整脈であることが多い．心拍トレンドグラムをみるとほぼ一直線になっている．

　心電図でP波が見える場合の頻拍が不整脈であるか否かについては難しい場合もあり，上記の2つの項目を参考にして疑わしい場合は循環器専門医に相談するほうがよいだろう．

6．診断がつかないとき

　動悸を訴える場合の重要な疾患のほとんどは，心電図を含めた検査所見などから診断がつく．

　諸検査でも診断がつかない場合には，経過観察が大切である．外来経過観察か入院での経過観察かは，症状や所見の重篤度による．一般的には動悸を訴える場合の多くは，外来経過観察で十分である．

胸痛
Chest pain

佐野　哲也
大阪厚生年金病院／部長

1．緊急処置

　胸痛は小児科外来診療の中では0.3％程度と比較的頻度は少ない．その中で緊急重症疾患はさらにまれであるが，ショックで発症する疾患が含まれる．胸痛をきたす疾患の鑑別のポイントは，まず胸腹部臓器の重大な器質的疾患を迅速に鑑別することである(図)．解離性大動脈瘤や急性心筋梗塞では緊急的な外科治療や専門内科治療(心臓カテーテル治療)を必要とするので，時期を逸することなく専門医のコンサルトや治療可能な専門施設への搬送の決断を行う．

2．診断のチェックポイント

a．胸痛に関する基礎的事項

　胸痛の原因となる胸部臓器としては心臓，肺，心膜，胸膜，食道，胸部の皮膚・筋・骨格，乳房と多数に及ぶ．さらに腹部臓器からの放散痛も含まれるため，胸痛をきたす原因疾患も非常に多彩である(表)．鑑別診断を的確に行うには十分な問診と注意深い診察所見が基本となる．また胸部X線・心電図・一般血液検査でかなりの鑑別ができるので，特殊検査を行う前に十分に検討することが大切である．初期の鑑別診断の流れを図に示す．

b．救急処置を行いながらの確認項目(緊急重症疾患の診断)

　(1) 胸痛とショックなどの重篤な症状を呈する小児の緊急疾患は，急性心筋梗塞，解離性大動脈瘤，肺塞栓など極めて限られている．

　(2) 基礎疾患を念頭に置いた問診・診察が重要．川崎病による重症冠動脈病変(急性心筋梗塞)，Marfan症候群などの結合組織異常(解離性大動脈瘤)，シャント術後・感染性心内膜炎に伴う右心系尤贅(肺塞栓)など．

　(3) 重症川崎病は乳幼児期が好発年齢であるため，こ

表　原因臓器別に分類した胸痛をきたす疾患

1. 特発性胸痛
2. 筋・骨格性
　筋肉痛，筋肉疲労，骨折，外傷，肋軟骨炎，脊椎炎，Bornholm病，Tietze症候群
3. 心因性
　過換気症候群，心身症，心臓神経症
4. 呼吸器性
　自然気胸，胸膜炎，気管支喘息，肺炎，気管支炎
5. 心血管性
　心外膜炎，心筋炎，心筋症，大動脈狭窄，大動脈縮窄，原発性肺高血圧症，Eisenmenger症候群，急性心筋梗塞，狭心症，解離性大動脈瘤，僧帽弁逸脱症候群，発作性頻拍，高安病，リウマチ熱
6. 消化器性
　食道炎，胃食道逆流，食道裂孔ヘルニア，アカラシア，胃潰瘍，胆石，膵炎
7. その他
　起立性調節障害，帯状疱疹，乳腺肥大，乳腺炎

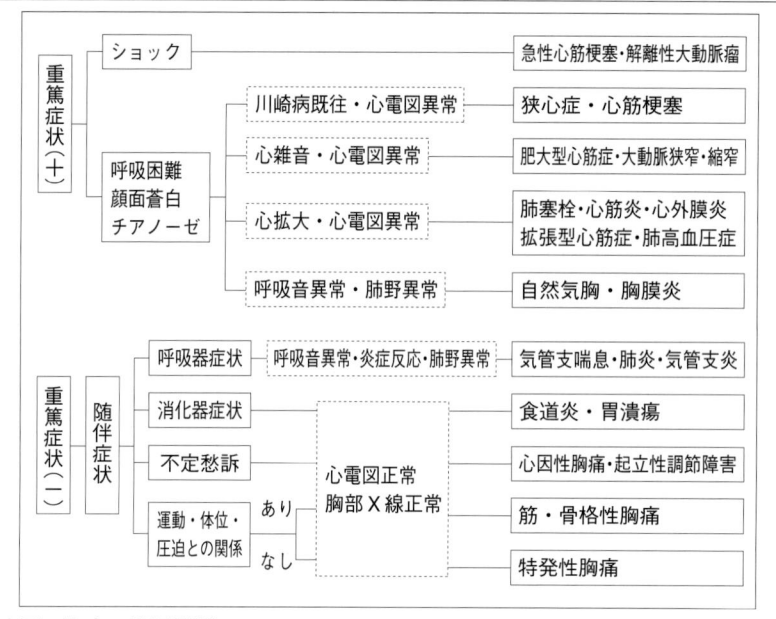

```
                                            ┌─ 急性心筋梗塞・解離性大動脈瘤
                    ┌─ ショック ─────────────┤
                    │                         
       ┌─重篤症状    │                        ┌─ 川崎病既往・心電図異常 ─── 狭心症・心筋梗塞
       │ （十）     │                        │
       │            │                        ├─ 心雑音・心電図異常 ────── 肥大型心筋症・大動脈狭窄・縮窄
       │            └─ 呼吸困難 ──────────────┤
       │               顔面蒼白               ├─ 心拡大・心電図異常 ────── 肺塞栓・心筋炎・心外膜炎
       │               チアノーゼ              │                           拡張型心筋症・肺高血圧症
       │                                      │
       │                                      └─ 呼吸音異常・肺野異常 ───── 自然気胸・胸膜炎
       │
       │            ┌─ 呼吸器症状 ── 呼吸音異常・炎症反応・肺野異常 ── 気管支喘息・肺炎・気管支炎
       │            │
       │            ├─ 消化器症状 ──────────────────────────────── 食道炎・胃潰瘍
       │   随      │                          ┌─────────────┐
       └─重篤症状 ─┤                          │             │─── 心因性胸痛・起立性調節障害
          （一） 伴├─ 不定愁訴 ──────────────│ 心電図正常  │
                症 │                          │ 胸部X線正常 │─── 筋・骨格性胸痛
                状 │            ┌─ あり ──── │             │
                   └─ 運動・体位┤             └─────────────┘─── 特発性胸痛
                      圧迫との関係└─ なし
```

図　胸痛の鑑別診断
小児の胸痛をきたす疾患を症状と基本的な検査から分類した。上段が頻度は低いが見逃してはいけない重症疾患群を，下段が頻度の高い胸痛疾患群をまとめた。胸痛疾患は問診・診察・基本検査でおおよその鑑別診断が可能である。ショックを呈する疾患は急性心筋梗塞と解離性大動脈瘤しか配していないが，心肺の器質的疾患の重症例ではすべてショックで発症する可能性がある（広範囲の肺塞栓・劇症型心筋炎・肺高血圧症のクライシスなど）。

の年齢層の心筋梗塞では胸痛が診断根拠となりにくいことも十分銘記すべきである。

c．問診

胸痛の鑑別診断では詳細な問診が特に重要である。胸痛の部位，性質，持続時間，頻度，誘因，随伴症状，関連疾患の既往さらに性格・心理的背景・生活環境の変化まで注意する。問診だけで原因臓器はかなり絞られる（図）。

1）年齢・性別・既往歴・家族歴・生活状況

（1）胸痛を言葉で訴えられるのは幼児期以降，胸痛の詳しい内容まで答えられるのは学童期後半である。胸痛は思春期に圧倒的に多い。

（2）成長（起立性調節障害），性成熟（乳房痛・乳腺炎），心因（過換気症候群），スポーツ，外傷など思春期に多い胸痛の原因について漏れなく問診する。

（3）家族歴・既往歴も重要なポイントである。Marfan症候群・川崎病以外に先天性心疾患と手術歴（肺梗塞），胸部外傷，消化器潰瘍の既往に注意する。

（4）心因性胸痛では転居・転校・離婚・死別・友人関係・進学問題などの環境変化が発症のきっかけや増悪因子になっていることが多い。また過換気症候群や起立性調節障害との合併も多く，これらの症状や既往の問診を忘れないようにする。

2）胸痛の部位・性状および持続時間

（1）胸部の内臓性の痛みは部位を限局しにくい。食道，気管，心臓，大血管などの胸部臓器からの痛みは鈍く，部位も不明瞭である。ただし解離性大動脈瘤は例外で引き裂かれるような激しい痛みが持続する。

（2）胸壁の皮膚，胸膜，筋肉，骨膜からの痛みは鋭く部位も明確である。「ここが痛い」と指で差し示すことができる場合は，内臓性の痛みではない可能性が高い。

（3）持続時間も胸痛の鑑別に有力な情報である。瞬間的な痛みを含め1～2分以内なら胸壁由来を，数分以上持続するときは臓器性を考える。30分以上続く強い狭心痛（強い圧迫感，絞扼感）は心筋梗塞を疑う。炎症性疾患（心外膜炎，胸膜炎，肋軟骨炎等）や自然気胸では持続時間は原則的に長く，数時間以上に及ぶ。

（4）頻度の高い特発性胸痛と心因性胸痛の特徴として，痛みの性質や持続時間が多様であることと，理学的所見が乏しいわりに自覚症状の訴えが強いことが挙げられる。

3）誘因・改善因子および随伴症状

（1）誘因・改善因子：痛みが呼吸に関連して変化する場合は胸膜，心膜，横隔膜からの痛みを疑う。空腹・摂

食により痛みが変化する場合は胃，嚥下運動や嘔吐と関連する場合は食道由来の痛みが疑われる．

（2）起立性調節障害の1症状として胸痛を訴えることがある．胸痛以外にも不定愁訴が多いことが特徴．起立性調節障害の症状の詳細な問診が鑑別を進めるうえで有用である．

d．診察所見

（1）診察は胸部だけでなく頸部から上腹部にかけて注意深く行う．帯状疱疹，外傷，発赤・腫脹，膿瘍・腫瘤の視診・触診は診断の重大な手がかりとなる．

（2）痛みの部位が神経支配領域に一致・限局していれば神経原性を疑う．

（3）筋肉の圧痛および痛みが体位や上肢・肩の運動と関係する場合は筋性を疑う．

（4）肋骨・肋軟骨に限局した圧痛では，肋骨骨折，肋軟骨炎，Tietze病（肋鎖関節，肋軟骨起始部に有痛性腫瘤が特徴）などが疑われる．

（5）胸部臓器の器質的疾患では聴診で異常を認める場合が多い．狭心症・心筋梗塞以外の心血管性疾患では，心音異常（ギャロップ調律・Ⅱ音亢進）や心雑音・心膜摩擦音などの所見を，呼吸器疾患では呼吸音の異常（強弱・左右差・摩擦音・ラ音）を各々認め診断意義が高い．

（6）視診・触診・聴診でまったく異常がない場合は，心因性・特発性胸痛を疑う．

e．胸部X線・心電図・一般血液検査

胸痛では胸部X線写真・心電図・一般血液検査からも多くの情報が得られ，特に胸部臓器の器質疾患の鑑別に有用である．緊急疾患を含めこれらの検査結果を十分に検討し，鑑別診断を尽くしてから特殊検査に進むべきである．

（1）胸部X線では心拡大，肺うっ血，縦郭陰影拡大，肺含気異常，肺野異常陰影，骨破壊像，骨膜反応などの異常所見の有無に注意する．

（2）心電図では，ST変化・T波異常・心房負荷所見・心室肥大所見・期外収縮などの所見の有無が重要である．

（3）血液検査では炎症反応・逸脱酵素・貧血に注意

3．胸痛をきたす疾患
a．重篤な症状を認めない胸痛（頻度の高い疾患群）
①特発性胸痛
②筋・骨格性胸痛
③心因性胸痛
④気管支喘息・肺炎・気管支炎
⑤起立性調節障害

b．重篤な症状を呈する胸痛（頻度は低いが見逃してはいけない疾患群）
①心筋炎・心外膜炎
②心筋症（肥大型/拡張型）
③自然気胸・胸膜炎
④急性心筋梗塞・虚血性心疾患
⑤解離性大動脈瘤

4．鑑別のポイント
a．特発性胸痛

胸痛の約半分（20〜60％）を占める．器質的疾患を確実に否定することが重要である．特に基礎疾患を有する場合は胸痛が軽微であっても完全な鑑別診断を目指す．虚血性心疾患・心筋症では心エコー検査・負荷心電図，負荷心筋シンチ，必要であれば心臓カテーテル検査・選択的冠動脈造影を行う．軽症の胸膜炎・心外膜炎や初期の心筋症では必ずしも重篤な合併症状を認めない場合もある．追加検査としては心エコー検査が非侵襲的で鑑別能力が高い．胸水の診断も心エコー検査のほうが胸部X線より鋭敏である．僧帽弁逸脱は成人では激しい胸痛を起こすことで有名であるが，小児では胸痛をきたす僧帽弁逸脱は少ない．

b．筋骨格性胸痛・心因性胸痛

両者とも胸痛全体の20〜30％を占め，特発性胸痛の3つで全体の約80％を占める．心因性胸痛では過換気症候群や起立性調節障害に伴う胸痛とオーバーラップがあり，鑑別診断は必ずしも容易ではない．特発性胸痛や心因性胸痛では完璧な鑑別診断より，まず器質的疾患がなく予後良好であることを十分に説明し，不安を取ることのほうが重要である．

c．急性心筋梗塞・解離性大動脈瘤

解離性大動脈瘤は時間を争う緊急外科疾患である．また心筋梗塞や劇症型心筋炎では大動脈内バルーン・パンピング（IABP）や経皮的心肺補助（PCPS）・補助人工心臓（VAD）の適応となる場合がある．心筋症の重症例では心臓移植を含む外科手術が行われる．自然気胸再発例や一部の胸膜炎（限局性囊腫形成）では外科的または胸腔鏡下の手術適応となる．このように胸痛を起こす心臓と肺の器質的疾患では外科治療を要する頻度が高い．疑われるときは時期を逸することなく胸部外科医にコンサルトし，外科治療のタイミングを逃さないようにする．

5．診断がつかないとき

器質的疾患の多くは，それを疑って検査を進めていけば診断がつかないことは少ない．しかし，心因性胸痛と虚血性心疾患の鑑別が難しい場合などを実際に経験す

る。最終的には侵襲的な検査を行ってでも器質的疾患の有無は明らかにしなければならない。

一方，胸痛の約80％を占める特発性，心因性，（筋骨格性）の各胸痛では検査を進めても，必ずしも確診に至らないことも多い．鑑別のポイントで述べたように患児の不安を取り除いて経過観察することにより最終診断に至るという鑑別診断もある．

心音・心雑音
Heart sounds and murmurs

越後 茂之
国立循環器病センター／部長

1．診断のチェックポイント
a．心臓の聴診

心臓の聴診は心疾患診断の基本であり，病状を迅速に把握する有用な手段である．心臓の聴診では心雑音に重点が置かれる傾向にあるが，心音も同時に得られる重要な所見であり，両者は不可分の関係にある．また，収縮期雑音は聞きやすいため注意を惹き付けられがちであるので，これに気を取られて異常心音や拡張期雑音を聞き逃さないように注意深く聴診する（囲み記事①参照）．

聴診部位は心尖部から開始して，第4肋間胸骨左縁，第3肋間胸骨左縁，第2肋間胸骨左縁，第2肋間胸骨右縁，第4肋間胸骨右縁の順に移動し，背部で終わることが多いが，大切なことは常に自ら決めた一定の順序で聴診の部位を移し，聞き漏らしを避けることである．

使用する聴診器の集音部（chest piece）の選択では，低中調の心音・心雑音はベル型，高調な音は膜型で聴取するが，どちらか一方を使用する場合はベル型が適当である．

---

①聴診のトレーニング

聴診は左右の耳の間（つまり頭）で行うものであると，古くから言われている．聴診の上達は耳ではなく頭のトレーニングであることは当然であるが，書籍などから視覚的に把握できないので，技術習得は簡単なようで相当の努力を要する．まずは収縮期雑音のみではなく，心音や拡張期雑音に対しても神経を集中して聴診する．さらに，聴診して得た所見に対して常に指導医による確認を受けるほか，心エコー検査によって病態と聴診所見とが矛盾しないかなどを検討するのが，上達の早道である．

---

b．心音（図1）

心疾患のない小児で聴取される心音はⅠ音，Ⅱ音であり，Ⅲ音もしばしば認められるが，Ⅳ音，駆出音，クリックは，常に心臓の機能的あるいは解剖学的異常を示す所見である．以下に各心音の時相，発生要因，聴診部位などの特徴を述べる．

1）Ⅰ音（S1）
僧帽弁と三尖弁の閉鎖時に発生する．僧帽弁の閉鎖によって発生するⅠ音は心尖部で，三尖弁の閉鎖によるⅠ音は聴取胸骨左縁下部でそれぞれ最もよく聴取する．調子はⅡ音よりやや低調である．

2）Ⅱ音（S2）
大動脈弁と肺動脈弁の閉鎖によって発生する．大動脈弁と肺動脈弁の成分をそれぞれA2，P2と言う．2成分は，乳児期以降に分裂して聴取するが，第2肋間胸骨左縁で最も聞き取りやすい．正常のⅡ音の分裂幅は吸気時に拡大するが，胸腔内が陰圧になり静脈還流が増大し，右室の流入血量が増して駆出に時間がかかりP2が遅れるためである（図1）．通常，乳児や小児の分裂幅は0.02～0.03秒であるが，心房中隔欠損，肺動脈弁狭窄，右脚ブロック，総肺静脈還流異常などでは分裂幅が増加する．心房中隔欠損では0.03～0.05秒，重症の肺動脈狭窄では0.05～0.10秒程度まで広がる．

分裂幅の減少は肺高血圧，重症大動脈狭窄などで生じるが，さらに重症の肺高血圧や大動脈弁狭窄のほか，肺動脈弁閉鎖や大動脈弁閉鎖では分裂を認めない．奇異性分裂は，A2がP2の後にくるため吸気時に分裂幅が狭くなる状態であるが，重症大動脈弁狭窄や左脚ブロックで聴取する．固定性分裂は，心房中隔欠損の特徴である．このほか，肺高血圧があるとP2の亢進を認める．

3）Ⅲ音（S3）
拡張早期の急速流入期に，Ⅱ音のすぐ後に認める最低調の心音である（図1）．心尖部で最もよく聴取し，通常呼気時に聞きやすい．

4）Ⅳ音（S4）
心不全や心室の拡張能低下など，心臓機能の異常を示す．心房収縮の時期と関係し，Ⅰ音の直前で聴取する（図1）．左房に関係する場合は心尖部，右房に関係する場合は胸骨左縁下部で聴取する．

5）駆出音，クリック
駆出音（ejection sound）はⅠ音の直後に認める（図1）．大動脈駆出音は，大動脈弁狭窄で心尖部または胸骨右縁上部で聴取する．肺動脈駆出音は，肺動脈弁狭窄において胸骨左縁上部で聴取する．

mid-systolic clickは僧帽弁逸脱で認め，収縮中期に心尖部で聴取する（図1）．

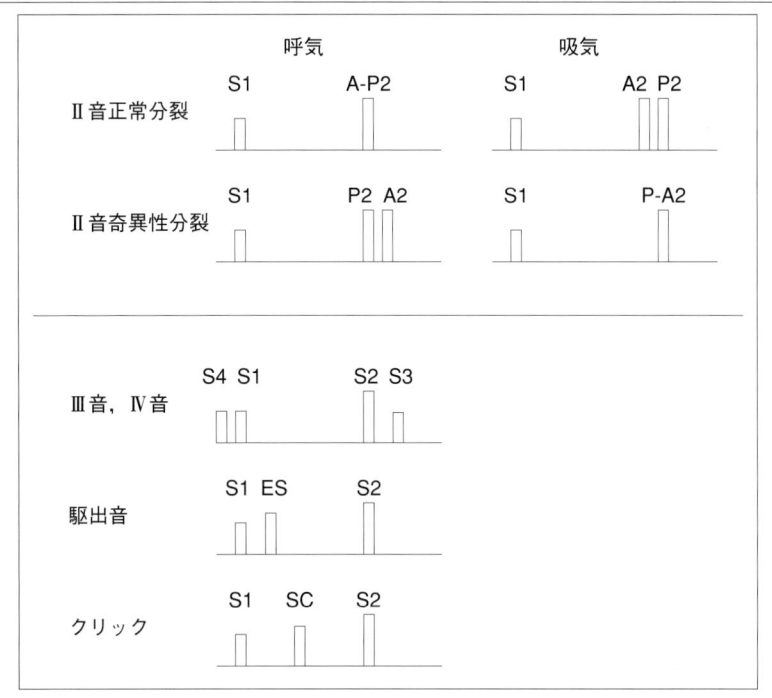

図1 心音
S1；Ⅰ音, S2；Ⅱ音, S3；Ⅲ音, S4；Ⅳ音, A2；大動脈Ⅱ音, P2；肺動脈Ⅱ音, ES：駆出音, SC；収縮中期クリック

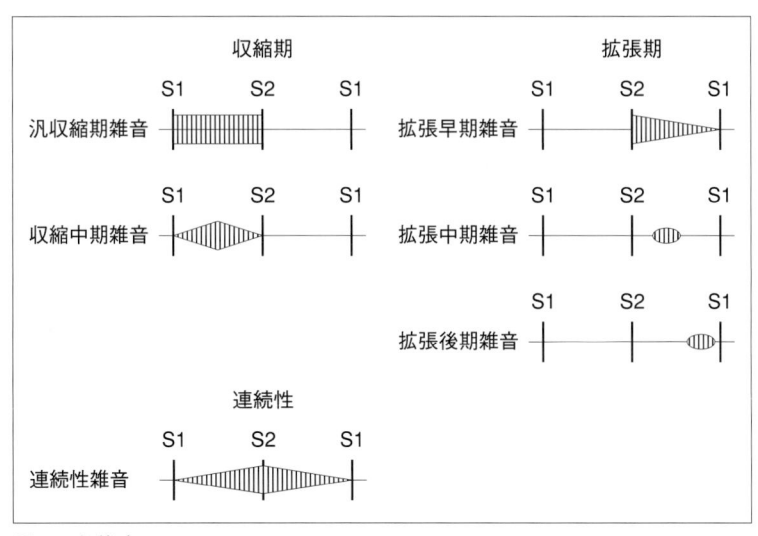

図2 心雑音
S1；Ⅰ音, S2；Ⅱ音

6) 心音の減弱

心筋症などで心室収縮能が低下した状態では，心音は全体に弱くなり遠く聞こえる。

c. 心雑音(図2)

心雑音は時相によって，収縮期雑音，拡張期雑音，連続性雑音に大別される。前述したように収縮期雑音は聴取しやすいが，拡張期雑音は収縮期雑音と比較して聞き取りがたい場合がある。また，収縮期雑音は無害性雑音を含むが，拡張期雑音は心疾患の存在を示すので，神経を集中して有無を確認することが大切である。心雑音聴診のポイントを以下に示す。

心雑音については，以下の時相，強さ，部位，性質，

調子,持続の6項目を確実に聴取する。必要に応じて放散についても確認する。

1) 時相(timing)

(1) 収縮期雑音:心室の収縮期に発生するが,心音との関係でいえばⅠ音とⅡ音との間に聴取する。汎収縮期雑音と収縮中期雑音(駆出性雑音)とがある。

①汎収縮期雑音:Ⅰ音とともに始まりⅡ音まで持続する(図2)。高圧の心室から低圧の心室・心房へ血液が流出するとき発生する。疾患では,心室中隔欠損や僧帽弁閉鎖不全,三尖弁閉鎖不全で聴取する。

②収縮中期雑音:駆出性雑音とも呼ばれ,Ⅰ音の後から始まりⅡ音の前で終わる(図2)。雑音はしだいに強くなってピークに達し,しだいに弱くなる性質がある(漸増性および漸減性:crescendo-decrescendo quality)。血流が阻害される場合に発生するため,半月弁の狭窄すなわち大動脈弁狭窄ならびに肺動脈弁狭窄のほか,弁上・弁下の大動脈狭窄ならびに肺動脈狭窄や,大動脈閉鎖不全などによる相対的大動脈弁狭窄,肺動脈弁閉鎖不全や心房中隔欠損などによる相対的肺動脈弁狭窄でも認める。

(2) 拡張期雑音:心室の拡張期に発生し,Ⅱ音とⅠ音との間で聴取する。雑音が始まる時相によって,拡張早期雑音,拡張中期雑音,拡張後期雑音に分かれる。

①拡張早期雑音:Ⅱ音の直後から始まる拡張期雑音である(図2)。半月弁の閉鎖不全によって発生し,高圧の大動脈から逆流する大動脈弁閉鎖不全や肺高血圧を伴う肺動脈弁閉鎖不全では高調で,通常の肺動脈弁閉鎖不全では中調である。

②拡張中期雑音:心室の急速流入期に,房室弁を通過する血流によって生じる(図2)。僧帽弁や三尖弁の狭窄のほか,心室中隔欠損あるいは僧帽弁閉鎖不全などによる相対的僧帽弁狭窄や,心房中隔欠損あるいは部分肺静脈還流異常などによる相対的三尖弁狭窄でも聴取する。

③拡張後期雑音:心房収縮によって,房室弁を通過して心房の血液を心室へ送り込むときに発生する(図2)。僧帽弁狭窄や三尖弁狭窄の小児で聴取する場合がある。

(3) 連続性雑音:Ⅰ音の直後から始まり,Ⅱ音付近で最も強くなり,拡張期にしだいに弱くなる(図2)。連続性雑音を聴取する最も代表的な心疾患は動脈管開存で,性質は機械性と表現される。このほか,冠動脈瘻,肺静脈瘻,大動脈肺動脈中隔窓,大動脈肺動脈側副血行,大動脈肺動脈短絡術後でも認める。

2) 強さ(intensity)

心雑音の強さは,最強点でのLevineⅠ~Ⅵ度の6段階で表現する。以下に各段階の強さを示す。
Ⅰ度:非常に弱い,聞き取るのに数拍を要する。
Ⅱ度:弱いが,簡単に聴取できる。
Ⅲ度:中等度の強さである。
Ⅳ度:猫喘(thrill)を伴う強さである。
Ⅴ度:聴診器を胸壁から少し離しても聞こえる。
Ⅵ度:聴診器なしで聞こえる。

Ⅲ度の"中等度の強さ"ついての明瞭な定義はないが,聴診する各医師がⅡ度とⅣ度の中間と感じる強さである。

3) 部位(location)

心尖部(apex),第4肋間胸骨左縁(4LIS),第3肋間胸骨左縁(3LIS),第2肋間胸骨左縁(2LIS),第2肋間胸骨右縁(2RIS),第4肋間胸骨右縁(4RIS),背部(back)の7か所は,必ず聴診する。右胸心の場合は第3肋間胸骨右縁(3RIS)も聴診する。

4) 性質(nature)

雑音の性質は,粗い(harsh),吹鳴性(blowing),輪転様(rumble),機械性(machinery),楽音様(musical),などと表現する。

心室中隔欠損や僧帽弁閉鎖不全で聴取する汎収縮期雑音は"粗い"性質である。大動脈弁と肺動脈弁の狭窄および閉鎖不全で認める収縮中期雑音や拡張期早期雑音は,"吹鳴性"である。僧帽弁狭窄や,心室中隔欠損ならびに僧帽弁閉鎖不全などによる相対的僧帽弁狭窄で聴取する拡張中期雑音は,"輪転様"である。心房中隔欠損による収縮中期雑音も"輪転性"表現されることが多いが,性質は"吹鳴性"に近い。動脈管開存の連続性雑音は,"機械性"である。無害性雑音は,"楽音様(musical)"といわれる"やわらかい"音色である。

5) 調子(音の高低:pitch)

高調,中調,低調に分ける。大動脈閉鎖不全の拡張早期雑音は,高圧の大動脈から心室への逆流によって発生するため高調になる。同様に肺高血圧を伴う肺動脈からの逆流による拡張早期雑音も高調である(Graham-Steell murmur)。心室中隔欠損などの汎収縮期雑音や駆出性の収縮中期雑音,肺動脈弁閉鎖不全の拡張早期雑音など多くの心雑音は中調である。低調の心雑音は,僧帽弁狭窄や相対的僧帽弁狭窄による拡張中期雑音で認める。

6) 持続(duration)

汎収縮期雑音では当然長くなる。大動脈閉鎖不全や肺動脈閉鎖不全では,逆流の程度によって,持続時間に長短の差がでる。

7) 心雑音の放散部位

末梢肺動脈狭窄では,広く胸部や背部に放散する。

d. その他の聴診所見

1) 心膜摩擦音

心嚢液が貯留すると,心臓の拍動に同期して摩擦音を

聴取する。心雑音とは異なる，擦れるような音色である。

2）静脈こま音（venous hum）
上胸部で連続性の静脈雑音を聴取することがある。頭の位置を変えたり，頸静脈を圧迫すると消失する。また，呼吸で変動し，立位で最もよく聞こえる。

3）無害性心雑音
心疾患が存在しないにもかかわらず聴取する心雑音をいう。持続の短い収縮中期雑音であり，性質は楽音様（musical）表現される"やわらかい"音である。心雑音の部位などから肺動脈弁狭窄，心房中隔欠損，僧帽弁閉鎖不全などの心疾患と聴診上鑑別が困難な場合がある。確信がなければ，心エコー検査で確認する。

2．先天性心疾患の聴診
心室中隔欠損などの非チアノーゼ型短絡疾患や弁狭窄・閉鎖不全では，聴診のみでも診断が可能な場合が少なくない。以下は比較的症例が多い疾患のほか，心音や心雑音が特徴的な所見を示す疾患の聴診所見である（心雑音の部位は最強点を示す）。

a．心室中隔欠損
短絡量，欠損孔の部位，肺血管抵抗によって聴診所見は異なる。

1）小短絡
心音に特徴的所見はない。血流の欠損孔通過によって発生する中調でⅡ-Ⅴ度の粗い汎収縮期雑音を，膜様部中隔欠損では 4LIS か 3LIS に，流出路部中隔欠損では 2LIS か 3LIS に聴取する。

2）中等度以上の短絡
短絡量がおおよそ 50％ 以上の症例では，中調でⅣ-Ⅴ度の粗い汎収縮期収縮期雑音を，膜様部中隔欠損欠損では 4LIS か 3LIS に，流出路部中隔欠損では 2LIS か 3LIS に聴取する。さらに，短絡した血流による相対的僧帽弁狭窄によって生じる低調なⅠ-Ⅱ度の輪転様拡張中期雑音を apex に認める。

3）肺血管抵抗増加
Ⅱ音は亢進し，分裂幅が狭くなるか単一になる。左右の心室の圧較差が減少するため中調でⅠ-Ⅲ度の吹鳴性収縮中期雑音を，膜様部中隔欠損では 4LIS か 3LIS に，流出路部中隔欠損では 2LIS か 3LIS に聴取する。拡張中期雑音は聴取せず，高血圧の肺動脈からの逆流による高調なⅠ-Ⅳ度の吹鳴性拡張早期雑音（Graham-Steell murmur）を 2LIS から 4LIS に認める場合がある。

4）筋性部中隔欠損
心室中隔の心筋の収縮によって欠損孔が収縮期の途中で閉鎖するため，収縮中期で終わる短い吹鳴性収縮期雑

音を聴取することがある（囲み記事②参照）。

> **②心室中隔欠損経過観察中の注意点**
>
> 心室中隔欠損は，経過観察中，特に幼児期に自然に欠損孔の縮小や閉鎖が起こることがまれではない。しかし，強い汎収縮期雑音が減弱したり収縮中期雑音に変わっても，必ずしも心室中隔欠損孔が縮小したことによるとは限らない。肺の血管抵抗が増加して短絡量が減少したときも，同様の所見を呈する。心雑音の時相，性質，強さが変動した場合は，同時に心音の変化の有無をチェックし，さらに心エコー検査を行って病態を確認することを忘れてはならない。
>
> また，大動脈弁尖の逸脱によって大動脈弁閉鎖不全を発症することが少なくないので，特に流出路部中隔欠損では大動脈弁閉鎖不全による高調な拡張早期雑音の有無に注意する。

b．心房中隔欠損
心音の特徴は，幅の広いⅡ音の固定性分裂である。心房段階での短絡による血量の増加によって相対的肺動脈狭窄が発生し，2LIS に吹鳴性の中調でⅠ-Ⅲ度の収縮中期雑音を聴取する。短絡量が中等度以上の症例では，相対的三尖弁狭窄による吹鳴性または輪転様の中調でⅠ-Ⅱ度の拡張中期雑音を apex に認める。

c．動脈管開存
Ⅱ音は亢進している。聴診上の特徴は，2LIS にⅢ-Ⅴ度の機械性のやや高調の連続性雑音を聴取することである。圧の高い大動脈から圧の低い肺動脈へ動脈管を通過して流れる血流によって発生する。短絡量が多い場合は，相対的僧帽弁狭窄によって生じる低調なⅠ-Ⅱ度の輪転様拡張中期雑音を apex に聴取する。

d．大動脈弁狭窄
Ⅰ音の後に駆出音を 4LIS から apex で聴取する。Ⅱ音の分裂幅は狭く，単一に聞こえる場合がある。中調でⅡ-Ⅳ度の吹鳴性収縮中期（駆出性）雑音を，2RIS または 3LIS に認める。

e．大動脈弁閉鎖不全
高調でⅠ-Ⅳ度の吹鳴性拡張早期雑音を 2RIS または 3LIS に認める。聴診の要点は，高調な音に合わせて神経を集中することである。

f．肺動脈弁狭窄
Ⅰ音の後に駆出音を 2LIS から 3LIS に認める。Ⅱ音の分裂幅は広く非固定性である。Ⅱ-Ⅴ度で中調の吹鳴性収縮中期（駆出性）雑音を，2LIS に聴取する。

g．肺動脈弁閉鎖不全
中調でⅠ-Ⅳ度の吹鳴性拡張早期雑音を 2LIS から 4

LISに認める．肺高血圧を伴う場合は，高調の吹鳴性拡張早期雑音（Graham-Steell murmur）を同部位に聴取する

h．僧帽弁閉鎖不全
Ⅱ音は非固定性で分裂幅が広いことがある．高調なⅠ-Ⅳ度の粗い汎収縮期雑音をapexに聴取する．逆流量が多いと，相対的僧帽弁狭窄による低調なⅠ-Ⅱ度の輪転様拡張中期雑音をapexに認める．

i．僧帽弁狭窄
先天性僧帽弁狭窄では弁の可動性が低下しているので，Ⅱ音の後に僧帽弁解放音を聞くことはまれである．低調なⅠ-Ⅱ度の輪転様拡張中期雑音をapexに認める．

j．Ebstein奇形
この疾患に特徴的な亢進したⅢ音を聴取する．強いⅣ音を認める場合があり，Ⅰ音とⅡ音を合わせて4部調律（quadruple rhythm）になる．三尖弁閉鎖不全によるⅡ-Ⅳ度の汎収縮期雑音を4LISに認め，三尖弁狭窄または相対的狭窄による低調の拡張中期雑音を4LISに聴取する．

頻脈・不整脈
Tachycardia・Arrhythmia

中村　好秀
日本赤十字和歌山医療センター／部長

小児の不整脈は心電図検診などで偶然発見されることが多いが，発作性頻拍および失神などを認めながら非発作時心電図では異常を確認できない場合もある．しかし頻拍持続のために，嘔吐などの心不全症状を認めながら診断が遅れて，ショックになる場合もある．不整脈を疑ったら，すぐに心電図検査を行うことが必要である．

1．緊急処置
a．意識障害を認める場合
心電図モニター後，直ちに治療を開始する．治療は心室細動であれば直流除細動である．2J/kgから開始する．心室細動を除いてR波同期は必要である．徐脈の場合は，心臓マッサージ後に体外式または心腔内ペーシングを行う．

b．意識障害を認めない場合
心電図モニターで心室細動がなければ，可能な限り12誘導心電図を施行する．あわてて誘導を間違うことのないように気をつける．心電図はモニターし，薬剤静脈投与時は記録を取っておく．

2．診断のチェックポイント
不整脈および頻拍発作が持続または頻発している場合と，心電図で不整脈が確認できない場合とでは，診断的アプローチが異なる．診察段階で特に重要なポイントは，心不全症状および基礎心疾患の診断である．

a．頻拍が持続している場合
1）バイタルサインのチェック
（1）視診：不整脈のために心不全を起こし，ぐったりしていることが多い．顔面蒼白，多呼吸，腹部膨満などを認める．

（2）問診：心不全症状，症状出現時期，基礎心疾患などを考慮しながら問診する．嘔吐，食欲不振および元気がなくなったとの訴えは心不全の所見である．既往歴では先天性心疾患の有無，手術時期，術後の不整脈既往などであり，家族歴では失神および突然死の有無，QT延長症候群および心筋症などを確認する．

（3）打診・触診：心不全の有無を確認する．心拡大および肝腫大の程度を記録する．頻拍症例では腹部腫瘍疑いで紹介されることもある．末梢冷感，湿潤な皮膚は高度循環不全症状である．

（4）聴診所見：最も重要である．1音の強さが変動する場合は，房室ブロックまたは房室解離の場合がある．心音が規則的であっても徐脈および頻拍の場合には必ず12誘導心電図を検査する．

心電図のほかに急性期に必要な検査は，心筋炎などを考慮して末梢血分析，CRP，CK，CK-MB，AST，ALT，BNPなどの血清検査，胸部X線，断層心エコー図検査が必要である．

b．不整脈が治まっている場合
不整脈が治まった直後の心電図は重要な意味を持つ．QT延長，Brugada症候群を疑わせる右側胸部誘導でのST上昇，心室頻拍持続後に現れるcardiac memoryと言われるST・T波異常は，一過性に出現することもあり，心室頻拍・心室細動を疑わせる所見である．

さらに不整脈時の状況を詳細に問診する．頻拍発作が疑われる場合には，頻拍の開始状況を確認する．動悸の開始と終了が突然で，動悸の持続が数分以上と比較的長い場合には発作性頻拍の可能性が高い．ジャンプなどの急激な動作が誘因であることも多いが，安静時に突然起こる場合もある．頻拍発作が疑われる場合には必ず24時間心電図および運動負荷心電図を行う．WPW症候群などで頻拍に敏感になっている場合には，生理的な洞性頻拍を動悸として感じる場合も多く，自覚症状と不整脈の関係を明確にすることもできる．異所性心房頻拍などの慢性持続型頻拍では，自覚症状を認めることが少なく，高度な心機能障害に至る場合がある．頻拍持続時間

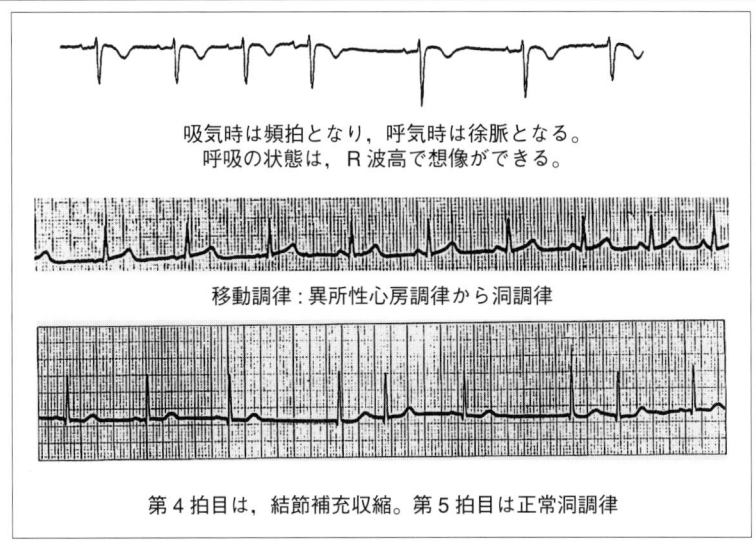

図1 呼吸性不整脈と補充調律
(上) 吸気時は頻拍となり，呼気時は徐脈となる。呼吸の状態は，R波高で想像ができる。
(中) 移動調律：異所性心房調律から洞調律
(下) 第4拍目は，結節補充収縮。第5拍目は正常洞調律

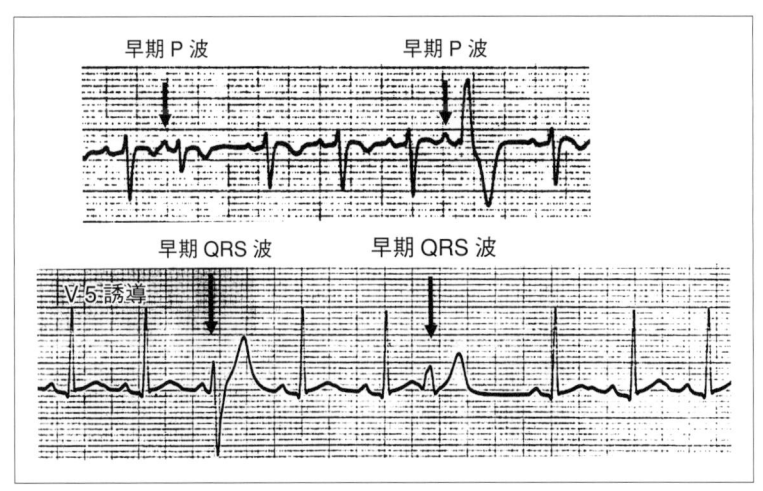

図2 心房期外収縮(上段)と心室期外収縮(下段)
(上) 早期P波　早期P波
(下) 早期QRS波　早期QRS波　V5誘導

や頻拍時の心拍数を確認するために24時間心電図検査を施行する。

運動後に発生する頻拍性不整脈は自覚症状を認めないこともあるが，失神や気分不良が生じる場合には危険性の高い不整脈(カテコラミン誘発性多形性心室頻拍など)を考慮に入れて，トレッドミルなどの連続監視運動負荷心電図を行う。

3．不整脈をきたす疾患
a．生理的不整脈(図1)

不整脈を主訴として受診する症例において生理的不整脈もまれではない。最も多いのは呼吸性不整脈であり，心電図モニターを行い，呼吸の変化を確認することで容易に診断が可能である。運動選手などでは，徐脈時にP波が形態変化または消失し，異所性心房調律，結節調律および移動調律と診断されることがある。運動などで速やかに正常洞調律に復帰するようであれば，迷走神経興奮による所見で病的不整脈ではない。

b．期外収縮(図2)

学校検診で発見される不整脈において，期外収縮の頻度は高い。期外収縮は洞調律周期よりも早期に出現する興奮であり，上室性(心房および結節)と心室性に分類される。

上室性では，QRS波形が洞調律時と同一の場合が多いが，心室内変行伝導のためにQRS幅が延長を認めたり，房室ブロックのために早期P波のみの場合もある。

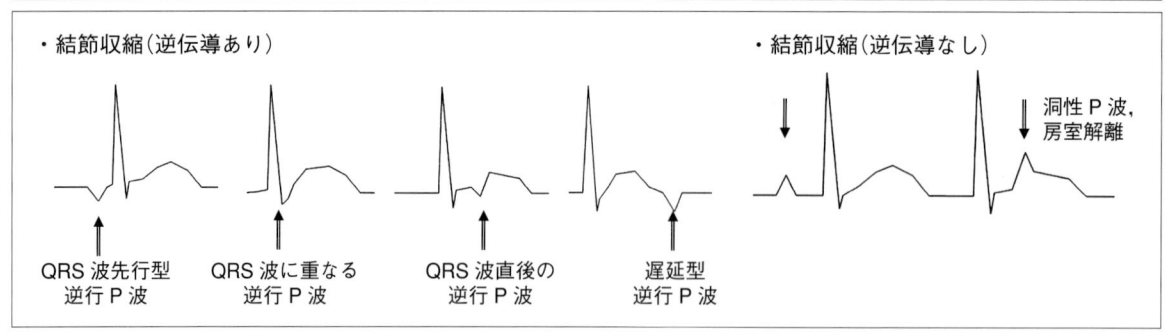

・結節収縮（逆伝導あり）　　　　　　　　　　　　　　　・結節収縮（逆伝導なし）

QRS波先行型　　QRS波に重なる　　QRS波直後の　　遅延型　　　　　　　　　　洞性P波，
逆行P波　　　　逆行P波　　　　　逆行P波　　　逆行P波　　　　　　　　　房室解離

図3　房室結節収縮とP波の関係

洞不全症候群

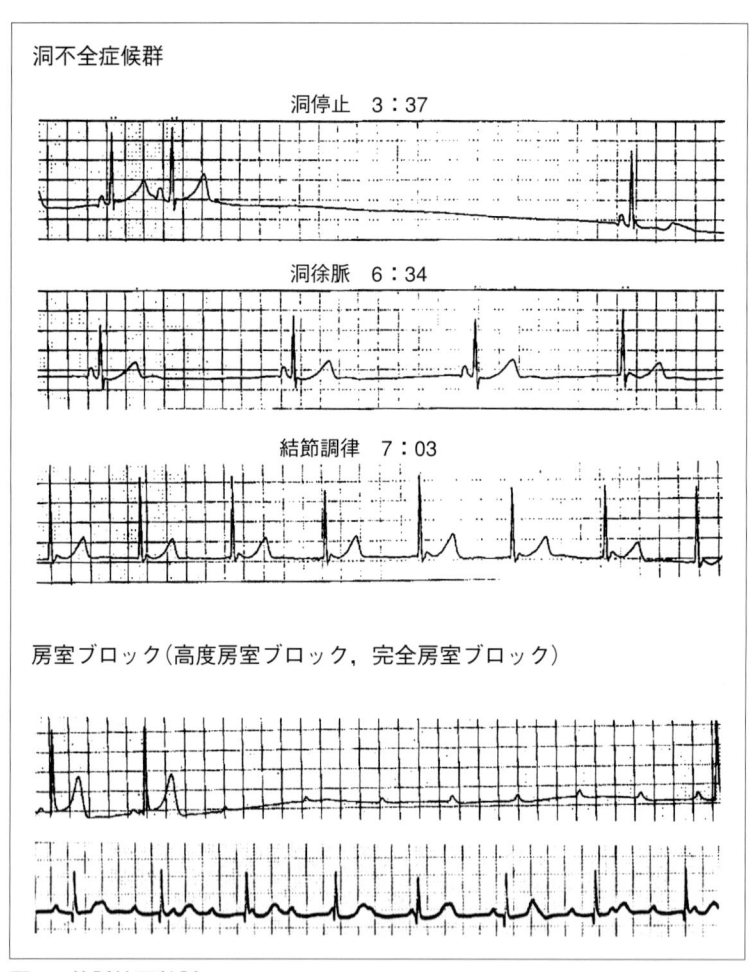

洞停止　3：37

洞徐脈　6：34

結節調律　7：03

房室ブロック（高度房室ブロック，完全房室ブロック）

図4　徐脈性不整脈

心室期外収縮では，QRS波形は洞調律とは異なり，先行P波を伴わないことが多いが，正常P波が先行する心室期外収縮もあり，その鑑別診断は重要である。結節期外収縮は正常QRS波形の早期出現で診断される。P波との関係はさまざまである（図3）。

c．頻拍

頻度は少ないが，洞性頻拍を除けば治療が必要である。頻拍発生部位から上室頻拍と心室頻拍に分類される。頻拍発生様式から発作性頻拍と非発作性頻拍に分かれ，頻拍発生の機序としては自動能亢進とリエントリに分類される。発作性頻拍はリエントリが原因であるため

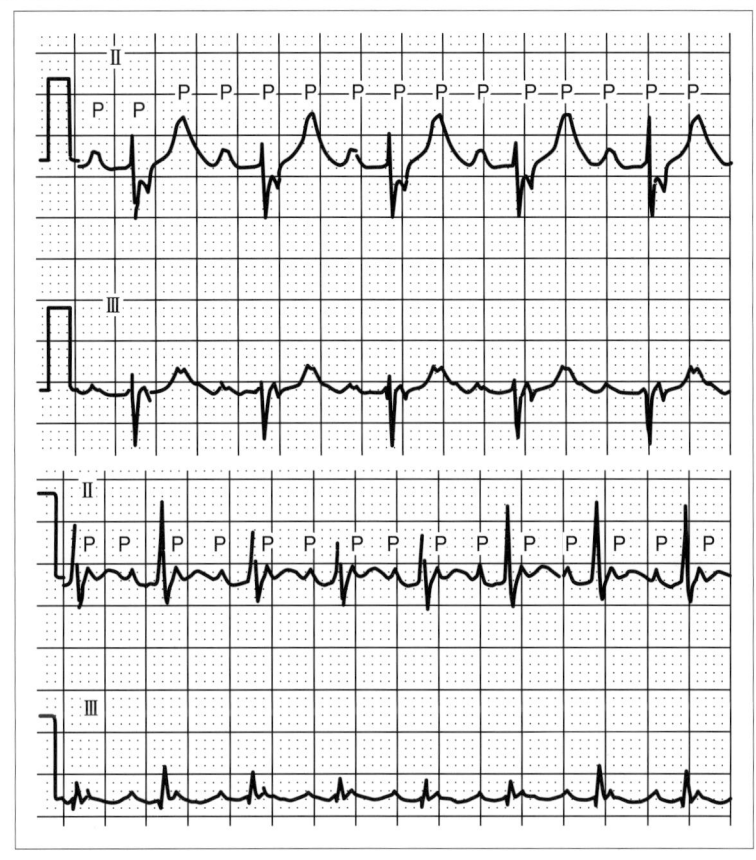

図5 房室伝導比が一定の心房粗動

に，頻拍時心拍数の変動が少なく持続しやすい．自動能亢進が原因の頻拍は，頻拍時心拍数が変動し，慢性的に持続することがある．慢性持続性頻拍はリエントリ頻拍の場合も含めて，頻拍誘発性心機能障害を示すことがあり，拡張型心筋症との鑑別が必要となる．

d．徐脈性不整脈

徐脈性不整脈は洞不全症候群と房室ブロックである．心房興奮が欠如または停滞する場合は洞不全症候群（図4）である．心房興奮は正常の徐脈性QRS波は房室ブロックと診断できる．重症度診断は後に記載するが，徐脈性不整脈はしばしば上室頻拍（徐脈頻脈症候群）およびQT延長を伴った頻拍性心室性不整脈を伴うことがまれではなく，これらは予後に大きく関与する．

e．その他の心電図波形異常

不整脈診断で最も重要な点は，不整脈基質の存在であり，洞調律時の心電図を詳細に検討することが必要である．WPW症候群，QT延長症候群，Brugada症候群などの心電図所見と基礎心疾患から不整脈の危険性を評価することが求められる．

4．鑑別のポイント

a．頻拍発作の鑑別診断

心房頻拍，上室頻拍（房室回帰頻拍，房室結節回帰頻拍），心室頻拍の診断が重要である．まずRR間隔が不整であるかどうかが鑑別点になる．

1）RRが不整である場合

房室ブロックの存在を意味するため，心房頻拍（心房細動，心房粗動，異所性心房頻拍）と診断できる．心房興奮頻度が高いほど房室ブロックになりやすく，心房細動，心房粗動，異所性心房頻拍の順で房室ブロックの頻度が減少する．心房粗動では房室伝導比が一定であると診断を見逃すことがあるため，注意が必要である（図5）．またWPW症候群では房室伝導比は良好となり，広いQRS波を伴った高度頻拍となる．

異所性心房頻拍は頻拍時のP波形異常で診断されることが多いが，房室ブロックを伴った頻拍を確認できれば心房頻拍と診断できる．また房室ブロックと診断されているなかに心房頻拍が見逃されていることもある．

まれに房室結節回帰頻拍でも房室ブロックを起こすことがあるが，頻拍の開始および終了時などに限定され，

2：1房室ブロック以外は極めて少ない．P波がQRS波形の前にある頻拍では，心房頻拍と診断されることが多いが，房室ブロックが全く認められない場合は，遅伝導性房室副伝導路による房室回帰頻拍を考慮する必要がある．

2）RRが一定のnarrow QRS頻拍（図6）

多くの上室頻拍では心室興奮は房室結節から始まるために正常洞調律時と同様の波形となる．この頻拍の機序はP波のタイミングから診断を推定する．

①最も頻度の高いWPW症候群による房室回帰頻拍の逆行性P波は，QRS波直後のST部分に出現することが多い．P波の確認は，V_1誘導または四肢誘導が有用である．まれに房室副伝導路の伝導時間が長く，P波が次のQRS波の前に存在し，Long RP'頻拍（RP間隔よりもPR間隔が短い頻拍）となる場合がある．このような場合には，心房頻拍および房室結節回帰頻拍（稀有型）などと鑑別する必要がある．このLong RP'頻拍は，期外収縮がなくても頻拍に移行する場合が多く，慢性持続性頻拍になることが多い．

②次に頻度が高い通常型房室結節回帰頻拍のP波は，QRS波の中に埋没するためにP波を同定できないことが多い．ときにQRS波の終末部付近に「偽性r'波」（V_1誘導）が認められる．

③頻拍機序を明確にするために，診断と治療を兼ねて房室ブロックを起こすアデノシン製剤（ATP 0.3 mg/kg）を一気に投与する．房室結節が頻拍回路の上記の頻拍では頻拍は停止する．心房頻拍ではATP投与後，一過性に頻拍が消失する場合もあるが，ほとんどは房室ブロックを伴う頻拍（P波）が持続することで診断される．ATP投与後にQRS波が変動しない場合には，接合部頻拍および心室頻拍の可能性が残る．これらの頻拍では房室解離，室房ブロックおよび頻拍中の心室捕捉を確認することで診断できるが，まれに心房への逆行性P波を認めて，上室性頻拍と鑑別が困難な場合もあり，ATP投与後にはじめて診断可能となる．

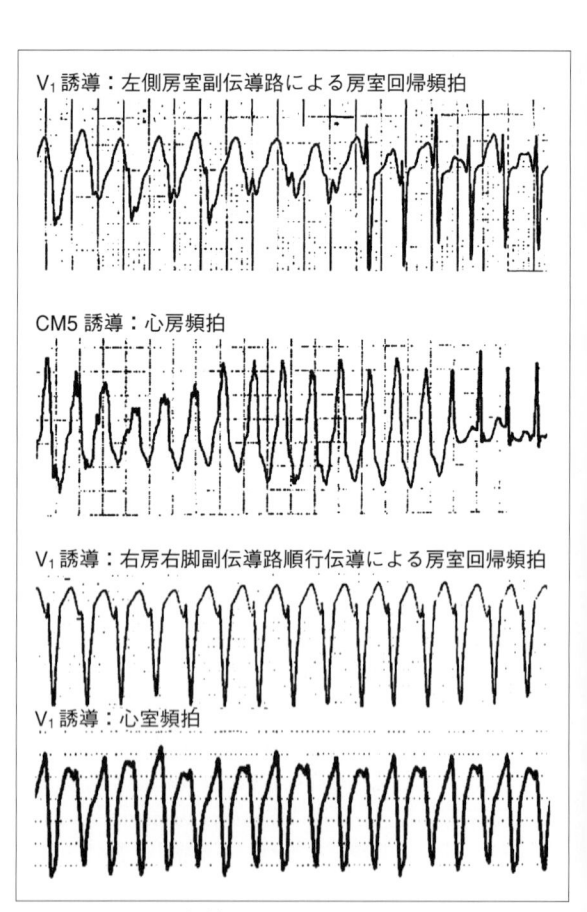

図6 頻拍時P波

図7 wide QRS頻拍

3）RR が一定の wide QRS 頻拍（図7）

wide QRS 波形では心室頻拍を考慮して早急に治療を開始する必要があるが，心室内変行伝導（脚ブロック）および副伝導路の順行伝導の可能性も考慮しておくことが必要である．心室内変行伝導は特徴的脚ブロック波形および変行伝導発生機序を理解しておくと診断しやすい．右脚ブロックにおいて，V_1 誘導 QRS 波は rsR′型の3相性で，V_6 誘導では広くて浅い陰性 S 波を認め，qRs 型になる．左脚ブロックでは，V_1 誘導 R 波は減高し，深いノッチのない S 波を認める．変行伝導は RR 間隔の変動率が大きいとき（頻拍開始時，RR 延長直後）に発生しやすく，頻拍中に正常 QRS 波形に移行することも多い．脚ブロック時に頻拍周期が延長すれば，脚ブロック側の房室副伝導路が関与する房室回帰頻拍と診断できる．副伝導路を順行伝導する頻拍はまれではあるが，房室副伝導路および心房脚副伝導路による房室回帰頻拍などを考える．さらに副伝導路に合併した心房頻拍も考慮する必要がある．

b．徐脈性不整脈の重症度診断

徐脈性不整脈では，原因が基質的なものか自律神経による二次的なものかを鑑別することが重要である．運動負荷により速やかに正常洞調律となり，心拍数増加が良好であれば基質的疾患は否定的であるが，徐脈頻脈症候群，症状を伴う徐脈，長期の房室接合部調律では基質的な洞不全症候群の可能性が高い．

房室ブロックも自律神経による一過性所見である場合があるが，PR 間隔が延長せずに突然 QRS 波が脱落する MobitzⅡ型，3：1 以上の房室伝導障害を有する高度房室ブロックおよび完全房室ブロックは危険性が高い．また運動誘発性ブロック，QRS 幅が広い補充調律も Adams-Stokes 発作の危険性が高い．

c．重要な心電図波形異常の診断
1）WPW 症候群，早期興奮症候群（図8）

PR 時間が 0.12 秒以内に短縮し，明らかなデルタ波が存在すれば房室副伝導路を有する WPW 症候群と診断できるが，デルタ波が存在しても頻拍の危険性がない心室内副伝導路の可能性がある．デルタ波が小さな場合には ATP 製剤を投与して鑑別を行う．ATP 製剤を投与後にデルタ波が拡大し PR 時間に変化がなければ房室副伝導路と診断できる．デルタ波変化のない房室ブロックは心室内副伝導路である．

2）QT 延長症候群

QT 延長が認められ，家族歴および失神発作の既往があれば QT 延長症候群を強く疑う．QT 延長症候群（LQTS）は種々のイオンチャネル異常が報告され，臨床像の違いがあることが明白になってきた．診断基準（付録：表36 参照）と LQTS の臨床像および鑑別点を示す（表）．

3）Brugada 症候群（図9）

種々の臨床検査で心室細動を起こす病態がないにもかかわらず，多形性心室頻拍および心室細動による失神を引き起こし，心電図上で右側胸部誘導に右脚ブロック様の特徴的な R′-ST 上昇（0.1 mV 以上）を認める疾患．QRS 波（r′波）と ST 部分が滑らかに移行し，かつ下降

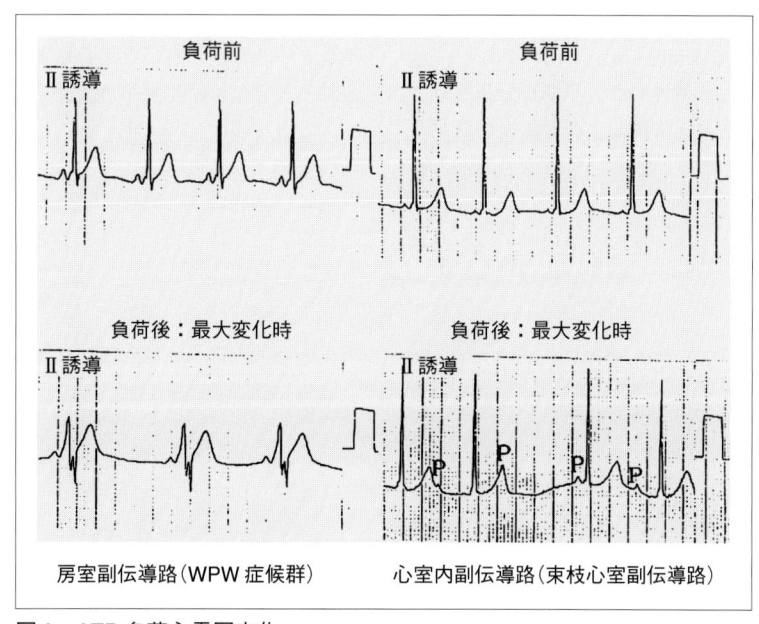

図8 ATP 負荷心電図変化

表 QT延長症候群遺伝子型の相違

分類 原因チャネル	LQT1 遅延整流Kイオン電流 （遅い成分）	LQT2 遅延整流Kイオン電流 （速い成分）	LQT3 活動電位プラト相での Naイオン電流
Tdp・失神の発生	運動・興奮・水泳	安静・驚愕・覚醒	安静・睡眠
エピネフリンおよび 運動によるQTc	延長する	一過性の延長後に短縮	短縮する
安静心電図T波 （遺伝子型と合致し ないことも多い）	幅広いT波	ノッチを伴う平低T波	ST部分の長いT波
治療	運動制限，β遮断薬，ICD	運動制限，β遮断薬，ICD	運動制限，Naチャネル遮断薬，ペースメーカー，ICD

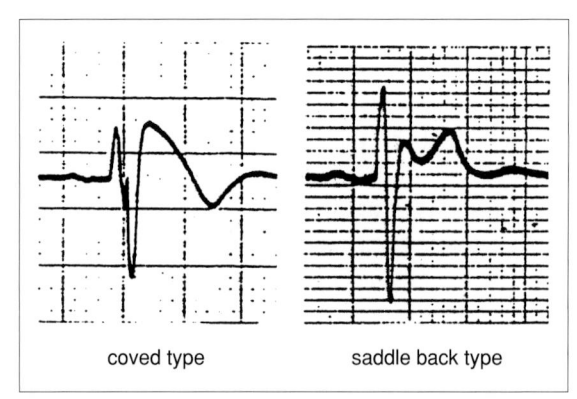

図9 Brugada心電図 （coved type／saddle back type）

する所見がcoved type，saddle back typeであり，診断的価値が高い．ただし危険性のない早期再分極所見との鑑別も困難なときがあり，失神および家族歴の所見とあわせて慎重に対応する．

5．診断がつかないとき
a．不整脈持続および頻発時
　心房興奮を食道誘導で確認後に，ATP投与を行い頻拍機序を診断する．頻拍の詳細な機序の診断には電気生理学的検査が必要な場合もある．
b．不整脈が確認できないとき
　長時間心電図またはイベントレコーダおよびトレッドミル負荷心電図を施行する．自覚症状時に心電図がとれると，動悸の原因が洞性頻拍であったり，期外収縮であったりすることも多い．自覚症状が強い場合には不適切洞性頻拍または異所性心房頻拍の場合もあり，12誘導ホルター心電図が有用な場合もある．頻拍発作が強く疑われるときには，電気生理検査を行う．

G 腹部・消化器系の症候

食欲不振
Anorexia, loss of appetite

関口　進一郎
慶應義塾大学

1．診断のチェックポイント

　食欲不振の診断において最も重要なことは，詳細な病歴情報を得ることである．患者や家族の訴える「食欲不振」とはいったいどのような状況なのか，随伴症状はあるか，心理社会的要因は関係しているか，などの情報を集め，項目別に整理することが患者の全体像を把握する近道である．

a．年齢・性別を意識する
　乳幼児と思春期では食欲不振の鑑別疾患が明らかに異なる．乳幼児では生理的な食欲不振や親子の相互作用に関連する食欲不振が多い．一方，思春期女性では神経性食欲不振症や妊娠の可能性を念頭に置く必要がある．

b．「食欲不振」を明らかにする
　まず食欲不振の期間（急性の経過か，慢性の経過か）を尋ねる．次に，主訴である「食欲不振」についての詳しいデータを収集する．乳児の場合，母乳栄養・人工乳栄養・混合栄養の別，1回の哺乳量，哺乳にかかる時間，1日の哺乳回数，離乳食の開始時期・量・回数・内容などについて親に質問する．
　幼児・学童以上では「いつ，どのように食べないか」を明らかにする．朝食，昼食，夕食をそれぞれ食べるかどうか，食事量，スナックやジュース，牛乳の摂取量などを尋ねる．3日間の食事記録をもとに，その内容の分析を栄養士に依頼するのもよい．

c．患者や家族はどう感じているのか
　患者本人が「食欲がない」と思っているのかどうか，おなかはすくのか，を尋ねる．患者はなんとも思っていないのに，家族が「食欲がない」と心配していることも多い．患者や家族の心配な点は何かを捉えることは，診断と治療のポイントを明確にする．

d．随伴症状，システム・レビュー
　全身症状（発熱，体重減少，関節痛，浮腫など），消化器症状（嘔吐，下痢，便秘，腹痛など）などの随伴症状や，現在治療中の疾患の有無を臓器別・系統別に尋ね，整理する．睡眠や月経の異常はないか，10代の女性では妊娠の可能性についても情報を集めておく．

e．生活環境・生活習慣
　（1）食事環境：調理者，食事の時刻，誰と一緒に食べるか，など
　（2）家庭環境：家族構成，年齢，両親の職業，家族の病気，両親の離婚など
　（3）教育環境：保育園・幼稚園・学校の名称，塾や習いごとの曜日と時間，転校の有無など
　（4）生活習慣：テレビやゲームの時間，運動やスポーツ，起床と就寝の時刻など

f．身体計測
　体重，身長，頭囲を計測し，成長曲線に記入する．母子手帳や幼稚園・学校での成長記録のデータも用いて，年齢相応に成長しているか，体重減少や体重増加不良はないかを評価する．

g．身体診察
　全身状態（機嫌や表情，顔色など）や行動（親の抱き方，乳幼児の抱かれ方など）を観察する．また神経学的診察を含む，全身の診察を行う．特に貧血の徴候，口腔内病変，乳房・恥毛・精巣容積の変化など思春期徴候の有無は重要な観察点である．

2．食欲不振をきたす疾患

　以下に食欲不振の原因疾患のうち，代表的なものを挙げる．

　①生理的な食欲不振
　②親子の相互作用に関連する食欲不振
　③虐待：身体的・精神的・性的虐待，ネグレクト
　④消化器疾患：口内炎，舌炎，食道炎，胃炎，Non-ulcer dyspepsia，便秘，過敏性腸症候群，炎症性腸疾患，虫垂炎，肝炎，膵炎，胆石

⑤感染症：上気道炎，胃腸炎，咽頭炎，扁桃炎，中耳炎，副鼻腔炎，気管支炎，肺炎，尿路感染症，髄膜炎，敗血症，寄生虫症
⑥循環器疾患：うっ血性心不全
⑦呼吸器疾患：気管支喘息，誤嚥
⑧腎疾患：腎炎，ネフローゼ症候群，腎不全
⑨内分泌代謝疾患：糖尿病，甲状腺機能低下症，副腎不全，先天代謝異常症
⑩遺伝性疾患，先天奇形症候群
⑪膠原病
⑫血液疾患：<u>鉄欠乏性貧血</u>，白血病・悪性腫瘍
⑬脳神経系疾患：片頭痛，脳炎，脳腫瘍，脳血管障害
⑭薬物：解熱鎮痛剤，抗菌薬，鉄剤，気管支拡張薬，麻薬，覚醒剤
⑮妊娠
⑯精神疾患：うつ病，神経性食思不振症
⑰その他：疲労，ビタミン欠乏，亜鉛欠乏など

3．鑑別のポイント
a．生理的な食欲不振
生後3〜4か月ごろになると，目に見える世界が広がり，乳児は哺乳以外のことに興味を向けるようになる。その結果として哺乳パターンが変化する。6か月ごろは味や舌ざわりに敏感になる。1歳を過ぎると乳児期に比べ成長速度が減少するために食欲が低下する。幼児期は食欲の変動が大きく，子どもは食べたり食べなかったりする。1日の食事内容にはムラがあるが，数日間の分を均して考えるとバランスよく食べていることが多い。いずれの時期にも食欲に変化が生じるが，これらは成長過程で生じる生理的な食欲不振である。

b．親子の相互作用に関連する食欲不振
新生児や乳児では，神経質な子どものサインを親が読み取れない場合や，親自身に問題があって子どものサインが見逃されている場合に「ミルクを嫌がる」ようになる。問診上のポイントは，子どもの気質や性格，親の病気や気分(不安や抑うつなど)・薬物中毒の有無，育児に関する親の不安や心配，他人からの圧力，親の心理社会的ストレスなどである。親の不安や不満は授乳行動や育児に影響し，虐待のリスクにもなりうる。この場合，実際に授乳している場面を観察するとよい。授乳するときの母親の抱き方，子どもの哺乳の様子，子どもの行動に母親がどう応えているか，授乳中の親子の表情などをつぶさに観察でき，親子の相互作用を評価できるからである。

体重増加不良や低身長など成長障害を認める場合には，身体疾患だけでなく<u>虐待の可能性</u>を念頭に置く。

幼児や学童では，食事時間が子どもにとって快適な場になっているかどうか，すなわち<u>食事環境</u>が重要な背景要因である。次のようなケースが多い。
①子どもが嫌がっている食べ物を親が無理に食べさせている。
②自分で食べようとする子どもを，汚いからといって親が制止している。
③親が子どもに十分な食事時間を与えず，早く食べるよう急かしている。
④親が，子どもの食事や栄養に関して過剰に心配している。
⑤子どもが1人で食事をとっている。

c．消化器疾患に伴う食欲不振
鵞口瘡やヘルパンギーナ，手足口病，ヘルペス性歯肉口内炎などでは口腔内病変のために食欲が低下する。流涎が目だつことが多い。食欲不振は虫垂炎の初期症状となりうる。症状の経過を観察することが重要な鍵となる。学童期や思春期では食欲不振の原因として炎症性腸疾患の可能性も考える。

d．感染症
発熱を伴う感染症では食欲が低下することが多い。また，食欲不振は感染症の初期症状ともなりうる。

e．精神疾患
学童期や思春期の慢性の食欲不振の原因として，うつ病と神経性食欲不振症などの精神疾患がある。問診では食事内容の情報に加え，<u>睡眠障害・便通の異常・無月経</u>の有無，<u>生活習慣</u>，心理社会的情報(家庭，教育，友人関係，課外活動，気分など)の聴取が重要である。<u>成長曲線</u>をつけ，体重減少や体重増加の停滞を見つける。診察上特に重要な観察ポイントは，全身状態や表情，バイタルサインの変化(低体温，徐脈，血圧低下)，皮疹の有無，皮膚ツルゴールの変化，第二次性徴の発達である。神経性食欲不振症では病識はなく身体像が障害されているため，患者は食欲不振や体重減少を問題点と認めないことが多い。

4．診断がつかないとき
a．検査の進め方
病歴情報，成長の評価，身体所見から鑑別診断の方向性を定める。どの臓器系の疾患を疑うかにより検査項目を選択する。
①血算，白血球分画，血沈，CRP(感染症，膠原病，貧血)
②LDH，AST，ALT，ALP，アミラーゼ，ビリルビン(肝胆膵疾患)
③BUN，クレアチニン(腎疾患)

④血糖(糖尿病,低血糖)
⑤血液ガス分析(代謝異常症,糖尿病性ケトアシドーシス,呼吸器疾患)
⑥各種ホルモン測定(内分泌疾患)
⑦検尿(腎疾患,尿路感染症)
⑧胸部・腹部X線(循環器・呼吸器・消化器疾患)
⑨消化管内視鏡検査(消化器疾患)
⑩CT検査(消化器・呼吸器・神経疾患)
⑪超音波検査(消化器・腎・循環器疾患)
⑫細菌学的検査(感染症)

b．慢性に経過する食欲不振の診断

身体疾患の精査と同時進行で心理社会的病歴情報を集めると効率的である。なぜなら慢性の食欲不振では身体医学的問題と心理社会的問題が混在していることが多いからである。

悪心・嘔吐
Nausea・Vomiting

金子　浩章
群馬大学大学院

「気持ち悪い」,「吐く」,「もどす」という愁訴で,来院する患児はたいへんに多い。日常診療で遭遇する悪心・嘔吐を訴える患者のほとんどが予後良好な,いわゆる"ウイルス性の嘔吐下痢症"であるが,嘔吐の的確な鑑別診断を遂行することは重要であり,重大な疾患を見過ごさないよう注意を要する。障害臓器は消化管もあれば中枢神経もあり,病因も感染症や内分泌・代謝異常など多種多様であるので,"病名"を挙げて鑑別診断するのではなく,悪心・嘔吐を起こしている"病態"を分析することで疾患群を絞り込んでいくことが有用である。

1．緊急処置

意識状態の悪化を伴って嘔吐している症例では誤嚥の起こさないような体位を取らせ,必要であれば吸引処置や挿管を行う。乳児であればいったんは胃内容を吸引してしまうほうが安全である。また,問診や診察と併行して静脈路の確保と,脱水を考慮して輸液を開始する。開始液は原因が判明するまでは生理食塩水を使用し,急変時にも急速大量投与が可能である。診断が確定次第,適切な輸液内容に変更する。

2．診断のチェックポイント
a．発症年齢

嘔吐を呈する小児の疾患では,一定の好発年齢があるものが多い。

b．時間経過

嘔吐が始まったのはいつからなのか(急性－慢性),何回吐いているのか,その間隔はどれぐらいか,いつ吐くのか,食事や哺乳との関連はあるかなどを聞く。

c．嘔吐の性状

腹筋の緊張を伴うのか,勢いよく吐き出すのか,だらりと口から出るのか,吐物はいつ摂取したものか,胆汁や血液を混じているか,酸臭があるか,などに注意する。吐物を持参させて観察することは有用である。

d．随伴症状

体重増加不良・減少,食欲・哺乳量の低下,尿量減少,ツルゴールの低下,発熱,腹痛,下痢・便秘,腹部膨満,黄疸,意識状態や髄膜刺激症状などの中枢神経症状の有無をチェックする。特に,脱水の評価は治療に直結するので重要である。小児の嘔吐の病因は多岐にわたるので関連する訴えや理学所見もさまざまであることを念頭に置き,全身を診察する。

e．検査

嘔吐の原因は多様であるので,問診や理学的所見から鑑別疾患を想定して検査を実施する。また,脱水を伴う症例ではその評価を併せて行う。スクリーニング的な検査としては,血算,CRP,TP,Alb,AST,ALT,t-Bil,BUN,Cr,アミラーゼ,電解質,血糖,検尿(沈渣,ケトン体)などである。画像診断としては,腹部単純X線(仰臥位前→後像),エコー検査である。

3．悪心・嘔吐をきたす疾患

鑑別診断上重要なものを列記した(表)。

4．鑑別のポイント
a．ウイルス性胃腸炎

発熱や下痢を伴って急性発症してくる嘔吐であれば本症の頻度が最も高いが,ほかの重篤な疾患でも一見同様な症状で発症してくることもあるので,注意深い鑑別を要する。脱水がなければ全身状態は比較的良好であり,嘔吐は病初の1～2日に多く,その後に下痢が続く。また,便中抗原に対する迅速検査でロタウイルスやアデノウイルスが検出可能である。

b．胃食道逆流

乳児期早期より始まる「溢乳」では腹筋の緊張はなく,吐物に胆汁が混じることはない。体重増加や全身状態が良好で,後述するような合併症がなければ,多くは生後半年ほどで軽快してくる。体重増加不良,食道炎による吐血,無呼吸発作や誤嚥性肺炎などの合併症が認められるときは,食道造影,内視鏡,pHモニタリングを組み

表　悪心・嘔吐をきたす疾患

1. 消化管に由来する機械的原因
   - 胃食道逆流
   - 肥厚性幽門狭窄症
   - 腸重積
   - 鼠径ヘルニア嵌頓
   - 消化管閉鎖・狭窄症
   - 腸回転異常症
   - Hirschsprung 病
   - 特発性仮性腸閉塞
   - 麻痺性イレウス
   - 上腸間膜動脈症候群
   - 内ヘルニア
2. 反射性嘔吐
   - 急性胃腸炎
   - 気道感染症（咳嗽刺激による）
   - 胃十二指腸潰瘍
   - 虫垂炎
   - 消化管アレルギー
   - 血管性紫斑病
   - 膵炎
   - 急性肝炎
   - Reye 症候群
   - 糖尿病性ケトアシドーシス
   - 薬物中毒
   - 尿路感染症
   - 腎不全・尿毒症
   - 中（内）耳炎
   - 先天性代謝異常
   - 周期性嘔吐症
3. 中枢性嘔吐
   - 脳腫瘍
   - 脳炎・脳症，髄膜炎
   - 頭蓋内出血
   - 心因性嘔吐
   - 偏頭痛

太字は頻度の高い疾患，下線は頻度は高くないが見逃してはならない疾患を示す。

合わせて総合的に診断する。

c．器質的消化管閉塞

先天性奇形による消化管閉塞では，出生直後より嘔吐を認めることが多い。食道閉鎖症では胸部 X 線で胃チューブの反転（coil up sign）が認められる。ファーター乳頭以降の部位での閉鎖・狭窄では，胆汁性の吐物を呈する。X 線像にて double/triple bubble 像などの病変部口側腸管の拡張ガス像を認め，病変部肛門側の腸管ガスは消失・減少する。閉塞・狭窄部位の検索のための口側からの造影検査は基本的には行わないが，状況によっては非イオン性ヨード系造影剤を用いて行う。

腸回転異常症は，時に慢性な経過で間欠的な嘔吐を呈することがあり，上部消化管造影検査で Treitz 靱帯の形成がないことから診断される。Hirschsprung 病では，胎便排泄の遅れと著明な腹満を伴って嘔吐し，直腸ガス像を認めない。注腸造影，直腸内圧検査，直腸粘膜生検を行い診断する。

d．肥厚性幽門狭窄症

生後 2〜4 週ごろより始まる噴水様の嘔吐が特徴的である。幽門部腫瘤を触知したり，腹壁に胃蠕動運動を認めることがある。腹部単純 X 線では，拡張した胃と，十二指腸以下の消化管ガス像の著明な減少を認める。エコー検査所見で，幽門の筋層肥厚（4 mm 以上）と幽門管の延長（15 mm 以上），胃前庭部の蠕動波と連動して幽門輪の開大がないことから確定診断でき，造影検査の適応はない。重症例では哺乳不良と胃液の喪失により，脱水と低 Cl 性低 K 性代謝性アルカローシスを合併する。

e．鼠径ヘルニア嵌頓

嵌頓は生後 2〜6 か月までの乳児に多い。不機嫌・啼泣・哺乳不良・嘔吐などの症状を伴って，片側の鼠径部から陰嚢内に固く腫脹した腸管を触知する。透光テストやエコー検査で陰嚢水腫や精巣捻転症と鑑別する。

f．周期性嘔吐症（cyclic vomiting syndrome）

いわゆる"アセトン血性嘔吐症"，"自家中毒"のことで，幼児期以降に認められる。繰り返す発作性の嘔吐と呼気のアセトン臭を主症状として，全身倦怠・頭痛・傾眠など訴える。経口不良から脱水となり，嘔吐の開始時から尿中ケトン体陽性を呈する。非特異的な症状であり，中枢神経疾患や先天性代謝異常症などとの鑑別が必要である。脱水補正と糖質の補充により，個々の発作は 1〜3 日で改善する。

g．肝胆膵疾患

急性肝炎や急性膵炎で嘔吐を呈することがある。黄疸・肝腫大や上腹部の疝痛などで疑われるが，時に理学的所見に乏しく，スクリーニングで行われた採血やエコー検査から診断されることもある。

h．内分泌・代謝異常

糖尿病性ケトアシドーシスや先天性副腎過形成では，代謝性アシドーシスのため嘔吐が引き起こされ，Kussmaul 大呼吸やアセトン臭を伴う。また，先天性代謝異常症では，意識障害や痙攣を伴って嘔吐を認めることがあり，血液ガス・血中アンモニア・血糖を検査してスクリーニングする。血液ガスは静脈血でもよく，pH，$PaCO_2$，BE が評価し，併せて anion gap も算出する。アンモニア検査用の検体は，氷水などで冷却して直ちに検査しないと誤差が大きいので，注意する。

i．腎疾患

尿路感染症，水腎症，腎不全などの腎疾患で嘔吐を認めることがある。沈渣を含む尿検査や BUN・Cr，血

j. 中枢神経疾患

頭蓋内圧亢進による嘔吐は朝起床後に認められることが多く、乳児期では大泉門の膨隆として気付かれることもある。発熱や頭痛、髄膜刺激症状を伴うときは、脳炎や髄膜炎が疑われる。症例により、眼底検査や頭部CT/MRIで脳浮腫の評価を行ってから髄液検査を実施する。

k. その他の疾患

中耳炎では迷路障害により嘔吐を認めることがある。小児においては心因性と思われる嘔吐が少なからず存在するが、その診断には十分な鑑別が必要である。

5. 診断がつかないとき

上述したように悪心・嘔吐の原因は多様であり、その重症度もさまざまである。最も頻度の高いウイルス性胃腸炎であれば、補液や鎮吐剤の対症療法で対応可能であることがほとんどである。むしろ、頻度は少ないが対症療法でコントロールできない症例で、診断に難渋することが考えられる。経時的な臨床および検査所見の変化を経過観察しながら、先に述べたチェックポイントに留意して、鑑別診断を繰り返して行う。急性腹症や髄膜炎などの重篤な疾患が否定できれば外来にて観察できる場合もあるが、新たな症状が加わることや悪心・嘔吐それ自体が悪化するようであれば直ちに再診するように指示しておく。悪心・嘔吐による合併症がない場合でも、診断が確定しないときは専門医へコンサルトすることが勧められる。

腹痛
Abdominal pain

加藤　英治
福井県済生会病院／部長

1. 緊急処置

緊急性の高い腹痛はショック、イレウス、腹膜刺激症状を伴う場合である。また激しい腹痛が持続する患児も急性腹症として扱う。

a. 全身状態の評価

最初に重症感の有無を一瞥診断することが緊急性の判断に重要である。バイタルサイン、意識状態、腹痛の程度、腹部膨満や筋性防御の有無をすばやく把握する。苦悶状顔貌、意識低下、顔面蒼白、呼吸促迫、冷汗、頻脈、前屈位で両膝を抱えじっとしている状態であれば重症である。無欲様顔貌で反応に乏しいとか嗜眠など意識レベルの低下は、ショック、脱水症、または重篤な状態である。頻脈は苦痛や発熱によることもあるが、脱水症やショックを考える。多呼吸は代謝性アシドーシス、肺疾患、敗血症、発熱による。また、呼吸抑制は麻痺性イレウス、腹膜炎、腹腔内出血などによる腹部膨満より生じる。

b. ショック

吐血、下血や腹腔内実質臓器損傷による出血、脱水症、腹腔内や後腹膜への体液の移動や貯留による低容量性ショックと穿孔性腹膜炎などに伴う敗血症性ショックがある。

c. イレウス

腹痛、嘔吐、腹部膨満、排便・排ガスの停止はイレウスを疑う。機械的イレウスでは聴診で有響性金属音を聴診し、麻痺性イレウスでは腸雑音を聴診しない。機械的イレウスは進行すると麻痺性イレウスになる。

d. 腹膜刺激症状

腹壁全体が板状硬であれば汎発性腹膜炎の所見で臓器の破裂・穿孔を考える。

e. 激しい腹痛

3時間以上持続する急性腹痛、特に腹痛の程度が徐々に増悪している場合、自制できない腹痛の場合は、緊急性の高い急性腹痛である可能性が高い。精巣捻転や卵巣捻転を伴う鼠径ヘルニア嵌頓のように手術が遅れると壊死を起こす緊急性の高い疾患を見逃さない。

f. 静脈路確保と経鼻胃カテーテル挿入

静脈路を確保する。高血糖がなければ、初期輸液用の輸液（ソリタT1など）を速度10〜20 mL/kg/時で開始する。イレウスや嘔吐がある場合には経鼻胃カテーテルを挿入する。呼吸が不安定な患者では気道確保をする。

2. 診断のチェックポイント

鑑別診断をする際の着眼点は以下のとおりである。
①急性腹痛か慢性反復性腹痛か
②年齢
③外科的疾患か内科的疾患か
④手術を含め緊急処置が必要な疾患か
⑤内科的疾患であれば器質的原因か機能的（または心因性）原因か

2歳以下の乳幼児は腹痛を通常言語で表現できないので、不機嫌、号泣、顔貌や表情の変化などにより腹痛を他覚的に判断する。耳痛のような腹痛以外の痛みや腹痛がなくても「ポンポンが痛い」と訴える幼児もいるので診察時注意が必要である。

a. 問診

1）急性腹痛か、慢性反復性の腹痛かの区別
　（1）発症形式：突発的か徐々にか

(2) 発症からの経過：発症した日時は明確か，持続する腹痛か反復する腹痛か

(3) 腹痛の程度：疝痛か，鋭痛か，鈍痛か，自制できる痛みか

(4) 腹痛の変化：増強しているか，不変か，または間欠的か

(5) 発現時刻：1日中痛むのか，発現時刻が決まっているかいないのか

(6) 関連事象：食事や食事内容との関連があるか，排尿や排便との関連があるか，登園や登校と関連があるか，年長女子では月経周期との関連や無月経ではないか

(7) 外傷の有無；自転車で転んだだけで腹腔内臓器を損傷する場合もあるので，遊びや運動も含めて腹部打撲を起こすようなエピソードの有無を必ず確認する．

反復性腹痛は，3か月間に少なくとも3回以上日常活動に支障をきたすような腹痛（Apley の定義）であるが，プライマリケアでは，発症時期が明確で腹痛が1〜2週間連日持続する場合を急性腹痛として，2週間以上腹痛を反復する場合を慢性反復性腹痛と考えて診断を進めるほうが実際的である．

2）腹痛の部位

腹痛の部位が臍から離れた部位であればあるほど，器質的疾患である可能性が高い．発症時の腹痛の部位や経過に伴う腹痛の部位の移動は診断に重要な情報になる．

(1) 臍周囲痛：急性胃腸炎，便秘，過敏性腸症候群，臍疝痛，機能性（心因性）腹痛

(2) 右上腹部痛：胃十二指腸潰瘍，急性胆嚢炎，胆石，急性肝炎，肺炎・胸膜炎

(3) 心窩部痛：急性胃炎，胃十二指腸潰瘍，急性虫垂炎初期，逆流性食道炎，急性膵炎

(4) 左上腹部痛：脾破裂・出血，胃十二指腸潰瘍，急性膵炎，肺炎・胸膜炎

(5) 右下腹部痛：急性虫垂炎，回腸末端炎，腸間膜リンパ節炎，卵巣嚢腫，水腎症，腎盂腎炎，尿路結石，Meckel 憩室炎，骨盤内感染症，鼠径ヘルニア嵌頓

(6) 下腹部痛：急性虫垂炎，急性腸炎，便秘，膀胱炎，過敏性腸症候群，炎症性腸疾患

(7) 左下腹部痛：便秘，急性腸炎，卵巣嚢腫，水腎症，腎盂腎炎，尿路結石，骨盤内感染症，鼠径ヘルニア嵌頓

(8) 腹部全体痛：腹膜炎，イレウス，アナフィラクトイド紫斑病，腸間膜リンパ節炎

3）腹痛以外の症状

食思不振や悪心，嘔吐，下痢，便秘のような腹部症状の有無は，消化管疾患とほかの腹腔内器官の疾患を鑑別する手がかりになる．嘔吐は消化管疾患に伴うが，精巣捻転や尿路結石のような消化管以外の激しい痛みに伴うこともある．一般に，消化管閉塞，急性虫垂炎のような急性の外科的疾患では腹痛が嘔吐に先行し，急性胃腸炎のような内科的疾患では嘔吐が腹痛に先行する．血尿は尿路結石など腎尿路系の疾患による．発熱，咽頭痛，咳嗽，喘鳴，腹痛以外の疼痛などの症状は，感染症や腹部疾患以外の原因を示唆する．

4）腹部以外の疾患による腹痛

川崎病の心筋梗塞や急性心筋炎の心疾患，喘息発作，肺炎や胸膜炎の呼吸器疾患，かぜ症候群や溶連菌性咽頭炎（特に発熱時に）でも腹痛を訴えることがある．糖尿病性ケトアシドーシスや急性間欠性ポルフィリン症のような代謝性疾患による腹痛もある．ひどい咳き込みや筋肉トレーニングなど運動による腹筋痛もしばしばみられる．

5）家族歴

食中毒を疑う場合は家族内の同様の症状の有無を，尿管結石，胃十二指腸潰瘍，虫垂切除など家族集積性のある疾患では家族の既往を，心因性腹痛を疑う場合は家族構成など家庭状況や生活環境を尋ねる．

6）既往歴

腹部手術，腹部疾患，尿路感染症の既往を，慢性反復性腹痛では体重や身長の変化を問診する．

b．視診

最初に診察室入室の姿勢，体位，歩行状態や表情から腹痛の程度を観察する．右下腹部に右手を当て体幹を前屈させた姿勢であれば急性虫垂炎を疑う．次いで，鼠径部，外陰部を含めて全身を視診する．腹部膨満，腹部陥凹，腸管蠕動不穏，皮膚色調（黄疸，蒼白），出血斑，関節腫脹などに注意する．

c．聴診

腹部だけではなく胸部も必ず聴診し心音や呼吸音の異常も確認する．腹部聴診では有響性金属音，腸雑音の亢進や減弱を把握する．股動脈，腹腔内動脈の血管雑音も聴診する．

d．触診

触診は腹痛の部位から遠い部位から開始するのが原則である．饅頭の表面に窪みをつけないような感じで指腹を腹壁に優しく当てて触診しないと，微妙な筋性防御の所見を取れない．圧痛，筋性防御，腹壁緊張，反跳痛，腫瘤の有無を触診する．患児の表情を観察しながら触診し，表情や機嫌に変化がなければ圧痛はない．痛いといわなくても，顔をしかめたり体をぴくっと動かす場合は圧痛があると判断する．反跳痛は腹膜炎の重要な症候で，指先の力に強弱をつける触診でも観察でき，右下腹部に認めれば急性虫垂炎を考える．

e．打診

腹部膨満がある場合に必ず打診する。麻痺性イレウスや呑気症では鼓音を，腹水では濁音界移動を，大きな腫瘤では濁音を認める。

f．直腸指診

急性虫垂炎で圧痛を認めるので，腹部触診で確診できない場合に行う。便秘症では糞塊を触知する。出血や腫瘤の有無も観察する。

g．急性腹痛の簡易検査

病歴と診察所見から疑われる疾患に必要な検査を選択して実施する。

①腹部超音波検査：必須の検査
②腹部単純X線検査：立位と臥位で，場合によっては胸部X線撮影
③末梢血液検査(血算，白血球分画)
④血液生化学検査(Na，K，Cl，BUN，Cr，GOT，GPT，LDH，ALP，アミラーゼ，T-Bil，D-Bil)
⑤血糖(低血糖，糖尿病性ケトアシドーシス)
⑥尿検査(蛋白，潜血，糖，ケトン，アミラーゼ，尿沈渣)
⑦便検査(観便，潜血，便中白血球検査，細菌培養，ウイルス抗原迅速検査)

便の観察
便の観察は腹痛の診断に重要で，自然排便がなければ積極的に浣腸をする。浣腸により穿孔の危険性があるので，急性虫垂炎や消化管穿孔などを疑う患児では慎重に実施する。

⑧血液ガス(代謝性アシドーシス)

3．腹痛をきたす疾患

小児のプライマリケアで腹痛の主な原因(武谷茂)は，①便秘症(30〜40％)，②急性胃腸炎(15〜20％)，③かぜ症候群(10〜20％)，④心因性腹痛，⑤反復性腹痛，⑥アセトン血性嘔吐症，⑦腸重積症，⑧虫垂炎その他の外科疾患，⑨アナフィラクトイド紫斑病である。原因疾患は年齢により異なるので，患児の年齢を考慮して鑑別診断をする(表1，2)。

4．鑑別のポイント

超音波検査やCT検査の進歩により迅速に精度の高い腹腔内の画像診断が可能になったが，常に正確な所見を得られるとは限らない。画像検査の所見にとらわれ過ぎると誤診や診断の遅れを招くことがあるので，特に急性腹症の診断は十分な問診と診察所見から総合的に判断することが肝要である。

a．急性虫垂炎

急性腹痛の診察で常に念頭に置くべき疾患である。小児では盲腸の固定が十分でないために圧痛点が右下腹部とは限らない。膀胱のほうへ向いている場合は，臍下部に圧痛点があり筋性防御も現れにくい。肝下部にある場合は右側腹部から上腹部に圧痛点がある。非典型的な圧痛点の場合は診断が遅れ穿孔することが多い。また，穿孔すると一時的に腹痛が軽減するので，軽快の兆候と誤解されることがある。穿孔性や壊疽性虫垂炎のように炎症が強度の症例では，下痢や膀胱刺激症状を伴うことがある。典型的な腹痛は病初期に心窩部痛で，その後右下腹

表1　急性腹痛の原因

	乳児(2歳未満)	保育・幼稚園児(2〜6歳)	小学生(6〜12歳)	中学生(12〜15歳)
頻度が高い疾患	感染性胃腸炎 便秘 急性上気道炎	感染性胃腸炎 便秘 急性上気道炎 周期性嘔吐症 心因性腹痛	感染性胃腸炎 便秘 急性胃炎 急性上気道炎 急性虫垂炎	感染性胃腸炎 便秘 急性虫垂炎 過敏性腸症候群 月経困難症
時々みられる疾患	腸重積症 乳児コリック 尿路感染症 ミルクアレルギー	急性虫垂炎 アナフィラクトイド紫斑病 肺炎・喘息発作 尿路感染症 腸重積症	胃・十二指腸潰瘍 回腸末端炎 アナフィラクトイド紫斑病 腹筋痛 尿路感染症	胃・十二指腸潰瘍 回腸末端炎 腹筋痛 急性腎盂腎炎
見落としてはならない疾患	鼠径ヘルニア嵌頓 外傷(虐待も含む) 急性虫垂炎 精巣捻転 中腸軸捻転	鼠径ヘルニア嵌頓 精巣捻転 総胆管拡張症 外傷(虐待も含む) 糖尿病性ケトアシドーシス	鼠径ヘルニア嵌頓 精巣捻転 卵巣嚢腫(茎捻転も含む) 外傷 糖尿病性ケトアシドーシス	妊娠 骨盤内感染症 卵巣嚢腫(茎捻転も含む) 外傷 糖尿病性ケトアシドーシス

表2 慢性反復性腹痛の原因

	乳児（2歳未満）	保育・幼稚園児（2〜6歳）	小学生（6〜12歳）	中学生（12〜15歳）
よくみられるもの	便秘 乳児コリック	便秘 臍疝痛 心因性腹痛 周期性嘔吐症	便秘 機能性反復性腹痛 心因性腹痛 過敏性腸症候群 起立性調節障害	便秘 心因性腹痛 過敏性腸症候群 起立性調節障害 生理痛
考えておくべきもの	食物アレルギー 乳糖不耐症 腸回転異常症	食物アレルギー 乳糖不耐症 総胆管拡張症 間欠性水腎症	胃・十二指腸潰瘍 腸間膜リンパ節炎 卵巣嚢腫 上腸間膜動脈症候群 逆流性食道炎	胃・十二指腸潰瘍 卵巣嚢腫 炎症性腸疾患 上腸間膜動脈症候群 逆流性食道炎

部痛に移行する．初診時に疑いがあるが確診に至らない場合は，右下腹部に印をつけ，帰宅後その部位に腹痛を認めるようになれば再診するように説明するとよい．

5歳以下の乳幼児，脳性麻痺児や知的障害児は診断困難であり，穿孔性腹膜炎を起こして初めて診断される症例が多い．超音波検査で腫大した虫垂を確認できれば確定診断になるが，所見が明確でない時は造影CT検査を実施する．

鑑別診断の一番の対象になる回腸末端炎は，超音波検査で回腸末端部から上行結腸にかけて，壁の肥厚や周囲のリンパ節腫大の所見がある．腹部単純X線検査は，糞石の所見を除いて診断に役立たない．急性虫垂炎と誤診された疾患の経験例には，回腸末端炎，腸間膜リンパ節炎，感染性胃腸炎，アナフィラクトイド紫斑病，急性腎盂腎炎，卵巣嚢腫，喘息重積発作，妊娠（陣痛），急性心筋炎，腸間膜嚢腫があった．

b．腸重積症

乳幼児で最も注意すべき急性腹症の原因である．発症から早期に不機嫌もなく嘔吐だけで受診したり，嘔吐はないが不機嫌だけで受診するので，説明のつかない嘔吐や不機嫌の乳幼児では必ず腸重積症を疑う．発症から間もない受診などの場合に血便を認めないことがある．血便の確認は重要だが，血便でないことは腸重積症を否定する理由にならない．また患児が号泣しているとソーセージ様の腫瘤を触知できないこともあるので，超音波検査で腸重積症の特徴的な所見（Target sign，Pseudo-kidney sign）を確認することが診断に最も有用である．超音波検査が実施できない場合は，鎮静させて腹部触診を行う．ロタウイルスなどのウイルス性胃腸炎が流行している時期に腸重積症を胃腸炎と誤診する例がみられるので，下痢がなく嘔吐だけが続く場合は胃腸炎と安易に考えない．

c．便秘症

プライマリケアで最も多い器質的な原因である．激しい腹痛を訴えていたのに浣腸により排便があると手のひらを返したように笑顔になり，家族が医師に恐縮する場面にしばしば出くわす．左下腹部痛の原因は便秘によることが多い．家族が「毎日排便をしている」という場合でも便秘のことがある．左下腹部に硬便を触知するときは最初に浣腸をする．

d．アナフィラクトイド紫斑病

頑固な激しい腹痛が続く内科的疾患の筆頭である．紫斑があれば診断は容易である．しかし，腹痛だけが先行持続し紫斑が出現するまで診断できない症例がある．便潜血陽性は示唆的であるが非特異的所見である．第XIII因子低下は示唆する所見である．

e．感染性胃腸炎

下痢や嘔吐を伴う患児で最初に考える疾患である．下痢を伴う場合は必ず便性や便中白血球の有無を確認する．高熱，腹痛，下痢を伴う急性虫垂炎の症例を細菌性腸炎と誤診することがあるので注意する．細菌性腸炎で，下痢を認めないが日常生活に影響するような腹痛が1週間程度続く場合や，腹痛が続いた後に軽い下痢をきたす場合もある．

f．慢性反復性腹痛

器質性，心因性，機能性の原因に分類され，器質性原因は10％未満である．間欠性水腎症，総胆管拡張症，腸回転異常症，上腸間膜動脈症候群のような腹痛を繰り返す疾患は心因性や機能性腹痛と誤診されることがある．ことに心因と推測できるような背景があれば関連付けて考えてしまいがちである．両親が心身症と考えていた *Helicobacter pylori* 陽性の十二指腸潰瘍の小学5年男児例を経験したが，器質的疾患を除外したうえで心因性や機能性腹痛と診断する態度が大切である．プライマリケアでは，便秘症，過敏性腸症候群，起立性調節障

害，不登校の身体症状としての反復性腹痛がよくみられる。

5．診断がつかないとき
a．急性腹痛
　外科医により緊急疾患でないと判断されたが，腹痛が激しい場合は原則入院観察にする。外科的疾患に対応できない施設は対応できる施設に紹介する。入院後は経口摂取禁止で，輸液を実施し，1時間ごとにバイタルサインをとり，2～3時間ごとに診察する。患児の状態の変化に応じて血液生化学検査，CRP，血算，電解質，血糖，尿検査，超音波検査やX線検査などの画像検査を実施する。鎮痛剤，鎮痙剤の投与により腹痛が抑制されて確定診断が遅れることがあるので，鎮静が必要な場合には抗ヒスタミン剤（アタラックス-P®）を静注する。強力な鎮痛剤投与を考慮するような頑固な腹痛が続く場合は，急性虫垂炎とアナフィラクトイド紫斑病を第一に考えて診療する。観察中に外科的疾患が明らかになれば即座に外科医に紹介する。

b．慢性反復性腹痛
　必要な検査を実施したうえで重大な疾患がないことを患児と家族に保証し，腹痛は仮病でなく患児が本当に痛く感じている症状だと家族に説明し腹痛を受容させる。十分な除外診断ができるまで"情緒的"や"心理的"という診断を避け，"神経性"とか"アレルギー性"とかいい加減な説明をしない。結論は1回の診察で出さずに，定期的に通院させ，器質的疾患を示す危険信号（表3）を認めれば必要な検査を行う。また，信頼関係を構築し，家庭や生活環境の面で心因的背景を考え，問題があれば精神療法的なアドバイスを行う。通院中に不登校が表面化するように，腹痛の陰に隠れていた問題が明白になってくる

ことがある。専門的なアプローチが必要であれば，専門医やカウンセラーに紹介する。

吐血
Hematemesis

三木　和典
伊丹市立伊丹病院／主任部長

1．緊急処置
a．活動性出血の有無を判断
　小児では動脈出血や活動性に出血することは少ないが，吐血の最も重篤な合併症であるhypovolemic shockを回避することが最優先されるべきである。活動性出血は積極的止血法（内視鏡的ないし外科的）導入の最も重要な決定因子である。吐血患者は原則として入院の適応である。

b．循環動態の把握と安定化
　hypovolemic shockあるいはその直前の状態にあるのか否かを的確に判断する。この際，出血量の予測が重要となる。すなわち，消化管出血が疑われ来院するまでの経過や時間などの問診，来院時の意識状態や血圧・脈拍・呼吸・四肢皮膚温などバイタルサインを速やかにチェックし，同時に輸血が可能な静脈ルートを確保し，血算，血液ガス，血液型，クロスマッチ，血液凝固検査，電解質・肝機能・BUN/Cr比などの緊急検査用検体を採取する。患児を臥位から座位に起こすと，心拍数が毎分20以上増加または，血圧が10 mmHg以上低下する場合には，循環血液量の20％以上の失血がある。爪床を5秒間圧迫後，急激に圧排して再充血を観察する（capillary refill）。5秒以上かかる場合には末梢循環不全と診断し，25％以上の出血を考える。1 mL/kg/時以下の乏尿では，腎血流の低下が推測され，30％以上の出血を予想する。失血量が40％を超えると脈拍を触知せず意識障害が出現する。

　循環動態の悪い症例に対しては，生理食塩水やソリタT1号®など細胞外液型溶液で急速輸液を行い，その安定化を図る。血圧の低下や頻脈，ヘモグロビン値の低下が著しい場合は輸血が必要である。しかし，ヘモグロビン値が7 g/dL以上あり，バイタルサインが安定していれば，通常輸血を回避できる。ただし，ヘマトクリット・ヘモグロビン値は出血後数時間以内では低下していないことがあり，経時的な変化を観察することが重要である。末梢循環不全はアシドーシスを招来し，悪循環を形成するので，血液ガスでアシドーシスの評価をすると同時に，末梢組織の酸素需要を満たすため，酸素吸入を

表3　反復性腹痛の危険信号

1. 臍部から離れた部位の腹痛
2. 放散痛
3. 夜間覚醒する腹痛
4. 便通の変化（下痢，便秘，夜間の排便）を伴う腹痛
5. 嘔吐を伴う，特に胆汁性の嘔吐
6. 反復性発熱，食欲不振，活動性低下など全身性症状
7. 4歳以下
8. 体重減少や身長成長速度の低下
9. 腹部臓器の腫大
10. 吐血や血便排泄
11. 肛門病変（痔瘻，裂肛，潰瘍，肛門皮垂），
    再発性の口内アフタ，
    関節痛や関節炎，
    結節性紅斑

（Thiessen PN, 2000, 一部改変）

開始する。

続いて経鼻胃チューブを挿入する。太めで側孔の多いセイラムサンプチューブなどがよい。食道静脈瘤からの出血などの可能性があるので，ゆっくり慎重に挿入する。胃チューブから血性内容が吸引されれば，Treiz靱帯より上部の出血である。逆に血性内容が吸引されなければ，胃および食道からの活動性出血はないと判断してよい。多量の新鮮血液や凝血塊が吸引されれば，生理食塩水で反復洗浄する。洗浄には，室温のものを用いる。冷却したものは凝固時間の延長や粘膜障害，体温の低下などをきたす恐れがあり用いない。洗浄の目的は，内視鏡検査の前処置としての血液の除去と，出血が持続しているか否かの推測のためであり，止血が目的ではない。

c．内視鏡専門医や小児外科医との連携

全身状態の安定化が得られたら，出血源の検索，局所止血，再出血の予防を目的として内視鏡検査を行う。タイミングを逸すると危険であるので，できるだけ早期に内視鏡に熟練した小児科医もしくは消化器内科医などに相談することが必要である。上部消化管出血では，内視鏡が出血源の診断と同時に局所止血処置としてたいへん有用である。十分な輸液や輸血にもかかわらず，患児の循環動態が安定しなければ，たとえ外見上の出血が少なくても多量の出血が持続していることが考えられ，外科的治療が必要である。また，内視鏡的止血法にも限界があり，止血しえない場合には時期を逸せず外科的治療を行うべきである。

d．その他の緊急処置

食道静脈瘤からの出血に対して，一時止血の目的でSengstaken-Blakemore（S-B）チューブが用いられる。また，バゾプレッシンやソマトスタチンの持続点滴が有効なこともある。胃十二指腸からの出血には，約80%がH_2ブロッカーの投与が有効である。H_2ブロッカーで止血しない場合にセクレチンが有効なこともある。

2．診断のチェックポイント

吐血はTreiz靱帯より口側の上部消化管からの出血の症状である。血性吐物の原因としては，軽微な鼻出血の嚥下から致命的な食道静脈瘤の破裂まで多様な疾患が含まれる。好発年齢，基礎疾患，病歴，身体所見から出血原因を推測し，内視鏡検査の適応を検討する。

a．鼻・口腔内出血や喀血の除外

小児では鼻・咽頭からの出血を嚥下して，血性嘔吐をきたすことが多い。以下の項目についてチェックする。①最近の鼻出血の既往，②顔面外傷，扁桃やアデノイドの摘出術などの有無，③鼻腔，口腔および鼻咽頭の注意深い観察である。肺ヘモジデローシスの喀血は吐血と鑑別が必要である。

b．吐血の性状

①コーヒー残渣様の吐物の場合は，いったん胃酸で処理された出血であり，"薄い"コーヒー残渣は活動性出血の可能性は少ない。

②鮮血の場合は，活動性出血が疑われる。

③乳幼児ではジュース，キャンディー，チョコレートなどによる吐物の着色を吐血と誤認することがあるので注意する。

c．基礎疾患や薬物内服の有無

①脳炎・脳症などの重篤な中枢神経疾患，外傷あるいは人工呼吸管理施行児の吐血の場合は，ストレス性の胃炎や潰瘍の合併を考える。

②敗血症や肝不全に伴うDIC，先天的凝固障害など出血傾向の有無をチェックする。

③肝脾腫が存在し，肝硬変による門脈圧亢進症を疑えば，食道・胃静脈瘤の破裂あるいは門脈圧亢進による胃粘膜障害による出血を考える（胆道閉鎖症術後など）。

④Henoch-Schönlein紫斑病の消化器症状は腹痛が主体であるが，吐下血を伴うことも少なくない。

⑤胃十二指腸粘膜障害を起こしうるアスピリン，非ステロイド系抗炎症剤（NSAIDs）やステロイド剤の内服の有無を聴取する。テトラサイクリン系抗生物質をカプセルや錠剤で飲水なしで服用すると，食道粘膜に接着して粘膜損傷を起こすことがある。

⑥新生児や乳児においては，母親の薬物内服の有無も聴取する（ビタミンK欠乏の要因となるフェニトインなどの抗てんかん薬やワーファリンなど）。

d．消化器症状と理学所見

1）胸痛や嚥下困難を伴う場合（逆流性食道炎など食道病変）

下部食道に病変が存在すれば，心窩部痛・圧痛を伴うことがある。

2）頻回の嘔吐に続く吐血（逆流性食道炎やMallory-Weiss症候群）

重症心身障害児では，重篤な逆流性食道炎や食道潰瘍を起こしやすい。

3）その他

①上腹部に限局した疼痛（胃十二指腸潰瘍など）小児の胃潰瘍の多くは急性潰瘍であり，しばしば吐血を伴う。

②激しい腹痛（出血性胃炎を含む急性胃粘膜病変）

③右季肋部に限局する痛み（十二指腸潰瘍）

3．吐血をきたす疾患

表に吐血をきたす原因疾患を年齢別に示す。

表 吐血をきたす疾患

新生児期	乳児期	幼児・学童期	思春期以降
母体血の嚥下（仮性メレナ） 新生児メレナ （ビタミンK欠乏・DICに伴う） 胃・食道粘膜のびらん 新生児急性胃粘膜病変	胃炎・胃潰瘍 （脳炎などに伴うものを含む） 逆流性食道炎 肥厚性幽門狭窄症 異物誤飲 胃・十二指腸重複症 血管奇形	鼻出血の嚥下 消化性潰瘍 食道静脈瘤 Henoch-Schönlein 紫斑病 Mallory-Weiss 症候群 逆流性食道炎 薬剤性出血性胃炎 異物誤飲 ストレス潰瘍 （脳炎・脳症，外傷などに伴う）	消化性潰瘍 胃炎・急性胃粘膜病変 食道静脈瘤 Mallory-Weiss 症候群 平滑筋肉腫

4．鑑別のポイント

a．内視鏡検査の適応と時期

上部消化管出血は，基本的に全例が内視鏡検査の適応である．しかし，小児では内視鏡検査のために全身麻酔を必要とすることが多く，できれば侵襲的検査を必要最低限にしたいこともあり，どのような症例にどの時期に内視鏡検査を行うかは，個々の症例で検討するべきである．活動性の出血がある場合は前述したように緊急内視鏡検査の適応であるが，小児の上部消化管出血は自然止血することが多い．保存的に経過をみることができた症例では全身状態が改善した時点で確定診断のための待機的検査をすることになる．

b．新生児の吐血

生後1～2日以内の児で，特に血性羊水の場合には，母体血の嚥下を疑う．母乳栄養児では，乳頭の亀裂からの出血を嚥下して，血性嘔吐になる場合もある．Apt試験によって，母体血か新生児血かを鑑別できる．Apt試験は胎児ヘモグロビン（HbF）と成人ヘモグロビン（HbA）のアルカリに対する抵抗性の違いを原理としたものである．血液の混入している吐物に5倍容量の蒸留水を加え溶血させ，2,000回転で数分間遠心し，上清（ピンク色）を採取する．この上清5容に1容の1%（0.25N）の水酸化ナトリウムを加え，2分後に判定する．上清が黄褐色に色調が変化すれば母体血で，ピンク色のままなら新生児血である．

新生児の吐血は，ビタミンK欠乏やDICなど出血傾向によることが多い．また，未熟児や重症新生児では，食道びらんや急性胃粘膜病変がみられ，これが吐血の原因となることがある．

c．消化性潰瘍による吐血

幼児期の消化性潰瘍は突然の吐血，ショックなど重篤な症状で発症することが多い．また，しばしば嘔吐，食欲不振，体重減少，貧血などの軽微な症状が続いた後に吐血をきたして診断される．空腹時の上腹部痛など典型的な潰瘍症状は，思春期以降の児で明らかとなりやすい．

d．門脈圧亢進症による吐血

肝硬変性と非肝硬変性に大別される．前者には，胆道閉鎖症術後や種々の慢性肝内胆汁うっ滞症のほか，Wilson病，自己免疫性肝炎，先天性肝線維症など門脈圧亢進症をきたしてから発見されやすい疾患が含まれる．後者の代表的疾患は肝外門脈閉塞症であり，新生児期の臍炎や臍カテーテル挿入が原因となり，腹部画像検査で特徴的な海綿状血管増生の所見がある．脾腫，門脈の拡張・蛇行や血流速度の低下などの超音波所見が診断に有用である．

門脈圧亢進症に伴う吐血では，食道静脈瘤のほかに，出血性胃炎や胃の静脈瘤などが出血源になりうる．それぞれに応じた治療方針を立てるため，内視鏡検査は必須である．

5．診断がつかないとき

特に内視鏡的止血法などの治療は高度の熟練が要求されるので，緊急内視鏡検査が必要な症例は時期を失せず，小児にも慣れた内視鏡専門医に紹介することが必要である．また，活動性出血が持続する場合は，外科的処置が必要なこともあり，小児外科医との連携も重要である．いずれにせよ，一般小児科医に求められることは，専門医に紹介するタイミングを間違わないことと，患児の循環動態を含めた全身管理をしっかりと行うことである．

内視鏡検査によっても出血源が確定せず吐血を繰り返す場合は，赤血球ラベルによる出血シンチグラフィーや血管造影検査を考慮するが，下部消化管出血と異なり，これらの検査の感度はあまりよくない．緊急検査としては不向きであるが，胃重複症に対しては，^{99m}Tcシンチグラフィーが有効である．

下痢・血便・下血
Diarrhea・Hematochezia・Melena

中田 幸之介
聖マリアンナ医科大学／教授

　下痢・血便・下血は腹痛，嘔吐，便秘とならんでしばしば発現する胃腸病変の一般的な症候である。患児の初療にあたっては，それが急性腹症（腹痛を主訴とし緊急処置を要する外科的疾患群）の一症候であるか否かを鑑別することが大切で，急性腹症が除外された後も外科的治療を要する病態か否かを引き続き検討する。

1．応急処置
a．全身状態の評価
　重症下痢症，大量下血の初療においては，脱水と電解質失調による循環・代謝不全の程度あるいは失血量を先ず見極める（表1）。体重の5〜10％に達する体液喪失（中等度脱水）と代謝性アシドーシスに対しては緊急に水分・電解質の補充と重炭酸ナトリウム投与によるアルカリ化を行う（表2）。体重減少率が10％以上の高度脱水による低血液量性ショックでは診断に先駆けて循環蘇生を行い全身状態の安定化を図る。

b．静脈ラインの確保
　輸液・輸血用に末梢静脈路を確保する（表2）。静脈ライン確保と同時に採血して緊急血液検査を行い，体液是正の指標にする。

c．注意点
　急性下痢症の原因の多くはウイルスあるいは細菌感染である。起炎菌による特異的症状，所見および細菌毒素の重症化因子の存在に留意し，感染予防が必要か否かを決定する。下血の初療で最も重要な点は重症度を反映する出血量の把握である。輸血開始後は経時的にバイタルサイン測定，血液一般，生化学検査とともに動脈血ガス分析を行い，循環蘇生が成功するまで血液性状を評価する。

2．診断のチェックポイント
a．問診の要点
　下痢症については，感染症を疑わせる随伴症状をはじ

表1　急性下痢症における脱水の臨床評価

脱水の程度	体重減少率	臨床症状，所見
軽度	＜5％	皮膚粘膜乾燥，尿量やや減少
中等度	5〜10％	大泉門・眼球陥凹，皮膚ツルゴール低下，頻脈，乏尿，尿比重・浸透圧上昇，血清BUN上昇
高度	10〜15％	呼吸促迫，頻脈・微弱，血圧低下，四肢冷感大泉門・眼球陥没，皮膚ツルゴール低下意識障害（せん妄），痙攣，無尿尿浸透圧最大（＞800 mOsm／L），血清BUN高値

表2　急性下痢・脱水に対する輸液療法

- 開始輸液剤：細胞外液補充液，または5％糖液・生理食塩水1：1液カリウムは必ず利尿を確認した後，上記輸液剤へ付加する。輸液剤へ付加：20 mEq/L

- 輸液経路：末梢静脈－①手・足背，②手・足関節内側，③前腕，④肘窩などの皮静脈，および⑤外頸静脈

- 投与量・速度：20〜30 mL/kg/時で開始し，3時間投与して評価。
  3時間後利尿（1 mL/kg/時）確認 → 以後の5時間で維持量の1/3と欠乏量の1/2量投与を目標に速度を設定

- HCO_3^- 欠乏量算定：$-BE(mEq/L) \times 体重(kg) \times 0.4$

- 水分欠乏量　推定：①軽　度：現体重(kg)×50 mL
　　　　　　　　　　②中等度：現体重(kg)×100 mL
　　　　　　　　　　③高　度：現体重(kg)×170 mL

- 維持量　　算定：①体重10 kg未満：100 mL/kg/日
　　　　　　　　　②体重10〜20 kg：1,000＋50 mL/kg/日
　　　　　　　　　③体重20 kg以上：1,500＋20 mL/kg/日

め，原因疾患となりうる外科手術（広範囲腸切除など）や慢性疾患の有無など，詳細な病歴情報を行う（表3）。下血－経直腸的消化管出血－の診断の最初のポイントは，提出された便あるいは浣腸で得た便の色が消化管出血による血液か否かを判断することである。次いで，①患児の年齢，②便色調，③下血の量による出血部位推定，原因疾患の鑑別および重症度判定がポイントである。下血のうち黒色あるいは暗赤色の大量の軟便排泄はいわゆるタール便（メレナ）であり，上部消化管病変からの出血を示唆する。血性粘液便や少量の鮮血が便柱周囲に付着する出血，あるいは血液そのものを想定させる赤色便は，いわゆる血便 hematochezia であり，結腸左半〜肛門縁からの出血を考える。

大量下血を主訴とする場合，以下の代表的な病態を念頭に問診を行う。①胸焼けや夜間心窩部痛→胃十二指腸潰瘍，②肝機能障害，出血凝固機能異常→肝硬変→門脈圧亢進症→食道静脈瘤，③乳児期臍炎→門脈閉塞→門脈圧亢進症→食道静脈瘤，④突然の無症候性大量下血→Meckel 憩室や腸管壁内血管奇形などの先天奇形疾患，など

b．診察の要点
1）全身所見

初診時体重，身長測定のほか，バイタルサインならびに脱水の臨床的指標（表1）を用いて重症度を評価する。

急性下痢症の原因の多くはウイルスあるいは細菌感染なので，発熱の有無が最初の鑑別に重要な症候である。出血量が 10 mL/kg に及ぶ大量下血の患児は，顔面蒼白で眼瞼結膜は貧血を呈し不穏状態にある。バイタルサインと意識レベルの観察により重症度を判定し，輸液・輸血の必要性を即決する。成人では少量にすぎない出血量であっても容易にショックレベルに達するからである。またこのような重症の徴候を伴う下血の患児は，たとえ確認された血便の排泄量が少なくとも，腸管内に貯留する血液は多量のはずである。

2）局所所見

腹痛（自発痛，圧痛）の程度と腹部膨満や腹壁筋性防御の有無，腸蠕動音の性状などの所見から，急性腹症であるか否かを判断する。下血患児における腸蠕動音の減弱あるいは消失は，絞扼性イレウスの進行を示唆する危険な徴候である。

c．必要な検査
①血液検査，②便検査，③便培養，④画像検査，など

3．下痢，血便・下血をきたす代表的疾患
a．急性・慢性下痢症（表4）
1）腸粘膜の炎症

乳児から年長児まで全年齢層に頻発する急性下痢症は，急性感染性胃腸炎である。乳児下痢症の原因ウイルスは，冬季下痢症のロタウイルスをはじめとして，アデノウイルスほか数種類が臨床上大切である。食中毒の起炎菌は腸炎ビブリオ，サルモネラ，ブドウ球菌，キャンピロバクター，病原性大腸菌，ウェルシュ菌などであり，赤痢菌感染症は減少した（表5）。

2）細菌毒素や抗生物質などの化学物質

抗生物質投与により便中正常細菌叢が障害されると *Clostridium difficile* が増殖し，産生する毒素が下痢を発症する。

表3　急性下痢症・下血・血便診断のチェックポイント

- 問診：詳細な病歴聴取で臨床情報を得る。
  - ①急性下痢：患児の日常生活，汚染地域への旅行，ペットや家畜との接触，汚染食物摂取，抗生物質使用などの有無，あるいは広範囲腸切除術の経験など。
  - ②下血・血便：消化管出血かどうか，出血量はどうか，出血源はどこか―患児の年齢，便色調，下血の量，吐血の有無
  - 原疾患に特有な消化器症状（心窩部痛，胸骨後痛，黄疸，肝機能障害）
- 診察
  - ①急性下痢：脱水の程度を知る全身症状・所見（表2参照）
  - ②下血・血便：全身状態と意識レベル低下の有無→輸血の必要性判断
  - ③急性腹症か否かの判断：急激な発症，腹部圧痛と筋性防御，腫瘤触知，腸蠕動の増強/減弱

表4　小児下痢症

		乳児	幼児	学童
急性		急性胃腸炎 全身感染症 抗生剤投与 哺乳過誤 原発性糖分解酵素欠損症 腐敗性大腸炎 （Hirschsprung 病） 副腎性器症候群	急性胃腸炎 食中毒 全身感染症 抗生物質投与 毒物誤飲	急性胃腸炎 食中毒 抗生物質投与 甲状腺機能亢進症
慢性		ミルクアレルギー 乳糖不耐症 乳児非特異性下痢症 脂肪便症	乳糖不耐症 過敏性腸炎 脂肪便症 炎症性腸疾患 AIDS 腸疾病 内分泌腫瘍 偽腸閉塞症	過敏性腸炎 炎症性腸疾患 神経性食欲不良 AIDS 腸疾病 内分泌腫瘍

表5 感染性下痢症の主な病原体

病原体	腸管病態
ウイルス 　rotavirus 　adenovirus 　calicivirus 　astrovirus	近位小腸から順次大腸までの粘膜および粘膜筋板傷害 初感染乳児は重症
細菌 　*Escherichia coli* 　　Enteropathogenic 　　Enterotoxigenic 　　Invasive 　　Enterohemorrhagic 　　（O157：H7）	 Enterotoxin 遊離による腸液分泌亢進と吸収抑制 菌体の浸潤による急性炎症を伴う広範囲の腸粘膜傷害 出血性細胞毒による出血性大腸炎 出血性尿毒素症候群発症の危険性
Salmonella	菌体の腸粘膜上皮への浸潤による急性炎症
Campylobacter Jejuni	細菌性下痢症の 15% 菌体の腸粘膜上皮への浸潤による急性炎症
Clostridium Difficile	抗生物質関連.偽膜性大腸炎
Yersinia enterocolitica	乳幼児；急性下痢 年長児；終末回腸蜂巣織炎,腸間膜リンパ節炎

　先天性の機能性イレウスである Hirschsprung 病は，乳児期に診断が遅れると重症の腐敗性大腸炎を発症し敗血症性ショックに陥る危険な下痢症である．胎便排泄遅延，腹部膨満，嘔吐などの所見があれば注腸造影，直腸肛門反射，直腸粘膜生検を行って診断する．

　非感染性下痢症の1つである炎症性腸疾患の代表は潰瘍性大腸炎である．直腸から口側に連続性に拡大する多発潰瘍病変であり，粘血便，血性下痢，腹痛，食思不振，体重減少が症候である．注腸造影法の特徴的所見と結腸内視鏡検査で確定診断する．

3）消化吸収障害

　慢性下痢症である乳糖不耐症のなかには新生児イレウス術後の短腸症候群にみられる消化不良症が含まれる．原因は明らかなので，長期間の計画的な栄養管理を行う．

b．下血・血便をきたす主な疾患（表6）

1）吐血を伴わない下血（下部消化管出血）

　（1）壊死性腸炎：重症呼吸不全を伴う低出生体重新生児に発症する．広範な腸管壊死巣からの出血であり，血小板減少と代謝性アシドーシスなど全身状態不良の徴候を伴う．血便の持続・増強は腸管壊死の進行を意味する．X線写真上の麻痺性イレウス像，腸管壁内あるいは門脈内ガス像，腹腔内腫瘤形成像が重要な所見である．

表6 下血・血便をきたす小児疾患

	新生児・乳児	幼児	学童
比較的多い	細菌性胃腸炎 母体血嚥下 裂肛 ミルクアレルギー 壊死性腸炎 腸重積症	細菌性胃腸炎 裂肛 腸重積症 胃十二指腸潰瘍 直腸ポリープ	細菌性胃腸炎 非特異性腸炎 胃十二指腸潰瘍 直腸ポリープ 裂肛
比較的まれ	腸軸捻転症 新生児出血傾向 Meckel 憩室 胃十二指腸潰瘍 （急性）	食道静脈瘤 逆流性食道炎 血液凝固機能異常 Meckel 憩室 消化管重複症 消化管異物 腸管壁内血管奇形 溶血性尿毒素症候群 アレルギー性紫斑病	出血性痔核 食道静脈瘤 逆流性食道炎 血液凝固異常 腸管壁内血管奇形

　（2）ミルクアレルギー：アレルギー反応による腸炎であり，赤色〜暗赤色便を排泄する．乳児に発症した重症例の下血は大量で，腸管全体の痙攣性蠕動を認める．消

化管造影では腸管全域の攣縮像と造影剤の停滞時間遷延を認め，絞扼性イレウスとの鑑別に有用である．

(3) 特発性腸重積症：離乳期に好発する急性腹症である．時間の経過とともに重積部分は著しい循環障害に陥り，腸管内腔に溢血性出血が生じ血便が排泄される．腸管の重積が口側に向かって進行するたびに，顔面蒼白，輾転反側，反射性嘔吐などの激しい腹痛症状が起こり，経過中約90％に血便を認める．

浣腸で証明される少量の粘血便（イチゴジャム状）から暗赤色の大量下血まで，便の性状と量はさまざまである．初期には腹部は膨満せず，触診上回盲部に抵抗なく（Dance徴候），上腹部に重積腸管を腫瘤として触れ，超音波検査による特徴的所見で診断できる．非観血的整復術の成功率は80～90％である．発症後24時間以上経過すると腹部は膨満し絞扼性イレウスの徴候が明瞭になる．この時点での非観血的整復術は禁忌である．

(4) 腸回転異常症：血便を認めるイレウスの代表は腸回転異常に起因する中腸軸捻転症である．新生児イレウスの範疇であるが乳児期以降にも発症するため，血便を伴うイレウスでは常に軸捻転症を念頭に置くことが肝要である．便は暗赤色調であり，少量～中等量である．上部消化管造影法および注腸造影法で診断するが，急激な腹部膨満，腹壁緊張および全身状態の悪化は，腸軸捻転による腸管の絞扼壊死を示唆するものであり，数多いX線画像検査を重ねるよりも緊急手術を考える．

(5) Meckel憩室症：憩室に接した回腸壁に形成される消化性潰瘍から大出血をきたす．潰瘍の発生機転は憩室内に迷入した胃粘膜組織からの胃酸の分泌である．同様な異所性胃粘膜病変の存在する消化管重複症においても潰瘍底からの大量出血が起こる．下血は前駆症状なく突然大量に排泄される．出血性Meckel憩室を疑った場合は，胃粘膜から分泌される核種の動態画像で診断する（Meckelシンチグラフィー）．

(6) Henoch-Schönlein紫斑病：全身性のアレルギー性血管炎で，皮膚・関節・腹部症状に腎および中枢神経の合併症が加わる．激しい腹痛と下血を主訴とし，約10％の症例は外科的処置を必要とする．腸管壁にびまん性に出血斑が多発し，粘膜病変から消化管内腔に出血する．また腸管壁内血腫が先進部となり腸重積を発生する．便性は鮮血色血便から暗赤色下血である．症例の10～20％は皮膚，関節症状に先行して腹部病変が発症し診断が困難である．

(7) 腸管壁内血管奇形：小腸あるいは結腸壁内の動脈瘤，動静脈奇形，血管腫，毛細血管拡張症など，血管異形成病変である．突然の大量下血で発症し，出血が持続すると便性は暗赤色で凝血を混ずるようになる．いったん止血しても短期間で再出血する．皮膚粘膜の貧血所見と頻脈，低血圧を呈し，血液Hb値は往々にして6g/dL前後に低下するため，輸血が必要である．0.2mL/秒以上の持続的出血であると，出血シンチグラフィーで描出可能である．結腸病変からの出血は，暗赤色からしだいに凝血を含む新鮮血の大量下血になる．大腸内視鏡による観察が診断に有用である．

(8) 潰瘍性大腸炎：病変が直腸から順次大腸全域へ拡大すると，少量粘血便から血性下痢便あるいは大量下血まで便性はさまざまである．腹痛，食思不振，体重減少などを伴う．大腸内視鏡により診断する．

(9) 直腸ポリープ

①若年性ポリープ：小児の消化管ポリープ・ポリポーシスのうち最も多い．炎症性ポリープであり悪性化しない．発育すると粗糙な表面から出血し，少量の血便を排泄する．70～80％は直腸内にあり指診で触知できる．肛門から脱出して気付かれたり，自然脱落することもある．

②Peutz-Jeghers症候群：口唇と指先に小色素斑が多発する常染色体優性遺伝疾患であり，全消化管に多発するポリープは過誤腫である．少量の血便が持続する．腸重積を発症すると腹痛を伴う．

③家族性大腸ポリポーシス：年齢が長ずるに従い悪性化する大腸の腺腫性ポリポーシスも，常染色体優性遺伝性疾患である．粘血便，下痢が主訴で，皮膚・軟部組織に良性腫瘍を伴うことがある（Gardner症候群）．

(10) 裂肛：いわゆる「切れ痔」であり，離乳期以降の頑固な便秘の児に発生する．日常外来を訪れる血便患児で最も多い．硬い便柱の通過時に肛門粘膜が裂傷を負うことによる．排便後に少量の新鮮血が排泄される．いったん発症すると患児は排便痛のため排便を嫌い，ますます便秘が高じ，悪循環に陥る．女児では肛門の12時方向に発生し，肛門縁の皮膚が鳥の嘴状に腫脹する（見張りイボ）．

2）吐血を伴う下血（上部消化管出血）

(1) 逆流性食道炎：胃食道逆流症に伴う食道病変である．逆流した胃酸の作用で食道粘膜にびらん，潰瘍が発生し吐血と下血で発症する．乳幼児期に慢性鉄欠乏性貧血で発見されることもある．

(2) 食道静脈瘤：胆道閉鎖症術後肝硬変（肝性），先天性または臍炎後の門脈閉塞（肝前性），あるいは肝後性門脈閉塞（Budd-Chiari症候群）に起因する食道粘膜下の静脈瘤は破綻により大量出血をきたす．吐血に次いで大量のタール便を排泄する．ショックに対する応急処置をしながら，上部消化管内視鏡検査で出血部位を同定し止血を行う．

(3) 胃十二指腸潰瘍：学童期に好発する成人型消化性潰瘍が多い．新生児の急性潰瘍からの大量出血は，一挙に小腸を通過して暗赤色調の大量血便を排泄し凝血塊を認める．胃潰瘍からの出血は吐血あるいは胃吸引により血性あるいはコーヒー残渣様胃内容物を認める．十二指腸潰瘍からの出血は吐血を認めないことが多い．急性大量吐血の患児についてはまず胃十二指腸潰瘍あるいは急性胃粘膜病変を疑い，上部消化管内視鏡検査を行う．

4．鑑別のポイント

a．下痢症

1）急性下痢症

患児の全身状態の安定化が得らた後は，感染性下痢症とほかの疾患との鑑別の分岐点に発熱の有無を置く．次の鑑別点は，血性か否かである．発熱を伴う非血性下痢のほとんどはウイルス性胃腸炎である．発熱を伴わない血性下痢では，外科的疾患が鑑別対象となる（図1）．抗生物質使用による偽膜性腸炎や哺乳過誤，あるいは通常のウイルス性胃腸炎からの除外診断には起炎菌の検索を行う．

2）慢性下痢症

ある程度の経過観察期間中に胎便排泄遅延，アレルギー体質，成長障害とるいそう，免疫不全などの有無を知り，病態診断の手がかりとする．

b．下血・血便疾患

消化管出血の原因疾患か，あるいは病態が外科的緊急処置を有するものか否かの鑑別が最大のポイントである．

1）下血診断のアプローチ（図2）

まず経鼻胃管を挿入し胃内容を吸引し，肛門指診と肛門鏡検査を行う．これにより上部消化管からの出血と，下部直腸〜肛門周囲からの出血との鑑別を行う．少量血便では既往歴と現症から感染症を否定するための便検査を行う．次いで年齢により診断方法と手順を選択していく．内視鏡検査はほとんどの場合，全身麻酔下で施行する．画像検査の手順は原則的には腹部単純X線がfirst lineに位置し，消化管造影がこれに続く．小腸領域の限局性炎症性腸疾患を疑う場合は，上部消化管追跡造影検査を行う．上部消化管病変が否定的な場合はMeckelシンチグラフィー，腹部造影CT検査，選択的腸間膜動脈造影法が適応である．持続する大量下血では直ちに行う大腸内視鏡検査は所見の得られないことが多いので，出血シンチグラフィーを試みる．以上の検査で確定診断が得られない場合，腹腔鏡検査や試験開腹が適応である．

5．診断のつかない大量下血

全身感染症，消化管感染症，アレルギー，免疫不全，出血傾向を有する内科的疾患などすべてが否定された場合，出血が持続していない限り日常生活に戻して経過観

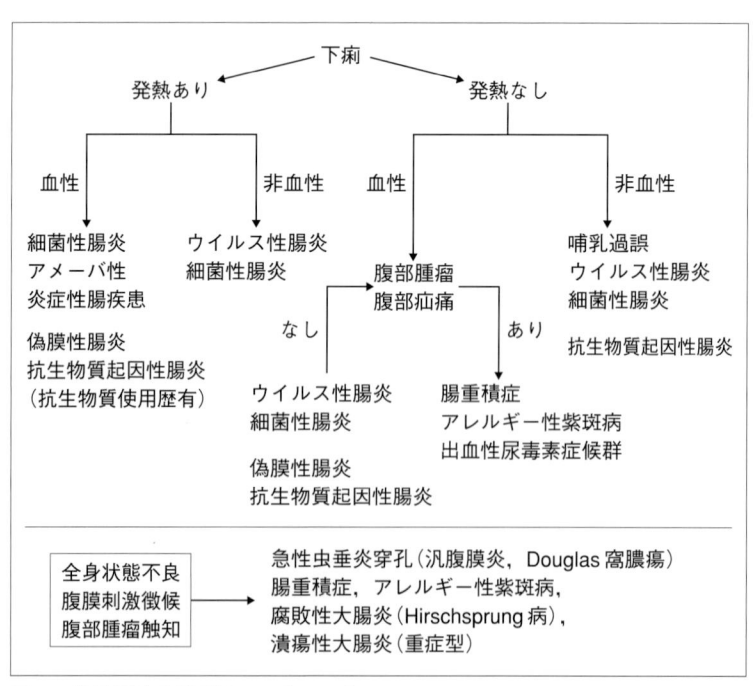

図1　急性下痢症診断のアプローチ

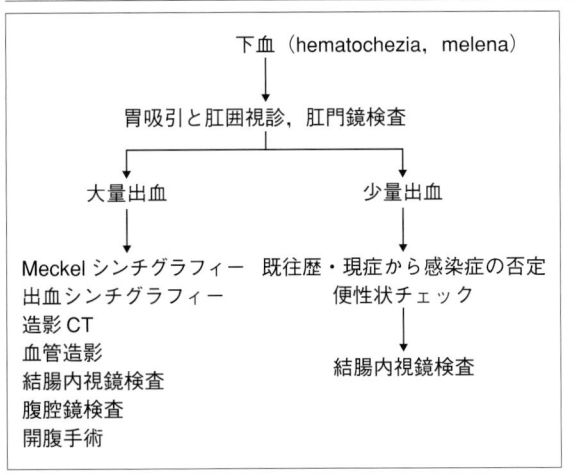

```
                    下血（hematochezia, melena）
                              ↓
                   胃吸引と肛囲視診，肛門鏡検査
                              ↓
              ┌───────────────┴───────────────┐
           大量出血                         少量出血
              ↓                               ↓
   Meckel シンチグラフィー          既往歴・現症から感染症の否定
   出血シンチグラフィー                     便性状チェック
   造影 CT                                     ↓
   血管造影                              結腸内視鏡検査
   結腸内視鏡検査
   腹腔鏡検査
   開腹手術
```

図2　下部消化管出血に対する診断のアプローチ

表7　診断のつかない大量下血の対処法

1. 突然の大量再下血：出血持続中　→　出血シンチグラフィー 　　　　　　　　　　　　　　　　　血管造影を再施行
2. 再止血後循環動態安定　→　消化管内視鏡を再施行
3. 反復出血，止血無効　→　試験開腹

察する．

このような場合，出血はおそらく小腸領域の特殊な病態が考えられるので，腸管壁の血管異常などのまれな病変を疑って診断の手順を考えておく（表7）．

便秘
Constipation

梅田　陽
昭和大学／助教授

1. 診断のチェックポイント
a. 便秘の定義

便秘とは一般的に，①排便回数が週2回以下で，②排便困難を伴った場合をいう．排便困難とは，排便痛や腹痛を伴い，硬便のために便に血液が付着するような場合をさす．1回ごとの実質的な排便が不十分で，腸内に多量の糞便がたまり，腹痛，時に疝痛を訴えることがあり，腹部に便が排泄されずに多量に貯留しているために症状を呈する状態も便秘とする．

一方，出生直後は，胎便排泄が生後12時間までに69%，24時間までに94%認められ，通常24時間以内に50〜250g排泄されるので，生後24時間しても胎便排泄がないか，あってもわずかなときは，便秘すなわち胎便排泄の遅延とする．

b. 問診上の注意

便秘の問診にあたって以下を確認する．
①排便の回数と間隔
②便の性状（硬さ，血液の付着，便塊の大きさなど）
③随伴症状（腹満，嘔吐，発熱，食欲低下など）
これらはどの年齢においても，最初の基本的確認項目である．

1）出生直後

胎便排泄の遅延は，症候性便秘であることがほとんどであるため，妊娠分娩歴（羊水過多，IUGRなど）と出生後の嘔吐の有無と胆汁性か否か，哺乳力のよしあしを確認し，器質的疾患の検索を緊急に進める．

2）乳児期

器質的疾患は減少し，食事性のものが多くなるが，内分泌疾患（甲状腺機能低下症，尿崩症）などの全身疾患の有無を確かめておく．発症時期（Hirschsprung病などの先天的な異常の鑑別に必要）は必ず聞く．哺乳回数と哺乳量を尋ねる一方，母乳やミルク量の不足は体重増加曲線を調べて判断する．離乳食の量と内容（食物繊維成分の不足した離乳食など）についても確認する．汗のかかせすぎにも注意する．

3）幼児期以降

排便を嫌がるための機能性（習慣性）便秘がさらに多くなる．食事の内容と量を詳しく聞き，詳細に生活歴を取ることが重要である．幼児期は排便訓練の状況を聞く．肛門が切れたり痛かったりしないか，排便を我慢してしまうような状況はないか，下着が汚れたりしないか，汚れたらどうするかなどについて，児と母親を観察しながら聞く．起立性調節障害を疑わせる症状や情緒障害（性格的には緊張しやすい，不安，臆病），生活の変化など精神的ストレスの有無，夜尿，頻尿（直腸内の大きな糞塊が膀胱を圧迫し，膀胱容量が減少するため），尿路感染症の有無についても聞く．鎮咳剤，抗痙攣剤，抗ヒスタミン剤の服用の有無も尋ねる．

c. 理学所見上の注意
1）新生児期と乳児期

①全身状態のチェック（哺乳力不良，元気がない，皮膚色不良などの症状があるときは，敗血症，髄膜炎など重症感染症に伴う麻痺性イレウスからの胎便排泄遅延も考える）

②顔貌の異常（21トリソミーなどの染色体起因症候群）

③身体各部の奇形

④腹部膨満：緊急で腹部単純X線写真

⑤腹壁所見（欠損：Prune-belly症候群）

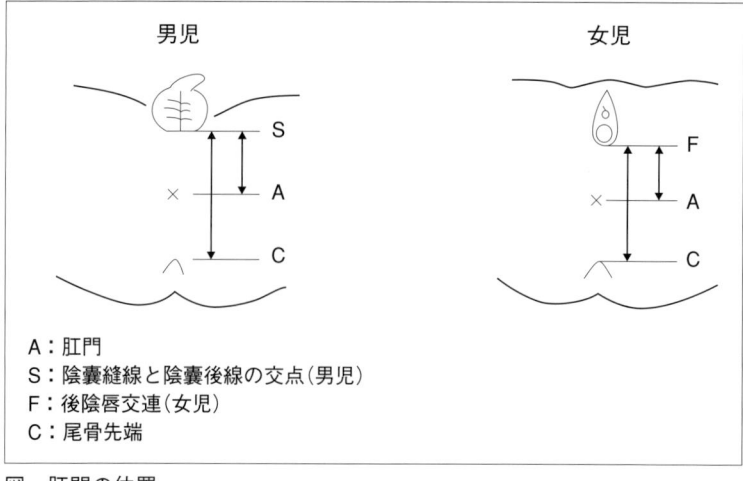

```
          男児                      女児
     ┌─────────┐          ┌─────────┐
     │    S    │          │    F    │
     │    A    │          │    A    │
     │    C    │          │    C    │
     └─────────┘          └─────────┘

A：肛門
S：陰囊縫線と陰囊後線の交点（男児）
F：後陰唇交連（女児）
C：尾骨先端
```

図　肛門の位置

表1　直腸診の所見と疾患

所見	疾患
直腸に糞塊を触れる。	直腸より口側の器質的疾患や神経原性の閉塞は否定的
直腸壁が指に密着して締る感触があり，便は触れない。	Hirschsprung病
便を触れず，指を抜くと爆発的に便やガスが排出される。	Hirschsprung病（rectosigmoid type 以下）
肛門括約筋の弛緩	神経疾患
小指が肛門を通過しない。	肛門狭窄
肛門管の前方に細長いしこり	裂肛の肥厚乳頭を触知していることがある。
硬便あるいは粘土様の巨大な糞塊を触れる。	機能性便秘（特に遺糞症）

⑥肛門の位置（前方肛門）

　正常肛門開口位置を図のように男児SA/SC，女児FA/FCで求めたとき，

　男児：SA/SC＜0.46
　女児：FA/FC＜0.34

　ならば，前方肛門を疑う。

⑦仙骨異常，二分脊椎の有無など神経学的異常
⑧脊柱にくぼみに毛髪巣（潜在性二分脊椎）
⑨直腸診（表1参照）

２）幼児期以降

　視診では，腹部膨満の有無，肛門の位置，肛門部の裂傷やskin tagの有無，脊椎異常の有無，下着をみてsoiling（直腸内糞塊の上方にある便の液体成分が糞塊の周囲から漏れ，下着を汚すこと）の有無を確認する。腹部触診は，大腸の走行に沿って糞塊形成と貯留の程度を観察する。多くは直腸側に硬い糞塊を触れる。その部位に圧痛を伴うこともある。下腹部腫瘤（卵巣囊腫，奇形腫など）の圧迫による便秘もあるので，注意深くその規模と範囲を探り，鑑別を行う。精神運動発達に遅れはないか（脳性麻痺）にも注意する。直腸診では肛門括約筋の収縮度と直腸に糞塊を触れるかに注意を払う。

d．必要な検査

（1）腹部単純X線写真（立位と臥位正面，または臥位正面とcross-table view）：貯留している糞便量の推測，腸管ガス像の増加，鏡面像の有無，骨盤腔内のガスの有無

（2）浣腸：表1参照

（3）検尿：尿路感染症の合併，尿比重（尿崩症）

（4）末梢血液検査：血沈，CRP

（5）血清生化学：BUN，Na，K（低K血症），Cl，Ca（高Ca血症），CKなど

（6）内分泌検査：TSH，fT3，fT4

（7）注腸造影：直腸の拡張度，肛門管の長さ，口径変化，マイクロコロン

2．便秘をきたす疾患（表2）

a．食事性便秘

　授乳量や食物摂取量が少ない量的問題と，糖分が多く食物残渣の少ないスナック菓子類の摂取過多や，食物繊維の多い食物の摂取不足の質的問題がある。母乳から人工乳に変更したときや離乳食を開始する4～5か月ごろも，新規の食事となり順調に進まず便秘の原因になることがある。一般的に人工栄養では母乳栄養よりも便秘になりやすい。

表2 小児の便秘の原因

1. 食事性便秘
   1) 母乳不足，ミルク不足
   2) 牛乳栄養
   3) 低残渣食
2. 機能性便秘(特発性，習慣性便秘)
3. 心因性便秘
4. 症候性便秘
   1) 消化管疾患
      ・Hirschsprung病
      ・肛門狭窄
      ・肛門裂傷
      ・慢性仮性腸閉塞症候群
      ・胎便栓症候群
   2) 神経筋疾患
      ・筋ジストロフィー
      ・ミオトニー
      ・脊椎疾患(損傷，腫瘍，二分脊椎)
      ・神経線維腫症
      ・脳性麻痺
   3) 内分泌・代謝疾患
      ・クレチン病
      ・糖尿病
      ・尿崩症
      ・低K血症
      ・高Ca血症
      ・腎尿細管性アシドーシス
5. 薬剤性
   1) 鎮痛剤
      ・鎮咳剤
      ・麻酔薬
      ・抗痙攣薬
      ・抗うつ薬
      ・利尿薬
      ・抗癌剤

b．機能性便秘

排便を繰り返し我慢することによって起こる便秘である。なんらかの理由でこの便意が起こったときにそれを無視して我慢すると(排便制止)，直腸内の便の水分は吸収され硬くなる。硬くなると排便時に痛みを伴うので，また排便制止をする。直腸内に大きな糞塊が留まると，直腸壁はいつも伸展されているため，直腸壁の感受性が低下し便意が生じにくくなる。こうして便秘が始まるが，これが繰り返されると，便秘が高じて巨大糞塊が直腸内に形成されるに至る。「排便制止」の原因は精神的因子と生活習慣因子の2つに大きく大別できる。

1) 精神的因子

不適切な排便訓練は幼児の便秘を進行させる主要な原因である。おもらしを叱られた幼児や無理に長時間トイレに座らせられたり，早期から厳格なしつけを行うと排便に対する恐怖感(不快感)を生じ，トイレですることよりも排便そのものを我慢するようになってしまう。年長児では生活の変化やストレスにより便通が影響される。

2) 生活習慣因子

一般に朝は起きるという姿勢反射により，起床後30～60分ぐらいで結腸の蠕動運動の亢進(姿勢結腸反射)がみられ，さらに朝食をとるという胃結腸反射が重なり，朝食後約10～15分以内に1日のうちで最も便意が起こりやすい状態になる。しかし，起床後登校までの時間的余裕がなかったり，朝からテレビやテレビゲームに夢中になると緊張状態が強すぎ，便意を鈍らせて排便がなされず，便を結腸にためる結果になる。さらに，ほとんどの子どもは学校の便所で大便をするのを恥ずかしがり，時にはいじめられたりするため，夕刻まで排便をしない。これを繰り返すことが学童期の慢性便秘の大きな原因となる。

c．症候性便秘

1) 消化管疾患

(1) Hirschsprung病：腸管の神経節細胞(Auerbach神経叢，Meissner神経叢)の欠如に起因し，無神経節腸管が正常な蠕動運動を欠くために，腸閉塞症状と頑固な便秘を呈する。無神経節の範囲により，大きく5型に分類されるが，S状結腸以下のものが本症の80%を占める。新生児期には，胎便排泄遅延，腹部膨満，嘔吐(哺乳不良)で気付かれる。乳児期以降では，程度の差はあれ，頑固な便秘を主訴にすることが多い。腹部膨満は腹部全体で，打診上鼓音を呈する。直腸指診や浣腸は表1のような特徴がある。浣腸にて反応便のあるものは時間的余裕があるが，反応便がないものは緊急性を要する。新生児・乳児期に重篤な発熱，下痢(悪臭)を起こし，腸炎から敗血症，エンドトキシンショックへと進行する例がある。

(2) 肛門奇形：鎖肛は型判定は別として診断は容易である。前方肛門(anterior anus)は低位鎖肛の一型とも考えられており，肛門が正常よりも前方に位置するため，肛門管が斜めになり排便困難から便秘になりやすい。

(3) 裂肛：太くて硬い便を排泄するときに発生する肛門管上皮の裂創で，女児に多く12時の位置に好発する。便秘傾向が原因で生じるが，裂肛の痛みのために排便を我慢し，機能性便秘の悪循環に入ってしまうことがある。肛門の12時の位置にskin tag形成を見たら，多くは2～3週間にわたり，裂肛を繰り返したものと判断する。

(4) その他：消化管のあらゆる通過障害が便秘の原因になりうるが，十二指腸より口側の通過障害は便秘よりも胆汁性嘔吐で発見されることがほとんどである。極低出生体重児，チアノーゼ性心疾患の既往があるときは新生児壊死性腸炎後の瘢痕狭窄を確認する。

2) 神経筋疾患

脳性麻痺や筋ジストロフィーなど外肛門括約筋や骨盤底筋群などの随意筋が障害される疾患は便秘になりやすい。二分脊椎，脊髄髄膜瘤，脊髄腫瘍など仙髄の排便中枢を含むか，それよりも高位の脊髄疾患では，排便の随意的な調節ができず，失便とともに便秘を認めることが多い。直腸，肛門の知覚を失い，排尿障害も合併する。

3）内分泌・代謝疾患

甲状腺機能低下症，尿崩症，腎尿細管性アシドーシスなどの全身性疾患でも便秘を伴うことがある。電解質異常では，重症な高Ca血症，低K血症になると麻痺性イレウスに伴い便秘を生ずる。

4）薬剤性

表1参照。

5）その他

Hirschsprung病類縁疾患として，腸管神経細胞を認めるにもかかわらず，先天的な消化管の運動障害を呈する疾患群がある。慢性仮性腸閉塞症は，腸管神経叢や平滑筋に肉眼的に認めうる器質的異常がないにもかかわらず，小腸や大腸の運動異常をきたし，慢性に腸閉塞症状を呈する疾患である。まれな疾患であるが，乳児期以降に発症する例も多く，頑固な腸閉塞症状を呈し，超長期の経静脈栄養や経腸栄養を要する。

d．慢性便秘に関連する疾患

1）遺糞症

排便が自立すべき4〜5歳を過ぎて，器質的疾患がないにもかかわらず，気付かないうちに下着に便が洩れしまう（遺糞）状態をいう。欧米では非常に多いが，わが国では比較的まれである。性別では男児に多い。

遺糞症には，慢性の機能性便秘に伴う遺糞症と心因性の遺糞症があり，前者が大部分を占める。soiling をしばしば合併する。急性便秘の管理が不十分で放置されたために起こることが最も多い。症例は少ないが後者は便秘の既往はまれで，直腸内に便塊の貯留は見られず，理学的所見でも異常を認めることは少ない。心理的背景としては，児の情緒障害と母子関係が緊張状態に置かれていることが多く，カウンセリングを要する。

2）grunting baby syndrome

出生後2〜3か月の乳児が数分以上にわたって力んだり，泣いたりしたのちに排便がみられる状態で，なかなか排便できずに苦しんでいるように見える。しかし，排便は毎日あり，排出された便も軟らかいのが普通である。排便時にタイミングよく肛門を弛緩させることができないために起こる現象と考えられるが，治療も要さず自然に消失する。

3）過敏性腸症候群

器質的な異常がないものの，便通異常に加えて，腹痛を主とするさまざまな腹部症状を慢性的に訴える消化管の機能異常の疾患である。便通は不規則で下痢と便秘を繰り返す。原因は食事，精神的ストレスなどが視床下部に影響して腸管の運動異常と腸管の知覚異常を生じる結果と考えられている。小児では年齢が高くなるに連れて有病率が上昇する。頭痛や立ちくらみなどの自律神経症状を訴え，起立性調節障害の部分症と考えられる症例も多い。

表3　浣腸後の反応便の特徴と疾患

反応便	疾患
細い便	肛門・直腸狭窄
太い便	特発性便秘
血液付着	肛門裂創，直腸潰瘍
兎糞	食事性，過敏性腸症候群
下痢便秘交替	過敏性腸症候群
粘血便	腸重積，軸捻転を伴う腸回転異常症
大量排ガス	Hirschsprung病（rectosigmoid type以下）
黒い紐状便	胎便栓症候群
反応便なし	先天性消化管閉鎖症，麻痺性イレウス

3．鑑別のポイント

a．急性便秘の腹痛と鑑別疾患

便が多量に腸内に残っているのが原因で腹痛を訴え，救急外来を受診する子どもは多い。腹痛は周期的に起こる疝痛発作で，急性腹症として救急搬送されてくることもある。嘔吐を伴っていることは少ない。触診すると上腹部が軟らかいわりに下腹部は張った感じがあり，しばしば左下腹部にゴツゴツした円柱状の糞塊を触知し，同部位に圧痛を訴える。Blumberg 徴候はない。回盲部に圧痛を認めることは少なく，同部位に圧痛を訴えたときは虫垂炎を念頭に置いたほうがよい。排便の情報はあてにならないことが多く，毎日トイレにいって排便していると答えるケースが多い。

中腸捻転を伴う腸回転異常症，腸重積，鼠径ヘルニアの嵌頓，内ヘルニア，重複腸管など腸管壊死を招く外科疾患は必ず除外すべきである。確信が持てないときは必ず腹部X線を撮る。もし，便秘であれば多量の便が腸内に残っていることが判明する。

治療的診断を兼ねて，グリセリン浣腸（1〜2 mL/kg）をする。浣腸後は，臨床症状の消失と腹部所見の改善，糞塊の消失を必ず確認する（表3）。もし，浣腸液も出ず反応便もないときは，なんらかの基礎疾患があるために麻痺性イレウスを呈している危険性がある。

肝・脾腫大

Hepatomegaly・Splenomegaly

藤澤　知雄
国際医療福祉大学／教授

肝腫大

1．緊急処置

　肝腫大をきたす疾患は多彩であるが，年齢別の好発疾患と頻度を知ることが大切である．肝腫大のみならず全身症状を速やかに把握し，脾腫大の有無，貧血，意識障害，炎症所見，黄疸の有無や程度を確認する．特に白血病などの悪性腫瘍，血球貪食症候群，先天性代謝異常，心不全では緊急処置が必要となる．血算，血糖値，肝機能（ALT，AST，LDH），血中アンモニア値，腎機能，血液ガス分析，プロトロンビン時間，血清総ビリルビン，尿ケトンなどの緊急検査を行い，肝腫大の大まかな原因を知ることが大切である．もちろん呼吸困難，貧血や出血傾向があれば，血管を確保し，呼吸管理を行う．また，超音波検査を直ちに行い肝腫大の程度，脾腫大の有無，胆管の変化，腫瘍の有無，肝腎コントラストなどを検索する．

2．診断のチェックポイント

　肝臓は最大の実質臓器であり，その重量は成人では体重の約2.8％，小児では4～5％である．したがって小児では生理的に肝臓が大きく，いわば生理的肝腫大といえる．また，小児では肋骨弓の角度が成人よりも開いており，しかも腹直筋が柔らかいので肝腫大が目立つ．成人では肝臓の左葉対右葉比が約1：6であるのに対して乳児では約1：3であり，生理的に肝左葉が大きい．これは胎児期に臍帯静脈血が左門脈枝を介して左葉に注入することに起因している．

　著しい肝腫大は視診でもわかるが，通常は腹部の触診において，右季肋部で鎖骨中線上で肋骨下縁に何cm肝辺縁が触れるかを判定する．新生児では正常でも右季肋下に3～4cm程度は触れるが，生後4か月ごろには2cm程度となる．この時期には肝左葉が生理的に大きく胸骨下に3～4cm程度は触れることがあり，小児の腹部触診に不慣れな医師は心窩部に腫瘤があると誤診することがある．年長児では呼気時に1cm以上触れるのは肝腫大と考える．また，肝腫大がなくとも漏斗胸，気管支喘息，肺炎などで肺含気量が増加し，横隔膜が下降するために肝臓も降下して肝腫大と間違うこともある．触診で肝腫大を疑った場合は，打診にて右肺肝境界を確かめる．また肝の辺縁は鋭か鈍か，表面の性状や硬さ，圧痛の有無などを観察する．

a．家族歴

　血族結婚の有無や同胞が新生児期や乳児期早期に死亡している家族歴があれば遺伝性・先天性代謝異常を考える．原因不明の肝機能異常，肝硬変，神経学的異常が家族歴にある場合は，Wilson病の可能性が高い．膠原病や自己免疫疾患が家族歴にあるときは，自己免疫性肝炎を疑う．家族歴の肝内胆汁うっ滞や原因不明の皮膚瘙痒症は，Alagille症候群やByler病やByler症候群などの進行性家族性肝内胆汁うっ滞（PFIC）を疑う契機となる．家族に慢性肝炎，肝硬変，肝がんがある場合はB型肝炎ウイルス（HBV）やC型肝炎ウイルス（HCV）の感染症を疑う．

b．既往歴

　妊娠や周産期の異常はTORCH症候群（トキソプラズマ，風疹，サイトメガロウイルス，単純ヘルペスウイルス）などの子宮内感染の重要な手がかりとなる．新生児期・乳児期早期の肝脾腫・黄疸の鑑別診断として重要である．いずれも肝機能異常や肝脾腫のほかに，種々の全身症状を伴うことが多い．

　灰白色便や新生児メレナ（ビタミンK欠乏症）は，胆道閉鎖症，新生児肝炎，PFICを疑う．発熱，過食，飢餓状態が誘因となる意識障害は，尿素サイクル異常症などの先天代謝異常症を疑う．

　原因不明の溶血性貧血や軽度の肝機能異常はWilson病を疑い，直ちに眼科医を受診させ，Kayser-Fleischer輪の有無を調べる．

　反復する黄疸や皮膚瘙痒症は，PFICやAlagille症候群を疑う．Alagille症候群を疑った場合は心雑音の有無，特に肺動脈領域の収縮期雑音，心臓超音波検査で肺動脈狭窄を検討する．

　腹痛と黄疸がみられる場合は血清アミラーゼ値を検査し，膵炎の有無を検討する．

　肝腫大と膵炎が存在する際は，総胆管拡張症が疑われるので腹部超音波検査を行う．肝腫大とともに著明な脾腫がある場合は，先天性肝線維症や種々の原因による門脈圧亢進症を疑う．著明な肝腫大があるが脾腫大がないときは，糖原病などの先天代謝異常症を疑う．

　海外渡航歴も重要であり，黄疸がみられるときはA型肝炎やE型肝炎を考慮する．

　薬剤投与歴も重要であり，特にステロイド薬の長期投与例では著明な肝腫大を呈することがある．

　その他，抗痙攣薬は薬剤性肝炎，Reye症候群と関連する．輸血歴があればウイルス肝炎を疑う，特に1992年前の第二世代HCV抗体によるHCVスクリーニング

の始まる前の輸血例はC型肝炎を疑う。

c．重要な症状との組み合わせ
1）意識障害を伴う際
劇症肝炎，Reye症候群，尿素サイクル異常症を疑うが，劇症肝炎では経過とともに肝萎縮がみられる。劇症肝炎型のWilson病では通常の劇症肝炎とは異なり肝萎縮は著明ではない。

2）貧血があるとき
慢性感染症，白血病などの血液・悪性腫瘍，Wilson病，血球貪食症候群などを疑う。血球貪食症候群では感染症，膠原病などを契機として活性化した細胞性免疫が制御不能となり，過剰なサイトカイン産生によるマクロファージの貪食亢進，炎症反応など多彩な病態を呈する。肝腫大の病態は肝類洞壁細胞の活性亢進と肝内サイトカイン環境の急激な変化による。

3）圧痛がある場合
肝被膜の進展(急速な肝腫大)によることが多く，肝膿瘍，うっ血肝，急性肝炎の急性期などでみられる。

4）黄疸を伴う例
各種閉塞性黄疸，急性肝炎急性期，肝内胆汁うっ滞などを疑う。

5）脾腫を伴う場合
肝硬変，長い経過の慢性肝炎，伝染性単核球症，血液疾患，リピドーシスなどの先天代謝異常，膠原病などを疑う。

6）腹水を伴う例
非代償性肝硬変，悪性腫瘍，Budd-Chiari症候群，肝静脈閉鎖症，心不全を考える。

3．肝腫大をみる代表的疾患
表1に肝腫大をきたす疾患を系統別に示した。外来診療における頻度の高い疾患を述べる。

a．伝染性単核球症(IM)
IMの約10％に肝腫大，約50％に脾腫大を認める。肝機能異常に加えて発熱，咽頭・扁桃痛，頸部リンパ節腫脹，異型リンパ球増多がみられる。EBV抗体とEBV-DNAのPCR法による検出を行う。

b．TORCH症候群
TORCH症候群は比較的頻度が高い疾患である。肝脾腫，肝機能異常，黄疸(直接型ビリルビンの上昇を伴う)はTORCH症候群では共通して認められるが，神経・眼・心臓などの臨床徴候には病原体によって特徴がある。全身型HSV感染では新生児期に急激に壊死性肝炎から劇症化する例も多く，致死率も高い。ほかのTORCH症候群と比べ特異的徴候に乏しいため，新生児の肝腫大，肝機能異常の鑑別診断として日ごろから念頭

表1 肝腫大をきたす疾患

1. **代謝物質の蓄積**
   1) 脂質
      薬剤性(特にステロイド薬の長期内服)，過栄養，低栄養，経静脈栄養(特に新生児)，Reye症候群
   2) 特殊な脂質の蓄積(リピドーシス)
      Gaucher病，Niemann-Pick病，Wolman病，エステル型コレステロール蓄積症
   3) グリコーゲン
      薬剤性(特にステロイド薬内服)，経静脈栄養，各種の糖原病，糖尿病母体からの出生児，Beckwith症候群
   4) その他
      先天性ムコ多糖体蓄積症，α_1アンチトリプシン欠損症，Wilson病，ビタミンA中毒，新生児ヘモクロマトーシス，チロジン血症，ガラクトース血症

2. **炎症**
   1) 肝炎ウイルス感染症
      A型肝炎，B/C型肝炎(慢性，急性)など
   2) 肝炎ウイルス以外の感染症
      EBV(伝染性単核球症，慢性活動性EBV感染症)，CMV，新生児肝炎，トキソプラズマ感染，ヘルペス感染
   3) 細菌性
      敗血症，肝膿瘍，胆嚢炎
   4) 自己免疫性肝炎(AIH)
   5) 全身性自己免疫疾患，免疫反応
      SLE，JRA，HPS(血球貪食症候群)

3. **浸潤**
   1) 原発性腫瘍
      肝芽腫，肝細胞癌，各血管腫，focal nodular hyperplasia(FNH)
   2) 二次性転移性腫瘍
      白血病，悪性リンパ腫，網内系腫瘍，神経芽腫，Wilms腫瘍

4. **血管系の異常**
   1) 肝内静脈の圧迫
      Budd-Chiari症候群，VOD
   2) 肝外静脈(心臓)の異常
      うっ血性心不全，心外膜炎
   3) 門脈圧亢進症(肝腫大よりも脾腫大が目立つ)
      肝外門脈閉鎖，各種の原因による肝硬変

5. **肝汁うっ滞**
   1) 進行性家族性胆汁うっ滞(PFIC)
      PFIC1型(Byler病)，PFIC2型(Byler症候群)，PFIC3型(MDR3欠損症)，良性反復性胆汁うっ滞(サマースキル病)
   2) 肝内胆管低形成
      Alagille症候群，非症候性肝内胆管低形成
   3) 胆道閉鎖
   4) 総胆管拡張症(胆管膵管合流部異常)
   5) その他
      先天性肝線維症，Caroli症，原発性硬化性胆管炎

6. **内分泌疾患**
   1) 下垂体機能低下症
   2) 甲状腺機能低下症

に置いておく必要がある．

c．サイトメガロウイルス（CMV）肝炎

乳幼児期のCMV肝炎は比較的頻度は高い．肝脾腫と肝機能異常がみられる乳児期の肝炎の多くはCMV肝炎である．感染時年齢が高くなるほど顕性感染となりやすくIM類似の症状を呈する．CMV抗体，CMV-DNA検出により診断がなされる．肝生検による免疫組織学的な検査も重要である．

d．脂肪肝

過剰なカロリー摂取による脂肪肝の頻度は高い．自覚症状はほとんどないが，時に肝腫大，腹痛，全身倦怠感などがみられる．超音波検査にて肝内エコー輝度の上昇・深部減衰，肝腎コントラスト増強，肝内脈管の不明瞭化を認める．CTでは肝CT値の低下，肝/脾CT値比の低下，肝内脈管の増強を認める．

e．各肝炎ウイルス感染症

施設によって頻度はさまざまである．筆者らはB型慢性肝炎とC型慢性肝炎それぞれ約100例の診療した経験があるが，初発症状として肝腫大を訴えて来院した例は皆無である．組織学的に線維化が進行すると脾腫がみられるようになる．A型肝炎の急性期に肝腫大と腹痛がみられることがある．

4．診断のポイント

新生児・乳児期早期の肝腫大は，胆道閉鎖症，新生児（乳児）肝炎，総胆管拡張症，Alagille症候群などの鑑別が大切である．Alagille症候群（症候性肝内胆管低形成）の特徴的顔貌はこの年齢では判断できないこともある．末梢性肺動脈狭窄による肺動脈領域の収縮期雑音がAlagille症候群の鑑別の端緒となる場合が多い．胆道閉鎖症は生後60日以内に肝門部空腸吻合術を行わないと急速に肝硬変へ進行するので緊急性がある．医師が患児の便を観察すること，血液検査で直接ビリルビン値が1.5 mg/dL以上であれば異常と考えて精査することが大切である．

Byler病，Byler症候群などのPFIC（進行性家族性肝内胆汁うっ滞）の臨床的診断は難しい．これらは遺伝子診断が可能となり病態が整理されてきた．

総胆管拡張症の3徴は腹痛，黄疸，腹部腫瘤とされているが，これらが揃うことはまずない．肝機能と血清アミラーゼ値を測定し，超音波検査をすれば診断は容易である．

年長児ではWilson病，自己免疫性肝炎，原発性硬化性胆管炎の鑑別が問題になる．Wilson病は3歳以下ではまれにしか診断できない．肝機能異常があり肝硬変に進展する例と，溶血を伴う劇症肝炎型（Wilsonian fulminant hepatitis）として発症する例がある．

5．診断がつかないとき

原因不明の肝腫大や肝機能異常がある場合は必ず代謝性疾患を疑う．肝外症状，例えば発熱，飢餓が先行する意識障害や筋緊張低下を認めるエピソードが反復する，あるいは低血糖，低ケトン尿，高アンモニア，代謝性アシドーシスは代謝異常の可能性が高い．代謝異常ではmetabolic crisisのときにしか異常検査値が得られないことがあるので，発作時の血清や尿を保存しておくことが重要である．

脾腫大

1．緊急処置

脾腫をきたす疾患も多彩であるが，血液疾患，うっ血性心不全など緊急性を要する場合も少なくない．脾腫以外の全身症状を観察し，貧血，心不全，呼吸困難がみられる場合は，血管確保をするとともに呼吸管理の準備もする．

2．診断のチェックポイント

腹壁の柔らかい小児では左上腹部から左側腹部を右手で触診する．年長児では左手を背部に回し脾臓を前方に押し出しながら右手で触診する．脾臓は右上腹部に向かって腫大し，正中線を越えることがある．脾臓を触れたら強く圧迫せずに軽く触診し全体の形状，大きさ，硬さ，脾切痕の有無，呼吸性移動をみる．新生児，乳児では柔らかい脾の先端を触知することがある．乳幼児期以降で脾臓を触知した場合は脾腫と判断するが，肺含気量が増加する細気管支炎や喘息発作の際には横隔膜が押し下げられて肝脾を触知することがある．時に肝左葉や左腎を脾腫と間違うことがある．疑わしい場合は超音波検査で確認する．

新生児期では，妊娠の異常や周産期の異常は，TORCH症候群などの子宮内感染症の重要な手がかりとなる．サイトメガロウイルス感染症では肝脾腫以外に出血斑，小頭症，頭部X線検査での石灰化が参考になる．単純ヘルペス感染症では肝脾腫以外に特徴的な所見は乏しい．しばしば劇症肝不全となる．家族歴に血族結婚や新生児や乳児期早期に同様の肝脾腫や成長発達遅延がある場合は先天性代謝異常症を考慮する．Gaucher病は著明な脾腫大を呈する．貧血や出血傾向がある場合は溶血性貧血，悪性腫瘍を考慮する．

3．脾腫大をきたす代表的な疾患

表2に脾腫大を呈する疾患を系統的に示した。外来診療で比較的頻度の高い疾患を述べる。

a．伝染性単核球症
肝腫大の項で概説した。

b．急性白血病
急性白血病では出血傾向，貧血，全身倦怠感で受診することが多い。脾腫は軽度であるが，頸部リンパ節腫大を早期から認め，貧血と血小板減少が必発である。慢性骨髄性白血病は巨大脾腫が診断の契機になることがある。

c．溶血性貧血
溶血性貧血における脾腫としては，Rh血液型不適合による新生児溶血性疾患が最もよく知られている。抗Rh(D)グロブリンの母親への予防投与によりその頻度は減少した。自己免疫性溶血性貧血(AIHA)では，中等度の脾腫をみることが多い。黄疸と貧血，そしてクームステストが陽性となる。G-6-PDやピルビン酸キナーゼなどの酸素欠乏による先天性溶血性貧血でも脾腫をきたすことがある。遺伝性球状赤血球症でも脾腫大をみることがある。本症では胆石症を合併することが多い。

d．白血病
白血病は発熱，貧血，肝脾腫が3徴候である。最も著明なのは慢性骨髄性白血病(CML)の成人型である。若年型の脾腫は小さい。しかし，小児白血病の97％は急性白血病であり，その2/3は急性リンパ性白血病(ALL)である。ALLにおける脾腫は病初期には著明でないが，進行性の症例では10 cmを超えることもまれでない。著明な脾腫は肝腫大とともに予後に関連する危険因子であり，白血病診断時における脾腫の大きさは化学療法を選択するうえで重要な指標となる。

e．悪性リンパ腫
非Hodgkin悪性リンパ腫とHodgkin病に大別されるが，わが国における小児では非Hodgkin悪性リンパ腫が多い。

4．診断のポイント

脾腫大をきたす疾患は，いくつかのカテゴリーに分けて考えるとよい。代表的なものには，感染，血液疾患，新生物(血管腫も含む)，浸潤ないし"storage disease"，うっ血，嚢腫などである。脾臓は巨大な網内系組織であるので，全身疾患，特に全身性エリテマトーデス(SLE)，若年性関節リウマチ(JRA)，血球貪食症候群などでも脾腫大がみられる。

5．診断がつかないとき

脾腫が疑われた場合は超音波検査をする。簡易ではあるが脾臓の上極と下極の長軸径を測定し，乳幼児では10 cm以上，年長児では15 cm以上は脾腫の目安になる。脾門部の観察も重要であり，脾静脈の拡張，副側血行路の有無などを観察する。脾腫が確認されたら表2の要領で年齢別好発疾患，ほかの症状，血液検査，画像などにより診断する。いかなる原因による脾腫大でも脾機能亢進が二次的に生じる。特に小児では，比較的頻度の高い肝内外門脈閉鎖による脾機能亢進の結果によって生じた汎血球減少は重要である。

表2　脾腫大をきたす疾患

1．感染 　1) 細菌性 　　　腸チフス，感染性心内膜炎，結核，敗血症，膿瘍 　2) ウイルス性 　　　EBV，CMV，VAHS(ウイルス関連HPS)，AIDS 　3) その他 　　　マラリア，トキソプラズマ，梅毒
2．血液疾患 　1) 溶血性貧血 　　　先天性(遺伝性球状赤血球症，ヘモグロビン異常症など)，後天性(Rh不適合，自己免疫性など) 　2) 髄外造血 　　　地中海貧血，大理石病，骨髄線維症
3．新生物 　1) 悪性 　　　白血病，悪性リンパ腫，細網肉腫，転移性腫瘍 　2) 良性 　　　血管腫，リンパ管腫，過誤腫，皮様嚢腫，TAM
4．浸潤および蓄積 　1) リピドーシス 　　　Gaucher病，Niemann-Pick病，GM_1-ガングリオシドーシスなど 　2) ムコ多糖体蓄積症 　3) その他 　　　ガラクトース血症，チロジン血症 　4) histiocytosis X
5．うっ血・門脈圧亢進 　　右心不全，脾静脈狭窄，肝静脈狭窄，肝外性門脈閉鎖，肝線維症，Caroli病
6．肝硬変による二次性門脈圧亢進 　　各種肝疾患，胆汁うっ滞による肝硬変
7．膠原病 　　SLE，JRA，Felty症候群，サルコイドーシス

腹部腫瘤
Abdominal mass

星野 健
慶應義塾大学／講師

「おなかに硬いものがある」という訴えで来院する場合と、「おなかがなんとなく大きいのですが」という訴えで来院するいわゆる「腹部膨満」を主訴にするケースのなかに触診してみると「腹部腫瘤」がその原因である場合がある。本項では、腫瘤を触知するものと、腹部膨満を呈する疾患を一部含めたものを想定する。なお、腹部膨満の詳細については次項(308頁)を参照されたい。

1. 緊急処置

おなかにしこりが触れるという主訴で来院する場合と、それ以外の症状で来院し、診察の結果、腹部腫瘤が見つかる場合がある。後者の場合、緊急処置を必要とすることがある。

来院時に腹部腫瘤以外の症状として、下記の症状を認める場合は、緊急処置を要する場合がある。

a. ショック
腹部腫瘤破裂による出血性ショック、腸重積、虫垂炎の進行による敗血症性ショックなどがまれにみられる。

b. 発熱
発熱を認めるときはまず、腹部の腫瘤が炎症性の腫瘤であることが多い。例えば急性虫垂炎の腫瘤形成型(膿瘍形成)などは腹膜炎の症状があれば、緊急手術の適応である。また、悪性腫瘍の場合は急速な腫瘍増殖により、腫瘍の中心壊死などによる発熱もある。

c. 腹痛
腫瘤が増大して、腫瘤そのものによって疼痛をきたす場合と、消化管圧迫、浸潤による腸閉塞などによる腹痛(腹部膨満を伴う)がある。後者の場合は腸閉塞解除のための緊急処置が必要である。

d. 呼吸困難(呼吸苦)
腹部腫瘤増大により、横隔膜が挙上され、呼吸困難になる場合、悪性腫瘍による肺転移のために肺機能低下による呼吸困難がある。いずれにせよ、著しい呼吸機能低下をみた場合は気道確保が必要になる。

e. 無尿
後腹膜腫瘍、腎腫瘍によって尿管圧迫、閉塞をきたし、無尿となる場合がある。エコー検査などで、水腎症が高度な場合は腎機能回復のために、エコーガイド下腎瘻造設が必要である。

f. 下血
いわゆる消化管出血であるが、腹部腫瘤に伴うものとしては、腸重積がある。バリウムなどを用いた注腸整復、または緊急手術の適応である。

g. 歩行障害，下肢麻痺
腸腰筋より発生した腫瘍(横紋筋肉腫など)により、歩行障害がみられることがある。また、脊椎内進展を示す、後腹膜腫瘍によって麻痺をきたすことがある。特に麻痺の症状がある場合は緊急椎弓切除などの緊急減圧術が必要である。

2. 診断のチェックポイント

腹部腫瘤に伴い、種々の症状、例えば食欲低下、腹痛、嘔吐、下痢、血便、便秘、発熱などがあるかどうかも重要なポイントである。症状の重篤さと、治療の緊急性は比較的相関するが、無症状の腹部腫瘤は、悪性腫瘍でもみられるため、注意が必要である。

a. 診察

1) 視診
腫瘤によって腹部が一部分突出するように見えることがある。このように限局性の場合は肝、脾、腎などの臓器腫大や腫瘍性疾患を考える。腹壁表面に血管拡張がみられる場合は肝障害や門脈圧亢進を、臍が突出したり陰嚢水腫が出現している場合には腹水の合併を、臍の位置偏移は腫瘍性疾患を疑う所見となる。

2) 打診
腹部膨満が見られる場合には打診によって腸管ガスによるものか、腹水によるものかを判別することができる(詳細は次項「腹部膨満」308頁参照)。

3) 触診
(1) 触診の際の心得：腹部を触診する際には優しくていねいに行う。重症でぐったりとしているときは逆に容易に触診できるが、患児が泣いている場合は腹筋の緊張が高まるため、そのまま触診しても十分な所見は取れない。最終的に診察台に寝かせて十分に触診できるように患児とのコミュニケーションを取るように心がける。診察室に入ってきたときにすでに恐怖心におののいているときは、触診の段階では親に抱っこさせて患児が親のひざの上に座った状態で腹部の触診を行う。季肋部、骨盤腔の触診は十分にできないことがあるが、それでも、泣いた状態で触診するよりはわかりやすい。触診しながら、患児が慣れてきたら、また触診が不十分だと判断したら、患児を診察台に寝かせて触診を行う。触診する手は程よく暖めておくこと。冷たい手では触った瞬間に腹壁が緊張し、筋性防御による緊張と区別しにくくなる。

(2) 触診の実際：最初は腹壁の抵抗を知るために「そ

おっと」触診する。そして，圧通や腹部内臓器，肝，脾，腎の腫大をみる。乳幼児では通常，肝を触れる。表面平滑で弾力があり，柔らかい。脾は溶血性貧血のときには大きく，ウイルス感染症でもたびたび触れる。腎は新生児，特に未熟児ではよく触れる。正常小児の触診で各臓器の感触を経験し，硬さや辺縁の様子から正常範囲内か病的か，の判断ができるようにしておくことが必要である。

糞塊は左下腹部に腸詰様に触れることが多いが，散在性に硬い母指頭大の糞塊を触れることもある。押して硬さを調べ，マッサージで移動するか，排便後に消失していることを確認する。

腫瘤を触知した場合，部位，大きさ，硬さ，表面の性状，移動性，痛み，波動の有無などの所見を取る。正確な所見を得るためには，排尿，排便後など良い条件で診察することが望ましい。乳幼児で触診困難なときには，鎮静薬や睡眠薬で寝かせてから診察する。

(3) 直腸診：ダグラス窩周囲の炎症については，直腸診によるダグラス窩の圧痛の有無にて判断可能である。腹水が貯留している場合は波動を感じることができる。骨盤底部分を占める腫瘍の場合，腹部の触診よりも腫瘍の硬さ，可動性などの性状を把握するためにも有効な手段である。

b．診断のための画像検査
1）腹部エコー（超音波検査）
診察で腫瘤や臓器腫大が疑われる場合には非侵襲的で，ベッドサイドで行うことが可能であり，直ちに結果が得られるという最も有効な検査法の1つである。体動が激しい（聞き分けのない）子の場合には，sedationをかけて検査すると良好な画像が得られる。しかし，炎症症状を伴った全身状態不良の場合はsedationに際しては十分注意が必要である。

腫瘍の形態，大きさ，周囲臓器との関係などを検索する。嚢腫性か，充実性か，良性か悪性かの判断をする。腹水の有無を調べる。腸管内にガスが多いときは，画像は不明瞭になる。

2）胸・腹部単純X線写真
胸部は立位にて，腹部は立位，臥位にて撮影する。胸部単純X線写真では心不全に伴う心肥大，うっ血に伴う肺野の陰影，胸水の貯留などの有無に留意する。悪性腫瘍を疑っている場合には肺転移の有無にも注意する。

腹部単純X線写真では臥位にて，糞便の量，それから予測される腸管拡張の程度，腸管ガス像の分布，立位にてniveau形成の有無，腸管外のガス像，すなわちfree air（消化管穿孔），pneumatosis intestinalis（腸管内ガスに沿った線状，円環状のガス像のことで，壊死性腸炎などで，腸管壁内に進入した細菌が発生するガスによって生じる）などに注意する。特にfree airを認めたときは，原因にかかわらず，腸管穿孔，破裂の所見であるため，緊急開腹手術が必要となる。

3）CT（造影CT，3DCT，DIC-CT）/MRI，血管造影
考えられる疾患に対応した各種の造影方法を用いる。詳細は他項（画像検査：腹部 595 頁）を参照のこと。

4）IVP/DIP
腎の形態，位置，尿管の走行をみることができる。これにより，腎臓原発の腫瘍か，腎外発生の腫瘍かを鑑別できる。特にWilms腫瘍では腎上部発生の場合には腎盂，腎杯の変形と残存腎の著明な偏位がみられる。腎中央部の発生の場合には腎盂が上下に延長し，進行すると腎盂像がみられず無機能腎の像となる。腎下部発生の場合には腫大した腫瘍が尿管を圧迫するために，腎上部の腎杯が水腎症となる。いずれも発生部位近傍の腎杯は破壊される。水腎症では腎盂・腎杯ともに一様に拡張し，強度になると無機能腎となり，造影されなくなる。嚢胞腎では「くものて状」の腎盂と腫大した腎の所見が得られる。

腎外性には，副腎や腹部交感神経節から発生する神経芽腫，肝芽腫，奇形腫などはそれぞれに圧迫された腎の偏位を認める。

5）上部消化管造影・下部消化管造影
腫瘍による圧排像から腫瘍において解剖学的位置を知ることができる。

6）上部内視鏡検査・下部内視鏡検査
粘膜病変を知ることができる。悪性腫瘍の場合には腸管内への浸潤程度を評価できる。

7）RIによるシンチグラフィー（アイソトープ検査）
悪性腫瘍を疑った場合によく用いられるが特異性はない。非侵襲的に実施でき，原発腫瘍，転移腫瘍の発見に役立つ。

Ga-citrateによるシンチグラフィーでは，腫瘍はhot spotとしてみられ，神経芽腫，Wilms腫瘍，肝芽腫，悪性奇形腫，横紋筋肉腫などの悪性腫瘍で約80%に検出されるが，感染巣にもhot spotがみられる。神経芽腫ではノルアドレナリンに構造類似性のあるMIBG（metaiodobenzylguanidine）シンチが用いられ，特異性が高い。

^{99m}Tcによる骨シンチグラフィーは骨転移の診断には有用である。

c．診断のための尿検査
VMA（vanillylmandelic acid）とHVA（homovanillic acid）はカテコラミンの代謝産物で尿中に排泄され，VMA，HVAはともに神経芽細胞腫の腫瘍マーカーと

してよく知られている。NSE (neuron specific enolase) は解糖系の酵素で神経内分泌やそれに由来する腫瘍に存在し，神経芽腫のマーカーとして用いられているが，Wilms 腫瘍，横紋筋肉腫，悪性リンパ腫などでも陽性になることがある。正常値は 10 ng/mL 以下である。フェリチンはほぼ全身の細胞で産生されるが，特に肝細胞，組織球系細胞，一部の悪性腫瘍細胞での産生が多い。また非特異的であるが，蛋白，血尿，ヘモグロビン尿など腎腫瘍でみられる。アミラーゼ高値は膵囊腫の発見に役立つ。

d．診断のための血液検査

一般検査では診断というよりも，その病勢を示すものが多い。特異性の高いものとしては α-フェトプロテインがある。胎生期には肝，卵黄囊で産生されており，これらに由来する腫瘍性疾患，すなわち肝芽腫，悪性奇形腫，悪性卵黄囊癌 (yolk sac 腫瘍) では特異性が高い。奇形腫でも高値を示すことがある。α-フェトプロテインは新生児期にはもともと高値であり，1 歳ごろになってようやく成人値 (10 ng/mL 以下) まで低下する。また，新生児肝炎でも高値を示す。ヒト絨毛性ゴナドトロピン (hCG) は胎盤の絨毛細胞より分泌される性腺刺激ホルモンであり，α, β のサブユニットよりなる。β サブユニットが腫瘍マーカーとして用いられる。絨毛上皮癌で高値を示し，未分化胚細胞腫や胎児性癌で上昇することがある。正常値は 0.1 ng/mL 以下である。その他の成人癌にみられる腫瘍マーカーのほとんどは小児がんにおいては診断価値は低い。

e．組織診断 (生検)

HE 染色による診断が組織による最終診断とされていたが，近年，免疫組織学的手法などの手法により，例えば小円形細胞がんと診断された腫瘍から悪性リンパ腫，神経芽腫，横紋筋肉腫，骨肉腫などの鑑別ができるようになった。さらに悪性腫瘍では組織像，例えば，Wilms 腫瘍では anaplastic type や clear cell type，神経芽腫では腫瘍細胞の成熟度や間質の豊富さ，分裂細胞の多寡などを指標として，予後予測が可能となってきている。

f．分子生物・遺伝学的検査

近年の分子生物・遺伝学的検査方法の進歩により，診断，予後予測にかかわる検査が研究のみならず，実際の臨床の場面で使われるようになってきた。腫瘍細胞の染色体検査でも白血病のみならず，固形腫瘍でも特徴がみられる。例えば Wilms 腫瘍では 11p- (*WT1* 遺伝子)，神経芽腫では 1p-，14q-，11q- と *mycN* 遺伝子の増幅，神経分化に関与する *src* 遺伝子や *H-ras* 遺伝子の発現，横紋筋肉腫の胞巣型では t(2;13)(q37;q14) がみられ，Pax3/FKHR が検出されるなどが知られるようになってきた。

3．腹部腫瘤をきたす疾患

表に示す。

4．鑑別のポイント

a．良性，悪性の鑑別のポイント

問診で腫瘤の大きさの変化が急激であるかどうか，触診で腫瘤の可動性，表面の性状，硬さなどを把握することは悪性か良性かの判断に役立つ。

さらに超音波検査によって囊胞性 (cystic pattern) か充実性 (solid pattern)，混合性 (mixed pattern) かによって良性・悪性の見当がつく。囊胞性疾患は良性疾患であることが多く，充実性，混合性の場合は悪性腫瘍を疑うべきである。したがって後者の場合，入院の上，可及的速やかに精査，加療を進めていかねばならない。血液検査，腫瘍マーカーの検索に始まり，各種画像診断を組み合わせて診断に至るわけであるが，この際，画像診断の特徴を理解したうえで検査を組み合わせることが大切である。小児固形腫瘍の場合，その治療方針は診断名と病期によって決定されることが多く，そのためには診断および，病期決定のために開腹生検を行うこともしばしば必要となる。

ちなみに各種固形腫瘍の予後因子としては，神経芽腫では病期 (付録：表 58) 以外には，年齢，病理組織所見，腫瘍マーカー，DNA ploidy pattern，*N-myc* 癌遺伝子の増幅，*Ha-ras* 遺伝子発現などがある。Wilms 腫瘍 (付録：表 62)，肝芽腫では病期と病理組織所見が最も予後を反映している。横紋筋肉腫，悪性奇形腫では病期，原発部位，病理組織所見が参考になる (付録：表 64)。

b．良性疾患代表例

1) 肥厚性幽門狭窄症

症状：生後 2〜3 週後より嘔吐がみられ，徐々に噴水状嘔吐となる。胃の蠕動亢進 (視診にて gastric wave)，オリーブ様腫瘤の触知。オリーブ様腫瘤は心窩部やや右側に幽門筋肥厚を硬いオリーブ様腫瘤として触知する。腫瘤触知は，胃内容を吸引し，安静時に行う。超音波検査にて肥厚した幽門筋がドーナッツ状 (doughnut sign) に描写される。筋肥厚が 4 mm 以上，幽門管長が 16 mm 以上あれば診断可能である。上部消化管造影では造影剤の胃から十二指腸への通過が遅延し，幽門管の延長と狭小化が描出される (string sign)。十二指腸へ突出した幽門像は umbrella sign (mushroom sign) と呼ばれる。

2) 腸重積症

腹痛，嘔吐，粘血便が 3 主徴 (trias) である。5〜20 分間隔で間欠的に腹痛発作を繰り返す。右上腹部に可動

表 腹部腫瘤をきたす疾患

a. エコー所見（嚢胞性か充実性か）からみた腹部腫瘤をきたす疾患
- 嚢胞性
  - 水腎症，水尿管，嚢胞腎
  - 腸間膜嚢腫，大網嚢腫
  - 消化管重複症
  - 先天性胆道拡張症
  - 膵嚢胞(cyst, solid and cystic tumor)
- 充実性
  - 肥厚性幽門狭窄症
  - 神経芽腫
  - Wilms 腫瘍
  - 肝芽腫
  - 横紋筋肉腫
  - 奇形腫
  - 腫瘤形成性虫垂炎
  - 腸重積
  - 便秘
  - 妊娠

b. 部位別にみた腹部腫瘤をきたす疾患
- 上腹部－右側：肝芽腫，先天性胆道拡張症，肥厚性幽門狭窄症など
  - 左側：脾腫など
  - 正中：膵腫瘍，馬蹄腎など
  - 左右どちらでも：腸重積症，神経芽腫，腎腫瘍(Wilms 腫瘍，嚢胞腎，水腎症など)，卵巣腫瘍など
- 下腹部－膀胱，卵巣腫瘍，骨盤内腫瘍(仙尾部腫瘍，神経芽腫など)
  - 注；妊娠，充満した膀胱，糞塊など
- どこでも－消化管重複症，悪性リンパ腫，奇形腫

c. 臓器別にみた腹部腫瘤をきたす疾患
- 消化管
  - 肥厚性幽門狭窄症
  - 消化管重複症
  - 腸間膜嚢腫
  - 大網嚢腫
  - 腸重積症
  - 急性虫垂炎
  - 糞塊
- 肝，胆道，膵，脾
  - 胆道閉鎖症
  - 先天性胆道拡張症
  - 肝芽腫・肝癌
  - 脾腫
  - 膵嚢胞(solid and cystic tumor，膵芽腫，先天性膵嚢胞，外傷性または膵炎後嚢胞)
- 副腎・交感神経系
  - 神経芽細胞腫
- 性腺(卵巣)
  - 卵巣嚢腫
  - 奇形腫群腫瘍
  - 卵巣腫瘍
  - 妊娠
- 泌尿器系
  - 腎の奇形
  - Wilms 腫瘍
  - 嚢胞腎
  - 多房性腎嚢胞
  - 異所性尿管瘤
  - 充満した膀胱
- どこでもあり
  - リンパ管腫
  - 悪性リンパ腫
  - 横紋筋肉腫
  - 奇形腫群腫瘍

性，圧痛のあるソーセージ様の腫瘤を触知する。浣腸にてイチゴゼリー様の粘血便が排泄される。時間の経過したものでは腹満がみられる。診断と引き続いての治療を兼ねて注腸バリウム造影が行われる。

3）腫瘤形成性虫垂炎

急性化膿性虫垂炎によって虫垂周囲に膿瘍が形成され，これが腹膜炎の強い症状を呈さずに大網などで包まれて腫瘤となったもの。右下腹部に充実性の腫瘤を触知する。通常は，腹痛を主訴に来院するが，腹痛は以前からみられ，他院で抗生剤治療などがなされていることが多い。生理的な生体防御反応として，大網などによる炎症部の被覆がなされることによってたまたま腹膜炎が回避されたものである。診断はアナムネ，診察でほとんど得られるが，超音波検査，腹部造影CTなどにて虫垂と腫瘤の関係を描出する。

4）先天性胆道拡張症（総胆管嚢腫）

右上腹部腫瘤，黄疸，腹痛が3徴。乳幼児では発熱，食欲不振，嘔吐，下痢などを訴えることが多く，すでにアセトン血性嘔吐症と診断されていることがある。腹部の診察にて腹部腫瘤が明らかであれば胆道拡張症を強く疑う。本症の症状は胆汁うっ滞による腹痛，上腹部腫瘤，黄疸，灰白色便，胆道系の細菌感染による発熱，膵炎による腹痛，発熱および嘔吐と理解できる。本疾患はまれに胆道穿孔による胆汁性腹膜炎を起こすことがある。画像診断としては，超音波検査は有用である。嚢胞性腫瘤が肝内，肝外胆管の拡張であることが超音波検査であきらかになれば診断を得ることができる。膵・胆管合流異常を確認するためには，従来はERCPにて証明されていたが，近年はMRCP（magnetic resonance cholangiopancreatography）が普及しつつある。

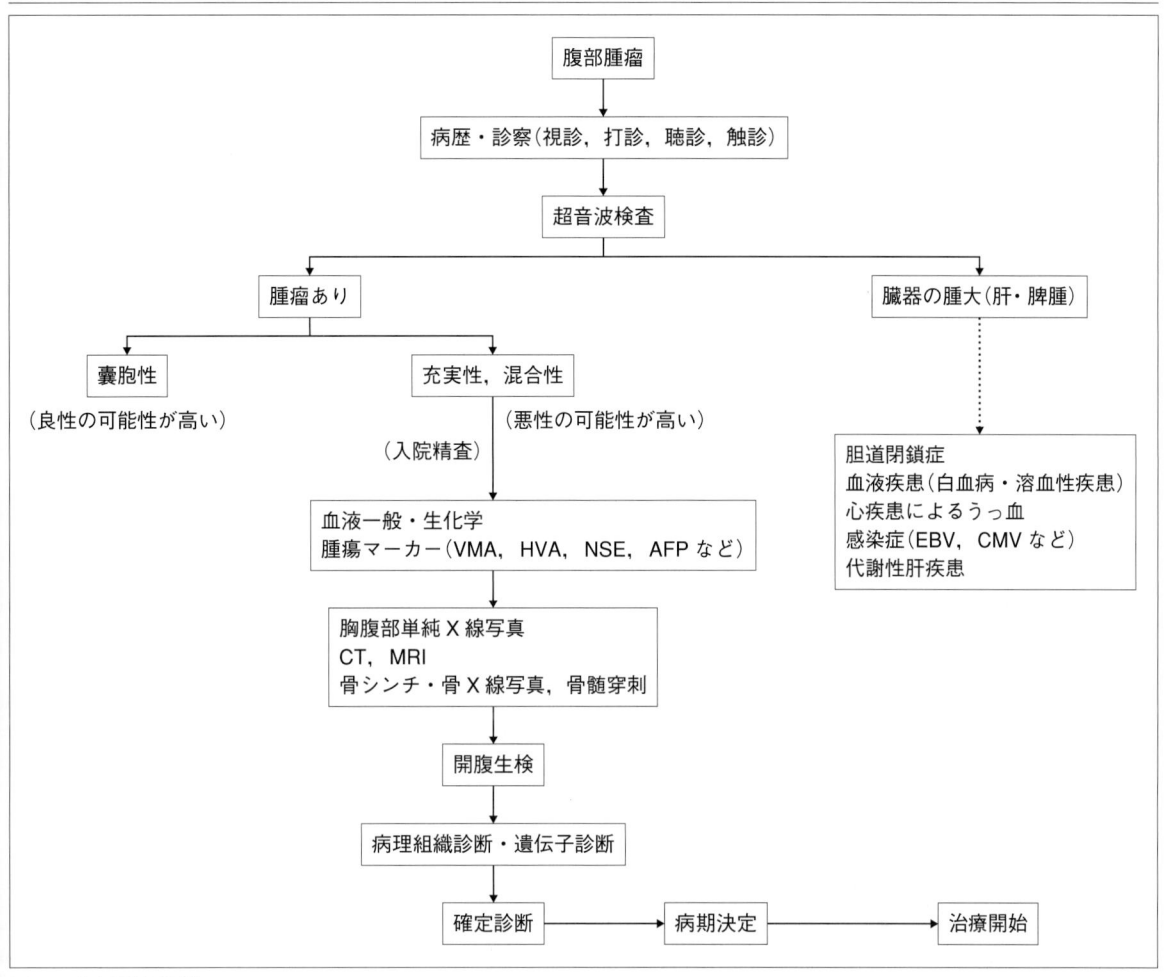

```
                    腹部腫瘍
                       │
           病歴・診察(視診,打診,聴診,触診)
                       │
                  超音波検査
                  ┌────┴────┐
              腫瘍あり    臓器の腫大(肝・脾腫)
           ┌────┴────┐          │
        嚢胞性   充実性,混合性    │
      (良性の可能性が高い)          │
               (悪性の可能性が高い) │
                  (入院精査)         │
                       │        胆道閉鎖症
              血液一般・生化学     血液疾患(白血病・溶血性疾患)
           腫瘍マーカー(VMA,HVA, 心疾患によるうっ血
              NSE,AFPなど)       感染症(EBV,CMVなど)
                       │        代謝性肝疾患
              胸腹部単純X線写真
                  CT,MRI
           骨シンチ・骨X線写真,骨髄穿刺
                       │
                  開腹生検
                       │
           病理組織診断・遺伝子診断
                       │
              確定診断 → 病期決定 → 治療開始
```

図1 腹部腫瘍診断のフローチャート

c. 悪性疾患の診断手順

図1にその手順を示した。超音波検査は有用である。小児固形腫瘍の場合,その治療法は各腫瘍で異なるため,正確な診断が求められる。そのため,開腹のうえ生検をすることが必要である。

d. 代表的な小児固形腫瘍

1) 神経芽腫

マススクリーニング症例を除くと,特異症状に乏しく,進展するまで気付かれないことが多い。腹部,頸部では腫瘍触知が初発症状である。腫瘍は硬く,凹凸不整で可動性がない。腹部,骨盤神経芽腫では腹痛,難治性下痢がみられることがある。転移による症状として肝転移による肝腫大,骨転移による四肢痛・眼球突出,目周囲の溢血斑,皮膚転移による皮下腫瘤などがある。

2) 肝芽腫(図2, 3)

腹部腫瘤,肝腫大,腹部膨満などで発見される。腫瘍が巨大化して初めて発見されることもまれではない。腫瘍の腹腔内破裂により,出血性ショックに陥ることもある。右副腎原発の神経芽細胞腫との鑑別が重要である。

3) Wilms腫瘍(腎芽腫)

腹部腫瘤,腹部膨隆で気付かれる。肉眼的血尿は約20%程度で腎癌に比較し少ない。約2%に高血圧を伴う。合併奇形が多い。停留精巣,尿道下裂,水腎症,片側肥大,四肢変形などが多くみられる。遺伝子異常関連症候群(WAGR症候群,Beckwith-Wiedermann症候群など)に発生頻度が高い。

4) 胚細胞腫瘍,奇形腫群腫瘍(付録:表66)

発生学的にはgerm cell originであり,腹部に発生するものとしても,卵巣,後腹膜,腸間膜,肝,膵,胃など多彩である。

(1) 後腹膜奇形腫:半数は1歳以内に,75%は5歳までに腹部腫瘍として発見される。女児に多い。神経芽腫,Wilms腫瘍,リンパ管腫,大網嚢腫,腸間膜嚢腫との鑑別が重要である。ほとんどが良性で,悪性は20

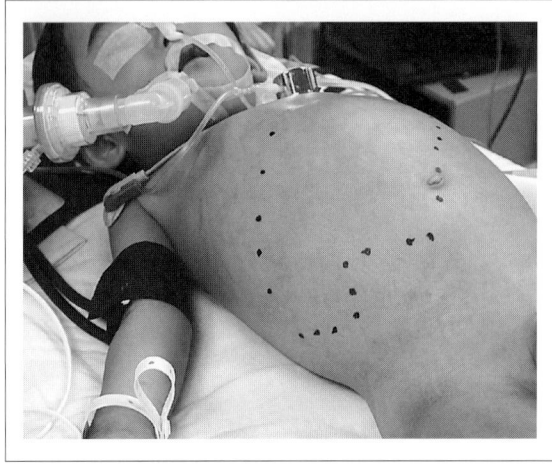

図2　肝芽腫
1歳男児。上腹部の腫瘤を主訴に来院。
点線で囲った部分まで腫瘤が張り出している。
腫瘤は硬く、可動性はない。表面の凹凸はみられない。

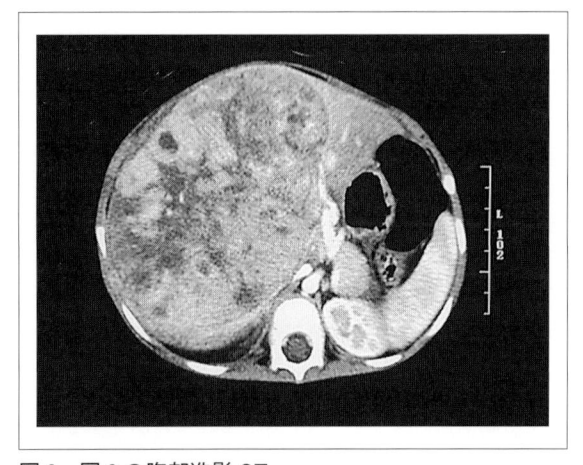

図3　図2の腹部造影CT
腫瘤は肝臓原発で肝右葉を占拠し、左葉を圧排している。
PRETEXT Ⅲ症例である。

％程度である。
　（2）卵巣奇形腫：小児期の卵巣腫瘍の50％は奇形腫である。好発年齢は6～15歳である。ほとんどが腹痛を主訴に腹部腫瘤か、腫瘤の茎捻転で発見される。
5）横紋筋肉腫
　小児悪性軟部腫瘍の大半を占める悪性度の高い腫瘍。身体のあらゆる部位から発生する。発症年齢は平均5歳で、2/3の症例は10歳以下である。症状は発生部位によって異なり、腹部腫瘤、尿閉、性器出血などをきたす。

5．診断がつかないとき

　小児の腹部腫瘤の原因は実に多彩であり、直ちに診断に至らないこともしばしば見受けられる。特に外来のみですべてを解決しようとすることは現実的ではない。初期診療において最も重要なことは「腹部腫瘤を見つけること」である。腫瘤が主訴であればこれは問題ないが、触診をして初めて発見されることも少なくない。日ごろから腹部の触診には慣れ親しんでおく必要がある。また、腫瘤が触れ、即座に診断に至らなければ、外来で検査をゆっくりと進めるのではなく、入院のうえ、精査を行うべきである。そして早い時期に小児外科医に相談してほしい。診断の遅れが治療の成否を決めることもあることを忘れてはならない。

生理的な「腹部腫瘤」に注意

　腹部腫瘤では、悪性疾患の可能性を常に念頭に置いて診察を進めるわけであるが、実際の外来の場面では本文に記したように、糞塊であったり、緊満した膀胱であったり、妊娠であったりと、最終的には予想外の診断となることもある。これらは詳細なアナムネーゼの聴取と触診、エコー検査などで診断できるはずであるが、「悪性疾患に違いない」と思い込んで、検査を進めすぎ、患児に余計な負担をかける結果となることを忘れてはならない。

【肝芽腫と肝移植】

　小児の固形腫瘍に対する集学的治療によって、その成績は年々向上してきている。しかし、肝芽腫は最終的に手術的腫瘍完全切除なくして、治癒は望めない。最近、肝芽腫に対する肝臓移植手術も実際の臨床で行われ始めてきている。その手術適応、術後の化学療法の進め方、免疫抑制療法など、まだ手さぐりの状況ではあるが、今後有効な治療法の1つとして期待しうるものであろう。

腹部膨満
Abdominal distension

五十嵐　淳
順天堂大学／講師

1．緊急処置
a．腹部所見および全身状態の把握
　小児の腹部膨満のうち緊急処置を要するものとして

は，消化管閉鎖，絞扼性イレウス，消化管穿孔，腸重積症，嵌頓ヘルニア，腹膜炎，外傷など多岐にわたる．血圧，心拍数，呼吸状態などのバイタルサインはもちろんのこと，十分な問診，随伴症状の有無などにも注意しながら腹部膨満の鑑別診断を行う．特に苦悶様顔貌，ショック，腹膜刺激徴候，急速に進行する腹部膨満は危急症と考える．

b．経鼻胃管の挿入

著明な腹部膨満に伴う頻回の嘔吐や横隔膜挙上による呼吸障害を認める場合は，経鼻胃管を挿入し，胃内容を吸引して減圧を図る．

c．静脈ラインの確保および輸液

静脈ラインの確保と同時に血算，生化学，血液ガス分析などの検査を行い，輸液により電解質や酸塩基平衡の異常などを是正する．消化管出血や外傷の場合，必要に応じて輸血も行う．

2．診断のチェックポイント(図)

小児の腹部膨満は生理的なものから，前述のように緊急処置を必要とするものまで多種多様であり，また年齢によって基礎疾患も異なるため，各年齢層における好発疾患を念頭に置き鑑別診断を行うことが重要である(年齢別原因疾患は次項を参照)．そのためには十分な問診による病歴聴取を行い，慎重に診察(視診，打診，触診，聴診)をしなければならない．なお，通常は腹部の診察は仰臥位で行うが，乳幼児では診察台に寝かせようとするだけで恐怖心から啼泣してしまい，十分な所見が得られないことが多い．このような場合は患児を安心させるべく母親の膝の上に寝かせたり，あるいは母親に抱かせた状態で診察するといった工夫も必要である．

乳幼児では腹壁が薄く，腹腔内臓器の占める割合が多く，また腰椎の生理的前彎があるため通常でも腹部は膨隆している．これに対し学童期以降になると平坦ないしやや陥没してくるのが特徴である．

a．診察

1）視診

患児の顔色・顔貌，黄疸の有無や全身状態の観察とともに，腹部膨満の性状，腹壁の状況，腸蠕動の状態，ヘルニアや外傷の有無さらには外陰部および肛門部などをチェックする．

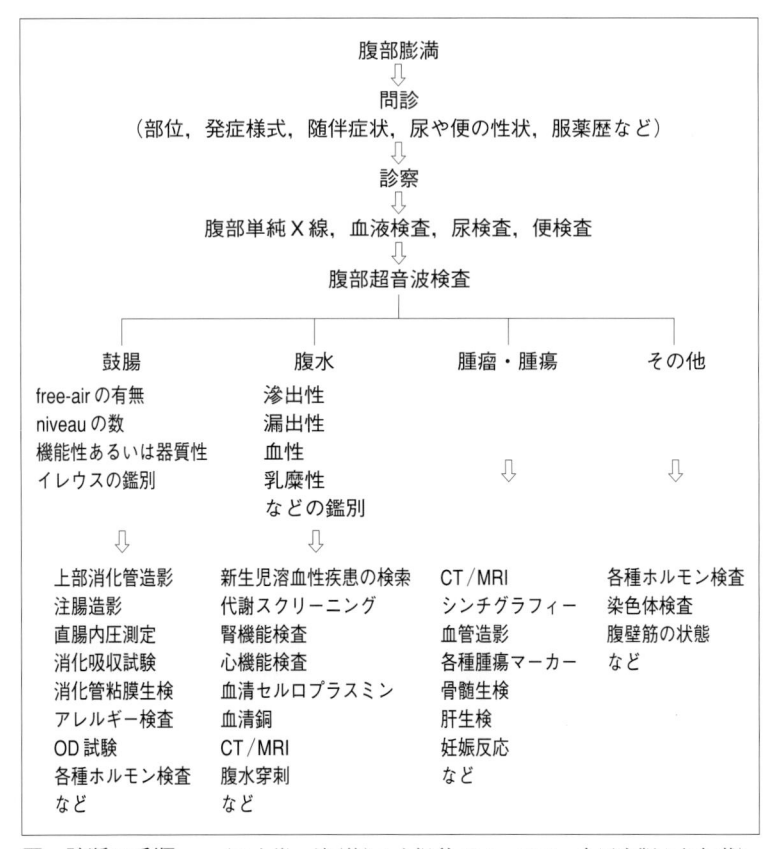

図　診断の手順　(五十嵐　淳(他)：小児科 43：p 1919，金原出版より転載)

（1）腹部膨満の性状：びまん性か限局性かを判断する。

（2）腹壁の状況：prune-belly 症候群，Down 症候群，くる病などの腹壁筋の脆弱に起因する腹部膨満や Budd-Chiari 症候群，うっ血性心不全，腹膜炎などによる腹壁静脈の怒張をチェックする。

（3）蠕動運動：肥厚性幽門狭窄症では左上腹部から腹部中央に左から右に向かう胃の蠕動運動が，また Hirschsprung 病においては下腹部の右から左へ向かう腸管の蠕動運動がみられることがある。なお上記の所見は仰臥位で腹壁に斜めに光をあて，眼を腹壁の高さにして観察するとわかりやすい。

（4）ヘルニア：健常児では腹壁は吸気で膨隆し，呼気で平坦ないし陥凹するが，横隔膜ヘルニアではこのシーソー運動が逆転する（逆シーソー現象）。ヘルニア嵌頓も見逃してはならない疾患の1つである。

（5）外陰部および肛門部：鼠径ヘルニアや鎖肛などの有無を観察する。

2）打診

ガスの貯留では鼓音，腹水などの液体貯留では濁音が認められる。腹水による濁音境界は，体位変換により移動する（shifting dullness）。

3）触診

前述のように患児に恐怖心を与えないように工夫し，浅在部から深部触診へと診察を進めていく。なお痛みを訴える部位は最後に触診する。手を温めた状態で触診するのはいうまでもない。

（1）肥厚性幽門狭窄症：典型例では上腹部正中線のやや右側に，肥厚した幽門筋がオリーブの実様に腫瘤として触れる。

（2）腸重積症：右上腹部に可動性で比較的軟らかく，有痛性の腫瘤が触れる。また本来腸管が存在すべき回盲部が移動することにより空虚となる（Dance 徴候）。

（3）総胆管嚢腫：肝下縁に表面平滑な cystic な腫瘤を触れる。

（4）水腎症：側腹部から上腹部に表面平滑で cystic な腫瘤を触れる。

（5）腹部腫瘍：解剖学的位置から原発臓器を推測するとともに，大きさ，硬度，表面の性状，可動性，圧痛や波動の有無などを触診する。

（6）肝脾腫：肝は通常3歳ごろまでは2～3cm程度触れることが多いが，年長児では触知できなくなる。また脾臓は正常の2～3倍に腫大しないと触知しないが，正常乳児でも10%程度に先端を触知する。

4）聴診

腸蠕動運動音の聴診には，ベル型よりも膜型の聴診器を用いる。麻痺性イレウスでは蠕動運動音は減弱ないし消失するが，器質的腸閉塞では初期には亢進し，high pitch な金属音となり，進行すると消失する。

b．診断に必要な簡易検査

①白血球（細菌感染などの炎症性疾患，白血病など，好酸球増多は食物アレルギーなど）
②貧血（外傷などによる大量出血，白血病，潰瘍性大腸炎，吸収不全症候群による低栄養など）
③肝機能・胆管系酵素（Wilson 病，肝芽腫，総胆管嚢腫，門脈圧亢進症，肝硬変，閉塞性肝胆道疾患など）
④膵酵素（膵炎，膵嚢胞，膵外傷，総胆管嚢腫など）
⑤総蛋白，アルブミン（ネフローゼ症候群，蛋白漏出性胃腸症，肝硬変など）
⑥CRP，血沈（炎症性疾患）
⑦検尿（比重，ケトン体，血尿，尿中アミラーゼなど）
⑧検便（血便，灰白色便など）
⑨腹部単純X線検査（niveau 像，free air，腸管ガスの分布状態，腸管の拡張や圧排像，便塊の有無，腹水など）
⑩腹部超音波検査（腫瘤，腫瘍，腹水，肝脾腫，肥厚性幽門狭窄症，腸重積など）

腹部膨満を訴える患児に遭遇した場合，あくまでも重要なことは，患児が緊急処置を要するものか否かの判断をできるだけ短時間で行うことである。詳細な問診（部位・発症様式・随伴症状・尿や便の性状・服薬歴など）をしたうえで慎重に診察し，原因疾患をある程度想定し，合理的で過不足のない検査を行い，早期診断に努める。上述の簡易検査の後，診断を確実なものとするために，原疾患に応じて上部消化管造影，注腸造影，CT/MRI，内視鏡検査などさらなる検査へと進んでいくこととなる。

3．腹部膨満をきたす疾患

腹部膨満は鼓腸によるもの，腹水によるもの，腫瘤・腫瘍性病変によるものに大別される。それぞれの代表的疾患を次に挙げる。また年齢別原因疾患を（表）に示す。

a．鼓腸によるもの
①空気嚥下症
②腸重積症
③過敏性腸症候群
④難治性下痢症
⑤肥厚性幽門狭窄症

b．腹水によるもの
①ネフローゼ症候群
②腹膜炎
③外傷

表 腹部膨満をきたす年齢別原因疾患

	新生児期	乳幼児期	学童期以降
鼓腸	空気嚥下症 　未熟性 　哺乳過誤 消化管閉塞 　食道閉鎖，小腸閉鎖，Hirschsprung病，胎便塞栓，腸回転異常，鎖肛，輪状膵，消化管穿孔，壊死性腸炎，重症感染症，副腎性器症候群 腸内ガス貯留 　吸収不全症候群 　ミルクアレルギー	空気嚥下症 　未熟性 　哺乳過誤 肥厚性幽門狭窄症，嵌頓ヘルニア，Hirschsprung病，腸回転異常，腸重積，先天性腸狭窄，腸腫瘍，消化管異物，術後イレウス，慢性特発性仮性腸閉塞，重症感染症 吸収不全症候群 食物アレルギー 難治性下痢症 胃腸炎 薬剤性	空気嚥下症 　未熟性 　心因性 単純性/習慣性便秘，過敏性腸症候群，Crohn病，潰瘍性大腸炎，上腸間膜動脈症候群，慢性特発性仮性腸閉塞 乳糖不耐症 胃腸炎
腹水	胎児水腫，泌尿器・胆道・消化管穿孔，腹膜炎，外傷，胆道閉鎖症	腹膜炎，ネフローゼ症候群，低栄養，蛋白漏出性胃腸症，慢性膵炎，肝硬変，胆道閉鎖症，Budd-Chiari症候群，外傷，乳糜腹水，心不全	腹膜炎，ネフローゼ症候群，蛋白漏出性胃腸症，慢性膵炎，肝硬変，Wilson病，胆道閉鎖症，Budd-Chiari症候群，外傷，心不全，悪性腫瘍
腫瘍 腫瘤	水腎症，囊胞腎，Wilms腫瘍，腎静脈血栓症，神経芽細胞腫，副腎出血，肝芽腫，総胆管囊腫，卵巣囊腫，子宮腟水腫，尿膜管囊腫，重複腸管	水腎症，囊胞腎，Wilms腫瘍，神経芽細胞腫，肝芽腫，総胆管囊腫，腸間膜囊腫，膵囊胞，奇形腫，肝脾腫（蓄積病，代謝異常，白血病）	リンパ腫，横紋筋肉腫，卵巣囊腫，水腎症，囊胞腎，総胆管囊腫，腸間膜囊腫，膵囊胞，奇形腫，肝脾腫（蓄積病，代謝異常，白血病，肝炎），妊娠
その他	クレチン症，Down症候群，prune-belly症候群		

（五十嵐 淳（他）：小児科 43：p 1918，金原出版より転載）

　④肝硬変
　⑤心不全
c．腫瘤・腫瘍性病変によるもの
　①水腎症
　②神経芽細胞腫
　③肝脾腫（白血病，代謝異常，蓄積病など）
　④Wilms腫瘍
　⑤総胆管囊腫

4．鑑別のポイント
a．空気嚥下症

　新生児期から乳児期にかけて比較的頻度が高く，嚥下機能や消化管機能の未熟性に起因するものが大部分であるが，母親の哺乳過誤が原因であることも少なくない。哺乳後の排気が不十分な際に認められることが多く，嘔吐とともに腹部膨満が改善するのが特徴で，一般に哺乳力および発育は良好である。この時期，腹部膨満を呈していても，随伴症状に乏しく，哺乳力・食欲・発育・機嫌などに異常が認められない場合，その多くは例外を除き生理的あるいは機能的なものと考えられる。母親に対しては，腹部膨満をきたしやすい乳児期の生理学的・解剖学的特徴を説明し，排気（ゲップ）の励行や授乳指導（少量・頻回，哺乳後の体位など）を行うことが重要と考えられる。学童期以降は心因性要素による空気嚥下症（呑気症）が多い。

b．腸重積症

　生後6〜8か月の男児に多く，間欠的腹痛（啼泣），嘔吐，イチゴゼリー様粘血便，腹部腫瘤を主徴とする。病因に関しては種々のものが推定されているが，厳密には原因不明である。しかし腸重積症の数%には，Meckel憩室，ポリープ，重複腸管，リンパ腫などの器質的疾患が存在しており，特に年長児や再発性の症例では注意を要する。腹部腫瘤の触知やDance徴候は重要な所見であるが，必ずしも容易でない場合もある。またイチゴゼリー様粘血便の自然排出は，発症後およそ6時間以内といわれているため，外来で本症を疑った場合はまず浣腸

を行ってみるのが原則である．診断に際しては画像検査が必須で，まずベッドサイドで非侵襲的に行える腹部エコーにて pseudokidney sign あるいは target sign を確認する．その後，診断的治療を目的に注腸造影で"カニの爪"状陰影を確認後，引き続いて高圧浣腸にて整復する．造影剤としては従来からバリウムやガストログラフィンが一般的であるが，最近では空気を使用したり，あるいは生理食塩水によるエコー下整復を行っている施設もある．発症後24時間以上経過すると思われる症例では，外科的治療が即座に行える施設で，整復を目的とはせずに診断のための注腸検査にとどめる．注腸造影時は必ず静脈ルートを確保しておく．

c．過敏性腸症候群（irritable bowel syndrome；IBS）

器質的疾患を持たず大腸を中心とした腸管の機能異常により腹痛あるいは腹部不快感，便通異常（下痢，便秘，交替性便通異常）などを主症状とする症候群で，消化管の心身症ともいわれている．小児科領域では，原因不明の反復性腹痛（recurrent abdominal pain；RAP）や慢性非特異性下痢などの clinical entity が存在し，これらは小児期の IBS と考えられている．RAP の 50～60％ は臍周囲痛で痙攣様が多いが，程度はさまざまであり不快感のみのこともある．頻度はほとんど毎日から週1～2回，持続時間は2時間以内が多い．食事，排便，活動などとは無関係であるが，朝食時に多い傾向がある．既往歴としては周期性嘔吐症の頻度が高い．慢性非特異性下痢は冷房や水遊び，冷たい飲食物の摂取，食事量の増加や食事内容の変化などにより容易に誘発される．幼児では精神的ストレスが主因となることが多い．IBS の治療法は病因と考えられるものによって選択すべきであるが，患児が症状をセルフコントロールできるようになることに目標を置く．食事療法，精神療法，生活指導，薬物療法がその中心であるが，注意すべき点はただ漫然と薬物療法だけに頼らないよう医師・患児とも自覚することである．下剤や止痢剤はなるべく使用せず，乳酸菌製剤程度にとどめる．

d．難治性下痢症

2週間以上継続する慢性下痢症を難治性下痢症と定義している．単一の疾患ではなく，多彩な病因からなる症候群と考えられ，本症の多くは感染や牛乳蛋白アレルギーによる小腸粘膜の損傷を契機に，食物アレルギー，吸収不全，低栄養，免疫能低下などの要因が複雑に絡み合い，悪循環を呈した状態と考えられている．発症機序の違いから分泌性下痢，浸透圧性下痢，異常腸管運動による下痢および炎症性下痢に分類される．この悪循環を断ち切る治療としては栄養療法が必須であり，成分栄養剤による経腸栄養，さらに重症例では完全静脈栄養を要する．

e．肥厚性幽門狭窄症

幽門筋の肥厚により胃内容の通過障害をきたす疾患であるが，依然その原因は不明である．生後2～3週ごろより嘔吐が目だつようになり，徐々に噴水状となる．病態の進行に伴って脱水傾向および体重減少を認める．上腹部正中線のやや右側に，肥厚した幽門筋がオリーブの実様に腫瘤として触れ，また左上腹部から腹部中央に左から右に向かう胃の蠕動運動がみられるのが特徴である．

診断は腹部エコーにより幽門筋厚が4 mm以上であれば確定的である．また幽門管長14 mm以上も有用な所見である．上部消化管造影検査では，造影剤の胃排出遅延，string sign，beak sign などが代表的所見である．治療はまず脱水と低 Cl 性アルカローシスに対する輸液を行うことが重要であるが，肥厚性幽門狭窄症そのものに対する治療は，硫酸アトロピン静注療法による内科的治療，あるいは粘膜外幽門筋切開（Ramstedt法）による外科的療法である．それぞれ長所と短所があり，どちらを選択するかは症例や各施設で異なっているのが現状といえる．

腹部膨満をきたすほかの疾患に関しては，成書を参照されたい．

5．診断がつかないとき

a．急速に進行する腹部膨満，または全身状態が極めて悪い場合

苦悶様顔貌，ショック症状，腹膜刺激徴候，急速に進行する腹部膨満症例では，緊急処置を要する危急症と考える必要がある．消化管閉鎖，絞扼性イレウス，消化管穿孔，腹膜炎，腹部外傷などいずれも外科的治療が必要なケースが大半を占める．腹部診察所見，血液検査，画像検査などで必ずしも確定診断がつかない場合でも，早急に小児外科のある施設へ搬送することが肝要である．暫定診断のために必要な検査を短時間のうちに効率よく進め，必要最低限の処置（経鼻胃管による減圧や輸液による脱水や電解質・酸塩基平衡の補正，必要ならば輸血など）のもと，必ず医師が同乗し転送する．

b．緊急検査で暫定診断がつき，緊急処置にて症状が軽快する場合

危急症が否定的と判断された場合，対症療法を行いながら腹部膨満の原因に関してさらなる検索を進めていく．前述のごとく腹部膨満は鼓腸によるもの，腹水によるもの，腫瘤・腫瘍性病変によるものに大別され，年齢別にも好発疾患が異なるため，臨床症状に併せて検査を

過不足なく施行する。ただし腹部膨満のなかには，病初期には症状が乏しく，診断が容易でないことも少なくない。このような場合には，時間を開け検査の再検に努めたり，ほかの疾患の可能性も考慮し検討していく。表に挙げた腹部膨満の原因疾患のうち，器質的なものはある程度診断は可能と思われるが，機能性疾患（過敏性腸症候群や学童期の空気嚥下症など）は診断に苦慮することも多い。器質的疾患のなかには，確定診断に生検が必要なものも多く（Hirschsprung病，炎症性腸疾患，吸収不全症候群，腹部腫瘍など），この場合にも専門施設に検査を依頼する。診断確定に至った場合，それぞれの疾患に準じた治療を行っていくが，腹部膨満の原因疾患は多岐にわたるため，小児の各種専門医（消化器，血液・腫瘍，小児外科など）による治療が必要となる。

腹部膨満を訴える患児に出会ったら

外来診察において，「腹部膨満」を主訴に訪れる患児は多いとはいえず，乳幼児の場合生理的なものが大半を占める。しかし腹部膨満をきたす原疾患は年齢別に多種多様であり，詳細な問診（部位・発症様式・随伴症状・尿や便の性状・服薬歴など），診察，合理的で過不足のない検査を行い，早期発見に努めることが重要である。腹部膨満のなかには，外科的処置の必要な緊急性の高いものが多く存在するため，早急に病態を見極め，時期を逸することなく迅速に小児外科のある施設に患児を搬送する。実際には，各種検査においても腹部膨満の原因がはっきりしないことも少なくないが，このような場合でも繰り返し検査を再検したり，ほかの疾患も想定して違う角度から検査を進めていくことも大切である。

H 腎・泌尿器系の症候

多尿・頻尿
Polyuria・Pollakiuria

池田　昌弘
東京都立清瀬小児病院／医長

多尿

1日 2,000 mL/1.73 m²/日以上の尿量がある場合を多尿とする。多尿はその原因によって，①水分過剰摂取，②ADH分泌不全，③ADH作用に対する腎の不応性，④浸透圧利尿に大別される。

1. 診断のチェックポイント
a. 問診
発症時期，口渇・多飲の有無，夜間尿の有無，1日および1回尿量，排尿回数，体重変化，心理的問題点の有無（心因性多飲症），発熱（乳児の尿崩症），薬剤服用歴（薬剤性多尿，薬剤性尿細管障害），頭痛・嘔吐や神経症状の有無（脳腫瘍），基礎疾患（腎，中枢神経など）の有無，尿崩症や糖尿病の家族歴。

b. 身体所見
脱水・発熱の有無，血圧（腎疾患），神経学的異常（脳腫瘍，低 K 血症）。

c. 簡易検査
一般検尿（腎疾患）・尿糖（糖尿病），尿比重，電解質異常（低カリウム血症，高カルシウム血症），血液ガス（腎不全，尿細管性アシドーシス），血漿・尿浸透圧，腎機能検査（腎疾患），腎エコー（腎疾患）。

2. 多尿をきたす疾患
1）ADH分泌不全
　（1）中枢性尿崩症
　　・特発性
　　・続発性（脳腫瘍，脳炎，頭部外傷，Langerhans cell histiocytosis, 脳血管病変等）

2）ADH不応性多尿
　（1）腎性尿崩症
　（2）腎尿細管障害を伴う腎疾患：嚢胞腎，若年性ネフロン癆，腎盂腎炎，間質性腎炎，慢性腎不全，慢性腎炎，閉塞性尿路疾患，尿細管性アシドーシス，Fanconi症候群など
　（3）電解質異常：低カリウム血症，高 Ca 血症
　（4）薬剤：リチウム，フェナセチン，メトキシフルランなど
　（5）浸透圧利尿：糖尿病，造影剤，マンニトール投与など

3）その他
　（1）心因性多尿：心因性多飲症

3. 鑑別のポイント（図1）
①まず「濃い尿」が出ているのか「薄い尿」なのかを判断する。「濃い尿」すなわち，尿浸透圧＞血清浸透圧ならば，浸透圧利尿を考える。通常この場合，尿浸透圧は 300 mOsm/kgH₂O 以上となる。糖尿病やマンニトール投与時などにみられる。

②「薄い尿」が出ている（尿浸透圧＜血清浸透圧）のであれば，飲水量が多いためなのか，ADHの作用不足なのかを水制限試験を行って鑑別する。3〜5%の体重減少を目安に水制限を行う。心因性多飲症であれば尿浸透圧は 750 mOsm/kgH₂O 以上の濃縮尿となる。

③水制限試験で尿浸透圧が 750 mOsm/kgH₂O 以下であれば，次に ADH を投与して，尿濃縮力低下の原因が中枢性（ADH分泌不足）か，腎性（ADH不応性）かを鑑別する。中枢性尿崩症であれば ADH 投与により尿浸透圧は上昇する。腎性であれば尿浸透圧上昇は 50% 未満である。中枢性尿崩症では，特発性のほかに，脳腫瘍や脳炎など頭蓋内病変による続発性尿崩症があるため頭部CT, MRI は必須である。

④ADHへの不応性による尿崩症には，ADH受容体の異常による先天性腎性尿崩症や，腎疾患（嚢胞腎，若年性ネフロン癆，慢性腎不全，閉塞性腎疾患，Fanconi

```
多尿（>2,000 mL/1.73 m²sm/24時）
            │
         尿浸透圧
         ┌───┴───┐
   <*血清浸透圧    >血清浸透圧
    水制限試験     浸透圧利尿
                （糖尿病，マンニトール投与など）
   ┌─────┴─────┐
尿浸透圧<750 mOsm/kg  尿浸透圧>750 mOsm/kg
       dDAVP           心因性多飲症
   ┌─────┴─────┐
尿浸透圧<750 mOsm/kg  尿浸透圧>750 mOsm/kg
   腎濃縮力障害         中枢性尿崩症
    腎の構造，機能
   ┌─────┴─────┐
   正常          異常
  腎性尿崩症    慢性腎不全，閉塞性腎症
              若年性ネフロン癆
              Fanconi症候群
```

＊腎疾患による多尿では，尿浸透圧>血清浸透圧の場合もありえる．

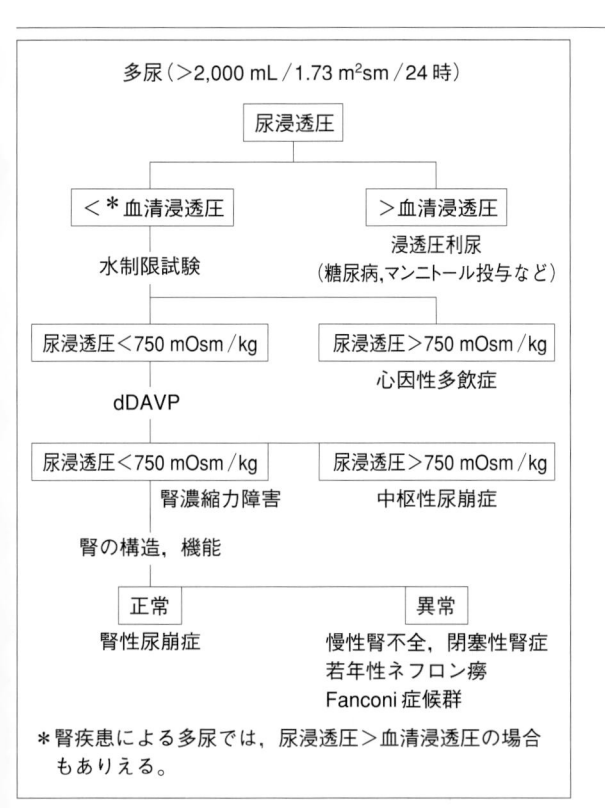

図1 多尿診断フローチャート
(Barratt et al：Pediatric nephrology 4th ed. Williams & Wilkins, p319：Fig18.5. 1999)

年齢(歳)	排尿回数(回/日)
新生児〜6か月	15〜20回
6〜12か月	10〜16回
1〜2歳	8〜12回
2〜3歳	6〜10回
3〜4歳	5〜9回
12歳	4〜7回
成人	3〜6回

図2 小児の排尿回数
(五十嵐隆：研修医のための小児腎疾患の臨床，診断と治療社，p29，表11)

1．診断のチェックポイント

a．頻尿の定義
図2に正常小児の排尿回数を示す．明らかな小児の頻尿の定義は存在しないが，学童期で1日10回以上は頻尿と考えられる．

b．身体所見
腹部腫瘤の有無（腫瘍による膀胱圧迫），腰仙部の腫瘤・発毛・skin dimpleの有無（脊髄髄膜瘤），尿線やいきみの有無など実際の排尿状態の観察（神経因性膀胱，下部尿路狭窄等），発熱の有無（尿路感染），外陰部異常の有無（亀頭包皮炎，外陰炎），深部腱反射・肛門括約筋反射・挙睾筋反射・運動感覚障害の有無など（神経因性膀胱）

c．問診
排尿回数，排尿量，尿線，排尿痛や尿意切迫，遺尿の有無，多飲の有無，心理的背景（学校，家庭，友人関係）について聴取する．

d．検査
一般検査，尿沈渣による膿尿の有無，尿培養（尿路感染症），腹部単純撮影（結石，二分脊椎），腹部エコーなど

2．頻尿をきたす疾患
（1）尿路感染症：（膀胱炎，尿道炎）
（2）心因性頻尿：（extraordinary daytime urinary frequency syndromeを含む：次頁囲み記事参照）
（3）不安定膀胱：小児が自立排尿を獲得する過程で排尿筋の無抑制収縮が持続する病態で，排尿抑制機構の未熟性に起因する．
（4）神経因性膀胱：脊髄髄膜瘤など
（5）下部尿路閉塞：尿道狭窄，後部尿道弁，前立腺肥大など
（6）多尿をきたす疾患：前頁参照

頻度は少ないが見落としてはならない疾患としては，

症候群など）に続発するもの，低カリウム血症（Bartter症候群，腎尿細管性アシドーシスなど），高カルシウム血症に続発するもの，薬剤性などがある．腎機能検査や画像診断により鑑別する．先天性腎性尿崩症では，腎疾患に続発する尿崩症に比べ多尿は高度であり，時に水腎症を呈することもあるので注意が必要である．乳児期の尿崩症では多尿は気付かれにくく，発熱が初発症状となることが多い．

4．診断がつかないとき
中枢性尿崩症が疑われるときは，脳腫瘍などの頭蓋内病変を見逃さないように注意する．

頻尿

原因は，①膀胱容量の減少によるもの，②膀胱への刺激によるもの（機能的容量減少），③多尿によるものに大別できる．
膀胱への刺激では，膀胱壁の圧および痛みに対する閾値が低下し，より少量の尿貯留で尿意が生じるために機能的膀胱容量減少状態となっている．

以下などが挙げられる．
- 膀胱・尿道への隣接組織からの炎症の波及（虫垂炎，腟炎など）
- 腹部腫瘍などによる膀胱外からの膀胱圧迫
- 膀胱結石
- 間質性膀胱炎（尿所見に異常を認めず，残尿もなく，排尿痛を伴わない場合もあるので注意が必要）

3．鑑別のポイント

①実際の臨床では圧倒的に膀胱炎が多い．頻尿以外に，排尿痛，尿意切迫，残尿管，膿尿を認め診断は比較的容易である．膀胱炎では，炎症による膀胱粘膜刺激により，より少ない膀胱内尿貯留で尿意を感じ，機能的膀胱容量減少をきたしている．下部尿路狭窄や神経因性膀胱で残尿が多い場合も機能的容量減少をきたしており頻尿となる．

②心因性頻尿または extraordinary daytime urinary frequency syndrome（囲み記事参照）は，外来診療で遭遇する機会はかなり多い．心因性頻尿の場合は，夜間就眠時には頻尿が消失するのが特徴的である．

③不安定膀胱による頻尿では，突然に強烈な尿意が出現し，失禁を防ぐために陰部をおさえたり，女児で足を交差させたり，しゃがみ込むといった特有のポーズ（Vincent's curtsy）を取る．診断にはウロダイナミクスを行う．

④下部尿路閉塞による場合は排尿状態の観察（尿線，いきみの有無）および画像診断（エコー，VCUG，レノグラムなど）などにより鑑別可能である．

⑤多尿の鑑別は前項に譲る．

4．診断がつかないとき

今まで排尿異常を認めなかった患児に，突然出現した頻尿で，尿検査，画像検査にも異常なく，夜間頻尿がない場合は心因性の可能性が大きいため経過観察でよい．通常は数週から数か月で自然に軽快する．

---

extraordinary daytime urinary frequency syndrome

突然発症し10〜20分ごとに尿意切迫，頻尿をきたすが，夜間頻尿は伴わない．また排尿痛や遺尿も伴わない．3〜8歳児に多く，抗コリン剤は無効で，数日から数か月（平均2.5か月）で自然軽快する．心理的ストレスが原因と考えられている．

乏尿・無尿
Oliguria・Anuria

竹村　司
近畿大学／教授

1．緊急処置
a．乏尿・無尿の診断と評価

病態生理学的に，乏尿・無尿は，大別して2つの病態に分けられる．すなわち，1つは尿閉で，他方は乏尿あるいは無尿である．前者は尿は正常に作られるが，尿路に貯留した尿が，さまざまな原因により機械的に閉塞されるため排泄困難となる現象を指し，後者は，尿の生成そのものが，水分の体外への過剰な排泄や糸球体機能の障害により低下した状態を示す．一般的に乏尿は，成人では400 mL/m^2/日以下あるいは，20 mL/m^2/時以下，小児では200〜250 mL/m^2/日以下，乳児では0.5 mL/kg/時以下に減少した状態を指し，無尿は，乏尿のレベルを超えて，50〜100 mL/m^2/日以下になった状態と定義される．

b．初期に行われるべき処置

①まず，エコーや導尿にて，膀胱内の尿の貯留の有無を確認する．突発的な腹部症状や尿閉がない場合でも最初に確認することが望ましい．

②尿比重，血尿・蛋白尿定性の測定が可能であれば実施しておく．これらにより，障害部位のある程度のスクリーニングが可能となる場合がある．血球算定，ヘマトクリット値，電解質，尿素窒素（BUN）やクレアチニン値，尿酸値の測定は，いずれのタイプの乏尿・無尿の診断にも不可欠である．

c．注意点

原因がある程度明らかになる以前の，K$^+$を含んだ輸液や過剰な輸液，あるいは利尿剤の投与は厳禁である．

2．診断のチェックポイント

乏尿・無尿の原因障害部位とその原疾患の把握が必要である．初期対応としては少なくとも以下の問診，診察や検査が必要である．尿量の減少あるいは無尿は，障害部位の相違により，大別して腎前性，腎性，腎後性に分類される．すなわちそれぞれのタイプにみられる特徴的な身体徴候を正確に観察しておくことが重要である．

a．腎前性

脱水所見の有無とそのタイプ，血管外への溢水による浮腫や胸腹水，ショックや敗血症に伴う血圧の低下（心拍出量の低下や末梢循環不全），腎輸入細動脈の収縮や腎輸出血管の拡張をきたしうる薬剤服薬歴の確認などが

必要である。

b．腎性

血尿や蛋白尿などの尿異常，溶連菌などの先行感染や過去の尿異常の存在，出血斑や血便の有無，発熱・不機嫌・嘔吐などの全身症状の有無，腎毒性の可能性のある特定薬剤の服薬歴や外的毒素，過激な運動や痙攣重責，糖尿病などの基礎疾患の有無などの問診が必要である。

c．腎後性

乏尿・無尿の出現が突発的であったかどうか，膀胱緊満症状や腹痛，腰背部痛などの全身徴候，腹部触診による腫瘤の確認，肉眼的血尿の出現などをチェックしておく。

3．乏尿・無尿をきたす疾患

a．腎前性
  ①脱水症
  ②ネフローゼ症候群
  ③アナフィラキシーショック，急速な消化管出血
  ④敗血症
  ⑤薬剤性

b．腎性
  ①急性腎炎，慢性糸球体腎炎の急性増悪，紫斑病性腎炎
  ②溶血性尿毒症症候群
  ③急性腎盂腎炎
  ④急性間質性腎炎
  ⑤その他の特殊な腎疾患と病態

c．腎後性
  ①尿路結石，凝血塊
  ②神経芽細胞腫，リンパ肉腫，卵巣腫瘍などの腹部腫瘍
  ③先天性尿路形態異常
  ④尿管瘤や後部尿道弁，術後の癒着
  ⑤神経因性膀胱

4．鑑別のポイント

a．腎前性乏尿・無尿

1）脱水

下痢，嘔吐，発熱，水分摂取不良などに起因する体内水分の喪失。皮膚ツルゴール，口腔粘膜所見，大泉門の陥凹の程度，意識状態や循環状態，体重減少の程度についての診察や問診が重要である。

2）血管外への溢水

特に微小変化型ネフローゼ症候群に起因する。浮腫や体重増加の程度を把握する。さらに胸水や腹水の有無を聴打診，エコー，X線で評価しておく。一般的検査に加えて，血清総蛋白，アルブミン値，血清コレステロール値や尿蛋白の有無を確認する。

ネフローゼ症候群の乏尿と浮腫

①ネフローゼ症候群による乏尿・無尿の出現には，腎前性以外にも，腎性，すなわち急性尿細管壊死によると考えられる病態もある。また，先天性ネフローゼでも腎性乏尿を示すことが多い。

②小児では，乏尿・無尿の原因が明らかに腎性のものでも，発熱や飲水・食思不振などを伴いやすく，腎前性の要素が加味されることが多い。この場合，過度な水分制限を行うと逆に全身状態の悪化をきたすこともあるため，前日尿量と不感蒸泄を考慮したうえで適切な輸液量を決定することが望ましい。

③また，それ以外にも，ADH分泌異常症（SIADH）なども尿量の異常の原因となる。脱水の徴候を欠き，低Na血症と血漿浸透圧の低下（尿浸透圧＞血漿浸透圧）をきたすが，腎・副腎機能は正常である。頭蓋内腫瘍や敗血症を伴う高度な感染症時にしばしば経験する。

3）心拍出量の低下や末梢血管抵抗の減少

アナフィラキシーショック，敗血症，急速な消化管出血などを原因とする。意識，血圧，循環状態の評価や血性嘔吐，下血・吐血や出血斑の確認，上記の一般検査に加えて，急性炎症反応や凝固・線溶系検査の実施も必要である。

4）腎輸入細動脈の収縮

ノルエピネフィリンやシクロスポリンなどの薬剤によるものが多いが，ほかに高Ca尿症や敗血症なども原因となる。

5）腎輸出血管の拡張

アンジオテンシン変換阻害薬の過剰投与などに起因する。

b．腎性乏尿・無尿

1）急性腎炎，慢性糸球体腎炎の急性増悪，紫斑病性腎炎

血圧測定，検尿・沈渣による血尿や蛋白尿の有無，溶連菌などの先行感染や過去の尿異常の指摘の有無，四肢末端の紫斑の修験を確認する。血清補体値，血清IgA値，ASLOやASK値の測定も実施しておく。

2）溶血性尿毒症症候群

食物摂取歴（生肉や生水），貧血あるいは血小板減少の有無，腹痛，血便や下痢，血尿などの確認。一般諸検査に加えて，赤血球形態（破砕赤血球の出現）の観察や，凝固・線溶系検査，溶血の指標となる，LDH，GOTの上昇とハプトグロビン値の低下も確認しておく。

3）急性腎盂腎炎

頻尿，発熱，嘔吐，腹痛（幼小児では，不機嫌，発熱，嘔吐）などの症状はどうか，一般検査に加えて，急性炎症反応や尿細菌培養，血液培養（幼小児では，urosepsisと呼ばれるように敗血症に進展する場合がある）を実施しておく。

4）急性間質性腎炎

原因となる特定薬剤の摂取歴，川崎病やサルモネラ感染症，エルシニア感染症などの全身疾患の検索。薬剤性では，抗生物質，NSAID，免疫抑制剤など従来から報告されているものに加えて，細菌では，H_2ブロッカーやアロプリノールなどの報告例も増加傾向にある。通常の dip stick 法では時に蛋白尿が見逃されることがあるため，尿中 β_2-microglobulin などの尿細管由来の低分子蛋白尿の測定が必要である。

5）その他の特殊な腎疾患と病態

（1）ぶどう膜炎・間質性腎炎症候群：羞明や視力障害などの眼症状に加えて発熱，体重減少や倦怠感などの全身症状が出現しやすい。眼科医から，尿中 β_2-ミクログロブリン高値で紹介されてくることもある。

（2）腫瘍崩壊症候群：悪性腫瘍の化学療法中に乏尿・無尿を認めることがある。腫瘍細胞の急速な崩壊に伴う高尿酸血症や高燐酸血症が出現し，結石が尿細管に沈着して発症する。

（3）横紋筋融解症：直接的な筋肉の外傷や高度なスポーツ後に出現することがある。筋原性酵素（CK，LDH，GOT，アルドラーゼ）の増加を認める。

表 尿量減少の原因障害部位の鑑別

	腎前性	腎性	腎後性
尿比重	>1.020	<1.020	<1.020
尿浸透圧（mOsm/kg H_2O）	>500	<350	<350
尿中 Na（mEq/l）	<20	>40	>40
RFI	<1	>2〜3	>2〜3
FENa	<1	>2〜3	>2〜3
尿沈渣	正常	血尿 蛋白尿 膿尿	正常

RFI：腎不全インデックス＝尿中 Na／尿 Cr／血清 Cr
FENa：ナトリウム排泄率＝（尿中 Na／血清 Na／尿 Cr／血清 Cr）×100

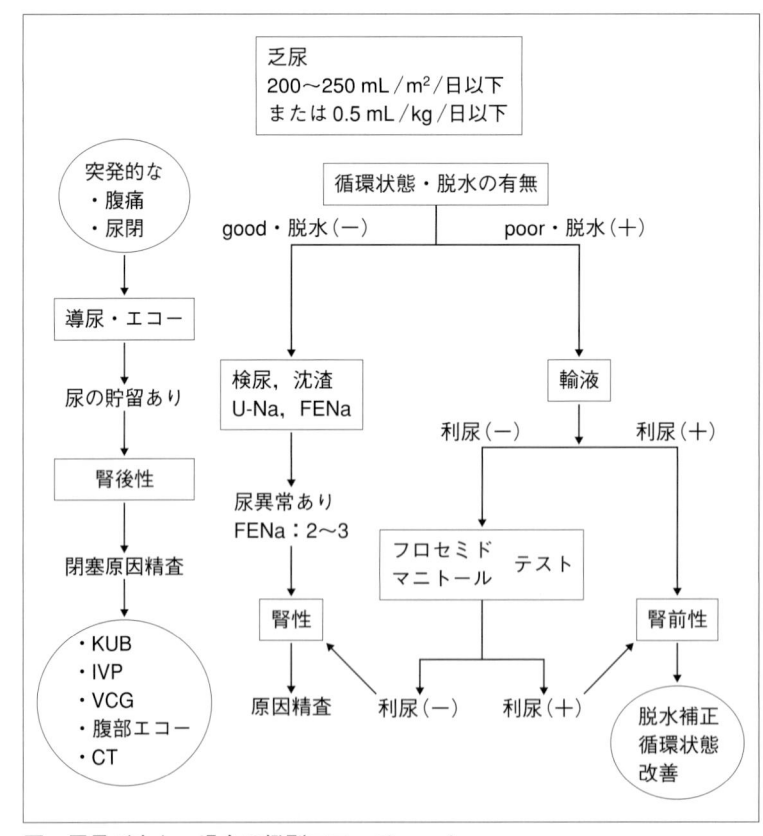

図 尿量が少ない場合の鑑別フローチャート

c．腎後性乏尿・無尿

1）尿路閉塞

尿路結石や凝血塊などによるものが多い。突発的な腹痛や肉眼的血尿を認める。家族性高Ca尿症，過剰なCaの摂取歴などの問診が必要である。KUB，腎エコー，CT，IVPなどによる検索が必要である。後部尿道弁による閉塞もあり，IVPやVCGにて診断する。

2）外性圧迫

腹部腫瘍のなかでも，神経芽細胞腫，リンパ肉腫，卵巣腫瘍などが原因となることが多い。腹部触診によるmassの触知，腫瘍マーカーの提出，エコーやCTなどの診断が必要である。

3）先天性尿路形態異常

尿管瘤や腎盂尿管移行部狭窄などがあるが，いずれも画像的検査を中心に診断・鑑別する。

4）神経因性膀胱

ニューロパチーや抗コリン剤などが原因となる。

表に尿を検体とした腎前性，腎性，腎後性乏尿・無尿の鑑別点を示す。腎前性では，尿比重や尿浸透圧の上昇に加えて，Naの体内保持機能の亢進により，尿中排泄のNaが減少する。腎性では，その一次的障害部位は糸球体であっても，多くは尿細管機能異常も合併するため，尿中Na値は増加する。体内水分の喪失や血管内水の血管外組織への移行などの腎前性では，おおむね腎機能が正常に保持されることが多いため，血液濃縮によるBUNの上昇と比較して，血清クレアチニン値の増加は軽度である。一方，腎性では，糸球体・尿細管機能障害のため，BUN，クレアチニン両方の増加をみることが多い。

5．診断が困難な場合の対策

診断が難しい場合には，図に示したような手順で鑑別する。また，腎性乏尿・無尿の場合，状態が許す限りにおいて，腎生検による確定診断と障害の程度の評価を行うことが望ましい。

遺尿
Enuresis

上村　治
あいち小児保健医療総合センター／部長

今回字数の関係で，昼間遺尿を主に記述することにする。明らかな器質的原因のない下部尿路の機能障害をイメージして読み進めていただきたい。

1．診断のチェックポイント

正常な下部尿路の機能としては，①低圧での蓄尿（低圧膀胱と尿道括約筋の収縮），②随意での全排尿（随意の膀胱排尿筋の収縮とそれに先立つ尿道括約筋の弛緩）の2つが重要である。明らかな器質的原因（神経疾患，外傷や先天奇形）がない下部尿路の機能障害によるものを考えると，基本的な病態は膀胱排尿筋と尿道括約筋の協調不全であり，遺尿以外に随意の排尿開始の障害，随意の排尿終了の障害，残尿，高圧膀胱などいろいろな形を取る。

病態を把握し診断するのに役に立つと思われるポイントを列挙する。

a．尿失禁を厳しく叱られてはいないか

外括約筋の収縮が，膀胱排尿筋の収縮時に起こるのは異常である。しかし不適当な膀胱排尿筋の収縮の場合に外括約筋の収縮が起こるのは，失禁を防ぐための正常な反応であるかもしれないが，この状況が持続すると膀胱の劣化（肉柱形成，コンプライアンスの低下，高圧膀胱）が起こる。後述する無抑制収縮による失禁を厳しく叱られることはこの排尿の過った学習を助長する可能性がある。

b．5歳以上の児の失禁が病的である

尿失禁は，5歳以上の児の不随意の排尿と定義される。一般的には4歳までに昼間の遺尿はなくなる。5歳の児の15%に遺尿があり，そのうちの75%は夜間のみ，10%は昼間のみ，15%は両方である。就学時年齢の児の2〜3%は週に1回以上昼間遺尿があり，そのうちの7〜8割に尿意切迫がある。

c．膀胱機能の発達は2〜3歳ではまだ完成していない

前述したように正常な膀胱の神経生理学的メカニズムは，膀胱内に尿を溜めることと随意の完全排尿である。それをコントロールしているのは脊髄仙骨部の排尿中枢，中脳，そしてさらに上位の皮質であり，連絡を取るのは自律神経系と体性神経系である。膀胱機能の発達の経過をみると，乳幼児期は，排尿は不随意に頻回に反射として起こる。ようやく2〜3歳になると，皮質に絡んで排尿の開始や排尿の抑制をコントロールでき始める。トイレットトレーニングを慌てることはない。

d．年齢と正常な膀胱容量

正常な膀胱容量は，2〜8歳ぐらいまでは，およそ下の式で計算される。

$$\text{bladder capacity (mL)} = [\text{年齢（歳）} + 1〜2] \times 30$$

e．便秘と遺尿との関連

便秘や遺糞症などの腸管機能異常は，遺尿や繰り返す尿路感染と関連があることは古くから知られている。機

序としては，便塊が膀胱や膀胱頸部を圧迫して尿路閉塞を引き起こすと考えられている。持続する便意が括約筋収縮の過った学習を繰り返すかもしれない。慢性的な便秘の治療が結果的に遺尿の改善に役立つ。膀胱機能障害を持つ児の管理の重大な部分が腸管機能異常との関連に注意を向けることである。

> **膀胱機能障害と排便コントロール**
>
> 膀胱機能障害があると，DSDとなって機能的閉塞が起こり高圧排尿となる。それは膀胱尿管逆流（VUR）の発症や増悪に関与し，膀胱機能障害の治療がVURの内科的治療となる。VURの外科的治療は，このような問題を抱えた児の解決にならない可能性があり，注意が必要である。また膀胱機能障害の治療の重要な1つが排便コントロールであることも忘れてはならない。

2．昼間遺尿をきたす疾患

昼間遺尿をきたす疾患のなかには，明らかな器質的原因を持つものがある。例えば二分脊椎に伴う神経因性膀胱，尿道狭窄も代表的な疾患である。しかし今回は，これらの明らかな器質的原因のないものについて述べる。もちろん遺尿を主訴に来院した患者について，これらの器質的なものを除外する努力が必要である。

2つの代表的病型は，不安定膀胱と怠惰膀胱である。以下にその他のものも含めて説明する。

a．不安定膀胱

最も頻度の高いものである。症状としては，尿意切迫，頻尿や，失禁を避けるための特徴的姿勢（オチンチンを押さえたり，踵で外陰部を押さえてしゃがみ込んだり）などがある。これは脊髄レベルでの膀胱排尿反射を抑制する大脳皮質の機能不全（外来では御両親に"赤ちゃん膀胱"と説明している）で，不随意の膀胱排尿筋収縮と失禁を防ぐための尿道括約筋の収縮が起こる（図）。これは最終的には排尿筋括約筋協調不全（detrusor-sphincter-dyscoordination；DSD）を起こし，持続すれば過形成性，痙性膀胱となる。この最も激しい型がHinman症候群（nonneurogenic neurogenic bladder，低容量で残尿のある線維化膀胱）である。また便秘に絡んだ膀胱機能障害の多くはこの不安定膀胱の形を取り，それがまた自然治癒しない一次性膀胱尿管逆流の原因となっている。

b．怠惰膀胱

lazy bladderは，infrequent voiderとも呼ばれ，膀胱排尿筋収縮が弱いことによる。排尿は1日1〜2回で腹圧排尿である。

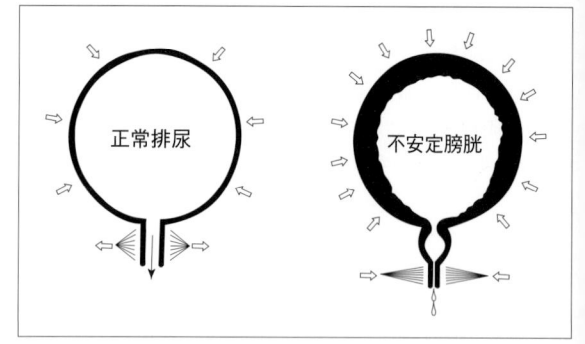

図 正常排尿と不安定膀胱
正常排尿（左）は膀胱排尿筋収縮と尿道括約筋弛緩が協調して起こる。しかし不安定膀胱（右）では，排尿筋と括約筋の協調不全が起こり，膀胱の過形成や後部尿道の拡張がみられるようになる。

c．Hinman症候群

Hinman症候群（nonneurogenic neurogenic bladder）は明らかな神経異常のないDSDが持続したときの終末像である。重篤な排尿の学習障害で，残尿，尿路感染，膀胱尿管逆流が起こり，最終的に腎不全となる。身体的だけでなく精神面についても，早急な評価と治療が必要である。

d．尿管異所開口

女児が正常の排尿パターンにもかかわらず常に下着が濡れている場合に考えられる。尿管が膀胱をバイパスして会陰部や腟に開口している。

e．性的虐待

二次性（尿失禁のない時期がある）尿失禁の女児の場合に考えなくてはならない。低い自己評価や検査に対する病的恐怖を表す場合に疑う。

f．その他，心配のない失禁

膀胱腟排尿は，排尿した尿が陰唇から腟へと貯まって起こる。肥満傾向のある女児が排尿の後に立ち上がったときに流れ落ちる。女児が笑うときの失禁，膀胱炎を含めた身体的または精神的ストレス時，昼間だけの激しい頻尿（夜間睡眠時は頻尿も失禁もない）などは，自然に治る可能性が高く，過剰に取り上げる必要はない。

3．鑑別のポイント

a．病歴

オムツが取れたのはいつか，排尿の頻度，尿線の勢いと間欠性，尿路感染症の既往の有無，尿意切迫の有無，外陰部を押さえたりしないか，家族の態度，性的虐待の可能性のある家庭環境かどうか，排便の問題，遺尿の回数，遺尿の量，尿失禁のない時期の無（一次性）有（二次性）

二次性の場合は，感染，神経学的異常，性的虐待などの存在を考慮しなくてはならない。

b．理学的所見

下着の視診，腰仙部の血管腫，毛髪，窪み，脂肪腫，形成不全など，診察に対する反応や外陰部の視診による性的虐待の徴候，尿漏れの様子，肛門の緊張，奇形の有無。

c．検尿

比重，白血球尿，尿培養。

d．排尿の様子

(1) 途切れ途切れの排尿：排尿時の括約筋の収縮によって引き起こされる。
(2) 腹圧排尿：排尿筋の活動性が弱いために，腹圧をかけて排尿する。

e．エコー所見

(1) 膀胱部：膀胱壁の様子（肥厚の有無（充満時に5mm以上），不整の有無），膀胱頸部の過形成，膀胱背面の尿管拡張，排尿後の残尿の有無
(2) 腎臓部：サイズ，皮髄境界の様子，腎盂拡張，重複腎盂

f．排尿時膀胱尿道造影（VCUG）所見

(1) VURの有無
(2) 膀胱壁の不整の有無
(3) 膀胱容量（おおよその）
(4) 無抑制収縮の有無：自然落下で造影を行うときに疑わせる所見が得られる。ただし腹圧を除外しにくいので確実なものではない。
(5) 後部尿道の拡張：弁やリングなどの器質的狭窄，排尿筋括約筋協調不全（DSD）による機能的狭窄
(6) 単純写真での，二分脊椎の有無，便塊の様子

4．診断がつかないとき

ここまでの検査で器質的原因の可能性がある場合には，小児泌尿器科医へのコンサルトが必要である。排尿障害の病態生理は，小児腎臓科医より小児泌尿器科医が詳しく把握している可能性が高い。

a．腰椎MRI

tetherd cordの有無。

b．ウロダイナミクス

(1) 膀胱の充満，尿意，排尿を機能的現象として観察するものである。
(2) 膀胱内圧測定：膀胱内圧（経尿道的カテーテル），外括約筋筋電図（肛門括約筋部に皮膚電極），腹圧（直腸内圧）をモニターしながら，温生食を1～2mL/kg/分でゆっくりと注入する。
(3) 収集する情報：膀胱容量，伸展性，収縮性を評価し，無抑制収縮の有無，排尿筋括約筋協調不全の有無などを知る。
(4) 最近はビデオウロダイナミクスが行われる。温めた造影剤でVCUGと同時にウロダイナミクスを行う。機能と形態を時間的に一致させて評価できる利点がある。

c．膀胱鏡

適応は限られる。VCUGにより後部尿道の拡張がみられ，尿道の狭窄が疑われたときに，器質的狭窄（後部尿道弁，後部尿道リングなど）と機能的狭窄（排尿筋括約筋協調不全：DSD）を鑑別する目的で，必ず全身麻酔下に行う。

排尿痛・排尿障害
Miction pain・Voiding dysfunction

服部 新三郎
熊本大学／教授

1．救急処置

救急処置が必要となる排尿痛・排尿障害をきたす小児の疾患はまれである。急性尿閉は高度の尿意頻発，冷汗，不安感や苦悶状態がみられ，救急処置が必要で，尿道カテーテルによる導尿を行うことが大切である。

2．診断のチェックポイント

小児で排尿痛・排尿障害がみられる疾患としては，尿路感染症が最も多い。小児の尿路感染症の症状は多彩であり，患児の年齢により違いがあるので注意が必要である。新生時期，乳児期には高熱のみの症状しかないことが多く，症状があっても非特異的な症状（嘔吐・下痢などの消化器症状，哺乳力低下・体重増加不良，黄疸や痙攣など）であり，診断に苦慮する。年長児になると，下部尿路感染症（膀胱炎・尿道炎）では高熱などの発熱を認めずに膀胱刺激症状（頻尿・排尿痛・残尿感・下腹部痛）のみのことも多いが，上部尿路感染症（腎盂腎炎）では，高熱，炎症反応（CRP，赤沈，白血球数増加）や膀胱刺激症状のほかに，側腹部や背部の鈍痛が認められる。しかし，上部と下部尿路感染症を鑑別できる決定的な方法がないので，全身状態や炎症反応の強さなどで臨床的に推測する以外にない。

排尿痛は排尿のどの時期に痛みが強いのかにより，病変部の推定ができる。初期排尿痛であれば前部尿道炎・尿道狭窄・尿道結石が，終末期排尿痛であれば膀胱炎が，全排尿痛であれば膀胱・尿道・膀胱周囲疾患が，排尿後痛であれば膀胱結核・膀胱周囲炎などが考えられ

る。しかし，これらの訴えを正確にいえるのは年長児になってからである。

排尿とは膀胱に一定量，一定時間蓄尿し，尿意を感じてもある程度我慢して，膀胱内に尿を残すことなく体外に排出（排尿）することである。この蓄尿と排尿は膀胱排尿筋と内・外尿道括約筋の協調運動によりなされるが，高度で複雑な神経反射機構により統合されている。蓄尿機構が障害されると頻尿や尿失禁が，排尿機構の障害は排尿困難や尿閉となる。

したがって，尿意の有無・排尿回数・排尿開始までの時間・排尿時間・残尿感・尿線細小・努責排尿などの排尿状態の詳細な病歴聴取が重要であるが，乳幼児では困難である。乳幼児ではおむつの dry time の有無，つまり 30 分〜1 時間程度ぬれていない時間があるかが，また，年長児では排尿状態を観察することが大切な情報となる。

小児の膀胱容量はおよそ（年齢＋2）×30 mL であり，14 歳までは適応できる。1 日の排尿回数は乳児で 12〜20 回，1〜2 歳で 10〜12 回，2〜3 歳で 8〜10 回，3〜4 歳で 6〜8 回，4〜10 歳で 5〜6 回，10 歳以降は 4〜6 回である。排尿の自立は 5 歳で昼中で 90〜95％が，夜間で 80〜85％が可能となる。小児期で尿回数の多い頻尿がみられる排尿障害としては，遺尿・夜尿症が一番多い。

3. 排尿痛・排尿障害をきたす疾患

小児期の排尿痛・排尿障害をきたす疾患としては，尿路感染症が最も多い。しかも，尿路感染症は小児期の感染症では気道感染症に次いで多い疾患である。したがって，感染症を疑った場合には尿路感染症を念頭に置き，特に高熱があるが呼吸器症状がないという場合には，第一に尿路感染症を鑑別疾患に挙げるべきである。尿路感染症は尿路が細菌・ウイルス・真菌により炎症性病変を生じた状態である。感染経路は，細菌が尿道を経由して膀胱に達して生じる上行性感染が多いが，新生児期には血行感染もみられる。症候性の尿路感染症は，尿道炎・膀胱炎の下部尿路感染症と，尿管以上の上部尿路感染（腎盂腎炎）の2つに分類されるが，両者を鑑別できないこともある。まれではあるが，検診などで細菌が検出される無症候性尿路感染症がある。また，尿路の奇形がない単純性尿路感染症と，尿路奇形がある複雑性尿路感染症〔膀胱尿管逆流（vesicoureteral reflux；VUR），水腎症や神経因性膀胱など〕に分けられる。

出血性膀胱炎は肉眼的血尿，頻尿，排尿痛の3症状がみられ，多くがアデノウイルス（11 型，21 型）によるが，その他シクロホスファミドなどの薬剤，SLE，細菌性のこともある。アデノウイルスの場合は予後良好で，1〜2週間で症状や血尿は消失する。

神経因性膀胱は排尿痛の強くない排尿障害であり，その原因として小児期では先天性2分脊椎によることが多く，蓄尿症状として頻尿・尿失禁・夜尿が，排尿症状として排尿困難・排尿時間の延長・尿線の途絶・尿勢不良などがみられる。潜在性二分脊椎の場合には腰部・腰仙骨部の脂肪腫，毛髪，母斑皮膚洞などの背部皮膚異常を伴うことが多い。

まれに機能的神経因性膀胱として後天的な下部尿路機能異常と考えられる non-neurogenic neurogenic bladder（Hinman 症候群）があるが，先天性2分脊椎との鑑別は困難である。

尿失禁は尿が不随意に漏出する状態である。常時，尿が漏出する真性尿失禁は尿道上裂，膀胱腟瘻，尿道腟瘻や尿管異所開口などの先天性奇形による。急に腹圧が加わった場合にみられるものを腹圧性尿失禁と言い，7〜15 歳の女児の笑ったときにみられる giggle incontinence である。切迫性尿失禁は，尿意が極めて高度でトイレまで我慢できずに漏出するもので，下部尿路感染症，神経因性膀胱神経症などでみられる。神経学的異常のない膀胱の無抑制収縮は多くが不安定膀胱であり，昼中の頻尿や切迫性尿失禁の原因となり，女児では尿失禁を避けようと座り込む姿勢を取り，尿路感染症を繰り返したり，便秘を伴いやすい。

排尿が終了した後に尿意が生じ再度排尿する状態は二段排尿であり，膀胱憩室に多くみられる症状であり，尿線細小であり，VUR を伴う高度の水腎・水尿管症にも認めることがある。

先天性の尿道狭窄は排尿困難，頻尿，尿失禁などの症状以外に VUR や上部尿路拡張や尿路感染症を合併する。

先天性後部尿道弁は男児にみられ尿線細小，遺尿，頻尿などの症状以外に尿路感染症，VUR や上部尿路拡張を合併する。高度の状態の場合には胎児診断が可能である。

乳児の真性包茎は生理的なものであり，成長とともに仮性包茎となる。しかし，包皮口が極端に狭くピンホールなために排尿に際して尿線が細く包皮全体が風船状になったり，尿線散乱や尿瘤を形成して常におむつが濡れた状態になることがある。真性包茎では陰茎部痛・包皮の腫脹発赤・包皮口からの排膿をみる亀頭包皮炎とともに尿道膀胱炎を生じやすい。

腟前庭炎は外陰・腟炎であり黄色あるいは茶褐色の帯下がある。多くは母親が汚れたパンツを持参する。年長児では局所の瘙痒感や疼痛を訴える。

4. 鑑別のポイント

　細菌性尿路感染症の確定診断は細菌尿の有無でなされる。白血球尿は尿路感染症に特異的な尿所見でなく，糸球体腎炎や間質性腎炎などでもみられるので注意が必要である。また，尿路感染症が疑われても初回の検尿で白血球がみられないこともあるので，尿路感染症の疑いの強いときには2～3回の検尿を行うことが重要である。確定診断は尿定量培養で，細菌数が10^5 コロニー/mL以上のときになされる。原因菌は初感染の場合には75～90％が大腸菌である。尿培養を行うときには無菌的に採尿する必要があり，外尿道口を十分に消毒した後の中間尿での培養が一般的である。乳幼児では消毒後の採尿バッグでの培養がなされるが，会陰部の細菌の混入があることを考えておく必要がある。米国では膀胱穿刺で得られた尿を培養するように指導されている。膀胱穿刺は恥骨の1横指上部を22～25ゲージの針を用いて，超音波にて膀胱に尿が貯留していることを確認して行う。しかし，わが国では侵襲的であるとしてあまり行われていない。

　尿路感染症，特に上部尿路感染の場合には尿路系の奇形があることが多いので画像検査が必要となる。VURの有無は排尿時膀胱尿道造影（voiding cystourethrography；VCUG）にてなされ，水尿管や水腎症は超音波，静脈性腎盂造影やMRIにて診断される。水腎症があれば器質的か機能的かの鑑別に利尿レノグラムを行う。VURがあればDMSAシンチグラムを行い，腎臓に瘢痕がみられれば逆流腎症を生じてくる可能性があるので，蛋白尿の出現に注意する。複雑性尿路感染症では初回は発熱などの症状がみられるが，それ以降では発熱などの症状は呈さず白血球尿のみがみられることがあるので，定期的な検尿が必要である。

　アデノウイルスによる出血性膀胱炎は問診・診察・症状・経過により診断はそう困難ではないが，中和抗体価の上昇や尿中ウイルス分離で確定診断がなされる。

　神経因性膀胱を始めとして尿失禁などの排尿障害がみられる場合は，尿水力学的検査（膀胱内圧測定，尿道内圧測定，外尿道括約筋筋電図）による膀胱容量，コンプライアンス，排尿筋過反射の有無や，VCUGや超音波検査による上部尿路の拡張，VUR，残尿の有無を検討する。尿水力学的検査は乳幼児では検査の協力が得られず検査を行うことが困難であるが，必要があれば全身麻酔下に実施することも考慮する必要がある。

5. 診断のつかないとき

　尿路感染症は，ていねいな症状の聴取と正確な検尿と細菌培養にてなされれば，診断を行ううえで困難はない。尿路感染症は小児期の感染症では気道感染症に次いで多い疾患であるので，感染症を疑った場合には尿路感染症を念頭に置き，特に高熱があるが呼吸器症状がない場合には第一に尿路感染症を考えるべきである。尿路感染症を含めた小児期の排尿痛・排尿障害は尿路奇形が存在していることが多いので，小児泌尿器科医との緊密な連係の下で診療を行うことを銘記する必要がある。

肉眼的血尿
Macroscopic hematuria

倉山　英昭
国立病院機構千葉東病院

1. 診断のチェックポイント
a. 真の肉眼的血尿かどうか

　肉眼的血尿は患者自身か家族が尿の色調変化に気付いて受診する。肉眼的に尿の色が赤色やコーラ色であっても血尿と即断してはならない。

　問診で先行感染，外傷や薬物使用の有無を聴取し，医師自身による尿の観察と確認が大切である。

b. 肉眼的血尿か着色尿かの鑑別は

　真の血尿か，ヘモグロビン尿か，ミオグロビン尿か，薬品などによる着色尿かを鑑別する。

　着色尿か肉眼的血尿かの鑑別は尿を遠心して，尿沈渣で赤血球を確認する。着色尿では赤血球を認めず，上清の色調も変わらない。肉眼的血尿では着色のない尿に変わる。着色尿は尿試験紙の潜血反応でも陰性であるが，ヘモグロビン尿とミオグロビン尿は試験紙法では陽性を示すので注意を要する。ヘモグロビン尿とミオグロビン尿との鑑別は，硫酸アンモニウムを尿に加えて沈殿させることで行う。上清液が透明ならばヘモグロビン尿，着色していればミオグロビン尿である。

　ミオグロビン尿は血尿と鑑別すべき重要な疾患である。全身性痙攣，炎症性筋疾患，外傷，広範な火傷の後に認められ，しばしば急性腎不全を合併する。

　ヘモグロビン尿は発作性血色素尿症，溶血性尿毒症症候群（HUS），レンサ球菌性敗血症，輸血などで認められ，剣道，空手，柔道などの過激な運動後に認められる行軍ヘモグロビン尿症もよく知られている。尿沈渣で破砕赤血球を認める（表）。

c. 出血部位の推定は

　肉眼的血尿が糸球体性であれば暗赤色尿を，腎杯以下からであれば鮮紅色尿を呈する。男児であればトンプソンの2杯分尿試験を行い出血部位を判定する。1回の排尿を前半と後半に2分して，各分尿の混濁状態を比較す

表 真の血尿と鑑別すべき着色尿の原因

ヘモグロビン
ミオグロビン
ポルフィリン
ホモゲンチジン酸
薬物：アルドメット，L-ドーパ，フェニトイン，フェノチアジン，リファンピシン，ワーファリン，センナ，ヒベンズ酸チペピジン
食物：ブラックベリー，ビーツ，着色料
尿酸塩

る．第一杯尿にのみに血尿（初期血尿）を認めれば前部尿道に，第二杯尿のみに血尿（終末血尿）を認めれば後部尿道または膀胱頸部に，ともに血尿（全血尿）のときは膀胱および上部尿路に病変の存在を示すものと推定される．また，尿沈渣の赤血球形態で1視野に80%以上の多彩な変形赤血球があれば糸球体由来，20%未満であれば下部尿路由来とする診断基準があるが，混合型では必ずしも診断は容易ではない．

2．肉眼的血尿のみられる疾患

a．泌尿器科的疾患

泌尿器科的疾患で肉眼的血尿を呈する場合は鮮紅色で症候性であることが多く，排尿痛や腹部，腰背部痛の有無を必ず問診する．尿路結石や外傷性の腎尿管損傷などの診断には有用である．超音波検査で腎尿路の形態異常，結石，囊胞や腫瘍の有無を検査する．特に持続性の場合は膀胱鏡検査を行い，腎尿路の病変側が左右のいずれかの診断をする．

b．糸球体疾患

肉眼的血尿が暗赤色で無症候性のとき，尿沈渣で多彩な赤血球形態を認めるときは糸球体疾患の可能性が高い．肉眼的血尿を呈する糸球体疾患としては，感染に伴う肉眼的血尿発作を特徴とするIgA腎症や溶連菌感染後急性糸球体腎炎，膜性増殖性腎炎，紫斑病性腎炎，遺伝性腎炎のAlport症候群などで，多くは蛋白尿を伴う．血尿単独で家族歴を有する場合は菲薄基底膜病（thin basement membrane disease）を考慮する．

c．尿路感染症，出血性膀胱炎

尿路感染症ではしばしば肉眼的血尿を認める．特に，膀胱炎で膀胱粘膜の炎症が強いと肉眼的血尿を起こす．排尿痛，頻尿，残尿感を伴う．尿沈渣で白血球が多数認められるか，尿培養で起因菌を同定されることで診断する．腎盂腎炎では発熱や腰痛を伴うことが多い．乳幼児が不明熱，不機嫌を認めるときは尿路感染症を疑う．

出血性膀胱炎はウイルス感染やシクロホスファミドなどの薬剤により引き起こされる．炎症反応は通常認めない．

d．ナッツクラッカー現象

左腎静脈が下大動脈と上腸間膜動脈の間を走行しているため，この間に腎静脈が挟まれてうっ血することで腎盂，尿管の粘膜の静脈叢が拡張して血尿を認める．超音波検査，造影CTスキャンで診断がつかない場合はMRAやCT，MRIによる3次元画像解析により診断できる．

3．鑑別のポイント

詳細な問診と尿検査を重視し，真の肉眼的血尿と着色尿を鑑別する．

①尿検査では検尿一般，尿沈渣，2杯分尿試験，尿培養，尿細胞診を行う．

②蛋白尿を伴う場合は糸球体疾患の可能性が高い．糸球体腎炎の鑑別には血液検査（補体，ASO，血清IgAなども含め），腎機能検査，腎生検を行う．

③持続性の肉眼的血尿では ^{99m}Tc-アルブミン，^{99m}Tc-RBCによる出血シンチグラムや膀胱鏡検査により，上部尿路か下部尿路か，両側性か片側性かの出血部位の検索をする．

④鑑別診断には超音波検査，CT，IVPの画像検査を行い，必要があればMRIを行う．

4．診断のつかないとき

腎・尿路系疾患の鑑別で診断がつかない場合は腎血管病変を疑い，腎血管造影などの検査を進める．

I 外性器と性成熟の症候

外性器の異常
Ambiguous genitalia

位田　忍
大阪府立母子保健総合医療センター／科長

1．緊急処置

　性別の判定はその人の一生を左右する問題であり，外性器異常は医学的診断と社会的対応を求められる新生児救急疾患である。ambiguous genitaliaの児の将来を左右するものとして，日比は3つのことを挙げている。第1になんといっても適切で敏速な医学的診断が必要であることはいうまでもない。内分泌的な診断に加えて，泌尿器科的にどれくらい完全に外性器が修復可能かが大きな要因になる。2番目として，社会がこのような異質のものをどのくらい寛容であるか。さらに第3にスタッフの法的知識がどのくらいの水準であるか。日比はambiguous genitaliaの児の扱いで試行錯誤は許されないと述べている。

　出生時に外性器異常があり，その児の男女の判別が外性器からだけでは困難である場合に立ち会ったとき，主治医としてどうすればよいのか。"病名診断"と"性別の判定"の両方を考える。病名診断については，外性器異常の最も多い原因である先天性副腎過形成（congenital adrenal hyperplasia；CAH）の診断あるいは除外をできるだけ速やかに行っていく。マススクリーニングが行われる5日目ですでに著明な電解質異常を呈してきている症例もあり，マススクリーニングの結果を待つことなく診断を進めていく。ほかの疾患については，できるだけ多くの根拠に基づいた医学的診断を速やかに行っていくが決して急いではならない。出生届は生後2週間以内に提出することに定められているが，医師の診断書があれば，遅らせることができる。いったん提出された戸籍の変更は困難であり，修正はできるが，修正したことが残ってしまう。

　性別の判定に対して，われわれの施設では，それに提

```
                ambiguous genitaliaの児の出生
                            │
    ┌──────────┐    ┌──────────┐    ┌──────────────┐
    │ 産科医   │───→│ 新生児科医│───→│Sex Assignment│
    │ 助産婦   │    │          │    │Committee*の召集│
    └──────────┘    └──────────┘    └──────────────┘
                                            │
    ┌──────────────────┐                    ↓
    │両親への対応      │←────────────┌──────────┐
    │"外陰部の発達が   │              │診察・診断│
    │未熟である"       │              └──────────┘
    └──────────────────┘                    │
    ┌──────────────────┐                    ↓
    │予測される病態    │              ┌──────────────┐
    │診断確定までの時間│              │カンファレンスによる│
    │一次的に出生の秘匿│              │スタッフの意思統一 │
    │の必要性          │              └──────────────┘
    │社会制度上の問題点│                    │
    └──────────────────┘                    ↓
                                      ┌──────────────┐
                                      │精神面でのサポート│
                                      └──────────────┘

    ＊構成メンバー
      常任構成メンバー　小児内分泌医・泌尿器科医・小児外科医・ソーシャルワーカー
      その他　　　　　　新生児科医・産科主治医・助産師・発達小児科医
```

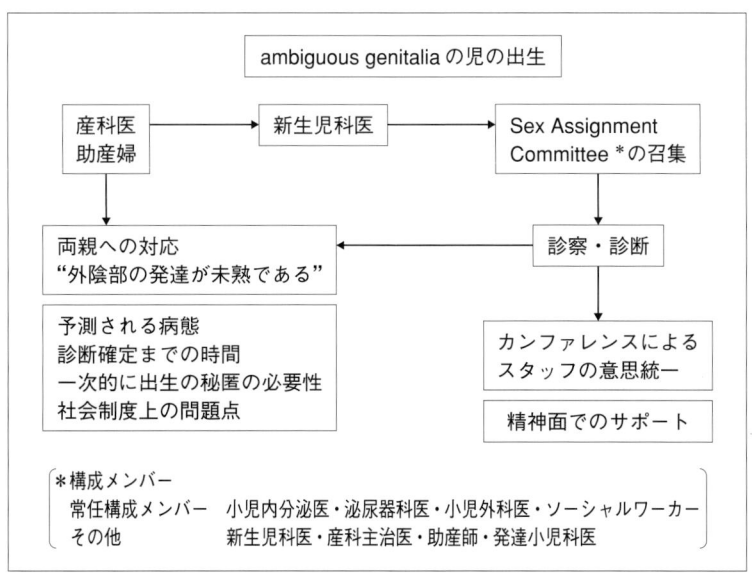

図1　Sex Assignment Committee の活動の実際

言できるSex Assignment Committee(SAC)を設置している(図1)。SACは性別判定の困難な症例の総合的専門的な性別の判断すなわち出生直後の性告知に難渋する症例の性決定に関する提言と，すでに決定された性が現状に合わない場合の性変換に関する提言の2点ができる専門的検討委員会である。これによって，患者およびその家族が社会的な不利益を被らないようにすることを目的として1992年に設置した。総合的な判断には，小児内分泌医だけでなく，診断から将来の性器再建までを担当する泌尿器科医，心理精神面を担当する専門家，ケースワーカーなどと，実際に患児家族を担当する産科医や新生児科医や助産師など多分野からの人材が必要で，これらの人々が構成人員となっている。ambiguous genitaliaを持つ新生児の出生に立ち会った産科医，助産師が性告知に難渋する場合，母親への対応は男女どちらかわからないという言葉は避けて，「外性器が未熟である」など言葉を慎重に選び説明する。新生児科医に報告し，同時に主治医の要請を受けてSACが召集される。初診後，診察結果を検討協議し父親への説明を行う。その内容は，①予想される病態，②診断確定までに要する時間，③診断がつくまでの期間，出生を秘匿することを勧める，④出生届や社会保険などの社会制度上の要項，である。もちろん，このときに病態が明らかな場合はこの限りではない。母親へは父親から説明がなされ，日を改めて両親に病態の説明を行い，冷静に現状を受け入れられるように精神面でのサポートが発達小児科医やケースワーカーを通じて行われる。さらに院内での対応としてカンファレンスで，スタッフの意思統一を図る。検査結果が出た時点で総合的に検討し，主治医に対し性決定に関する提言を行い，これを受け主治医は速やかに出生証明を発行する。

専門医のいない一般病院においては，専門施設へ転院して精査することも必要と思われる。いずれにせよ"emergency"として扱い，医療関係者の不用意な発言を避けて児および家族の社会的不利益を最低限にとどめる努力が大切である。

2．性分化異常の診断のチェックポイント

図2に正常の性分化の過程とそれにかかわる遺伝子を示した。まず，受精卵の中胚葉からWT1などの遺伝子の作用で尿生殖洞さらに性腺原基が形成される。この性腺原基から内・外性器の分化は，基本的には女性に分化するようにプログラムされている。Y染色体短腕上のSRYを始まりとする遺伝子群が働いていて精巣が形成

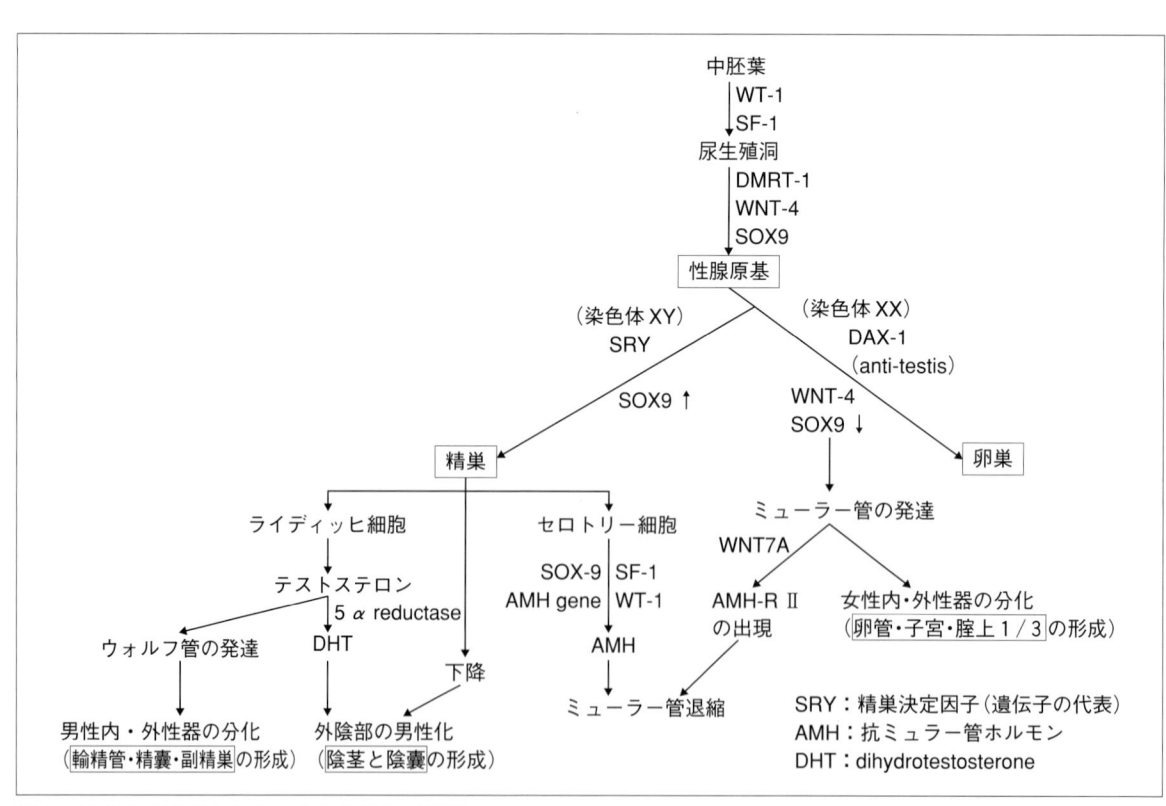

図2　性分化の過程とそれにかかわる遺伝子群

される．胎児は，内外性器原基を有している．内性器の男性型はウォルフ管で，輸精管，副精巣，精嚢に，女性型はミューラー管で，卵管，子宮，腟上部1/3に分化する．外性器は泌尿生殖洞と生殖隆起から男性型は前立腺，陰嚢，陰茎，女性型は腟下部2/3，陰唇，陰核が分化する．この過程では，胎児精巣から出るホルモンが内・外性器を男性器化する．①ライディッヒ細胞で産生されるテストステロン(T)がウォルフ管を発達，安定化し，輸精管，精嚢，副精巣ができる．②5α-レダクターゼの作用によりTから転換されたジヒドロテストステロン(DHT)が外性器を男性化(陰茎と陰嚢の形成)させ，③セルトリ細胞で産生される抗ミューラー管ホルモン(AMH)が，ミューラー管間葉のTGFファミリー受容体に結合して子宮や卵管に分化するのを阻止する．さらに④ライディッヒ細胞での産生されるinsulin-like growth factor 3(relaxin)が腹腔内での精巣下降を促進するとされる．

これまでミューラー管の分化には特異的な遺伝子発現の必要はないとされてきたが，最近，Wnt4，Wnt7aが関与することがわかってきた．これらの分化の過程は胎生6～12週で完成する．また胎生9週の終わりには，胎盤由来ゴナドトロピン(hCG)刺激によりライディッヒ細胞からのT分泌が始まり，妊娠後半は胎児下垂体由来のLHの刺激により胎児精巣からのT分泌が維持され，陰茎形成以降の陰茎の成長が起こる．正常新生児の陰茎は2.9±0.5cmである．

以上の性分化過程を踏まえて，外性器・内性器・性腺，染色体(特に精巣決定因子のSRYなど)，精神心理的な性分化(脳性分化)，それぞれの性別を考えてゆくことで診断にせまる．

3．外性器異常をきたす疾患

性分化異常は，性腺，内性器，外性器の形成過程のどこかに障害を生じた状態と定義され，臨床的には男女の性別が不明瞭な外陰部異常(ambiguous genitalia)を呈する．外性器が男性と女性の中間型をとるので半陰陽とも呼ばれる．表に代表的な疾患および病態を挙げた．性分化異常症は男性仮性半陰陽，女性仮性半陰陽，性腺形成障害に大別される．男性仮性半陰陽は精巣形成は正常であるが，精巣ホルモン効果の障害により完全型から不完

表　性分化異常症を招く代表的疾患

疾患名	病態
〈男性仮性半陰陽〉	
テストステロン産生障害	
ライディッヒ細胞低形成	hCG/LH受容体遺伝子変異
リポイド副腎過形成	ミトコンドリア内膜へのコレステロール輸送障害(StAR遺伝子異常)
先天性副腎過形成	3β-hydroxysteroid dehydrogenase II 欠損　17-hydoxylase/17, 20-lyase(P450c17欠損)
ミューラー管構造遺残	抗ミューラー管ホルモン欠損　抗ミューラー管ホルモン受容体欠損
アンゲロトン作用の障害	5α-Reductase II 欠損　アンドロゲン受容体欠損　不完全型アンドロゲン不応症(Reifenstein syndromeなど)
	Smith-Lemli-Opitz syndrome
〈女性仮性半陰陽〉	
胎児例の先天性副腎過形成(CHA)	胎児副腎由来の男性ホルモン過剰(3β-HSD，P450c21，P450c11遺伝子異常)
胎盤aromatase異常	胎盤由来の男性ホルモン過剰(P450arom異常)
Rokitansky症候群	ミューラー管発生障害
母胎例のアンドロゲン過剰	男性化副腎腫瘍，男性化卵巣腫瘍，男性化薬剤　内服
〈性腺形成障害〉	
XXおよびXY性腺無形成	未分化性腺体細胞発生不全
XX性腺異形成	生殖細胞発生/分化/維持障害
XY性腺異形成	精巣形成障害(SRY, DDS, 9pと10qの精巣形成遺伝子などの異常)と卵母細胞維持障害
Drash症候群/Frasier症候群	泌尿生殖系発生障害(WT-1　遺伝子異常)
campomelic dysplasia	間葉系(軟骨および胎児精巣)発生障害(SOX9，遺伝子異常，常染色体17q24.3-q25.1)
Turner症候群	卵母細胞維持障害
真性半陰陽	精巣と卵巣の共存
混合型性腺異形成	精巣と索状性腺の共存
XX male	精巣形成遺伝子の異常
精巣退縮	胎児精巣維持障害

(Rapaport2000，緒方2001，Lee2002を参考に作成)

全型までの幅広い男性化障害が生じる病態である。女性仮性半陰陽は卵巣形成は正常であるが，男性ホルモン効果の過剰によりさまざまの程度の男性化を呈する状態で，副腎由来と胎盤由来がある。性腺形成障害のうち，混合型性腺形成不全(45 X/46 XY)は，表現型はTurner症候群の完全女性型から完全男性型を示すものまで多様であるが，すべてに低身長を伴う。性腺は精巣と索状性腺を示す(陰嚢の左右差を示す)ことが多いが，両側索状性腺の場合もある。真性半陰陽では，精巣と卵巣の両方が共存する状態で，両側性腺が卵精巣(ovotestis)であるか，一側が卵精巣で対側が卵巣である場合が多い。

外陰部の分化異常は，アンドロゲン作用の時期と程度によりさまざまな形成を呈する。女性仮性半陰陽では，陰核肥大のみの軽度男性化から，共通尿生殖洞形成，陰唇癒合といった高度の男性化までを呈する。男性仮性半陰陽では，尿道下裂，二分陰嚢，大陰唇様陰嚢，停留精巣，矮小陰茎などの外陰部を呈する。

性分化異常のほかに特徴的な奇形徴候があれば，Turner症候群(低身長など)，camptomelic dysplasia(四肢短縮など)，Smith-Lemli-Opitz症候群(成長障害，小頭症，合指症，低コレステロールなど)などの診断に役だつ。Drash症候群では，腎の発生障害も伴い，腎不全を呈してくる。

4．鑑別のポイント

まず，外陰部の診断で，性腺が触れるかどうかを確認する。鼠径部あるいは陰嚢内に触れる性腺は通常は精巣である。エコー検査は鼠径部の性腺の確認は可能であるが，腹腔内の確認には有用でない。その場合，MRIあるいは腹腔鏡で性腺を確認する。外陰部の診察では，尿道孔と腟孔が別々にあるか，あるいは共通孔になっているのか，陰茎長，陰唇融合の程度などを評価する。図3に示したように性腺が不触の場合，CAHについてスクリーニングを行う。副腎不全の徴候としての低血糖，嘔吐，皮膚，色素沈着(特に外陰部，乳頭)なども参考になる。

5．診断がつかないとき

養育上の性(社会的性)を決めなければならない状況において，以下のいくつかの点での考慮が必要になる。①小児内分泌専門医，泌尿器科医，主治医(産科・新生児)による医学的診断，②両親の判断，③自己決定[自分で決められる時期(思春期)まで待つ(Diamondら)]などがあるが，医学的診断がなんといっても最も大切であるのはいうまでもない。この場合に考慮するポイントは，染色体(遺伝子)の性別にできるだけ一致する性別を第一選択として考え，さらに泌尿器科的外陰部形成術が可能か，性腺腫瘍の危険性，脳の男性化："胎児期の精巣"が

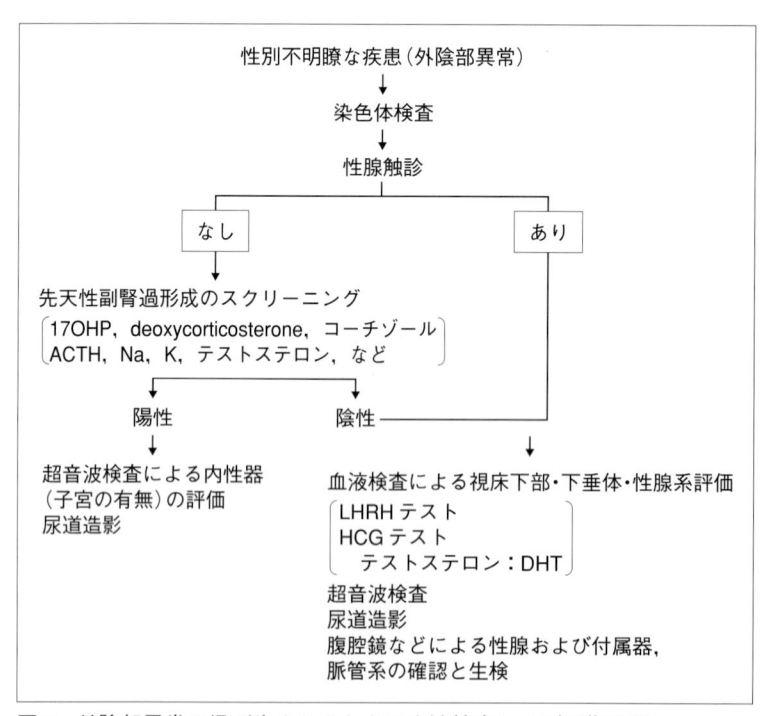

```
           性別不明瞭な疾患(外陰部異常)
                    │
                 染色体検査
                    │
                 性腺触診
              ┌─────┴─────┐
             なし          あり
              │             │
   先天性副腎過形成のスクリーニング
   ┌17OHP, deoxycorticosterone, コーチゾール┐
   └ACTH, Na, K, テストステロン, など      ┘
         ┌────┴────┐
        陽性         陰性
         │           │
   超音波検査による内性器  血液検査による視床下部・下垂体・性腺系評価
   (子宮の有無)の評価    ┌LHRHテスト
   尿道造影             │HCGテスト
                       └  テストステロン：DHT
                       超音波検査
                       尿道造影
                       腹腔鏡などによる性腺および付属器，
                       脈管系の確認と生検
```

図3 外陰部異常の児が生まれたときの血液検査および画像診断

どのくらい男性ホルモンを分泌していたかの検討を加える。また，性別の自覚は1〜1.5歳までに確立し，それには生物学的な性別よりも，生後の育成の影響が大きいと考えられている。自己決定できるまで判定を待つとの考えもあるが，実際には家族を含めたカウンセリングによるサポート体制がないと無理である。現状ではできるだけ早期に社会的性別を決めてそれに準じた外陰部の形成術を行っている。

性早熟
Precocious puberty

大山　建司
山梨大学大学院／教授

1．診断のチェックポイント

a．身体所見から性成熟徴候（二次性徴）をチェックする（第二次性徴の評価24頁参照）

性成熟徴候（乳房，陰毛，陰茎，陰嚢，精巣の発育）をTannerの性成熟度分類に従って判定し，2度を性成熟の始まり（思春期）とする。

〔診察時の注意事項〕
- 女児では乳房発育，男児では精巣増大で始まるのが大部分である。
- 乳房発育は左右同時でないことがある。
- 乳房発育が数か月単位で進行しているか問診する（早発乳房では進行が停止するか退縮してくる）。
- 精巣容量はオルキドメーターで測定し，4mL以上は精巣増大と判定する。明らかな左右差がないことを確認する。

b．性成熟徴候の出現時期は思春期早発症診断基準にあてはまるか（表）

身体所見と問診から性成熟徴候の出現時期を推定する。診断基準の年齢未満で性成熟徴候が出現したと考えられる場合は思春期早発症（性早熟症）と診断する。また，診断基準の年齢に1年加えた年齢までを境界例と考え，予測最終身長などから治療適応を判断する。

c．身長のスパートがみられるか

幼稚園，学校などでの健康手帳から正確な成長曲線を作成し，思春期に相当する身長増加がみられるかチェックする。身長スパートは男女とも女性ホルモンの分泌増加によって起こる現象で，持続的な性成熟の進行を示唆している。身長のスパートは二次性徴の出現から2〜3か月遅れて明らかになる。

d．骨年齢は進行しているか

利き手でないほうの手の手指骨，手根骨の正面X線写真から骨年齢を測定する。歴年齢＋1歳以上の進行があれば，骨成熟の促進があると判定する。骨年齢はGreulich & PyleのアトラスまたはTanner & Whitehouse2（TW-2）法を用いて測定する。

X線写真では骨年齢とともに手指骨に線維性骨炎像がないかチェックする。

e．皮膚にカフェ・オ・レ斑がないかチェック

左右一方に片寄って，不定形の比較的大きいカフェ・オ・レ斑を認める場合は，McCune-Albright症候群（上記，線維性骨炎像も認める）による性早熟を疑う。

f．甲状腺腫を認めないか

甲状腺機能低下症に性早熟を合併することがある。女児に多い。この場合，身長スパートは認めないことがある。萎縮性甲状腺炎では甲状腺腫を認めない。

g．問診でチェックすること

性ホルモン含有物，甲状腺機能に影響するもの，妊娠中の異常（低出生体重児，特にIUGRは性早熟となりやすい）などをチェックする。

1）既往歴

妊娠中の異常・内服薬（流産予防など），出生時の状態（低出生体重，子宮内発育遅滞），甲状腺疾患，アレルギー治療などの有無

2）家族歴

甲状腺疾患，母親の初経年齢，父親の成長歴

3）生活歴

常用している健康食品（ヨード食品など），女性ホルモン含有化粧品・塗布剤

2．性早熟をきたす疾患

a．特発性思春期早発症

5歳以上の女児の大部分を占める。

b．器質性思春期早発症

乳児および男児の性早熟は器質性を疑う。

（1）視床下部過誤腫：2歳以下で発症することが多く，頻度に性差はない。

表　性早熟症の主要症状

1．男児 　（1）9歳未満で睾丸，陰茎，陰嚢の明らかな発育が起こる。 　（2）10歳未満で陰毛の発生をみる。 　（3）11歳未満で腋毛，ひげの発生や変声をみる。 2．女児 　（1）7歳未満で乳房発育をみる。 　（2）8歳未満で陰毛発生，小陰唇色素沈着などの外陰部早熟，あるいは腋毛発生をみる。 　（3）9歳未満で初経をみる。

```
┌─────────────────────────────────────────┐
│ 性早熟徴候は診断基準に合致するか         │
│ ・身長スパートがあるか                   │
│ ・骨年齢の促進があるか                   │
└─────────────────────────────────────────┘
       あり                    不明確
        │                        │
        ▼                        ▼
 ┌──────────────────┐    ┌──────────────────┐
 │ 思春期早発症の     │    │ 境界例は経過観察   │
 │ 可能性が高い      │    └──────────────────┘
 └──────────────────┘              │
        │                          ▼
 ┌──────────────────┐    ┌──────────────────┐
 │ 器質性思春期早発症 │    │ 専門医へ相談      │
 │ の検索が重要       │    └──────────────────┘
 │ (2歳以下は器質性, │
 │ 5歳以上の女児は   │
 │ 特発性が多い)     │
 └──────────────────┘
```

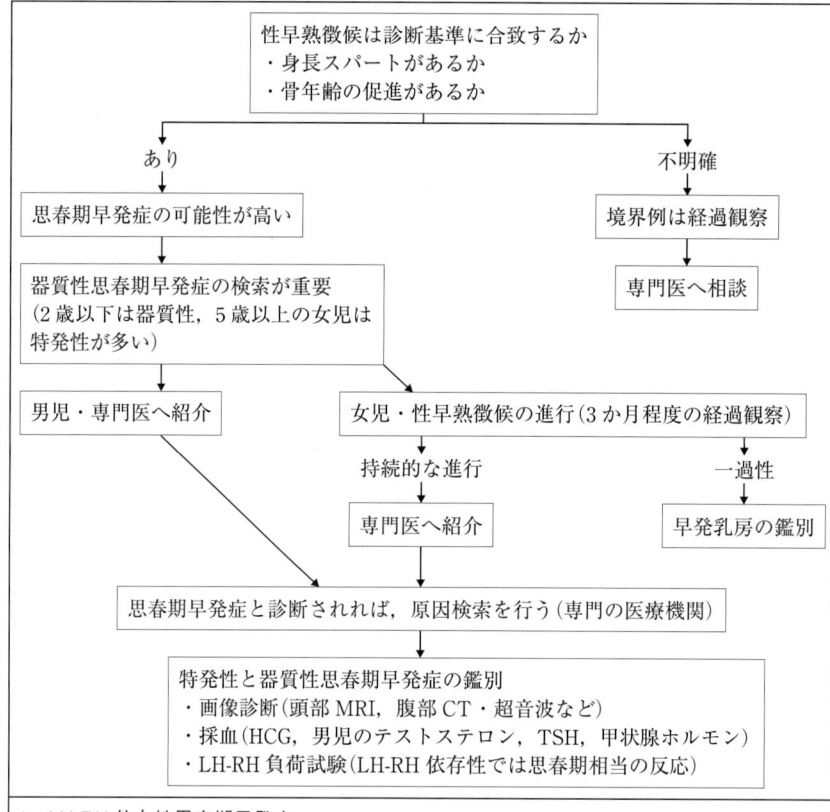

1. LH-RH 依存性思春期早発症
   (1) 特発性性早熟症
   (2) 頭蓋内腫瘍：視床下部過誤腫，視神経膠腫，視床下部星状細胞腫，神経線維腫症
   (3) 中枢神経系障害：奇形，クモ膜嚢腫，水頭症，髄膜炎，外傷，放射線照射
   (4) 性染色体異常：47,XXY，48,XXXY
2. LH-RH 非依存性(仮性)性早熟症
   ・男児　HCG 産生腫瘍：絨毛上皮腫，胚細胞腫，奇形腫，肝癌，肝芽腫，絨毛癌
   　　　　アンドロゲン過剰：先天性副腎過形成，男性化副腎腫瘍，ライディッヒ細胞腫，家族性男性性早熟症，アンドロゲン製剤投与
   ・女児　エストロゲン産生腫瘍，機能性卵巣嚢胞，エストロゲン製剤投与
   ・男女児　McCune Albright 症候群，甲状腺機能低下症

図　診断の手順

(2) McCune-Albright 症候群
(3) 中枢神経系の異常：奇形，腫瘍，外傷，炎症，水頭症，X線照射など
(4) HCG 産生腫瘍：性早熟を伴う HCG 産生腫瘍は圧倒的に男児に多い。
(5) 甲状腺機能低下症：女児に多い。
(6) その他
　　アンドロゲン過剰(男児，頻度は低い)：先天性副腎過形成症，精巣腫瘍，家族性男性思春期早発症など
　　エストロゲン過剰(女児)：エストロゲン産生腫瘍，機能性卵巣嚢胞，エストロゲン含有物

3．鑑別のポイント(図)

(1) 鑑別診断上，最も注意すべき点は特発性思春期早発症と器質性思春期早発症の鑑別である。2歳以下の乳幼児は男女とも器質性，特に視床下部過誤腫が多い(MRI 検査が必要)。

(2) 5歳以上の女児の大部分は特発性特発性思春期早発症である。

(3) 女児の器質性思春期早発症では，視床下部過誤腫以外に，卵巣からのエストロゲン過剰分泌と甲状腺機能低下症をまず念頭に置く。卵巣原発では機能性卵巣嚢胞とまれに granulosa cell, theca cell, germ cell 由来の腫瘍がある。機能性卵巣嚢胞は自然消失し，繰り返し出現

することがあるため，巨大嚢腫で茎捻転の危険がある場合，悪性腫瘍の可能性が高い場合を除いては外科的手術の適応はない．

性早熟徴候にカフェ・オ・レ斑，骨の変化（多骨性線維性骨炎像），卵巣嚢腫を認めた場合は McCune-Albright 症候群である．

（4）若年性甲状腺機能低下症に思春期早発症を合併したときは臨床症状が若干異なる．女児では乳房腫大，小陰唇肥大，性器出血，腟スメアのエストロゲン効果，卵巣嚢腫，プロラクチン高値のときは乳汁分泌を認めるが，恥毛は出現せず，身長のスパートは認めない．女児の思春期早発症では甲状腺ホルモンと TSH の測定を必ず行う．

（5）思春期早発症は男児の発生頻度は低いが，60％以上が器質的異常によるものであり，奇形腫，視床下部過誤腫，その他の鞍上部腫瘍が多くを占める．奇形腫の中で，HCG 産生腫瘍は大部分が男児で，女児はまれである．男児の HCG 産生腫瘍は乳児期はまれで，3～13歳に分布している．精巣容量の軽度増加を伴う性成熟徴候を示し，血中 HCG とテストステロン濃度が増加する．精巣腫瘍のなかで，アンドロゲン産生を認める Leydig 細胞腫は約 4％にみられ，陰嚢内に片側性に腫瘤を触知し，超音波で確認できる．

（6）家族性男性思春期早発症は男児にのみ発症し，常染色体優性遺伝形式をとる．3～4歳以前に両側性の精巣腫大，陰茎肥大，恥毛の出現，身長のスパート，骨年齢の著明な促進を示す．McCune-Albright 症候群，睾丸腫瘍，先天性副腎過形成が鑑別の対象となる．

（7）鑑別に必要な検査
①画像診断
検査は LH-RH 依存性（真性）と非依存性（仮性）思春期早発症の鑑別と器質的異常の検索を目的とする．頭部 MRI，胸腹部 CT スキャン，腹部エコー，場合によっては骨シンチ（McCune-Albright 症候群）などが鑑別上最も有用である．

②内分泌学的検査
・血中基礎値の測定：LH，FSH，TSH，hCG，テストステロン，エストラジオール，プロゲステロン，ソマトメジン-C，甲状腺ホルモンなど．HCG と男児でのテストステロンは診断的価値が高い．
・LH-RH 負荷試験：LH-RH 依存性では LH，FSH 分泌反応が思春期レベルの反応を示す．乳児期女児では正常でも思春期相当の反応を示すことが多い．性器出血後に LH-RH 負荷を行うと LH，FSH は低反応となる．

4．治療管理のポイント
a．治療管理
治療目的は，過剰な性ステロイド分泌を抑制することにより，性成熟，身体成熟の進行をおさえ，最終身長の低減化を予防し，精神発達上および社会生活上予想される問題（年齢とはアンバランスな性的関心や羞恥心，性的いたずら，両親の不安など）の発生を防止することである．LH-RH アナログ投与が主流であるが，これは LH-RH 依存性性早熟症以外には無効である（表2）．徐放性 LH-RH アナログ（リュープリン）の投与量は 10～90μg/kg で必ず4週間ごとに皮下注投与する．通常は 30μg/kg で投与開始し，効果が不十分な場合は 60～90μg/kg に増量する．

b．日常生活指導
年齢不相応な羞恥心がみられるため，集団生活などでの配慮が必要．治療によりコントロールされてくる．男児では年齢不相応な性的関心，女児では悪戯の対象となることへの注意が必要．

c．専門医への紹介の判断基準・タイミング
思春期早発症は，治療適応の判定，長期間の成長成熟観察の必要性などから，小児内分泌学の専門医が治療していく疾患と考える．本症が疑われたときは検査が可能な専門医へ紹介する．LH-RH アナログの定期的な投与は専門医の観察下で近医で行うことも可能である．

思春期遅発
Delayed puberty

長谷川　行洋
東京都立清瀬小児病院／医長

1．思春期遅発の定義
健常時に比べ思春期徴候の出現が遅い場合に思春期遅発と考えるが，明確な線引き，定義をすることは困難である．健常男性では思春期徴候は精巣腫大が11歳ごろ始まり，健常女性では乳腺腫大が9歳半～10歳ごろに始まる．思春期前に精巣は 2cc 以下であり，3cc 以上では思春期が開始し始めている可能性が高く，4cc 以上になれば確実に後述する内分泌学的思春期が始まり，時間（おそらく数か月からそれ以上）が経過していることを示す．思春期徴候の1SDは大体1年であることから，現在の日本人では，男性13～14歳，女性12～13歳になり，精巣が3～4cc に満たない場合，乳腺発達が始まらない場合には思春期遅発と考える．男性13歳，女性12歳は病的な思春期遅発を疑う基準であり，14歳，13歳はその可能性が高いと考える基準である．また，仮に思

表1 日本人小児の二次性徴発現時期の発表データ(松尾宣武)

男児				
精巣 3cc 以上	平均	10.8歳,	SD1.3年,	N=25
陰毛 2度	平均	12.5歳,	SD0.9年,	N=25
成長のピーク	平均	13.05歳,	SD0.94年,	N=439
女児				
乳房 2度	平均	10.0歳,	SD1.4年,	N=58
陰毛 2度	平均	11.7歳,	SD1.6年,	N=28
初潮	平均	12.36歳,	SD0.98年,	N=42
成長のピーク	平均	11.05歳,	SD1.05年,	N=483

春期徴候を認め始めた時期からみて先に述べた思春期遅発の基準に合致しない場合でも,健常男児・女児における思春期に関連した徴候の平均出現時期の目安(表1)から考え,いずれかの思春期徴候の発来・進行が遅れる場合には,病的な症状と考える必要がある.例えば,後天的な原因の脳腫瘍に伴う下垂体機能低下症の一部として性腺機能低下症が生じた場合,発症時期によっては思春期徴候の進行は途中から停滞する.具体的には,乳腺発達後に脳腫瘍・二次性性腺機能低下症が生じた場合は,乳腺発達は正常にみられている女児に初潮が来ないという経過になりえる.

なお,性腺機能低下症という診断名と思春期遅発という症状名は,類似するものの厳格には使い分けなくてはならない.前者は性腺の機能である,①性ステロイド産生あるいは,②胚細胞(精子,卵子)産生,あるいは①②の両者の産生が障害されている状態である.通常は①②両者が障害を同時に受けていることが多いため,性腺機能低下症の診断が下される状態では思春期徴候の発来も遅延することが多い.

2. 診断のチェックポイント

(1) 男女とも恥毛だけを目安にして思春期遅発を判断するのは危険である.恥毛の出現は精巣腫大,乳腺腫大より1~2年遅れること,男女とも性腺からの男性/女性ホルモン産生が十分でなくとも,副腎由来の男性ホルモンがある場合には,恥毛は生じるためである.なお,性腺からの性ステロイド,副腎からの男性ホルモンの両者が産生されないような下垂体機能低下症(LH, FSH, ACTH 欠損の合併)では恥毛の出現も遅れる,あるいは生じない.

(2) 外来でみる思春期遅発を示す児の大部分は,健常のバリエーションともいうべき,いわゆる体質性思春期遅発症である.典型的症例では,家族例を認め,乳児期には正常範囲の身長増加をみるものの2~3歳以降,-2 SD 前後の低身長となり,思春期年齢に思春期が発来せず,身長増加が他児のようにみられないため,より低身長が目立つ時点で外来に来る.診断の際,家族歴としてはいつ一番身長が伸びたかを聞くことが参考になる.父親であれば高校生に入り,母親であれば中学生後半以降に一番身長が伸びている場合は,思春期が遅い可能性が高い.また,母親では初潮年齢が14~15歳以降であれば,思春期は遅かったと判断できる.なお,ほかの合併奇形,合併症候群を認めないような性腺機能低下症では思春期年齢までは身長増加が正常である.

(3) 性腺機能低下症の診断には,理学的に捉えられる思春期徴候の判断に加え,男性では精巣から出されるテストステロン,女性では卵巣から出されるエストラジオールの測定が理論的には有用である.現在,一般的に測定されているテストステロン,エストラジオールの測定で 0.5 ng/mL, 20 pg/mL 以下の値のとき性腺からステロイド産生が十分でないと判断できる.

3. 思春期発来の内分泌学的変化

性腺からの性ステロイド(男性では精巣から出されるテストステロン,女性では卵巣から出されるエストラジオールが最も活性が強い)が,理学的に捉えられる徴候のうちで精巣腫大を除く思春期徴候の責任ホルモンである(精巣腫大は主に FSH 作用による).思春期年齢になり最終的に性腺からステロイドが産生され,2次性徴が出現するまでの健常の内分泌学的変化は以下のとおりである.

始めに性ステロイドに対する視床下部 LHRH 産生細胞のフィードバックの閾値が下がり,同様な血中濃度の性腺ステロイドに対して LHRH が産生・分泌されやすい状態となる.これと同時に,自律能を持ち1~2時間ごとぐらいに脈動的に LHRH を産生する能力を持つ LHRH 産生細胞を,より中枢から抑制している機構が解除されると考えられている.

この2つの変化により,LHRH 産生細胞から LHRH が脈動的に下垂体門脈中に放出され,それに呼応して LH, FSH が産生・分泌される.実際には半減期の関係で LH が FSH に比べて脈動的分泌を血中濃度により捉えることができる.LH の刺激は性腺での性ステロイド産生を刺激し,FSH の刺激は性腺自体の成長を促す(性腺の腫大).前者のステロイド産生はいわゆる2次性徴の発来(男性ではペニス,陰嚢の成熟,恥毛の出現,女性では乳腺発達,恥毛出現,初潮の発来)をきたす.

この健常の思春期発来に伴う内分泌学的変化を考えると,性腺機能低下症により思春期発来が遅れた場合,内分泌学的には以下の2つに分類可能である.すなわち,

①性腺からの性ステロイド産生が障害される場合（原発性性腺機能低下症）と，②より中枢，すなわち，視床下部・下垂体前葉の障害により，二次的に性腺からの性ステロイド産生が障害される場合（二次性性腺機能低下症）である．

4．思春期遅発・思春期進行遅滞をきたす疾患

外来でみる思春期遅発症の大部分は先に述べた体質性思春期遅発症であり，大多数は健常のバリエーションと考えられ治療を要さない．これ以外の疾患単位としては，思春期発来が遅れる疾患だけではなく，より広く思春期進行の遅滞を呈する疾患まで含めて考えると以下の2つ，①原発性性腺機能低下症，②2次性性腺機能低下症に大別される．

①の男児例ではKleinefelter症候群，女児例ではTurner症候群が最も多く男性の500人に1人，女性の2,000人に1人程度の頻度でみられる．その他の①としては，停留精巣を伴い，尿道下裂・二分陰嚢のような女性化徴候を伴う男児症例では，胎生期から男性ホルモン作用が不十分である状態（例えば，胎児性精巣退縮症候群，17α水酸化酵素異常症，不完全型男性ホルモン受容体異常症など）を考える．男女に共通するまれな遺伝子異常としては，LH受容体異常症，FSH受容体異常症も知られている．また，後天性のものでは白血病再発などに対する精巣への放射線治療（男児），卵巣腫瘍に対する放射線治療（女児），アルキル化剤に代表される抗がん剤の投与に関係したもの（男女とも）が知られている．

②はゴナドトロピン欠損症を伴う下垂体機能低下症によるもの，男児に多く発症するKallmann症候群に代表されるゴナドトロピン単独欠損症にさらに細別される．このうち下垂体機能低下症は，多くは先天的要因による，いわゆるMRI invisible症候群（MRIで下垂体茎が見えず，偽後葉が存在する，多くは周産期異常に起因する下垂体機能低下症）に伴うものか，後天的な脳腫瘍に

伴う下垂体機能低下症である（表2）．

5．鑑別のポイント

(1) 原疾患の鑑別，病態の把握のためには，男児で停留精巣の有無，尿道下裂・二分陰嚢のような男性外性器の女性化徴候の有無，Klinfelter症候群の徴候（典型例のXXYでは長い四肢，小陰茎，停留精巣，尿道下裂，XXXYあるいはXXXXYは知能低下，低身長，特徴的顔貌，肘関節の回内制限，小陰茎，停留精巣，尿道下裂）の有無，女児ではTurner徴候（低身長，特徴的顔貌，手背/足背の浮腫，外反肘，大動脈縮窄症）の有無が重要となる．

(2) ほとんどのKlinefelter症候群では思春期が正常に近い時期に発来し始めるが，その後の進行が不十分で精巣も5ccを超えて大きくなることはまれである．一般的に，Klinefelter症候群に代表されるように，男性の原発性性腺機能低下症では精細管がLeydig細胞より障害が強く，精巣腫大は生じないものの男性ホルモンによる恥毛出現が生じることがまれではない．

(3) Turner症候群でも性腺機能不全の合併が知られるが，20〜25％の症例では少なくとも1回は生理を認める．この20〜25％の中で，周期的に生理を認める症例は10〜20％以下しか存在しないため（Turner全体として2〜5％以下），生理が規則的でない低身長の女性はTurner症候群が鑑別されなくてはならない．

(4) 男性において13歳，女性において12歳以降で思春期徴候がみられない場合，あるいは，それ以降の年齢でも思春期徴候の進行が停滞し，実際に性腺機能低下症の診断が最終的に下される場合は，原発性・二次性性腺機能低下症の鑑別にLH，FSHの測定が有用である．すなわち，前者では両測定値は高値，後者では低値となる．例えば，Klinefelter症候群（16歳男性）の治療前のLH，FSH基礎値は22.4 mIU/mL，26.6 mIU/mL，Turner症候群（14歳女性）の治療前のLH，FSHの基礎値は10.6 mIU/mL，61.4 mIU/mL，二次性性腺機能低下症の代表的疾患であり障害部位が視床下部性と考えられるKallman症候群（15歳男性）の基礎値は1.34 mIU/mL，3.03 mIU/mLである．いずれも当院のデータで思春期発来前10歳前後のLH，FSHの基礎値は同じ単位で0.5 mIU/mL以下，1〜2 mIU/mL以下と思われる．

なお，実際に外来で思春期遅発を主訴に来院する症例で最も多い体質性思春期遅発症でのLH，FSHの検査値は，思春期発来前には二次性性腺機能低下症での値と重なりが大きい．この両者の鑑別には男児ではHCG負荷試験が有用であろうとの感触を持っているが，症例数が多いわけではなく，また，HCG負荷試験の正常値が明

表2　思春期遅発・思春期進行遅滞をきたす疾患

1. 体質性思春期遅発症
2. 原発性性腺機能低下症
   - 先天性：Klinefelter症候群，Turner症候群
     胎生期から男性ホルモン作用が不十分である状態（本文参照）
   - 後天性：性腺への放射線治療，アルキル化剤投与
3. 二次性性腺機能低下症
   - ゴナドトロピン欠損症を伴う下垂体機能低下症（脳腫瘍，MRI invisible症候群）
   - Kallmann症候群に代表されるゴナドトロピン単独欠損症

確に決められていないことを考えると，HCG試験の結果をみても両者の鑑別が容易ではない症例が存在することは予想に難くない．

6. 診断がつかないとき

先にも述べたように，実地臨床ではほかの徴候を認めない二次性性腺機能低下症と体質性思春期遅発症のいずれかであるかが判断できないことが多い．原則として，前者では治療をしない限り思春期徴候が発来しない，後者ではいずれは正常に思春期徴候が発来・進行することにより鑑別するが，前者の軽症型の存在も知られ，長期間観察して初めて両者の鑑別が可能になることもある．ある時期までみて両者の鑑別が難しいときには，二次性性腺機能低下症と考え治療を開始し，2〜3年後に一度治療を中断し，診断を確認することがされる．男性であれば，エナルモンのような男性ホルモン注射製剤を開始した後，精巣腫大が観察されれば，二次性性腺機能低下症というより，体質性思春期遅発症が考えやすいと結論付けることが可能である．

月経異常
Menstrual disorder

甲村　弘子
大阪樟蔭女子大学／教授

1. 月経とは

月経とは，「通常約1か月の間隔で起こり，限られた日数で自然に止まる子宮内膜からの周期的出血である」と定義されている．正常な月経周期は，視床下部－下垂体－卵巣における周期的なホルモン分泌機構とフィードバック機能，それに呼応する子宮内膜の機能形態的変化のうえに成り立っている．

月経開始日を周期の第1日とし，次の月経開始前日までの期間を月経周期の日数とする．正常月経周期は25〜38日（周期間の変動は6日以内）とされており，月経の持続日数は3〜7日間，平均5日間である．月経血量は20〜140g，平均50〜60gとされている．

2. 診断のチェックポイント
a. 月経発来の異常

9歳以下で初経をみるものを早発月経と呼ぶ．また，18歳で初経のみられないものを原発無月経という．早発月経（性早熟）については他項に譲る．

b. 月経周期の異常

月経周期が24日以内の場合を頻発月経，39日以上の場合を稀発月経という．思春期の少女では，排卵性周期が未確立である場合が多く，月経周期の異常を起こしやすい．またダイエットによるやせ，肥満などによっても周期が不整となる場合がある．

c. 持続期間の異常

月経持続日数の正常範囲は3〜7日である．出血日数が2日以内のものを過短月経，8日以上続くものを過長月経という．

d. 経血量の異常

過多月経は，通常150mL以上の出血を伴う場合をいうが，正確な月経量の測定は困難である．貧血を起こしたり日常生活に支障をきたすほど月経量が多い場合に治療を行う．

e. 月経随伴症状

月経困難症は，月経時の下腹部痛や腰痛などのために就労や学習に支障があり，治療を要するものをいう．疼痛に伴って悪心，嘔吐，徐脈などの副交感神経刺激症状が出現することもある．月経前緊張症（PMS）は，月経の数日前から10日間程度，周期的に発来し，憂うつ，易疲労感，いらいら，浮腫，不安などを訴えるものである．

3. 月経異常をきたす疾患
a. 原発無月経
1）病態

18歳になっても初経が始まらないものを原発無月経という．実際には15歳までに99％が初経を認めるため，15歳の時点で初経のないものには何らかの検査を進めるほうがよい．

月経が発来するためには，①視床下部－下垂体－卵巣系の内分泌機能の活動性のあること，②ホルモンの標的臓器である子宮内膜の反応性があること，③月経血の通過障害のないことが必要である．したがってこれらのいずれかに障害が起こると初経が発来しない．

図1には産婦人科における原発無月経症例の原因疾患別の頻度を示した．

2）原因疾患

（1）卵巣の障害：染色体異常を示す性腺疾患（性腺形成不全）に，Turner症候群，精巣性女性化症がある．Turner症候群はX染色体短腕の異常で45XO，あるいはそのモザイクを示す．低身長，第二次性徴の欠如を認める．精巣性女性化症は，46XYであり，アンドロゲン分泌はあるが，受容体の異常あるいは酵素異常のためその作用が欠如する．外性器は女性型を呈する．染色体が46XYで性腺は索状を呈する純粋型性腺形成不全症，モザイクの混合型性腺形成不全症もある．また，放射線治

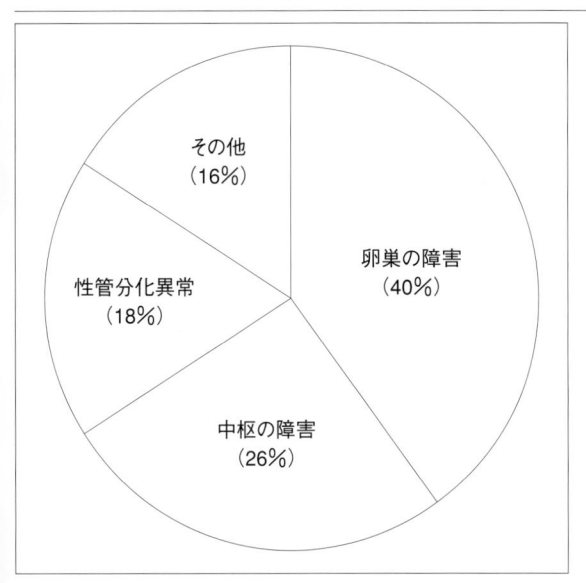

図1 原発無月経172例の原因とその頻度
（三宅ら：産婦人科の進歩，1991より引用改変）

表1 続発性無月経の原因と分類

中枢性
1. 単純性体重減少性無月経
2. 神経性食思不振症
3. 運動性無月経
4. ストレス性無月経
5. 多囊胞性卵巣症候群
6. 高プロラクチン血症
7. 肥満による無月経
8. 原因不明

末梢性（卵巣や子宮に原因のあるもの）
1. 染色体異常
2. 子宮性無月経
3. 原因不明

表2 18歳以下の女性における続発無月経の誘因

減食	43.6%
過食	6.3%
環境などのストレス	10.7%
過度のスポーツ	7.0%
代謝内分泌疾患	2.7%
その他	6.0%
不明	23.7%

（日本産科婦人科学会生殖内分泌委員会）

療および抗がん剤投与により卵巣機能不全が起こるが，初経発来以前であれば原発無月経となり，以後であれば続発無月経となる。卵巣疾患による外科的切除の場合も同様である。

（2）中枢の障害：視床下部－下垂体障害のためゴナドトロピンの分泌が不十分で，卵巣機能が低下している状態である。先天的な中枢の障害（Kallmann症候群など），出生時の障害（骨盤位分娩による下垂体機能障害など），後天的に初経前に障害を受けたもの（脳腫瘍，高プロラクチン血症，やせなどの摂食障害）などが挙げられる。

（3）性管分化異常：胎生期にミュラー管から子宮，卵管，腟の上部2/3が形成されるが，発生途中で障害されるとこれらの臓器の欠損が起こる。これがRokitansky-Küster症候群である。この場合は卵巣は正常であるので，無月経であるがほかの二次性徴は保たれている。腟閉鎖には，処女膜閉鎖症，腟閉鎖症がある。

（4）その他：副腎性器症候群はアンドロゲン分泌過剰により外性器が男性化し，女性仮性半陰陽を示す。生後間もない時期に診断され治療が行われている場合は男性化も少なく，原発無月経とならない。甲状腺機能亢進症で月経不順や無月経となる場合がある。多囊胞性卵巣症候群（PCOS）は多くは続発無月経であるが，原発無月経を呈する場合もある。

b．続発無月経

これまであった月経が3か月以上停止したものを続発無月経という。

続発無月経の原因には，表1にあるものが挙げられる。このなかで体重減少によるものが最も多い。日本産科婦人科学会生殖内分泌委員会が調査したところによると，思春期の続発無月経の誘因では減食による体重減少が44％を占め最も多かった（表2）。近年，女性のやせ願望が顕著となり低年齢化していることが知られている。特に思春期女性では適正体重であるにもかかわらずやせたいと希望し，減食・節食をするために無月経や月経不順となる。また神経性食思不振症の発生率が急増しており，単なるダイエットによる無月経との鑑別が必要となる。

スポーツ活動に伴い，初経発来の遅延や続発無月経が起こることがある。体操，新体操，長距離走の選手にみられる。これは精神的身体的ストレスや体重減少，ホルモンの変動が重なって引き起こされるものである。

プロラクチンの分泌が亢進すると乳汁漏出と月経異常が起こる。①下垂体のプロラクチン産生腫瘍（プロラクチノーマ），②抗精神病薬などの薬剤性，③間脳の機能性障害，④原発性甲状腺機能低下症などによる。

多囊胞性卵巣症候群（PCOS）は，①月経異常，②黄体化ホルモン（LH）の基礎分泌値高値，③超音波検査で多数の卵胞の囊胞状変化がみられる疾患群で，多毛や肥満を伴うものもある。月経異常として，無月経となるほ

か，稀発月経あるいは頻発月経の状態となる場合もある。

c．機能性子宮出血

器質的原因を有しない不正性器出血（異常子宮出血）を**機能性子宮出血**と呼ぶ。視床下部－下垂体－卵巣系の内分泌機能の失調，あるいは未熟性によるものであり，無排卵性のものが大部分である。機能性子宮出血は，時に多量の出血により貧血をきたすこともあり，注意が必要である。また少量の出血であっても長期間持続する場合などには患者や親に及ぼす精神的心理的負担が大きくなってくる。

d．過多月経

経血量が多く凝血塊を認めるもので，貧血を起こしてくる。子宮筋腫，子宮内膜増殖症，子宮腺筋症などの器質的疾患が原因となるが，思春期ではこのような器質的疾患によるものは少なく，無排卵による機能性のものが多い。

e．月経困難症

月経困難症は，子宮内膜症や子宮筋腫などの器質的疾患により生ずる場合と，子宮頸管の狭小やプロスタグランジン（PG）の過剰産生などが原因の機能性のものに分けられる。思春期の月経困難症は，器質性疾患によるものは少なく，ほとんどが**機能性月経困難症**である。本症は初経後年数が経過するに従いその頻度が増すが，結婚や出産後に軽快することは日常よく経験する。

4．鑑別のポイント

表3に，月経異常の問診の際に必要な事項をまとめた。

a．原発無月経

問診，内診，染色体検査，超音波検査，骨盤のMRI，内分泌検査，頭部の検査などが必要である。乳房発育や陰毛の発生など二次性徴の発育の程度を評価する。内診および超音波検査（場合によりMRI）により子宮や腟の有無を確認し，性管分化異常を診断する。腟閉鎖の場合は，月経血の流出がみられないので，月経周期に一致し

た下腹部痛（月経モリミナ）から発見される。染色体検査により，Turner症候群，精巣性女性化症などが判明する。副腎性器症候群では，血中アンドロゲンが高値を示す。血中ゴナドトロピンが高値であれば卵巣性の障害である。一方正常ないし低値であれば中枢性の障害を疑う。

図2に原発無月経の診断手順を示した。

b．続発無月経

まず除外しなければならないのは，妊娠である。薬剤

> **鑑別診断の際に妊娠を考えておく**
>
> 嘔吐と軽度の下腹痛，微熱を訴えて小児科を受診した14歳の女児がいた。主治医は胃腸炎の疑いで患児を入院させ抗生物質の点滴などの治療をしたが軽快しなかった。その後婦人科を紹介して妊娠がわかった。これらの症状は妊娠初期には普通にみられるものである。本人は妊娠にうすうす気付いていても主治医はおろか親にもいわない。初経を迎えた女児に対しては必ず月経が順調にあるかどうかを問診し，妊娠の可能性を考えておくことが大切である。

使用の有無や乳汁漏出，ほかの内分泌疾患を疑う所見に注意して問診，診察を行う。検査の手順としては以下である。

1）超音波検査

多囊胞性卵巣症候群では，卵巣に多数の卵胞の囊胞状変化が観察される。子宮の大きさや，内膜の厚さより，エストロゲン分泌の状態がある程度推測できる。

表3 月経異常の問診事項

・年齢，身長，体重
・初経の有無
・現症（月経異常が発症した経過）
・妊娠の可能性
・身体的ストレス
・体重の変動
・常用する薬物
・乳汁分泌の有無
・月経以外の症状の有無

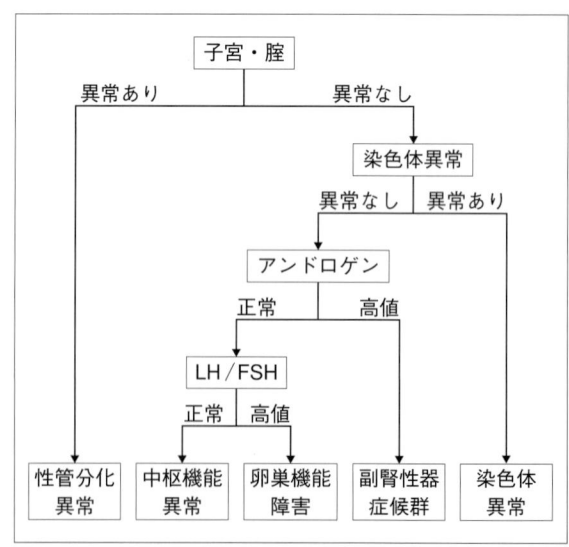

図2 原発無月経の診断手順

2）ホルモン検査

LH，FSH，PRL，エストラジオール，テストステロン，その他甲状腺，副腎の検査が有用である。

3）その他

Turner症候群の約20％は初経が発来し，その後続発無月経をきたすとされており，疑われる場合は染色体検査を行う。また，頭蓋内腫瘍を考える場合はCTやMRIなどを行う。

c．機能性子宮出血

機能性出血の診断を確定するためには，子宮出血をきたす器質的疾患を除外することが必須である。思春期において性器出血をきたす器質的疾患には，妊娠(流産，子宮外妊娠)，外傷，腟内異物，腫瘍(子宮筋腫，ホルモン産生卵巣腫瘍など)，全身性の出血性素因などが挙げられる。

d．過多月経

超音波検査により，子宮の腫大が認められれば，子宮筋腫，子宮腺筋症である。子宮内膜の病変(粘膜下筋腫，子宮内膜増殖症，内膜ポリープ)にも注意する。このような器質的疾患を認めることは一般に思春期では少ない。全身性の出血性素因の有無については検査をする必要がある。

e．月経困難症

器質的疾患を除外するために，超音波検査やMRIを行う。必要な場合には腹腔鏡検査を施行し，骨盤内の状態を観察して子宮内膜症の有無を確かめる。

J 新生児の症候

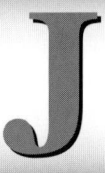

低出生体重
Low birth weight infant

藤村　正哲
大阪府立母子保健総合医療センター／病院長

　低出生体重児 low birth weight infant はハイリスク新生児のなかで最も重要なグループである。その頻度は全出生の8％と高く，特別の養護が必要であり，特有の疾患や病態を示し，成長や発達の障害の予防に特別な注意が必要である。

1 定義
・低出生体重児→出生体重 2,500 g 未満
・在胎期間 gestational age→最終月経第1日から起算した胎児の週齢
・早産 preterm birth→在胎期間　満37週(36週間)未満の出生
・極低出生体重児 very low-birth-weight infant→出生体重 1,500 g 未満
・超低出生体重児 extremely low-birth-weight infant→出生体重 1,000 g 未満
・appropriate for dates→出生体重が在胎期間相当
・heavy for dates→出生体重が90パーセンタイル以上
　子宮内発育遅延児 infant of intrauterine growth retardation (IUGR)→胎児発育曲線上で出生体重が10パーセンタイル未満の新生児。このなかには2,500 g 以上の新生児も含まれている。
・light-for-dates→出生体重が10パーセンタイル未満であって出生身長が10パーセンタイル以上の新生児
・small-for-dates→出生体重と身長が共に10パーセンタイル未満

2．早産の原因分類
　早産となった要因から分類すると，以下に分類できる。

(1) 選択的早産：胎児仮死や母体疾患を理由に人工的に早期分娩処置を行ったもの(10〜30％)
(2) 合併症に起因する早産：性器出血や前期破水，多胎などにより陣痛が誘発されて早産となったもの(20〜50％)
(3) 原因不明の早発陣痛：明らかな合併症なく陣痛が生じて早産となったもの(40〜60％)
　いずれも結果として早産になるが，早産を予防する立場からみれば異質なものが混在する。

3．低出生体重児の成熟度とその評価
　低出生体重児の成熟度の評価が必要である。新生児の成熟度を決定する因子として，①在胎期間，②胎児の成熟を促進または抑制する因子がある。

a．在胎期間
　最終月経第1日を0日とし，週齢で算出して在胎期間とする。
　超音波診断法の進歩によって，初期の妊婦検診(7〜14週)において胎児の頭から殿部までの長さ(頭殿長 crown-rump length；CRL)を測定して在胎期間を決定する方法が普及してきた。CRLは在胎期間の推定法として最も信頼性の高い方法である。
　新生児を観察することによって，その在胎期間を推定することができる。これを在胎期間評価といい，新生児の，①筋肉の緊張度，②体表の特徴を表すいくつかの観察項目を合算して在胎期間を推定する。代表的な方法の1つである New Ballard Score を付録：表137に示した。

b．胎児の成熟を促進または抑制する因子
1) 促進因子
　胎児にとってストレスとなるような病態は，成熟を促進する方向に働く。妊娠中毒症・絨毛膜羊膜炎など，胎児の環境を慢性的に障害するような病態が多い。成熟は新生児の臓器機能に反映され，肺サーファクタントの成熟，循環機能の成熟などがみられて，出生後の適応には有利である。陣痛は胎児が出生する前の急性の成熟を促進して，出生時の呼吸循環適応を容易にする。一方，慢

性のストレスは成長・発達の面では胎児に好ましくない影響を及ぼす．在胎期間24週～34週の切迫早産妊婦に対するベタメサゾン投与法は胎児の肺サーファクタント合成を誘導し，出生後の呼吸窮迫症候群（respiratory distress syndrome；RDS)の発症頻度を半減させることができる．

2) 抑制因子

母体の糖尿病は胎児肺成熟を抑制する．そのほか詳しいことはわかっていない．

4．低出生体重児の出生時症候学と鑑別診断

低出生体重児はRDSを発症する頻度が高い．そのため出生時に安易に人工肺サーファクタントの治療的投与を行うことがしばしばみられる．では出生時に低酸素症や換気不全を呈する低出生体重児のすべてに人工肺サーファクタントが必要であろうか．また投与すればほかの治療は不必要なのだろうか．<u>正確な病態診断のみがそれに解答を与えてくれる．</u>

a．情報収集

妊娠・分娩情報を得ずに低出生体重児の出生に立ち会い，あるいは入院を迎えてはならない．

在胎期間，羊水量，胎児仮死兆候，胎児数，分娩様式，絨毛膜羊膜炎の有無など．

b．出生時の一瞥所見（表1）

筋緊張，呼吸運動様式，皮膚循環に注目する．

c．迅速に人工換気開始

低体温にならないよう，温度環境・輻射熱投与に配慮する．

モニター：酸素飽和度，血圧

d．検査

臍帯血：一般検血，AST

胃吸引液，気管吸引液：<u>stable microbubble rating</u>

<u>顕微鏡検査</u>：白血球，細菌グラム染色

<u>潜血反応</u>，白血球エラスターゼ反応テープ，アルブミン量

e．超音波検査

(1) 脳エコー：脳室内出血，在胎期間

(2) 心臓エコー：心収縮能，大血管・心内短絡，心筋肥厚

- 心室狭小：循環血液量不足
- 心収縮能低下：低酸素血症，心筋不全
- 僧帽弁逆流：心筋不全，うっ血性心不全・三尖弁逆流：肺高血圧
- 右左短絡：肺高血圧
- 左右短絡：動脈管開存症，肺うっ血

f．放射線診断

5．低出生体重児の主な疾病・病態からみた症候

問題別に注目すべき症候のポイントを押さえることが大切である．

a．胎児仮死

胎児心拍数図によって胎児徐脈，重度変動一過性徐脈を早期に診断することによって，胎児への循環不全，低酸素症を早期に診断し，治療することが必要であり，それによって出生後の低出生体重児の予後に大きな影響を及ぼす．

胎盤早期剥離は胎児仮死の原因として重要かつ重篤なものの代表的合併症であり，超音波診断法などによる早期診断によって胎児仮死の予防が可能となることがある．

b．絨毛膜羊膜炎 chorioamnionitis

早産の原因として最も頻度が高い．母体発熱や炎症所見があれば急性の絨毛膜羊膜炎を鑑別しなければならない．慢性の絨毛膜羊膜炎は羊水過少や性器出血などでみられ，低出生体重児の慢性肺疾患の原因となることがある．

胎盤の胎児面と臍帯の色調異常を観察することにより診断できることが多い．急性の絨毛膜羊膜炎では，胎盤胎児面は汚い灰黄色調を呈する．

新生児の胃液を経鼻カテーテルで採取して，顕微鏡下により白血球数増加を認めれば絨毛膜羊膜炎を疑う．グラム染色により細菌を確認し，起炎菌の診断にまで至ることも可能である．

c．多胎，双胎 twinning

双胎は平均で3週早産となる．<u>卵性の診断</u>は急性疾患の予測に重要であるとともに，育児にも影響があるので，両親に説明できるように胎盤を含め検索し診断する．

1絨毛膜性2羊膜性双胎（mono-chorionic di-amniotic twin；MD twin）には双胎1児死亡 IUFD of one of twin，および双胎児間輸血症候群 twin to twin transfu-

表1 出生時の一瞥所見

一過性多呼吸	活発な呼吸
呼吸窮迫症候群	陥没呼吸，呻吟
肺出血，出血性肺浮腫	血性気管吸引液
先天性肺炎	絨毛膜羊膜炎兆候
肺高血圧症	重度の低酸素症
肺低形成症	重度の高炭酸ガス血症
失血性ショック	筋緊張低下と蒼白
低酸素性虚血性心筋症	心収縮力低下

sion syndromeTTTS のリスクがある。

d．呼吸窮迫症候群 respiratory distress syndrome（RDS）

早期（生後数十分以内）の RDS 診断と，人工肺サーファクタントの補充療法を実施し，肺障害を防止する。

1）診断法：stable microbubble rating

・器具：パスツールピペット（内径 1 mm，長さ 22.5 cm）とスポイト（2 mL 用），カバーグラス，ホールスライドグラス，顕微鏡

・測定法：羊水または胃液をピペット 5 cm まで吸引し，カバーグラス上に滴下する。ピペットを垂直保持して先端をカバーグラスに接し，6 秒間 20 回程度，強く吸引・排出を繰り返しカバーグラス上で泡立たせる。カバーグラスをホールスライドグラス上に裏返しにし，4 分間以上静置する。1 mm² 中の直径 15μ 以下の小泡の数を検鏡（100 倍）で算定する。

・判定：陰性（0 個），弱（1～10）：RDS の発症リスク大
　　　　中間（11～20）：RDS のリスクあり
　　　　強（＞20）：RDS リスクなし

※できるだけ早期に抜管し，経鼻 CPAP へと移行させることにより，肺障害は最小に予防できる。

e．脳室内出血 intraventricular hemorrhage（IVH）

出生後できるだけ早期（蘇生終了後すぐ）に超音波診断を行う。もし脳室内出血所見があれば，その部位と程度を記録して，以後の変化を評価できるように備える。

一般検血で赤血球数，ヘモグロビン値を検査しておく。以後に大きな出血があれば急速な貧血の進行がみられる。

自発運動の性状と程度を観察記録する。以後に異常運動がみられるときに新しい症候であるかどうか鑑別が必要となる。主な症状は，大泉門膨隆，自発運動減少，異常運動，筋緊張低下，意識障害，痙攣，異常眼球運動，無呼吸，代謝性アシドーシス，ショックなどである。

1）超音波診断

エコー上，高エコー像として認められる。発症は生後 72 時間までが圧倒的に多く，その 1/3 は出生時を含めて生後 1 時間以内に認められる。

（1）Papile 分類
grade I；germinal matrix に限局する SEH
grade II；脳室拡大を伴わない IVH
grade III；脳室拡大を伴う IVH
grade IV；脳実質内出血を伴った IVH

（2）脈絡叢出血：脈絡叢に辺縁明瞭な高エコーが存在し，矢状断で前後径が 12 mm 以上，冠状断で幅径が 5 mm 以上の左右差を認める。

（3）脳室拡大の指標：モンロー孔を通る冠状断で脳室前角の深さを計測し，5 mm 以上を脳室拡大とする。

※出血後水頭症の経過として，急速に進行するものと徐々に進行するものとがあり，経時的なエコーのフォローが必要である。

（4）脳実質内に穿破した血腫はいずれ吸収され，孔脳性病変として残り，神経学的には片麻痺を残すことが多い。

f．脳室周囲白質軟化症 periventricular leukomalacia（PVL）

脳室周囲白質の虚血性病変で，側脳室三角部～後角周囲の白質が好発部位である。

出生後できるだけ早期（蘇生終了後すぐ）に超音波診断を行う。もし脳室周囲白質軟化症の所見があれば，その部位と程度を記録して，以後の変化を評価できるように備える。PVL による神経症状は新生児期にはほぼないと考えられている。

生後 2 週間以内に囊胞性所見を認めた場合，PVL の発生は出生前の胎内に遡ると考えられる。

1）超音波診断

（1）脳室周囲高エコー域（PVE）：PVE の程度は脈絡叢のエコー輝度と比較する。エコーの器械本体のコントラストを下げれば脈絡叢の輝度との対比は容易。

（2）cystic PVL：画像上直径 3 mm 以上の cyst 形成を伴う PVL。PVE3 のほとんどは cystic PVL となる。PVE2 では正常化するものが多いが，cystic PVL に移行するものもある。cyst 形成はないが 2 週間以上 PVE2 が持続するものを periventricular flare と呼び，病理学的に PVL と判断される。

（3）PVE2，3 の出現から cyst 形成までは 2～3 週間かかる。

g．動脈管開存症 patent ductus arteriosus（PDA）

動脈管開存症の診断は，超音波検査によって動脈管の左→右血流を認めることによる。血流量と内径の大きさは，児の呼吸や循環の病態，水分投与量，治療などによって刻々と変化する。持続的な血圧測定で脈圧の増加を認める。

1）PDA スコア

（治療の適応はスコア 3 以上または UCG 所見，シャント量変化などを総合して決定する）

	0	1	2
心拍数（分）	＜160	160～180	180＜
心雑音	なし	連続性	汎収縮期～拡張早期

脈拍	正常	bounding brachial	bounding dorsalis
心胸郭係数 (CTR)	≦0.6	0.6〜0.65	≧0.65
precordial pulsation	なし	触診でわかる	みてわかる
心エコー			LA/AO≧1.3, LVDd>1.2

LA：左房，AO：大動脈，LVDd：左心室拡張末期径

表2　新生児壊死性腸炎のstage分類（Bellらによる）

病期	全身徴候	腸管徴候	X線所見
1-A 疑い	体温不安定，無呼吸徐脈，嗜眠	授乳前の残留乳増加，軽度腹部膨満，嘔吐，便潜血陽性	正常あるいは腸管拡張軽度イレウス
1-B 疑い	体温不安定，無呼吸徐脈，嗜眠	鮮紅血便	正常あるいは腸管拡張軽度イレウス
2-A 疑いor軽症	体温不安定，無呼吸徐脈，嗜眠	同上加えて腸管雑音の消失（＋/−）腹部圧痛	腸管拡張，イレウス腹壁内ガス
2-B 中等症 確定	体温不安定，無呼吸徐脈，嗜眠，加えて軽度代謝性アシドーシス軽度血小板減少症	同上加えて腸管雑音の消失，明らかな腹部圧痛（＋/−），腹壁蜂巣炎	腸管拡張，イレウス腹壁内ガス加えて門脈内ガス（＋＋/−），腹水
3-A 重症 小腸穿孔(−)	2Bと同じ，加えて低血圧，徐脈，重症無呼吸，混合性アシドーシス，DIC，好中球減少	同上加えて汎腹膜炎，著明な腹部圧痛，腹部膨満	2Bに加えて明らかな腹水
3-B 進行型 小腸穿孔(＋)	3Aと同じ	3Aと同じ	2Bと同じ，加えて気腹

(Bell MJ, et al：Ann Surg 1978；187：1-7 より引用)

2）超音波診断

（1）動脈管の描出：プローブを胸骨左縁に置き短軸で4-chamber viewを出す。プローブをそのまま上方へ傾けていくと，main PA，rt PA，lt PA，動脈管の順に描出される。

（2）動脈管内のシャントの確認：カラードップラーで動脈管を流れる血流を確認。動脈管内にsample pointを置き，パルスドップラーで血流の方向性を評価。

（3）症候性PDAの診断：動脈管では連続性の左右シャントで山型の流速パターン。lt PA内での拡張期流入パターンの増大。長軸MモードでLA/AO>1.2，LVDd>12〜13 mm。頭部前大脳動脈のパルスドップラー上，拡張期血流の途絶や逆流。

（4）re-open：indomethacine投与後も動脈管内にluminal flowの残存する場合，re-openの頻度が高い。

h．壊死性腸炎 necrotizing enterocolitis

新生児壊死性腸炎の分類を表2に示す。

i．感染症，敗血症 sepsis

1）感染症

低出生体重児にも多様な感染症がみられる。その重症度を判定する目処を表3に示す。

2）敗血症

低出生体重児の敗血症症状は非特異的で，活気低下，皮膚蒼白，無呼吸，腹部膨満，胃残増加など。急激にショックに陥ることもある。

乏尿，血圧低下，高血糖，体温異常変動。

一般検血で白血球数の減少（<5,000/mm^3）または増加，核左方移動，血小板減少，CRP，$α_1$-AG，ハプトグロビン。

（1）細菌検査
・グラム染色（胃液，便）による異常増殖の推定。
・細菌培養検査（血液，髄液，胃液，便，カテーテル液）
※髄膜炎の鑑別には髄液検査を行う。

（2）敗血症観察項目（表4）：発症前との相対比較で進行度を判定する。

j．慢性肺疾患

1990年に始まった厚生省研究班（小川1992，藤村1996）では，症候学的に「慢性肺障害」を「先天性奇形を除く肺の異常により酸素投与を必要とするような呼吸窮迫症状が新生児期に始まり日齢28を越えて続くもの」と定義している。さらに，肺障害のうち大部分を占める低出生体重児の慢性肺障害を「疾患」として特徴付けるため，付録：表138のように病型分類を行っている。なお注意を要するのは，RDSの中には子宮内炎症所見を併せ持つ症例がある。また非RDSの症例に人工肺サーファクタント補充療法が奏功することがある。つまりⅠ型，Ⅱ型とⅢ型，Ⅳ型は相互に誤診される可能性のあるのが現状と言えよう。それは特に出生時に重症の換気不全を示している「子宮内感染所見あり」の児に多い。

上の内容をまとめると表5のとおりとなる。

表3 低出生体重児における感染症の重症度判定

	軽症	中等症	重症
角結膜炎	角結膜炎, 眼脂	眼球腫脹	眼球炎
上気道, 気管	APRスコア増加	呼吸障害 耳下腺炎	呼吸不全+換気補助 耳下腺膿瘍
肺炎	APRスコア増加	呼吸障害	呼吸不全+換気補助
膿胸		胸水+菌陽性	DIC 膿胸
尿路感染症	菌陽性 白血球増加	APRスコア増加	DIC 乏尿 ショック
皮膚軟部組織感染症	発疹, 水泡, 膿疱のみ	腫脹・発赤, 皮下浮腫	DIC 皮下膿瘍 皮膚壊死
臍炎	発疹, 水泡, 膿疱のみ	腫脹・発赤, 皮下浮腫	DIC 皮下膿瘍 皮膚壊死
腸管感染症		膿粘血便	DIC 腸管壊死
敗血症		血液培養陽性 APRスコア増加 循環不全なし	DIC 末梢循環不全 乏尿 ショック
髄膜炎		髄液培養陽性 APRスコア増加 循環不全なし	DIC 痙攣 異常眼球運動 末梢循環不全 乏尿 ショック
骨髄炎	APRスコア増加	発赤, 疼痛	DIC 腫脹 骨破壊像(X線)
関節炎	APRスコア増加	発赤, 疼痛	DIC 腫脹, 可動性障害 骨髄炎
輸液路静脈炎	APRスコア増加	発赤, 疼痛	DIC 腫脹・発赤, 皮下浮腫

(藤村, 2003)

表4 敗血症の観察項目

		観察項目	スコア		
			3	2	1
主要症状	1	意識レベル	意識障害あり	意識やや低下または易刺激性	意識障害なし
	2	皮膚循環障害	+	±	なし
	3	腸管運動低下	+	±	なし
	4	乏尿	+	±	なし
	5	換気不全	+	±	なし
臨床検査所見	6	APRスコア上昇	+	±	なし
	7	血小板減少	+	±	なし
	8	凝固検査異常	+	±	なし
	9	DIC所見	+	±	なし
	10	GOT, LDH上昇	+	±	なし
	11	直接ビリルビン血症	+	±	なし
	12	間接ビリルビン血症	+	±	なし
臨床モニター所見	13	体温異常(低体温, 発熱)	+	±	なし
	14	低血圧	+	±	なし
	15	酸素飽和度低下	+	±	なし

(藤村, 2003)

表5 慢性肺疾患の病型

慢性肺疾患の病型	RDS	IgM高値 絨毛膜羊膜炎 臍帯炎	28日以上 泡沫状/気腫状陰影
I	+	-	+
II	+	-	-
III	-	+	+
III′	-	+	-
IV	-	不詳	+
V	-		
VI	不詳		

(次頁つづく)

従来の定義と研究班分類との関係

従来の一般的定義	研究班分類
気管支肺異形成症(bronchopulmonary dysplasia)*	Ⅰ型，Ⅱ型
Wilson-Mikity症候群	Ⅲ型，(Ⅳ型は疑診)

*欧米を中心とする論文ではすべての慢性肺疾患をBPDまたはCLDと呼んでいることが多い。

分娩外傷
Birth trauma

星 順
帝京大学／助教授

1．緊急処置
a．救急処置が必要な状況

難産による分娩外傷では新生児仮死を伴う可能性があり，分娩に立ち会った場合はいわゆる出生時の蘇生が必要なことがある。また，出生時の呼吸循環の適応に対する蘇生は終了しており，院内の往診や新生児搬送されて診察をする場合に緊急性が考えられるのは，内出血によるショックや低酸素性虚血性脳症や頭蓋内出血による痙攣や無呼吸発作などである。

b．緊急時の対応

新生児仮死の蘇生は暖かい環境で羊水を十分ふき取った後に蘇生のABCを行う。ショックに対しては現病歴，血圧などのバイタルサイン，血算や血液ガス分析，超音波検査やCTなどの画像診断から出血の程度を評価し，緊急性が低い場合は濃厚赤血球輸血を，高い場合は血漿増量薬や高張液の急速輸液を輸血前に行う。痙攣を認めれば血糖，血液ガス分析，血清カルシウム・ナトリウム，血算，CRPを測定し，症候性であれば原因治療を，原因不明であれば静脈確保の後ジアゼパムを0.5mg/kg投与する。無呼吸発作を認めれば呼吸心拍モニターとパルスオキシメータにて，そのパターンと低酸素や徐脈の程度を評価し，酸素投与や人工換気などの呼吸管理の適応を決定する。

2．診断のチェックポイント

分娩外傷とは分娩に伴う物理的損傷の総称であり多くの疾患を含む。診断に際しては，症状を認めれば多くは特徴的であるために，比較的容易に診断に至ることができる。しかし際立つ症状にとらわれてそのほかの合併を見落とさないように心がけて診察を行う。また母体の妊娠分娩歴は有用な情報であるため，是非収集しておきたい。

a．妊娠分娩歴

分娩時の胎位と胎勢，また分娩様式・経過とApgarスコアは通常は分娩記録に記載されるため客観的情報として入手しやすい。具体的には，頭位であれば児頭骨盤不適合や微弱陣痛などで分娩が遷延したか，圧出法や吸引・鉗子を用いたかを把握する。骨盤位ならば娩出法とスムーズに娩出されたかを，それ以外に分娩に立ち会った医師や助産師の主観的分析も入手すると診断に有用であろう。分娩監視装置や胎児超音波検査などで胎児仮死が認められたか，出生後の臍帯血血液ガス分析の値，新生児仮死を認めたかを把握する。

b．診察

所見は明らかなことが多くその所見にとらわれやすいため，重複する疾患を見落とさないようにする。

1）姿勢・運動

正期産児では覚醒時は筋緊張が保たれており，四肢は屈曲位で顔が正面を向いていれば左右対称である。筋緊張の低下や硬直伸展位などは，中枢神経系の低酸素性虚血性障害を示唆する。体動を認めるときは左右差に注目し，運動量や可動域の低下した側は（原始反射の減弱や消失としてもとらえられる），末梢神経障害による麻痺や骨折，脱臼などを示唆する。また，原始反射の亢進や易刺激性も中枢神経系の異常を示唆し，突発的で反復性の四肢の動きは痙攣を否定すべきである。

2）皮膚色

蒼白を認めれば仮死の存在や出血性ショックを考え，アシドーシスのチェックや副腎出血，肝被膜下血腫などの検索を行う。

3）頭部

頭部に膨隆を認めたら波動を触れるか，境界が縫合を越えるかに注意を払う。大泉門の膨隆や縫合の離開を認めたら，頭部を挙上して，圧を確認する。膨隆や離開は，器と中身の相対的関係で起こり得るので，縦抱きにするなどして膨隆が消失すれば有意ではない。鉗子や吸引の圧痕の位置を確認する。泣き顔が対称であることを確認する。縮瞳や眼瞼下垂（Horner症候群），球結膜の出血，舌変位を認めることもある。

4）胸腹部

鎖骨部位の変形をみたり不連続感可動性の触診は骨折を示唆するがとりにくい所見である。呼吸障害の有無と胸式呼吸や奇異性呼吸の有無。右上腹部の皮膚が青く見えたり，肝腫などの腹部の腫瘤を触知する。

5）四肢

上腕骨や大腿骨の腫脹，変形，寡動は骨折を示唆する。上肢の麻痺の症状として上腕の内転内旋位と前腕の

回内位を，また手の麻痺が認められる．

c．検査

1）血液検査

血算で貧血や血小板減少を，血液ガス分析にてアシドーシスの有無をみる．

2）X線検査

単純撮影にて骨折や脱臼を，頭部CT検査にて頭蓋内出血を，腹部CT検査で肝被膜下血腫や副腎出血を診断する．

3）超音波断層撮影

頭蓋内出血，内臓の血腫や横隔膜の動きの異常を診断できる．

3．分娩外傷をきたす疾患

分娩外傷をきたしやすい疾患は巨大児であるが，実際には産道と児の相対的な問題であり，かつ，近年胎児評価の精度向上により，分娩様式や時期の選択が適切であるため予想外に難産であることは少ない．したがって本項には巨大児をきたす疾患を挙げるよりはいかなる娩出困難時に各損傷が起こりやすいかを列記する（表）．

（1）児頭骨盤不適合：機械的圧迫にて次に述べる頭部外傷以外に硬膜外，硬膜下，クモ膜下出血といった頭蓋内出血が起こりやすい．なんらかの原因による分娩遷延時，またそれに対する急速遂娩時に頭部外傷が起こりやすい．

（2）吸引分娩・鉗子分娩：頭部が産道の仙骨岬角，恥骨結合部，座骨棘などで圧迫されると頭血腫や帽状腱膜下出血また頭蓋骨骨折や顔面神経麻痺が起こりやすい．

（3）頭位分娩の肩甲娩出困難・骨盤位の頭部娩出困難：頸椎損傷や腕神経叢麻痺，横隔神経麻痺また鎖骨骨折が起こりやすい．また，骨盤位の頭部娩出時には圧迫による肝被膜下血腫も起こりやすい．

4．鑑別のポイント

a．頭部外傷

1）産瘤・頭血腫・帽状腱膜下出血（図）

頭部外傷のうち頭蓋の外に起こるものとして産瘤，頭血腫，帽状腱膜下出血がある．これらの鑑別は容易だが，予後が異なるため重要である．

表　主な分娩外傷

頭部：	産瘤，頭血腫，帽状腱膜下出血，頭蓋骨骨折，頭蓋内出血，顔面神経麻痺，眼球損傷，うっ血，紫斑
頸部：	脊髄損傷，脊椎骨折
体幹：	鎖骨骨折，横隔神経麻痺，肝被膜下出血，副腎出血
四肢：	上腕骨折，大腿骨折，腕神経叢麻痺

産瘤は頭位分娩時の先進部位にできる浮腫で，うっ血や出血斑を伴うこともある．出生直後が最大で日齢を経るごとに消退する．外傷というよりは生理的所見である．頭血腫は頭蓋骨の骨膜下血腫で頭皮上からぷよぷよと液体が触診され範囲は縫合を越えない．出生直後は気付かれることは少なく，徐々に増大し半日から1日後に気付かれることが多い．多発することもある．帽状腱膜下出血は帽状腱膜下の疎な結合織に広がる出血で，項頸部や額部と広範囲におよびショックや貧血を起こす可能性があるため見落とすと危険である．また，病的黄疸の原因ともなる．

2）頭蓋内出血

頭蓋内出血は，正期産児と早期産児では解剖学的また発症機転の違いから出血部位の頻度が異なる．前者には児頭骨盤不適合による機械的圧迫を原因とする硬膜外出血，硬膜下出血，クモ膜下出血が多く，後者には上衣下のgerminal matrixに脆弱な血管が存在するため虚血や低酸素血症，血圧の変動など種々の要因で出血を起こしやすく脳室内出血となりやすい．

症状は意識障害，痙攣，筋緊張低下，原始反射消失，無呼吸発作，呼吸障害，脳性啼泣，大泉門膨隆など，非特異的神経症状を呈し，血腫の部位によっては眼球や舌の変位など特異的症状するが無症状であることも多い．

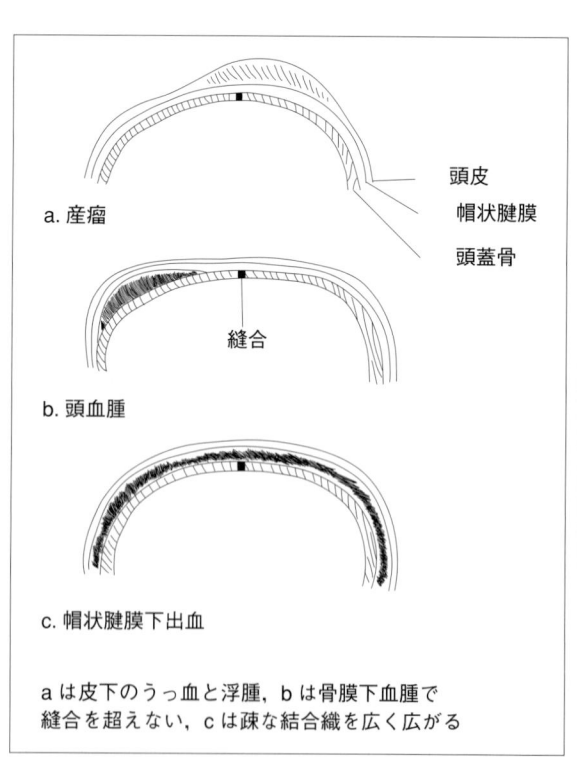

a．産瘤

b．頭血腫

c．帽状腱膜下出血

aは皮下のうっ血と浮腫，bは骨膜下血腫で縫合を超えない，cは疎な結合織を広く広がる

図　産瘤，頭血腫と帽状腱膜下出血の鑑別

神経学的所見以外に，新生児は頭部が相対的に大きいため出血量が大量となりショックを起こしやすいが，骨縫合が癒合していないため頭蓋内圧亢進症状は出現しにくい．脳室内出血の発症時期は出生時ではなく，その原因の多くは新生児仮死や呼吸障害などによって出生後数日以内に発症することが多い．早産や仮死といった危険因子とこれらの症状から疑い，確定診断は画像によるところが大きい．脳室内出血は超音波断層撮影で通常十分な情報が得られる．

しかし，硬膜下出血やクモ膜下出血ではCT撮影を要することが多い．正期産児で問題となる頭蓋内出血は，多くが新生児仮死を伴っており，神経症状が出血によるものかは判断が困難である．また，早期産児の脳室内出血は無症状のことが多く，全例に超音波断層撮影を行うべきである．

b．顔面神経麻痺

分娩外傷による顔面神経麻痺は圧迫による末梢性の麻痺であるため顔面半側の麻痺となる．所見は啼泣時に額のしわ，閉眼，鼻唇溝，口角下垂を患側に認めないことである．一方，中枢性の麻痺では額部は麻痺を認めない．口角下制筋欠損でも啼泣時の口角下垂に非対称性を認めるが，表情筋の動きは良好で流涎は認めない．

c．腕神経叢麻痺

通常は，既述のごとき妊娠分娩歴における頸部伸展のリスクと証拠を認める．診断は症状から上腕の内転内旋位と前腕の伸展回内位を認めればC5-C6の損傷（Erb-Duchenne麻痺）である．また，手関節から遠位の麻痺はC7-Th1の損傷（Klumpke麻痺）でTh1の交感神経損傷による同側の眼瞼下垂と縮瞳（Horner症候群）を伴うこともある．

d．横隔神経麻痺

新生児の呼吸障害の鑑別であるが，腕神経叢麻痺を伴ったり新生児仮死が軽症で非対称性の胸式呼吸を認めると気付きやすい．胸部X線撮影では患側の横隔膜が高位にあり含気が悪い．超音波断層撮影で横隔膜の奇異性運動を認める．横隔膜挙上症や横隔膜ヘルニアとの鑑別は，横隔神経の経皮的な電気刺激も有用である．また横隔神経麻痺では多くの場合2～3か月の経過で軽快する．

e．脊髄損傷

損傷を受けた脊髄の部位より下位の神経症状から診断が可能になるが，しばしば重症新生児仮死の症状に隠されて回復後や剖検で気付かれる．神経症状の鑑別診断としては先天性ミオパチーやWerdnig-Hoffman病が挙げられる．

f．骨折

1）鎖骨骨折

明らかな視診による所見以外は，前述の分娩歴が最も診断のきっかけになる．視診で明らかでないものは，触診による辺縁の不連続性や圧迫時のグズグズ感が診断に重要である．しかし巨大児に多いため，鎖骨の変位や触診でのグズグズ感はわかり難く，疑えばX線撮影で確認する．

2）上腕骨折・大腿骨折　四肢長管骨の骨折

変位や腫脹，出血を認めれば容易に診断できるが，四肢を動かさない，原始反射消失といった症状からは，脊髄損傷，末梢神経障害や重症仮死に隠れてすぐには気付かれないことが多い．重症仮死で体動がない場合は，変形や腫脹を認めなくとも除外診断も含めてX線検査を行う．

g．内臓損傷

肝，脾，副腎出血では特異的症状に乏しく，出生直後に無症状であっても難産や新生児仮死の分娩歴があれば要観察である．哺乳力低下，元気がない，皮膚蒼白，頻脈などの失血の症状や黄疸を徐々に呈すれば疑い，腹部超音波検査やCT検査で確定する．

5．診断がつかないとき

繰り返しであるが，無動や寡動を認めたとき，骨折や末梢性神経損傷なのか，脊髄損傷や脳障害なのか，さらにはそれらが重複しているのかは，十分な検査と観察による検索を要する．分娩外傷の症状があって診断がつかない場合は少ない．しかし，症状を認めないが後にX線検査で骨折線や化骨を認め気付かれることが起こりうる．無症状なものが後障害として問題になることはまれであろうが，分娩歴に分娩外傷の可能性を示唆するものがあれば，十分に診察を繰り返し，必要に応じて検索を行うことが正しい診断につながる．

呼吸障害
Respiratory distress

千田　勝一
岩手医科大学／教授

呼吸障害は種々の新生児疾患でよく出現する非特異的なもので，その症候と病態生理学的意義は次のとおりである．

（1）多呼吸：呼吸数が60/分以上をいい，1回換気量の低下を意味する．

（2）陥没呼吸：胸壁の柔らかい部分が陥没する呼吸

で，肺コンプライアンスの低下を意味する．

（3）呻吟：呼気時のうめき声で，声門を部分的に閉じて機能的残気量の低下を防ごうとする反応である．

（4）鼻翼呼吸：鼻翼が吸気時に広がるもので，1回換気量を維持しようとする反応である．

（5）無呼吸：徐脈（100/分未満）とチアノーゼを伴う呼吸停止で，呼吸抑制により生じる．

（6）（中心性）チアノーゼ：皮膚や粘膜が紫青色を呈する状態をいい，動脈血の還元ヘモグロビン量増加により生じる．

呼吸障害は呼吸器疾患によることが多いが，ほかにも心疾患や代謝異常，神経疾患，血液疾患などでみられ，また，2つ以上の原因が重複して起こることもまれではない．

1．緊急処置

呼吸管理を必要とする疾患の多くは，出生直後に発症する．呼吸開始後に強度の陥没呼吸や呻吟，無呼吸，100％酸素投与で改善しないチアノーゼのいずれかがみられる場合は呼吸不全であり，気管内挿管をして100％酸素で用手換気をする．挿管チューブのサイズ（内径）は出生体重により1,000g未満には2.5mm，1,000〜2,000gには3.0mm，2,000〜4,000gには3.5mmのものを用いる．用手換気中はブレンダーを使用し，酸素飽和度モニターを装着して，酸素を過剰投与しないようにする．

人工換気中に突然のチアノーゼ，片側の胸郭膨隆と呼吸音減弱，徐脈が現れた場合は緊張性気胸であり，救命のため緊急の胸腔穿刺が必要である．

動脈管の閉鎖時期に強度のチアノーゼと呼吸障害，あるいは下肢脈拍減弱・消失とショック症状を示す場合は，動脈管依存型心疾患が強く疑われる．プロスタグランジン E_1 を持続静注して動脈管が開けば，症候は軽減

表1　主なハイリスク妊娠と児の合併症

ハイリスク妊娠	予想される児の合併症
妊娠中の状況	
糖尿病	先天奇形，呼吸窮迫症候群，低血糖，低カルシウム血症，多血症
高血圧	light-for-dates児，仮死，胎便吸引症候群
Rh血液型不適合	胎児水腫，貧血，高ビリルビン血症
羊水過多	無脳症，上部消化管閉鎖，膀胱外反，双胎
羊水過少	腎無発生，肺低形成，感染症，light-for-dates児
前期破水	早産，感染症，羊水過少
感染症	早産，敗血症，肺炎，髄膜炎
分娩前出血	仮死，貧血，ショック，早産
胎児の状況	
多胎	早産，仮死，先天奇形，light-for-dates児
light-for-dates児	先天奇形，胎内感染症，仮死，低体温，胎便吸引症候群，低血糖，低カルシウム血症，多血症
heavy-for-dates児	糖尿病母体，完全大血管転位，胎児水腫，Beckwith症候群，分娩損傷，低血糖，多血症
出生時の状況	
早産	仮死，低体温，呼吸窮迫症候群，感染症，脳室内出血，動脈管開存症，低血糖，低カルシウム血症，無呼吸発作，慢性肺疾患
過期産	仮死，胎便吸引症候群，light-，heavy-for-dates児
骨盤位分娩	仮死，分娩損傷
帝王切開	仮死，一過性多呼吸
仮死	低体温，胎便吸引症候群，肺高血圧症，心筋障害，頭蓋内出血，低酸素性虚血性脳損傷，腎不全，播種性血管内凝固症

下線は呼吸障害をきたす疾患

表2　診察所見からみた呼吸障害の原因

診察所見	呼吸障害の原因	確定診断
視診		
蒼白	低体温，ショック，アシドーシス，貧血	体温，血圧，血液ガス，血算
紅色	高体温，多血症	体温，血算
胎便付着	胎便吸引症候群	気管内胎便確認
全身浮腫	胸・腹水貯留	X線写真，穿刺
小顎症，口蓋裂	Pierre Robin症候群	視診とX線写真計測
腹部陥没	横隔膜ヘルニア	胸部X線写真
血性気道液	出血性肺浮腫	血性の確認
聴診		
徐脈	完全房室ブロック	心電図
心音減弱	心膜気腫	胸部X線写真
心雑音	先天性心疾患	超音波検査
呼吸音左右差	気胸	胸部X線写真
触診		
大泉門膨隆	頭蓋内出血，脳浮腫	超音波検査，CT
	髄膜炎	髄液検査
その他		
カテーテル挿入不可	後鼻腔閉鎖食道閉鎖	CT胸部X線写真
低体温・高体温	低体温・高体温	体温
フロッピー児	神経・筋疾患	病変部位による
上腕神経麻痺	横隔神経麻痺	透視

2. 診断のチェックポイント
a. 病歴
　主なハイリスク妊娠と，予想される児の合併症で呼吸障害をきたす疾患とを表1に示す。
b. 診察所見
　診察所見から診断可能な，あるいは疑うべき呼吸障害の原因を表2に示す。

3. 呼吸障害をきたす疾患
　呼吸障害の鑑別診断には病歴や診察所見とともに胸部X線写真の読影が極めて重要であり（図1），呼吸器疾患ではこれが診断特異的であるものが多い。さらに，超音波検査（頭部・心臓）と血液検査をすれば，大方の診断が可能である。

4. 鑑別のポイント
a. 呼吸窮迫症候群
1）病因
　未熟性に基づく肺サーファクタント（肺表面活性物質）の欠乏が主因である。
2）疫学
　早産 appropriate-for-dates 児に好発し，出生体重が1,500 g 未満の30％，1,000 g 未満の50％に発症する。
3）病態生理
　基本病態は肺サーファクタント欠乏による広範な無気肺である。本疾患の重症度は肺サーファクタントの欠乏度，血管透過性亢進の程度，心機能障害やほかの合併症の有無などによって影響を受ける。
4）診断
　古典的には呼吸障害の出現と増強，および胸部X線像（細網顆粒状陰影，空気気管支像，肺容量低下）から診断する。しかし，出生直後から人工換気を受けた例では呼吸障害の症候が捉えられない。したがって，PaO_2 を

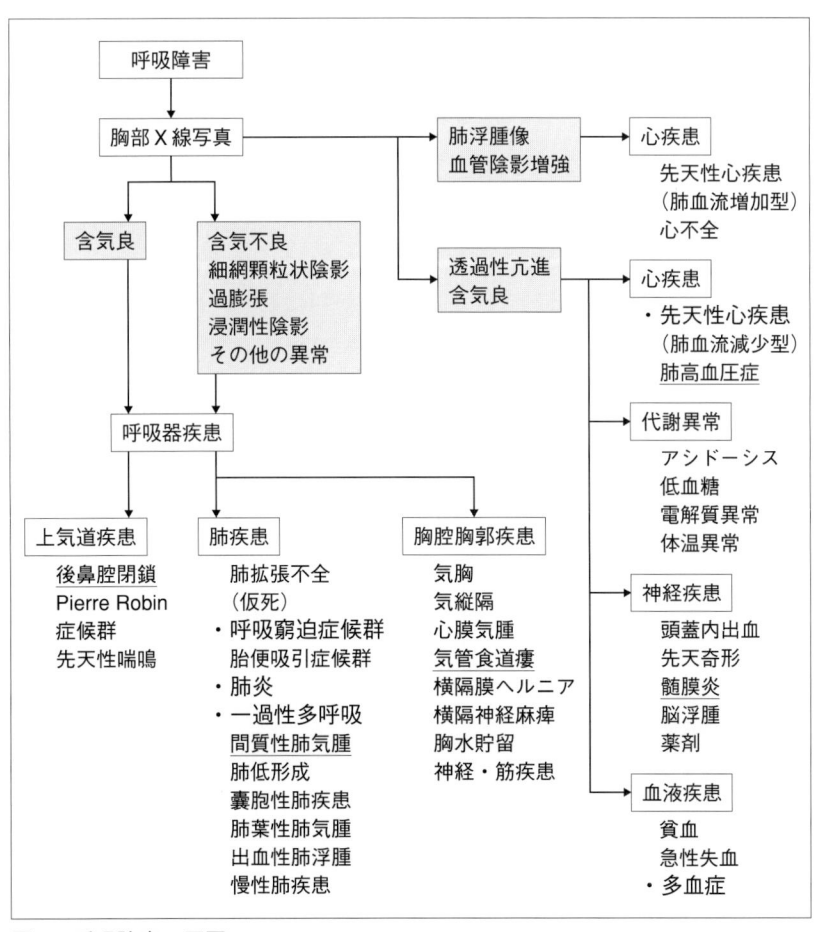

図1　呼吸障害の原因

60 mmHg に保つための換気設定が $FiO_2≧0.3$，平均気道内圧 $≧6 cmH_2O$ で持続・進行するという客観的指標が症候に代わって用いられている．この場合に胸部X線写真で確認する．

マイクロバブルテストは呼吸窮迫症候群の発症予知に有用であり，羊水で5個/mm^2 未満または胃液（嚥下羊水＋気道液）で10個/mm^2 未満の場合はほぼ全例が呼吸窮迫症候群を発症する．

マイクロバブルテスト（図2）

肺サーファクタントの表面張力低下作用を利用した迅速・簡便な肺サーファクタント検出法の1つ．羊水または新生児の出生直後の胃液をピペットで泡立たせ，4分後に直径 $15\mu m$ 以下の安定した小気泡の数を顕微鏡で算定する．

---

b．胎便吸引症候群
1）病因
胎児低酸素症のため胎便排泄とあえぎ呼吸が起こることによる．
2）疫学
胎便混濁羊水は全分娩の約12%にみられるが，本疾患を発症するのは全分娩の1〜3%である．在胎34週未満にはまれで，過期産で多い．

3）病態生理
胎便が気道を閉塞して，無気肺（完全閉塞）や肺気腫・エアリーク（不完全閉塞によるチェックバルブ効果）を起こす．胎便による化学性肺炎や肺サーファクタント機能障害も合併する．
4）診断
気管内の胎便確認で診断する．胸部X線写真は，無気肺と肺気腫の混在，索状陰影，胸水貯留（30%），エアリーク（25%）を示す．胎便吸引症候群による肺疾患の重症度は，胎便の量・粒子サイズ・吸引量と，娩出前後の気道からの胎便除去量に影響される．胎便は黄色が古く，緑色は新しい．

c．肺炎
1）病因
細菌，ウイルス，真菌，クラミジアなど．
2）疫学
NICUにおける発症率は10%強とされる．
3）病態生理
新生児で肺炎の罹患率が高い理由は，①母子感染があり，②気道が短く免疫能や粘液線毛クリアランスが未熟で，③NICUにおける処置の機会が多いためである．肺炎は病理学的に硝子膜形成，化膿性炎症，間質性肺炎に分類され，硝子膜形成をみるもの（B群レンサ球菌）は，肺サーファクタントの機能障害をきたして呼吸窮迫症候

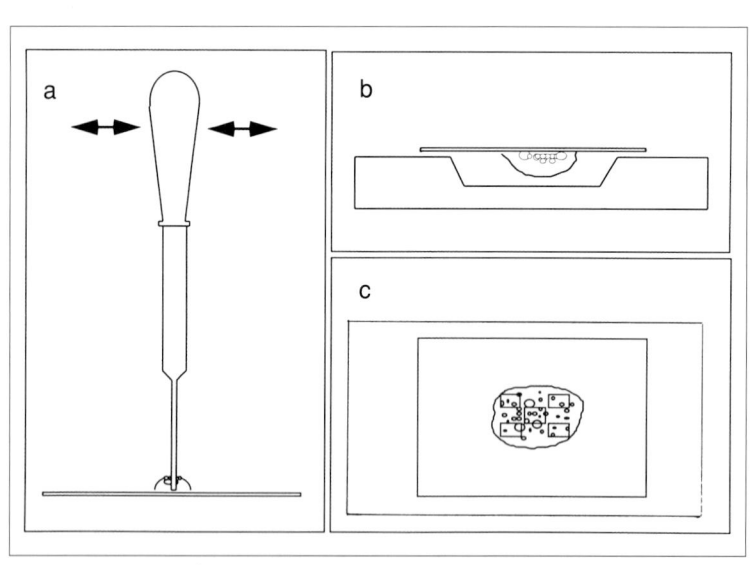

図2 マイクロバブルテストの方法
a. カバーグラス中央に滴下した $40\mu L$ の羊水または胃液にパスツールピペットの先端を垂直に立て，スポイトで6秒間に20回の吸引と排出を強く繰り返すことにより起泡する．b. カバーグラスを直ちに反転してホールスライドグラスにかぶせ，4分間静置する．c. 顕微鏡（10×10倍）で検体の中央と四隅の計5視野について，1視野当たり $1mm^2$ 中の直径 $15\mu m$ 以下の小気泡を数え，5視野の平均をとる．

群と紛らわしい。

4）診断

症候や胸部 X 線像，検査所見が非特異的なため，病原微生物の分離によって診断するが，分離されないときは総合的に判断するしかない。早発型細菌性肺炎は敗血症の部分症のことが多い。母体感染症候があり，児の末梢血の白血球数＜5,000，杆状核球/好中球比≧0.2，CRP 陽性，ハプトグロビン上昇，ミニ赤沈≧15 mm/時のうち 3 つ以上を満たせば，敗血症の確率は 90％ とされる。

d．新生児一過性多呼吸

1）病因

水分過剰によりリンパ管と胸管からの肺液除去が遅延するためと考えられている。その原因には母体の輸液過剰，臍帯結紮遅延，羊水吸引，分娩開始前の帝王切開などがある。

2）疫学

発症率は明らかでないが，しばしば経験する。

3）病態生理

肺液により 1 回換気量が低下し，多呼吸が出現する。これで肺胞換気は保たれるため，血液ガスの異常は通常みられない。

4）診断

除外診断となる。胸部 X 線像は初期の両側びまん性肺胞浮腫像からしだいに肺野の透過度が増加して，肺門陰影増大，葉間胸膜幅拡大，胸水貯留がみられる。多呼吸と胸部 X 線所見はおおむね 24 時間以内に改善する。

e．新生児遷延性肺高血圧症

1）病因

肺小動脈筋層肥厚（胎児の慢性低酸素症や動脈管収縮），肺血管床減少（肺低形成，特に横隔膜ヘルニア），肺血管収縮（低酸素症やアシドーシス），その他（心筋障害や多血症）による。

2）疫学

周産期仮死や基礎疾患（胎便吸引症候群，呼吸窮迫症候群，肺炎，横隔膜ヘルニア，先天性心疾患など）がある児に起こりやすい。出生千対約 1.5 に発症。

3）病態生理

肺高血圧のため，卵円孔や動脈管で右左短絡をきたして低酸素血症とアシドーシスを示す。

4）診断

カラードップラー検査で卵円孔や動脈管における右左短絡を証明し，先天性心疾患を否定することで診断する。胸部 X 線像は基礎疾患がなければ肺血流量減少のため肺野が明るい。

f．動脈管依存型心疾患

動脈管が閉鎖することで症候が出現したり増悪するものをいう。これには，①肺循環を動脈管に依存（三尖弁閉鎖，純型肺動脈閉鎖，重症肺動脈狭窄，重症 Fallot 四徴，Ebstein 奇形），②体循環を動脈管に依存（左心低形成，大動脈縮窄，大動脈弓離断），③血液混合を動脈管に依存（心室中隔欠損を伴わない完全大血管転位）の疾患がある。動脈管の閉鎖に伴い，①，③はチアノーゼ・呼吸障害を呈し，②は下肢脈拍減弱・消失，ショック症状を示して両者とも致命的となる。超音波検査で診断する。

5．診断がつかないとき

呼吸窮迫症候群の発症予知法であるマイクロバブルテストは，呼吸窮迫症候群の 20〜30％ が羊水で 5 個/mm² 以上または胃液で 10 個/mm² 以上の成熟値を示す。この場合は換気設定の進行と胸部 X 線写真から診断する。

肺疾患があり，その胸部 X 線所見に不つり合いな低酸素血症がみられる場合は，常に新生児遷延性肺高血圧症や先天性心疾患の合併を考慮して超音波検査を行う。

痙攣
Neonatal seizure

五石　圭司
東京大学

1．緊急処置

痙攣を発症する新生児の場合，重篤な基礎疾患を有していることが多いため，痙攣そのものに対する対処よりも，基礎疾患の診断・治療あるいは痙攣による二次的な全身状態の変動に対する管理が優先される。ただし病的新生児に対する over-therapy はさらに病態を悪化させる可能性もあり，新生児医療の原則である minimal handling に対する配慮も必要である。

a．全身管理

全身状態の観察のため，肌着を脱がせて保育器に収容する。成熟児であれば開放型保育器でもよい。そのうえで呼吸心拍モニター，経皮的酸素飽和度（SpO₂）モニターを装着する。

b．呼吸状態の観察

呼吸数や無呼吸の有無，呼吸不全症状（陥没呼吸，鼻翼呼吸，喘鳴，チアノーゼ）の有無，嘔吐の有無などを観察し，気道確保や口腔内吸引，酸素投与，人工呼吸器管理など必要な処置を行う。

c．循環状態の観察

心拍数，血圧，不整脈の有無，末梢循環不全症状（末梢冷感，capillary refill time の延長）の有無などを観察する。

d．静脈ルート確保，血液検査

静脈ルート確保を行ったうえで，血糖，電解質，血液ガス分析，Ca，Mg，血算，CRP，アンモニア，乳酸，ピルビン酸，IgM の測定を行う。血液検査の結果がすぐに出ない場合，痙攣が持続していれば検査検体を採取したうえで次の診断的治療を試みる。

e．基礎疾患に対する診断的治療

1）低血糖

20％ブドウ糖液 2 mL/kg 静注（極低出生体重児は 10％ブドウ糖液を静注）。これで痙攣が止まった場合はその後の低血糖を予防するため 4～7 mg/kg/分での糖液の投与を行う。

2）低カルシウム血症

グルコン酸カルシウム（カルチコール®）1～2 mL/kg，2 倍に希釈し，徐脈に注意しつつゆっくりと静注

3）低マグネシウム血症

10% 硫酸マグネシウム 1～1.5 mL/kg 静注後，1～2 mL/kg/日持続点滴にて維持。血圧低下に注意

4）ビタミン B_6 依存症・欠乏症

B_6 50～100 mg 静注後，必要に応じて 10 mg/kg 経口投与にて維持

f．適切な施設への搬送

新生児痙攣は全身状態の不良な児に多く，その原因も多彩な疾患が考えられる。そのため新生児痙攣を認めた場合は，緊急処置をしつつ児の集中管理が可能な新生児集中治療室（neonatal intensive care unit；NICU）あるいはそれに準じた施設への搬送を考慮する。

2．診断のチェックポイント

新生児痙攣はまれな病態ではなく，かつ緊急処置が必要な疾患である。しかしその臨床症状や基礎疾患は多彩で，そのうえ新生児痙攣を的確に診断することそのものが決して容易ではない。前項でも新生児痙攣に対するアプローチ方法について述べたが，それ以外に把握しておくべき点について述べる。

a．周産期情報の確認

患児の以下のような周産期歴から新生児痙攣の原因が推測されることも多い。

・在胎週数，出生体重，日齢，頭囲
・母親の使用薬剤（麻薬，抗痙攣剤，鎮痛鎮静剤，睡眠剤，heroine など）
・母親の合併症（糖尿病，妊娠中毒症，母体 GBS 保菌など）
・家族歴（前児の突然死，痙攣性疾患など）
・胎児仮死，新生児仮死の有無
・哺乳開始時期や哺乳量（先天性代謝異常症と関連する場合がある）
・ガスリー検査結果

b．新生児痙攣の発作型

新生児痙攣の発作型は表 1 のように分類されている。このなかでも微細発作は頻度が多いものの新生児の観察に慣れていないと見逃してしまう可能性もあり，注意を要する。臨床症状がはっきりしない場合は発作時の脳波を記録する。

表 1 新生児痙攣の発作型

発作型	頻度	脳波異常	主な症状
微細発作（subtle seizures）	多い	多い	眼球症状（眼球偏位，一点固視など），口-頬-舌の運動異常（吸啜様運動など），四肢の異常運動（水泳様/自転車こぎ様）などさまざま。
間代性発作（clonic seizures） 　焦点性（focal） 　多焦点性（multifocal）	 多い まれ	 多い 多い	四肢や顔面など，限局した間代性痙攣 体の一部から始まった間代性痙攣が，体のほかの部分に不規則に移動する。
強直発作（tonic seizures） 　焦点性（focal） 　全身性（generalized）	 まれ 多い	 多い まれ	片側四肢の持続的姿勢，体幹や頸部の非対称性強直 全身性の四肢強直
ミオクローヌス発作（myoclonic seizure） 　焦点性（focal） 　多焦点性（multifocal） 　全身性（generalized）	 多い まれ まれ	 まれ まれ 多い	上肢を屈曲する発作 体の数か所で非同期性に起きる発作 両側上肢（時に下肢）の同期性屈曲発作

c．ほかの神経学的所見

1）意識状態
新生児の意識状態を把握することは決して容易ではないが，刺激に対する反応，呼吸状態，哺乳力などから推測することができる。

2）大泉門膨隆，落陽現象
頭蓋内圧亢進を示唆する簡便な所見であるが，正常新生児でも認められることがある。新生児では項部硬直の有無は診断的価値はない。

3）麻痺
痙攣直後に左右差のある麻痺が認められた場合は頭蓋内病変の鑑別を急ぐ必要がある。ただし出生直後から認められる分娩麻痺は除外しておく。

d．急性期に必要な検査
前項で述べた血液検査以外に以下の検査を考慮する。またとりあえず血清・尿・髄液は凍結保存しておくと，先天性代謝異常などの診断に役立つ場合がある。

1）頭部エコー
ベッドサイドで簡便にできる検査である。頭蓋内出血，水頭症，脳奇形の有無や脳梗塞などが診断可能であるが，診断の有効性はCT検査やMRI検査にやや劣り，検査者の技能に大きく左右される。

2）脳波検査
やはりベッドサイドで簡便に施行可能だが，発作波の有無と基礎波の異常の有無の判読には専門的知識が必要である。可能な限り発作時脳波を記録しておく。

3）頭部CT検査
全身状態の悪い児のCT検査は容易ではないが，痙攣の原因が明らかでない場合や痙攣が止まった後明らかな神経症状を有する場合には検査をためらってはならない。

4）髄液検査
中枢神経系感染症の鑑別のほかに，頭蓋内出血や先天性代謝異常症の診断に有用な場合がある。

5）頭部MRI検査
急性期にMRI検査が必要となる症例は多くはないが，脳奇形が疑われる場合や片側性痙攣で脳梗塞が疑われ，エコーやCT検査で判別できない場合はMRI検査が有用である。

3．新生児痙攣をきたす疾患

代謝異常	低血糖，低カルシウム血症，低マグネシウム血症，低ナトリウム血症，高ナトリウム血症，ピリドキシン欠乏症，核黄疸，先天代謝異常症（尿素サイクル異常，アミノ酸代謝異常，有機酸代謝異常）
感染症	敗血症，髄膜炎，ウイルス性脳炎（HSV，エンテロウイルス），TORCH症候群
中枢神経異常	低酸素性虚血性脳症，頭蓋内出血（クモ膜下出血，硬膜下血腫，脳室内出血），脳梗塞，脳形成異常
薬剤性	母体使用薬剤（局所麻酔薬，抗痙攣剤，heroin），theophylline，doxapram，PGE$_1$
その他	良性家族性新生児痙攣

下線：頻度の高いもの

4．鑑別のポイント

a．jitterinessとの鑑別
新生児痙攣，特に多焦点性間代性発作と混同されやすい新生児特有の症状にjitterinessがある。これは「四肢の反復性の筋収縮」と表現されるが新生児痙攣とは異なる病態である。表2のような症状の違いで鑑別可能である。jitterinessは基礎疾患がなければ治療は不要だが，低酸素性虚血性脳症，低血糖，低カルシウム血症，薬物離断に伴うこともあるため基礎疾患の検索は必要である。

b．epileptic seizureとnon-epileptic seizureとの鑑別
治療に抗痙攣剤が有用なepileptic seizureと，基礎疾患そのものが痙攣の原因となっているnon-epileptic seizureとを鑑別する必要がある。non-epileptic seizureに対しては抗痙攣剤投与よりも基礎疾患の治療が優先される。その鑑別には緊急処置の項で挙げた血液検査や頭部エコー，脳波検査が有用である。epileptic seizureを診断するには発作時脳波検査が最も診断的価値が高いが，脳波検査所見が正常でも特に発作時脳波が確認できていない場合はepileptic seizureは否定できない。また，epileptic seizureの原因となる基礎疾患（頭蓋内出血など）の治療を並行して行う必要があることも多い。

c．低血糖症
新生児低血糖症は頻度が高く，治療が遅れると神経学的後遺症を残すことが多い。低血糖が原因で痙攣を発症した場合，約半数に後遺症を残すという報告もあり可能な限り速やかに診断・治療を開始する必要がある。

表2 新生児痙攣とjitterinessとの鑑別

臨床症状	jitteriness	新生児痙攣
一点固視などの眼球異常運動	なし	あり
刺激による運動の誘発	あり	なし
顕著な動き	振戦	間代性運動
他動的な屈曲による運動の抑制	あり	なし
自律神経症状（頻脈，血圧上昇など）	なし	あり

1）新生児低血糖の定義

新生児低血糖の定義は文献によりさまざまである。しかし中枢神経に与える影響を考慮し，40～45mg/dL 以下を低血糖として扱うことが望ましい。

新生児痙攣の原因となるような低血糖は通常，これよりもはるかに低値である。

治療する際は安全域を考慮し，ほぼ 50mg/dL 程度が維持できるよう治療介入する。

2）治療

（1）輸液療法：20％糖液（極低出生体重児は 10％糖液）2mL/kg 静注後，糖液の持続点滴を開始する（4～7mg/kg/分）。血糖値が落ち着くまでは 30 分～1 時間ごとに血糖値をチェックする。

（2）早期授乳（経口または経管）

（3）薬物療法
- ハイドロコーチゾン 5mg/kg 静注（12 時間ごと）
- プレドニン 2mg/kg/日 分2で経口投与
- グルカゴン 200～300μg/kg 静注

d．頭蓋内出血

新生児頭蓋内出血は決してまれな疾患ではない。痙攣以外に特異的な症状が認められない場合もあるが，左右差のある痙攣や痙攣後の麻痺，瞳孔不同などが認められる場合は画像検査（頭部エコーやCT検査）を行う。頭蓋内出血と鑑別が必要な病態として低酸素性虚血性脳症，脳奇形，梗塞（MRIが急性期の診断には有用）などがある。また，画像で診断できないわずかな出血の場合，髄液検査が有効なこともある。

1）原因

（1）分娩外傷：頭蓋骨の圧迫，過度の牽引捻転

（2）周産期仮死：低酸素，虚血，高炭酸ガス血症，アシドーシス

（3）未熟性：低出生体重児

（4）その他：凝固異常，脳血管奇形，脳腫瘍，先天性心疾患，ECMO療法

2）分類と頻度

出血部位	罹患児の頻度	相対頻度	重症度
硬膜下出血	成熟児＞低出生体重児	まれ	重症
クモ膜下出血	成熟児＜低出生体重児	頻	軽症
小脳出血	成熟児＜低出生体重児	まれ	重症
脳室内出血	成熟児＜低出生体重児	頻	重症
脳実質内出血	成熟児＞低出生体重児	まれ	種々

（Volpe：Neurology of the Newborn, 4th ed, p398, 2000）

3）治療

治療には通常脳神経外科と連携してあたるが，必ずしも外科的処置が必要ではない場合もある。また出血直後の搬送は逆に出血を増悪させてしまう可能性もあるため，対応は慎重に決定する必要がある。

e．感染症（敗血症・髄膜炎）

新生児，特に未熟児の感染症は発熱を伴わないことも多い。また初期には血液検査や髄液検査で異常を呈さない場合もあるため，痙攣が止まった後も頻脈や血圧低下，多呼吸や末梢循環不全症状，大泉門膨隆など疑わしい所見があれば，血液培養，髄液培養を採取したうえで培養結果を待たずに抗菌薬の投与を開始する。

5．診断がつかないとき

a．痙攣が持続しているとき

前述の緊急処置の項の診断的治療を試みる。それでも痙攣が止まらない場合は抗痙攣剤（表3）による治療を試みる。その場合は可能な限り脳波検査を行い epileptic seizure であることを確認する。なお抗痙攣剤を選択する場合，ジアゼパムは遊離ビリルビンを増加させるため，核黄疸の危険性のある新生児では，一般的にはフェノバルビタールが第一選択である。

また，同時に呼吸循環管理，抗生物質の投与（検査結果が正常でも感染症が否定できないことが多い）などを

表3 新生児 epileptic seizure に対する抗痙攣剤投与量

	急性期	維持	備考
フェノバルビタール	10～20mg/kg (im, rectal)	3～5mg/kg/日 (po, rectal)	血中半減期が長い。
フェニトイン	10～20mg/kg (iv)	3～8mg/kg/日 (iv, po)	
ジアゼパム	0.3～0.5mg/kg (iv)		黄疸の強い児では遊離ビリルビンが増加するので禁
塩酸リドカイン	2mg/kg (iv)	1～4mg/kg/時 (iv)	痙攣に対する保険適用なし。
ミダゾラム	0.05～0.3mg/kg (iv)	0.05～0.2mg/kg/時 (iv)	痙攣に対する保険適用なし。

並行して行っていく。
b．抗痙攣剤を投与しても epileptic seizure の発作が頻回に起きる場合

新生児の場合，脳波上明らかな epileptic seizure でもなんらかの基礎疾患が隠れている場合が多い。抗痙攣剤によるコントロールだけが新生児痙攣の治療ではなく，頭蓋内出血など基礎疾患の検索が重要であることを心に留めておく必要がある。なお，抗痙攣剤投与中は，可能な限り血中濃度をモニターしておくことが望ましい。

c．NICU への紹介

新生児痙攣の原因は多彩であり，また全身状態が悪いケースも多い。必要に応じて NICU あるいはそれに準じた施設への搬送を考慮する。ただ，低血糖が否定できなければ可能な限りルート確保をし，10％糖液で輸液を開始しておくことが望ましい。

発熱・低体温
Fever・Hypothermia

城　裕之
横浜市北東部中核施設・横浜労災病院／部長

1．緊急処置
a．直腸温の測定

深部体温を知るためにすぐに直腸温を測定し，38℃以上を発熱，35.5℃以下を低体温と判断する。特に32℃以下の場合は，高度低体温であり緊急処置が必要である。

b．モニタリング

低体温では，特に呼吸循環障害をきたしやすく，無呼吸となることもあるので，心拍呼吸モニター，経皮酸素モニターを装着する。さらに体温プローブ，自動血圧計があれば装着しモニタリングする。

c．酸素投与

低体温のあるときは，たとえ経皮酸素分圧の低下がなくても，組織での低酸素血症が発症していると考え，酸素投与をする。

d．体温調節
1) 発熱に対して

保育器の設定温度や室温を下げる。衣服の着せすぎであれば薄着にさせる，またはおむつだけとし裸にさせる。氷枕などによる物理的冷却（クーリング）を行う。サーボコントロールの保育器を使用しているときは，体温プローブが体表面に確実についているかどうかチェックする。

新生児の発熱に対しては，環境温，衣服の調整，クーリングで対処すべきで，原則として解熱剤は使用しない。

2) 低体温に対して

出生直後で児の体が濡れている場合は，暖かいタオルで児の体を拭き乾燥させ，輻射式保育器（ラジアントウォーマー）または閉鎖式保育器に児を移す。分娩室・新生児室の室温を高くする（25℃以上）。

児の加温スピードには，緩徐にする方法と急速にする方法とがあるが，最近は急速な加温を勧める意見が多い。

(1) 緩徐な加温：加温環境温度を児の皮膚温よりも1.5℃高い程度とし，1時間当たり0.5℃の深部体温の上昇にとどめる。急激な復温は末梢血管拡張による低血圧，酸素需要に心機能が追随できない循環不全，不整脈，痙攣，肺出血などが起こるためとされる。

(2) 急速な加温：加温時に循環血漿量を十分に補正しながら数時間で復温することにより死亡率が改善したことが報告され，以来急速復温が一般的治療となっている。加温開始時に生理食塩水または5％アルブミン製剤20 mL/kg を30分で静注し，血漿容量を確保しておく。

(3) 加温方法：体外からの加温と体内から加温する方法がある。体外からの加温では，保育器への収容，白熱灯の併用，輻射式保育器への収容，温枕または電気毛布を使用する。体内からの加温では，加温点滴液の静注，吸入酸素の加湿加温，胃内の温水洗浄，体外循環を行う。

e．基礎疾患・合併症への対応

点滴ラインをとり，輸液を行う。低体温では，加温中に無呼吸や出血傾向の増大，ショック，痙攣，不整脈，肺出血が発症することがあり注意する。発熱・低体温の原因として，敗血症・髄膜炎などの重症細菌感染症(serious bacterial infection；SBI)が疑わしい場合は，ただちに血液培養・髄液培養を行ったあと，抗生物質投与を行う。ただし，髄液検査は全身状態不良の場合は全身状態が安定してから行う。

2．診断のチェックポイント
a．発熱・低体温の定義

通常，新生児の直腸温は，36.5〜37.5℃に維持されており，37.5℃以上を発熱（高体温）とすることが多い。臨床的に問題となるものは，直腸温が38℃以上の場合であり，欧米では体温測定方法にかかわらず，38℃以上を発熱とすることから，本項では直腸温が38℃以上の場合を発熱と定義する。

直腸温が35.5℃以下を低体温と定義する。特に32℃以下の場合は，高度低体温であり緊急処置が必要であ

る。通常，よく使用される腋窩温の測定では，深部体温の異常が感知されない危険性があるので，新生児の体温異常を疑った場合には，かならず直腸温を測定する。

b．直腸温と皮膚温を同時に測定する。

新生児の体温調節機能は，環境温の影響を受けやすいことが特徴である。児本来の発熱の場合は，直腸温が皮膚温よりも高くなるが，環境温が高いことによる医原性の発熱の場合は，皮膚温が直腸温よりも高いか同じである。

また，熱産生の低下による低体温の場合は直腸温が皮膚温より低くなり，環境温度が低いことによる低体温の場合は皮膚温が直腸温より低くなる。自動的に皮膚の温度を一定に保つサーボコントロールでは，病的な体温の異常をすぐに感知できない欠点があるので，直腸温や皮膚温を定期的に測定する必要がある。

c．低体温では顔面が紅潮して，外見的に元気そうに見えることがある。

これは低体温になるとヘモグロビン酸素乖離曲線が左方にずれてヘモグロビンと酸素の結合能力が高まり，酸化ヘモグロビンが多くなって酸素飽和が高まるためである。

d．全身状態の把握

発熱・低体温以外の全身状態を把握する。なんとなく元気がない，哺乳不良，体重減少，尿量減少，黄疸の増強，大泉門の膨隆または陥没，痙攣，嘔吐，腹部膨満，呼吸障害などの症状を伴う場合は，重症細菌感染症，中枢神経障害，脱水など緊急に治療を要する状態である可能性が高い。

3．発熱・低体温をきたす疾患

新生児発熱・低体温をきたす疾患を表1，2に示す。

4．鑑別のポイント

a．重症細菌感染症を見逃さない

新生児期は免疫能が未熟なこと，出生後早期では体の各部の細菌叢が形成されていないことから，重症細菌感染症（serious bacterial infection；SBI）を発症しやすい。なかでも，生後72時間以内に発症する早発型感染症は主に母親の産道由来のB群溶連菌（GBS）が原因菌であり，経過が早く，死亡率も高いので注意が必要である。生後72時間以降に発症する遅発型感染症では，神経学的予後に影響する細菌性髄膜炎の発症も多く，確実に診断しなくてはならない。

b．早発型敗血症リスク因子（表3）

早発型感染症を疑った場合には，早発型敗血症発症のリスク因子に注意する。メジャーリスクが1つ，また

表1　新生児発熱の原因

内因性（児の異常による）：直腸温＞皮膚温
・感染症（細菌性，ウイルス性）
・頭蓋内出血・痙攣に伴う中枢性発熱
・脱水・飢餓熱
・甲状腺機能亢進症
・薬剤・輸血などによる発熱物質
・その他
外因性（環境温度の異常による）：直腸温≦皮膚温
・夏季熱などの高温度環境
・衣服の着せすぎ
・保育器のサーボコントロールの異常
・温室効果（green house effect）
・その他

（仁志田博司：新生児学入門第2版．医学書院，p165，表9-3）

表2　新生児低体温の原因

内因性（児の異常による）：直腸温≦皮膚温
・敗血症・髄膜炎
・中枢神経系異常
・甲状腺機能低下症
・極小未熟児
・その他
外因性（環境温度の異常による）：直腸温＞皮膚温
・出生後の処置の問題（羊水を拭き取らずに分娩室の冷たい環境に長い時間置かれる）
・患者搬送中の問題（搬送用保育器の温度が十分でない）
・新生児室内の気温の低下
・サーボコントロールの異常などによる保育器内の気温の低下
・その他

（仁志田博司：新生児学入門第2版．医学書院，p165，表9-2）

は，マイナーリスクが2つ以上あるときには，早発型敗血症発症のリスクが高いと考える。

c．繰り返し炎症反応をチェックする

重症細菌感染症を疑った場合は，1回の炎症反応（白血球数と分画，CRP，APRスコア）の検査が陰性であったからといって，重症細菌感染症が否定できたことにはならない。感染症が発症してから炎症反応が陽性となるまで時間がかかるからである。発熱・低体温を診断したら，必要な培養検査を行った後すぐに抗生物質投与を開始し，繰り返し行った炎症反応が陰性であることを確認してから抗生物質投与を中止する。

d．ウイルス感染症

新生児の発熱では，前述した重症細菌感染症を見逃さないこと重要であるが，臨床的に最も多い原因は，比較的軽症のウイルス感染症である。その際は，同室の新生

表3 早発型敗血症リスク因子

メジャーリスク
・24時間以上の前期破水
・38℃以上の母体発熱
・羊膜炎
・胎児心拍数が160/分以上か遷延

マイナーリスク
・12時間以上の前期破水
・37.5℃以上の母体発熱
・母体白血球数 15,000/mm^3 以上
・仮死(Apgarスコア1分5点未満または5分7点未満)
・出生体重1,500グラム以下
・早産
・多胎
・悪臭のある悪露
・GBS保菌妊婦からの出生

児や勤務者が発熱していたり，新生児室退院後では，家族，同胞が発熱，感冒症状を有することが多い。ただし，RSウイルス感染症では，重症化し無呼吸を発症することがあるので，原則入院治療が必要である。

e．体温

新生児の体温は環境温に影響されることが多く，診察までの間，どのような環境に児がいたかを確認しておく。分娩時に母親が発熱していれば，出生後，感染症とは関係なく，児の発熱をみることはよく経験される。また，羊水混濁があり，胎便吸引症候群を発症した場合も発熱を伴うことが多い。また，母乳不足・哺乳不良で脱水症となり発熱することもよく経験される(飢餓熱)。光線療法施行中も発熱をきたしやすい。過剰な着衣による発熱もときに経験される。サーボコントロールで管理中，体温プローブがはずれていたり，保育器の温度設定が間違えていたりすることによる発熱もある。

低体温は，低い室温の分娩室で出生した新生児の体を，暖かいタオルで体を拭かずに処置を行った場合にしばしば経験される。また，冬季に比較的体重が小さく，やや早産で出生した新生児が，退院後，寒い室温の部屋で育児が行われたときや，親の育児放棄により室外に放置されていた場合にも経験される。

新生児室の適切な温度

新生児の至適温度環境は，通常，児が最小のエネルギー代謝(酸素消費量が最も少ない)で体温を保つことのできる温度(中性温度環境)がよいとされる。日齢2以降の新生児の熱喪失量を測定した実験では，裸の正常新生児の至適室温は34℃以上である。しかし，この環境では勤務者は暑くて勤務することができない。この児に着物を1枚着せ，毛布を1枚かけると，至適室温は25〜26℃まで低下する。以上の理由で，新生児室の温度は25℃以上が適切とされる。また，不感蒸泄による熱喪失を防ぐためには，湿度は40％以上が必要である。

f．中枢神経系の異常

頭蓋内出血などの中枢神経系の異常により，体温の異常(発熱，低体温)をきたすことがある。ベッドサイドで簡単に行える頭部超音波検査が極めて有用である。CT室までの移動が可能であれば，頭部CT検査を行う。

g．新生児寒冷障害

新生児が低温度環境下に長時間置かれた場合にみられる状態。直腸温が32℃以下となることもあり，呼吸は浅く早くなり，しばしば無呼吸となる。徐脈傾向となる。皮膚は浮腫がみられ，高度の場合は，皮膚が板状に固くなる新生児皮膚硬化症(sclerema neonatorum)もみられる。代謝性アシドーシス，低血糖，腎不全も起こる。また，血液の粘度が高まって，過粘度症候群となり，血栓，凝固系の異常も好発する。

5．診断がつかないとき

新生児の発熱・低体温は，環境温に影響されることが多いが，だからといって安易に判断することは危険である。明らかに環境温による発熱・低体温と考えられ，全身状態が良好の場合を除いて，新生児の発熱・低体温は，原則として入院治療が必要であり，新生児の集中治療を行うことができる施設へ直ちに搬送する。低体温の場合は，保温に注意を払いながら搬送するが，一般に未熟児・新生児を保育器で搬送する場合は，設定温度を35℃にすることを覚えておくとよい。

新生児の発熱・低体温は，重症細菌感染症または中枢神経障害によることがあり，診断・治療が遅れた場合には，生命的予後・神経学的予後に重大な影響を与える可能性のあることを常に念頭に置いておく。

浮腫
Edema

豊島　勝昭
神奈川県立こども医療センター／医長

1．緊急処置

重度な全身性浮腫を伴う胎児水腫は，出生時より緊急処置を要する。自発呼吸が確立していない場合には，気

管内挿管し人工呼吸管理を開始する。低酸素血症が改善しない場合には、胸水や腹水貯留による横隔膜挙上が肺の拡張を妨げている可能性がある。超音波検査を施行し、胸水や腹水を認めた場合には緊急で穿刺と排液を施行する。

胎児水腫では、見かけは容量過剰であるが循環血液量は減少していることがあり、循環不全をきたしやすい。早急に静脈路を確保し、心拍数・血圧などを経時的にモニタリングする。可能であれば中心静脈圧を測定し水分管理を施行することが望ましい。重症貧血が原因の胎児水腫では、緊急で輸血治療を必要とするため、貧血の有無を確認する。重症心不全に伴う胎児水腫では上室性頻拍や房室ブロックの不整脈や先天性心疾患などを診断し、酸素投与の是非、プロスタグランジンE_1製剤の必要性の有無、不整脈治療（電気的除細動）の必要性を判断する。

2．診断のチェックポイント
a．生理的浮腫と病的浮腫
細胞外液が過剰な状態で出生する新生児では、生後2，3日は生理的な浮腫を認める。出生後の生理的体重減少は成熟児では5％、極低出生体重児では15％がおおよその目安となるが、出生後に体重が減少しない場合や体重増加がある場合は、病的浮腫が示唆される。

b．浮腫の発症部位
浮腫は眼瞼、外陰部、陰嚢などの組織の疎な部位に生じやすい。また、胎動の少ない病的新生児では、浮腫は重力の影響で身体の下部（仰臥位では背部）、組織静脈圧が低下する手背、足背に生じやすい。局所的な良性浮腫として産瘤がある。

c．浮腫の性状
通常はゆっくりと圧迫する指圧痕の形成を認める（pitting edema）。指圧痕ができない浮腫（non-pitting edema）には、低出生体重児の重症敗血症の場合に生じる浮腫性硬化症（scleredema）、甲状腺機能低下症の粘液水腫がある。

d．浮腫の発症時期
胎児期や出生早期に認められる浮腫と、生後数日経過してから発症する浮腫では鑑別診断が異なるため、発症時期に留意しなければならない。

e．体内における浮腫
皮下浮腫を認めた場合、他臓器の浮腫による症状がないかに注意を払う必要がある。腸管浮腫はミルクの消化不良や蠕動運動の低下をきたし、肺浮腫は肺のコンプライアンスの低下、換気低下により呼吸状態の悪化、人工呼吸管理中の気道内吸引物の増加として認められる。高度浮腫では胸水、腹水、うっ血性心不全などが認められる。病的浮腫はしばしば有効循環血症量の減少から末梢循環不全、尿量減少などの症状を合併する。

3．浮腫をきたす疾患
症状が浮腫のみで生理的浮腫が疑われる場合には、尿量と体重増加の推移を経時的に経過観察する。胎児水腫、高度浮腫、ほかの随伴症状がある浮腫では病的浮腫を疑う。表1のように、病的浮腫をきたす原因疾患は多岐にわたる。表2のような検査を取捨選択し鑑別していく必要がある。

出生直後からの病的浮腫では、妊娠中の経過、出生時の状態を確認することが重要である。羊水過多、羊水過少の有無、母体の感染症（TORCHや伝染性紅斑など）や糖尿病の既往、抗炎症剤などの内服歴などを確認する。胎児・新生児仮死で出生した児は循環、内分泌因子の影響で生直後の尿量が少なく、浮腫を呈する。

4．鑑別のポイント
a．心不全に伴う浮腫
心不全は、心ポンプ機能不全が原因で全身の需要に見合った酸素供給ができない状態で、中心静脈圧（CVP）の上昇と心拍出量の低下をきたす。CVPの上昇は、うっ血をきたし、毛細血管透過性の亢進とリンパ管還流の障害となり浮腫をきたす。多呼吸、呼吸困難などの肺うっ血の症状を合併することが多い。低心拍出状態は頻脈、末梢循環不全、代謝性アシドーシスなどを呈する。原因としては先天性心疾患、上室性頻拍症や房室ブロックといった不整脈、心筋炎、心筋症などがある。Ebstein奇形や純型肺動脈弁狭窄・閉鎖症、単心室型先天性心疾患などの房室弁逆流を呈する心奇形では胎児期・生後早期より浮腫を認めることがある。動脈管開存症や心室中隔欠損症などの心不全による浮腫は、肺血管抵抗が減弱する生後数日してから発症する。

心疾患がはっきりしない心不全の場合には貧血や血管奇形などの基礎疾患の存在を考慮する。

b．貧血に伴う浮腫
浮腫に加えて貧血、黄疸を認める場合には、溶血性貧血を考慮する。免疫原性胎児水腫はRh不適合妊娠の溶血性貧血が原因であるが、周産期医療の進歩により現在の頻度は少ない。頭蓋内出血、胎児母体間や胎児胎盤間の輸血などによる貧血によっても心不全から浮腫をきたしうる。

c．感染症に伴う浮腫
血管透過性の亢進により浮腫をきたす。硬性浮腫（sclerema）は、重症敗血症などにみられる予後不良の徴

表1　病的浮腫をきたす原因疾患

1. 心疾患による心不全
   先天性心疾患，心筋炎，胎児心不全，双胎間輸血症候群（受血児），胎児動脈管早期収縮症，卵円孔早期閉鎖
2. 不整脈による心不全
   上室性頻拍，心房粗動，房室ブロック
3. 血管奇形による高拍出性心不全
   Galen大静脈瘤，肝血管腫，仙尾部奇形腫，巨大動静脈瘻
4. 貧血による心不全
   血液型不適合妊娠，異常赤血球症，胎児母体間輸血，胎児胎盤間輸血，双胎間輸血症候群（供血児），胎内脳室内出血後
5. 胎内感染症
   サイトメガロウイルス，パルボウイルス，トキソプラズマ，コクサッキーウイルス，梅毒
6. リンパ奇形
   乳び胸水，乳び腹水，嚢胞性リンパ管腫
7. 神経・筋疾患
   胎児無動症，筋緊張性ジストロフィー
8. 肺疾患
   呼吸障害に伴う乏尿，先天性嚢胞状腺腫様形成異常（CCAM），肺分画症，縦隔奇形腫，横隔膜ヘルニア
9. 腎疾患
   腎不全，先天性ネフローゼ症候群，腎静脈血栓症
10. 内分泌・代謝疾患
    先天性甲状腺機能低下症，Gaucher病，ムコサッカリドーシス，ムコリピドーシス
11. 骨系統疾患
    骨形成不全症，軟骨異形成症，致死性胸郭異形成症
12. 肝消化管疾患
    消化管閉鎖，消化管穿孔による胎便性腹膜炎，プルーンベリー症候群，先天性胆道閉鎖，重症肝障害
13. 腫瘍・血液疾患
    神経芽腫，先天性白血病，一過性骨髄増殖症（TAM）
14. 母体と胎盤
    母体糖尿病，母体膠原病，母体インドメサシン治療後，胎盤絨毛血管腫，妊娠中毒症
15. 染色体異常・遺伝性疾患
    Down症候群，Turner症候群，Noonan症候群
16. 薬剤性
    過剰輸液，アミノグリコシド系抗生物質，抗真菌剤，非ステロイド性抗炎症剤，筋弛緩薬
17. 特発性

表2　浮腫診断のための検査一覧

1. 血液検査（母体血）：抗体スクリーニング，HbA_{1C}，HbF，梅毒，トキソプラズマ，CMV，パルボウイルス抗体
2. 血液検査（児血）：Hb，WBC，Plt，網赤血球数，Na，K，Cl，Ca，P，BUN，Cre，TP，Alb，CRP，IgM，染色体，クームス試験，ウイルス抗体価
3. 尿検査：尿蛋白，尿中電解質，尿比重，FENa
4. 胸腹部X線検査：呼吸器疾患，循環器疾患の鑑別　胸水，腹水の有無
5. 胸水・腹水検査：蛋白，細胞数（乳び胸腹水：リンパ球が90％以上），細胞診
6. 超音波検査：心機能評価，先天性心疾患の鑑別，腹部臓器奇形や腹水の有無　脳奇形や脳室内出血の有無
7. 細菌培養（咽頭，便，皮膚，血液），ウイルス分離（咽頭，尿）
8. 心電図：不整脈，心筋炎や心筋症の有無
9. 全身骨X線：骨系統疾患，遺伝性疾患，代謝性疾患（末端骨の石灰化像）
10. 胎盤病理検査：感染症，代謝性疾患，双胎間輸血症候群，胎盤腫瘍

候である。

d．呼吸障害に伴う浮腫

重症呼吸障害，胸腔内占拠性病変，乳び胸郭低形成症などでは，胸腔内圧上昇による静脈還流減少，心拍出量減少，低酸素血症や呼吸性アシドーシスによる腎血管抵抗増加と腎血流量の低下，抗利尿ホルモン（ADH）の増加による水貯留から浮腫をきたす。

e．腎障害に伴う浮腫

乏尿，生化学検査での尿素窒素，クレアチニン値の上昇，尿検査異常を伴う浮腫では腎障害を疑う。腎不全では糸球体濾過量の低下でNaの排泄量が低下し，二次的に水の排泄が低下して循環血液量の増加から浮腫を形成する。腎不全は腎前性，腎性，腎後性に区別されるが，新生児では腎前性のものがほとんどである。周産期重症仮死，高度循環不全，壊死性腸炎，重症呼吸障害などに続発する。アミノグリコシド系抗生物質や抗真菌剤，非ステロイド性抗炎症剤などによる薬剤性腎障害も腎性浮腫の原因となる。また，羊水過少の胎児情報は胎児期からの腎機能障害が疑われ，基礎疾患として先天性尿路奇形や遺伝性腎疾患を鑑別しなければならない。

f．血漿膠質浸透圧の低下による浮腫

血漿膠質浸透圧は血漿蛋白量（主にアルブミン）に依存する。血漿蛋白量の低下の原因は，蛋白の喪失もしくは産生低下である。乳び胸腹水，出血，蛋白漏出性胃腸症，先天性ネフローゼ症候群は蛋白喪失の原因となる。低栄養状態や肝障害では，蛋白の産生低下をきたす。

g．低出生体重児の浮腫

極低出生体重児（VLBW）においては生後2，3日間の浮腫は全例に認められ，生理的浮腫とみなされる。呼吸窮迫症候群（RDS）の利尿期前では浮腫が認められる。晩発性代謝性アシドーシスにおける浮腫は，急激な体重増加中のVLBWに認められる。慢性肺疾患（CLD）では血中ADHが高値であり，細胞外液量が増加し軽度の浮腫を呈することがある。

h．肝性浮腫

代謝性疾患による肝障害や先天性胆道閉鎖症に認め，血漿浸透圧の低下や門脈圧亢進，リンパ流の増加により腹水貯留が起こり，有効循環血漿量やアルブミンの低下が関与する。

4．診断がつかないとき

浮腫は生理的に認められる徴候であるが，重篤な全身疾患の早期診断につながるサインでもあり，常に注意を払わなければならない。全身状態不良である場合やほかの症状を伴う病的浮腫の場合は，診断がつかなくとも専門機関に早急に紹介することが望ましい。

出血
Hemorrhage

白川　嘉継
産業医科大学／講師

1．救急処置
a．全身状態の評価

循環血液量の少ない新生児では，出血性ショックに陥りやすいので注意が必要である。ショック症状が明確ではないことがあるので，循環血液量の20％を超える出血が疑われたら，volume expanderの準備をして，バイタルサインを連続モニターする。

b．静脈ラインの確保と処置

出生時すでにショックに陥っている場合には，末梢静脈の確保が困難で，時間の経過とともにさらに困難となるので，可及的早期に末梢静脈を確保する。確保できない場合には臍帯静脈を確保する。静脈ルートを確保する際にヘマトクリット測定用の検体を採取し，可能なら血算と血液凝固スクリーニング用の検体を採血する。出血の初期では，検査データ上で貧血を証明できないこともあるので注意が必要だが，治療に並行して検査を繰り返すうちに明らかになる。ラテックス凝集法によりFDP Dダイマー値をベッドサイドで判定できると，DICの診断が迅速になる。ビタミンK（VK）投与前に進行する出血は，VK欠乏が原因，あるいは合併していることが多いので，VKを1mg静注する。VK欠乏性出血症では，未熟性の強い患児を除き，3時間以内に出血傾向は改善するので，診断の一助となる。ショックに陥っている場合には，volume expanderを静注する。準備が間に合わないときには生理食塩液を，血液型が不明な場合には5％アルブミン製剤，あるいは加熱血漿蛋白製剤を，血液型が判明し，出血傾向が強い場合には新鮮凍結血症（FFP）を，心電図をモニターし，患児の状態をみながら10mL/kgの量で静注する。貧血に対しては，濃厚赤血球とFFPを2：1の割合で合成した合成血を，入手が可能なら新鮮血をそれぞれ，10〜20mL/kgの量で輸血する。白血球除去フィルターを通過させた血液は，血小板がトラップされ低値となるため，必要に応じて血小板液を輸血するか混合して輸血する。出血からの経過時間が短時間であるほど急速に輸血するが，溶血を避けるため24G留置針で0.3mL/秒以下，22G留置針で1.5mL/秒以下の速度が望ましい。

c．注意点

輸血を行う際には，高カリウム血症，低カルシウム血症，高炭酸ガス血症など，血液の性状による副作用や，動脈管の再開通など患児の未熟性に起因する副作用が発症する危険性がある。したがって，輸血する血液の電解質，血液ガスを測定し，必要なら血液を調整する。その後，血圧と心電図をモニターして，輸血速度を調整しながら輸血する。輸血する血液は放射線照射後，白血球除去フィルターを通し，直ちに輸血する。

2．診断のチェックポイント
a．病歴

1）家族歴

(1) X連鎖劣性遺伝：血友病A，B，Wiskott-Aldrich症候群。わずかではあるが，Turner症候群などの女性患者も認められる。

(2) 常染色体優性遺伝：von Willebrand病，異常フィブリノゲン血症，プロテインC欠乏症

(3) 常染色体劣性遺伝：上記を除く先天性凝固因子欠乏症，血小板無力症，Bernard-Soulier症候群，Upshaw-Schulman症候群，家族性血球貪食症候群。遺伝性疾患の家族歴は重要であるものの，約半数が家族歴の認められない孤発例である。頻度の高い血友病A（第Ⅷ因子欠乏症），B（第Ⅸ因子欠乏症），von Willebrand病の新生児期発症例は1〜2％にすぎない。例外的に無フィブリノゲン血症と第XIII因子欠乏症では，80％以上の症例で新生児期に出血症状が認められるが，両疾患の凝固因子欠乏症に占める割合は1.5％と少ない。

2）母体の妊娠・分娩歴

(1) 前置胎盤，胎盤早期剥離，臍帯血管の損傷：胎盤，臍帯の異常による出血

(2) 一絨毛膜性双胎妊娠：双胎間輸血症候群

(3) 母体合併症

・自己免疫性血小板減少症，SLE：血小板減少症
・妊娠中毒症：血小板減少症，凝固障害症
・感染症：血小板減少症，DIC

(4) 母体への薬物投与：血小板機能異常症，血小板減少症，凝固障害
(5) 習慣性流産：第XIII因子欠乏症

3) 現病歴
(1) VK投与歴と経口投与時の嘔吐の有無：VK欠乏性出血症
(2) 仮死，低酸素症：凝固障害症，DIC，血小板減少症
(3) 感染症：DIC，血小板減少症
(4) 早産児，特に超低出生体重児：凝固障害症
(5) 薬物投与歴：血小板機能異常症，凝固障害症，DIC
(6) 分娩損傷：頭蓋内出血，腹腔内臓器出血

b．臨床症状
1) 出血の症状
(1) 点状出血：血小板の異常
(2) 皮下出血，斑状出血：凝固障害症，DIC，電撃性紫斑病
(3) 臍出血：無フィブリノゲン血症，第XIII因子欠乏症，その他の凝固障害症
(4) 吐血：胃粘膜の障害，VK欠乏症
(5) 下血：VK欠乏症，DIC，VK欠乏症以外の凝固障害症，牛乳アレルギー（鮮血下血あるいは鮮血付着便）
吐血，下血はいずれも児血か母体血かを鑑別する必要があり，アプトテストが行われることが多い。
(6) 気管内出血：動脈管開存症，DIC

2) 感染徴候
DIC，血小板減少症

3) 肝脾腫
血球貪食症候群

4) light for dates infant
血小板減少症，凝固障害症，DIC

5) 直接型高ビリルビン血症
VK欠乏症，肝機能障害による凝固障害症

6) 巨大血管腫（Kasabach-Merritt症候群）
血小板減少症，DIC

7) 痙攣
頭蓋内出血，DIC

8) not doing well
頭蓋内出血，DIC

3．鑑別のポイント
出血の診断は出血部位の診断と，出血の原因となる疾患の診断に分けられる。出血部位としては出生前の胎盤失血，臍帯出血，皮下出血（頭血腫などを含む），消化管出血，頭蓋内出血が多く，出血の原因としては，VK欠

表1 新生児出血の原因

1. 血管障害症
   ① Kasabach-Merritt症候群など
2. 血小板機能異常症
   ① 先天性血小板機能異常症：血小板無力症など
   ② 母体の薬物服用：アスピリンなど
   ③ 新生児への薬物投与：ペニシリン大量投与など
3. 血小板減少症
   ① 自己免疫性血小板減少症母体より出生した児ITP，SLE合併妊娠
   ② 同種免疫性血小板減少症
   ③ 感染症：新生児TSST様発疹症，TORCH症候群，梅毒スピロヘータ，重症細菌感染症など
   ④ 母体の薬物服用：サイアザイド系利尿剤，トルブタミドなど
   ⑤ light for dates infant
   ⑥ 低酸素症
   ⑦ 先天性白血病
   ⑧ 先天性血小板減少症
4. 線維素溶解異常症
   ① $α_2$-PI欠乏症など
5. 凝固障害症
   ① VK欠乏症（真性メレナ）
   ② 肝機能の障害および未熟性：低酸素症，多臓器不全，超低出生体重児，肝炎，胆道閉鎖症
   ③ 先天性凝固障害症：血友病A，血友病B，先天性無フィブリノゲン血症，先天性第XIII因子欠乏症，Upshaw-Schulman症候群など
   ④ 母体の薬物服用：ワーファリン，フェノバルビタール，フェニトイン，リファンピシン，イソニアジドなど
   ⑤ 新生児への薬物投与：ヘパリンなど
   ⑧ light for dates infant
6. 抗凝固障害症
   ① 先天性抗凝固障害症：先天性プロテインC欠乏症（電撃性紫斑病）
7. 凝固・抗凝固障害症
   ① 播種性血管内凝固亢進症（DIC）：感染症，低酸素症，低体温，脂肪乳剤投与など
8. その他
   ① 分娩ストレスなどによる胃粘膜の障害
   ② 牛乳アレルギーによる下血
   ③ 血球貪食症候群

乏性出血症，感染症に伴う血小板減少症，自己免疫血小板減少症母体より出血した新生児，DICなどが認められることが多いので，頻度の高い疾患を念頭に置き鑑別診断を進める（表1）。

a．出血部位の診断
1) 超音波エコー
前置胎盤，常位胎盤早期剥離，一絨毛膜性双胎妊娠，脳室内出血，副腎出血，肝皮膜下出血

表2　新生児出血傾向の検査・該当する疾患の分類

		PT 正常	PT 延長
APTT	正常	血小板機能異常症 第XIII因子欠乏症 α₂-PI 欠乏症	第II因子欠乏症（軽症） 第VII因子欠乏症
APTT	延長	第VIII因子欠乏症 第IX因子欠乏症 第XI因子欠乏症 von Willebrand 病 ヘパリン少量投与	VK欠乏症 無フィブリノゲン血症 第II因子欠乏症 第V因子欠乏症 第X因子欠乏症 肝機能障害，未熟性の強い児 ヘパリン大量投与 DIC

追加検査：血小板機能異常症-出血時間の測定，血小板凝集能の測定
　　　　　VK欠乏症-VK投与3時間後に検査の改善が得られることを確認する，PIVKA IIの測定
　　　　　DIC-FDP d-ダイマーの測定

2）CT
　クモ膜下出血，硬膜下血腫
3）消化管ファイバースコープ
　胃粘膜の障害
4）母体血検査
　母児間輸血症候群（母体血中にヘモグロビンF，αフェトプロテインなど胎児血成分を証明する）

b．出血原因の診断
　診断のチェックポイントに加えて，血小板数，FDP d-ダイマー，ヘパプラスチンテストを行うことができれば，日常遭遇する出血性疾患はほぼ鑑別できる．VK欠乏症が強く疑われる場合には，VK依存性蛋白質の前駆蛋白質であるPIVKA (protein induced by vitamin K absence or antagonist)を測定する．第II因子の前駆蛋白質であるPIVKA IIは半減期が長いため，VK投与後でも検出されることがある．さらに詳細な診断が必要な場合には，PT，APTT，出血時間，血小板凝集能，母体血中の患児あるいは患児の父親に対する血小板同種抗体などを必要に応じて測定する（表2）．

4．診断がつかないとき
　血液凝固スクリーニング用検体と，血清とを保存し，確定診断がつくまで，あるいは出血傾向が改善するまで状況に応じて交換輸血を行うか，FFPを10 mL/kgの量で12時間ごとに輸血する．Upshaw-Schulman症候群はFFPを5 mL/kgの量で輸血すると2～3週間安定した状態が保たれる．貧血には状況に応じて濃厚赤血球を輸血する．

黄疸
Jaundice

中村　友彦
長野県立こども病院／部長

1．緊急を要する黄疸の児
　生後24時間以内に可視的に明らかな黄疸と，総ビリルビン値が5 mg/dL/日の速度で上昇する黄疸は，早急な原因検索と1日に複数回のビリルビン検査が必要である．また，直接ビリルビン値が1.5～2.0 mg/dL以上の場合も原因検索を急ぐ．黄疸は重篤な疾患の1つの症状であることもある．黄疸以外に嘔吐，傾眠傾向，哺乳力低下，発熱，甲高い泣き声，灰白色の便などの症状がある場合は，慎重な診察とビリルビン値以外の検査が必要である．

2．新生児のビリルビン産生と移送（図1）
　ビリルビンの75％は，循環する赤血球中のヘモグロビンに由来し，1 gのヘモグロビンから35 mgのビリルビンが産生される．残り25％のビリルビンは，ヘモグロビン以外のヘムと，骨髄中の前赤血球細胞中のヘモグロビンに由来する．血漿中の間接（非抱合型）ビリルビンは，速やかにかつ可逆的にアルブミンと結合し，ビリルビン－アルブミン結合体は肝細胞内に移動し，uridine diphosphoglucuronosyl transferase (UDPGT)の働きで，グルクロン酸抱合される．グルクロン酸抱合された直接（抱合型）ビリルビンは，胆道中に排泄され，さらに腸管

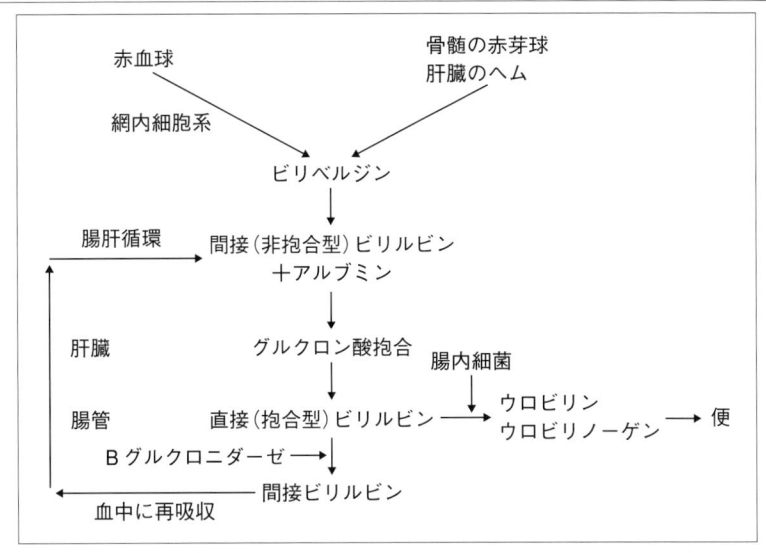

図1 ビリルビン産生と移送

内に排泄されて，腸内細菌によってウロビリノーゲンに変化して腸管より再吸収されることなく便中に排泄される．腸管内に停滞する直接ビリルビンはβ-グルクロニダーゼによって脱抱合され，間接ビリルビンとなり腸管より再吸収されて腸肝循環に入る．

3．診断のチェックポイント

a．家族歴
兄，姉が黄疸で光線療法や交換輸血の既往がないか，家族内に貧血，肝臓障害のある人がいないか聴取する．

b．母体歴
妊娠中のクームス試験，ならびに母体血液型を確認する．

糖尿母体より出生した児は，多血症になりやすいのと，糖尿母体の母乳中には高濃度のβ-グルクロニダーゼが含まれているため，ビリルビンの腸肝循環が増加しやすい．

母体分娩歴も確認する．臍帯結紮が遅れて多血症になった場合は，高ビリルビン血症になりやすい．

c．新生児要因

1）早産児
在胎週数が未熟なほどUDPGT活性が低値のため，間接ビリルビン優位の高ビリルビン血症になりやすい．

2）体重減少
生後数日の体重減少率と高ビリルビン血症とは有意な相関がある．経腸栄養の少ない児では腸肝循環が増加するためと考えられている．

3）母乳栄養
母乳栄養児の高ビリルビン血症についてはよく知られている．

4）胎便排泄
胎便排出の遅い児は，腸肝循環が増加して高ビリルビン血症になりやすい．

5）身体所見
頭血腫，帽状腱膜下出血の有無に注意する．原因不明のsmall for datesまたはlight for dates, 肝脾腫は子宮内感染症を疑わせる．

4．新生児黄疸への診断アプローチ
図2に黄疸の児への診断アプローチを示す．

5．黄疸をきたす疾患

a．間接ビリルビンの産生増加

1）溶血性疾患
①血液型不適合：ABO不適合，Rh不適合，亜型血液型不適合

②遺伝性疾患
　①赤血球膜異常
　・hereditary spherocytosis
　②赤血球酵素異常
　・glucose-6-phosphate dehydrogenase 欠損症
　・pyruvate kinase 欠損
　③ヘモグロビン異常症

2）その他
①重症感染症

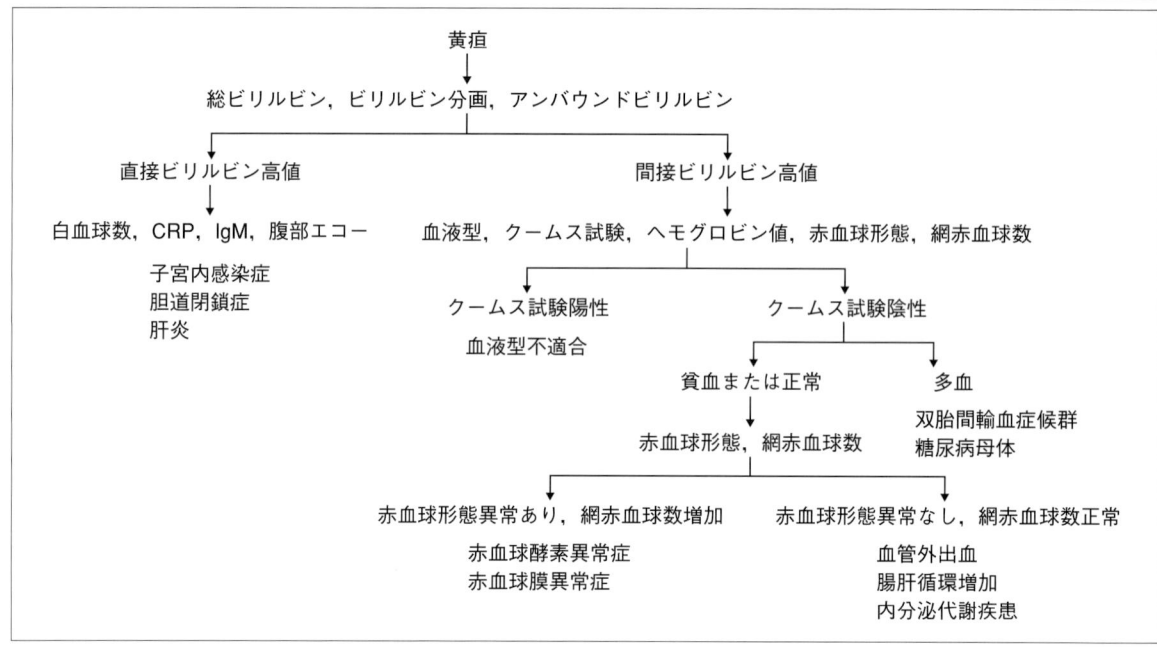

```
                              黄疸
                               │
              総ビリルビン，ビリルビン分画，アンバウンドビリルビン
                               │
              ┌────────────────┴────────────────┐
         直接ビリルビン高値                  間接ビリルビン高値
              │                                 │
  白血球数，CRP，IgM，腹部エコー    血液型，クームス試験，ヘモグロビン値，赤血球形態，網赤血球数
       子宮内感染症                            │
       胆道閉鎖症              ┌───────────────┴───────────────┐
       肝炎                クームス試験陽性              クームス試験陰性
                            血液型不適合                        │
                                                  ┌─────────────┴─────────────┐
                                              貧血または正常                 多血
                                                    │                双胎間輸血症候群
                                              赤血球形態，網赤血球数           糖尿病母体
                                                    │
                                   ┌────────────────┴────────────────┐
                           赤血球形態異常あり，網赤血球数増加   赤血球形態異常なし，網赤血球数正常
                                   赤血球酵素異常症                血管外出血
                                   赤血球膜異常症                  腸肝循環増加
                                                                  内分泌代謝疾患
```

図2　黄疸の児の診断のアプローチ

②血腫，出血(頭血腫，帽状腱膜下出血，頭蓋内出血，肺出血，副腎出血など)
③多血症

b．肝臓におけるグルクロン酸抱合の低下をきたす状態
①未熟性
②先天性 uridine diphosphoglucuronosyl transferase (UDPGT) 欠損症
③ガラクトース血症
④高チロシン血症
⑤高メチオニン血症
⑥甲状腺機能低下症
⑦下垂体機能低下症

c．直接ビリルビン高値となる疾患
①胆汁排泄障害
・胆道閉鎖症
・肝内胆管閉鎖症
・胆管囊腫
②肝細胞障害
・感染症
　細菌感染(梅毒，リステリア，結核)
　ウイルス感染(サイトメガロ，風疹，単純ヘルペス，コクサッキーB，肝炎ウイルス，トキソプラズマ)
③代謝疾患
④新生児エリテマトーシス
⑤染色体異常症

⑥その他
・中心静脈栄養
・薬剤性

d．腸肝循環の増加
①母乳性黄疸
②腸管閉鎖症またはイレウス

6．新生児黄疸鑑別のポイント

a．間接ビリルビン産生増加
新生児は赤血球数が多く胎児赤血球が寿命が短いので，1日 8〜10 mg/kg と成人の約2倍のビリルビンを産生し，さらに上記のような原因で溶血が進めば間接ビリルビン産生が増加する。

b．血清からの肝細胞へのビリルビン取り込みの低下
血清から肝細胞内へのビリルビン取り込みに重要な役割を果たす蛋白である Ligandin が，新生児早期は肝細胞内に少ない。肝細胞に取り込まれるのはアルブミンと結合したビリルビンなので，低アルブミン血症のある児では間接ビリルビンの肝細胞への取り込みが減少する。

c．肝細胞でのグルクロン酸抱合の減少
新生児の肝細胞における uridine diphosphoglucuronosyl transferase(UDPGT)活性は，生後10日まで成人の約 0.1% のため，グルクロン酸抱合が減少して間接ビリルビンが高値となりやすい。甲状腺機能低下症の児でも，UDPGT 活性が低下して間接ビリルビンが高値

となる．UDPGT 活性が遺伝的に欠損している疾患として，Crigler-Najjar 症候群 Type I，Crigler-Najjar 症候群 Type II（Arias Disease），Gilbert 症候群，Lucey-Driscoll 症候群が知られている．

d．直接ビリルビン値の上昇

生後 2～3 週以降も持続する黄疸では，必ずビリルビン分画を検査し，直接ビリルビンが 1～2 mg/dL 以上であれば，肝機能を含む血液検査，超音波検査，胆道シンチグラフィーを検討し，胆道系の疾患と肝細胞性の疾患の鑑別を行う．多くの先天性代謝異常症でも直接ビリルビン優位の黄疸となるので，上記の検査で診断がつかない場合は，血中・尿中アミノ酸分析，尿中有機酸分析を行う．

e．腸肝循環

新生児の腸管は，直接ビリルビンをウロビリノーゲンに変換させる腸内細菌が少ないのと，直接ビリルビンを再び間接ビリルビンに脱抱合する β-グルクロニダーゼの活性が高いため，間接ビリルビンが，腸管より再吸収される腸肝循環が多い．感染症で腸内細菌が変化した場合，β-グルクロニダーゼの活性が高い母乳栄養児，または腸管内に便が停滞し直接ビリルビンが脱抱合されやすい状態では腸肝循環が増加する．

嘔吐
Vomiting in the newborn

山田　雅明
仙台赤十字病院／部長

新生児では下部食道-胃噴門部の未熟性のため，嘔吐は頻繁に認められる症状である．このため新生児の嘔吐の診察においては，まずそれが生理的嘔吐か病的嘔吐かを判断することが重要である．新生児早期にみられる嘔吐のなかで最も頻度が高いのは生理的嘔吐で，その代表が初期嘔吐である．これは授乳前なら羊水様のものを，糖水や母乳を与えた場合はそれを嘔吐するが，量は少なくそのまま授乳を進めていくうち自然に治まり，通常生後 48 時間以上は続かない．その他に，授乳量の過多，空気嚥下，排気不良などによる嘔吐も，生理的嘔吐に分類する．

一方，以下の項目が 1 つでもある場合は病的嘔吐であり，検査，処置，原因疾患の検索が必要である．①嘔吐の回数・量が多く，持続する，②吐物が緑色（胆汁性），血性，③腹部膨満，胎便排泄遅延，血便，または下痢を伴う，④体重が減少し脱水症状がある，⑤全身状態不良（哺乳力不良，活気なし，体温の異常，呼吸の異常，痙攣，など）．特に生後 1 週以内の病的嘔吐の場合は，新生児科医に相談したほうがよい．

1．緊急処置
a．全身状態の評価

皮膚色不良，呼吸障害，不活発，痙攣，著明な腹部膨満などを認める児は，直ちに保育器に収容し，呼吸心拍モニターと SpO$_2$ モニターを装着する．体温，血圧，全身の理学的所見をすばやくチェックし，血液ガス分析，電解質，血糖，Ht，ビリルビン，胸腹部単純 X 線写真を緊急検査する．

b．呼吸管理

肉眼的にチアノーゼあるいは SpO$_2$ の低下があれば，酸素を投与し必要なら人工呼吸器を装着する．

c．静脈の確保

病的嘔吐の場合はひとまず絶食とし，点滴を行う．緊急検査で代謝性アシドーシス，低血糖，電解質の異常がある場合は，その補正を開始する．

d．胃管の挿入と留置

吐物の誤嚥による窒息や肺炎の防止と，消化管の減圧が目的である．胃管（太いほうがよい．成熟児で 7Fr～8Fr）を経鼻あるいは経口で挿入し，胃の内容物を吸引する．その後も胃管は留置し，開放にして胃の内容物を流出させ，さらに定時的にシリンジで吸引する．食道閉鎖では胃管が途中でつかえ，さらに押し込むと反転して口から出てくる所見がみられる．

2．診断のチェックポイント
a．周産期情報

(1) 羊水過多：上部消化管閉鎖
(2) 血性羊水：母体血の嚥下による血性吐物や血便
(3) 母体発熱，前期破水，羊水の混濁・悪臭：感染症
(4) 胎児・新生児仮死：脳浮腫，頭蓋内出血

b．嘔吐の分析

1）吐物の内容

(1) 泡沫様（泡を混じた唾液）：食道閉鎖
(2) 乳汁様：胃食道逆流症，肥厚性幽門狭窄症，Vater 乳頭より口側の十二指腸閉鎖・狭窄，特発性嘔吐
(3) 緑色（胆汁様）：Vater 乳頭より肛門側の腸閉鎖・狭窄（ただし，内科的疾患や特発性嘔吐でも胆汁性嘔吐は認められることがある）
(4) 血性：血性羊水などの母体血嚥下，ビタミン K 欠乏性出血症，腸回転異常症，上部消化管の潰瘍性病変

2）嘔吐の出現時期

先天性消化管閉鎖では閉鎖部位が口側に近いほど，嘔吐が早期に出現する．十二指腸レベル以上の上部消化管

閉鎖では，生後間もなくから嘔吐がみられることが多く，下部消化管閉鎖，腸回転異常症，Hirschsprung病などでは，生後1日以上たってからのことが多い．先天代謝異常の多くも，生後数日してから嘔吐が出現する．肥厚性幽門狭窄症では生後2～3週ごろから嘔吐がみられる．

c．嘔吐以外の症状
1）腹部所見
下部の消化管通過障害，胃穿孔，壊死性腸炎などでは腹部全体が膨満する．空腸上部以上の閉鎖では上腹部の膨満を認めるが，十二指腸レベル以上になると腹部膨満は目立たなくなる．肥厚性幽門狭窄症では噴門部から幽門部へ向かう胃の蠕動運動がみえる．

2）胎便
生後24時間以上胎便の排泄がないときは，Hirschsprung病，腸閉鎖，鎖肛が疑われる．白っぽい胎便（自然あるいは浣腸による排便）は腸閉鎖が疑われる．鎖肛では瘻孔を伴うことも多く，瘻孔から胎便が出ているために発見が遅れることがある．肛門の位置は必ず確認しておく．

3）血便
母体血の嚥下，ビタミンK欠乏性出血症，腸回転異常症，壊死性腸炎，消化管穿孔

d．胸腹部単純X線写真
新生児では仰臥位での正面像と側面像の2方向の撮影が基本である．できればさらに立位正面像も撮影する．腹腔内遊離ガスの確認には，仰臥位での側面像（クロステーブル・ラテラール撮影）や左を下にした側臥位正面像（デクビタス撮影）が有効である．

e．入院時に必要なその他の診察・検査
先天性消化管閉鎖は染色体異常に伴いやすく（例：Down症での十二指腸閉鎖），またほかの先天奇形を伴うことがある（例：VATER連合）ので注意する．体重測定のほかに新生児の入院時一般検査（CRP，血算，血液ガス，電解質，血糖，ビリルビン，肝機能，BUN，クレアチニン，ヘパプラスチンテスト，検尿一般，咽頭と便の培養）を行う．

3．病的嘔吐をきたす疾患（表1）
緊急手術が必要な外科的疾患か内科的疾患かの判定が重要である．

4．鑑別のポイント
診断のチェックポイントの結果を総合して鑑別を行う．中枢神経疾患が疑われるときは，さらに脳のエコー検査やCTの検査を行う．重篤な感染症が疑われる場合

表1　新生児嘔吐の原因疾患

1. 消化管の異常（*は外科疾患）
    ① 機械的閉塞，狭窄
        - 内因性：食道閉鎖*，肥厚性幽門狭窄症*，腸閉鎖*，鎖肛*
        - 外因性：腸回転異常症*，腸軸捻転*，輪状膵*，横隔膜ヘルニア*，胃軸捻転
        - その他：胎便栓症候群（メコニウム病）
    ② 機能的閉塞：Hirschsprung病*
    ③ 消化管の穿孔，破裂*
    ④ 壊死性腸炎
    ⑤ 胃食道逆流症
    ⑥ 消化性潰瘍
    ⑦ 胃腸炎（細菌性，ウイルス性）
    ⑧ ミルクアレルギー
2. 消化管以外の異常
    ① 中枢神経疾患：頭蓋内出血，脳浮腫，硬膜下血腫，水頭症
    ② 感染症：敗血症，髄膜炎，肺炎，尿路感染症
    ③ 内分泌疾患：塩類喪失型副腎性器症候群，副腎不全
    ④ 先天代謝異常：尿素サイクル異常，アミノ酸代謝異常，有機酸代謝異常
    ⑤ 心不全
    ⑥ 腎不全
    ⑦ 薬物性（ジギタリス，テオフィリン，ドキソプラム）
    ⑧ 血性羊水の嚥下
3. 特発性嘔吐（原因不明）

は，血液培養や髄液検査を行う．吐物や便の血液が母体血か児血かの判定には，A_{pt}試験が有用である．表2に消化器疾患の特徴的な所見を示したが，外科的疾患が疑われる場合は必ず小児外科医に紹介し，消化管造影検査はその後，小児外科医の立会いの下で行うことが望ましい．

腸回転異常症はLadd靱帯の圧迫による十二指腸狭窄症状や中腸軸捻転による血便，時にショックを呈する．単純写真所見は表2に示した典型例以外のものも多いので注意が必要である．

Hirschsprung病では直腸指診で指を引き抜くと多量のガス，水様便の噴出をみる．

壊死性腸炎は極低出生体重児に多く発症し，胃吸引物の増加や嘔吐，腹部膨満，血便のほか，無呼吸発作，代謝性アシドーシス，CRP陽性などの所見がある．穿孔を起こしやすいため頻回のX線撮影が必要である．

胎便栓症候群も低出生体重児に多く発症し，胎便排泄遅延，嘔吐，腹部膨満が認められる．浣腸やガストログラフィン注腸で，粘稠な胎便が排泄されれば改善する．

新生児の胃軸捻転は哺乳後に腹臥位にすることで，ほとんどの場合自然治癒する．

肥厚性幽門狭窄症の嘔吐はしだいに増悪して噴水状嘔

表2 新生児消化器疾患のX線所見

部位	疾患	X線所見
食道	食道閉鎖	単純撮影：食道盲端でカテーテルが反転したcoil-up像。Gross C型では腹部消化管ガス像あり，Gross A型では腹部消化管ガス像なし。
胃	胃軸捻転	上部消化管造影：胃底部の低下，大彎が小彎よりも高位に位置，食道と大彎の交差像，胃内の2つの鏡面像形成，下向きの幽門部
	肥厚性幽門狭窄症	単純撮影：胃の拡張，胃の強いくびれ(蠕動波)，上部消化管造影：造影剤の胃から十二指腸への排泄遅延，幽門管の延長と狭小化(string sign)，十二指腸へ突出した幽門像(umbrella sign)
小腸	十二指腸閉鎖	単純撮影：胃と十二指腸球部の2泡性ガス像(double bubble sign)。それ以下の消化管ガス像なし。
	空腸閉鎖 回腸閉鎖	単純撮影：空腸上部の閉鎖では3泡性ガス像(triple bubble sign)。空腸下部や回腸の閉鎖では多数の拡張し連続した腸管ガス像 注腸造影：microcolon
	腸回転異常症による十二指腸狭窄と中腸軸捻転	単純撮影：2泡性ガス像以外にも，少量の消化管ガス像。上部消化管造影：十二指腸のループが水平脚の位置からそのまま下降。注腸造影：回盲部の位置異常
大腸	Hirschsprung病	単純撮影：腹部全体に拡張した腸管ガス像。骨盤腔内にガスが欠如 注腸造影：無神経節腸管からなる狭小部と口側の拡張した正常腸管との移行部(口径差)の描出
	胎便栓症候群	単純撮影：腸管ガス膨満像。注腸造影：詰まった胎便による陰影欠損
その他	壊死性腸炎	単純撮影：腸管拡張像。腸管ループの固定像，腸管壁を縁取る線状・三日月状の透亮像(腸管壁内ガス像)，門脈内ガス像
	消化管穿孔	単純撮影：腹腔内遊離ガス像
	胎便性腹膜炎	単純撮影：腹腔内石灰化像

吐となる．注意深い触診で，幽門部に腫瘤を触知するが，実際にはなかなか難しいことがある．現在，画像診断は消化管造影よりも超音波検査が主流である．

5．診断がつかないとき

明確な原因が判明しなくとも，生後1週間ほどで軽快し予後良好のものは特発性嘔吐と診断するが，嘔吐が続く場合は原因の究明に努める．Hirschsprung病の場合，新生児早期の注腸造影では口径差が不明瞭なことがある．1回の注腸造影で証明できなくとも，疑いが濃厚なときは，日を改めて注腸造影検査を繰り返す．先天代謝異常や内分泌疾患はまれな疾患のため，その症状(嘔吐，哺乳力低下，筋緊張低下，意識障害，痙攣など)は，中枢神経疾患，重症感染症，心疾患による循環不全，時には肥厚性幽門狭窄症などと誤られることもある．代謝性アシドーシス，高アンモニア血症，あるいは電解質の異常などを認める場合は，常にこれらの疾患を考慮しなければならない．

腹部膨満
Abdominal distension

板橋　家頭夫
昭和大学／教授

1．診断のチェックポイント
a．全身状態の評価
体動が少なく，活気がない，皮膚色不良，末梢が冷たい(感染症，消化管穿孔，脱水，ショック，壊死性腸炎)．

b．視診
新生児では，それより年長の児に比べて腹筋の発達が十分でないために，比較的大きな腫瘤は視診で確認できる場合がある．消化管穿孔や敗血症，壊死性腸炎では顕著な腹部膨満が認められ，表面は光沢を帯びたように見える．肥厚性幽門狭窄症では上腹部の膨満とともに蠕動運動がみられる．

c．触診
腹部膨満が腫瘤によるものなのか，腸管の拡張や腹水貯留によるものなのかを触診で確認する．また，触診で腫瘤が触知される場合は，表面の性状や硬さ，可動性，

位置，広がりなども確認する。

d．出生前情報
出生後間もない時期より腹部膨満を認める疾患では，妊娠中の母体や胎児異常の有無を確認する。

1）妊娠中の羊水量
- 羊水過多(食道閉鎖，小腸閉鎖，胎児水腫)
- 羊水過小(両側多嚢胞性異形成腎)

2）胎児超音波による異常
- 胃胞がみられない(先天性食道閉鎖)
- 上腹部を中心とした嚢胞(単一の嚢胞：卵巣嚢腫，2つの嚢胞：十二指腸閉鎖，多嚢胞：十二指腸以下の小腸閉鎖)
- 上腹部を中心とした多嚢胞に石灰化所見(胎便性腹膜炎)
- 胎児腎盂の拡大(先天性水腎症)
- 胎児腎盂・尿管・膀胱の拡張(後部尿道弁閉鎖，プルーンベリー症候群)
- 種々の大きさの腎嚢胞(多嚢胞性異形成腎)
- echogenicな腎臓に多数の小嚢胞(乳児型多嚢胞腎)
- 多量の腹水・胸水・皮下浮腫(胎児水腫)

3）その他
骨盤位分娩(肝皮膜下出血，副腎出血)，多血症・新生児仮死・母体糖尿病(腎静脈血栓症)．家族歴(乳児型多嚢胞性腎)，子宮内発育遅延(胎便栓症候群)

e．出生後の情報

1）嘔吐
嘔吐は消化管の異常に限らず，新生児ではしばしば認められる症候である(前項「嘔吐」363頁参照)．
生後早期からの嘔吐(先天性食道閉鎖，消化管閉鎖，胎便栓症候群，感染症)と，生後1～4週間で認めることが多い嘔吐(腸軸捻転，壊死性腸炎，ミルクアレルギー，肥厚性幽門狭窄症，Hirschsprung病)に分けられる．

2）便の異常
- 自力での排便が少ない(Hirschsprung病，胎便栓症候群)．
- 血便(腸軸捻転，Hirschsprung病，敗血症，壊死性腸炎，ミルクアレルギー)

3）尿の異常
- 出生後からの無尿(後部尿道弁閉鎖，腎静脈血栓症)
- 尿量の低下・乏尿(感染症，消化管穿孔，壊死性腸炎，ショック，高度の両側多嚢胞性異形成腎，乳児型多嚢胞性腎，副腎出血)
- 血尿(腎静脈血栓症，Wilms腫瘍)

4）呼吸障害
- 出生直後(高度の両側多嚢胞性異形成腎，乳児型多嚢胞性腎)

- 出生後数日以内(敗血症，ショック，先天性食道閉鎖，壊死性腸炎)

5）その他
- 口腔内の泡沫状分泌物(先天性食道閉鎖)
- 全身の浮腫・貧血(胎児水腫)
- 肛門がない(鎖肛)

f．診断の手順
できるだけ迅速に腹部膨満の原因にアプローチするためには下記の手順を原則とする．

腹部膨満⇒腫瘤(＋)⇒胸部・腹部単純X線撮影＋腹部超音波検査
　　　　⇒腫瘤(－)＋ショック(－)⇒胸部・腹部単純X線撮影
　　　　⇒腫瘤(－)＋ショック(＋)⇒胸部・腹部単純X線撮影＋感染症チェック

柔かい腫瘤や比較的小さなものは必ずしも触診だけでわからない場合もあるため，その場合には腹部超音波検査を組み込む．また，ショック状態とまではいかなくとも，全身状態が優れない場合には，感染症のチェックや血液生化学検査を速やかに行う．

2．腹部膨満をきたす疾患

a．消化管の異常
小腸閉鎖，肥厚性幽門狭窄症，胎便栓症候群，先天性食道閉鎖，Hirschsprung病，鎖肛，腸軸捻転，消化管穿孔，壊死性腸炎

b．肝臓の異常
胆道拡張症，肝皮膜下出血，肝芽腫，肝血管腫

c．泌尿器・生殖器・副腎の異常
卵巣嚢腫，水腎(水尿管)症，後部尿道弁閉鎖，多嚢胞性異形成腎，副腎出血，神経芽細胞腫，多嚢胞性腎(乳児型)，Wilms腫瘍

d．全身的な異常
重症感染症，ミルクアレルギー

3．鑑別のポイント(表)
主要な疾患の鑑別診断のポイントを表に挙げた．

4．診断がつかないとき
成熟児ではほとんどの場合，診断は出生前情報や腹部単純X線撮影，超音波検査，消化管造影の組み合わせで診断されることが多い．一方，低出生体重児(特に極低出生体重児)で腹部膨満がみられた場合には，まず壊死性腸炎，胎便栓症候群，重症感染症を念頭に置いて鑑別していくことが多い．これらの治療を行っても改善がない場合には，いたずらに経過観察することなく消化管

表　腹部膨満をきたす疾患と鑑別上のポイント

疾患	鑑別上のポイント
先天性水腎症(腎盂尿管移行部狭窄)	側腹部で片側または両側の表面平滑な腫瘤 超音波検査で腎盂・腎杯の拡張
先天性後部尿道弁	側腹部で両側の表面平滑な腫瘤 超音波検査で両側水腎症＋水尿管＋拡張した膀胱
多嚢胞性異形成腎	側腹部で片側または両側の表面に凹凸のある腫瘤 超音波検査でぶどう房状の大小さまざまな嚢胞が存在し，相互の交通はない。
卵巣嚢腫	大きなものは表面平滑でやわらかい腫瘤 超音波検査では多くの場合が単房性の嚢胞 腸間膜嚢腫や重複腸管との鑑別は時に困難
小腸閉鎖	十二指腸以下の閉鎖で腹部膨満＋胆汁性嘔吐 腹部単純X線：triple～multiple bubble sign(空腸～回腸閉鎖)，石灰化を伴う場合には胎便性腹膜炎 注腸造影ではmicrocolon(妊娠後期発生例では認められない)
肥厚性幽門狭窄症	発症当初は全身状態がよく，哺乳意欲あり。 拡張した胃の蠕動運動が視診で確認できる。 上腹部のオリーブ状腫瘤触知 腹部超音波にて幽門管の延長(＞15mm)・幽門筋肥厚(＞4mm)確定できない場合には上部消化管造影
先天性食道閉鎖	Gross Cが最多で，羊水過多があり口腔から泡沫状分泌物がある場合には胃管挿入し，胸部X線にてCoil-upサインを確認 腹部単純X線にて胃胞が確認できない(Gross A，B)。
胎便栓症候群	低出生体重児に多く，胎便の排泄が不良 腹部単純X線撮影にて広範な消化管の拡張像 注腸造影で下行結腸あたりまでのmicrocolon，注腸造影後の粘稠な胎便排泄により症状改善時にHirschsprung病や壊死性腸炎との鑑別が困難
Hirschsprung病	腹部単純X線撮影にて腹部全体に拡張した腸管(ただし，小骨盤腔には腸管ガスはない) 注腸造影にてnarrow segmentとcaliber change 直腸肛門内圧検査で直腸肛門反射があれば本症は否定的 直腸粘膜生検にて確定診断 ミルクアレルギー，腸軸捻転，重症感染症による麻痺性イレウスとの鑑別が必要
消化管穿孔	腹部単純X線撮影にて腹腔内遊離ガスの確認(少量の遊離ガス検出にはcross lateral view) 血液一般およびCRPによる感染症チェック
壊死性腸炎	極低出生体重児に発症しやすい。 腹部単純X線撮影にて腸管の拡張・腸管ループの固定・腸管壁の肥厚・壁内ガス・門脈内ガスの存在(穿孔例で遊離ガス) 腹部超音波にて腹水の存在 血液生化学検査による炎症所見
腸軸捻転	腹部膨満・下血・胆汁性嘔吐，進行例ではショック 腹部単純X線所見は多彩 腹部超音波にてSMV rotation sign・whirlpool sign[#1] 上部消化管造影にてcork screw sign[#2]
重症感染症	腹部単純X線撮影にて腸管拡張を認めることが多いが，特徴的な所見はない。 血液生化学検査による炎症所見 壊死性腸炎・ミルクアレルギーとの鑑別
ミルクアレルギー	重篤なものは重症感染症に類似した全身状態となる(CRP陽性例あり)。 急性胃腸炎様症状(下痢・嘔吐・血便など) 腹部単純X線撮影では一定の所見はない。 IgE上昇やRAST陽性になるとは限らない。 最終的には除去・負荷テストが信頼性高い。

[#1]：SMV rotation signとは，上腸間膜静脈(SMV)の位置関係が逆転し，SMVが上腸間膜動脈(SMA)の左側に位置することをいう。whirlpool signとはSMAを中心に腸管が渦巻状に配列することをいう。
[#2]：cork screw signとは，捻転した空腸がらせん状に回転している所見をいう。
(注)　上記疾患のうち，肥厚性幽門狭窄，ミルクアレルギーを除けば外来診療で対象となることは少ない。したがって新生児領域で入院外来を問わず重要なものを太字，それ以外で見逃してはならないものを下線とした。

閉鎖を疑い注腸造影により microcolon の有無を明らかにすることが必要である。ミルクアレルギーではすべての症例で総 IgE 上昇や RAST 陽性となるとは限らず、これら所見が陰性であるからといって否定する根拠にはならない。診断は必ずしも容易でない。重要なことは低出生体重児を含めてミルクアレルギーが起こりうることを念頭に置くことである。

チアノーゼ
Cyanosis

高橋　重裕
国立成育医療センター

1．救急処置

肺性・心性チアノーゼの鑑別を速やかに行い、肺性チアノーゼであれば酸素投与などの呼吸の補助を行い、必要があれば直ちに気管内挿管を行う。心性チアノーゼ（動脈管依存型の心疾患）であればプロスタグランジンE_1（PGE_1）の投与を開始する。搬送先や当直帯などで情報が限られ、鑑別が困難なときはまず酸素を投与し、SaO_2 の上昇が十分でなければ酸素・PGE_1 を同時に投与することが推奨される。ただし、副作用として無呼吸発作を認めることがあるため、呼吸補助の準備をして投与するのが望ましい。PGE_1 は脂肪製剤である lipo PGE_1（リプル®、パルクス®）が広く使用（初期量 5 ng/kg/分）されているが、当院では投与量の調節のしやすさから PGE_1-CD（プロスタンディン®）を初期量 10〜25 ng/kg/分で開始している。

また上下肢の SaO_2 に解離（上肢＞下肢）を認めるときは大動脈縮窄・離断症、新生児遷延性肺高血圧症（PPHN）を考えて、診断が確定するまでは酸素、PGE_1 を同時に投与している。

2．診断のチェックポイント

チアノーゼとは、皮膚や粘膜が青紫色や暗赤色を呈する状態のことでる。一般に皮膚毛細血管内血液中の還元 Hb 量が 5 g/dL 以上（中枢性では 3 g/dL 以上）存在する場合、チアノーゼが出現するといわれている。また動脈血酸素飽和度が 80％ 前後になると肉眼的にチアノーゼが出現するといわれているが、重症貧血では 60％ 前後にならなければチアノーゼが出現しないときもある（図1）。還元 Hb が 3 g/dL 以上でチアノーゼが出現すると仮定した場合、SaO_2 が $\{(総 Hb - 3) \div 総 Hb\} \times 100(\%)$ 以下で肉眼的にチアノーゼが出現することになる。

チアノーゼには大きく分けて中枢性チアノーゼと末梢性チアノーゼが存在し、さらに中枢性チアノーゼは心性チアノーゼと肺性チアノーゼに分けられる。中枢性チアノーゼとは、原因が肺・心臓・大血管にあって動脈血酸素含量が低下している状態を示し、末梢性チアノーゼとは、動脈血酸素含量は正常だが末梢組織における酸素利用が相対的に亢進している状態。例えば静脈還流の遅延、動脈血供給の不足、血液性状の変化などがある場合に出現する。

出現部位としては末梢性チアノーゼでは四肢末端、爪床、口唇にみられることが多く、中枢性チアノーゼでは上記のほかに舌尖・鼻尖端・眼球結膜にも存在する。

末梢性チアノーゼと中枢性チアノーゼは上記のように出現部位で一応鑑別が可能であるが、パルスオキシメー

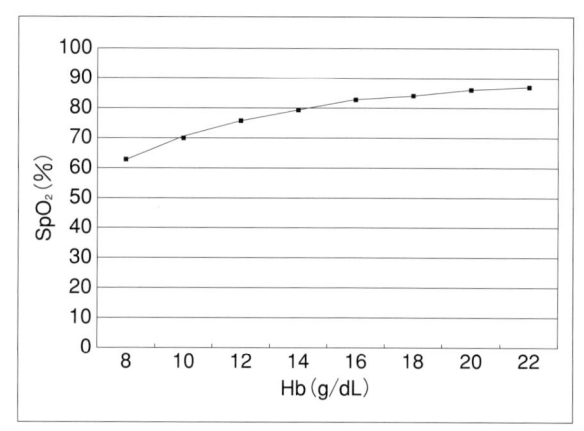

図1　チアノーゼ出現時の総 Hb 値と SpO_2 の変化

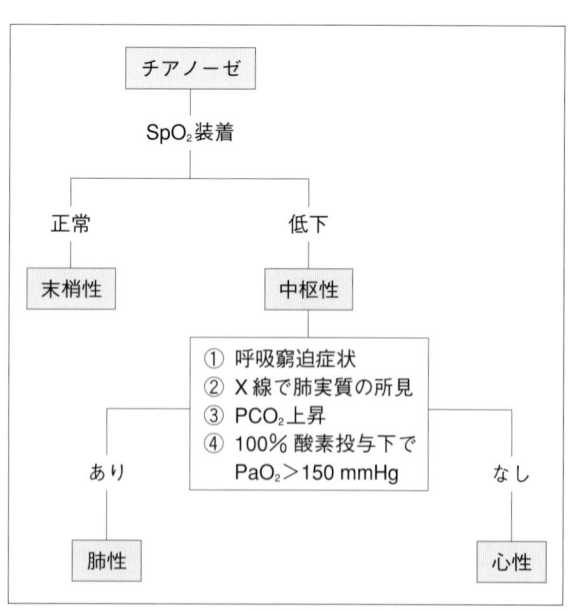

図2　チアノーゼの鑑別方法

ターを装着すれば容易に鑑別できる。また心性チアノーゼと肺性チアノーゼは呼吸器症状の有無，X線所見，血液ガス所見（Pco_2，Pao_2）酸素投与による反応性から鑑別が可能である。図2にチアノーゼの簡単な鑑別方法を示す。

3．新生児期にチアノーゼをきたす疾患

新生児期にチアノーゼをきたす疾患は数多く存在するが（新生児・乳児33頁表参照），頻度の高いものとしては以下が挙げられる。

(1) 肺性チアノーゼとして
①呼吸窮迫症候群（RDS）
②新生児一過性多呼吸（TTN）
③胎便吸引症候群（MAS）
④気胸
⑤無呼吸

(2) 心性チアノーゼとして
①肺動脈閉鎖症・重症肺動脈狭窄症（Fallot 四徴症を含む）
②大動脈縮窄・離断症
③完全大血管転位症
④両大血管右室起始（DORV）
⑤総肺静脈還流異常

上記のほかに分類されるものとしてメトヘモグロビン血症なども挙げられる。メトヘモグロビン血症については，ほとんどがNO吸入時にみられるが，Pao_2が正常にもかかわらずチアノーゼを認めるため，注意が必要である。

4．鑑別のポイント

ここでは主に中枢性チアノーゼの鑑別について述べる。

a．肺性チアノーゼ

新生児期において，肺性チアノーゼの原因は在胎週数，分娩方法，発症時期などの分娩情報からある程度推測できる場合が多い。また心性チアノーゼと違い多呼吸，呻吟，陥没呼吸などの呼吸器症状を必ず伴うのも特徴の1つである。

1）分娩情報からの鑑別

分娩情報から推測できるものとして，以下が挙げられる。

①帝王切開＝新生児一過性多呼吸
②在胎34週未満の早産児＝呼吸窮迫症候群
③過期産・仮死・羊水混濁＝胎便吸引症候群
④前期破水・母体感染徴候＝肺炎
⑤羊水過少＝肺低形成

これらはすべてがイコールではなく頻度が高いということに過ぎないが，常に念頭に置いて鑑別にあたる必要がある。

2）臨床症状からの鑑別

肺性チアノーゼを鑑別するにあたっては，臨床症状も重要な情報の1つである。新生児一過性多呼吸は多呼吸，呻吟，陥没呼吸は軽度のことが多く，チアノーゼも目立たないことが多いが，重症例では呼吸窮迫症候群との鑑別が困難なこともある。また生後24時間以降に自然軽快するのが一般的である。呼吸窮迫症候群は呻吟，陥没呼吸などの呼吸窮迫症状が強く，内因性サーファクタントが産生される生後72時間までは症状の改善がみられない。胎便吸引症候群は多呼吸，陥没呼吸のほかに胎便がチェックバルブとなり，呼気の延長がみられることがある。また気胸やPPHNを合併しやすいのも特徴の1つである。気胸は患側の呼吸音の欠如や胸郭の高さに左右差が認められることがあり，緊張性気胸の場合には縦隔の変位により心音の聴取部位が変位することがある。また横隔膜ヘルニアでは患側にグル音が聴取できることもあるが，実際には聴取困難なことのほうが多いと思われる。気道狭窄によるチアノーゼの場合は陥没呼吸とともに喘鳴がみられることが多く，上気道狭窄の場合は吸気性，下気道狭窄の場合は呼気性喘鳴となるのが一般的である。

3）検査所見からの鑑別

肺性チアノーゼを鑑別するためには胸部X線，血液検査（CRP，IgM），マイクロバブルテスト，透光試験などで鑑別が可能であるが，分娩情報，臨床症状などを加味し総合的に判断することが重要である。

(1) 胸部X線所見：新生児呼吸障害の代表的な3疾患についてのX線所見を示す。

①新生児一過性多呼吸（TTN）：X線所見は肺水の吸収遅延を表し肺門周囲の索状影，葉間胸水などを認める。RDSと比較して肺の容量は保たれていることが多く，間質浮腫による末梢気道狭窄のため過膨張気味となる。

②呼吸窮迫症候群（RDS）：網状顆粒状陰影，すりガラス様陰影，気管支透亮像が特徴的な所見といえる。また肺の容量も低下していることが多い。

③胎便吸引症候群（MAS）：吸引された胎便が気管支を閉塞することにより，無気肺およびチェックバルブによる閉塞性肺気腫を認める。X線所見としては結節状陰影や囊胞状陰影が混在する。

X線所見が診断の助けとなるものとして上記に示した3疾患のほかに，横隔膜ヘルニア（患側胸腔内の腸管ガス像），気胸なども挙げられる。呼吸障害があるにも

かかわらずX線所見が正常な場合は気道狭窄などを疑う必要がある。

(2) **血液検査**：MAS, 肺炎ではCRPの上昇を認めることが多いが，MASによるCRP上昇は化学性の炎症によるものであり，基本的には抗生物質に反応しない。また先天感染がある場合は臍帯血IgMの上昇（20 mg/dL以上）も参考となる。

(3) **透光試験・マイクロバブルテスト**：透光試験（トランスイルミネーション）はライトを用いて，その透過性により液体，気体の貯留の有無を見ることができる。新生児医療の現場においては主に気胸の診断に利用されることが多い。左右の胸郭で左右差がある場合は気胸の存在を疑う。非侵襲的であり，迅速に行えるため気胸を疑った場合，まずX線検査の前に行うべきである。

マイクロバブルテストは羊水または胃液を用いて肺の成熟度をみる検査として，RDSの診断に用いられている。WEAK以下ではRDS発症のリスクが高いといわれている。

b．心性チアノーゼ

新生児期にチアノーゼを呈する先天性心疾患は数多く存在する。前にも述べたようにチアノーゼ性心疾患においては呼吸器症状を伴わないのが一般的であるが，総肺静脈還流異常に肺静脈狭窄を伴う場合は肺うっ血による呼吸器症状を伴うことがある。

1）**臨床症状からの鑑別**

心性チアノーゼを心雑音などの症状で鑑別するのは困難といえる。しかしチアノーゼの進行具合から大まかな疾患の予測が可能である。動脈管依存性の場合，動脈管が閉鎖してくる日齢1以降に急速にチアノーゼが進行する可能性があるが，動脈管依存性でない場合は，動静脈血の混合によるSaO_2の低下は認めるが，$SaO_2$85以下になることは比較的まれであり，生後肺血管抵抗が下がるにつれてSaO_2が上昇し，それとともに肺血流増加による呼吸器症状が出現するのが一般的である。また大動脈離断症，大動脈縮窄症では動脈管を介して右左短絡を生じるため，下肢のみにチアノーゼが出現しdifferencial cyanosisを生じるのが鑑別のポイントとなるが，これはPPHNにもみられる所見である。

2）**検査所見からの鑑別**

新生児のチアノーゼ性心疾患を疑った場合は，できるだけ速やかに超音波検査を施行するのが望ましい。新生児期の心性チアノーゼにおいて重要なことは，PGE_1およびBAS（心房中隔裂開術）の必要性を判断することである。このため肺動脈の順行性の血流の有無（肺動脈閉鎖の除外），大動脈の形成異常の有無（大動脈縮窄，離断，左心低形成などの除外），肺静脈の還流異常の有無（総肺静脈還流異常）を確認することが不可欠である。

各疾患の詳細な鑑別方法については他書を参考にしていただきたい。

5．診断のつかないとき

新生児期にチアノーゼを呈している場合，酸素を投与するかPGE_1を投与するかが重要なポイントとなってくるが，臨床の現場，特に搬送元の産科や当直病院などでは情報が限られ，チアノーゼの原因がはっきりしない場合が多々ある。このような場合はNICUのある施設に搬送依頼をするのはもちろんだが，まず酸素を使用しSaO_2の上昇が不十分であれば，酸素およびPGE_1を同時に投与しておくのが望ましいと考えられる。短期的にみれば心性チアノーゼ，肺性チアノーゼを含め，PGE_1を投与して状態が悪化する可能性がある疾患は総肺静脈還流異常（肺静脈狭窄合併例）に限られる。万が一PPHNであった場合，酸素の不使用はPaO_2を上昇させないことによってさらに肺血管を収縮させ悪循環に陥らせてしまう可能性があるし，動脈管依存性の心疾患であった場合，PGE_1の不使用は動脈管の閉鎖により致死的になりうる。以上のことからチアノーゼをきたす疾患の中で総肺静脈還流異常の頻度がそれほど高くない（全先天性心疾患のうち1％前後）ことを考えると，酸素およびPGE_1を同時に使用し，適切な施設へ搬送するのが最善の策と考えている。

貧血・多血症
Anemia・Polycythemia

川上　義
日本赤十字社医療センター／部長

1．緊急処置

a．急性の出血性貧血による循環不全

ショックに対する一般的な治療（昇圧剤の投与・アシドーシスの補正など）に加え，循環血液量の確保を行うとともに，輸血による貧血の補正を行う。緊急時に交差試験の時間の余裕がなければ，入手可能であればO型Rh(－)のMAP血を用いる。患児が心不全状態にあるときには急速な大量輸血は危険であるため，初期輸血（または輸液）にて血圧を確保した後はMAP血輸血と瀉血を同量・同時に行う交換輸血方式での輸血も考慮する。

b．急激な溶血性貧血

早期新生児期に，溶血による貧血のためビリルビン値

が上昇した際には核黄疸の危険性がある。日齢とビリルビン値による交換輸血の基準に従って，緊急に交換輸血を行い貧血の補正とともに血中ビリルビン値を低下させなければならない。

c．過粘稠度症候群

多血による過粘稠度症候群のため無呼吸発作を頻発したり，痙攣のある例ではFFPか5%アルブミン液または「5%ブドウ糖：生理食塩水：20%アルブミン＝2：1：1」を用い，部分交換輸血により多血症を改善する必要がある。

2．診断のチェックポイント

早期新生児期の貧血の定義はHb 13 g/dL以下，多血はHb 22 g/dL以上（Ht 65%以上）とされる。

a．視診

新生児の皮膚色により貧血・多血のスクリーニングを行うが，ショック状態では貧血がなくても皮膚が蒼白になることがあり，注意を必要とする。新生児期，特に日齢2以降には通常黄疸が出現してくるが，「黄色白い」皮膚色のときには溶血性貧血の可能性も考慮する。

b．産科情報

胎児水腫，胎盤の異常（早期剥離など），血性羊水の有無などの胎児・母体および分娩時の産科情報が，貧血の原因を知るうえで重要なヒントとなることがある。

c．血液検査

貧血ないし多血が疑われたときには，血算値により診断および程度を確認する。貧血の際には血型・血算（網赤血球，血液像を含む）のほかに，臨床症状によって貧血の原因となる基礎疾患を鑑別するため血液型不適合検査（直接Coombs試験，ABO不適合が疑われる際には成人同型血球を用いた間接Coombs試験），感染症のチェック，血液凝固検査などを適宜行う。

d．出血の有無のチェック

体外への出血の有無は視診にて容易に確認できるが，頭蓋内・体腔内への出血の診断には，超音波検査など画像診断が有用である。

3．貧血・多血をきたす疾患

新生児期に貧血をきたす疾患は表1に示すように，「出血性」「溶血性」「低形成性」に大別される。

出血性貧血の原因は，発症時期により子宮内・分娩時・出生後に分類されるが，子宮内での出血例の診断には産科情報が欠かせない。新生児溶血性疾患で強い貧血をきたす例はRh(D)不適合によるものが多いが，遺伝性球状赤血球による例も時に経験される。低形成性の貧血はDiamond-Blackfan症候群が有名であるが，新生児期以降まで含めれば，NICUでは未熟児貧血が最も多い。

多血症をきたす疾患を表2に示すが，胎盤機能不全で子宮内低酸素のためエリスロポエチンが上昇し，赤血球産生が亢進し多血となる例は子宮内発育不全児にしばしばみられる。その他に先天奇形に合併する多血症や脱水に伴い二次的に多血となることもある。

血算の読みかた

貧血・多血の診断は血算の結果によるが，以下の2点に注意が必要である。急性の出血による貧血では，出血直後の検査ではまだ血液が希釈されていないため，血算の値が貧血の程度を正確に反映していないことがある。また，新生児では足底よりの採血がしばしば行われるが，足底採血では静脈ないし動脈採血に比較し，Ht値・Hb値が高く出るため，特に多血症で部分交換輸血の適応を考える際には静脈採血の結果で判断する必要がある。

表1 新生児貧血の原因

1. **出血性貧血**
   - 胎児母体間・胎児胎児間の血液移行
     胎児母体間輸血症候群，双胎間輸血症候群
   - 胎盤・臍帯の異常による子宮内・分娩時での出血
     胎盤早期剥離，前置胎盤，臍帯損傷など
   - 分娩外傷
     頭血腫，帽状腱膜下出血，頭蓋内出血，肝破裂など
   - 血液凝固異常
     新生児メレナ（広義には血液凝固異常によらないものも含む）
     DIC，血友病など
   - 未熟性に起因する出血
     脳室内出血など
   - 医原性出血
     手術時の出血，臍カテーテル挿入時の出血，頻回の採血など
2. **溶血性貧血**
   - 母児間血液型不適合
     Rh(D)，ABO不適合など
   - 遺伝性赤血球異常症
     遺伝性球状赤血球症，G6PD欠損症，異常ヘモグロビン症
   - 後天性溶血
     感染・DIC
3. **低形成性貧血**
   未熟児貧血
   ヒトパルボウイルスB19感染症
   Diamond-Blackfan症候群

表2 新生児多血の原因

1. 赤血球産生亢進
    胎盤機能不全
    母体糖尿病
    母体喫煙
    先天異常児
    （染色体異常，Beckwith-Wiedemann 症候群など）
2. 血液の移行
    双胎間輸血症候群
    臍帯結紮遅延
3. 脱水
    水分摂取不足
    下痢

4．鑑別のポイント
a．出生時よりの貧血
　双胎間輸血症候群や胎盤早期剥離など，産科情報より貧血の原因を推測できる例も少なくない。産科情報からは原因の推測が難しい貧血の代表として，胎児母体間輸血症候群が挙げられる。本症はなんらかの原因により胎児血が母体循環に流入することにより生ずるもので，母体血中の胎児血（HbF）の証明には母体血の塗抹標本を用いての Kleihauer-Betke 法や母体血中の HbF の測定（2％以上であれば有意）が行われる。母体血中のα-フェトプロテイン（1,000 ng/mL 以上で有意）の値も参考になるが，いずれも出産後に時間が経過すると診断が難しくなるため，本症の疑いが持たれたら，なるべく早期に母体血の検査を行うことが重要である。また，出生時からの貧血の鑑別診断としては，子宮内感染によるものが挙げられるが，TORCH 症候群による子宮内感染では，貧血以外の臨床症状を合併することが多い。ヒトパルボウイルス子宮内感染で胎児水腫がなく，貧血だけの例では見逃される危険性があり注意を要する。

b．分娩外傷による貧血
　分娩外傷による出血は表1に示したように，頭蓋内出血，腹腔内出血（肝破裂など）があるが，日常しばしば経験されるのは頭皮下の出血である。頭血腫により貧血をきたす例はまれであるが，帽状腱膜下出血は吸引分娩に合併することが多く，重度の貧血をきたし致死性となることがある。頭血腫は骨膜と頭蓋骨の間に出血するため，骨縫合を越えて大きくなることはない。一方，帽状腱膜下出血は帽状腱膜と骨膜間の出血で，出生後にしだいに頭部全体から眼瞼にかけて皮下の出血が広がり，暗赤色に変色し腫脹した顔貌を呈する。視診・触診・臨床経過により頭血腫との鑑別が可能である。

c．新生児メレナ
　新生児メレナとは，狭義には早期新生児期のビタミンK欠乏による血液凝固能の異常による消化管出血を指すが，広義には胃・十二指腸のびらん・潰瘍からの出血も含む。分娩時に母体血を児が飲み込んだための仮性メレナは治療対象にならず，その鑑別には吐血物・血便を用いての APT 試験を行う。また，早発型敗血症による消化管出血もあるので，新生児メレナでは敗血症・DIC も鑑別診断として念頭に置く必要がある。

5．診断がつかないとき
　新生児では貧血の原因が不明なまま，児の救命のため輸血など治療を優先せざるをえないこともまれでない。この際には輸血前に血清・血球や，血液像も塗抹標本にして保存しておく。胎児母体間輸血症候群や遺伝性疾患の可能性が考えられる例では，母体血の検査・保存も重要である。貧血の原因が不明の際には骨髄検査を行うが，先天性白血病を除けば診断の決め手となった経験は少ない。

体重増加不良／ミルクの飲みが良くない
Poor weight gain／Poor feeding

玉井　普
淀川キリスト教病院／部長

　新生児期における哺乳力および体重増加の程度は，児の全身状態を把握するうえで貴重な情報となる。しかし，反面，特異的な症状ではないため，その原因疾患は多岐にわたる。

1．診断のチェックポイント
a．はじめのチェック項目
　体重増加不良，哺乳不良の原因を鑑別する際に，まず以下のことをチェックする。
　(1) 体重増加不良の再確認
　時々，健診などで母親が体重増加が悪い，ミルクの飲みが良くないと思っていても実際に計測すると正常範囲であったり，生後1か月間トータルの体重増加は悪くても，途中から母乳の分泌が改善し，体重増加が良くなってきていることなどもよく経験する。一応の目安としては20 g/日以下あるいは発育曲線で10 パーセンタイル以下のものは，精査ないし経過観察の対象とする。また，低出生体重児では，出生時体重により体重増加の程度は異なるが，厚生労働省研究班作成の発育曲線に照らして−1SD 以下の発育状態を示すものは注意する。

(2) 授乳内容の確認

児本人に問題がないこともありうるので，母乳であれば一度搾乳してみて分泌量の確認をしたり，陥没乳頭など乳首の形態に原因がないか，さらにミルクでは調乳の仕方，哺乳瓶の乳首の穴の大きさに問題はないかも確認しておく。

b．問診

(1) 家族歴：血族結婚の有無，同胞の死亡・疾病歴（先天代謝異常，染色体異常などの遺伝的疾患）

(2) 周産期歴：母体の基礎疾患（甲状腺疾患，重症筋無力症，先天性筋緊張性ジストロフィーなど），出生体重，在胎週数，妊娠中の異常や投薬の有無，胎児・新生児仮死の有無

(3) 現病歴：体重増加不良・哺乳不良の発症時期，程度，経過は急激か緩徐か。

(4) その他：問診中の両親の態度，表情（愛情遮断症候群，虐待など）

c．視診

(1) 表情，顔面筋の動き，活気，意識レベル（中枢神経疾患，筋疾患）

(2) 外表奇形（小顎症，染色体異常），口腔内の異常（口蓋裂，後鼻腔狭窄，巨舌，腫瘍などの口腔内奇形）

(3) 皮膚：黄疸（出生後早期の核黄疸，肝疾患など）チアノーゼ（先天性心疾患や肺疾患など），貧血，外傷（虐待の可能性）など

(4) 呼吸困難の有無，種類（心疾患，気道・肺疾患など）

(5) 腹部膨満（巨大結腸症，イレウス，ミルクアレルギーなど）

(6) 筋緊張の低下，亢進（先天性筋疾患，中枢神経疾患など）

d．聴診

(1) ラ音，喘鳴の有無（肺疾患，喉頭軟化症など）

(2) 心雑音，不整脈（先天性心疾患，電解質異常など）

(3) 腹部腸蠕動音の亢進（腸炎など）減弱（イレウスなど）

e．触診

(1) 腹部緊満の程度，腫瘤，デファンス（腹膜炎，腸閉塞など）

(2) 皮膚のツルゴール（脱水の程度の把握）

(3) 大泉門の陥没（脱水），膨隆（髄膜炎，頭蓋内病変など）

(4) 肝脾腫（心不全，重症感染，代謝異常など）

(5) 口腔内の触診による吸啜反応の強さ，舌の動きなどのチェック（中枢神経疾患，筋疾患）

(6) 姿勢反応の亢進，減弱（中枢神経疾患）

f．打診

(1) 腹部膨満時の鼓音か濁音か（イレウス，腹部腫瘤）。

(2) 腱反射の亢進，減弱（筋疾患，末梢神経，中枢神経疾患）

g．簡易検査

血算，血液像，CRP，血清電解質，肝機能，血糖，BUN，クレアチニン，検尿，頸部・胸部・腹部X線，細菌培養，超音波検査など。

2．考えられる疾患

原因と考えられる代表的疾患群を表に，またその鑑別について図に示した。

表 体重増加不良/ミルクの飲みが良くない場合の代表的原因疾患

1) 口腔・鼻咽頭の形態異常 小顎症，兎唇，口蓋裂，巨舌，口腔内腫瘍，後鼻腔閉鎖，Pierre Robin 症候群
2) 消化管の形態的異常 Hirschsprung 病，肥厚性幽門狭窄，胃食道逆流症，胃軸捻転，腸回転異常
3) 消化管の機能的異常 乳糖不耐症，ミルクアレルギー，吸収不全症候群，蛋白漏出性胃腸症
4) 中枢神経疾患 周産期異常（低酸素性虚血性脳症，頭蓋内出血，核黄疸など）に伴う脳障害，先天性脳奇形
5) フロッピーインファント 先天性筋ジストロフィー，先天性筋緊張性ジストロフィー，先天性ミオパチー，Werdnig-Hoffmann 病，Prader-Willi 症候群
6) 染色体異常，奇形症候群 Treacher-Collins 症候群，Cornelia de Lange 症候群
7) 先天性心疾患 高度のチアノーゼを伴う動脈管依存性心疾患，うっ血性心不全や肺高血圧症を伴う心疾患
8) 感染症 胎内感染症，上気道炎による鼻閉，敗血症
9) IUGR，低出生体重児，早産児
10) 気道・肺疾患 喉頭・気管軟化症，血管輪，未熟児慢性肺疾患
11) 先天性代謝異常 アミノ酸代謝異常，有機酸代謝異常
12) 内分泌疾患 甲状腺機能低下症，先天性副腎過形成
13) 腎・尿路系疾患 尿路感染症，尿細管アシドーシス，膀胱尿管逆流症
14) 母体疾患，薬剤投与 抗痙攣剤やアルコールによる先天性症候群，薬剤の離脱症候群
15) 養育環境の問題 授乳量不足，調乳過誤，愛情遮断症候群，虐待

```
                    ┌─────────────────────────────┐
                    │ 体重増加不良/ミルクの飲みが良くない │
                    └──────────────┬──────────────┘
                                   ↓
                         ┌──────────────────┐
                         │  問診・理学所見   │
                         └─────────┬────────┘
                                   ↓
                    ┌─────────────────────────────┐
                    │ 外表奇形・口腔器官の形態異常の有無 │
                    └──┬─────────────────────────┬──┘
                    [あり]                    [なし]
                       ↓                         ↓
         口腔鼻咽頭の形態異常疾患      ┌──────────────────────────────┐
         染色体異常・奇形症候群        │ 嘔吐，下痢，腹部膨満などの消化器症状の有無 │
                                   └──┬───────────────────────┬──┘
                                   [あり]                  [なし]
                                      ↓                        ↓
                        消化器の器質的異常        ┌────────────────────────────┐
                        消化器の機能的異常        │ 周産期歴の異常，姿勢，反射，筋緊張など │
                                              │ 筋，末梢・中枢神経系の異常所見の有無   │
                                              └──┬──────────────────────┬──┘
                                              [あり]                 [なし]
                                                 ↓                       ↓
                                     中枢神経疾患          ┌────────────────────────┐
                                     フロッピーインファント   │ 胎内環境，養育にかかわる問題の有無 │
                                                       └──┬────────────────────┬──┘
                                                       [あり]               [なし]
                                                          ↓                     ↓
                                       IUGR，低出生体重児，早産児     先天性心疾患
                                       母体の基礎疾患，薬剤投与        気道・肺疾患
                                       養育環境の問題                感染症
                                                                 内分泌疾患
                                                                 腎・尿路系疾患
                                                                 先天性代謝異常
```

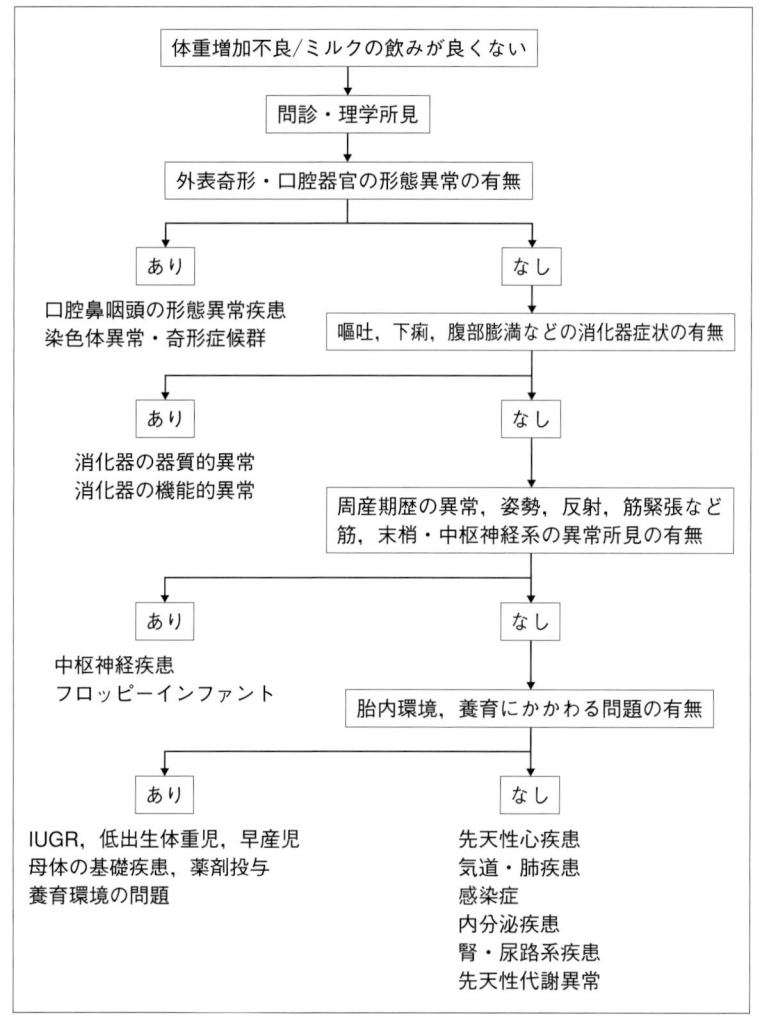

図　体重増加不良/ミルクの飲みが良くない場合の鑑別診断

a．頻度の高い疾患

1）養育過誤

前述の授乳内容の確認の項で述べたような問題が案外多いので注意する。また母親自身の精神的問題や，虐待を含めた母子関係の確立の問題など，養育環境に問題があることもしばしば経験する。

2）中枢神経疾患

新生児期の哺乳不良の原因として最も多い原因の1つといえる。種々の先天性脳形成異常や周産期の仮死による低酸素性虚血性脳症，その他，頭蓋内出血や中枢神経感染症などに起因する脳障害が，吸啜，嚥下などの口腔運動の減弱や協調障害を招き哺乳不良をきたす。また，しばしば合併する胃食道逆流現象による嘔吐も体重増加不良の原因となる。

3）子宮内発育遅延（IUGR），低出生体重児

symmetrical IUGR は一般に児自身に問題があることが多く，出生後も哺乳不良，体重増加不良をきたしやすいといわれている。しかし，asymmetric IUGR でも程度の強い例，また妊娠初期から認められた例は胎内での重要な発育期の低栄養の影響のためか，出生後にも体重増加不良をきたすことがある。低出生体重児特に未熟性の強い超，極低出生体重児でも周産期の低栄養や出生後の種々の合併症により哺乳，体重増加不良をきたすことがある。

4）口腔・鼻咽頭の形態異常によるもの

口腔，鼻咽頭部の異常な形態により吸啜，嚥下の障害が起こる。また，小顎症では咽頭部の狭小化により嚥下と呼吸の協調が困難となる。その他，兎唇，口蓋裂，巨舌，後鼻腔閉鎖，口腔内腫瘍なども原因となる。小顎症，口蓋裂，舌根沈下，吸気性呼吸困難を主徴とする

Pierre Robin 症候群もその1つである。
5）先天性心疾患
　一般に肺血流増加群では合併する心不全，呼吸不全に伴い，また肺血流低下群では低酸素血症，チアノーゼの進行に伴い哺乳不良，体重増加不良が認められる。

b．次に頻度の高い疾患
1）筋疾患など
　哺乳に関係する口腔運動の障害により吸啜，嚥下の障害が起こる。これには先天性筋ジストロフィー症，先天性筋強直性ジストロフィー症，その他，各種先天性ミオパチーや Werdnig-Hoffmann 病などが含まれる。

2）感染症
　なんとなく元気がない，哺乳不良といった症状は新生児期の重症感染症の初期症状として，重要なものである。また感冒などによる鼻汁，鼻腔狭窄でも哺乳不良が認められる。

3）消化管の異常
　Hirschsprung 病による便秘・腹部膨満，肥厚性幽門狭窄症やその他の消化管狭窄，閉鎖に伴う嘔吐などにより，哺乳不良や体重増加不良が認められる。また，腸炎などによる栄養素の吸収不全，乳糖不耐症，ミルクアレルギー，蛋白漏出性胃腸症など消化吸収機能の異常が原因となることもある。

4）先天奇形
　染色体異常を始め先天性の奇形症候群では種々の形態異常の合併による哺乳障害が起こる。またしばしば中枢神経系や循環器系などの合併奇形もありそれが原因となることも多い。

5）気道，肺疾患
　未熟児の慢性肺疾患，喉頭・気管軟化症などによる先天性喘鳴や気道，肺の奇形などではスムーズな哺乳ができず，体重増加も不良となる。また，未熟児の慢性肺疾患では呼吸不全や心不全に対する水分制限や長期の酸素投与や人工換気による経腸栄養の遅れがエネルギー摂取の不足を招くと同時に努力呼吸による運動量の増加がエネルギー消費の増加を招くため，体重増加不良を招く。

c．頻度は少ないが見落としてはならないもの
　この範疇に入る疾患としては，まれな疾患ではあるが，早期に発見し治療を開始すれば予後は悪くないものの，発見が遅れると非可逆的な障害を残したり，死に至る疾患もある。スクリーニング検査の対象になっている疾患もあるが，常に念頭に置き検査結果が出る前に疑いを持つことが必要である。

1）先天性代謝異常
　ガラクトース血症，アミノ酸や有機酸代謝の異常などが含まれる。哺乳不良，嘔吐などにより体重増加不良さらには急速に意識障害や死に至る例もある。

2）内分泌疾患
　甲状腺機能低下による哺乳不良，逆に甲状腺機能亢進症による体重増加不良，先天性副腎過形成による電解質異常，嘔吐なども原因疾患として忘れてはならないものである。

3）腎・尿路系疾患
　尿路感染症，尿細管性アシドーシス，尿崩症など。

4）母親の薬剤服用，嗜好品に由来する疾患
　母親の抗痙攣剤の使用，先天性アルコール症候群その他，嗜好品や薬剤などの離脱症候群にも注意する。

5）肝機能異常
　サイトメガロウイルスを始めとする周産期の感染症，乳児肝炎，胆道閉鎖症など。

3．鑑別のポイント
1）中枢神経疾患に由来するもの
　家族歴，遺伝歴，周産期の経過，記録を参考に外表奇形，頭囲，表情，筋緊張，姿勢，反射，痙攣の有無などに注意する。そして超音波，CT，MRI，脳血流シンチ，脳波，聴性脳幹反応などにより器質的，機能的異常の鑑別を行う。特に外表奇形を伴う症例では中枢神経の形態異常を合併した染色体異常や種々の症候群に注意する。また，吸啜，嚥下および呼吸の協調障害の観察には cineradiography に加え，最近では超音波検査での診断も可能となっている。

2）筋疾患に由来するもの
　中枢神経系の異常がなく吸啜力が弱い場合，筋緊張の低下や表情の乏しさ，テント状口唇などが認められるときは筋原性の疾患を疑う。家族歴，妊娠中の羊水過多や胎動の減少，胸部X線写真での細い肋骨などが参考所見となる。血清CK値，筋電図，運動神経伝導速度などを行い，確定診断には筋生検を必要とすることが多い。また新生児期には Prader-Willi 症候群が筋緊張低下を呈する。特異的な顔貌，色白，外性器の低形成などがある場合は15番染色体の精査を行う。

3）口腔・鼻咽頭の形態異常によるもの
　口唇裂など外見上わかる形態異常の場合は問題ないが，時に口蓋裂のみの場合や粘膜下口蓋裂の場合は見逃されやすいので注意がいる。粘膜下口蓋裂では口蓋垂の破裂や硬口蓋の後側正中線のV型の割れ目があることが多く一度は口腔内の所見をしっかりと見ることが重要である。

4）心疾患由来のもの
　哺乳不良，体重増加不良とともに心雑音，チアノーゼや呼吸の異常を伴いやすい。一般にはっきりとした心雑

音が聴取される場合は診断しやすいが，肺高血圧症や心不全が強いとき，動脈管依存性心疾患などでは心雑音が聴取されない場合もあるので注意する．疑わしい場合は，聴診上Ⅱ音の亢進や頻脈，奔馬調律など心音の異常にも注意する．また，胸部Ｘ線写真では心拡大のみならず心臓の形状や肺血流の多寡，肝腫大などもチェックし，心電図，超音波検査などで確認が必要である．

5）診断が難しい症例

先天性の代謝疾患も疑い，家族歴，アシドーシスの有無，アンモニア，乳酸，ピルビン酸，アミノ酸，有機酸などの測定も行ってみる．

6）養護の問題が疑われるとき

詳細な問診に加え，両親の表情や児への扱い，児の皮膚・着衣の清潔さ，外傷の有無などにも注意する．必要であれば一時的に入院させ第三者による哺乳を行い，その状態，体重増加なども観察する．

4．診断がつかないとき

診断がつかないときの対処法としては児の状態によって異なるが，緊急性を要する状況としては以下のようなことが考えられる．

1）呼吸，循環などに異常があるとき

無理に経口哺乳に頼らずに経管栄養，経静脈栄養への切り替えを行う．また，心不全，呼吸不全への進行が予測される際は早期に，集中治療が可能な施設，心臓外科の整った施設への転送を考慮する．

2）体重減少が著しいとき

脱水の程度，電解質異常などを評価，補正し，経管栄養や経静脈栄養による補充や変更を行いながら原因の検索をする．

3）嘔吐，腹満が激しいとき

経静脈栄養に切り替えても改善しない場合は外科的疾患の可能性が高く，外科的処置の可能な施設に紹介する．

4）血液ガスでのアシドーシス，電解質異常が認められるとき

経静脈栄養に切り替え，代謝疾患の可能性を考慮し，専門医に相談する．

姿勢・反射の異常
Abnormalities of posture and reflex

平澤　恭子
東京女子医科大学／講師

新生児の神経学的評価を行ううえで，最も重要な項目と考えられているのが，反射と姿勢である．これらをどのように評価していくかを中心にまとめた．

1．新生児の原始反射

a．新生児の診断における反射の意味について

新生児にみられる原始反射とは，脳幹と脊髄を中枢として新生児・早期乳児期にみられる常同的反応で成長とともに消失するものである．ただし，これらの反応は，外からの刺激がなしに起こる場合もあり，神経学で表現される反射とは異なる点も認められ，新生児の行動学の発展により議論の持たれているところである．またこれらの反射の欠如は重篤な神経障害を示しているが，その所見だけでははっきりした局在診断にはつながらないことが多い．

1）rooting reflex（口唇追いかけ反射）

空腹時に乳首を探す反射で，新生児の左右の口角，上下の口唇など口の周りの皮膚を指先で軽くつつくように刺激すると，その方向に向こうとする反応である．

この反射は，胎生28週以後に出現し，生後3か月ぐらいには消失する．この反射の消失時期は，児が視覚刺激にしっかり反応する時期と一致している．

2）吸啜反射

吸啜反射は，乳首から乳を吸う反射である．胎生28週以後に出現，生後2〜5か月には消失する．出生時にその反射の存在によって哺乳が保証されることになり，その生命の維持には欠かせない反応である．しかし，その一方でこの反射が存続することは口腔機能，咀嚼，嚥下や言語機能の発達を阻害することになる．

3）把握反射

手掌に触れたものを握りしめる反射である．診察では，新生児の尺側から検者の指を手の中に入れ，手掌を軽く圧迫すると全指を屈曲し，握りしめる反応を引き出す．この反応は27週以降には認められ，随意的にものを握るという行為が出現する3〜4か月以降には消失する．

この反応は足底でも認められ，足底の反射は生後9か月ぐらい，立位でバランスを取り始めるころには消失する．

4）非対称性緊張性頸反射

背臥位にした新生児の頭をどちらか一方に向けると，向けたほうの上下肢を伸展，後頭側の上下肢を屈曲する反応である．生後1〜2か月では，自然の姿勢としても観察される．在胎35週以降に出現し，生後3か月ぐらいには消失していく．この反応の残存は四肢の状態が頭の向きによって左右されることになり，児の自由な動きの大きな妨げになるが，アテトーゼ型脳性麻痺児などで

観察される。

5）Moro 反射

新生児の頭と背中を支えて上体を少し持ち上げ，急に児の頭を少し落下させるような動きをすることで誘発される反射である。児の反応は手を開いて，伸展，その後前方へ屈曲する。28 週ごろに出現，生後 3 か月ごろには減弱し，5 か月ごろには，消失する。

Moro 反射の欠如は，広範な脳障害などでみられるが，鎖骨骨折や分娩麻痺などでは，一側性にしか認められない。

2．新生児の腱反射

一般に新生児の腱反射は簡単に誘発できる。また時折，膝蓋腱反射では交差内転反応がみられることがあるが，生後 1 か月以内では正常な所見である。

また，足クローヌスは，5〜10 回ぐらいのものであれば新生児ではよくみられ，著しく非対称性に出現することがなく，ほかにはっきりした神経所見の存在がなければ，正常所見とみなすことができる。この足クローヌスは生後 3 か月以後に 5〜6 回以上のものがある場合は異常所見と考えられ，注意深い評価が必要となる。

3．新生児・乳児の姿勢

姿勢とは動作が止まっているときの各四肢，体幹の位置と言い換えることができる。そしてこれを決定づけるのは，各部の筋肉の緊張度と関節可動域，重力に対しての反応などによるといえる。よって新生児における異常姿勢を考える場合には，筋の緊張度，動き，など併せて総合的に判断する必要がある。

4．姿勢と緊張の評価のチェックポイント

a．姿勢の評価の方法

姿勢の評価は，原則的には児が背臥位で，頭部の向きが正中位にあるときに判断する。

ただし，姿勢は，児の state（表）に強く影響を受けるため，できるだけ quiet state に評価するべきであり，もしそれが不可能であれば，観察時の state を記載しておく。また，姿勢の評価とともに上下肢の動きもよく観察しておく（付録：表 137 参照）。

新生児，未熟児について姿勢を評価する場合には，これらが age-dependent であり，成熟度が増すにしたがって四肢の屈筋の tone の上昇と axial tone の上昇がみられるようになることを，まずおさえておく。このような筋緊張の変化に伴い，姿勢・運動は次のように変化する。

まず，より伸展した肢位，さらに，上肢伸展，下肢屈曲パターン，さらに四肢屈曲パターン，そしてついには四肢屈曲内転パターンを取るようになる。

さらには，arm traction test（頭部が正中にある背臥位の状態で，児の手首を持って児の上肢をゆっくり垂直方向に引く，このときの児の反応を評価），leg recoil（検者の手で児の足首を持ち，下肢を十分に屈曲させた状態に 5 秒間おき，その後下肢を伸展させ，1〜2 秒したら，検者の手を離す。手を離したときの児の下肢の屈曲する動きを評価する），leg traction test（上肢の traction test と同様に行う），popliteal angle（児が背臥位の状態にし，検者が児の大腿部の屈側を握り児のおなかに接触させた状態に保ち，検者のもう一方の手で，児のかかとを軽く指で抵抗を感じるまで下肢を伸ばしたときの膝の角度），traction response などが，児の姿勢，筋トーヌスなどを評価するのには有効な方法となる。これらの項目をまとめた Dubowitz による新生児の姿勢，筋緊張の評価表を利用するとよい。

未熟児の場合の評価では，必ずしも修正 40 週になったときに成熟産で出生したばかりの児の状態と同じではないということに気を付けなければならない。成熟児が屈曲パターンを取っているのに対し，未熟児出生で修正 40 週に達した児はその屈曲パターンはあまり強くなく多少屈曲している程度であり，またしばしば非対称性筋緊張性頸反射でみられる姿勢をとっていることも多い。これらのパターンの違いは，早産によってさらされた子宮外の環境による影響と考えられる。

b．運動の観察

state4 では自発運動が観察され，Prechtl などにより general movement として注目されている。新生児期には，writhing という動きが観察されるとされ，これが極端に乏しい場合などは異常が疑われるとしている。またさらに，分娩麻痺などでは，はっきりした動きの左右差などが認められるかをチェックする。

c．筋トーヌスの観察

筋トーヌスの評価は，振れ（手や足を検者が軽く持ち，それを揺らすと簡単にふれが生じてしまう場合が筋緊張低下），硬さ（触診による筋の硬さ，トーヌス低下では非常に柔らか），伸び（主に関節の可動域を評価する）の 3

表　児の state

state 1	閉眼，規則性呼吸，動きはみられない
state 2	閉眼，不規則性呼吸，粗大運動はみられない
state 3	開眼，粗大運動はみられない
state 4	開眼，粗大運動がみられる。啼泣はない
state 5	開眼または閉眼，啼泣している

(Prechtl, Beintema 1964)

要素によるといわれ，筋トーヌス低下では股膝関節屈曲，大腿外転外旋位を取り，四肢を床に密着させ，そこから四肢を持ち上げるような運動はまったくみられない状態，いわゆる蛙肢位(frog posture)を取る。

d．関節拘縮の評価

胎児期より筋緊張低下が著しく，動きが乏しかった場合には生下時より，関節拘縮をきたしている。

5．姿勢反応

姿勢反射は重力に対する身体方向を変化させたときの児の姿勢の反応を見ることで評価するものである。新生児期より評価に用いられるものとしては引き起こし反応などが挙げられる。

1）引き起こし反応

児を腹臥位の姿勢から座位の姿勢にまで手を持って引き起こすときの反応である。

2）腹臥位懸垂保持(ventral suspension)

主に体幹筋のトーヌスを評価することが可能である。筋トーヌスが著明に低下している場合には，頭部と四肢は重力方向に下降し，体幹が逆U字型を呈し，四肢も重力に抗して屈曲する動きがまったくみられず，伸展したままで下垂する。

筋トーヌス亢進では屈曲が少なく，伸展傾向を示す。特に筋緊張が強い場合下肢も宙に突き出すように伸展している。

3）立位懸垂

肩の下に検者の手を入れて，立位のまま懸垂すると，特に肢帯筋の筋力低下がある場合には，検者の手から児の肩から腕の方向にすり抜けるような現象がみられる。これは loose shoulder の所見と考えられる。

6．筋トーヌス，姿勢の異常と障害部位の診断

筋トーヌス，姿勢の異常があると判断された場合，次のステップは障害部位を特定するということである。

筋トーヌスの低下は中枢神経，末梢神経，神経筋接合部，筋および結合組織の異常が考えられる。また，筋トーヌスが亢進している場合の障害部位は，主に中枢神経の異常で起こる。しかし，乳児期後半で筋緊張が亢進するような脳性麻痺児などでも，新生児期に必ずしも明らかな筋緊張の異常が観察されず，むしろ筋緊張低下を示すこともあり，脳性麻痺についての早期診断は単に筋トーヌスのみに頼るのではなく，動きなどの面も含めた詳細な検討が必要である。

a．筋緊張低下

筋緊張低下をきたした新生児を評価する場合には，まず，Dubowitz らの著書にあるように，それが paralytic か non-paralytic かの評価が重要である。

すなわち，paralytic な場合には，自発運動が著明に減少しており，重力に抗した運動がほとんどみられていないような症例である。このような場合には，脊髄性進行性筋萎縮症(Werdnig-Hoffmann 病)，筋疾患，先天性筋緊張性ジストロフィー，先天性福山型筋ジストロフィー，先天性ミオパチーなどが考えられる。筋緊張低下の強さも non-paralytic の疾患に比べて強い場合が多い。その病変が進行するものではない先天性ミオパチーなどでは，新生児期に筋緊張低下が著明でも徐々に症状が改善してくるものもみられる。また，先天性筋緊張性ジストロフィーでは，新生児期に著明な筋力低下をきたし，呼吸管理も必要な場合も多い。この疾患は遺伝性疾患であり，母親がミオトニー症状を持っていることで初めて診断に結びつくこともある。しかし母親自身がこのミオトニー症状に気付いていない場合もあり，原因不明の筋緊張低下の児の診断に際しては，母親などの家族にこのような症状がないかをチェックすることは重要である。また，この筋緊張低下症状は新生児期が最も強く，徐々に改善していく。

non-paralytic な症例の多くが中枢神経の異常に伴うものが主体であり，非特異的な精神遅滞，Down 症候群，Prader-Willi 症候群のような染色体異常などに伴うものが主体である。重度の仮死など周産期の低酸素性虚血性脳症などにおいても，重度の筋緊張低下をきたす。Prader-Willi 症候群では，筋力は正常ではあるが，トーヌス低下は著明であり，哺乳なども低下するためにチューブ栄養を余儀なくされることも多いが，成長とともに改善していく。

b．筋トーヌス亢進

筋トーヌス亢進症状は主に，体幹の伸展パターン，下肢の伸展尖足パターンなどが挙げられるが，新生児期からこのような伸展パターンを取ることはまれであり，かなり重度の障害がある場合のみ認められる。周産期障害に起因する脳障害では，乳児期後半に痙直型脳性麻痺などの筋緊張亢進症状を示してくる場合でも新生児期にはあまりはっきりしないことのほうが多い。このようなハイリスク児において，注目しておくべき事項は筋トーヌスそのものより，むしろ動きと安静時の姿勢といえる。このような場合，非対称性筋緊張性頸反射(asymmetrical tonic neck reflex；ATNR)，Galant 反射などの有無にも注目しておく。一般に正常な新生児では間欠的な ATNR はみられるが，その反射に動きそのものが支配されていることはない。しかし脳性麻痺児などのリスク児は3～4か月ごろになっても，頸の向きにより上下肢の屈曲が左右されてしまう場合がある。また，Galant

反射は脊柱のそばを少し強くこすったときに体幹をそのこすった方向へ屈曲させるものであり，正常には体幹の安定性が得られ座位姿勢が可能になってくる6か月ごろには消失していることが多いが，体幹の安定性の得られにくいアテトーゼ型麻痺などの児では長く残存していることが多い。

脳室周囲軟化症を合併した場合，一般的にはgrade3以上で症状がみられるといわれており，初期には低緊張およびlethargyになるが，これは4～6週かけて回復する。その後6～10週後に異常姿勢パターンをきたす。つまり，上肢の屈筋，下肢の伸筋のトーヌスの上昇，著しい頸部伸筋トーヌス上昇である。また，上肢第1，2指の屈曲，他指の伸展傾向などがみられるという。Moro反射も，前方への伸展のみのパターンで外転，内転の要素を伴っていない異常なパターンを示す。動きについては変化に乏しく，あることが多い。

周産期に低酸素性虚血性脳症などのエピソードのあった児では，新生児期，乳児期には，体幹筋，特に屈筋の筋緊張が落ちていることが多く，この状態がしばらく続くが，徐々に伸筋の緊張の強さが非常に目だってきて，生後5週間ぐらいには体幹が伸展するという異常パターンが目立ってくる。

このように脳性麻痺を疑わせるような異常姿勢のパターンと原因疾患との特異性はそれほどはっきりしたものではないが，当然周産期の状態や画像などでの評価で，器質的な異常が認められるような場合には姿勢や運動を経時的により詳細に見ていくことが重要なことである。

なんとなくおかしい
Not doing well

清水　正樹
埼玉県立小児医療センター／医長

「なんとなくおかしい」はとてもあいまいな表現であるが，新生児診断学においては，疾病や異常の早期発見のための重要な所見である。医師や看護師が「なんとなく様子がおかしい」，「なんとなく元気がない」などと感じた児が，後に重篤な疾病を発症することを，時に経験する。not doing wellの状態は，出生後比較的順調であった児が，少し前あるいは昨日とどこか違って気になる。新生児を日ごろ見慣れている医師や看護師は，症状が明らかになる前に，この状態の変化に気付く。そして，誰の目にも症状が明らかになる前に，直感的に"なんとなくおかしい"と判断して検査や治療を開始することがある。一方，医師や看護師の経験や専門性により，同じnot doing wellの状態にも多少の幅があるのも事実である。その多くは，出生後の適応不全であることが多いが，命にかかわる重篤な疾患の始まりであることも少なくないので，基礎疾患の検索を含めて迅速な対応が必要である。

1．診断のチェックポイント

「なんとなくおかしい」と感じたら，まず"何が，おかしい"のかを，見極める必要がある。このとき，直感を働かせることが大切なこともある。

a．症状

以下のような症状に注意する

① 皮膚色不良，蒼白，斑状皮膚(網状チアノーゼ)，末梢循環不全，チアノーゼ
② 低体温，四肢冷感(末梢循環不全)
③ 筋緊張低下，自発運動減少，反応性低下
④ 啼泣力低下，傾眠，不隠，かん高い泣き声
⑤ 無呼吸，呼吸不整，頻脈
⑥ 哺乳力低下，腹部膨満，無欲状
⑦ 体重増加不良

b．「なんとなくおかしい」と思ったら

以下の項目を，まずチェックする

① バイタルサイン(呼吸・心拍・血圧など)のチェック
② 体温(深部温も)および環境温(室内，保育器内)のチェック：低体温は出生後の適応障害，感染症，先天性代謝性疾患などで起こることが多い。低出生体重児は，環境温の影響も受けやすいので，注意する。
③ 哺乳量およびミルク遺残，輸液量および点滴数，薬剤の種類および量のチェック：哺乳量の減少やミルク遺残の増加は，消化器症状としてのみならず，感染症などの全身性疾患の初発症状であることも多い。輸液および薬剤のチェックは，医療過誤も念頭に置いて確認する必要がある。
④ 排尿，排便，体重のチェック
⑤ 血糖，ビリルビン，電解質，CRP，血液ガスの測定：低血糖，黄疸，電解質異常，感染症，アシドーシス，代謝性疾患などを考え，緊急的にできる検査は行っておく。
⑥ 在胎，出生体重(胎児発育不全の有無)，胎児仮死の有無，新生児仮死の有無，出生後の適応状態の評価：特に低出生体重児の適応障害には注意する。
⑦ 母の薬物乱用の既往

2. なんとなくおかしい(not doing well)をきたす疾患(表)

a. 頻度の高いもの

1) 出生後の適応障害
低体温, 低血糖, 黄疸, 哺乳過誤など. 多くは, 適切な処置対応により, 容易に改善することが多いが, 重篤な疾患の初発症状を見落とさないように, 注意深く判断する.

2) 感染症(敗血症を含む)
新生児の not doing well は, 最初に感染症を考慮する必要がある.

b. 低出生体重児に多いもの
低血糖(SFD 児は特に注意が必要), 低体温, 哺乳過誤, 無呼吸発作, 動脈管開存症, 壊死性腸炎, 感染症, 黄疸, 晩発性代謝性アシドーシス, 先天性甲状腺機能低下症.

c. 頻度は低いが重要なもの
敗血症, 髄膜炎, 先天代謝性疾患, 先天性心疾患.

3. 鑑別のポイント

a. 感染症
最も重要かつ早急に対応しなければいけないのは, 敗血症・髄膜炎などの重篤な全身感染である. 敗血症の多くは not doing well で発症することが多く, 続いて電撃的なショック状態や DIC に陥ることもある. 生後3日以内の早発型では, 呼吸窮迫症候群(RDS), 頭蓋内出血, ショックなどを思わせるような呻吟, 多呼吸, チアノーゼ, 蒼白, 低体温, 皮膚硬化(硬性浮腫), 痙攣などで発症することが多い. 生後4日以降の遅発型では, "not doing well" のみだったり, 無呼吸, 腹部膨満, 嘔吐, 黄疸, 体温異常, 意識障害など多彩な症状を呈する. "not doing well" と感じたときには, 常に感染ではないかと疑うことが早期発見早期治療に結びつく. 髄膜炎は敗血症と合併していることがほとんどであるが, 大腸菌髄膜炎, GBS 髄膜炎やヘルペス髄膜炎などは, 特に神経学的予後が不良のことが多い. 敗血症の work-up, 発疹の有無とともに母親の検査所見(GBS 感染の有無), 外陰部の状況(ヘルペスの有無)の確認も大切である. ヘルペス感染症が考えられたら肝機能をまず検査する. 大泉門膨隆や易刺激性などが, 髄膜炎症状として知られているが, これらの症状が認められる前に診断し, 治療を開始しなければいけない.

b. 先天代謝異常
多くの先天性代謝異常症は, 哺乳開始により症状が顕性化することが多い. 特にアミノ酸や尿素代謝などの異常は, 蛋白摂取量が増える生後数日から症状が出現してくる. まず哺乳を中止し, 血液ガス, 血糖チェック, ケトン体, アンモニア, 乳酸, ピルビン酸などの測定のうえ, 代謝異常の鑑別を進めていく. ガスリー検査がすんでいれば確認する. 塩喪失型副腎過形成では, 低 Na, 低 Cl, 高 K 血症で発症する. その他の代謝異常は血中, 尿中アミノ酸分析, 尿の有機酸分析が診断に有用である. 確定診断は, 肝, 皮膚, リンパ球の酵素活性の測定により行われる. これらの先天代謝異常は, 常染色体劣性遺伝形式で遺伝するので, 家族歴, 血族結婚の有無も補助診断に大切である.

c. 先天性心疾患
発作性心房性頻脈や動脈管開存症に伴う心不全の初期症状は, 単に哺乳不良であったり, 不機嫌であったりすることがある. また, 左心低形成や大動脈縮窄複合などの動脈管依存性先天性心疾患は, 生後数日は無症状であり, not doing well で見つかることもある. 総肺静脈還流異常症のなかで, 肺静脈狭窄の少ない場合も not doing well が続く. これらの心疾患は, 心雑音が弱いかあるいは無雑音が特徴であることも注意がいる. いずれにしろ, 直ちに循環器専門医と相談することが望ましい.

d. その他
医療過誤も念頭に入れる. アミノフィリン, ジギタリス, 抗痙攣剤などの薬物中毒も類似した症状も示す. 母親の薬物乱用による新生児の禁断症状も, 神経症状, 自律神経異常, 消化器症状, 呼吸器症状など多彩であるが, 特に欠神, 発汗など自律神経症状がみられる特徴がある.

表 なんとなくおかしい(not doing well)の主要要因

- 新生児適応障害
- 細菌感染症:敗血症, 髄膜炎, 肺炎, 骨髄炎, 腎盂腎炎, 中耳炎など
- ウイルス感染症:先天性サイトメガロ感染症, ヘルペス感染症など
- 頭蓋内出血, 中枢神経奇形
- 低血糖症, 低体温, 貧血
- 消化管異常:壊死性腸炎の初期, 機能性腸閉塞, 消化管狭窄など
- 甲状腺機能低下症, 副腎不全
- 先天性心疾患:上室性発作性頻脈(PAT), 先天性動脈管依存性心疾患など
- 先天性代謝性疾患:高チロジン血症(一過性, 未熟性), 側鎖アミノ酸代謝異常, 尿素回路酵素欠損症, 晩発性代謝性アシドーシス, 塩喪失型副腎過形成など
- 母体への薬物投与:鎮静剤, 麻酔薬, ジギタリス, アミノフォリン, 麻薬など

4. 検査の進め方，診断がつかなかったとき

　直ちに血液培養，血液検査，CRP検査などを行い，抗生物質製剤の投与を開始する。このとき，髄膜炎の所見がなくても，髄液検査（細胞数，蛋白，糖），髄液培養などの検査を行っておくのが望ましい。同時に，血糖，電解質，血中アミノ酸分析，血液ガス（代謝性アシドーシスの有無），尿中有機酸分析，血中アンモニアなど検査する。必要に応じてX線検査，頭部および心臓超音波検査，心電図検査，頭部CT検査などを行う。基礎疾患の管理のみでなく，全身管理を常に念頭に入れ検査を進める。

　診断がつかない場合は，症状が進行性かどうか，きめの細かい継続的観察が必要となる。早期新生児期は特に注意が必要である。保育器に収容し，全身管理し，経口哺乳を一時中止し，各種モニターを装着する。必要に応じて，酸素投与などの呼吸管理を行う（動脈管依存性心疾患のときは，原則として酸素を使用しない）。診断がつきしだい，原疾患の治療を加える。治療が可能で，予後を左右する疾患から診断を急ぐのが基本である。

股関節開排制限
Limited abduction of the hip

柳本　繁
慶應義塾大学／専任講師

　股関節開排制限は乳児期の先天性股関節脱臼（以下：先天股脱）にみられる症状として有名である。外力により生じる外傷性脱臼とは異なり，先天股脱は生下時より発生している関節包内脱臼であり痛みを伴うことはない。また歩行開始後には跛行により気付かれるが，歩行開始前の3か月前後の乳児検診で先天股脱を発見するには疼痛，跛行以外の症状によるチェックが必要となる。X線スクリーニングを行わない際には股関節の可動域制限が唯一の症状となり，特に股関節の開排が制限されることが最も重要な症状となる。

　昭和40年代以降，先天股脱は国を挙げての啓蒙に基づくオムツ指導により発生率が減少し，3か月検診による早期発見，およびリーメンビューゲル装具による機能的治療により治療抵抗例や変形治癒例も激減し，現在に至っている。以下に先天股脱のスクリーニングとして最も重要な股関節開排制限（以下開排制限）の診察法や意義について述べる。

1. 診断のチェックポイント

　乳児をベッド上で仰臥位にさせ，股関節を90度屈曲させ（大腿部をベッドに対して直角位にして），下肢を外転（広げ）させてベッドに近づけていく。このときのベッドに対する鉛直線と大腿のなす角度が開排角である（図）。一般に女児では90度近い開排が可能なことが多いが，開排角が70度以下の場合を開排制限と呼ぶ。先天股脱例では後方に脱臼している大腿骨頭が臼蓋後縁に引っかかることにより，開排制限を生じている。他動的な開排動作により，後方に脱臼している骨頭が臼蓋後縁を乗り越えて臼蓋部に整復され，整復感が感じられることもある（Ortholani操作）。この際の整復感をクリックと呼び，開排動作時にクリックを感じると先天股脱の可能性はさらに高くなる。生後1か月程度の新生児期には，股関節の脱臼と整復がクリックとともに繰り返されることがある（dislocatable hip）。脱臼により開排位が取れなくなり股関節内転筋の拘縮が発生すると開排制限が明瞭になってくる。一方，関節弛緩性が強い乳児では，脱臼しているにもかかわらずまったく開排制限みられない例もまれに存在する。逆に脱臼が存在しなくても内転筋の拘縮により開排制限が存在する例もある。すなわち開排制限は必ずしも先天股脱と表裏一体とは限らず，乳児検診のスクリーニング手技として認識すべきである。開排制限を伴う例は整形外科専門医に依頼して診察やX線撮影やエコー検査により正しい評価を行う必要がある。

2. 股関節開排制限をきたす疾患

　当然，先天股脱が第一である。次に全身の筋緊張が高くなる脳性麻痺（cerebral palsy）。また全身の関節に拘縮を起こす疾患，多発性関節拘縮症（arthrogryposis multiplex congenita）でも開排制限がみられることがある。上記の麻痺や拘縮を伴う疾患では開排制限が長期間存在することにより，脱臼もしくは脱臼に準じる股関節

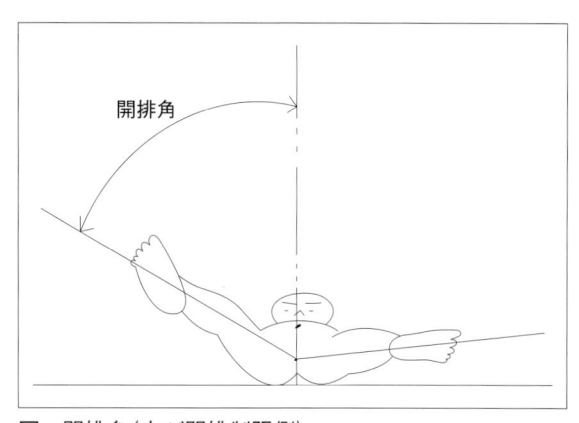

図　開排角（右が開排制限側）
　70度以下の開排角を開排制限とする。

障害に進行することがあり，整形外科専門医の継続的な診察，X線観察が必要である。一方男児では先天股脱などの特別な疾患がなくても，関節が硬いために両側の開排が70度程度と悪い例が存在することがある。X線撮影により病的異常の有無について評価すべきである。

3．鑑別のポイント

前述のように開排制限は先天股脱および脱臼準備状態のスクリーニング検査として認識すべきである。真の脱臼か否かは大転子と坐骨結節の位置関係など，診察上でも診断可能であるが，正確にはX線，エコー，関節造影，MRIなどの画像による評価が必須である。

4．診断がつかないとき

開排制限が疑わしいときや，程度および意義について不明の際には，整形外科専門医に依頼するべきである。診察，画像評価を通して，先天股脱を含む病的な状態であるか，病的な意義を認めない開排制限であるかの判断を仰ぐことが重要である。

新生児マススクリーニング（代謝異常症・内分泌疾患）
Neonatal screening

大浦　敏博／助教授・小川　英伸／講師
東北大学

わが国において厚生省母子保健事業の一環として昭和52(1977)年から，先天代謝異常症マススクリーニング事業が導入された。現在の対象疾患はフェニルケトン尿症（PKU），メープルシロップ尿症（MSUD），ホモシスチン尿症，ガラクトース血症，先天性甲状腺機能低下症（クレチン症），先天性副腎過形成症（21水酸化酵素欠損症：21OHD）の6疾患である。いずれの疾患も早期に診断し，速やかに食事療法やホルモン補充療法を開始することで正常の発達が期待できる。

日常診療では，子どもになんらかの症状がありそのために医療機関を受診するのが一般である。しかし，新生児マススクリーニングで陽性となった児の場合は，受診時に明らかな症状がない場合が多く，また疾患がなじみのないものばかりであるため，精密検査を勧められた理由を十分な時間をかけて説明しなくてはならない。また偽陽性例の存在や対象外疾患が見つかる可能性についても言及しておくべきであろう。

いずれの疾患も可能な限り早期に治療を開始するのが原則であるが，ガラクトース血症I型，古典型MSUD，塩喪失型21OHDでは特に緊急性が高い。PKU，ホモシスチン尿症も治療開始時は入院が必要であるが，クレチン症や陽性であっても検査結果がそれほど高くなく，偽陽性も考えられる場合は検査，治療は外来で可能である。

先天代謝異常症

各施設により測定方法（Guthrie法，高速液体クロマトグラフィー法，マイクロプレート法など）が異なるため，施設独自のカットオフ値が決められている。全国各検査機関におけるカットオフ値はフェニルアラニン（Phe）1.8～4 mg/dL；ロイシン（Leu）1.8～4 mg/dL；メチオニン（Met）0.75～2.5 mg/dL；ガラクトース（Gal）3～8 mg/dL と幅がある。

1．Phe陽性患児への対応

高Phe血症をきたす疾患にはPhe水酸化酵素欠損によるPKUとテトラヒドロビオプテリン（BH4）欠乏症があり，両者は治療法が異なるため，その鑑別が重要である。PKU患児は新生児期は無症状であるが，治療されないと生後5～6か月ごろより精神運動発達遅滞，痙攣などの症状が明らかとなる。わが国での頻度は約11万人に1人である。BH4欠乏症はPhe水酸化酵素の補酵素であるBH4の生合成経路の異常であり，治療にはBH4と神経伝達物質（L-ドーパ，5-ヒドロキシトリプトファン）の投与が必要である。頻度は約158万人に1人である。

a．PKUとBH4欠乏症の鑑別診断
1）プテリジン分析

血中アミノ酸分析にて高Phe血症（4 mg/dL以上）が確認されたら，まず患者の尿中プテリジン分析を行う。尿中プテリジン分析によりBH4欠乏症の4つの原因酵素であるGTP-シクロヒドラーゼ，6-ピルボイルテトラヒドロプテリン合成酵素，ジヒドロプテリジン還元酵素（DHPR），プテリン-4α-カルビノールアミン脱水素酵素の各欠損を鑑別することができる。

2）DHPR活性測定

DHPR活性は直接乾燥濾紙血を用いて測定可能である。

3）BH4負荷試験

BH4（10 mg/kg）投与にてBH4欠乏症の場合，Phe値は負荷後4～8時間で正常値（2 mg/dL未満）まで低下する。PKUではPhe値はほとんど変化しない。しかし，DHPR欠損の一部でBH4負荷に反応しない例や，PKU

において負荷後Phe値の低下がみられた症例が報告されており，負荷試験の解釈については専門医の判断を仰ぐべきである。

特殊ミルク事務局（電話03-3473-8333）に連絡すれば，負荷試験用のBH4が供給され，またプテリジン分析やDHPR活性測定の可能な施設を紹介される。

b．その他の高Phe血症をきたす疾患

新生児一過性高Phe血症（原因不明）の報告や後述のシトリン欠損症でもPheが一過性に上昇することがある。

2．ロイシン(Leu)陽性患児への対応
a．メープルシロップ尿症(MSUD)の診断

MSUDは古典型，中間型，間欠型，チアミン反応型の4つの臨床病型に分類されている。わが国での頻度は約57万人に1人である。古典型は新生児期早期より発症し，マススクリーニングの結果が届く前に哺乳力低下，意識障害，痙攣などの症状が出現することがあるので，注意が必要である。スクリーニングでLeu値が6 mg/dL以上に上昇している場合は古典型が疑われるので，速やかに血中アミノ酸分析，尿ケトン体の有無，尿-ジニトロフェニルヒドラジン反応，血糖，血液ガス分析を行う。血中分枝鎖アミノ酸（Leu，イソロイシン，バリン）の高値，アロイソロイシンの検出，尿有機酸分析にて分枝鎖α-ケト酸の排泄増加があれば診断できる。血中Leu値が20 mg/dL以上の場合は神経症状は必発である。MSUDと診断されれば直ちに分枝鎖アミノ酸除去ミルクを開始，高カロリー投与にて蛋白同化を促進させる。また必要に応じ透析，交換輸血などを行い，血中ロイシンの低下を図る。

チアミン反応型や間欠型ではマススクリーニング検査時にLeu値がカットオフ以下であることがある。本症を疑わせる症状があればマススクリーニング陰性の場合でも再検査が必要である。

b．その他，高Leu血症をきたす疾患

高乳酸血症を伴うE3欠損症や，3-メチルクロトニル-CoAカルボキシラーゼ欠損症の報告があるが，尿中有機酸分析で鑑別は容易である。

3．メチオニン(Met)陽性患児への対応
a．ホモシスチン尿症の診断

血中Metを指標にしているため，シスタチオニンβ-合成酵素欠損によるホモシスチン尿症が対象となる。本症では成長とともに水晶体脱臼，高身長，クモ状指など特徴ある症状がみられ，ほとんどの症例に精神発達遅滞を認める。重篤な合併症としては血栓，塞栓症が知られている。一部に大量のビタミンB_6で症状の改善するビタミンB_6反応型が存在する。わが国での頻度は約105万人に1人と少ない。

陽性患児が受診した場合，血中，尿中アミノ酸分析のみならず肝機能検査は必ず実施する。肝機能が正常で血中Met，ホモシスチン高値，尿中ホモシスチン排泄増加を認めることにより診断される。ホモシスチンは血漿蛋白と容易に結合するため，通常のアミノ酸分析では検出できない場合がある。疑わしい患児では血漿総ホモシステイン値を測定し，高値であることを確かめる必要がある。一部に尿中ホモシスチン排泄が遅れる症例や血中Metが後になって増加する症例も報告されており，疑わしい場合は時間をおいて再検する必要がある。

b．その他，高Met血症をきたす疾患

高Met血症を契機に発見された疾患を表1に示す。肝障害がある場合はMetはしばしば上昇し，スクリーニングで陽性となる。一過性高Met血症の原因としては肝の未熟性（特に低出生体重児），高蛋白負荷（人工乳がほとんど）の影響が想定されている。チロシン血症I型では血中チロシンが上昇し，尿中にサクシニルアセトンが出現する。シトリン欠損症は新生児期に肝内胆汁うっ滞，肝障害，高Gal血症もしくはシトルリン，Met，スレオニン，チロシンなど複数のアミノ酸の一過性の上昇，脂肪肝を呈する疾患である。本症はシトルリン血症2型の原因遺伝子であるSLC25A13の異常により発症することが最近明らかとなった。診断の確定には遺伝子診断が必要である。メチオニンアデノシルトランスフェラーゼ欠損症は高Met血症が特徴であるが，ホモシスチン値は正常である。

4．ガラクトース(Gal)陽性患児への対応
a．ガラクトース血症I，II，III型の診断

ガラクトース血症はガラクトース-1-リン酸ウリジルトランスフェラーゼ欠損によるI型，ガラクトキナーゼ欠損によるII型，ウリジン2リン酸ガラクトース-4-エ

表1 高メチオニン血症を契機に発見される疾患

1．肝障害を伴う疾患 　　新生児肝炎，肝硬変など 　　チロシン血症I型 　　シトリン欠損症 2．原因不明 　　一過性高メチオニン血症 3．先天代謝異常症 　　高メチオニン血症（MAT欠損症） 　　ホモシスチン尿症（CBS欠損）

MAT：メチオニンアデノシルトランスフェラーゼ
CBS：シスタチオニンβ-合成酵素

ピメラーゼ欠損によるIII型に分類される。I型は最も重篤な疾患で体重増加不良，肝脾腫，黄疸，白内障などの症状が出現し，治療されなければ肝硬変に進行する致死的疾患である。重篤な大腸菌感染症に罹患することも多い。わが国での頻度は約79万人に1人である。II型は白内障が唯一の症状である。III型は酵素欠損が血球に限られるため，通常は無症状である。

現在多くの検査施設でトランスフェラーゼ活性を直接測定するボイトラー法と血中Galの定量法を併用している。血中Galが上昇し，ボイトラー法が異常であればI型を疑う。ボイトラー法が正常であればII，III型およびそれ以外の高Gal血症の鑑別が必要となる。病型別血中糖の増減を表2に示す。I型，II型と診断された場合は速やかに乳糖除去ミルクを開始する。最終診断には酵素活性の測定が必要である。

ボイトラー法は血液中のグルコース6-リン酸脱水素酵素(G6PD)活性を利用しているので，血中Gal値正常，ボイトラー法異常の場合はG6PD欠損症が疑われる。本症はX染色体劣性遺伝性疾患で溶血性貧血発症の危険がある。

b．その他，高Gal血症をきたす疾患

表3に高Gal血症を契機に診断された疾患を示す。実際のスクリーニングの場ではガラクトース血症I，II，III型の頻度は少なく，表3に挙げた肝障害をきたす疾患や門脈体循環シャント例が多い。原因が何であれ，持続的に高Gal血症を認める場合は白内障を生ずる危険性があるので，乳糖除去ミルクの併用を考慮する。

肝障害時には，肝臓でのGal代謝も障害され血中Gal値が高値となることはよく知られている。また前述のチロシン血症やシトリン欠損症でも，Gal高値を契機として発見される場合も多い。門脈体循環シャントのある症例では消化管から門脈を通過した血液が肝臓を経由せず直接シャントを通じて大循環に入る。そのためGalは肝で代謝されず血中Gal値が上昇すると考えられる。シャントが存在する場合は，高Gal血症のほか，高胆汁酸血症，食後高アンモニア血症を認め，シャント率が高い場合は肝性脳症を合併することもある。診断には超音波ドップラ検査のほか，血管造影，MRIなどでシャント血管を確認する。Fanconi-Bickel症候群は肝腎でのグリコーゲンの蓄積，近位尿細管障害，グルコース，Galの利用障害を特徴とする疾患であり，グルコーストランスポーターGLUT2の異常による。高Gal血症の他，食後高血糖，空腹時低血糖，尿糖，高カルシウム尿症などを認めることにより診断される。（大浦敏博）

表2 ガラクトース血症の病型別血中糖の増減

	I型	II型	III型
ガラクトース	著増	著増	軽度増加
UDP-Gal	軽度増加	無	著増
Gal-1-P	著増	無	著増

表3 高ガラクトース血症を契機に診断される疾患

1. 肝障害を伴う疾患
   新生児肝炎，胆道閉鎖など
   チロシン血症
   シトリン欠損症
2. 原因不明
   高ガラクトース血症（一過性，持続性）
   3. 門脈・体循環シャント
   静脈管開存，肝血管腫，門脈欠損など
4. 先天代謝異常症
   Fanconi-Bickel症候群
   ガラクトース血症I，II，III型

内分泌疾患

カットオフ値は検査機関により異なるが，TSHの場合10μU/mL，17α-ヒドロキシプロゲステロン（17OHP）の場合，およそ3〜8 ng/mLである。

1．TSH陽性患児への対応

（一部地域で行われているfT4併用については省略）

a．緊急処置

通常重篤な症状は呈さないが，知的後遺症を残さないために，直ちに治療開始すべきかどうか判断する必要がある。

b．クレチン症診断のポイント

1）甲状腺機能低下に関連する症状がないか？
　チェックリスト項目：遷延性黄疸，便秘，臍ヘルニア，体重増加不良，皮膚の乾燥，不活発，巨舌，嗄声，四肢冷感，浮腫，小泉門開大，甲状腺腫。

2）検査項目
　甲状腺機能検査（血清TSH，fT4，fT3）。超音波など甲状腺画像検査。大腿骨遠位部X線撮影（骨成熟判定目的。大腿骨遠位骨端と骨幹端の横径比を計算。正常は生後1か月以内の成熟児で約0.3）。

3）ただちに治療開始すべきかどうか
　甲状腺機能検査結果はすぐに得られないこともある。以下の場合には結果を待たず直ちに治療を開始する（カッコ内は目安）。

　①濾紙血TSH著明高値例（30μU/mL以上），②骨成熟遅延例（骨端/骨幹端横径比が成熟児で0.15以下），③甲状腺画像異常例（甲状腺同定不能あるいは腫大）

4）原発性甲状腺機能低下の診断

血清 fT4 低値，TSH 高値．正常値は検査キット，日齢により異なるため，施設ごとに把握しておくことが望ましい．TSH 軽度高値で fT4 正常の場合は，軽症甲状腺機能低下症あるいは高 TSH 血症であり，治療開始基準は明確ではない．専門医へコンサルトする．

5）病型診断

甲状腺シンチグラムにより 4～5 歳以降に行われることが多い．ホルモン合成障害診断のためには，放射性ヨード($^{123-}$I)取り込み率，放射性ヨード唾液血清比，ロダンカリ（あるいは過塩素酸）投与による無機ヨード放出試験，などが必要である．経験ある施設へ依頼する．

c．TSH 高値をきたす疾患

一過性甲状腺機能低下症・一過性高 TSH 血症・持続性高 TSH 血症・軽症甲状腺機能低下症，などのいわゆるクレチン症周辺疾患が挙げられる．

d．鑑別のポイント

一過性甲状腺機能低下症かどうかは精査時の甲状腺機能のみでは判断できない．ヨード過剰，母体の甲状腺疾患については問診しておく．骨成熟正常・画像正常・早産・低出生体重などで，治療中に TSH の再上昇がなければ一過性の可能性もあり，後に減量～中止による再評価を考慮する．

2．17OHP 陽性患児への対応
a．救急処置

受診時急性副腎不全をきたしている可能性もある．体重増加不良，哺乳力低下，嘔吐，脱水症状がないかをチェックし，血清電解質（Na，K，Cl），血液ガス分析（静脈血でよい），血糖を測定する．低 Na 血症，高 K 血症，代謝性アシドーシス，低血糖があれば副腎不全と考える．手技的原因での高 K 血症は判断を迷わせるので採血には十分注意する．副腎不全と診断したら速やかに副腎皮質ホルモン剤による治療を開始する．

b．21OHD 診断のポイント

成熟児で初回濾紙血 17OHP が著明高値（例えば上限値以上）の場合は 21OHD である可能性が高い．

1）副腎不全徴候

上述の急性副腎不全症状がみられるかを確認する．

2）男性化徴候

副腎不全以外の主症状は男性化徴候であり，外性器異常（陰核肥大，陰唇癒合，泌尿生殖洞）の有無に注目する．外性器異常がある場合は染色体検査が必須（46XX が予想される）．外性器が正常男性型である場合は色素沈着がないか．

3）検査項目

血清 17OHP（副腎皮質ホルモン剤投与前に採取．後にほかの項目を検査できるように，可能な限り血清を凍結保存しておくとよい）．補助的検査として，副腎超音波検査で副腎の腫大を確認する．

4）17OHP 値の判定

21OHD で副腎不全を呈している場合は通常著明高値となり（平均約 200 ng/mL），診断に迷うことはない．副腎不全症状がない，あるいは 17OHP 値が軽度高値の場合は，専門医へコンサルトする．なお，早産・低出生体重児では胎児副腎の影響で偽陽性率が高いことを念頭に置く．

c．17OHP 高値をきたす疾患

17OHP 高値をきたす先天性副腎過形成症のほかの病型として，まれではあるが，3β 水酸化ステロイド脱水素酵素欠損症（3βHSD），11β 水酸化酵素欠損症（11βOHD）がある．

d．鑑別のポイント

表 4 に鑑別点を示す．治療開始前の血清を保存しておき，後に必要な項目を測定するとよい．あるいは後年 ACTH 負荷試験を行う．（小川英伸）

表 4　17OHP 高値をきたす先天性副腎過形成症

	21OHD	3βHSD	11βOHD
17OHP 上昇	著明	あり	あり
塩喪失	あり	あり	なし
外性器異常	男性化（46XX）	軽度男性化（46XX）男性化不全（46XY）	男性化（46XX）
測定すべきほかのホルモン		*17OHPΔ5	*DOC *11DOF

*検査会社で測定可能（いずれも血清，保険適用外）．
17OHPΔ5：17α-hydroxypregnenolone，DOC：deoxycorticosterone，11DOF：11-deoxycortisol．

血算をみて瞬間的に反応できる反射神経を養おう！

誰も教えてくれなかった
血算の読み方・考え方

岡田　定　聖路加国際病院・内科統括部長・血液内科部長

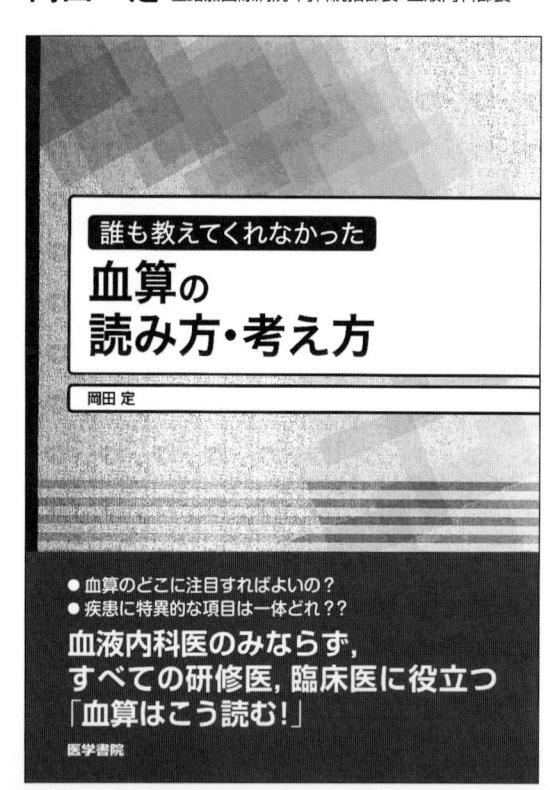

目次
総論
各論
- I 赤血球減少症（貧血）
- II 赤血球増加症
- III 白血球増加症
- IV 白血球分画異常
- V 白血球減少症
- VI 血小板減少症
- VII 血小板増加症
- VIII 汎血球減少症
　　（赤血球↓ 白血球↓ 血小板↓）
- IX 汎血球増加症
　　（赤血球↑ 白血球↑ 血小板↑）
- X 治療に伴う血算の変化

● 血算のどこに注目すればよいの？
● 疾患に特異的な項目は一体どれ？？
血液内科医のみならず，すべての研修医，臨床医に役立つ「血算はこう読む！」
医学書院

● B5　頁200　2011年
定価4,200円（本体4,000円＋税5%）
[ISBN978-4-260-01325-3]
消費税率変更の場合，上記定価は税率の差額分変更になります。

すべての臨床検査の中で，血算は最も基本的で頻用される検査である．臨床現場では簡単な病歴と血算を中心とした情報だけで診断を推定しなければならない状況は多く，また，実際かなりの疾患の推定ができる．
本書は，最低限の病歴と血算から，可能性の高い疾患を一発診断する力を身につけることをめざし構成されている．「総論」と「各論」冒頭で血算の読み方・考え方のスーパールールを学んだ後は，69の症例で日常のカンファレンスさながらの解説へ．診断に必要な知識をまとめた「ワンポイントレッスン」で，さらに現場で使える知識が強化できる．
研修医はもちろん，臨床医，検査技師にも役立つ，妥当で有用な実践書．

IGAKU-SHOIN　医学書院
〒113-8719 東京都文京区本郷1-28-23
[販売部] TEL：03-3817-5657　FAX：03-3815-7804
E-mail：sd@igaku-shoin.co.jp　http://www.igaku-shoin.co.jp　振替：00170-9-96693

携帯サイトはこちら

Chapter 4

検査編
（検査値・検査結果）

A 血液検査

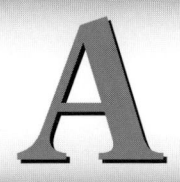

白血球と分画
White blood cell and classification

盛武 浩
宮崎大学／講師

1. 解釈の仕方

　小児の白血球数および分画の基準値は，特に新生児期，乳児期において成人と大きく異なるため，その把握が大切である。また，白血球数の増減の原因として問題となる主な疾患は感染症，造血器疾患，自己免疫疾患，まれに遺伝性疾患がある。これらの疾患の鑑別のためには，分画以外に，ヘモグロビン値，血小板数などの増減も非常に重要である。これに加えて，ほとんどの施設では，白血球数は自動血球計算器で測定され分画も出てくるが，以下のような限界があることも認識しておかなければならない。まず，桿状好中球，分葉好中球の区別はつかない。さらに，異常細胞を正確に見つけることは極めて難しいので，特に造血器疾患を疑う場合には，末梢血塗抹染色標本による検鏡が必要である。当然のことであるが，白血球の機能異常は区別できない。

2. 異常値が出たときの病態
a. 白血球数増加

　機序は腫瘍性，反応性，遺伝性に大別される。腫瘍性の代表的な疾患は急性白血病と慢性骨髄性白血病である。反応性増加は骨髄での産生量の増加，骨髄から循環血液中への放出促進，血中から組織への移行の減少などで起こる。遺伝性の代表疾患である白血球粘着不全症では，血中から組織への移行が不十分なために末梢血中の白血球増加をきたす。

b. 白血球数減少

　白血球減少の機序としては，骨髄での産生低下，末梢における破壊の亢進，骨髄貯蔵プールからの動員障害などが挙げられる。原因としては，原発性と続発性に分けられる。

3. 疑われる疾患
a. 白血球数増加
1) 好中球増加

　反応性増加の原因として，最も臨床の場で経験することの多いのは感染症である。細菌感染症では核左方移動を伴う。ただし，重症細菌感染症では逆に好中球が減少し核左方移動もなくなるので注意を要する。ウイルス感染症でも，水痘，帯状発疹，ポリオなどで好中球増加がみられるが，核左方移動は認められない。炎症性疾患としては川崎病，リウマチ熱や若年性特発性関節炎，皮膚筋炎，血管炎などの膠原病で好中球増加が認められる。これらの感染症や炎症性疾患における好中球増加の機序は末梢血への動員亢進による。

　感染症や炎症性疾患以外にも，熱傷や手術などによる組織の損傷，糖尿病性ケトアシドーシス，甲状腺クリーゼ，Cushing症候群などの内分泌・代謝異常，薬剤（副腎皮質ステロイド，エピネフリンなど），生理的増加（運動，食事，精神的ストレス，寒冷，温熱曝露），急性失血，急性溶血などでも好中球増加が起こることがある。

　白血球数が $50,000/\mu L$ 以上になり，末梢血中に骨髄芽球，前骨髄球，骨髄球などの幼弱顆粒球が5％以上認められた状態を類白血病反応と呼ぶ。原因として感染症，悪性腫瘍の骨髄転移，出血，溶血発作，中毒などが知られている。

　腫瘍性の代表的な疾患は慢性骨髄性白血病である。慢性骨髄性白血病と類白血病反応との鑑別は，好中球アルカリホスファターゼスコア，骨髄の染色体解析によるフィラデルフィア染色体の有無，FISH法・RT-PCR法によるBCR/ABLキメラ遺伝子の有無などから鑑別可能である。

　遺伝性では白血球粘着不全症が知られている。遺伝形式は常染色体劣性遺伝である。その他，まだ実験レベルではあるが，いくつかの転写因子欠損マウスにおいて好中球を含む白血球増加が起こったとの報告が散見されるので，今後臨床でも新たな疾患が浮かび上がるかもしれない。

2）リンパ球増加

絶対的リンパ球増加は百日咳，伝染性単核球症，急性リンパ性白血病が挙げられる。

相対的リンパ球増加は好中球が減少することによりみられる現象で，麻疹，風疹，水痘，流行性耳下腺炎，突発性発疹症などのウイルス感染症で認められる。

3）好酸球増加

好酸球の絶対数が500/μL以上を好酸球増加症と呼ぶ。原因としては種々のアレルギー疾患，寄生虫疾患が代表的である。また，同種骨髄移植後にみられる好酸球増加は慢性GVHD（移植片対宿主病）の合併や悪化の前兆との報告もある。

b．白血球数減少

白血球数が4,000/μL以下になった場合を白血球減少症と呼ぶ。

1）好中球減少

臨床的に好中球が500/μL以下になると重症感染症に罹患する頻度が高くなる。原因としては，原発性と続発性に分けられる。

原発性の好中球減少症はまれであるが，代表疾患としては，遺伝性好中球減少症（乳児期より重症細菌感染症を繰り返す），周期性好中球減少症（21日周期で極度な減少がみられる），小児慢性良性好中球減少症（乳児期より細菌感染を繰り返すが2〜3年で正常化する），家族性良性好中球減少症（常染色体優性遺伝で乳児期より中等度の好中球減少がみられる），Schwachman症候群（膵外分泌不全を伴う骨髄機能不全症），なまけもの白血球症候群（骨髄からの放出障害が原因で乳児期より細菌感染を繰り返す），Dyskeratosis congenita（皮膚の網状色素沈着，爪の萎縮，粘膜白斑症を三主徴とし進行性の汎血球減少を呈する遺伝性疾患で約9割が伴性劣性遺伝）が挙げられる。

続発性は感染症，造血能低下，破壊亢進に分類される。感染症としては重症細菌感染症，腸チフス，ウイルス感染症，造血能低下としては急性白血病，骨髄異形成症候群，再生不良性貧血，悪性腫瘍の骨髄転移，薬剤性（抗がん剤，抗菌剤，解熱鎮痛剤，抗甲状腺剤，抗痙攣剤，H_2ブロッカーなど），放射線照射，破壊亢進としてはSLEなどの免疫由来と，血液透析などの機械由来が挙げられる。

2）リンパ球減少

感染症の初期では細菌性でもウイルス性でも一時的にリンパ球の減少が認められる場合がある。持続性リンパ球減少は重症複合型免疫不全症，DiGeorge症候群，Wiskott-Aldrich症候群などの先天性免疫不全で認められる。後天性免疫不全のAIDSではCD4陽性リンパ球の著明な減少を認める。

4．組み合わせ検査

一般的検査として末梢血一般検査，CRP，血沈，尿一般検査はルーチンにて施行する。以下に疑われる疾患別に組み合わせ検査を列記する。

1）感染症

各種細菌・ウイルス培養，血清抗体測定。病巣が呼吸器ならば胸部X線，髄液ならば髄液穿刺も考慮する。近年，溶連菌やウイルスの診断用迅速キットも数多く開発・販売されているので有効に利用する。結核が疑われればツベルクリン反応，喀痰・胃液培養も施行する。

2）膠原病

免疫グロブリン・補体測定。異常抗体検査（抗核抗体，リウマチ因子，抗DNA抗体など）

3）内分泌・代謝異常

血糖，血液ガス，電解質，甲状腺機能，副腎機能など

4）薬剤

血中濃度など

5）急性白血病，骨髄異形成症候群，再生不良性貧血

骨髄検査

6）類白血病反応，慢性骨髄性白血病

好中球アルカリホスファターゼスコア，骨髄検査（染色体検査，BCR/ABLの検出を含む）

7）アレルギー疾患，寄生虫疾患

検尿・検便，喀痰（虫卵，潜血反応，粘液塗抹標本），IgE，RAST，呼吸機能検査など

8）原発性好中球減少症

好中球動員検査（ハイドロコーチゾン負荷，エピネフリン負荷），好中球機能検査（粘着能，走化能，遊走能，貪食能），好中球寿命測定検査，抗好中球抗体，骨髄検査，骨髄幹細胞培養検査など。責任遺伝子や関与が深いと考えられる遺伝子が同定されている疾患（白血球粘着不全症：CD11/CD18，CD15，先天性好中球減少症：ELA2，G-CSF受容体，dyskeratosis congenita：DKC1)もあり，疑われれば確定診断のために積極的に施行すべきである。

5．基準値（正常値）（表）

基準値を表に示したが，出生時には白血球数18,100/μLと著明な増加がみられるが，出生後1週で12,200/μLに減少する。その後も，漸減して4歳で9,100/μL，6歳で8,500/μL，12歳で8,000/μLとほぼ成人と同数となる。分画の基準値も年齢によって成人と大きく異なる。具体的には，出生時は好中球優位であるが，生後1〜2週間で交差し，逆にリンパ球優位として乳幼児期

表 小児の正常白血球数と分画の正常値

年齢	白血球数		好中球	好酸球	好塩基球	リンパ球	単球
	平均	95%range	平均(%)	平均(%)	平均(%)	平均(%)	平均(%)
出生時	18,100	9,000～30,000	61.1	2.2	0.6	31	5.8
12時間	22,800	13,000～38,000	68.2	2.0	0.4	24	5.3
1日	18,900	9,400～34,000	61.2	2.4	0.5	31	5.8
1週	12,200	5,000～21,000	45.8	4.1	0.4	41	9.1
2週	11,400	5,000～20,000	39.5	3.1	0.4	48	8.8
1か月	10,800	5,000～19,500	34.5	2.8	0.5	56	6.5
6か月	11,900	6,000～17,500	31.8	2.5	0.4	61	4.8
1歳	11,400	6,000～17,500	32.1	2.6	0.4	61	4.8
4歳	9,100	5,500～15,500	42	2.8	0.6	50	5.0
6歳	8,500	5,000～14,500	51	2.7	0.6	42	4.7
12歳	8,000	4,500～13,500	55	2.5	0.5	38	4.4
20歳	7,500	4,500～11,500	59	2.7	0.5	33	5.0

を経過し,4～5歳で再び交差し,学童期には好中球優位となり,以降成人値に近づいていく。

赤血球と網赤血球
Red blood cell・Reticulocyte

芥 直子
虎の門病院

1. 解釈の仕方

症状や理学的所見において,貧血を疑うとき,また,感染症,脱水,寄生虫疾患,消化器疾患,呼吸器疾患などで赤血球系の異常をきたすため,スクリーニングを目的として検査する。

血球数算定,ヘモグロビン,ヘマトクリット測定,塗抹標本作製などの血液学的検査には,静脈血を用いるのが普通である。新生児,乳幼児で静脈からの採血が困難な症例では,動脈や耳朶,足底,指頭からも採血することがある。直接血管以外からの検体は,赤血球数,ヘモグロビン値,ヘマトクリット値が高値を示す。また,静脈からの採血時,2分間以上のうっ血は,血液性状に変化をきたすといわれており,採血場所,採血に要する時間,駆血の圧を一定にしなくては厳密な比較は困難である。さらに,溶血を避けるために,容器を乾燥させること,真空採血管を使用するときは,陰圧のままにしないこと,血液を試験管に移すとき,無理な力を加えないこ

とが大切である。

2. 異常値が出たときの病態(表1)

小児では,赤血球数 $350 \times 10^4/\mu L$ 以下あるいはヘモグロビン値 10 g/dL 以下を貧血と呼ぶ。小児の場合,赤血球系の異常のほとんどは貧血である。異常高値を示すのは赤血球増加症である。

3. 疑われる疾患

赤血球系の疾患は,貧血と赤血球増加症の2つに大別される。

貧血は赤血球数,ヘモグロビン値,ヘマトクリット値を組み合わせた赤血球指数(MCV,MCH,MCHC)により分類することができる(表2)。また,新しい赤血球指数である赤血球分布幅(RDW)を組み合わせた分類もできる(表3)。

赤血球増加症は,小児では絶対的増加をきたす疾患はまれである。相対的赤血球増加症は,血液濃縮状態,すなわち下痢,火傷,発汗亢進などの脱水,およびストレス赤血球増加症(Gaisboeck症候群)が含まれる。小児は成人に比べて体重当たりの水分量が多いため,容易に脱水状態となり,相対的赤血球増加をしばしば認める。

絶対的赤血球増加症としては,真性赤血球増加症,家族性のエリスロポエチン受容体遺伝子異常症などの血液細胞側の異常がある(一次性)。一方,エリスロポエチン産生亢進をきたす,低酸素状態(高地生活者,肺疾患,

表1 赤血球系疾患の分類

I. 貧血（絶対的）
1) 主として赤血球産生の障害
  a. 幹細胞の増殖・分化障害
- 多能性幹細胞の障害：再生不良性貧血，急性白血病，骨髄異形成症候群
- 単能性幹細胞の障害：赤芽球癆，腎不全の貧血，内分泌疾患の貧血
  b. 赤芽球の増殖・成熟障害
- DNA合成障害：巨赤芽球性貧血（ビタミンB_{12}欠乏，葉酸欠乏，プリン・ピリミジン代謝障害）
- ヘモグロビン合成障害：低色素性貧血〔ヘム合成障害（鉄欠乏，鉄芽球貧血），グロビン合成障害（サラセミア）〕
  c. 不明因子ないし複合因子
- 芽球性貧血
- 慢性疾患による貧血
- 骨髄の浸潤による貧血
- 栄養障害による貧血
2) 主として赤血球崩壊による貧血（溶血性貧血）
  a. 赤血球自体の異常
- 赤血球形態（膜）の異常：遺伝性球状赤血球症，遺伝性楕円赤血球症など
- 赤血球酵素の異常：G6PD欠乏症，ピルビン酸キナーゼ欠乏症など
- ヘモグロビン異常症：鎌形赤血球症，不安定ヘモグロビン症など
- ヘムないしポルフィリン：ポルフィリア
- 発作性夜間血色素尿症
3) 赤血球以外の因子
  a. 赤血球破砕症候群
  b. 化学薬品，微生物，原虫抗体
  c. 網内系の機能亢進（脾機能亢進症）
4) 赤血球喪失の亢進（出血）

II. 赤血球増加症（絶対的）

表2 MCV，MCHによる貧血の分類

1. MCV，MCHともに低値（小球性低色素性貧血）
- 鉄欠乏貧血
- 感染症
- 炎症
- 悪性腫瘍
- 無トランスフェリン血症
- 鉄芽球性貧血
- 鉛中毒
- サラセミア
2. MCV，MCHともに正常（正球性正色素性貧血）
- 出血
- 発作性寒冷血色素尿症
- 遺伝性球状赤血球症
- 異常ヘモグロビン症
- 発作性夜間血色素尿症
- 悪性腫瘍
- Banti症候群
- 腎性貧血
- 肝不全
- 内分泌疾患
- 感染症
- 炎症
- 再生不良性貧血
- 赤芽球癆
- DIC
3. MCV，MCHともに高値（大球性高色素性貧血）
- 巨赤芽球性貧血
- 非巨赤芽球性貧血

MCV(fl)：mean corpuscular volume（平均赤血球容積）
  = Ht(%)/RBC($10^6/\mu L$) × 10
MCH(pg)：mean corpuscular hemoglobin（平均赤血球色素量）
  = Hb(g/dl)/RBC($10^6/\mu L$) × 10
MCHC(%)：mean corpuscular hemoglobin concentration（平均赤血球ヘモグロビン濃度）
  = Hb(g/dL)/Ht(%)

表3 赤血球の大小不同の度合い（RDW）とMCVの組み合わせによる貧血の分類

	MCV高値（大球性）	MCV正常（正球性）	MCV低値（小球性）
RDW正常	再生不良性貧血	正常 慢性疾患 異常血色素症（貧血を伴わない） 出血	慢性疾患 サラセミア
RDW高値	巨赤芽球性貧血（ビタミンB_{12}，葉酸欠乏） 溶血性貧血（免疫性）	巨赤芽球性貧血の早期（ビタミンB_{12}，葉酸欠乏） 破砕赤血球 輸血後 遺伝性球状赤血球症	鉄欠乏性貧血 サラセミア 破砕赤血球

RDW：red blood cell distribution width（赤血球分布幅）
MCV：mean corpuscular volume（平均赤血球容積）
  = Ht(%)/RBC($10^6/\mu L$) × 10 (fl)

表4 小児の赤血球数，Hb，Ht，MCV，MCH，MCHC，網赤血球数の年齢別基準値の推移

	赤血球数（×$10^4/\mu L$）	Hb（g/dL）	Ht（%）	MCV（fl）	MCH（pg）	MCHC（%）	網赤血球（‰）
臍帯血	525	26.8	63	120	34.0	31.7	
1日	514	19.0	61	119	36.9	31.6	18〜46
3日	511	18.7	62	116	36.3	31.1	11〜45
1週	486	17.9	56	118	36.2	32.0	1〜9
3週	420	15.6	46	111	37.1	33.9	2〜14
1か月	400	14.2	43	105	35.5	33.5	3-17
6か月	460	12.3	36	78	27.0	34.0	3〜11
1歳	460	11.6	35	77	25.0	33.0	3〜11
2歳	470	11.7	35	78	25.0	33.0	3〜11
6歳	470	12.7	38	80	27.0	33.0	3〜11
12歳	480	13.0	39	80	27.0	33.0	3〜11
成人男性	540	16.0	47	87	29.0	34.0	3〜11
成人女性	480	14.0	42	87	29.0	34.0	3〜11

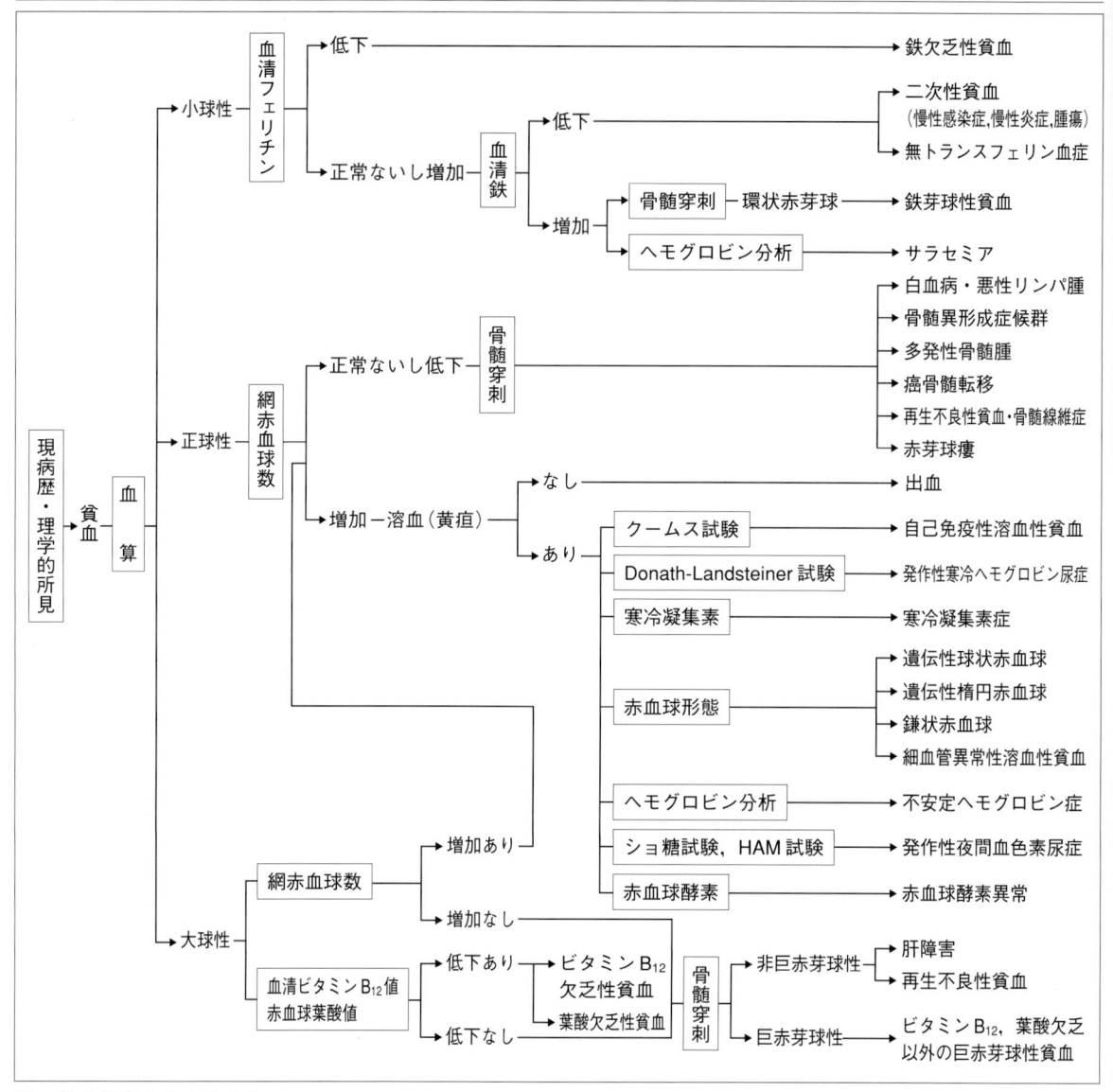

図 貧血検査の主な進め方

現病歴・理学的所見 → 貧血 → 血算

- 小球性 → 血清フェリチン
  - 低下 → 鉄欠乏性貧血
  - 正常ないし増加 → 血清鉄
    - 低下 → 二次性貧血（慢性感染症,慢性炎症,腫瘍）／無トランスフェリン血症
    - 増加
      - 骨髄穿刺 － 環状赤芽球 → 鉄芽球性貧血
      - ヘモグロビン分析 → サラセミア
- 正球性 → 網赤血球数
  - 正常ないし低下 → 骨髄穿刺 → 白血病・悪性リンパ腫／骨髄異形成症候群／多発性骨髄腫／癌骨髄転移／再生不良性貧血・骨髄線維症／赤芽球癆
  - 増加 － 溶血(黄疸)
    - なし → 出血
    - あり
      - クームス試験 → 自己免疫性溶血性貧血
      - Donath-Landsteiner 試験 → 発作性寒冷ヘモグロビン尿症
      - 寒冷凝集素 → 寒冷凝集素症
      - 赤血球形態 → 遺伝性球状赤血球／遺伝性楕円赤血球／鎌状赤血球／細血管異常性溶血性貧血
      - ヘモグロビン分析 → 不安定ヘモグロビン症
      - ショ糖試験, HAM 試験 → 発作性夜間血色素尿症
      - 赤血球酵素 → 赤血球酵素異常
- 大球性
  - 網赤血球数
    - 増加あり
    - 増加なし
  - 血清ビタミン B₁₂値／赤血球葉酸値
    - 低下あり → ビタミン B₁₂欠乏性貧血／葉酸欠乏性貧血
    - 低下なし → 骨髄穿刺
      - 非巨赤芽球性 → 肝障害／再生不良性貧血
      - 巨赤芽球性 → ビタミン B₁₂, 葉酸欠乏以外の巨赤芽球性貧血

先天性心疾患，低換気症候群，異常ヘモグロビン血症），腫瘍などが含まれる（二次性）。

4. 組み合わせ検査（図）

貧血と診断した後の検査は，前述した赤血球指数を用いて3つに大別し，図のように検査を進めて行く。

赤血球増加症でも問診，理学的所見より，まず赤血球の増加が相対的なものか絶対的なものかを鑑別する。次に絶対的増加症の場合，エリスロポエチンの測定，慢性的に低酸素状態になる基礎疾患の診断のための検査を進める。血液酸素分圧の測定，白血球数，血小板数のチェック，ビタミン B₁₂ の定量，EPO 非存在下での BFU-E コロニーの形成などを検索する。

5. 正常値（表4）

赤血球数，ヘモグロビン値，ヘマトクリット値は，生下時は高値を示すが徐々に低下する。生後2～3か月で最低になるが，その後増加し，成人値に近づく。

網赤血球数は，生後3日間は高値を示すが，その後急速に減少し，生後6～7日では10‰（パーセンタイル）を下回る。

血小板
Platelet

菊地　陽
埼玉県立小児医療センター／医長

血小板は血液の有形成分の1つで一次止血をつかさどる重要な因子である．本項では主に血小板数の異常につき概説する．

血小板数

1．解釈の仕方
　血小板数は全血算の一部として測定されるので，その解釈は白血球数，白血球分画，赤血球数，ヘモグロビン値，ヘマトクリット値，平均赤血球容積(MCV)，網赤血球数などと合わせて，総合的になされるべきである．血小板減少をみた場合，それまでの経過や臨床症状を考え合わせて明らかに矛盾した値である場合は採血手技に問題がなかったかを確認する必要がある．小児の場合，乳幼児や慢性疾患の長期フォロー中の症例では採血困難を伴うことが少なくなく，採血時の状況，検体内の凝血塊の有無などを確認する必要がある．これらに問題がなくても塗抹標本上に血小板の凝集塊がみられる場合は，微少な凝血や抗凝固剤のEDTAなどによる非特異的な凝集が起こっている可能性があるので注意を要する．逆に，血小板が見かけ上高値を示すことはまれであるが，極度の小球性貧血(MCV 50台)の場合には赤血球のヒストグラムと血小板のヒストグラムが重なり合うため，実際よりも血小板が高値に表示される場合がある．血小板数の異常は以上のような見かけ上の血小板の増減を排除したうえで検討すべきである．

2．異常値が出たときの病態
　血小板減少の原因には2つの機序が考えられ，1つは破壊の亢進，もう1つは産生の減少である．さらに破壊の亢進は免疫学的機序によるものとそうでないものに分けられ，産生の低下は腫瘍性のものと非腫瘍性のものに分けると考えやすい．血小板増多も腫瘍性と非腫瘍性に分けて考えることができる．

3．疑われる疾患
a．血小板減少を呈する疾患
1）破壊の亢進によるもの
　(1) 免疫性
  ・特発性血小板減少性紫斑病(ITP)
  ・薬剤性血小板減少
  ・Evans症候群
  ・SLE
　(2) 非免疫性
  ・血球貪食症候群(HPS)
  ・播種性血管内凝固(DIC)
  ・溶血性尿毒症症候群(HUS)
  ・血栓性微小血管内病変(TMA)
  ・肝静脈閉塞症(VOD)
  ・巨大血管腫(Kasabach-Merritt症候群)
  ・脾機能亢進症
2）産生の低下によるもの
　(1) 腫瘍性
  ・急性白血病
  ・悪性リンパ腫，神経芽腫などの骨髄転移
  ・骨髄異形成症候群(MDS)
  ・骨髄線維症
　(2) 非腫瘍性
  ・再生不良性貧血(Fanconi貧血を含む)
  ・感染症後の一過性血小板減少
  ・Bernard-Soulier症候群
  ・Wiskott-Aldrich症候群
  ・無巨核球性血小板減少症
  ・家族性血小板減少症

b．血小板増多を呈する疾患
1）腫瘍性
  ・慢性骨髄性白血病
  ・本態性血小板血症
2）非腫瘍性
  ・急性炎症
  ・感染症後の回復期(マイコプラズマ肺炎など)
  ・川崎病
  ・慢性炎症を伴う膠原病

4．組み合わせ検査
a．骨髄穿刺
　血小板数の異常の病態解明には多くの場合骨髄穿刺が有用であり，腫瘍性疾患および再生不良性貧血においては必須の検査である．急性白血病では芽球の一様な増殖を証明し，組織化学所見，表面マーカー，染色体所見，腫瘍特異的な遺伝子検査などにより病型を確定する．慢性骨髄性白血病では多段階の骨髄成分の増加があり，染色体所見〔t(9；22)の存在〕が重要である．再生不良性貧血，MDS，骨髄線維症では骨髄生検も重要である．ITPの場合，骨髄に異常細胞はなく，巨核球は正常もしくは増加を示すが，病歴や臨床症状から急性型の

ITPがほぼ明らかな場合は骨髄穿刺は省略されることも多い。ただし，免疫抑制療法開始時には原則として骨髄穿刺を行うべきである。血小板付着抗体(PA IgG)も補助診断として有用である。HPSでは骨髄に貪食像がみられ，血清フェリチンやネオプテリンの上昇も診断の参考となる。また，ウイルス感染に続発したHPSの場合には原因ウイルスの感染の証明(血清抗体価の上昇，ウイルスゲノムの存在)が重要である。

b．凝固系検査

DICの場合はPT，APTT，フィブリノゲン，FDP，d-ダイマー，AT-Ⅲなどのほかの凝固系マーカーなどと合わせて重症度が判定される。DICはほかの基礎疾患に続発して起こる病態なので，その疾患の診断・治療が重要である。TMA，VODといった造血幹細胞移植に関連した合併症も診断は組織学的検索，画像などによるが，凝固系マーカーは病勢の判定に良い指標となる。

c．免疫学的検査

免疫学的機序による血小板減少のうち，Evans症候群やSLEでは，抗DNA抗体などの自己抗体，血清補体価，クームス試験などが診断に有用である。薬剤性の可能性がある場合は，DLSTが診断の一助となる。

5．基準値(正常値)

正常下限は15万/mm³前後と考えられ，正常上限は通常40～45万/mm³ぐらいまでとされるが，新生児期や乳児期には50～60万/mm³といった高値をみることもまれではない。

血小板機能

血小板機能検査には以下のようなものがある。

a．血餅退縮能

血液凝固の際にフィブリン糸に粘着した血小板が収縮タンパクの作用により退縮する現象をみるものであるが，非特異的検査であるため，最近はあまり行われない。

b．血小板粘着能

血小板がコラーゲン，細線維，基底膜などの血小板以外のものに付着する現象をみるもので，血小板血栓の形成の初期段階として重要である。患児の血液を一定量のガラスビーズを充塡したプラスチック管の中を一定の速度で通過させ，粘着した血小板の比率を求めることにより測定される。

c．血小板凝集能

血小板が相互に接着する現象をみるものでADP，コラーゲン，エピネフリン，リストセチンなどを凝集誘発剤として用いる。1/10量のクエン酸ナトリウムを加えた血液を低速で遠心し，多血小板血漿となった上清の吸光度を測定する透光法が用いられる。

1) 血小板機能異常を呈する疾患

(1) 血小板無力症：血小板粘着能が低下し，ADP，コラーゲン，エピネフリンのいずれの凝集も低下する。

(2) Bernard-Soulier症候群：リストセチン凝集が低下する。

(3) 血小板放出異常症：コラーゲン凝集とADP，エピネフリンの二次凝集が低下する。重症型では血小板粘着能も低下する。

血小板凝集能は，川崎病の冠動脈瘤症例や人工血管を用いた心臓手術後の血栓形成予防療法の際のよい指標となる。

リンパ球サブセット

Lymphocyte subset

高見澤　勝
東京大学／講師

1．解釈の仕方
a．検査の目的

臨床では免疫不全症(易感染性)，自己免疫疾患，造血器腫瘍，非典型的な経過の感染症，癌化学療法や臓器移植後の経過観察などが対象となる。免疫不全症では特定のリンパ球集団の相対的な細胞数の比率および絶対数の異常，分化段階を知ることによって鑑別診断の手がかりとなる。自己免疫疾患では生検組織における浸潤細胞の種類を同定できる。造血器腫瘍では芽球のclonality，lineage，分化段階の判定が診断，治療選択に極めて重要である。AIDSではウイルス量とともに末梢血中のCD4陽性T細胞の絶対値が疾患の活動性の指標となる。また，慢性活動性EBウイルス感染症ではウイルスがT細胞やNK細胞に感染していることが多く，感染細胞はclonalityを持つ。

b．検査の条件

院内の検査部または検査会社(外注)に依頼して検査する。また，特殊なケースについては研究施設に依頼する場合もある。提出する検体が，末梢血，骨髄血，胸腹水，リンパ節他の生検標本によって使用する検体提出容器(抗凝固剤の種類)，保存条件(室温，冷蔵，冷凍)，測定日が異なるため，前もって検査担当者に問い合わせることが重要である。小児(特に新生児)，乳児では検体が十分にとれないこともあり検査のための最低量を確認すること，優先順位をつけておくことが望ましい。ホルマ

表1 主なリンパ球抗原の染色体，細胞分布，機能

- CD1：1q22-23。マクロファージ，ランゲルハンス細胞，樹状細胞。NKT細胞に脂質やペプチドを抗原提示。組織球腫瘍などで増加
- CD2：1q13。T細胞，ほとんどのNK細胞，一部の樹状前駆細胞 CD58のリガンド。T細胞活性化の第2シグナル
- CD3：γ, δ, ε：11q23, ζ, η：1q22-q25。T細胞。TCRとペアをなしTCRからの信号を伝達。抗CD3抗体刺激のみではアポトーシスになり，活性化のためにはCD2，CD28からの補助刺激が必要。γ鎖欠損でT細胞機能不全
- CD4：12p12。T細胞の一部，単球，樹状前駆細胞。MHC classⅡ抗原やAIDSウイルスと結合。TCRからの刺激を増幅。主に細胞性免疫を誘導するTh1と抗体産生を誘導するTh2の2つの機能的亜集団が存在
- CD5：11q12-13。T細胞，一部のB細胞。CD72と結合しT，B細胞間で相互活性化。リウマチ性疾患でCD5陽性B細胞の増加。組織由来のB細胞(B1細胞)のマーカー。主にIgMを産生。T細胞活性化における補助刺激
- CD8：2p12。一部のT，NK細胞。MHCclassⅠ抗原と結合。細胞障害性と抑制性のT細胞が存在
- CD10：3q21-27。前駆B細胞，顆粒球，気管支上皮，線維芽細胞など。蛋白分解酵素メタロプロテアーゼに属す。酵素基質にはTNF-α，Met-enkepharin，サブスタンスP，心房性Na利尿ホルモン，アンギオテンシン，ブラジキニンなどがある。過剰な基質を分解することでホメオスターシス維持
- CD16：1q23-24。NK細胞，単球，顆粒球。IgG1，IgG3のFc凝集体のレセプターでADCCとして働く。
- CD19：16p11.2。B細胞。CD21，CD81とペアをつくり細胞内へ活性化シグナルを，CD22，BCRとペアをつくり抑制シグナルをおくる。
- CD20：11q12-13.1。B細胞。機能については不明。化学療法無効のB細胞悪性リンパ腫に対しI標識マウス抗CD20抗体静注が有効
- CD21：1q32。B細胞，樹状細胞。補体C3d，EBウイルス，CD23が結合する。
- CD22：19q13.1。B細胞。CD45，シアル化糖蛋白などと結合し，BCR経路によるB細胞活性化の抑制。CD22欠損マウスではB1細胞の増加，自己免疫病
- CD23：19p13.3。B細胞，NK細胞，単球など。IgEと結合してB細胞におけるIgE産生を増強。マクロファージの活性化
- CD25：10p14-15。活性化T，B，細胞，単球，NK細胞。IL-2レセプター
- CD28：2q33。CD4陽性T細胞のほとんどとCD8陽性T細胞の一部。CD86，CD80と結合し，T細胞活性化の第2シグナル
- CD40：20q11-13。B細胞，樹状細胞，ランゲルハンス細胞，血管内皮，胸腺上皮。CD154(CD40L)と結合。B細胞のクローン選択，Igクラススイッチを誘導
- CD45：1q31-q32。T細胞分化の指標。(未感作T細胞(RA)，記憶T細胞(RO))CD3ζ(T細胞)やCD22(B細胞)と結合し免疫細胞活性化を脱リン酸化により終了させる。
- CD54：19p13。内皮細胞やマクロファージなど広範に発現。細胞間の接着因子。LFA-1(CD11a/CD18)，Mac-1(CD11b/CD18)，CD43などと結合。熱帯熱マラリア感染赤血球やライノウイルスのレセプター
- CD56：11q23-q24。NK細胞，脳，神経，平滑筋。リガンド，機能は不明

リン固定標本では使用できる抗体が限られるため，外科的に切除した標本の一部は凍結保存が望ましい。

c．解釈の注意点

リンパ球やその他の白血球表面の抗原に対しては国際モノクローナルワークショップでCD(cluster of differentiation)番号が決められている。各リンパ球サブセットに特異的な細胞表面抗原があり，T細胞に特異的な抗原としては一般にCD3，B細胞ではCD19やCD20が，NK細胞はCD3$^-$ CD16$^+$ CD56$^+$と定義される。表1に主な抗原の分布，機能，遺伝子，染色体上の分布，モノクローナル抗体などについて示した。詳細については他書を参照されたい。各リンパ球分画の比率が正常であっても白血球中のリンパ球分画が減少している場合は絶対数が低下し異常と判定されるため，フローサイトメトリーによってリンパ球サブセットを検査する場合には必ず白血球数およびスメアを同時に検査し絶対数の増加または低下にも注意を払う必要がある。

数が正常であっても機能が正常とは限らず，正常域よりも数的な減少があっても機能検査では正常域ということもある。

感染を合併しているときに検査をすると異常を同定できないこともあり，できる限り炎症所見のない状態で行うことが望ましい。複数回検査することもある。

2．異常値(末梢血)が出たときの病態

1) T細胞数の低下

重症複合型免疫不全症のようにT細胞の増殖分化にかかわる遺伝子に異常があるために先天的に欠損している病態。DiGeorge症候群のように胸腺の欠損，低形成があるためにT細胞の分化，成熟が行われない病態。

AIDSなど慢性ウイルス感染によって感染T細胞が死滅してゆく病態。

2）T細胞数の増加

T細胞由来の腫瘍細胞が増殖している病態。

伝染性単核球症のようにCD8陽性T細胞が増加している病態。autoimmune lymphoproliferative syndrome（ALPS）のように遺伝的なアポトーシスの異常がある病態（CD4陰性CD8陰性T細胞の増加が特徴）。

3）B細胞数の低下

伴性劣性型無γ-グロブリン血症のようにB細胞の分化にかかわる遺伝子に異常があるために，欠損または低下している病態。

4）B細胞数の増加

B細胞由来の腫瘍細胞が増殖している病態。

ALPSやCastleman病のようにB細胞の分化増殖にかかわるIL-4，IL-6などのサイトカイン産生が亢進している病態。

5）NK細胞数の低下

重症複合免疫不全症の一部にみられるようにNK細胞の分化に重要なIL-15などのサイトカイン産生にかかわる遺伝子に異常がある病態。

6）NK細胞数の増加

NK細胞由来の腫瘍細胞が増殖している病態。

3．疑われる疾患

診断的に価値が高いのは免疫不全症や血液腫瘍である。T細胞が欠損または低下している疾患としては重症複合免疫不全症，DiGeorge症候群，ataxia telangiectasia，Omenn病，Wiskott-Aldrich症候群，AIDS，亜急性硬化性全脳炎などを，B細胞が欠損または低下している疾患としては，重症複合免疫不全，伴性劣性型無γ-グロブリン血症，分類不能型免疫不全症，X連鎖性リンパ増殖症候群，Good症候群などを，NK細胞が低下している疾患としては重症複合型免疫不全症などを考慮する。

各リンパ球分画が増加する疾患としては造血器腫瘍，悪性リンパ腫がある。ALPSではT，Bともに増加がみられ，CD4陰性CD8陰性T細胞の増加は診断的価値が高い。Castleman病，粘液腫などではB細胞の増加が認められる。伝染性単核球症やサイトメガロウイルス感染症ではT細胞が増加する。

4．組み合わせ検査

血算，白血球分画は各リンパ球分画の絶対値を知るうえで必須である。

血液腫瘍が疑われる場合は骨髄検査（形態，表面抗原，遺伝子）を行い，悪性リンパ腫が疑われる場合は，それ

表2　各年齢における末梢血中リンパ球サブセットの基準値（中央値 25パーセンタイル～75パーセンタイル）

		臍帯血	月齢1〜11か月	1歳〜6歳	7歳〜17歳	18歳〜70歳
総白血球数	$\times 10^3/\mu L$	12(10〜15)	9.0(6.4〜11)	7.8(6.8〜10)	6.0(4.7〜7.3)	5.9(4.6〜7.1)
リンパ球	%	41(35〜47)	40(39〜59)	46(38〜53)	40(36〜43)	32(28〜39)
	$\times 10^3/\mu L$	5.4(4.2〜6.9)	4.1(2.7〜5.4)	3.6(2.9〜5.1)	2.4(2.0〜2.7)	2.1(1.6〜2.4)
T細胞(CD3)	%	55(49〜62)	64(58〜67)	64(62〜69)	70(66〜76)	72(67〜76)
	$\times 10^3/\mu L$	3.1(2.4〜3.7)	2.5(1.7〜3.6)	2.5(1.8〜3.0)	1.8(1.4〜2.0)	1.4(1.1〜1.7)
HLA-DR陽性T細胞	%	2.0(2.0〜3.0)	7.5(4.0〜9.0)	9.0(6.0〜16)	12.5(9.5〜17)	10(8.0〜15)
IL-2R陽性T細胞	%	8.0(5.5〜10)	9.0(7.0〜12)	11(8.0〜12)	13(10〜16)	18(13〜24)
B細胞(CD19またはCD20)	%	20(14〜23)	23(19〜31)	24(21〜28)	16(12〜22)	13(11〜16)
	$\times 10^3/\mu L$	1.0(0.7〜1.5)	0.9(0.5〜1.5)	0.9(0.7〜1.3)	0.4(0.3〜0.5)	0.3(0.2〜0.4)
$CD20^+$細胞中の$CD5^+$細胞	%	72(58〜79)	68(47〜76)	64(53〜77)	56(44〜64)	27(18〜36)
$CD20^+$細胞中の$CD23^+$細胞	%	35(30〜50)	50(44〜66)	61(53〜70)	63(52〜73)	64(53〜73)
NK細胞($CD3^- CD16^+ CD56^+$)	%	20(14〜30)	11(8.0〜17)	11(8.0〜15)	12(9.0〜16)	14(10〜19)
	$\times 10^3/\mu L$	0.9(0.8〜1.8)	0.5(0.3〜0.7)	0.4(0.2〜0.6)	0.3(0.2〜0.3)	0.3(0.2〜0.4)
$CD4^+$T細胞	%	35(28〜42)	41(38〜50)	37(30〜40)	37(33〜41)	42(38〜46)
	$\times 10^3/\mu L$	1.9(1.5〜2.4)	2.2(1.7〜2.8)	1.6(1.0〜1.8)	0.8(0.7〜1.1)	0.8(0.7〜1.1)
$CD4^+$T細胞中の$CD45^+$RA細胞	%	91(82〜97)	81(66〜88)	71(66〜77)	61(54〜67)	40(32〜49)
$CD8^+$細胞	%	29(26〜33)	21(18〜25)	29(25〜32)	30(27〜35)	35(31〜40)
	$\times 10^3/\mu L$	1.5(1.2〜2.0)	0.9(0.8〜1.2)	0.9(0.8〜1.5)	0.8(0.6〜0.9)	0.7(0.5〜0.9)
$CD8^+$細胞中の$CD57^+$細胞	%	0.0(0.0〜1.0)	7(4.0〜9.5)	10(6.0〜15)	17(12〜24)	29(19〜39)

(Immunology Today 13(6)215-218, 1992 より)

に加えて摘出標本の病理検査(表面抗原,遺伝子再構成)やシンチグラム,CT,MRIなどを施行する。

易感染性がある場合は原発性免疫不全症を疑い,血清免疫グロブリンや補体活性(CH50),リンパ球芽球化反応,NK活性,好中球遊走,貪食,殺菌能などの機能検査を行う。また,ある程度疾患が絞り込まれた時点で,遺伝子異常の有無について検査する(Btk:X連鎖性無γ-グロブリン血症。ADA,RAG,IL-7Rα,γc鎖,JAK3:重症複合免疫不全症。免疫グロブリンμ重鎖,λ/14.1,Iga,BLNK:常染色体劣性無γ-グロブリン血症。CD40,CD40L(CD154),AID UNG:高IgM症候群。WASP:Wiskott-Aldrich症候群。ATM:ataxia telangiectasia)。

リンパ増殖性疾患が疑われる場合は,悪性腫瘍を上記諸検査において否定した後,ALPSならば血中IL-10,CD4T(Th1/Th2)サイトカイン産生,抗FAS抗体によるアポトーシス,Fas,FasL,カスパーゼ10遺伝子検査を行う。X連鎖性リンパ増殖症候群ではEBウイルス感染(抗体,DNA)免疫グロブリン,SH2D1A遺伝子検査を行う。

ウイルス感染症(AIDS,伝染性単核症,麻疹)を疑う場合は,ウイルス抗体価,ウイルスDNA検査(血液,髄液,尿,喀痰など)を行う。

粘液腫やCastleman病では血中の免疫グロブリン,IL-6の測定の他,シンチグラム,エコー,CTなどの画像検査を行う。

5. 基準値(正常値)

表2に年齢別の末梢血中のリンパ球サブセットの変化を示す。人種の差も考慮されるが,疾患の診断については問題ないと考えられる。特殊な抗原については同年齢の正常コントロールをおくべきである。白血病のマーカーについては他項を参照されたい。

リンパ球機能検査
Lymphocytes functional tests

野々山　恵章
防衛医科大学校／教授

1. 解釈の仕方
a. リンパ球の種類と機能

リンパ球はT細胞,B細胞,NK細胞からなり,生体防御機構において重要な役割を果たしている。最近,これら細胞群の機能をそれぞれ検査することが,可能になってきている。

T細胞は,ヘルパーT細胞,キラーT細胞に分けられる。ヘルパーはさらにサイトカインの産生パターンから,細胞性免疫に主にかかわるTh1と液性免疫にかかわるTh2に分けられる。Th1はIL-2,IFN-γを産生してマクロファージの活性化やキラーT細胞の誘導の機能を持ち,Th2はIL-4,IL-5,IL-6,IL10,IL-13を主に産生してB細胞の抗体産生を誘導する機能を持つ。キラーT細胞は,細胞傷害性T細胞(cytotoxic T lymphocyte;CTL)とも呼ばれ,ウイルス感染細胞,腫瘍細胞,移植細胞などをパーフォリンperforin,グランザイムgranzymeなどを放出して破壊する。

B細胞は抗体を産生して,液性免疫を担う細胞群である。抗体は,細菌をオプソニン化して好中球による貪食を進めたり,補体活性化による免疫溶菌,遊離ウイルスの中和に働く。

NK細胞は,自然免疫にかかわり,抗原刺激なしに特定の腫瘍細胞やウイルス感染細胞を破壊する能力を持ち,腫瘍,ウイルス感染の初期防御に重要であると考えられている。

b. リンパ球機能検査法
1) T細胞の機能解析

T細胞の機能解析は,増殖能,活性化マーカー発現,Ca influx,サイトカイン産生,サイトカイン反応性,キラー活性,ウイルス抗原に対する特異的反応,細胞内シグナル伝達など多くの解析方法がある。一般的なコマーシャルラボで検査可能な検査はリンパ球幼若化試験とサイトカイン産生能である。

リンパ球幼若化試験は,リンパ球が刺激を受けた際に増殖するかどうかを^{3}Hでラベルしたサイミジンの取込みを液体シンチレーションカウンターで測定して判定する方法である。増殖する際に形態が芽球様になるので,幼若化試験ないし芽球化反応と称される。刺激としてはPHA,Con A,PWMがある。PHA,Con AはT細胞を選択的に増殖させ,PWMはT細胞とB細胞を増殖させる。なお,このほかに,SAC,抗CD3抗体,PMA,スーパー抗原など多くのものが刺激として用いられるが,研究室レベルとなる。

サイトカイン産生能は,PMA+CaIで活性化したT細胞内のサイトカインをフローサイトメーターで測定する方法がコマーシャルラボで行われている。測定できるサイトカインが限られているが,サイトカイン産生能の目安として使える。T細胞を活性化し培養上清中のサイトカインをELISAで測定したり,mRNAの発現をRT-PCRで測定する方法もある。

2) B細胞の機能解析

B細胞の機能解析は,抗体産生,増殖活性化能などを

みることで行われる。抗体産生能は，B細胞を in vitro で刺激して検討できる。抗体のクラススイッチ(IgM産生細胞から，IgG，IgA，IgE産生細胞への分化)，活性化マーカー(CD23など)発現，増殖を見ることも行われている。B細胞を刺激する方法としては，抗CD40抗体や可溶化CD40リガンドによりB細胞上のCD40分子を刺激したり，抗IgM抗体で表面IgMを刺激したりする方法がある。

3) NK活性

NK活性は，腫瘍細胞であるK562細胞を破壊する能力を，^{51}Cr遊離法を用いて定量的に測定するものである。

4) その他

最近は分子レベルで細胞機能を説明する方向に進んでおり，機能分子の発現低下や遺伝子異常をみる方法も開発されている。原発性免疫不全症の責任遺伝子としてすでに同定されている，$c\gamma$鎖，CD40リガンド(CD154)，Btk，WASP，CD11b，アルテミス Artemis，AID，パーフォリン Perforin，IL-7R，IFNγR，IL-12Rなどをみて機能障害を説明する。

c．結果解釈の注意点

リンパ球機能が低下していることが明らかになった場合は，数が低下しているのか，数はあるが機能が低下しているのかを鑑別する。すなわち，リンパ球数によって検査結果が影響されるので，リンパ球数，リンパ球サブセットと組み合わせて解釈する。また，先天的な異常なのか，2次的な異常なのかの鑑別が必要となる。

また，リンパ球機能検査では，検体の採取方法や保存方法の違いによる変動が大きい。保存温度，保存時間，リンパ球保存液添加の有無を確認し，場合によっては異常であると確定するための再検査が必要になることもある。

コマーシャルラボで検査可能なリンパ球幼弱化試験は，増殖能をPHA，Con Aなどの強い刺激により見る検査であるので，検査結果が正常であっても，リンパ球機能が正常であるとはいえないことに注意する。例えばPHAによる増殖が正常であっても抗CD3抗体による増殖やサイトカイン産生は不良であることがある。

また，NK活性は，新生児期，乳児期では一般に低く，病的であるか判断するためには適切な対照が必要である。

2．異常値が出たときの病態

リンパ球幼弱化試験が低下している場合は，リンパ球の活性化が正常に起きないか，リンパ球の絶対数が減少していることが考えられる。

リンパ球の分化に障害がありリンパ球数が減少した先天性免疫不全症，リンパ球の活性化機構に異常があり増殖反応を起こせない先天性免疫不全症を考える。

AIDSなどの二次性の免疫不全症でも低下する。特にHIVに胎内感染した患児は，乳児期よりT細胞が減少しており，先天性免疫不全症と鑑別する必要がある。

また，悪性腫瘍患者，抗腫瘍剤や免疫抑制剤投与時にも低下する。造血幹細胞移植後にも低下し，PHA，Con Aによるリンパ球幼弱化反応は，免疫能の改善の指標としても使われ，予防接種の可否の判定にも有用である。

NK活性は，NK細胞が減少しているか，細胞傷害に働くパーフォリン perforin，グランザイム granzymeなどの分子異常，産生低下，放出傷害，NK細胞が標的細胞に結合できないなどの病態を考える。

3．疑われる疾患

a．リンパ球幼弱化試験が低値を示す疾患

先天性免疫不全症のうちでもT細胞不全を起こす疾患を考える。重症複合型免疫不全症(severe combined immunodeficiency；SCID)，DiGeorge症候群が代表的である。これらの疾患は，T細胞の分化障害があり，T細胞が著明に減少している。

SCIDの約半数は伴性劣性遺伝するタイプで原因遺伝子はサイトカインであるIL-2，IL-4，IL7，IL-9，IL-15，IL-21のレセプターに共通して存在するサブユニットであるcommon gamma鎖($c\gamma$鎖)の異常によるものである。特にT細胞の分化にはIL-7が重要な役割を果たしていると考えられている。FACSで患者B細胞の$c\gamma$鎖の発現が消失ないし低下していることで診断が可能であるが，確定診断には遺伝子解析を行う必要がある。

DiGeorge症候群は，胸腺の低形成によりT細胞分化が障害され，T細胞数が減少している。完全型ではリンパ球幼弱化試験が著明に低下するが，部分型(partial DiGeorge)では正常下限の場合もある。

また，分類不能型免疫不全症(common variable immunodeficiency)の一部で低下している症例がある。Wiskott-Aldrich症候群でも低下することがある。伴性劣性高IgM症候群ではT細胞機能不全があるがリンパ球幼弱化試験は正常である。また，X連鎖性無γ-グロブリン血症ではT細胞数は正常であり，幼弱化反応も正常である。

T細胞機能不全があると，カリニ肺炎，サイトメガロウイルス肺炎，脳炎など重症感染症を合併するので，専門的な治療が必要となり，また診断にも研究検査が必

要となるので，専門医に早期にコンサルトすべきである．免疫不全症のホームページ http://www.toyama-mpu.ac.jp/md/pedi/mennHp/index.htmly や http://www.nanbyou.or.jp/sikkan/031.htm から専門医を検索できる．

b．NK活性が低下する疾患

伴性劣性重症複合型免疫不全症では，T細胞とともにNK細胞が欠損するため，NK活性が低下する．タイプ1白血球粘着不全症（leukocyte adhesion deficiency）では，NK細胞が標的細胞に接着できないためNK活性が低下する．Chediak-Higashi症候群ではNK細胞の顆粒タンパクの異常によりNK活性が低下する．細胞傷害性タンパクであるパーフォリン perforin を先天的に欠損した疾患（パーフォリン Perforin 欠損症）でも，NK活性は低下する．また，担癌患者，SLEなどの自己免疫疾患，妊娠，ステロイド投与時にも低下する．

4．組み合わせ検査

免疫不全症を疑った場合，血清IgG，IgA，IgM，IgE，IgGサブクラス，特異抗体（EBウイルス，サイトメガロウイルス，予防接種が済んでいたり既往があれば，麻疹，風疹，百日咳などの抗体値をELISA法で検索する），EBウイルスやサイトメガロウイルスのreal time PCRによる血中ウイルス量検索を順次行う．数的異常がないかどうかリンパ球数（1,500/μL³以下は異常である），リンパ球サブセットを検査する．CD3，CD4，CD8，CD19，CD57などを検査するが，保険外ではあるが，two-color解析を行ったほうが結果がわかりやすい．CD3xHLA-DR，CD4xCD45RA，CD5xCD20，TCRγ/δxCD3，CD57xCD16，CD8xCD11b，CD19xCD20などを検査する．また，染色体異常を合併していることもあるので，まずG-bandingで検査する．ここまではコマーシャルラボで検査可能である．これ以上は専門医にコンサルトしたほうがよいであろう．サイトカイン産生能，サイトカイン反応性，刺激後のT細胞活性化マーカー（HLA-DR，CD25，CD69，CD40リガンド）の発現などを検索する．

また，特定の免疫不全症が予想される場合は，原因遺伝子の解析を進める．重症複合型免疫不全症では，common γ鎖をFACSで検討することも可能である．さらに遺伝子解析に進む．現在FACSでスクリーニングが可能な疾患は，XSCID，XLA，XLP，Wiskott-Aldrich症候群，伴性劣性高IgM症候群がある．遺伝子解析も可能である．

5．基準値（正常値）

検査室により異なるが，一例を挙げると，PHAはS.I.（stimulation index）で105～225，絶対数（cpm）では41,000～79,900，Con Aではそれぞれ68～154，34,400～62,300，PWMでは26～114，13,800～40,400という報告がある．各検査室に正常値の問い合わせが必要である．

NK活性も，各検査室で正常値を決めているが，E/T比50:1で男性では44.1～75.4％，女性では36.7～63.4％という報告もある．

CRP・血沈（赤沈）
CRP・Blood sedimentation rate

城　宏輔
埼玉県立小児医療センター／副病院長

CRP

1．解釈の仕方

CRP（C-reactive protein）は肺炎球菌菌体のC多糖体と沈降反応を示す蛋白として発見され，炎症，組織傷害の際に血中に増加する急性相反応物質の代表的なものとして知られている．測定には免疫比濁法またはレーザー免疫ネフェロメトリーが用いられるが，最近それぞれラテックス凝集を用いたものや免疫酵素抗体法（EIA）による検出感度が 20 μg/dL という高感度のものが使われるようになっている．

CRPは炎症の開始とともにマクロファージから分泌されるIL-6，IL-1α，TNFαの誘導のもとに肝細胞から産生される．炎症の開始から数時間で血中に増加し始め6～10時間で傷害の程度を表すレベルに達するため炎症早期の指標として用いられる．理論的な半減期は4～5時間で炎症が治まると急速に減少し組織傷害の程度の変化に敏感に反応するので，疾患の進行状況，治療効果を判定するのにも有用である．

ただ炎症早期の指標とはいってもごく早期にはまだ増加しきらないこともあるので，新生児期における重症細菌感染などではごく早期に低値のこともあり，時間をおいて再検することも必要である．

2．異常値が出たときの病態

CRPはなんらかの炎症や組織傷害が存在し進行中であることを示す．血沈のように血中アルブミンの減少，貧血など炎症以外の因子に左右されることはないので炎症に特異的な指標と考えてよい．

CRPの高値をもたらす代表的なものは細菌感染症，真菌感染症，川崎病，膠原病である．これはこれらの疾患の発症に伴うサイトカインがCRPの産生を強く促すためと思われる．同じ膠原病であっても全身性エリテマトーデスや大動脈炎症候群では血沈の促進ほどCRPは増加しない．

外科手術による組織傷害ではCRPは術後4〜6時間で増加し始め，48〜72時間でピークに達し，その後減少する．白血病や悪性腫瘍では2〜3mg/dL程度の軽度の上昇がみられることが多いが腫瘍の種類によっては10mg/dL程度の増加がみられる．

外科手術後あるいは腫瘍に伴う組織破壊，アデノウイルス感染など一部のウイルス感染の際もCRPは増加するがさほど著しくないのはCRP産生を促すサイトカインが量的，質的に異なるためかもしれない．

脳膿瘍などのように炎症部位が隔離されている場合はCRPの増加がみられないことがあるので注意が必要である．感染症の極めて初期，例えば化膿性髄膜炎のごく早期にはCRPの増加が確認できないことがある．ステロイドやアスピリンなどの抗炎症薬の使用はCRPの値を減少させる．

3．疑われる疾患

小児科領域でCRPの著しい高値を示す最も多い疾患は，重症細菌感染症（敗血症，化膿性髄膜炎），川崎病，全身型若年性関節リウマチ（JRA）である．一般の細菌感染症も含めこれらの疾患ではCRPの値は重症度を反映する．

外科手術に伴うCRPの増加の程度は手術の種類によって異なり，開腹を伴う消化管の手術の場合5〜10mg/dL，脳外科的，整形外科的手術の場合2〜3mg/dL程度である．消化管の手術後CRPが10mg/dL以上，脳外科的，整形外科的手術後5mg/dL以上の増加あるいは術後4日以上の遷延は感染の合併を考える．

血液疾患でCRPの著しい高値がみられるときはKi1(CD30) lymphomaや神経芽細胞腫が考えられる．

ウイルス感染では一般にCRPの増加がみられないが，CRPの増加がみられるといってウイルス感染を否定することはできない．

4．組み合わせ検査

白血球数，血沈との組み合わせが最も一般的で有用である．白血球数特に好中球数の増加を伴うCRPの増加は細菌感染や強い炎症性疾患を示す．ごく単純にいうとCRPの増加と赤沈の軽度促進は炎症の初期，CRPと血沈の両方が増加，促進しているときは炎症の最盛期，軽度のCRP増加と血沈の促進は炎症の回復期または慢性の炎症である．SAA血清アミロイドA（SAA）はCRPより変動幅が大きく，より弱い炎症時にも経過を追える利点があるが同時に測定することには意味がない．

5．基準値

種々の報告があるが，50μg/dL以下を基準としてよい．生後2〜4日目の新生児，妊婦，高齢者ではこの基準より高値で男性のほうが女性よりやや高値である．比較的個人差が大きいが，生理的変動は少ない．

6．その他

最近CRPの検出感度が上がったため低濃度域におけるCRPの変化の診断的有用性が注目されている．新生児感染症の早期診断と冠動脈疾患の発症予知に果たす微量CRPの定量，細菌性髄膜炎における髄液CRPは今後の興味ある課題である．

血沈

1．解釈の仕方

抗凝固剤を加えた血液をガラス管に入れて垂直に立て，一定時間後に赤血球の沈降によってできた血漿層の厚さをmmで表すのが赤血球沈降速度（赤沈）である．わが国では3.28％クエン酸ナトリウム液と血液を1：4に混合して行うWestergren法が標準的に用いられている．

赤血球は陰性に荷電して互いに反発しているため凝集することはないが，陽性に荷電しているフィブリノゲンやグロブリンが血中に増加すると陰性荷電を放電し，連銭形成，凝集を起こし血沈は促進する．陰性に荷電するアルブミンの減少も血沈を促進させる．

血中フィブリノゲンの増加やアルブミンの減少は感染や組織傷害など炎症の早期にみられる急性相反応の1つであり，γ-グロブリンの増加は慢性炎症の際にみられるため，血沈は炎症の一般的指標としてその発見に役立つ．

血沈の促進は炎症の急性相反応物質が変化した結果として起きるため，反応物質そのものであるCRPやSAAに比べると炎症を反映するのが遅れる．CRPが組織傷害の発生後4〜10時間で血中に増加するのに対し，赤沈への影響はそれより約6時間遅れて起きる．したがって血沈は炎症性疾患の早期における診断や経過中における急激な変化を発見するのには向いていない反面，治癒の判定，慢性の炎症性疾患の発見には有用である．

手技上，血沈管の傾き，高い室温，クエン酸ナトリウ

ム液の量が多い場合は促進の原因となり，採血中の血液凝固は血沈遅延の原因となることに留意する。

非特異的な反応であるためこれだけで診断に結びつけることはできないが，なんらかの異常を発見するのに便利で臨床症状とほかの検査を参考にすることでさらに有用なものとなる。

2．異常値が出たときの病態

血沈の促進は細菌感染症，真菌感染症，膠原病，悪性新生物，腎疾患(腎炎，ネフローゼ)，外科手術後，火傷などなんらかの炎症か高度の貧血が存在するときにみられる。軽度から中等度の貧血は血沈値に影響を及ぼさない。

一般に細菌感染症では血沈は促進し，重症度と並行することが多いのでウイルス性疾患との鑑別や重症度の判定に役立つ。若年性関節リウマチ，全身性エリテマトーデス，クローン病，大動脈炎症候群などの膠原病，リウマチ熱，川崎病などの診断および治療効果の判定にも役だつ。血沈の促進はその程度によって意味が異なるのでその値を記載することが大切である。

血沈が異常に遅延しているか予想に反して促進していない場合，多血症，赤血球形態異常，心臓性浮腫，無γ-グロブリン血症，無フィブリノゲン血症，血中アルブミンの増加，を考える。播種性血管内凝固症候群(DIC)を起こしているときも血中フィブリノゲンが減少するため起こるべき血沈の促進がみられない。

3．疑われる疾患

血沈の促進する疾患は前述のとおりであるが，特に著しい血沈促進は炎症の範囲が広い場合や炎症が漿膜に及ぶ場合にみられる。川崎病，全身型若年性関節リウマチ(JRA)，敗血症，化膿性髄膜炎，結核，胸膜炎，腹膜炎，腎盂腎炎，クローン病，大動脈炎症候群では時に100 mm/時を超す。高度の貧血がある場合も赤沈促進は著しい。

特定の臨床症状がみられず血沈の促進のあるときは時間をおいて再検し，常に促進がみられる場合はなんらかの慢性炎症性疾患が隠れていることを示しており検査を進める必要がある。

4．組み合わせ検査

白血球数，CRPまたはSAAと併用することで組織傷害の初期，最盛期，回復期のいずれの相にあるかを判定でき，解釈がより正確になる。CRPが陰性でありながら血沈の促進があるときは貧血，血清アルブミン値γ-グロブリン，免疫グロブリンを測定する。炎症が考えられるにもかかわらず赤沈の促進がみられない場合，赤血球形態，フィブリノゲン，FDP，d-ダイマーを調べる。

5．基準値

室温(18〜25℃)で，男子：1〜10 mm/時，女子：5〜15 mm/時，新生児：0〜29 mm/時である。18〜25℃以外であれば温度補正モノグラムで補正する。

出血時間
Bleeding time

井田　孔明
東京大学病院／講師

1．解釈の仕方

出血時間は，皮膚に一定の切創を作成し止血に要する時間を測定する検査で，さまざまな血液凝固系の検査法が開発された現在においても，最も重要な in vivo の止血検査法である。特に外科手術前の出血性疾患のスクリーニングとして汎用されている。

出血時間は切創の深さや長さに大きく左右されるため，再現性や感度を高めるために種々の方法が工夫されている。Duke法は耳朶を2〜3 mmの深さに穿刺し，30秒ごとに濾紙に湧出する血液を吸い取って止血するまでの時間を測定する方法である。またIvy法は，マンシェットによって40 mmHgの圧を維持しながら前腕内側に長さ2 mm，深さ2 mmの切創を作り，30秒ごとに濾紙に湧出する血液を吸い取って止血するまでの時間を測定する方法である。Ivy法はDuke法に比べて，毛細血管の収縮の影響を受けにくく再現性に優れている。また出血が遷延している場合には止血のための圧迫が容易であり，また同一場所で繰り返して行えるという利点がある。

2．異常値が出たときの病態

出血時間の異常とはすなわち出血時間の延長である。皮下の毛細血管を損傷すると，血小板が損傷部位の血管内皮下組織にvon Willebrand因子(vWF)やフィブリノゲンを介して粘着，凝集し血小板血栓による一次止血が行われる。出血時間の延長は，主に血小板数の減少と血小板機能異常によってもたらされるが，vWFやフィブリノゲンなどの血漿因子の異常，血管や結合組織の異常によっても起きる。

血小板数が1万/μL以下では30分以上，血小板数が1〜10万/μLの範囲では一般に次の関係式にしたがって出血時間の延長が認められる。

出血時間(分) = 30.5 - (血小板数/μL)/3,850

3. 疑われる疾患

a. 血小板数の減少を認める疾患
特発性血小板減少性紫斑病，急性白血病，再生不良性貧血，播種性血管内凝固症候群(DIC)など

b. 血小板機能に異常を認める疾患
先天性血小板無力症(Glanzmann症候群)，Bernard-Soulier症候群，Storage pool病，尿毒症，肝障害，薬剤(アスピリン，ジピリダモール，インドメタシン，チクロピジン，フロセマイド，クロルプロマジン，ニトログリセリン，抗生物質の一部など)による血小板機能抑制，など

c. 血漿因子の欠乏
von Willebrand病，先天性無フィブリノゲン血症

d. 血管または結合組織の異常による出血
遺伝性出血性毛細血管拡張症(Osler病)，Ehlers-Danlos症候群，Marfan症候群，骨形成不全症

4. 組み合わせ検査

実際の臨床では，出血斑や点状出血などの症状から出血性疾患を鑑別するための検査となるので，同時に血算や凝固検査スクリーニング(PTやAPTT)を行う場合がほとんどであると思われる．具体的には，血小板数や凝固検査スクリーニングが正常で出血時間が延長している場合に，血小板機能の異常を疑って血小板機能検査を実施するという流れになることが多い．また事前に血小板数の低値が判明している場合には，出血時間が延長していることは明白なので，あえて出血時間を検査する意義はない．

a. 血小板数の減少を認める疾患
血算，骨髄検査，骨髄生検

b. 血小板機能に異常を認める疾患
血小板機能検査(粘着能，凝集能，放出能)

c. 血漿因子の欠乏
von Willebrand因子活性，von Willebrand因子抗原定量，血漿フィブリノゲン量

5. 基準値(正常値)

① Duke法；5分以内．
② Ivy法；2～6分．

PT・APTT・フィブリノゲン
PT・APTT・Fibrinogen

田中　一郎
奈良県立医科大学／講師

1. 解釈の仕方

プロトロンビン時間(prothrombin time；PT)および活性化部分トロンボプラスチン時間(activated partial thromboplastin time；APTT)は出血時間や血小板数とともに出血傾向を呈する患者のスクリーニング検査として用いられ，前者は外因系凝固能，後者は内因系凝固能の指標となる．また，ワーファリンなどの抗血栓療法の指標としてPTが用いられる場合，正常対照との比をとった国際標準化比(international normalized ratio；INR)で表示されることが多い．一方，フィブリノゲンは出血や血栓傾向の指標になるほか，炎症性疾患などでは急性期反応物質として増加するため，病勢の指標の1つになる．

2. 異常値が出たときの病態

PTが正常でAPTTが延長する場合は内因系凝固因子(第Ⅷ，Ⅸ，Ⅺ，Ⅻ因子，プレカリクレイン，高分子キニノゲン)の低下状態が考えられ，PTが延長しAPTTが正常の場合は外因系凝固因子(第Ⅶ因子)の低下状態が考えられる．PTとAPTTがともに延長する場合，内因系および外因系凝固の共通因子(フィブリノゲン，プロトロンビン，第Ⅴ，第Ⅹ因子)が低下している状態のほか，後天性に内因系，外因系両方の因子の低下している病態が考えられる．一方，フィブリノゲンが低値を示す場合，先天性の低下症や異常症のほか，凝固亢進による消費や重症肝障害による産生低下などの病態が考えられ，高値を示す場合は炎症性疾患などによる産生亢進が考えられる．

3. 疑われる疾患(図)

PTが正常でAPTTが延長する場合，血友病Aもしくは血友病Bが最も疑われる．ほかに，血友病保因者，von Willebrand病，第Ⅺないし第Ⅻ因子欠乏症，プレカリクレイン欠乏症，高分子キニノゲン欠乏症が疑われる．また，PTが延長しAPTTが正常の場合，第Ⅶ因子欠乏症が疑われる．PTとAPTTがともに延長する場合，先天性疾患では無フィブリノゲン血症や異常症のほか，プロトロンビン，第Ⅴ因子，第Ⅹ因子の各欠乏症が疑われる．後天性疾患のなかでは，汎発性血管内凝固症候群(DIC)やビタミンK依存性凝固因子低下症が重要

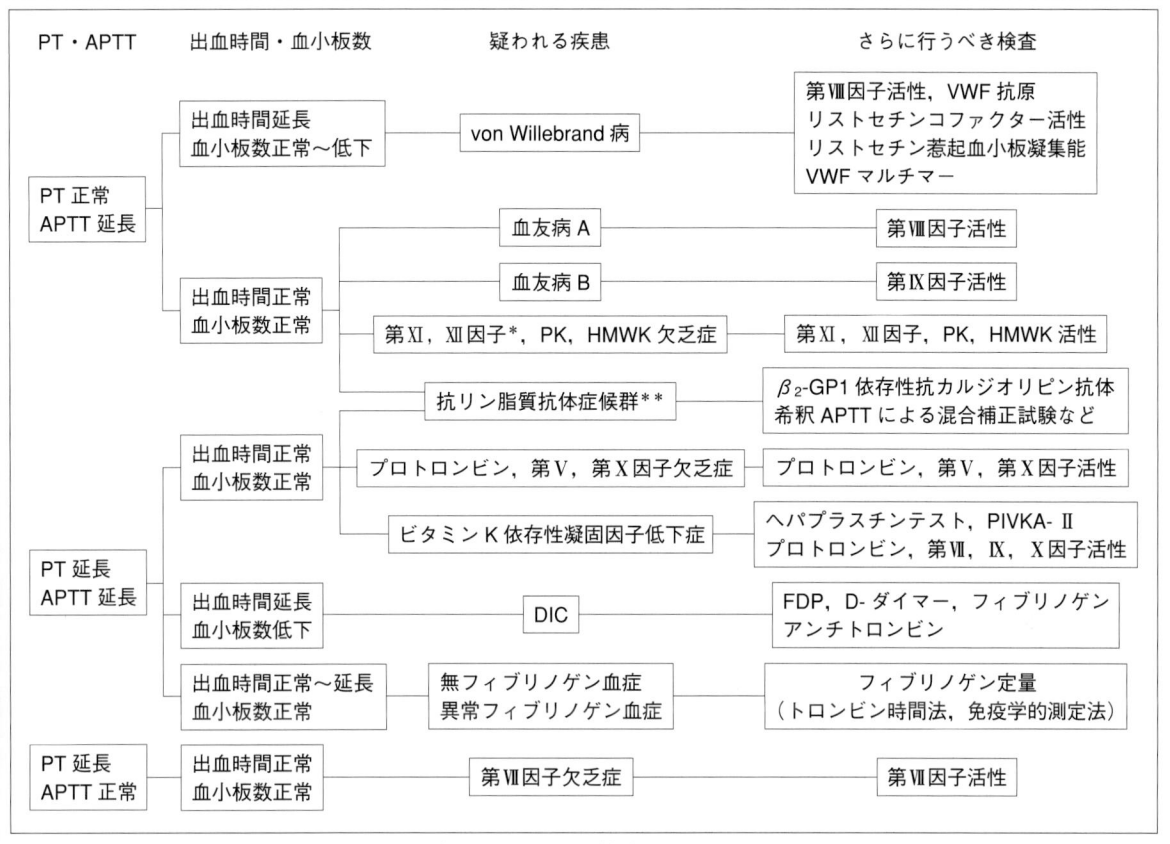

PT・APTT	出血時間・血小板数	疑われる疾患	さらに行うべき検査
PT 正常 APTT 延長	出血時間延長 血小板数正常～低下	von Willebrand 病	第Ⅷ因子活性, VWF 抗原 リストセチンコファクター活性 リストセチン惹起血小板凝集能 VWF マルチマー
	出血時間正常 血小板数正常	血友病 A	第Ⅷ因子活性
		血友病 B	第Ⅸ因子活性
		第ⅩⅠ, ⅩⅡ因子*, PK, HMWK 欠乏症	第ⅩⅠ, ⅩⅡ因子, PK, HMWK 活性
		抗リン脂質抗体症候群**	β₂-GP1 依存性抗カルジオリピン抗体 希釈 APTT による混合補正試験など
PT 延長 APTT 延長	出血時間正常 血小板数正常	プロトロンビン, 第Ⅴ, 第Ⅹ因子欠乏症	プロトロンビン, 第Ⅴ, 第Ⅹ因子活性
		ビタミン K 依存性凝固因子低下症	ヘパプラスチンテスト, PIVKA-Ⅱ プロトロンビン, 第Ⅶ, Ⅸ, Ⅹ因子活性
	出血時間延長 血小板数低下	DIC	FDP, D-ダイマー, フィブリノゲン アンチトロンビン
	出血時間正常～延長 血小板数正常	無フィブリノゲン血症 異常フィブリノゲン血症	フィブリノゲン定量 (トロンビン時間法, 免疫学的測定法)
PT 延長 APTT 正常	出血時間正常 血小板数正常	第Ⅶ因子欠乏症	第Ⅶ因子活性

図 PT と APTT 値から疑われる疾患およびさらに行うべき検査
VWF：von Willebrand 因子, PK：プレカリクレイン, HMWK：高分子キニノゲン, β₂-GP1：β₂-グリコプロテイン 1.
* 一般に出血症状を呈さない.
** 主に血栓傾向を示す.

である。後者では新生児一次性出血症, 乳児特発性ビタミン K 欠乏症, 胆道閉鎖症ないし胆汁瘻, 肝細胞障害, ビタミン K の摂取不足ないし慢性的な下痢, セフェム系抗生物質の長期投与, あるいはビタミン K 拮抗薬の投与などが考えられる。ほかに, L-アスパラギナーゼやヘパリンの使用時も PT と APTT が延長する。ループスアンチコアグラントが陽性の抗リン脂質抗体症候群では主として APTT が延長するが, PT と APTT の両者が延長する場合もある。また, 各凝固因子に対する後天性の抑制物質 (インヒビター) の存在下では抑制される因子 (単独もしくは複数) によって, PT ないし APTT, あるいは両者が延長する。

一方, フィブリノゲンが低値を示す場合, 先天性疾患では無フィブリノゲン血症や異常症が, 後天性疾患ではDIC や重症肝障害が疑われる。また, 感染症や膠原病, 悪性腫瘍, ネフローゼ症候群, 脳血栓, 心筋梗塞, 糖尿病, 妊娠, 加齢などによりフィブリノゲンは高値を示す。

4. 組み合わせ検査

図にさらに行うべき組み合わせ検査を示す。

5. 基準値 (正常値)

PT および APTT の測定時には, 測定試薬や測定機器により差異が生じるため, 正常血漿をコントロールとして測定する。基準値はおおむね PT で 10～14 秒, APTT で 30～40 秒である。PT の国際標準化比 (INR) は 0.9～1.1 が基準値となる。一方, フィブリノゲンは 200～400 mg/dL が基準値である。

TT・HPT

滝田　順子
東京大学

1．解釈の仕方

トロンボテスト（thrombo test；TT）とヘパプラスチンテスト（hepaplastin test；HPT）はともにプロトロンビン時間（PT）を改良したものであり，ビタミンK依存性凝固因子の活性を測定する検査法である。

a．TT

TTはワーファリンなどの経口抗凝固療法のモニタリングのため開発された検査法で，肝で合成されるビタミンK依存性凝固因子（第Ⅱ，Ⅶ，X因子）を総合的に測定するものである。ビタミンK依存性凝固因子のうち第Ⅸ因子に対する感度は低い。第Ⅶ因子の活性型の指標にもなる。ビタミンK不足時に産生されるPIVKA（protein induced by vitamin K absence）の影響を受ける。

b．HPT

HPTはTTと同様にビタミンK依存性凝固因子である第Ⅱ，Ⅶ，X因子の活性を測定する検査であり，肝機能検査目的に用いられる。TTと異なる点は，PIVKAの影響は受けないことである。また第Ⅸ因子の影響も受けない。第Ⅶ因子の活性型および不活性型の両者を測定する。PIVKAに影響されないため肝臓での蛋白合成能やビタミンK欠乏状態を正確に評価できる。

2．異常値が出たときの病態

TT，HPTともに肝障害（肝炎，肝硬変，肝細胞癌など）により肝臓での蛋白合成能が低下し，第Ⅱ，Ⅶ，X凝固因子が減少するような病態で低値となる。またビタミンK欠乏症でもビタミンK依存性凝固因子の産生が低下し低値となる。DICの際も，凝固因子の著しい消費によって低値となる。ワーファリンは肝臓でのビタミンKサイクルの代謝を阻害し，不完全な構造の凝固因子PIVKAを生成する。PIVKAは凝固阻害作用を有するが，TTはPIVKAの凝固阻害作用に感受性があるためワーファリン投与時にPIVKAが増加すると低値を示す。またTT，HPTともに妊娠後期や悪性腫瘍などで凝固系が活性化されている病態やビタミンK過剰摂取時に高値を示す。

3．疑われる疾患

異常低値の場合，TT，HPTともに肝炎，肝硬変，肝細胞癌などの肝疾患，ビタミンK欠乏症（新生児や抗生物質投与時，長期の下痢など），先天性第Ⅱ，Ⅶ，X凝固因子欠乏症，DICを考慮する。またTTの異常低値の場合，ワーファリンなどのクマリン系抗凝固剤過剰投与も考慮する。異常高値の場合，TT，HPTともにビタミンK過剰摂取や悪性腫瘍を考慮する。

4．組み合わせ検査

高度な貧血や赤血球増多症の患者ではTT，HPT共に影響を受けるため，ヘマトクリット（Ht）値による補正が必要である。

a．肝疾患を疑う場合

肝機能検査一般（GOT，GPT，LDH，ALP，総蛋白，アルブミンなど），血液凝固検査（PT，APTT，フィブリノゲンなど），血液検査一般（白血球，赤血球，血小板，ヘモグロビン，Htなど），肝炎ウイルス抗原，抗体検査を行う。

b．ビタミンK欠乏を疑う場合

第Ⅱ，Ⅶ，Ⅸ，X因子活性，PIVKA-Ⅱ，血液検査一般（白血球，赤血球，血小板，ヘモグロビン，Htなど）を行う。

c．先天性凝固因子欠乏症を疑う場合

血液凝固検査（PT，APTT，フィブリノゲンなど），第Ⅱ，Ⅶ，Ⅸ，X因子活性，血液検査一般（白血球，赤血球，血小板，ヘモグロビン，Htなど），出血時間を行う。

d．DICを疑う場合

血液凝固検査（PT，APTT，フィブリノゲンなど），FDP，血液検査一般（白血球，赤血球，血小板，ヘモグロビン，Htなど）を行う。

5．基準値

a．TT

抗凝固時間を試薬に添付されている標準曲線にあてはめ，TT値（%）に換算する。標準曲線は試薬のロットごとに異なるため，添付されたものを必ず使用する。基準値は70～120%である。生後数日は成人の1/2～1/3の値で，その後徐々に成人の値に近づく。妊娠後期には170～300%に増加する。成人では年齢，性別による有意差はない。

b．HPT

新生児から乳児期に変動が著しい。生後2日目に最低値を示し，6～35%，生後7日目が25～50%，生後1か月時には60～80%となる。母乳栄養児では人工または混合栄養児に比較してより低値を示す傾向があるが，生後1か月時のHPT値は母乳栄養児65.5±13%，混合栄

養児67.7±12.3%，人工栄養児66.3±10.6%と有意差は認められていない。その後1歳ごろに成人と同じ100%前後となる。1歳以上の基準値は70～130%である。妊娠後期には上昇して150～160%となる。

凝固因子・VWF
Coagulation factor・VWF

嶋　緑倫
奈良県立医科大学／助教授

1．解釈の仕方

凝固因子の検査は一般に凝血学的な検査による凝固因子活性測定法とそれぞれの因子に対する抗体を用いた免疫学的な抗原測定法，合成発色基質を用いた方法に大別される。凝血学的検査では，内因系の凝固因子は活性化部分トロンボプラスチン時間(APTT)を基礎に，外因系の凝固因子はプロトロンビン時間(PT)を基礎に欠乏血漿を用いて測定する。凝固因子活性は，正常血漿1mL中に存在する凝固因子を1u/mLあるいは100%と表示する。測定感度は欠乏血漿の欠乏度に左右される。凝固因子の測定にあたっては，組織液の混入ないようにあまり陰圧をかけないで採血することが重要である。組織液が混入するとAPTTやPTは極端に短縮し，正確な凝固因子の測定が実施できない。抗凝固剤の影響も大きい。通常，凝固検査は3.8%クエン酸ナトリウムを使用するが，ヘパリンで採血した場合はAPTTやPTが延長するために測定できない。ヘパリンロックした患者の採血においても注意を要する。凝固因子抗原の免疫学的測定は異常凝固因子を有する分子異常症の検出に有用である。本法は使用する抗凝固剤や検体の保存状況に影響を受けにくい利点がある。現在，第Ⅶ，Ⅷ，Ⅸ因子抗原測定測定キットが市販されている。合成発色基質法は，酵素活性を測定するものであるが，現在，第Ⅱ，Ⅷ，Ⅹ，Ⅺ，Ⅻ，ⅩⅢ因子などの合成発色基質が市販されている。

2．異常値が出たときの病態

凝固障害症には先天性，後天性，単一の凝固因子欠乏によるものと複合因子欠乏によるものなどが存在する。先天性凝固障害症では単一の凝固因子欠損がほとんである。第Ⅷ因子あるいは第Ⅸ因子の低下～欠乏症である血友病の発生頻度が最も多く，出血症状も最も重篤である。あとは，無フィブリノゲン血症，先天性第ⅩⅢ因子欠乏症などの頻度が高い(表1)。後天性の凝固障害症では，一般に複合因子の欠乏症が多い。DIC，ビタミンK欠乏症，肝障害，薬物などの原因が考えられる。単一の凝固因子欠乏が後天的に出現した場合，第ⅩⅢ因子欠乏であればアレルギー性血管性紫斑病も疑うべきである(表2)。そのほかには，小児では比較的まれであるが，凝固因子に対する後天性のインヒビター(自己抗体)もある。後天性第Ⅷ因子欠乏症(後天性血友病A)が最も多い。von Willebrand病(VWD)はvon Willebrand因子(VWF)の異常症である。VWDは第Ⅷ因子が低下して

表1　先天性凝固因子欠乏症

	生存患者数*	遺伝形式	出血症状
血友病A	3798**	X連鎖劣性	関節，筋肉，皮下，頭蓋内など
血友病B	824**	X連鎖劣性	関節，筋肉，皮下，頭蓋内など
von Willebrand	695**	常優＞常劣	鼻粘膜，皮下
無フィブリノゲン血症	37	常劣	臍，皮下，鼻粘膜
異常フィブリノゲン血症	18	常	臍，皮下，鼻粘膜
プロトロンビン低下症	1	常	皮下，鼻粘膜
プロトロンビン異常症	3	常	
第Ⅴ因子欠乏症	36	常劣	鼻粘膜，皮下
第Ⅶ因子欠乏症	1	常劣	皮下
第Ⅹ因子欠乏症	12	常劣	皮下，粘膜
第Ⅺ因子欠乏症	24	常劣	軽微
第Ⅻ因子欠乏症	18	常	無
第ⅩⅢ因子欠乏症	33	常劣	臍，皮下，創傷遅延

常：常染色体性，常劣：常染色体劣性，常優：常染色体優性
*田中一郎，他：日本臨床 50：885，1992
**厚生労働省委託事業　血液凝固異常症全国調査　平成13年度報告書

表2 後天性凝固因子低下症

	I	II	V	VII	VIII	IX	X	XI	XII	XIII
凝固因子の消費亢進										
・DIC	↓	↓	↓		↓	↓	↓	↓	↓	↓
・アレルギー性紫斑病										↓
ビタミンK欠乏症										
・未熟児・新生児ビタミンK欠乏症		↓		↓		↓	↓			
・乳児特発性ビタミンK欠乏症		↓		↓		↓	↓			
・胆道閉鎖症・肝障害		↓		↓		↓	↓			
・慢性下痢症・栄養障害		↓		↓		↓	↓			
・ワーファリン・セフェム系抗生物質		↓		↓		↓	↓			
凝固因子産生障害										
・L-アスパラギナーゼの連日投与	↓					↓	↓	↓		

表3 第Ⅱ，Ⅶ，Ⅸ，Ⅹ因子活性(%)および抗原量(%)の年齢別変化

因子		臍帯血	Day1	Day3	Day5	1M	3M	6M	9M	1Y	成人
II	活性	45.6±7.6	39.4±7.9	47.6±11.3	55.1±10.2	54.7±11.0	73.4±10.0	80.3±11.6	84.5±8.2	87.3±9.9	99.0±13.0
	抗原量	42.4±6.7	36.9±6.0	45.0±6.9	—	52.9±8.5	72.7±10.9	77.8±9.7	82.5±5.6	84.4±9.2	102.0±12.0
VII	活性	51.1±11.5	43.3±11.1	51.5±9.8	67.8±11.4	77.7±12.2	82.5±16.0	90.6±15.2	93.3±17.2	94.3±15.2	98.7±15.4
	抗原量	49.6±11.6	36.9±6.0	53.6±11.5	71.2±14.1	80.3±13.6	86.6±17.6	95.8±16.4	96.9±16.3	97.7±16.6	100.1±16.0
IX	活性	39.0±9.0	24.4±8.2	39.7±14.2	41.4±9.8	40.6±7.3	59.7±9.0	70.2±13.1	79.0±10.8	83.7±8.6	105.0±33.0
	抗原量	32.0±9.0	23.4±6.3	41.9±12.6	40.8±10.9	41.0±7.7	58.4±9.2	69.9±13.2	78.1±10.5	85.6±8.1	101.0±23.0
X	活性	39.3±8.4	33.0±9.5	40.5±10.7	54.8±12.0	67.4±12.6	86.1±10.2	95.1±14.4	95.7±12.9	103.1±17.5	101.0±12.5
	抗原量	40.6±8.1	34.6±6.3	44.3±10.1	56.6±11.1	64.3±12.6	81.5±14.3	89.8±14.6	95.2±17.3	100.9±14.4	103.1±13.1

(高橋幸博，吉岡章：日小血会誌，1994)

特に重症タイプは血友病様の凝固障害をきたすが，一般に出血は血小板の異常症のような鼻出血を始めとする粘膜出血症状が多い．

3．疑われる疾患

通常，凝固因子活性が25％以下に低下した場合には凝固因子低下～欠乏症を疑う．ただし，ビタミンK依存性因子（第Ⅱ，Ⅶ，Ⅸ，Ⅹ因子）は新生児期には低値を示すために注意を要する（表3）．凝固因子活性は凝固因子異常症の臨床的重症度と相関する場合が多い．血友病Aや血友病Bでは1％未満を重症，1～5％を中等症，5％＜を軽症と分類する．さらに，免疫学的抗原測定により，凝固因子の抗原が検出できない欠損タイプを cross reacting material negative（CRM⁻），抗原が低下しているタイプを cross reacting material reduced（CRMR），抗原が正常量存在する分子異常症を cross reacting material positive（CRM⁺）に分類する．フィブリノゲンの測定では20 mg/dL未満を無フィブリノゲン血症，20～200 mg/dL以上はフィブリノゲン低下症と診断する．先天性の出血素因を疑われるが凝固スクリーニングで異常がみられない場合は第ⅩⅢ因子欠乏症，$α_2$PI欠乏症，および，PAI-1欠乏症も疑いそれぞれの因子の測定を行う．第Ⅷ因子の低下は，血友病Aのみならず血友病A保因者，VWD，後天性血友病でも低下する．血友病A保因者の第Ⅷ因子活性は50％程度であることが多いが，10～20％程度の低値を示す症例もある．

VWDでは，出血時間が延長し，かつ，第Ⅷ因子低下によりAPTTも延長する．確定診断は，通常，リストセチンコファクター活性（VWF：Rcof），リストセチン添加血小板凝集能（RIPA），免疫学的測定法によるVWF抗原により行われる．VWDはVWFの存在様式により，タイプ1, 2, 3に分けられる．タイプ1は量的異常症で最も頻度が高く，タイプ3は完全欠損病型である．タイプ2はVWFの質的異常症で，VWFマルチマー解析により，高分子量バンドの欠損タイプをタイプ2A，血小板膜蛋白GPIb結合亢進タイプをタイプ2B，第Ⅷ因子結合能低下症をタイプ2Nなどの病型に細分されている．タイプ3やタイプ2Nでは第Ⅷ因子活性は5％前後以下に低下している場合も多く，中等～軽症の血友病Aの臨床症状を呈する．血液型OではVWFが

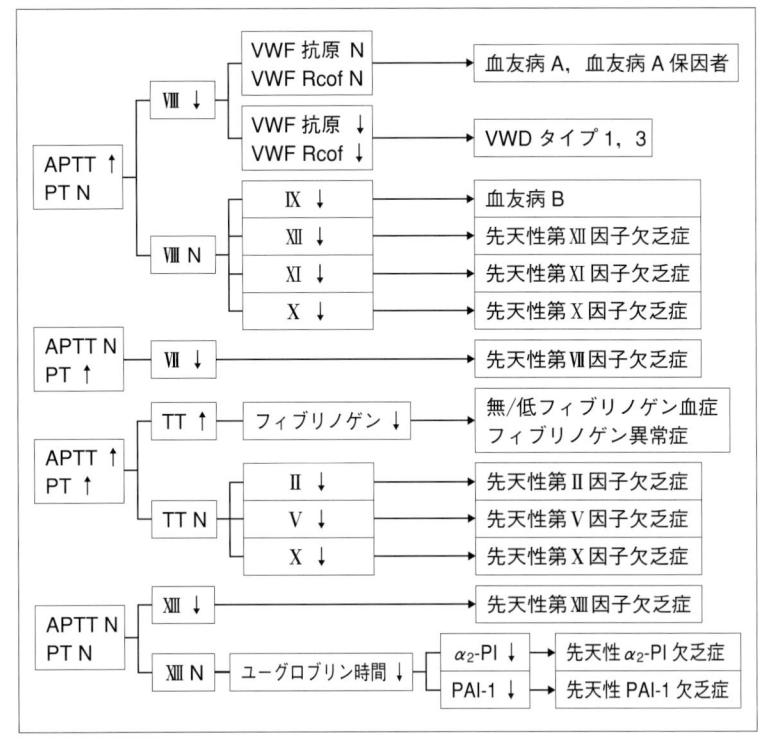

図 先天性凝固因子欠乏症の検査
N：正常，Rcof：リストセチンコファクター活性。数字は凝固因子を示す。

低下することが多く，タイプ1との鑑別が問題になる。

4．組み合わせ検査

凝固障害の診断の最初のステップは活性化部分トロンボプラスチン時間（APTT），プロトロンビン時間（PT）およびトロンビン時間（TT）あるいはフィブリノゲンの測定である。APTT は凝固内因系と共通系，PT は外因系と共通経路，TT はトロンビンによるフィブリノゲン生成反応をそれぞれ反映する。凝固スクリーニングでしぼり，次に当該因子の測定を行って診断を確定する（図）。

5．基準値

凝固スクリーニング検査で用いる APTT は検血漿サンプルにカオリンあるいはエラジン酸とリン脂質溶液を添加反応後，塩化カルシウム溶液を添加して凝固時間を測定するもので，測定法にもよるが，正常血漿におけるAPTT は 30〜40 秒である。APTT が 20% を超える場合は延長と判断する。PT は血漿サンプルに組織トロンボプラスチン溶液とカルシウムを添加して凝固時間を測定する。正常血漿における PT は一般に 9〜14 秒である。20% 以上を延長と判断する。TT は血漿にトロンビンを添加してフィブリン析出までの時間を測定する。使用するトロンビンの比活性により TT の正常値は異なる。フィブリノゲンの正常値は，一般に 200〜400 mg/dL であるが，加齢とともに上昇する。フィブリノゲン以外の凝固因子の正常値は 50〜150% である。前述したように，ビタミン K 依存性因子は新生児期では低下している（表2）。

6．その他：凝固因子インヒビターの検査

凝固因子欠乏症で，凝固因子製剤による補充療法により抗凝固因子同種抗体が発生することがある。血友病A，血友病 B，先天性第 V 因子欠乏症，先天性第 VII 因子欠乏症，先天性第 XIII 因子欠乏症，無フィブリノゲン血症，VWD（タイプ3）でみられる。インヒビターは補充療法における回収率の低下，半減期の短縮などで疑われるが，インヒビターの検出は正常血漿と患者血漿を等量混合後，残存活性を測定する Bethesda 法による。1 Bethesda 単位/mL のインヒビターは正常血漿 1mL 中の凝固因子活性を 50% 低下せしめるインヒビター量を示す。

FDP・d-ダイマー

杉本　充彦
奈良県立医科大学／講師

1．解釈の仕方

生体内においてなんらかの原因で線溶現象が生じた場合プラスミンはフィブリンやフィブリノゲンを分解し，結果として血中にFDP：フィブリン/フィブリノゲン分解産物(fibrin/fibrinogen degradation product)が出現する．したがって，全くの健常状態では血中FDPは陰性であり，血中FDPの上昇は生体における線溶亢進状況を反映する．フィブリノゲンが直接プラスミンにより分解される反応を一次線溶，安定化フィブリンが分解される場合を二次線溶と定義されるが，ルーチン検査のFDPは一次線溶，二次線溶を合わせたトータルの線溶亢進を反映する．

d-ダイマーはフィブリン分解産物の1つであり，フィブリノゲンの分解では出現しない．したがって，血中d-ダイマーの上昇は二次線溶の亢進を意味する．

2．異常値が出たときの病態

凝固・線溶スクリーニング検査で血中FDP値が高値を示す場合，前述のように線溶の亢進を意味するが，d-ダイマーの値を合わせて病態を推測できる．

a．d-ダイマー高値の場合(二次線溶の亢進)

生体における線溶亢進現象のほとんどは，一次線溶と二次線溶の混在と考えられる．したがって通常，FDPが高値の場合は二次線溶の亢進の視標であるd-ダイマーも高値を示している場合が多い．

臨床的に二次線溶の亢進はDICに代表されるが，生体内での凝固亢進状況がベースにある．なんらかの原因による凝固亢進の結果，血管内に生じた安定化フィブリンに対する反応性の線溶亢進と理解される．したがって，大動脈瘤や血栓症が存在する場合，d-ダイマーは高値を示す．逆に，d-ダイマー高値を認めた場合，画像的に証明されない潜在的な微小血栓存在の可能性も考慮する．

b．d-ダイマー低値の場合(一次線溶の亢進)

ある種の白血病における病的細胞や組織由来のプロテアーゼ，線溶系アクチベータの増加や，重症肝疾患における線溶系インヒビタ(α_2プラスミンインヒビタなど)の産生低下や線溶系アクチベータ(組織プラスミノゲンアクチベータ)の増加など線溶システムのバランスの破綻で一次線溶の亢進が生じる．また，外科的侵襲や体外循環，麻酔，低体温後の回復期などでも一次線溶の亢進を認めることがある．

表　小児科領域でFDPの増加する疾患

①悪性腫瘍：癌，肉腫，白血病など
②感染症：グラム陰性菌感染症，重症グラム陽性菌感染症・重症ウイルス感染症や，これらに伴う菌血症・ウイルス血症
③血球貪食症候群(HPS)
④ショック：敗血症性，出血性，心原性，アナフィラキシー
⑤組織損傷：大手術後，広範囲の外傷，熱傷
⑥血管病変：Kasabach-Merritt症候群，血栓性血小板減少性紫斑病など
⑦肝疾患：劇症肝炎，肝硬変など
⑧膠原病および類縁疾患：若年性関節リウマチ(JRA)，全身性エリテマトーデス(SLE)など
⑨溶血性疾患：HUS，不適合輸血など
⑩その他：急性膵炎，肺血栓塞栓症など種々血栓症，各臓器移植後の拒絶反応，ウロキナーゼ大量投与など

3．疑われる疾患

血中FDPの増加する疾患を表に列挙した．d-ダイマーの値とあわせて一次線溶，二次線溶の鑑別および病態を推測する．

4．組み合わせ検査

臨床上，最も重要と考えられるDICは二次線溶の亢進であり，FDP，d-ダイマーともに高値を示す．FDP，d-ダイマーの数値がある程度DICの程度を反映するが，以下の検査を組み合わせてDIC病態の診断を確立し病態の重篤程度を把握する．

①PT，APTTなど血液凝固ルーチン検査：DICの程度に応じて延長する．

②フィブリノゲン，ATⅢ：DICの重篤度が高い場合，主として凝固亢進に伴う消費により，両者ともに低下する．

③トロンビン-ATⅢ複合体(TAT)：二次線溶の引き金となるベースの凝固亢進の程度を反映し，DICもしくは前DIC病態で上昇する．

④プラスミン-α_2プラスミンインヒビタ複合体(PIC)：PICの上昇は線溶亢進程度を反映し，FDPの上昇と良好な相関を示す．

#③，④はFDPやd-ダイマーと同様，凝固，線溶のバランスが保たれている正常状態では血中に出現しない．

5．基準値(正常値)

・FDP(ラテックス凝集法)：<10 μg/mL

・d-ダイマー(LPIA system)：<0.7 μg/mL

Na・K・Cl

瀧　正史
重井医学研究所附属病院／副院長

ナトリウム(Na)代謝

1. 解釈の仕方

　Na(ナトリウム)はそのほとんど(97％)が細胞外液中に含まれていて細胞外液の量と浸透圧の調節に働いており，血清Na濃度の測定は体液量平衡について推察する際の重要な検査である。全身のNa量は，食事で摂取した量と腎のNa排泄量との間の平衡によって調節されている。病的な腎，または皮膚や消化管からの腎外のNa消失の際にNa摂取が不十分であるとNa欠乏が起こる。同様に，Naの過剰状態は摂取と排泄の不均衡の結果であるが，多くは腎のNa排泄不全を示唆している。

2. 異常値が出たときの病態
a. 低Na血症
1) 定義

　血清Na濃度の135 mEq/L以下への低下と定義される。

　この場合，真の低Na血症と偽Na血症とを区別する必要がある。偽Na血症は，高脂質血症，高蛋白血症，高血糖時に認められるが，これは細胞内から細胞外へ水分の移動が起こり血漿中の水分が脂質や蛋白によって置き換わるために生じる。その際，血漿Na濃度は低いが，血漿浸透圧は正常であり，電解質異常は存在しないことを意味する。

2) 病態および原因

　低Na血症時の病態と鑑別診断の考え方のシェーマを図1に示した。尿中Na濃度が鑑別のキーポイントとなる。すなわち，尿中Na濃度が10 mEq/L未満の場合は，有効循環血漿流量の減少を示唆する。尿中Na濃度の絶対値に加え，尿中Na/K値比も同時に測定することで，重症度の評価が可能となる。尿中Na濃度の低下ないしは尿Na/K値が1.0以下のときは，有効循環血漿流量が減少していることが示唆される。

(1) 有効循環血漿流量の減少を伴う低Na血症

①総体液量，総Na量ともに減少している場合：遷延性嘔吐・重篤な下痢など，消化管からの水分とNaの喪失を伴う時，third spaceへの水分貯留などの腎外性要因が主なものである。この場合，比率上は水分よりもNaのほうが消失が多い場合である。その他，腎外性喪失の原因としては，多量の水分喪失が膵臓炎，腹膜炎，小腸閉塞で隠されたり，広範囲の火傷などがある。

　体液量喪失に対する正常な腎の反応はNaの保持である。循環血漿流量の減少の指標として，尿中Na濃度の低下(多くは20 mEq/L以下であり，重度の場合は10 mEq/L未満に)が有用な所見であるが，この絶対値に

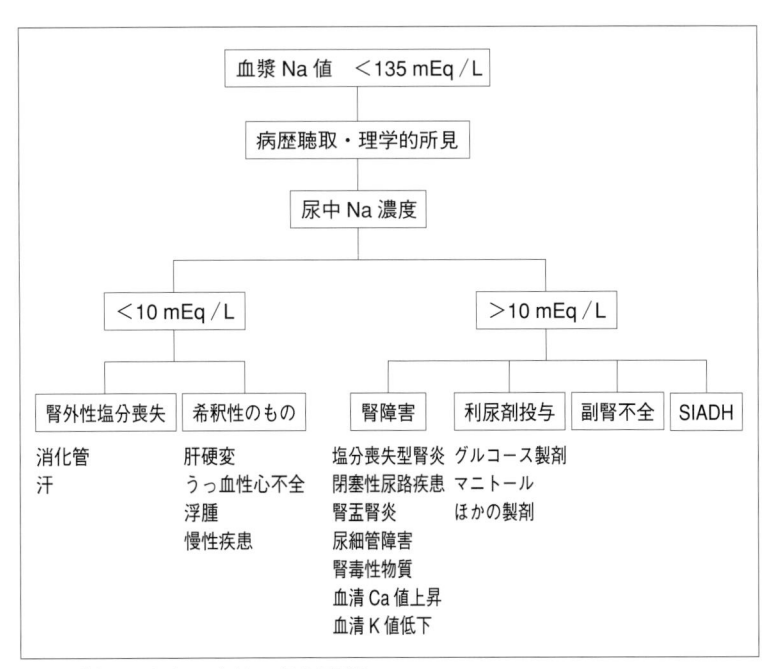

図1　低Na血症の病態と鑑別診断

加え，尿中Na/K値比を併せ測定することで，その重症度を知ることができる．尿中Na/K値は正常状態では1.0以上であるが，脱水の程度が重度であるほど0.1に近づく．

【腎外性喪失】
・消化管：嘔吐・下痢
・third-spaceへの貯留：膵炎，腹膜炎，小腸閉塞，横紋筋融解症，熱傷

②総体液量，総Na量ともに増加している場合：総体液量が増加しているにもかかわらず，有効循環血漿流量が減少する結果として，ADHとアンジオテンシンⅡが放出され，浮腫を呈している場合である．心不全や肝硬変を含むさまざまな浮腫性の疾患でみられる．またネフローゼ症候群にも起こるが，脂質の上昇によるNa測定への干渉に帰因する偽性低ナトリウム血症もまた考慮に入れる．

【腎外性疾患】
・うっ血性心不全
・肝硬変症

【腎障害】
・ネフローゼ症候群
・急性腎不全
・慢性腎不全

（2）有効循環血漿流量が正常ないしは増加を伴う低Na血症

①腎から水分排泄とともにNaがより多量に排泄される種々の腎疾患，副腎不全などが原因として挙げられる．また，利尿剤その他の利尿作用のある薬剤・点滴液を多量に投与され場合に，尿中に水分とNaを排泄する結果として低Na血症をきたす．

希釈性低Na血症は非浸透圧性のADH分泌（例，ストレス，手術後，そしてクロルプロパミド，トルブタミド，オピオイド，バルビツール，ビンクリスチン，クロフィブレート，カルバマゼピンといった薬物）などに加え，Na保持のない場合の過剰な水分摂取が原因となって起こることがある．

・利尿薬
・甲状腺機能低下症
・グルココルチコイド欠乏症
・ADH分泌が増加する状態（術後の麻酔製剤投与時，疼痛，情動性ストレス）
・ADH不適合分泌症候群
・心因性多飲症

②ADH不適合分泌症候群（SIADH）は血漿低浸透圧および低Na血症があるが，最大限までは希釈されていない尿と定義されている．加えて，体液量喪失または過剰，精神的ストレスまたは苦痛，利尿薬やほかのADH分泌を促す薬物が存在しないこと，および正常な心臓，肝臓，腎臓，副腎，そして甲状腺の機能が存在することを診断の根拠としている．SIADHは数多くの疾患に合併してみられる（表1）．

3）注意点

尿電解質，特にNa，K濃度，尿浸透圧の測定を行う．有効循環血漿流量の低下時には抗利尿ホルモン作用による尿濃縮と，アルドステロン分泌によるNa再吸収の促進とK分泌が基本的な生体の体液恒常性を維持する反応としてみられる点に注目する．

b．高Na血症

1）定義

血清Na濃度の146 mEq/L以上への上昇．溶質に対する相対的な水分量の不足によって起こる．

2）病態および原因

（1）体液量喪失に伴う高Na血症：Na喪失に比べて

表1　SIADHの原因

A．ADH産生腫瘍による
1．肺癌
2．十二指腸癌
3．膵臓癌
4．胸腺腫
5．Hodgkin病，尿管癌
B．内因性ADH産生増加による
1．出血，循環血漿流量低下
2．外傷
3．肺疾患
a．肺炎
b．アスペルギローシス
c．結核
4．中枢神経系疾患
a．髄膜炎・脳炎
b．頭部外傷
c．脳膿瘍
d．ギラン・バレー症候群
e．クモ膜下出血
f．急性反復性ポルフィリア
g．脳腫瘍
5．内分泌疾患
a．アジソン病
b．粘液水腫
c．下垂体機能低下症
6．薬剤
a．尿細管での水吸収を増加させる薬剤バゾプレッシン，オキシトシン
b．ADH分泌を促す薬剤
ビンクリスチン，クロフィブレート，カルバマゼピン，ニコチン
c．ADH作用を有する薬剤
クロルプロパミド，サイアザイド系薬剤

比較的大量の水分が身体から失われたときに起こる。一般的な腎外性の原因には，低Na血症および体液量喪失の原因のほとんどが含まれている。

【腎外性喪失】
・消化管：嘔吐，下痢
・皮膚：熱傷

【腎性喪失】
・ループ利尿薬
・浸透圧利尿（グルコース，尿素，マンニトール）
・内因性腎疾患（慢性腎不全）

(2) 水分の純粋な不足の場合：Na平衡の障害がなくても単純に水分を失うことで高Na血症になる。過剰な発汗のような腎外性の水分喪失はある程度のNa喪失を生じるが，汗は低張性なので，著明な循環血液量の低下が起こる前に高Na血症が起こっている可能性がある。

中枢性または腎性の尿崩症の場合，濃縮尿を排泄できないため発生する。また，脳障害のある小児や慢性疾患をもつ高齢者において，口渇機構およびADH放出に対する浸透圧誘発機構の障害で高Na血症をみる。

【腎外性喪失】
・呼吸：温呼吸
・皮膚：発熱，多汗

【腎性喪失】
・中枢性尿崩症
・腎性尿崩症

【その他】
・水分摂取ができない場合
・口渇機構，浸透圧誘発機構の障害

(3) 体液量過剰を伴う高Na血症：水分摂取が制限されたときのNa摂取の大幅な増加に帰因する。高張食塩水，重炭酸ナトリウムなどの高張液製剤の過剰投与や高カロリー輸液などによって起こる。

また，水分摂取の困難，口渇障害，腎の濃縮機能障害（利尿薬や，加齢またはほかの腎疾患によるネフロンの減少），および不感蒸泄の増加などが原因となる。

【高張液の投与】
・高張食塩水
・重炭酸ソーダ
・完全静脈栄養

【ミネラルコルチコイドの過剰】
・医原性
・副腎腫瘍

3) 組み合わせ検査

飲水制限試験でいくつかの多尿状態の鑑別ができる。飲水制限に対する正常な反応は，尿浸透圧の800 mOsm/L以上の上昇である。体重の3～5%を失うか，または尿浸透圧を1時間ごとに測定して3回連続して前値の10%以内になるまで水分摂取は制限する。過剰な脱水症状にならないように留意する。完全な中枢性尿崩症では，飲水制限後の最大尿浸透圧は300 mOsm/L未満である。腎性尿崩症においては，飲水制限後の最大尿浸透圧は300～500 mOsm/Lである。

カリウム(K)代謝

1．解釈の仕方

カリウム(K)は細胞内に最も豊富にある陽イオンである。全身Kのおよそ2%だけが細胞外に存在する。細胞内Kの多くは筋細胞内に含まれているので，全身のKはおよそ除脂肪体重(lean-body-mass)に比例する。平均的な体重60 kgの成人にはおよそ3,000 mEqのKがある。Kは細胞内浸透圧を決定する主要因子である。細胞内液と細胞外液のK濃度の関係は細胞膜の分極に大きく作用するため，血清K濃度の比較的わずかな変化が，大きな臨床症状を生むことがある。重度な代謝障害がないとき，pHが一定であると仮定して，血清K濃度が4 mEq/Lから3 mEq/Lへ低下することは，全身Kの100～200 mEqの喪失を示している。

2．異常値が出たときの病態

a．低カリウム(K)血症

1) 定義

全身の総K貯蔵量の欠乏あるいはKの細胞内への異常な移動が原因となり，血清K濃度が3.5 mEq/Lを下回った状態。

2) 病態および原因（表2）

低K血症はK摂取の減少によっても起こるが，通常は尿中または消化管からのKの過剰喪失に起因する。胃腸管からのK喪失は，胃液の吸引・持続性嘔吐・慢性的な下痢，および長期にわたる緩下薬の乱用や，瘻孔形成などの腸路変更に起因する。消化管性K喪失には，随伴する代謝性アルカローシスに起因する腎性K喪失，および体液量喪失によるアルドステロンの刺激が合併することもある。

Kの細胞外から細胞内への移動もまた低K血症を起こすことがある。これは，完全静脈栄養法中のグリコーゲン生成，または経腸高カロリー療法，またインスリンの投与などにおいて起こる。交感神経系の刺激，過剰なβ交感神経刺激によって甲状腺中毒患者に起こることもある（低K血症性甲状腺中毒性周期性四肢麻痺）。家族性周期性四肢麻痺はまれな常染色体優性疾患で，その特徴はKの細胞内への突然の移動に起因すると思われる

表2 低カリウム血症の原因

1. 摂取量低下
2. 胃腸管からの喪失
   - 嘔吐・下痢
   - 尿管・S状結腸瘻
   - 瘻孔形成
   - 緩下剤の頻用
   - 胃内吸引・胆汁ドレナージ
3. 家族性周期性四肢麻痺
4. 甲状腺機能亢進に伴う周期性麻痺
5. 腫瘍
   - インスリノーマ
   - 原発性アルドステロン症
   - Cushing症候群
6. 腎からの喪失
   - 先天性・後天性腎尿細管障害
   - 二次性アルドステロン症(肝硬変・心不全・ネフローゼ症候群)
   - アルカローシス(代謝性・呼吸性)
   - 利尿剤
   - バーター症候群,リドル症候群

表3 高カリウム血症の原因:細胞外へのカリウムの移動によるもの

- 代謝性アシドーシス
- インスリン欠乏時の高血糖症
- β遮断薬使用時の中等度に激しい運動
- ジギタリス中毒
- 急激な腫瘍溶解
- 急性血管内溶血
- 横紋筋融解など
- 高K血症性家族性周期性麻痺
- 慢性腎不全:GFRが10~15 mL/分以下で,食事から摂取するKが過剰での場合,消化管出血,組織の損傷,溶血など他にK負荷の過剰の原因がある場合
- 低レニン性低アルドステロン血症(4型腎性尿細管アシドーシス)
- ACE阻害薬
- カリウム保持性利尿薬
- 餓死(インスリン分泌の抑制)
- β遮断薬
- NSAID
- 大量の塩化カリウムを経口的に摂取したり,非経口的に急速投与した場合腎によるKの排出を制限し,高K血症をもたらすようなほかの薬物:シクロスポリン,リチウム,ヘパリン,およびトリメトプリム

重篤な一過性の低K血症である。症状発症時にはしばしばさまざまな度合いの四肢麻痺が随伴する。炭水化物の大量摂取や,激しい運動をしたときに典型的な突発的な症状発現をするが,こうした特色を伴わない異型症状も報告されている。

さまざまな疾患が腎性K喪失の原因となりうる。副腎ステロイドの過剰状態においては,遠位ネフロンでのK分泌に直接与えるミネラルコルチコイドの作用によるK尿が生じうる。その他,Cushing症候群,原発性高アルドステロン症,まれなレニン分泌腫瘍,グルココルチコイド治療の可能なアルドステロン症(まれな遺伝性疾患)などによっても低K血症が生じる。

Liddle症候群はまれな常染色体優位の疾患で重篤な高血圧と低K血症が特徴である。Liddle症候群は,遠位ネフロンにおける抑制のないNa再吸収による高血圧と腎性K喪失の両方をもたらす。Bartter症候群は腎性KおよびNa喪失,レニンおよびアルドステロンの過剰産生,正常血圧を特徴とする原因不明のまれな疾患である。

多数の先天性および後天性の腎尿細管疾患,例えば腎尿細管性アシドーシス,および,腎性K,グルコース,リン酸塩,尿酸,およびアミノ酸喪失を呈するFanconi症候群で低K血症を呈する。

利尿薬は低K血症の原因となる薬物のなかで最も多く用いられているものである。K喪失性の利尿薬は近位から遠位ネフロンのNa再吸収を阻害するが,そのような薬剤にはサイアザイド,ループ利尿薬,および浸透圧利尿薬が含まれる。スピロノラクトンやアミロライド,およびトリアムテレンは遠位尿細管や集合管におけるNa再吸収を遮断するので,腎性K喪失とは関係がない。緩下薬は,ことに乱用されれば,下痢を誘導することによって,腎性K喪失の原因となりうる。利尿薬と緩下薬を隠れて乱用することが頑固な腎性カリウム喪失の原因となることがある。

腎性K喪失の原因となるその他の薬物にはアムホテリシンBや抗緑膿菌性ペニシリン(例,カルベニシリン),あるいはペニシリンの大量投与がある。なお,腎性K喪失は急性および慢性のテオフィリン中毒患者にも認められる。

3) 組み合わせ検査

血液ガス検査で代謝性アルカローシスの程度,心電図所見(心室性および心房性期外収縮や心室性および心房性頻拍性不整脈,および2度,3度の房室ブロック,ST部分の下降,U波の振幅の増大,U波の振幅より少ないT波の振幅)(図2)。重篤な既存の心臓病がある患者やジギタリス製剤を投与されている患者は,軽症の低K血症でも心臓伝導障害の危険がある。

b. 高カリウム(K)血症

1) 定義

血清K濃度5.5 mEq/L(血漿K濃度5.0)を超える上昇。全身のK貯蔵の過剰,またはKの細胞外への異常

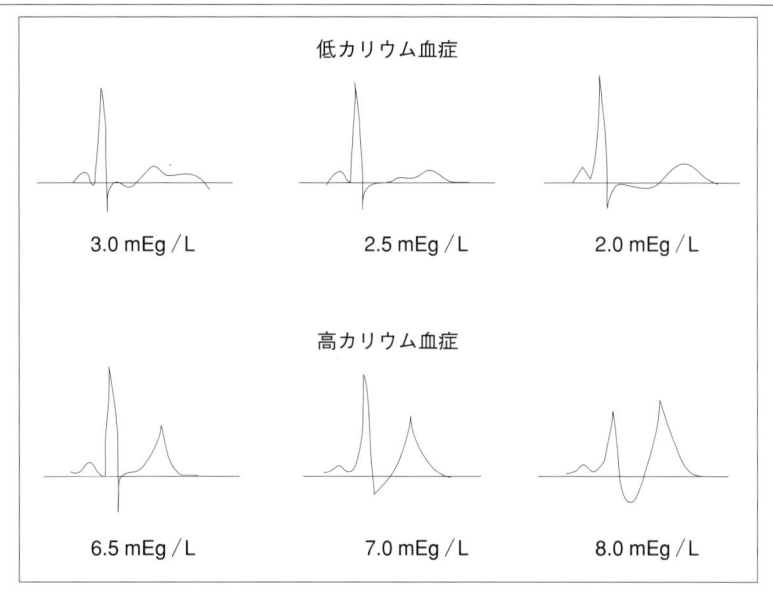

図2 カリウム代謝異常時の心電図所見

な移動に起因する。

2）病態および原因（表3）

正常の腎臓は過剰なKを尿中へ排泄するので，高K血症の持続は腎のK排泄低下を示唆する。

3）組み合わせ検査

(1) 血液ガス所見：代謝性アシドーシスの程度は血清K値に影響を与える重要因子である。

(2) 心電図所見：初期はQT間隔の短縮と，高くて左右対称性の鋭角的なT波である。高K血症がさらに進行する（血漿カリウム6.5 mEq/Lを上回る）と洞性および心室性不整脈を生じ，QRS波の幅が広がり，PR間隔が延長し，P波は消失する。そしてついにはQRS波は正弦波に変形して心室性収縮不全ないし心室細動に至る（図2）。

高K血症性家族性周期性四肢麻痺の場合，発作中に脱力感が発現し，明白な麻痺に進行することがある。

4）注意点

採血中の溶血および赤血球からの細胞内K放出から起こることが多い。このために，静脈採血を行う者は内径の細い針で急激に血液を吸引したり，血液サンプルを過剰に撹拌しないよう留意する。偽性高カリウム血症は，凝固中の血小板からのK放出が原因で血小板増加症（$10^6/\mu L$を超える血小板数）でみられることもある。

Cl（クロール）代謝

1．解釈の仕方

体液生理におけるクロールの働きは基本的には受動的なものとされてきた。つまり，主たる陽イオンであるNaに対して，Clは細胞外液での主な陰イオンであるが，Naの能動的転送に伴ってClは受動的に移動するというものである。しかし，近年の研究成果ではClは腎尿細管では能動的に転送されることが明らかとなっている。

2．異常値が出たときの病態

a．低クロール血症

1）定義

血清Cl値が95 mEq/L未満

2）病態と原因

Clイオンの減少は，通常は二次的現象である。高頻度にみられるのは，低Na血症，嘔吐・胃液吸引，原発性アルドステロン症等における代謝性アルカローシス，高窒素血症，慢性呼吸性アシドーシス（肺気腫など）の場合である。

3）組み合わせ検査

血清Na濃度の低下，重炭酸イオンの上昇を合併。

尿Cl濃度は代謝性アルカローシスを伴う脱水時には，尿Na濃度より重症度の判定には有用である。

b．高クロール血症
1）定義
　血清 Cl 値が 110 mEq/L 以上
2）病態と原因
　Cl イオンが増加する原因としては，Na イオンが増加するか，重炭酸イオンが減少するか，あるいは両者かである．一例としては，Cl イオンが大量に負荷された場合がある．例えば，生理食塩水として静注されたとき，あるいは多量の塩化アンモニウムを投与されたときに高 Cl 血症をきたす．また，食塩水による溺水でも高濃度の Cl イオンのため高 Cl 血症となる．
　下痢・尿細管性アシドーシス時の代謝性アシドーシス，呼吸性アルカローシスの際にみられる．
3）組み合わせ検査
　血清 Na 値とともに血液ガス所見が重要である．代謝性アシドーシス，または遷延する重度の呼吸性アルカローシスを伴わない高 Cl 血症は検査間違いと判断できる．

Ca・P・Mg

田中　弘之
岡山大学大学院／助教授

Ca

1．解釈の仕方
　体液中の Ca イオン濃度は Na，K，Cl イオン濃度とともに細胞の機能調節に最も重要な役割を果たしている．このため Ca イオン濃度は非常に厳密に調節を受けている．血液の Ca は陽イオンで，陰イオンであるアルブミンと約 50％ 結合している．機能としてはイオン化カルシウムが重要で，酸-塩基平衡による影響を受ける．すなわち，無機イオンである Ca は，酸性状態でイオン化する割合が増える．したがって体液中の Ca の評価のためにはイオン化 Ca 測定を行うことが最善であるといえるが，検体の保存や機器の問題などがあり，一般的ではない．血中アルブミン値が 4 g/dL 未満ではアルブミン補正をする．
　補正式は，補正総カルシウム＝実測総カルシウム − 0.8 (4-albumin) である．
　以下に述べるように，細胞外液の Ca 濃度は腸管と骨からの Ca の動員と腎からの排泄のバランスで非常に狭い範囲に調節されている．このため，値を解釈するには吸収と排泄のバランスを念頭に置いておくことが必要である．

2．異常値が出たときの病態
　カルシウムは食品中の含有量が十分なときには 150〜200 mg/日と比較的安定した腸管からの吸収を示し，新たに体内に吸収された量と同量のカルシウムが腎より排泄される．細胞外液のカルシウム濃度は，骨とも平衡状態にある．したがって，低 Ca 血症となった場合には吸収の障害，排泄の増加，骨からの Ca の動員の低下が考えられ，高 Ca 血症ではその逆の状態を考える．これらの平衡状態は，主に活性型ビタミン D である 1,25 dihydroxyvitamin D $(1,25(OH)_2D)$ と副甲状腺ホルモン（PTH）によって調節されている．$1,25(OH)_2D$ は血中 Ca 濃度，Pi 濃度の両者を上昇させる方向に働くのに対し，PTH は血中 Ca 濃度を上昇させるが，Pi 濃度は低下させる．このほか，腫瘍が分泌する PTH 様物質（PTHrP：PTH related peptide）が作用して，高 Ca 血症低リン血症となることもあるが，小児ではまれな病態である．
　PTH の分泌は副甲状腺の Ca 感知受容体によって制御されている．また，Ca 感知受容体は腎尿細管においても Ca の排泄を制御している．このため，本受容体の機能喪失型の変異のホモ接合体では新生児重症副甲状腺機能亢進症となるし，ヘテロ接合体では家族性低カルシウム尿性高カルシウム血症となる．また，活性型の変異では常染色体優性遺伝性低カルシウム血症となる．さらに，本受容体は多数の陽イオンを感知し，特に Mg との結合親和性は Ca イオンについで高い．したがって，受容体異常症は血清 Mg 濃度の異常を伴う．
　一方，Mg の濃度は逆に Ca 感知受容体の Ca 感知能を制御することが知られており，さまざまな原因で生じる低 Mg 血症では PTH の分泌は低下し，低 Ca 血症となる．

3．疑われる疾患
a．低 Ca 血症の場合（図 1，2）
1）見かけ上の低 Ca 血症
　低アルブミン血症が存在するためにイオン化 Ca 濃度は正常であっても総 Ca 濃度は低下する．日常の臨床でしばしば経験する病態である．先に述べたごとく，Ca の異常値にあっては，まず補正式でイオン化 Ca 濃度を検討することが肝要である．
2）副甲状腺機能低下症
　原則として低 Ca 高 Pi 血症である．特発性副甲状腺機能低下症と偽性副甲状腺機能低下症がある．副甲状腺ホルモンは分泌後即座に分解されるため，血中では多く

```
                    低Ca血症
                       │
                    GFR＞30%
                   ┌───┴───┐
                  no       yes
                   │        │
                 腎不全   高リン血症
                         ┌──┴──┐
                        yes    no
                         │      │
               intact PTH＜30 pg/mL*    25 OHD＜10 ng/mL
              ┌──────┴──────┐         ┌──────┴──────┐
             yes            no        yes           no
              │              │         │             │
       ┌──────┴──┐         STEP 2   ビタミンD欠乏  ビタミンD依存性
       │         │                                   くる病Ⅰ，Ⅱ型
  続発性副甲   特発性副甲
  状腺機能     状腺機能
  低下症       低下症            偽性副甲状腺機能低下症
                                Ellsworth-Howard test
                                Gsα活性
                                albright osteodystrophy
```

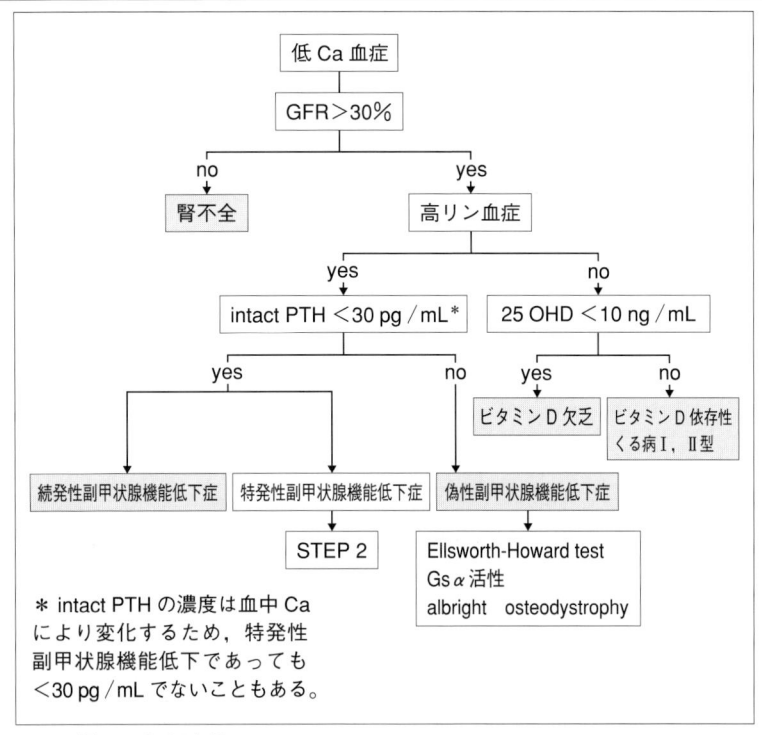

＊intact PTHの濃度は血中Caにより変化するため，特発性副甲状腺機能低下であっても＜30 pg/mLでないこともある。

図1 低Ca血症診断のフローチャート

の種類の断片として存在するため，従来より，測定方法によってその値が大きく異なることが知られていた。特発性副甲状腺機能低下症と偽性副甲状腺機能低下症は副甲状腺ホルモンの分泌が低下しているかいないかで区別されるが，上述の事情で副甲状腺ホルモンの値のみを測定するだけでは不十分で，副甲状腺ホルモンの負荷テスト（Ellsworth-Howard test）で尿細管の副甲状腺ホルモン感受性を確認することが必要であった。しかし，最近の測定方法の進歩に伴い，活性を有する副甲状腺ホルモン断片を測定する方法が確立され，副甲状腺ホルモンの測定のみでも，鑑別することが可能となってきた。低Mg血症も副甲状腺機能低下の原因となる。

3）ビタミンDの作用の欠乏（ビタミンD欠乏，ビタミンD依存性くる病Ⅰ，Ⅱ型）

原則的には低Ca低Pi血症となる。

4）Piの過剰負荷（腫瘍崩壊症候群など）

巨大な悪性腫瘍，白血病の治療初期において，急速な腫瘍の崩壊によって，細胞内のPiが血中に放出され，Piの過剰負荷が生じ，低Ca血症となる。同様の病態は人工栄養児でも認められることがある。

b．高Ca血症の場合

小児では比較的まれな病態であり，ビタミンD中毒，ビタミンA中毒，骨折，骨転移，腫瘍性液性高Ca血症，原発性副甲状腺機能亢進症，家族性低Ca尿性高Ca血症などである。

①前2者は詳細な病歴の聴取から診断は容易であるが，重症心身障害者で長期間寝たきりの患者において骨折は明らかな外傷なしに生じることもあり，しばしば診断に苦慮する。

②原発性副甲状腺機能亢進症と家族性低Ca尿性高Ca血症，新生児重症副甲状腺機能亢進症の鑑別は家族歴と尿中Ca排泄量により行う。

4．組み合わせ検査

1）Caに異常値を認めた場合，血清のPi値と尿中のCa排泄を評価する

これはCaバランスが正に傾いた状態であるのか，負であるのかを判断するためである。尿中のCa排泄が大量であり低Ca血症を認める場合，Ca感知受容体異常に基づく常染色体優性遺伝性低Ca血症が考えられる。同様に，尿中Ca排泄が低値であるにもかかわらず高Ca血症であるならば，家族性低Ca尿性高Ca血症を考える。

2）副甲状腺ホルモンの測定

Ca値の異常の場合には必須の項目である。副甲状腺ホルモン分泌に異常がない場合，高Ca血症では低値で

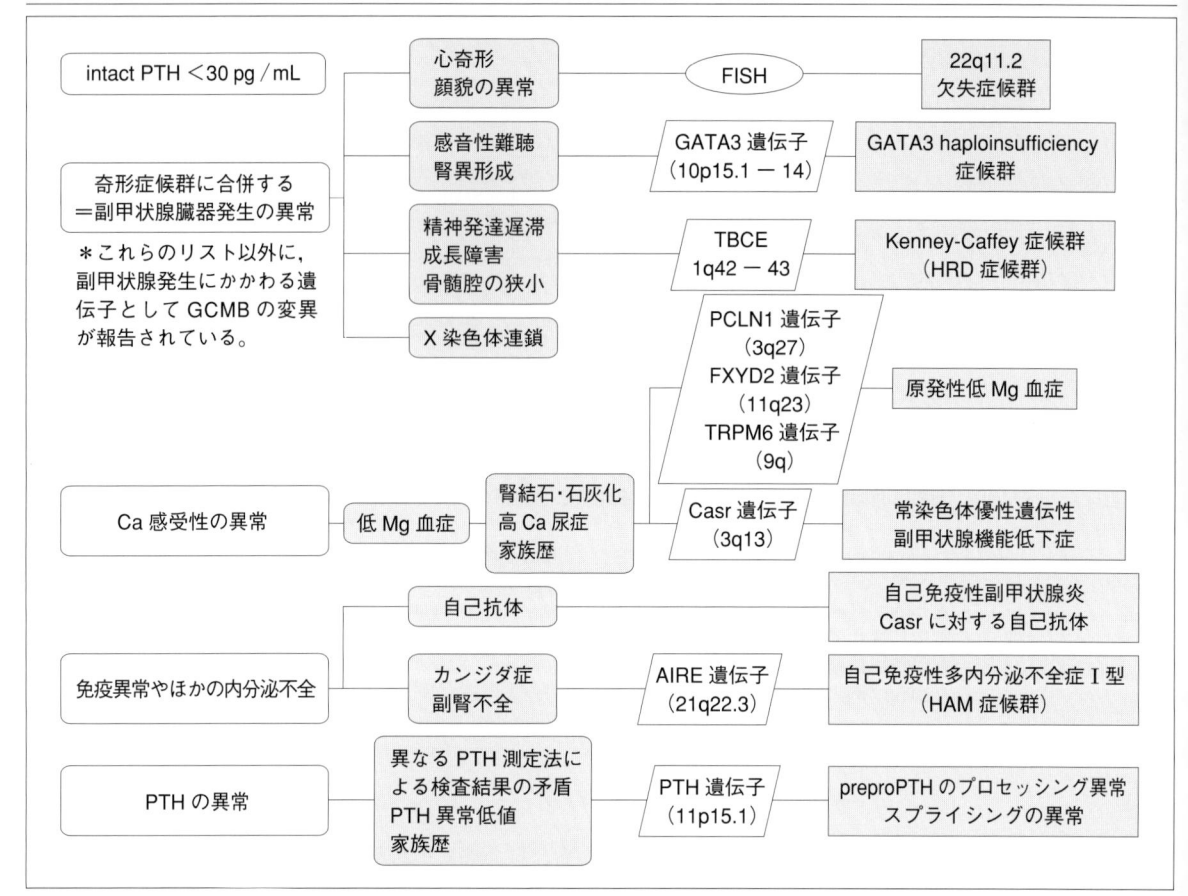

図2 PTHの分泌異常を示す疾患の原因と症状

```
intact PTH <30 pg/mL ─┬─ 心奇形・顔貌の異常 ─── FISH ─── 22q11.2欠失症候群
                     │
奇形症候群に合併する    ├─ 感音性難聴・腎異形成 ─── GATA3遺伝子(10p15.1-14) ─── GATA3 haploinsufficiency症候群
=副甲状腺臓器発生の異常 │
                     ├─ 精神発達遅滞・成長障害・骨髄腔の狭小 ─── TBCE 1q42-43 ─── Kenney-Caffey症候群(HRD症候群)
*これらのリスト以外に、 │
副甲状腺発生にかかわる  └─ X染色体連鎖
遺伝子としてGCMBの変異が
報告されている。
                                        PCLN1遺伝子(3q27)
                                        FXYD2遺伝子(11q23) ─── 原発性低Mg血症
                                        TRPM6遺伝子(9q)

Ca感受性の異常 ─── 低Mg血症 ─── 腎結石・石灰化・高Ca尿症家族歴 ─── Casr遺伝子(3q13) ─── 常染色体優性遺伝性副甲状腺機能低下症

免疫異常やほかの内分泌不全 ─┬─ 自己抗体 ─── 自己免疫性副甲状腺炎 Casrに対する自己抗体
                          │
                          └─ カンジダ症・副腎不全 ─── AIRE遺伝子(21q22.3) ─── 自己免疫性多内分泌不全症I型(HAM症候群)

PTHの異常 ─── 異なるPTH測定法による検査結果の矛盾・PTH異常低値・家族歴 ─── PTH遺伝子(11p15.1) ─── preproPTHのプロセッシング異常・スプライシングの異常
```

あり，低Ca血症では高値となるはずであり，この状態に合致しない場合には，副甲状腺ホルモンの分泌の異常を考える。

- ビタミンDの作用の欠乏による低Ca血症では副甲状腺ホルモンの分泌は亢進する。
- 特発性副甲状腺機能低下症では低値である。
- 副甲状腺ホルモン様因子の存在やビタミン中毒，骨折などのために高Ca血症となった場合には，副甲状腺ホルモン値は低値である。
- 低Ca血症高Pi血症でありながら，副甲状腺ホルモン値が高値である場合，ビタミンD欠乏が除外できれば，偽性副甲状腺機能低下症である。

3）ビタミンD欠乏の診断

血中の25水酸化ビタミンDを測定し，10 ng/mL以下を欠乏と判断するが，現在保険の適用はない。

4）偽性副甲状腺機能低下症の診断

副甲状腺ホルモン負荷試験（Ellsworth-Howard test）と手根骨のX線写真は必須である。

5．基準値

表（418頁）を参照。

Mg

1．解釈の仕方

生体内で4番目に多い陽イオン。細胞外液中には全体のわずか1％しか分布していない。血清Mgの60％がイオン化しており，20％が蛋白結合5〜10％が重炭酸，リン酸，クエン酸などと複合物を形成している。Mgの恒常性は主に腎における再吸収によって調節されており，糸球体で濾過されたMgの60％はヘンレの上向脚で再吸収される。

Mgは天然のCaチャンネル拮抗剤で細胞内へのCa流入を阻止する。

また，細胞内MgはKチャンネルの拮抗剤として働き，細胞内から細胞外へのKイオンの流れを阻止する。このような生理的働きから，Mg欠乏が中等度異常（<1.2 mg/dL）の場合には低Ca血症となり，治療抵抗性

の低K血症となる。

血清Mgは必ずしも体内Mgを正確には反映しない。したがって，血清Mgが正常であってもMg欠乏の場合がある。また，赤血球内には大量のMgが含まれるので，溶血によって異常高値をとる。

2．異常値が出たときの病態

通常，不適切な輸液や子宮収縮を抑制する目的でMgを大量に投与され出生した新生児以外，異常値は低Mg血症である。

低Mg血症はMgの吸収の欠乏もしくは再吸収の異常によって生じる。

3．疑われる疾患

血清Mgは必ずしも体内Mgを正確には反映しない。したがって，血清Mgが正常であってもMg欠乏の場合があることに注意が必要である。

a．Mg吸収の異常
- 吸収不良症候群
- 閉塞性黄疸
- 体液の過剰喪失(胆汁瘻，腸瘻，胃液吸引)
- 長期にわたるMgを含まない輸液

b．Mg再吸収の異常
- ネフローゼ
- 糖尿病
- 尿細管障害：尿細管アシドーシス，薬剤性(アミノグリコシド，ループ利尿剤，シスプラチン，サイクロスポリン，ステロイド)
- 先天性Mg喪失性腎症
- Gitelman症候群

4．組み合わせ検査

Ca，Kを測定する。難治性低Ca血症や低K血症でCaやKの補充によっても正常化しないときはMg欠乏を考慮する。Mg欠乏の場合Mgの補充のみで血清Ca，Kは正常化する。

24時間尿中Mg排泄を測定する。不適切に高値(>24mg)では腎からの喪失を低値ではMg吸収の低下を考える。

多くの場合酸塩基平衡の異常を伴うので，血液ガスの測定も必要である。

5．基準値
- 血清総Mgの正常値：1.8～2.2 mg/dL
- 低出生体重時を除き年齢性差はない。
- イオン化Mgの正常値：1.29±0.08 mg/dL

Pi

1．解釈の仕方

リンは血中ではリン脂質を中心とする有機リンと，無機リンの2つの形で存在する。血漿中のリン濃度は約12 mg/dLでありうち8 mg/dLは有機リンである。

臨床的に測定しているものは無機リンをオルトリン酸として測定している。15～20％は蛋白と結合しているが，のこりはHPO_4^{2-}，$H_2PO_4^{-}$でPH7.4ではその比は4：1である。

しばしばリン濃度とリン酸濃度とは同じ意味で用いられている。しかし，食品や血中のリンは測定結果をリン成分量として記載しているので，リン(Pi)濃度とするほうが表現としては正しい。

リンの調節臓器は腎臓で，近位尿細管におけるリンの再吸収の調節が血中リン濃度調節に大きく影響する。健康成人に低リン食を与えると尿中リンは1日以内に低下を認め，2日目以降には尿中リン排泄はほとんど消失する。逆にかなり高度の高リン負荷があっても，腸管より吸収されたリンは腎機能が正常である限り全量尿中に排泄される。TmP/GFR(尿細管リン最大吸収量)を超えると正常な機能を持つ腎ではリンをその負荷量に応じてほとんどすべてを排泄する。

血清Pi値はCaとは異なり日内変動が大きく，午前に低く午後に高値を呈する。また食後に上昇する。特にリンを多く含む牛乳などを摂取するとその上昇は大きい。このため，一定の条件下で評価することが必要である。例えば，早朝空腹時Ca制限食で複数回の測定で判断することが望ましい。

2．異常値が出たときの病態

腎における調節が主体であるため，高Pi血症では腎不全，低リン血症では近位尿細管障害，家族性低リン血症性ビタミンD抵抗性くる病，ビタミンD欠乏が重要である。

また，細胞内への移行による低Pi血症も重要で，高インスリン血症による細胞内へのリンの移行(糖尿病性ケトアシドーシスの治療期など)や，過換気による呼吸性アルカローシスによるものがある。

副甲状腺機能低下症では低Ca血症高Pi血症となるが同時に腎不全でなければ著しい高Pi血症となることはまれである。

GFRが25％以下になると血清Piは上昇し，Ca値は低下する。悪性リンパ腫や白血病など治療では細胞融解により高Pi血症となる。高Pi血症の主症状は低Ca血

表　Ca・リン・Mgの年齢別基準値

	年齢(年)	イオン化 Ca(mM)	血清 Ca(mg/dL)	リン(mg/dL)	Mg(mg/dL)
乳幼児期	0〜0.25	1.22〜1.40	8.8〜11.3	4.8〜7.4	1.6〜2.5
	1〜5	1.22〜1.32	9.4〜10.8	4.5〜6.2	1.6〜2.5
小児	6〜12	1.15〜1.32	9.4〜10.3	3.6〜5.8	1.7〜2.3
成人男性	20	1.12〜1.30	9.1〜10.2	2.4〜4.5	1.7〜2.6
成人女性	20	1.12〜1.30	8.8〜10.0	2.4〜4.5	

症に由来するが，低Pi血症に由来する症状(溶血，筋脱力)は細胞内のPi濃度の低下による直接作用である．家族性低リン血症性ビタミンD抵抗性くる病，腫瘍性骨軟化症の最近の研究から，生体内にはリンの再吸収を抑制する新たな因子が想定されている．すなわちFGF23とフォスファトニンである．腫瘍性骨軟化症の原因として同定されたFGF23は腎におけるNa-Pi共輸送体の機能を抑制することにより，Piの再吸収を抑制することが明らかとなっている．しかし，家族性低リン血症性ビタミンD抵抗性くる病の原因遺伝子であるPhexの天然基質とはなりえないことから，フォスファトニンとしてはFGF23以外の蛋白が想定されている．

3．疑われる疾患
a．低Pi血症
1）腎からの喪失
- 家族性低リン血症性ビタミンD抵抗性くる病
- Fanconi症候群
- 腫瘍性骨軟化症

2）吸収の低下
- 飢餓
- 吸収不良症候群
- ビタミンD欠乏

3）細胞内へのリンの移行
- 栄養回復期
- 糖尿病
- Cushing症候群
- 呼吸性アルカローシス

b．高Pi血症
- 腎不全
- ビタミンD中毒
- 副甲状腺機能低下
- 挫滅症候群
- 横紋筋融解
- 溶血性貧血
- 腫瘍崩壊

4．組み合わせ検査
(1) 尿中のPi排泄の評価：必須の検査である．TmP/GFRによって，評価する．

TmP/GFR：この値以下では100%リンは再吸収されるという理論的な血漿リン濃度．

早朝絶食下2時間で排泄される尿中のリンとクレアチニン濃度とそのときの血漿中のリンとクレアチニン濃度より，Walton and Bijvoetのノモグラムよりもとめられるが，以下の近似式でも求められる．

$$TmP/GFR = Serum\ Pi \times \{1-(U_{Pi} \times P_{Cr})/(P_{Pi} \times U_{Cr})\}$$
基準値 2.3 mg/dL 〜 4.3 mg/dL

これによって，腎に問題があるのか，摂取量の異常であるのかを判断する．

(2) 副甲状腺ホルモン：腎不全による高Pi血症では高値をとる．また，ビタミンD欠乏による低Pi血症では低値であり，家族性低リン血症性ビタミンD抵抗性くる病では正常範囲内にある．

(3) FGF23：まだ臨床検査として一般的ではないが，家族性低リン血症性ビタミンD抵抗性くる病，腫瘍性骨軟化症などでは高値をとることが報告されている．

5．基準値
表を参照．

新生児期，乳児期は糸球体濾過量が低く尿細管での再吸収が高いため，生涯においてこの時期の血清Pi値が最も高い．血清Pi値は小児期を通じ低下を続け，17歳で成人値となる．

微量元素
Trace element

玉井　浩
大阪医科大学／教授

1．解釈の仕方
a．定義
無機質は人体の構成成分として重要な役割を果たして

いるばかりでなく，生命活動に必要な生理作用，酵素作用，代謝調節作用などと密接に関係している．したがって，その過不足はさまざまな人体の機能・病態に関係する．現在，必須栄養素として考慮しなければならない無機質は，カルシウム，鉄，マグネシウム，ナトリウム，カリウム，リン，亜鉛，銅，マンガン，ヨウ素，セレン，モリブデン，クロム，塩素，フッ素，コバルトがある．このうち，ナトリウム，塩素は食塩として，また，その他体内で比較的多く含まれるものはミネラルとして扱い，本項では銅，亜鉛，マンガン，セレン，モリブデン，クロム，コバルトを微量元素として扱うことにする．

また，鉛，カドミウム，アルミニウム，水銀など，本来栄養素ではなく，体内に一定量以上摂取されると毒性を示す微量金属が体内に存在するが，ここでは扱わない．

b．診断

基準値を表1に示す．これを逸脱する場合に，欠乏症・過剰症の基準にする．

2．異常値が出たときの病態

これらの微量元素の摂取基準は第六次改定日本人の栄養所要量に定められている．異常低値が判明した場合は，摂取不足や過剰喪失，異常高値が判明した場合は過剰摂取が考えられる．これらの銅，亜鉛などは種々の酵素の活性中心となっているため，その酵素異常としての症状が出現する．

3．疑われる疾患

a．銅

1）低値を示すもの
(1) 摂取不足

(2) 吸収障害
・先天性銅吸収障害(Menkes 病)：P-type ATPase 銅輸送蛋白(ATP7A)遺伝子の異常により，腸管からの銅吸収障害，各組織における銅酵素の活性低下がみられる．
・慢性下痢(蛋白漏出性胃腸症，セリアック病)
(3) 過剰喪失：尿への過剰喪失(ネフローゼ症候群)
(4) 先天性銅代謝異常
・Wilson 病：ATP7B 遺伝子異常による肝細胞から胆汁中への銅排泄障害がみられ，肝細胞内に銅が異常蓄積する．血清セルロプラスミン低値，血清銅低値がみられる．
(5) その他：未熟児，火傷など

2）高値を示すもの
(1) 内分泌疾患：成長ホルモン欠損症，Addison 病，副腎不全，Basedow 病
(2) 精神神経疾患：抗痙攣剤使用
(3) 骨，筋肉疾患：骨形成不全
(4) 消化器，肝疾患：胆道閉鎖症，胆汁性肝硬変，慢性膵炎
(5) 血液・悪性腫瘍：白血病，悪性リンパ腫，骨肉腫，鎌状赤血球症
(6) 感染症，結核
(7) その他：妊娠，ペラグラ，腎不全，血液透析

b．亜鉛

1）低値を示すもの
(1) 摂取不足：低亜鉛食(菜食主義者)，静脈栄養・経腸栄養施行時にみられることがある．
(2) 吸収障害：先天性，後天性(肝障害，炎症性腸疾患など)
(3) 過剰喪失：消化液への喪失(難治性下痢)，尿中排泄の増加(肝硬変)
(4) 需要増大：妊娠，未熟児
(5) その他：先天性胸腺欠損症

2）高値を示すもの
(1) 内分泌疾患：成長ホルモン欠損症，副腎不全，甲状腺機能亢進症
(2) 血液疾患：溶血性貧血
(3) その他

c．セレン

1）低値を示すもの
摂取不足など．セレンは過酸化物の還元酵素であるグルタチオンペルオキシダーゼの活性中心を構成する重要な抗酸化物質として扱われている．ヒトでの欠乏症は，中国で発生した克山病(心筋障害)，Kaschin-Beck 病(変形性骨軟骨関節症)が知られている．

表1 わが国健康小児，成人，老人の血漿銅値血漿(μg/dL)

年齢	男女合計	男性	女性
臍帯血	30.5±6.7(10)	29.6±5.7(5)	31.4±7.5(5)
1か月	70.2±8.2(9)	67.7±8.0(3)	72.4±7.8(6)
2～6か月	88.5±14.3(24)	85.7±13.8(8)	89.7±14.3(16)
7～12か月	98.3±15.2(19)	99.1±19.5(9)	97.5±9.8(10)
1～5歳	112.6±21.3(53)	113.7±21.5(31)	111.0±20.9(22)
6～12歳	98.5±20.3(39)	98.0±19.5(21)	98.2±21.3(18)
12～19歳	88.9±13.9(26)	88.5±11.4(11)	89.2±15.2(15)
20～50歳	82.4±10.9(66)	80.1±9.1(47)	87.9±13.0(19)
70歳以上	100.8±16.0(10)	102.4±14.2(5)	99.2±17.5(5)

mean±SD，( )内は症例数

表2 血清中のセレン濃度の正常値

報告者	年	対象地域	性別など	平均	SD	範囲	単位	測定法
Torra ら	1997	スペイン	18〜70歳	80.7	10	60〜106	μg/L	原子吸光法
河本ら	1992	日本		156.7	42.6		μg/L	蛍光法
Suadicani ら	1992	デンマーク		94	19		μg/L	原子吸光法

2）高値を示すもの
　過剰摂取

d．マンガン
1）低値を示すもの
　マンガンを含まない高カロリー輸液施行時
2）高値を示すもの
　気道を介する大量吸入，高カロリー輸液による過剰投与

e．クロム
1）低値を示すもの
　血液透析，糖尿病，高カロリー輸液，クロム摂取不足
2）高値を示すもの
　クロム曝露労働者，肝疾患

f．モリブデン
　基準値は不明であるが，成人でほぼ100μg/日摂取している。
1）低値を示すもの
　モリブデンはキサンチンオキシダーゼなどの酵素の補酵素であり，ヒトの欠乏症は長期完全静脈栄養法施行時に発生している。
2）高値を示すもの
　過剰摂取

g．コバルト
　所要量は設定されていないが，コバルトはビタミンB_{12}の必須構成成分であり，欠乏時には種々の障害を引き起こすため，生体にとって必須の微量元素である。
1）低値を示すもの
　コバルト欠乏はビタミンB_{12}欠乏を引き起こし，体内の葉酸プールの減少が起こる。ビタミンB_{12}欠乏時には葉酸代謝を介してDNA合成の異常，巨赤芽球性貧血をきたす。
2）高値を示すもの
　コバルト曝露による。例えば，人工関節術を受けた人の関節では周囲組織の変化がみられる。過剰摂取すると，多血症，高血糖，食欲低下がみられる。

4．組み合わせ検査
　異常低値を示す場合，吸収障害をきたす病態に関する諸検査，酵素検査（亜鉛欠乏時のアルカリホスファターゼ低値など），脂質代謝・糖質代謝，血液凝固能，心電図・心エコー，ホルモン検査

表3 亜鉛の正常値

	正常値
血漿（清）Zn	平均84〜159 μg/dL
喜多島（1980）	119.0±16.5 μg/dL
日本特殊分析研（1980）	54〜138 μg/dL
Capel ら（1982）	
若年者（23〜33歳）	117±33 μg/dL
老年者（60歳以上）	123±23 μg/dL
Singh ら（1983）	110.9±1.18 μg/dL
玄番（1985）	66〜115 μg/dL

表4 血液およびその成分中マンガン濃度の正常範囲

	基準値
全血中マンガン濃度	7.0〜15.0 ng/mL
血清中マンガン濃度	0.5〜2.0 ng/mL
単核細胞中マンガン濃度	5.0〜13.0 ng/10^8cells

表5 クロムの正常値

試料	測定方法	正常値	報告者
全血	原子吸光法（フレームレス）	1.0±0.4 μg/100g	田中ら（1980）
	原子吸光法	4.5±1.8 μg/100g	喜多村ら（1974）
	原子吸光法	0.82±0.20 μg/dL	中島ら（1988）

表6 血清コバルト濃度の基準値

報告者	平均±SD(range)[nmol/L]
Raffn ら	4.04±2.10（1.70〜10.2）
Sunderman ら	1.36±0.34
Christensen ら	2.96±1.93　（男性）
	4.25±2.91（<8.45）　（女性）

5．異常値（正常値）
　表2〜6に基準値を示す。

BUN・クレアチニン
BUN・Creatinine

丸山　健一
群馬県立小児医療センター／部長

1．解釈の仕方
主に腎機能の指標として用いられる。

a．BUN
血中尿素窒素（BUN）は尿素に含まれる窒素量を表している。尿素は蛋白の代謝産物として体内に蓄積するアンモニアから，肝の尿素回路により合成される。血中に放出された尿素は糸球体で濾過された後，一部が尿細管で再吸収され，残りが尿中に排出される。BUN は腎機能の指標として使用されるが，蛋白異化の影響も受けるのでクレアチニンとの比較が必要である。

b．クレアチニン
クレアチニンは主に骨格筋内でクレアチンとクレアチンリン酸から酵素非依存的に生成される。糸球体で濾過され，尿細管での再吸収や分泌が極めて少ないため，腎機能の指標として有用である。BUN のように蛋白異化に影響されることがなく，筋肉量に依存しているため，年齢，性別，体重によって差異がみられる。したがって，小児の基準値は成人よりも低くなる。

2．異常値が出たときの病態

a．BUN が高値
(1) 尿素の排泄障害：糸球体機能低下や尿素再吸収増加
(2) 過剰産生：蛋白異化亢進や高蛋白食

b．BUN が低値
(1) 尿素産生の低下：低栄養や肝不全
(2) 尿素再吸収の低下：体液増加や多尿

c．クレアチニンが高値
(1) 排泄障害：糸球体機能低下
(2) 過剰産生：筋細胞の増大
(3) 血液濃縮：脱水，火傷など

d．クレアチニンが低値
(1) 排泄過剰：糸球体濾過量の上昇
(2) 産生低下：筋萎縮
(3) 血液希釈：過剰輸液や溢水

3．疑われる疾患

a．BUN 高値の場合
まず，急性糸球体腎炎，急性腎不全，慢性腎不全を疑って検査を進めるべきである。脱水，心不全，尿路閉塞は尿素再吸収の増加をきたす。腎疾患が否定された場合は食事内容や栄養状態を評価する必要がある。また，ステロイド剤やテトラサイクリン系の薬剤使用，消化管出血，発熱，甲状腺機能亢進症も蛋白異化亢進の原因となる。

b．BUN 低値の場合
低栄養，肝不全による尿素産生の低下，および尿崩症などの多尿状態。

c．クレアチニン高値の場合
急性糸球体腎炎，急性腎不全，慢性腎不全の可能性が強い。高度の脱水や循環不全にも注意する。巨人症，末端肥大症。

d．クレアチニン低値の場合
多尿，筋ジストロフィー，肝不全。

4．組み合わせ検査
(1) 一般検尿は必須である。
(2) 急性糸球体腎炎が疑われる場合：血清補体価，C3，C4，ASO，ASK
(3) 急性腎不全の鑑別：BUN／クレアチニン比，FENa
(4) 腎尿路奇形の確認：画像検査(超音波検査，IVP，CT など)
(5) 尿細管機能障害の確認：尿中 β_2-ミクログロブリン，NAG
(6) 栄養状態の評価：アルブミン，プレアルブミン，総コレステロール，コリンエステラーゼ，レチノール結合蛋白など
(7) 肝不全が疑われる場合：肝機能，アンモニア，血

表　血清クレアチニンの基準値（単位：mg/dL）

年齢	男児	女児
0	0.2	0.2
1	0.3	0.3
2	0.3	0.3
3	0.3	0.3
4	0.4	0.4
5	0.4	0.4
6	0.4	0.4
7	0.5	0.5
8	0.5	0.5
9	0.5	0.5
10	0.6	0.6
11	0.6	0.6
12	0.6	0.6
13	0.7	0.6
14	0.7	0.6
15	0.8	0.7

液凝固検査

(8) 筋疾患が疑われる場合：CK, アルドラーゼ, ミオグロビン

(9) 甲状腺疾患を疑う場合：TSH, T3, T4

5. 基準値

(1) BUN(酵素法)：8〜20 mg/dL

(2) クレアチニン(酵素法)：当院の基準値を表に示した。

尿酸
Uric acid

関根　孝司
東京大学／講師

1. 解釈の仕方

ヒトでは尿酸は核酸のプリン体(プリン塩基はアデニンとグアニン)の最終代謝産物である(図1)。霊長類の大半では尿酸酸化酵素(uricase)が欠損しているため、尿酸をより水溶性の高いアラントインに代謝することができず、尿酸が最終代謝産物である。ヒト体内のプリン体は、プリン体を多く含む食物、体細胞の崩壊、核酸合成系、ATPエネルギー代謝などに由来する。成人においては毎日約700 mgの尿酸が肝臓で合成され、約500 mgが腎臓から、約200 mgが腸管から排泄される。成人での体内プールは約1,200 mgである。

血清尿酸値の正常値は人種、性別、年齢により異なり、また食事、飲酒、運動によっても影響を受ける。一般的には血清尿酸値が7.0 mg/dL以上を高尿酸血症, 2.0 mg/dL以下を低尿酸血症と定義する。37℃の血清中で尿酸は約7.0 mg/dLで飽和状態となるため、尿酸値が7.0 mg/dL以上の値が続くと尿酸ナトリウム塩として結晶化し、臓器沈着などの症状を引き起こす。

2. 異常値が出たときの病態

a. 高尿酸血症

小児の一般診療の中で高尿酸血症の頻度として高いのは脱水(循環血液量減少)によるものである。脱水になると尿細管での尿酸の再吸収が亢進し高尿酸血症を呈する。また利尿薬などある種の薬物服用中には高尿酸血症を呈する。腎不全では尿酸排泄障害のために高尿酸血症となる。また、悪性腫瘍(T細胞性白血病、Burkittリンパ腫など)およびその治療の初期に著明な高尿酸血症(腫瘍崩壊症候群)をきたすことがある。こうした病態が除外されれば、表1に記したような疾患が鑑別の対象となる。

高尿酸血症は、尿酸産生亢進あるいは尿酸排泄低下により発症する。わが国においては腎臓よりの尿酸排泄低下型の頻度が高いとされている。若年性の持続性高尿酸

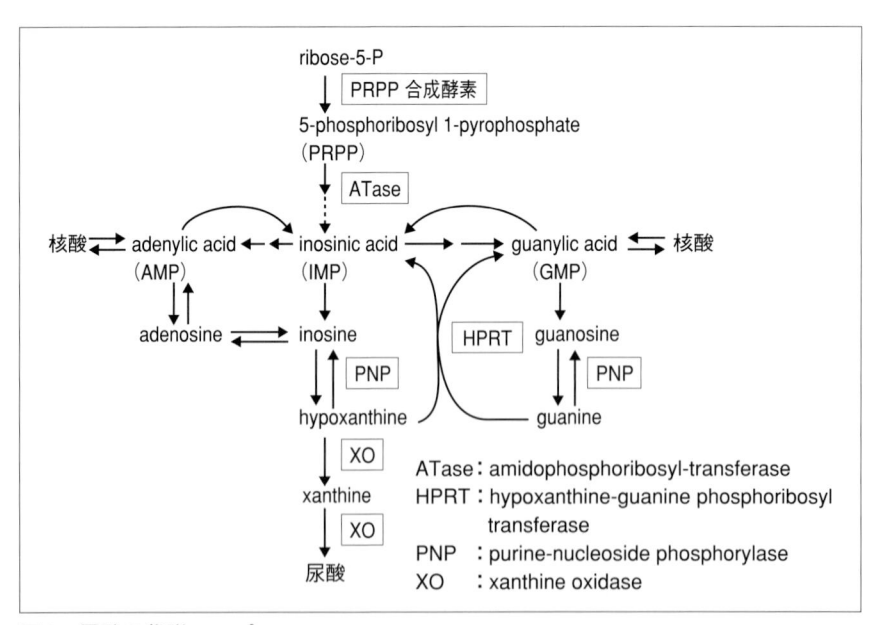

図1　尿酸の代謝マップ
(小杉武史：高尿酸血症と低尿酸血症. 小児内科 33 臨時増刊　小児疾患の診断治療基準, 200-201, 2001)

表1 高尿酸血症の原因

一次性高尿酸血症
腎排泄低下型
産生増加型
特発性
特定酵素異常症
HPRT完全欠損(Lesch-Nyhan症候群)
HPRT部分欠損
PRPP合成酵素活性亢進
混合型
G6P欠損症(糖原病Ⅰ型)
二次性高尿酸血症
排泄低下型
脱水(細胞外液量の減少)
腎不全
ケトン体増加
尿酸クリアランスの低下
高乳酸血症
薬剤(利尿薬,サリチル酸,ピラジナミドなど)
副甲状腺疾患
産生増加型
細胞の崩壊
血液または皮膚の増殖性疾患(白血病,リンパ腫など)
腫瘍崩壊症候群
原因不明
サルコイドーシス,甲状腺機能低下症,ダウン症候群

表2 低尿酸血症の原因

一次性低尿酸血症
排泄増加型
特発性腎性低尿酸血症
産生低下型
xanthine oxidase欠損症
PRPP合成酵素活性低下
PNP欠損症
二次性低尿酸血症
排泄増加型
Fanconi症候群
Wilson病
悪性疾患の一部
薬物(プロベネシド,ベンズブロマロンなど)
産生低下型
肝疾患
薬物(アロプリノールなど)

(Enomoto A, et al: Molecular identification of a renal urate anion exchanger that regulates blood urate levels. Nature 417(6887): 447-52, 2002 より一部改変)

血症や尿酸結石の患者ではまれではあるが先天性尿酸代謝異常症〔HPRT完全欠損(Lesch-Nyhan症候群),PRPP合成酵素活性亢進,G6P欠損症など〕を鑑別に入れる必要がある。

b．低尿酸血症

　低尿酸血症は,尿酸の産生の低下によるものと,尿酸の腎臓からの排泄が亢進しているもの(腎性低尿酸血症)に分類され,それぞれが原発性および続発性に分けられる。尿酸の先天性酵素異常症(xanthine oxidase欠損症,PNP欠損症など)により尿酸の産生が低下している症例は極めてまれであり,腎臓からの尿酸の排泄が亢進している腎性低尿酸血症の頻度が高い。腎性低尿酸血症は,Fanconi症候群,Wilson病,薬物による尿細管障害などに合併する続発性腎性低尿酸血症と,遺伝的に尿細管での尿酸転送のみが障害されている特発性腎性低尿酸血症に分類される。近年,遺伝性腎性低尿酸血症の原因遺伝子(尿酸トランスポーターhURAT1)が同定された。

3．疑われる疾患

　表1および表2に高尿酸血症および低尿酸血症の鑑別疾患を記した。

4．組み合わせ検査

　原因疾患の特定のためには,尿中尿酸排泄量および尿酸クリアランスを測定することが有用である。一般的に24時間尿中の尿酸排泄量は腎機能および尿酸排泄機能が正常であれば1日の尿酸産生量を反映しているとされ,成人では低プリン食下で600 mg/日以上,食事制限なしで900 mg/日以上の尿酸排泄を呈する場合は尿酸産生過剰が疑われる。また,脱水がない場合には尿酸クリアランスは10 mL/分前後の値を呈するが,6.0 mL/分以下は尿酸排泄低下とされる。

5．基準値

　一般的な基準では成人男性4.0～7.0 mg/dL,女性3.0～6.0 mg/dL,小児3.5～4.0 mg/dLを正常値とする。

免疫グロブリン・サブクラス
Immunoglobulin・subclass

小林　茂俊
帝京大学／講師

IgG, IgA, IgM, IgD

1．解釈の仕方

　免疫グロブリンが変化する病態は多岐にわたり複雑で

ある。まず免疫グロブリンについて簡単に述べる。

a．免疫グロブリンの臨床的意義

免疫グロブリン(Ig)は，B細胞から産生される血漿蛋白成分である。重鎖の構造の違いから，IgG，IgA，IgM，IgD，IgEの5つのクラスに分類される。さらにIgGはIgG1，IgG2，IgG3，IgG4，IgAはIgA1，IgA2のサブクラスに分類される。これらの分子は生体内で体液性免疫の主役として機能する。IgGは最も多量に存在する免疫グロブリンで液性免疫の主役である。そのため，免疫不全，自己免疫疾患，感染症など抗体産生系の異常をきたす各種疾患のモニタリングに測定される。IgAは唾液，涙液，鼻汁，気道粘液，乳汁などに分泌型として多く含まれ，粘膜面での局所免疫に関与している。IgMは抗原刺激によって最初に産生される免疫グロブリンで高い補体結合性を有する。半減期は短く，そのため抗原曝露後に一過性に増加する。IgDの機能は未解明の部分が多いが，B細胞の膜表面に発現し，B細胞の分化に関与しているとされる。IgEはアレルギーや寄生虫感染に関与する免疫グロブリンだが，本項では省略する。

免疫グロブリンは，その質的，量的異常によってさまざまな病態が発生しうるし，逆にさまざまな病態や薬剤の使用などにより二次的に異常をきたす場合もある(表1，2)。免疫グロブリンが低下する原因としては，B細胞の機能不全や細胞数の減少などに代表される原発性免疫不全のほか，体外への喪失，消費の亢進，薬剤による抑制などがある。逆に増加している場合は，感染や膠原病などにより免疫系が賦活されていることが考えられる。

b．異常値の解釈

免疫グロブリンは月齢，年齢により，また感染などの後天的な要因により大幅に変動する。IgGは胎盤を通過するため生直後は母体とほぼ同じ濃度で存在するが，その後低下し，3～4か月で最低になり，6か月以降再び上昇する。10歳程度で成人値に達する。ほかの免疫グロブリンは胎盤を通過しないことから，生直後はIgA，IgMは低値である。IgAは出生時には10 mg/dL以下の低値を示し，以降漸増し10歳以降に成人レベルに達する。IgMは6～7歳にはほぼ成人のレベルに達する。IgDは通常3～4 mg/dL程度で，量的に非常に少ない。免疫グロブリンは各年齢での基準値より判断する(表3)。変動幅が大きいため，時間をおいて2回以上測定しないと判断できないことがあり注意を要する。

表1 免疫グロブリン値が増加あるいは低下する病態

1. 増加する病態
   1) 単クローン性の増加
      - 多発性骨髄腫
      - 原発性マクログロブリン血症
      - H鎖病
      - 本態性M蛋白血症
   2) 多クローン性の増加
      - 急性感染症
      - 慢性感染症
      - 自己免疫疾患
      - 悪性腫瘍
      - リンパ増殖性疾患
      - 悪性リンパ腫
      - 慢性肝疾患
      - ネフローゼ症候群-IgM
      - 新生児の子宮内感染-IgM
      - IgA腎症-IgA

2. 低下する病態
   1) 原発性免疫不全症候群
   2) 2次的な低下
      - ネフローゼ症候群
      - 蛋白漏出性胃腸症
      - 薬剤性
         - 抗腫瘍剤
         - 免疫抑制剤
         - 副腎皮質ステロイド
         - 抗痙攣剤
      - X線照射
      - 内分泌疾患(Cushing症候群)
      - リンパ系腫瘍
      - AIDS
      - 早期産児
      - 低栄養状態
      - 悪液質
      - 尿毒症
      - myotonic dystrophy

表2 免疫グロブリンが変化する原発性免疫不全症候群

疾患	IgG	IgA	IgM
重症複合免疫不全症	↓	↓	↓
伴性無γ-グロブリン血症	↓	↓	↓
高IgMを伴う免疫不全症	↓	↓	↑
IgGサブクラス欠損症	↑, N or ↓*	N	N
選択的IgA欠損症	N	↓	N
乳児一過性低γ-グロブリン血症	↓	↓	↓ or N
Common variable immunodeficiency	↓	↓	↓ or N
Wiscott-Aldrich症候群	N	N or ↑	↓
ataxia telangiectasia	N	↓	N
DiGeorge症候群	N or ↓	N or ↓	N or ↓

N：正常*：本文参照

表3 年齢別血清免疫グロブリン値

年齢	症例数	IgG(mg/dL)		IgA(mg/dL)		IgM(mg/dL)	
		平均	±2SD	平均	±2SD	平均	±2SD
臍帯血	21	1,126	504〜2,513	0	0	16	8〜30
0〜3か月	9	676	412〜1,109	27	9〜80	44	14〜134
4〜6か月	9	511	236〜1,104	27	17〜43	52	16〜169
7〜9か月	10	679	455〜1,015	34	14〜84	81	35〜183
10〜12か月	9	594	357〜989	48	27〜85	75	29〜190
13〜18か月	7	715	516〜990	54	21〜140	82	42〜159
19〜24か月	13	705	424〜1,173	84	41〜171	87	43〜174
2歳	9	820	493〜1,364	74	34〜159	89	35〜224
3〜4歳	22	990	638〜1,536	113	50〜254	83	32〜216
5〜6歳	19	1,086	761〜1,552	156	82〜296	93	53〜164
7〜9歳	29	1,170	775〜1,767	186	104〜331	112	55〜227
10〜12歳	20	1,263	822〜1,940	214	145〜329	105	57〜193
13〜15歳	10	1,319	846〜2,009	266	180〜393	123	53〜284
成人	20	1,312	821〜2,099	251	133〜475	108	44〜264

single radial immunodiffusion 法による。
(鳥羽剛(他):臨床病理 23, 763, 1975より一部改変)

2. 異常値が出たときの病態と疑われる疾患

a. 低下している場合

低下する場合, 先天性に低下しているか, 後天的に(二次的に)低下しているかに大きく分けられる(表1)。原発性免疫不全症にはさまざまな病態があり, 各疾患で特徴的な変化を示す。表2にそれぞれの疾患における免疫グロブリン値の変化を示す。免疫不全が疑われたら, ほかの臨床症状をチェックするとともに, B細胞数, 表面免疫グロブリン陽性細胞, リンパ球サブセット, 特異抗体産生, リンパ球幼若化反応, 遅延型過敏反応などの検査を進め鑑別していく。免疫不全症以外にも, 二次的に免疫グロブリンが減少する場合がある。蛋白が体外に過剰に漏出する(ネフローゼ症候群, 蛋白漏出性胃腸症), 薬剤により産生が抑制される(抗腫瘍剤, 免疫抑制剤, 副腎皮質ステロイド剤, その他), 異化が亢進する(myotonic dystrophy)などにより, 免疫グロブリンの低下をきたす。低栄養, 悪液質, 尿毒症, リンパ系悪性腫瘍, 内分泌疾患なども低下の原因となりうる。上記疾患や薬剤を使用している場合, 適宜免疫グロブリン値を測定する必要がある。抗痙攣剤は小児科領域で使用頻度が高く長期服用する例が多いが, フェニトイン, カルバマゼピンなどで低γ-グロブリン血症, 特に低IgA血症が認められることがあり, 注意を要する。

b. 増加している場合

多クローン性と単クローン性の増加がある。前者は急性および慢性の感染症, SLEや関節リウマチなどの自己免疫疾患, 悪性腫瘍, 慢性肝炎で認められ, IgG, IgA, IgMのすべてが増加する。IgA腎症では, IgAの多クローン性増加が, ネフローゼ症候群ではIgMの増加が認められる。前述したように, IgMは出生時には低値であるが, 子宮内の段階でも産生可能なので, 出生時にすでに増加している場合は, 子宮内感染が疑われる。前述のようにWiscott-Aldrich症候群でIgAの単独増加がみられるなど, 特定の免疫不全症で一部の増加が認められることがある。IgDが増加する病態は少なく, IgMの増加を伴う免疫不全症, 周期的に発熱, 発疹, 関節痛などを示す高IgD症候群などで増加が認められる。

単クローン性の増加は, 多発性骨髄腫, 原発性マクログロブリン血症などで認められるが, 小児領域ではまれである。

3. 基準値

表3が各クラスの免疫グロブリンの年齢別基準値である。さまざまなデータが報告されておりそれぞれ若干データが異なるが, 代表的なものを示す。

IgG サブクラス

1. 解釈の仕方

a. IgG サブクラスの臨床的意義

IgGは重鎖の定常領域の一次構造の差異により, 4つのサブクラス(IgG1, IgG2, IgG3, IgG4)に分類される。これらサブクラスは機能的な差異も認められ, 例えば, 細菌莢膜の成分であるリポ多糖体など多糖体に対する抗体は主にIgG2であるし, 蛋白抗原に対する抗体は

表4 年齢別血清IgGサブクラス値

年齢	IgG1			IgG2			IgG3			IgG4		
	症例数	平均	±2SD	症例数	平均	±2SD	症例数	平均	±2SD	症例数	平均	±2SD
臍帯血	28	877.6	528.4～1,457.6	28	362.3	173.5～756.7	28	50.4	19.4～131.2	27	23.5	3.9～140.9
0～1か月	28	476.2	281.7～ 804.3	25	203.8	111.3～373.3	25	25.2	6.9～ 92.1	24	9.6	2.2～ 42.1
2～3か月	22	277.3	159.1～ 483.4	22	100.3	34.5～291.8	22	23.1	6.3～ 83.8	22	2.4	0.3～ 22.0
4～6か月	19	261.1	136.9～ 497.8	19	82.1	42.3～159.6	19	29.8	8.3～107.5	19	1.8	0.3～ 10.0
7～11か月	25	440.8	234.0～ 830.6	25	106.7	50.8～224.0	25	42.2	18.7～ 95.4	25	2.2	0.3～ 16.5
1歳～	20	489.4	291.8～ 820.7	20	130.8	62.2～275.1	20	40.5	15.4～106.8	20	4.0	0.2～ 76.2
2歳～	23	610.5	390.2～ 955.2	23	130.8	58.5～292.1	23	33.6	11.4～ 98.8	23	9.6	1.2～ 76.7
4歳～	19	709.7	390.5～1,289.6	19	201.6	106.4～381.9	19	34.3	12.8～ 92.5	18	13.3	2.7～ 66.3
6歳～	28	778.7	476.2～1,233.3	28	202.8	110.4～412.5	28	39.3	9.3～146.6	28	12.1	2.3～ 83.3
8歳～	28	724.3	401.8～1,305.4	28	260.7	147.7～459.9	28	38.2	10.9～134.1	27	14.8	2.4～ 89.5
10歳～	28	738.6	496.2～1,009.5	29	308.9	190.3～501.7	29	40.3	11.4～142.4	29	16.3	2.6～104.0
12歳～	29	750.3	438.3～1,284.3	29	334.6	190.7～587.1	29	38.0	13.6～106.4	29	19.0	3.0～122.4
14歳～16歳	29	684.1	411.1～1,138.4	29	256.4	181.5～700.0	29	39.7	13.1～120.2	28	15.3	1.6～143.2

enzyme immunoassayによる測定値．対数正規分布として処理

(Hayashibara H：Acta Paediatrica Japonica 35, 113, 1993 より一部改変)

IgG1，IgG3が主である．また，補体活性化能はIgG1，IgG3が強い．各種病原体によりその抗体のサブクラスが異なり，例えば，単純ヘルペスウイルス，インフルエンザウイルス，麻疹ウイルス，サイトメガロウイルスに対する抗体はIgG1とIgG3，EBウイルス，ムンプスウイルスはIgG1，肺炎球菌，インフルエンザ桿菌多糖体はIgG2である．

b．異常値の解釈

表4に示すようにIgG1，IgG3は乳児期に急速に増加するが，IgG2，IgG4はより緩やかに増加し，例えばIgG2は10～12歳で成人値に達する．各サブクラスの割合は比較的変動幅が少なく，IgG1，IgG2，IgG3，IgG4がそれぞれ60～70%，20～25%，5～10%，3～6%である．年齢による基準値にしたがって判断するが，サブクラスによって年齢により値に差があるので，幼少時のIgG2欠乏などは慎重に診断する必要がある．サブクラスの比率は上述のように変動が少ないため各サブクラスの変化を示すものとしてよい指標になる．

2．異常値が出たときの病態と疑われる疾患—サブクラス欠乏症について

日常臨床で問題となりうるのは低下している場合，特に小児科領域ではIgG2が低下している場合である．IgG2欠乏症では，肺炎球菌やインフルエンザ菌による中耳炎，副鼻腔炎，気管支炎，肺炎，髄膜炎などの反復感染をきたす．IgG1の比率がもともと高いことからIgG2が低下していてもマスクされるため，総IgG値は正常かむしろ高い場合が多く，総IgG値が高いからといってサブクラス欠乏症は否定できないことに注意する．年齢により判断するが，1歳以降で30～40 mg/dL以下なら確実，80 mg/dL以下なら疑い，症状，起因菌とあわせ診断する．IgG1欠乏症は小児よりも成人のほうが比較的頻度が高く，上下気道の反復感染をきたす．総IgG値は低下する．また，ほかのサブクラス欠乏を伴うことがある．IgG3も成人に多く，副鼻腔炎や中耳炎，気道感染が反復する．1歳以降で15 mg/dL以下の場合疑う．原発性免疫不全症ではataxia telangiectasiaでIgG2，IgG4が欠乏すること，CVIDで種々のサブクラス欠乏がみられることが知られているので，これら疾患も念頭に入れて診断する．

3．基準値

表4にIgGサブクラスの年齢別基準値を示す．免疫グロブリン値と同様に，代表的なものを示す．

GOT・GPT・γ-GTP

後藤　健之
名古屋市立大学大学院

1．解釈の仕方

GOT（glutamic oxaloacetic transaminase），GPT（glutamic pyruvic transaminase）はアミノ酸とαケト酸との間でアミノ基の転移反応を触媒する酵素である．日本では従来からGOT，GPTを慣用的な名称として使

用しているが，国際的にはAST(asparate aminotransferase)，ALT(alanine aminotransferase)の使用が推奨される．ヒトにおける臓器別分布では肝臓，腎臓，心筋，骨格筋，膵臓，赤血球中に多量に含まれており，組織が傷害される際に細胞から血中に逸脱，漏出する．γ-GTP(γ-glutamyl transpeptidase)はγ-glutamyl基をほかのペプチドやアミノ酸に転位する酵素であり，基底膜酵素として腎尿細管，毛細胆管，腸絨毛，膵などに広く存在するが，血中のγ-GTPはそのほとんどが肝臓由来である．

GOTは赤血球中に大量に含まれており，採血した血液を遠心せず採血管に放置すると(特に冷蔵庫内)高値を示す．また採血後，血液を注射器から採血管に強く押し出したり，吸引したりすると溶血して高値を示す．GOT，GPTともに室温で放置すると，活性はしだいに低下するので，速やかに血清分離し測定する．血清GOTは4℃保存で数日間は活性が保たれるが，GPTは凍結保存でも徐々に活性は低下する．血中での半減期はGOTよりGPTの方が長い．血清γ-GTPは安定であり，長期の冷凍保存によっても活性の低下は少ない．GOT，GPT，γ-GTPは通常単位として国際単位(IU/L)が用いられる．

2．異常値が出たときの病態

GOT，GPTは肝炎，筋炎などの組織の炎症，溶血，外傷や筋肉の酷使などの物理的な臓器障害で異常値を示す．GPTはGOTと比較し肝臓に局在しているため，GPTの上昇があれば肝障害が存在すると考えてよい．GOT，GPTの上昇と肝障害の程度は比較的よく相関する．通常，急性期や急性増悪時ではGOT/GPT比は高値を示し，時間の経過に伴いGOT/GPT比が低下する場合が多い．劇症肝不全や肝硬変では肝の萎縮が進行すると，逸脱する酵素が減少し，特にGPT，γ-GTPは低下し，GOT/GPT比が高くなる．

γ-GTPの高値を認めた場合，肝障害(特に胆道系障害)による酵素の逸脱や薬剤(アルコール，抗痙攣剤など)による酵素誘導のためγ-GTPの血中への流出の増加が考えられる．

3．疑われる疾患

GOT，GPTの急な上昇は，A型～E型肝炎ウイルス，ロタウイルス，サイトメガロウイルス，EBウイルス，アデノウイルス，単純ヘルペスウイルスの感染によるウイルス性急性肝炎，薬剤による急性肝障害(中毒性，アレルギー性)，川崎病，心疾患，急性循環不全，新生児仮死などで認める．慢性的なGOT，GPTの上昇は脂肪肝，B型肝炎，C型肝炎によるものが多いが，Wilson病，糖原病などの代謝異常，自己免疫性肝炎，原発性硬化性胆管炎も原因となる．肝疾患以外の原因では，筋ジストロフィーなどのミオパチー，溶血性疾患がある．劇症肝不全は原因不明のものも多いが，A型，B型肝炎ウイルス感染，薬剤性肝障害，Wilson病，自己免疫性肝炎等が原因となる．G型肝炎ウイルス，TTウイルス，SENウイルス感染などが原因として候補に挙がったが，現時点では明らかな証拠はない．

小児期の脂肪肝のほとんどは過栄養性でありGPT優位である．左心低形成，Ebstein奇形，拡張型心筋症などの心疾患では低酸素血症，血流の低下，中心静脈圧の上昇などにより肝を含む多臓器の障害を生じGOT，GPTが上昇するが，初期にはGOT>GPTであることが多い．ほかの検査に大きな異常がなくGOTのみの上昇を認めた場合には免疫グロブリン結合酵素の存在を考慮する．GOT，GPTの上昇をきたす主な疾患を表に示す．

γ-GTPは新生児期では高値であり，先天性胆道閉鎖症，先天性胆管拡張症，新生児肝炎，NICCD(neonatal intrahepatic cholestasis caused by citrin deficiency)では特に高値を示す．黄疸の有無にかかわらず胆汁うっ滞を伴う場合は高値となる．薬剤では小児期では成人と異なりアルコールによるものはほとんどなく，抗痙攣剤によるものが比較的多くみられる．

4．組み合わせ検査

a．肝の機能的評価

肝臓の機能的な状態はGOT，GPT，γ-GTPの値のみでは必ずしも判断できない．凝固系(プロトロンビン時間，ヘパプラスチンテスト)や血清アルブミン，コリンエステラーゼ値，血中アンモニア値，肝組織像(炎症性変化，線維化)を参考にして総合的に評価する．直接型ビリルビン値は胆汁うっ滞型の肝炎や，胆道閉鎖症，胆管拡張症などで上昇するが，肝障害が進行すると直接型ビリルビン/総ビリルビン比は低下する．

b．診断

1) 各種ウイルス肝炎を疑う場合

ウイルスの抗原検査，抗体検査，PCR，RT-PCR検査などを行う(HBs抗原，HCV抗体，HCV PCR，抗A型肝炎ウイルス抗体，CMV IgMなど)．

2) 脂肪肝を疑う場合

肝内部エコーの上昇，肝臓のCT値の低下，血清コリンエステラーゼ，アルブミン，総コレステロール，中性脂肪の高値などの有無を確認する．

表 GOT, GPT の上昇をきたす主な疾患

臓器	分類	疾患名
肝臓	ウイルス性肝炎	A型肝炎ウイルス B型肝炎ウイルス C型肝炎ウイルス E型肝炎ウイルス サイトメガロウイルス EBウイルス 単純ヘルペスウイルス ヒトヘルペスウイルス6型 ロタウイルス アデノウイルス コクサッキー,エコーウイルス
	その他の病原体による肝炎	細菌 マイコプラズマ 梅毒,スピロヘータ リケッチア
	自己免疫性疾患	自己免疫性肝炎 原発性硬化性胆管炎 原発性胆汁性肝硬変
	代謝異常症	NICCD Wilson病 糖原病 高ガラクトース血症 尿素サイクル異常症 有機酸血症 ミトコンドリア脳筋症 胆汁酸代謝異常症 進行性家族性肝内胆汁うっ滞症 胆汁酸合成異常症
	薬剤性肝障害	中毒性 アレルギー性
	肝・胆道系の解剖学的異常	先天性胆道閉鎖症 先天性胆道拡張症 Alagille症候群 先天性肝線維症 Caroli病 多発性肝嚢胞症
心臓	先天性心疾患	左心低形成 Ebstein奇形
	その他	心筋炎 川崎病
筋肉	ミオパチー	進行性筋ジストロフィー 筋型糖原病
	炎症性筋疾患	皮膚筋炎,多発性筋炎
赤血球	溶血性疾患	新生児溶血性疾患 遺伝性球状赤血球症 G6PD欠損症
その他		新生児仮死 急性循環不全

3）薬剤性肝障害を疑う場合

薬剤を中止し肝障害の改善を観察する。血液像（好酸球増多）とリンパ球刺激試験を行う。

4）Wilson病を疑う場合

血清銅，セルロプラスミン値を測定し，低値ならば肝組織中の銅を測定する。

5）自己免疫性肝炎を疑う場合

高γ-グロブリン血症，LE細胞，抗核抗体，抗平滑筋抗体，抗肝腎ミクロソーム抗体を確認する。

6）原発性硬化性胆管炎を疑う場合

直接型ビリルビン値やγ-GTP，ALP，LDH，LAPなどの胆道系酵素の高値を確認する。MRCP，DICCT，ERCPなどの胆道系画像検査で胆管の数珠状拡張，帯状狭窄，憩室様変化を認める。

7）Alagille症候群を疑う場合

直接型優位のビリルビン上昇，胆道系酵素の高値を確認する。特異的顔貌，後部胎生環，脊椎の異常，末梢性肺動脈狭窄などが診断上重要な所見となる。

8）進行性家族性肝内胆汁うっ滞症を疑う場合

慢性進行性の肝障害，直接型ビリルビン，胆汁酸の高値にもかかわらず血清γ-GTP，総コレステロール値が比較的低値であることを確認する。

9）その他の代謝異常症を疑う場合

糖原病では肝脾腫，低血糖，血中乳酸，ケトン体の高値を確認する。門脈静脈シャント，肝不全がないにもかかわらずアンモニアが異常高値の場合には有機酸血症や尿素サイクル異常症を考え，尿中有機酸，尿中プリン・ピリミジン体検査を行う。

いずれの肝障害においても肝生検は診断上重要である。溶血性疾患ではGOTに加え，血清カリウム，LDHが高値を示し，筋疾患では血清CK，アルドラーゼの高値を認める。

5．基準値（正常値）

①GOTは新生児期に成人の正常値よりも若干高めであり，6〜7か月ごろピーク（成人値の2〜3倍）となり，それ以後は徐々に低下し思春期にはほぼ成人値と同じになる。

②GPTもほぼ同様な動きを示すが，4〜5か月ごろにピーク（成人値の2〜3倍）となり，GOTよりも若干低値で推移する。

③γ-GTPは新生児期には非常に高値（>100 U/L）を示すが，その後急速に低下し，1歳ごろに最低となり，以後小児期では低値が続く。

ビリルビン・胆汁酸
Bilirubin・Bile acid

池谷　健
藤枝市立総合病院／室長

1．解釈の仕方
a．検体の保存
採血後速やかに検査ができない場合は，血清分離後に冷暗所に保存することが望ましい．

b．診断
「小児の血清ビリルビンの基準値」(表)を参照して総・直接ビリルビンの異常値を判断する．総胆汁酸は6か月以降で 10.0 μmol/L 以下を正常とし，食後では上昇するため 20 μmol/L を超える場合を異常値とする．

2．異常値が出たときの病態
ヘモグロビンやポルフィリン体は，網内系で処理されて間接ビリルビンに，その後肝臓でグルクロン酸抱合されて直接ビリルビンになり，最終的に胆汁中に排泄されて便を黄色に着色する．

溶血や肝臓における抱合の障害で間接ビリルビン値が上昇し，肝細胞障害や胆汁うっ滞により直接ビリルビン値が増大する．新生児期早期は，生理的な黄疸に隠されて肝胆道系や代謝系の異常が見落とされやすいが，生後7日以降2か月以前の遷延した黄疸の児で直接ビリルビンが 2.0 mg/dL を超えるときは，胆道閉鎖症などの疾患を疑う必要がある．

胆汁酸は肝内でコレステロールから合成される．速やかに胆汁中に排泄され，腸管から再吸収され門脈を通って肝臓に戻る腸-肝循環を1回の食事の間に約2回転行う．門脈系に構造異常がなく消化管機能が正常なとき，胆汁酸高値は肝実質細胞障害か肝内・肝外の胆汁うっ滞の存在を意味する．慢性肝炎では総胆汁酸値 30 μmol/L 超は長期予後不良を示唆する．胆汁うっ滞では，総胆汁酸値はビリルビンと比べてより鋭敏な指標となる．

3．疑われる疾患
間接ビリルビン優位の黄疸は，新生児生理的黄疸，母乳性黄疸，(頭血腫を含めた)溶血(性貧血)，薬剤性肝障害，母児血液型不適合，Criglar-Najjar 症候群Ⅰ型，同Ⅱ型，Gilbert 症候群などにみられる．

直接ビリルビン優位の黄疸は，ウイルス性肝炎(A，B，C 型肝炎，EB，風疹，サイトメガロ，水痘，単純ヘルペス，HHV-6，ヒト免疫不全，アデノ，コクサッキー，エコー，パルボ B19 の各ウイルス)，全身感染症(尿路感染症，敗血症，梅毒，トキソプラズマ症)，薬剤性肝障害，川崎病，原因不明の新生児肝炎症候群のほか，胆道閉鎖症，総胆管拡張症，Allagille 症候群，進行性家族性肝内胆汁うっ滞症(PFIC-1＝Byler 病)，同2型(PFIC-2＝Byler 症候群)，Dubin-Johnson 症候群，Rotor 型過ビリルビン血症，原発性硬化性胆管炎，自己免疫性肝炎，Wilson 病，肝硬変，肝不全，肝芽細胞腫でみられる．

また黄疸は肝胆道系疾患以外でも，うっ血性心不全，甲状腺機能低下症，汎下垂体機能低下症，染色体異常，IVH などでもみられる．

胆汁酸の高値は上記各疾患のほか，胆汁酸代謝トランスポーター異常症(Byler 病，Byler 症候群，MDR-3 欠損症など)で高値となるが，胆汁酸代謝異常症(脳腱黄色腫，Zellweger 症候群)では必ずしも高値とは限らない．

4．組み合わせ検査
1）血液生化学検査
肝機能の指標(GOT，GPT，LDH)，胆道機能の指標(γ-GTP，ALP，LAP，TC)，膠質反応(TTT，ZTT)，肝代謝能の指標(TP，Alb，PT，TT，HPT，Ch.E.)で肝臓の状態を評価し，

2）その他の血液検査
血算，血液型(不適合)，CRP，血沈，IgG，IgA，IgM，TPHA，トキソプラズマ抗体価，各種ウイルス抗体価，セルロプラスミン(Wilson 病で低下)，リンパ球幼若化試験(薬剤性)，TSH，抗核抗体，抗平滑筋抗体，抗ミトコンドリア抗体で，背景に存在する疾患を検索し，

3）超音波検査
腹部エコー，心エコーで，肝脾腫の有無，胆嚢の形態，肝内外の脈管系の異常，および腫瘍の有無を検討する．

そのうえで必要と考えられるなら，

4）その他の画像検査
肝シンチ，MRCP は胆道閉鎖症などの胆汁うっ滞の評価に有用である．

5）十二指腸ゾンデ検査，ERCP
胆道閉鎖症などの肝外閉塞性肝疾患の診断に利用される．

6）尿胆汁酸分画
胆汁酸代謝異常症の診断に用いられる特殊な検査である．

5．基準値
表を参照．

表 小児の血清ビリルビンの基準値(mg/dL)

	総ビリルビン値	直接ビリルビン値
0～7日	新生児の黄疸360頁を参照	
8～30日	≦15.0	≦1.5
30～60日	≦8.0	≦1.5
60日～12か月	≦3.0	≦1.0
1歳～成人	0.2～1.1	0.0～0.5

セルロプラスミン
Ceruloplasmin

渡辺 博
東京大学/講師

1. 解釈のしかた
a. セルロプラスミン
　セルロプラスミンは分子量132 kDaのα_2グロブリン分画に属する糖蛋白質である。1分子中に銅原子6～7個を結合し，全身への銅輸送に関与している。セルロプラスミンは肝細胞の小胞体で，銅を結合する前の形であるアポセルロプラスミンとして合成される。アポセルロプラスミンは肝細胞のゴルジ体で銅原子を結合してセルロプラスミンとなり，血中に放出され，全身の諸臓器への銅輸送に携わる。
　このほかにセルロプラスミンには鉄イオンを2価から3価に変えるフェロオキシダーゼ活性があることが，無セルロプラスミン血症患者の病態解析より判明している。

b. 検査法
1) Ravin法
　セルロプラスミンの持つ酸化能により，パラフェニルジアミンの酸化反応を利用してセルロプラスミンの定量を行う検査法である。血中には微量のアポセルロプラスミンが存在するが，これは酸化能を持たないため，Ravin法ではアポセルロプラスミンを除いたセルロプラスミン分画のみが定量される。

2) 免疫拡散法
　セルロプラスミンにより動物を免疫して得られた抗血清を用い，免疫拡散法によりセルロプラスミンの定量を行う検査法である。この検査法ではアポセルロプラスミンとセルロプラスミンの両方が反応するため，両者を合わせた分画が定量される。

c. セルロプラスミン検査の選択
　セルロプラスミンの検査は通常，Wilson病やMenkes病を疑った場合に提出する。無セルロプラスミン血症が疑われる場合も血中セルロプラスミンの測定が必要となる。無セルロプラスミン血症は先天性の疾患であるが，発症は通常成人後である。

2. 異常値が出たときの病態
a. 異常低値の場合
　①セルロプラスミン合成が抑制された病態(Wilson病の場合はATP-7Bの欠損に伴う肝細胞ゴルジ体での銅原子のセルロプラスミンへの移送の障害，Menkes病の場合はATP-7Aの欠損に伴う消化管上皮での銅原子の吸収障害により，いずれの場合もアポセルロプラスミンが銅原子と結合できなくなるため，セルロプラスミン合成が低下する)，②セルロプラスミン遺伝子の異常，③重い肝障害に伴い肝臓での蛋白合成が低下した病態，④腎臓や消化管から多量の蛋白が漏出する病態，⑤重度の低栄養に伴い蛋白合成が低下した病態，などが考えられる。

b. 異常高値の場合
　①炎症反応に伴い合成が亢進した病態(セルロプラスミンはCRPと同様，急性相反応蛋白である)，②胆汁排泄の低下がみられる場合(セルロプラスミンは主に胆汁と共に排泄されるので)，③貧血など鉄利用が亢進し鉄の酸化能が必要とされる病態，などが考えられる。

3. 疑われる疾患
a. 異常低値の場合
　Wilson病，Menkes病，無セルロプラスミン血症，急性肝炎，肝障害，ネフローゼ症候群，蛋白漏出性胃腸症，低栄養，新生児(生理的低値)など。

b. 異常高値の場合
　感染症，川崎病，白血病，悪性腫瘍，膠原病，先天性胆道閉鎖等の胆道疾患，貧血など。

4. 組み合わせ検査
a. Wilson病を疑う場合
　血清銅(↓～↑)，尿中銅排泄量(↑)，D-ペニシラミン負荷後の尿中銅排泄量の増加，肝機能検査(AST, ALT等)，眼科診察によるKayser-Fleischer角膜輪の確認，肝生検による肝組織中の銅含有量(↑)の測定，ATP-7Bの遺伝子異常の確認など。

b. Menkes病を疑う場合
　血清銅(↓)，尿中銅排泄量(↓)，ATP-7Aの遺伝子異常の確認など。

c. 無セルロプラスミン血症を疑う場合
　血清銅(↓)，尿中銅排泄量(→)，血清鉄(↑)，血清フ

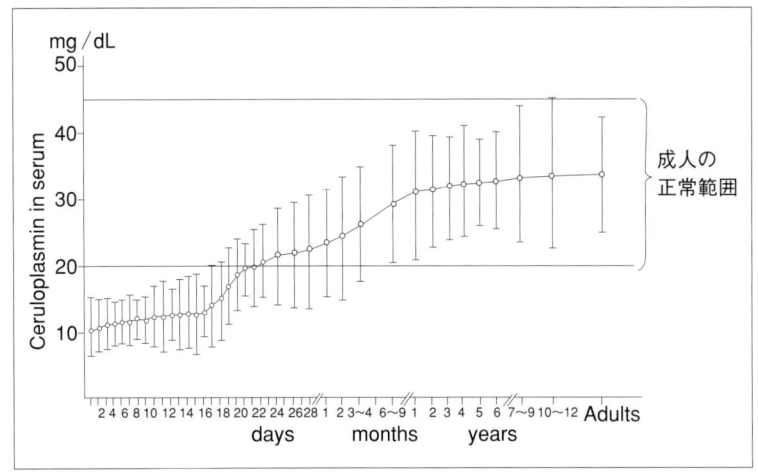

図 セルロプラスミン値の日齢，月齢および年齢別基準値の推移
(青木継稔，他：セルロプラスミン・ミオグロビン，小児科診療(増刊)53：314-318,1990 より引用)

ェリチン(↑)，血糖(↑)，糖負荷試験，眼底検査，セルロプラスミンの遺伝子異常の確認など．

5．基準値

新生児で 7～15 mg/dL，その後徐々に上昇し，1 歳以上で 20～45 mg/dL が正常値となる(図)．

ハプトグロビン
Haptoglobin

谷澤　昭彦
福井大学／講師

1．解釈の仕方

ハプトグロビン(Hp)は電気泳動で α_2 分画に区分される血漿蛋白である．遺伝型(表現型)として 1-1，2-1，2-2 の 3 種類が報告されており，測定基準値も表現型により異なっている．そのため検査値を評価する場合には，表現型に基づいて判断することが必要である．表現型の型別頻度は人種によって異なる．わが国では報告者により若干の差があるが 2-2 型が 50～60％，2-1 型が 30～40％，1-1 型が 3～9％ と報告されている．また表現型と感染症・自己免疫疾患・悪性腫瘍など各種疾患との関連も報告されてきている．

Hp は主に肝臓で合成される．また好酸球などの白血球でも生合成が行われている．Hp の半減期は 3.5～5 日であるが，遊離 Hb と特異的に結合した複合体は細網内皮系細胞に取り込まれるために，その半減期は 10～30 分と著しく短くなる．マクロファージ表面の CD163 が Hp-Hb 複合体のエンドサイトーシスの受容体としての機能をもち，複合体は血液中から速やかに除去され鉄は再利用される．すなわち Hp は血中に遊離してきた Hb と結合して，腎臓からのヘム鉄の漏出を防ぐこと，また遊離 Hb による尿細管障害などの組織障害を防ぐ作用をもっている．Hp の値は常に産生と消費のバランスにより決定されることを考えておく必要がある．

溶血した検体では低値をとるため，採血や検体処理の際に注意が必要である．また測定方法によっても基準値が異なるため評価の際には測定方法にも留意する．

2．異常値が出たときの病態

a．産生減少

Hp の主たる産生部位が肝臓であることより，Hp 値は肝機能障害，肝予備能を反映する．産生が障害された場合にはその程度により，凝固因子やアルブミンなどとともに Hp 値は低値を示す．すなわち急性肝炎，劇症肝炎，慢性活動性肝炎，肝硬変などのびまん性肝疾患では Hp 産生低下に加え Hp の半減期が短いためほかの蛋白成分に比べ Hp 値は著しく低下する．

先天性の Hp 産生異常がある．

b．産生亢進

Hp が急性相反応蛋白としての変化を示すことから，感染・炎症性疾患・悪性腫瘍・手術などでは血中濃度は上昇する．急性炎症によりマクロファージで産生された IL-6 により肝臓での合成が増加することや，細網内皮系での Hp 産生により上昇する．CRP よりも約 1 日遅れて上昇する．通常新生児・乳児早期では生理的な溶血のため Hp は低値をとるため，この時期の Hp 上昇は炎

症の存在を示唆し，新生児での炎症マーカーとして利用できる．

c．消費亢進
Hpは遊離Hbと結合することより，溶血の存在と程度を反映して血中濃度は低下する．球状赤血球症などの慢性の溶血が存在するときには著しい低値を示す．

3．疑われる疾患
高値を示す場合には急性・慢性炎症，悪性腫瘍，膠原病，外傷，好酸球増加症，ネフローゼ症候群，薬剤性（アンドロゲンやコルチコステロイド製剤）などを考える．低値を示す場合には，溶血性疾患（自己免疫性溶血性貧血，球状赤血球症，G6PD欠損症，溶血性尿毒症症候群，外傷性ヘモグロビン尿症，不適合輸血），びまん性肝疾患（急性肝炎，慢性肝炎，劇症肝炎，肝硬変），薬剤性（甲状腺ホルモン，エストロゲン），先天性無Hp血症を考慮する．

髄液中では，髄膜炎などでは高値をとり，頭蓋内出血では低値を示す．

4．組み合わせ検査
a．溶血が疑われる場合
①末梢血塗抹標本でのRBCの形態，②網赤血球数，③AST・LD・直接間接Bil，④クームス検査，⑤Hb分画，⑥RBC酵素活性測定，⑦検尿に進む．

b．肝疾患が疑われる場合
①アルブミンや凝固因子などの予備能を評価する検査，②各種肝炎ウイルスマーカー，③線維化のマーカー，④画像検査，⑤生検での病理学的検査に進む．

c．炎症性疾患が疑われる場合
①白血球像やCRPなどの炎症マーカーの検査，②原因病原体同定のための培養や抗体価検査，③画像検査を行う．

d．先天性欠損が疑われる場合
①家族の検査，②家系調査を行う．

5．基準値（正常値）
正常範囲は広く，新生児では低値であるが，幼児期は比較的高い傾向を示す．ネフェロメトリー法による成人の基準値［中央値(2SD範囲)］を示す．
- 1-1型　　206.1（130〜327）mg/dL
- 2-1型　　187.4（103〜341）mg/dL
- 2-2型　　105.4（41〜273）mg/dL

CK

松尾　雅文
神戸大学大学院／教授

1．解釈の仕方
a．CKの働き
CKはクレアチンキナーゼ（creatine kinase）の略語で，クレアチンホスホキナーゼ（creatine phosphokinase；CPK）とも呼ばれることもある．CKは，ATP＋クレアチン→ADP＋クレアチンリン酸という化学反応を触媒する酵素である．この酵素の逆反応であるADPの存在下でクレアチンリン酸を分解してクレアチンとATPを生成する反応は，高エネルギーリン酸（ATP）の生成経路として働く．このため，エネルギー代謝に関与する重要な酵素としてよく知られている．

ところが，このCKが欠損したマウスを作っても大きな障害が認められず，また，CKの遺伝子に異常のある人でも日常生活に支障をきたしてこないことなどがわかってきた．したがって，CKの働きを介した高エネルギーリン酸の産生が生体においてどれだけの役割を果たしているのか不明で，エネルギー代謝を血清CKの値から論じることは困難である．

血清CKはCKが大量に存在する骨格筋などから漏出してきたものであることから，その値はもっぱら組織の障害度の指標として利用されている．

b．CKの組織分布
CKは臓器局在性の強い酵素である．骨格筋中に最も多く含まれ，次いで心筋に多い．脳と消化管にも比較的多く存在するが，ほかの臓器にはあまり存在しない．このことは血清CKの上昇は主として骨格筋あるいは心筋の異常によることを示している．

c．アイソザイム
CKはサブユニットMとサブユニットBの2つのタンパクから構成される2量体である．CKはサブユニットの構成パターンからCK-MM，CK-MB，CK-BBの3つのアイソザイムから成っている．

骨格筋ではCK-MMが，心筋ではCK-MBが，脳ではCK-BBが主として存在している．したがって，CKのアイソザイムを分析することにより血液中に漏出してきたCKの由来組織を知ることができる．

また，マクロCKと言われる分子量の大きなCKがある．これはミトコンドリア由来のミトコンドリアCKと免疫グロブリンと結合したCKのいずれかである．

2. 異常値が出たときの病態
a. 高値となるとき

血清CKの異常高値はいろいろな病態で出現する（表1）。これは，主として骨格筋・心筋・脳の細胞内に存在するCKがなんらかの組織傷害機序により血液中に漏出してきたものである。一番身近にある例としては薬剤の筋肉内注射後に上昇するもので，CKが200～2,000 IU/Lにも上昇することがある。また，CK検査の採血前に筋肉運動をした，あるいは採血時に暴れたことにも影響をうける。

さらに，特定の臓器の傷害によるもののみならず，全身に低酸素負荷がかかる新生児仮死でも著明な高値を示し，その上昇度は仮死の重症度と関係している。

こうした病態とは別に，溶血によっても影響を受けるため，検査までの検体の状態にも注意をする必要がある。

AST, ALT と CK

CKは逸脱酵素とも呼ばれ，臓器の障害により細胞内の存在したものが血中に漏出する。このとき，同時にAST，ALT，LDHなども漏出するため，こうした酵素がすべて異常値になる。一方，AST，ALTは肝機能の指標として日常頻繁に測定される。AST，ALTの異常値を示す例のなかには筋疾患の例もあることから，AST，ALT異常例では一度はCKの測定をしてみたいものである。

---

b. 低値になるとき

CKが低値になることは比較的まれで（表1），甲状腺機能亢進症あるいは長期臥床などによる。骨格筋の量が減少してくるとCKの値も低下する。また，先天的にCKの遺伝子に異常がありCK欠損症である場合もある。

3. 疑われる疾患

CKに異常を示す疾患を表1にまとめた。CKの上昇がみられる疾患は多数あるが，それらの中でCKが2,000 IU/L以上にも著明に上昇する例は，筋ジストロフィー，ウイルス性筋炎，皮膚筋炎，悪性高熱，心筋炎，心筋梗塞などである。特に，Duchenne型筋ジストロフィーではCKが10,000 IU/L以上の値を示すことも珍しくはない。

CKの上昇をきたすさまざまな疾患を探っていってもその原因が明らかでない場合もある。これは，無症候性高CK血症と呼ばれている。筋生検を実施して詳細な検討を加えたうえでもCK上昇の原因診断が確定されなけ

表1 CKの異常値を示す病態

1. 血清CK値高値
   1) 骨格筋障害
      - 筋ジストロフィー（Duchenne型筋ジストロフィー・Becker型筋ジストロフィー・福山型筋ジストロフィーなど）
      - 代謝性ミオパシー（糖原病II型など）
      - ウイルス筋炎
      - 皮膚筋炎
      - 悪性高熱
      - 挫滅症候群（クラッシュ症候群）
      - 筋肉損傷（激しい運動など）
   2) 心筋障害
      - 心筋梗塞
      - 心筋炎
   3) 内分泌障害
      - 甲状腺機能低下症
      - ステロイドミオパシー（Cushing症候群）
   4) 薬剤
      - 筋肉内注射
   5) 中枢神経系障害
      - 脳外傷
      - 脳血管障害
   6) 全身障害
      - 新生児仮死
      - 悪性腫瘍
      - ライ症候群
   7) 原因不明
      - 特発性高CK血症

2. 血清CK値低値
   - 甲状腺機能亢進
   - 長期臥床
   - CK欠損症

ればこの診断にいたることもある。

4. 組み合わせ検査

CKの異常があれば，同時に漏出酵素であるAST，ALT，LDHを測定する。さらに，アイソザイム分析を行いその分画から由来組織を知ることができる。

①筋ジストロフィーが疑われるときは，アルドラーゼを測定し，次いで筋生検で診断を確定する。必要なら遺伝子診断を実施する。

②ミオパシーが疑われるとき血糖，乳酸，ピルビン酸，カルニチン，アミノ酸分析，尿有機酸分析などを実施し，筋生検でタンパクの検索あるいは酵素活性の測定を行う。

③ウイルス性筋炎が疑われたときは，コクサッキーウイルス（A2：筋炎，A9：多発性筋炎），エコーウイルス（18：多発性筋炎）などのウイルス検索を行う。

④皮膚筋炎が疑われるときは血沈，抗核抗体などの検

表2 基準値

1. CK(単位は IU/L)		
	男	女
乳児	55〜465	13〜420
幼児	54〜389	55〜316
学童	52〜305	47〜212
成人	57〜197	32〜180
2. CK アイソザイム(単位は %)		
	小児	成人
CK-MM	72〜93	88〜96
CK-MB	3〜8	1〜4
CK-BB	2〜12	<1

査を実施する．
⑤甲状腺機能の異常が疑われたときは TSH，freeT3 などを検査する
⑥心筋障害が疑われるときは心電図，エコーなどの検査を実施する
⑦脳の障害が疑われたときは脳波，CT，MRI などの検査を実施する

5．基準値(正常値)

乳児の CK は成人より高く，加齢とともに低下する傾向にある(表2)．筋肉運動あるいは筋肉注射により上昇することもあり，CK 値の解釈にあたってはそうした因子の考慮も必要である．

LDH

康　勝好
東京大学

1．解釈の仕方

酵素活性の測定方法には，ピルビン酸を基質とする P-L 法と，乳酸を基質とする L-P 法があり，基準値が異なる(前者が後者の2倍)．単位は最近では国際単位 (IU/L)が使われることが多い．以前よく使われた慣用単位(Wröblewski 法)の基準値はほぼ P-L 法の国際単位に近似している．
わずかな溶血でも赤血球由来の LDH が上昇するため，採血手技，検体保存方法に注意する．また激しい運動後にも筋肉由来の LDH が上昇することがある．

2．異常値が出たときの病態

LDH は広く全身の臓器の可溶性分画に存在するため，スクリーニング検査として有用である．血清 LDH が高値を示した場合は，種々の原因でなんらかの臓器に障害が加わり，血中に LDH が逸脱していることを意味する．悪性腫瘍では腫瘍組織での LDH 過剰産生があり，血中に逸脱する．まれに免疫グロブリン結合性 LDH (LDH アノマリー)による見かけ上の高値の場合がある．
逆に低値を示した場合は，遺伝性のサブユニット欠損症の場合の他，シクロスポリンなどの免疫抑制薬や γ-グロブリン製剤の投与による場合がある．

3．疑われる疾患

- 減少：LDH サブユニット欠損症
- 軽度増加(400〜600 IU/L)：ウイルス感染，薬剤性肝障害，慢性肝炎，心不全，慢性腎炎，膠原病
- 中等度増加(600〜1,000 IU/L)：伝染性単核球症，心筋障害，溶血性疾患，筋ジストロフィー，悪性腫瘍
- 高度増加(1,000 IU/L 以上)：白血病，悪性リンパ腫を含む悪性腫瘍，急性肝炎，血球貪食症候群，心筋梗塞，肺梗塞

4．組み合わせ検査

a．LDH の増加する疾患

LDH の増加する疾患は極めて多岐にわたる．臨床所見に応じて，組織特異性の高い酵素測定，尿検査，心電図，画像検査，血液像/骨髄像の検索が必要である．

b．LDH 高値の場合

LDH 高値の場合の，LDH アイソザイムと LDH/GOT 比の組み合わせによる鑑別診断は以下のとおりである．

1）LDH-1，2 優位
　心筋由来か赤血球由来である．
- LDH/GOT 比 5〜20：心筋梗塞
- LDH/GOT 比 20 以上：溶血性疾患，胚細胞性腫瘍

2）LDH-2，3 優位
　最も多いパターン．LDH-2，3 の豊富な組織由来の場合と LDH-2，3，4，5 の豊富な組織由来の場合がある(LDH-4，5 の半減期が短いため．白血病もこのパターン)．
- LDH/GOT 比 5〜20：ウイルス感染，筋ジストロフィー，膠原病
- LDH/GOT 比 20 以上：白血病，悪性リンパ腫，伝染性単核球症，肺梗塞

3）LDH-3，4，5
　いわゆる悪性パターン
- LDH/GOT 比 5〜20：急性の筋障害
- LDH/GOT 比 20 以上：悪性腫瘍

4）LDH-5 優位
　LDH-5 は半減期が約9時間と最も短いため，疾患の

急性期に上昇する．肝細胞，骨格筋にはLDH-4，5が多い．
- LDH/GOT比5以下：急性および慢性肝炎
- LDH/GOT比5以上：悪性腫瘍，横紋筋融解症，皮疹

c．LDHアノマリーによる高値

酵素のアイソザイムアノマリーのうち，LDHに関するものが最も多く，大部分は免疫グロブリン結合型である．肝硬変や自己免疫疾患に合併することがあり，アイソザイム像での異常パターンにより診断できる．

d．LDH低値の場合

臨床的には前述した免疫抑制剤やグロブリン製剤の投与によるものが多いが，まれにサブユニット欠損症の場合がある．

サブユニットB(H)欠損症では，糖尿病を合併することがあるが，アイソザイムではLDH-5以外が欠損ないし低下している．サブユニットA(M)欠損症では，ミオグロビン尿がみられ，アイソザイムではLDH-1以外が欠損ないし低下している．

5．基準値（正常値）

総LDHは成人では，200〜400 IU/L（P-L法）．新生児は成人の約2倍．その後漸減して，思春期以降は成人値になる．性差はない．

LDHアイソザイムは，成人ではLDH-1 22〜31%，LDH-2 30〜37%，LDH-3 21〜27% LDH-4 6〜11%，LDH-5 5〜11%（電気泳動法）．

小児の場合，LDH-1は，新生児期は成人の下限値くらいと低く，漸増して数か月で成人比1.2倍となり以降は漸減して成人値になる．

LDH-2，LDH-4は新生児期からほぼ成人値である．

LDH-3は新生児期にはほぼ成人値であるが，数か月で約0.8倍となり，以降は漸増して成人値となる．

LDH-5は新生児期には成人値の約0.8倍で，以降漸増して学童期には成人値となる．

アミラーゼ
Amylase

田尻 仁
大阪府立急性期・総合医療センター／部長

1．解釈の仕方

血清アミラーゼが上昇する場合，その異常が膵疾患によるものか，唾液腺疾患によるものかを鑑別するためにはアミラーゼアイソザイムの分析が必要である．血清および尿中アミラーゼがともに上昇しており，膵型アイソザイムが優位のパターンを示す場合は，急性膵炎を始めとする膵疾患を疑う．唾液腺型のアイソザイムパターンを示す場合は，耳下腺炎などの病態が原因として考えられる．血清アミラーゼが高値で尿中アミラーゼが正常の場合，アイソザイムパターンが唾液腺型であれば特発性唾液腺型高アミラーゼ血症が，正常型では腎不全や肝疾患が，特殊型ではマクロアミラーゼ血症などが疑われる．

血清アミラーゼが低値を示すことは小児ではまれであり，診断的価値もあまり高くないが，高度の膵臓あるいは唾液腺の実質障害が進行した場合には認められることがある．前者として慢性膵炎や囊胞性線維症が，後者としてSjögren症候群がある．ただし乳児では生理的に膵型アミラーゼが低値であり，その解釈には注意が必要である．囊胞性線維症においては膵外分泌不全症に至った場合に血清の膵型アミラーゼが低値となるが，膵外分泌が正常な時期には，膵型アミラーゼは正常もしくは高値を示す．なお膵型アミラーゼが高値で腹痛を示すときには軽度の膵炎の合併が疑われる．

2．異常値が出たときの病態

血中アミラーゼは主として膵臓と唾液腺組織から逸脱したものであり，血清および尿中アミラーゼの測定は，膵疾患や唾液腺疾患の診断および経過観察に有用である．血清アミラーゼの上昇には，アミラーゼ産生臓器から血中への逸脱の増加，腸管や腹膜からの吸収，腎からの排泄障害，異所性の産生などが関与している．またアミラーゼは膵臓と唾液腺以外にも卵巣，卵管，肺などに存在する．したがって血清アミラーゼは膵疾患や唾液腺疾患以外でも上昇することがあり，アミラーゼアイソザイム分析や基礎疾患を含めた病態の評価が，アミラーゼ値の解釈に重要である．

3．疑われる疾患

高アミラーゼ血症の病因は表に示すように多岐にわたるが，頻度が高いものは以下の疾患である．特殊な病態としてマクロアミラーゼ血症がある．

1）膵アミラーゼ増加

急性膵炎を始めとする膵疾患を考える．急性膵疾患では，血清アミラーゼは発症後2〜12時間で上昇し始め，12〜72時間でピークに達する．

2）唾液腺アミラーゼ増加

急性耳下腺炎で増加する．神経性食思不振症や過食症などの摂食異常症における高アミラーゼ血症も唾液腺型優位である．

表 高アミラーゼ血症の病因

1. 膵型アミラーゼ上昇
   - 膵炎(急性, 慢性)
   - 仮性膵嚢胞
   - 虫垂炎
   - 胆道系疾患
   - ERCP後
   - 腸閉塞, 腸穿孔
   - 消化性潰瘍穿孔
   - 腹膜炎
   - 嚢胞性線維症
   - 家族性高膵酵素血症

2. 唾液腺型アミラーゼ上昇
   - 急性耳下腺炎
   - 神経性食思不振症
   - 過食症
   - 特発性唾液腺型高アミラーゼ血症
   - 卵巣嚢腫・腫瘍, 卵管炎
   - 肺炎
   - 外傷

3. 両型アミラーゼ上昇あるいは分類不能
   - マクロアミラーゼ血症
   - 腎不全
   - 肝硬変, 肝炎
   - 糖尿病性ケトアシドーシス
   - 薬剤(麻薬など)
   - 火傷
   - 頭部外傷

3) マクロアミラーゼ血症

アミラーゼが免疫グロブリンなどの蛋白と結合して高分子となり, 腎糸球体を通過できなくなるために血中アミラーゼが高値となる. 電気泳動法では幅の広いバンドとして検出される. ほかの膵酵素は正常であり, アミラーゼ・クレアチニン・クリアランス(ACCR)は正常ないしは低下している.

4. 組み合わせ検査

急性膵炎では, 血清アミラーゼの上昇は12〜72時間続くのに対して, リパーゼは8〜14日間続く. また尿中アミラーゼは血清アミラーゼより2〜3日遅れて上昇し, 血清アミラーゼの正常化後も約1週間は高値を示すので, 急性期を過ぎた時期には膵炎の診断に有用である. 特に急性膵炎ではアミラーゼの腎におけるクリアランスが亢進し, ACCRが上昇する(小児におけるACCRの正常値は0.6〜4.6%). 急性膵炎以外では, ほかの膵疾患, 腎不全, 糖尿病性ケトアシドーシス, 火傷などでACCRの上昇を認める.

5. 基準値(正常値)

血清アミラーゼは, 性差, 日差, 季節変動, 食事, 運動などの影響を受けないが, 飢餓時, 高蛋白食摂取時では上昇する. 特に年齢による生理的な変化が大きいことが知られている. すなわち唾液腺アミラーゼは, 出生時に成人基準値の1/10, 生後1か月以内に約1/2, 1〜3歳で7/10, 5歳以降にほぼ成人値に達する. 一方, 膵アミラーゼは生後3か月まではほとんど認められず, 1歳で成人の1/4, 2歳で1/2, 5〜10歳で9/10の活性がみられ, 10〜15歳で成人値に達する. したがって乳幼児では唾液腺アミラーゼ優位であるが, 加齢とともに唾液腺型の比率が低下し, 成人では血清アミラーゼの58〜64%が唾液腺由来である. なお測定法によりアミラーゼの正常値が異なるので, 各施設の正常値を確認する必要となる.

血糖・HbA$_{1c}$
Blood glucose・Hemoglobin A$_{1c}$

橋本　伸子
小平記念東京日立病院／主任医長

1. 解釈の仕方
a. 定義と測定方法

血糖とは, 血液中のブドウ糖の濃度をいう. 現在使われている大型血糖測定器も血糖自己測定器も, 測定法はほぼ100%がグルコース・オキシダーゼ酵素法である.

大型血糖測定器は血漿(血清)で測定し, 血糖自己測定器は微量の全血にて測定する. 血糖は血漿で測定するのが正確で, 血球中のブドウ糖濃度が低いため全血では10〜15%低くなる. ブドウ糖は血球により解糖されるため, 採血後血清分離まで室温に放置しておくと時間の経過とともに血糖値は低下する. EDTAを添加し冷却して保存すれば12時間以上安定しているので, 血清を用いずに血漿を使用すべきである.

また, 静脈血では末梢でブドウ糖が消費されるため, 動脈血(または毛細管血)に比べ血糖は約10%低くなる.

血糖は, 日内変動があり, 一般に午前4時ごろに最高で午後4時ごろ最低になる. 血糖は食事摂取により上昇し, 絶食や運動により低下する. 空腹時血糖とは, 8時間以上の絶食後の血糖をいう.

HbA$_{1c}$とは糖化ヘモグロビンともいう. 赤血球中のヘモグロビンは末血中で非酵素的に6単糖が付着してaldimineとなり, ketoamineに変換されると糖との結合が非可逆的のものとなり, ヘモグロビンの寿命がつきるまで糖化した形で存在する(HbA$_1$). HbA$_1$は, ヘモグ

ロビンのα鎖やβ鎖に結合する糖の種類によって，クロマトグラフィー上 HbA_{1a1}, HbA_{1a2}, HbA_{1b}, HbA_{1c} の各成分に分けることができる。その中で HbA_{1c} は6単糖の中のブドウ糖のみと結合した糖化ヘモグロビンでありしかも HbF や不安定型 HbA_1 などの影響を回避したものなので HbA_1 より信頼性が高い。したがって HbA_{1c} は過去における血糖値が反映され，その値は赤血球寿命と過去約1～3か月の平均血糖値を反映する。HbA_{1c} は，糖尿病患者のコントロールの指標に適している。HbA_{1c} は，腎不全の患者では異常高値となることがあり，逆に赤血球寿命短縮時(溶血性貧血，sickle cell anemia など)では異常低値を示すので注意が必要である。測定はラテックス凝集比濁法，HPLC 法などがある。

b. 診断

1) 高血糖

高血糖とは，空腹時血糖が静脈血漿で 110 mg/dL 以上のものをいう。糖尿病の診断基準を付録：表 96 に示す。

2) 低血糖

低血糖の診断は，血漿で測定した血糖が，生後 72 時間以内は成熟児で 35 mg/dL 以下，未熟児で 25 mg/dL 以下を，それ以降の小児では，40 mg/dL 以下を低血糖とする。低血糖による臨床症状の出現は，血糖降下速度，空腹時間の長さ，児の年齢などにより異なるので注意を要する。

2．異常値が出たときの病態

唯一血糖を降下させるホルモンであるインスリンの過不足によるものであるか，ほかの疾患条件によるものかを見極めるのが重要である。

a. 高血糖の主な病態

①インスリンが絶対的不足(1型糖尿病)，相対的に不足(2型糖尿病)した病態では，持続性の高血糖により浸透圧利尿による多尿，多飲などが起きる。

②インスリン拮抗性ホルモンの過剰による病態(強いストレス時の一過性高血糖も含まれる)

b. 低血糖の主な病態

血糖低下により，自律・中枢神経症状を呈する。

①インスリン過剰分泌による病態では，持続的な低血糖が起こる。

②インスリン拮抗ホルモンの欠乏による病態

③ブドウ糖の産生または供給の低下した病態

3．疑われる疾患

a. 高血糖

糖尿病およびその他の耐糖能異常の分類を表1に示す。

b. 低血糖

まず重要な鑑別点は高インスリン血症があるか否かである。高インスリン血症のないもので小児期に最も頻度の高いものはケトン性低血糖症(飢餓による基質の欠乏によるもの)である(表2)。

4．組み合わせ検査

a. 高血糖時

(1) 糖尿病が疑われる場合：空腹時血糖，OGTT(診断基準を付録：表 96 に示す)，尿糖，尿ケトン，24 時間尿中 C ペプチド，HbA_{1c}，膵島自己抗体，血液ガス，HLA

(2) 内分泌性疾患が疑われる場合：各種ホルモン値，各種内分泌負荷試験

(3) 膵疾患が疑われる場合：血清アミラーゼ，画像診断

表1 高血糖を呈する疾患の分類

1. インスリン欠乏によるもの(一次性糖尿病) 　a．インスリン依存性糖尿病(1型糖尿病) 　b．インスリン非依存性糖尿病(2型糖尿病) 　　　肥満型・非肥満型 　c．新生児一過性糖尿病
2. ほかの疾患条件に伴うもの(二次性糖尿病) 　a．内分泌疾患 　　末端肥大症・巨人症，甲状腺機能亢進症，Cushing 症候群，褐色細胞腫，原発性アルドステロン症，グルカゴン産生腫瘍，感染症・手術など激しいストレス 　b．膵外分泌疾患 　　膵炎，外傷，膵癌，ヘモクロマトーシスなど 　c．肝疾患 　　慢性肝炎，肝硬変など 　d．薬剤性 　　ステロイド剤，避妊薬，フェニトイン，ジアゾキサイド，利尿剤など 　e．感染症 　　先天性風疹，サイトメガロウイルス，EB ウイルスなど 　f．免疫機序によるまれな病態 　　インスリン受容体異常，インスリン自己免疫症候群 　g．糖尿病を合併する遺伝の症候群 　　Down 症候群，Prader-Willi 症候群，Turner 症候群，Klinefelter 症候群，Werner 症候群，Wolfram 症候群，Laurence-Moon-Biedle 症候群，Alstrom 症候群，cystic fibrosis など

表2 低血糖を呈する疾患の分類

1. 高インスリン血症によるもの
   a. 新生児期・乳児期
      新生児高インスリン血症，糖尿病の母親から出生した児，nesidioblastosis，胎児赤芽球症，Beckwith-Wiedemann症候群，Leprechaunism
   b. 乳児期以降
      β細胞過形成，インスリノーマ（癌・腺腫）
2. 高インスリン血症を伴わないもの
   a. ケトン性低血糖症
   b. インスリン拮抗性ホルモンの欠乏
      成長ホルモン分泌不全（下垂体機能低下症），グルカゴン分泌不全，糖質コルチコイド不足（ACTH欠損症，ACTH不応症，先天性副腎皮質過形成，Addison病），甲状腺機能低下症，副腎髄質機能不全
   c. 先天性代謝異常
      糖原病，糖新生系酵素欠損，ガラクトース血症，フルクトース不耐症，カルニチン血症，メープルシロップ尿症
   d. 新生児一過性糖質不足，利用亢進
      small for date infant，新生児仮死など
   e. 薬物，中毒
      インスリン製剤，経口糖尿病薬，サルチル散中毒，プロプラノロール，アルコールなど
   f. 肝・消化器疾患
      劇症肝炎，肝硬変，Reye症候群，吸収不全症候群

(4) 肝疾患：肝機能検査，画像診断など
(5) 薬剤性：各種薬剤血中濃度，薬剤除去
(6) 遺伝性症候群が疑われる場合：染色体検査など

b. 低血糖時
治療を優先にして検査がなされるべきである。

1）インスリンの過剰が疑われる場合
　①低血糖時，血中インスリン値（IRI）$>10\mu$U/mL
　②低血糖時，インスリン/血糖比>0.4
　③低血糖時，血清ケトン体（β-hydroxybutyrate）<1.1 mEq/L
　④低血糖時，血清遊離脂肪酸<0.46 mEq/L
　⑤膵臓画像検査

2）ケトン性低血糖症が疑われる場合
　血中・尿中ケトン高値，血中インスリン低値，グルカゴン負荷試験・アラニン負荷試験で血糖の上昇なし

3）インスリン拮抗性ホルモンの欠乏
　各種ホルモン値，各種内分泌負荷試験

4）糖原病が疑われる場合
　肝腫大，血中乳酸・ピルビン酸高値，グルカゴン負荷で血糖上昇なし，アラニン負荷試験，肝生検と酵素活性の検索

5．正常値

1）血糖（空腹時，血漿）
- 臍帯血　　　　　45〜96 mg/dL
- 日齢1日　　　　40〜60 mg/dL
- 日齢1日以降　　50〜90 mg/dL
- 小児期　　　　　60〜100 mg/dL
- 成人　　　　　　70〜105 mg/dL

2）HbA_{1c}
　4.3〜5.8％

血清鉄・フェリチン
Serum iron・Ferritin

田中　篤
新潟大学大学院／講師

血清鉄

1．解釈の仕方
　容器，器具，試薬の鉄汚染に注意する。血清鉄は日内変動し朝に高く夕方から夜にかけて低下し2倍近い変動があるので，早朝空腹時採血が望ましい。溶血した血清では高くなる。感冒などの感染症や炎症性疾患によって血清鉄は一過性に低下し，また個人によって変動幅はさまざまであり，単独での1回の検査による判断は避けるべきである。血清鉄は生体内の鉄代謝に異常が起きても異常値を示さない場合がある。特に貧血のない鉄欠乏症では正常のことが多い。

2．異常値が出たときの病態
a．低値の場合
　①鉄摂取不足（母乳栄養遅延，離乳遅延，牛乳過飲，高度肥満など），②鉄の喪失（出生前・周産期失血（胎児間輸血，胎児母体間輸血，胎盤出血，胎盤早期剥離，臍帯出血），胃十二指腸潰瘍，食事アレルギー，メッケル憩室，蛋白漏出性胃腸症などによる消化管出血，特発性肺ヘモジデローシスなど），③需要の増大（低出生体重児，乳幼児期や思春期の急速な成長），④鉄吸収障害（吸収不全症候群，慢性下痢，炎症性腸疾患）⑤鉄輸送障害（トランスフェリン欠損症，銅欠乏症）。

b．高値の場合
　①鉄過剰摂取，②鉄の利用障害（骨髄造血能の低下している疾患），③無効造血，④貯蔵鉄の放出（急性肝炎などによる細胞の崩壊）

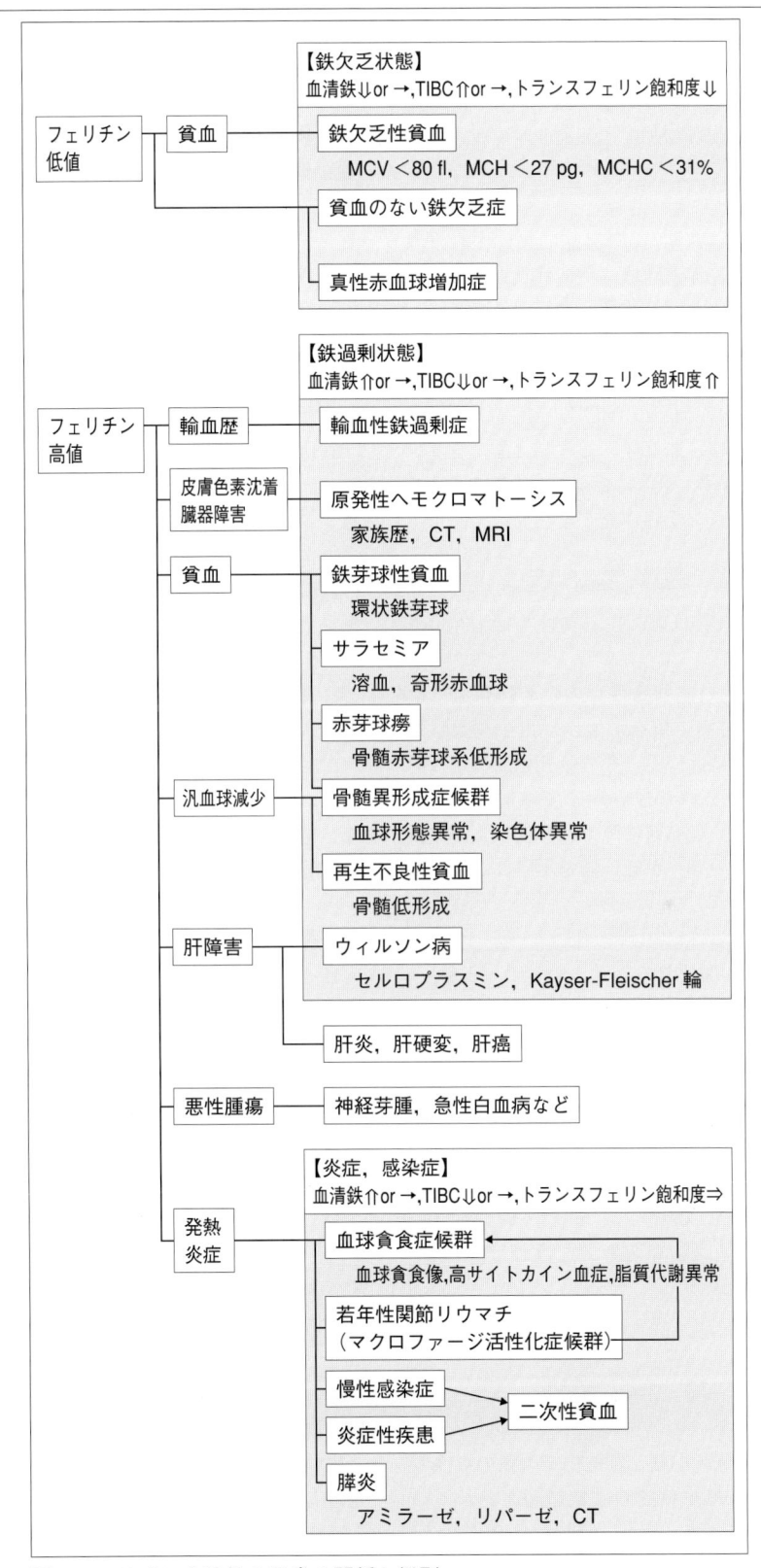

```
フェリチン低値 ─┬─ 貧血 ─┬─【鉄欠乏状態】
                │         │   血清鉄⇩or→, TIBC⇧or→, トランスフェリン飽和度⇩
                │         ├─ 鉄欠乏性貧血
                │         │     MCV＜80 fl, MCH＜27 pg, MCHC＜31％
                │         ├─ 貧血のない鉄欠乏症
                │         └─ 真性赤血球増加症

フェリチン高値 ─┬─ 輸血歴 ──【鉄過剰状態】
                │            血清鉄⇧or→, TIBC⇩or→, トランスフェリン飽和度⇧
                │            ├─ 輸血性鉄過剰症
                ├─ 皮膚色素沈着 臓器障害 ── 原発性ヘモクロマトーシス
                │                              家族歴, CT, MRI
                ├─ 貧血 ─┬─ 鉄芽球性貧血
                │         │     環状鉄芽球
                │         ├─ サラセミア
                │         │     溶血, 奇形赤血球
                │         └─ 赤芽球癆
                │               骨髄赤芽球系低形成
                ├─ 汎血球減少 ─┬─ 骨髄異形成症候群
                │               │     血球形態異常, 染色体異常
                │               └─ 再生不良性貧血
                │                     骨髄低形成
                ├─ 肝障害 ─┬─ ウィルソン病
                │           │     セルロプラスミン, Kayser-Fleischer輪
                │           └─ 肝炎, 肝硬変, 肝癌
                ├─ 悪性腫瘍 ── 神経芽腫, 急性白血病など
                └─ 発熱 炎症 ──【炎症, 感染症】
                                 血清鉄⇧or→, TIBC⇩or→, トランスフェリン飽和度⇨
                                 ├─ 血球貪食症候群
                                 │     血球貪食像, 高サイトカイン血症, 脂質代謝異常
                                 ├─ 若年性関節リウマチ
                                 │     (マクロファージ活性化症候群)
                                 ├─ 慢性感染症 ─┐
                                 ├─ 炎症性疾患 ─┼─ 二次性貧血
                                 └─ 膵炎
                                       アミラーゼ, リパーゼ, CT
```

図　フェリチン血清鉄の異常の関係と鑑別

3. 疑われる疾患
a. 低下の場合
貧血のない鉄欠乏症，鉄欠乏性貧血，感染症，膠原病，悪性腫瘍，真性赤血球増加症，無セルロプラスミン血症．

b. 高値の場合
反復輸血，急性肝炎(初期)，白血病，再生不良性貧血，骨髄異形性症候群，赤芽球癆，溶血性貧血，原発性ヘモクロマトーシス，鉄芽球性貧血，サラセミア．

4. 組み合わせ検査
一般血算，赤血球恒数(MCV, MCH, MCHC)，網状赤血球数，赤血球分布幅，血液像，総鉄結合能，トランスフェリン飽和度(血清鉄/総鉄結合能)，血清フェリチン，血清トランスフェリン受容体など．

5. 基準値(正常値)
60(女性では40)μg/dL以上，180(女性では160)μg/dL以下．

母体から胎児への鉄の能動的移行のため臍帯血では140～170μg/dLと最も高い値を示すが，出生後数時間で急速に低下し成人値に近づく．その後乳児期は比較的低値を推移し，幼児期以降は思春期まで増加傾向となり，成人レベルとなる．思春期以降では月経による失血のため，男性より女性のほうが低い値を示す．

鉄代謝の臨床的意義

鉄というと貧血との関連でのみ考えがちであるが，生体内の鉄は多様な細胞機能に関与し，鉄欠乏は貧血を介してだけではない病態に関与する．思春期の不定愁訴，記憶力や認知機能の低下，持久力の低下などとともに，乳幼児期の精神運動発達の不可逆的な遅滞の原因となるという報告がある．逆に，過剰な鉄は活性酸素・フリーラジカルの生成を介して組織障害を引き起こし臓器障害や発癌に関与する．そういった観点から，血清鉄・フェリチン検査を考えなければならない．

フェリチン

1. 解釈の仕方
フェリチンの機能は鉄の貯蔵と細胞内での鉄の毒性の消去であり，その合成は生体内の鉄量に調節されている．血清中のフェリチン1 ng/mLが貯蔵鉄8～10 mgに相当し貯蔵鉄量の把握に簡便な検査である．したがって，鉄欠乏症や鉄過剰症の診断には欠かせない検査である．また，炎症や組織障害で高値となる．神経芽腫などでは非特異的な腫瘍マーカーとなる．

2. 異常値が出たときの病態
a. 低下の場合
貯蔵鉄量の低下．

b. 高値の場合
①鉄過剰状態，②腫瘍細胞からの産生，放出，③感染，炎症，高サイトカイン血症，組織障害．

3. 疑われる疾患
a. 低値の場合
貧血のない鉄欠乏状態，鉄欠乏性貧血，真性赤血球増加症，栄養失調．

b. 高値の場合
血清鉄の高値を示す疾患はフェリチンも高値を示す(前記参照)．それ以外として，慢性感染症，炎症性疾患，血球貪食症候群，若年性関節リウマチ(マクロファージ活性化症候群)，悪性腫瘍(神経芽腫，白血病など)，肝炎，肝硬変，肝癌，膵炎，Wilson病，無セルロプラスミン血症，無トランスフェリン血症，高フェリチン白内障症候群．

4. 組み合わせ検査
血清鉄の組み合わせ検査と図を参照．

5. 基準値(正常値)
12 ng/mL未満が有意な低下．100 ng/mL以上が高値．思春期以降は男性が女性より高値となる．

血清脂質
Serum lipids

太田 孝男
琉球大学／教授

1. 解釈の仕方
血清脂質値は食事の影響を受けやすく，特にトリグリセリド(TG)や遊離脂肪酸(FFA)は食事の影響を強く受けるので，その解釈には空腹時のデータであることが前提になる．

現在，臨床検査室レベルで測定可能な血清脂質には，総コレステロール(TC)，LDL-コレステロール(LDL-C)，HDL-コレステロール(HDL-C)，TG，リン脂質(PL)，FFAがある．FFA以外の血清脂質は，リポ蛋白として存在していることから，血清脂質を測定するこ

とで，血中リポ蛋白の状態を間接的に知ることができる。表1に示すように，リポ蛋白は比重や電気的易動度によりカイロミクロン，極低比重リポ蛋白(VLDL)，中間型リポ蛋白(IDL)，低比重リポ蛋白(LDL)，高比重リポ蛋白(HDL)の5つに分類され，それぞれに特徴的な脂質組成を示す。したがって，その特徴的な脂質組成から血清 TC，HDL-C，LDL-C，TG を測定することで，各リポ蛋白の増減を知ることができる。

a．診断

病気としてのリポ蛋白異常症は，そのほとんどは高リポ蛋白血症(高脂血症)であり，低リポ蛋白血症(低脂血症)はまれである。

高脂血症は，どのリポ蛋白が増加するかで6型に分類される(表2)。表2からもわかるように，TC，LDL-C，TG が増加するのはⅡb型もしくはⅢ型高脂血症である。しかし，小児期にⅢ型高脂血症はまれであることから，ほとんどがⅡb型と考えてよい(アポ E が高値の場合はⅢ型も考慮する必要がある)。TG が正常で TC，LDL-C が増加する場合はⅡa型高脂血症と診断してよい。Ⅰ型，Ⅳ型，Ⅴ型では TG が増加するが，TG 値のみでこれらを鑑別することはできず，4℃ に血清を一晩静置後の外観，あるいは，リポ蛋白電気泳動を行い鑑別する(表2)。また，HDL-C に関しては，わが国では欧米に比べ高 HDL 血症の頻度が高いので，高 TC 血症を示す児では必ず HDL-C の測定が必要である。LDL-C の測定は直接 LDL-C を測定する方法が普及してきているが，もしできない場合は計算式で求めることも可能である[LDL-C = TC − (HDL-C) − (TG/5)]。ただし，TG が 300 mg/dL 以上になると不正確になるので，その場合は直接法で測定すべきである。低脂血症は高脂血症の場合と逆に考えれば，どのリポ蛋白が低下しているのか判別できる。

2．異常値が出たときの病態

a．高 TC，高 LDL-C，高 TG 血症(高脂血症)

高脂血症は各リポ蛋白の合成亢進あるいは異化の低下によって引き起こされる。小児で最も多い，動物性脂肪(飽和脂肪酸)の過剰摂取による異常はほとんどがカイロミクロン，VLDL の合成亢進である。しかし，カイロミクロン，VLDL はリポ蛋白リパーゼ(LPL)の作用で速

表1 リポ蛋白の種類および正常

種類	比重	電気的易動度	化学組成(% 乾燥重量)			
			コレステロール	トリグリセリド	リン脂質	蛋白質
カイロミクロン	～0.95	原点	7	85	6	2
VLDL	0.95～1.006	Pre β	19	55	18	8
IDL	1.006～1.019	β	46	24	12	18
LDL	1.019～1.063	β	45	10	22	23
HDL	1.063～1.210	α	24	5	29	42

表2 高脂血症の WHO 分類と血清脂質

型		Ⅰ	Ⅱa	Ⅱb	Ⅲ	Ⅳ	Ⅴ
外観		クリーム層(上層) 透明(下層)	透明	白濁	白濁	白濁	クリーム層(上層) 白濁(下層)
増加リポ蛋白		カイロミクロン	LDL	LDL VLDL	IDL	VLDL	カイロミクロン VLDL
血清脂質	TC	正～やや増	増	増	増	正～やや増	正～やや増
	TG	著増	正	増	増	増	増
	LDL-C	正	増	増	増	正	正
	HDL-C	低下	正	正～低下	正～低下	正～低下	正～低下
電気泳動		原点	β	β～pre β	Broad β	pre β	原点，pre β

外観は 4℃ で一晩静置した後の血清の状態

やかに異化され，LPL の活性低下を伴わない場合，通常高カイロミクロン血症（Ⅰ型）や高 VLDL 血症（Ⅳ型，Ⅴ型）にはならない。そのため，VLDL の合成亢進は高 LDL 血症（Ⅱ型）となる場合が多い。逆に異化障害（LPL 活性低下）あるいは合成亢進が異化速度を上回る場合はⅠ型，Ⅳ型，Ⅴ型を呈する。LDL の異化異常は LDL 受容体の遺伝的な機能異常によって起こる（FH：家族性高コレステロール血症）。LDL の低値は低栄養（VLDL の合成低下）のほか，アポ B の合成障害や細胞内でのアポ B 分解の亢進によって引き起こされる。

b．高または低 HDL-C 血症

HDL-C の高値はコレステロールエステル転送蛋白（CETP）の異常で，HDL から LDL へのコレステロールエステル（CE）の転送が阻害され，CE が HDL に蓄積されることによって起こる。肝機能障害時にもおそらく HDL の合成障害が原因となり，低 HDL-C 血症が起こる。その他，低栄養，アポ A-Ⅰ の合成障害や血中の Lecithin：cholesterol acyltransferase（LCAT）の活性低下がある場合 HDL の成熟が阻害され，低 HDL-C 血症が起こる。

3．疑われる疾患

高 TC および高 LDL-C 血症では食事性高脂血症，FH，糖尿病，ネフローゼ症候群，肥満症，家族性複合型高脂血症（FCHL）（高 TG を伴う場合が多い），甲状腺機能低下症，先天性胆道閉鎖症，アラジール症候群などを疑う。高カイロミクロン血症では食事性高脂血症，LPL 異常症，アポ C-Ⅱ 欠損症，原発性Ⅴ型高脂血症を疑う。高 TG 血症では食事性高脂血症，ネフローゼ症候群，糖原病，肥満症，家族性Ⅳ型高脂血症，特発性 TG 血症などを疑う。高 HDL-C 血症では原発性高 HDL-C 血症（CETP 欠損症）を考える。また，インスリン治療中の糖尿病患児では高 HDL-C 血症を示す場合が多い。低 TC および低 LDL-C 血症では低栄養，甲状腺機能亢進症，無 β リポ蛋白血症，低 β リポ蛋白血症を疑う。低 HDL-C 血症では低栄養，肝機能障害，タンジール病，LCAT 欠損症，アポ A-Ⅰ 異常症を疑う。

小児で大切なこと

小児の血清脂質異常は，成人に比べ遺伝性高脂血症の頻度が高い。特に家族性高コレステロール血症は重要な疾患で小児期からの治療管理が必要である。また，わが国で最も虚血性心疾患患者に多い家族性複合型高脂血症は小児期には発現しないと考えられていたが，最近小児期でも診断可能であることがわかった。したがって，高脂血症患児を診た場合，家族，特に両親の脂質検査を行うことが望ましい。それが，両親の早期診断にも繋がる。

4．組み合わせ検査

①原則として脂質検査に異常が認められた場合にはアポ蛋白（A-Ⅰ，A-Ⅱ，B，C-Ⅱ，C-Ⅲ，E）測定を行う。

②高カイロミクロン血症では LPL 活性・蛋白量の測定およびアポ C-Ⅱ の測定が必要である。

③FH や FCHL が疑われる場合，家族，特に両親の脂質・アポ蛋白検査が必要であり，FH の確定診断には，さらに皮膚線維芽細胞を用いた LDL 受容体活性あるいは LDL 受容体の遺伝子解析が必要である。

④無 β リポ蛋白血症，低 β リポ蛋白血症の診断にはアポ B の定量が必要であり，また低 β リポ蛋白の診断には電気泳動を行い異常アポ B の存在を確認しなければならない。

⑤LCAT 欠損症，CETP 欠損症の診断のためには LCAT 活性測定，CETP 活性あるいは蛋白量の測定が必要である。また LCAT，CETP の遺伝子解析も確定診断には必要である。

⑥二次性の高脂血症ではそれぞれの疾患に対する検査を行う。

5．基準値（正常値）

最近，全国的な調査による小児脂質の基準値が報告されたので，本項ではその値を紹介する（表3）。高値の場合は医療機関における精査および治療指導を必要とする。境界域では，一度は生活習慣の改善等の指導を受けることが望ましい。正常では特別な指導を要しない。また，TC，LDL-C，TG の下限値については明確ではないが，TC が 100 mg/dL 以下，LDL-C が 50 mg/dL 以下の場合は低 β リポ蛋白血症や無 β リポ蛋白血症の鑑別を行う。HDL-C に関しては 100 mg/dL 以上を示す場合，CETP 欠損症の鑑別が必要になる。逆に HDL-C が 20 mg/dL 以下の場合，タンジール病，LCAT 欠損症，アポ A-Ⅰ 異常症などの鑑別を行う。

表3 TC，LDL-C，TG および HDL-C 値の管理基準

TC(mg/dL)		TG(mg/dL)	
正常	＜190	正常	＜140
境界	190〜219	高値	≥140
高値	≥220		

LDL-C(mg/dL)		HDL-C(mg/dL)	
正常	＜110	正常	≥40
境界	110〜139	低値	＜40
高値	≥140		

血液ガス分析
Blood gas analysis

渋谷 和彦
東京大学

1．解釈の仕方

血液ガス分析は，患児の呼吸循環動態を正確に把握するために不可欠であり，また，腎疾患，代謝疾患の病態を知るうえで重要な検査である．酸塩基平衡を考える際には，まずpHの値に着目したうえで，呼吸性因子pCO_2と代謝性因子HCO_3^-の両者に注意し病態を解釈する．

血液ガス分析装置によって各データを測定するが，実際に各電極を用いて直接測定されるデータはpH，pO_2，pCO_2のみであり，HCO_3^-，BEはpH，pCO_2の値から理論式を用いて計算によって求められる．

a．pH（ペーハー）

pH電極によって，血液中の水素イオン透過による電極内の膜電位発生を利用して直接測定する．正常値より低下すればアシドーシス，上昇すればアルカローシスと判断する．

b．pCO_2（二酸化炭素分圧）

pCO_2電極によって，CO_2が電極内の水素イオン濃度を変化させることを利用して直接測定する．この値は酸塩基平衡における呼吸性因子と呼ばれ，肺による換気状態を判断できる．すなわち，正常値より低下すれば過換気であり，上昇すれば低換気である．

c．pO_2（酸素分圧）

O_2がpO_2電極内の陰極で電子を受け取り還元することを利用して直接測定する．この値により肺における血液酸素化の状態を知ることができる．しかしながら，FiO_2（吸入酸素濃度）によってpO_2は異なってくるので，肺胞換気の式（⇒下記の囲み記事）より$A-aDO_2$（肺胞気・動脈血酸素分圧較差）を求めて判断する．

肺胞換気の式 ⇒ $P_{AO_2} = P_{IO_2} - P_{ACO_2}/R$

大気圧は760 mmHgだから$P_{IO_2} = 760 \times FiO_2$となる．Rは呼吸交換比（呼吸商）で肺胞における二酸化炭素と酸素の交換比で一般には0.82である．つまり，P_{ACO_2}/Rは肺胞における酸素の消費量となる．また，肺胞内の二酸化炭素の拡散能は非常に良好なので$P_{ACO_2} \fallingdotseq P_{aCO_2}$と考えられる．以上より肺胞換気の式は以下のようになる．

$$P_{AO_2} = 760 \times FiO_2 - 1.2 \times P_{aCO_2}$$

$A-aDO_2 = P_{AO_2} - P_{aO_2}$は通常5～15 mmHgであるの

で，この較差が大きくなれば血液の酸素化が悪いと判断できる．

P_{AO_2}：肺胞気酸素分圧
P_{aO_2}：動脈血酸素分圧
P_{IO_2}：吸入気酸素分圧
P_{ACO_2}：肺胞気二酸化炭素分圧
P_{aCO_2}：動脈血二酸化炭素分圧
$A-aDO_2$：肺胞気・動脈血酸素分圧較差

d．HCO_3^-（重炭酸イオン）

生体内の最も重要な緩衝物質で，血液中のCO_2（二酸化炭素）の動的状態の結果として大量に存在する．

$$CO_2 + H_2O \rightleftarrows H_2CO_3 \rightleftarrows H^+ + HCO_3^-$$

血中CO_2の上記代謝式より，Henderson-Hasselbalchの式が成り立つ．

$$pH = 6.1 + \log([HCO_3^-]/0.03\, pCO_2)$$

例えば，正常値である$[HCO_3^-] = 24$と$pCO_2 = 40$を入れると，（　）内は20となり，$\log 20 \fallingdotseq 1.3$よりpH＝7.4となることがわかる．$HCO_3^-$をHenderson-Hasselbalchの式から求めると，

$$[HCO_3^-] = 0.03\, pCO_2 \times 10^{(pH-6.1)}$$

この式よりHCO_3^-値はpCO_2とpHの測定値から計算できる．HCO_3^-は代謝性因子と呼ばれており，腎の糸球体より100％濾過されるが，ほとんどが尿細管で再吸収されて過剰な分だけが尿中に排出される．HCO_3^-は酸塩基不均衡に対して腎の調節系がどのように反応しているのかを把握できる．

e．BE（base excess 過剰塩基）

酸塩基平衡を考える際に，HCO_3^-が最も重要な緩衝物質であるが，ヘモグロビンのような血液中タンパクや弱酸なども緩衝物質として作用する．そこで，すべての緩衝物質の総和をBB（buffer base 緩衝塩基）と考え，実際のBB値から，体温37℃，pH 7.40，pCO_2 40 mmHgにおけるBB値を引いた差を，BE（base excess 過剰塩基）と定義する．一般に，BEは次のような計算式によって求められる．

$$BE = HCO_3^- - 24 + 16(pH - 7.4)$$

ただし，実際にはHCO_3^-の次に重要な緩衝物質と言われているヘモグロビンの濃度を考慮した少し複雑な計算式を用いられることが多い．

BEはpHを7.40に補正するのに際して，塩基がどのくらい過剰になっているかを示す．つまり，BEがマイナスの値を示したときは，その絶対値分の塩基（アルカリ製剤）がpHの補正に必要ということになる．

f．anion gap（アニオンギャップ，陰イオンギャップ）

anion gapは，代謝性アシドーシスの指標として用いられ，陽イオンと陰イオンの差からもとめる。一般検査で測定されない陰イオンの総和を示し，主に乳酸やケトン体などの有機酸の存在を示唆する。血液ガス分析装置は通常Na^+，K^+，Cl^-などの電解質を直接電極で測定可能であり，anion gapは次式によって計算される。

$$\text{anion gap} = Na^+ - (Cl^- + HCO_3^-)$$
$$\text{または} = (Na^+ + K^+) - (Cl^- + HCO_3^-)$$

anion gapが増加すれば，乳酸やケトン体が蓄積するような代謝性アシドーシスを疑う。下痢や腎尿細管性アシドーシスのように有機酸の生成がない代謝性アシドーシスではanion gapは正常である。

2．異常値が出たときの病態

a．pH異常

生体の細胞内におけるさまざまな代謝が正常に営まれるためには，pHが正常に保たれている必要がある。それは細胞内の種々の酵素（特に細胞レベルでの呼吸を司るミトコンドリア内の酵素）が正常pHの下でなければ良好に機能しないためである。人が生存可能なpH上限は約7.8，下限は約7.0と考えられている。

1）アルカローシス

pHが7.55以上になると臨床症状をきたしやすくなる。アルカローシスになると，血中のイオン化カルシウムが低下することによって神経筋の被刺激性亢進をきたし，知覚異常および痙攣やテタニーを引き起こす。

また，細胞外液の水素イオン（H^+）が低下するために細胞内からH^+が細胞外液へ移動し，細胞内の陽イオンのバランスをとるために代償作用として，細胞外液のK^+が細胞内へ移動し低カリウム血症をきたす。さらにHCO_3^-が上昇している場合には細胞外液の陰イオンのバランスをとるために血中のCl^-が尿中に排泄され低クロール血症をきたすことがある。

アルカローシスは，ヘモグロビン酸素解離曲線に影響を及ぼし，曲線の左方偏位に示されるように酸素の組織における解離が困難となり，動脈血酸素分圧が正常でも組織の細胞内は低酸素状態になってしまう。

2）アシドーシス

アルカローシスより臨床上の問題となる頻度が高い。pHが7.20～7.25以下になると臨床症状が出現しやすくなる。アシドーシスの症状としては，心収縮力の低下，末梢血管の拡張，不整脈などの心血管系の異常が多く，血圧低下など循環動態の悪化をきたす。

また，アルカローシスとは逆に細胞外液の水素イオン（H^+）が上昇するために細胞内へH^+が移動し，細胞内の陽イオンのバランスをとるための代償として細胞内のK^+が細胞外液へ移動し高カリウム血症をきたす。

b．pCO_2異常

1）pCO_2低下

pHが上昇（>7.4）しているならば，肺における過換気をきたす病態であり，呼吸性アルカローシスとなる。もし，pHが低下（<7.4）しているならば代謝性アシドーシスの代償性変化として過換気になっていると考えられる。

2）pCO_2上昇

pHが低下（<7.4）しているならば，肺における低換気をきたす病態であり，呼吸性アシドーシスとなる。もし，pHが上昇（>7.4）しているならば代謝性アルカローシスの代償機転として低換気になっていると考えられる。

c．pO_2異常

上記の肺胞換気式よりPaO_2をもとめ，測定値したPaO_2との差から$A-aDO_2$を計算して，較差が上昇しているときは，単純な低換気や低酸素状態とは別の原因による血液の酸素化不良と判断できる。その場合，肺胞と毛細血管の間の酸素拡散障害，換気/血流の不均等，あるいは右左シャントの存在といった3つの可能性がある。

d．HCO_3^-異常

生体内で酸が産生された場合，HCO_3^-は速やかに酸の中和に使用される。消費分は腎臓で生成されるが，腎臓におけるHCO_3^-の調節のバランスがくずれた場合に異常値を示す。

1）HCO_3^-上昇

塩基負荷あるいは酸の喪失に対して，腎臓におけるHCO_3^-の排出が不十分であると，HCO_3^-の値が上昇する。

2）HCO_3^-低下

酸負荷あるいは塩基の喪失に対して，腎臓におけるHCO_3^-に対する再吸収が追いつかないと，HCO_3^-の値が低下する。

e．BE異常

生体内に塩基あるいは酸の過剰生成があると，異常値を示す。上記のBEの計算式からわかるように，pHが7.4，HCO_3^-が24のときはBEは0となる。補正が必要な代謝性アシドーシスの際に，pHを正常化するのに必要な塩基（アルカリ製剤）量の計算にBEを用いる。すなわち

$$\text{必要な塩基量（mEq）} = 0.3 \times \text{体重} \times (-BE)$$

ただし過剰投与にならないように，計算した必要量の半

分のみアルカリ製剤を投与して経過をみることが多い(half correction)．

f．anion gap(アニオンギャップ，陰イオンギャップ)

上述のように，生体内に陰イオンの有機酸(乳酸，ケトン体など)が代償の範囲を超えて異常に生成された代謝性アシドーシスのときに上昇する．

3．疑われる疾患
a．酸塩基平衡異常
1) 呼吸性アシドーシス

(pH低下，pCO_2上昇，HCO_3^-代償性上昇)肺炎，気管支喘息，細気管支炎，低換気(人工呼吸器装着時)，気胸，呼吸抑制(鎮静剤)，Pickwick症候群，扁桃肥大，睡眠時無呼吸，Guillain-Barré症候群．

2) 代謝性アシドーシス

(pH低下，pCO_2代償性低下，HCO_3^-低下)下痢，腎不全，末梢循環不全，腎尿細管性アシドーシス，飢餓性ケトアシドーシス，糖尿病性ケトアシドーシス，高カリウム血症，乳酸アシドーシス，薬物中毒，酸性薬剤投与．

3) 呼吸性アルカローシス

(pH上昇，pCO_2低下，HCO_3^-代償性低下)過換気症候群(ヒステリー)，過換気(人工呼吸器装着時)，重症貧血，低血圧，発熱，敗血症，脳炎，髄膜炎，肺梗塞，アスピリン中毒．

4) 代謝性アルカローシス

(pH上昇，pCO_2代償性上昇，HCO_3^-上昇)嘔吐，胃液持続吸引，アルカリ製剤過剰投与，利尿剤投与，低カリウム血症，肥厚性幽門狭窄，Bartter症候群，Cushing症候群，原発性アルドステロン症，大量輸血．

b．pO_2異常(低下)
1) $A-aDO_2$上昇，$PaCO_2$正常または低下

(1) 拡散障害：肺炎，肺線維症，ARDS，間質性肺炎，肺胞蛋白症．
(2) 換気/血流不均等：無気肺，気管支喘息，肺塞栓，慢性気管支炎，慢性閉塞性肺疾患．
(3) 右左シャント：チアノーゼ型先天性心疾患，新生児遷延性肺高血圧，肺動静脈瘻，短絡型先天性心疾患と肺高血圧の合併，Eisenmenger症候群．

2) $A-aDO_2$正常，$PaCO_2$増加(低換気状態)

呼吸性アシドーシスの原因となる上記疾患．

3) $A-aDO_2$正常，$PaCO_2$低下(低酸素状態)

高地，室内換気不全などの酸素欠乏．

4．組み合わせ検査

鑑別診断には，上述したように血液ガス分析検査によるデータpH，pCO_2，pO_2，HCO_3^-，BE，$A-aDO_2$，anion gapで疑われる疾患を想定したうえで，肺に対して，胸部X線写真，胸部CT撮影，腎臓に対して，尿一般検査，尿生化学(Na，K，Cl，Cr)，血液生化学(BUN，Cr，UA，Na，K，Cl)，心臓に対して，心臓超音波検査，代謝疾患に対して，血糖値，乳酸値，尿糖，尿ケトン体などの検査を施行する．

5．基準値(正常値)

- pH：7.40 ± 0.05
- $PaCO_2$：40 ± 5 mmHg
- PaO_2：95 ± 5 mmHg(room air)
- HCO_3^-：24 ± 2 mEq/L
- BE：0 ± 2 mEq/L
- $A-aDO_2$：10 ± 5 mmHg
- anion gap：12 ± 4 mEq/L $= Na^+ - (Cl^- + HCO_3^-)$

IgE RAST

渋谷　紀子
NTT東日本関東病院／部長

1．解釈の仕方

種々のアレルギー疾患において，患者血清中の特定のアレルゲンに対する特異IgE抗体を検索する方法として，RAST(radioallergosorvent test)法が普及している．

a．測定法

従来のRAST法はペーパーディスクに特異アレルゲンを固相化し，これに患者血清を反応させ，結合したIgE抗体を標識した抗IgE抗体を用いて検出する方法である．最近ではRAST改良法として，ペーパーディスクの代わりにイムノキャップを使用したCAP RAST法がよく用いられている．従来のRAST法よりも非特異的な反応が少なく，かつ感度が良いとされている．このほかにAlaSTAT，FAST法などがあり，RAST法との相関は良好である．また，多項目同時測定法であるMAST法は，少量の検体で検査でき，スクリーニングとして優れている．

b．臨床的意義

小児のアレルギー疾患はI型アレルギー反応が関与するアトピー型のものが多く，まずアトピー素因の有無の検索として，IgEが調べられることが多い．アトピー素因を有する児は血清総IgE値が高く，特定アレルゲンに対するIgE抗体を有することが多い．

特異IgE抗体は，発作時・非発作時などの患者の状態によらず検出できる。

即時型アレルギー反応については，特異IgE抗体高値である場合，原因アレルゲンである可能性が高いと考えられるが，非即時型アレルギー反応の場合には，原因アレルゲンとすぐに意味付けるのは難しい。あくまで診断の補助と考えるべきである。

2．異常値が出たときの病態

IgE RASTが陽性を示した場合には，血清中に特異IgE抗体が存在することを示すので，少なくともその抗原に対して感作を受けていることを表している。I型アレルギー反応を主体とする疾患では，組織肥満細胞または血中の好塩基球上のIgE抗体と，侵入してきたアレルゲンとの反応の結果，これらの細胞の脱顆粒が引き起こされ，ヒスタミン，ロイコトリエンその他の化学伝達物質が放出される。それにより，気管支，鼻粘膜，皮膚などで平滑筋の収縮や，血管透過性の亢進，浮腫，各種の炎症が生じる。しかし，I型アレルギー反応が主体でないとされる疾患については，特異IgE抗体が高値であっても，病態についてはあくまでアレルゲンに対する感作の証明であり，アレルギー疾患の有無を判定するものではなく，臨床症状との関連を十分に評価することが大切である。

3．疑われる疾患

a．気管支喘息

小児の気管支喘息の90～95%はアトピー型であると言われ，IgEが高く，特定アレルゲン，特にダニやハウスダストに対するIgE抗体を有することが多い。その他にペットや真菌由来のアレルゲンや，花粉・昆虫などが問題となる。臨床症状に加え，RAST法でスコア2以上の吸入性抗原があれば，原因アレルゲンである可能性が高いと考えられる。乳児では一般に低値であり，年齢とともに値が上昇することが多い。

b．アレルギー性鼻炎・結膜炎

ダニや花粉などの吸入抗原が原因抗原として検出されることが多い。最近では抗原への感作が低年齢化しており，スギ花粉やブタクサ花粉などの特異抗体は3～4歳から認められ，加齢とともに増加する。

c．アトピー性皮膚炎・食物アレルギー

I型アレルギー反応以外の機序も関与しているが，血清IgE高値や特異IgE抗体陽性を示すことが多く，特異IgE抗体が高値であるほど，臨床診断との一致率は高くなるとされ，診断のための参考となる。RAST陽性となることの多いアレルゲンは，乳児では卵白，牛乳，小麦，大豆などの食物抗原であるが，特に卵白特異IgE抗体の検出率が高い。非即時型アレルギー反応が主体の場合には，パッチテストや食物除去負荷試験などが正確な診断に必要である。年齢が進むにつれ食物抗原に対するRAST値は低下することが多く，RAST陽性でも，食物摂取により症状が悪化しなくなることも多い。一方，幼児期になるとダニ特異IgE抗体の陽性率が高くなり，年長児ではダニ抗原が主役を演じている可能性がある。

d．蕁麻疹

蕁麻疹の発症機序にはアレルギー性と非アレルギー性とがあるが，前者にはI型アレルギー以外に，免疫複合型のⅢ型，また最近では，IgE受容体（FcεRIα）に対するIgG自己抗体が関与するV型アレルギーも報告されている。I型アレルギーが主体となる場合にはRAST法で原因抗原陽性となることがある。蕁麻疹の特殊型である口腔アレルギー症候群（oral allergy syndrome）は，食物が直接触れた口腔咽頭・胃腸にアレルギー症状をきたす疾患群で，果物・野菜・甲殻類などの食物が抗原として検出されることが多い。

e．アナフィラキシー

小児期はアトピー素因をもつ児に多く，ピーナッツ，卵，その他の食物が主な原因となる。成人では薬物投与などによるものが多くなり，アトピー素因とは無関係とされている。食物依存性運動誘発アナフィラキシーは，特定の食物摂取と運動により蕁麻疹やアナフィラキシー症状を示すまれな疾患であるが，小児においては甲殻類および小麦が主な原因食物である。

4．組み合わせ検査

1）末梢血好酸球の絶対数および割合

末梢血好酸球の増加はアレルギー反応が生体内で起こっていることを反映し，病勢の指標となる。

2）血清総IgE値

上述のように，アトピー素因を有する児は血清総IgE値が高く，総IgE値は特異的IgE抗体の総量に比例することから，アレルギー疾患鑑別の参考となる。ただし，正常値にはかなりの幅があり，年齢によるばらつきにも注意が必要である。

3）プリックテスト，スクラッチテスト

IgE RAST同様，アレルゲン決定のための皮膚テストであるが，患者の苦痛が少なく手技が簡単であること，同時に多種の抗原に対する検査ができるなどの利点があるが，定量的でないため，スクリーニングテストとしての意味合いが強い。

4）皮内反応

プリックテスト，スクラッチテストと同様，アレルゲン決定のための皮膚テストであるが，より感度が高く，定量的に反応を検討できる。ただし，アナフィラキシーなどの副反応をきたす場合があることに注意が必要である。

5）パッチテスト

遅延型アレルギーに対する皮膚テストであり，接触皮膚炎などの抗原検索に主に用いられる。

6）ヒスタミン遊離試験

末梢血中の好塩基球に結合している特異的IgE抗体と抗原の結合によって，好塩基球が活性化されてヒスタミンなどのケミカルメディエーターが遊離される生物学的反応をみるもので，より生体反応に近く，RAST法以上に臨床症状とよく相関するとされている。

7）抗原特異的リンパ球幼若化反応

一般に細胞性免疫，特に遅延型の反応を表現していると考えられ，特異的IgE抗体が検出されないアトピー性皮膚炎でも食事抗原の検索が可能であり，また，薬剤アレルギーの起因薬剤を判定するのに有用である。

8）食物除去負荷試験

食物アレルギーに対して，詳細な問診や食物日誌，皮膚テスト，IgE抗体測定などにより疑わしい抗原を推定するのが一般的であるが，非即時型反応に対しては除去・負荷試験が最も信頼のおける検査とされている。負荷試験にはオープン負荷試験，シングルブラインド負荷試験，ダブルブラインドプラセボコントロール負荷試験（二重盲検法）などの方法があるが，客観的な判定のためには二重盲検法による負荷試験が推奨されている。

5．基準値（正常値）

以下にCAP-RAST法のクラス分けと判定を示す。

- <0.35 UA/mL　　　クラス0　陰性
- 0.35～<0.7　　　　クラス1　擬陽性
- 0.7～<3.5　　　　 クラス2　陽性
- 3.5～<17.5　　　　クラス3　陽性
- 17.5～<50.0　　　 クラス4　陽性
- 50.0～<100.0　　　クラス5　陽性
- 100.0～　　　　　 クラス6　陽性

診療上の注意点

近年のアレルギー疾患の増加に伴い，小児科の外来でIgE RASTはかなりポピュラーな検査法となっている。しかし，非即時型アレルギーにおけるIgE RAST値の意義については慎重な考察が必要であり，詳細な問診やほかの検査結果と組み合わせながら，総合的に判断する必要がある。IgE RAST陽性というだけで，成長期の子どもに対して食物アレルゲンの過剰な回避を行うことのないよう，心がけるべきである。

補体価（CH50）・C3・C4

原　寿郎
九州大学大学院／教授

1．解釈の仕方

補体系は，広義では約30種類の血漿蛋白，細胞膜調節蛋白，膜レセプターによって構成される反応系である。活性化経路には3つあり，古典的経路は主として免疫複合体によりC1, C4, C2が反応してC3を活性化する。レクチン経路は病原体表面のマンノースを介してC1qと構造が類似したマンナン結合レクチンによりC4, C2を活性化する。第二経路は微生物の菌体，毒素，多糖体などによってB, Dが関与しC3を活性化する（図）。

血清補体値は産生不全，活性化に伴う消費の亢進，体外への喪失によって低下し，炎症・悪性腫瘍等で上昇するが臨床的には補体低値が問題となる。補体系検査のうち生体内の補体系異常を知るための最も基本的検査は補体価（CH50）の測定で，CH50の低下はC1からC9までの各蛋白の異常やC1インヒビターなどの制御蛋白の異常による二次的な補体成分蛋白の異常を検出することができる。CH50とC3, C4を組み合わせて測定することにより，C3, C4それ自体の異常のほかに，古典経路や第二経路の活性の経路を推定することができる。一般に古典経路の活性化ではC4の低下があり，第二経路の活性化ではC4は正常でC3が低下する。C3は古典経路，第二経路のいずれの経路の活性化でも低下する（図）。

2．異常値が出たときの病態

a．偽異常値

感染症・肝疾患の患者，正常者でも，血清を冷蔵保存

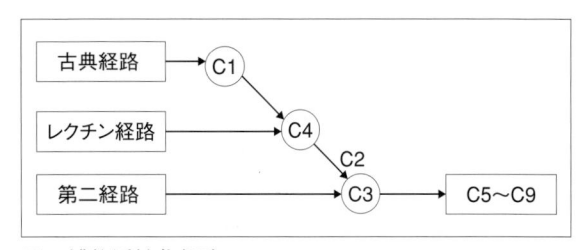

図　補体活性化経路

すると試験管内で，クリオグロブリンなどの補体活性化物質とC1が反応してcold activationが起こりCH50が低下することがある．EDTA採血で血漿を分離した場合には起こらない．冷所保存していなくてもcold activationが起こっている場合があるのでEDTA採血で確認しておいたほうがよい．また補体は熱に不安定で室温で放置すると失活しCH50は低下する．

b．異常値
1）補体価(CH50)
（1）補体価(CH50)の低下：低補体価は補体の，①産生の低下，②補体の活性化による消費の亢進，③体外への喪失により起こる．

①補体の産生低下：先天性補体欠損症と，肝障害による合成の低下によるものがある．補体は肝臓で産生される比較的半減期の短い蛋白である．したがって，肝硬変症や劇症肝炎などの重症肝障害がある場合は産生が障害され低値を示す．補体の合成異常のなかでは特に，補体各成分の完全欠損症例と補体制御因子C1インヒビターの欠損(遺伝性血管神経性浮腫)などが重要である．大部分の補体異常(欠損)症でCH50は著減する．しかしC9欠損症ではCH50は正常の30～40％となり，炎症存在下ではCH50が一時的に正常または高値をとることがある．Properdin欠損症のようにCH50が低下しない場合もある．

②補体の活性化による消費による低下：古典経路の活性化(代表：SLE)と第二経路の活性化(代表：急性糸球体腎炎)による消費がある．

③漏出による低下：ネフローゼ症候群，蛋白漏出性胃腸症などでは補体成分の漏出による低補体価が起こる．

（2）補体価(CH50)の上昇：感染症およびSLE以外の膠原病，悪性腫瘍では産生が亢進し血中レベルが高値となる．

2）C3
（1）C3の低下

①C3の産生低下：原発性遺伝性C3欠損症はC3遺伝子の異常，C3蛋白合成の異常により血漿中のC3が欠損あるいは低値を示す．常染色体劣性遺伝で，特に莢膜を持つ細菌に対する易感染性や膠原病症状を示す．

②C3の消費による低下：
・古典経路の活性化亢進
　SLE，悪性関節リウマチ，汎発性血管内凝固症候群，多臓器不全，アナフィラキシーショックがある．
・第二経路の活性化亢進
　急性糸球体腎炎，膜性増殖性糸球体腎炎，エンドトキシンショックなどがある．C3 amplification systemに対する制御因子であるI因子，H因子の欠損によりC3の活性化が進行しC3が二次的に減少することもある．

③C3合成低下：肝機能障害による各補体成分の産生低下によるもので，肝硬変，慢性，急性および劇症肝炎などがある．

3）C4
（1）C4の低下

①C4の産生低下：C4の先天性完全欠損はまれであるが部分欠損は白人に比較的多くSLE，腎疾患，易感染性を呈する．

②C4の消費による低下：後天的な低下は古典経路の活性化によるもので，SLE，膜性腎症，遺伝性血管性浮腫が重要である．

③C4合成低下：肝機能障害による産生低下

3．疑われる疾患(表)

補体価(CH50)が低下する疾患のなかで，表を参考に，先天性補体成分・制御因子の異常(欠損)症，肝機能障害，補体の活性化(主に古典的経路か第二経路の活性化)による消費などの鑑別を進める．

4．組み合わせ検査

CH50と組み合わせC3，C4を測定することにより，C3，C4それ自体の異常のほかに古典経路や第二経路などの活性化の経路を推定することができる．ACH50はC3，C5～C9を含めた第二経路に関与する補体成分全体の働きを，その溶血の程度より算出する方法でCH50との組み合わせにより異常部位を推定できる．

1）先天性補体異常症
　各補体成分・制御因子の溶血活性および蛋白量の測定，遺伝子診断．

表　CH50が低下する疾患

		C3	
		正常	低下
C4	正常	C3，C4以外の補体欠損症	C3欠損症 膜性増殖性糸球体腎炎 急性糸球体腎炎 IgA腎症 局所的脂肪異栄養症 エンドトキシンショック
	低下	C4欠損症 遺伝性血管神経性浮腫 クリオグロブリン血症 cold activation	SLE 膜性腎症 DIC 肝硬変，慢性肝炎

2）自己免疫疾患
　　各種自己抗体。
3）急性糸球体腎炎
　　検尿，ASO，ASK，咽頭培養。
4）膜性増殖性糸球体腎炎
　　C3bBb に対する自己抗体と考えられる C3 nephritic factor（C3NeF）が出現し，C3bBb・C3NeF 複合体が生じた場合，抑制因子が働かなくなるため，第二経路による補体系の活性化が亢進し C3 と CH50 が低値を示す。検尿，腎生検。
5）局所的脂肪異栄養症
　　C3 nephritic factor。

5．参考基準値（各施設の基準値が必要）

CH50	血清：新生児	20〜30 U/mL
	乳児	25〜35 U/mL
	成人	30〜40 U/mL
C4		15〜30 mg/dL
C3		70〜125 mg/dL

年齢別基準値（Nelson：Textbook of Pediatrics 第15版より）

C3
・臍帯血　　　　　57〜116 mg/dL
・1〜3生月　　　　53〜131 mg/dL
・3生月〜1歳　　　62〜180 mg/dL
・1歳〜10歳　　　　77〜195 mg/dL
・成人　　　　　　83〜177 mg/dL

C4
・臍帯血　　　　　7〜23 mg/dL
・1〜3生月　　　　7〜27 mg/dL
・3生月〜10歳　　　7〜40 mg/dL
・成人　　　　　　15〜45 mg/dL

各種自己抗体
Autoantibodies

森尾　友宏
東京医科歯科大学／助教授

1．解釈の仕方

　全身性自己免疫疾患の診断やフォローアップには自己抗体の測定が不可欠である。抗核抗体という形でさまざまな核成分に対する抗体の抗体価が測定され，さらに対象とすべき抗体（さまざまな核抗原に対する抗体）が検査される。それぞれが対応する抗原，その特異性を知ることが重要である。核抗原以外にも全身性自己免疫疾患の成立に関与するものがいくつかあり，疾患に特異性が高い場合が多い。
　臓器特異的自己免疫疾患では，標的臓器の抗原に対する抗体を検出することが診断上大切であり，治療効果のフォローアップにも有用である。

2．異常値が出たときの病態と疑われる疾患

　いくつかの核抗原に対して反応する抗体として，抗核抗体と抗 ENA 抗体が挙げられる。これらの抗体が陽性の場合の病態と解釈については以下のとおりである。

a．抗核抗体

　抗核抗体は細胞核の構成成分に対する自己抗体群の総称で，SLE などの膠原病で高率に出現する。実際には基質として核の大きい HEp-2 培養細胞を用いて間接免疫蛍光抗体法を用いて検査する。どのように染色されるかにより，どのような抗原に対して反応しているかが推定可能である（表1）。
　40倍未満を正常値とすることが多く，疾患では特に SLE や MCTD で98％以上が40倍以上の値を示す（SLE や MCTD で40倍未満の患者はほとんどいない）。実際には小児では膠原病以外の疾患でも80倍程度の値を示すことがあるが，80倍以上の症例では注意が必要である。抗核抗体が160倍以上の場合には，疑陽性ではなく SLE，MCTD の疑いが強いと考えたほうがよい。

b．抗 ENA 抗体

　ENA は細胞核から PBS で抽出できる可溶性核抗原である。抗 ENA 抗原には表1で示すような多くの対応抗原があり，しかもそれらの多くは疾患と関連性があることから，その検出や同定は膠原病の診断，治療方針の決

表1　抗核抗体（顕微鏡的検査）と推定される抗原

染色型	推定される抗体	代表的な疾患
辺縁型（peripheral）	抗 DNA 抗体	SLE
均質型（homogeneous）	抗ヒストン抗体 抗 DNP 抗体	SLE, DIL SLE, RA, PSS
斑紋型（speckled）	抗 ENA 抗体 RNP 　　　　　　　Sm 　　　　　　　SS-A, SS-B 　　　　　　　Scl-70	MCTD, SLE, PSS SLE SS PSS
核小体型（nucleolar）	抗核小体抗体	PSS
セントロメア型（discrete speckled）	抗セントロメア抗体	CREST 症候群

表2 自己免疫疾患と関連性のある抗核抗体とその出現頻度(%)

疾患＼抗体	ANA	Anti-dsDNA	Anti-Sm	Anti-ssDNA	Anti-RNP	Anti-SSA	Anti-SSB	Anti-Scl70	Anti-histone	Anti-PM-Scl	Anti-centromere
normal	-	-	-	(炎症性疾患でも陽性に)	-	-	-	-	-	-	-
SLE	>95	75	30	75	40	25	15	-	70	-	-
DIL(drug-induced lupus)	>95	-	-	>5	-	-	-	-	>95	-	-
SS	75	-	-	-	-	70	60	-	-	-	-
MCTD	>95	-	-	-	100	-	-	-	-	-	-
PM/DM	50	-	-	-	15	10	-	-	-	50	-
CREST	<90	-	-	-	10	-	-	10	-	-	80
PSS	<90	-	-	-	15	-	-	50	-	-	30

表3 SLE，Sjögren症候群，RAと関連した自己抗体

自己抗体	検出率(%)	関連する疾患およびコメント
抗核抗体	95〜98	SLEのスクリーニングに有用だが特異性は低い
抗double-stranded(ds)DNA抗体	50〜80	SLEに特異的
抗single-stranded(ss)DNA抗体	50〜80	SLE特異性は低い。健常人やさまざまな炎症性疾患でも陽性に
抗RNP抗体	30〜40	Raynaud現象，四肢強皮症，嚥下困難，肺病変を伴うSLE，MCTD
抗Sm抗体	15〜20	SLEに極めて特異的，地理的要因あり
抗ヒストン抗体	70前後	特発性SLE，薬剤性SLE(特にプロカインアミド)
抗Ro/SS-A抗体	30前後	光線過敏症，SCLE，新生児lupus，ANA陰性SLE
	30〜90	Sjögren症候群
抗La/SS-B抗体	10前後	Anti-Roと関連，新生児lupus
	15〜20前後	Sjögren症候群
リウマチ因子	80前後	RA
	30前後	SLE
	70〜80前後	Sjögren症候群
	20〜30前後	全身性強皮症
	5前後	健常人
抗リン脂質抗体(カルジオリピン抗体，カルジオリピン-GPI複合体抗体)	95〜100	抗リン脂質抗体症候群(血栓症，流産，血小板減少)

extractable nuclear antigens(ENA)

定に重要である。抗RNP抗体，抗Sm抗体，抗SS-A/Ro抗体，抗SS-B/La抗体，抗Scl-70(DNA topoisomerase 1)抗体，抗Jo-1(Histidyl-aminoacyl-tRNA synthetases)抗体，抗CENP-B抗体(セントロメア抗体の1つ)などがそれにあたる。

それ以外の自己抗体にはさまざまな種類がある。抗dsDNA抗体，抗ssDNA抗体，抗ヒストン抗体などが抗核抗体として重要なものである。各核成分に対する抗体と自己免疫疾患の対比，疾患における出現頻度のまとめを表2に示した。各抗体が検出されたときに，どのよ

表4 全身性強皮症と関連した自己抗体

自己抗体	検出率	コメント
抗セントロメア抗体	80％前後のCRESTで	限局性皮膚強皮症（limited cutaneous sclerosis）
抗Scl-70抗体	70％前後の全身性強皮症で	全身性強皮症，DNA topoisomerase I に対する抗体
抗RNA polymerase I-III 抗体	4～23％前後の全身性強皮症で	予後不良
抗PM/Scl抗体	5％前後の強皮症/筋炎で	予後良好
抗U1 RNP抗体	5％の強皮症で	SLE，RA，筋炎の症状・所見とオーバーラップすることも

表5 特発性炎症性筋疾患と関連した自己抗体

自己抗体		検出率（％）	コメント
アミノアシル-tRNA シンテターゼ	Aminoacyl基		
・Jo-1	Histidyl-	20～30	
・PL-7	Threonyl-	3	間質性肺病変，関節炎，Raynaud現象，mechanic's hands
・PL-12	Alanyl-	3	
・EJ	Glycyl-	2	
・OJ	Isoleucyl-	2	
抗Mi2抗体		5	成人型あるいは若年性筋炎
抗PM/Scl抗体		8～10	筋炎/強皮症オーバーラップ症候群

表6 全身性血管炎と関連した自己抗体

自己抗体	特異性	検出率（％）	コメント
cANCA (PR3-ANCA)	proteinase 3	95～98	Wegener肉芽腫症にきわめて特異的
pANCA (MPO-ANCA)	myeloperoxidase, lactoferrin, cathepsin G, elastase	50～90	顕微鏡的多血管炎，Churg-Strauss症候群，血管炎オーバーラッピング症候群に特異的
抗糸球体基底膜（GBM）抗体	type IV collagen	60～75	グッドパスチャー（Goodpasture）症候群：糸球体腎炎と肺出血

うな疾患の頻度が高いかについては表2を参照していただきたい．また表3ではSLE，Sjögren症候群，RAと関連した自己抗体を，表4では強皮症と関連する自己抗体を，表5では皮膚筋炎，多発筋炎，混合型自己免疫疾患で検出される自己抗体を，表6では血管炎症候群で陽性になる自己抗体を示し，その出現頻度，疾患や異常値が出たときの病態について記載した．

抗核抗体以外の自己抗体で全身性自己免疫疾患と関連性のあるものとして，リウマチ因子（Rheumatoid factor），抗リン脂質抗体（Anti-phospholipid antibodies），cANCA，pANCA，などが挙げられる．

甲状腺，膵島，副腎などの臓器，その細胞成分を標的とした抗体と疾患特異性については表7に示した．

4．組み合わせ検査

実際には臨床症状やほかの検査所見に従って疑わしき疾患を絞り込み，スクリーニングに有用な抗体を検査し，陽性であればさらに疾患に（比較的）特異的な抗体を検査する．その点で陽性率，特異性の情報は必須である．

5．基準値（正常値）

抗核抗体を中心とする自己抗体の基準値の一覧を表8に示した．検査施設により基準値が異なることに注意を要する．

抗リン脂質抗体症候群

表3にのみ登場するが，大切な疾患として，抗リン脂質抗体症候群が挙げられる．この患者では種々の，①動脈血栓症，②静脈血栓症や③習慣性流産，④血小

表7 その他の自己免疫疾患と関連する自己抗体

自己抗体	検出率	コメント
甲状腺疾患 ・抗サイロイドペルオキシダーゼ抗体 ・抗サイログロブリン抗体 ・抗サイロトロピン抗体	55〜75% 甲状腺機能亢進症 99〜100% 橋本病 75〜100% 橋本病 33% 甲状腺機能亢進症 90% 甲状腺機能亢進症	
糖尿病 ・Islet cell antibodies(抗膵島抗体：ICA)	80% インスリン依存性糖尿病	膵島細胞に対する抗体
アジソン病 ・Adrenal autoantibodies	67% の患者で陽性	チトクローム P450 酵素に対する抗体
悪性貧血 ・抗内因子抗体	55〜85% の患者で陽性	非常に特異的
原発性胆管硬化症 ・抗ミトコンドリア抗体	90〜95% の患者で陽性	
慢性活動性肝炎 ・抗平滑筋抗体	97% の患者で陽性	
天疱瘡, 類天疱瘡 ・desmoglein, plakagobulin に対する抗体 ・BP230, PB180 に対する抗体	天疱瘡の 80〜90% bullous pemphigoid の 90%	
重症筋無力症 ・抗アセチルコリン受容体抗体	88% の患者で陽性	特異性が高い

板減少を引き起こし，その原因としてリン脂質と反応する自己抗体が関与している。cardiolipin, cardiolipin-$β_2$glycoprotein I(GPI) 複合体などと反応する抗体やループスアンチコアグラントが検出される。SLE などの自己免疫疾患に合併することが多いが，それを伴わない場合は原発性抗リン脂質抗体症候群と呼ばれる。カルジオリピンを用いた梅毒血清反応は擬陽性を呈する。抗リン脂質抗体陽性で 4 項目の臨床的特徴のうち 1 項目でも認められるものと抗リン脂質抗体症候群と診断する。

略語一覧

1. 抗体名

- ANA：anti-nuclear antigen
- ANCA：anti-neutrophil cytoplasmic antigen
- dsDNA：double stranded DNA
- ENA：extractable nuclear antigens
- GBM：glomerular basement membrane
- PM-Scl：polymyositis-scleroderma
- RNP：ribonucleoprotein
- Scl-70：scleroderma70
- Sm：Smith
- ssDNA：single stranded DNA

2. 疾患名

- APS：anti-phospholipid syndrome
- CREST：calsinosis, Raynaud phenomenon, esophageal dysmotility, sclerodactyly, telangiectasia
- DIL：drug induced lupus 薬剤誘発性ループス
- DM：dermatomyositis 皮膚筋炎
- MCTD：mixed connective tissue disease(disorder)混合性結合組織病
- PM：polymyositis 多発性筋炎
- PSS：pansystemic sclerosis 全身性強皮症
- RA：Rheumatoid arthritis 関節リウマチ
- SLE：systemic lupus erythematosus 全身性エリテマトーデス
- SS：Sjögren syndrome シェーグレン症候群

表8 自己抗体の基準値一覧 （組織特異的抗体を除く）

抗体（検査）名	検査方法	基準価
RA	ラテックス凝集法	（−）
RF定量	免疫比濁法	15以下
RAHA	PA	40倍未満
抗核抗体	FAT	40倍(80倍)未満
抗DNA抗体	PHA	80倍未満
	RIA	6以下
抗dsDNA抗体 IgG 　　　　　 IgA 　　　　　 IgM	EIA	20以下 10以下 25以下
抗ssDNA抗体 IgG 　　　　　 IgA 　　　　　 IgM		20(40)以下 10以下 30以下
抗RNP抗体	免疫拡散法 EIA	（−） 15未満(陽性：22以上，間は判定保留)
抗Sm抗体	免疫拡散法 EIA	（−） 7未満(陽性：30以上，間は判定保留)
抗SS-A/Ro抗体	免疫拡散法 EIA	（−） 10未満(陽性：30以上，間は判定保留)
抗SS-B/La抗体	免疫拡散法 EIA	（−） 10未満(陽性：25以上，間は判定保留)
抗Scl抗体	免疫拡散法 EIA	（−） 16未満(陽性：24以上，間は判定保留)
抗Jo-1抗体	免疫拡散法 EIA	（−）あるいは1倍未満 9.0未満(陽性：18以上，間は判定保留)
抗セントロメア抗体	EIA	10未満(陽性：16以上，間は判定保留)
C-ANCA/PR3-ANCA	EIA	10未満
P-ANCA/MPO-ANCA	EIA	20未満
抗カルジオリピン・βGPI複合体抗体	EIA	3.5以下
抗カルジオリピン抗体 　　　　　 IgG 　　　　　 IgM	ELISA	10.0未満 10未満 8未満

サイトカイン
Cytokine

脇口　宏
高知大学／教授

　サイトカインは外傷，手術，中毒，熱傷，炎症，感染などの侵襲に反応して産生され，炎症・免疫反応などに関与するホルモン様物質の総称である．古くはMΦ遊走阻止因子(MIF)やインターフェロン(IFN)，ケモカインなどに過ぎなかったが，種々の造血因子(CSFなど)，腫瘍壊死因子(TNF)，インターロイキン(IL)1〜27などが知られている．これらのサイトカインは複雑なネットワーク，フィードバック機構，さらには受容体や阻害因子などで調節され，バランスよく産生されれば免疫物質として作用する．しかし，バランスが崩れたり，過剰産生（サイトカインストーム）が生じると臓器障害(SIRS)をきたす．

表　炎症性サイトカインの種類

炎症性サイトカイン (pro-inflammatory)	抗炎症性サイトカイン (anti-inflammatory)	両作用のサイトカイン (dual effect)
TNF α, β IL-1, 2, 8, 12, 15, 17, 18 IFN γ, MIF	IL-4, 10, 11, 13 抗炎症物質 (sTNFR I & II, IL-1Ra)	IL-6 TGF β CSF

TNF：tumor necrosis factor, IL：interleukin, TGF：transforming growth factor, IFN：interferon, MIF：macrophage migration inhibitory factor, sTNFR：soluble TRF receptor, IL-1Ra：IL-1 receptor antagonist, CSF：colony stimulating factor

1．解釈の仕方

　小児科領域でみられる炎症性疾患には感染症、敗血症性ショックのほかに自己免疫疾患，川崎病 MCLS，血球貪食症候群などがあるが，炎症局所サイトカインと血漿サイトカイン濃度は相関するとは限らず，また単一のサイトカインではなく，複数のサイトカインの過剰産生・アンバランスが病態形成に重要であるので，特定のサイトカイン増減の意義は慎重に判断されるべきである。

　通常，血清中にはサイトカインは検出されないことから，測定値の程度によって炎症反応の種類と程度を推定できる。TNF α の高値は SIRS，血球貪食症候群，MCLS などの重症度，予後を反映するとされる。化膿性髄膜炎では髄液細胞数よりも炎症性サイトカイン(TNF など)が重症度，予後判定に有用であるとされる。

2．サイトカインの種類と分類

a．Th1 サイトカインと Th2 サイトカイン

　ヘルパーT(Th)細胞には Th1 細胞と Th2 細胞があり，それらが産生するサイトカインは Th1 サイトカイン，Th2 サイトカイン，および未熟で両サイトカインを産生する Th0 細胞がある。

　Th0 細胞は IL-12，IFN γ の作用で Th1 細胞に分化し，IL-4, 10 の存在で Th2 細胞に分化する。Th1 サイトカインには IFN γ，IL-2, 3，TNF β などがあり，細胞性免疫を促進し IgE 産生を抑制する。Th2 サイトカインは IL-4, 5, 9, 10, 13 などが知られており，抗体産生系を促進させ，アレルギー反応に関与している。また，IL-12，IFN γ は Th2 細胞誘導を抑制し，IL-4, 10 は Th1 細胞誘導や MΦ の炎症性サイトカイン産生を抑制する。

b．炎症性サイトカインと抗炎症性サイトカイン

　炎症性サイトカインには腫瘍壊死因子(TNF) α，IL-1, 6, 8，IFN など(表)があり，発熱，炎症・免疫反応推進に関与している。

　抗炎症性サイトカインには IL-4, 10, 11, 13，TGF β などがあり(表)，可溶性 TNF α 受容体(sTNFR)，IL-1 受容体アンタゴニスト(IL-1Ra)なども強力な抗炎症作用を持つことが知られている。

c．ケモカイン

　白血球走化因子 chemokine は IL-8 と RANTES (regulated upon activation, normal T expressed and presumably secreted)が重要である。IL-8 は主として好中球に作用し，Mo/MΦ，線維芽細胞，リンパ球，血管内皮細胞などが産生する。RANTES は単球，T 細胞の走化因子で，Eo と Ba を活性化し，T 細胞，線維芽細胞，血管内皮細胞などで産生される。

3．主な炎症性サイトカインの作用

a．IL-1

　TNF α と共に Mo/MΦ が重要な産生細胞で炎症反応の起点であることからアラームサイトカインとも呼ばれる。また，TNF α，IFN γ と共に内因性パイロジェンで，発熱，免疫促進作用を示す。

　IL-1 と TNF α は肝細胞の CRP，血清アミロイド蛋白A(SAA)産生，単球の抗原提示能を促進し Th 細胞を介する免疫反応を促進する。さらに，IFN γ，TNF α と共に血管内皮細胞障害・活性化，凝固促進にも関与し FDP-DD を上昇させる。関節リウマチでは TNF α と共に破骨細胞の活性化，関節破壊に関与する。

b．IL-6

　炎症に伴い T 細胞，B 細胞，Mo/MΦ で産生され，肝細胞のフィブリノゲン，ハプトグロビン産生を促進する。T 細胞に対しては IL-2 産生，キラーT 細胞誘導を促進する。

c．IL-8

　好中球の遊走，血管内皮への付着，好中球ライソゾーム放出を促進して組織障害，関節リウマチの骨病変，ARDS(acute respiratory distress syndrome)の病態にも関与する。

d．TNF α

　Mo/MΦ，T 細胞，B 細胞が産生する。アポトーシ

ス，ネクローシスを誘導し，組織障害の発現に重要な役割を果たす．作用機序はミトコンドリア障害による細胞呼吸障害にある．また，血管内皮の接着分子表出とIL-1産生を亢進させ，血管障害，血管透過性亢進，敗血症性ショック，血栓形成に関与する．さらに，T細胞の活性化，IFNγ産生促進，単球活性化によるフェリチン調節，IL-1，6，GM-CSF，M-CSF産生を促進する．

e．IFNγ

T細胞，B細胞，NK細胞が産生し，抗腫瘍活性，免疫調節，単球活性化，ネオプテリン増加，HLA分子の一部である$β_2$ミクログロブリンの増加などの作用を持つ．

f．抗炎症性サイトカイン

抗炎症性サイトカインにはIL-4，10，12などに加え，IL-1活性を抑制するIL-1受容体アンタゴニスト（IL-1Ra），TNFα活性を抑制するTNF受容体（TNFR）などの阻害因子が知られている．

4．SIRS(systemic inflammatory response syndrome)とCARS(compensatory anti-inflammatory response syndrome)

外傷，手術，熱傷，炎症，感染などの侵襲に対して，Mo/MΦ，Th1細胞などから炎症性サイトカインが放出される．また，炎症性サイトカインに反応してTh2細胞による抗炎症性サイトカインやサイトカイン阻害物質が誘導され（CARS）て炎症終息に向かう．

細菌感染症ではLPSなどのエンドトキシンがMo/MΦのCD14(Toll-like receptor；TLR-4)に結合するとNFκBを活性化して炎症性サイトカインを誘導し，重症感染では炎症性サイトカイン過剰（サイトカインストーム）になる．TNFαをキーサイトカインとするIL-1，IL-8はPGI2，NOによる血管透過性亢進による体液漏出と血管拡張による血圧低下を起こす．さらに，凝固因子産生とトロンボモジュリンの抑制，凝固促進，微小血栓形成，線溶系亢進（DIC）が進行する．IL-8による好中球遊走やIL-1，TNFαなどによる接着分子表出は好中球の組織浸潤と活性酸素放出を促進し，さらに高度のDIC，多臓器不全(multiple organ dysfunction syndrome；MODS)に進展する（図）．

抗炎症性サイトカイン優位（CARS）になると免疫抑制が誘導され，感染が増悪する．SIRSではCARSも過剰で生体内のサイトカインはカオス状態となる．SIRSではTh1＞Th2，敗血症ではTh1＜Th2にあるとされる．

5．一般検査で推測するサイトカイン反応

CRP，SAAなどの急性炎症性蛋白の上昇はIL-1，TNFαの産生亢進を反映し，フィブリノゲン，ハプトグロビンの上昇はIL-6による急性炎症性反応の程度を反映する．フェリチン，sIL-2R，ネオプテリンなどの上昇は単球，T細胞の活性化，IL-1，TNFα，IFNγ，IL-2などの上昇を反映する．また，IFN誘導物質である血清2',5'-AS(アデニル酸合成酵素)，尿中ミクロ

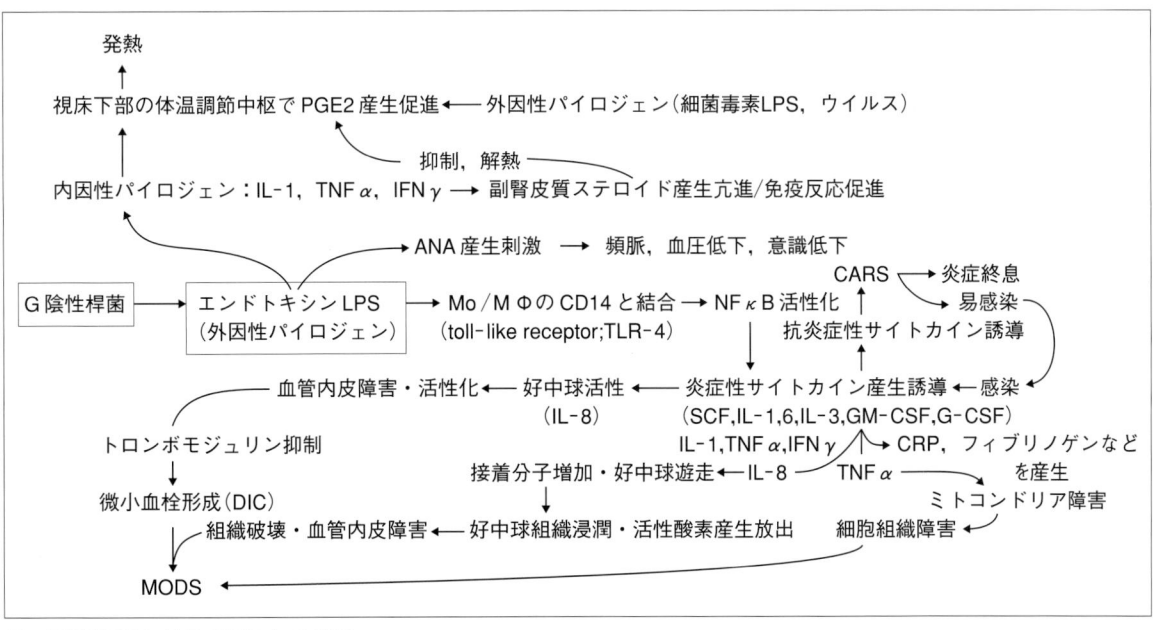

図　感染症におけるSIRSとCARS

グロブリンの増加はIFN産生亢進を反映している。TNFαなどによる細胞・組織障害はAST, LDH, CK上昇に反映される。

SIRSのなかでも特異的な位置にあるのが血球貪食症候群である。血小板減少，AST, LDH, トリグリセリド，FDP-D dimer, フェリチン著増，コレステロール，フィブリノゲン減少に加えて血球貪食症像がみられる。サイトカインのなかではTNFα, IL-1, -6, sIL-2R, 尿中β2ミクログロブリンなどの著しい増加が特徴である。

細菌・ウイルス抗体価

Antibody titer（anti-bacteria, anti-virus）

横山　美貴
東京大学

1．解釈の仕方

種類が極めて多く分離培養が困難なウイルス感染，一般培養が困難な百日咳やマイコプラズマ感染，溶連菌先行感染に引き続き発症する急性腎炎・リウマチ熱，などの診断においては，病原微生物に対する抗体価測定を行う。

a．定義

以下の場合，感染ありと診断する。

①急性期（病初期）と回復期（一般的には2～3週後）のペア血清における抗体価の陽転または有意な上昇がみられる場合。有意な上昇とは，ペア血清を同時に測定したときに4倍（2倍希釈法で2管）以上の上昇をいう。

②単一血清でIgM抗体が検出される場合

b．診断

まず，発疹・熱型などの特徴的症状や周囲の流行状況などから病原微生物を鑑別に挙げる。抗体検査（血清学的検査）には，以下のようなものがある（表）。

- 補体結合反応 complement fixation（CF）
- 赤血球凝集阻止試験 hemagglutination inhibition test（HI）
- 中和反応 neutralization test（NT）
- 間接蛍光抗体法 indirect fluorescent antibody method（FA, IFA）
- 酵素抗体法 enzyme immunoassay（EIA）, enzyme linked immunosorbent assay（ELISA）
- 受身赤血球凝集反応 passive hemagglutination（PHA）
- 粒子凝集反応 particle agglutination（PA）
- 免疫粘着凝集反応 immune adherence hemagglutination（IAHA）
- 放射免疫測定法 radioimmunoassay（RIA）

2．異常値が出たときの病態

1）CF

ウイルス血清型が判別できない反面，型が不明の場合スクリーニング的に検査できる。3～4年で消失するため，非常に高値の場合比較的近い感染を示唆する。

2）HI・NT

感度が良くウイルス血清型特異性が高いため，型が数種にしぼれる時有用である。抗体は10年来にわたって持続するため，既感染がある場合ペア血清が変動しにくい。感染やワクチンの既往の判定にはHI・NTを使う

表　抗体検査（血清学的検査）

	特徴	測定抗体
補体結合反応（CF）	抗体上昇がやや遅く，また，消失しやすい。すべてのウイルスに応用可能　感度は低く，血清型は鑑別できない。	CF抗体（IgG・IgM）
赤血球凝集阻止試験（HI）	赤血球凝集素（HA）を持つウイルスに限られる。感度 NT＞HI＞CF。型特異性は高い。長期間持続	HI抗体（IgG・IgA・IgM）
中和反応（NT）	感度と型特異性が高い。感染後1週間頃から上昇し，長期間持続　設備・手技が煩雑	中和抗体（IgG・IgA・IgM）
間接蛍光抗体法（IFA）	IgG, A, M分画可能。感度・手技の簡便さに優れる。非特異反応（偽陽性）あり。	IgG, IgA, IgMそれぞれ
酵素抗体法（EIA, ELISA）	IgG, A, M分画可能。高感度，特異的　絶対量で表せない。	IgG, IgA, IgMそれぞれ
受身赤血球凝集反応（PHA）	感度良。手技が簡便	凝集素（IgG, IgA, IgMのいずれか）
粒子凝集反応（PA）	高感度。手技が簡便	凝集素（IgG, IgA, IgMのいずれか）
免疫粘着凝集反応（IAHA）	高感度。手技が煩雑	IgG・IgA・IgM
放射免疫測定法（RIA）	高感度。特殊管理が必要	IgG・IgA・IgM

(CFは短期間で陰性化するため既往判定には使用できない).

3) EIA・ELISA
陰性対照の吸光度の2倍程度から陽性とする場合が多く,結果は絶対値ではない.(±)は陽性とはいえず,ペア血清で再検する.

4) IgM抗体
初感染時,抗原刺激後1〜2日で上昇し始め,4〜5日でピーク値となり,以降漸減する.IgM抗体陽性は一般に最近の初感染を示す.ただし,数か月以上陽性が続く場合もある.ウイルス持続感染の再燃時に陽性となることもある.IgG抗体はIgM抗体より遅れ,抗原刺激後1週間ごろから上昇し始め,その後長期に持続する.

5) 乳幼児
生後3〜4か月までの乳児の場合,判定に際して母体からの移行IgG抗体の存在を考慮する必要がある.母体由来ならば徐々に減少する.IgM抗体は胎盤を通過しない.患児のIgM抗体陽性やIgG抗体価のペア血清での上昇・高値持続は児の感染と考える.

3. 疑われる疾患
それぞれの感染に特徴的な臨床経過(麻疹カタル期など),臨床症状(熱型,発疹・口腔粘膜疹の有無など),および周囲の流行状況(兄弟や保育園・幼稚園・学校など),好発年齢(突発性発疹症は1歳前頃,マイコプラズマ肺炎は小学生など)が非常に参考になる.

4. 組み合わせ検査
a. ウイルス検出法
抗体価測定には,ペア血清を要し迅速診断はできないこと,免疫不全といった患者側の状態によっては抗体産生が不十分な場合があること,ウイルス血清型が非常に多く項目がしぼれないこと,などの欠点がある.ウイルス検出はより直接的な感染の証明となる.

1) ウイルス抗原検出
急性期の検体を凍結保存しておくと後になっての検査も可能となる.蛍光抗体法(FA),酵素抗体法(EIA,ELISA),逆受身赤血球凝集法(reversed passive hemagglutination)などがある.現在市販されているEIA用測定キット(検査材料)の主なものを以下に挙げる.

- アデノウイルス　　　　(角膜擦過物・糞便)
- RSウイルス　　　　　(鼻咽頭吸引液)
- インフルエンザウイルス　(鼻咽頭粘液)
- ロタウイルス　　　　　(糞便)

その他,サイトメガロウイルス(CMV)アンチゲネミア法(antigenemia method)は間接酵素抗体法によりCMV抗原陽性細胞を染色・証明し,ウイルス量定量値も得られる.また,糞便から小型球形ウイルスも検出できるようになっている.

2) ウイルス分離培養
各種体液(尿・髄液・鼻咽頭粘液・血液など)を清潔採取し,細胞培養液中に保存する.

(例)尿中サイトメガロウイルス分離:シェルバイアル法(Shell-Vial method)によれば,従来のウイルス分離が数週間かかるのに比べ,数日でウイルス同定ができる.

3) ウイルス核酸検出
- ハイブリダイゼーション(hybridization)
- PCR(polymerase chain reaction):極めて高感度であるが,偽陽性や微量な核酸を長期に検出することがあり,複数回の検査や感染の総合的な判定が必要である.1週間程度で結果がでる.

b. 細菌検出法
1) 細菌培養
重症感染症では血液培養を併用する.特殊培地を必要とするものや,発育が遅くコロニー形成まで2週間ほどかかるものもあるので,疑う場合は検査室に事前に連絡する.抗酸菌培養は同定まで1か月かかる.

2) 鏡検
化膿性髄膜炎や急性腎盂腎炎などでは,検体の塗抹・グラム染色標本を鏡検すれば,即座に起因菌の推測と抗生剤選択が可能となる.

3) 血清型検出
病原性大腸菌(エンテロトキシン検出も併用する),A群β溶連菌など

4) 核酸検出
PCRによる.
例;朝食前に採取した胃液中の結核菌・非定型抗酸菌(MAC)

5) 一般血液検査
血沈亢進,白血球増加・核左方移動,CRP高値など

5. 基準値(正常値)
以下に,各論と注意点を挙げる.

a. ウイルス感染
1) 単純ヘルペス(HSV)・水痘帯状疱疹ウイルス(VZV)
ヘルペス群ウイルスは初感染後潜伏感染が成立するため,必ずしも感染は病原とはいえない.本ウイルスによる脳炎・髄膜炎の診断には,PCR法による髄液中ウイルス抗原の証明が有用である.疑診の場合もPCRの結果が陰性とわかるまでアシクロビルを使用しておく.

2）サイトメガロウイルス（CMV）

胎内感染の診断には，生後2～3週以内の尿からのCMV分離を行う．尿中にフクロウの目といわれる巨細胞が検出される．日和見感染の診断には，CMVアンチゲネミア法が使われる．白血球50,000個中抗原陽性細胞が5個以上の場合発病とされ，数が多いほど重篤と考えられる．

3）EBウイルス（EBV）

蛍光抗体法（FA）によりウイルスカプシド抗原（VCA），早期抗原（EA），EBウイルス特異的核抗原（EBNA）に対する抗体を測定する．VCA-IgM抗体陽性，または，EBNA抗体陰性・VCA-IgG抗体の回復期での上昇はEBV初感染を意味する．末梢血スメア鏡検にて，単核球50％以上，異型リンパ球10％以上の増加がみられる（伝染性単核球症）．EB関連血球貪食症候群（EBV-AHS）や慢性活動性EBV感染症の診断には，PCR法が有用である．ガンシクロビルなどによる治療効果の判定にも使われる．

4）ヒトヘルペスウイルス（HHV）

突発性発疹症では，HHV-6およびHHV-7が証明される．

5）風疹ウイルス

先天性風疹症候群予防のため，妊婦の抗体検査は重要である．胎児感染や先天性風疹感染の診断に，羊水・尿・咽頭ぬぐい液からのウイルス分離や核酸検出が行われる．

6）アデノウイルス

疾患（主な血清型）；咽頭炎（1，2，3，5，6，1～3型が症状が強い），発疹症（3），肺炎（3，7，21，7型が最重症），咽頭結膜熱（3，4），流行性角結膜炎（8），胃腸炎（40，41）

7）エンテロウイルス

ポリオウイルス（PV），コクサッキーウイルス（Cox），狭義のエンテロウイルス（EV），エコーウイルス（Echo）がある．疾患（主な血清型）；手足口病（CoxA16，10，EV71），ヘルパンギーナ（CoxA2～6，10），ポリオ様麻痺・髄膜炎（Echo30，5，6，7，9，CoxA7，9，EV70，71），流行性筋痛症・心筋炎（CoxB1～5），発疹症（Echo9），急性出血性結膜炎（CoxA24，EV70）．ポリオワクチン接種後1～2週には便中にポリオワクチン株が分離され，抗体価も上昇する．

8）パルボウイルスB19

伝染性紅斑（リンゴ病）

9）肝炎ウイルス

A型肝炎（HA）では，急性期血清中のHA-IgM抗体，および，血清中HA抗体価の有意な上昇を証明する．糞便中にHAウイルス抗原やHA-IgM抗体が検出できる．B型肝炎（HB）では，急性期血清中にHBs抗原，HBc-IgM抗体，時にHbe抗原を証明する．IgM型HBc抗体は急性肝炎発症初期から陽性になり，通常2～12か月で陰性になる．急性肝炎と慢性肝炎の急性増悪との鑑別に有用である．発症3～4か月にHBc-IgG抗体を証明する（s：surface，c：core，e：envelope）．Hbe抗原からHbe抗体への血清転換（seroconversion）はHBウイルスが激減することを示す．HBV関連ポリメラーゼやHBV-DNA検査は，抗ウイルス療法の適応決定や治療効果判定に役立つ．C型肝炎ウイルス（HCV）抗体には，コア抗体やNS3抗体などが挙げられる．HCV遺伝子検出法には，reversed transcription-PCR（RT-PCR）法がある．

b．細菌感染

1）溶血性連鎖球菌

ASO，ASKなど，他項参照．抗原検出用キットも市販されている．

2）百日咳菌

野生株＝山口株，ワクチン株＝東浜株．凝集素価測定で山口株に対して抗体価10倍以上を陽性とする．東浜株も交叉反応で同時に上昇する．凝集素価は上がりにくいため，百日咳毒素（PT）抗体や線維状赤血球凝集素（FHA）もELISA法で測定する．末梢血白血球数は15,000/μL以上，時に数万となり，リンパ球比率は70％以上となる．

3）マイコプラズマ

粒子凝集反応（PA）にて*Mycoplasma pneumoniae*に対する特異抗体を測定する．これは，発病10日ごろから上昇し，1～2か月で最高値に達し，1年ほどで消失する．1回の検査でも320倍以上ならば可能性は高い．病初期に異常高値を示す例では，以前の感染による残存抗体を考える．IgMに属する寒冷凝集素反応は，非特異的であるがベッドサイドでも行え早期診断の参考となる．最近では，抗マイコプラズマIgM抗体を測定するキット（イムノカードマイコプラズマ）が発売されている．

4）クラミジア

長びく咳の鑑別診断に*Chlamydia pneumoniae*感染も挙げられる．IgM抗体価を測定する．

ASO・ASK

森内　浩幸
長崎大学大学院／教授

1. 解釈の仕方

a. 定義

ストレプトリジンO(SO)は，ほとんどのβ-溶血性A群連鎖球菌(溶連菌)および多くのC群・G群の溶連菌が産生する菌体外毒素で，赤血球を溶血する。ストレプトキナーゼ(SK)も溶連菌が産生する菌体外毒素の1つで，凝血塊を溶かし病巣を拡散させる作用の一端を担っている。これらの菌体外毒素は抗原性も高いため，これらに対する抗体(ASO，ASK)価の測定は，溶連菌感染の血清学的診断に広く用いられている。

b. 診断

ASOは，この溶血毒が赤血球を溶血するのを阻止する中和抗体(抗毒素)の活性として測定する。具体的には，系列希釈した被検血清と一定量の精製されたSOに赤血球を加え，溶血が阻止できる希釈段階よりASO値を求める。抗体価の上昇は感染1週間後から始まり，平均3週間で最高値となる。下降は緩慢で感染前の値まで戻るのに，数か月から1年程度要する。したがって，この検査は急性期の診断には不適である。加えて，単に高値であるというだけで最近の感染を診断することは困難であり，通常，2〜3週間程度の間隔を経て再検し，2希釈以上(4倍以上)の抗体価の変動を示した場合に有意とする。

ASKは，SKをゼラチン粒子に感作させたところにASKが存在すると凝集が起こることを利用し，系列希釈した被検血清とSK感作ゼラチン粒子を反応させる受身凝集反応(PA)によって測定する。ASK価の推移は当初はほぼASOに併行するが，ASOよりも早く感染前の値に戻る。やはり原則的にはペア血清での有意の変動(2希釈または4倍以上)をもって判定する。

2. 異常値が出たときの病態

比較的最近の，しかし多くの場合急性期(発病後1週間)を過ぎた溶連菌感染を示す。

3. 疑われる疾患

溶連菌は気道，皮膚，軟部組織などに化膿性病巣を作るのに加え，菌体外毒素による病原性も特筆される。さらに，免疫学的機序で起こる非化膿性の合併症も臨床的に重要である(表)。化膿性疾患の回復期や非化膿性疾患の発症時にASO・ASK値の上昇を認める。しかし皮膚感染症ではASO・ASK値はあまり上昇しないことが多い。

4. 組み合わせ検査

1) 細菌培養

化膿性病変(咽頭，膿瘍，生検組織など)からの検体を用いた培養が，急性期の診断の基本である。抗生物質がまだ投与されていない場合は確実な検査である。

2) 溶連菌抗原迅速検査

急性期の診断法として，感度はやや培養に劣るが迅速に結果を得ることができる。

3) その他の溶連菌抗体検査

抗連鎖球菌多糖体抗体(ASP)や抗DNAse-B抗体などの測定も行われることがある。

4) 一般検査

炎症に伴う変化を白血球数・分画や血沈値やCRPで捉える。非化膿性疾患の合併に対しては，検尿(急性糸球体腎炎)や心電図(リウマチ熱)などが施行される。劇症型A群連鎖球菌感染症(溶連菌性毒素性ショック症候群)では，血圧測定，肝・腎機能，凝固系，血清蛋白値，胸部X線などの全身的な検索が必要である。

5. 基準値(正常値)

小児ではASOは320単位未満，ASKは5,120倍未満が正常である。

表　溶連菌によって起こる疾患

1. 化膿性疾患
   - 咽頭扁桃炎
   - 膿痂疹
   - 丹毒
   - 蜂窩織炎
   - 壊死性筋膜炎
   - 筋炎
   - 肺炎
   - 菌血症
   - 産褥熱
2. 特異な菌体外毒素による疾患
   - 猩紅熱(発赤毒 Streptococcal pyrogenic exotoxin [SPE]による)
   - 劇症型A群連鎖球菌感染症(溶連菌性毒素性ショック症候群)(SPE-Aによる)
3. 非化膿性疾患
   - 急性糸球体腎炎
   - リウマチ熱
   - 結節性紅斑
   - アレルギー性紫斑病

腫瘍マーカー
Tumor marker

駒田 美弘
三重大学／教授

小児癌の診療で腫瘍マーカーとしてよく使用されるものにはα-fetoprotein（AFP），human chorionic gonadotropin（hCG），neuron-specific enolase（NSE），ferritin, vanillylmandelic acid（VMA），homovanillic acid（HVA）などが挙げられる．このうち VMA，HVA は他項に譲り，この項では AFP，hCG，NSE，ferritin の4項目について解説する．

AFP

1．解釈の仕方
AFP は胎生期に肝臓および卵黄嚢（yolk sac）で産生されるが，出生後はほとんど産生されなくなる．出生後に産生されるはずのない AFP が癌の発生，増殖に伴い再び産生されるようになるために，肝細胞由来の悪性腫瘍や卵黄嚢癌（yolk sac tumor）の腫瘍マーカーとして利用できる．

2．異常値が出たときの病態
血清 AFP が高値を示す場合，AFP 産生腫瘍，肝細胞の壊死再生をきたす肝疾患が考えられる．また母体羊水中の AFP が高値となる場合，胎児の脳脊髄液や腹水が羊水に漏出する胎児異常が疑われ，無脳児，開放性二分脊椎児，脊髄髄膜瘤，腹壁破裂などが考えられる．

3．疑われる疾患
AFP 産生腫瘍としては肝芽腫，肝細胞癌，卵黄嚢癌が代表的であり，膵芽腫（pancreoblastoma）でも AFP の上昇が知られている．大部分の悪性奇形腫は卵黄嚢癌の成分を含むため AFP が上昇する．肝芽腫では AFP が 10,000 ng/mL 以上となる症例もみられる．肝疾患では劇症肝炎の肝再生時や，乳児期閉塞性肝疾患（乳児肝炎，胆道閉鎖症）の場合に高値を示す．良性の過誤腫や奇形腫などの肝転移でも AFP が高値となる症例がある．これらは腫瘍内に含まれる肝組織より AFP が産生されていると考えられる．また毛細血管拡張性失調症（ataxia telangiectasia）や遺伝性高チロシン症でも AFP は高値となる．

4．組み合わせ検査
1) 末梢血液検査，血液生化学的検査，凝固能検査，一般検尿
2) 骨髄有核細胞数，骨髄像
   腫瘍細胞の骨髄浸潤の評価に重要である．
3) 複数項目の腫瘍マーカーの測定
   AFP 以外の腫瘍マーカーを測定することで，より確度の高い診断が可能になる．画像診断にて原発部位の判断が困難な右上腹部腫瘍の場合，AFP，VMA，HVA，NSE を同時に測定することが肝芽腫と神経芽細胞腫の鑑別に役だつ．また胚細胞性腫瘍では腫瘍を構成する組織型が単一でなく複数である場合，高値となる腫瘍マーカーも複数となる．絨毛癌と卵黄嚢癌の成分からなる混合胚細胞性腫瘍の場合，hCG だけでなく AFP も陽性となる．
4) AFP の糖鎖分析
   AFP は分子量約 7 万の糖蛋白質で，1 分子当たり 1 個のアスパラギン結合型糖鎖を持ち，細胞の悪性化に伴い糖鎖構造に違いが生じる．糖鎖の相違により植物蛋白であるレクチンとの結合性も異なるため，AFP の分画が可能になる．AFP の糖鎖を分析することにより肝芽腫か卵黄嚢癌かの鑑別に役だち，また肝硬変患者において肝細胞癌の併発を早期に発見することが可能になる．
5) 画像診断
   単純 X 線撮影，超音波検査，CT，MRI により腫瘍内の石灰化の有無，サイズ，原発部位，転移病巣などの評価を行う．
6) シンチグラム
   ガリウムや MIBG など腫瘍細胞に取り込まれる核種を使用したシンチグラムにより，腫瘍の全身への播種の有無，程度を検索する．

5．基準値（正常値）
成人では 10 ng/mL 以下が正常である．しかし新生児・乳児では胎生期に産生された AFP が残存するため高値を示し，成熟新生児では 15,000〜150,000 ng/mL となる．AFP の半減期は 4.5 日であり，出生後，血清 AFP 値は急速に下降し，生後 30 日には数百から 1 万 ng/mL 程度となる．1 歳児での上限は 40〜50 ng/mL となる．成人の正常値と同等になるのは幼児期以降である．

hCG, hCG-β

1．解釈の仕方
hCG は胎盤の絨毛細胞より産生される性腺刺激ホル

モンであり，αとβの2つのサブユニットからなる。α-サブユニットは下垂体ホルモンなどと共通であり，β-サブユニットがhCGの特有部分となる。hCGは妊娠中に大量に分泌され，成人女性においては妊娠の早期診断，異常妊娠の鑑別などに用いられる。

2．異常値が出たときの病態

妊娠を除外できた小児におけるhCG高値は絨毛上皮成分を持つ胚細胞性腫瘍において認められる。また絨毛上皮癌などの悪性腫瘍で産生されるのは主としてβ-サブユニットであるためhCGとhCG-βを同時に測定することが必要である。また頭蓋内のhCG産生腫瘍の場合，血液中や尿中のhCGやhCG-βは正常値であることが多いので髄液中の値を測定する必要がある。さらに腫瘍が囊胞性で髄液との交通が乏しい場合，血液・髄液中の腫瘍マーカーが低値であるにもかかわらず，囊胞内容液の腫瘍マーカーが高値を示すことがあり，生検検体を用いた検索も重要である。

3．疑われる疾患

胚細胞性腫瘍，そのなかでも絨毛上皮癌において高頻度にhCGの上昇がみられる。hCG-βはpure germinomaでは陰性であるがgerminoma with syncytiotrophoblastic giant cell(STGC)では高値となる。またhCGは，まれに肝芽腫でも陽性となることがある。

4．組み合わせ検査

AFPの項を参照。胚細胞腫瘍の診断にはhCG，hCG-βだけでなくAFPを同時に測定する必要がある。

5．基準値（正常値）

妊娠していない場合の正常値は血清・尿ともhCGは0.7 mIU/mL以下，hCGβは0.1 ng/mL以下である。

NSE

1．解釈の仕方

エノラーゼ(enolase)は哺乳類の全身の臓器に分布する解糖系の酵素であり，α，β，γの各サブユニットの組み合わせにより$\alpha\alpha$，$\beta\beta$，$\gamma\gamma$，$\alpha\beta$，$\alpha\gamma$の5種類のアイソザイムが存在する。そのうち$\gamma\gamma$，$\alpha\gamma$は神経組織に広く分布するため神経特異的エノラーゼneuron-specific enolase(NSE)と呼ばれ，神経系由来の腫瘍で高値を示すため腫瘍マーカーとして使用される。しかし，NSEは赤血球などの血球成分にも含まれているため，採血手技の問題により溶血した場合に高値となる。

2．異常値が出たときの病態

NSEは神経組織と神経内分泌組織に多く，それらに由来する腫瘍細胞で産生される。

3．疑われる疾患

一般的には神経芽細胞腫の腫瘍マーカーとして重要であるが，組織学的にsmall round cellの増殖を認めるWilms腫瘍や横紋筋肉腫でも上昇することが知られている。また，肝芽腫，褐色細胞腫，Ewing肉腫，primitive neuroectodermal tumor(PNET)でも高値を認めることがある。

4．組み合わせ検査

AFPの項を参照。神経芽細胞腫の診断にはNSEだけでなく，特異的なマーカーである尿中VMA，HVAを測定することで診断される。神経芽細胞腫が疑われる場合，骨転移の有無の検索のため全身骨X線撮影を行う。

5．基準値（正常値）

小児は成人に比べ若干高い傾向にある。小児の正常値は10～20 ng/mL以下である。

フェリチン

1．解釈の仕方

本来フェリチンは体内に鉄を貯蔵する蛋白であるので，その血清レベルは体内貯蔵鉄量を反映する。フェリチンは特に肝細胞，組織球系細胞，悪性腫瘍細胞での産生が多く，肝細胞障害，炎症性疾患，悪性腫瘍の際に血清フェリチン値が上昇する。

2．異常値が出たときの病態

悪性腫瘍患者でフェリチンが上昇する機序として，肝臓に浸潤した腫瘍により障害を受けた肝細胞からのフェリチンの遊離，腫瘍細胞に対する免疫反応のため活性化した免疫担当細胞からのフェリチンの放出，腫瘍細胞自身によるフェリチンの産生，などが考えられる。悪性腫瘍以外にフェリチンが上昇する病態として，鉄過剰状態（輸血・ヘモジデローシスなど）や鉄利用障害（再生不良性貧血，鉄不応性貧血，サラセミアなど）がある。

3．疑われる疾患

フェリチンは非特異的な腫瘍マーカーであり，白血病や固形腫瘍で高値を示すがその値は1,000 ng/mLを超えることはまれである。しかしhemophagocytic lymphohistiocytosisのように単球・マクロファージ系細胞

の強い活性化を伴うとフェリチン値が100,000 ng/mL以上となる場合もあり，ほかの悪性腫瘍性疾患に比べ際だった高値となるため診断に有用である。

4．組み合わせ検査
AFPの項を参照。

5．基準値(正常値)
胎児型赤血球の寿命は短いため，新生児期の血清フェリチン値は100～200 ng/mLと比較的高く，その後1～15歳では10～50 ng/mLとなる。この期間では正常値の男女差は認めないが，思春期では男子が女子に比べやや高値となる。小児期で100 ng/mLを超える場合は異常と考えるべきである。

(執筆協力：豊田　秀実)

血漿アミノ酸・有機酸分析
Analyses of plasma amino acids and organic acids

長尾　芳朗
社会保険中央総合病院／部長

1．解釈の仕方
アミノ酸は体内において常に吸収，排泄，合成，分解を受けているが，ホメオスタシスが保たれているために血漿中でもほぼ一定の濃度に保たれている。有機酸は主にアミノ酸の代謝産物に由来するカルボン酸である。アミノ酸と有機酸の代謝は密接にかかわっており，アミノ酸代謝酵素の欠損でも特定の有機酸が上昇を示す場合があり，またその逆の場合もある。例えば，フェニルケトン尿症における尿中のフェニル乳酸上昇や，メチルマロン酸血症における血漿のグリシン上昇は二次的な代謝産物の上昇である。高濃度の有機酸が血漿中に遊離した場合は，酸塩基平衡を保つために，生体は余剰の有機酸を尿中に多量に排泄しようとする。したがって有機酸の分析では原則的に血漿よりも尿のほうが情報量が多く，より有用である。有機酸のうち，乳酸・ピルビン酸については乳酸・ピルビン酸・アンモニア465頁，ケトン体についてはケトン体469頁を参照されたい。

2．異常値が出たときの病態
a．先天代謝異常症
先天代謝異常症におけるアミノ酸や有機酸の濃度上昇は正常の数倍以上に達することが多く，判断に窮することは少ない。しかし上にも述べたように，ある種のアミノ酸・有機酸の上昇はほかの中間代謝産物の蓄積から派生した結果である場合がある。それゆえアミノ酸・有機酸分析を行うのと同時に臨床症状から鑑別診断を進めておくことが重要であることはいうまでもない。

b．後天性疾患
肝疾患，心疾患，腎疾患，糖尿病・内分泌疾患，重症感染症，低栄養状態などで血漿アミノ酸値に異常をきたすことがある。

1）肝疾患
肝不全の状態では分枝鎖アミノ酸BCAAの低下と芳香族アミノ酸AAAの上昇がみられ，その比(フィッシャー比BCAA/AAA)が1.8以下になるほか，メチオニンの上昇がみられる。

2）心疾患
慢性うっ血性心不全でみられる栄養障害では肝不全のパターンに類似したアミノ酸の上昇・低下がみられる。すなわちEAA/NEAA比が低下する。

3）腎疾患
腎不全で低蛋白食を長期続けると，必須アミノ酸が減少し，非必須アミノ酸が増加する。

4）糖尿病と高インスリン血症
糖尿病患者ではBCAAが一般的に高い。一方インスリノーマではBCAAはAAAなどとともに低下する。

5）重症感染症
BCAAが筋肉でエネルギー源として消費されるため，フィッシャー比は低下する。

6）栄養障害
低蛋白栄養不良(kwashiorkor)ではBCAAおよびチロシンの著減とアラニンの増加が主な所見とされるが，エネルギー摂取量が低下する場合では，さらにアラニン，チロシン，メチオニン，リジンも低下する。

7）尿路結石症
尿路結石はシュウ酸カルシウム結石が最も多いが，高シュウ酸尿症が原因となっている場合がある。高シュウ酸尿症は先天性の高シュウ酸尿症のほか，シュウ酸を含む食物(ほうれん草，チョコレートなど)の過剰摂取，腎不全，小腸大量切除，脂肪吸収不全，ビタミンB_6欠乏によることなどがある。

3．疑われる疾患
表1，2，3参照。

4．組み合わせ検査
先天代謝異常症以外の各疾患に必要な組み合わせ検査については紙数の都合上省略する。アミノ酸・有機酸代謝異常症を疑う場合は鑑別のために①～⑤も同時に施行することが勧められる。尿中のアミノ酸分析が必要な場

表1 個別の血漿アミノ酸の基準値と増加時に疑われる疾患

アミノ酸	基準値(nmol/mL)	疑われる先天代謝異常疾患	後天性疾患
アラニン	210〜520	高乳酸血症，尿素サイクル異常症，リジン尿性蛋白不耐症	高インスリン血症 栄養障害
β-アラニン	TR	β-アラニン血症	
アルギニン	54〜130	アルギニン血症	
アスパラギン酸	<3	尿素サイクル異常症	
カルノシン	ND	カルノシン血症	
シトルリン	17〜43	シトルリン血症，アルギノコハク酸尿症，HHH症候群，リジン尿性蛋白不耐症，高乳酸血症	
シスチン	29〜49	シスチン尿症，高オルニチン血症	
グルタミン	420〜700	尿素サイクル異常症，高アンモニア血症，リジン尿性蛋白不耐症	
グリシン	150〜350	非ケトーシス型高グリシン血症，メチルマロン酸血症，プロピオン酸血症，リジン尿性蛋白不耐症	肝不全
ヒスチジン	52〜92	ヒスチジン血症	
ホモシスチン	ND	ホモシスチン尿症	
イソロイシン	40〜110	メープルシロップ尿症	糖尿病
ロイシン	78〜180	メープルシロップ尿症	糖尿病
リジン	110〜240	高リジン血症，高乳酸血症	
メチオニン	19〜40	ホモシスチン尿症，高メチオニン血症	肝不全
オルニチン	30〜100	高オルニチン尿症，HHH症候群	
フェニルアラニン	43〜76	フェニルケトン尿症，高フェニルアラニン血症	肝不全 重症感染症
プロリン	78〜270	高プロリン血症1型，2型，高乳酸血症	
サルコシン	TR	サルコシン血症	
セリン	72〜160		肝不全
トリプトファン	37〜75	トリプトファン尿症	重症感染症
チロシン	67〜190	高チロシン血症1型，2型，新生児一過性高チロシン血症	肝不全
バリン	150〜310	高バリン血症，メープルシロップ尿症	糖尿病

ND：測定感度以下，TR：痕跡
HHH症候群：高オルニチン・高アンモニア血症を伴うホモシトルリン尿症

合もある(尿アミノ酸509頁参照)。一般的に先天性代謝異常症の確定診断には下記の⑥〜⑧の1項目を選択し，あるいは複数項目を組み合わせて行うことが多い。

① 血糖値
② 血清アンモニア値の測定
③ 血中および尿中ケトン体の測定
④ 血中乳酸値の測定
⑤ 血液ガス分析
⑥ 酵素活性の測定

各代謝異常症によって，必要な組織が異なっている。末梢白血球で測定できる場合もあるが，肝生検が必要な場合など，さまざまである。

⑦ 酵素あるいは蛋白の免疫学的検出

抗体を用いて，酵素(蛋白)の欠損を証明できる場合があるが，酵素活性測定と各代謝異常症によって同様，必要な組織が異なる。

⑧ 遺伝子検査

ゲノムDNAを用いる場合は，末梢白血球での検査が

表2 尿中の有機酸の基準値と増加時に疑われる先天代謝異常症

有機酸	基準値 μg/mgCRE	疑われる先天代謝異常症
乳酸	<56	高乳酸血症(乳酸・ピルビン酸・アンモニア 465頁参照)
グリコール酸	14〜72	高シュウ酸尿症1型,4-ヒドロキシ酪酸尿症
3-ヒドロキシプロピオン酸	<19	プロピオン酸血症,メチルマロン酸血症,多種カルボキシラーゼ欠損症
3-ヒドロキシ酪酸	<7	高乳酸血症,2-ケトグルタル酸脱水素酵素欠損症
2-ヒドロキシイソ吉草酸	ND	メープルシロップ尿症
3-ヒドロキシイソ吉草酸	<21	イソ吉草酸血症,メチルクロトニルグリシン尿症,多種カルボキシラーゼ欠損症
メチルマロン酸	<3	メチルマロン酸血症
4-ヒドロキシ酪酸	<5	4-ヒドロキシ酪酸尿症
エチルマロン酸	<5	グルタル酸尿症2型,ジカルボン酸尿症
コハク酸	2〜42	Fanconi症候群
メチルコハク酸	<4	プロピオン酸血症,メチルマロン酸血症,多種カルボキシラーゼ欠損症
フマル酸	<4	フマラーゼ欠損症
グルタル酸	<3	グルタル酸尿症1型,および2型
3-メチルグルタル酸	<3	グルタル酸尿症1型
グリセリン酸	<92	高シュウ酸尿症2型
アジピン酸	<5	グルタル酸尿症2型,ジカルボン酸尿症
フェニル乳酸	ND	フェニルケトン尿症
スベリン酸	<5	グルタル酸尿症2型,ジカルボン酸尿症
2-ヒドロキシグルタル酸	<15	2-ヒドロキシグルタル酸尿症,グルタル酸尿症2型
3-ヒドロキシ-3-メチルグルタル酸	<7	ヒドロキシメチルグルタル酸尿症
セバシン酸	ND	グルタル酸尿症2型,ジカルボン酸尿症
4-ヒドロキシフェニル乳酸	<4	チロシン血症1型,新生児一過性高チロシン血症

可能である。

5. 基準値

表1〜4参照。
(血漿アミノ酸・尿中有機酸の正常値は,年齢,性によって異なり,また依頼する施設によって差がある。両検査とも現在は民間の検査会社に依頼することが可能である。ここではSRL社の基準値を挙げておく)。

表3 尿中有機酸の1日排泄量と増加時に疑われる疾患

有機酸	基準値 mg/日	疑われる疾患
シュウ酸	男性 10.3〜41.5 女性 9.0〜37.7	高シュウ酸尿症,エチレングリコール中毒,シュウ酸過剰摂取,腎不全

表4 類型別血漿アミノ酸の基準値

総アミノ酸	TAA	2,100〜3,500
非必須アミノ酸	NEAA	1,400〜2,400
必須アミノ酸	EAA	660〜1,200
分枝鎖アミノ酸	BCAA	270〜600
必須/非必須アミノ酸	EAA/NEAA	0.40〜0.63
分枝鎖アミノ酸/総アミノ酸	BCAA/TAA	0.11〜0.20
フィッシャー比	BCAA/AAA	2.43〜4.40

乳酸・ピルビン酸・アンモニア
Lactic acid・Pyruvic acid・Ammonia

遠藤　文夫
熊本大学大学院／教授

乳酸・ピルビン酸

1．血中乳酸・ピルビン酸が上昇する病態

　ピルビン酸は嫌気的解糖経路によりグルコースから生成される（図1）。さらにミトコンドリアにおいてピルビン酸脱水素酵素複合体の反応を受けてアセチルCoAとCO_2となる。アセチルCoAはオキザロ酢酸と反応してクエン酸が生成されTCAでの代謝を受ける。最終的にはピルビン酸はCO_2まで代謝され，効率的にエネルギーを産生する。糖新生系の場合は，ピルビン酸はオキザロ酢酸を経てグルコース合成へと向かう。一方ミトコンドリアにおいて代謝されない場合は，ピルビン酸から乳酸脱水素酵素によって乳酸が生成される。

　血中に出現した乳酸は別の臓器で利用され，エネルギーの運搬で重要な役割を果たしている。例えば肝臓は乳酸を有効に利用し，ピルビン酸を経てグルコースを生成することができる（糖新生）。この反応は乳酸の濃度に依存し，血中乳酸値が上昇すれば代謝速度も上昇する。その一方で肝臓における乳酸の取り込みはアシドーシスの存在や循環不全，低酸素血症などによって障害される。したがって血中乳酸値が上昇している病態の診断に際しては臓器の関連にも注意を要する。

　正常の乳酸値は4～16 mg/dLに保たれている。乳酸値が上昇しているその原因の検索が重要である。

　乳酸そのものは比較的無害である。例えば糖原病1型では乳酸値は極めて高値に達するが，この疾患の患者において乳酸値の上昇による症状が出現することは日常の診療においては少ない。50～70 mg/dLまで上昇してもアシドーシスによる急性臨床症状の出現は少なく，臓器傷害なども出現しない。アシドーシスが代償されているからである（図2）。

　ショック状態の患者でこのような乳酸値の異常な上昇はクリティカルな状態を表している。つまり代償されないアシドーシスを伴う高乳酸血症を示す患者では重大な代謝状態の悪化，臓器の循環不全，などを考慮する必要がある。検査値の解釈には全身所見への考慮が必要となる。

　そこでアシドーシスを伴う高乳酸血症は2種のカテゴリーに分類される。1つは臨床的に臓器や組織が循環不全状態や低酸素状態で乳酸値が上昇している場合である。ショック，低血圧，寒冷や重篤な臓器不全などが明らかな状況での高乳酸血症はこれにあたる。これとは別に，上記のような状況が観察されないにもかかわらず高乳酸血症が認められる症例では，第一義的なピルビン酸代謝障害，ミトコンドリアに関連した代謝障害，そのほかの糖代謝障害が存在すると考えてよい。

　なおピルビン酸の測定は通常乳酸値の測定と同時に行うか，あるいは乳酸値の異常を確認して行うことが多い。

2．先天性高乳酸高ピルビン酸血症

　先天性に高乳酸高ピルビン酸血症をきたす先天性代謝性疾患は多様である。糖新生系の異常，ピルビン酸脱水素酵素などのピルビン酸に関連した代謝酵素の異常，tricarboxylic acid（TCA）サイクルの異常，あるいはミトコンドリア呼吸鎖に関連したさまざまな障害などが挙

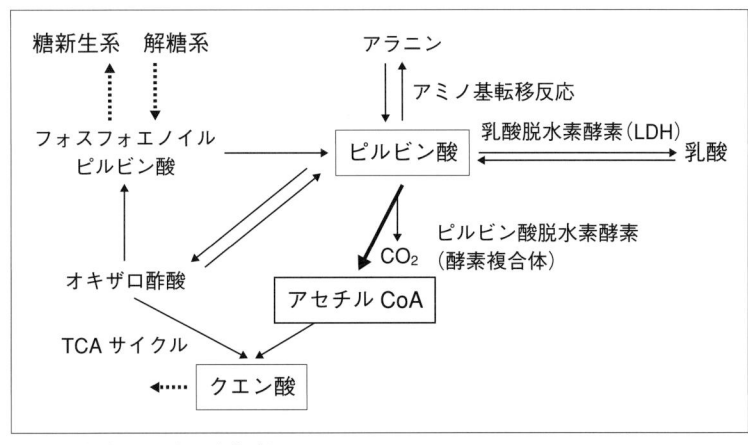

図1　乳酸ピルビン酸代謝

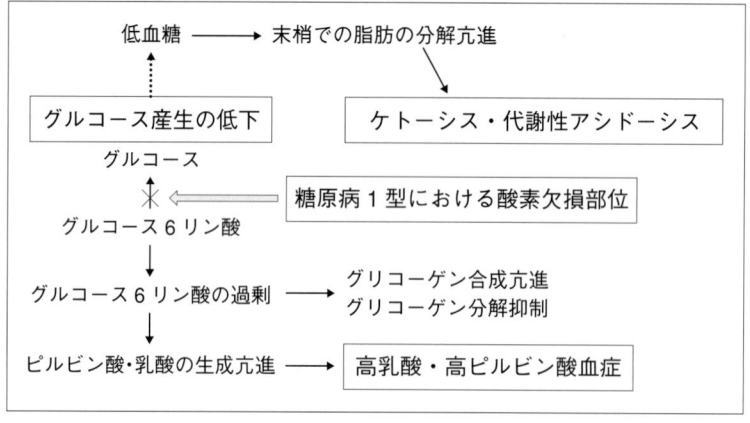

```
低血糖 ──→ 末梢での脂肪の分解亢進
  ↑                    │
  ┊                    ↓
┌─────────────┐   ┌──────────────────┐
│グルコース産生の低下│   │ケトーシス・代謝性アシドーシス│
└─────────────┘   └──────────────────┘
      グルコース
        ⇈ ⇐══ ┌──────────────────┐
   グルコース6リン酸  │糖原病1型における酸素欠損部位│
        ↓      └──────────────────┘
   グルコース6リン酸の過剰 ──→ グリコーゲン合成亢進
        ↓                   グリコーゲン分解抑制
   ピルビン酸・乳酸の生成亢進 ──→ ┌──────────────┐
                              │高乳酸・高ピルビン酸血症│
                              └──────────────┘
```

図2 糖原病1型における高乳酸・高ピルビン酸血症の発生

表1 乳酸・ピルビン酸高値の原因

ピルビン酸代謝障害	
ピルビン酸脱水素酵素 E1a 欠損症	ピルビン酸脱水素酵素複合体 E1 コンポーネント
ピルビン酸脱水素酵素 E1 ホスファターゼ欠損症	E1 ホスファターゼ
ピルビン酸脱水素酵素 E2 欠損症	ピルビン酸脱水素酵素複合体 E2 コンポーネント
リポアミド脱水素酵素 E3 欠損症	ピルビン酸脱水素酵素複合体 E3 コンポーネント
ピルビン酸カルボキシラーゼ欠損症	ピルビン酸カルボキシラーゼ
その他有機酸血症の伴うもの	
プロピオン酸血症	
メチルマロン酸血症	
その他の有機酸血症	
マルチプルアシル CoA 脱水素酵素欠損症	
マルチプルカルボキシラーゼ欠損症	
糖代謝異常	
糖原病 I 型，III 型	
ミトコンドリア異常	
Leigh 脳症	
その他の酸化的リン酸化の障害	
その他	
低酸素症，ショックなど	

げられる。さらにミトコンドリアの2次的な障害をもたらすさまざまな先天性代謝異常症もその原因に挙げられる。これらの疾患は表1にまとめた。

乳酸ピルビン酸の比は正常では10前後に保たれている。しかし循環不全，あるいはミトコンドリア呼吸鎖障害においてはこの比は上昇する。典型的なミトコンドリア異常の場合，30前後まで上昇する。

3. 検査に際しての注意事項

血中乳酸ピルビン酸値は検査に際してのさまざまな状況で変化しうるので，採血および検査に際しては特に注意が必要である。運動や激しい動きは乳酸値を上昇させる。また乳幼児では啼泣時にも上昇する。測定時はうっ血しない状態で速やかに実施し，専用の試験管に保存し，迅速に検査室へ送付する。軽度の上昇がある場合には採血針を留置し，安静時に採血を行うことも必要である。

脳脊髄液中の乳酸ピルビン酸値は安定しているので先天性ピルビン酸代謝障害の診断に有用である。

アンモニア

1. 血中アンモニアが上昇する病態

血中アンモニアが上昇する状態，すなわち高アンモニア血症を呈する疾患は多い。それらは，①尿素サイクルの構成酵素の異常および関連したアミノ酸転送や代謝系などの障害によって生じる先天性代謝異常症と，②門脈シャントの存在や肝不全状態など，その他の原因による

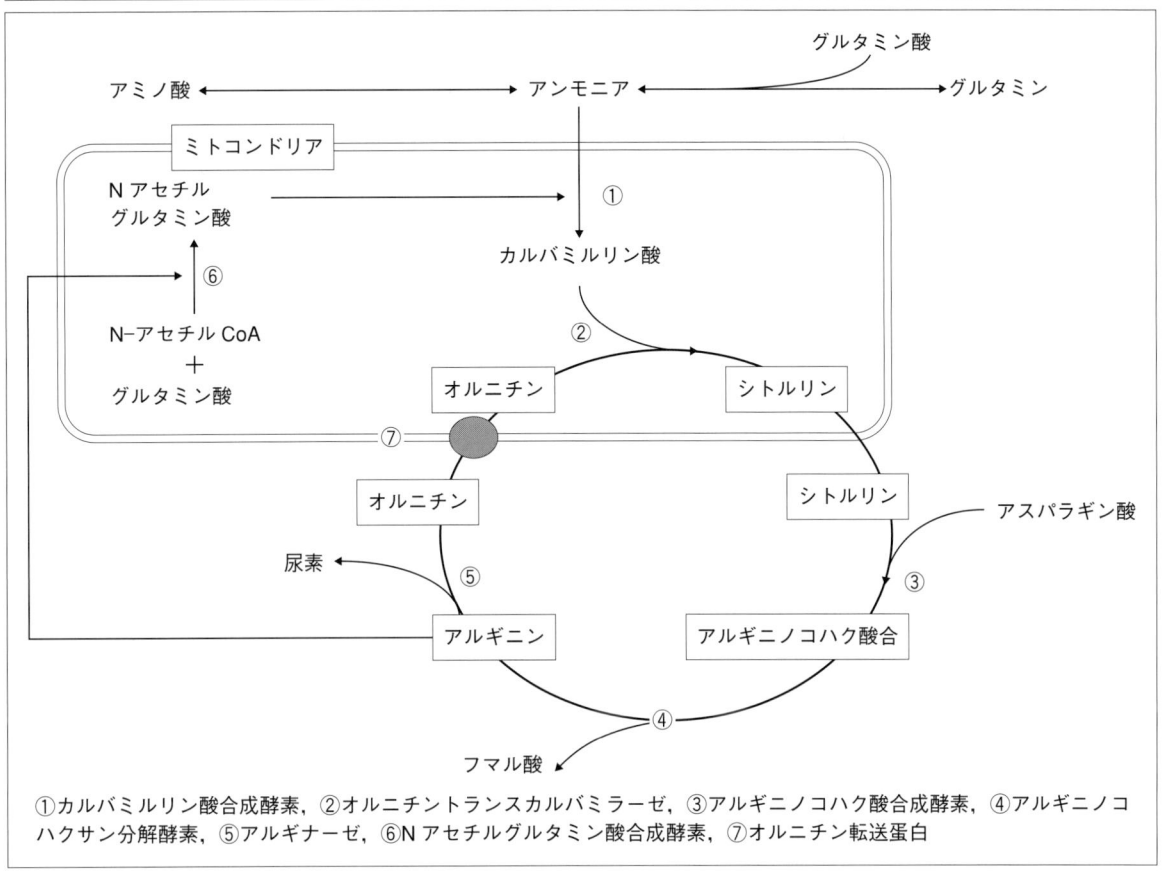

図3 アンモニア代謝と尿素の合成

①カルバミルリン酸合成酵素，②オルニチントランスカルバミラーゼ，③アルギニノコハク酸合成酵素，④アルギニノコハクサン分解酵素，⑤アルギナーゼ，⑥Nアセチルグルタミン酸合成酵素，⑦オルニチン転送蛋白

ものの2種に大別できる．

正常人では血中アンモニアは厳密に保たれている（正常値15～60μg/dL；検査方法と検査施設により異なる）．一般に100μg/dLを超えると食欲不振，嘔気，不眠，興奮，性格の変化などが出現し，200μg/dL前後まで上昇すると，痙攣や重度の意識障害が出現し，急速に上昇した際には特有の羽ばたき振戦がみられる．400μg/dL以上では昏睡に陥り，呼吸抑制も出現する．一方，先天性高アンモニア血症で慢性に経過している患者では，200μg/dL前後まで上昇しても臨床症状に変化がない場合もある．

2．先天性尿素サイクル異常症

アンモニアは尿素サイクルで解毒される．尿素サイクルは図3に示すようにオルニチン，シトルリン，アルギニノコハク酸とアルギニンから構成されている．これらの酵素およびNアセチルグルタミン酸合成酵素の異常によって先天性高アンモニア血症が発生する（表2）．さらに尿素サイクルに関連するアミノ酸の転送傷害によっても高アンモニア血症が発生する．例えばオルニチンはミトコンドリアの膜を通過して内部へ転送される必要があり，HHH症候群ではこの転送が傷害される結果，高アンモニア血症が生じる．さらにアルギニンの吸収が傷害される疾患によっても高アンモニア血症が生じる（表2）．

先天性尿素サイクル異常症では初発時に昏睡をきたすほどの高い血中アンモニア値で発症する患者が多い．またその後の治療によってアンモニアが正常値付近で安定している状態でも急激に上昇し急性症状が出現することがある．その誘因としては，感染，発熱，飢餓，手術などの侵襲が挙げられる．

最も重症な患者〔男児オルニチントランスカルバミラーゼ（OTC）欠損症およびカルバミルリン酸合成酵素欠損症の重症例〕では生後1～2日から血中アンモニアが上昇し，それによる臨床症状が出現する．また重篤な後遺症を残したり，死亡する例が多い．疾患に特徴的な臨床所見としてはアルギニノコハク酸尿症では高アンモニア血症と肝腫大がみられ，一部の患者では毛髪の異常

表2 尿素サイクルと関連する代謝の異常に基づく高アンモニア血症

疾患名	臨床症状	検査	代謝の欠損部位	遺伝形式
OTC欠損症	高アンモニア血症	シトルリンの低値 時にオルニチンの高値 尿中オロト酸高値	OTC	X連鎖性
CPS欠損症	高アンモニア血症	シトルリンの低値 尿中オロト酸低値	CPS	常染色体性劣性
シトルリン血症	高アンモニア血症	シトルリンの高値 アルギニンの低値 尿中オロト酸高値	アルギニノコハク酸合成酵素	常染色体性劣性
アルギニノコハク酸尿症	高アンモニア血症 肝脾腫，肝障害	尿中アルギニノコハク酸の出現 アルギニンの低値 尿中オロト酸高値	アルギニノコハク酸分解酵素	常染色体性劣性
アルギニン血症	高アンモニア血症 痙性対麻痺，重度の精神発達遅延	アルギニンの異常高値	アルギナーゼ	常染色体性劣性
HHH症候群	高アンモニア血症	高オルニチン血症 尿ホモシトルリン	オルニチン転送（ミトコンドリア）	常染色体性劣性
リジン尿性蛋白不耐症	高アンモニア血症，骨粗鬆症 肝脾腫，下痢	血中リジン，アルギニンの低値 尿中2塩基性アミノ酸の排泄増加	2塩基性アミノ酸転送	常染色体性劣性

OTC：オルニチントランスカルバミラーゼ，CPS：カルバミルリンサン合成酵素

(ねじれ)が見られる．アルギニン血症では高アンモニア血症のほか，治療に抵抗する重度の精神発達の遅れと神経症状(痙性対麻痺)が特徴である．

3．その他の原因による高アンモニア血症

一般に進行した肝障害では高アンモニア血症がみられる．しかし小児期に肝障害によって血中アンモニアが上昇するのは，新生児期に生じる肝不全症候群や進行した肝硬変などに限られる．一方で門脈体循環シャントによる高アンモニア血症は乳児期にはよくみられる．この場合，食後の高アンモニア血症という形で見いだされる．一過性であることも多いが，持続する場合もあり，治療の対象となるかどうか，慎重に判断する必要がある．シャントに付随して上昇する胆汁酸などの測定も行う．

シャントの存在を証明する画像検査などを積極的に進めることも重要である．

4．アンモニア測定上の注意と診断

アンモニアの測定では，試料の取り扱いによっては正確な値が反映されないことがありうるので，臨床症状との関連には注意する．

一般検査ではアンモニア値の上昇のほかBUNの低値がみられるのが尿素サイクル異常症の特徴である．シトリン異常症ではさまざまなタイプの肝機能検査の異常がみられる．

血中および尿中アミノ酸アミノ酸の分析を行うことでシトルリン血症，アルギニノコハク酸尿症，アルギニン血症は診断できる．シトルリンの低値はCPS I 欠損症，OTC欠損症の診断に重要で，リジン・アルギニンの低値はリジン尿症の疑いにいたる．このほか尿オロト酸・有機酸分析ではウラシル，オロト酸などの核酸代謝産物の尿中排泄を観察して，CPS I 欠損症(低値)とOTC欠損症(高値)の鑑別を行う．このほか有機酸血症に合併してアンモニアが上昇する例がみられる．バルプロ酸の投与に伴ってもアンモニアが上昇する．

5．まとめ

乳酸，ピルビン酸が上昇する病態，あるいはアンモニ

アが上昇する病態は多彩である．頻度からすると，乳酸，ピルビン酸の上昇は循環不全などで多く，アンモニアの上昇は肝不全や門脈体循環シャントでよくみられる．先天性代謝異常症による検査の異常はまれであるが特異的な治療が必要であるので，注意して検査結果を判定することが望まれる．

ケトン体
Ketone bodies

松森　美香
秋田大学

1．解釈の仕方
a．ケトン体分画

ケトン体は主に脂肪酸のβ酸化産物であり，アセト酢酸，3-ヒドロキシ酪酸，およびアセトンの総称である．主に肝で産生され，多くの末梢組織，特に心臓や骨格筋の重要なエネルギー源となる．血中ケトン体濃度が異常に上昇している状態をケトーシスと呼ぶ．酸であるアセト酢酸と3-ヒドロキシ酪酸が正常量を超えて多量に産生されると高濃度のプロトンを生じ，血液の酸-塩基緩衝系に影響してアシドーシスを生じる．有害となるのはこのプロトンによるアシドーシスであり，ケトン体そのものではない．

アセトンはすぐに揮発してしまい測定は困難である．全血で迅速測定できる機器(ケトメーターなど)は，ケトーシスで主に上昇する3-ヒドロキシ酪酸を測定している．尿中ケトン体を測定する試験紙は尿中アセト酢酸を半定量している．

また，動脈血アセト酢酸/3-ヒドロキシ酪酸比(AKBR)は，肝細胞(肝ミトコンドリア)機能評価法としてミトコンドリア内のNADH/NAD比(図1)などを表し，これが救急領域，劇症肝炎，多臓器不全症，肝切除術前後の管理上の指標として有用であるとの報告も多いが，小児科領域では知見が少ない．

b．一般的注意

空腹時に高く，食後に低値となる日内変動を示すため，採血時間に留意する必要がある．最高値をとるのは早朝空腹時である．採血後はしだいに測定値が低下するので速やかに血清分離して凍結し，できるだけ早く測定すべきである．AKBRはブドウ糖投与下または食後(血糖120 mg/dL以上)に動脈血にて測定する．

2．異常値が出たときの病態
a．ケトン体産生の必要性

脳は通常糖質だけをエネルギー源とするが(脂肪酸は血液脳関門を通過しない)，飢餓状態では水溶性低分子のケトン体が主なエネルギー源となる．絶食が数日に至ると，肝臓は脂肪酸のβ酸化で生じるアセチル-CoAからケトン体を合成して血液に放出する．脳は必要な酵素を合成してしだいにケトン体に適応する．なお，この制御・調節されたケトン体産生は糖質節約目的の適応であるため，血液pHは正常範囲内に緩衝されたままでアシドーシスはきたさない．以上により，ケトーシスを呈している場合は糖質摂取不足(絶食，飢餓，嘔吐など)や糖質利用障害(感染，発熱，外傷，術後，ストレスなど)，および脂肪酸代謝亢進(過脂肪食，肥満，長時間の激しい運動後など)があることを想定すべきである．小児でケトーシスをきたしやすい理由として，疾患罹患時や行事などの疲労緊張状態などにより食事摂取量が容易に低下すること，筋肉量が少なく糖新生に必要な糖産生アミノ酸の供給が不十分であることなどが挙げられる．また糖尿病ではインスリン分泌が不足しているか，もしくは標的細胞がインスリンに応答できないため，高血糖にもかかわらず細胞は糖質の取り込みができずに「糖質飢餓」状態となり，脂肪酸が酸化されケトン体産生が促進される．

b．ケトン体産生と利用の機序

代謝経路の模式図を図1に示す．代謝酵素名などの詳細は他書を参照されたい．脂肪酸は食物由来，もしくは脂肪組織に貯蔵されたトリアシルグリセロール(トリグリセライド)から加水分解によって産生される．脂肪酸は血中に拡散し，アルブミンに結合して肝に運ばれアシルCoAとなる．アシルCoAはカルニチンを介するシステムにてミトコンドリア内に取り込まれ，β酸化にてアセチル-CoAとなる．アセチル-CoAはさらにTCA回路で酸化されるが，相当な割合のアセチル-CoAがケトン体産生経路に入り，アセト酢酸を産生する．アセト酢酸はNAD，NADHを補酵素としてさらに還元され3-ヒドロキシ酪酸を生じる．この反応は可逆的である．またアセト酢酸からは非可逆的に脱炭酸によりアセトンも産生される．特定のアミノ酸も，全体的にまたは部分的にケトン体産生に用いられる．

ケトン体利用時は，肝臓から放出されるアセト酢酸と3-ヒドロキシ酪酸が血液で末梢組織に運ばれ，酵素反応によりアセチル-CoAとなる．そしてTCA回路を経由してエネルギーを産生する．

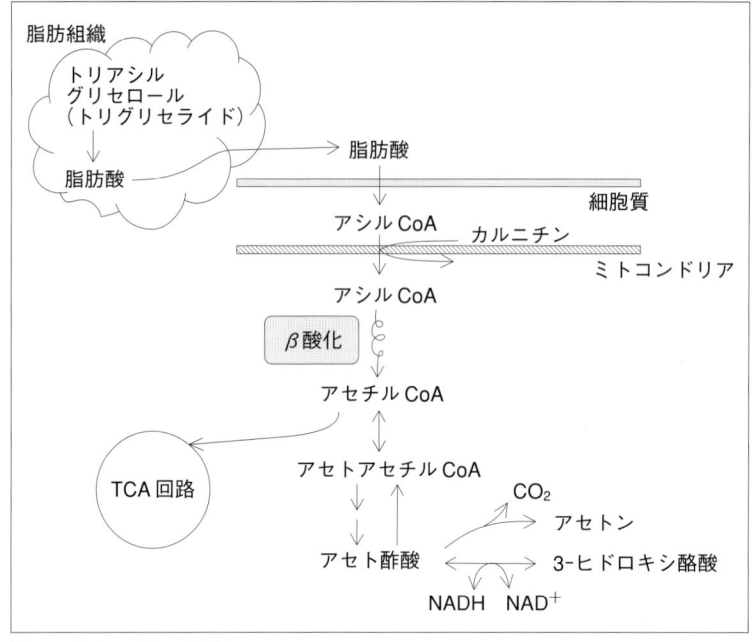

図1　ケトン体の代謝

3．疑われる疾患

a．ケトン体産生が増加している場合

アセトン血性嘔吐症（周期性嘔吐症），ケトン性低血糖症，糖尿病（管理不良時），糖原病（特にⅢ・Ⅵ・Ⅸ型），内分泌疾患（副腎皮質機能不全症，甲状腺機能亢進症，末端肥大症など，糖質や脂肪酸を制御するホルモンを放出する疾患），有機酸代謝異常症，アミノ酸代謝異常症などが挙げられる。アセトン血性嘔吐症の重症例のなかに，先天性ケトン体代謝異常症（囲み記事参照）が潜んでいる可能性があり，注目されている。

b．ケトン体産生が減少している場合

脂肪酸代謝異常症，カルニチン代謝異常症

c．AKBR 低値

肝硬変，肝臓癌など

4．組み合わせ検査（図2）

ケトン体値が異常値を示したときは少なくとも血液ガス分析，血糖，アンモニア，乳酸，ピルビン酸などは測定すべきである。さらに必要に応じて血中遊離脂肪酸値測定，尿中有機酸分析，血・尿中アミノ酸分析，血中カルニチン分画測定，各種生化学検査などを行う。遊離脂肪酸/3-ヒドロキシ酪酸比が2以上（正常値は1以下）の場合は脂肪酸代謝異常症が疑われる。

5．基準値（正常値）

早朝空腹時における基準値は，SRL および BML によると，総ケトン体≦130 μmol/L，アセト酢酸≦55 μmol/L，3-ヒドロキシ酪酸≦85 μmol/L となっており，これらは過去の報告における数値とほぼ同じである。各平均値において年齢，性別による有意差はないとされているが，3-ヒドロキシ酪酸率（3-ヒドロキシ酪酸/アセト酢酸）が1〜3歳の幼児前期において高値であるとの報告もある。AKBR は 0.7 以上が正常である。

先天性ケトン体代謝異常症

通常の尿中有機酸分析ではケトーシスとしか診断できないが，
① 2歳未満で発症
② 反復する。
③ 多くは意識レベルの低下を伴う。
④ しばしば精神発達遅滞を伴う。
⑤ 状態改善後もケトーシスが続く。
などの条件のいくつかを満たすケトアシドーシス発作の場合，サクシニル CoA：3-ケト酸 CoA トランスフェラーゼ（SCOT）欠損症，細胞質チオラーゼ欠損症などの可能性もある。発作間欠期もケトン体高値を示すことが特徴的である。

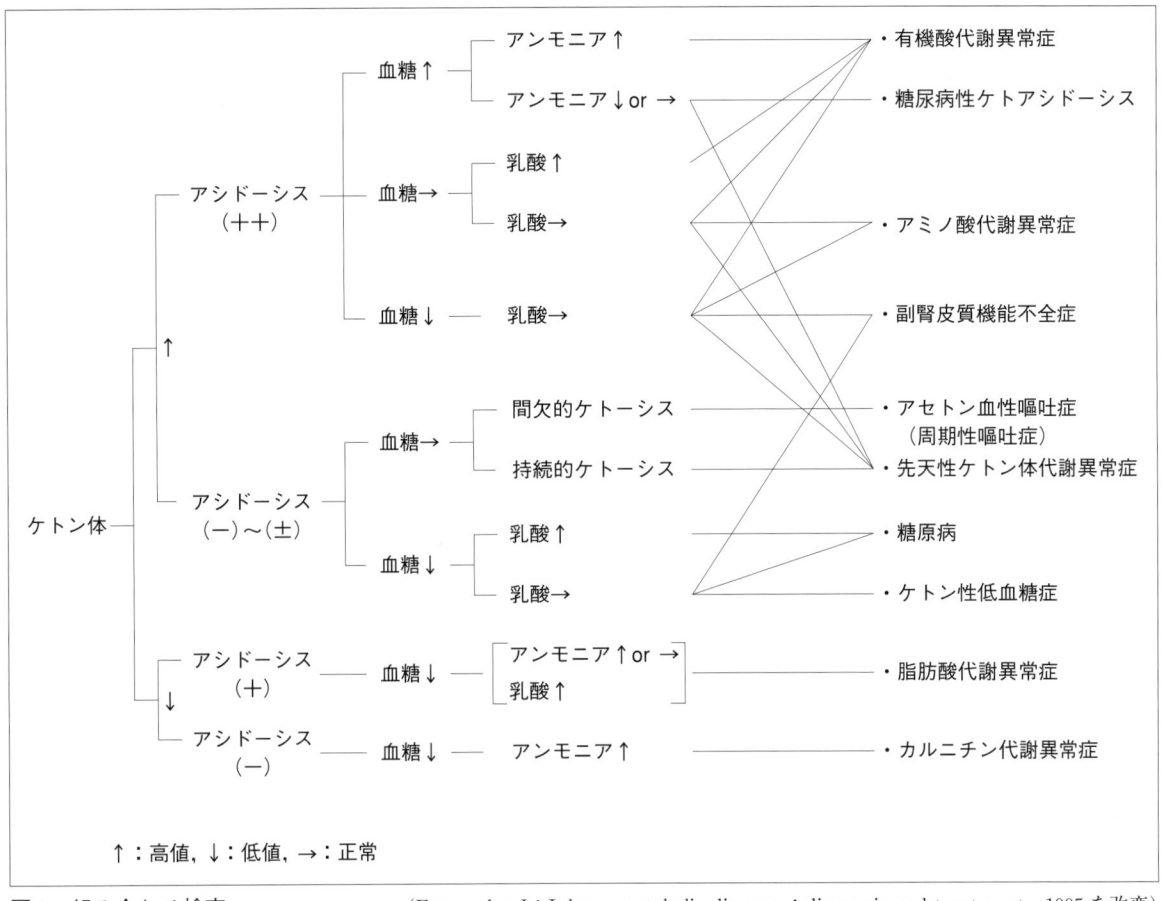

図2 組み合わせ検査　　　　　　　　　　　(Fernandes J：Inborn metabolic diseases；diagnosis and treatment. 1995 を改変)

```
ケトン体 ┬ ↑ ┬ アシドーシス(＋＋) ┬ 血糖↑ ┬ アンモニア↑ ──────── 有機酸代謝異常症
         │                        │        └ アンモニア↓ or → ─── 糖尿病性ケトアシドーシス
         │                        ├ 血糖→ ┬ 乳酸↑
         │                        │        └ 乳酸→ ──────── アミノ酸代謝異常症
         │                        └ 血糖↓ ── 乳酸→ ──────── 副腎皮質機能不全症
         │   └ アシドーシス(－)～(±) ┬ 血糖→ ┬ 間欠的ケトーシス ── アセトン血性嘔吐症(周期性嘔吐症)
         │                            │        └ 持続的ケトーシス ── 先天性ケトン体代謝異常症
         │                            └ 血糖↓ ┬ 乳酸↑ ──────── 糖原病
         │                                      └ 乳酸→ ──────── ケトン性低血糖症
         └ ↓ ┬ アシドーシス(＋) ── 血糖↓ ─[アンモニア↑ or →/乳酸↑] ─ 脂肪酸代謝異常症
               └ アシドーシス(－) ── 血糖↓ ── アンモニア↑ ──────── カルニチン代謝異常症
```

↑：高値，↓：低値，→：正常

血漿浸透圧
Plasma osmolarity

根東　義明
東北大学大学院／教授

1．解釈の仕方
a．定義および意義

溶質濃度の異なる溶液を半透膜で隔てたとき，濃度の低い側から高い側へ溶媒が拡散して生じる圧力を浸透圧という．浸透圧は溶媒に溶けている溶質のモル濃度に比例するため，1kg の H_2O 中のミリモル数で示され，mOsm/kg または mOsm/L と表される．

血漿浸透圧は，血漿の溶質を構成するナトリウム(Na)，カリウム(K)，塩素(Cl)，ブドウ糖，尿素などにより決定されるが，主には電解質濃度に依存する．血漿中には陽イオンと陰イオンが等量含まれ，しかも陽イオンの約 93％ が Na^+ であることから，実際には Na^+ の濃度から血漿浸透圧を推測できる．ただし，比較的分子量の小さい尿素やブドウ糖が病的に著増すると，浸透圧にも影響を与えるようになる．蛋白により生じる膠質浸透圧は $2mOsm/kgH_2O$ 程度で，血漿浸透圧への影響は少ない．

血漿浸透圧は，氷点降下法などを用い浸透圧計にて測定するが，溶質各成分の血漿中濃度から，以下の計算式でも概算できる．

血漿浸透圧(mOsm/L) ≒ 2×(Na＋K)(mEq/L)＋血糖値(mg/dL)/18＋尿素窒素(BUN)(mg/dL)/2.8

血漿浸透圧により，血清の水・電解質などの増減を総合的に評価することができる．

b．どのようなときに検査するか
1）水分の喪失，貯留

脱水，飲水量の減少，多尿など，水分不足が著しい場合や，過剰な水分負荷，高度の浮腫などがみられる場合に行う．

2）溶質の喪失，貯留

血清 Na，血糖，BUN の変動時，マンニトールなどの高浸透圧溶液の投与時に行う．

3）ホルモン異常

下垂体後葉（抗利尿ホルモン（ADH）），甲状腺，副腎の機能異常がみられる場合にも，水分や電解質の変動に注意しつつ測定する．

2．異常値が出たときの病態

a．血漿浸透圧が上昇した場合

1）水分の喪失

ADH分泌不全（中枢性尿崩症）や不応症（腎性尿崩症）による多尿や，視床下部の渇中枢障害による水分補充不足により，体液量が減少した場合や，発熱，過呼吸など皮膚，呼吸器から多量に水分が喪失すると血漿浸透圧は上昇する．嘔吐・下痢による消化管からの水分喪失で上昇することも多い．

2）溶質の増加

高浸透圧の薬剤（マンニトールなど）の投与，血糖値の上昇（糖尿病など），BUNの上昇（腎不全など）を考える．

b．血漿浸透圧が低下した場合

1）水分の貯留

ADHが異常分泌されるADH不適合分泌症候群（SIADH）や，副腎不全・甲状腺機能低下症（糖質コルチコイド，甲状腺ホルモンはADH分泌抑制作用をもつ）で，尿量が減少したり，水の過剰投与で循環血液量が増加すると，血漿浸透圧が低下する．また，心不全やネフローゼ症候群などにより細胞外液が増加しても，血漿浸透圧は低下する．

2）Naの喪失

下痢・嘔吐では，水分と電解質が同時に失われるため，低Na血症に傾くと，血漿浸透圧が低下することがある．また，利尿剤の投与，Na喪失性腎疾患，副腎皮質ホルモン分泌低下などで腎よりNaが失われた場合にも，血漿浸透圧は低下する．

c．偽性低Na血症の場合

基本的には，血清Na濃度と血漿浸透圧は連動して上下するが，低Na血症にもかかわらず，血漿浸透圧が正常の場合（偽性低Na血症）には，電解質以外の低分子成分（蛋白・脂質など）が増加しており，血漿浸透圧の測定値が前述の換算式から算出した値と乖離する．

3．鑑別診断

表を参照．

4．組み合わせ検査

1）血清Na濃度

血清Na値と血漿浸透圧は相関している．高浸透圧にもかかわらず低Na血症の場合には，糖尿病などの溶質負荷に伴う腎からのNa喪失を考える．

2）血糖

高血糖による高浸透圧血症は，非ケトン性昏睡にも関与する．ブドウ糖濃度18 mg/dL当たり血漿浸透圧が1

表　血漿浸透圧異常の鑑別診断

高浸透圧血症	低浸透圧血症
1．高Na血症 1）水欠乏 ・水分の喪失：皮膚・呼吸器・消化管からの喪失*（発熱や過呼吸による不感蒸泄・発汗，下痢，嘔吐，火傷など），尿崩症（中枢性・腎性） ・水分の摂取不足：渇中枢障害（脳炎・頭蓋内腫瘍・脳奇形など），悪心・嘔吐，意識障害，嚥下困難，呼吸困難，小児虐待 2）Na過剰 ・高張食塩水，炭酸水素ナトリウム（メイロン）の過剰輸液，食塩過剰摂取，経口補液剤とミルクや果汁の併用 2．体内での溶質過剰産生 ・糖尿病（インスリン依存型，非依存型：低Na血症のこともある），高窒素血症（腎不全など），高乳酸血症，ケトーシス 3．体外からの溶質負荷 ・アルコール，薬剤（マンニトール，グリセロールなど），高カロリー輸液	1．水過剰 1）循環血液量の増加：希釈性 ・過剰な水分摂取・投与：低張液の過剰輸液，ベビースイミング，蒸留水で希釈したバリウムでの浣腸，心因性多尿 ・ADHの分泌・作用の異常：SIADH，副腎不全，甲状腺機能低下症 2）細胞外液量の増加：浮腫性 ・重症浮腫性疾患（うっ血性心不全，ネフローゼ，肝不全，腎不全など） 2．Na欠乏 1）腎からの喪失 ・利尿剤の使用 ・Na喪失性腎炎（間質性腎炎，慢性腎盂腎炎など） 2）皮膚・呼吸器・消化管からの喪失* ・嘔吐，下痢（急性胃腸炎，肥厚性幽門狭窄）による低張性脱水 ・消化管液の吸引 ・発熱や過呼吸による発汗，不感蒸泄

*下痢・嘔吐，発汗，不感蒸泄では，水の喪失とNaの喪失のバランスにより，高浸透圧にも低浸透圧にもなりうる．

mOsm/kgH$_2$O 変化する。

3）BUN

尿素は細胞膜を自由に透過するため，高張性にはなりにくいが，腎不全などで BUN が高度に上昇すると，高浸透圧血症となる。

4）尿浸透圧

低浸透圧血症では，水分の体内貯留(SIADH，浮腫性疾患)や腎からの Na 喪失で，尿浸透圧が上昇し，水分の過剰投与で低下する。高浸透圧血症では，腎以外からの水分喪失や水分摂取障害，溶質の増加時に尿浸透圧が増加し，尿崩症による尿量増加時には低下する。

5）尿中電解質

溶質の増加や，腎からの Na の喪失が起これば，尿中の Na 排泄量が増加し，細胞外液への Na の貯留(浮腫性疾患)，腎以外からの Na の喪失が起これば，Na 排泄量が減少する。

6）尿量，飲水量

多尿の場合は，ブドウ糖などの溶質の増加による浸透圧利尿や，水の摂取の増加・尿崩症よる水利尿を考える。

7）抗利尿ホルモン(ADH)

高浸透圧血症で多尿の場合は，尿崩症を疑い測定する。中枢性と腎性の鑑別のため，Fishberg 濃縮試験，水制限試験，バソプレシン試験も適宜併用する。また，低浸透圧血症で，SIADH を疑った場合も施行する。

8）副腎ホルモン・甲状腺ホルモン

ADH 分泌が増加している時には，甲状腺機能低下症や副腎不全も考え，甲状腺ホルモンやコルチゾール・アルドステロンを測定する。

5．基準値

正常は 275～290 mOsm/kg。350 mOsm/kg 以上は重症高浸透圧血症。小児でも成人とほぼ同一である。

ADH・hANP

有阪 治
獨協医科大学／教授

1．解釈の仕方

水電解質代謝の恒常性は，抗利尿ホルモン(ADH)による腎での水分排泄量の調節および渇感による飲水量の調節により，血清浸透圧は 275～295 mOsmol/kg，血清 Na 濃度は 135～145 mEq/L の範囲に保たれる。その他に，レニン-アンジオテンシン-アルドステロン系および心房性ナトリウム利尿ペプチド(hANP)なども恒常性の維持に関与する。

a．ADH

血中(血漿)ADH 濃度と血清浸透圧との関係を示す(図1)。ADH は血清浸透圧が 285 mOsm/kg 以上になると分泌が開始され，それ以下で抑制される。ADH であるアルギニンバソプレシン(AVP)は腎と肝で主に代謝され，血中半減期は 4～20 分間である。尿中へも約 10％ が排泄され，尿中 ADH として測定される。

尿濃縮の程度は血中 ADH 濃度によって変化し，ADH が 0.5 pg/mL 増加することにより尿浸透圧は 150～250 mOsm/kg 程度上昇し，2～5 pg/mL で最大尿濃縮(1,200 mOsm/kg)が得られる。ADH が作用しなければ尿は最大で 100 mOsmL/kg 以下に希釈される。

b．hANP の分泌調節

hANP は心房細胞中に小顆粒として存在する循環ホルモンである。ファミリーペプチドとして構造の類似した脳性 Na 利尿ペプチド(BNP)は心室から分泌される。これらのペプチドは心臓以外の全身の組織にも存在するが，心房や心室の拡張，体液の増加や，なんらかの中枢からの刺激を介して分泌される。hANP はレニン-アンジオテンシン系を抑制し，腎臓糸球体濾過量を増加させ

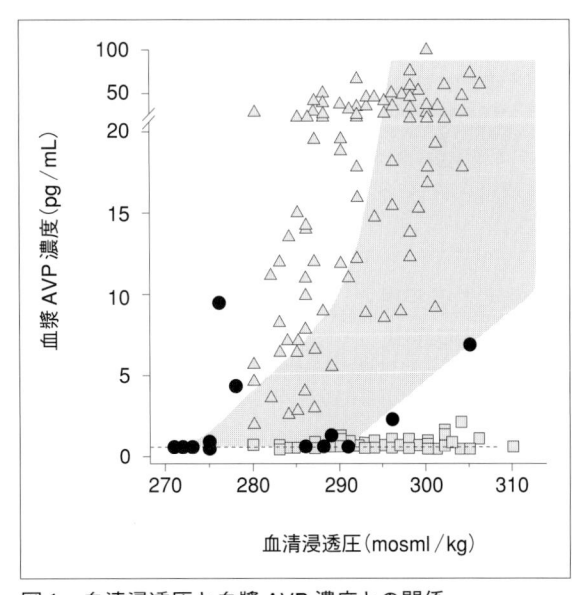

図1 血清浸透圧と血漿 AVP 濃度との関係
陰影部分は健康小児の正常範囲を示す
□：中枢性尿崩症(完全型～不完全型)
△：腎性尿崩症(完全型～不完全型)
●：心因性多飲

(Robertson GL: Disorders of water balance. In Clinical Paediatric Endocrinology, 4 th ed, Brook CGD (ed) Blackwell Science, Oxford, pp193-221, 2001)

る．また，中枢神経系で，ADHとhANPが相互に分泌に影響を与えることも想定されている．

2．異常値が出たときの病態
a．ADH分泌増加
血清浸透圧増加，循環血漿量減少，低Na血症，血圧低下，悪心や痛みなどの生理的な刺激による場合と，非生理的な不適切ADH分泌による場合がある．

b．ADH分泌低下
生理的なコントロールによる以外には，抗利尿ホルモン（AVP-neurophysinⅡ）遺伝子異常，視床下部ADH産生細胞傷害および後葉への軸索輸送障害がある場合である．

c．hANP，BNPの分泌増加
血管拡張やNa利尿作用により高血圧や体液増加を是正する適応反応と考えられる．hANPは心房，BNPは心室の拡張や肥大により分泌される．中枢性塩喪失で増加するとされる．

中枢性塩喪失（cerebral salt wasting：CSW）

頭部外傷，脳手術，髄膜炎などの中枢神経系異常やさまざまな脳傷害（brain insult）に引き続いて起こる低Na血症の原因の1つとしてCSWの報告が小児科領域から増えている．中枢性尿崩症の治療経過中に，突然の尿量と尿中Na排泄が増加し，重篤な低Na血症（痙攣などの水中毒症状）をきたすとする報告例が多い．SIADHとの本質的な違いは循環血液量の減少を伴うことである．なんらかの中枢からの刺激で，心臓からのhANPやBNPの分泌が増加するためと推定される．

3．疑われる疾患
a．ADHの異常
血中ADHが異常値を示す疾患を表1に示す．特殊な例として，浸透圧の変化に対するADHの分泌閾値が低下あるいは増昇している場合（reset osmostat）には，血中ADH値は正常であっても，低Naあるいは高Na血症を呈する．

b．hANP，BNPの増加
血中hANP，BNPが増加する疾患を表2に示す．

4．組み合わせ検査
①水・電解質バランスの評価のためにADHやhANPを測定する際には，脱水徴候の有無，体重，血圧などの理学所見を正確に把握する．
②検査では，血清電解質，血清浸透圧，尿素窒素，レ

表1　ADHが異常を示す疾患

1. 血中ADH濃度が高値（低Na血症をきたす）
  1) ADH分泌の生理的な刺激，脱水症など（本文中で解説）
  2) SIADH（ADH不適合分泌症候群）
    - 中枢神経系疾患（髄膜炎，脳炎，脳腫瘍，頭部外傷，Guillain-Barré症候群，急性間欠性ポルフィリン症，新生児・未熟児（仮死，頭蓋内出血）など）
    - 胸腔内・肺疾患（肺炎，気管支喘息発作，膿胸，陽圧呼吸，未熟児呼吸窘迫症候群など）
    - 薬剤性（ビンクリスチン，カルバマゼピンなど）
    - 悪性腫瘍（肺癌，膵臓癌，胸腺腫，十二指腸癌，白血病，悪性リンパ腫など）
    - その他
  3) 周期性ACTH-ADH過剰分泌症候群
  4) 腎性尿崩症（遺伝性，薬剤性，腎間質傷害など）

2. 血中ADH濃度が低値を示す疾患（高Na血症）
  中枢性尿崩症
  1) 遺伝性・家族性尿崩症（AVP-ニューロフィジン遺伝子異常）
  2) 先天奇形症候群（正中頭蓋顔面欠損，全前脳症など）
  3) 下垂体低形成
  4) 後天性
    - 頭部外傷，新生物（頭蓋咽頭腫，胚細胞腫，髄膜腫，悪性リンパ腫，白血病），肉芽腫性（Langerhans histiocytosisなど），感染（髄膜炎，脳炎，トキソプラズマ症），炎症性（リンパ球性漏斗神経下垂体炎），血管性（動脈瘤など），低酸素性脳症，脳死，脳手術後
    - 特発性

表2　hANP，BNPの上昇する疾患と病態

hANP	BNP
・うっ血性心不全	・うっ血性心不全
・慢性腎不全	・慢性腎不全
・本態性高血圧	・本態性高血圧
・発作性上室性頻拍	・急性心筋梗塞
・甲状腺機能亢進症	・心肥大
・妊娠中毒症	・急性肺障害
・中枢性塩喪失	

ニン，尿量，尿浸透圧，尿中Na濃度などの測定も必要に応じて行う．

③副腎皮質機能低下症では水利尿不全を伴うので（多尿症状が隠されてしまう），副腎機能の評価も重要である．

④ADHとhANP測定による低Na血症の病態鑑別のためのフローチャートを図2に示す．

⑤尿崩症では，MRI（T_1）検査で下垂体後葉のシグナルの有無の確認（中枢性尿崩症で消失）し，下垂体茎の肥大や肥厚を認めた場合には，腫瘍，リンパ球性漏斗神経

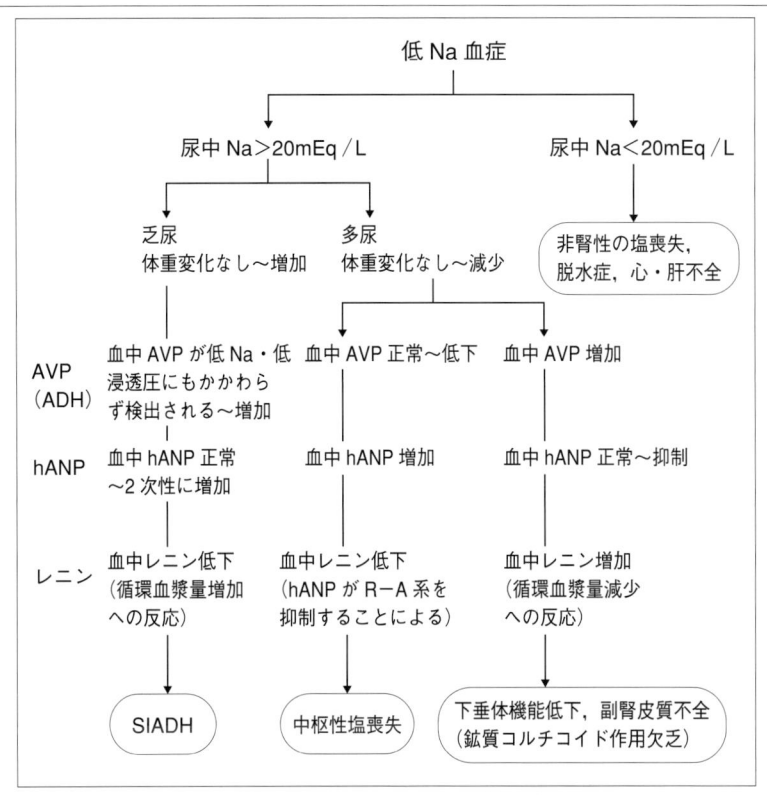

図2　AVP，hANPの測定を利用した低Na血症の病態鑑別

下垂体炎などの可能性を疑う。

⑥腫瘍(胚細胞腫や奇形腫など)が疑われる場合には，髄液・血中の腫瘍マーカーである βhCG や α フェト蛋白を測定する。

⑦遺伝子検索として，抗利尿ホルモン(ADH-neurophysinⅡ)遺伝子，ADHに対する腎尿細管 V_2 受容体遺伝子，ADH受容体以降でADH作用発現に必要な水チャネルであるアクアポリン2(AQP-2)の遺伝子などの検索が可能である。また，尿中AQP-2排泄は，ADHに対する腎の反応性を反映する。

5. 基準値(正常値)

1) ADH濃度

血中(血漿)ADH濃度は，血清浸透圧の変化により変動するが，平常時では0.3～4 pg/mLである。血清浸透圧との関係において血中ADH濃度を評価することが重要である(図1)。

尿中ADH濃度の正常値は<40pg/mLである。

2) hANP, BNP

hANP，BNPの正常値は測定キットにより多少異なるが，hANP 20～40 pg/mL，BNP 2～4 pg/mLである。

GH・ソマトメディンC
GH・Somatomedin C

木下　英一
長崎大学大学院／助教授

1. 解釈の仕方

下垂体前葉から分泌される成長ホルモン(GH)は，視床下部のGH分泌促進因子(GHRH)と抑制因子(ソマトスタチン)の相互作用によって脈動的に変動している。1日に6～10回のピークを形成するが，その大きさや間隔は睡眠，食事摂取，運動などの影響を受けて大きな日内変動があり，夜間に分泌のピークが認められるため，1回の採血だけではGH分泌量の判定はできず診断的価値は少ない。したがって，GH分泌量の評価には，インスリン負荷，アルギニン負荷，L-ドーパ負荷，グルカゴン負荷，クロニジン負荷のGH分泌刺激試験を行う必要がある。検査の条件を一定にするため，GH分泌刺激試験は早朝安静空腹時に行うのが原則である。各種薬物刺激試験によるGHの分泌反応は種類によって異なり，偽陰性や偽陽性反応，再現性などに問題があるため，少なくとも2種類以上の検査成績から総合的に判断する。

また，次のような状態では，GH分泌が偽性低反応を示すことがあるので注意が必要である．
(1) 甲状腺機能低下症：甲状腺ホルモンによる適切な補充療法中に検査する．
(2) 中枢性尿崩症：DDAVPによる治療中に検査する．
(3) 肥満：体重コントロール後に検査する．

下垂体から分泌されたGHは，GH受容体を介して肝臓あるいは骨・軟骨などの末梢組織でソマトメジンC (IGF-I)を産生する．IGF-Iの多くは肝臓で産生されるが，IGF-Iの成長への関与はendocrine作用よりも軟骨細胞でのparacrine, autocrine作用が主体と考えられている．IGF-Iは99％以上IGF結合タンパク(IGFBP)と結合しており，そのほとんどはIGFBP3, acid-labile subunit, IGF-Iが結合した3量体として存在する．そのため，IGF-Iは日内変動を示さず内因性のGH分泌状態を反映することから，1回の採血でGH分泌能を知るよいマーカーである．血中IGF-Iは男女とも乳幼児期から思春期へと年齢とともに増加して思春期の成長スパートのピークに一致して最高に達し，その後徐々に低下して18歳ごろには成人値となる．GH分泌不全症(GHD)の診断におけるIGF-Iの感度は93％，特異性は88％と高くスクリーニングとして有用であるが，栄養状態や肝機能に大きく左右され，乳児では低値を示し，思春期には高値を示すなど特異性に乏しい部分もある．

これらの検査は，小児科領域では低身長あるいは身長増加率の低下の原因検索およびGH治療の適応判定を目的に行うことが多く，身長SDスコアが−2SD以下あるいは身長増加速度が−1.5SD以下の症例が対象となる．また，頭蓋内器質性病変や頭蓋部の照射治療歴などで視床下部・下垂体系の障害が予想される場合には下垂体機能検査の一環としてGH分泌能検査を積極的に施行することが望ましい．

2．異常値が出たときの病態
a．成長障害(低身長)
成長障害(低身長)は視床下部-下垂体GH-IGF-I系のいずれの異常によっても生じうるが，血中GHとIGF-Iの組み合わせでその障害部位を推測可能である．
(1) 血中IGF-I, GHともに低値を示す場合：視床下部・下垂体の障害によるGHD
(2) 血中IGF-Iは低値，血中GHは高値を示す場合：GH受容体その後のシグナルの異常，IGF-Iの異常
(3) 血中IGF-I, GHともに高値を示す場合：IGF-I受容体ならびにその後のシグナルの異常

b．高身長
高身長で血中GH, IGF-Iともに高値を示す場合には，下垂体性巨人症の可能性がある．

3．疑われる疾患
低身長で血中IGF-Iが低値を示す場合，GH分泌刺激試験を行いGH頂値が低値であればGH分泌不全性低身長症と診断される．血中GHの基礎値，頂値とも高値であれば，GH受容体異常症(ラロン症候群)，生物学的不活性型GHあるいはIGF-I異常症を考慮する．血清GH結合蛋白(GHBP)が低値であれば，GH受容体異常症の可能性が高いが，最終診断にはIGF-I generation test (hGH0.175 mg/kg/日，1日1回4～5日間)に対するIGF-I反応の欠如や遺伝子検査でGH受容体遺伝子の異常を確認する必要がある．IGF-I generation testでIGF-Iの増加反応が認められれば，生物学的不活性型GHの可能性が高くGH-1遺伝子検査を行う．GHDに加えてほかの下垂体ホルモン分泌不全を合併している場合には，頭蓋内器質性疾患や遺伝性複合型下垂体機能低下症(combined pituitary hormone deficiency；CPHD)を考慮する．小児期にはまれであるが，高身長で血中GH, IGF-I値が高値を示せば下垂体性巨人症を考慮する．

4．組み合わせ検査
低身長はさまざまな原因で生じるが，そのうち非内分泌性低身長，家族性低身長，低出生体重性低身長などGH分泌能の正常なものが多くを占める．しかし，これらの疾患の鑑別にはGHDを除外する必要があり，治療方針を決定するうえでもまずGH治療の対象となりうる内分泌疾患を診断することが重要である．診断の手順を以下(図)に示す．

1) 既往歴，家族歴，身体所見
GH分泌能検査に先立って，既往歴，家族歴，身体所見を検討し，成長曲線を作成して成長パターンを知ることが大切である．
特発性GH分泌不全性低身長は3～4歳までに低身長に気付き，その後も年齢とともに低身長の度合いが強くなる傾向がある．

2) スクリーニング検査
① 血算，血液生化学
② 血中IGF-I
③ 甲状腺機能(TSH, fT4, fT3)
④ 手根骨(骨年齢)
⑤ 染色体分析(Turner症候群が疑われる女児)

3) GH分泌能検査および下垂体機能検査
GHDの有無を検査するため，以下の薬物負荷試験を

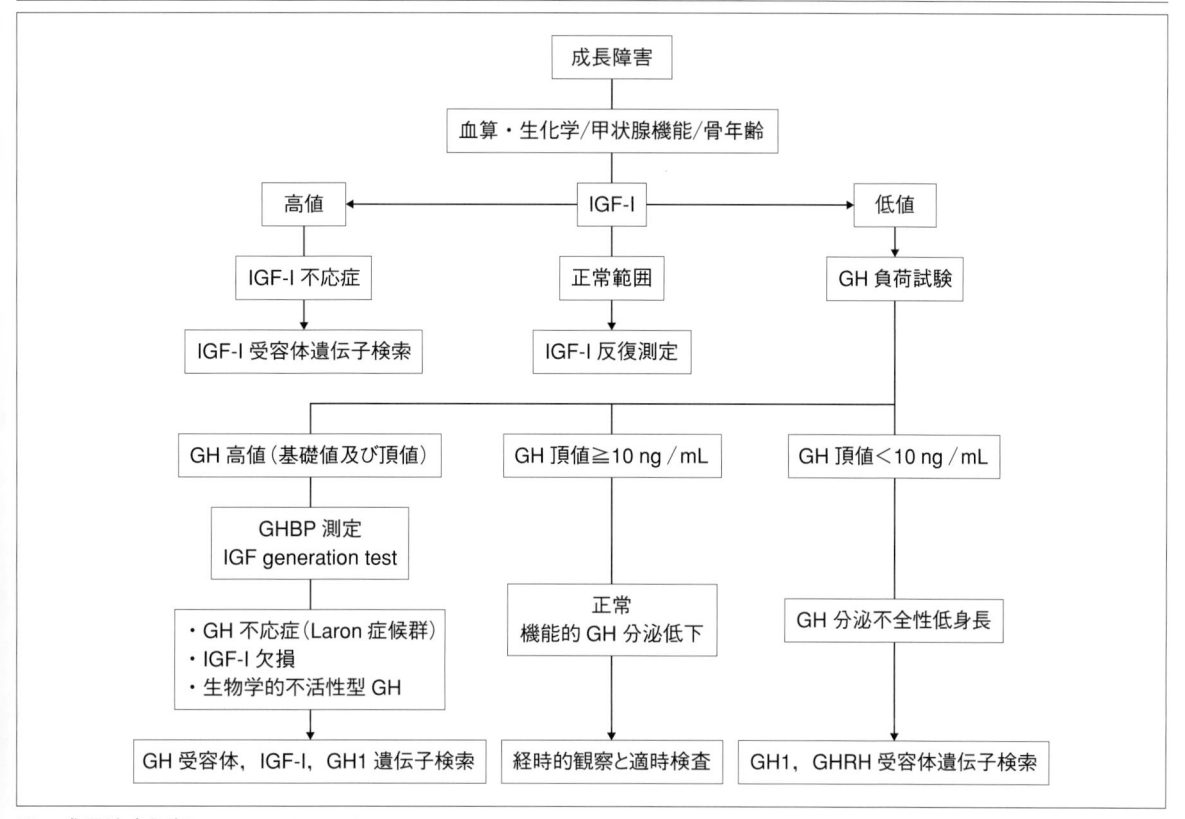

図　成長障害評価のフローチャート

```
                        成長障害
                           │
              血算・生化学/甲状腺機能/骨年齢
                           │
            ┌──────────── IGF-I ────────────┐
          高値            正常範囲            低値
            │               │                │
        IGF-I 不応症                       GH 負荷試験
            │               │                │
      IGF-I 受容体遺伝子検索   IGF-I 反復測定
            │
   ┌────────┼────────────────────┬─────────────┐
 GH 高値(基礎値及び頂値)    GH 頂値≧10 ng/mL   GH 頂値<10 ng/mL
        GHBP 測定
    IGF generation test
            │                    │                │
  ・GH 不応症(Laron 症候群)      正常          GH 分泌不全性低身長
  ・IGF-I 欠損              機能的 GH 分泌低下
  ・生物学的不活性型 GH
            │                    │                │
 GH 受容体,IGF-I,GH1 遺伝子検索  経時的観察と適時検査  GH1,GHRH 受容体遺伝子検索
```

少なくとも2種類以上行い，経時的(30分ごと120分まで)に採血して血中 GH 濃度を測定する。

また，ほかの下垂体ホルモンの分泌状態についても検討し，GH 単独欠損症か CPHD かを鑑別する。

① インスリン負荷：速効型インスリンを 0.1 単位/kg (GH 分泌不全が強く疑われるときは 0.05 単位/kg)静脈内投与

② アルギニン負荷：10% アルギニン注 0.5 g/kg を 30 分間にわたって点滴静注

③ L-ドーパ負荷：L-ドーパ 10 mg/kg(最大 500 mg)を経口投与

④ グルカゴン負荷：グルカゴン 0.03 mg/kg(最大 1 mg)を筋注または皮下注

⑤ クロニジン負荷：クロニジン(カタプレス)を 0.1 mg/m²(最大 0.15 mg)経口投与

4) 頭部 X 線および MRI 検査

頭蓋内の器質性病変(脳腫瘍，奇形，視神経萎縮など)の有無や下垂体あるいは下垂体柄の形態を知るうえで大切である。

5) 遺伝子検査

遺伝性 GHD や CPHD の病因となる遺伝子異常が次々と明らかにされてきている。前額突出など特徴的顔貌を伴った早期からの極端な低身長や家族例では病因を解明するため積極的に遺伝子検索を行うことが望ましい。

5. 基準値(正常値)

1) GH

GH 分泌には正常から異常まで連続性があるため明確な基準値は存在しないが，伝統的に刺激試験での GH 頂値 10 ng/mL が GHD の基準として採用されている。GH 頂値が 5 ng/mL 以下のものを重度 GH 分泌不全性低身長症，5〜10 ng/mL 以下を中等度 GH 分泌不全性低身長症と分類する。新生児・乳児早期には，分泌刺激試験の頂値が 10 ng/mL 以上であっても GHD は否定はできないので，代謝性疾患が明らかでない低血糖を繰り返す症例には注意が必要である。

現在市販されている血中 GH 測定キットはさまざまな測定系を用いており，その測定値には大きなバラツキがある。これに対して，成長科学協会では毎年各キット間の補正式を作成しているので参照されたい。

最近，リコンビナントのヒト GH(rhGH)を用いた校正標品で校正した標準品と，モノクローナル抗体を用い

た分子量22kDのhGHを測定する測定系が推奨されており，今後GH測定系は標準化されてくると思われる。しかし，この測定系を使用した場合のGH濃度は，従来の測定値に比べて極端に低値となるため，GH分泌刺激試験の基準値の改訂が必要である。

2）IGF-I

IGF-Iの測定についてもさまざまな測定系があり，現在のところ校正標準はないため明確な基準値は存在しない。正常者の年齢別，性別基準値の－2SD以下が低値と判定されるが，おおむね7歳未満で55 ng/mL以下，7歳以上11歳未満で120 ng/mL以下，11歳以上で150 ng/mL以下が低値の目安である。

PTH・ビタミンD
PTH・Vitamin D

島　雅昭
NTT西日本大阪病院／部長

PTH

1．解釈のしかた

PTHは副甲状腺より分泌されるペプチドホルモンで，腎近位尿細管においてビタミンDの活性化や，骨からCaの遊離を高め，血清Caの調節に中心的な役割を果たしている。副甲状腺には血中Caを感知する受容体であるCa sensing receptorが存在し，PTH分泌が調節されている。従来，副甲状腺機能低下症は特発性副甲状腺機能低下症と偽性副甲状腺機能低下症に大別されていたが，前者の病因が次々に明らかにされ，それぞれの疾患単位として独立した。しかしながら，依然病因が不明なタイプがあり，狭義の特発性副甲状腺機能低下症として存在している。後者はPTHに対して抵抗性を示すホルモン受容体異常症の1つである。

PTHの測定法には2つの抗体を用いて測定する方法（intact PTH）と中間部（44-68）に対する抗体で測定する方法（HS-PTH）がある。測定法の違いにより基準値が異なるので注意を要する。腎機能障害があるときはクリアランスの影響を受けないintact PTHのほうが適している。

2．異常値が出たときの病態

未熟児や糖尿病妊婦よりの出生児に認められる一過性の副甲状腺機能低下は副甲状腺の未熟性に由来する。

一方，副甲状腺は第3，4 pharyngeal pouchより発生する。22q11.2 deletion syndromeは副甲状腺の形成障害に由来し，4,000人に1人と高頻度である。Ca sensing receptorの機能獲得型の遺伝子変異でADH（autosomal dominant hypocalcemia）が，機能喪失型変異でfamiliar hypocalciuric hypercalcemiaをきたす（ホモあるいは複合ヘテロ変異では新生児重症副甲状腺機能亢進症）。副甲状腺からPTHを産生し分泌するためにはATPとMgが必要であり，その欠乏は副甲状腺機能低下を招来する。

3．疑われる疾患

血清Caとの関連して疑われる疾患を示した（表）。

表　血中PTH異常をきたす疾患

1. 低Ca血症を呈し，血中PTH値が低値のとき
   - 22q11.2 deletion syndrome
   - 未熟児
   - 糖尿病妊婦より出生した新生児
   - ADH（autosomal dominant hypocalcemia）
   - ミトコンドリア脳筋症
   - HDR症候群（hypoparathyroidism, nerve deafness, renal dysplasia）
   - APECED症候群（autoimmune polyendocrinopathy candidiasis ectodermal dystrophy syndrome）
   - PTH分子異常
   - 低Mg血症
   - Kenny-Caffey syndrome
   - X-linked recessive hypoparathyoidism
   - 甲状腺の術後
   - 狭義の特発性副甲状腺機能低下症
2. 低Ca血症を呈し，血中PTHが高値のとき
   - ビタミンD欠乏症
   - 腎不全
   - 偽性副甲状腺機能低下症
   - 大理石病
   - ビタミンD依存症Ⅰ型
   - ビタミンD依存症Ⅱ型
3. 高Ca血症を呈し，血中PTHが高値のとき
   - familiar hypocalciuric hypercalcemia[1]
   - 新生児重症副甲状腺機能亢進症
   - 原発性副甲状腺機能亢進症
4. 高Ca血症を呈し，血中PTHが低値のとき
   - humoral hypercalcemia of malignancy[2]
   - サルコイドーシス・結核などの肉芽腫症
   - Jansen metaphyseal osteochondrodysplasia
   - Hypophosphatasia
   - ビタミンD中毒
   - 甲状腺機能亢進症
   - 不動性骨萎縮
   - ミルク・アルカリ症候群

[1]血清Ca値に比して相対的に血中PTH値は高値であるが，血中PTHが軽度高値を呈する例は5～10%である。
[2]測定法により血中PTHが正常の場合もある。

4．組み合わせ検査

一般的に血中 PTH 値が異常値を呈する場合，血清 Ca, P, Mg, creatinine, ALP, 尿中 Ca, P, creatinine を測定する．発症時期は鑑別診断に有用である．

①ADH では低 Ca 血症にもかかわらず相対的高 Ca 尿症を呈する．

常染色体優性遺伝であるが散発例もみられる．

②22q11.2 deletion syndrome, HDR 症候群では心奇形や難聴など合併する異常を検索する．

③22q11.2 deletion syndrome や APECED 症候群では免疫能の評価を行う．

④ミトコンドリア脳筋症の中で chronic progressive external opthalmoplegia(OPEO), Kearns-Sayre syndrome に副甲状腺機能低下症の合併が多い．

⑤偽性副甲状腺機能低下症 1a では Albright 徴候（低身長，円形顔貌，第 4 中手骨の短縮）を呈し，ほかの内分泌異常を合併する．

⑥ビタミン D 欠乏では低 Ca 血症に加えて低リン血症を伴うことが多い．潜在的ビタミン D 欠乏では PTH のみ高値を示す．

⑦大理石病や Jansen metaphyseal osteochondrodysplasia, hypophosphatasia の診断には骨の X 線撮影が有用である．

⑧humoral hypercalcemia of malignancy は小児でまれである．副甲状腺ホルモン関連蛋白質 PTHrP を測定する．

⑨肉芽腫症では病巣肉芽腫によりビタミン D の活性化を来し，高カルシウム血症，血中 $1,25(OH)_2D$ 高値を示す．

⑩低 Mg 血症の病因として，尿中への排泄が増加するタイプと腸管での吸収障害を呈するタイプがある．

5．基準値（正常値）

intact PTH の正常値は 8〜47 pg/mL で成人の正常値と差は認めない．

ビタミン D

1．解釈のしかた

皮膚で産生されたビタミン D や，食物より摂取されたビタミン D は肝臓で 25 位が水酸化され，25OHD となる．25OHD は血中を流れるビタミン D 代謝物のなかで最も高濃度のビタミン D である．ビタミン D の食物摂取量や皮膚からの産生量に比例して増加するので，ビタミン D 欠乏の有無を判定するのに適している．25OHD は DBP と結合して血中を循環している．腎糸球体を濾過した 25OHD と DBP の結合体は近位尿細管の管腔側より取り込まれ，1 位が水酸化され，活性型の $1,25(OH)_2D$ となる．ネフロン数が低下する慢性腎不全や 25OHD の取り込み障害をきたす一部の Fanconi 症候群で $1,25(OH)_2D$ 値は低下する．

2．異常値が出たときの病態

a．25OHD の異常

栄養状態の改善によりビタミン D 欠乏は減少したが，紫外線の少ない北海道やアトピー皮膚炎などで食事制限を受けている小児で認められる．外出を極端に制限されていたり，抗痙攣剤を長期内服している小児も 25OHD の低下をきたしやすい．ビタミン D 中毒をきたしたとき 25OHD 値は高値を呈する．

b．$1,25(OH)_2D$ の異常

$1α$ 位の水酸化は PTH により促進されるので，副甲状腺機能低下症では $1,25(OH)_2D$ は低下する．ビタミン D 依存症 1 型は $1α$ 水酸化酵素の異常であり $1,25(OH)_2D$ は低下する．ビタミン D 依存症 2 型は $1,25(OH)_2D$ の受容体異常で，禿頭を呈し $1,25(OH)_2D$ 値は高値を示す．一方，著明なビタミン D 欠乏で $1,25(OH)_2D$ は低下する．

3．疑われる疾患

a．25OHD の異常

25OHD が低値を呈する疾患として栄養性のビタミン D 欠乏が挙げられる．乳幼児期に O 脚を呈して診断される例と，低 Ca 血症で発見される例がある．

先天性胆道閉鎖や吸収不全でも 25OHD の低下をきたす．ネフローゼ症候群では尿中への喪失により，未熟児では妊婦からの供給不足により 25OHD 値は低下する．

b．$1,25(OH)_2D$ の異常

低値をきたす疾患は副甲状腺機能低下症，未熟児，慢性腎不全，高度のビタミン D 欠乏，ビタミン D 依存症 1 型などである．高値をきたす疾患は，軽度のビタミン D 欠乏症，原発性副甲状腺機能亢進症，ビタミン D 依存症 2 型，サルコイドーシスなどの肉芽腫症が挙げられる．

4．組み合わせ検査

①低 Ca 血症，低 P 血症をきたし，X 線でくる病を呈する例では血中 25OHD, $1,25(OH)_2D$ を測定する．$1,25(OH)_2D$ のみの測定ではビタミン D 欠乏の診断はできないので注意を要する．

②くる病や低 Ca 血症患者で，治療抵抗性の例や活性型ビタミン D 治療中止により再発する症例で 25OHD,

$1,25(OH)_2D$ を測定する。

　③先天性胆道閉鎖や吸収不全の例でも血中25OHD，$1,25(OH)_2D$ を測定する。

　④ビタミンD中毒の原因として，低出生児用ミルクの長期哺乳や中心静脈栄養時の過剰投与が考えられる。

5．基準値(正常値)

　25OHDの正常値は15～40 ng/mL，$1,25(OH)_2D$ は20～70 pg/mLである。25OHD 10 ng/mL以下でビタミンD欠乏と考えられ，5 ng/mL以下では著しいビタミンD欠乏である。一方，10～15 ng/mLでも潜在的ビタミンD欠乏の例が認められる。

TSH・甲状腺ホルモン
TSH・Thyroid hormone

鬼形　和道
群馬大学大学院

1．解釈の仕方

　甲状腺ホルモンの過剰と不足は，ネガティブフィードバック機構を介してTSHの低下と上昇をきたす。結合蛋白の変動を受けやすいT_3，T_4値よりも，遊離型のfT_3，fT_4値のほうが甲状腺機能を正確に反映している。したがって，TSHとfT_3，fT_4値との関連を考えることが重要である。fT_3，fT_4の基準値の幅は大きいが，個体の正常値の幅は小さいことに留意する。すなわち，fT_3，fT_4が基準値内であってもTSHが基準値内にない場合には，その個体の甲状腺機能あるいはフィードバック機構になんらかの問題があると判断する。

2．異常値が出たときの病態

　視床下部，下垂体，および甲状腺におけるTRH，TSH，および甲状腺ホルモンの合成・分泌能，あるいはその標的臓器における受容体機能が障害された場合に異常値を呈する。

a．TSH高値

　(1) fT_3，fT_4低値：甲状腺ホルモンの生合成に関与するタンパクの異常による原発性甲状腺機能低下症では，末梢甲状腺ホルモンが低下するためにネガティブフィードバック機構を介してTSH値は上昇する。また，TSH受容体阻害型の自己抗体によって起こる病態である。

　(2) fT_3，fT_4基準値内：軽度の甲状腺機能低下状態を疑うが，こうした病態は潜在性甲状腺機能低下症とも呼ばれる。新生児マススクリーニングで発見される高TSH血症の鑑別を行ううえで重要である。

　(3) fT_3，fT_4高値：生理的に過剰と考えられる甲状腺ホルモンに対して標的臓器が反応しない病態(機能亢進症状なし)，あるいは腫瘍によるTSH過剰産生による病態(機能亢進症状あり)である。

　(4) 薬物投与中：機能低下症に対する補充量不足あるいは服薬コンプライアンス低下，機能亢進症に対する抗甲状腺剤過剰，およびTSH受容体異常症などによるTSH不応が考えられる。

b．TSH低値

　(1) fT_3，fT_4高値：自己免疫機序によるTSH受容体自己抗体，特に甲状腺刺激抗体(TSAb)による甲状腺機能亢進を呈する病態，時に中毒性結節性腺腫(Plummer病)による甲状腺ホルモン過剰による病態である。後者の一部は，TSH受容体遺伝子の機能獲得型変異(体細胞変異)，およびG蛋白(Gsα)遺伝子変異による。

　(2) fT_3，fT_4基準値内：甲状腺機能亢進症の前駆状態と考えられる。

　(3) fT_3，fT_4低値：下垂体におけるTSH合成・分泌障害，あるいは視床下部におけるTRH合成・分泌障害による病態である。

　(4) 薬物投与中：機能低下症に対する甲状腺ホルモン過剰投与，機能亢進症に対する抗甲状腺剤不足あるいは服薬コンプライアンス低下などが考えられる。

c．TSH基準値内

　(1) fT_3，fT_4高値：甲状腺ホルモン受容体異常によるネガティブフィードバック機構に障害を認める病態である。

　(2) fT_3，fT_4低値：視床下部・下垂体系が障害された病態，TBG欠損の病態である。

3．疑われる疾患(図)

　(1) TSHが高値/fT_3，fT_4が低値：先天性甲状腺機能低下症(クレチン症)；甲状腺形成異常(無形成，低形成，異所性)，ホルモン合成障害，TSHβサブユニット異常による生物学的不活性型TSH，TSH受容体異常，および甲状腺組織特異的転写因子の異常。後天的疾患として自己免疫機序に基づく慢性甲状腺炎(橋本病)，萎縮性甲状腺炎を考える。

　(2) TSHが高値/fT_3，fT_4が基準値内：先天性甲状腺機能低下症(クレチン症)のなかで，異所性甲状腺，ホルモン合成障害の軽症例，およびTSH受容体異常症などを考える。

　(3) TSHが高値/fT_3，fT_4が高値：甲状腺ホルモン不応症(Refetoff症候群)，TSH産生腫瘍などを考える。

　(4) TSHが低値/fT_3，fT_4が高値：Basedow病がほとんどであるが，時に中毒性結節性腺腫(Plummer病)に

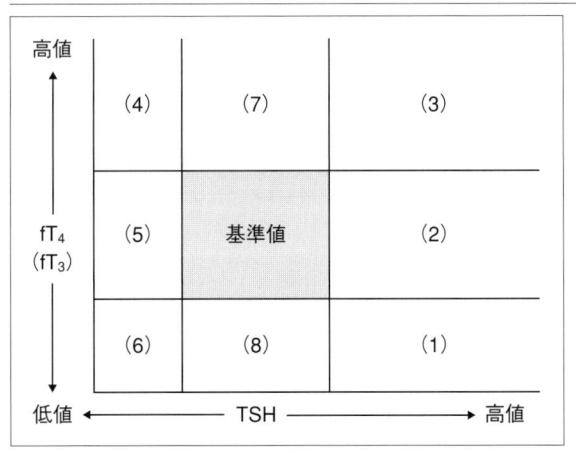

図 疑われる疾患(文章中の数字(1)〜(8)に一致)

よる。Basedow病による甲状腺機能亢進症ではTSHは測定感度以下となり，下垂体のTSH産生腫瘍などではTSHが測定可能である。TSH受容体の機能獲得型遺伝子異常症では新生児期から機能亢進症状を認める。

（5）TSHが低値/fT_3, fT_4が基準値内：将来，甲状腺機能亢進症への移行を考える。

（6）TSHが低値/fT_3, fT_4が低値：下垂体性(二次性)あるいは視床下部性(三次性)甲状腺機能低下症の病態であるが，TSH単独欠損症，TRH受容体異常症，複合型下垂体機能低下症，下垂体腫瘍摘出後などを考える。

（7）TSHが基準値内/fT_3, fT_4が高値：甲状腺ホルモン不応症(Refetoff症候群)を考える。

（8）TSHが基準値内/fT_3, fT_4が低値：下垂体性(二次性)あるいは視床下部性(三次性)甲状腺機能低下症の軽症例，生物学的不活性型TSH，TBG欠損症，あるいはeuthyroid sick症候群(飢餓，外傷，熱傷，肝・腎疾患，手術後など)を考える。

4．組み合わせ検査

（1）甲状腺機能評価：総コレステロール，CK，GOT，LDH，血糖値，および成長速度，体重の評価

（2）クレチン症の病型診断：頸部超音波検査，シンチグラム，TRH負荷試験，ヨード唾液/血液ヨード比，パークロライト放出試験，遺伝子検査

（3）自己免疫性疾患(Basedow病，橋本病)を疑う場合：自己抗体(TSH受容体抗体，マイクロゾーム/サイロイドテスト)，サイログロブリン，頸部超音波検査，シンチグラム

（4）視床下部・下垂体性を疑う場合：TRH負荷試験，下垂体前葉機能検査

（5）甲状腺ホルモン不応症を疑う場合：T_3負荷試験，遺伝子検査

（6）TSH受容体異常症を疑う場合：TRH負荷試験，遺伝子検査

5．基準値*（各施設あるいは検査機関の基準値に注意）

TSH	$0.34〜3.5\ \mu U/mL$
fT_4	$0.97〜1.79\ ng/dL$
T_4	$4.6〜12.6\ \mu g/dL$
fT_3	$2.47〜4.34\ pg/mL$
T_3	$80〜180\ ng/dL$

*新生児期には必ずしもあてはまらないことを付記する。

レニン・アルドステロン
Renin・Aldosterone system

内山 聖
新潟大学大学院／教授

1．解釈の仕方

レニン-アルドステロン系の動態を把握するために，血漿レニン活性およびアルドステロンが広く測定されている。採血条件，電解質との相互作用，小児の特性などを念頭に置くことが重要である。

a．採血条件

60分間，できれば90分間以上安静臥位にした後，氷冷したEDTA2Na管に速やかに採血する。血漿レニン活性は泣き叫んだり，安静臥位の最中に1分間起立しただけでも上昇するほか，ヘパリン管に採血すると測定できない。4℃で遠心分離し，−20℃以下で凍結保存する。温度管理が悪いと血漿レニン活性は実際より高値となる。

b．電解質の影響

（1）ナトリウム：レニン-アルドステロン系は食塩摂取量が多いと抑制され，少ないと賦活化される。

（2）血清カリウム：カリウムは独立したアルドステロン分泌刺激因子で，逆に，低カリウム血症があるとアルドステロンは十分に分泌されない。高血圧の原因疾患の診断にも有用で，高血圧に伴い低カリウム血症がある場合は，レニン-アルドステロン系やコルチゾールが関係した広い意味での内分泌性高血圧を示唆する。

c．負荷試験

低レニン状態において，レニン分泌の抑制状態を評価するためには負荷試験が必要である。成人ではフロセミド1mg/kgを静注し，2時間起立する方法がしばしば

行われているが，小児では単に15分間起立するか，あるいはフロセミド1mg/kgを静注し，安静臥位にしているだけでも目的を達する．小児でフロセミド静注後に起立させると悪心を訴え，検査を継続できない場合が多い．

2．異常値が出たときの病態

レニン-アルドステロン系が異常を示す疾患(病態)を表1に示す．病態の把握には，高血圧の有無が極めて重要である．

a．高血圧がある場合

（1）高レニン・高アルドステロン：レニン-アルドステロン系の亢進が高血圧の主役になる疾患は，腎血管性高血圧，一部の悪性高血圧およびレニン産生腫瘍の3つである．褐色細胞腫では過剰に分泌されたカテコラミンによりレニン-アルドステロン系が刺激され，血漿レニン活性およびアルドステロンは高値を示し，血圧上昇にも加担する．

（2）低レニン・高アルドステロン：アルドステロンが過剰に分泌され，フィードバック機構でレニン分泌が抑制されている病態

（3）低レニン・低アルドステロン：アルドステロン以外の鉱質コルチコイドが増加している病態

b．高血圧がない場合

高血圧がなく，レニン，アルドステロンとも同じ動きをしている場合は，血圧の恒常性を保つために循環血漿量の増減に応じ代償的に働いている可能性が高い．

（1）高レニン・高アルドステロン：循環血漿量が減少している病態

（2）低レニン・低アルドステロン：循環血漿量が増加している(高食塩摂取時)か薬物でレニン産生が抑制されている(インドメタシン投与時，β拮抗薬投与時)病態．インドメタシンやβ拮抗薬による抑制機序として，プロスタグランジンEやカテコラミンがそれぞれ強力なレニン分泌刺激因子であることによる．

（3）高レニン・低アルドステロン：アルドステロン分泌が抑制され，フィードバック機構が働いてレニン分泌が亢進しているか，高レニン・高アルドステロンのはずなのにカリウム欠乏状態がありアルドステロン分泌が抑制されている病態

3．疑われる疾患(表1)

a．高血圧がある場合

（1）レニン・アルドステロンとも亢進：腎血管性高血圧，一部の悪性高血圧，レニン産生腫瘍，褐色細胞腫など

表1 血漿レニン活性およびアルドステロンが異常を示す疾患(病態)

血漿レニン活性	血漿アルドステロン	疾患(病態) 高血圧あり	疾患(病態) 高血圧なし
高値	高値	・腎血管性高血圧 ・悪性高血圧 ・レニン産生腫瘍 ・褐色細胞腫	・Bartter症候群 ・偽性低アルドステロン症 ・うっ血性心不全 ・ネフローゼ症候群 ・単純型21-水酸化酵素欠損症 ・循環血漿量減少(脱水)
高値	低値		・原発性選択性低アルドステロン症 ・Addison病 ・21-水酸化酵素欠損症(塩類喪失型) ・ACE阻害薬投与 ・K欠乏状態
低値	高値	・原発性アルドステロン症 ・特発性アルドステロン症 ・グルココルチコイド反応性アルドステロン症	・K大量投与
低値	低値	・17α-水酸化酵素欠損症 ・11β-水酸化酵素欠損症 ・apparent mineralocorticoid excess ・DOC産生腫瘍 ・Liddle症候群	・低レニン性選択性低アルドステロン症 ・インドメタシン投与 ・高食塩食摂取 ・循環血漿量増加 ・午後の採血

(2) 低レニン・高アルドステロン：アルドステロン産生腫瘍，特発性アルドステロン症，グルココルチコイド反応性アルドステロン症など

(3) 低レニン・低アルドステロン：17α-水酸化酵素欠損症，11β-水酸化酵素欠損症，apparent mineral corticoid excess，DOC産生腫瘍，Liddle症候群など

b．高血圧がない場合

高血圧がなく，レニン，アルドステロンとも同じ動きをしている場合は，血圧を恒常的に維持するために循環血漿量の増減に応じ代償的に働いている可能性が高い。

(1) 高レニン・高アルドステロン：Bartter症候群，うっ血性心不全，ネフローゼ症候群，単純型21-水酸化酵素欠損症，脱水など

(2) 低レニン・低アルドステロン：インドメタシン投与時，β拮抗薬投与時，高食塩摂取時など

(3) 高レニン・低アルドステロン：原発性選択性低アルドステロン症，Addison病，21-水酸化酵素欠損症（塩類喪失型），カリウム欠乏状態など

4．組み合わせ検査

(1) 血清・尿中ナトリウム：レニン・アルドステロン系の基礎値の把握に不可欠なほか，塩類喪失性疾患の診断にも有用

(2) 血清カリウム：アルドステロンの評価や高血圧の病態把握に重要

(3) 心房性Na利尿ペプチド：循環血漿量の把握

(4) 血清アルブミン：ネフローゼ症候群や肝硬変などレニン-アルドステロン系に異常をきたす疾患の鑑別

(5) 血液ガス分析：アルカローシスはアルドステロン高値を示唆

5．基準値

血漿レニン活性およびアルドステロンの基準値を表2に示す。ともに低年齢ほど高く，小学校高学年ころから成人とほぼ同じ値になる。

表2 血漿レニン活性および血漿アルドステロンの年齢別基準値（平均値±標準偏差）

	血漿レニン活性 (ng/mL/時)	血漿アルドステロン (ng/dL)
生後2〜3日	7.6 ± 6.8	72.6 ± 28.5
20日〜3か月	8.6 ± 6.6	65.3 ± 56.9
4か月〜1歳未満	6.0 ± 4.4	41.9 ± 34.7
1〜2歳未満	5.9 ± 1.9	22.1 ± 17.9
2〜8歳	1.8 ± 1.4	7.4 ± 5.0

（興水隆：日児誌 81：599，1977）

カテコールアミン
Catecholamine

香美　祥二
徳島大学／講師

1．解釈の仕方

カテコールアミン（CA）の測定は，神経芽細胞腫，褐色細胞腫などのCA産生腫瘍の診断に重要な役割を果たしている。ほかには，交感神経活動性の評価のために測定されることがある。

a．定義

CAはドーパミン（DA），ノルアドレナリン（NA）およびアドレナリン（A）よりなり，脳（交感神経中枢）や交感神経終末，副腎髄質で産生分泌されている。それぞれが中枢においては神経伝達物質として，末梢では循環調節に働いている。血液中から交感神経末端のクロム親和性細胞に取り込まれたチロジンは，チロジン水酸化酵素によりドーパとなり，次いでDAに転換され，さらにDA β水酸化酵素（DBH）の働きでNAが生成される。副腎髄質では同様にして生成されたNAからフェニルエタノラミン-N-メチル転換酵素（PNMT）によってAが合成され，これらは細胞内のクロム親和顆粒中に貯えられる。NA，Aは交感神経の刺激により血中に分泌されるが，大部分は再び交感神経末端や脳内に取り込まれて不活化されたり，速やかに尿中に排泄されるため血中のCA濃度は極めて微量である。CAは標的細胞に作用した後は，モノアミン酸化酵素（MAO）やカテコール-O-メチル基転移酵素（COMT）により代謝分解されてノルメタフリン，メタネフリンとなり，さらにバニリルマンデン酸（VMA）に代謝され，DAもホモバニリン酸（HVA）となり尿中に排泄される（図）。

b．診断

血中CAを測定するときには，血中CA値が体位や痛み刺激で容易に変動することに注意しておく。したがって，測定には肘静脈にカニューレを留置し30分以上は安静臥位状態を保った後に採血したものを用いる。EDTA-2Na管採血後は直ちに冷却し，遠心分離した上清は−80℃で保存し早期測定する。血中CAの測定には，高速液体クロマトグラフィー（HPLC）法を用いた自動分析が普及している。ほかに，酵素アイソトープ（RE）法，tri-hydroxyindole（THI）を用いる蛍光測定法，ガスクロマトグラフィーマススペクトロメトリー（GC/

```
チロジン
  ↓
 ドーパ ─────────────┐
  ↓                  │
 ドーパミン ──────────→ ホモバニ
  │                        リン酸
 DBH↓                      (HVA)
        COMT
 ノルアドレナリン ─→ ノルメタネフリン
          MAO
            ↘ 3,4-ジヒドロキシ    バニリル
               マンデン酸    →   マンデン酸
               (DOMA)           (VMA)
          MAO ↗
 PNMT↓
 アドレナリン ─→ メタネフリン
              COMT
              中間代謝産物    最終代謝産物
```

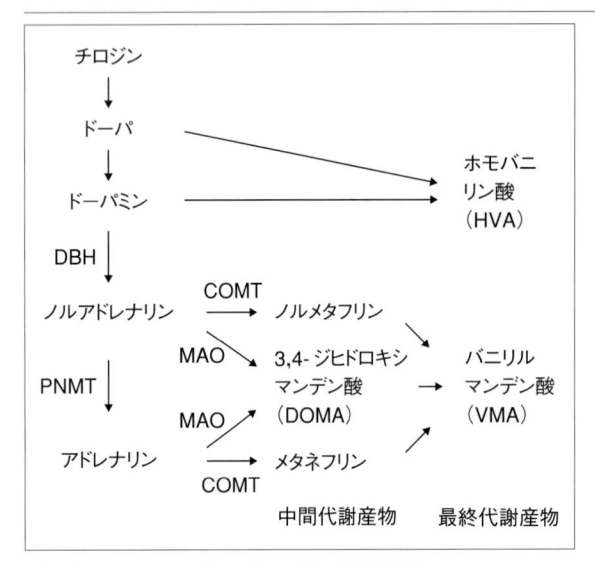

図　カテコールアミン生合成と代謝経路

MS)法などがある。血中CA値は運動，さまざまなストレス(精神的ストレス，低血糖，出血)で変動し，また律動的な日内変動や季節変動，CAを多く含む食物(バニラ，バナナ，カンキツ類)の摂取や薬物服用(レセルピン，サイアザイド，バルビツール，クロルプロマジン)の影響もみられやすいので，ただ1回の採血が高値でも，常に採血状況を考慮して慎重に評価すべきである。尿中のCAとその代謝産物は，蓄尿すれば1日尿中排泄量として測定できるので，採血時の変動を少なくしCA産生腫瘍の診断精度を高めるためにも有用である(尿カテコールアミン，尿バニリルマンデル酸511頁参照)。

2．異常値が出たときの病態

一般的に，血中NA値は末梢の交感神経末端からのNA分泌量を反映しており，副腎外の褐色細胞腫，高血圧症，心不全，運動，精神的興奮で高値を呈する。血中A値は副腎髄質からのA分泌量を示しており，副腎由来の褐色細胞腫，肉体的，精神的興奮時に高値となる。一方，その低値は副腎機能低下を示している。血中DA値は交感神経末端からのDA分泌量を示しており，心不全などの体液貯留時，運動時に高値となる。安静時に高血圧，頭痛，発汗，頻脈がみられるときはCA過剰分泌状態を疑う。

3．疑われる疾患
a．血中CAが上昇する場合
1) 神経芽細胞腫

CAが過剰産生されるが，腫瘍内でCAの代謝が行われ不活化されるため血中CA値が上昇しないことも多い。CAの最終代謝産物であるHVA，VMAの尿中排泄値が高値を示すのが特徴である。

2) 褐色細胞腫

褐色細胞腫は神経堤由来のクロム親和性細胞から発生し，CAを産生・分泌するまれな腫瘍である。副腎髄質から発生するものが最も多いが，副腎外でもクロム親和性細胞が存在する傍神経節から発生する場合もある。副腎性ではAが，副腎外性ではNAやDAが血中高値となることが多い。

3) 周期性ACTH・ADH分泌過剰症

本症の病因はいまだ不明であるが，発作時，内因性DA系の活動性低下と末梢および中枢性NA系の過緊張状態にある。こうしたバランスの乱れにより血中NA，Aの増加とDAの低下がみられる。

4) 循環器疾患

本態性高血圧，腎性高血圧で血中NA値が上昇しているとする報告がある。心不全状態では，心拍出量や血圧の低下が圧受容体を刺激し交感神経の興奮が生じ血中NA分泌が増加する。

5) 高度の腎障害

腎不全状態では，CA代謝の低下や腎からの排泄低下によりCA値(NA)が上昇するとされている。

b．血中CAが低下する場合
1) 起立性調節障害

起立時の血管収縮反射はNAによって伝達されるが，起立性低血圧がみられる人では，血中，尿中NA値が低値であることが知られている。

2) 甲状腺機能亢進症

代謝亢進により血中CA半減期が短縮し尿中排泄が促進するため，血中CA値が低下し，尿中CA値は増加する。

3) 神経疾患

家族性自律神経失調症ではDAからNA，Aへの合成障害があり尿中NA，Aの低下がみられる。立位負荷時に，交感神経からのCA分泌がみられないShy-Drager症候群でも尿中CAの低下が報告されている。

4．組み合わせ検査

(1) 神経芽細胞腫，褐色細胞腫を疑う場合：発生部位の確認検査(X線，腹部エコー，CT，MRIなど各種イメージ診断)と尿中VMA，HVAを測定し排泄量の著明な増加を確認する。メタヨードベンジルグアニジン(MIBG)はクロム親和性細胞に集積するので[123]I-MIBGを用いたシンチグラフィーは副腎髄質のみならず異所性・副腎外発生例あるいは悪性例の転移巣も描出しうるので有用である。

(2) 周期性 ACTH・ADH 分泌過剰症を疑う場合：嘔吐と高血圧症状を呈する発作時に ACTH 分泌過剰（血中 ACTH，コーチゾルの上昇，尿中 17-OHCS，17-KS の排泄増加）と ADH 分泌過剰（血中 ADH の上昇，低 Na 血症，低血清浸透圧）を確認する。

(3) 起立性調節障害を疑う場合：臨床上の診断基準を重視すべきで，血中，尿中 NA 値測定は補助検査として考えるべきである。

5．基準値（正常値）

血中 CA 値には，性差，年齢差はみられないとされている。最新のネルソンテキストブックより引用すると，臥位状態で DA30 pg/mL 以下，NA400 pg/mL 以下，A70 pg/mL 以下となっている。

染色体分析
Chromosome analysis

福嶋　義光
信州大学／教授

染色体検査を円滑に進めていくためには，まずその目的を明らかにしておく必要がある。同じ染色体を扱ってもその目的には，先天異常および生殖障害に関する染色体検査，出生前診断に関する染色体検査および白血病・固形腫瘍に関する染色体検査などがある。

これら各々について，染色体検査の適応（どのような場合染色体検査が必要になるか），染色体検査法の選択（目的とする結果を得るためにはどのような組織，培養法，分染法を用いるか），染色体分析結果が得られた後の対応（染色体分析結果をどのように記載し，どのように解釈するか）を十分検討する必要がある。染色体検査はその結果が疾患の確定診断に直結するという特徴があるので，検査を依頼する側も検査結果を報告する側も，細胞遺伝学の基礎から臨床までを含めた高度な知識と技術が要求される。染色体検査は遺伝学的検査の1つであり，十分なインフォームドコンセントを得たうえで行い，個人情報の保護にも十分留意して行われるべきである。

1．先天異常および生殖障害に関する染色体検査
a．適応とインフォームドコンセント

先天異常および生殖障害に関する染色体検査は遺伝学的検査（genetic testing）の1つであり，遺伝カウンセリングを含めた遺伝医療の一環として行われるべきである。一般には表の染色体検査の適応の項に示したような場合，染色体検査が考慮されるが，十分なインフォームドコンセントを得てから行う必要がある。筆者らは事前の染色体検査の説明として"下記"のような内容を考えている。

染色体検査に関する説明（先天異常に関する検査の例）
・検査理由：□成長・発達の遅れ 　　　　　　□形態が普通と異なる（部位　　　　） 　　　　　　□外性器の形成が未熟 　　　　　　□その他（　　　　　　　　　　　） ・検査の意味（利点と留意すべき点） 　染色体というのは遺伝子のまとまった"束（たば）"のようなものです。遺伝子は体をつくるための設計図に例えられ，親から子へ体質を伝える要素です。染色体検査は染色体の本数や形，大まかな遺伝情報の配置をみるものです。 　染色体検査の結果，通常と異なる変化が認められた場合，染色体の本数や長短・結合の変化などを直接治す方法はありませんが，検査結果から検査を受けた方の体質を理解する手がかりを得られる可能性があります。その場合，今後起こりやすい問題を予測し，適切な健康管理の方法や対処の方法についての情報が得られることになります。 　その一方で，検査理由と関係がないと思われる変化が偶然見つかることや，検査を受けた方にみられた変化が，両親や血縁者と関連することがわかる場合もあります。検査結果が検査を受けた方だけでなく，家族全体の問題となることもあるということです。 ・検査方法：通常の方法により，2～5 mL 採血します。検査室で血液中の白血球を増やした後，特殊な処置を施し，顕微鏡で染色体の写真を撮り，分析します。白血球の状態によっては十分な結果が得られず再検査が必要になる場合があります。 ・結果が出るまでの期間：通常2～3週間です。 ・結果の通知：原則として検査結果は，検査を受けた方が成人の場合は本人に，小児の場合は両親一緒に説明します。 ・個人情報の保護：染色体検査を病院以外の検査センターに依頼する場合は，個人情報保護のため，匿名化したうえで検体を送ります。

b．染色体検査の実施

検査には通常，末梢血リンパ球を用いる。採血部位の皮膚を酒精綿（70％消毒用アルコール綿）で十分に清拭し，ヘパリン採血を行い検査室に送る。EDTA 採血は適さないので注意が必要である。

表 染色体検査の適応・目的・用いられる分析法

染色体検査の適応	染色体検査の目的	用いられる染色体分析法
1) 臨床診断が可能な染色体異常症	核型の確認	G分染法, FISH法
2) MCA/MR(多発奇形, 成長障害, 発達遅滞)を有する児	常染色体異常症の検出	G分染法, 高精度分染法, FISH法
3) 低身長女児	Turner症候群の検出	G分染法, FISH法

4) 性腺低形成
  二次成長遅延
  不妊
	性染色体異常症の検出	G分染法, Q分染法, 不活化X染色体の検索, FISH法

5) 成長障害, 免疫不全, 光線過敏症	染色体切断症候群の検出	ギムザ単染色による切断の観察, 姉妹染色分体(SCE)の観察
6) 精神遅滞	微細染色体構造異常の検出	G分染法, 高精度分染法, FISH法
7) 既知の奇形症候群 メンデル遺伝病(特に常染色体優性遺伝病とX連鎖性遺伝病)	微細染色体構造異常の検出 均衡型相互転座の検出	G分染法, 高精度分染法, FISH法

8) 染色体異常を有する子どもの親
  染色体検査ができなかった多発奇形児の親
  習慣流産/不妊の夫婦
	均衡型相互転座の検出	G分染法, 高精度分染法, FISH法

通常末梢血リンパ球培養により染色体標本を作製し, G分染法を用いて分析する. 以下にこの方法だけでは診断が困難な場合を述べる.

表の1)の臨床診断が可能な染色体異常, および2)のMCA/MR児(先天多発奇形および精神遅滞児)では, ほとんどのものはG分染法で診断が可能であるが, 微細欠失症候群(1p36欠失症候群, 4p-症候群, 5p-症候群, Williams症候群, Sotos症候群, Prader-Willi/Angelman症候群, Smith-Magenis症候群, Miller-Dieker症候群, 22q11.2欠失症候群, 22q13.3欠失症候群など)や微細重複症候群(Charcot-Marie-Tooth病やPelizaeus-Mertzbacher病など)が疑われる場合は, その疾患を診断するためのプローブを用いたFISH(fluorescence in situ hybridization)法が必要な場合がある.

3), 4)などでTurner症候群が強く疑われるにもかかわらず, 末梢血リンパ球でXモノソミーあるいはX染色体構造異常が認められないときには, 分析数を増やしたり, 皮膚線維芽細胞の染色体分析を考慮する. Turner症候群では正常細胞とのモザイクを示す症例が多いことからこのような試みが必要である. また45,Xとのモザイクの検索では頬粘膜間期細胞核にX染色体動原体部のαサテライトプローブ(DXZ1)を用いたFISH法も有用である.

4)のうちY染色体の異常が疑われる場合はまずQ分染法を用いる. Y染色体特異的プローブを用いたFISH法も有用である.

5)の染色体切断症候群ではギャップ, 断裂, 染色分体交換などの自然発生的に生ずる染色体異常の頻度が上昇するので, まずギムザ単染色でその頻度を明らかにし, その後それぞれ疑われる疾患により, mitomycin C添加培養や姉妹染色分体交換(SCE)などを行い分析する.

6)の精神遅滞のうち脆弱X症候群が疑われる場合, 以前は葉酸欠乏培地法やFudR添加法などの脆弱X染色体検査が行われていたが, これらは検出率が低いので, FMR1遺伝子などのDNA検査も考慮する.

2), 6), 7), 8), などで微細な染色体構造異常が疑われる場合は高精度分染法を用いて分析する. しかし高精度分染法は全核型の分析には不適当であり, ねらいのはっきりした部分核型の解析に有用である. また最近ではFISH解析を用いて確定診断される例が増加している.

c. 染色体検査結果の解釈

1) 染色体検査の限界:モザイク, アーチファクト, 微細構造異常

染色体検査の限界を熟知したうえで, 結果を解釈する必要がある. 通常の染色体検査は末梢血リンパ球, しかもT細胞のみについて観察しており, その観察する数も20細胞程度である. したがって, 低頻度のモザイクを見逃す可能性はあるし, リンパ球以外の組織での染色体異常に関しては検出できない. リンパ球の染色体には異常を認めず, 皮膚線維芽細胞において12pテトラソミーと正常細胞とのモザイクが検出されるPallister-Killian症候群などはその例である.

これらの疾患が疑われたり, 臨床診断と染色体検査の結果が一致しないときには, 観察する細胞数を増やしたり, リンパ球以外の組織(皮膚線維芽細胞, 骨髄血など)

での染色体分析，さらに必要に応じてFISH解析を考慮する。

染色体分析は通常，その過程に組織培養を用いているので，培養中に染色体の切断，再結合，環状染色体形成などの染色体異常が生じる可能性がある。このような異常が観察されたときには，再現性を調べたり，複数の培養容器から得られたそれぞれの標本でも同様な異常がみられるか，などこの異常が個体にとって意味のあるものかどうかについて検討する必要がある。一般に構造異常を伴ったモザイクはまれであるが，皆無ではないので，最終的結論に導くためにはよく検討しなければならない。

染色体構造異常については通常G分染法を用いて分析するが，この場合観察できるバンドの数はハプロイドあたり320～550程度にすぎない。したがって，微細な欠失，重複，挿入や，バンドのパターンが類似した部分同士の相互転座や逆位は見逃される可能性がある。また，写真分析をする場合，染色体の重なりは避けられないことなので，ある核板で重なっている場合は，その重なりの部分に異常がないかどうか，ほかの核板で確認しておくことが必要である。さらに染色体には伸び縮みがつきものなので，1つの染色体核板の写真だけで判断せずに，複数の染色体写真をみて判断しなければならない。さらに必要に応じほかの分染法，FISH解析も含めて総合的に診断することが大切である。

2）染色体微細欠失・重複症候群

Prader-Willi症候群やAngelman症候群では，その原因は15q11.2の欠失だけではないことを十分理解しておく必要がある。両疾患ではともにFISH法で欠失が確認できるのは約70％程度であり，欠失がないからといって両疾患を否定することはできない。片親性ダイソミーやインプリンティング異常によるものがあり，欠失が認められない場合にはメチレーションPCR法による検査を考慮する。その他の染色体微細欠失・重複症候群においても，欠失ではなく点変異によるものもあり，その場合には遺伝子解析を行わなければ，異常は検出できない。

3）正常異型

ヒトの染色体には異型（heteromorphism）と呼ばれる部位が存在する。個々人で大きさや濃染の度合いあるいは蛍光強度などが異なる部位で，次のようなものがある。

①1番，9番，16番の着糸点付近（長腕近位部）の異型
②他の染色体の大きな着糸点領域の異型
③端部着糸型染色体の短腕が大きい異型
④端部着糸型染色体以外に見られるサテライト
⑤Y染色体の正常異型

正常異型は表現型とは無関係なので，その意味を十分理解しておく必要がある。正常異型がよくみられる部分の構造異常では，これが正常異型なのかあるいは臨床的に意味のある本当の構造異常であるのかを鑑別する必要がある。多くの正常変異はG分染法のみで認識可能であるが，C分染法，NOR染色法あるいはその他の分染法で確認したほうがよい場合がある。また正常異型は常にメンデル遺伝に従うので，正常異型か構造異常であるかの鑑別が困難なときには，両親を調べるのも1つの方法である。

d．染色体検査の意義

染色体検査により，確定診断がつけられた後は，その意味について十分な情報を被検者および両親に伝える必要がある。成書を参考に，生命予後，罹患しやすい合併症，適切な育児法，治療法などについての正確な情報を基に，患児の健康管理に役立てる。また，遺伝カウンセリングのための基礎資料となるので，次子の再発率を根拠をもって示し，必要な場合には次子の出生前診断法についての情報を伝える。

患児に不均衡型染色体構造異常が認められた場合，両親の染色体検査が考慮されるが，患児の由来不明部分を明らかにするだけの目的であれば，現在は患児の染色体標本を用いた24色FISH法など由来を明らかにする染色体解析技術があるので，両親の染色体検査を無理に勧める必要はない。両親の染色体検査はあくまでも両親のどちらかに均衡型転座があるかどうかを明らかにし，次子の再発率や出生前診断の方法についての正確な情報提供を行う目的で行われるべきである。

染色体異常（染色体起因障害と呼ぶべきだとの意見がある）では，それぞれの疾患のサポートグループがあり，活発に活動しているので，希望がある場合は紹介する〔日本ダウン症協会，日本ダウン症ネットワーク，カモミールの会（5p-症候群），13トリソミーの会，18トリソミーの会，わかばの会・ひまわりの会・シンデレラの会（Turner症候群），Four Leaf Clover（希少染色体起因障害），竹の子の会（Prader-Willi症候群），22Heart Club（22q11.2欠失症候群）など〕。

染色体検査結果を単なるレッテル貼りや治療の選択を狭めるために用いるのではなく，患者のQOLの向上のために生かすべきである。

2．出生前診断に関する染色体検査

出生前診断としての染色体検査は産科医により行われることが多いが，小児科医も正確な知識を持っているべきである。

a．出生前診断の適応

一般に出生前診断では，胎児に重篤な異常が発見された場合に人工妊娠中絶を考慮しうる妊娠22週までに診断が確定している必要がある．しかし，妊娠後期になってからも超音波検査などで胎児の異常が疑われ，分娩様式を決定するなど産科的適応のために行われることがある．

胎児の染色体検査は次のような場合，十分な遺伝カウンセリングの後，クライエントが検査を希望したときに行われる．

1）夫婦のいずれかが染色体異常の保因者

夫婦のいずれかが均衡型構造異常を有する場合，胎児が不均衡型構造異常となる可能性がある．この場合，両親の染色体が詳細に分析されていることが必要である．最近の染色体分析技術はかなり高度になっているので，非常に微細な構造異常を確認しなければいけない場合がある．どの程度のバンドレベルで診断可能かあるいはFISH法を用いなければならないかなど，出生前診断を行う前に明らかにしておかなければならない．

2）染色体異常児を分娩した既往を有する場合

両親の染色体は正常であるが，染色体異常児を分娩した既往を有する場合，再び染色体異常児が生まれる危険率は一般頻度に比べごくわずか高くなる．トリソミー型ダウン症候群の場合，一般頻度は約1/1,000であるが，ダウン症候群児を分娩したことのある母親の次回の妊娠における再発率は約1/200である．

3）高齢妊娠

何歳以上を高齢と考えるかは一様には決められていない．35歳以上と考えている施設が多いようである．高齢の母親からは，染色体不分離によるトリソミー，モノソミーの頻度が高くなる．トリソミー型ダウン症候群を例にとると，一般頻度は1/1,000であるが，35歳以上では1/300，40歳以上では1/100，45歳以上では1/45と高頻度になる．

4）重篤な胎児異常の恐れのある場合

羊水過多や過少，small for date児，超音波断層法で胎児奇形が発見されるなどして，胎児の染色体異常が疑われた場合，分娩様式の決定を含めた周産期管理の方針を決める目的で染色体検査が行われることがある．

胎児が染色体異常であるリスクを判定するために妊娠中期に行われる母体血清マーカーテストの結果，リスクが高いと判定された場合には羊水染色体検査が考慮される．胎児が21トリソミー，18トリソミー，13トリソミーなどの染色体異常症に罹患していると，その母体血中の α-fetoprotein（AFP），human chorionic gonadotropin（hCG）あるいは unconjugated Estriol（uE3）の値は異常高値あるいは異常低値となる傾向があるので，妊娠中期に母体血をとり，これら3つの値を測定すると，胎児がなんらかの染色体異常であるリスクを算定できる．リスクがある程度高い（1/250～1/300以上）と判定された場合には，羊水染色体分析を行うことにより染色体異常の有無を確定診断できるというものである．リスクが高いとはいっても，圧倒的に染色体異常ではないことのほうが多いこと，逆にリスクが低くても染色体異常を完全に否定できるわけではないことを理解しておく必要がある．

b．出生前診断に用いられる細胞と分析方法

一般的には羊水細胞が用いられる．羊水細胞は妊娠15～16週ごろ，羊水穿刺により採取する．羊水穿刺後の流産などの危険性は0.5％以下であり，安全性は高い．妊娠10週ごろ採取される絨毛細胞を用いても染色体分析は可能である．絨毛採取による流産率は2～3％と高くなるので，胎児が染色体異常である確率が高い場合に限られる．胎児血による分析も可能であるが，胎児採血手技の安全性に問題があり，妊娠20週を過ぎて急いで胎児の染色体を知る必要がある場合や，妊娠30週以降羊水細胞の培養が困難になる場合などに限られる．

通常，G分染法で分析する．染色体異常の保因者の場合を除いては，出生前染色体診断の目的は，異数性異常の発見にある．最初に10-15細胞を観察し，総染色体数に異常がないかどうかを検討する．次に最低2細胞について，写真分析を行い，構造異常の有無を検討する．

染色体異常の保因者の場合は，異常の判定に必要な染色体分析の精度あるいはFISH解析など特殊な方法が必要かどうかを，出生前診断をする前に明らかにしておく必要がある．出生前診断に際しては，事前に明らかにされた方法に従って行う．

c．出生前染色体診断の判定

1）数的異常

13，18，21のトリソミー，triploidy，および性染色体の異常がモザイクではなく検出された場合は，真の胎児の異常と考えることができる．ほかの数的異常は非常にまれなので，もしそのような異常が検出された場合は真の異常であるかどうか慎重に検討する必要がある．特に超音波検査で異常が認められない場合は真の異常ではない可能性が高いので解釈には注意が必要である．

2）家族性染色体構造異常

両親のどちらかが染色体異常の保因者のために出生前診断を行った場合，染色体分析の精度が適切であれば，分析結果をそのまま信頼してよい．

3）*de novo* の染色体構造異常

予期せず均衡型染色体構造異常が検出された場合，早

急に両親の染色体分析をする必要がある。表現型正常な親にも同様の均衡型染色体構造異常が認められた場合は，臨床的に問題はないと考えられる。しかし de novo の場合は経験的に5～10％の胎児はなんらかの異常を伴うことが予想される。ロバートソン転座の場合は de novo であっても問題はないことが多い。

4）過剰マーカー染色体

過剰マーカー染色体は出生前診断の際，1,000回の分析中0.4～1.5回程度検出される。両親にも同じ過剰マーカー染色体があるときは胎児に表現型の異常が起こる可能性は低い。しかしわずかではあるが，親子とも同じマーカー染色体であるにもかかわらず，子にのみ表現型の異常が認められた症例も報告されている。過剰マーカー染色体が両親の均衡型転座の3；1分離に基づくものであれば，すべての症例において，表現型の異常が引き起こされる。de novo の euchromatin を有するマーカー染色体が過剰に認められる場合は，なんらかの異常を伴っている可能性が高い。過剰マーカー染色体がモザイクで認められた場合は，胎児血の染色体分析を行うなどして慎重に判定する必要がある。

5）モザイク

羊水培養細胞では，3％程度は染色体異常を伴っていると考えられている。このほとんどは，in vitro での培養中に起きた体細胞分裂時の異常に基づくものであり，臨床的に意味はない。

13，18，21番のトリソミー，triploidy，および性染色体の数的異常など，生産児でもみられる染色体異常がモザイクで検出された場合は真のモザイクである可能性がある。その他，7，8，9，20，22番のトリソミーの真のモザイクも起こりうるが，ほとんどは胎児期に致死的である。2番のトリソミーモザイクも出生前診断では比較的多く観察されるが，これはほとんど胎児以外に由来する細胞の染色体異常で，臨床的には意味がない。

6）母親細胞の混入

母親細胞の混入も起こり得るが，観察した細胞すべてが混入した母親由来の細胞である可能性は低い。しかし，細胞増殖が良好でなかった場合や，観察できたコロニーが少なかった場合などで，正常女性核型を示したときは常に，母親細胞の混入の可能性を考慮する必要がある。

c．白血病，固形腫瘍の染色体検査

白血病とその類縁疾患の診断，病型分類に染色体検査は必須である。白血病，固形腫瘍の染色体検査は上記2つの生殖細胞系列の染色体検査とは異なり，体を構成する細胞のごく一部におきた染色体の変化を検査するものであり，遺伝学的意味は全く異なる。しかし，まれに白血病，固形腫瘍の染色体検査の際に，生殖細胞系列の染色体異常が発見されることがあることについては留意しておくべきである。

白血病とその類縁疾患の染色体検査は必ず化学療法を開始する前に骨髄血を採取して行う。化学療法後採取した検体では，腫瘍細胞の分裂が少なくなり，十分な情報が得られなくなる場合が多いので注意が必要である。また，リンパ球芽球化促進因子（PHA）を添加せずに培養を行うなど，染色体分析方法も異なるので，白血病あるいはその類縁疾患の病型分類のための染色体検査であることを明記して，検査を依頼する。

DNA 診断
Diagnosis using DNA

有賀　正
北海道大学／教授

1．はじめに

PCR法が開発されその臨床応用が始まってから，DNAを標的としたさまざまな診断法の応用・普及には目覚ましいものがある。日常の診療でもPCR法に基づいた病原体（DNA/RNA）の検出や，悪性細胞に特異的なDNAを指標とした残存悪性細胞の検出などの検査が実施されるようになってきている。しかし，これらの検査に関してはほかの項で述べられると思われるので，ここでは近年やはり急速に発展している遺伝性疾患に対するDNA診断（遺伝子診断）を中心に解説する。

分子生物学的知見とその技術の応用により，病因遺伝子が同定された遺伝性疾患の数は飛躍的に増大してきており，遺伝子診断の機会も日常的に遭遇するようになってきている。遺伝子診断の方法・注意点などは個々の疾患ごとに相違点があり，ここですべてを網羅することは不可能である。したがって，本項では遺伝性疾患に対する遺伝子解析に共通した事項について，一般的知識と実際に行われている方法，その結果の解釈のしかたなどを具体例を交えて解説する。

a．遺伝子診断を実施するにあたって

遺伝子診断の実施には，個人の遺伝子を検索することの重要性を認識し，事前に十分な倫理的な配慮が必要である。このことに関しては，人類遺伝学会や文部科学省・厚生労働省・経済産業省からも倫理指針が示されており，これらの指針に沿って十分な説明と同意を得ることが必須である。遺伝子診断は，各施設にて倫理委員会を設けその承認を受けてから実施することが必要で，その結果の説明には習熟したカウンセラーが担当するのが

望ましい．

b．遺伝子診断を実施することの意義

臨床像，検査所見などだけでは類似の疾患との鑑別が困難な症例においても確定診断が可能であることが，遺伝子診断の意義としてまず挙げられる．また，非典型的な症例での確定診断により，臨床像から構築された疾患概念の拡大・改変にも貢献できる．例えば，分類不能型の免疫不全症(CVI)として診断されていた症例のなかからX-連鎖無γ-グロブリン血症(XLA)症例が確認され，XLAの疾患概念が変わってきているのがその好例であろう．疾患によっては変異の種類と臨床像の対応から重症度の予想がある程度可能で，このことは臨床的に有用である．逆に同じ変異でも重症度が異なる場合も存在するが，その場合はその病態に影響を与えるほかの修飾因子や環境因子についての示唆が得られるなど，疾患に対する理解度を深めることができる．また，変異が同定された場合には，その情報は同一家系内でのほかの患者の診断・保因者診断・出生前診断の際に極めて有用である．遺伝子診断は将来的には遺伝子治療を実施される際に必須の基礎情報となると思われる．

c．現状での遺伝子診断が可能な疾患

原則として単一遺伝子疾患が対象となる．病因遺伝子の解明は急速に進んでおり，2003年3月11日現在でのMcKusickのonline Mendelian Inheritance in Man (http://www.ncbi.nlm.nih.gov/Omim/)では登録されている単一遺伝子疾患が14,284で遺伝子が判明しているのは8,485である．ちなみにこの1か月間で疾患数が49，判明遺伝子数が144増加している．病因遺伝子が判明していない疾患でも近傍のマーカー遺伝子などを用い，発端者での情報を基に家族内検索が行われていたが，病因遺伝子の解明の進展とともに，この方法は過去のものになりつつある．多因子遺伝疾患の診断は現状ではまだ困難であるが，将来は一塩基多型(single nucleotide polymorphism；SNP)の組み合わせなどで解析が可能になるかもしれない．

2．変異が未確認の症例における遺伝子診断のアプローチ

ある遺伝性の疾患が疑われた症例における遺伝子診断のアプローチ方法を解説する．

1）詳細な家族歴をとる

正確な家系図の作製は非常に重要である．これによって遺伝形式が推定でき，その結果標的とする遺伝子を絞り込める場合もあるし，明らかな保因者を判定できる場合もある．遺伝子解析の結果を裏づける際の情報としても重要である．

2）標的遺伝子を決定する

病因遺伝子が異なっても(非遺伝性の疾患でも)病態が酷似している疾患もあり，どの遺伝子に焦点を絞って解析するか(あるいは候補遺伝子を全部解析するか)判断する必要がある．前項の家族歴の解析や，蛋白レベルでの解析結果から重要な示唆が得られることがある．

3）ゲノムから？あるいはcDNAから？

検体が得られやすい点から，多くの場合は患者から血液細胞を得て遺伝子診断が試みられる．標的とした遺伝子が血液細胞でも発現している場合にはゲノムからのアプローチだけではなく，cDNAからのアプローチも可能である．双方のアプローチには一長一短があり注意が必要であるが，詳細は表1に示した．

4）診断方法

現在ではほとんどの遺伝子の情報(ゲノム，cDNAの塩基配列の情報)が入手可能である(例えば；http://mgc.nci.nih.gov/)．また，遺伝子増幅装置とSequencerが広く普及し，技術的にも容易になってきた

表1 PCRを基本とした遺伝子解析；アプローチの違いによる長所と短所

ゲノム(DNA)からのアプローチ 長所： 　1．あらゆる細胞が検査対象として利用可能 　2．DNAは比較的安定である． 　3．理論上はあらゆる変異が検出可能 短所： 　1．intronの情報が必要(得られにくいことあり) 　2．primerが数多く必要で，より多くの労力が必要 　3．具体的なスプライス異常の結果がわからない． **メッセージ(cDNA)からのアプローチ** 長所： 　1．primerの必要数が少なく，労力がより軽微 　2．スプライスの異常が直接証明できる． 　3．ゲノムの解析では見逃しがちな意外なスプライス異常も検出可能 短所： 　1．標的遺伝子を発現していない細胞では検査不能． 　2．メッセージが低下(欠損)する変異の解析は困難． 　3．cDNAを合成するステップが必要 　4．RNAは不安定である． 　5．スプライス異常の検出には適するが，原因変異そのものはわからない． **両者に共通** 短所： 　1．PCRを基本とした方法では，大きな構造的変化をもたらす欠失／挿入などの解析は困難

ため，いくつかの標的フラグメントを PCR で増幅し，その塩基配列を検索するという手順が一般に行われる（図1）。すでに多くの変異が報告されているような疾患では，高頻度に発生する変異の種類や，部位がないか確認し，それを参考にして検査方法を決定するのも一考である。

ゲノムからのアプローチでは，各エクソンを挟むようにプライマーを設計し（プライマーの近傍は読みにくいため，エクソン-イントロン接合部よりも少し離れたイントロンに設定することが多い），増幅した後に塩基配列を決定する。1つのエクソンが大きくて1回の PCR 反応では解析が困難な場合は，重なり合うようないくつかのフラグメントに分割してプライマーを追加設計し，増幅・解析を行う。遺伝子が巨大で，すべての PCR フラグメントの塩基配列検索に多大な労力を必要とする場合は，PCR-SSCP 法などで検索すべきフラグメントのスクリーニングを行うこともある。変異は翻訳領域のエクソン，イントロンの両端付近に検出されることが多い。調節領域や exon の非翻訳領域，上記以外のイントロンに病因変異を認めることもあるが，極めてまれである。ゲノムからのアプローチによる Treacher Collins 症候群での遺伝子解析具体例を図2に示した。

cDNA からの方法では，まず目的の遺伝子を発現している細胞から RNA（必ずしも mRNA でなくてもよい）を抽出して cDNA を合成する。次に目的遺伝子の全長の cDNA を重なり合うようにいくつかのフラグメントに分けてプライマーを設計し，増幅して（RT-PCR）各フラグメントの塩基配列を決定する。

一般に標的遺伝子が常染色体上に存在する場合は，PCR で増幅されてきたフラグメントは2つのアレル由

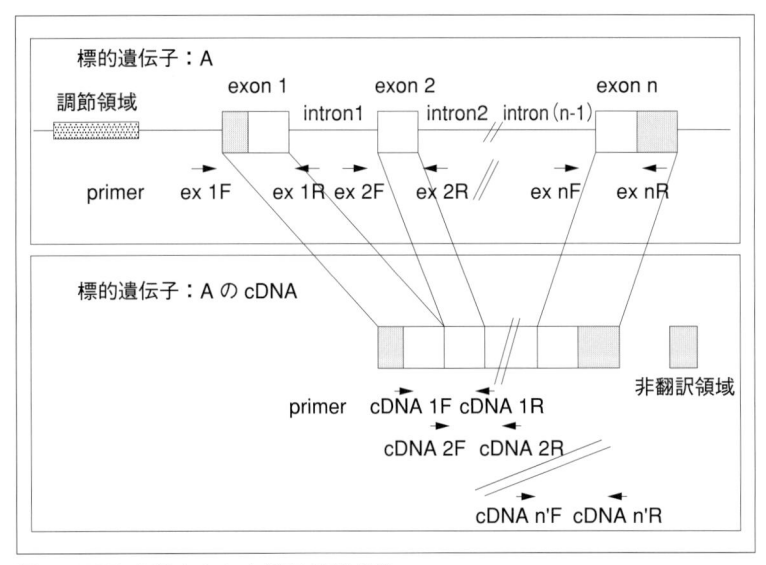

図1 PCR を基本とした遺伝子解析法
上図：ゲノムからのアプローチ
①各 exon を挟む様に primer を設計する。
②適切な条件で各フラグメントを PCR 増幅する。
　（例：ex 1F と ex 1R で）
③オプションとして PCR-SSCP にて変異を含むフラグメントのスクリーニングを実施する。
④増幅された各フラグメントの塩基配列を検索する。

下図：cDNA からのアプローチ
①標的遺伝子 A を発現している細胞から RNA（mRNA）を抽出する。
②それを基に cDNA を合成する。
③全長の遺伝子 AcDNA をいくつか（n'個）の重なり合ったフラグメントができるように primer を設定する。
④cDNA を鋳型にして適切な条件で各フラグメントを PCR 増幅する。
　（例：cDNA1F と cDNA1R で）
⑤増幅された各フラグメントの塩基配列を検索する。

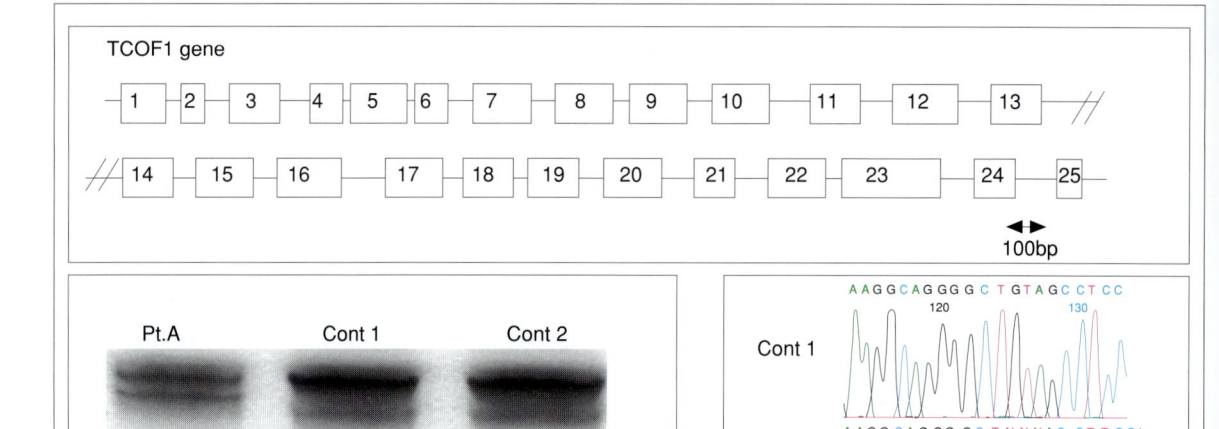

図2 ゲノムからのアプローチによる遺伝子診断の具体例
上図：Treacher Collins Syndrome(TCS)の責任遺伝子 *TCOF1* の構造。数字は exon の番号
TCS患者の遺伝子解析のため，図に示した各 exon を挟むように primer を設計。exon23 は大きいため2分割した。
それぞれの PCR 産物を PCR-SSCP にてコントロールと比較。パターンの異なるフラグメントを選別し，その塩基配列を決定して，変異を検出する。TCS は常染色体優性遺伝疾患であるので，変異はどちらかのアレルにのみ認める。
臨床的に TCS と診断された患者 A(Pt.A)を上記の方法で解析した。
その結果，PCR-SSCP で exon7 において正常者(Cont1, 2)とは異なるパターンを検出した(左下図)。そのフラグメントを解析し，一塩基の挿入変異(nt744insT)を検出した(右下図；矢印)。変異以降に波の重なりを認める。この変異によってフレームシフトが起こり，271番目が終止コドンとなることが予想された。

来と考えて検索を進める。ホモの変異でない場合は2つのアレル間の塩基配列に相違があり，それを検出することが変異の同定につながる。塩基の置換では変異部に異なった2塩基の重なりがあり，微細な欠失/挿入の場合は変異部以降に塩基配列のズレが生じている。

　大きな欠失などで片方のアレル由来のフラグメントが増幅されていないことを検知することは困難であるが，明らかに該当疾患であるが変異が検出できないときなどにはこの可能性に留意する。ホモの変異と思われたケースが大きな欠失との組み合わせのこともあり，両親の検索が判別に重要である。大きな遺伝子重複がある場合や偽遺伝子が存在する場合なども，誤った結果として解釈されることがある。一般に<u>PCRに基づく方法はミクロ的な視野での解析のため，遺伝子構造に大きな変化のある欠失や挿入の診断が困難なことが多く，これらの変異を疑った場合は，マクロ的視野で解析できるサザン法などの検索が必要である</u>。

3．病因変異について
a．変異の種類
1）遺伝子産物の機能面から

　多くの遺伝性疾患では，変異によって遺伝子産物の機能が喪失する。遺伝子産物の欠損や機能低下など，機能喪失する変異は多種多様であり，そのメカニズムもさまざまなレベルで想定されている。常染色体優性遺伝の疾患は，正常の遺伝子アレルが通常の半分であっても異常な表現型となる疾患である。発症の機序として半分の遺伝子産物では正常の機能が維持できない場合，変異遺伝子産物が正常の遺伝子産物の機能を妨害する場合の二とおりが考えられている。前者は<u>ハプロ不全</u>，後者は<u>ドミナントネガティブ効果</u>と称される。

　一方，癌などでみられる変異には機能獲得性のものもある。機能の喪失を招く変異は多種多様であるが，機能獲得性のものはある部位に限定することが多い。

　同じ遺伝子の変異でもその遺伝子産物の機能面での結果が相反する場合には，異なった疾患となることが知られている。RET遺伝子はその機能喪失型変異では

Hirschsprung 病が，機能獲得性の特定の変異では多発性内分泌腺腫症 2A，2B や家族性甲状腺髄様癌が起こることが知られている。

2) DNA レベルでの変異の種類

DNA レベルでの変異の種類としては，原則として塩基の置換，欠失，挿入（重複を含む）の 3 種類が挙げられる。遺伝子変換（偽遺伝子などの相同性の高い配列と置換），反復配列の増幅（2-3 塩基のリピート配列でリピート数の増加）なども上記のいずれかの一型ともみなせる。欠失と挿入が同時に起こる複合型の変異も存在する。それぞれの変異が，転写，翻訳レベルでどのような影響を起こすかを加味し（メッセージ・アミノ酸レベルでの変化），変異が分類されている。

(1) 塩基置換

- ミスセンス変異：エクソン領域での一塩基置換でアミノ酸が置換された変異である。置換されるアミノ酸と元のアミノ酸との性状の違い，そのアミノ酸の位置などによっては必ずしも病因変異とはならない。ミスセンス変異では変異タンパク質が必ず産生されているわけではなく，さまざまな機序で蛋白質欠損となることが多い。
- ナンセンス変異：エクソン領域の一塩基置換の結果，TGA，TAA，TAG のいずれかの終止コドンができた変異である。病因変異と考えてよい。この場合も多くは変異タンパク質は欠損していて，短い変異蛋白が患者で検出されることはまれである。
- スプライス異常：エクソン-イントロン接合部は良く保存された共通の塩基配列を示す。特にイントロンの始まりと終わりは GT-AG 法則として極めて重要で，それぞれスプライス供与部，スプライス受容部と称される。この部位での一塩基置換ではスプライスの異常が起こり，エクソンが抜けたり，イントロンがエクソン化するなど正常な mRNA ができなくなる。イントロンに隣接するエクソンでの塩基置換でも（アミノ酸の置換が予想されてもしなくても）スプライスの異常となることもあり，cDNA レベルでの検査が必要である。
- その他：まれにプロモーター領域や，3' の非翻訳領域（ポリアデニル化部位），イントロンのスプライス・エンハンサーと称される特別領域での一塩基置換も病因変異となることがある。
- サイレント変異：エクソン領域で一塩基置換があってもアミノ酸が変わらない場合で，コドンの三番目塩基のことが多い。ただし，前記のようにイントロンに隣接したところでは，スプライスの異常を招くこともあり，これを否定する必要がある。イントロンにみられる一塩基変異のほとんどは多型であり，病的意義は例外的である。

(2) 欠失・挿入変異

微細な欠失・挿入変異は PCR に基づく診断方法で検出可能である。塩基数の変化が 3 の倍数でない場合は（一塩基，二塩基欠損/挿入など）コドンのずれが生じて（フレームシフト）以降のアミノ酸配列が全く変わり，早晩終止コドンができる。エクソン-イントロン接合部での微細な欠失/挿入はスプライス異常を起こす。大きな欠失/挿入は，エクソンが含まれていれば病因変異である。しかし，特にヘテロで起こった場合には，PCR に基づく方法での検出は困難である。

b．変異の発生機序

以下に解説するように，変異の中にはある程度発生機序が推定されているものがある。

1) 一塩基置換

塩基配列の CpG は変異のホットスポットとなっており，ほかの平均的な二塩基配列よりも 8.5 倍の確率で変異が起こることが知られている。この部位の変異はほとんどが C→T，または G→A である。その機序として CpG 配列のシトシンはしばしばメチル化が起こっており，5'－メチルシトシンは自動的に脱アミノ化されるとウラシルを経てチミンに変化しやすいことが知られている。同じ現象がアンチセンス鎖で起こると，G→A となる。全ゲノムの塩基配列で CpG 配列が計算上の確率の約 1/5 と少ないのも，長い進化の経過中に同じ機序が働いた結果と考えられている。

2) 微細な欠失/挿入変異

1〜数塩基の繰り返し配列部位（例ば CACACACA など）には微細な欠失/挿入変異がみられることが多く，DNA 複製の際のスリッページーミスペアリングが発生機序として考えられている。このような配列部位において繰り返し配列数に変化が起こりやすいことは，ゲノムの各所にみられる多型の 1 つ；縦列反復数多型（variable number of tandem repeat polymorphism；VNTR 多型）の存在からも推定できる。

3) 大きな欠失/挿入変異

大きな欠失/挿入の機序としては相同染色体間の非対立遺伝子間で起こることが知られている。この現象の機序の 1 つに類似の塩基配列間で起こる不等交差がある。具体例として，全長約 280 bp の Alu 反復配列はゲノム全体に平均約 3 kb に 1 コピーの頻度で存在するが，2 つの Alu 反復配列間での不等交差による欠失例が，さまざまな遺伝性疾患で報告されている。

4．PCRを基本とした遺伝子解析の結果の解釈

a．正常と違う塩基配列を検出した場合

ナンセンス変異や，フレームシフトを伴う欠失・挿入変異は一般に病因変異と考えてよいが，ミスセンス変異の場合にはそれが病因変異なのかどうか，特に多型と区別する必要があり，その判定基準を表2に示した。

ゲノムの解析でエクソン-イントロン接合部の変異を検出し，スプライスの異常が考えられる場合はメッセージレベルでの検査が必要である。逆にcDNAの解析でスプライスの異常を検出したときは，ゲノムからの解析でDNAレベルでの変異を同定する必要がある。

b．正常と異なる塩基配列が認められない場合

他の疾患である可能性と，変異はあるが技術的問題などで未検出である可能性の両方がある。該当遺伝子の蛋白レベル，メッセージレベルでの検索はその判断に重要である。その量的異常は，その遺伝子異常がある可能性を強く示唆するが，ほかの遺伝子異常による二次的影響の場合もある。実は変異がないことを証明するのは，なかなか難しい。前述のようにPCRを基本とした検出法では大きい欠損・挿入は見逃されることが多く，サザン法などでの検索が必要である。ゲノムからのアプローチでは，検索した以外の部位；プロモーター部位，非翻訳領域などの変異の可能性も考慮する。cDNAからのアプローチでは変異アレルのメッセージが必ずしも発現していないことにも留意すべきである。

表2 検出した塩基配列変化が病因変異かどうかの判断

1．ナンセンス変異，フレームシフトを伴う微細な欠失/挿入変異は病因変異と考えてよい。
2．イントロンの両端にある保存された配列 GT……AG での変異はスプライスの異常を伴い，病的変異と考えてよい。
3．ミスセンス変異の判断；以下の項目の結果から総合的に判定する。 ①同一家系内で他の疾患保有者／健常者と検出変異保有の関連 ②同じ変異が一般健常者に検出されないかどうか。（人口の1％以上に認められるものは多型と定義される） ③変異部位のアミノ酸が蛋白質機能の重要部位かどうか。 ④変異部位のアミノ酸がほかの種族の蛋白質でも保存されているかどうか。 ⑤アミノ酸の性状の違いはどうか。 ⑥蛋白質レベルに量的異常があるか。 ⑦変異蛋白質機能の *in vitro* での解析

5．すでに病因変異が判明している場合の遺伝子診断

同一の家系内ですでに病因変異が判明していた場合，その情報を基にほかの患者の診断，保因者の診断，出生前診断などが可能である。この際の診断実施にあたっても，前述のような倫理的な配慮が必要である。技術的には病因変異を持つアレルが存在するかどうかを判定するだけでよい。そのため，塩基配列までの検査は必ずしも必要としない。変異の種類にもよるが，下記のような検査法が確立している。

a．PCR-enzyme digestion 法

変異によって，ある制限酵素認識部位ができたり，または消失したりすることがあり，その際には PCR-enzyme digestion 法によって PCR 産物をその酵素で処理するとその変異があるかどうか簡便に検査できる（図3：上図）。

b．Allele specific PCR 法

一塩基置換や，1〜数塩基欠失/挿入変異の場合は，変異部分が3'端に来るように片方の primer を設計して正常のアレルと変異アレル両方の組み合わせのプライマーセットを作製する。PCR の条件を適切に設定すると，それぞれ特異的なアレルのみが増幅し，変異アレルの有無が簡便に検査でき，この方法を Allele specific PCR 法という（図3：下図）。

c．PCR-SSCP 法

PCR-SSCP 法は，変異検出のときにスクリーニングとしても使用されるが（図2），変異が確認されてそのパターンが変異特有のものとして確認されればこの方法も極めて有効である。

d．欠失部位を考慮したプライマーの設定による PCR 法

大きな欠失変異でゲノム上の欠失範囲が確認されている場合は，欠失部を挟むように primer を設計したり，欠失部に primer を設計すれば，変異アレル，正常アレルをそれぞれ確認でき，診断に有用である。

6．おわりに

DNA（遺伝子）診断は遺伝性疾患の診断法としては究極のものであり，その結果は確定診断としての重要な意味を持つ。その意味でも誤った診断を防ぐため，結果を繰り返し確認するとともに，検体の純度，技術的な精度，例外的な事象の可能性なども常に考慮し，その結果の正当性を多角的に検証する姿勢が重要である。また，一方では個人の遺伝子を検索することの重要性を認識し，倫理的な配慮を心がけることが必要である。

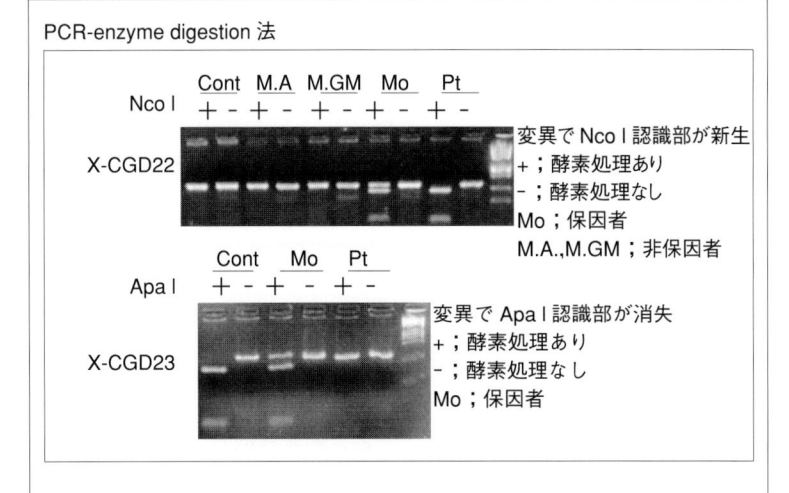

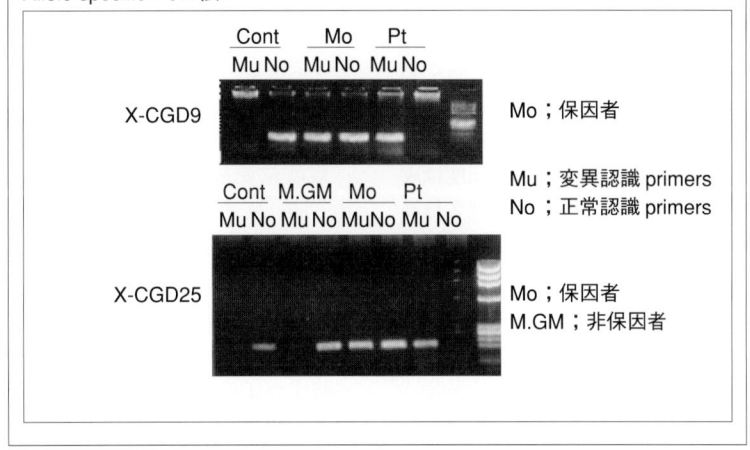

図3 すでに病因変異が判明している場合の遺伝子診断例
X-連鎖慢性肉芽腫症（X-CGD）の家系でその変異が判明している場合の同一家系での保因者診断例。数字は家系の番号
上図：PCR-enzyme digestion 法
下図：Allele specific PCR 法
Cont；正常者，M.A；母方叔母，M.GM；母方祖母，Mo；母，Pt；患者

B 髄液

髄液検査一般
Cerebrospinal fluid test

塩見 正司
大阪市立総合医療センター／部長

髄液（cerebrospinal fluid；CSF）は脳室とクモ膜と軟膜に囲まれたクモ膜下腔に存在する。小児期には細菌性髄膜炎などの中枢神経感染症が多くみられ，また，早期診断・治療が重要であることから，髄液検査の頻度は成人よりも多い。髄液中の細胞数，糖，蛋白などは各種神経疾患の診断のための基本的な検査である。細菌培養，結核菌培養，ウイルス培養などの微生物検査を合わせて行う。

1．髄液検査の適応

乳児の熱性痙攣時に直ちに髄液検査を行うかどうかは，小児科医にとって未解決の問題である。1970年代にはほぼ100％近くの症例に髄液検査が行われていたが，最近の英国では10％程度で実施されているに過ぎない。英国では，予防接種によるインフルエンザ菌髄膜炎の激減による小児の髄膜炎そのものの減少も大きいといわれる。しかし，日本では予防接種は実施されず，かえってインフルエンザ菌髄膜炎の増加が懸念されている状況であり，早期診断のための髄液検査の必要性は高いと考えるべきである。髄液採取前のCT検査については，うっ血乳頭や神経学的局所徴候がなく，全身状態が悪くなければ，必ずしも必要ではない。また，細菌性髄膜炎ではCTによる脳ヘルニアの危険予測が困難であるともいわれる。発熱と痙攣を起こす疾患のなかで脳膿瘍は注意が必要であり，基礎にチアノーゼ心疾患のある例には造影CTが望ましい。禁忌は，頭蓋内占拠性病変の明らかな場合，頭蓋内圧亢進があり，脳幹部圧迫症状がある場合，穿刺部位に感染巣がある場合，出血傾向が強い，ショック状態など全身状態が不良な場合が挙げられる。検査の副作用としては小児では穿刺後数日して生じる腰痛が多い（表1）。

2．髄液採取方法

採取方法には脳室穿刺法－脳室液，後頭下穿刺法－大槽液，腰椎穿刺法－脊髄液がある。蛋白濃度やカテコラミン濃度などは採取部位により大きく異なることに注意する。

3．液圧

側臥位安静状態で60〜140 mmH$_2$O が正常（新生児10〜80，乳幼児40〜100）である。良性頭蓋内圧亢進症では細胞数，蛋白は正常で髄液圧のみ上昇する。静脈系の異常による頭蓋内圧の亢進はMRI静脈造影法により診断可能となった。圧が正常でも脊髄腫瘍などクモ膜下腔の閉塞が疑われる場合はQueckenstedt試験を行う。一側ずつ圧迫し，100〜300 mmH$_2$O 上昇し，圧迫除去で10秒以内に初圧値に戻るのが正常反応である。

4．髄液の概観

正常では水様透明である。日光微塵は軽度細胞増多を示す。白血球数200/mm^3 以上で塵埃状浮遊物，さらに増加すると白濁する。赤血球は500/mm^3 以上で淡いピンク色混濁となる。黄色調を呈するときにはキサントクロミーと称するが，クモ膜下出血後などの出血，髄液蛋白が150 mg/dL以上の高値，新生児期などの黄疸を考慮する。

表1　髄液検査の適応疾患

1. 中枢神経の感染症の診断：細菌，真菌，ウイルス
2. 中枢神経の脱髄疾患：多発性硬化症，急性散在性脳脊髄炎
3. 末梢神経疾患：Guillain-Barré 症候群，Fisher 症候群
4. 代謝変性疾患：ミトコンドリア脳筋症
5. 機能疾患：瀬川病，ナルコレプシー
6. 白血病・脳腫瘍・転移性腫瘍：細胞診，血球貪食症候群

表2 主な中枢神経系細菌感染症の髄液所見

		圧	細胞数/mm³	蛋白(mg/dL)	糖(mg/dL)	特異所見
正常値 (腰部)	小児 新生児	60〜140 mmH₂O 10〜80 mmH₂O	5/mm³≧ 0〜32/mm³	15〜45 mg/dL 40〜120 mg/dL	40〜80 mg/dL	
細菌性髄膜炎		通常上昇 平均300	数百〜60,000 多核球優位 時に100未満	通常100〜500 時に1,000以上	半数は40未満	塗抹陽性 培養で90%以上陽性
硬膜下膿瘍		通常上昇 平均300	100未満〜数千 多核球優位	通常100〜500	正常	髄膜炎合併なければ塗抹,培養陰性
脳膿瘍		通常上昇	10〜200 単核球優位	75〜400	正常	塗抹,培養陰性
脳室膿瘍 (膿瘍の穿破)		上昇	数千〜100,000 90%以上多核球	数百	40未満	塗抹,培養で陽性も
脳硬膜外膿瘍		軽度上昇	数百以下 単核球優位	50〜200	正常	塗抹,培養陰性
結核性髄膜炎		上昇,髄液腔のブロックで低圧	25〜100,時に500以上 リンパ球優位	100〜200,髄液腔のブロックで著増	75%で50未満	抗酸菌染色 培養,PCR,ADA
クリプトコッカス		上昇	0〜800 平均50	20〜500 平均100	半数以上で低下 平均30	インディアインク法 抗原,培養

また血液が混入すると血性髄液となる。穿刺時出血とクモ膜下出血との鑑別には,検体を3本に分けると前者では3本目で色調が淡くなること,上清が後者で黄色調になることなどで区別する。

5. 髄液細胞,細胞数

髄液中の細胞の由来は血球,脳室上衣細胞,脈絡叢細胞,細網内皮系細胞などである。脳腫瘍の髄腔播種,白血病の中枢浸潤では細胞診を行う。各種中枢神経系(CNS)感染症の髄液所見を表2に示す。

6. 髄液総蛋白

髄液中に含まれる蛋白成分はほとんど血漿由来であるが,血液髄液関門の存在により,血液の1/200以下の微量である。主成分はアルブミンである。髄液蛋白の増加は中枢神経の器質的疾患を示唆する重要な所見である。年齢別正常値は新生児40〜120 mg/dL,乳児期30〜40 mg/dL,幼児期が最低で,成人では15〜45 mg/dLとされる。髄液蛋白の増加の主な原因を以下に示す。

a. 血液・脳関門の透過性亢進による血清蛋白の移行

髄膜炎,脳炎でみられる。細菌性髄膜炎ではしばしば1,000 mg/dLを超える。ウイルス性髄膜炎,脳炎では軽度上昇(100 mg/dL以下),結核性や真菌性髄膜炎では中等度上昇(50〜500 mg/dL)する。単純ヘルペス脳炎では著増する例がある。急性壊死性脳症では経過中に髄液蛋白は増加する。

b. クモ膜下腔の機械的閉塞

脊髄腫瘍,癒着性クモ膜炎では閉塞部位から末梢部の髄液がうっ滞し,蛋白濃度が上昇する。

c. 免疫グロブリンの局所産生

多発性硬化症(MS),急性散在性脳脊髄炎(ADEM)などの脱髄疾患,副腎白質ジストロフィーなどの白質ジストロフィーではIgG合成が増加する。蛋白増加には細胞数の増加を伴うことが多いが,Guillain-Barré症候群やFisher症候群では細胞数の増加を伴わず,蛋白細胞解離と呼ばれる。糖尿病性ニューロパチーなどの末梢神経障害の一部でも髄液蛋白が増加する。

中枢神経系のIgG産生増加の有無は,簡易にはIgG%(髄液IgG/総蛋白量×100で15%以上),正確にはIgG indexとオリゴクローナルバンド,各種ウイルス抗体の特異的な上昇から判定する。

1) IgG index

$$\text{CSF IgG index} = \frac{\text{CSF IgG(mg/dL)}/\text{serum IgG(g/dL)}}{\text{CSF albumin(mg/dL)}/\text{serum albumin(g/dL)}}$$

正常:0.77以下

異常:0.77以上,異常値は中枢神経系(CNS)でのIgG合成を示し,単純ヘルペス脳炎や亜急性硬化性全脳炎(SSPE)では全例上昇,MSでは90%で上昇する。

2）オリゴクローナルバンド（OCB）

MSやCNS感染症ではCNS内での抗体産生が増加する。細菌やウイルスに対する抗体は全身性では多クローン性であるが，CNSでは少数のクローンである。OCBは欧米のMSでは90％で陽性，視神経炎で38％，ADEMで50％，単純ヘルペス脳炎で80％，SSPEでも高率に検出される。Guillain-Barré症候群ではOCBは通常みられない。

d．髄液中ミエリン塩基性蛋白（MBP）

MBPはCNSのミエリンの主要成分である。CNSのミエリンが破壊される脱髄性疾患や脳損傷で髄液中のMBPが増加し，髄鞘破壊の進行の指標となる。MSでは増悪期に異常高値となる。CNSの正常値は1～4 ng/mL。増加する疾患はMS以外にも脳血管障害の急性期，脳炎，髄膜炎など多数みられるが，脳実質の障害，特にミエリンの破壊の状態を反映している。

7．髄液中ネオプテリン

ネオプテリンはINFγの刺激でマクロファージで産生される。髄液ネオプテリンはCNS内の炎症で高値となる。髄液所見が正常である急性脳症でも高値であるが，急性脳症は多臓器障害を伴うことが多いので，血清ネオプテリンも高値となる。一方，脳炎や髄膜炎では血清ネオプテリンは正常である。また，血球貪食症候群では血清，髄液とも著増することが多い。一方，中枢性GTPシクロヒドロラーゼⅠ（GCH-Ⅰ）変異による瀬川病では，髄液ネオプテリンの低値が特徴である。

8．髄液中乳酸

髄液中の乳酸は筋肉の運動や駆血の影響を受けない。ミトコンドリア脳筋症やLeigh脳症では血中乳酸値の増加が著明でないときにも髄液中の乳酸値が上昇することも多い。これはミトコンドリア遺伝子異常のヘテロプラズミーによると考えられるが，心拍出量の13％が脳に行くという，代謝が活発であることを反映したものであるともいえる。正常値は10～22 mg/dLである。乳酸/ピルビン酸比は通常10～20である。ピルビン酸脱水素酵素複合体異常症では比は正常であるが，低酸素や電子伝達系酸化的リン酸化の異常など組織の酸素利用の低下では，比が上昇する。

9．その他の髄液検査項目

細菌・ウイルスの遺伝子検査は別項（細菌・ウイルス抗体価456頁）を参照されたい。

診断に利用される検査として，ナルコレプシーにおける髄液中のオレキシン低値，アルツハイマー病における髄液中のリン酸化タウ蛋白＋アミロイドβペプチド40/42の増加の有用性が報告されている。髄液中のサイトカインでは細菌性髄膜炎におけるIL8，IL6の上昇，インフルエンザ脳症におけるIL6の上昇などの報告がある。

10．各種疾患における髄液所見

a．細菌性髄膜炎と髄液検査

細胞数，蛋白，糖の検査，培養，塗抹グラム染色検査，あるいは，ラテックス凝集反応などによる抗原迅速診断（Hibと *Streptococcus pneumoniae*, *Streptococcus agalactiae*（GBS）， *Neiseria meningitidis*（A，B，C群），K1抗原（＋）*Escherichia coli* がある）を行う。化膿性髄膜炎では糖の低値（血糖の40％以下），蛋白増多がみられる。細胞数は多核球優位に500/mm^{3}以上に著増するが，病初期あるいは最重症例では細胞数の増加が軽度の場合があり，再度髄液検査を行う必要がある。乳酸，免疫グロブリン，LDHなどはまれに鑑別診断に有用である。結核性髄膜炎が疑われる場合は抗酸菌塗抹培養，PCR，アデノシンデアミナーゼなどの検査を行う。培養陽性例でのPCR陽性率は40～70％にとどまる。液体培地とMGIT法により結核菌培養時間は短縮している。結核性髄膜炎では確定診断前でも早期に治療を始める必要がある。

b．多発性硬化症（MS）と急性散在性脳脊髄炎（ADEM）

ADEMでは10～100/μL程度の細胞増多は約60％にみられ，糖は正常，35～150 mg/dL程度の蛋白増加，脱髄のためMBP高値を示す。オリゴクローナルバンドは数％の陽性に過ぎない。

小児MSでは45.1％に細胞増多が認められる。OBは欧米では成人MSの90％以上，わが国の小児では48.7％で陽性であった。また，わが国の成人のMSでは感度の高い等電点電気泳動法ではCNSに脱髄病変が播種する通常型MSでは68％，わが国に多い視神経脊髄型MSでは11％であったと報告されている。

c．Guillain-Barré症候群

髄液蛋白細胞解離が特徴で90％の症例にみられる。髄液蛋白濃度は発症1週間後から上昇し，4～6週でピークになる。細胞数の軽度の上昇は5％にみられるが，HIVやLyme病にみられる多発神経炎に多い。血液神経関門の破綻による髄液蛋白増加が原因とされる。OCBは10～30％，MBPは50％で上昇するとされる。

d．単純ヘルペス脳炎（HSVE）とエンテロウイルス（EV）髄膜炎

HSVEでは髄液PCR検査は発症1週間以内で60～80

％，nested PCR では 95％，特異性はほぼ 100％ といわれる。アシクロビル投与後少なくとも 5 日以内は陽性といわれる。病初期陰性でも 1～2 日後再検すべきである。発症 10～14 日以後は PCR は陰性で，髄液抗体陽性となる。免疫正常例における CMV，EBV，HHV6 などのほかのヘルペスウイルスは各々の脳炎の病像が確立していないことと，特異性も高くないことから，今後の課題である。

　エンテロウイルスの共通プライマーによる PCR は感度と特異性ともに良好である。乳児期の発熱では髄液所見が正常であっても，髄液の EV の PCR 陽性となることも多く，EV が原因になっていることが証明される。一方，EV71 による脳幹脳炎では髄液の PCR 陽性率は数％ に過ぎず，現在でも咽頭や便からのウイルス分離が必須である。

e．遅発性神経細胞死と髄液

　神経細胞死を反映するものとして髄液中の神経特異性エノラーゼ（NSE）の上昇が報告されている。神経細胞死は発症時よりも数日遅れてみられるので，経過を追って髄液検査を実施しないと異常が把握できない。S100 蛋白や GFAP などのグリア細胞由来の蛋白の変化も報告されている。新生児仮死においても発症 4 日後の NSE と神経学的予後が相関することが報告されている。

C 尿

血尿
Hematuria

五十嵐 隆
東京大学／教授

1．解釈の仕方
血尿の確認と出血部位の推定が重要である。
a．定義
尿10mLを1,500回転/分にて5分間遠心分離後、上清を捨て残った尿（尿沈渣）を400倍の倍率で鏡検し、赤血球が1～5個以上/1視野（hpf）認められたときを血尿とする。

便宜的に赤血球6～20個/hpfを微少血尿と呼ぶ。変形赤血球が赤血球全体の80％以上では糸球体由来、20％以下では下部尿路由来と判定する。あるいは、有棘赤血球が赤血球全体の5％以上を占める場合には糸球体由来と判定する。血尿の由来部位を推定するときは必ず新鮮尿を用いる。

b．診断
血尿の診断は、尿沈渣を鏡検にて観察する方法が最も正確であるが、簡便法としてオルトトルイジン法を利用した試験紙法が広く用いられる。

試験紙法で、沈渣赤血球5個以上/hpfを血尿陽性と判断する感度（ヘモグロビンとして0.015mg/dL以上）に調整されている。潜血反応（＋）は赤血球5～10個/hpf、（2＋）は50個/hpf、（3＋）は250個/hpfにほぼ相当する。ただし試験紙法では、ヘモグロビンやミオグロビンも感知して血尿陽性となる。したがって、試験紙法で血尿陽性、かつ尿沈渣にて赤血球が認められない場合は、血管内溶血によるヘモグロビン尿か、筋の損傷や炎症によるミオグロビン尿を疑う。前者は血清ビリルビン、LDHの上昇やハプトグロビンの減少などにて、後者はRIA法などにて証明する。

肉眼的に尿の色が赤色あるいはコーヒー色であっても肉眼的血尿と即断しない（表1）。また赤色尿の原因物質を表2に示す。肉眼的血尿では、排尿初期の血尿は前部尿道由来、排尿後期の血尿は後部尿道から膀胱頸部由来、排尿全期を通じての血尿は膀胱や上部尿路由来とされるが、年少児ではこれらの鑑別法は必ずしも有用でない。

2．異常値が出たときの病態
a．糸球体性血尿の主な原因
①急性・慢性糸球体腎炎により糸球体基底膜が障害された病態、②菲薄基底膜症候群やAlport症候群など糸球体基底膜が菲薄化した病態、③これらの病態に感冒などによりサイトカインの産生が増加し血管透過性が亢進した状態（感冒時のIgA腎症、Alport症候群、菲薄基底膜病など）が考えられる。

b．非糸球体性血尿の主な原因
①尿路結石により尿路粘膜が損傷、②ナッツクラッカー現象や門脈圧亢進症など左腎静脈のうっ血が強く、

表1　赤色尿の原因物質

1.	ヘモグロビン
2.	ミオグロビン
3.	ポルフィリア
4.	アルカプトン
5.	尿酸塩
6.	薬剤：アセトアミノフェン、アザチオプリン、ジフェニルヒダントイン、鉛、メシル酸デスフェロキサミン、ヘモグロビン、ベンゼン、フェノールフタレイン、ピリジウム、ミオグロビン、リファンピシン、ローダミン
7.	食物：赤大根、キイチゴ

表2　肉眼的血尿の原因

1.	小児科的疾患：糸球体腎炎、SLE、腎盂腎炎、ナッツクラッカー現象、血液凝固異常、出血性膀胱炎（アデノウイルス、薬剤など）
2.	泌尿器科的疾患：尿路結石、外傷、尿路感染症、腫瘍など
3.	婦人科的疾患：子宮内膜症

尿蛋白・尿低分子蛋白
Urinary protein・Low-molecular-weight protein

松山　健
公立福生病院／副院長

1．解釈の仕方

①尿蛋白には生理的なものと病的なものとがある。前者は体位性，熱性，運動性に分類され，後者は糸球体性と尿細管性に分類される。それらの鑑別を可能な限り早期に行うことが重要である。

②日常臨床で尿検査に用いられている試験紙法は蛋白誤差法と称される測定法によるもので，アルブミン（MW 66,000 Da）のみに反応する。尿中アルブミン濃度で（±）は10～20 mg/dL，（＋）は30 mg/dL，（＋＋）は100 mg/dL，（＋＋＋）は300 mg/dL程度に各社が作成している。今後さらに表現の統一がなされる予定である。なお早朝第一尿だと濃縮されているため健常児でも（±）の出現があり，一方多尿時には蛋白濃度が低くても有意なことがある。したがって理論上は尿中蛋白クレアチニン比で評価すべきで，最近尿中クレアチニンが半定量できる試験紙も発売されている。

③スルホサリチル酸法や煮沸法はアルブミンだけでなくグロブリンなどほかの蛋白にも反応し，尿中蛋白濃度で1～10 mg/dLで反応する鋭敏な検査である。いずれの方法でも偽陽性例があるが，偽陽性になる機序が異なるため，主として試験紙法で（±）の場合の再確認法として臨床的に用いられている。

④本来は糸球体でほぼ濾過される低分子蛋白（MWが主として40,000 Da以下）は近位尿細管で再吸収を受け尿中に漏出するのは少量である。しかし尿細管機能障害時には多量に漏出することがあり，尿細管性蛋白は低分子蛋白とまず同義語として臨床的には用いられる。尿中β_2ミクログロブリン（MW 11,600 Da）やα_1ミクログロブリン（MW 27,000 Da）が主として測定される。前者はより鋭敏だが，尿pHが低いとプロテアーゼで分解され低値となる。ほかにリゾチーム（MW 14,400 Da）やレチノール結合蛋白（MW 21,200 Da）も尿細管性蛋白として測定される。ただしTamm-Horsfallムコ蛋白は尿細管細胞から比較的多量に直接分泌され低分子蛋白でもないため上記の機構以外の尿細管由来蛋白と称すべき性質である。

2．異常値が出たときの病態と疑われる疾患

①糸球体性蛋白であるアルブミンが過度に出現すれば，腎炎（組織的にはIgA腎症，膜性増殖性腎炎など）

血管内圧が亢進し腎盂にて腎血管内から出血が生じる病態，③血液凝固異常，④感染や薬剤による膀胱の著しい炎症などが考えられる。

3．疑われる疾患

糸球体性血尿ではすべての糸球体腎炎（溶連菌感染後急性糸球体腎炎，IgA腎症，膜性増殖性糸球体腎炎，巣状糸球体硬化症，紫斑病性腎炎，SLE腎炎など），遺伝性腎症（菲薄基底膜病，Alport症候群，Nail-patella症候群など）を，非糸球体性血尿ではナッツクラッカー現象，腎盂腎炎，血液凝固異常，出血性膀胱炎（アデノウイルス，薬剤など），尿路結石，外傷，尿路感染症，腫瘍などを考慮する。

4．組み合わせ検査

①一般検尿（特に蛋白尿の有無と程度の判定）が必須の検査である。

②糸球体性血尿が疑われる場合，蛋白尿を合併する場合：糸球体腎炎の可能性が高いため，血算，血清総蛋白，アルブミン，BUN，クレアチニン，血清補体価（CH50），C3，C4，抗核抗体，抗DNA抗体などの血液検査，腎生検を考慮する。

③腎盂腎炎を疑う場合：尿培養，血算，CRPなど

④血液凝固異常を疑う場合：PT，APTT，フィブリノゲン，ATⅢなど

⑤出血性膀胱炎を疑う場合：アデノウイルス抗体価を測定する。

⑥非糸球体性血尿を疑う場合：腎超音波検査，CT，排泄性腎盂尿管造影（IVP）などを行う。

⑦ナッツクラッカー現象を疑う場合：造影腹部CTにて左腎静脈の拡張を確認する。

⑧尿路結石を疑う場合：腹部X線，IVP，CTや尿中Ca，シュウ酸などの定量を行う。

⑨肉眼的血尿：出血部位の確認のため膀胱鏡検査を行うことがある。

5．基準値（正常値）

試験紙法で尿潜血反応（−）が正常，尿沈渣の鏡検（400倍の倍率）で赤血球5個/hpf以下を正常とする。

やネフローゼ症候群(組織的には微少変化群が多い)を中心とする糸球体障害を表す。一方尿細管性蛋白が過度に出現すれば，低形成-異形成腎，Dent病などの先天性疾患やアミノグリコシド系抗生物質などの腎毒性物質の曝露，腎盂腎炎などの後天性疾患による尿細管機能障害を表す。疾患によっては糸球体性蛋白尿と尿細管性蛋白尿とが当然合併する。

②尿細管機能障害は臨床症状に乏しい場合も多く，尿細管性蛋白は実際に疑い調べないと異常値の発見はなく要注意である。

③血尿の程度が強い場合には含まれる血清蛋白のため蛋白尿としても評価されることに注意が必要である。見かけ上血尿蛋白尿合併となり腎炎の検索ばかりが誤って先行することになりかねない。

3．組み合わせ検査

①検査の検討の前に他疾患同様既往歴の聴取，また腎疾患には遺伝性疾患も多いため家族歴の聴取が併せて必要である。臨床症状に乏しく学校検尿などスクリーニングで尿蛋白が判明した場合には，血圧と体格の評価のほか，発熱時でなく女児では月経と無関係な時期の早朝第一尿を2～3回持参させ再評価する。

②採血検査では末梢血一般，BUN，Cr，総蛋白，アルブミン(またはA/G比)，電解質，Ca，P，総コレステロール，免疫グロブリン，補体を，場合により抗核抗体やB型肝炎関連も評価する。

③尿では1日尿量，一般の試験紙項目のほかβ_2ミクログロブリンやN-acetyl-β-D-glucosaminidase(NAG)などを評価する。NAGは近位尿細管上皮細胞に高濃度に存在し，同細胞が損傷・変性・融解をきたした場合に尿中に逸脱・増加してくる。なおSDS-ポリアクリルアミドゲル電気泳動法(SDS-PAGE)を行うと尿中出現蛋白の各分子量と排泄量がおおむね判明する。

④画像診断法では超音波検査を行い腎のサイズや内部構造の評価をする。特に年長児でスクリーニングで初めて尿蛋白が判明した場合には低形成-異形成腎の可能性があるため一度は行うべきである。

4．基準値(正常値)

①成人および年長小児で1日150 mgまでの尿中総蛋白(アルブミンは1日30 mgまで)は生理的範囲とされる。なお小児の蓄尿総蛋白は250～300 mg/m²BSA/日程度以下とされるが，起立性蛋白尿で1日1gを超える場合もあり単純に数値のみで評価してはならない。通常の試験紙法では($\pm$)からピックアップし，ほかの方法でも同様の結果なら異常値と判断する場合が多い。随時尿の尿中蛋白クレアチニン比では0.2以下を正常とする。

②尿中β_2ミクログロブリンは250～350 µg/L以下，α_1ミクログロブリンは10 mg/L以下をおおむね正常範囲とするが，未熟児新生児はこの限りではない。

尿糖
Urine glucose

門脇　弘子
調布東山病院／部長

1．尿糖とは

広義には尿中に検出される糖類を総称する。通常は尿中グルコースを指すことが多い。グルコースは腎糸球体で濾過されるが，尿細管でほとんど全量が再吸収される。腎にはグルコース排泄閾値が存在し，血糖値がこの閾値を超え，尿中に糖が溢れ出ることにより尿糖が出現する。

2．尿糖排泄のメカニズム
a．生理的メカニズム

血漿中のグルコース濃度の正常値は100 mg/dL前後であり，腎臓での1日当たりの糸球体濾過量は160 gにも達する。正常者では1日30～130 mgの尿糖排泄しか認めず，99.9％以上は再吸収されている。しかし近位尿細管での再吸収には限界があり，最大の再吸収量を尿細管糖再吸収極量(transport maximum of glucose；TmG)と呼ぶ。糸球体で濾過されたグルコースがTmGを上回って初めて尿糖が出現するはずだが，TmGの70～80％で尿中にグルコースが出現し始める。これがFminG(minimum filtered load)と呼ばれ，TmGとFminGの解離(splay)は個人差が大きい。

b．分子メカニズム

近位尿細管細胞の管腔側膜にあるNa$^+$-グルコースシンポーターによって取り込まれ，基底膜側の輸送担体(GLUT2)によって血管内に放出される。

3．測定法

グルコースオキシダーゼ法が一般的で，グルコース以外の糖が存在して影響を受けない。以下に原理を示す。

グルコース$\rightleftarrows$グルコン酸＋H_2O_2　GOD(グルコースオキシダーゼ)

クロモゲン(無色)＋H_2O_2→酸化型クロモゲン(発色)＋H_2O　POD(ペルオキシダーゼ)

表1 尿糖検査に影響する尿中物質

尿中物質	グルコース・オキシダーゼ検査	還元糖検査（Benedict法）
グルコース	陽性	陽性
グルコース以外の糖		
フルクトース		
ガラクトース		
ラクトース	陰性	陽性
マルトース		
ペントース		
サッカロース	陰性	陰性
ケトン体（高濃度）	発色を抑制する場合あり	影響なし
クレアチニン	影響なし	偽陽性となる場合あり
尿酸		
ホモゲンチジン酸（アルカプトン尿症）	影響なし	陽性
薬物		
アスコルビン酸（大量）	発色が遅れる場合あり	痕跡陽性
L-ドーパ	偽陰性	影響なし
ピリジウム	オレンジ色が影響する	
サリチル酸（大量）	糖濃度が低く出る場合あり	ほとんど影響なし
造影剤	影響なし	黒色
セファロスポリン系抗生物質		
ペニシリン（大量）		
ナリジクス酸	影響なし	陽性
ニトロフラントイン		
プロベネシド		
汚染物質		
過酸化水素	偽陽性	陽性反応を抑制する場合あり
次亜塩素酸塩（漂白剤）	偽陽性	
フッ化ナトリウム	偽陽性	影響なし

試験紙上発色
$\begin{cases} \pm : 50\ \text{mg/dL} \\ 1+ : 100〜200\ \text{mg/dL} \\ 2+ 250〜500\ \text{mg/dL} \\ 3+ 500\ \text{mg/dL 以上} \end{cases}$

従来のBenedict法はグルコース以外のガラクトース，フルクトースの検出によい。

4．尿糖検出の大事なポイント

（1）新鮮尿を使う

細菌による糖消費をさける。試験紙上の浸す時間，判定時間の厳守。

（2）表1に尿糖検査上影響する尿中物質を示す。

（3）尿は生成された後，一時的に膀胱に貯留されるので必ずしも採尿した時点での血糖値を反映しているとは限らない。

（4）1999年の日本糖尿病学会の新しい診断基準では空腹時血糖値の上限は126 mg/dLであり，腎グルコース排泄閾値のレベルである通常の160〜180 mg/dLとその個人差を考えると，尿糖のみの検査では，軽症例の見逃しになる。

表2 尿糖陽性をきたす状態

高血糖を伴う場合
・糖尿病（二次性，薬剤性のものを含む）
・耐糖能異常
・その他の内分泌疾患
・（甲状腺機能亢進症，Cushing症候群，先端巨大症，褐色細胞腫，グルカゴノーマ，原発性アルドステロン症）
・胃切除後
・中枢神経障害（脳腫瘍，脳出血，頭部外傷など）
・急性心筋梗塞
・その他感染・ストレスなど

高血糖を伴わない場合
・腎性糖尿
・新生児
・妊娠
・尿細管障害
　（多発性骨髄腫，Fanconi症候群，Wilson病，重金属中毒など）

5．尿糖陽性の場合（表2）

腎グルコース排泄閾値（TmG）を超える高血糖により

尿糖が出現する(表2の高血糖を伴う場合)。一方，高血糖が存在しなくても腎グルコース排泄閾値(TmG)の低下により尿糖が出現することがある(表2の高血糖を伴わない場合)。

6．留意点
（1）糖尿病歴が長い患者でGFRが低下し，TmGが高くなっているとき，尿糖がマイナスでも高血糖を伴うことがある。
（2）腎性糖尿　妊婦や子どものTmG低値の場合，血糖が正常であっても尿糖がある。
（3）個人によっても，時期，飲水状況によって変動がある。
（4）尿糖が陰性であっても，低血糖，正常血糖，軽度の血糖高値なのか区別がつかない。

以上，尿糖検査では大まかな情報しか得られないため，ぜひ血糖値，HbA_1c，1,5-AG，糖負荷試験などを併用すべきである。

尿ケトン体
Urinary keton body

寺川　敏郎
東京都立府中病院／医長

1．解釈の仕方
血中ケトン体の上昇を示している。
a．測定の意義
試験紙を用いた尿ケトン体の検出は嘔吐や下痢，脱水の小児に対して日常診療の場でよく利用されている。尿ケトン体の存在は飢餓状態，ケトーシスの病態，代謝性疾患の存在を示唆する場合もあり，小児の臨床の場では重要な検査の1つとなっている。

乳児以降の尿ケトン体は陰性である。ケトン体はアセト酢酸，β-ヒドロキシ酪酸，およびアセトンを総称したものである。主に肝のミトコンドリアで脂肪酸の酸化によりアセチルCoAを経て生成される。通常は脳，筋肉，心臓，腎臓などの末梢組織で重要なエネルギー源として利用されている。一時的に生成するのはアセト酢酸であり，その還元により生じたβ-ヒドロキシ酪酸とともに血中に放出され，組織で還元され炭酸ガスと水になる。アセトンはアセト酢酸の脱炭酸によって生じる。血液中のケトン体が上昇すれば尿中にもケトン体が排泄され，これがケトン尿である(図)。

b．診断
尿ケトン体の診断は酵素法や比色法によるアセト酢酸，β-ヒドロキシ酪酸の定量が最も正確であるが，最近では簡便な試験紙(ニトロプルシッドとグリシン，アルカリ緩衝剤を染み込ませたもの)が広く用いられる。一般臨床で用いられる試験紙法ではβ-ヒドロキシ酪酸は検出されずアセト酢酸，アセトンに反応する。アセト酢酸のほうがアセトンより約10倍強く反応する。つまり試験紙法はアセト酢酸を検出していることとなる。血中ケトン体の増量が少ないときはアセト酢酸のみが主に排泄されるが，多量になるとβ-ヒドロキシ酪酸の尿中排泄が著明に増加する。

2．異常値が出たときの病態
尿ケトン体の増加は，血中ケトン体の増加を反映している。その産生は一般に飢餓あるいはインスリン低下における糖質利用低下や，ストレスによって脂肪組織から遊離脂肪酸の動員の増加，肝での脂肪酸の分解亢進，

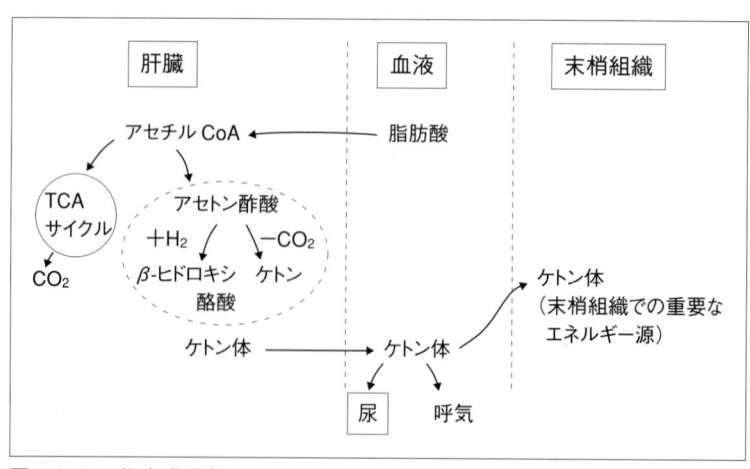

図　ケトン体生成過程

TCAサイクルの活性低下，末梢組織での利用の低下などの病態により惹起される．つまり肝からのケトン体の供給が組織の処理能力を超えると血液中のケトン体が増加し，尿中ケトン体も陽性となる．小児では糖質の摂取不足や末梢での糖質の利用障害があり，脂質代謝が亢進するような病態下で陽性となることが多い．

3．疑われる疾患

ケトーシスの原因となる疾患を考えればよい．小児では肝臓でのグリコーゲンの貯蔵が少なく代謝が活発であるため，糖質の摂取不足や利用障害で容易にケトーシスが起こり尿ケトン体が陽性となる．糖質の摂取不足をきたす疾患にはいわゆる飢餓，絶食などで急性胃腸炎やアセトン血性嘔吐症，ケトン性低血糖などが挙げられ最も多く臨床の場で遭遇する．糖質の利用障害をきたす疾患の代表はインスリン依存性糖尿病で，インスリン不足による脂肪組織への糖質の取り込みが減少して脂肪酸が増加し，ケトン体産生を促進し尿ケトン体も陽性となる．またまれな疾患であるが糖原病や有機酸代謝異常でもケトーシスをきたし尿ケトン体陽性となる．

4．組み合わせ検査

疑われる疾患を考慮し検査を組み合わせる．
①一般検尿にて尿糖を含め，比重などもチェックする．
②血算，生化学検査を行い，高血糖，低血糖の有無，脱水の程度を把握する．
③血液ガスを行い，代謝性アシドーシスの程度を把握する．
④尿中ケトン体ばかりでなく，必要あれば血中ケトン体も測定する．
⑤有機酸異常を疑う場合は，電解質，血液ガス，アンモニア，血糖，乳酸ピルビン酸，尿有機酸分析などの検査を行う．

5．基準値（正常値）

乳児以降は試験紙法で（－）が正常．新生児ではケトン体がエネルギーとして利用され，ケトン尿が出現することはある．

尿比重・尿浸透圧
Urine specific gravity and osmolarity

和賀　忍
国立青森病院／部長

尿比重・尿浸透圧測定は尿の濃縮度や希釈度を測定し，体液の腎における濃縮，希釈機能の異常を知るために行われる．尿浸透圧は尿中溶質の分子濃度に比例するので測定法として最適であるが，簡便性という点から尿比重測定が多用されている．比重は測定法による誤差を考慮したうえで結果を判定し，必要に応じて浸透圧を測定しなければならない．

1．解釈の仕方
a．定義

尿比重は尿中に含まれる食塩，尿素を主とする固形成分の濃度を表している．浮秤法，屈折率測定法，試験紙法によって測定する．浮秤法は直接比重を測定するが多量の尿を必要とする．屈折率測定は溶質の種類や分子濃度に関連し，尿比重とよく相関する．1滴の尿で測定できることから最も普及している．尿比重1.005～1.030は屈折率1.333～1.343に相当する．屈折率測定法では尿中の蛋白，糖によって比重測定値はそれぞれ1g/dLについて0.003，0.002高値となる．試験紙法は尿比重の最大決定因子である尿中Naイオンを測定するもので，さらに少量の尿で検査ができ，屈折率測定法について普及している．蛋白や糖に干渉されず，第2の比重決定因子である尿素量を反映しない．製品によってはpHに影響を受ける．小児での有用性は確定していない．尿浸透圧は主として電解質（主にNaイオン，Clイオン）や尿素の粒子数を反映する．氷点降下度測定法が用いられている．尿比重1.005～1.030は浸透圧300～1,000 mOsm/kgH$_2$O（以下kg）に相当する．血漿浸透圧の1～2％の変動により血中抗利尿ホルモン（ADH，バソプレッシン）の増減が起こり，腎のヘンレループから集合管の各部位に作用し，尿浸透圧は100～1,300 mOsm/kgに調節される．

b．診断

任意排尿で比重1.025，尿浸透圧850 mOsm/kgを超えるときに濃縮能低下はない．尿量との関係を考慮しながら診断を進める．尿量は摂取水分量や腎機能の変化のほか，視床下部-下垂体後葉系からのADHの分泌程度により変化する．年齢，摂取蛋白量，摂取ナトリウム量，発汗，日内変動など日常の変動要因がこの系に影響を与え測定値が変動するので注意する．

2. 異常値が出たときの病態

低比重尿・低浸透圧尿は尿濃縮部位である腎間質領域の障害、内分泌疾患、ADH分泌低下をきたす病態（尿崩症、多飲、電解質異常）、薬物、利尿剤によって起こる。高比重尿・高浸透圧尿はおおむね尿量の低下する病態でみられるが、高分子量物質の尿中排泄では尿量にかかわらず高値となる。

3. 疑われる疾患

低比重尿のときには、主として尿量が増加する疾患を想定する。尿崩症（中枢性、腎性）、多飲症、糖尿病、腎尿細管性アシドーシス、慢性腎不全、低カリウム血症、心因性多飲症（母子関係の障害による）、間質性腎炎、多発性嚢胞腎、利尿剤などがある。高比重尿のときには、乏尿をきたす疾患を想定する。強い脱水（低張性脱水）、ショック、腎不全、急性糸球体腎炎、膀胱頸部閉塞、白血病治療時の高尿酸血症、溶血性尿毒症症候群、片側あるいは両側性腎静脈血栓症、ADH分泌過剰状態（抗利尿ホルモン分泌異常症候群：SIADH）などがある。糖尿病、高張薬剤（造影剤、高張液）輸注後では正常尿量でも高比重となる。

4. 組み合わせ検査

① 詳細な病歴聴取と一般検尿は必須である。
② 尿崩症や多飲症の場合、尿浸透圧/血症浸透圧比を測定し、1未満のとき水制限試験を行う。さらにバソプレッシン測定、バソプレッシン負荷試験（負荷前後比1.5以上：中枢性尿崩症、1.5以下：腎性尿崩症）と鑑別のための検査を進める。
③ 血液ガス、尿中アミノ酸は腎尿細管性アシドーシス、血清電解質は電解質異常による低比重尿で異常となり、腎機能検査、尿 β_2 ミクログロブリンなどは腎尿細管間質性腎炎で異常となる。
④ 尿中ナトリウム測定で腎不全の障害部位（腎前性、腎性、腎後性）を想定する。
⑤ 尿路閉塞や、嚢胞腎などでは腎エコーによる画像診断が有用である。

5. 基準値（正常値）

尿比重は通常は1.015～1.025であり、1.002～1.045の範囲を腎の調節域という。尿浸透圧は健常人で通常は200～800 mOsm/kgにあり変動域は50～1,300 mOsm/kg（血清の4～5倍）である。新生児期は動揺が大きく、比重は生後2日くらいでは1.008～1.020、哺乳が増加すると1.002～1.011となり、浸透圧は平均して14～792 mOsm/kgとされる（生理的低張尿）。低比重尿、低浸透圧尿とは、各々尿比重1.010以下、尿浸透圧200 mOsm/kg以下のとき、高比重尿、高浸透圧尿とは1.030以上、850 mOsm/kg以上のときをいう。

尿沈渣・円柱
Urinary sediment and cast

白髪　宏司
埼玉県済生会栗橋病院／部長

1. 解釈の仕方

尿中細胞や円柱の種類から、腎症の種類や進行度を推測する。

a. 鏡検所見

中間尿採取を心がけ、新鮮尿を検査する。変形赤血球（80%以上、図1）は糸球体性出血を意味する。腎実質病変を示す病的な円柱尿を見逃さない。多くの結晶尿は低温尿で出現し、診断に直結するのは正六角形のシスチン結晶など一部である。

b. 円柱（cast, cylinder）

主にTamm-Horsfall糖蛋白とアルブミン中心の血漿成分が、遠位尿細管から集合管内で凝集沈殿して形成される。円柱尿は尿細管腔の一時的閉塞とその後の再開通があったことを示す。種類、出現数や形態の観察により腎実質病変の種類と程度がわかる（表、図2～8）。

円柱尿の成り立ちと意義

円柱は尿細管腔の鋳型であり、病変形成の時間経過もわかる。糸球体で病的に濾過された赤血球や白血球はもとより、壊死脱落した糸球体や尿細管の上皮細胞が構築成分となる。細胞成分は時間経過と共に崩壊し、顆粒状（顆粒円柱）→ろう状（ろう様円柱）と変化する。高度蛋白尿が漏出する活動性の腎炎やネフローゼ症候群では、高脂血症もかかわって卵円形脂肪体（OFB：oval fat body）、脂肪球などが出現する（脂肪円柱）。背景に変形赤血球を認める場合、赤血球円柱の存在を考慮して鏡検する。同様に背景に尿細管上皮を認める場合は上皮円柱の存在に注意する。

---

2. 異常所見が出たときの病態

a. 糸球体病変

赤血球円柱は腎炎などによる糸球体出血を意味する。白血球円柱はネフロン内での感染や、進行性腎炎の存在を示唆する。脂肪円柱は、ネフローゼ症候群や高度蛋白尿を呈する腎炎に特異性が高い。ろう様円柱は慢性腎不全などの長期罹病を示唆する。

表　円柱の定義・種類・意義

円柱の基本分類	定義
硝子円柱(図2)	細胞成分3個未満かつ顆粒成分1/3以下のもの
細胞円柱	円柱の基質内に細胞成分を3個以上含むもの
顆粒円柱	円柱の基質内に顆粒成分を1/3以上含むもの

・顆粒円柱の基質内に細胞成分が3個以上含まれている場合、細胞成分を優先し細胞円柱と表記
・顆粒円柱の一部がろう様化した場合は、ろう様円柱と表記(ろう様円柱の方が病的意義が高いため)
・ろう様円柱の基質内に細胞成分が3個以上含まれている場合は、ろう様円柱と細胞円柱の両者と表記
・2種類以上の細胞成分が3個以上含まれている場合は、それぞれの細胞円柱の混合型として表記
・幅が60 μmを超える円柱(白血球4〜5個分に相当)は、幅広円柱として表記

円柱の種類(基本7種)	出現の意義
1 硝子円柱(hyaline cast)	硝子円柱は正常尿でも認められる。
2 上皮円柱(epithelial cell cast)	上皮細胞の形態は様々である。
3 顆粒円柱(granular cast)	硝子円柱、上皮円柱、顆粒円柱は数量的評価が大切(障害度に比例)
4 ろう様円柱(waxy cast)	腎炎末期や腎不全
5 脂肪円柱(fatty cast)	基質内に脂肪球およびOFB(oval fat body)が取り込まれたもの
6 赤血球円柱(RBC cast)	赤血球円柱、白血球円柱、脂肪円柱、ろう様円柱は、疾患特異性が高く
7 白血球円柱(WBC cast)	1個でも認められれば臨床診断に直結

(その他)　空胞変性円柱、ヘモグロビン円柱、ヘモジデリン円柱、ミオグロビン円柱、ビリルビン円柱、アミロイド円柱、Bence-Jones蛋白円柱、血小板円柱、細菌円柱、塩類(結晶)円柱など

b．尿細管病変

上皮円柱の多くは尿細管障害に由来する。高度の糸球体病変でも認められるが、一過性に経過する急性尿細管壊死や薬物性の尿細管障害、急性腎不全の利尿期に特徴的である。背景には上皮細胞を散見する。

c．尿管・膀胱・尿道の病変

非変形性の多数の赤血球は、尿路結石や膀胱炎で認められる。白血球は尿路感染症全般で認められ、白血球塊や細菌の確認がこれを支持する。

d．円柱形成の条件

円柱は、尿細管内の尿流量の低下、共存蛋白濃度の上昇、尿イオン強度の上昇、尿浸透圧上昇、尿pH低下、尿細管の再開通などにより形成される。

3．疑われる疾患

(1) 上皮円柱(図3)：糸球体腎炎、ネフローゼ症候群、急性尿細管壊死、肝・胆道疾患など
(2) 顆粒円柱(図4)：腎実質障害のすべて
(3) 赤血球円柱(図5)：急性・慢性の腎疾患、急性糸球体腎炎など
(4) 白血球円柱(図6)：急性および慢性糸球体腎炎や腎盂腎炎、間質性腎炎など
(5) ろう様円柱(図7左)：腎炎末期や腎不全を示唆
(6) 脂肪円柱(図7右)：ネフローゼ症候群などの蛋白漏出性腎症
(7) ビリルビン円柱：肝不全に伴う腎症など
(8) 塩類(結晶)円柱：尿路感染症(リン酸マグネシウムアンモニウム結晶)、尿路結石症(図8)、高尿酸血症、高ビリルビン血症、代謝異常症など

溶血性尿毒症症候群ではほとんどすべての円柱が出現する。発作性夜間血色素尿症や血管内赤血球破砕を生じる疾患では、黄色〜茶褐色に着色した顆粒を有するヘモジデリン円柱(免疫染色で証明)を認める。

横紋筋融解症やクラッシュ症候群では、ミオグロビン尿症やミオグロビン円柱(免疫染色で証明)を認める。

4．組み合わせ検査

尿試験紙法は組み合わせ検査の基本。尿路感染では、中間尿培養はもとより亜硝酸塩の陽性化が補助診断になる。

円柱の鑑別は、Sternheimer染色により容易になる。上皮円柱は、白血球円柱の白血球よりも良好な染色性を示す。顆粒円柱は淡〜濃赤紫色を示す。ろう様円柱は淡〜濃赤紫色または濃青紫色を示し、厚みと光沢があり輪郭が明瞭で高屈折である。脂肪円柱の脂肪成分はSternheimer染色では染色されず、ズダンⅢ染色で橙赤色〜赤色に染まる。また偏光顕微鏡を用いるとMaltese cross像が確認できる。顆粒変性した赤血球円柱は顆粒

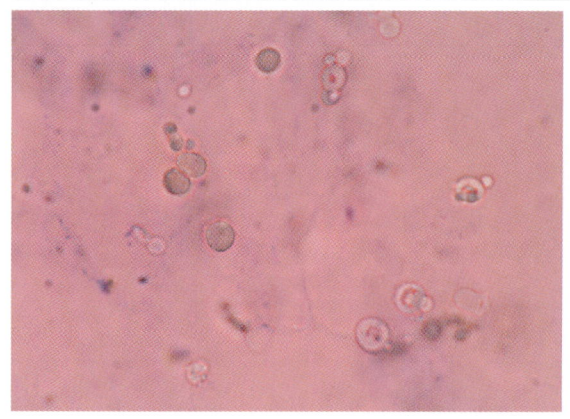

図1　変形赤血球

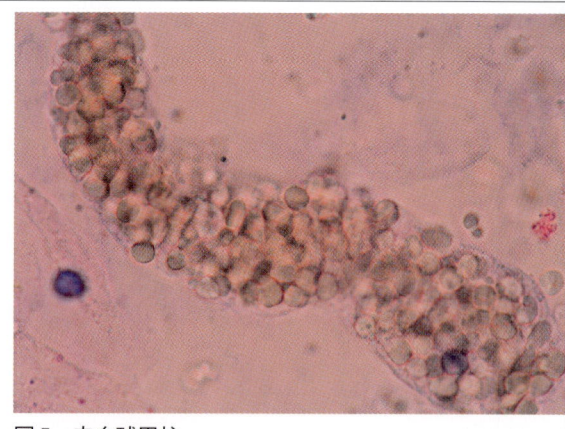

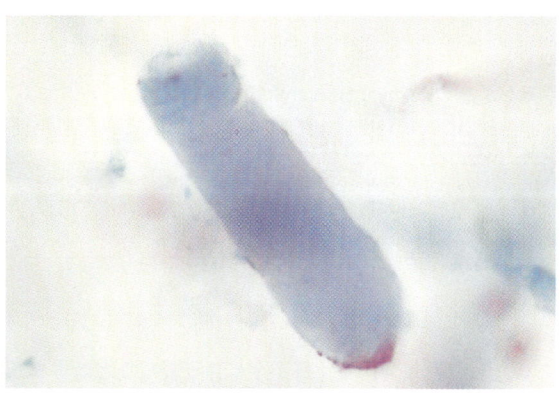

図5　赤血球円柱

図2　硝子円柱

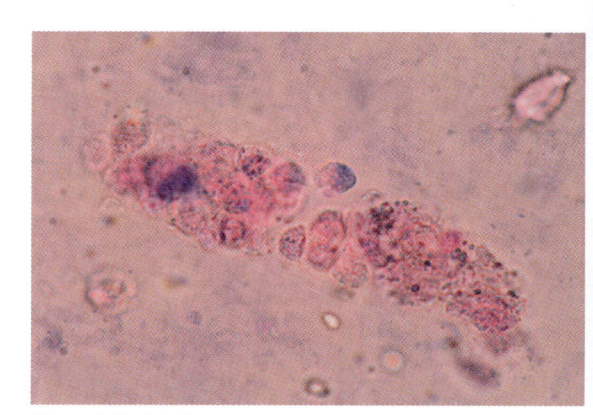

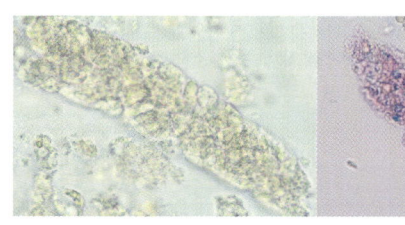

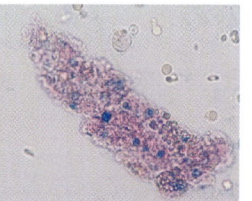

図6　白血球円柱

図3　上皮円柱　　　　　　　　（Sternheimer染色）

図7　ろう様円柱と脂肪円柱 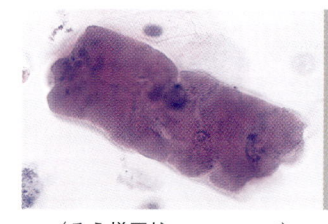　　（ろう様円柱, waxy cast）　（脂肪円柱, fatty cast）

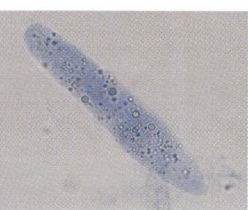

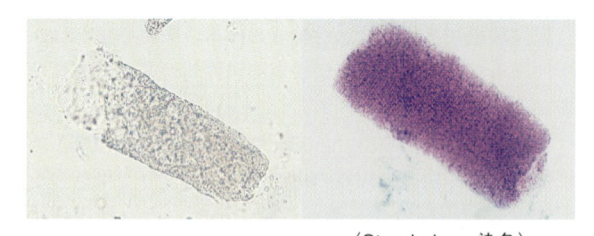

図4　顆粒円柱　　　　　　　　（Sternheimer染色）

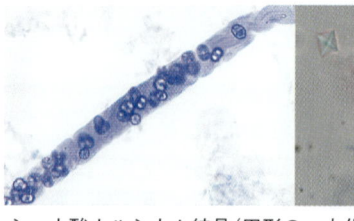

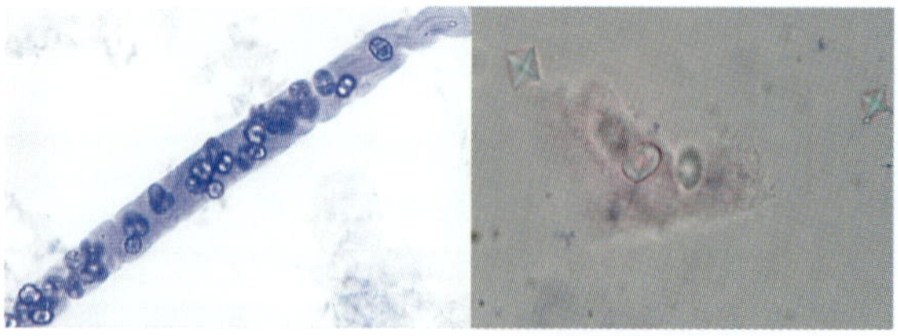

シュウ酸カルシウム結晶（円形の一水化物と角型の二水化物）
図8　結晶円柱

円柱との鑑別が困難であるが，赤血球染色（稲垣法）により鑑別しやすくなる．円柱内の白血球は，上皮円柱に比べ染色性が悪いことが鑑別になる．

尿細管上皮の形態鑑別には上皮円柱内の上皮形態が有

用である。

5．基準となる所見

赤血球，白血球ともに3〜5個/HPF（400倍拡大）以上は異常所見。新鮮尿では細菌は認められない。硝子円柱以外の円柱尿は病的である。

尿アミノ酸
Amino aciduria

児玉　浩子
帝京大学／助教授

1．解釈の仕方

a．定義

血清中のアミノ酸は糸球体で濾過され，そのほとんどは近位尿細管で再吸収される。近位尿細管でのアミノ酸再吸収はアミノ酸の種類に応じた転送機構が存在する（表1）。したがって正常でもアミノ酸の尿中排泄量は，それぞれのアミノ酸で異なる。アミノ酸尿（amino-aciduria）とは，ある特定のアミノ酸，またはほとんどすべてのアミノ酸が尿中に著しく増加している場合と定義される。

b．分類

まず，以下の(1)，(2)の2つに大きく分類される。
(1) 体内の代謝異常により，ある特定のアミノ酸が血液中と尿中に増加するもの。さらにこれは，①血液中に著しく増加し，尿中に溢出するもの（overflow型アミノ酸尿），②尿細管での再吸収が著しく低いアミノ酸は，血液中に増加しても，速やかに尿中に排泄される。そのため血液中アミノ酸はほとんど増加していないが，尿中の排泄は増加する（non-threshold型アミノ酸尿）に分けることができる。

(2) 尿細管でのアミノ酸の転送あるいは再吸収障害で，これも2つに分類できる。①ある特定のアミノ酸群の転送障害。②近位尿細管障害によるアミノ酸の再吸収障害。この場合は，アミノ酸尿は汎アミノ酸尿で，ほかの物質の再吸収障害も合併する。

2．異常値が出たときの病態

尿中アミノ酸排泄に異常をみた場合，上記の分類によ

表1　主なアミノ酸転送系

1. モノアミノモノカルボキシル(中性)アミノ酸 スレオニン，セリン，グルタミン，アスパラギン，アラニン，バリン，イソロイシン，ロイシン，チロシン，フェニルアラニン，トリプトファン，ヒスチジン
2. シスチンと二塩基性アミノ酸(塩基性アミノ酸) シスチン，リジン，アルギニン，オルニチン
3. ジカルボキシルアミノ酸(酸性アミノ酸) グルタミン酸，アスパラギン酸
4. イミノ酸，グリシン グリシン，プロリン，ヒソロキシプロリン
5. β-アミノ酸 β-アラニン，β-アミノイソ酪酸，タウリン

表2　主な溢出型アミノ酸尿

尿中増加アミノ酸，代謝物	疾患	症状・所見	組み合わせ検査(異常所見)
フェニルアラニン，フェニルピルビン酸，フェニル酢酸，フェニル乳酸	フェニルケトン尿症	知能障害，痙攣，赤毛，色白，湿疹，ネズミ尿臭	血清アミノ酸(フェニルアラニン高値)
チロジン，p-ヒドロキシフェニルピルビン酸	チロジン血症	発育遅延，黄疸，肝脾腫，肝硬変，尿細管障害	血清アミノ酸(チロジン高値)
ロイシン，イソロイシン，バリン	メープルシロップ尿症	嘔吐，哺乳不良，痙攣，筋緊張低下	血液ガス(アシドーシス)，尿有機酸
バリン	高バリン血症	嘔吐，発育遅延，知能障害	血清アミノ酸(バリン高値)
ヒスチジン，イミダゾールピルビン酸	ヒスチジン血症	言語発達遅延	血清アミノ酸(ヒスチジン高値)
グリシン(非ケトーシス型)	高グリシン血症	痙攣，意識障害，呼吸障害	髄液，血清アミノ酸(グリシン高値)
シトルリン，ホモシトルリン，ホモアルギニン，アセチルシトルリン	シトルリン血症	嘔吐，痙攣，知能障害，黄疸	高アンモニア血症，肝機能異常，血清アミノ酸(シトルリン高値)

表3 無閾値型アミノ酸尿

増加する尿中アミノ酸	疾患	症状・所見	組み合わせ検査
ホモシスチン	ホモシスチン尿症	マルファン様骨格，知能障害，水晶体脱臼，血栓	血清メチオニン，ホモシスチン高値
シスタチオニン	シスタチオニン尿症	知能障害，時に痙攣	血清シスタチオニン検出
アルギニノコハク酸尿，シトルリン	アルギニノコハク酸尿症	体重増加不良，痙攣，結節裂毛症	血清アミノ酸（アルギニノコハク酸高値），高アンモニア血症
β-アミノイソ酪酸	β-アミノイソ酪酸尿症	なし	血清β-アミノイソ酪酸軽度高値

表4 尿細管でのアミノ酸転送障害の異常

尿中異常高値を示すアミノ酸	疾患	症状・所見	組み合わせ検査
モノアミノモノカルボキシルアミノ酸（表1）	Hartnup病	ペラグラ様皮膚炎，日光過敏，小脳失調，眼振	血清アミノ酸（正常），尿インジカン増加
シスチン，リジン，アルギニン，オルニチン	シスチン尿症	尿路結石，血尿　尿沈渣でシスチン結晶	血清アミノ酸（正常または左記アミノ酸の軽度低下）
リジン，アルギニン，オルニチン	リジン尿性蛋白不耐症	発育不全，肝脾腫，知能障害	蛋白摂取後の高アンモニア血症
グルタミン酸，アスパラギン酸	酸性アミノ酸尿症	知能障害，発育遅延	血清アミノ酸（正常）
グリシン，プロリン，ヒドロキシプロリン	イミノグリシン尿症	多くは無症状，重症では知能障害	血清アミノ酸（正常）

表5 主な汎アミノ酸尿をきたす疾患

疾患	病因	症状所見	組み合わせ検査
Wilson病	ATP7B遺伝子異常	肝障害，錐体外路症状，血尿，Kayser-Fleisher輪	血清セルロプラスミン，銅低値，肝臓銅濃度高値
糖原病I型	グルコース6フォスファターゼ欠損	肝腫大，低身長	血清乳酸，ピルビン酸高値，低血糖
ガラクトース血症	トランスフェラーゼ欠損	黄疸，肝硬変，下痢，嘔吐，知能障害，白内障	血清ガラクトース高値
シスチノーシス	CTNS遺伝子異常	角膜混濁，知能障害，肝腫大	白血球シスチン増加
Lowe症候群	OCRL-1遺伝子異常	知能障害，白内障，緑内障，筋力低下	尿細管性アシドーシス
ミトコンドリア病	ミトコンドリア遺伝子異常	筋力低下，知能障害，痙攣，小脳失調	血清乳酸，ピルビン酸高値，遺伝子解析
重金属中毒	カドミウム，水銀，鉛	知能障害，骨異常	血清，尿の重金属
薬物	ゲンタシン，テトラサイクリン，バルプロ酸	個々の薬物の副作用	

り，どのタイプに相当するかを検討する．それぞれのタイプにより病態が異なる．

3．疑われる疾患

尿中アミノ酸分析は一般的に行われる検査ではない．表2～5に挙げた疾患はアミノ酸尿を呈する疾患であり，

表6 尿アミノ酸基準値

アミノ酸	年齢 0〜30日 (mg/gクレアチニン)	>1か月 (mg/gクレアチニン)
ホスホセリン	0〜9.8	0〜6.5
タウリン	190.3〜865.9	0〜181.4
アスパラギン酸	10.4〜22.9	0〜10.9
ヒドロキシプロリン	27.5〜316.3	0〜27.5
スレオニン	11.8〜60.6	3.2〜31.6
セリン	8.4〜115.2	9.0〜59.5
アスパラギン	0〜57.9	0〜14.1
グルタミン酸	5.0〜53.4	0〜11.8
グルタミン	37.4〜160.2	24.6〜124.1
サルコシン	8.3〜75.7	8.3〜75.7
プロリン	8.5〜61.8	0〜6.6
グリシン	106.9〜536.4	0〜221.8
アラニン	35.9〜63.7	6.1〜47.6
シトルリン	1.6〜37.1	1.4〜18.6
2-アミノ酪酸	36.5〜109.4	4.5〜22.8
バリン	2.1〜36.8	0.8〜5.9
システイン	27.4〜98.4	0.6〜21.5
メチオニン	2.2〜10.6	0.9〜16.6
シスタチオニン	6.0〜24.7	0.7〜5.1
イソロイシン	5.6〜23.5	0〜8.5
ロイシン	2.2〜9.4	2.0〜7.5
チロシン	4.9〜17.6	3.4〜26.3
フェニルアラニン	6.4〜25.8	2.8〜16.9
βアラニン	0〜107.1	0〜107.1
3-アミノイソ酪酸	0〜11.4	0〜11.4
4-アミノイソ酪酸	0〜272.5	0〜272.5
ホモシスチン	0〜0	0〜0
エタノールアミン	51.3〜213.4	3.5〜18.8
トリプトファン	0〜21.6	0〜21.6
オルニチン	4.5〜20.6	0.1〜5.8
リジン	10.8〜187.4	0〜80.1
ヒスチジン	23.0〜111.9	0〜210.0
アンセリン	0〜134.7	0〜134.7
カルノシン	0〜28.7	0〜28.7
アルギニン	8.7〜12.7	1.4〜5.6

(Nelson:Textbook of Pediatrics, Saunders, Philadelphia, 2000, p2214 より引用改変)

症状・所見よりこれら疾患が疑われる場合は，診断のために尿アミノ酸を検査する．またこれら疾患には不全型もあるため，原因不明の発達遅延，肝脾腫，小脳失調，痙攣，嘔吐，意識障害なども，鑑別診断として尿アミノ酸を検査する．

4．組み合わせ検査

血清アミノ酸の検査は必須である．個々の疾患で診断に必要な検査を表2〜5に示すが，尿中有機酸分析，血清アンモニア，乳酸，ピルビン酸，血液ガスなどが診断に有用である．

5．基準値

新生児，乳児期前半は腎での再吸収機能が未熟なため，成人に比べアミノ酸排泄量は多い．特にプロリン，ヒドロキシプロリン，グリシンの排泄量が多い．基準値は一般にクレアチニン比で出されており，随時1回尿または蓄尿の一部で検査する．年齢相当の基準値と比較することが大切である(表6)．表6に示すように基準範囲は幅が広い．ごくわずかな高値はほとんど問題とならない．通常，異常をきたす疾患では，基準値の数倍の値を示す．ほかに小児の尿アミノ酸基準値を提示している論文として，工藤亨：アミノ酸尿．小児の臨床検査指針'90．小児科診療 53(増刊)：769-773，1990／山口清次：アミノ酸，有機酸．白木和夫，他(編)，今日の小児診断指針第3版，医学書院，1999，p376-380がある．

尿カテコールアミン・尿バニリルマンデル酸(VMA)

Urinary catecholamine and vanillylmandelic acid

家原　知子
京都府立医科大学

1．解釈の仕方

a．カテコールアミンとは

アドレナリン，ノルアドレナリン，ドーパミンをまとめてカテコールアミンと呼ぶ．バニリルマンデル酸(VMA)はアドレナリン，ノルアドレナリンの最終代謝産物である．また，ホモバニリン酸(HVA)はカテコラミンの前駆物質であるドーパ，前述のドーパミンの最終代謝産物である(図)．

b．測定法

定量測定は高速液体クロマトグラフィー(HPLC)法を用いて行われる．尿中カテコールアミンの排泄は極微量であること，日内変動が大きいことから，正確には24時間蓄尿で測定される．さらに，カテコールアミンの分解を防ぐために，採尿後の尿は6規定の塩酸を加え，冷所で保存する必要がある．カテコールアミンは不安定で分解されやすいため，最終代謝産物である．VMA，HVAの測定は広く行われている．また，乳児では蓄尿が困難であるため，部分尿で測定し，尿中クレアチニンで補正した値で示される．濾紙に染みこませた尿を用い

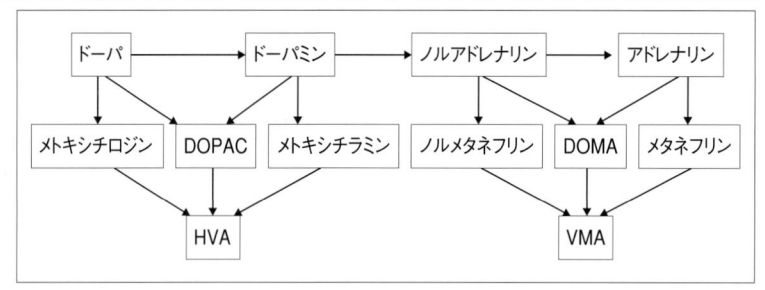

図 カテコールアミン

表 検査値に影響を及ぼす食品，薬剤

増加
- バナナ
- バニラ含有の食品
- 柑橘類
- 血管拡張剤
- α-ブロッカー
- グルカゴンなど

低下
- デキサメサゾン
- クロニジン
- ブロモクリプチン

てVMA，HVAの測定する方法で，乳児の神経芽腫マス・スクリーニングが行われている。

c．検査値に影響を及ぼす食品，薬剤など

表の食品，薬剤はカテコールアミン値に影響を及ぼすので測定数日前は摂取を控える。体位，運動，ストレスなどでも高値を示すので注意が必要である。検体の保存温度が高い場合や測定までの時間がかかる場合には，測定値が低値を示すので注意を要する。

2．異常値が出たときの病態

カテコールアミンは体位，運動，ストレスなどによっても増加する。さらに，表の食品や薬剤の影響を受けやすいため注意が必要である。一般的には交感神経機能や副腎髄質機能を反映する。高値を示す場合はカテコールアミン産生腫瘍である褐色細胞腫や神経芽腫の診断に有用である。

3．疑われる疾患

小児でカテコールアミン，特にVMA，HVAが高値を示す場合は一番に神経芽腫を疑う。まれに，褐色細胞腫，甲状腺機能亢進，心不全，腎性高血圧，Cushing症候群，ストレス時などがある。低値を示す場合はまれであるが，自律神経失調症，起立性低血圧などが疑われる。

4．組み合わせ検査

1）神経芽腫

縦隔腫瘍や石灰化を伴う腹部腫瘤の精査では胸部および腹部X線が有用である。腹部超音波検査やCT，MRIなどの各種画像検査を進める。遠隔転移の検索には，メタヨードベンジルグアニン（MIBG）シンチが有用である。ほかの腫瘍マーカーとして，血中NSEが高値を示す。

2）褐色細胞腫

頻脈，発汗過多，高血圧などの臨床症状ともに，腹部超音波検査やCT，MRIなどの各種画像検査が有用である。

5．基準値（正常値）

- アドレナリン 3〜15 μg/日
- ノルアドレナリン 20〜120 μg/日

VMA，HVAはマス・スクリーニングの基準値およびカットオフ値を以下に示す。1歳以上は若干低値を示す。

乳児
- VMA 8.8±2.2 μg/mg.cre，カットオフ値 15〜17 μg/mg.cre
- HVA 16.3±3.7 μg/mg.cre，カットオフ値 25〜30 μg/mg.cre

1歳
- VMA 7.8±2.0 μg/mg.cre，カットオフ値 15〜17 μg/mg.cre
- HVA 14.8±3.6 μg/mg.cre，カットオフ値 25〜30 μg/mg.cre

尿ミオグロビン
Myoglobinuria

中島　滋郎
大阪大学大学院／講師

1．解釈の仕方
　ヘモグロビン尿との鑑別および原因となっている筋疾患の診断が重要である。

ａ．定義
　ミオグロビンは主として骨格筋（赤筋）および心筋に存在し，ヘモグロビンと類似した構造を持つ分子量約17,500のヘム蛋白である。通常，ミオグロビンは血液中ではハプトグロビンやα_2グロブリンと結合しており，尿中にはごく少量しか排泄されないが，なんらかの原因で筋組織が急激，大量に破壊されると尿中に出現し，ミオグロビン尿となる。尿は暗赤色を呈し，試験紙法ではミオグロビンがヘムを有するため潜血反応が陽性となるが，沈渣では赤血球は認めない。

ｂ．診断
　尿の外観は暗赤色で，ヘモグロビン尿などほかの赤色尿を呈する疾患との鑑別は困難である。尿反定量試験紙には過酸化物とクロモゲンが含まれており，過酸化物はヘモグロビンやミオグロビンのペリオキシダーゼ様活性に応じた活性酸素を遊離し呈色反応を起こす。したがって，血尿や，溶血によるヘモグロビン尿およびミオグロビン尿で試験紙法では潜血反応は陽性となる。後二者では尿沈渣では赤血球は認めない。
　ミオグロビン尿の診断には以下の方法がある。

1）RIA 法，EIA 法
　ミオグロビンに特異的な抗体を用いた測定キットが開発されており，血中および尿中のミオグロビン濃度を定量的に測定することができる。これを用いて院内あるいは院外の臨床検査施設での測定が可能である。

2）分光高度計を用いた測定
　分光光度計で尿検体の最大吸収帯を測定する。ミオグロビンは582.54 nm，ヘモグロビンは576.54 nmにそれぞれ吸収帯を示す。

3）生化学的検査
　尿を飽和硫酸アンモニウムで塩析するとヘモグロビンは沈降するがミオグロビンは沈降しない。この差異を利用し，尿検体に飽和硫酸アンモニウムを加えて濾過し，濾過液の着色が残っていればミオグロビン尿，消えていればヘモグロビン尿と判定する。

表　ミオグロビン尿の原因疾患

1. 遺伝性筋疾患
   - 筋ジストロフィー（Duchenne 型，Becker 型）
   - ミトコンドリア異常症
2. 酵素欠損症
   - カルニチン欠損症
   - 筋型糖原病
3. その他の筋疾患
   - 悪性高熱症
   - 多発性筋炎
   - 皮膚筋炎
4. 外傷
   - クラッシュ症候群
5. 急激な筋破壊
   - 激しい運動，熱中症，落雷による筋破壊
6. 感染症
   - インフルエンザなどのウイルス感染症
7. 薬物
   - HMG-Co 還元酵素阻害薬，コカイン，アルコールなど
8. 電解質異常
   - 低カリウム血症
   - 高ナトリウム血症
   - 低リン血症
9. 蛇毒，ハチ毒
10. 特発性ミオグロビン尿

2．異常値が出たときの病態
　筋組織が破壊される病態では程度の差はあるがミオグロビン尿が出現しうる（表）。筋肉より放出されたミオグロビンは速やかに腎臓より尿中に排泄される。筋ジストロフィーなど慢性的に進行する筋病変ではミオグロビン尿は存在しても軽度である。臨床的には原因となっている筋病変の診断，治療が重要であるが，色素円柱により尿細管が閉塞することで急性腎不全を生じることもある。特に地震などの際，救出後にそれまで圧迫されていた部位に血流が再開された場合に筋組織が急激に破壊され，高度のミオグロビン尿を生じて急性腎不全を呈する（クラッシュ症候群）ことがあり注意を要する。

3．疑われる疾患
　筋肉疾患としては遺伝性筋疾患（筋ジストロフィー，ミトコンドリア異常症，など），酵素欠損症（筋型糖原病，カルニチン欠損症など），多発性筋炎，皮膚筋炎，悪性高熱症。外傷や過激な運動，熱中症，落雷による筋破壊，蛇毒やハチ毒，薬物（HMG-Co 還元酵素阻害薬，コカイン，アルコールなど）による横紋筋融解。低カリウム血症や高ナトリウム血症，低リン血症などの電解質異常。また，インフルエンザなどのウイルス感染症に伴うこともある。

4．組み合わせ検査

1）一般状態の把握

原疾患が背景にあることがほとんどなので，問診(筋痛，筋腫脹の有無)などより経過，既往歴を明らかにする．一般検尿および尿沈渣にて血尿と鑑別する．さらに前述の尿ミオグロビンの同定や血清 CK 値によってヘモグロビン尿と鑑別する．筋損傷を助長する恐れのある低カリウム血症やアシドーシスの有無に注意する．

2）筋病変の診断

血清 CK 値により筋破壊の有無および程度を診断する．また血清 LDH，AST，アルドラーゼ値も筋疾患により上昇する．ミトコンドリア異常症を疑う場合は血清あるいは髄液中乳酸，ピルビン酸濃度を測定する．慢性的に経過する筋疾患の場合，筋電図や筋生検にて診断を確定する．糖原病を疑う場合は酵素診断，遺伝子診断を依頼する．

3）溶血性疾患との鑑別

溶血の直接的検査所見(赤血球数，ヘモグロビン濃度，ヘマトクリット値，破砕赤血球の有無)や間接的検査所見(血中 LDH，ビリルビン，特に間接ビリルビン値)を確認する．また，Coombs 試験など，自己抗体の有無も参考になる．

4）随伴する腎機能障害の診断

尿量，血圧および尿の性状(尿比重，蛋白尿，血尿，円柱の有無など)を確認する．血液検査では血清クレアチニン，尿素窒素，尿酸，β_2 ミクログロブリン値およびナトリウム，カリウム，クロール，カルシウム，リンなど電解質を測定する．また，尿中ナトリウム/カリウム比，β_2 ミクログロブリンや NAG 濃度も参考になる．腎機能障害が疑われる際には腹部エコーにて，腎臓の大きさや輝度(皮質と髄質の差，肝臓の輝度との差など)をチェックする．

5．基準値(正常値)

測定法により異なるが，正常尿では RIA 法では 3〜20 ng/mL 程度である．小児での正常値については不明であるが，筋肉量から考えると成人の値以下であると思われる．

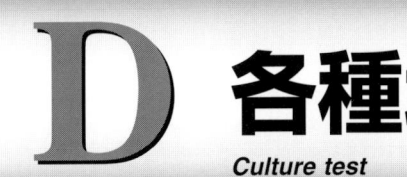

D 各種培養
Culture test

浅利　誠志
大阪大学附属病院／副部長

1．主な検査材料の採取・保存法(表1)

【ポイント】
- 培養検体の採取は抗菌剤投与前に実施し起因菌の検出に努める。
- 検体採取に際しては常在菌の混入および消毒剤の混入を避ける。
- 微生物は死滅しやすいため採取・保存には最適な方法を用いる。
- 臨床症状・検査所見より感染症起因微生物をしぼり目標とする微生物に応じて採取材料と採取容器を考慮する。

a．血液

(1) ボトルの準備：ボトルのキャップをはずしゴム栓の表面を70〜80％エタノールなどにて1分以上消毒しその後，キャップを被せ清潔に乾燥させておく。

(2) 採血部位消毒：穿刺部位を中心に70〜80％エタノール酒精綿にて清拭し1分以上消毒後乾燥させ，次にポビドンヨードにて2分間消毒後ハイポアルコール綿球にて拭う。

(3) 採血：皮膚が乾燥してから注射器または採血セットを用いて必要量を無菌操作にて採取する。

(4) ボトルへの血液注入：小児用ボトルを用いる場合は，血液(0.5〜1.0 mL)を注入し即座に転倒混和する。一方，通常ボトルを使用する場合は，培地量の約1/10量を目安として注入後混和する。キャップ(接触感染防止)後，検査室に届ける。

b．髄液

採取法には，後頭下穿刺，側脳室穿刺，腰椎穿刺があるが安全性に優れた腰椎穿刺が主に実施されている。穿刺部位を術野消毒に準じて十分に行い厳重な無菌操作で採取する。

(1) 腰椎穿刺：患者を横向きに寝かせた後，足を曲げ腹部を抱え込むようにして脊柱を彎曲させ椎体間を広げる。次にL3-4またはL4-5の椎間部で広いほうを選び腰椎穿刺針にて脊椎硬膜まで穿刺し針先が硬膜を破った抵抗感を確認する。次に注意深く針先を進めクモ膜下腔より髄液を吸引する。

(2) 髄液採取：穿刺の際に血管損傷がある場合は，吸引初めの液に赤血球が混じるため滅菌試験管をあらかじめ2〜3本準備しておく。

(3) 採取量：一般細菌・真菌を目標とする場合の採取量としては，0.2〜0.5 mLを目安に無菌的に採取する。同時に結核菌も疑う場合は0.5〜1.0 mLを目安とする。また，嫌気性菌を疑う場合は嫌気性菌専用容器に採取する。

(4) 化膿性髄膜炎の患者で髄膜炎菌の存在が疑われる場合：採取後の髄液を35℃に保温しながら検査室へ直ちに届ける。菌培養成功のためには，採取前に検査室に連絡しあらかじめ培地を保温してもらっておくことが大切である。

(5) 髄液穿刺終了後：1〜2時間は頭を低くして絶対安静を厳守し，その後24時間は可能な限り体動を避けて安静にする。

c．穿刺液(胸水，腹水，心囊液，関節液など)

採取に際しては，穿刺部位を術野消毒に準じて十分に行い厳重な無菌操作で採取する。穿刺液の塗抹鏡検・培養は材料を遠心後の沈渣を用いるため採取量は可能な限り多くする。好気性菌を疑う場合は滅菌試験管に，嫌気性菌を疑う場合は嫌気性菌専用容器に採取し室温にて直ちに検査室に届ける。淋菌性の関節炎を疑う場合は35℃で保温し直ちに検査室へ届ける。

d．生検組織

小さな生検組織から起因菌を分離するためのポイントは，材料を乾燥させないことである。このため，好気性菌を疑う場合は滅菌生理食塩水を0.5 mL程度加えた滅菌試験管に採取し直ちに検査室に届ける。嫌気性菌を疑う場合は，嫌気性菌専用容器(保湿可能)に採取し室温にて直ちに検査室に届ける。

e．呼吸器由来材料

エアロゾルによって飛沫感染する百日咳やインフルエンザを疑う外来患者の検体採取は，採痰ブース(陰圧室)または周囲の患者・スタッフに飛沫が飛ばないよう区切

表1 検査材料の採取容器と保存方法

検査材料	採取容器	保存温度	備考
a．血液	⑤	35℃/室温	好気・嫌気性ボトルをペアーで使用
b．髄液	①	35℃	髄膜炎菌を疑う場合，保温搬送
	⑨	室温，4℃	嫌気性菌を疑う場合
c．穿刺液			
・胸水，腹水，心嚢液，関節液	①	室温，4℃	採取後，直ちに提出する場合は室温
	⑨	室温，4℃	嫌気性菌を疑う場合
d．生検組織	②⑧⑨	室温，4℃	採取後，直ちに提出する場合は室温
e．呼吸器由来材料			
・喀痰（自発喀出痰）	⑥⑦	室温，4℃	採取後，直ちに提出する場合は室温
・喀痰（吸引または含嗽水）	①②⑦	室温，4℃	採取後，直ちに提出する場合は室温
・咽頭粘液	③	室温，4℃	採取後，直ちに提出する場合は室温
・後鼻咽頭粘液	④	室温，4℃	百日咳，インフルエンザ疑いの場合
・気管支肺胞洗浄液（BALF）	①⑦⑨	室温，4℃	採取後，直ちに提出する場合は室温
・経気管吸引液（TTA）	①⑦⑨	室温，4℃	採取後，直ちに提出する場合は室温
f．消化器由来材料			
・胃液	①	室温，4℃	採取後，直ちに提出する場合は室温
・胃粘膜（ヘリコバクター）	⑩②	4℃	採取後の保存は不可
・胆汁	①	室温，4℃	採取後，直ちに提出する場合は室温
	⑨⑫	室温，4℃	嫌気性菌を疑う場合
	①	35℃	ランブル鞭毛虫（栄養型）を疑う場合
・便（軟便，下痢便）	⑥⑦⑪	室温，4℃	サルモネラ，O-157 などを疑う場合
・便（直腸内）	⑪＋⑨，③＋⑨	室温，4℃	Cl.difficile を疑う場合
・便（下痢便）	⑥⑦	35℃	赤痢アメーバ（栄養型）を疑う場合
g．泌尿・生殖器由来材料			
・尿（中間尿）	①⑦	4℃，35℃	淋菌を疑う場合は保温
		室温	結核菌を疑う場合
・尿道分泌物	④	4℃，35℃	淋菌を疑う場合は保温
・腟分泌物	③	4℃，35℃	淋菌，トリコモナスを疑う場合は保温
h．膿・分泌物			
・開放性膿	②③④	4℃	乾燥を防ぐ
・閉鎖性膿	⑨⑫	4℃	嫌気性菌を疑う場合
・分泌物	②③④	4℃	乾燥を防ぐ
・眼脂	③	室温，4℃	淋菌を疑う場合は保温
i．その他			
・チューブ・ワイヤー類	②	4℃	乾燥を防ぐ

＊採取後の検査材料は，直ちに検査室に届ける。
①滅菌試験管（空），②滅菌試験管（生理食塩水 0.5～1.0 mL 含有），③保存培地付滅菌綿棒（太軸），④保存培地付滅菌綿棒（アルミ細軸），⑤血液専用培養ボトル（好気用/嫌気用），⑥喀痰用滅菌容器，⑦滅菌コップ，⑧滅菌シャーレ，⑨嫌気用ポーター，⑩ハンクス液，⑪専用採便管，⑫注射器

られた部屋で採取を行うなどの対策を講じる必要がある。

1）自分で喀出できる場合

滅菌生理食塩水もしくは水道水で5～6回うがいをして口腔内雑菌を除いた後，喀痰を採取してもらう。採痰容器は密栓できる喀痰専用容器（滅菌済み）に採取後，二次感染予防のためにジップ付きプラスチック袋に入れて直ちに検査室に届ける。

2）自分で喀出できない場合

乳幼児や人工呼吸器管理患者では，無菌的な操作のもとに滅菌されたカテーテルを用いて気管吸引液を採取する。また，咽頭粘液は保存培地付きの専用綿棒にて採取する。百日咳やインフルエンザを疑う場合は後鼻咽頭粘液の採取が望ましいが，この場合の採取は曲げられる細いアルミ軸綿棒を用いると便利である。

f．消化器由来材料

1）胃液

喀痰を採取できない乳幼児で肺結核を疑う場合に胃液が採取される。胃液の塗抹鏡検・培養は材料を遠心した後の沈渣を用いるため採取量は可能な限り多くする。

2）胃粘膜

　ヘリコバクターを疑う場合は，滅菌生理食塩水または細胞培養用のハンクス液を 0.5 mL 加えた滅菌試験管に採取後直ちに検査室に届ける．採取後の菌は速やかに死滅するため保存はできない．

3）胆汁

　十二指腸ゾンデを用いて採取した B 胆汁が主に検査対象となる．胃液と同様に遠心後の沈渣を用いるため採取量は可能な限り多くする．チフス保菌者では胆汁中に菌が排菌されるため検体を扱う場合は接触感染予防策を徹底する．

4）便（下痢便）

　腸管感染症を疑う場合は，透明な滅菌コップに便を採取し外観性状を観察した後に粘血性，膿性部分があればその部分を糞便容器に拇指頭大，下痢便の場合は約 5 mL 以上の容量をスポイトで取り直ちに検査室に届ける．乳幼小児に多いサルモネラ感染症の便性状の特徴としてはやや緑っぽい海苔の佃煮様の水様便，キャンピロバクター感染症では一部血液が混入した膿粘液性，腸管出血性大腸菌感染症では便質がなく新鮮血が多く見られる．また，腸炎ビブリオ感染症では腐敗臭のある灰白色水様便が観察されるが，これらの性状は病期により必ずしも典型的な性状は示さないこともある．また，赤痢アメーバ（栄養型）を疑う場合は，事前に検査室に連絡後保温して直ちに届ける．

　4 日以上の抗菌剤投与後に起こるとされる偽膜性大腸炎を疑う場合は，原因菌である *Clostridium. difficile* が死滅しやすいため直腸内便または排便直後の便を嫌気性菌専用容器に入れ直ちに検査室へ届ける．

g．泌尿生殖器由来材料

1）尿（女性：中間尿）

　（1）消毒：手指を石鹸で洗い十分にすすぐ→0.01～0.025％の塩化ベンザルコニウム消毒綿花を用いて消毒→尿道口付近から陰唇部を経て外側へ一方向に拭き綿花は捨てる→新しい消毒綿花にて数回繰り返す→滅菌水を含ませた綿花にて同様に拭く．

　（2）採尿：陰唇を指で広げて排尿し初尿を捨て中間尿を滅菌コップに採取する（排尿を止めずに採取する）→必要に応じて滅菌試験管に 5～10 mL 移す（容器に指や衣服が触れないように注意する）

　（3）検体提出：採取した尿は直ちに，淋菌を疑う場合は 35℃ 保温し検査室へ直ちに届ける．

2）尿（男性：中間尿）

　（1）消毒：手指洗浄→包皮を十分に後返させ亀頭部を露出→尿道口周囲を消毒綿花にて女性と同様の方法で数回拭く→滅菌水を含ませた綿花にて同様に拭く．

　（2）採尿：初尿を捨て中間尿を滅菌コップに採取する（排尿を止めずに採取する）．

3）尿（新生児・乳児）

　外陰部を前記消毒法に準じて消毒・洗浄の後に貼付式プラスチックバッグを用いて採尿する．排尿が確認されたら直ちに 5～10 mL を指定の滅菌容器に移し直ちに検査室に届ける．

h．膿・分泌物

1）開放性膿・眼脂・分泌物

　皮膚または粘膜の化膿巣の周囲を清拭した後に専用綿棒またはガーゼにて膿・分泌物を十分量採取する．綿棒採取材料で塗抹鏡検が必要な場合は 2 本の綿棒で採取し 1 本は保存用培地に挿し，もう 1 本は滅菌水を 0.5 mL 前後加えた滅菌試験管に入れ直ちに検査室に届ける．ガーゼにて採取した材料も乾燥を防止するために滅菌水を 0.5 mL 前後加えた滅菌試験管に入れる．

2）閉鎖性膿

　穿刺部位の皮膚・粘膜を十分に消毒後，注射器にて膿を吸引し可能な限り多量を嫌気性菌専用容器に入れ直ちに検査室へ届ける．

3）チューブ・ワイヤー類

　乾燥による菌の死滅を防止するために滅菌水を 0.5 mL 前後加えた滅菌試験管に入れる．

2．解釈の仕方

【ポイント】
- 各部位の正常細菌叢を考慮したうえで起因菌を決定する．
- 伝播させてはならない薬剤耐性菌の特徴を把握する．
- 検査の限界を知る（目標菌コメントにより検査方法が変わる）．

a．皮膚由来の常在菌が検出された場合

　皮膚を穿刺して採取される血液，髄液，穿刺液（胸水，腹水，関節液など）の培養からブドウ球菌群（黄色ブドウ球菌以外），コリネバクテリウム，ミクロコッカス，プロピオニバクテリウム，ペプトストレプトコッカスなどが検出された場合は，皮膚汚染菌の可能性が高い．しかし，ブドウ球菌群は起因菌としての分離頻度も高いため IVH などのカテーテル留置中の患者の血液からブドウ球菌群が検出された場合は第一にカテーテル敗血症を疑う．また，ブドウ球菌群が関節炎の起因菌であるケースでは，黄色ブドウ球菌とは異なり発赤・熱感などの局所所見も乏しく感染症マーカーもさほど増悪しないため注意が必要である．常在菌が検出された場合の起因菌判定は，感染症マーカー（WBC, CRP, 熱型など）をも考慮し総合的に判断する．

b．上気道由来の常在菌が検出された場合

感染性心内膜炎を疑う患者の血液培養より溶血性レンサ球菌群（S.viridans 群）が検出された場合は起因菌の可能性は高く，その原因の多くはう歯またはう歯の治療後である．しかし，その他の無菌的材料，髄液，穿刺液（胸水，腹水，関節液など）から S.viridans 群や非病原性ナイセリア，コリネバクテリウム，ベイヨネラ，ミクロコッカス，プロピオニバクテリウム，ペプトストレプトコッカス，フソバクテリウムなどが検出された場合は汚染の可能性が高いため前記同様総合的に判断する．

c．MRSA などの耐性菌が検出された場合

表2に現在問題となっている耐性菌を示したが，小児科では特に1,2,4の菌種が問題となっている．感染徴候のない健常児よりこれらの耐性菌が検出された場合は常在菌として考慮してよいが，肺炎，中耳炎，扁桃腺炎などの感染兆候を示す患者または治療中の患児より検出された場合は，治療薬剤の抗菌力，移行性を再考し薬剤を選択する．また，新生児 MRSA 保菌の管理基準としては1か月間における施設内保菌率を5%以下とし，5%以上に保菌児がみられる施設では，分娩育児室のゾーニングと室内空調管理の見直し，沐浴槽，保育ケース，リネン類などの消毒法の見直しおよび職員の標準予防策と感染経路別予防策に関する教育・徹底を図る．MRSAを常在菌と考えている施設があるがそれは明らかに間違いである．なぜなら，MRSA を伝播させているということは，接触感染で移るアデノウイルス，ロタウイルス，サルモネラなども同時に伝播させていることになるからである．表2に示した耐性菌はすべて伝播させてはならないが，そのなかでも3,6,7が検出された場合は患者隔離が最優先である．

d．真菌が検出された場合，検出されない場合

抗菌剤投与後患者の喀痰や糞便からカンジダ属菌は容易に検出される．これは真菌類の発育を抑制している常在菌が抗菌剤により死滅するために起こる菌交代現象によるもので通常は保菌と考える．一方，内臓・皮膚真菌症を疑う場合真菌の検出頻度は低い．これはカンジダ属やアスペルギルス属菌などが組織内で増殖する場合，主にマイセリウム型（糸状）となって増殖するため血中に出る菌体が少ないためである．また，肺アスペルギルス症では，組織内で菌が増殖している感染初期には網内系細胞により殺菌された真菌成分が血中に放出されるため抗原が検出される．しかし，感染中・後期に移行しX線

表2 問題となっている薬剤耐性菌

略号	正式名称	概要
1. MRSA	メチシリン耐性黄色ブドウ球菌 (methicillin-resistant Staphylococcus aureus)	・MRSA にはペニシリン系，セフェム系およびカルバペネム系の薬剤は無効である．
2. PRSP	ペニシリン耐性肺炎球菌 (penicillin-resistant Streptococcus pneumoniae)	・1988年ころより急増し現在，肺炎球菌の約50%以上が PRSP または PISP である．市中感染例が多く小児の中耳炎，肺炎，髄膜炎が重要である．
3. VRE	バンコマイシン耐性腸球菌属 (vancomycin-reisitant Enterococcus spp)	・1997年以降，散発的に検出されている．汚染された鶏肉・豚肉などの輸入を禁止すると同時に院内における VCM の適正使用を管理する．
4. BLNAR	β-ラクタマーゼ陰性アンピシリン耐性ヘモフィルス属 (β-lactamase negative ampicillin resistant Haemophillus spp)	・1997年以降，増加傾向を示しているが，検査室が対応していないため臨床医に知られていない．ABPC 以外のβ-ラクタム剤に対しても耐性を示すため眼科，小児科，耳鼻科，老人科では注意が必要である．
5. ESBLs	拡張型 β-ラクタマーゼ産生菌 (extended-spectrum β-lactamase)	・従来の β-ラクタマーゼに比べ分解する薬剤の種類が拡大した β-ラクタマーゼを ESBL と呼ぶ． ・具体的には，大腸菌やクレブシエラなどの腸内細菌系で第3世代セフェムに耐性を示す菌をいう．
6. MDRP	多剤耐性緑膿菌 (multidrug-resistant Pseudomonas aeruginosa)	・イミペネム＋アミカシン＋シプロフロキサシンの3剤に同時に耐性を示す緑膿菌を MDRP という． ・メタロ β-ラクタマーゼを産生する緑膿菌に対しては，単剤で有効な治療薬はほとんどないため隔離が必要である．
7. VRSA	バンコマイシン耐性黄色ブドウ球菌 (vancomycin-resistant Staphylococcus aureus)	・2002年，米国の糖尿病患者より VRE と同時に検出． ・日本国内では検出されていない．検出患者は隔離対策が必要で院内での1株目を逃さないことが重要である．

下で完全なコンソリデーションが確認できるケースではリンパ球浸潤によって形成された隔壁により抗原成分は血中へ放出されなくなるため血中アスペルギルス抗原検査は陰性化する。

e．検出される菌とされない菌

臨床症状・検査所見より推定していた起因微生物が検出されるか否かは検査材料の採取・保存が最重要であるが、さらに、微生物ごとに検査法が異なるため検査依頼時の目標菌コメントが検出率を変える。目標とする微生物ごとにどのような検査コメントを付記したら効果的かを自施設の検査室と話し合っておくことを奨める。

1）一般細菌

検査依頼時に「一般細菌」とコメントした場合、検査室では普通寒天培地に発育する好気性菌、通性嫌気性菌（腸内細菌群）と解釈し検査材料に応じて種々の培地を組み合わせる。治療中患者の少量のMRSA, VRE, MDRPなどの耐性菌の存在を確認したい場合は、その耐性菌名をコメントすることにより選択培地が追加され検出率が上がる。また、入院の便検査では「監視培養検査」なのか「感染症検査」なのかのコメントも検査法を大きく変える。

2）真菌・糸状菌

発育の速い酵母状真菌を推定する場合は「真菌」という依頼コメントで十分であるが、遅発育性のアスペルギルス、真菌性眼内炎、皮膚糸状菌などを疑う場合は「糸状菌/皮膚糸状菌」とコメントしなければ検出率は著しく低下する。これは、通常の真菌検査は3〜5日で終了するが、コメントに基づき培地と培養日数を変更するためである（糸状菌は検出までに3〜4週間必要なケースも多い）。

3）嫌気性菌

嫌気性菌が濃厚に疑われるが培養にて検出されない場合は、採取・搬送方法の見直しと嫌気性菌専用容器の使用期限を確認する。また、検査室における嫌気チャンバーの有無、培地の嫌気保管などを確認する。

4）腸管感染症起因菌

細菌検査の中で最も煩雑な検査が便検査であるが、コメントの付記（海外渡航歴、渡航先、嗜好食品、ペット飼育の有無・種類、施設内発症者など）で用いる選択培地・検出コロニー数が異なるため検査成績も大きく左右される。特に小児では嗜好食品（ハム・ソーセージ・イカ菓子：サルモネラ、乳製品：キャンピロバクター/サルモネラ）、ペット飼育（爬虫類・両生類（特に亀）：サルモネラ）、O-157施設集団発生などの情報が重要である。

5）結核菌，非定型抗酸性菌群

小児肺結核を疑う場合、適正な喀痰が採取できないケースが多いため1回の検査で陰性と判断してはならない。検出率を上げるには胃液の採取量を多くし連続して3回程度検査を実施することがポイントとなる。また、非定型抗酸性菌群も推定される場合は喀痰・胃液の前処理と培養温度が結核菌検査とは異なるため「非定型抗酸性菌群」とコメントを付記する。さらに、腎結核を疑うが陰性の場合は蓄尿時の保存温度を室温とする（結核菌は尿中ウロキナーゼにより死滅しやすいため4℃保存はしない）。

6）特殊な微生物群

レジオネラ、カリニ、クラミジア、インフルエンザ、RSウイルス、アデノウイルス、ロタウイルス、サイトメガロウイルスなどの特殊な微生物の検査は、前記1）〜5）の検査依頼では検出されない。また、淋菌、髄膜炎菌、百日咳、ヘリコバクター、ブルセラ菌、リステリア菌、マイコプラズマ、エルシニア、赤痢アメーバなどは適切なコメントを付記しなければ検出率は著しく低下する。

3．疑われる疾患，検査材料と乳幼小児の主な起因菌

各種検査材料から分離頻度の高い感染症起因菌を表3に示した。起因菌推定には短時間で実施できる塗抹検鏡検査が最も有効で、鏡検結果、感染部位、年齢および材料性状を考慮することより肺炎球菌、ブドウ球菌、ヘモフィルス、肺炎桿菌、ナイセリア、リステリア、クリプトコックス、クロストリジウムなどの起因菌推定と治療薬剤選択が可能である。

4．組み合わせ検査

1）感染性心内膜炎

発熱前・中・後の血液培養（少なくとも3回以上）、心エコーによる疣贅確認（人工弁留置患者では周囲膿瘍に留意）、ESR・WBC・CRPの亢進、貧血・脾腫の確認

2）敗血症

発熱前・中・後の血液培養（少なくとも3回以上）、感染部位と推定される材料の培養、ESR・WBC・CRPの亢進（特に好中球の空胞化、中毒顆粒、Döhle小体の確認）、血中β-Dグルカン/エンドトキシン測定

3）髄膜炎，化膿性髄膜炎

髄液の塗抹・培養検査、髄液を用いた迅速鑑別診断の実施（簡易キットにてヘモフィルス、肺炎球菌、B群溶連菌、大腸菌の鑑別が可能）、髄液中の細胞数・糖・蛋白（新生児の正常値は幼小児とは異なる）、CT/MRIで

表3 疑われる疾患，検査材料と乳幼小児の主な起因菌

疑う疾患名	検査材料	年齢/医原的要因	主な起因菌
感染性心内膜炎 敗血症	血液	・自然弁	S.viridans群，腸球菌群，ブドウ球菌群
		・人工弁	表皮ブドウ球菌，黄色ブドウ球菌
		・検出されにくい菌	HACEK群（H.parainfluenzae, H.aphrophilus, Actinobacillus, Cardiobacterium, Kingella）
		・検出されない菌	Q熱，オウム病，ブルセラ症など
髄膜炎 化膿性髄膜炎	髄液	・早産児～1か月未満	B群レンサ球菌，大腸菌，リステリア
		・1か月以上	肺炎球菌，髄膜炎菌，インフルエンザ菌
		・シャント術後	黄色ブドウ球菌，表皮ブドウ球菌，大腸菌群
敗血症性関節炎	穿刺液 ・関節液	・乳児～3か月未満	黄色ブドウ球菌，腸内細菌群，B群レンサ球菌，淋菌
		・3か月～14歳	黄色ブドウ球菌，A群レンサ球菌，肺炎球菌，淋菌
肺炎	呼吸器由来材料	・新生児	細菌性：B群レンサ球菌，大腸菌，リステリア，黄色ブドウ球菌
		・喀痰	緑膿菌，ウイルス性：CMV，HSV，風疹，他：クラミジア，梅毒
	・気管支肺胞洗浄液（BALF）	・1～3か月未満	クラミジア，RSV，百日咳
	・経気管吸引液（TTA）	・3か月～5歳未満	呼吸器ウイルス群，肺炎球菌，マイコプラズマ，クラミジア
		・5～18歳	マイコプラズマ，呼吸器ウイルス，肺炎球菌，クラミジア属
咽頭炎	・咽頭・後鼻咽頭粘液		A, C, G群レンサ球菌，EBウイルス，HHV-6，マイコプラズマ
猩紅熱，咽頭蓋炎	・咽頭・後鼻咽頭粘液	・小児	A群レンサ球菌，肺炎球菌，黄色ブドウ球菌，インフルエンザ菌
	消化器由来材料		
肺結核	・胃液	・喀出痰が採取できない場合	結核を疑う場合，胃液を検査材料とする。
ヘリコバクター感染	・胃粘膜		Helicobacter pylori
胆嚢炎，チフス症	・胆汁		腸内細菌群，腸球菌群，バクテロイデス群，クロストリジウム属，チフス菌
壊死性小腸結腸炎 細菌性食中毒 感染性下痢症	・便（軟便，下痢便）	・早産児	大腸菌，表皮ブドウ球菌，緑膿菌，ガス壊疽菌
		・乳児	腸管病原性大腸菌群，ボツリヌス菌
		・1歳～	キャンピロバクター，サルモネラ，腸管出血性大腸菌群
			エルシニア，ロタウイルス，他の腸管感染症原因菌
抗菌薬関連腸炎	・便（直腸内）		毒素産生性 Clostridium.difficile
	・泌尿・生殖器由来材料		
尿路感染，急性腎炎	・尿（中間尿）	・外来患者（小児）	大腸菌，ブドウ球菌群，
		・入院患者（小児）	大腸菌，腸内細菌群，ブドウ球菌群，腸球菌群
尿道炎	・尿道分泌物		淋菌，Chlamydia trachomatis，黄色ブドウ球菌
	・膿・分泌物		
創傷感染，膿痂疹，丹毒	・開放性膿	・術後開放創（小児）	黄色ブドウ球菌，A群レンサ球菌，S.viridans群，表皮ブドウ球菌，
急性中耳炎		・乳児/小児	肺炎球菌，インフルエンザ菌，モラクセラ，RSウイルス，ライノウイルス
膿胸	・閉鎖性膿	・新生児	黄色ブドウ球菌
膿胸		・1か月～5歳以下	黄色ブドウ球菌，肺炎球菌，インフルエンザ菌
膿胸		・5歳～小児	急性：肺炎球菌，A群レンサ球菌，黄色ブドウ球菌，インフルエンザ菌

肝膿瘍			慢性：好気/嫌気性レンサ球菌群，バクテロイデス群，腸内細菌群
			腸内細菌群，バクテロイデス群，腸球菌群，赤痢アメーバ
腹腔膿/腹膜炎			腸内細菌，肺炎球菌，腸球菌，嫌気性菌
眼瞼炎，結膜炎	・眼脂	・新生児	黄色ブドウ球菌，表皮ブドウ球菌，淋菌，クラミジア
ルート感染	・チューブ・ワイヤー類		表皮ブドウ球菌，黄色ブドウ球菌，コリネバクテリウム

黄色ブドウ球菌：MRSA，MSSA を含む．

の空間占拠病変部の確認

4）敗血症性関節炎

発熱前・中・後の血液培養(少なくとも 3 回以上)，関節液の塗抹・培養検査，血中エンドトキシン測定

5）肺炎，膿胸

喀痰，吸引痰，気管支肺胞洗浄液，胸水などの塗抹・培養検査，胸部正面・側面単純 X 線撮影(胸膜炎合併疑いの場合は側臥位正面撮影を加える)，CRP・LDH・ESR の亢進，WBC 増多(核左方移動)

6）急性咽頭炎，急性扁桃炎

咽頭培養(A 群レンサ球菌は起因菌の約 20％)，ほかのウイルス感染症との迅速鑑別検査は困難

7）猩紅熱，丹毒，全身性 A 群レンサ球菌感染症(劇症型)

血液培養，咽頭培養，抗原検出による A 群レンサ球菌迅速診断，ASO(抗ストレプトリジン O 抗体)測定，ASO(－)の時は AHD(抗ヒアルロニダーゼ抗体)・ASP(抗 C 多糖体抗体)測定を実施．鑑別検査：C 群・G 群溶連菌の検出(劇症型 A 群レンサ球菌感染症は A 群のみならず C 群・G 群によっても発症する)，EB ウイルス抗体測定

8）肺結核

胃液，喀痰，吸引痰，気管支肺胞洗浄液などの塗抹・培養検査，結核-PCR，ツベルクリン反応，胸部 X 線撮影，胸部 CT

9）ヘリコバクター感染

胃粘膜の塗抹・培養，胃粘膜を直接用いる迅速ウレアーゼ試験，糞便中ヘリコバクター抗原検出

10）胆囊炎，チフス症

胆汁塗抹・培養，腹部超音波検査

11）壊死性小腸結腸炎

下痢便培養，腹部 X 線撮影，WBC・血小板減少，血中 β-D グルカン/エンドトキシン測定

12）食中毒，感染性下痢症

糞便塗抹・培養検査，赤痢アメーバの場合は生鮮標本検査，チフス型感染サルモネラ症を疑う場合は血液培養を実施(下痢発症後卵巣囊腫からのサルモネラ分離頻度は高い)

13）抗菌薬関連腸炎

糞便塗抹・培養検査，糞便中クロストリジウムトキシン検査

14）尿路感染

中間尿塗抹・培養検査，一般尿検査(細胞数，蛋白，細菌)

15）急性中耳炎

中耳腔膿の塗抹・培養検査(外耳道の膿を除去後に採取)，繰り返す場合は咽頭保菌検査

16）新生児結膜炎

眼脂の淋菌塗抹・培養検査，クラミジア抗原検査，アデノウイルス抗原検査

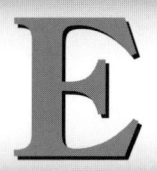

E 細菌・ウイルス感染症の迅速診断
Rapid diagnosis of infectious diseases

宮川　広実
大阪府立公衆衛生研究所／主任研究員

近年は抗菌剤，抗ウイルス剤の種類も増加し，治療を早期に開始すれば罹病期間の短縮が図れることが明らかとなった。また医療機関では院内感染が非常に問題となるため感染力の強い疾患が疑われれば確定診断が早急になされなければならない。これらのことから診断の迅速性が非常に重要となっており，現在はベッドサイドで判定可能な迅速診断キットが次々と商品化されている。しかしながら簡便なキットでは，細菌培養やウイルス分離との結果と一致しない，すなわち偽陰性や偽陽性の問題もある。迅速診断を利用する際には，これらを理解したうえで臨床症状やその他の検査結果から総合的に判断する必要がある。

また感染症ではその流行疫学が診断において重要な意味をもつ。感染症の季節性に加えて地域での流行情報，当該疾患患者との接触歴を知ることが診断の一助となる。

1．解釈の仕方

細菌やウイルスは適切な時期に適切な検体を採取されないと病因であっても検出されない場合があり，また一方検出される部位によっては陽性＝疾患とはされない場合もある。例えば細菌やウイルス抗原が検出された場合，臨床症状と矛盾しない病原体でありかつ検出材料が血液，髄液，胸水，導尿，水疱内容，眼ぬぐい液などのときは病原と考えて差し支えない。またその他の検出材料の場合も抗原が検出され，特異抗体の有意上昇が確認された場合は臨床所見にてらして矛盾がなければ病原と決定してよい。

その他の場合はさらにウイルス分離やほかの検査の結果と合わせて総合的に判断する必要がある。

2．迅速診断の分類
1）鏡検法
グラム染色，抗酸菌染色など。グラム染色では陽性か陰性かに加え，形態を観察することで起炎菌が推定でき，抗菌剤の選択に役立つ。

2）免疫学的検査
ラテックス法によるスライド凝集試験，EIA法，免疫クロマトグラフィー法による抗原，抗体，毒素測定など。これらの手法を用いた多数のキットが発売されているが，近年はインフルエンザに関連した脳炎脳症の問題や，抗インフルエンザ薬の開発からインフルエンザの迅速診断キットの発売が相次いでいる。

3）分子生物学的検査
病原微生物の核酸を検出する方法が近年注目されている。PCRあるいはRT-PCRによる遺伝子検出である。これらの手法においては少量の核酸が増幅されるので高感度である反面，潜伏感染している病原ではないウイルスが検出されたり，他検体からのコンタミネーションの問題もあり結果の解釈に注意が必要である。

3．検体
a．採取時期
細菌やウイルスの排出期間は個々の感染症によって異なるが，一般的には臨床症状が出現し始めた早期に採取することが望ましい。正確な結果を得るためには一定量以上の細菌やウイルスが検体に含まれることが必要であり，抗生物質や抗ウイルス剤などの治療開始前に採取する。

b．検体の種類
すべての検査において検査材料の選択は非常に重要であり，疑った感染微生物の増殖器官と排泄部位を知っておく必要がある。一般的に，腸管感染症であれば便中に排泄されるので便を検体として用いる。また呼吸器感染症では喀痰，鼻汁，鼻腔，咽頭拭い液を検体として用いる。また全身感染を起こし，菌血症，ウイルス血症をきたす疾患では血液を検体とする。臨床的に髄膜炎，脳炎を疑う場合は髄液を検体として採取する。

c．検体の採取法
検体を正しく採取しないと偽陰性や偽陽性の頻度を上げることになる。最も使用頻度が高いと思われるインフルエンザなど呼吸器系の迅速診断キットを利用する際の

検体採取手順について示す．
1）咽頭拭い液の場合
　滅菌綿棒を口腔から咽頭にゆっくり挿入し，咽頭後壁，口蓋，扁桃を綿棒で軽く押しつけるように数回こすり，検体を採取する．
2）鼻腔拭い液の場合
　滅菌綿棒を外鼻孔から鼻腔にゆっくり挿入し，鼻甲介を綿棒で数回こすり検体を採取する．
3）鼻腔吸引液の場合
　鼻腔吸引の吸引トラップへ鼻汁を採取し検体とする．
　拭い液においては，十分に擦過されていないと偽陰性の結果となるし，強すぎて出血し検体に血液が混じると偽陽性の結果となる．固形物が含まれる場合も偽陽性となるので，キットに添付されたフィルターを通すか遠心除去した検体を用いる．

4．組み合わせ検査

　迅速診断においては前述したとおり，偽陽性，偽陰性がしばしば問題となるので，結果が出るまでに時間はかかるが，細菌培養，ウイルス分離も行う．
　また，疾患の経過中急性期と回復期のペア血清で特異抗体の上昇を確認することが重要である．
　末梢血液像，CRPや血沈などの炎症反応，その他の生化学検査は患者の病態が当該微生物の臨床像と矛盾がないかを判断するうえで重要である．

5．迅速検査の実際

　日常的に小児科診療においてベッドサイドで使用頻度の高い迅速診断キットについて概説する．
1）A群連鎖球菌
　表1に代表的なキットを示す．咽頭拭い検体を用い，ラテックス凝集反応あるいは免疫クロマトグラフィー法により検出するものが市販されている．いずれのキットも10分以内に結果が得られる．
　感度はキットにより差があり検体中に含まれる抗原量に依存する．すなわち菌量が少ない患者材料では迅速キ

表1　A群連鎖球菌検出キット

商品名	ディップステック'栄研'ストレプトA	クイックビューストレップA	クリアビューストレップA	ストレップAテストパック・プラス	イムノカードSTストレップA
検査材料	咽頭拭い液	咽頭拭い液	咽頭拭い液	咽頭拭い液	咽頭拭い液
測定原理	免疫クロマトグラフィー法	免疫クロマトグラフィー法	免疫クロマトグラフィー法	免疫クロマトグラフィー法	免疫クロマトグラフィー法
所要時間	5分	5分	5分	5分	5分
製造元	栄研化学	Quidal Corporation	ユニパス社	アボット	Meridian

表2　インフルエンザウイルス検出キット

キット名	ラピッドテスタFLUAB	ディレクティジョンFLUA+B	キャピリアFLUAB	インフルA・Bクイック「生研」	ポクテムインフルエンザA/B	ラピッドビューインフルエンザA/B	エスプラインインフルエンザA&B
検査材料	鼻腔拭い液 鼻腔吸引液	咽頭拭い液 鼻腔拭い液 鼻腔吸引液	咽頭拭い液 鼻腔拭い液 鼻腔吸引液	咽頭拭い液 鼻腔拭い液 鼻腔吸引液	咽頭拭い液 鼻腔拭い液 鼻腔吸引液	鼻腔拭い液 鼻腔洗浄液	咽頭拭い液 鼻腔拭い液 鼻腔吸引液
検出対象	A,B(鑑別)	A,B(鑑別)	A,B(鑑別)	A,B(鑑別)	A,B(鑑別)	A+B	A,B(鑑別)
検出抗原	核蛋白	核蛋白	核蛋白	核蛋白	核蛋白	核蛋白	核蛋白
測定原理	免疫クロマトグラフィー法	EIA	免疫クロマトグラフィー法	免疫クロマトグラフィー法	EIA法	免疫クロマトグラフィー法	免疫クロマトグラフィー法
所要時間	10分	15分	15分	15分	20分	10分	15分
製造元	第一化学薬品	BD Biosciences	BD Biosciences	デンカ生研	三共製薬／シスメックス	Quidel Corp.	富士レビオ

表3 RSウイルス検出キット

キット名	ディレクティジェンRS	RSVテストパック
検査材料	鼻腔洗浄液 鼻腔吸引液 鼻腔拭い液	鼻腔洗浄液 鼻腔吸引液 鼻腔拭い液
測定原理	EIA法	EIA法
所要時間	15分	20分
製造元	BO Biosciences	アボット

表4 ロタウイルス検出キット

キット名	ロタ・チェック	ロタレックスドライ	スライディックスロタキット	ロタスクリーン「生研」	イムノカードSTロタウイルス	ディップスティック'栄研'ロタ	ロタクロン
測定原理	ラテックス凝集法	ラテックス凝集法	ラテックス凝集法	ラテックス凝集法	免疫クロマトグラフィー法	免疫クロマトグラフィー法	EIA法
所要時間	18分間	12分間	30分間	20分間	10分	15分	70分
製造元	ユカ・メディアス	ORION DIAGNOSTICA	日本ビオメリュー	デンカ生研	Meridian Diagnostics Inc.	栄研化学	Meridian Diagnostics Inc.

ットで陰性であっても検体中の菌の存在は否定できない。

迅速検出キットが陽性，培養陰性の場合は抗生物質投与中，ほかの菌種との交差反応などが考えられる。

2）インフルエンザウイルス

抗ウイルス剤は発症後48時間以内に開始することが望ましいとされているので迅速診断キットが多数発売されている。対象となる検体は，キットにより一部違いはあるが，咽頭拭い液，鼻腔拭い液，鼻腔吸引液である。一般に咽頭より鼻腔拭い液のほうが小児では採取しやすく陽性率も高い。現在入手可能なキットを表2に示す。

3）RS（Respiratory Syncytial）ウイルス

冬季の乳幼児の呼吸器感染症，特に乳児における重篤な下気道感染症を引き起こす重要な病原体である。迅速診断キットを表3に示す。

4）ロタウイルス

ロタウイルスによる下痢症は乳児が感染すると極度の脱水症状を呈することがあり，適切な処置や院内感染防止のためロタウイルス抗原の迅速簡便な抗原検出法が確立されている。（表4）

ロタウイルス感染が疑われる症状が認められたら便中に排泄されるウイルス量の多い早い時期に便を採取する。

表5 アデノウイルスの亜属と血清型

亜属	血清型
A	12, 18, 31
B	3, 7, 11, 14, 16, 21, 34, 35
C	1, 2, 5, 6
D	8, 9, 10, 13, 15, 17, 19, 20, 22-30, 32, 33, 36-39, 42-49,
E	4
F	40, 41

5）アデノウイルス

アデノウイルスは多数の血清型を有し，DNA組成と免疫学的性状によりA，B1，B2，C，D，E，Fの7種類の亜属に分類されている（表5）。表6に疾患の種類とその原因となる主な血清型を示す。

市販されているキットは糞便を対象としたもの，角結膜，咽頭拭い液を対象としたものの2種類がある。これらのキットの抗原測定原理はラテックス凝集反応，酵素免疫測定法（EIA法），免疫クロマトグラフィー法を応用したものである。代表的なキットを表7に示す。いずれのキットもウイルスの血清型の同定はできない。アデノウイルスの検出のためには，症状を有する器官から早期に検体を採取することが重要である。また近年重症肺炎として問題となっているアデノウイルス7型肺炎ではウイルスは呼吸器系組織で増殖し排泄されるが，便中に

表6 アデノウイルスによる疾患と血清型

疾患	好発患者群	主な血清型	一般的な検査材料
急性熱性咽頭炎	乳幼児	1-3, 5-7	咽頭拭い液
咽頭結膜熱	学童期	2, 3, 4, 7, 14	咽頭拭い液,結膜拭い液
肺炎	乳幼児	1-3, 7	咽頭拭い液
肺炎	成人	4, 7	咽頭拭い液
流行性角結膜炎	全年齢	8, 11, 19, 37	結膜拭い液
急性出血性膀胱炎	幼児	11, 21	尿
胃腸炎	乳幼児	40, 41	便
免疫不全状態における疾患			
脳炎	乳児,免疫不全患者	7, 12, 32	髄液
肝炎	肝移植患者	1, 2, 5	血液
泌尿器系の持続感染	骨髄移植患者,AIDS患者	34, 35	尿
腸管の持続感染	骨髄移植患者,AIDS患者	42-49	便

表7 アデノウイルス検出キット

キット名	アデノクロンE	アデノクロン	アデノレックスドライ	ディップスティック栄研アデノ	アデノチェック	チェックAD
検査材料	便	結膜上皮細胞 咽頭,扁桃上皮細胞	便	便	上皮細胞	咽頭粘膜上皮細胞
測定原理	EIA法	EIA法	ラテックス凝集法	免疫クロマトグラフィー法	免疫クロマトグラフィー法	免疫クロマトグラフィー法
所要時間	70分（短縮法30分）	70分（短縮法30分）	遠心法12分 フィルターバイアル法3分	15分	10〜15分	10〜15分
製造元	Meridian Diagnostics Inc.	Meridian Diagnostics Inc.	ORION DIAGNOSTICA	栄研化学	SA Scientific	SA Scientific

も多数排泄される。特に便材料は多量の抗原を含むためEIA法の検体に適している。

6) 単純ヘルペスウイルス (HSV)

HSVは生物学的および免疫学的な性質によって1型と2型に分類される。HSV感染症の確定診断にはウイルスの検出および1型と2型の型別が臨床上重用である。ヘルペス (1,2) FA生研 (デンカ生研) は型判別も可能なキットである。滅菌綿棒で病変部位を擦過して検体を採取する。

迅速診断キットを用いた感染症の診断

- 感染症の診断には周囲での流行状況，接触歴などの問診が重要である
- 感染症を疑ったら，薬剤を投与する前に検体を採取する
- 迅速診断は簡便であるが，偽陽性，偽陰性の問題があり，臨床症状，その他の結果とあわせ総合的に判断する。
- 確定診断のために時間はかかるが，細菌培養，ウイルス分離も行い，急性期と回復期のペア血清を採取する

F 生理検査

心電図
Electrocardiogram

高橋　悦郎
獨協医科大学越谷病院

1．解釈の仕方
　疾患の診断，経時的な病態の変化をとらえるのに有用である。どの心腔に負荷がかかっているか，刺激伝導系などの部位に異常をきたしているのかを見極めることが重要である。判読に際しては，発育に伴う基準値の変化と，同一疾患でも重症度によって異なった所見を呈することに注意が必要である。

2．異常値が出たときの病態
　容量負荷や圧負荷による心腔の遠心性・求心性肥大，刺激生成異常や伝導障害(二次性も含む)の存在を示唆する。各疾患の基本病態を理解することが肝要である。

a．先天性心疾患の基本病態
1) 容量負荷
- 右心系：心房中隔欠損，心内膜床欠損，総肺静脈還流異常，三尖弁閉鎖不全，肺動脈弁閉鎖不全
- 左心系：動脈管開存，心室中隔欠損，心内膜床欠損，僧帽弁閉鎖不全，大動脈弁閉鎖不全

2) 圧負荷
- 右心系：肺動脈弁性・弁下・弁上狭窄，右室二腔症，肺高血圧，Fallot 四徴症
- 左心系：大動脈弁性・弁下・弁上狭窄，大動脈縮窄

b．刺激伝導系の異常
(1) 洞結節の刺激生成異常：洞性頻脈・徐脈，洞性不整脈，洞機能不全症候群
(2) 異所性刺激生成異常：期外収縮，心房細動，心室細動，心房性頻拍
(3) 伝導障害：洞房ブロック，房室ブロック，脚ブロック
(4) 房室間副伝導路：房室リエントリ性頻拍

3．疑われる疾患
(1) 右房拡大：三尖弁閉鎖不全，Ebstein 奇形，大血管転位，総肺静脈還流異常，肺動脈弁狭窄(重症)
(2) 左房拡大：心室中隔欠損，動脈管開存，僧帽弁閉鎖不全，僧帽弁狭窄
(3) 右室拡大・肥大：肺動脈狭窄，肺高血圧を伴う心室中隔欠損・動脈管開存，心房中隔欠損，心内膜床欠損，Fallot 四徴症
(4) 左室拡大・肥大：心室中隔欠損，動脈管開存，大動脈弁狭窄，大動脈弁閉鎖不全，心内膜床欠損，三尖弁閉鎖，心内膜弾性線維症
(5) 右脚ブロック：心房中隔欠損，心内膜床欠損，部分肺静脈還流異常，Ebstein 奇形
(6) 左脚ブロック：心筋症，心筋炎後，心内膜弾性線維症
(7) 房室ブロック：心筋炎，薬剤(ジギタリスやプロカインアミド)，Ebstein 奇形，心内膜床欠損
(8) QT 延長：低 Ca 血症，先天性 QT 延長症候群，低 K 血症，低 Mg 血症

4．組み合わせ検査
① 胸部 X 線(心胸郭比や肺血管陰影の評価，内臓位の推測)
② 心エコー(形態診断，機能評価，狭窄や逆流の重症度判定)
③ 心臓カテーテル検査(手術適応の有無，エコーだけでは診断に至らないケースの確定診断)
④ ホルター心電図(不整脈の検出)
⑤ 運動負荷心電図(不整脈疾患や先天性心疾患術後症例の運動制限の必要性を評価)
⑥ 心筋シンチグラム
①～⑥をそれぞれの病態に応じて行う。

5．基準値
1) QRS 電気軸および QRS 幅
(1) 電気軸：新生児 60～180 度

1か月から6か月：10〜120度
6か月から3歳：10〜100度
3歳から5歳：10〜105度
5歳から8歳：10〜135度
8歳から12歳：10〜120度
12歳から16歳：10〜130度

(2) QRS幅：V_5で計測し0.06〜0.10秒未満が正常
0.10〜0.12秒未満：不完全脚ブロック
0.12秒以上：完全脚ブロック

2）P波

幅0.1秒以下，高さ0.25mV以下が正常

(1) 右房負荷：Ⅱ，Ⅲ，aV_Fに先鋭で増高したP波（>0.25mV），幅は正常

(2) 左房負荷：ⅡのP波が幅広く（>0.1秒），時に二峰性となる。V_1では二相性となり後半の陰性成分が広く深くなる。

3）PR時間

おおよその正常値は0.10〜0.20秒
乳幼児0.08〜0.15秒，小学生0.10〜0.18秒，中高生0.12〜0.22秒

PR時間の延長→房室ブロック
PR時間の短縮→早期興奮症候群

4）QRS波

心室肥大の判定基準を（付録：表33参照）に示す。
逆に，肢誘導で｜R+S｜が5mm以下，または胸部誘導で8mm以下の場合は低電位と判定され，心筋炎，心嚢液貯留，収縮性心外膜炎などを鑑別する必要がある。

5）ST部分

病的意義のない非特異的変化が多くT波と併せて判読する必要がある。

(1) 上昇：肢誘導，V_5，V_6で0.1mV以下，V_1〜V_4で0.2mV以下は正常

(2) 低下：0.05mV以内が正常

ST部分の異常は，心室の肥大性変化に加え，先天性冠動脈奇形，BWG症候群，川崎病冠動脈疾患など小児期に特徴的な疾患でみられるが，心筋症や心筋炎などの心筋疾患初期変化の可能性があるので注意を要する。

6）T波

加齢とともに陽転化し，その限界年齢には個人差がある。おおよその目安として，V_2は15歳，V_3は10歳，V_4は5歳までに陽転化する。

本来陰性であるべきT波が陽性であったり，陽性であるべき誘導（Ⅰ，Ⅱ，V_5，V_6）で陰性であったり，0.1mV以下に平低下している場合は異常と考える。

7）QT時間

T波終末が不明確なことがあり，正確な計測が困難なこともあるが，Ⅱ誘導またはQT間隔が最も長い部位で測定する。

乳児期 0.24〜0.35秒，学童期 0.28〜0.37秒，前思春期 0.30〜0.39秒

QT間隔は心拍数に強く影響されるため，Bazett補正式（$QTc = QT/RR^{1/2}$）を利用する。0.35〜0.43秒が正常の目安。0.44〜0.46は境界値で，0.46秒以上は明らかな延長としている。ただし，Bazett補正式は心拍数63〜83/分の範囲でのみ正確な適応となる。高心拍では延長傾向になることに注意する。

呼吸機能検査
Pulmonary function test

佐藤　弘
産業医科大学

呼吸機能検査には非侵襲的なパルスオキシメーターによる動脈血酸素飽和度（SpO_2）や，動脈血液ガス分析のような血液サンプルを必要とするものまである。その多くは呼吸努力を行わなければならないため，特殊な機器を用いなければ乳幼児では不可能であり，対象年齢が限られてくる。

スパイログラムやフローボリューム曲線などは，5，6歳から，ピークフローに関しては，練習すれば3，4歳から可能である。

呼吸機能検査を行うにあたっては，まず，動脈血酸素飽和度やフローボリューム曲線を測定し，必要なら肺拡散能検査などの，より精密な検査に進むのが一般的である。

以上をふまえ，ここでは，小児において最も呼吸機能検査を汎用すると考えられる，気管支喘息に対する検査を中心に述べる。

1．解釈の仕方

a．パルスオキシメーターによる動脈血酸素飽和度（SpO_2モニター）

パルスオキシメーターは非侵襲的かつリアルタイムにSpO_2および脈拍数を測定することができる。また，SpO_2は動脈血液ガス分析によるSaO_2と精度上ほぼ等しく，呼吸状態評価の際，まず最初に行われるべき検査と考えられる。

動脈血酸素分圧（PaO_2）とSpO_2との関係は，PaO_2 100mmHgでSpO_2 97.5%，PaO_2 60mmHgでSpO_2 90%となっている。ただしPaO_2 40mmHg，SpO_2 75%以下になると急激にHbと酸素の結合能が低下するため，精度

上問題が生じてくる。また，末梢循環不全や体動が激しい場合，動脈拍動を正確に感知できないため，脈拍数に注意し脈波を確実に拾っていることを確認しなければならない。

SpO_2は気管支喘息発作強度と相関しており，小発作ではSpO_2 96％以上，中発作で92～95％，大発作になると91％以下になることが多い。

b．スパイログラム

最大努力の呼出を行うことにより，努力性肺活量（FVC），1秒量（$FEV_{1.0}$），1秒率（$FEV_{1.0}$％），最大呼気中間流量（MMF）などを測定することができる。

FVCは拘束性変化，$FEV_{1.0}$，$FEV_{1.0}$％は閉塞性変化の指標であり，成人では％FVCが80％以上かつ，$FEV_{1.0}$％が70％以上を正常としているが，一般的に小児の場合$FEV_{1.0}$％は成人と比べ高く，85～90％以上が正常である。

本検査は努力性呼出で測定するため，呼出量が少なく最後まで呼出しなかった場合，見かけ上，$FEV_{1.0}$％が高値に出るため注意が必要である。

c．フローボリューム曲線

スパイログラムでは，FVCや$FEV_{1.0}$などの大気道の状態を測定することはできるが，MMFを除いて，末梢の気道閉塞に関しての情報は少ない。

フローボリューム曲線はスパイログラムに比べ，より末梢の気道閉塞障害を検出でき，視覚的にもその認識が容易である。また，現在の診療においてスクリーニングや，さらに，気管支喘息発作時の状態把握や非発作時の管理においても第一選択の呼吸機能検査である。

フローボリューム曲線ではFVC，$FEV_{1.0}$，MMFのほかに最大呼気流量（PEF：ピークフロー），50％肺活量での呼気流量（$\dot{V}_{50}$），25％肺活量での呼気流量（$\dot{V}_{25}$）などを測定することができる。PEFは中枢の気道抵抗を反映するが，被検者の呼出努力に影響を受ける。$\dot{V}_{50}$，$\dot{V}_{25}$は末梢気道の抵抗を反映しており，呼出努力には影響されない。

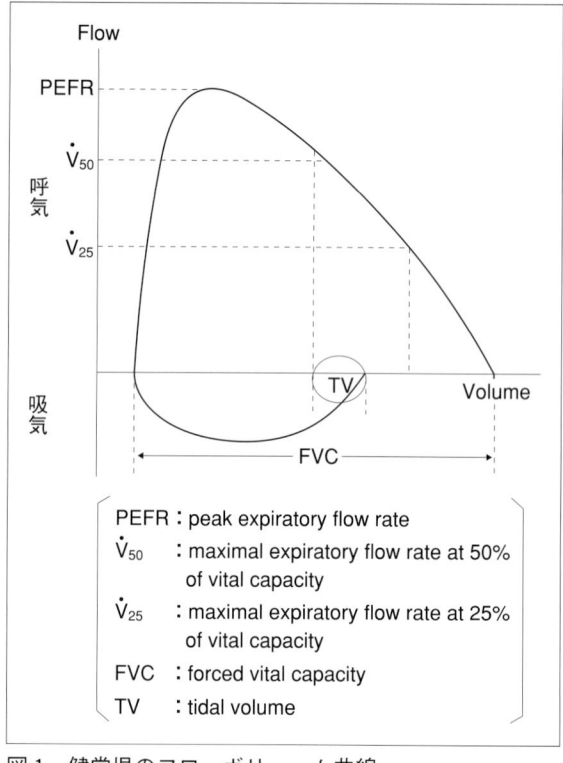

健常児のフローボリューム曲線は，一般的にやや上に凸のふくらみを持ったドーム形になる（図1）。拘束性障害では，呼気流量は保たれているがFVCが減少するため，volume軸の狭い曲線となる。小児における閉塞性障害の代表である気管支喘息の場合，非発作時には健常児のものとほぼ変わらないか，やや下に凸の曲線となる。重症喘息児や長期罹患者では下に凸の変化（$\dot{V}_{50}$，$\dot{V}_{25}$などの低下），つまり，不可逆性の末梢気道閉塞障害が生じてくる。これは小児でも，少なくとも中等～重症持続型の患者では，気道のリモデリングが存在しているためと考えられる。ただし，FVCやPEFは重症度によって低下せず，非発作時では％PEFは100％前後あり成人とは異なる。発作時には発作重症度に伴い，閉塞性パターンが進行する。同時にPEFの低下，さらには中発作以上ではFVCの低下もみられる（図2）。

図1　健常児のフローボリューム曲線
（西間三馨：小児気管支喘息，p289，1983，東京医学社）

測定に関しては，5歳前後の児からが対象となる。ノーズクリップは必要なく，通常2回測定を行い良いほうを選ぶが，慣れている児では1回でもよい。

測定結果を判断する場合，各肺気量位の測定値とともに，得られたフローボリューム曲線の形状を見ることが重要である。呼出の中断や，呼出努力不足などは測定中によくみられ，その場合は再測定する（図3）。信頼できる測定結果を得るためには，患児の教育だけでなく，声かけや測定者が見本を見せるなど医療者側の協力も必要である。

d．ピークフローモニタリング

スパイログラムやフローボリューム曲線は呼出努力を行い最後まで吹ききる必要があるが，PEFは瞬間的な呼出ができればよいため3，4歳から可能である。また，装置も安価で簡便であり，さらに，測定による発作誘発も少なく，家庭における気管支喘息児のモニタリングとして利用することができる。

成人では％PEFを用いて非発作時の重症度分類をし

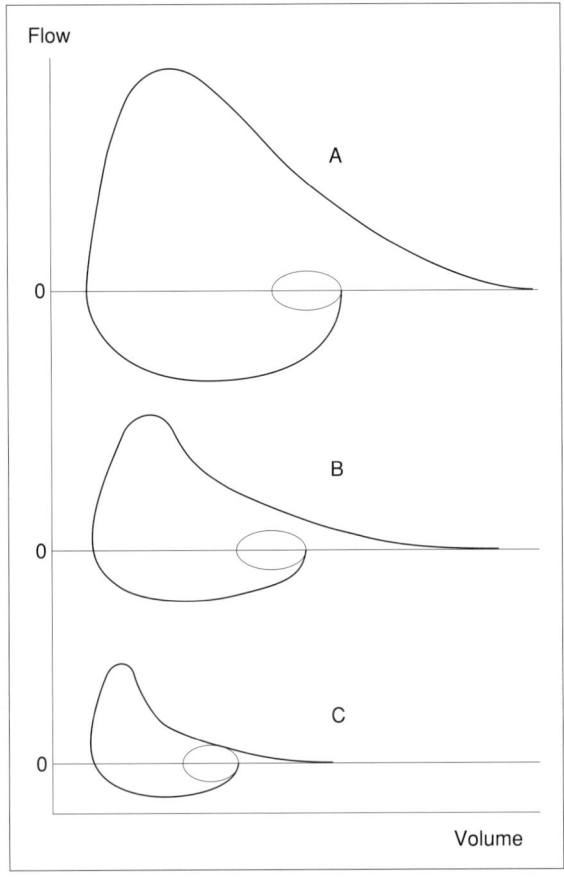

図2 気管支喘息児のフローボリューム曲線
A：非発作時，B：小発作時，C：中〜大発作時
(西間三馨：小児気管支喘息，p290, 1983, 東京医学社)

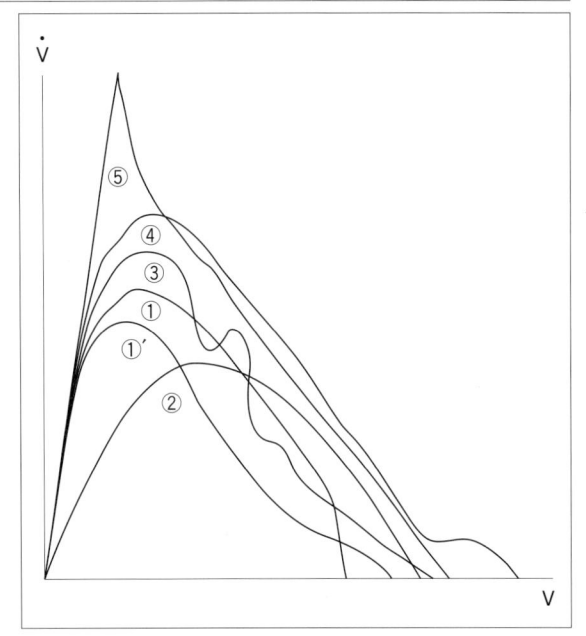

図3 フローボリューム曲線測定時に生ずる種々のパターン
①，①'：呼出中止
②：呼出努力不足
③：咳き込み
④：再吸入
⑤：マウスピースに舌をあて，呼出時に一気にはずしたとき
(西間三馨：Flow-Volume curve の臨床，日小児呼吸器会誌 5, p36, 図3, 1994)

ているが，前述したように小児の場合，%PEFは重症度に相関せず重症児でも100％前後あることが多い。ただし，中学生以降になると非発作時でも重症度に従って低下する傾向にある。

測定は立位で行い，マウスピースから空気が漏れないように，最大吸気位から一気に呼出するだけで最後まで呼出しきる必要はない。測定は3回行い最高値を測定値とするが，慣れている児なら1回でもよい。測定の際，「トゥー」や「カー」など舌や喉を使って息を出すと実際よりも測定結果が高値となる。また，咳をしたりマウスピースを舌でふさいでしまわないように深めにくわえる。

測定回数は朝，昼，夕の1日3回が望ましいが，昼の測定は学校などの関係で困難なため，朝の起床時と夕か夜の2回，できれば同時刻に測定する。

PEFは予測式を用いた予測値，あるいは自己最良値により評価する。小児では予測値を用いることが多い。

PEFの評価として絶対値だけでなく，PEF日内変動も有用である。日内変動は気道過敏性と相関が認められており，長期管理時の薬剤計画をする場合に利用できる。日内変動は以下の式で求める。

日内変動率(%) = (PEF最高値 − PEF最低値)/PEF最高値×100

成人では日内変動率が20％以内となるように管理目標を立てているが，小児の場合20％以上変動することも多く，各個人ごとのモニタリングが重要となる。

PEFはあくまで中枢の気道抵抗を反映しているため，末梢気道の評価にはフローボリューム曲線などを測定する必要がある。

2．異常値が出たときの病態
1）拘束性障害

拘束性障害は肺コンプライアンスの低下，胸郭運動制限，胸郭自体の縮小などにより肺活量（上記検査ではFVC）の低下がみられる。一般的に気流速度は保たれており，$FEV_{1.0}$%の低下はなくむしろ上昇することがある。

2）閉塞性障害

気管支喘息では末梢気道レベルでの炎症により重症患者ほど気管支収縮，浮腫，粘液栓の形成，慢性気道炎症所見が生じている。

3．疑われる疾患

拘束性障害は肺活量が減少する疾患すべてが対象となるが，小児において拘束性障害を生じる疾患は多くはない。日常的にみられるものとしては無気肺が挙げられる。その他に過敏性肺臓炎，間質性肺炎，好酸球性肺疾患，胸郭運動不全を生じる神経・筋疾患などがある。

小児の閉塞性障害のほとんどは気管支喘息と考えられる。ほかに気管支狭窄症や気道異物，気管支腫瘍などがあるがいずれも頻度は低い。

4．組み合わせ検査

一般的な検査として，血液生化学検査や胸部 X 線検査を行う。呼吸状態を評価する必須の検査としては，動脈血液ガス検査が挙げられる（ただし，痛みを伴うため必要に応じて施行する）。

胸部 X 線検査以外の画像検査として，胸部 CT 検査，換気血流シンチグラムなどが挙げられる。

スパイログラムやフローボリューム曲線で拘束性障害を認めた場合は必要に応じて肺気量分画，拡散能検査などのより精密な呼吸機能検査に進む。

中枢性の閉塞性障害では PEF の低下はみられるが，$FEV_{1.0}$，$\dot{V}_{50}$，$\dot{V}_{25}$ などは正常であることが多く，呼吸機能検査よりむしろ各種画像検査や，場合によっては気管支鏡などが必要になることもある。

気管支喘息の診断にあたっては，IgE 検査，気道過敏性検査，運動誘発試験などを行うことが重要である。

5．基準値

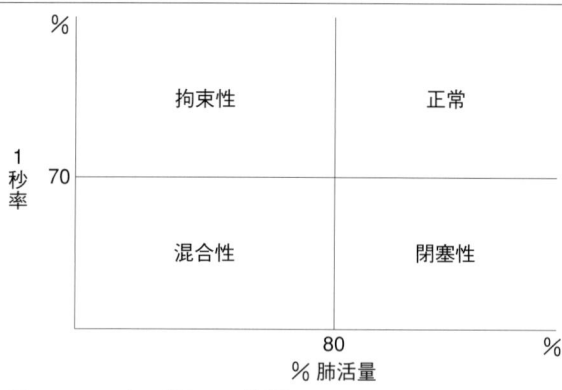

a．スパイログラム

スパイログラムの評価を図4に示す。

b．PEF

PEF の予測式はこれまで多数報告されているが，日本小児アレルギー学会による小児気管支喘息治療・管理ガイドライン 2002 では，ミニライト（ATA スケール，スタンダードレンジ）のピークフローメーターを用い，月岡らが報告した予測式を採用している。以下にその予測式を示す。

男子 (L/分) = 64.53 × 身長^3 (m^3) + 0.4795 × 年齢^2 + 77.0

女子 (L/分) = 310.4 × 身長 (m) + 6.463 × 年齢 − 209.0

図4 スパイログラムの評価

c．気管支喘息発作重症度基準（表）

表 気管支喘息発作重症度基準

	小発作	中発作	大発作	呼吸不全
PEF（吸入前）	>60%	30〜60%	<30%	測定不能
（吸入後）	>80%	50〜80%	<50%	測定不能
SpO_2	≧96%	92〜95%	≦91%	<91%
$PaCO_2$	<41 mmHg	<41 mmHg	41〜60 mmHg	>60 mmHg

脳波
Electroencephalography

吉永 治美
岡山大学大学院／助教授

小児期には，てんかんをはじめとする中枢神経疾患が多く，脳波検査の対象となる場合が多い。しかし，実際に中枢神経系の障害の診断と治療に脳波検査を有効に利用するためには，小児脳波の特徴を理解しておかなければならない。ここでは脳波検査の異常所見を，基礎波 basic pattern の異常と一過性に出現する異常 transient に大別して述べる。

基礎波の異常

1．解釈の仕方

小児脳波の最大の特徴は，月齢，年齢によって発達現象のみられることであり，正常の規準がそれぞれの年齢で変化していくことである。そこで，基礎波の異常をみるためには，正常小児脳波を理解しておかなければならない。図1左，中央にそれぞれ10か月，5歳5か月の正常小児の覚醒時脳波を示した。3歳で後頭部優位のα

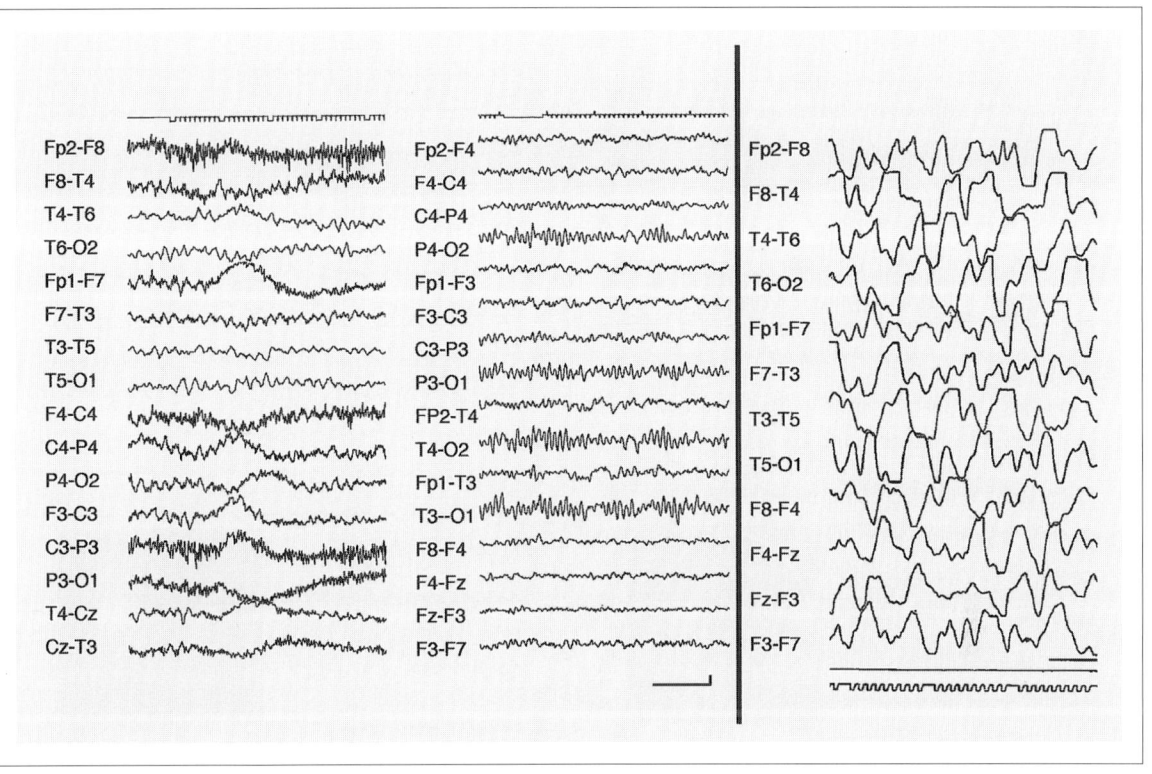

図1　正常小児脳波
左：10か月の正常覚醒時脳波：6-7c/sのθリズムが主体であり，後頭部優位性は未だ確立されていない。
中央：5歳5か月の正常覚醒時脳波：8c/sのαリズムが後頭部優位に出現している。
右：6歳の脳炎の脳波：全野に高振幅のδ波が出現している。

リズムが出現し，年齢発達に従いサイクル数が速くなり，後頭部優位性が明瞭になる。小児脳波判読に必要な形態の部位的発達の概要については別の論文を参照されたい。また，眠くなると徐波成分が増え後頭部優位のリズムは減少するので，基礎波の判読には，覚醒時脳波が必須であることも忘れてはならない。

2．異常所見

1）広汎性徐波性律動異常（diffuse slow wave dysrhythmia）

年齢相応の律動性を欠き，徐波成分の多いものをいう。高度のものは全野が高振幅δ波で占められ，その典型的なものは脳炎，意識障害などにおいてみられる。図1右に脳炎の脳波を示す。

軽度の徐波性律動異常は精神遅滞などでもみられ，疾患特異的ではない。

2）広汎性低電圧
（diffuse low voltage dysrhythmia）

覚醒時基礎波が終始30μV以下のものをいい，脳性小児麻痺のように大脳機能の低下および皮質下の器質的障害の場合に出現する。この程度が著しいのが平坦化（flat pattern）であり，最重度は脳死を意味する。

3）広汎性速波異常

速波が広汎性に出現するもので，薬物中毒（フェノバール，ベンゾジアゼピンなど）や皮質形成不全（特に滑脳症）にみられる（図2左）。

4）非対称（asymmetry）および局在性徐波（focal slow waves）

非対称は徐波の多い側の器質性障害を意味する。図2右に脳波検査を契機に発見された脳腫瘍の1例を示した。開眼によって徐波の抑制がみられないことが重要であり，一方これが開眼によって抑制される徐波は機能性とみなしうる。その例として，slow posterior waves of youthがあり，後頭部に高振幅3〜4c/s徐波が後頭部αリズムに重畳して出現する。これを病的と誤認しないようにしなければならない。

5）局在性低電圧（focal low voltage）

局在性器質性障害を示す所見で，特に硬膜下血腫，孔脳症，皮質萎縮の場合にみられる。双極誘導で電極間が近すぎると人工的に生じうるので，注意する。

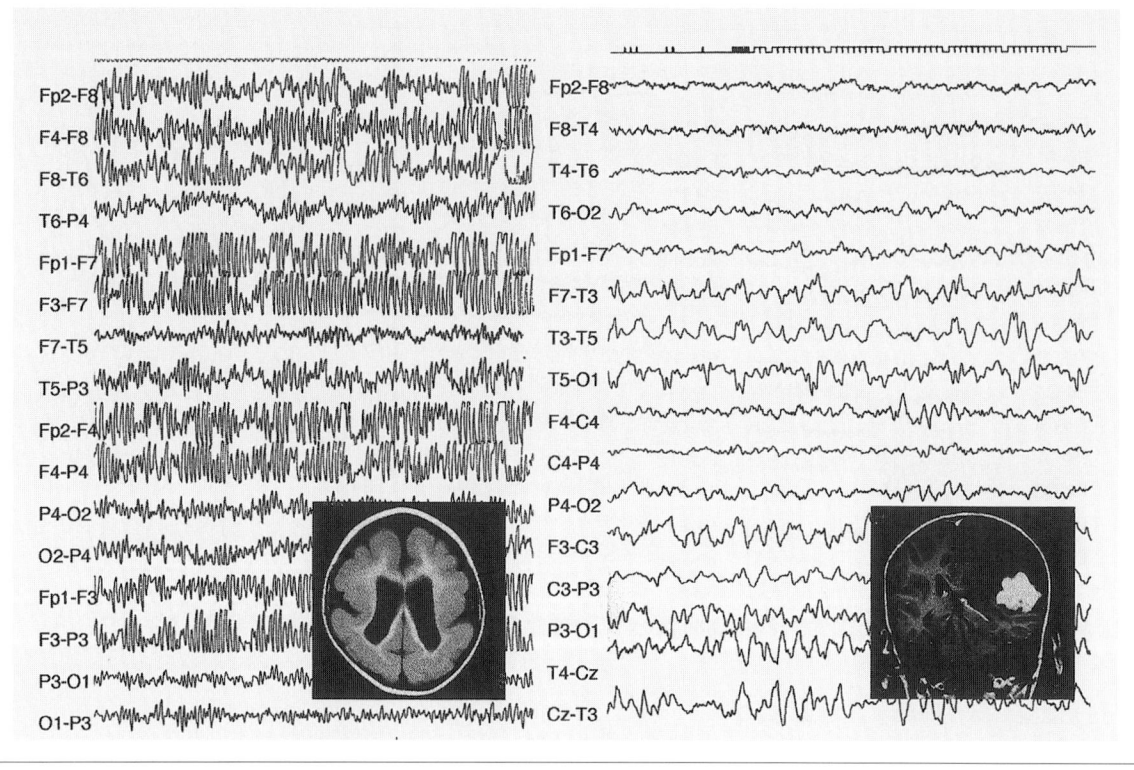

図2　広汎性速波異常および局在性徐波
左：8歳1か月の滑脳症の児の脳波とMRI：全野に高振幅の速波が出現している。
右：4歳2か月の左側頭葉の脳腫瘍の児の脳波とエンハンスMRI：左半球（特に側頭部 T_3-T_5-O_1）に局在性 δ 波がみられる。

発作性異常波，てんかん波

1．解釈の仕方

　発作性に出現する異常波の代表がてんかん波である。てんかん波はその波形（形態），局在および出現様式を明らかにする必要がある。また，てんかんであってもてんかん発射が一度の脳波では確認されないこともある。最近のわれわれの検討では，小児におけるてんかん波の検出率は初回脳波で75.6％であり，3回目で92.3％とし
だいに上昇する。そこで，一度だけの脳波検査でてんかんを否定してはならない。一方，小児にはてんかん波と誤認しやすい各種の発作性異常波もみられるので，注意が必要である。一般診療で出会う代表的な各種てんかん波とその他の発作性異常波を以下に述べる。

2．てんかん波

1）局在性発射

　棘波（spike），鋭波（sharp wave）が一定の局在を有して出現する。局在の判定は振幅，双極誘導における位相の逆転，基礎波の徐波の目立つ部位などから総合的に推測する。図3左に中心側頭部棘波を示す小児良性部分てんかんにみられる典型的な3相性の棘波を示した。学童期にみられる最もよく知られている特発性の部分てんかんであり，spikeの頻度は多いが，予後が良い。

2）広汎性発射

　両側性広汎性に出現するてんかん発射であり，その形態とてんかん症候群は密接な関連を示す。

　（1）3c/s spike and wave complex：小児欠神てんかんにみられる両側同期性に出現する発作発射である。（図3中央）

　（2）diffuse slow spike and wave complex（2.5c/s以下）：Lennox症候群では，これが広汎性にpseudorhythmicに出現する。

　（3）hypsarhythmia：高振幅の spike, sharp waves, 不規則大徐波などが，無規律に全野に連続して出現し，基礎波律動の全く失われた状態であり，無数のてんかん波の無秩序な出現様式を示す。West症候群の診断的価値を有する（図3右）。

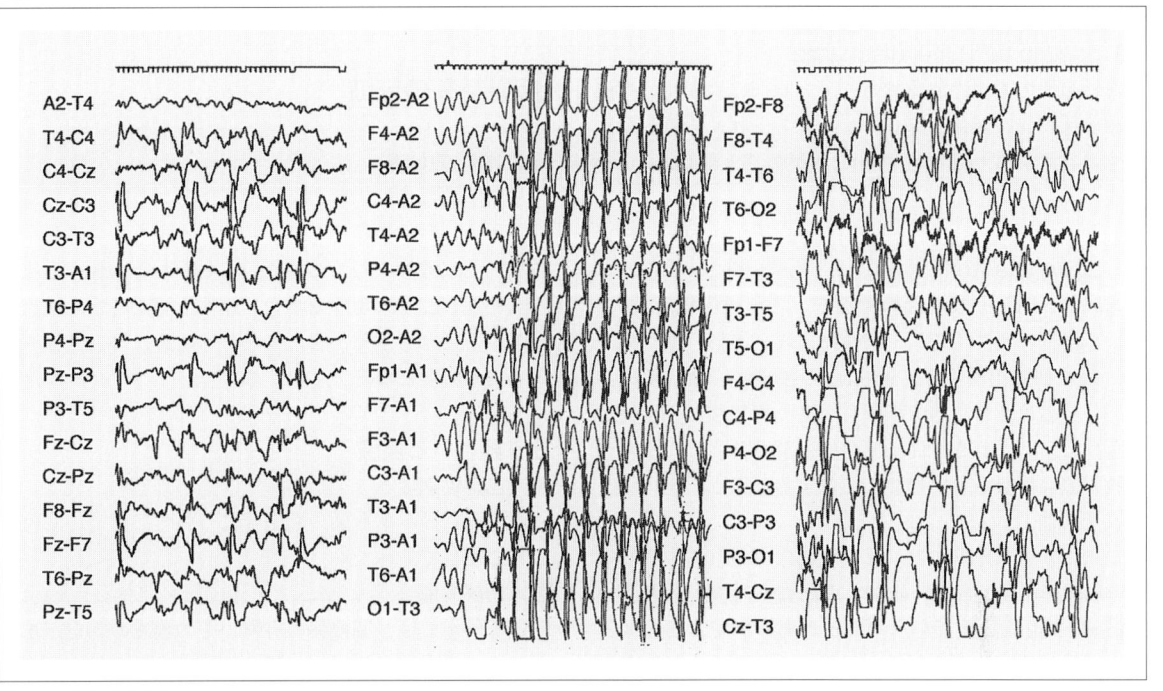

図3 てんかん波
左：ローランドてんかんの中心側頭部の棘波
中央：小児欠神てんかんの3c/s棘徐波複合
右：West症候群のhypsarhythmia

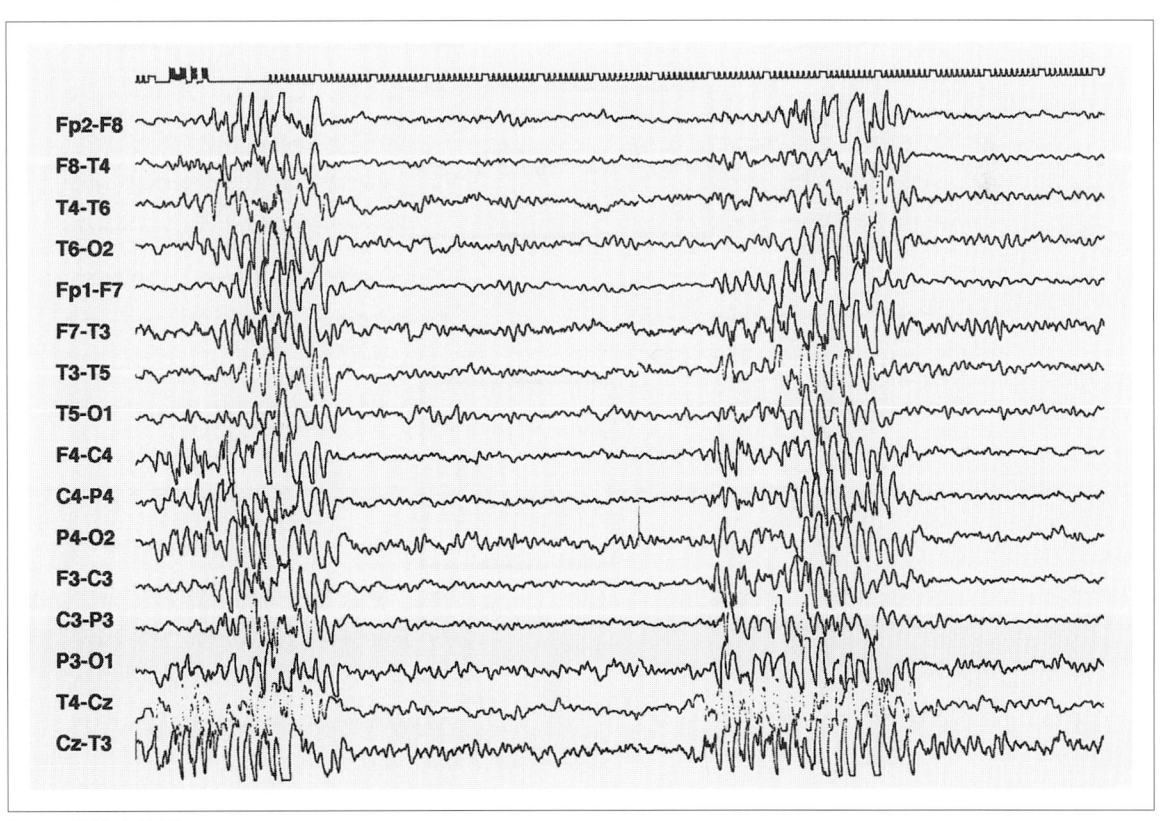

図4 熱性痙攣児のpseudo petit mal discharge

3. てんかん波以外の発作性異常波
1）pseudo petit mal discharge
　熱性痙攣の素因性波形であり，入眠期に高振幅の徐波が中心部に先行部位を有して，バースト状に繰り返し出現する．鋭い波形を混在することがあり，diffuse spike and wave と誤認されやすい（図4）．
2）14 and 6 c/s positive spikes，6c/s wave and spike phantom
　positive spikes は陽性の棘波を示し，頭頂部，後頭部，側頭部に両側性時に一側性に出現し，櫛の歯状である．軽眠期に出現する．phantom も同様に軽眠期に出現し，持続は1秒以内で振幅も小さく両側後頭部優位に出現する．いずれも，間脳性発射と解され，てんかんの治療対象にはならないので，注意する（図5）．
3）その他
　このほか，小児期には，睡眠Ⅰ期にみられる中心部瘤波（bicentral sharp waves）やⅡ期にみられる紡錘波（spindles）も鋭い波形を示すことがあり，てんかん波と誤認されやすい．さまざまな年齢の正常脳波を日常から見慣れておくことが必要である．

疾患特有の脳波

1．解釈の仕方
　異常脳波は病的過程の特異的指標というよりも，脳機能障害の一般的指標であり，特定の疾患もしくは症状に特異的な脳波型はむしろ少ない．しかしその他の臨床的所見と総合して応用する場合，脳波所見が特定の疾患を示唆することも多く，また疑われる疾患によって検査法の工夫が必要となる．

2．疑われる疾患
1）占拠性病変
　脳腫瘍，硬膜下血腫，孔脳症について，すでに基礎波異常の項目で述べた．
2）頭部外傷
　頭部外傷では，脳侵襲の有無，その程度の判定が求められる．受傷後数日以内の脳波に異常のある場合は，単

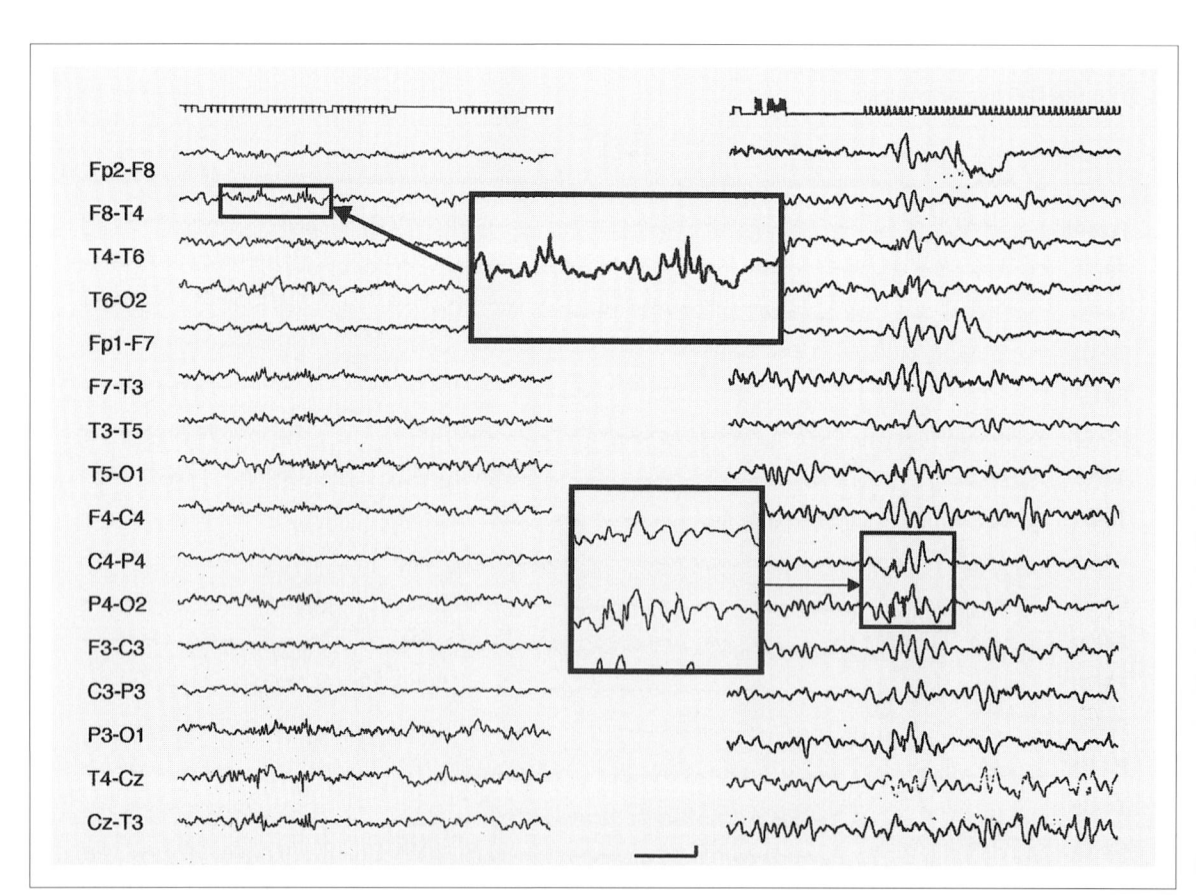

図5　14 and 6c/s positive spikes, 6c/s wave and spike phantom
左：14c/s positive spikes，右：wave and spike phantom

純な脳振盪とは考えがたい．多くの場合は可逆的変化であるが，4～6週以内に改善を認めない場合は非可逆的変化の発生を考え，外傷後てんかんのチェックのため反復検査を行う．

3）脳血管障害

脳血管障害には，急性に発症し後遺症状を持続する場合と，一過性反復性に症状の出現する場合とがある．いずれの場合にも，基本的な脳波パターンは局在性徐波である．もやもや病では，過呼吸により著しい広汎性高振幅徐波や局在性徐波が出現したり，中止後に一旦消失した高振幅徐波が出現する（re-build up）ことがある．診断的意義があるが，麻痺発作を誘発する場合があり危険なので，強く疑われる場合には慎重を要する．

4）脳炎，脳症

急性期には広汎性徐波を認めることはすでに述べた．回復過程もまた，脳波は鋭敏に反映するものであり，後遺症の予測に反復検査が必須である．

SSPE（亜急性硬化性全脳炎）に periodic burst がみられ診断上極めて重要であることは周知である．また，ヘルペス脳炎では PLEDs（periodic lateralized epileptiform discharge）が一過性に出現する．

5）その他の神経疾患

セロイドリポフスチン症幼児型（Bielshowski 型）においては低頻度光刺激（1～3f/sec）で特殊な光感受性を示す．

Angelman 症候群では高振幅 θ 波や大徐波が基礎波に多くみられ，特異な臨床症状とあわせて本疾患を疑う根拠となる．このほか MELAS，MERRF などのミトコンドリア病や DRPLA などでは症状や脳波所見から難治てんかんとして治療されていることがあるので注意する．

3．組み合わせ検査

以上のように，小児における脳波検査の応用範囲は広く，極めて有用である．しかし，疾患もしくは症状に特異的な脳波型はむしろ少ないものであり，ほかの臨床的所見，画像診断，血液生化学所見などと総合して考察すべきである．

筋電図・神経伝導速度
Electromyography・Nerve conduction velocity

三牧　正和
国立精神・神経センター神経研究所

小児の神経筋疾患の診断・評価において電気生理学的検査は非常に有用な補助診断法である．ここでは臨床の現場でよく用いられる針筋電図，末梢神経伝導速度について概説する．

1．解釈の仕方

a．検査の性質と適応

1）針筋電図

筋に針を刺入し，筋線維が興奮する際に発生する活動電位を記録するものである．筋萎縮，筋力低下，筋緊張異常，易疲労などの筋症状を呈する児で下位運動神経および筋疾患が疑われる場合に，その障害レベルを判断するのに特に有用である．一方，中枢神経疾患における診断的意義は比較的乏しい．

2）末梢神経伝導速度

末梢神経を電気刺激してそれに伴う誘発電位を記録し，その伝導距離と時間から速度を計算するものである．脱力や感覚障害，腱反射低下など末梢神経障害が疑われる疾患に適応となる．よって針筋電図と適応が一部重なり，両者を組み合わせて鑑別に役立てる．また，末梢神経に中枢神経障害を合併する代謝変性疾患の診断にも有力な情報を与える．

b．検査の実際と結果の解釈の注意点

1）針筋電図

通常同心針電極を用いる．末梢神経伝導速度と一緒に検査を行うことが多いが，苦痛を伴うため小児の場合はすべての検査後に施行したほうがよい．筋電計は増幅器周波数特性（filter）を 2～10,000 Hz，増幅器感度（gain）を 50～100 μV/div，記録速度を 10 msec/div に設定，スピーカーも使用する．被検者ごとに清潔な針電極を使用する．診察や筋 CT 所見をもとに必要最小限の筋肉を選び，患児の負担を少なくするよう努める．被検筋を選択したら同一肢に接地電極を置き，皮膚消毒後に針を血管や骨にあてないように注意して筋線維に沿うように垂直からやや斜めに筋腹に刺入し，まず刺入時電位を観察する．スピーカーの音量を上げ，ミオトニー放電（しだいに高音から中音になる「急降下爆撃音」）の有無をチェックする．引き続き筋の安静を保って安静時の放電を観察する．通常は針の動きが停止すると電位は瞬時に基線に戻り，安静時の自発放電は認めない．幼小児においても，必要に応じて鎮静をかけて刺入時および安静時電位を観察できる．次いで，年長児であればしだいに力を入れるよう命じ，微小収縮から最大収縮までの随意収縮時の電位を，筋電計の gain を 1 mv/div 程度まで適宜上げて記録する．微小収縮時には筋の単一運動単位電位（MUP）を記録する．力を入れていく過程で個々の MUP が判別できなくなるが，その際認められる波形（干渉波）

の出現の仕方を観察する。検者は添えた手の力を加減してできるだけ等尺性を保つようにする。乳幼児では随意収縮はしてくれないので困難を伴うが，前脛骨筋に針を刺入し足底を刺激して収縮させて記録するなどの工夫をすれば所見を得られる。

2）末梢神経伝導速度

主に運動神経伝導速度（MCV），感覚神経伝導速度（SCV）を検討する。針筋電図同様筋電計を用いる。MCVは上肢では正中，尺骨，橈骨神経，下肢では脛骨，腓骨神経などの運動神経を刺激し，その支配筋の誘発筋電図（M波）を導出する。筋電計は，filterを2〜10Hzから8〜10kHz，gainを2〜5mV/div，記録速度を2〜5msec/divとする。刺激電極は負電極を遠位側にし，記録電極は負電極を近位側（筋腹中央），不関電極を腱に置き，接地電極は刺激電極と記録電極の間に置く（図1，2）。神経の走行を意識し，やや低電位でM波の振幅が最も大きくなる点を探し，素早く刺激を強めていくようにする。刺激強度は0からしだいに強くしていき最大のM波が得られる刺激より15〜25％上回る電圧とし，持続は0.1〜0.2msとする。刺激からM波の立ち上がりまでの時間を潜時という。近位と遠位で同一神経を刺激し各々M波を得，2点間の距離を潜時の差で割ってMCVを求める。立ち上がりがわかりにくい場合は記録速度を上げて見やすくしたり，M波のpeak同士で代用したりする。皮膚温が1度下がるとMCVは5％程度も低下するため，室温は25℃以上に保つのが望ましい。SCVには順行性記録法と逆行性記録法がある。後者は感覚神経の中枢側を刺激して末梢で感覚神経活動電位を拾うので，運動神経も同時に刺激してM波の混入などのアーチファクトが入りやすいが，順行性より振幅が大きく拾いやすく，加算せずに1回刺激での記録が可能なため小児の場合は利用しやすい。gainは10〜50μV/divと高くし，記録電極を指（尺骨神経であれば小指の近位指節関節に陰極，遠位指節関節に陽極）などに置く以外はMCV同様に電気刺激して神経活動電位を導出する。通常上肢では正中神経と尺骨神経の指神経で，下

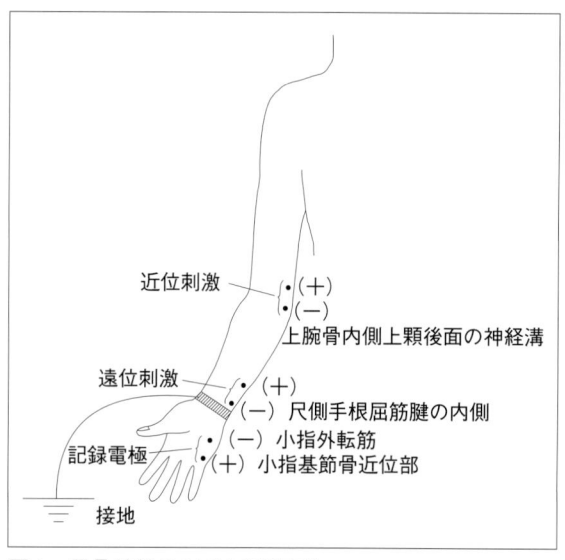

図1　尺骨神経のMCVの測定法

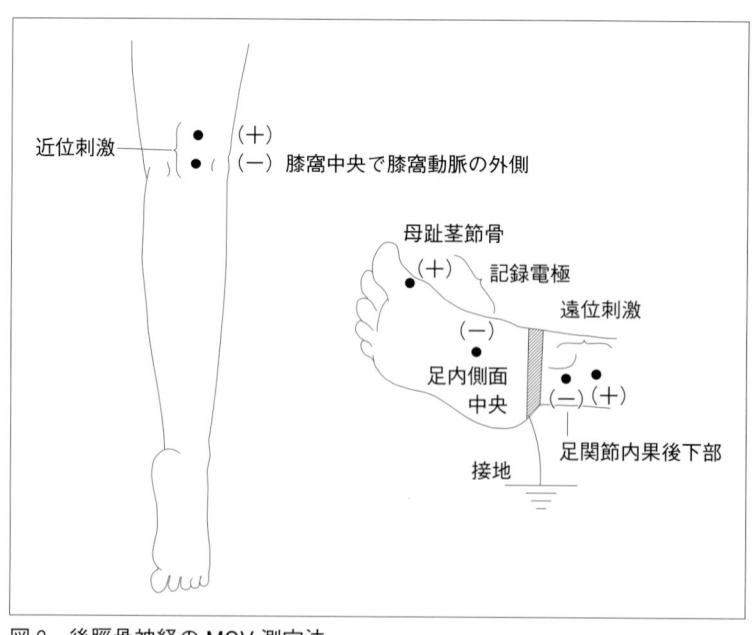

図2　後脛骨神経のMCV測定法

肢では腓腹神経で行われる．伝導距離を潜時で割れば SCV が求められる．MCV と異なり測定可能な神経が正中，尺骨，橈骨，腓骨，腓腹，後脛骨神経に限られているうえに，障害の高度な場合は導出が困難である．

2．異常値が出たときの病態
a．針筋電図
針筋電図で検出する異常な病態は神経原性変化と筋原性変化に大別されるため，両者にわけて解説する．

1）神経原性変化
刺入時電位は筋線維の興奮性の指標となり，脱神経（下位運動ニューロンの障害によって筋線維に対する神経支配が途切れた状態）で増大する．安静時の病的な自発電位としては，線維性自発電位（fibrillation）と陽性鋭波（positive sharp wave）が重要である．前者は持続 0.5～5 msec，振幅 20～300 μV，2～3 相性波，放電頻度 2～50 Hz，後者は 10～100 msec，20 μV から 1 mV の，2～50 Hz の頻度で出現する 2 相性波で脱神経所見として最も重要であり，基本的には下位運動ニューロン障害時に出現する．線維束自発電位（fasciculation potential）は脊髄前角細胞障害などで出現するが，正常筋でも時にみられる．MUP は振幅（peak-to-peak で計測，通常は数 100 μV から数 mV），持続時間（基線からはずれて基線に戻るまでの時間で通常は 2～10 ms），波形（正常では 2～3 相のノッチがない）の 3 つが重要である．持続時間が長く振幅の大きい（成人では 5 mV 以上を巨大電位と呼ぶ）多相性の MUP の出現は，残存する運動ニューロンによる神経の再支配を反映し，下位運動ニューロン障害の典型的所見である．筋の収縮を行った場合の干渉波出現が不十分な場合動員される運動単位の減少を意味し，下位運動ニューロン障害の特徴とされる．収縮を続けた際に，干渉波の振幅がしだいに低くなり崩れてしまう場合は，神経終板障害を考慮する．

2）筋原性変化
刺入時電位は基本的には正常であるが，筋炎，ミオトニーなど筋肉の興奮性が高まっている状態では増大し，筋萎縮が進行した場合など筋の興奮性が低下している状態では減少する．安静時の自発電位は一般には認めないが，筋疾患でも出現することがあるので注意が必要である．低振幅（100～500 μV），短持続（1～3 msec），多相性の MUP は，神経支配と無関係に起こる筋線維の変性萎縮を反映し，筋疾患の典型的所見である．しかし実際には筋原性疾患でも高振幅や長持続時間の MUP が出現することがあり，慎重に判断する必要がある．筋を随意収縮させた場合に比較的弱い収縮でも干渉する場合，MUP の動員が亢進していることを意味し，筋疾患で認められる所見である．しかし，これらの筋原性変化については，最大随意収縮が得られにくい乳幼児では異常と判定できないことも多く，検査の適応も含めて十分な検討が必要である．

b．末梢神経伝導速度
末梢神経障害は軸索変性と脱髄に大別されるが，MCV は正常で M 波の振幅が低下した場合は軸索変性を，MCV が低下し M 波の振幅が正常である場合は脱髄型神経障害を考える．ただし，軸索障害が強い場合には MCV の低下がありうるので注意が必要である．SCV の低下や電位の振幅低下の臨床的意義に関しても MCV と同様に考える．末梢神経の部分的障害に関しては，神経に沿って刺激位置を変えて各領域の伝導速度を求めることにより障害部位を推定する．

3．疑われる疾患
神経筋疾患においては，障害部位すなわち，上位運動ニューロン，下位運動ニューロン，神経筋接合部，筋の各レベルを意識して検査を解釈し，鑑別を進めることが肝要である．ここでは各検査についての異常所見から疑われる疾患を列挙する．

1）針筋電図の異常
神経原性変化が認められた場合，下位運動ニューロン疾患すなわち，前角細胞疾患（脊髄性筋萎縮症，ポリオなど），神経根・神経叢損傷，末梢神経疾患（遺伝性運動感覚性ニューロパチーなど）を考慮する．末梢神経伝導速度と組み合わせて鑑別を進める．筋原性変化の場合は，筋疾患すなわち筋炎（小児皮膚筋炎，多発性筋炎など），筋ジストロフィー症（Duchenne 型筋ジストロフィー，Becker 型筋ジストロフィー，肢帯型筋ジストロフィー，先天性筋ジストロフィーなど），先天性ミオパチー（セントラルコア病，ネマリンミオパチー，ミオチュブラーミオパチー，先天性筋線維タイプ不均等症など），代謝性ミオパチー（糖原病，ミトコンドリア病など）が挙げられる．またミオトニー放電を認めた場合は，筋緊張性ジストロフィー，先天性筋緊張症などを疑う．

2）末梢神経伝導検査の異常
M 波の振幅低下が強い場合は軸索変性すなわち，各種中毒（ヒダントイン，ビンクリスチンなどの薬剤，マンガンなどの金属），内分泌・代謝障害（甲状腺機能低下症，ポルフィリア，ビタミン欠乏など），炎症性疾患（SLE など），遺伝性疾患（遺伝性運動感覚性ニューロパチーⅡ型，副腎白質ジストロフィー，毛細血管拡張性失調症など）を鑑別に挙げる．一方 MCV の低下が強い場合は髄鞘形成の一次性障害として congenital hypomyelination neuropathy，髄鞘破壊をきたす疾患として

Krabbe 病，異染性白質ジストロフィーなど，炎症性脱髄疾患として Guillain-Barre 症候群，慢性炎症性多発ニューロパチーなど，遺伝性の髄鞘変性疾患として遺伝性運動感覚性ニューロパチー I 型を考慮する。前角細胞疾患では異常が生じないことは鑑別上重要である。

4．組み合わせ検査

筋電図・神経伝導速度は補助診断法であり，確定診断のためにはほかの検査を組み合わせる必要がある。

①筋症状を呈した場合，CK，AST，ALT，LDH，ミオグロビンなどの血液検査は必須である。筋ジストロフィーや筋炎などで上昇，先天性ミオパチーや代謝性ミオパチーなどでも軽度上昇することがある。

②炎症性筋疾患，神経疾患を疑う場合，血液中の CRP，血沈や各種自己抗体が有用な場合がある。髄液中の蛋白測定は炎症性ニューロパチーの診断に有用である。またミトコンドリアミオパチーを疑う場合には，血液，髄液中の乳酸・ピルビン酸値をチェックする。

③近位分節での節性脱髄の検出や前角細胞の興奮性の評価のために，MCV 検査時に F 波を合わせて検査すると有用である。

④神経終板障害すなわち重症筋無力症などを疑う場合には，反復誘発筋電図にて振幅の漸減現象を検出すると診断的である。

⑤筋ジストロフィーや筋炎などの筋疾患を疑う場合，全身の罹患筋の分布や程度の評価には，筋 CT や筋 MRI が有用である。前者では筋萎縮の程度や脂肪化につき，後者ではこれに加えて炎症の有無につき評価することができる。

⑥中枢神経症状を呈する患児の場合は脳 MRI を施行する。筋症状を合併する各種先天代謝異常症，ミトコンドリア病，先天性筋ジストロフィーなどで有用である。

⑦筋疾患を疑う場合，確定診断のために筋生検が極めて有用である。脊髄前角細胞障害や末梢神経疾患，糖原病，ミトコンドリア病などの各種代謝疾患でも所見が得られることがある。

⑧末梢神経障害の病態・病因を明らかにするためには神経生検が有用である。

⑨進行性筋ジストロフィー，先天性筋ジストロフィー，先天性ミオパチー，ミトコンドリア病，遺伝性運動感覚性ニューロパチー，脊髄性筋萎縮症などでは遺伝子診断が可能なことがある。施行するにあたっては遺伝カウンセリングなどを含めた慎重な対応が必要である。

5．基準値

針筋電図の正常値はすでに文中で述べた。定量化が困

表1　尺骨神経・後脛骨神経の MCV の正常値

年齢	尺骨神経(m/s)	後脛骨神経(m/s)
1～3 か月	33.1±5.2	25.1±2.1
4～6 か月	38.7±5.4	29.7±6.5
7～9 か月	41.1±5.3	35.0±2.1
10～12 か月	42.0±4.6	36.2±3.7
1歳	44.2±4.9	36.2±5.7
2歳	47.7±5.6	41.9±2.0
3歳	51.8±5.3	42.9±7.0
4歳	55.2±5.3	50.1±4.7
5歳	58.0±6.6	48.0±6.6
6歳	60.2±7.6	47.0±4.2
7歳	59.1±7.5	49.4±5.5
8歳	57.8±5.6	47.9±4.5
9歳	59.9±5.9	49.2±5.6
10歳	61.5±7.1	50.8±7.6
11歳	62.4±6.9	48.1±6.0
12歳	60.4±6.7	47.2±3.6
13歳	62.0±7.5	47.0±4.8
14歳	60.5±4.0	49.1±5.3
成人	61.8±5.4	47.5±4.0

（満留：福岡医誌，68，449-458，1977）

難な検査であるので，特に小児では異常の解釈に注意が必要である。例えば神経原性変化の際の高電位 MUP の成人基準値は 5 mV 以上であるが，乳児では 2～3 mV であっても持続が 10 ms 以上なら giant spike とし，神経原性変化があると考える。末梢神経伝導速度（運動，感覚）の正常値を年齢別に表 1，2 に示す。MCV に関しては新生児では成人の 50％前後の値を示し，1 歳で 75％程度と急速に速くなり，5 歳ごろ成人値に達する。SCV の発達はより早いが，やはり同様に年齢とともに速くなる。

筋電図・神経伝導速度検査を行う際の心構え

スクリーニング的に漫然と検査をし，得られた異常所見から鑑別診断を考える性質の検査ではない。患者の年齢や症状を十分に考慮したうえで，どのような疾患あるいは病態が考えられ，どのような異常が想定されるかを意識しながら検査を行わないと十分な情報は得られない。不慣れな場合は結果の解釈も誤りかねず，最初は熟練した医師や検査技師の指導のもと行うことが望ましい。

表2　正中神経・尺骨神経のSCVの正常値

年齢	正中神経(m/s)		尺骨神経(m/s)	
	指－手関節	手関節－肘関節	指－手関節	手関節－肘関節
1～ 2か月	25.0±5.7	29.0± 8.8	26.8±5.3	30.0± 9.2
2～ 3か月	26.9±6.8	31.5± 9.0	33.3±5.4	39.9± 6.6
3～ 4か月	30.2±4.7	34.1± 7.0	33.1±3.1	36.1± 3.4
4～ 5か月	31.6±4.9	36.0± 8.6	34.5±4.6	41.1± 5.5
5～ 6か月	31.8±4.9	38.2± 6.2	36.2±8.3	42.0±10.6
6～ 7か月	35.2±2.6	44.4± 7.3	37.9±4.1	43.6± 3.6
7～ 8か月	35.4±3.7	43.3± 5.4	38.0±4.5	44.2± 5.3
8～ 9か月	35.1±4.3	44.0± 6.9	38.2±5.5	45.8± 6.1
9～10か月	44.8±3.5	59.6± 8.5	42.9±4.8	52.2± 8.9
10～11か月	40.2±3.7	51.1± 4.0	40.2±5.1	49.5± 4.0
11～12か月	41.1±3.5	52.0± 4.6	42.3±4.1	53.3±12.1
1～ 2歳		55.9± 4.8		57.9± 9.4
2～ 3歳		60.8± 7.6		58.0± 6.6
3～ 5歳		62.0±12.2		62.3± 6.8
6～ 9歳	51.6±5.2		52.8±4.6	
10～19歳	57.8±5.3		55.0±4.6	

(阿藤:日大医誌, 30, 511-529, 1976. 峯島:日大医誌, 30, 725-737, 1976. 杉山:日大医誌, 28, 527-544, 1976)

起立試験
Orthostatic test

山岸　敬幸
慶應義塾大学／専任講師

1．解釈の仕方

　起立試験とは，起立時の血管反射の異常を調べる自律神経機能検査である。起立性調節障害(orthostatic dysregulation；OD)の児で陽性を示すことが多い。

a．起立試験の方法

　被検者に安静臥位を保たせ，脈拍数が安定した後(通常約10分後)に血圧および脈拍を測定し，心電図検査を行う。その後起立位とし，経時的に血圧，脈拍，心電図を記録する。起立の仕方には，tilt tableに被検者を固定して起立させる受動的起立法(passive head up tilt)と，被検者が自分で起立する能動的起立法(active standing)がある。受動的起立法のほうが起立時の血圧低下が強いが，低血圧発作の出現率はいずれの起立法でも同程度である。日常診療では，簡便な能動的起立法が用いられることが多い。従来の測定法では，臥位終了時，起立直後，5分後，10分後に血圧，脈拍および心電図を記録する方法が一般的である。正確かつ簡便な測定のために，可能であれば自動血圧計(beat-to-beatに記録できる測定器がよい)，心拍モニターの使用が推奨される。臥位終了時に3回程度，起立直後(約30秒後)，1分後から1分ごとの血圧，脈拍測定を行うことにより，後述するODの病型診断にも有用である。起立性低血圧発作があれば検査を中止し，直ちに臥位にする。起立失調症状(ふらつき，だるさ，冷汗，動悸，気分不良)に注意しながら，起立後10分で検査を終了する。

b．測定上の注意点

　自律神経機能は，測定の条件や日時によって変動する。静かな検査室で患者の緊張をときほぐし，検査機材に馴染ませながら検査を実施するなどの配慮が必要である。ほかの患者がいる騒がしい外来処置室では，検査結果が一定しないことがある。1回の検査ですべてを判定せず，繰り返し検査することが大切である。

　起立試験は「OD診断基準」のなかで，唯一の客観的検査であり，外来で容易に行うことができる利点がある。しかし，検査結果においては正常例とのオーバーラップが多く，健常児でも陽性を示したり，またOD児でも陰性のことがある点に注意し，ODの診断はあくまで総合的な診断基準によって行う。また，血圧測定の際，小児での聴診法は起立時の収縮期圧を実測値より低く，拡張期圧を高く評価すると報告されているので注意する(付録：表37参照)。

2．異常値が出たときの病態

　ODは広義には，思春期に起こりやすい自律神経機能失調と考えられる。中枢性自律神経機能異常に関連した症状(睡眠障害，体温調節異常，精神症状)と末梢性自律

神経機能異常に関連した臓器症状（低血圧や頻脈などの心血管症状，消化器症状，皮膚発汗過多など）が単独，あるいはさまざまな組み合わせとして認められる。

ODの基本病態は，起立時に起こるべき末梢血管系の反射機構の失調により発生すると考えられる。健常人では起立すると圧受容体の働きにより血管，特に下半身の静脈が収縮することにより，下半身における血液貯留（プーリング）が抑えられ，循環血液量や心拍出量が維持される。OD児では，この起立時の血管反射が十分に起こらず，下半身の静脈の収縮が不十分なために下半身に血液貯留が起こる。したがって，心臓に戻る静脈還流量が減少し，心拍出量の減少，収縮期圧の低下や脳血流の減少が起きる。この血管反射失調の原因として，カテコラミンやレニンの分泌調節異常が想定されている。

ODの症状は本来，起立時循環不全による，起立性低血圧などの起立不耐症状である。しかし，起立不耐症状が目立たなくても，自律神経失調症状を有し，腹痛などの消化器症状が中心となる過敏性腸症候群，睡眠障害が中心となる睡眠覚醒スケジュール障害，いらいらなどの精神症状が中心となる不安障害，全身倦怠が前景に出る慢性疲労なども，ODの一部または近縁疾患と捉えることが診療上必要な場合もある。

3．疑われる疾患

ODによる起立不耐症は，以下のような病型に分類できる。

1）**起立直後性低血圧（instantaneous orthostatic hypotension；INOH）**

起立直後に一過性の強い血圧低下を認め，同時に眼前暗黒感などの強い立ちくらみを訴える。起立30秒後の収縮期血圧が前値以下であれば，INOHの可能性が高い。病態に細動脈の収縮不全が関与すると考えられる。頻度はODのなかで最も多い（表1）。

2）**遷延性起立性低血圧（delayed orthostatic hypotension）**

起立直後の血圧反応は正常であるが，起立数分以後に血圧が徐々に下降し，起立失調症状が出現する。最終的に収縮期血圧の15％（または20 mmHg）以上の低下，拡張期血圧の上昇が認められ，脈圧は狭小化する。静脈系の収縮不全が主な病態である。頻度は少ない。

3）**体位性頻脈症候群（postural tachycardia syndrome：POTS）**

起立性低血圧を伴わず，起立失調症状と起立時頻脈が認められる。起立中の腹部，下肢への血液貯留に対する反応として起こる，過剰な交感神経興奮やカテコラミンの分泌が病態に関与すると考えられる。ODの12～13

表1　起立直後性低血圧の診断基準

1. 全身倦怠感，立ちくらみ，失神発作，頭痛，食欲不振，気分不良，動悸，睡眠障害，朝起き不良などの起立失調症状が3つ以上，1か月以上持続
2. 起立後血圧回復時間25秒以上，または血圧回復時間20秒かつ起立直後血圧低下60％以上を満たす。
3. 循環調節異常を生ずるような基礎疾患がない。
以上の3項目を満たし，かつ起立3～7分後において収縮期血圧低下が基礎値の15％以上持続した場合，重症型とし，そうでないものを軽症型とする。

表2　体位性頻脈症候群の診断基準

1. 全身倦怠感，立ちくらみ，失神発作，頭痛，食欲不振，気分不良，動悸，睡眠障害，朝起き不良などの起立失調症状が3つ以上，1か月以上持続
2. 起立3～4分後の心拍数115/分以上，または起立時の心拍増加35/分以上
3. 循環調節異常を生ずるような基礎疾患がない。

％を占める（表2）。

4）**神経調節性失神（neurally-mediated syncope：NMS）**

起立中突然に収縮期，拡張期いずれの血圧も低下し，起立失調症状が出現し，顔面蒼白となる。起立時の下肢への血液貯留と頻脈により心臓が空打ち状態となり，反射的に発生すると考えられている。過剰な血管迷走神経性反射により，徐脈になることもある。前3病型の経過中に起こることもある。失神発作を主訴とする患者での起立検査陽性率は，欧米では20～64％と報告されている。

4．組み合わせ検査

ODの診断では，診断基準の大症状にも示されるように問診が重要であり，かつ他の器質的疾患を除外することが必要である。したがって，詳細な問診と，除外診断に必要な検査を組み合わせる。血液一般，血清生化学，検尿，胸部X線写真は必須であり，必要ならば頭部，腹部の画像検査，脳波検査を行う。貧血，脱水，甲状腺機能亢進または低下の初期，一部の脳腫瘍ではOD症状が認められることがあるので特に注意する。

5．基準値

OD診断基準による陽性所見は，起立後の測定で，①脈圧狭小化16 mmHg以上，②収縮期血圧低下21 mmHg以上，③脈拍数増加1分間21以上，④心電図II誘導のT波の平坦化0.2 mv以上，が認められることである。

6．ポイント

起立試験は簡便かつ客観的な自律神経機能検査であるが，OD診断基準の小症状の4項目を占めているにすぎない。起立不耐症を中心とする自律神経失調症の診断は，複数回の起立試験の結果を参考に，総合的な診断基準に基づいて行われることが重要である。

G 病理検査

骨髄

別所　文雄
杏林大学／教授

1．解釈の仕方

病理検査としての骨髄検査には 2 通りのものがある。1 つは骨髄をボーリングのように塊として採取し、ほかの臓器と同様の手順で薄切して鏡検するもの（以下生検と呼ぶ）（図 1）と、一部を血液とともに吸引し、硝子面に塗抹して鏡検するもの（以下塗抹標本と呼ぶ）（図 2）とである。吸引して得られた試料を凝固させ、それを生検試料のときと同様の手順で薄切・鏡検することもできる（図 3）。

生検は、細胞密度と各種細胞の空間的分布、骨髄組織像（リンパ濾胞の形成の有無など）を見るのに適しており、塗抹標本は、個々の細胞の形態と各種細胞の数的分布を見るのに適している。

また、生検は吸引が不可能な場合、いわゆる dry tap の場合にも骨髄像を知るために必要になる。dry tap であること自体異常所見であり、脂肪細胞が乏しく、造血細胞や転移細胞が密に詰まっているような骨髄（図 1c）であるか、繊維の増生（図 1b）があることを意味している。

塗抹標本の結果の解釈のうえで大切なことは、吸引物がどの程度末梢血で希釈されているかを判断することである。したがって、常に末梢血所見と照合して解釈する必要があり、また塗抹標本面に十分な数の骨髄 spicule (particle) が存在するかどうかを確認する必要がある（図 2）。骨髄 particle がみられない標本の場合には、たとえ少数の赤芽球や幼若顆粒球が存在しても骨髄検査としては不十分であるとみなしておくべきであり、その結果で論議をすることは避けるべきである。

2．異常値が出たときの病態

(1) 有核細胞の基準以上の割り合いの芽球の増生がある場合：骨髄 particle に造血細胞がなく脂肪細胞やその他の間質細胞が大部分を占めている場合には、末梢血に血球 3 系統の 1～3 つの減少があることを示唆する。

(2) 骨髄球対赤芽球比が 1 以下の場合には溶血があることを、成熟好中球がみられず、前骨髄球、骨髄球が増加している場合には末梢血に好中球減少状態があることをそれぞれ示唆する。

(3) 赤芽球に巨赤芽球性変化が、好中球の核の過分葉や大型化がみられる場合には貧血や脊髄後索障害の存在が示唆される。

(4) (3)に加えて好中球の核の分葉異常（Pelgar-Huëtt 奇形）や、小型で核の分葉の乏しい巨核球がみられる場合には貧血、血小板減少あるいは汎血球減少の存在が示唆される。

(5) 好中球の分画には大きな異常がないが増加しており、絶対的あるいは相対的な赤芽球の減少があり（M/E 比が 3 以上）、形質細胞の増加がみられる場合には、小球性低色素性貧血、血清鉄の増加、不飽和鉄結合能の低下、血性フェリチンの高値、炎症反応陽性など慢性炎症を示唆する所見がみられることが多い。

3．疑われる疾患

（括弧内の番号は「2．異常値が出たときの病態」の番号に対応している）

(1) 白血病、再生不良性貧血、突発性夜間血色素尿症
(2) 溶血性貧血、慢性良性好中球減少症
(3) 悪性貧血
(4) 骨髄異形性症候群
(5) 慢性炎症（慢性感染症、膠原病）

4．組み合わせ検査

1）再生不良性貧血、骨髄異形成症候群が疑われるとき

(1) 骨髄標本の鉄染色：赤芽球に環状鉄芽球が認められれば骨髄異形成症候群、鉄芽球の増加、particle

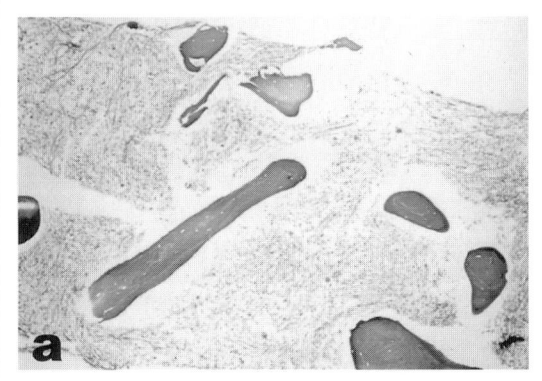

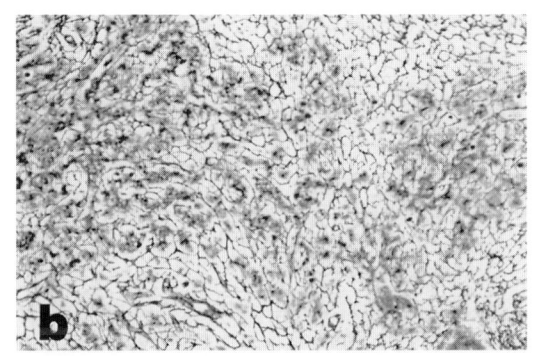

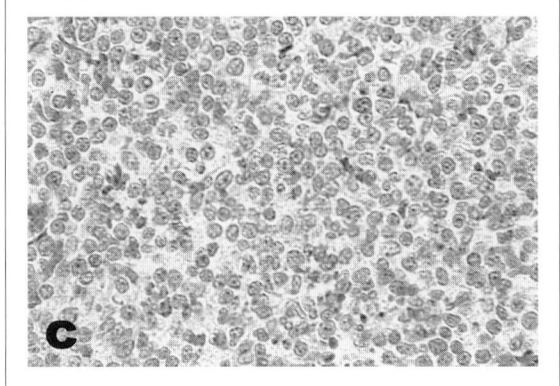

図1 生検標本
a：弱拡大所見。b：レチクリン染色。1歳の女児の骨髄生検標本。白血病の疑いで骨髄穿刺吸引を試みたが dry tap であったため生検を実施したところレチクリン繊維の増生が認められた。c：b と同一標本のヘマトキシリン・エオジン染色。細胞が密に増生し，固形腫瘍のようであった。この患者の場合，繊維の増生のみでなく，白血病細胞の密な増生も dry tap の原因であったと思われる。

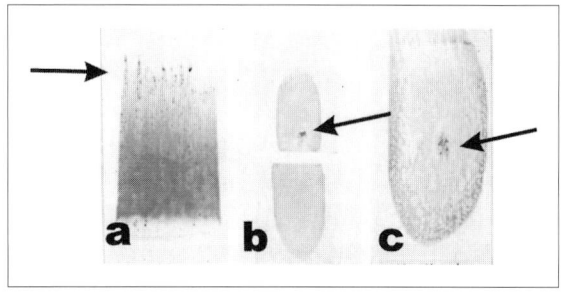

図2 骨髄塗抹標本
2種類の方法で作成。
a：引きガラス法，b，c：摺り合わせ法，いずれにも骨髄 particles が認められる（矢印）。

(spicule)内に陽性細胞の増加が認められば，再生不良性貧血，骨髄異形成症候群，慢性炎症が，鉄芽球の減少〜消失があれば鉄欠乏性貧血が考えられる。
　（2）染色体検査：染色体異常が認められれば骨髄異形成症候群
　（3）Ham 試験，ショ糖水試験：陽性ならば突発性夜間血色素尿症
　（4）フローサイトメトリーによる CD 56 発現量測定：低下していれば突発性夜間血色素尿症
2）溶血性貧血，慢性良性好中球減少症が疑われるとき
　（1）末梢血網赤血球産生指数：3以上ならば溶血性貧血
　（2）血清直接および間接ビリルビン値：間接ビリルビン値が増加していれば溶血性貧血
　（3）直接および間接クームス試験：陽性ならば自己あるいは同種免疫性溶血性貧血
　（4）浸透圧脆弱性試験：浸透圧抵抗が低下していれば遺伝性球状赤血球症
　（5）赤血球中酵素測定：活性低下が認められれば赤血球内酵素異常症
　（6）細胞質抗顆粒球抗体：陽性ならば免疫性好中球減少症
3）悪性貧血が疑われるとき
　（1）血清葉酸濃度，血清ビタミン B_{12} 濃度：低下していればそれぞれ葉酸欠乏症，ビタミン B_{12} 欠乏症
　（2）尿中メチルマロン酸排泄量：増加していればビタミン B_{12} 欠乏症
　（3）Shilling 試験：陽性ならば内因子欠乏症
4）突発性夜間血色素尿症を除外するために
　1系統以上の血球減少があるにもかかわらず，骨髄が低形成，過形成，正形成などさまざまで非特異的所見がなく，原因が特定できないときには突発性夜間血色素尿症を除外するために，Ham 試験，ショ糖水試験，フローサイトメトリーによる CD 56 発現量測定などを行う。
5）血清鉄，血清総鉄結合能，フェリチン，各種自己抗体の測定

5．基準値（正常値）
　（1）骨髄球系有核細胞対赤芽球比（M/E 比）：2〜3

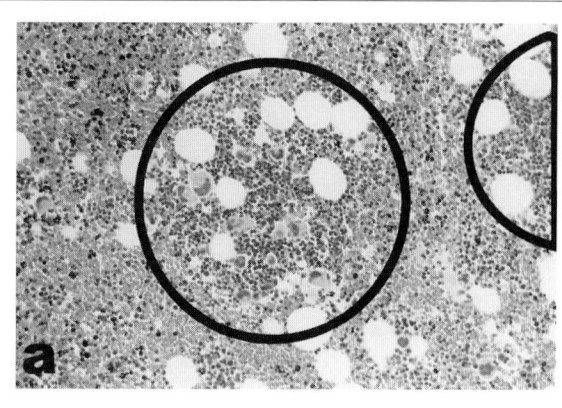

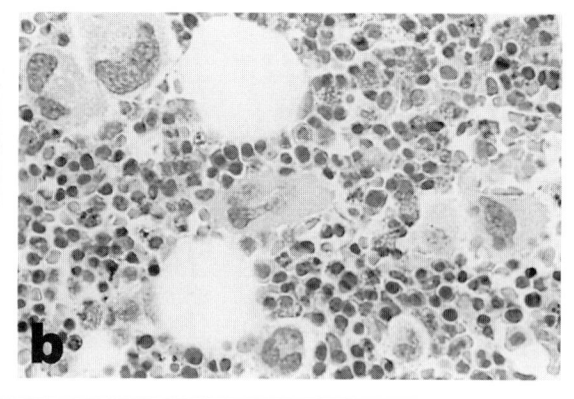

図3 穿刺吸引骨髄の凝血塊薄切標本
a：弱拡大。線で囲んだ部分がparticleの部分。particleが骨髄組織そのものであることがよくわかる。b：aの中央に線で囲んだ部分の強拡大。ITPの骨髄で、巨核球が多数認められる。穿刺吸引が可能な場合には、凝血塊を固定し、薄切標本を作ることにより細胞密度、各種細胞の増減を知ることができる。これらを知るためには細胞数の計数よりも有用である。

(2) 赤芽球以外の芽球は全有核細胞の5%以下

肝

乾　あやの
国際医療福祉大学／助教授

1．解釈の仕方

小児科医が肝病理所見を解釈する際に重要なことは病理医と臨床所見や検査所見を討論して結論を導くことである。特に原因不明の肝機能異常の有無を診断する場合は慎重を要する。肝臓の病理学的検査を施行するときは血液検査で種々の肝機能異常がみられるか、あるいは肝腫大などの理学的所見に異常がみられる場合に限られる。

肝組織の異常の有無を解釈するためには正常の肝組織を理解しておく必要がある。肝臓は肝細胞と類洞からなる実質域（小葉）に門脈域（グリソン鞘）と肝静脈が分布する均質な構造を呈している。

a．古典的小葉

Kiermanによって提唱された基本構造の概念で、形態学的に最もなじみやすく汎用されている。肝静脈（中心静脈）を中心として、門脈域を頂点とする六角形の単位により構成される。門脈域には門脈、動脈、小葉間胆管の三つ組み構造がある。中心静脈より同心円状に中心帯、中間帯、辺縁帯の各領域に区分される。中心静脈と門脈域は400〜700μmの間隔で規則的に交互に配列しているが実験動物のブタの肝臓と異なり、必ずしも六角形には見えない。

b．機能的小葉

Rappaportにより提唱された概念で、末梢門脈枝を中心として、末梢肝静脈までの領域を血流あるいは酸素分圧の高いほうから、zone 1，zone 2，zone 3としている。zone 1が古典的小葉の辺縁帯に、zone 2が中間帯に、zone 3が中心帯にほぼ相当する。この概念は虚血性変化や代謝性疾患などで肝細胞の変性の分布を観察するのにたいへん参考となる。

肝針生検では、開腹肝生検と異なり、採取される検体が小さく、かつ細いため完全な構造を有する1つの小葉が採取できることは少ない。また病変に偏りがある疾患も少なくないので、この際には5つ以上の門脈域を含む検体を採取し観察することが望ましい。

c．門脈域（グリソン鞘）

門脈域には肝動脈、胆管、門脈、リンパ管、神経線維が結合組織性間質とともに認められる。一般に肝組織を検討する際に見逃してはならないのは肝動脈、胆管、門脈と門脈域に分布している細胞である。門脈域には正常でも少数のマクロファージ、リンパ球、形質細胞が存在している。通常、門脈は肝動脈や胆管の約3倍の直径を有し、小葉間胆管レベルの大きさの門脈では肝動脈、門脈、胆管がそれぞれ1本ずつ認められる。より大きな門脈域では1本の門脈に対して各々2〜3本の肝動脈あるいは胆管を認めることがある。門脈と肝動脈は内腔を内皮細胞によって被覆されており、肝動脈では血管の壁構造が観察される。胆管は内腔が1層の立方〜円柱上皮に被覆されている。肝動脈、門脈、胆管の三つ組み構造が保持されているかどうかは、肝病理を検討するうえで重

d．肝細胞

　肝細胞は直径 30〜40 μm の多面体の細胞で，胞体の中央に球状の核を有している．核内には 1〜数個の明瞭な核小体が認められる．大きい肝細胞では核が 2 個以上観察されることもある．細胞質はヘマトキシリン・エオジン（HE）染色で淡好酸性，微細顆粒状を呈し，グリコーゲンを含んでいる．肝細胞は互いに吻合する索状の配列（肝円索）を形成し，中心静脈を中心として放射状に配列している．肝細胞索は 5〜6 歳までは 2 列に配列しているが，加齢とともに 1 列となる．

e．限界板

　限界板は結合織と肝実質との境界を形成する 1 層の肝細胞と定義されている．通常は門脈域周囲の internal periportal limiting plate を指す．限界板の破壊は削り取り壊死（piecemeal necrosis）と同義語であり，炎症の程度（活動性）を示す重要な所見の 1 つである．肝に慢性炎症がみられると，門脈域のリンパ球が肝実質内にしばしばみられ，限界板が不明瞭となりいわゆる spill over といわれる状態となる．さらに炎症が進行すると，門脈域周辺の肝細胞壊死がみられ，門脈域結合織と肝実質細胞の境界が凹凸不整にとなる．いわゆる限界板の破壊である．限界板の破壊が慢性的に繰り返されると門脈域相互間の架橋線維化を生じる．

2．異常所見が出たときの病態

　肝臓は腎臓と異なり，組織から特異的な所見を捉えて確定診断できることは少ない．種々の形態学的所見の組み合わせと程度，局在性，臨床所見，画像所見などにより疾患を特定していく．ここでは，小児の肝組織に比較的高い頻度でみられる病変について述べる．

a．肝小葉内

1）多核肝細胞

　小児期の巨細胞性肝炎や胆道閉鎖症では 3 核以上の多核肝細胞がしばしば出現する．これは，肝細胞の再生による変化や障害を受けた肝細胞同士が融合することによると考えられている．

2）ロゼット形成

　数個の肝細胞がロゼット様に集簇し，肝細胞は腫大し細胞質は淡明化する．これは門脈域周辺でしばしば観察され，門脈域周辺の強い壊死・炎症反応が，残存する肝細胞の集合体を取り囲むことにより生じる．自己免疫性肝炎が有名であるが，ウイルス性肝炎などでもみられ，疾患特異性はない．

3）脂肪変性

　肥満による脂肪肝では HE 染色で肝細胞質内に明瞭な輪郭を呈する円形空胞としてみられる．これは中性脂肪であり，空胞はパラフィン包埋の過程で，中性脂肪は溶け出してしまい，パラフィンに置換されるために生じるので，中性脂肪そのものをみているのではない．また先天性代謝疾患や Reye 症候群では脂肪滴が核より小さく，HE 染色では評価がなかなか難しい．このような微小脂肪滴の存在を疑った場合は肝組織を採取した際に，一部は凍結して SudanⅣなどの脂肪染色を行う．

4）鉄の沈着

　輸血など体外からの鉄の過剰投与による鉄沈着をヘモジデローシス，鉄代謝の先天的な異常による鉄沈着をヘモクロマトーシスという．ヘモジデローシスは肝臓の Kupffer 細胞から沈着は始まる．一方ヘモクロマトーシスでは肝細胞内に鉄の沈着がみられるのが特徴である．HE 染色では鉄は黄褐色〜茶褐色のやや粗大な顆粒として認められ，肝病理に習熟している病理医以外は胆汁色素と鑑別が困難である．ベルリン青染色を行うと，一目瞭然である．

5）銅の沈着

　銅の組織化学的同定法としてはロダニン法やオリセイン染色が有用とされている．しかし，胆汁うっ滞を示す疾患では陽性になることが多く，小児科医がよく遭遇する Wilson 病は肝臓中の銅を定量して評価することが極めて重要である．特にオルセイン染色では肝臓中に銅結合蛋白を染色して銅の沈着を間接的に評価しているので小児科領域ではあまり有用ではない．

6）胆汁うっ滞

　組織学的な胆汁うっ滞の定義は肝組織中に胆汁色素を認めることである．肝細胞で産生された胆汁は肝細胞内から毛細胆管に分泌され，各種胆管を経て十二指腸に排泄される．この胆汁輸送経路のどこかが，機能的あるいは物理的に障害されるとその上流域は胆汁うっ滞となる．胆汁うっ滞が進行し，肝の小葉構築が改変されはじめると，正常では認められない細胆管が肝実質と門脈域の境界部に増生する．さらに病変が進行すると細胆管の内腔が不明瞭となり，非定型細胆管となる．また，門脈域周辺の肝細胞が胆管様に変性し，偽胆管もみられるようになる．

b．門脈域

　主に慢性肝炎の組織進行度を知るうえで重要である．病理組織学的な慢性肝炎の定義は「リンパ球を主体とした炎症細胞浸潤ならびに種々の肝細胞の変性・壊死所見」とされるが，このような炎症が持続すると末期の肝疾患に至り，最終的には QOL が著しく障害されたり，死亡したりすることを認識するべきである．最近慢性肝炎の組織分類は大きく改訂された．肝の線維化が小葉の

歪みを生じ，ひいては肝硬変につながること，また門脈域の炎症の程度とともに肝小葉内の壊死・炎症反応も病変進展に重要であることから，現在の壊死・炎症の程度を活動性（grading あるいは activity）として，過去の壊死・炎症の結果生じた線維化を staging（fibrosis）として表示する．

1）リンパ濾胞

門脈域へのリンパ球浸潤が高度になるとリンパ節でみられる二次濾胞と同様の胚中心を有するものが認められる．以前は自己免疫性肝炎で特徴的とされていたが，C型慢性肝炎でもしばしばみられる．

2）胆管の減少あるいは消失

小葉間胆管レベルでは門脈域には小葉間胆管数と門脈数の比は 0.9～1.1 とされている．胆管の減少は小葉間胆管数／門脈数≦0.4 と定義されている．乳児期早期では特に Alagille 症候群を中心とした胆汁うっ滞症の鑑別が重要となってくる．正確な診断のためにこのような疾患を疑った場合は，門脈域は最低でも 10 個の門脈域における小葉内の胆管減少を評価すべきである．

3．疑われる疾患

a．血液検査等で診断がつかない場合

肝細胞の形態や細胞内に蓄積している物質の種類（グリコーゲン，脂肪，鉄など）と程度，分布により代謝性肝疾患の有無は推測できる．代表的な疾患は，肝型糖原病，シトリン欠損症による新生児肝内胆汁うっ滞症（NICCD），Wilson 病，ヘモクロマトーシスなどがある．

一方，慢性肝炎の組織進行度分類（新ヨーロッパ分類あるいは新犬山分類）を用いて肝硬変へ至る進行度を把握する．B型慢性肝炎，C型慢性肝炎，自己免疫性肝炎，Wilson 病などがある．

b．小児期から肝硬変，肝腫瘍をきたす疾患

肝硬変をきたす疾患は，代謝性肝疾患では，Wilson 病，チロシン血症，Ⅳ型糖原病が，慢性肝炎ではB型肝炎と自己免疫性肝炎が代表的である．このうち，チロシン血症，Ⅳ型糖原病，B型肝炎は発癌の可能性がある．特にB型肝炎では非癌部が正常の場合もあり，注意を要する．Ⅳ型以外の肝型糖原病では腺腫が認められる場合がある．

4．組み合わせ検査

前述したように肝組織のみで確定診断つけるのは危険である．①問診，②理学的所見（黄疸，肝腫大，脾腫，意識状態，低身長など），③血液検査，④尿検査，⑤画像検査は必ず行って総合判断する．

5．基準値

前述したような正常の肝組織を理解する．

腎

上牧 勇
国立埼玉病院／医長

1．腎生検の適応

1）血尿

血尿単独の場合，高カルシウム尿症，家族性血尿，泌尿器科疾患を除外し，糸球体性の血尿（赤血球円柱，変形の強い赤血球の存在）が持続した場合に考慮される．組織所見は IgA 腎症，Alport 症候群，菲薄基底膜症候群など考えられるが，血尿単独で腎生検を行った場合に 25～50％ は正常なので，通常蛋白尿を伴わない血尿単独例では腎生検を行わないことが多い．

2）蛋白尿

高度蛋白尿（1 g／日／m2 以上）が，3～6 か月持続した場合と，軽度蛋白尿（0.3 g／日／m2 以上，1 g／日／m2 未満）が，6 か月～1 年持続した場合に腎生検を行う．IgA 腎症や紫斑病性腎炎を疑わせるエピソード（紫斑や上気道炎の際の肉眼的血尿など）がある場合は，採取部位によって組織所見が異なるため最低2本の検体を採取する．組織所見は，すべての糸球体疾患の可能性が考えられる．

3）ネフローゼ症候群

ネフローゼ症候群に，血尿（尿沈渣で 50／HPF 以上）の持続または，腎機能障害または，低補体血症を伴う場合はステロイド治療の前に腎生検を行う．それ以外の症例においては，ステロイド抵抗性の場合やシクロスポリン投与前後（シクロスポリンによる慢性腎障害のチェックのため）に腎生検を行う．ステロイド抵抗性ネフローゼの場合，巣状分節性糸球体硬化症の可能性があるため，腎生検の検体は髄質の近くまでとる必要がある．また，連続切片を作成することが望ましい．同様にステロイド抵抗性ネフローゼ症候群では，初回腎生検が微小変化群でも，反復腎生検において巣状分節性糸球体硬化症と診断される場合も多い．組織所見は，微小変化群，巣状分節性糸球体硬化症，膜性腎症，メサンギウム増殖性腎炎，IgA 腎症，膜性増殖性糸球体腎炎（dense deposit disease を含む）などがあり，乳児期発症のネフローゼではびまん性糸球体硬化症（DMS），Finnish-type ネフローゼ症候群なども考えられる．

4）急性腎炎

臨床的に急性糸球体腎炎と診断された場合でも（低補体血症が6週間以上持続したり，蛋白尿が6〜8か月以上持続し）典型的な溶連菌感染後急性糸球体腎炎の経過ではない場合に腎生検を行う。組織所見としては，管内増殖性糸球体腎炎，膜性増殖性糸球体腎炎などが考えられる。このほか，低補体血症を伴う腎炎の鑑別診断にはループス腎炎が含まれる。

5）急性腎不全

急速進行性糸球体腎炎や原因不明の腎機能障害は全例腎生検の適応となる。血中のANCAや抗基底膜抗体も診断上重要である。急速進行性糸球体腎炎では種々の血管炎症候群による半月体形成性腎炎，Goodpasture症候群，膜性増殖性腎炎＋半月体，紫斑病性腎炎＋半月体，管内＋管外増殖性糸球体腎炎などが考えられる。その他の急性腎不全では急性間質性腎炎，急性尿細管壊死，溶血性尿毒症症候群，紫斑病性腎炎，ループス腎炎などもあるが，これらは臨床的にも診断可能である。

6）慢性腎不全

通常腎生検の適応とならないが，腎移植を予定している場合では，移植後の原疾患再発（巣状分節性糸球体硬化症，IgA腎症など）に関する情報を得る目的で適応となることがある。

7）全身性疾患

全身性エリテマトーデス（SLE），溶血性尿毒症症候群，糖尿病において腎障害の程度を判断するためには腎生検が必要となる。

2．病理組織学的診断
1）光学顕微鏡

ホルマリン固定後に3μ以下の厚さに薄切し，各種染色液で染色する。

（1）HE染色：ヘマトキシリンが細胞核や好塩基性部分を青紫色に染色し，細胞質，deposit，その他は赤〜濃赤色に染色される。糸球体係蹄壁では，糸球体基底膜，上皮細胞層，内皮細胞層が一緒になって染色されるため，係蹄壁と表現する。

（2）PAS染色：グリコーゲン，結合組織多糖類がSchiff試薬により赤紫色に染色される。

（3）PAM染色：PAS染色のSchiff試薬をメセナミン銀液に換えたものといえる。糸球体染色にはPAS染色とPAM染色が多用されるが，PASでは基底膜，硝子滴などが赤〜赤紫に染色され，PAMでは基底膜が黒褐色に染色され，膠原線維が褐色に染色される。これらの染色では基底膜そのものが染色されるので係蹄壁ではなく基底膜（GBM）と表現する。

（4）マッソン・トリクローム染色（MT染色）：膠原線維，糸球体基底膜が青く染まる。Depositは赤く染色される。間質の線維化した部分は青く染色されることから，間質の線維化の評価に用いる。

2）免疫蛍光法

検体はOCTコンパウンドを用いて，−20℃で固定する。通常免疫グロブリンや，補体などに対する蛍光抗体を用い染色し，蛍光顕微鏡により観察する。それらの陽性部位，性状，強度が検索される。

3）電子顕微鏡

グルタールアルデヒドで固定する。電子顕微鏡でみられる糸球体の主な所見には，上皮細胞の足突起融合，基底膜の変化（肥厚，菲薄化，蛇行，splittingなど），mesangial interposition，deposit（内皮下，上皮下，メサンギウムなど）がある。

用語の説明（WHOの定義）

- diffuse：ほとんどすべて（80％以上）の糸球体に変化のみられるもの
- focal：いくつかの（80％未満）の糸球体にみられるもの
- global：1つの糸球体の全体に変化のみられるもの
- segmental：1つの糸球体の一部分に変化のみられるもの
- hyalinosis：細胞成分のない無構造な病変。糖蛋白よりなり，HE染色のエオジン，PASに濃染し，Masson染色で赤，PAM染色では染まらない。
- sclerosis：メサンギウム基質の増加，基底膜の虚脱，凝集によってできた線維性物質を主体としたものでPAS，PAM染色で陽性に染まる。
- crescent：ボウマン嚢基底膜上の肥厚：2層以上の細胞層＝cellular crescent 細胞と間質線維成分＝fibrocellular crescent，間質線維成分のみ＝fibrous crescent

---

主たる糸球体病変の基本像

- minor glomerular abnormalities (minimal change)
- endocapillary proliferative glomerulonephritis (GN)
- mesangial proliferative GN
- membranoproliferative GN；mesangiocapillary GN
- membranous GN，membranous nephropathy
- extracapillary proliferative GN (crescentic GN)
- focal segmental GN
- necrotizing GN

3．代表的糸球体病理所見の特徴

1）微小変化
光学顕微鏡上どの糸球体にもほとんど変化のないもの。末梢のメサンギウム領域でメサンギウム細胞が3個まで。メサンギウムの厚さが正常の2倍まで。時に係蹄壁の異常，splitting，wrinkling，thickeningがあり，びまん性の基底膜の肥厚が正常の2倍までのものとされる。電子顕微鏡では足突起の閉鎖，消失（effacement, loss）がみられる。

2）管内増殖性糸球体腎炎（溶連菌感染後糸球体腎炎）
diffuseにメサンギウム，毛細血管内腔に細胞の増殖があり，糸球体は腫大している。毛細血管内腔は腫大した内皮細胞や増殖したメサンギウム細胞，浸潤単球のために狭小化または閉塞している。白血球の浸潤がみられる。電子顕微鏡でみると，上皮細胞下にhumpと呼ばれるdepositがみられる。IFでは，糸球体係蹄壁に顆粒状にC3の沈着を認め，それに一致してIgGの沈着を認める。

3）メサンギウム増殖性腎炎
diffuseにメサンギウム細胞の増殖（末梢のメサンギウム領域に4個以上のメサンギウム細胞がある場合をメサンギウム細胞の増殖とする）がみられる。蛍光所見は陰性のことが多い。

4）膜性増殖性糸球体腎炎 type Ⅰ，Ⅲ
diffuseに係蹄の肥厚，メサンギウム細胞の増殖，基質の増加による腫大がみられる。分葉化がみられることもある。mesangial interpositionにより基底膜の二重化（double contour）がみられる。電子顕微鏡では，内皮下腔およびinterposed subendothelial mesangium部にdepositを認める。TypeⅢでは上皮下，基底膜内のdepositが多くみられる。免疫蛍光法ではC3が係蹄壁およびメサンギウムに陽性となる。その所見はgranular，lumpy，linear，係蹄壁の状態をfringeなどと表現される。従来のMPGN typeⅡはdense deposit disease（DDD）として代謝性疾患の1つに分類されている。

5）膜性腎症
diffuseに係蹄壁の肥厚がみられ，上皮下のdepositをその特徴とする。PAM染色でみるとspikeがみられる。電子顕微鏡で確定診断する。免疫蛍光法ではgranularにIgG，C3の沈着が係蹄壁にみられる。

6）半月体形成性腎炎
diffuseに細胞性，線維細胞性，または線維性の半月体がみられるもの。抗糸球体基底膜抗体腎炎によくみられるほか，ANCA関連腎炎でもみられることがある。

7）巣状分節性糸球体硬化症
分節性（segmental）にメサンギウムの増生と毛細血管の虚脱（＝硬化）がみられる。尿細管の萎縮，間質の線維化を伴う。硬化した糸球体は，初期には皮質深層，傍髄質領域の糸球体にみられる。

8）IgA腎症
全身性疾患として分類され，minor changeからfocal/segmentalまたはglobalな増殖性変化の強いものなどがみられる。メサンギウム基質が増加し，糸球体ごと，または糸球体内で病変の強さが異なることを特徴とする。メサンギウム領域から半月状に突出したdeposit（＝paramesangial deposit）がみられることがある。免疫蛍光法ではIgAが優位にメサンギウム領域にみられる。IgG，IgM，C3が陽性となる症例もある。

9）溶血性尿毒症性症候群
糸球体係蹄壁は肥厚しdouble contourを示し，血栓を伴う。メサンギウム領域にはmesangiolysisがみられる。細小動脈，小動脈には内皮下の水腫・膨化と腔内に血栓がみられる。

10）Alport症候群
光学顕微鏡では初期にはほとんど変化がない。間質内に，高脂血症を伴わない泡沫細胞（foam cell）がみられる。電子顕微鏡で基底膜の菲薄化，二重化（splitting），網目状変化（reticulation）がみられる。後期には増殖性変化，硬化が加わる。免疫蛍光法ではほとんど陰性。電子顕微鏡でもdepositは基本的にみられない。

11）ループス腎炎
WHOの分類ではⅠからⅥに分類される。基本的にはdiffuse/global proliferative GN（DPGN）である。光学顕微鏡でみられる特徴的所見はwire-loop lesion（内皮下のdepositがエオジンで濃染されたもので，HE染色で係蹄壁が針金状に肥厚してみえる），hematoxylin body（変性した核の崩壊物からなる）がある。

筋

後藤　雄一
国立精神・神経センター神経研究所／部長

1．解釈の仕方
骨格筋病理検査を適切に施行するには，採取部位の決定，筋の採取方法，採取後の処理（固定など），保存のしかたや搬送方法，病理組織標本の作製など，種々のステップで専門的知識と技術を必要とする。通常の病理組織と同じように取り扱うと有用な情報が全く得られないことを知っておく必要がある（囲み記事参照）。以下に述べる病理学的解釈は，正しい固定ときれいな染色が施され

た標本を用いて初めてできることである。

　基本的には，ヘマトキシリン&エオジン染色（HE染色），Gomori トリクローム変法（ゴモリ染色），還元型ニコチンアミドジヌクレオチド・テトラゾリウム染色（NADH染色）の3つで，ほとんどの筋疾患の診断が可能である。さらに，疑わしい筋疾患に併せて特殊染色を追加し，診断を確定してゆく。

生検筋はホルマリン固定をしない

　組織化学染色などの病理検査，酵素活性測定などの生化学検査，遺伝子検査などのために，骨格筋は凍結固定するのが基本である。診断に耐えうる筋病理組織標本を作製するには特殊な急速凍結固定法が必要であり，手技を熟知している人に行ってもらうべきである。電子顕微鏡用にはグルタール固定を行う。また，筋芽細胞の培養を行う場合には未固定のまま処理できる施設へ速やかに搬送する必要がある。

2．異常所見が出たときの病態と疑われる疾患
a．筋線維径の変化

　赤筋（タイプ1線維），白筋（タイプ2線維）ともに，正常筋線維径は年齢に応じて増加し，新生児で約10 μm，1歳で約15 μm，8歳で30 μm，13歳で60～80 μmとなり，ほぼ成人と同じ値に達する。筋線維の大小不同は最もよく認める所見であり，径が減少する萎縮と径が増大する肥大が原因である。萎縮の場合は，個々の筋線維（特にタイプ1）の萎縮の程度がばらばらであれば，なんらかの筋原性疾患であることが多く，小角化線維（small angular fiber）を伴い萎縮をきたした筋線維が群を成している場合は神経原性疾患と考えられる。

　タイプ1線維が細い（タイプ1線維萎縮）のは，筋強直性ジストロフィー，不動性萎縮，無重力状態などでみられる。時に，ほとんどすべてのタイプ1線維が小径である所見（タイプ1線維低形成）があると先天性ミオパチーが強く疑われ，特徴的な内部構造の変化を伴うかどうかをほかの染色で確認する。タイプ2線維，特にタイプ2B線維が特異的に萎縮する場合は，中枢性の障害によることが多く，麻痺筋（脳性麻痺，脳卒中後，変性疾患），廃用性萎縮，低栄養，老化，膠原病などがみられ，非特異的所見である。小径の線維が筋束を取り囲むように認められるのは，多発性筋炎，特に小児皮膚筋炎に特徴的である。

　一方，筋線維径が増大するのは，筋線維数の減少や有効な筋力を発揮できない萎縮筋が増加したときに残された筋が代償性に肥大するものと考えられ，神経原性疾患の代表である脊髄性筋萎縮症Ⅰ型（Werdnig-Hoffman病）や慢性に経過した筋ジストロフィー患者の筋に認められる。

b．筋線維タイプ分布の変化

　最も一般的に生検される上腕二頭筋における筋線維タイプの分布は，通常タイプ1線維，タイプ2A線維，タイプ2B線維が1：1：1の割合であり，各筋線維タイプがモザイク状に存在している。したがって，その分布異常としては，各筋線維タイプの割合が変化する所見，同じ筋線維タイプが群をなして存在する所見，新しいタイプの筋線維が出現する所見が挙げられる。タイプ1線維が全体の55％以上になったときにタイプ1線維優位（type1 fiber predominance）といい，この所見はタイプ1線維萎縮と同様に，先天性ミオパチーを疑う重要な所見である。同じ筋線維タイプが群を成す所見は群性萎縮（grouped atrophy）といい，1本の末梢運動神経に支配されている筋群が同時に病的変化をきたしたと考えられる所見であり，典型的な神経原性の変化である。タイプ2C線維といって，タイプ1とタイプ2の中間の性質を持ち，2Aと2Bとも異なるpH特異性を持つミオシンアイソフォームを持つこの線維は，正常乳児では5％程度存在している。この2C線維が増加するのは，筋線維が未熟なままで留まっているとき（先天性ミオパチーなど），再生筋が多いとき（筋ジストロフィーなど），神経再支配による筋線維タイプが変化するとき（神経原性疾患，脱神経など），ミトコンドリアミオパチーのときなどである。

c．壊死線維，再生線維の出現

　正常な骨格筋では壊死線維や再生線維がとらえられることはまれであり，これらが存在するだけで有意な病理所見といえる。壊死線維は当初，HE染色とゴモリ染色で染色性の低下としてとらえることができ，その後壊死線維の周囲に多くの単核細胞や多核球がみられるようになり，ついに壊死線維は単核細胞で埋もれてしまう。次いで，大型の核と好塩基性の胞体を持つ再生線維が出現してくる。その後，核が筋線維の中心から筋鞘膜直下の辺縁へ移動し再生が完了する。中心核線維は再生の最終段階の筋線維と考えられ，正常筋では5％以下しか存在せず，この比率が増加している状態は壊死・再生過程の亢進を示唆する。壊死・再生過程の亢進は，筋ジストロフィーと多発性筋炎などで最も多く認められ，それ以外では外傷，長時間の激しい運動（マラソンなど）によっても起きる。

d．筋線維内部構造の変化

　筋線維の基本構造として収縮できる筋原線維がある。その構造体の異常として，NADH染色でコア構造，マルチコア構造などが，ゴモリ染色でネマリン小体が確認

できる。いずれもそれぞれの名称がついた先天性ミオパチーのときに認められる。また、中心に核が存在し辺縁に移動することが障害されたようにみえるミオチュブラーミオパチーも、先天性ミオパチーの一病型である。ゴモリ染色で見つかる，tubular aggregate は周期性四肢麻痺で，ragged-red fiber はミトコンドリアミオパチーで認められる。

筋線維内に空胞が認められることがあり，縁取り空胞（rimmed vacuole）と脂肪や糖が蓄積しているが染色時に蓄積物が溶解し空胞に見えてしまう場合がある。前者では，Dannon 病，Marinesco-Sjögren 症候群，縁取り空胞を伴う遠位型ミオパチー（Nonaka 病）などで認められる所見で，電子顕微鏡的にはミエリン小体や細胞小器官を含む自己貪食空胞である。後者は，糖原病におけるグリコーゲンの蓄積，カルニチン欠乏症のときの脂肪の蓄積に伴うもので，グリコーゲンなら PAS 染色，脂肪なら oil red O 染色などで確認する。

e．間質の変化

間質の変化で最も多いのは，線維化と脂肪細胞置換である。ともに筋ジストロフィーでよく認められる所見である。筋細胞が円形化するのと，ゴモリ染色で線維の増生が確認できる。血管周囲の細胞浸潤は炎症性筋疾患でよく認められる。また自己免疫性の疾患では血管壁のフィブリノイド壊死，サルコイド筋炎では肉芽腫が認められる。

3．組み合わせ検査

筋ジストロフィーの共通の病理所見は，壊死・再生過程の亢進，間質の線維化である。しかし，責任遺伝子が同定された筋ジストロフィーの病型は多く，現在では遺伝子産物が存在するかどうかを免疫組織化学やウェスタンブロット法で調べて病型分類を行うのが一般的である。

糖原病，ミトコンドリアミオパチーなどは，酵素活性や遺伝子検査を行うことで，さらに詳細な病型を決定することができる。

皮膚

石河　晃
慶應義塾大学／講師

1．解釈の仕方
a．皮膚生検の提出の仕方

小児科医が皮膚生検を行う機会は少ないと思われるが，重症型の先天性表皮水疱症が出生した際，皮膚科常勤医がいない場合小児科医が生検するケースも考えられる。一般に生検は 1％ キシロカインで局麻をし，メスで長径 1 cm 程度の紡錘形に皮切し，皮下脂肪織レベルで剥離し検体を採取，縫合するか，3 mm 径のディスポパンチにてくり抜き採取，開放創とする。採取に適しているのは新生した皮疹の辺縁部分である。表皮水疱症に限っては表皮が非常に剥離，脱落しやすいため，皮疹のすぐ周囲の正常皮膚を多く含めて採取するほうがよい。光顕用には 10％ ホルマリン溶液，電顕には 2％ グルタルアルデヒド溶液につけて固定，蛍光抗体法には無固定で提出する。

b．皮膚の正常構造

図1のように，皮膚は大きく表皮，真皮，皮下脂肪織より成り，真皮内には毛嚢，脂腺，汗腺，血管，神経，立毛筋などの付属器が存在する。表皮は上層から角層，顆粒層，有棘層，基底層からなり，表皮真皮境界部には基底膜が存在する。

2．異常値が出たときの病態
a．基本用語の解説

（1）表皮肥厚：慢性の炎症や表皮由来腫瘍などにより

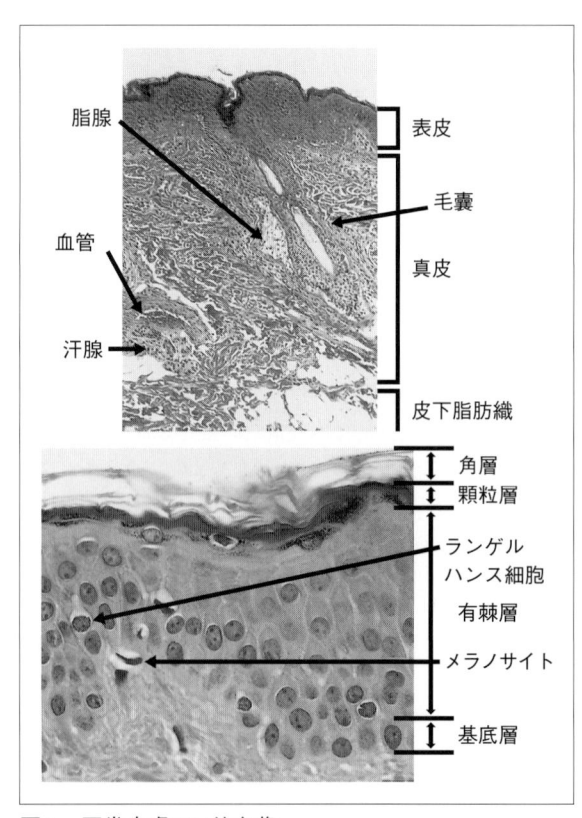

図1　正常皮膚 HE 染色像

表皮が肥厚した状態

(2) 角質増殖：角質の増殖した状態で角化症，皮膚炎や表皮角化細胞由来の腫瘍などでみられる．

(3) 錯角化：角化が亢進し，角層に核が残存し異常な角化を示したもので慢性湿疹，乾癬などでみられる．

(4) 海綿状態：表皮細胞間の浮腫で急性湿疹などの際みられる．

(5) 液状変性：基底細胞の基底膜部の細胞間，細胞内浮腫で，膠原病，扁平苔癬などでみられる．

(6) 帯状細胞浸潤：真皮浅層に帯状に広がる細胞浸潤で，扁平苔癬，T細胞性リンパ腫などでみられる．

(7) 血管周囲性細胞浸潤：湿疹，皮膚炎など最も一般的にみられる炎症性細胞浸潤のパターン

(8) 結節性細胞浸潤：血管や付属器周囲の境界明瞭な結節状の炎症細胞浸潤で，紅斑性狼瘡，リンパ球腫などでみられる．

3．疑われる疾患

ここでは病理検査が必要な代表的な小児皮膚疾患を紹介する．

a．先天性皮膚疾患

新生児期より皮膚症状を呈する先天性疾患で病理診断が決め手となるものには，先天性表皮水疱症，水疱型魚鱗癬様紅皮症，葉状魚鱗癬，色素失調症，眼皮膚白皮症などがある．先天性表皮水疱症は表皮・真皮結合にかかわる構造蛋白が遺伝子変異により欠損，機能異常となることにより，表皮真皮の結合が脆弱となり，全身の皮膚に水疱，びらんを生じる疾患である．致死的な重症のものから軽症のものまで多数の病型があるが，光学顕微鏡での病理組織像はいずれも表皮下に水疱が観察される（図2）．病型診断には電子顕微鏡による観察が必要で，基底膜部の表皮側に水疱ができる単純型，透明層に水疱ができる接合部型，真皮内に水疱ができる栄養障害型の3大病型に分類される．また，責任蛋白の発現が正常か異常かを，その蛋白に対するモノクローナル抗体を用いて蛍光抗体間接法により観察することや，遺伝子変異の検索をすることにより，さらに詳しい病型（現在10型の主要病型がある）に分類し，予後予測が行うことができる（表）．電顕や蛍光抗体法，遺伝子解析による病型診断は大学病院のなかでも専門の医師がいるところに依頼する必要がある．

水疱型魚鱗癬様紅皮症はケラチン1または10の遺伝

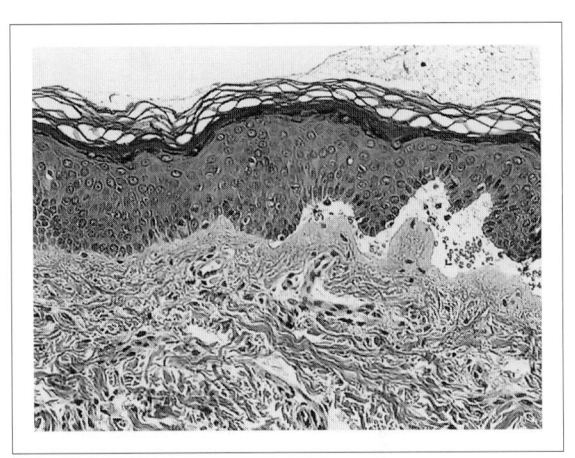

図2　先天性表皮水疱症
表皮下に水疱の形成をみる．

表　表皮水疱症の主要病型分類

大病型	主要病型	責任蛋白・遺伝子	臨床像
単純型	Weber-Cockayne型	K5，K14	手足に限局した浅い水疱
	Köbner型	K5，K14	体幹四肢の浅い水疱
	Dowling-Meara型	K5，K14	全身の疱疹状水疱
	筋ジストロフィー合併型	プレクチン	遅発性筋ジストロフィーを合併
接合部型	Herlitz型	ラミニン5	全身の重度のびらん，致死的
	non-Herlitz型	ラミニン5，XVII型コラーゲン	脱毛，爪の変形，歯の変形，軽度の水疱びらん
	幽門閉鎖症合併型	α6β4インテグリン	幽門閉鎖症にて致死的
栄養障害型	優性型	VII型コラーゲン	四肢に限局した深い水疱，びらん，爪の変形
	Hallopeau-Siemens劣性型	VII型コラーゲン	全身の深いびらん，偽合指症，食道狭窄，貧血
	non-Hallopeau-Siemens劣性型	VII型コラーゲン	四肢に限局した深い水疱，びらん，爪の変形

子変異によって引き起こされるまれな疾患で，新生児期には全身皮膚に潮紅，水疱，びらんがみられ，成長するとともに角質肥厚が目立つようになる．病理学的に角質増殖を伴う顆粒変性（表皮顆粒細胞の細胞質の大型空胞化，粗大なケラチン線維の凝集）がみられるのが特徴である．生命予後は良好で，成長するとともに軽快傾向がみられることがある．

眼皮膚白皮症は白色の皮膚，毛髪，青色の虹彩を特徴とする先天性色素異常症であるが，メラニン合成に必要なチロジナーゼが正常のもの（チロジナーゼ陽性型）とチロジナーゼ陰性型に大別される．後者はより重症で，メラノサイトの数は正常であるがメラニン産生不全により基底細胞層のメラニンが欠如する．毛球部ドーパ反応，生検皮膚のドーパ反応が陰性であることから確定診断される．

b．腫瘍性病変
1）組織球症X，ランゲルハンス組織球症
ランゲルハンス細胞の増殖性疾患で，発症年齢，罹患臓器，皮疹から3型に分類される．Letterer-Siwe病は乳児期より発症し，発熱，貧血，肝脾腫，リンパ節腫大を生じ，全身皮膚に紫斑，紅褐色小丘疹，紅斑がみられ，脂漏性湿疹に似る．Hand-Schüller-Christian病は幼少時に好発し，眼球突出，尿崩症，頭蓋骨一部欠損を主徴とする．好酸球性肉芽腫は主として骨に肉芽腫様病変を生じる．病理組織では組織球様細胞が真皮浅層から表皮内にみられ，免疫組織学的にS-100蛋白陽性，電顕的にバーベック顆粒を証明することで診断が確定する．

2）神経線維腫症，Recklinghausen病
神経線維腫症は現在8型に分類されている．1型（NF1）は常染色体優性遺伝性疾患であるが孤発例が多い．皮膚ではカフェ・オ・レ斑，半球状の丘疹である神経線維腫が多発し，骨病変，眼病変，中枢神経症状を合併する．病理では主に神経線維腫を生検し組織学的に診断する．真皮内にS-100蛋白陽性の紡錘形細胞の増殖をみる．腫瘍内に肥満細胞が多数みられることも参考となる．

4．組み合わせ検査
1）蛍光抗体法
自己免疫性水疱症，先天性表皮水疱症の際必要となる．無固定で提出し，OCT包埋，凍結切片作成し免疫染色する．水疱性類天疱瘡では基底膜部にIgG，C3の沈着がみられ，診断に必須の所見である．
2）電顕法
表皮水疱症の病型診断に必須．2％グルタルアルデヒド溶液にて固定する．

3）免疫組織化学
ホルマリン固定標本を免疫染色に使用する．
S-100蛋白（神経系，メラノサイト系細胞，活性化組織球），デスミン（筋細胞），ビメンチン（間葉系細胞），平滑筋アクチン（平滑筋），ケラチン（上皮系腫瘍），CD31（血管内皮），CD68（組織球）などが皮膚病理では頻用される．

消化管粘膜

虫明　聡太郎
大阪大学

1．解釈の仕方
病理検査の解釈は，炎症や出血，細胞の変性や異型性，および組織構造の変化とその程度について，客観的に記載することのうえに成り立つ．それに基づいて，観察される所見が一次性か二次性か，なんらかの病原体によるものか，あるいはアーティファクトであるのかについて考察し，診断するという姿勢が必要である．そのためには，検体の採取部位や内視鏡などで観察されるマクロ画像的な情報も重要である．また，必要に応じて各種の特殊染色を行い診断や病態の解釈の一助とする．

2．異常値が出たときの病態
a．炎症
あらゆる臓器のさまざまな病態において炎症の組織学的評価，記載は病理学的に最も重要である．下記の3点についての情報を押さえて評価することにより病態を客観的に把握・記載できる．

1）浸潤細胞の種類と数
リンパ球（単核球），好中球，好酸球，形質細胞．好中球の出現は膿瘍や細菌感染を示唆する．強拡大視野に数個以上の好酸球が出現している場合はアレルギー性機序を示唆する．また，リンパ球と形質細胞を主体とする像は非特異的な慢性炎症で見られる．

2）浸潤の部位
粘膜上皮内，陰窩部，粘膜固有層内，粘膜筋板，粘膜下層，固有筋層．

3）組織構造の損傷と変性
絨毛高の平低化，粘膜固有層の浮腫，陰窩の深長・捻れ，上皮細胞の剥離，杯細胞の減少，上皮再生あるいは化生，上皮細胞の核/細胞質比の増加，アポトーシス像，肉芽形成，リンパ管の拡張など．

表 腸管GVHDの病理組織学的重症度分類（直腸粘膜生検）

Grade I	絨毛が全般に平低化し，陰窩部（特に基底部）を中心に上皮細胞核の空胞化やクロマチンの破砕，細胞質の好酸性変性（アポトーシス像）が所々に見られる。
Grade II	I＋陰窩膿瘍，腺管の変形，上皮の扁平化。時に核異型を伴う。
Grade III	II＋陰窩の脱落，腺管の減少
Grade IV	陰窩，腺管および粘膜上皮の完全な脱落

（間質には炎症細胞浸潤が比較的少なく，その多くはリンパ球である。また，病期が進むにつれて浮腫が強くなる。）
（井藤久雄他：GVHDの消化器病変．病理と臨床 15, 1997 より一部改変）

炎症の程度評価の一例として腸管GVHDの病理組織学的重症度分類を表に示す。

b．出血・うっ血・虚血

　出血やうっ血そのものが粘膜生検による評価の対象となることは少ない。門脈圧亢進状態下では，粘膜固有層内の毛細血管が数珠状に拡張蛇行していることが観察されるが，通常は内視鏡などでのマクロ所見における出血やうっ血の評価が重要である。虚血，血液灌流低下による消化管の変化は必ず粘膜表層から漿筋層に向かって起こる。

c．構造・構成細胞の異常

　粘膜生検で判断を要求される構造異常としては，リンパ濾胞の増生，リンパ管の拡張・増生，マイスナー神経節細胞の有無や減少・増生，食道筋層の肥厚，異所性組織成分などがある。Hirschsprung病では病変部の壁内神経節細胞がなく，外来性の副交感神経終末が粘膜筋板から固有層内へ伸長増生していることが直腸粘膜のアセチルコリンエステラーゼ染色によって描出される。
　細胞自体の形態異常としては，先天性微絨毛萎縮症における管腔面微絨毛の減少と細胞質内封入体が挙げられるが，その診断には電子顕微鏡による観察が必要である。
　また，簡便に多くの組織成分の情報が得られるため，直腸粘膜生検が一部の蓄積性神経疾患（代謝異常症）の診断に用いられる。生検材料に含まれる神経節細胞，線維芽細胞，血管内皮細胞，組織球に蓄積物が電顕的，ときに光顕的に観察されうる。

d．腫瘍性病変

　小児の結腸・直腸に見られるポリープ性病変のほとんどは良性の若年性ポリープである。しかし，10歳以下の大腸癌症例や，成人型の大腸腺腫の一部に腺癌組織を含むこと（carcinoma in situ）もあるので注意を要する。また，家族性ポリープには癌化する可能性のあるものが多い。その他の小児の消化管悪性腫瘍としては，悪性リンパ腫，平滑筋肉腫などがあるが，粘膜生検で診断を行うことはほとんどない。

3．疑われる疾患

1）炎症
- 逆流性食道炎，バレット食道（腸様上皮化生）
- 食物アレルギー性食道炎
- 食道カンジダ症
- 好酸球性胃腸炎
- 胃・十二指腸炎，潰瘍（Helicobacter pylori 感染症）
- 単純性潰瘍
- 孤立性直腸潰瘍
- 炎症性腸疾患
  - 潰瘍性大腸炎
  - Crohn 病
  - 虚血性腸炎
  - 腸管 Behçet 病
- 感染性腸炎（エルシニア，サイトメガロウイルス，HHV6，腸結核など）
- 偽膜性腸炎
- アレルギー性腸炎
- 自己免疫性腸炎
- 移植片対宿主病（GVHD）
- 移植片拒絶反応

2）出血・うっ血・虚血
- うっ血性胃腸症（congestive gastro-enteropathy）
- 血栓性微小血管障害（thrombotic microangiopathy；TMA）
- 虚血性腸炎（ischemic colitis）

3）構造・構成細胞の異常
- 食道内遺残軟骨
- 食道内異所性胃粘膜
- 筋性食道狭窄
- 異所性（迷入）膵
- 先天性微絨毛萎縮症
- 蛋白漏出性胃腸症（腸管リンパ管拡張症）
- 腸管リンパ濾胞増殖症
- Hirschsprung 病（腸管無神経節症）
- Hirschsprung 病類縁疾患（腸管神経節細胞減少症）
- 代謝異常症（リピドーシス，ムコリピドーシス，ムコ多糖症，副腎白質ジストロフィー，セロイドリポフスチン蓄積症など）

4）腫瘍性病変
- 若年性ポリープ

- 若年性結腸ポリポージス
- 家族性ポリープ
  - 家族性ポリポージス(家族性大腸腺腫症)
  - Peutz-Jeghers症候群
  - Cronkheit-Canada症候群
  - Gardner症候群
  - Turcot症候群
  - 悪性リンパ腫
  - 平滑筋肉腫

5）その他(一般に組織学的異常を伴わないが，粘膜生検が診断に有用な疾患)
- 糖質・電解質吸収不全症

4．組み合わせ検査

　H. pylori 感染では，採取された胃(十二指腸)粘膜を用いてのウレアーゼテスト，培養および抗生物質の感受性検査が行われる。その他感染症が疑われる場合には各種培養検査，ウイルス分離，あるいはPCRによる検出のために検体を処理・保存する。

　一部の消化吸収不全症(先天性クロール下痢症，グルコース-ガラクトース吸収不全症など)では，粘膜生検材料からmRNAを抽出し遺伝子診断が行われる。

　また，糖吸収障害が疑われる症例では，ホモジナイズした小腸粘膜に各種二糖類を基質として反応させ，産生される還元単糖を測定することによりスクラーゼ・イソマルターゼやラクターゼの酵素活性をアッセイすることができる。

5．基準値(正常値)

　異常を認知しこれを記載するためには正常な組織構造と生理を知っておかなければならない。下記に消化管各部粘膜の識別の目安となる成分を示す。
- 食道粘膜：重層扁平上皮，食道腺
- 胃噴門部：噴門腺
- 胃体部：壁細胞，胃底腺
- 胃幽門前庭部：幽門腺
- 十二指腸：小腸型杯細胞，ブルンナー腺
- 空・回腸：小腸型杯細胞，パネート細胞
- 結腸・直腸：結腸型杯細胞

腸管には多数のリンパ濾胞が分布しており，その近傍では炎症と紛らわしい場合もあるが，濾胞中心の存在や構成細胞の種類や分布から区別する。また，採取時の挫滅・変形がある部分では所見を取りすぎないよう留意すべきである。

粘膜生検標本作成のコツ

　粘膜生検においては，採取時の検体の取り扱いと適切な保存が極めて重要である。ホルマリン固定などによる形態診断のためには粘膜面に対して垂直に，すなわち粘膜筋板から陰窩，絨毛先端部までが観察できるように切片が作成されなくてはならない。このためには，採取された検体を肉眼的あるいはルーペを用いてよく観察し，生理食塩水あるいはホルマリンなどの固定液で湿らせた濾紙上で方向を整えてから目的に応じた固定液に浸ける。凍結切片を作製する場合も濾紙上で整え，濾紙ごとコンパウンドにじっくり馴染ませながら包埋した後に液体窒素，あるいはドライアイスを入れたイソペンタン(2-methyl buthane)中でゆっくり凍結する。

気管支・肺

川﨑　一輝
国立成育医療センター／医長

1．気管支肺胞洗浄 bronchoalveolar lavage (BAL)

a．適応
- 原因不明の肺炎，特に免疫不全児に対して，肺炎の起因菌検索のために行うことが多い。アスペルギルス肺炎，カリニ肺炎など
- 吸引性肺炎の補助診断。LLM(lipid-laden macrophage)indexを算出する(後述)。
- 悪性疾患の鑑別(細胞診)
- びまん性肺疾患の補助診断。肺ヘモジデローシス，過敏性肺炎，サルコイドーシス，肺胞蛋白症など
- 肺胞蛋白症の治療。肺胞腔に充満しているPAS陽性物質をできるだけ除去するために，大量の液で選択的に洗浄する。

b．方法
- 内視鏡を用いて末梢気道に生理食塩水を注入し，それを回収して検体とする。
- 一般的には，チャンネル付きの気管支ファイバースコープを区域・亜区域気管支にウェッジさせ，体温程度に温めた生理食塩水を注入し，吸引して回収する。これを繰り返す。
- 病変部が局在していれば，その領域の支配気管支で行う。びまん性肺疾患では，回収率を良くするために中葉支や舌区支で行うことが多い。

- 注入量は成人で1回50 mLで，これを3回繰り返す（合計150 mL）。当科では，年少児で5〜10 mL/回，学童で20〜30 mL/回を目安にしている。
- 1回目の回収液は主に気管支由来，2回目以降になると肺胞由来の成分が多くなると考えられている。したがって，原則として1回目の検体で病原菌の検査，2回目以降で細胞の種類やリンパ球マーカーなどの検査を行う。
- 病原菌の検索が主目的の場合には，ウェッジを外して洗浄液を吸引する場合もある。得られた検体に，塗抹染色，細菌培養（一般，抗酸菌），PCR検査などを行う。アスペルギルスやカリニ肺炎を疑う場合にはグロコット染色を行う。
- 新生児・乳児にみられるミルク吸引性肺炎を疑う場合には，BAL液の沈渣に脂肪染色を行い，肺胞マクロファージ中にある脂肪滴の程度を観察する（図1）。すなわち，マクロファージ内にある脂肪滴の含有度を0点（なし）〜4点（高度）に分類し，100個のマクロファージの合計点を算出する（LLM index）。満点だと400点になる。
- 肺ヘモジデローシスを疑う場合には，鉄染色を行い，肺胞マクロファージのヘモジデリン貪食を観察する。
- 検査中から検査後しばらくの間は，低酸素血症，気道出血，感染の増悪に注意する。

c．判定・疑われる疾患
- 回収液の外観を観察する。正常では，肺胞由来の成分が多ければ軽度の乳白色を呈する。肺胞蛋白症では白色混濁する。血性の場合には手技に伴う外傷の可能性があるが，後になるほど濃くなれば肺出血の可能性が高い。

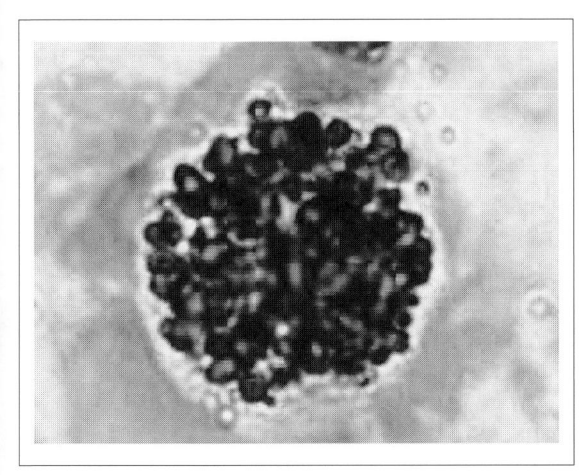

図1 脂肪を貪食したマクロファージ
脂肪染色で赤く染まる。LLM index＝4点

- 正常の細胞分画は，肺胞マクロファージ約90％，リンパ球約10％，好中球1％以下である。過敏性肺炎では，リンパ球が著増し，CD4/8が著減する。サルコイドーシス，膠原病肺，薬剤性肺炎などでもリンパ球が増加する。好酸球増多があれば好酸球性肺炎を疑う。
- LLM indexが150点以上であれば吸引性肺炎の可能性が高い。しかし，気道閉塞性疾患でも高値になることがある。
- ヘモジデリン貪食細胞があれば肺ヘモジデローシスや肺出血を疑う。胃液検査でも同様の結果が得られる。

2．気管支粘膜生検
a．適応
- 気道粘膜の線毛運動異常を疑う場合。例えば，内臓逆位があって気管支炎を反復する場合，広範な気管支拡張症をきたす場合，気管支炎・中耳炎・副鼻腔炎を反復する場合などである。小児では十分な検体を得るために気管支粘膜を用いるが，成人では鼻粘膜でもよい。

b．方法
①チャンネル付きの気管支ファイバースコープを用いて内視鏡下に行う方法と，挿管チューブを介して挿入した生検鉗子を用いて透視下に行う方法がある。気道内径の小さい乳幼児では，ファイバースコープの挿入によって換気不全を招くことがあるので，後者を選択することが多い。

②粘膜の採取は中枢側の気管支であればどこでも可能である。当科では左主気管支を選択することが多い。透視下に行う場合には，左主気管支の中枢側から末梢側に向かって鉗子を擦過しながら採取する。

③鉗子を抜去し，その先端をシャーレや時計皿に入れた生理食塩水中で振盪して，組織片の浮遊を肉眼的に確認する。生理食塩水はあらかじめ体温程度に温めておく。

④浮遊物をただちに光学顕微鏡で検鏡し，線毛の有無や動きを直接観察する。その後，グルタールアルデヒドとタンニン酸で固定し，電子顕微鏡的に微細構造を検査する。

c．判定
- 光顕で線毛がほとんど動いていなければ異常である。動いている場合でも，電顕的に異常が見つかることがある。
- 正常の電顕所見を図2に示す。ダイニン腕の欠損（内側，外側），中心微小管の方向性が不定（random orientation），微小管の位置や数の異常，複数の線毛が

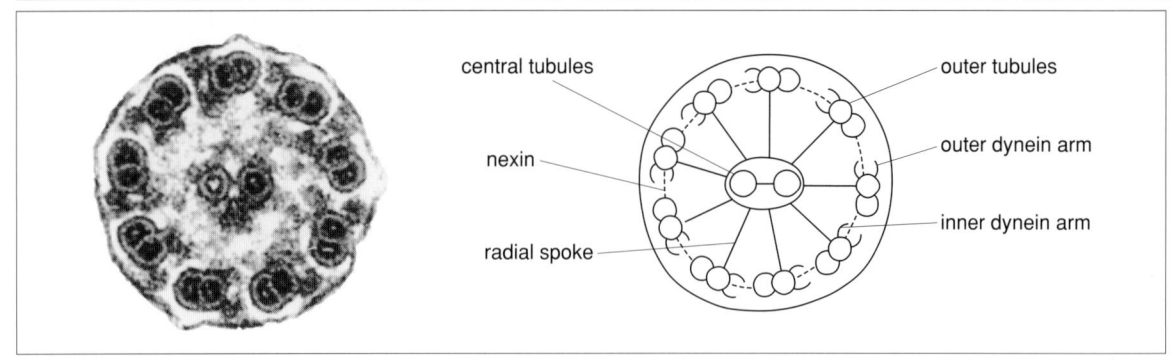

図2　線毛の微細構造（正常）

ひとつに集まった複合線毛(compound cilia)などに注目する。これらはいずれも線毛運動異常の原因となる。

d．疑われる疾患

ダイニン腕の欠損が証明できれば原発性線毛運動不全 primary ciliary dyskinesia（PCD）と診断できる。Kartagener 症候群(内臓逆位，気管支拡張症，慢性副鼻腔炎)は PCD の代表例である。その他の微細構造異常は，気道炎症の反復によって二次的にも認められる。

e．組み合わせ検査

・サッカリンテスト

直径 0.5〜1 mm のサッカリン粒を用手的に鼻道の奥に置き，甘みを感じるまでの時間を計測する。正常は30分以内で，多くは20分以内。30分以上かかる場合には線毛運動異常を疑う。年少児では，再検して検査の信頼性を高める必要がある。

3．肺生検

a．適応

・原因不明の肺疾患のうち，肺生検によって得られる利益が肺生検による侵襲を上回ると判断される場合に行う。小児では，免疫不全児の肺炎や間質性肺炎の診断のために行われることが多い。
・肺高血圧の評価。肺動脈血管壁の病理学的変化を観察する。

b．方法

経気管支的肺生検 transbronchial lung biopsy（TBLB），開胸肺生検，胸腔鏡下肺生検，CT ガイド下肺針生検がある。それぞれの具体的な手技は省略するが，その特徴を簡単に紹介する。いずれも経験の多い医療機関に任せるべきである。

1) TBLB

侵襲性は比較的小さく局麻で可能である。内視鏡検査や BAL と一緒に行える。得られる標本が小さいので診断しにくい，縦隔側の肺組織が採取できない，出血・気胸の危険性があることが難点。成人では第一選択になることが多い(悪性疾患など)。

2) 開胸肺生検

侵襲性が大きいが的確な部位で大きな標本が得られる。深部病巣に不適であるが，確実に止血できる。年少児に多く適応される。

3) 胸腔鏡下肺生検

侵襲性は開胸より小さい。大きな標本が得られる。びまん性肺疾患に有用，深部病巣に不適である。胸膜癒着があれば不適である。間質性肺炎など。

4) CT ガイド下肺針生検

侵襲性は比較的小さい。胸膜直下の病巣あるいは限局性肺病変に有用である。得られる標本が小さいので診断しにくい。出血・気胸の危険性がある。小児では全麻下で行う。

H 画像検査

胎児・新生児

澤井　利夫
兵庫医科大学

胎児

　胎児における画像検査は出生前に胎児の病名，および質的診断を行うことにより，新生児疾患の治療成績を向上させることを目的とする。

　胎児の画像検査の方法としては，胎児鏡検査，胎児X線撮影・羊水造影があるが，これらは胎児に対する放射線被曝の問題があり近年用いられることは非常にまれであり，侵襲のない超音波検査が主流である。超音波断層法は，単に形態異常のみでなく，胎児の行動やwell-beingの評価にも重要な評価をもたらした。また近年，MRI検査も胎児に対する画像診断法として取り入れられている。

1．胎児への画像検査
a．胎児鏡検査

　胎児鏡は視野が限られるため胎児の全体像を得ることが不可能なので，胎児奇形の診断にはあまり有用ではない。はるかに安全で診断的価値の高い超音波診断が発達するにつれて適応が狭められている。

b．胎児造影

　羊水穿刺によって造影剤を注入し胎児の体表の異常を診断する（羊水造影）。また造影剤を含む羊水を嚥下した後に撮影する消化管造影がこの範疇に含まれる。放射線被曝や羊水穿刺の合併症の危険性があり，現在は超音波検査が主流である。

c．超高速胎児MRI

　超音波断層法の発達により胎児の形態観察はかなり詳細に可能となったが，胎位に左右されて良好な画像が得られなかったり，また検査者の技量に診断能力が左右されたりすることも多い。MRIでは超音波画面より大きな画像を一度に捉えられるため客観的なデータが得られやすく，胎児腫瘍性病変などでは，その局在と性質の評価の両面に有用である。

　MRIが臨床に使われるようになった1980年代中ごろから出生前診断にも応用されるようになったが，まだまだその使用は制限されたものであった。なぜなら，T1やT2画像を得るには1～10分間もスキャンに要するため，胎児が動いて画質が落ちるという問題があったからである。母体の鎮静を行っても胎児の動きをいくらか抑制するだけで，胎児の良好な画像を得るためには鎮静剤を直接胎児に投与する必要があった。しかしここ数年の進歩がこれを可能とした。現在ではある条件のスキャン時間は400 msecとなっている。

　このような技術改善により，Quinnらは先天性横隔膜ヘルニアの脱出臓器の診断や胸腔内腫瘤性病変の質的診断，頸部腫瘤の気道への浸潤状態の診断に有用で，出生後の外科的治療への情報として有益であったと報告している。

　MRIは超音波断層撮影法以上に有用なところがある。MRIでは大きな画像が得られるため，胎児の体位を容易に把握できる。またMRIは肥満や腸管，骨，胎児の姿勢の影響を受ける心配もない。超音波断層撮影法にとって良好な画像を得るには困難な羊水過少の場合でも，MRIでは特に影響がない。しかしながら，羊水過多の場合は胎児の動きが増えるので多少影響を受けるかもしれない。

　MRIの安全性については，MRI検査の従事者に対する健康調査で，その子孫に特に胎児奇形の発生は増加していないし，胎児期にMRIを受けた子どもたちもその後有害な影響はないという報告がなされている。

　鎮静薬や筋弛緩薬の投与なしに良好な画像が得られるこの高速MRI法は胎児への侵襲も少なく，今後汎用されるようになるかもしれない。

d．胎児超音波検査

　超音波診断装置の普及により，患者サービスの一環と

して妊婦検診ごとに超音波検査を施行している施設もあるが，妊娠初期・20週前後の中期・28〜30週での後期・さらに分娩間近の35〜36週など妊娠時期を選んで，スクリーニング検査として超音波診断を行っている施設も多い．

2．胎児形態異常

超音波画像の解析度の向上により，表に示すように，種々の胎児形態異常が出生前に診断されるようになってきた．これらは妊娠中の胎児管理や分娩時期・方法の検討などに際して有用な情報をもたらしてくれる．また，無脳症などの致死的な奇形の診断が妊娠初期に可能となったことで，わが国における無脳児の出生数が減少してきている．

a．超音波断層法による胎児形態異常観察のポイント

1）頭部

胎児大横径を観察する断面から，少しプローブを胎児上方に移動すると，側脳室体部が観察される．この断面において頭部正中から側脳室壁までと大脳半球径との比を測定した LVW/HSW 比（lateral ventricle width/hemisphere width：妊娠20週ごろまでは50％以下，それ以降は30％程度）が従来用いられてきたが，最近では側脳室そのものの大きさを測るほうがよいという意見もある．

また妊娠中期には側脳室そのものよりも，脈絡叢の形態の観察が脳室の拡大の診断には有用である．脈絡叢は側脳室体部から後角を満たす高輝度エコーな構造物であり，側脳室の拡大がある場合には，これが正中部から外側に向かって，あたかもぶら下がっているような"dangling sign"として認められる．

側脳室の拡大は目につきやすいため，これをきっかけに胎児異常が指摘されることも多い．また，大横径断面から胎児尾側に少しずらすと小脳形態の観察が可能である．同時に後頭蓋窩の観察をすることで，小脳低形成やDandy-Walker cyst などの診断がなされる．

2）胸部

胎児心臓の四腔断面を観察することにより，心奇形が診断されることがある．胸水にも注意が必要である．胸腔内に認められる異常嚢胞は，先天性横隔膜ヘルニアや肺嚢胞性疾患（先天性嚢胞腺腫様奇形，気管支原性嚢胞，肺分画症）である可能性が高い．

3）腹部

心臓の四腔断面から胎児尾側にプローブを移動させていくと，左方に胃泡が認められ，その右方には肝臓実質が認められる．さらに尾側に移ると，背側にある胎児腎臓や骨盤内の膀胱の観察が可能である．

十二指腸閉鎖・小腸閉鎖など胎児期に腸管拡張をきたすものや，腹水の貯留・腹腔内石灰化などをきたす胎便性腹膜炎などの消化管閉鎖は出生前の診断が可能であるが，このような所見を伴わない鎖肛の診断は困難である．また，羊水過多があって胃泡が観察されないときには食道閉鎖を疑わなければならない．嚢胞性変化をきたす腎疾患や水腎症などの尿路の異常なども胎児期に診断されることが多くなってきた．また，卵巣嚢腫が捉えられることも多くなってきた．

腹壁を観察することで，臍帯ヘルニアや腹壁破裂も診断可能である．

4）骨格・手足

大腿骨長の計測をはじめとして，長管骨の観察，頭蓋の形態，脊柱の観察などを行うことにより，18-トリソミーに伴う overlapping finger や rocker-bottom foot などを診断することが可能である．

5）胎児付属物の観察

羊水量の絶対値の測定は困難であるが，AFI（amniotic fluid index）や羊水ポケットの測定で，羊水の病的な

表　超音波断層法で診断されうる主な胎児異常

1．頭部脊椎異常
　無頭蓋，神経管閉鎖障害（脳瘤，髄膜瘤，脊髄髄膜瘤など），水頭症，水無脳症，全前脳胞症，脳梁欠損症，小頭症，頭蓋内嚢胞，Dandy-Walker 奇形，頭蓋骨縫合早期癒合症
2．顔面の異常
　単眼症，眼窩近接症，無眼症，口唇裂・口蓋裂
3．心血管異常
　三尖弁閉鎖不全，心内膜床欠損，単心房・単心室，肺動脈狭窄，左心低形成，Ebstein 奇形，大きな心室中隔欠損など
4．肺胸郭内異常
　congenital cystic adenomatoid malformation（CCAM），肺分画症，気管支原性嚢胞，横隔膜ヘルニア，胸水
5．腹壁異常
　臍帯ヘルニア，腹壁破裂，body-stalk anomaly，膀胱腸裂
6．消化管異常
　食道閉鎖，十二指腸閉鎖，小腸閉鎖，消化管重複症
7．腹腔内異常
　胎便性腹膜炎，卵巣嚢腫，卵巣腫瘍，その他の腫瘍，腹水
8．泌尿器系異常
　腎無形成，嚢胞性腎疾患，閉塞性尿路疾患（水腎症，水尿管症など）
9．骨系統疾患
　四肢短縮症
10．胎児水腫

減少や増大を診断する。

(1) AFI：母体臍部を中心に子宮を4区画に分け，プローブを母体体軸に平行にして垂直に立て，各々の区画で測定される胎児や付属物を除いた最大の羊水深度を合計したものである。AFI が 5 cm 以下で羊水過少，25 cm 以上は羊水過多と診断される。

(2) 羊水ポケット：最も大きく観察される羊水腔で，子宮内壁と胎児・胎児付属物に内接する円を描き，この直径をもって表す。2 cm 以下は羊水過少，8 cm 以上で羊水過多と診断される。

前置胎盤の診断を症状発現前にするためには，胎盤の付着部位の観察が大切である。特に経腟超音波の発達により，さらに詳細な前置胎盤の観察が可能になり，その形態による予後の予知も試みられている。また胎盤後血腫の存在や胎盤の肥厚の所見は，常位胎盤早期剝離の診断の一助となりうる。

臍帯を観察する際には，臍帯断面を見ることで単一臍帯動脈の診断が可能である。また，子宮内胎児発育遅延をきたすことの多い臍帯辺縁付着などの付着異常の有無は妊娠末期には観察困難となるので，妊娠中期までに調べておくとよい。臍帯が児よりも先進して子宮口付近に位置する臍帯下垂の診断も可能である。

b．代表的な出生前診断疾患

代表的な出生前診断疾患症例を超音波断層画像とともに挙げる。

1）先天性横隔膜ヘルニア（congenital diaphragmatic hernia）（図1）

出生前超音波検査例数中およそ 2,200 例に 1 例とされている。

ルーチンの超音波検査や羊水過多症例に対する超音波検査でしばしば診断される。胸腔内への臓器陥入の確認によって診断されるが，最も容易に観察できる所見は心臓の位置の偏位である。

胸腔内への，低エコーレベルの胃胞，胆囊や小腸の陥入が高エコーレベルを示す胎児肺と区別できる。また，健側への縦隔変位も共通の所見である。右側横隔膜ヘル

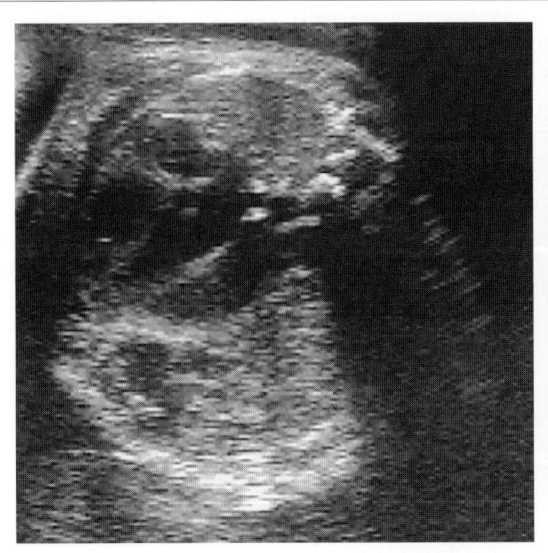

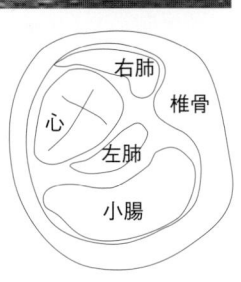

a．胸部横断面：肺は両側とも圧排され，縦隔は大きく右に偏位している。左胸腔には小腸の陥入を認める。

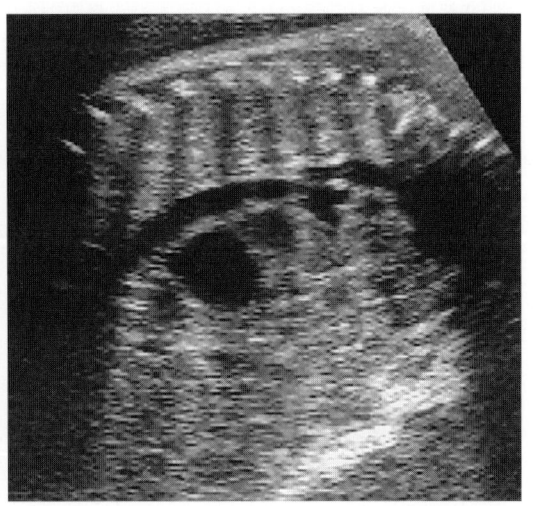

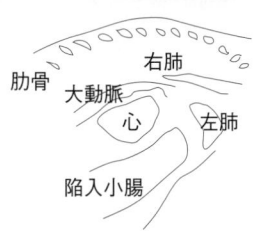

b．胸部縦断面：左胸腔に小腸が大きく陥入し，左肺は圧排されている。

図1　先天性横隔膜ヘルニア（左）

ニアでは通常肝臓が唯一の陥入臓器となるが，肝のエコーレベルは肺のエコーレベルと似かよっているため胎児肺と区別することが難しい。カラードプラ法によって門脈，静脈管や肝内の門脈支を描出することで肝臓の陥入を確かめることができる。

鑑別診断としては，陥入した腸管とよく似た超音波像を呈する先天性嚢胞腺腫様奇形（Ⅰ型），気管支嚢胞，神経腸嚢胞，嚢胞性縦隔奇形腫がある。上腹部における解剖学的な異常や陥入した腸管の蠕動運動が鑑別診断の一助となることがある。胆嚢の位置異常も本疾患の診断を助けることがある。

2）先天性嚢胞腺腫様奇形（congenital cystic adenomatoid malformation；CCAM）（図2）

ほとんどが片側例であるが，まれに（2%程度）に両側例がある。合併奇形としては腎無形成・異形成，総動脈幹症，Fallot四徴症，空腸閉鎖，先天性横隔膜ヘルニア，水頭症，骨格異常がある。

超音波所見上，以下の3種類に分類される。

〔Ⅰ型〕1cm以上の嚢胞を認めるもの（図2-a）。
〔Ⅱ型〕1cm未満の嚢胞を認めるもの（図2-b）。
〔Ⅲ型〕高輝度エコーを認めるもの（図2-c）：嚢胞が小さいため，超音波上嚢胞像を認めない。

胎児胸郭内の固形性もしくは嚢胞性，混在性の腫瘤として認められ，通常は体循環系からの動脈を認めない。縦隔の変位および肺の高エコー輝度像を認める。CCAMが食道を圧迫するために羊水過多合併例も多い。胸腔内でのCCAMの膨張が心臓や大静脈を圧迫することになり，胎児水腫を合併する。

鑑別疾患としては先天性横隔膜ヘルニア，嚢胞性リンパ管腫，気管支原性嚢胞，神経芽細胞腫，肺分画症，気管支閉鎖/狭窄がある。

カラー/パワードプラ法を使うことで下行大動脈もしくは腹部大動脈からの異常栄養血管を描出でき，肺分画症または肺分画症とハイブリッドタイプのCCAMを診断できる。以前はこの異常血管がある場合には肺分画症と診断されていたが，最近では体循環系からの異常栄養血管があっても組織学的にはCCAMであるハイブリッドタイプが報告されている。このタイプの自然経過は症例数が非常に少ないためにわかっていないが，予後はCCAMに比べて良好で，肺分画症に比べると悪いようである。嚢胞性肺腫瘤と胎児水腫の合併としてとらえられることもある（先天性喉頭閉鎖症との鑑別）。

3）肺分画症（sequestration）（図3）

分画葉は，正常の肺組織と同じで均一で高輝度のエコー像を示し，胸腔内あるいは腹腔内の腫瘤として認める。extra-lobar typeでは円錐型あるいはピラミッド型を呈する。分画肺とⅢ型のCCAMは均一な充実性腫瘤を呈する点で一致するため，両者の鑑別は時として難しいことがある。カラー/パワードプラ法で栄養血管が大動脈から直接分岐することが確認できれば診断に結びつく。また，相対的に分画葉にある嚢胞は経過とともに縮小する傾向がある。

4）胎児胸水

一次的には乳び漏によるもの，二次的には体液貯留によるものである。一次性胸水は新生児で胸水の最大の原因となり，その診断は胸腔穿刺にて胸水の細胞分画を分析し80%以上のリンパ球が証明された場合に診断される。ただし，実際には胎児期に貯留するリンパ液は水様で，出生後経口摂取が始まってから乳びとなる。二次性胸水は胎児において胸水の最大の原因となる。

二次性胎児胸水は非常にまれで12,000生産児に1例の割合であるが，胎内死亡や選択的流産があるため，実際の頻度はもう少し高いと想像される。

一次性胎児胸水の死亡率は少量片側例では0%，大量両側例では50%以上に昇る。33週以前に発見された胎児胸水では胎児水腫へと発展することが多い。重症例では肺低形成による呼吸不全が出生後死亡原因の主なものである。

圧縮された胎児肺の周囲に無反響スペースが胎児胸水のエコー所見である。胸水の量が多い場合には縦隔の偏位や横隔膜の扁平化もしくは尾側への突出を認めることがある。先天性横隔膜ヘルニアではリンパ流が障害され，胎児胸水を認めることがある。胎児胸水例の70%に羊水過多を認めるが必ずしも予後と関係していない。

5）気管支嚢胞

出生前診断の報告は極めて少なく，縦隔に接近した単一の境界明瞭な嚢胞性腫瘤として認められる。CCAM Ⅰ型，気管支閉鎖など，ほかの孤立性嚢胞性腫瘤との出生前画像による鑑別は困難で病理学的診断が必要である。

6）気管支閉鎖

肺胞液の羊水腔への分泌が気管支の閉鎖により障害され，縦隔近くに嚢胞性腫瘤を形成するものである。

7）先天性消化管閉塞

（1）先天性食道閉鎖症

食道閉鎖があれば嚥下された羊水が胃に到達しないため，胃の貯留像（胃胞）が観察されず（absent stomach bubble），羊水過多が生ずる。しかし本症の90%は下部食道と気管の間に瘻孔のあるgross C型なので，気管食道瘻を介して羊水が胃に流入する可能性もあり，胃が認められるからといって食道閉鎖症が否定されるわけではない。しかし実際には気管食道瘻があっても，胃胞を

胎児・新生児　561

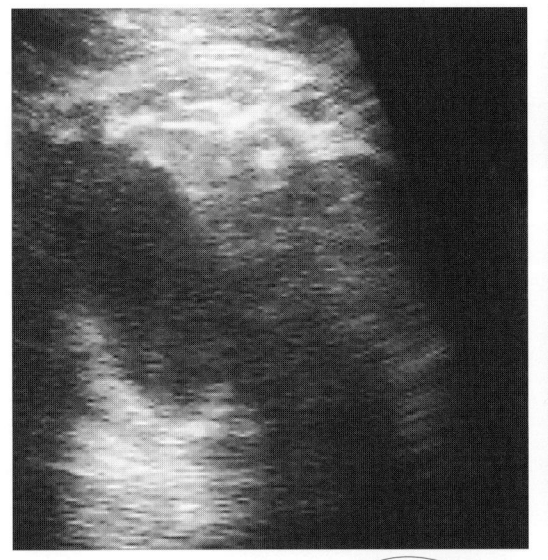

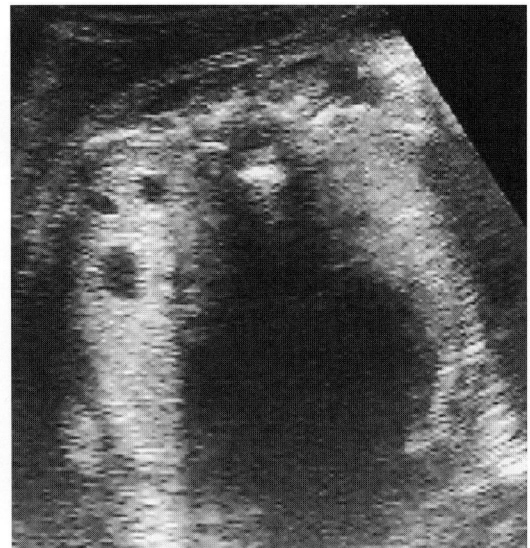

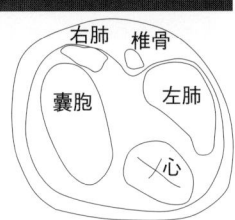

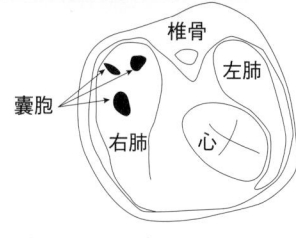

a. CCAM I（胸部横断面）：右肺に大きな囊胞を認めた。右肺実質は圧排され，縦隔の軽度偏位を認めた。

b. CCAM II（胸部横断面）：右肺内に小さな囊胞を3つ認めた。

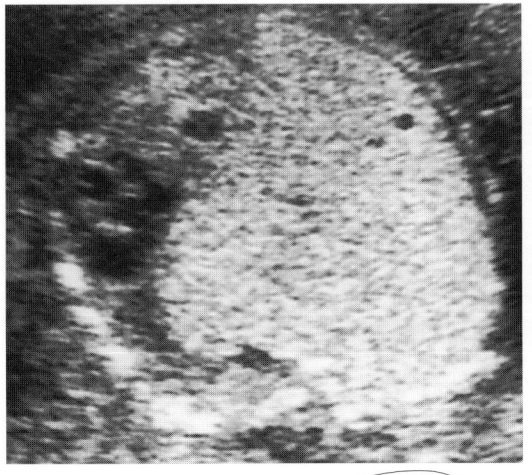

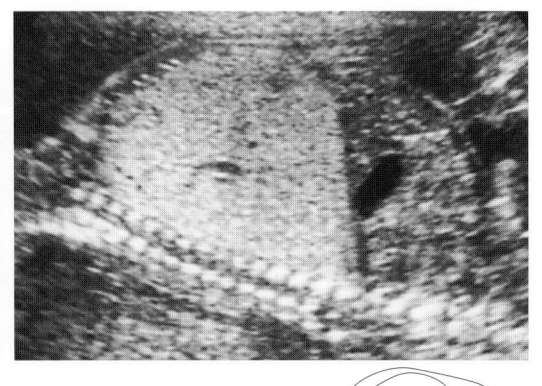

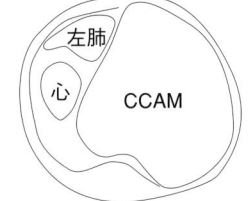

c. CCAM III（胸部矢状断）：右胸腔全体を占める high echoic mass を認める。

c. CCAM III（胸部横断面）：右胸腔を high echoic mass が占拠し，縦隔を大きく圧排している。

図2　先天性囊胞腺腫様奇形（CCAM）

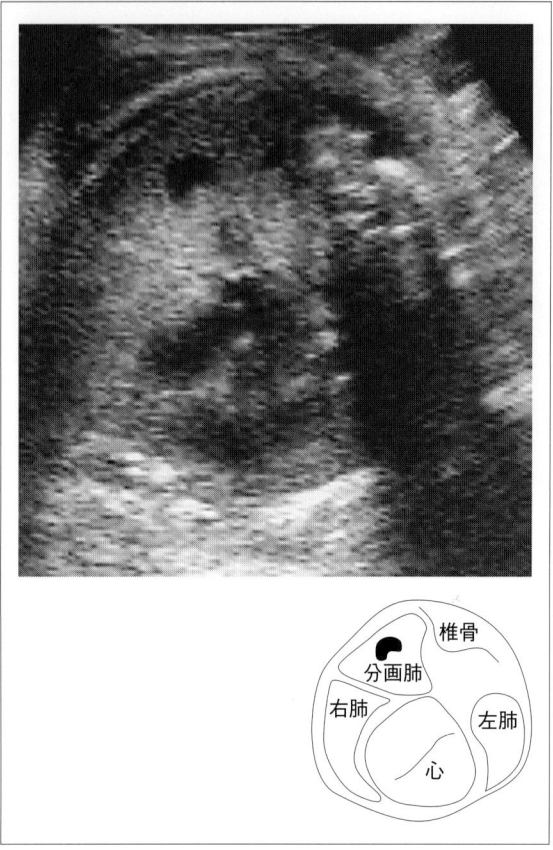

図3 肺分画症
小さな囊胞を伴う分画肺を右肺背側に認める。

認めない場合やあっても小さい例が多い．さらに閉鎖した上部食道の盲端に羊水が貯留して生じる囊胞像（dilated-pouch）が同定されれば（upper neck pouch sign），ほぼ確診できる．

ただし胎児胃については通常妊娠12週以後に観察できるようになることが多い．しかし妊娠初期では胎児胃を1回の検査で必ずしも同定できないことも少なくなく，繰り返して検査をすることが重要である．胎児の嚥下を観察し，頸部もしくは上縦隔に嚥下に伴い囊腫状に膨らむ上部食道盲端を描出できれば確診してよい．鑑別診断としては，enteric cyst などの縦隔の囊腫や肺囊胞性疾患のほかに，羊水の嚥下が障害される口唇口蓋裂，中枢神経系の異常などの疾患が挙げられる．

また本症が疑われたらほかの合併奇形の有無の検索が必要で，特に極度の子宮内発育不全 IUGR を伴う例では，18トリソミーを合併している可能性が強い．本症の25%が心奇形を合併し，また10%が腎尿路奇形や直腸肛門奇形を伴い，その他にも橈骨欠損や椎骨異常を伴うことがある．予後を予測し出生後の管理をスムーズに行うためにも，合併奇形の評価が重要である．有名なものに VACTER（L）症候群がある．これは vertebral, anal, cardiovascular, tracheoesophageal, renal, radial, and limb の奇形症候群である．

(2) 先天性十二指腸閉鎖症（図4）

本疾患の出生前診断は羊水過多と胎児腹腔内の"double bubble"に基づく．この"double bubble"は左上腹部に見える緊満した胃とその右に見える拡張した十二指腸である．もちろんこれは出生後の腹部X線に見られる"double bubble"に相当するものであるが，この所見は十二指腸閉鎖症だけに特異的なものでなく，単に十二指腸での閉塞を示しているにすぎないことに注意が必要である．

"double bubble"診断のピットフォールとなる疾患としては，囊胞性の腎奇形，総胆管囊腫がある．囊胞性の腎奇形では"double bubble"はより脊椎近傍に認められることから，また総胆管囊腫では2つの囊胞（胃泡と総胆管囊腫）との間に交通がないことから鑑別できる．

本疾患でも合併奇形（心奇形，食道閉鎖症，鎖肛，小腸閉鎖，胆道閉鎖，腎脊椎の奇形）の頻度が高く，さらにおよそ25〜30%の症例で21トリソミーを合併する．したがって"double bubble"を認めたときには胎児の染色体異常やほかの奇形に対して十分な検索が必要である．

(3) 先天性小腸閉塞症（図5）

本疾患の超音波診断は多数の交通のある拡張した腸管ループによるが，閉塞のレベルがどこにあるかで拡張ループの数は変わってくる．正常胎児では小腸が見えることはまれで，見えてもその径はおよそ7 mm，長さは15 mmを超えない．拡張した腸管の所見とともに強い蠕動運動がときに認められることがあり，異常が腸管に関係することを示唆してくれる．羊水過多は空腸閉鎖や回腸閉鎖で必ずしも全例にあるわけではない（約25%）が，閉塞部位が高位になるほど現れやすい．また閉塞が腸穿孔をもたらすと胎児腹水などの胎便性腹膜炎の超音波所見が出現する．中腸軸捻転や腸重積による閉塞もまた出生前に描出されることがある．

(4) 大腸閉鎖

出生前に認められた拡張結腸は通常直腸肛門奇形によることが多いが，結腸閉鎖，Hirschsprung 病や囊胞性線維症に関連した胎便栓症候群のことがある．出生前には正常結腸径は直線的に増加するが，その正常上限は25週で7 mm，妊娠末期で18 mmであるという報告もある．

(5) 鎖肛

鎖肛そのものを証明することは極めて困難で，尿生殖

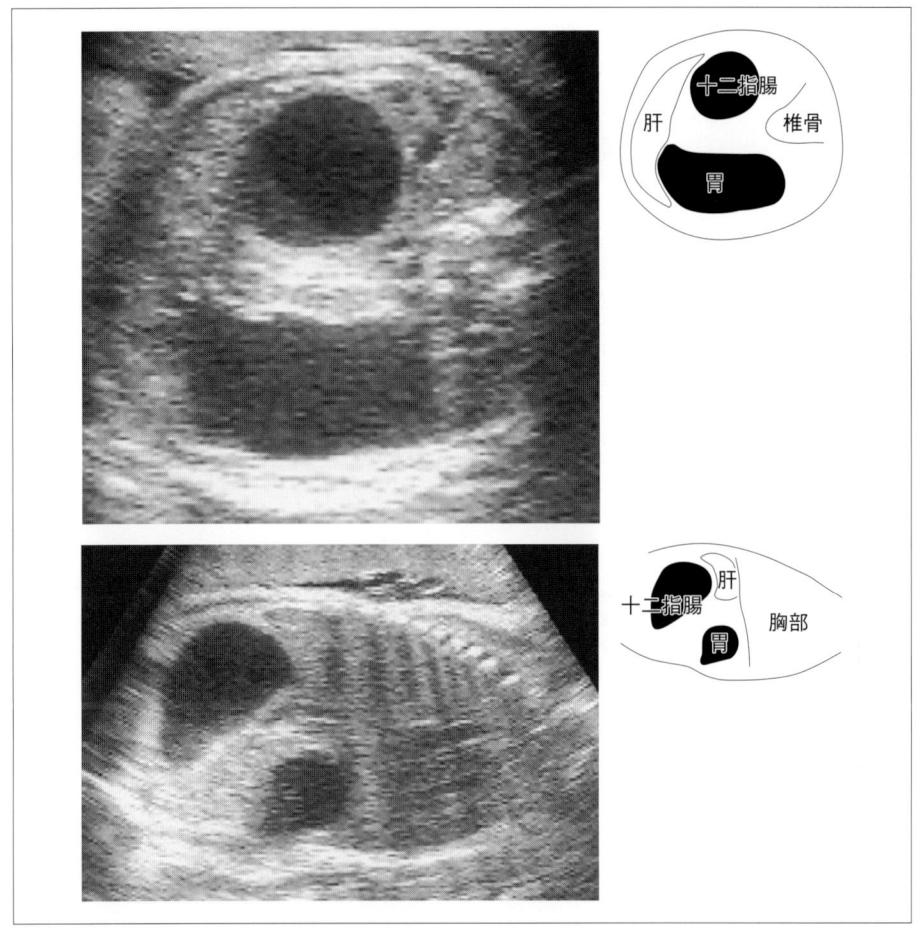

図4 十二指腸閉鎖
拡張した胃および十二指腸を認めた。

器の合併奇形がある場合に疑われる場合がある。
8）腹壁異常
（1）臍帯ヘルニア（図6）
　発生頻度は生産児4,000～7,000例に1例である。胎児の前腹壁に付着する有囊性の腫瘤として描出され，腸，肝臓，胃，脾などの脱出を認める。およそ60％に合併奇形が認められ，染色体異常のリスクも高い。臍帯ヘルニアに関連する合併奇形としては，pentalogy of Cantrell（omphalocele, defects of the anterior diaphragm, the sternum and diaphragmatic pericardium with intracardiac lesions）と syndrome of Wiedemann-Beckwith もしくは exomphalos-macroglossia-gigantism（EMG）syndrome（omphalocele, macroglossia, visceromegaly, neonatal hypoglycemia），cloacal extrophy がある。以上の合併奇形も加えた検索が必要である。また巨大臍帯ヘルニアに肺低形成が高率に認められるとの報告があり，出生後の治療や管理に注意しなければならない。

（2）腹壁破裂（図7）
　発生頻度は生産児30,000例に一例である。臍帯ヘルニアに比べて染色体異常や消化管以外の奇形が増えることはないが，消化管奇形の頻度は15～45％に認め，回転異常，狭窄，anorectal agenesis, である。
　羊水中に浮遊する臓器脱出を認める（多くは腸管で，壁肥厚を認めることが多い）以外に，母体血中の α-フェトプロテインの高値を認めることが多い。

9）泌尿生殖器系奇形
（1）卵巣囊腫（図8）
　女児胎児の下腹部に単一の囊胞性病変として描出される。可動性に富み，その位置は一定ではないため，発症側の同定やほかの囊胞性疾患との鑑別が困難なこともある。鑑別疾患としては腸管重複症，cystic meconium peritonitis，リンパ管腫，腸間膜囊腫がある。
　出生後には母胎からのホルモンの影響がなくなること

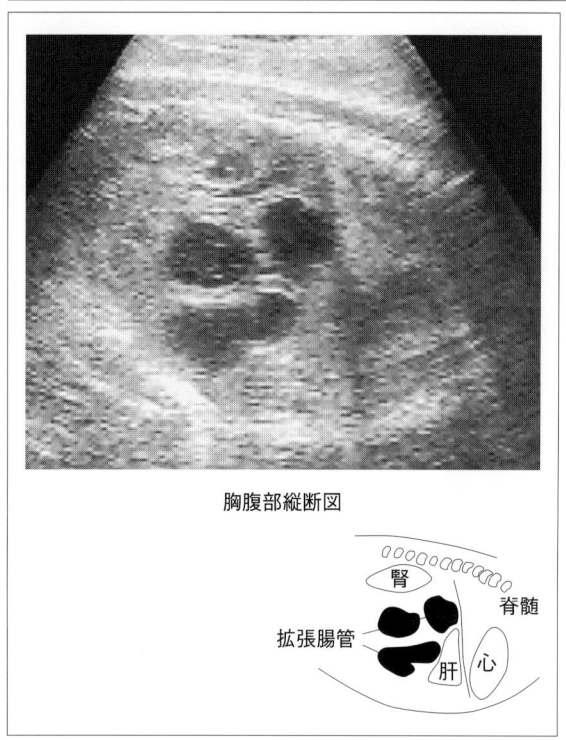

図5　空腸閉鎖
拡張腸管のループを3個認める。

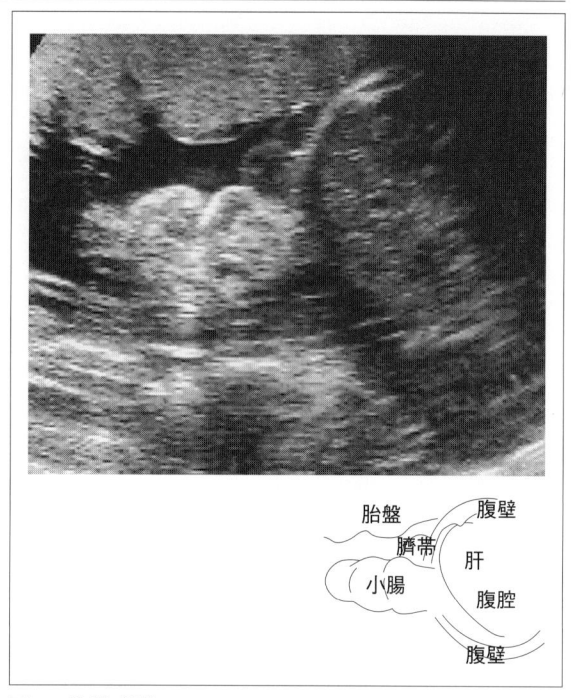

図7　腹壁破裂
羊水内に小腸の脱出を認める。

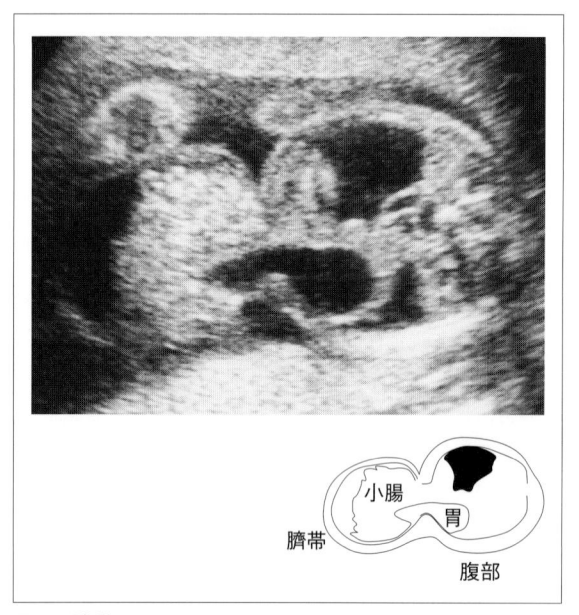

図6　臍帯ヘルニア
臍帯部分から臍帯に向かって小腸および胃の一部が脱出している。脱出臓器は臍帯に覆われている。

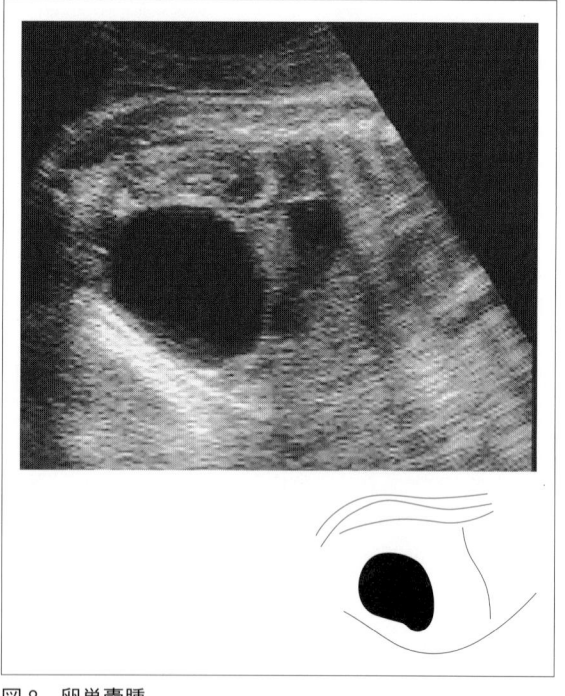

図8　卵巣嚢腫
骨盤腔内に大きな単嚢胞を認める。

から，自然退縮の経過をとることも多い．緊急手術の適応となる捻転は出生後に起こることが多いといわれてお

り，その超音波所見はfluid-debris, retracting clot, solid componentsである．捻転が疑われない場合，出生後

も経過観察される。ただ大きい場合は捻転が起こりやすく，5 cm 以上では外科的処置が必要である。超音波下内容吸引か開腹囊腫核出術が施行されているが，今後は腹腔鏡下手術が主流になると思われる。

また胎児期にも茎捻転の可能性は十分あり，その場合は生後正常卵巣の温存は困難である。茎捻転予防のために，胎児期に超音波下内容吸引をすべきか否かは今後検討の必要がある。

(2) 多囊胞性異形成腎（multicystic dysplastic kidney；MCDK）

大小不同の囊胞が腎内に多発するため，一見小腸閉鎖と似たような画像として描出される。しかし羊水過多のないこと（両側で腎機能が障害されれば逆に羊水過少となる）や，蠕動運動がないため，囊胞の形態や位置が変化しないことが特徴である。MCDK は片側の場合で対側腎が正常の場合は羊水過少も認めず出生し，出生後も比較的安定しており，一般的には手術も必要とされない。しかし両側の場合は合併奇形や羊水過少を伴い，胎児死亡や生後早期に死亡している症例がほとんどである。しかし透析療法の進歩により，両側の MCDK でも内科的治療にて管理可能との報告や，重篤な呼吸障害を伴う症例を膜型人工肺（ECMO）にて救命したとの報告もなされている。両側の MCDK は胎児手術の適応にはならないが，出生後の重篤な呼吸障害を予防するため，羊水過少に対して羊水の補充療法が施行される場合がある。

(3) 水腎症

「水腎症」という診断名がつく胎児の尿路拡張は全妊娠の 1％ にみられるが，その多くは一過性あるいは生理的な上部尿路の拡張であり，臨床的に問題となるのはその約 1/5 程度と考えられている。

胎児「水腎症」の疑いで発見される基礎疾患には，先天性水腎症や巨大尿管，先天性後部尿道弁，尿管瘤，膀胱尿管逆流などが含まれ，出生前診断される泌尿器科疾患の約 85％ を占める。また，ほかの腹腔内囊胞性疾患との鑑別が必要となる。片側の水腎症に対しては通常経過観察でよいが，対側腎の形態・機能や羊水量について慎重に観察し，異常を認める場合には胎児治療の検討が必要となる。両側の水腎症で羊水過少を認めるような重篤な症例は胎児治療の適応となる。胎児治療としては，拡張腎盂もしくは膀胱と羊水腔とのシャント留置が一般的である。

出生後，重篤な水腎症で外科的治療が必要と考えられる症例は別として，軽度から中等度の水腎症で経過観察が可能な症例の出生後の治療方針については意見の分かれるところである。出生前診断された水腎症の多くは自然軽快することが知られており，腎機能の評価方法と外科的治療に踏み切る基準についてはさらなる検討が必要と考える。

(4) 閉塞性尿路疾患

後部尿道弁が下部尿路閉塞で出生前診断される主要な原因となっている。その頻度は男児にのみ認められ 5,000 出生に対して 1 例の割合で発生する。閉塞性尿路疾患に対して有効な出生前診断法はやはり超音波断層法で，現在では 12〜13 週という早期に確認が可能である。ただ妊娠早期には病的な腎盂の拡大か生理的な一過性の拡大かは鑑別が難しい。この一過性の拡大は 100 妊娠に 1 例でみられる所見である。

(5) Potter 症候群

両側腎無形成あるいは尿道，両側尿管閉鎖などが，一次的原因として診断されるほか，肺の低形成が認められる。つり鐘状胸郭が特長的である。

(6) 両側腎無形成・形成不全

約 4,000 妊娠に 1 例とまれであり，在胎早期から羊水過少を示し，腎が描出されないことに加えて膀胱像も確認できない。

10）胎便性腹膜炎（図 9）

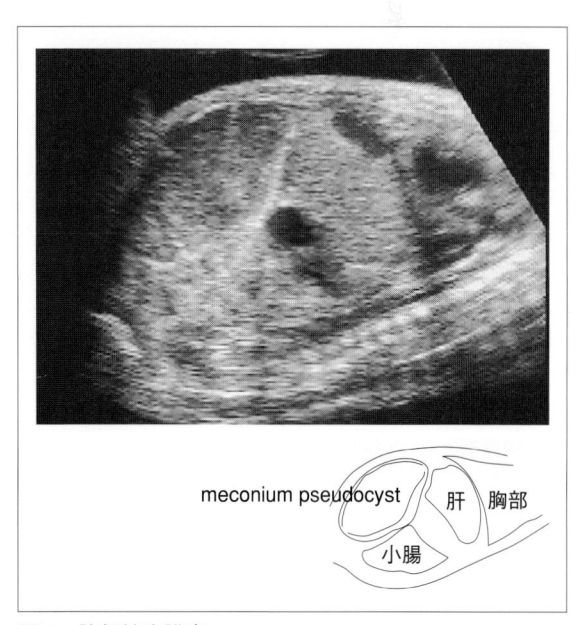

胎便性腹膜炎は胎児に腸重積や腸捻転，腸管神経未熟症などが原因で腸閉塞をきたし，腸穿孔を併発し胎便が腹腔内に漏れ出すことにより発症する。出生時の病型は Lorimer と Ellis により提唱された，①generalized type，②cystic type，③fibroadhesive type の 3 種類に

図 9 胎便性腹膜炎
周囲に石灰化を認める囊胞が存在し，内部に胎便を認める。

分類するのが一般的である．胎便が漏れる原因としてはその他に cloacal anomaly のために結腸の胎便が cloaca を介して経腟，経卵管的に腹腔内に流入する場合もある．またパルボウイルス B19 の胎内感染が腸管の血管の障害を起こし，腸穿孔をきたして胎便性腹膜炎の原因となるという報告もある．腸管の穿孔は腸管の蠕動と関係があるため，蠕動が起こり始める妊娠 5 か月以前に発症することはないとされている．胎便性腹膜炎の病像は多彩であるが，穿孔が起こってからの期間，穿孔部が塞がったか塞がっていないか，腸閉塞を伴っているかどうかなどにより病像が異なってくる．

胎児の腹腔内に流出した胎便によってまず反応性に大量の腹水貯留が起こるが，すぐには石灰化が起こらず，腹水には胎便が混在しているため，この時期の腹水の超音波所見は "snow storm background" と呼ばれる．腹水のエコー輝度は肝実質と同程度に見える場合が多い．また体位により腹水が清澄な部分と沈殿物の 2 層に分かれ鏡面像がみられる場合がある．このようなまだ石灰化が起こっていない状態，つまり穿孔から間もない時期に出生すると generalized type となる．

腹水貯留から石灰化まで少なくとも 8 日間要すると報告されており，石灰化像の形としては plaque，ring，fleck，spot，streak などの形態を呈する．穿孔部が被包化されてくると高輝度エコーの腫瘤形成がなされ，いわゆる meconium pseudocyst の状態となるが，この状態で出生すると cystic type となる．cystic type では腸管の穿孔部が塞がっている場合と穿孔部が cyst と交通している場合がある．後者では出生後，腹部単純 X 線にて cyst 内に free air を認める，いわゆる "gas within cyst" の像を呈する．穿孔が塞がっている場合は "no gas within cyst" となる．

穿孔部が cyst を作ることもなく自然閉鎖すると，腹水量は減少し，粘稠な少量の腹水と腹壁に沿った散在性の高輝度エコー(石灰像)が残ることになる．この状態で出生すると fibroadhesive type になる．このときに，腸閉鎖が完成されている場合もあるが，幸運にも穿孔部が自然閉鎖し，腹膜炎の名残りである石灰化像だけが残り，腸閉鎖を合併せず，外科的治療が全く必要ない場合もある．

鑑別診断としては拡張した膀胱，卵巣嚢腫，奇形腫，大網嚢腫，腟子宮瘤水症，腸管重複症がある．

腹部の膨満が出生後の呼吸に影響を与える場合があり，出生前診断が有用な疾患である．

本症の予後は出生前診断が行われる前は一般に不良とされており，出生前診断されていない症例の死亡率は 40〜50％ と報告されている．それに対して出生前診断例では，Foster らは 14％，Chalubinski らは 11％，Dirkes らも 11％ と良好である．このように年代の差はあるものの，出生前診断により著明な予後の改善がみられる．

11) 先天性喉頭閉鎖症

頻度的には極めてまれ．肺容積の増加，肺エコー輝度の上昇，胎児腹水を主とした胎児腹水などを認める(Ⅲ型の CCAM との鑑別)．

12) 仙尾部奇形種

35,000 から 40,000 生産児に 1 例，男女比 1：4 で女性に多く発生する比較的まれな腫瘍である．多くは新生児期に発見され良性で予後良好な腫瘍と理解されるが，胎児期に診断が確定するような仙尾部奇形腫は巨大で予後不良である．

奇形腫は多分化性の胎児期胚細胞が，局所に本来由来と異なる胚葉成分を有する腫瘍を生じたものと定義される．胎生 19 日に yolk sac 内胚葉に存在する原始胚細胞が後腸腸間膜を縦走しながら途中で両側に分かれて性腺を形成するが，この過程で仙尾部に取り残された未熟な胚細胞が局所で分化発育を始めてしまったものが仙尾部奇形腫である (germ cell theory)．The American Academy of Pediatrics Surgical Section(AAPSS)が，この腫瘍を骨盤内か外かでクラス分けしている．

Ⅰ型：完全に骨盤外にある．
Ⅱ型：一部骨盤内にも進展している．
Ⅲ型：さらに腹腔内へ．
Ⅳ型：完全に骨盤内にあり悪性化したり症状が出たりした後に発見される．

およそ 80％ が Ⅰ もしくは Ⅱ 型である．

本疾患の出生前死亡率は 50％ を超える．これは vascular steal phenomenon，羊水過多に起因する早産，腫瘍破裂，異常分娩がその原因である．

仙尾部奇形腫の診断は通常はルーチンか羊水過多もしくは腫瘍の成長による子宮サイズの拡大に対する超音波検査によるものである．その超音波像は嚢胞性，充実性もしくはその混在であり，腫瘍内に壊死組織や嚢胞の退行したもの，出血もしくは石灰化があると不規則な等エコー像を示す．骨盤内・腹腔内への伸展も確認することができる．

鑑別疾患としては脊髄髄膜瘤，胎便性偽嚢胞，閉塞性尿路疾患が挙げられる．しかし，神経癒合不全によるひだの存在や嚢胞内液の胎便像の欠如，腫瘍内の充実性部分や石灰化の欠如，正常腎の存在の確認によって鑑別は可能である．

診断に続いてドプラー法による循環系の計測(下大静

脈径，心拍出量，下行大動脈血流速度）が非常に大切である。さらに臍帯動脈内の拡張期逆流は仙尾部奇形腫によるstealを示すものである。さらに重要なことには胸水や心嚢水，腹水，皮膚や頭皮の浮腫が確認されれば胎児水腫と診断される。

　画像診断法の進歩により，多くの胎児情報が得られるようになり，産科管理に大きな変革をもたらした。しかしその一方で，もたらされた多くの胎児情報から胎児が正常であるのか異常であるのか判断に迷うこともあるし，あるいは得られた画像診断がその後の予後診断に結びつくとは限らないことなどが，医療の現場に混乱をもたらしているのも事実である。胎児に関して得られた情報をその両親に提供するにあたっては，慎重な対応が求められている。

新生児

1．X線検査法
a．単純撮影

　単純撮影は適正な固定により比較的簡単に行うことができ，情報量も多く，診断の基本となる検査法である。特に新生児外科疾患のなかには単純X線撮影のみで診断できる疾患が少なくなく，脊椎奇形などの合併奇形の有無をチェックするためにも重要である。最近はX線画像のデジタル化（デジタルラジオグラフィー）により，低線量撮影および撮影後の処理条件の変更が可能となり，1回の撮影データで希望する撮影条件に近い画像を得ることができるようになった。ただし，新生児，とりわけ生直後の場合は，保育器（クベース，インファントウォーマー）に収容され加療中のため，すべてポータブル撮影装置による臥位前後方向の単純X線撮影となることもありえる。

　ところで，特に外科医の場合，立位撮影が大事だと教えられ，実際なぜ立位でとらなかったのかと先輩医師から怒られた経験もあろうかと思われる。立位で重視されるfree air像であるが，腹腔のfree airの描出には立位に替えて左下側臥位にして水平なX線により腹部の正面像を撮影すればよい。これを左下デクビタス撮影といい，free airがあれば，肝右葉外側縁と右側腹壁との間に描出される。また，患児が体位変換もできない状態であるならば，仰臥位あるいは腹臥位のままで水平なX線により側面像を撮影する。これをcross-table lateral撮影といい，free airは前腹壁下もしくは後腹壁下に描出される。腹部の単純X線撮影を行う際には，立位をとると，腸間膜を持つ消化管は可動性に富むため，液体が充満した消化管は重力に従って骨盤腔へ降下し，空気で充満拡張した消化管は頭側へ移動する。空腸は主として左上腹部，回腸は右下腹部，横行結腸は上腹部といった消化管本来の位置が変化する。つまり，異常な消化管ガス像がみられた場合その局在判断が難しくなる。特に新生児では消化管粘膜の発達が未熟であるため，ガス像の形（ケルクリング襞やハウストラ）では小腸や大腸の区別ができないため，位置情報が失われることの影響は大きい。

　また立位をとると消化管内腔の空気の量にもよるが重力の影響で腹腔内臓器は尾側に移動するため，下腹部の腹厚が厚くなり上腹部が薄くなる。結果として立位腹部単純X線写真では上腹部は黒っぽく写ることになる。肺底部が重なる横隔膜付近はさらに黒さが増すことになり，一番注目したい横隔膜下のfree airが見えにくくなる。一方で下腹部・骨盤腔内は白っぽく写ることになるため，骨盤腔内の石灰化病変（腫瘍の石灰化）を見逃す危険が高くなる。

　以上を考慮したうえで，患児の状態と考えうる病態に則した体位をとり，撮影されなければならない。

　代表的な小児外科疾患の単純X線像を図10に提示する。

b．造影検査

　主要な造影検査には，上部消化管造影，注腸造影，静脈性腎盂造影，膀胱造影・排尿時膀胱尿道撮影がある。

1）上部消化管造影

　哺乳瓶などにより経口的に服用させる場合と経鼻カテーテルより注入する場合がある。カテーテル先端は中部食道に留置し，造影剤を注入する。造影剤は原則として30～50％のバリウムあるいはガストログラフィン（通常2～3倍に薄めて）を用いる。食道の狭窄，拡張の有無，蠕動運動，胃へのクリアランスを観察する。続いて胃内にカテーテルを進め，胃の形態，十二指腸への通過，十二指腸C-loop，Treiz靱帯の形成，上部空腸の形態を観察する。カテーテル抜去後，胃食道逆流症をみる。

2）注腸造影

　成人では腫瘍性病変，粘膜異常の検索が中心となるのに対して，小児では結腸の走行異常，拡張，狭窄，閉塞の検索が中心となる。そのため，充填法で透視下に大腸の走行を確認しながら行うことが多く，二重造影法を必要とする疾患は年長児以外では少ない。造影剤は50～70％程度の硫酸バリウムを用いる。ガストログラフィンは高浸透圧のため3倍に希釈して用いる。カテーテルは原則的にはネラトンカテーテルを用い，腸重積症，外瘻孔のある鎖肛ではバルーンカテーテルを用いる。前処

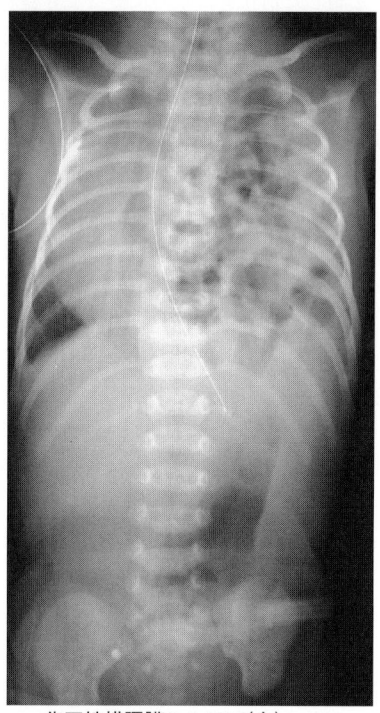

a. 先天性横隔膜ヘルニア（左）
左胸腔の大部分を陥入した小腸が占拠し，縦隔は大きく右へ偏位している。胃は腹腔内に存在している。

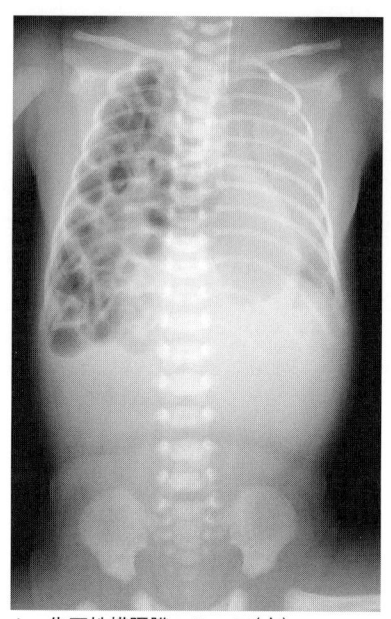

b. 先天性横隔膜ヘルニア（右）
右胸腔の大部分を陥入した小腸が占拠し，縦隔は大きく左へ偏位している。

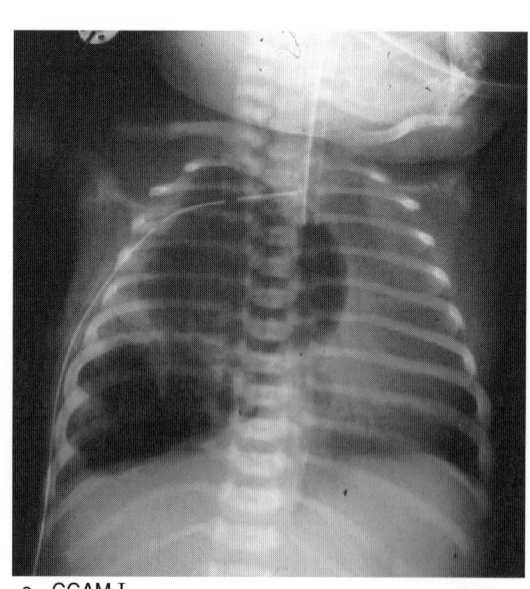

c. CCAM I
右肺に2つの大きな囊胞を認め，脱気のためにドレーンが挿入されている。縦隔は大きく左に偏位している。

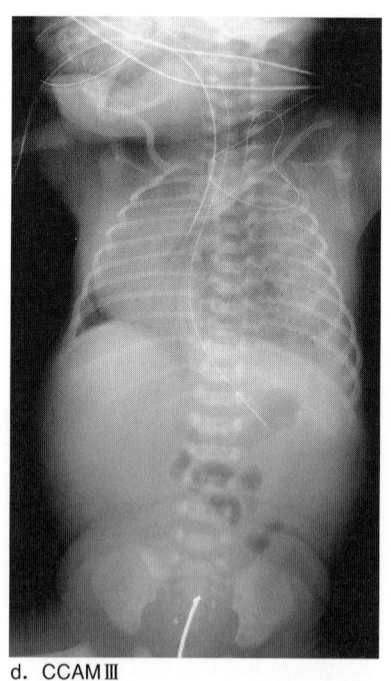

d. CCAM III
左胸腔を占拠するすりガラス様陰影を呈する腫瘤像を認める。縦隔は大きく左に偏位し，右肺は圧排されている。

図10 代表的な小児外科疾患の単純X線像

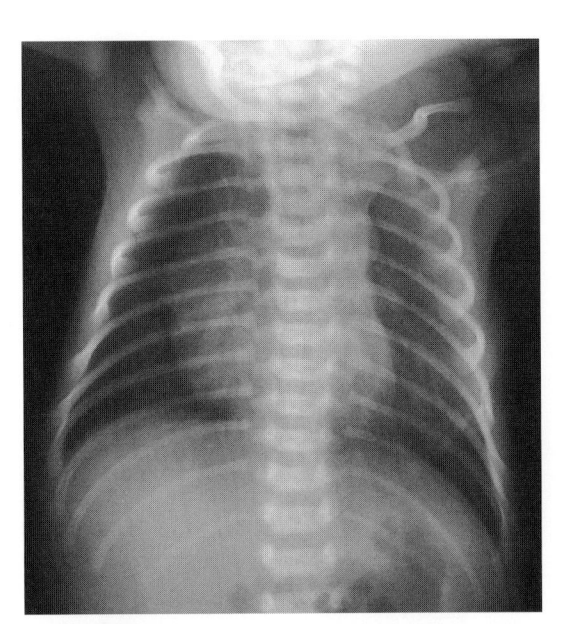

e. 肺分画症
右肺門部を中心に腫瘤陰影を認める。

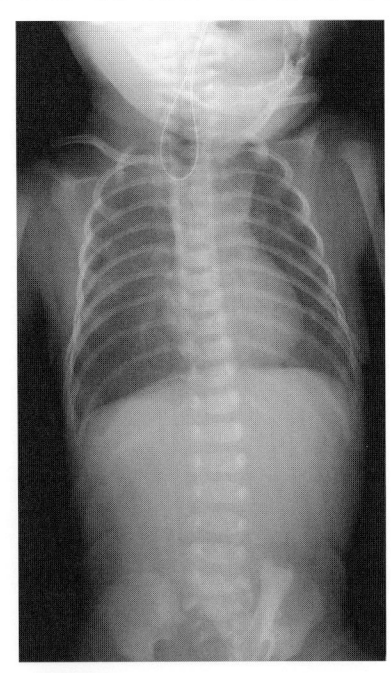

f. TEF A
coil up を認め，airless abdomen である。

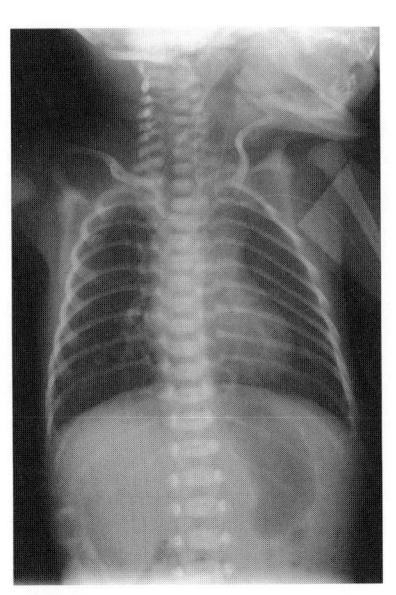

g. TEF C
coil up を認めるが，胃泡および下位の腸管ガス像も存在する。

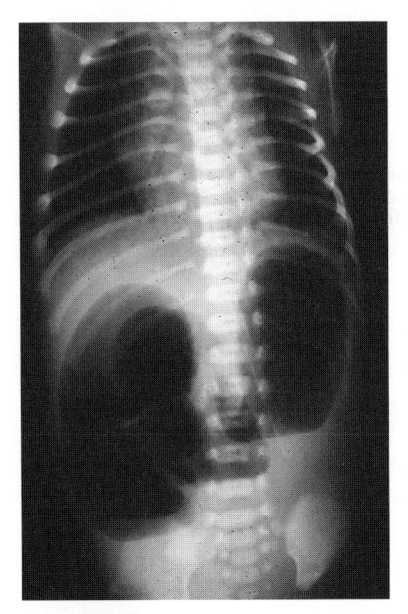

h. 空腸閉鎖
大きく拡張した胃および上位小腸を認める。

図10 代表的な小児外科疾患の単純X線像（つづき）

置としては，2倍希釈のグリセリン溶液5〜6 mlの浣腸で十分である。鎮静は通常行わず抑制して行う。注腸造影が診断に不可欠な疾患は腸回転異常症，Hirschsprung病などである。

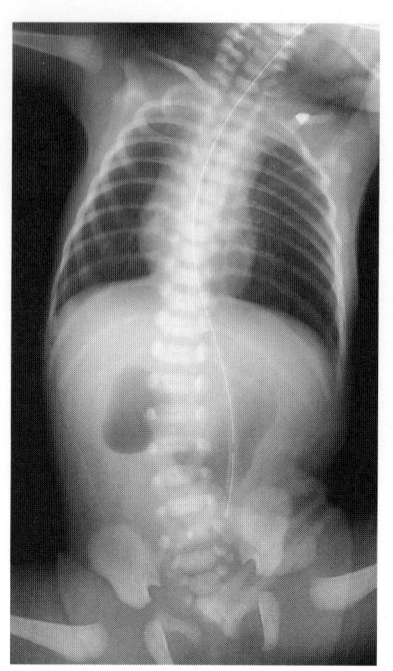

i. 十二指腸閉鎖
胃および拡張した十二指腸を認める。(double bubble sign) また，それより肛門側腸管にガス像を認めない。

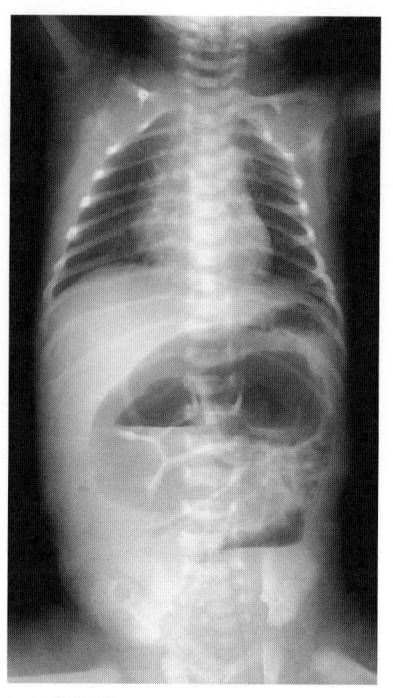

j. 回腸閉鎖
拡張した胃および下位の腸管が数ループ認められる。

図10 代表的な小児外科疾患の単純X線像（つづき）

3）上部下部消化管造影検査での造影剤について

陰性造影剤として空気があり，実際上部消化管の先天性閉塞性病変ではそのガス像だけで診断可能である。十二指腸閉鎖で認められる double bubble sign，近位空腸閉鎖で認められる triple bubble sign がそれに相当する。逆にこのような典型像が得られた場合には，陽性造影剤による造影検査は適応にならない。また，嘔吐や大量遺残，あるいは単純X線写真にて小腸以遠にガスが達しないなど，上部消化管の先天性閉塞が疑われながら典型像が得られない場合には，経鼻胃管から空気を少量注入し撮影することもある。

陽性造影剤としては硫酸バリウム懸濁液（以下，バリウム）が最も歴史があり，かつ頻用されている。濃度は充填像だけなら30 w/v%で十分である。もう1つの陽性造影剤としてはガストログラフィンがある。また気道誤嚥の可能性がある場合にはバリウムが禁忌で，ガストログラフィンの使用が勧められている。しかし，ガストログラフィンは原液では高浸透圧であるため，そのまま消化管に投与した場合，脱水の危険がある。また粘膜毒性を有し，肺に誤嚥されれば化学性肺炎，高浸透圧と相まって肺水腫をきたす。たとえ希釈したものでも肺に誤嚥されれば致死的な肺炎を引き起こしうることが報告されている。また消化管では壊死性腸炎を引き起こす危険があり，さらに消化管粘膜から吸収されるので造影能が不良などのさまざまな短所を有する。したがって新生児において唯一の適応は，胎便性イレウスあるいは胎便栓症候群の患児に対して治療目的に使う場合に限られる。

一方，動物実験の結果であるが，造影能と気道粘膜に与える障害の程度を勘案して最も良い造影剤として選ばれたのはバリウムであった。ただし，バリウムは消化管の穿孔および下部の消化管閉塞の疑いがある場合には禁忌である。その場合には，非イオン性，低あるいは等浸透圧のヨード造影剤が生理的侵襲の低さから使われることが多い。これは気道に誤嚥されても安全である。ただし，非イオン性水溶性造影剤のすべてが消化管造影の適応になっているわけではない。

4）膀胱造影・排尿時膀胱尿道撮影

尿路感染・尿路奇形に必須の検査である。前処置なし。造影剤は30% DIPコンレイ220 mL入り瓶に120 mL生理食塩水を追加した希釈液（濃度19%，総量340 mL）を使う。カテーテルは男児では6Fr栄養カテーテ，女児では8Frネラトンを使う。透視台上70～100

cmの高さから点滴を全開し自然落下させる。カテーテルを残したまま2～3回以上排尿させることでより逆流しやすくなる。撮影は間欠的透視下に少量，中等量充満正面像，最大充満時は正面像だけでなく膀胱部の両斜位像を撮影し，軽度の逆流・憩室の有無を検討する。排尿時撮影は必須で男児では右膝を曲げ，左膝を伸ばした左前斜位，女児では正面で行う。排尿終了後撮影は正面像のみ行う。

2．CT

胸部では肺野の間質の変化や含気の分布の状態がわかりやすい。

腹部では腫瘍や臓器内占拠性病変などの空間的広がりや腸管内外のガス分布や病変の造影能の有無などの検索に用いられるのは成人と同様であるが，新生児では組織内水分が多く，学童や成人に比べてコントラストがつかないため臓器や組織を同定しにくい。腎機能が許せば，経静脈性造影を行い，組織コントラストをつける。

3．MRI

新生児では患児の状態によりMRIの検査ができないことが多い。胸部では肺分画症における異常血管の検索，腹部では腫瘍と脈管系の位置関係の把握に有用である。

4．超音波検査

新生児の体壁は薄く臓器や組織は小さいので，高周波数の探触子を用いて空間分解能を上げる。循環器以外では通常鎮静はしないで検査する。胸部では，縦隔腫瘍や肺内腫瘍の性状の検索にも用いられるが，心臓内部の異常や動脈管の開存などの動態や機能検査の頻度が高い。腹部では，腫瘍，臓器内占拠性病変，腸管の走行や腹水の検索が主である。

頭部

佐藤　博美
静岡県立こども病院／医長

神経画像検査により解剖学的および質的情報が得られる。臨床上，診断における病歴，臨床症状，神経学的所見の重要性はいうまでもなく，画像診断は，あくまでも診断と治療指針の決定における補助検査であることを認識しなければならない。検査法は得失を考慮し病態に応じて選択ないしは併用する。

1．X線単純撮影

CTの普及により撮像意義は低下した。被曝の弊害はあるが，鎮静を要さず瞬時に撮像できる利点があり，骨病変，骨折の評価には適応がある。頭蓋の変形や縫合，病的石灰化なども評価できるが，感度に優れ，頭蓋内構造物も描出できるX線CT（CT）がより有用であり第一選択である。撮影法には，繁用される側面，正面，タウン撮像のほか，頭蓋底，視神管，内耳道，乳様蜂巣，断層などがある。3次元CTによれば，神経頭蓋はもとより，顔面・側頭骨の情報がより多く得られる。正しい撮影位置（ずれ，回転がないこと），骨異常側（患側）をカセット側にして，アーティファクトのない，鮮明な像を得ることが肝要であり，骨陰影の濃淡，辺縁の鮮明さ，含気骨では軟部組織や含気の状況を読影する。

a．発育脳の頭蓋

頭蓋は結合組織性骨化をする神経頭蓋と顔面頭蓋および軟骨性骨化をする頭蓋底から構成される。神経頭蓋の成長は脳の成長に規定され，縫合の閉鎖はそれぞれの縫合で異なる。主な縫合は冠状，矢状，人字，鱗状，眉間およびmendosal縫合である（図1）。縫合幅は，結合組織性骨化が不十分な未熟児，低リン酸血症，くる病，甲状腺機能低下症などでは広い。一般に，小泉門は38週齢から生後2か月で，大泉門は15～24か月で閉鎖するが閉鎖時期には幅がある。眉間縫合は2～3歳で閉鎖するが，10％は年長でも閉鎖しない。冠状，矢状，人字縫合は小児期には閉鎖せず，30歳ごろ閉鎖し始める。Mendosal縫合は，後頭骨の結合組織性骨化部と軟骨性骨化部との間に介在し，時に骨折線と紛らわしい。生後数週で消失するが遅くまで残ることがある。主な軟骨結合には，前頭蝶形（2歳で閉鎖），蝶形骨間（1歳で閉鎖），後頭蝶形（14歳以後に閉鎖），外後頭（3歳で閉鎖）軟骨結合がある。これらの縫合，軟骨結合は骨折の診断で留意する。脳容積は8歳までに成人の95％になる。頭蓋底の軟骨結合は，蝶形骨間結合が1歳までに，蝶形後頭軟骨結合は思春期以後に閉鎖する。小児の神経頭蓋は顔面頭蓋に較べて大きく，側面像での面積比は，成熟新生児で4：1，3歳で2.5：1，16歳で1.5：1と変化する。

b．頭蓋の変異，生理的変化

1）縫合骨（間挿骨）

頭蓋縫合線に沿ってみられる小さな不規則な形の骨で，やがて隣接する骨に組み込まれる。正常の変異であり人字縫合，矢状縫合の後部に多くみられる。

2）指圧痕（脳回痕）

頭蓋骨の内側表面の陥凹。脳回に対応し頭蓋円蓋の内板への拍動性圧迫が形成に関連するとされ，脳の急速な成長期である2～3歳，5～7歳に顕著である。

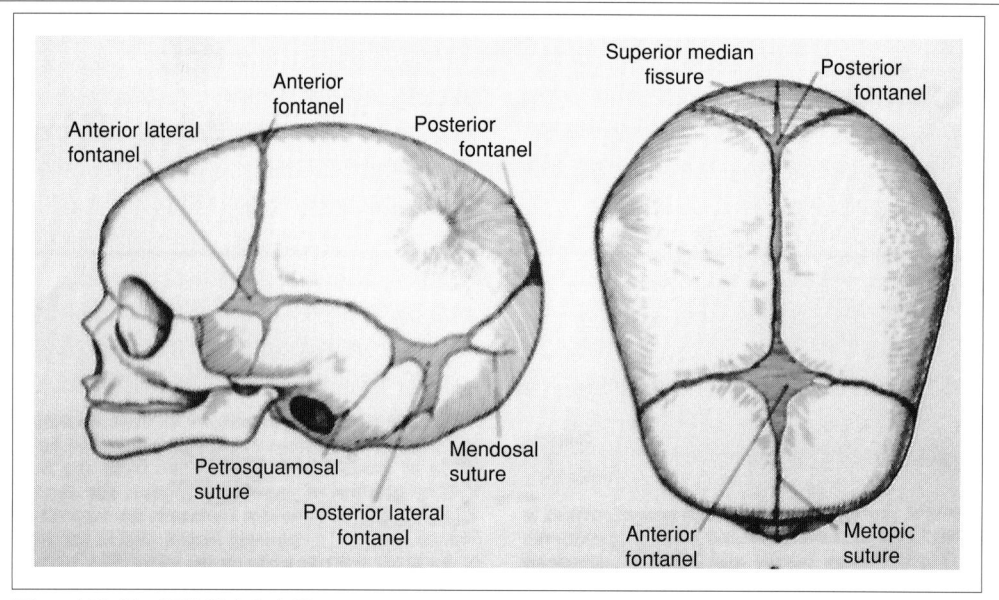

図1 新生児の頭蓋縫合と泉門
(Caffey J：The skull, Caffey J(ed); Pediatric X-ray diagnosis. 6th ed, Vol.1, p4, Year Book Med Pub lnc, Chicago, 1972.)

3）頭頂孔

後方の矢状縁に近い後部頭頂骨上に時に出現する後頭導出静脈が上矢状静脈洞に通る孔。通常1mm程度であるが、均一に結合組織性骨化しないと孔が大きいことがある。正常の変異で、やがて閉鎖する。

4）静脈湖

頭蓋骨単純X線写真で、前頭骨または頭頂骨にみられる円ないし卵円形の透亮像。板間静脈の拡張によって生じる。

c．病的変化

1）頭蓋の変形

（1）脳の発育異常による脳頭蓋の変形：小さな頭蓋と骨肥厚、骨縫合は正常
小頭症：頭囲＜－2SD

（2）頭蓋内構成成分（脳、髄液腔脳脊髄液、脳腫瘍など）の増大：頭蓋の全体的拡大あるいは局所的膨隆、急速進行性ならば、頭蓋冠の菲薄化、縫合離開、指圧痕の増強。縫合離開：3歳以上では縫合幅2mm以上をいう。10歳未満の頭蓋内圧亢進で、冠状縫合、次いで矢状、人字縫合に起きる。

（3）大頭症（頭囲＞＋2SD）。巨脳症（脳実質が大きい）：体質性、代謝性、脳性巨人症、神経皮膚症候群などでは、脳頭蓋の拡大を、脳脊髄液腔の拡大（水頭症、硬膜下水腫）では、縫合離開、泉門拡大と膨隆、指圧痕の増強

（4）頭蓋内の限局性腫瘤・萎縮病変：クモ膜囊胞（中頭蓋窩、後頭蓋窩、円蓋部）、Dandy-Walker症候群などでは頭蓋の局所的膨隆と菲薄化を認める。片側性脳萎縮では萎縮側の頭蓋の狭小化、肥厚、錐体骨の挙上などを認める。

（5）頭蓋骨（縫合）の発育異常：狭頭症（頭蓋縫合早期癒合症）：頭蓋縫合の病的癒合部位により、縫合の消失と過剰骨化、特有な頭蓋膨隆、頭蓋底変化、指圧痕の増強を認め、症候性では、顔面頭蓋の低形成や多指症などを伴う。

（6）全身性疾患に伴う頭蓋形成・形態異常：染色体異常、骨系統疾患、内分泌・代謝・血液疾患に伴う異常

2）頭蓋の構成要素からみた病変

外板（骨腫、頭血腫）、板間（血液疾患、ムコ多糖体代謝異常症、結節性硬化症）、内板（頭蓋裂孔、クモ膜囊胞）、すべて（線維性骨異形成、水頭症短絡術後、小頭症）

3）頭蓋の肥厚

全体（線維性骨異形成、水頭症短絡術後、血液疾患、小頭症）、領域（線維性骨異形成）、局所（骨腫、線維性骨異形成、頭血腫の石灰化）

4）頭蓋の菲薄化

全体（水頭症、頭蓋裂孔、副甲状腺機能亢進症、骨形成不全症、くる病、指圧痕）、領域・局所（クモ膜囊胞、Dandy-Walker症候群、緩徐に増大する脳腫瘍）

5）頭蓋骨の欠損・融解

（1）単発：頭蓋骨膜洞、二分頭蓋、皮様囊腫、神経線

維腫（大翼欠損），骨髄炎（骨硬化），腫瘍性：板間（類上皮腫，血管腫，骨原性肉腫，リンパ腫），内板の融解：表在性でゆっくり進行する脳腫瘍（嚢胞性星細胞腫など）

（2）単発・多発：線維性骨異形成，Langerhans 細胞性組織球症（好酸球性骨芽腫：骨硬化なく境界鮮明抜き打ち像 punched out lesion，Hand-Schüller-Christian 病：地図状融解），多発：副甲状腺機能亢進症：ゴマ塩様小融解，全身腫瘍の血行性骨転移（神経細胞芽腫，Wilms 腫瘍），骨髄腫

6）頭蓋内圧亢進の変化

縫合の離開，骨の菲薄化と指圧痕の増強，頭蓋の拡大。トルコ鞍の頭蓋内圧亢進による変化（pressure sella）は年長児以後でみられ，鞍背前面，鞍底後部から広がる鞍底の不明瞭化，鞍背先端の短縮，下垂体窩の拡大を所見とする。

7）石灰化

（1）生理的石灰化：加齢に随伴することが多く，小児の石灰化には注意を要する。石灰化像は髄膜に最も起こりやすい。15歳以下の小児では脈絡叢の石灰化は病的所見とされる。松果体では，10歳以下の石灰化は異常であり，2mm以上の偏位は圧排所見とされる。基底核や歯状核にもみられるが特発性のことも多い。

（2）病的石灰化：炎症性（髄膜炎，TORCH 症候群），外傷性（硬膜下，脳内血腫），血管性（動静脈奇形，脳動脈瘤），中毒性，代謝性，新生児頭血腫の石灰化

（3）脳腫瘍：石灰化の頻度は，稀突起神経膠腫（花冠状：garland like）に最多で，脈絡叢乳頭腫，神経上衣腫，良性星細胞腫と続くが，出現頻度から，臨床上は星細胞腫（1～2 mm の小結節状：lime-salt）が多い。頭蓋咽頭腫：頻度は 50～80% であり，トルコ鞍上部の石灰化として最多で，実質部分は綿状，嚢胞壁の石灰化は曲線状を示す。トルコ鞍は平皿状変形，後床突起の破壊を随伴する。しばしば遭遇し高率に石灰化を示す腫瘍に，先天性脳腫瘍（奇形腫，類皮腫，類上皮腫）がある。その他，小児期に罹患した結核性髄膜炎後の脳底槽石灰化，先天性サイトメガロウイルス感染，トキソプラズマ感染などでの脳室壁石灰化がよく知られる。基底核や歯状核は，流行性脳炎後，副甲状腺機能低下症，偽性副甲状腺機能低下症，照射療法後，Cokane 症候群，Fahr 病などで認める。

（4）神経皮膚症候群

①Sturge-Weber 症候群；軟膜の静脈性血管腫の下の

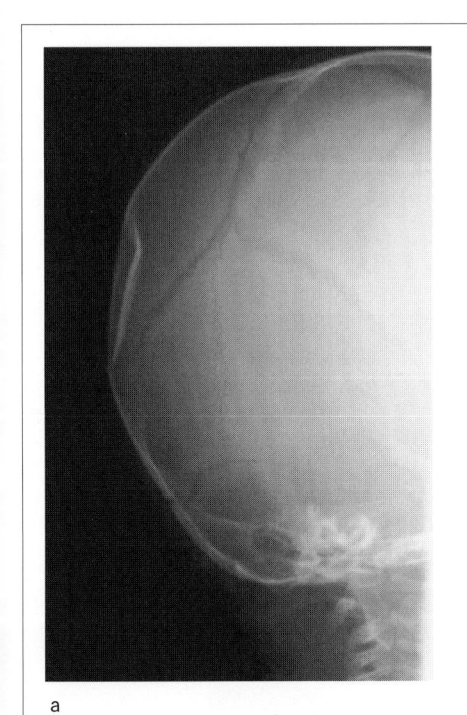

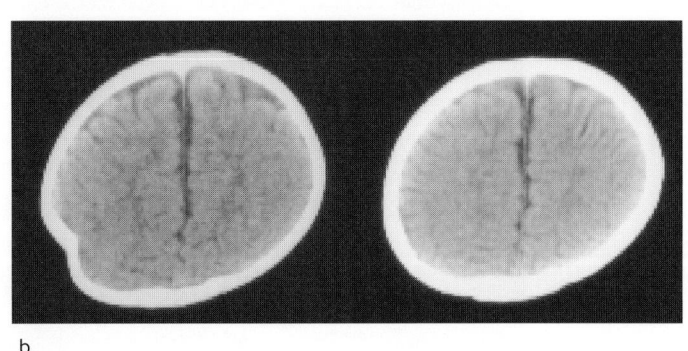

図2 陥凹骨折
生後7か月男児。つかまり立ちをしていて転倒し後頭部を打撲。
a．単純頭部 X 線接線方向で陥凹骨折があり。内板より深く陥凹しているのがわかる。
b．左に術前，右に術後の CT を示す。頭蓋内に血腫などの合併をみない。

萎縮した皮質内の毛細血管周囲の石灰化が50%でみられ，典型像は脳回に一致した2条の電車の線路状(tramline)の石灰化と形容される。患側の脳萎縮による変化(椎体稜の挙上，板間層の拡大など)を伴う。

②結節性硬化症；脳室上衣下結節(50〜80%)のほか，基底核，歯状核に石灰化を認める。

③神経線維腫症；側脳室下角の石灰化のほか，眼窩後壁，上壁の欠損，小翼の挙上，中頭蓋窩の拡大などを認めることがある。

8）骨折

（1）小児の外傷性頭蓋骨骨折：乳児では線状骨折が圧倒的に多く，以後陥凹骨折が増える。陥凹の程度は接線方向のX線写真で知られる。小児では頭蓋底骨折はまれである。

（2）ピンポンボール骨折：骨が柔軟な新生児に特有な限局性の陥凹で，新生児の陥凹骨折の80%を占める。

（3）陥凹骨折：頭頂骨，前頭骨に多く，部分的に粉砕骨折を示すこともある。1/3が硬膜の裂傷を伴い，脳挫傷を受けることもある。X線単純写真では，骨縁の重層で高濃度の線がみられる。CTで，陥凹の程度や脳損傷の有無を診断する(図2)。

（4）成長性骨骨折 leptomeningeal cyst：脳の成長が速い3歳までにみられるまれな頭蓋骨骨折で，線状骨折が進行性に拡大し波動拍動性に膨隆した腫瘤を示す。硬膜裂傷による硬膜の欠損部から膨隆する脳の柔軟膜が骨を融解し形成する。骨折線は拡大し，骨縁は平滑で硬化し盛り上がる。直下の脳損傷はCTで評価する。

（5）虐待に伴う頭蓋骨骨折：多発性，両側性で縫合を横断する骨折が多い。

2．CT

組織のX線透過量を濃淡に変換し断面像として描出する画像検査法である。石灰化の検出における感度と特異性に優れる。また，MRIに比較して，短時間で検査でき，磁場に影響する器材装置に影響されず，血腫，空気 free air の検出に優れる利点がある。したがって，骨病変，石灰化，頭部外傷の急性期，脳血管障害(脳梗塞，脳出血(図3)，クモ膜下出血)の急性期の評価が，有用で第一選択となる。反面，髄鞘化，脱髄，変性，神経細胞の遊走障害などの評価ができない。3次元CTは骨の形状を立体的に描出し，頭蓋縫合早期癒合症，骨形成不全，頭蓋頸椎移行部奇形などの評価に欠かせない。また，側頭骨病変での耳小骨，鼓室の検索にも有用である。

白質と同等の濃さの領域を等吸収域とし，白質より白い色調を高吸収(高濃度)(骨，凝血，灰白質など)，黒い色調(脳脊髄液，脂肪，空気など)を低吸収(低濃度)と呼ぶ(表1)。

髄鞘の未発達な新生児未熟児の白質は低吸収である。脳室は，生後3か月から1歳ごろまでは拡大した後，学童期まで縮小し，以後は加齢とともに拡大する。乳児期の大槽，脳底槽は大きい。ベルガ腔は胎生40週で，透明中隔腔は生後2〜3か月で閉鎖する。クモ膜下腔は，生後3か月から1歳ごろまで生理的拡大を示す。生後3〜10か月ごろに頭囲拡大と対称性の軽度脳室拡大と，クモ膜下腔の拡大を示す一群があり，良性硬膜下液貯留

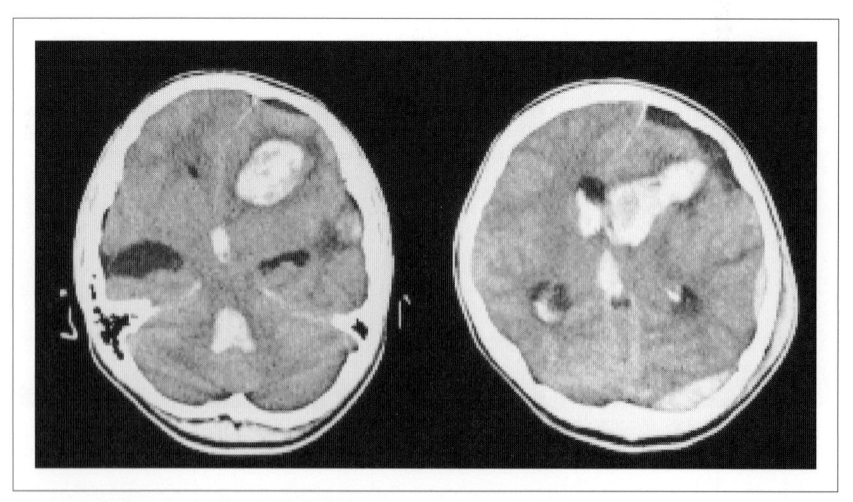

図3　血友病Aに合併した脳内出血
14歳男児。血友病A。頭部打撲後3日目に急に意識消失をきたした。CTにて左前頭葉実質内から脳室に穿破した血腫を認め，緊急に脳室ドレナージを行い救命しえた。

表1 CTの読影

脳実質		脳実質内か脳実質外か，病変部位 腫瘍効果（正中偏位，脳室の圧迫，脳槽の消失）
組織濃度	高吸収	凝血，骨，石灰化（腫瘍，動静脈奇形，過誤腫）
	低吸収	脳脊髄液，脂肪，空気，脳浮腫，脳梗塞
		融解中の血腫，腫瘍，脳炎，膿瘍
	高低混在	腫瘍，膿瘍，動静脈奇形，脳挫傷，出血性脳梗塞
	造影効果	血液脳関門の破綻（図4）
脳室系		大きさ，位置，圧迫変形
脳溝，シルビウス裂		幅
頭蓋底，頭蓋円蓋部		過剰骨化，骨融解，頭蓋変形，陥凹骨折

あるいは良性クモ膜下腔拡大と呼ばれる。機序には頭蓋と脳の発達の不均衡が想定されている。知的運動発達は正常域であり，18か月ごろには拡大した腔は消え，頭囲も正常域で発育するようになる。

a．水頭症

脳脊髄液の産生と吸収の不均衡による髄液腔への髄液貯留である。髄液腔（脳室，脳槽，クモ膜下腔，脳溝）は低吸収を示し，その拡大を容易に検出できる。腰椎穿刺による経時的脳槽造影により髄液の通過障害部位，循環障害とその程度が知られる。したがって，診断と治療に有用な補助検査として繁用される。CTによる脳室拡大の計測法には種々あり，例えばエバンス比では，（最大前角幅／最大内板間距離）/100を計測し，正常18〜30，軽度拡大31〜33，中等度拡大34〜40，高度拡大〉41と規定する。

b．頭部外傷

頭蓋内血腫，クモ膜下出血，脳腫脹，脳浮腫の有無と推移が描出される。
硬膜下血腫は1歳以下に多く，低，等，高吸収域のいずれのこともある。陥没骨折や成長性骨骨折では，直下の脳損傷の診断に用いる。

c．揺さぶられっ子症候群

角加速ー減速（ー衝撃）による損傷で，網膜もしくは硝子体下出血，多くは両側性の硬膜下血腫が特徴的でクモ膜下出血を伴うことがあり，脳浮腫による著しい頭蓋内圧亢進が死因となる。外表に外傷変化がみられないことも多いが，指による圧迫痕，多発性肋骨骨折や肺出血をみることもある。

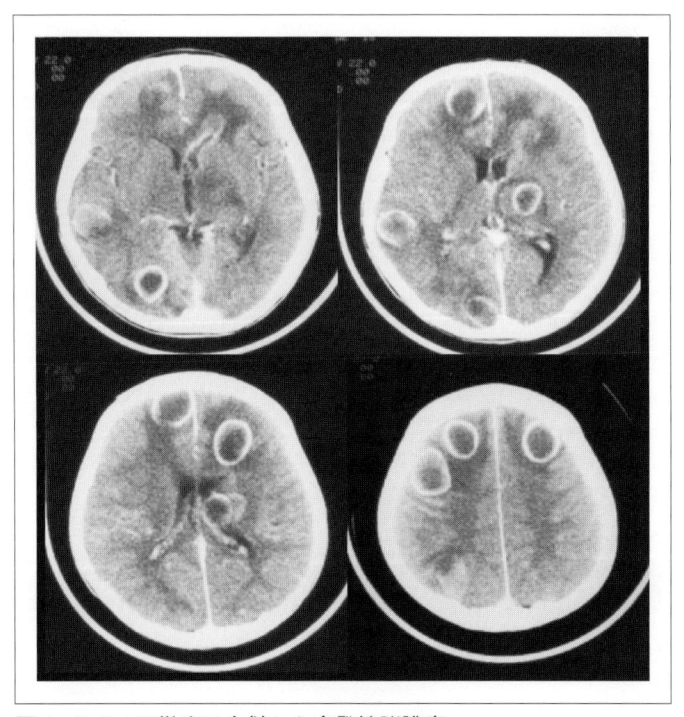

図4 Fallot四徴症に合併した多発性脳膿瘍
10歳男児。Fallot四徴症。発熱と頭痛で来院。造影CTにて計14個の多発性脳膿瘍を認めた。

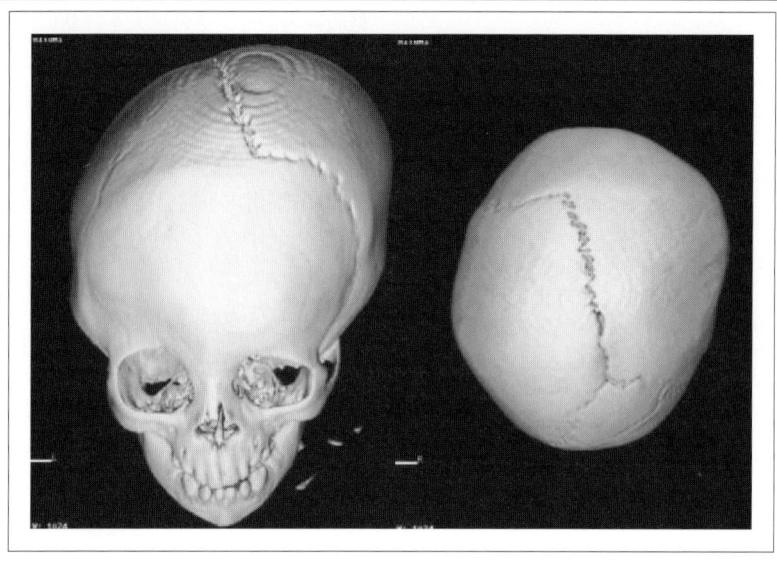

図5 斜頭蓋
5歳女児。顔面の非対称を主訴に来院。3D-CTにて右冠状縫合の一側性早期癒合が明らかである。

3．3次元CT
a．狭頭症(頭蓋縫合早期癒合症)

　縫合の早期癒合による頭蓋変形。一次性(特発性)は出生前に形成され，男児に3倍多い。癒合した縫合の周囲は硬化し，骨梁を形成する。10％は多縫合癒合である。X線単純写真での診断率は90％であるが，CT，とりわけ3次元CTが利用できれば，確実かつ容易に診断できる。癒合縫合に直交する頭蓋の成長が阻害され，特有の形態を示す。矢状縫合(出現頻度55％，舟状頭蓋)，一側の冠状縫合(10％，斜頭蓋，患側眼窩のハーレクイン変形)(図5)，両側冠状縫合(10％，短頭症)(図6)，眉間縫合(7％，三角頭蓋)，人字縫合(1％，両側では後頭部が切り立った短頭，一側では後方の斜頭蓋)。

　症候性狭頭症は顔面の骨形成不全を合併し，Crouzon病，Apert症候群などがある。クローバー葉症候群とは，冠状縫合，人字縫合と矢状縫合の後部の癒合に水頭症を合併した症候群で，脳が，眉間，矢状縫合前部，鱗状縫合で膨隆し，頭蓋はクローバー葉に変形する。耳介の下方偏位，眼球突出，鉤鼻，顎前突を示す。縫合の癒合に加えて，顔面骨形成不全，大きな中頭蓋窩，蝶形骨の挙上に，CTで脳室の拡大がみられる。知的障害を伴い，1/3は小肢症に合併する。

4．MRI

　組織分解能が高い，任意の断面を撮像できる，骨によるアーティファクトを生じない，陳旧性血腫の検出に優れ，信号強度から出血時期が推定できる，造影剤なしに血流情報が得られるなどの利点に加えて，X線被曝を必要としない点から，小児には最適の神経画像診断法である。CTが第一選択となる病変以外のすべての中枢神経病変に，MRI診断の適応がある。禁忌はペースメーカーを装着した患者であり，また，生命維持装置での管理下ではMRI専用の人工呼吸器やモニタリング器材が必要である。石灰化や骨変化の評価に優れたCTと相補的に用いる。補助診断にMRIが不可欠なのは，脳脊髄実質の評価(神経細胞遊走障害，髄鞘形成障害・髄鞘化評価，脱髄・変性・代謝性疾患，外傷性軸索損傷など)，および骨に囲まれCTで描出困難な，脳幹，脊髄の評価である。

a．撮像法

　T1強調画像(SE：スピンエコー法)，T2強調画像(スピンエコー法またはFSE：高速スピンエコー法)を基本とし，プロトン密度強調画像またはFLAIR(fluid attenuated inversion recovery)法を組み合わせる。EPI(エコープラナー法：超高速撮像法)はT2強調画像やFLAIR画像に類似したコントラストが得られ，脳梗塞の早期診断に用いられることがある。FLAIR法では，脳脊髄液の信号を拾わないので，脳腫瘍では白質内伸展や浮腫の検出がT1，T2像より良好である。脳脊髄液腔に隣接した脳実質の浮腫様変化の描出に優れ，虚血，脱髄病変の検出にも有用である。

b．造影MRI

　血管床，血液脳関門の破綻の状態を描出でき，脳腫瘍，脳膿瘍などの腫瘤性病変，炎症では必須である。造

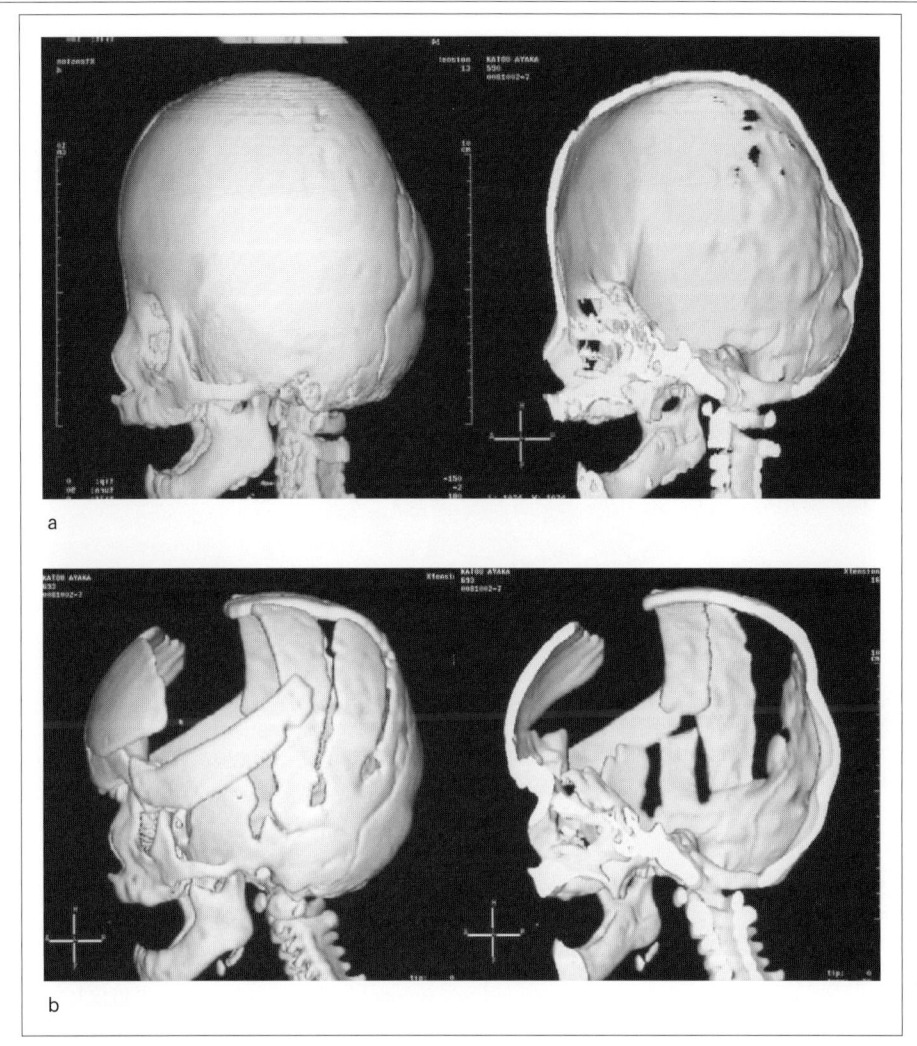

図6 両側冠状縫合早期癒合症
1歳男児。頭蓋変形を主訴に来院。前後に短い短頭を示した。
a. 術前の3D-CTにて両側の冠状縫合の癒合を認める。
b. 再構築術後の3D-CTを示す。

影剤はガドリニウムであり，造影する前のT1強調画像と比較し造影効果を評価する。必要に応じて高分解能3次元画像（脂肪抑制T1強調画像など）を追加し評価する。（表2）

c. 脳発達に伴う画像変化

1）髄鞘形成（Barkovich 2000）

髄鞘形成は胎生5か月に始まり2歳ごろまで急速に進行し，その後は緩徐に30歳代まで続く。髄鞘形成は，発生学的に古い部，尾側，背側，中心から始まり新しい部，頭側，腹側，末梢へ進む。新生児ではT1強調画像で灰白質は高信号，白質は低信号である。髄鞘形成（髄鞘化）が進むとミエリンがT1強調画像で高信号であり，

表2 MRIの読影
信号強度の変化と造影効果（血液脳関門の破綻）

T1強調画像	T2強調画像	病変
著しい低信号	高信号	クモ膜嚢胞（図7）
低信号	高信号	脳浮腫（図8），脳虚血，脱髄，脳腫瘍
高信号	中等度の高信号	出血の亜急性期・慢性期，脂肪
等信号	低信号	出血の急性期

灰白質の水分含有量が増加することから，やがて成人の信号強度である，T1強調画像で，灰白質は軽度高信

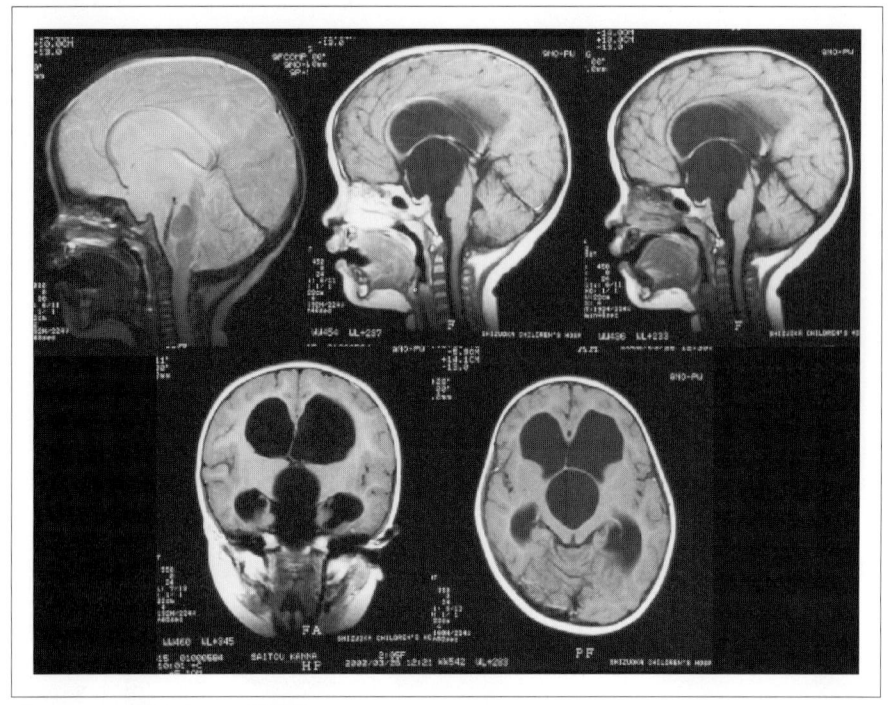

図7　トルコ鞍上部クモ膜嚢胞
3歳女児。頭痛，嘔吐で来院。トルコ鞍上部のクモ膜嚢胞による著明な水頭症をきたしている。神経内視鏡による嚢胞壁開窓により改善した。

表3　髄鞘化出現月齢

部位	T1強調画像	T2強調画像
中小脳脚	生下時	生下時～2か月
小脳白質	生下時～4か月	3～5か月
内包後脚・前部	1か月	4～7か月
内包後脚・後部	生下時	生下時～2か月
内包前脚	2～3か月	7～11か月
脳梁膝部	4～6か月	5～8か月
脳梁膨大部	3～4か月	4～6か月
後頭葉白質・中心部	3～5か月	9～14か月
後頭葉白質・辺縁部	4～7か月	11～15か月
前頭葉白質・中心部	3～6か月	11～16か月
前頭葉白質・辺縁部	7～11か月	14～18か月
半卵円中心	2～4か月	7～11か月

(Barkovich A. J Pediatric Neuro imaging Table 2-1 より改変)

号，白質は比較的低信号(白質<灰白質)，T2強調画像で，灰白質<白質に変化する。MRIにて髄鞘化の確認される時期は，脳発達の指標として用いられ髄鞘化年表と呼ばれる。撮像法に依存するが，Barkovichの報告を示す(表3)。

2）下垂体

新生児期の下垂体は上方凸で，前葉は後葉と同様にT1強調画像で高信号であり，ホルモン産生が活発であるためとされる。8週までに平坦化して，前葉は後葉より低信号になる。思春期に至り増大する。

3）鉄の沈着

鉄は健常な成人の脳が最も多く含む金属だが，生下時には存在しない。生後6か月ごろから，淡蒼球，黒質網様核，2歳以後に赤核，小脳歯状核などにフェリチンが沈着し始める。T2強調画像で低信号域が明確になる時期は，淡蒼球(12歳)，黒質，赤核(14歳)である。小脳歯状核の低信号化は遅く，個体差がある。

4）後頭深部白質高信号域

生理的髄鞘化遅延：Terminal zone：T2強調画像での後頭深部白質高信号域(deep white matter high intensity；DWMH)。小児期の側脳室三角部の後上方領域は，髄鞘化が遅れる部位であり，しばしば高信号域がみられる。PVLと鑑別する。

d．脳室周囲白質軟化症

両側側脳室の拡大，脳室壁の不整，T2強調画像での大脳白質内の高信号域を特徴とする。軟化巣の広がりにより，脳室周囲に限局したfocal type，深部白質へ伸び

るdiffuse type，皮質下白質まで広がったwidespread typeに分類される。

e．血腫

超急性期には，T1強調画像，T2強調画像ともに灰白質とほぼ等信号，2〜4日でT2強調画像で低信号(deoxyhemoglobinへの変化)，3〜4日でT1強調画像で周囲から高信号になり(methohemoglobinへの変化)，7〜10日でT2強調画像でも周囲から高信号となる(血腫の融解)。

f．脳梗塞

T1強調画像で低信号，T2強調画像で高信号を示す。

g．脱髄

T1強調画像で低信号，T2強調画像で高信号を示す。

h．神経皮膚症候群

(1) 神経線維腫：T2強調画像で，基底核や脳幹，小脳に高信号域がみられる(unidentified bright object；UBO：過誤腫性変化または脱髄と推定されている)。

(2) 結節性硬化症：皮質下白質に脱髄巣(T1強調画像で低から等信号，T2強調画像で等〜高信号)を認める。CTでみられる脳室周囲の石灰化結節はT1，T2強調画像とも白質と等信号を示す。

i．脱髄性疾患

副腎白質ジストロフィー(後頭葉，頭頂葉白質，両側性，びまん性)，Alexander病(前頭葉優位の大脳白質，びまん性)，Canavan病(両側性，基底核，白質，小脳，脳幹)など

j．血液疾患に伴う中枢神経病変の画像

(1) 白血病の中枢神経浸潤；硬膜・柔軟膜浸潤：びまん性に肥厚した硬膜，脳槽の造影効果(MRIが有用)。

(2) 頭蓋骨骨髄浸潤：T1強調像で低信号，T2強調像で等〜やや高信号。

(3) Langerhans細胞組織球症(好酸性肉芽腫，Hand-Schüller-Christian病，Letterer-Siwe病)：頭蓋骨腫瘤，下垂体柄病変(10〜50%)まれに，脳実質病変。

X線単純写真：辺縁明瞭な打ち抜き像punched-out。

CT：頭蓋骨内，辺縁明瞭，等濃度，均一に造影される。

MRI：T1強調像で等信号，T2強調像で高信号，著しい造影効果あり。下垂体柄病変は腫大と後葉の信号消失，強く造影される。

(4) 血友病，von Willebrand病と頭蓋内出血：硬膜下血腫(50%)，脳内出血(20%)(図5)，硬膜外血腫(10%)。

5．脳血管撮影

脳血管に病変のある，モヤモヤ病，脳動静脈奇形，ガレン静脈瘤のほか，小児ではまれであるが脳動脈瘤などに適応がある。スクリーニングや経過観察にはMR血管撮影(MRアンジオグラフィー；MRA)が用いられる。MRAは疾患特異性や検出鋭敏度に改善の余地があるが，低侵襲のため繁用される。詳細な脳血行動態や病変の描出には，選択的脳血管撮影(デジタルサブトラクションアンジオグラフィー；DSA)が必要であるが，頭部画像診断で最も侵襲性が高く，原則として治療(開頭術，血管内治療)を前提に施行される。

6．SPECT(single photon emission computed tomography)

散乱放射線を一方向で検出し線源の位置を推定し画像を描出する機能的神経画像撮像法である。放射性薬剤(tracer)を用いて薬剤の脳組織内への補足能を断層撮影でとらえる。^{123}I-IMPは，脳組織の摂取率が高く(初回循環で90%以上)，脳血流と集積率との直線性に優れる。静注後15〜30分でプラトーに達し，その後1時間程度は安定した分布状態を保持する。^{99m}Tc-ECDは脳以外からは速やかにwashoutされ脳と背景とのコントラストが良い。調剤時間とともに標識率が上昇し，静注後1〜2分間で脳内分布が安定することより，てんかん発作時の脳灌流状況を描出でき，発作焦点の描出に用いられる。

acetazolamide(diamox)負荷(^{123}I-IMP，^{99m}Tc-ECD)による脳灌流予備能の評価：代償性の血管拡張が起きていて循環予備能が低下している領域は血管拡張剤であるダイアモックスに対して低反応であることから循環予備能の低下域を検出し，モヤモヤ病に対する血行再建の適応決定などに用いる。

7．診断の進め方

a．意識障害

まず，単純CTで頭蓋内占拠性病変を除外する。外傷ならば，骨折線を確認する。眼窩吹き抜け損傷は眼窩冠状断CTで診断する。脳血管障害が疑われる場合には，引き続き，3次元CT脳血管撮影あるいは治療(手術，血管内治療などのIVR；インターベンショナルラジオロジー)を前提とした選択的脳血管撮影(DSA)が行われる。頭部外傷，脳血管障害の急性期を除きMRIの適応があり，脱髄性疾患の診断には必須であり，髄膜炎では有用性が高い。腫瘍・腫瘤病変では造影MRIを行う。てんかん重積症や閉塞性脳血管障害の脳循環動態の評価にはperfusion MRIが有用である。CT上の下行性経天幕ヘルニアの所見は，切迫ヘルニアの段階では，側頭葉底内側面の鉤uncusが内側へ偏位するために鞍上槽pentagonの外側縁が消失する。ヘルニアが完成すると

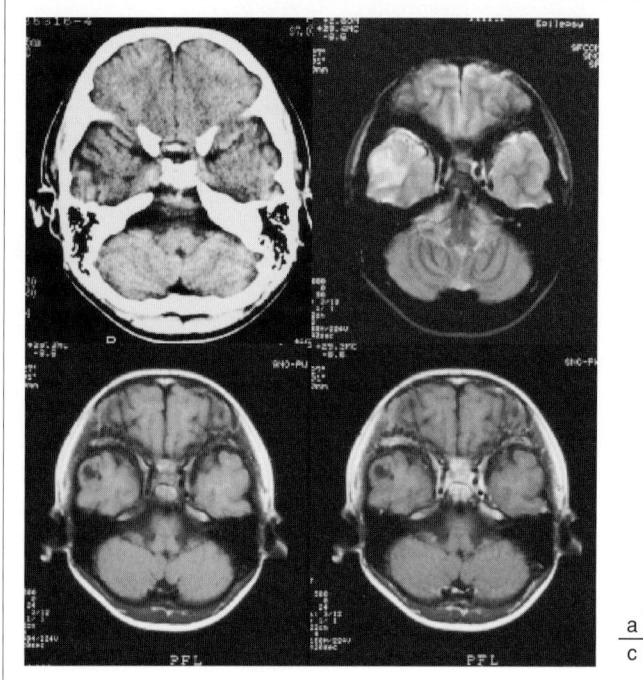

図8　DNT
　10歳男児。首を振って目をパチパチし，意識消失する発作があり，EEGで右頭頂後頭部にspikesを認めた。抗痙攣剤でも消失せず，手術を施行。術後発作は消失し，EEG上もspikesは消失した。病理学的診断はDNTであった。
　a．CTにて右側頭葉に低吸収域を認める。
　b．MRI，T2強調画像で高信号
　c．T1強調画像
　d．造影T1強調画像で，造影されない低信号域を同部位に認める。

脳幹が回転し病側の脳底槽が拡大し，さらに進行すると，鉤と海馬が嵌頓して中脳周囲の脳槽が消失し，対側脳室の前角，時に三角部が拡大する。

b．てんかん

　MRIのてんかん原性病変の検出感度はCTに比較して高く，可能な限りMRIが第一選択される。発作時の脳血流・代謝増加の検出にSPECTが補助検査として用いられる。石灰化を伴う病変（海綿状血管腫，脳腫瘍など）ではCTを併用する。薬剤抵抗性難治性てんかんの90％はMRIで病変を診断でき，内側側頭葉硬化症（海馬硬化症）が最も多く（57％），その他，大脳皮質形成障害，脳腫瘍，血管奇形や後天性萎縮性病変などが描出される。内側側頭葉硬化症（海馬硬化症）は，一側性海馬萎縮，T2強調画像またはFLAIR法による同側海馬体の高信号域の存在で診断する。
　DNT（dysembryoplastic neuroepithelial tumor）は難治性部分てんかんを発症する。CTで造影されない境界明瞭な低吸収腫瘍，MRIでは，造影されない境界明瞭，T1強調像で低信号，T2強調画像で高信号を示す。MRI上，側頭葉，後頭葉の大脳皮質に発生するGanglioglimaとは画像上鑑別できない（図8）。

c．一過性脳虚血発作

1）モヤモヤ病の診断

　脳血管撮影で，頭蓋内の内頸動脈終末部を中心に狭窄ないしは閉塞がみられ，その近傍に，動脈相で，拡張した側副血行路である"モヤモヤ"とした異常血管網を認める疾患である。脳血管撮影あるいは磁気共鳴血管撮影（MRA）により，両側性に，①頭蓋内内頸動脈終末部，前および中大脳動脈近位部に狭窄または閉塞がみられ，②その付近に動脈相において，あるいはMRAで，大脳基底核に異常血管網がみられることで診断する。ただし，MRI上，大脳基底核に少なくとも一側で2つ以上の明らかなflow voidを認める場合は，異常血管網と判断する。両側性を確実例とするが，小児では一側が①，②を満たし，他側の内頸動脈終末部付近にも狭窄の所見が明らかにあるものも確実例とする（図9）。

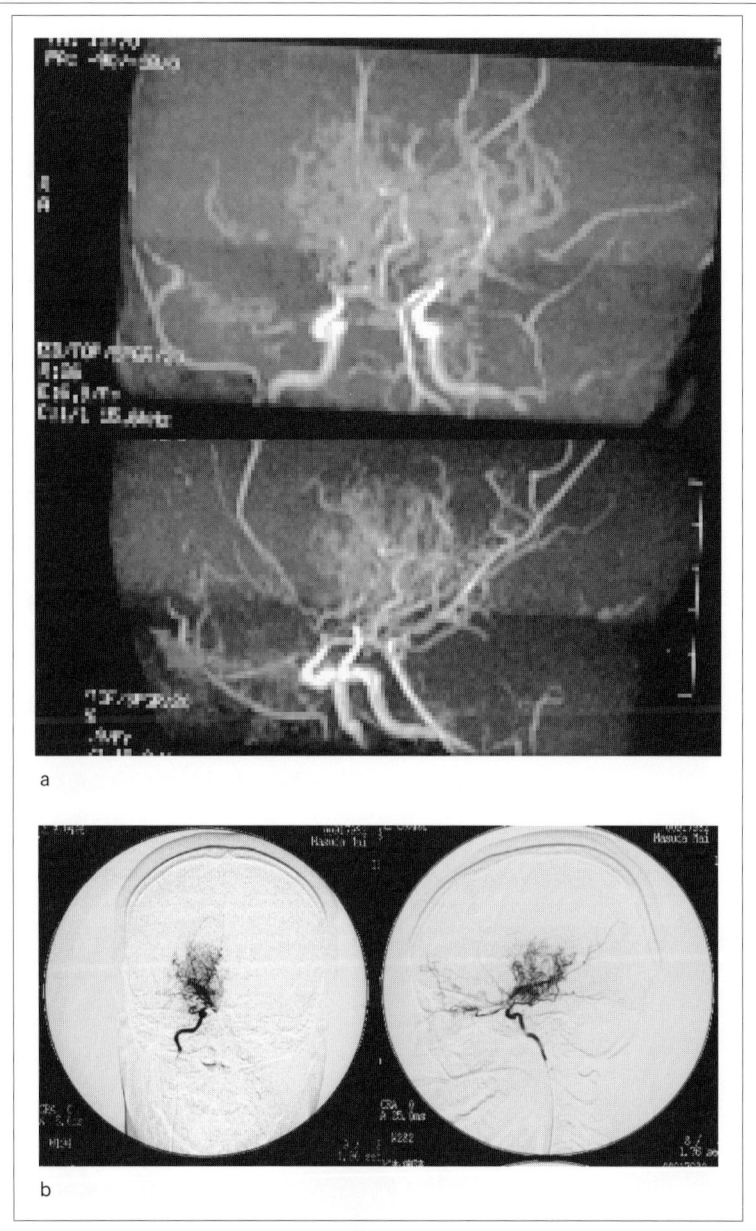

図9 モヤモヤ病(Willis動脈輪閉塞症)
11歳女児。7歳から泣くと右や左の手のしびれが起こり，動きにくくなった。
a．MRAで両側の内頸動脈分岐部の狭窄とモヤモヤ血管を認める。上：正面像
　　下：側面像
b．右選択的内頸動脈撮影でより鮮明に描写される。左：正面像　右：側面像

2）手術適応の決定

(1) 脳循環代謝の評価：回復可能な脳領域の同定；モヤモヤ病における血行再建術の適応は，①明らかな脳虚血発作を繰り返す場合，②脳循環代謝検査において，脳血管反応性の低下，脳循環予備能の障害が認められた場合である。SPECTにより局所血流量の三次元的測定ができる。可逆的脳虚血は ^{123}I-IMP SPECTによる再分布現象として診断される。最近では，acetazolamide (diamox)負荷 ^{99m}Tc-ECD SPECTが，脳循環予備能の障害，脳血管反応性の低下の存在とその領域の同定に繁用され，手術適応の決定や術後の評価に用いられる。選択的脳血管撮影(DSA)によれば，内頸動脈の狭窄・閉塞と異常血管網をはじめ，側副血行路の発達状況や血行動態を診断できる。また，手術治療に用いる浅側頭動

脈，後頭動脈枝の走行や発達状況も把握でき，術前・術後評価に用いる．

d．頭部外傷

初期診断と経過観察に画像診断は欠かせない．急性期には緊急を要し，短時間に簡便に禁忌なく行えることから単純CTを第一選択とする．骨折の評価には骨条件で撮像する．頭部，頸部を含む骨折はX線単純写で評価する．後頭蓋窩や頭蓋頸椎移行部，脊髄損傷が疑われる場合にはMRIを行う．びまん性軸索損傷の診断にはMRIが必須である．

1）脳挫傷

出血の高吸収域と浮腫の低吸収域が混在した挫傷性出血を示し，浮腫の程度により，脳脊髄液腔（脳槽，脳溝）が偏位し消失する．

2）脳実質外血腫

（1）急性硬膜外血腫：多くは中硬膜動脈，その他，後硬膜動脈，静脈洞などの損傷による硬膜下腔への出血．頭蓋単純写で線状骨折，縫合を越えない凸レンズ状の高吸収域

（2）急性（亜急性）硬膜下血腫：出血性脳挫傷による架橋静脈の破綻による硬膜下腔への出血．典型的には三日月型の高吸収域

（3）クモ膜下出血：外傷性では広がりが限局性のことが多い．小児では破裂脳動脈瘤はまれである．

（4）びまん性軸索損傷：白質に散在性の小出血巣が，遷延性意識障害とともにみられる．MRIのT2強調画像，FLAIR法が有用である．

（5）骨折・血管障害・異物：頭蓋底，側頭骨へ及ぶ外傷での髄液鼻漏，気脳症の診断にはCTが有用．外傷性内頸動脈海綿状脈洞瘻（CCF）の診断は，直後から2か月以内に拍動性眼球突出，血管雑音を示し，CT，MRIで診断できる．頭蓋内異物のうち，木片，プラスチック，ガラスは，CTで低吸収，MRIで低信号を示すので注意深い観察が必要である．

e．脳腫瘍

小児では正中深部に好発し，髄液循環路を閉鎖することが多いためしばしば水頭症を合併する．しばしば緊急手術を要する閉塞性水頭症の存在はCTで迅速に診断できる．2〜7歳では天幕下に多い．星状細胞腫（25%），胚芽腫（15%），髄芽腫（12%），頭蓋咽頭腫（9%），神経上衣腫（6%）が多い．一般に，T1強調画像で低〜等信号，T2強調画像で等〜高信号を示すが，構成成分によりさまざまである．代表的な腫瘍の所見を以下に示す．

（1）小脳星状細胞腫：T1強調画像で嚢胞は低信号域，腫瘍は軽度に低信号で造影効果が著しい（図10）．

（2）髄芽腫：T1強調画像で低〜等信号，T2強調画

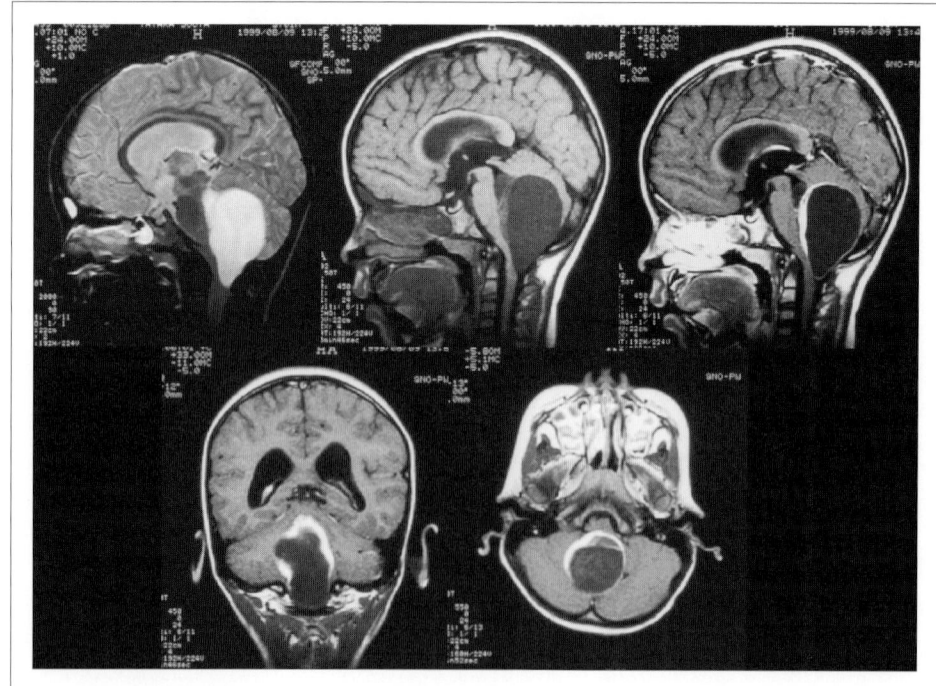

T2W sagittal	T1W sagittal	T1W 造影 sagittal
T1W 造影 coronal 像	T1W 造影 axial 像	

図10 小脳星状細胞腫
5歳男児．大きな嚢胞を伴う．

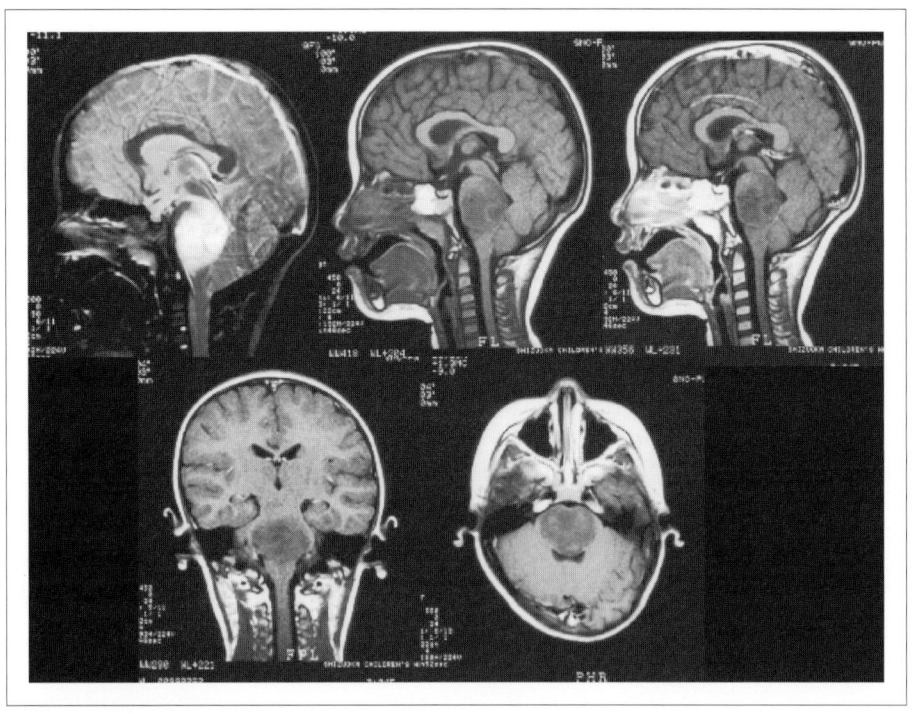

図 11 脳幹神経膠腫
2歳女児。脳橋部のびまん性の腫大を認める(組織は異型星状細胞腫であった)。

T2W sagittal 像	T1W 造影 sagittal 像
T1W 造影 coronal 像	T1W 造影 axial 像

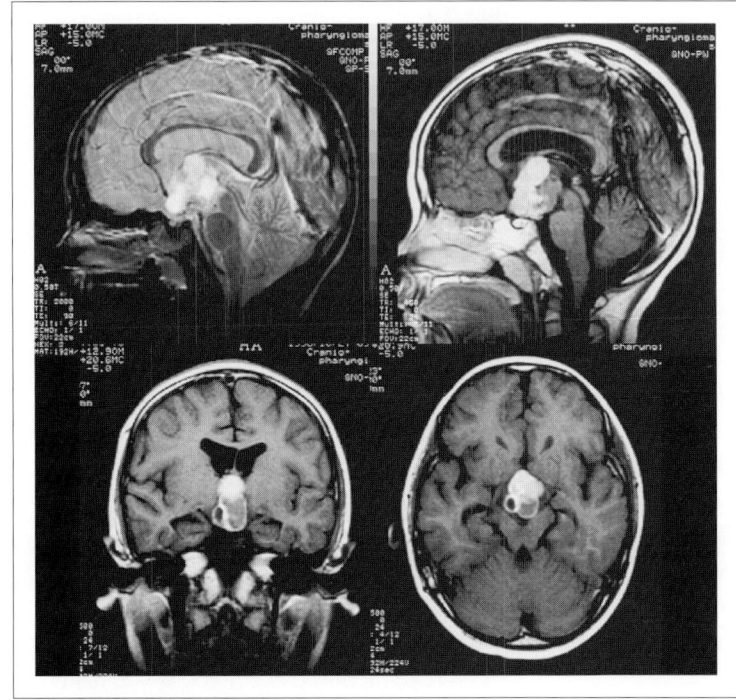

図 12 頭蓋咽頭腫
8歳女児。トルコ鞍上に多数の囊胞を伴った腫瘍を認める。

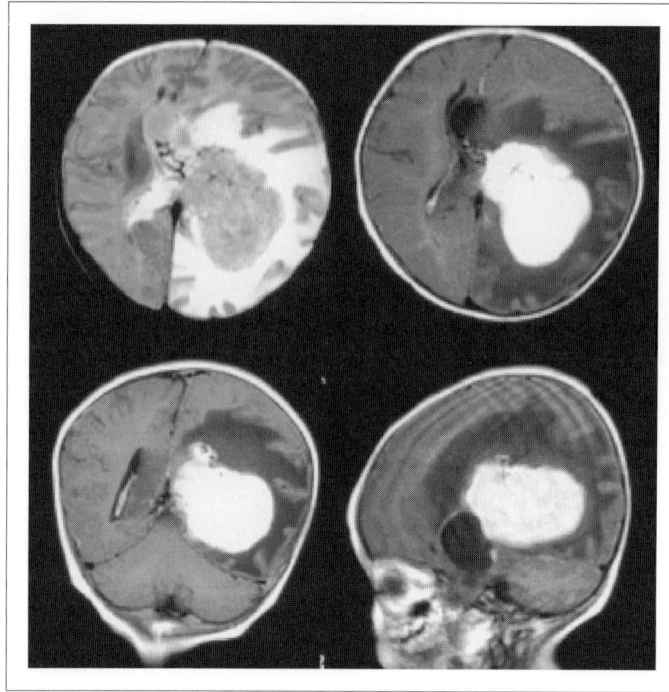

| T2W axial 像 | T1W axial 像 |
| T1W coronal 像 | T1W sagittal 像 |

図13 側脳室脈絡叢乳頭腫
5か月女児。嘔吐を主訴に来院。造影剤により著明に造影される腫瘍の周囲に著明な浮腫を認める。T2強調画像でより鮮明に描写される。脈絡叢乳頭腫であり，全摘しえた。

像で軽度ないし中等度高信号。

(3) 脳幹神経膠腫：びまん性ではT1強調画像で低信号，T2強調画像で高信号，部分的な悪化では造影効果あり(図11)。

(4) 頭蓋咽頭腫：T1強調画像では，囊胞は多くは低信号だが，内容液により信号強度はさまざまで高信号のものもある。充実性部分は等信号，T2強調画像で高信号で，境界は明瞭。石灰化像はCTで描出する(図12)。

(5) 神経上衣腫：T1強調画像で不均一な低信号，T2強調画像で不均一な高信号，不均一な造影効果。

(6) 視神経視床下部神経膠腫：T1強調画像で等信号，T2強調画像で高信号の視神経，視交差から視索の腫大

(7) 鞍上部胚芽腫：T1強調画像で等～低信号，T2強調画像で等～高信号

(8) 脈絡叢乳頭腫：T1強調画像で等～軽度低信号，T2強調画像で高信号と網目状のflow void(血流による低信号)あり，造影効果が著しい(図13)。

胸部

青木　克彦
静岡県立こども病院／医長

1．超音波検査

簡便で放射線被曝や疼痛を伴わず動画としても観察できる画像検査として，超音波は小児にとって最もふさわしい検査手段であるが，超音波がガスや骨を通さない特性より，胸部におけるこの検査の適応は心臓を除いて限られる。心臓以外の検査では通常鎮静はしない。

a．検査の適応

1）皮下から壁側胸膜までの胸壁の腫瘤性病変

下部頸部，鎖骨上窩や腋窩を含めて，皮下のリンパ節腫脹や外表から触知する皮下組織，筋肉内や壁側胸膜外の軟部組織の腫瘤性病変の検索が超音波で可能である。同質の細胞成分で腫大したリンパ節は周囲組織よりも音響学的に均一な低エコーとして描出され，一見囊胞と勘違いされることがあるので注意を要する(図1)。炎症や反応性の良性腫大と悪性リンパ腫のエコー上の鑑別は困難であるが，隣り合わさって累々と集簇したリンパ節腫

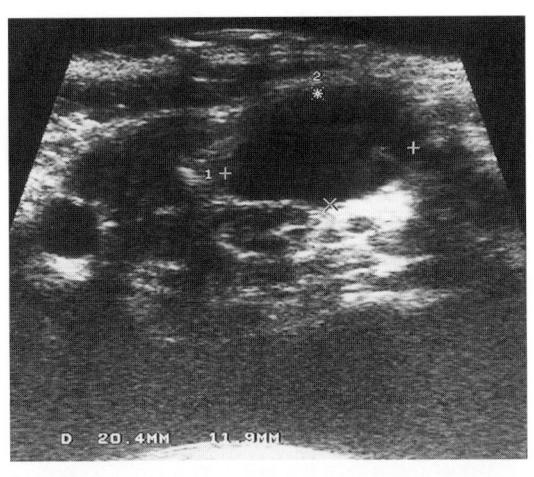

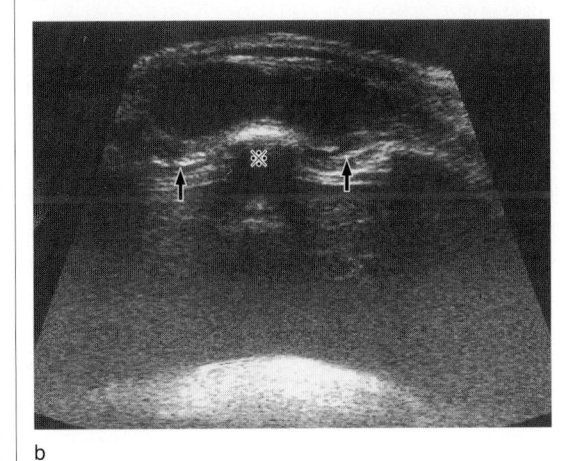

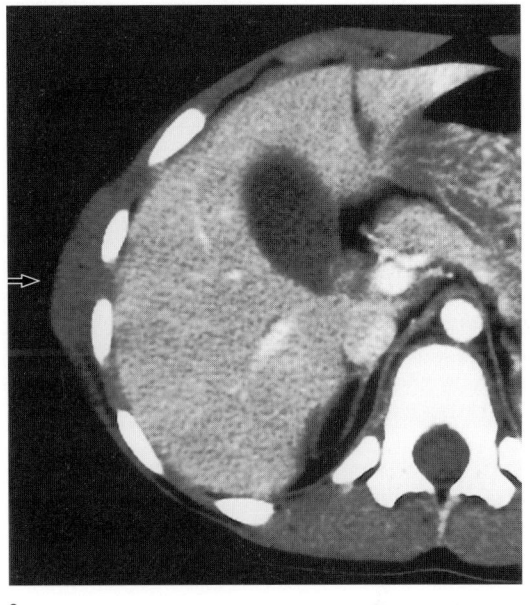

図1 胸壁腫瘤の超音波とCTによる鑑別
a. 10歳男児，発熱と倦怠感。非ホジキンリンパ腫（縦隔原発）。
超音波，左鎖骨上窩横断像：腫瘤の内部はほぼ無エコーであるが，後縁の後面エコーの増強はみられず，腫瘤は音響学的に均一な充実性成分であることを示す。
b. 5歳女児，3日前より右側胸壁腫脹。胸壁皮下リンパ管腫。
側胸壁の超音波，横断像：腫瘤の内部は均一な無エコーで後面エコーの増強（矢印）から，囊胞とわかる。※は肋骨を示し，後方エコーが消失してエコーがすべて反射され，骨であることを示す。
c. bと同じ患児の経静脈性造影胸部CT（部分）。
右側胸壁の皮膚と肋骨の間の皮下に均一な低吸収域の腫瘤（矢印）が存在し，造影はされない。CT像では囊胞か造影されない充実性腫瘤かの鑑別は困難である。

大は悪性を疑う。リンパ管腫はリンパ腫よりもさらに均一な低エコーや隔壁がみえ，液体を超音波が通って音響抵抗の異なる境界面での後面エコーの増強が特徴的で，これが均一な細胞成分を持つ充実性腫瘤との鑑別点であり，腫瘤が囊胞性か充実性かの鑑別は超音波が鋭敏である。肋骨自体は超音波で描出しにくいが，骨より周囲の軟部組織に進展した病変は検出可能である。骨髄炎と腫瘍（Ewing肉腫など）との鑑別は，超音波では困難であるが，探触子による圧迫での圧痛の訴えは炎症性病変を疑う。

2）胸腔内液体貯留（胸水）

胸壁や横隔膜の肺の間に均一な低エコーとして液体の貯留を，患児を背臥位のままで超音波では単純X線よりも鋭敏に検出できる（図2）。しかし貯留液が，濾出液，滲出液，乳び液か血液であるかは，画像上鑑別は困難である。背部の低い位置にdebrisの貯留がみられれば，臨床症状と共に膿汁の貯留が考えられる。

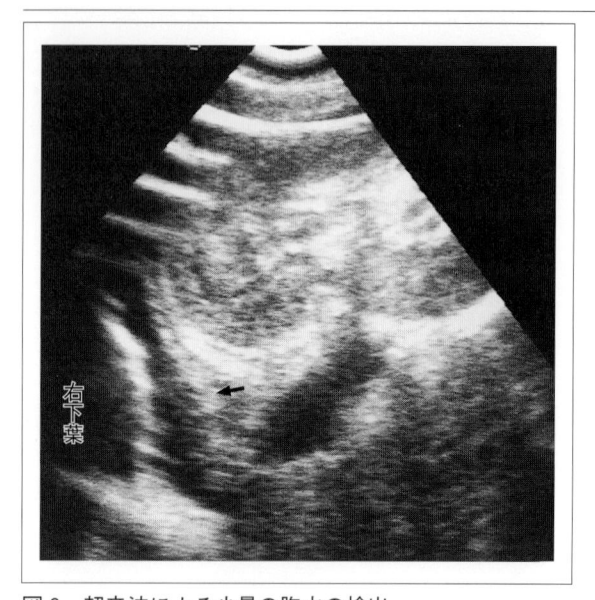

図2 超音波による少量の胸水の検出
8歳男児．心臓手術後外来での観察，無症状．
超音波，右側背部から走査の矢状断像：呼吸運動を示す右下葉と横隔膜（矢印）の間に帯状の無エコーが見え，右肺底部に少量の胸水の存在を示す．同時期に撮られた胸部単純X線像では，胸水存在の所見が得られていない．少量の胸水の検出には超音波が鋭敏である．

3）心臓を含む縦隔病変

各種の心内外奇形疾患や弁の動きの観察は，現在のところ簡便に血流まで知ることができる検査としては，超音波が最良である．心大血管の超音波検査については，本項では割愛する．

小児ではまだ骨が未完成なので，薄い胸骨や肋骨を通して前縦隔病変を検索できる．上縦隔腫瘤として，リンパ節や正常胸腺は均一な低エコーとして，腫瘍性胸腺や奇形腫は一部不均一なエコーとして，異所性甲状腺は均一なややエコーのある腫瘤として検出される．

中縦隔病変は超音波では解剖学的に観察が困難であるが，後縦隔病変は傍脊椎腫瘤として背中側からや上腹部から肝を音響窓として頭側に向けて超音波の走査を行い，特に神経芽(節)腫などが検出可能である．

b．一般的に超音波で検査に不適応の病変

含気のある肺内病変は困難であるが，液体で肺胞が満たされた肺内の嚢胞や硬化肺の内部は観察できる（図3）．胸膜腔にガスが貯留した気胸は超音波では検出できないが，ガスの部分を介さないように超音波を通せば，気胸とともに溜まった胸水を検出できる．

2．胸部単純X線撮影

胸部単純X線像は，立位でも背臥位撮影でもX線束がまっすぐにこちらに向かってくる正しい方向で，十分に息を吸い込んだ吸気相の画像を読影する．不十分な吸気相や呼気相では，心大血管などの縦隔陰影の横径が大きくなり，肺野の気管支血管陰影が増強して，病的所見と鑑別できない．呼気相と吸気相の最も簡単な注目点は，気管が彎曲しているか否かである（図4）．気管の彎曲は通常左側大動脈弓のため右側に凸の形を示す．逆に気管のたわみや圧排の形から大動脈弓がどちら側なのかを知ることもできる．

頸の定まっていない児や立てない児では背臥位前後方向撮影を，立てる児では立位後前方向撮影を原則とし，初回は頸部から上腹部（肝や胃泡を十分に入れる）を照射野に入れる（図5）．立てない児をむりやり立たせても，体位がゆがんだり介助者が被曝したりして，それまでして得た画像の情報よりも不利益のほうがはるかに多いので行わない（図6）．よく用いられる心臓胸郭比の計測は，背臥位では体の前側にあってフィルムから離れる心臓が拡大し，小児では腹部が大きく横隔膜が挙上して呼吸が浅くなるので，肺が十分に膨らまず肋間も広がりが悪く胸郭も広がらないので，心臓胸郭比の計測値に信頼性はない．特にポータブル装置による撮影は，X線の出る焦点とフィルム距離が十分に取れず，フィルムと被写体の間隙が大きいので，心臓の拡大率が増加して心臓胸郭比の計測値の再現性はまったくない．

a．側面方向撮影の適応

後咽頭膿瘍や気管・食道異物の観察，中葉症候群などの中・下肺野の部分的無気肺などで，病変の把握が可能である．原則として見たい患側をフィルムに近い方向で撮影するが，実際には逆方向からでも診断に差し支えるほどの画質低下はないので，患児の撮りやすい方向に任せてもよい．正面像で見られた上肺野や上縦隔病変は，肩の陰影により病変部が陰になり側面像では見えないので，撮影は無意味で被曝分有害である．正面像で見える肺野の浸潤陰影は，側面像では両肺が重なり専門的な徴候を知らないと病変を捉えることが困難であるので，画像診断を専門に行い側面像の読影法に熟知している医師以外は，ルーチン検査としては無考えには行わない．

b．検査の適応

1）皮下組織，筋肉，肋骨・胸椎や壁側胸膜外軟部組織の胸壁の病変

皮下軟部組織を観察したい場合には，管電圧や管電流を通常の肺の撮影と変える必要があり，依頼医は撮影目的を正確に撮影者に指示する必要がある．近年デジタル画像撮影が普及し，撮影後処理でも表示条件を変更できるようになった．胸壁の皮下の軟部腫瘤内に輪形や丸い粒状の石灰巣が見えるときは，血管腫などが考えられる

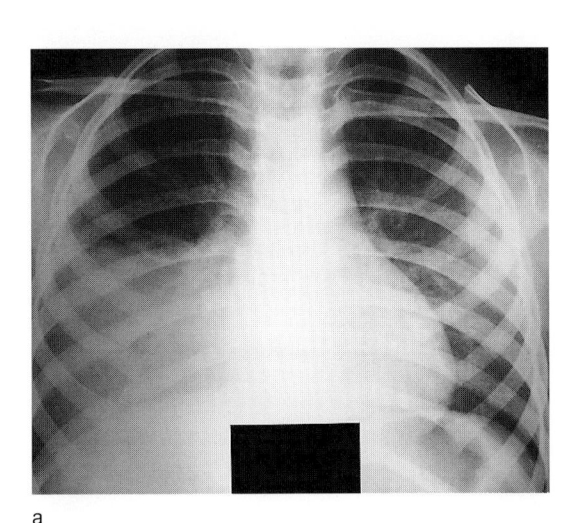

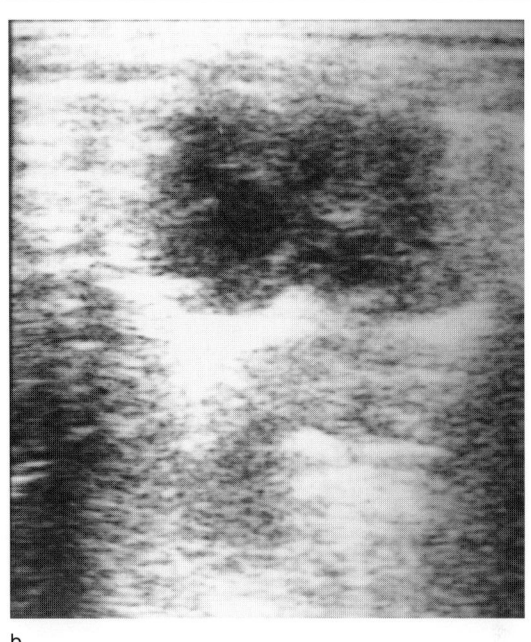

図3 先天性嚢胞性腺腫様奇形
4歳女児。咳、発熱。
a．胸部単純X線，背臥位前後像：右下肺野に辺縁が比較的明瞭なX線の透過性の低下した所見を認める。
b．背部右側よりの超音波走査，矢状断像：呼吸運動で移動する高エコーの右下葉内に，ほぼ均一な低エコーの占拠性病変があり，後面エコーの増強を認めることから，肺実質内の嚢胞内に液体が貯留していることがわかる。

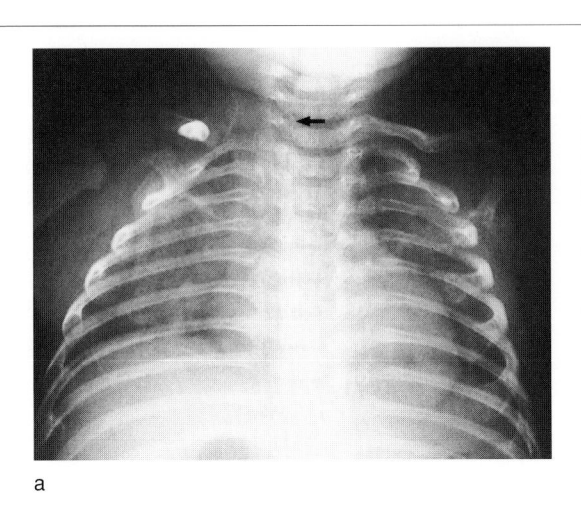

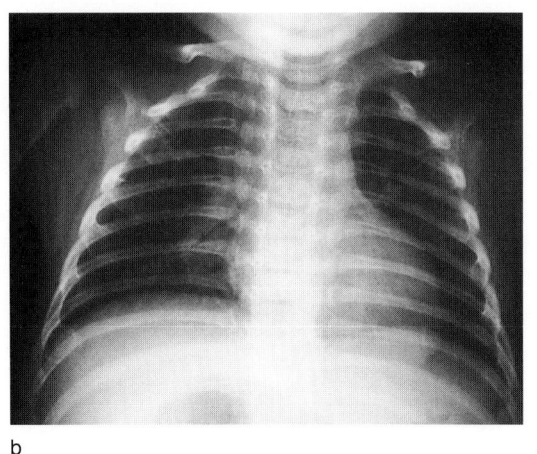

図4 呼気撮影 VS. 吸気撮影
1歳男児。鼠径ヘルニア手術前チェック。
胸部単純X線，背臥位前後像，a：呼気相，b：吸気相
a．横隔膜が挙上し，心臓の横径や肺血管陰影が増強している。気管は大動脈弓の反対側である右側に凸の彎曲を示す(矢印)。
b．横隔膜は低くなり，心臓の横径や肺血管陰影は減少して見える。気管はまっすぐに走行している。

が，それ以外の腫瘤では，囊胞と充実性腫瘤との鑑別は困難である。肋骨や脊柱の変形，骨融解や骨膜新生などの所見はX線画像ではたいへんよく観察できるので，骨の部位にも注意を払う習慣をつけたい(図7)。

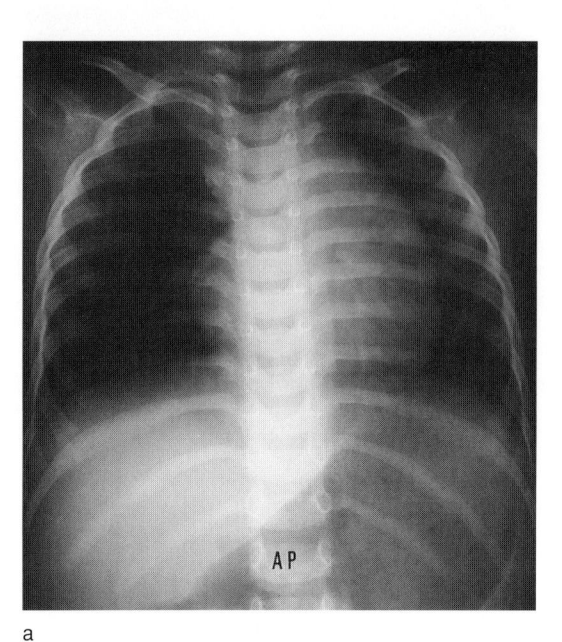

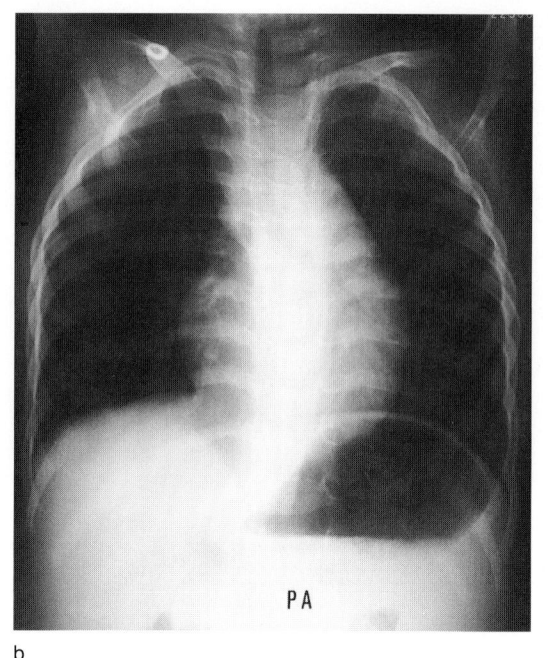

図5 胸部単純X線正面像，背臥位 VS. 立位
2歳男児。同一人物の吸気相。a：背臥位前後像，b：立位後前像
a．胸腺や心臓は横径が増加し，横隔膜が高い。
b．縦隔陰影は細く横隔膜は低くなり，肺野はより明るく見える。
臥位と立位では心臓胸郭比は当然異なる。

2）胸膜腔の病変

胸膜腔内液体貯留は，立位では肋骨横隔膜角の鈍化や肺の外側縁と胸壁の間隙が増加する徴候で検出できるが，背臥位では背側に溜まった少量の胸水では肺の含気と重なりわかりにくい。正しく正面で撮られた画像で，左右の肺野の明るさが低下した側に胸水貯留を疑う。胸水貯留を疑う側を下にした側臥位正面像にて，下になった側胸壁と肺の間に移動させた胸水を描出させることができる。立位撮影像でも肺底部と横隔膜の間に胸水が貯留して肋骨横隔膜角が鋭角に見える場合があり，一見横隔膜の位置が高く見える（図8）。超音波では患児を背臥位にしたまま，少量でも胸水を検出できる（図2）。超音波と同様に貯留した胸水の性状を単純X線像で鑑別することはできない。

胸膜由来の腫瘤は通常肺と接しているため，気胸が合併して肺と胸壁が分離していないと，肺内病変かどうかの鑑別は困難なことが多い。腫瘤の立ち上がりが胸壁側に広基性の形態を示せば，胸膜由来が疑われる（図9a）。一方，胸壁に近い肺内腫瘤では，その周囲を肺が細く嘴状に腫瘤を取り囲んでいる場合は，肺内病変を疑う（図9b）。

3）縦隔の病変

縦隔幅の拡大や既存の心臓や気管の偏位により，占拠病変を知る。内部の性状は正面像では胸椎に重なり評価困難なことが多いが，CTの普及した今日では，骨を避けて腫瘤内の石灰巣の有無を見るために側面像を追加撮影することは無用である。

〔小児でよくみられる縦隔腫瘍〕
①前縦隔：リンパ腫，胸腺（奇形）腫，異所性甲状腺
②中縦隔：リンパ腫，気管支嚢胞，異所性進展性胸腺
③後縦隔；神経（節）芽腫，胸郭内腎臓，食道裂孔ヘルニア

4）肺内の病変

両側肺野に病変が見られるものとして，間質性陰影の増強では，気管支肺炎，心・腎・肝不全によるうっ血肺や代謝性疾患を，肺胞性陰影では新生児呼吸窮迫症候群（IRDS）や急性呼吸困難症（ARDS）など，血行性散布による病態としては，ウイルス性肺炎や菌血症による膿瘍，粟粒結核やまれに転移性腫瘍などがある。

肺野の肺動脈と気管支は伴行しており，それらの輪切り像の直径は正常では等しい。肺動脈径が気管支径より太い場合には肺血流の増加する病態を，気管支径のほう

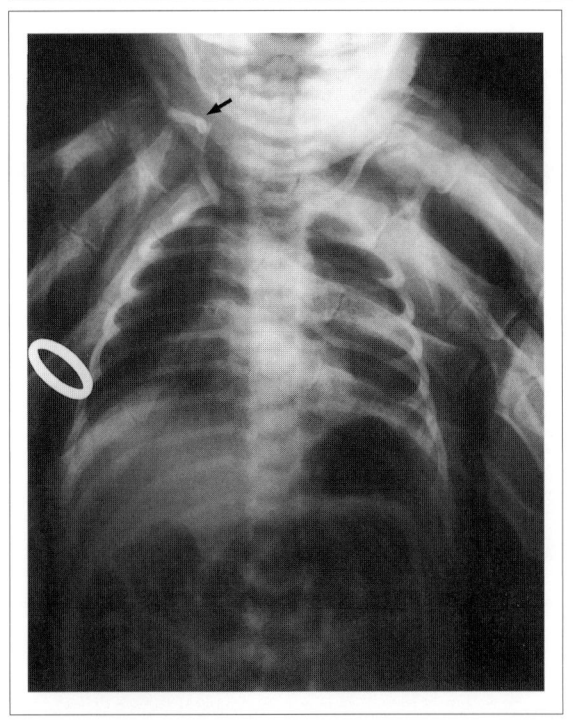

図6　むりやり立位像
新生児男児。発熱。
X線画像上所見はない？：立位撮影の依頼が出ていたため、撮影者は犠牲的精神を発揮して介助しながら胸部撮影をしている。肺野の評価は困難であり、右鎖骨骨折（矢印）を悪化させる可能性がある。介助者の放射線障害が出現すれば、依頼した主治医が全責任を持つべきである。

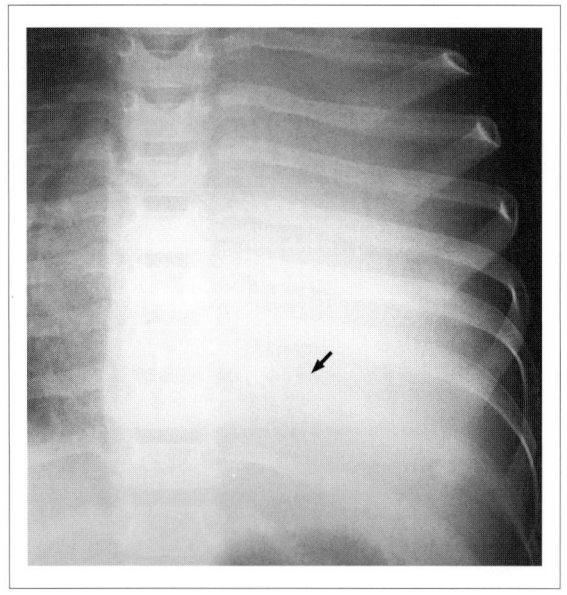

図7　Ewing 肉腫
2歳男児。1週間前より咳嗽，発熱。
胸部単純X線，背臥位前後像：左胸郭内を占める腫瘍があり、心臓は右に偏位している。左第9肋骨の近位部が消失して溶骨（矢印）が見られることから、胸壁由来の腫瘍が疑われる。

が太い場合には気道の慢性閉塞性疾患の疑いを持つ（図10）。

片側肺野に病変がみられるものでは、経気管支感染による細菌性肺炎や無気肺、先天性疾患としての分画症、先天性嚢胞性腺腫様奇形、食道裂孔ヘルニアや横隔膜ヘルニアなどがある。

5）気管支異物の誤飲

誤飲後2〜3日以内では、気管支異物によるチェックバルブ機構により、末梢の呼気障害が生じる。このため患側の肺が収縮障害を起こして、吸気相よりも呼気相でX線透過性の亢進のため肺の明るさの左右差が明らかになる。異物誤飲の検査として従来より吸気と呼気の正面像の撮影が依頼されてきた。日常的に小児の撮影の少ない施設では、小児の短い時間の呼気相の撮影に不慣れで、再撮影による被曝の増加や患児への負担が増加しがちである。左右の側を下にした体位にて慣れている呼気時よりも時間の長い吸気時の側臥位胸部正面撮影を行えば、低くなった側は重力の影響により自然に非吸気になり、上側は運動制限がないので本来の吸気になる。X線写真上明るく見える気腫様の変化を残す下側になった肺の気管支内に異物が存在することが容易にわかる（図11a，b）。異物のほとんどがピーナッツであるので、MRIですぐに検査可能な施設ではピーナッツに含まれる脂質がT1強調像にて高信号を呈することより直接異物を描出することができる（図11c）。

c．検査の非適応

胸部単純X線撮影が以下の理由を上回る利益が患児にない場合には、ルーチンとして用いるべきではない。
①胸部伝染性疾患の流行がない地域での集団健康診断
②無症候者で理学的所見のない入院時や麻酔術前検査
③妊娠の可能性のある者

d．胸部断層撮影

かつて、胸部異常所見の精査としてX線断層撮影が行われたが、得られる情報の質的な評価においてX線CTを凌駕しないので、CTが普及した現在患児の不利益を考慮するとX線断層検査の正当性はない。

e．胸部透視

1）検査の適応
①横隔膜の動き
②側面像による呼吸時の気管の口径の変化
③心膜欠損による呼気時の心の部分的逸脱
④冠動脈瘤の石灰化の確認

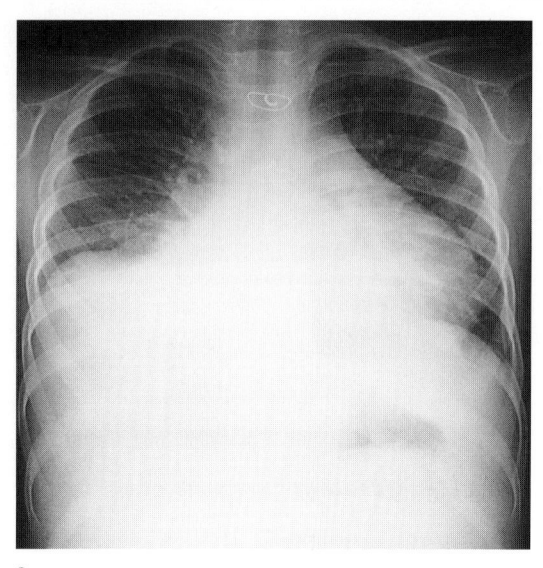

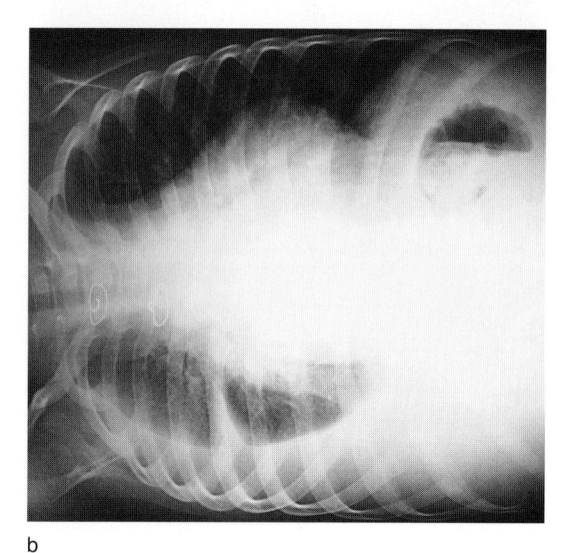

図8 右肺下胸水貯留
3歳男児。心臓手術後外来での観察，無症状。
a．胸部単純X線，立位後前像：右横隔膜が高く，その頂点は鎖骨中線よりも外側に位置している。右肋骨横隔膜角は鋭角である。気管の彎曲はなく呼気相撮影は否定できる。
b．右下側臥位前後像：右肺と胸郭の間に多量の胸水の存在がよくわかる。

⑤X線に写る弁など異物の動きの観察

いずれも数秒の透視をビデオ録画して，これを繰り返し再生して観察診断に用いる。いたずらに長時間の透視を行い，モニター上での議論や思考は慎む。

3．X線CT検査

撮影条件に関しては本項では割愛するが，依頼する医師は見たい病変が肺野か縦隔か胸壁かなどを明確に伝えて，これらに適合した画像処理関数で撮像する。一般に肺野の微細な観察でないかぎり，縦隔条件で撮像して観察 window を広げて肺野を描出することが，小児の肺野の観察に適しているが，どのような関数を用いるかは撮像機種やソフトに依存する。検査時間が高速化したとはいえ，安静を保つために鎮静剤の使用が必要なことが多い。胸部単純X線像で下肺野の限局性病変では，肺門から横隔膜側を撮像すればよく，無考えにどの症例にも肺尖から横隔膜までの断層撮影をして被曝量を増加させるような愚かなことはしてはならない。息止めのできない小児では，いたずらに薄い断層厚で撮像しても意味がなく，呼吸による移動により上下関係の画像が逆転したり，無益な被曝量が増加する。自然呼吸状態では5～10mm厚が適当である。

基本的に得られる画像は体軸に横断する画像であるが，近年再構成画像による3次元画像が得られるようになった（図12）。3次元画像は素人目にもわかりやすいが，合成計算画像で人工産物を含むので，質的な診断には本来の横断原画像を踏まえての読影が大切である。

a．経静脈性造影の適応

びまん性の肺野の間質の変化や単純な囊胞や無気肺を見るには，経静脈性造影の適応はない。石灰巣を知りたいときには造影はしない。

造影の絶対的適応（造影CTを行うときは非造影CTは胸部では不要）

①肺門リンパ節の腫大を確認したいとき：肺動脈との分別（図13）
②病変と心臓や大血管との関係を知りたいとき
③肺内，縦隔や胸壁の腫瘤性病変
④血管病変の疑いや肺分画症を疑ったとき

b．検査の適応
1）胸壁の病変

囊胞性病変で部分的にも造影されれば，リンパ管腫より血管腫が考えられるが，造影されないからといって血管腫を否定はできない。リンパ管腫は隔壁が造影されても腫瘤内部が周囲の筋肉などよりもCT値が高いことはない。膿瘍では周囲が不均一に造影されることが多い。筋肉や肋骨由来の腫瘍では，軽度造影されるがMRIの

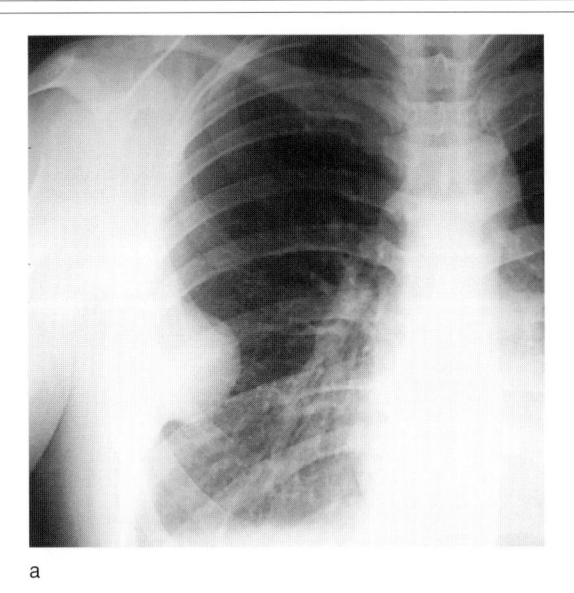

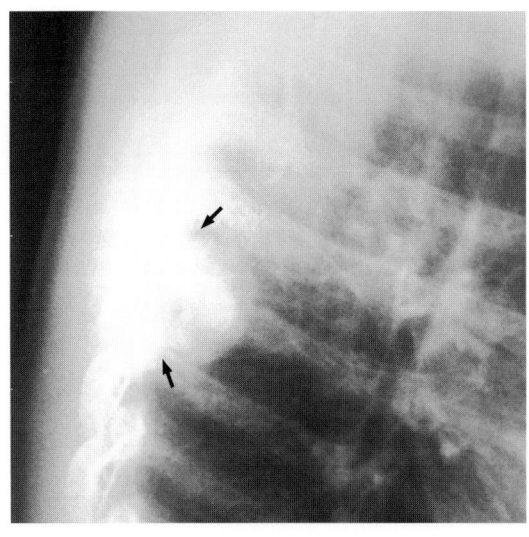

図9 胸壁と腫瘤隣接する腫瘤の関係
a．17歳女児．2年前に左大腿骨骨肉腫で切断術，経過観察．骨肉腫の胸膜転移
胸部単純X線，立位後前像：左中肺野に突出する丸い腫瘤の基部は広い裾野を持ち，胸壁由来を示す．
b．1歳男児．停留精巣手術前チェック，肺内単純性嚢胞内液体貯留
胸部単純X線左右方向側面像：左S6に丸い腫瘤があり，胸膜とは鋭角な肺組織で接しており(矢印)，肺内病変とわかる．

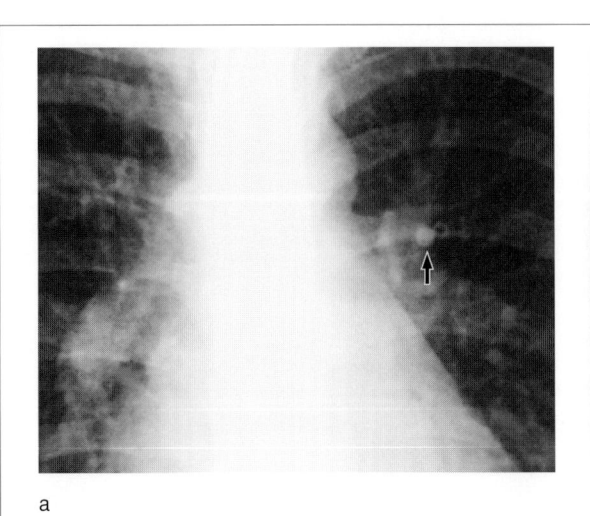

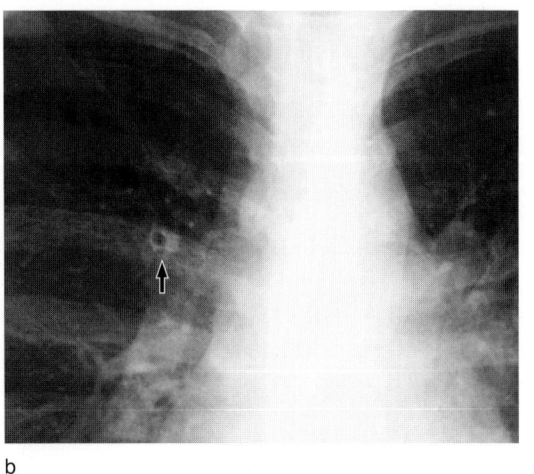

図10 気管支と伴行する肺動脈との関係
胸部単純X線，立位後前像．a：2歳女児．心室中隔欠損症，b：2歳女児．気管支喘息．
a．左肺門近くに見えるA3bとB3b(矢印)の口径は，白く塗り潰されて見える肺動脈のほうが血流増加があるため太く見える．
b．右肺門近くに見えるA3bとB3b(矢印)の口径は，中空に見える気管支のほうが，気腫や気管支拡張があるため太く見える．
正常肺では伴行する気管支径と肺動脈径は等しい．

造影能に比べその程度は低い．

2）胸膜腔の病変

　胸水のみならず気胸がCTではよくわかる．急性期の膿胸では厚くなった胸膜が造影される．まれに胸膜由来の悪性腫瘍が小児でみられ，病変は不均一に造影される．

3）縦隔の病変

　心臓や大血管と病変を区別するために造影が必須であ

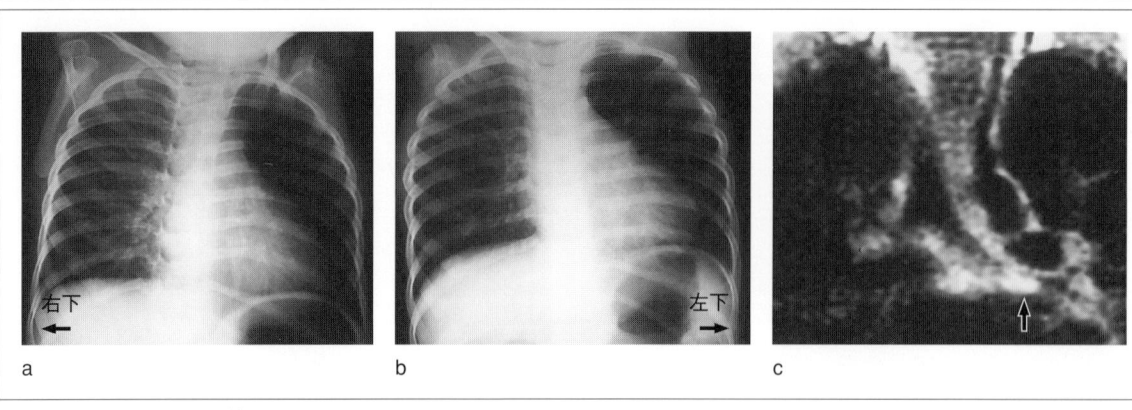

図11 ピーナッツの誤飲
1歳男児。ピーナッツを食べてむせている。
a．胸部単純X線，右下側臥位前後方向吸気相像
上側になる左肺は運動制限がないので十分な吸気が可能で，右肺に比べて含気が良い。
b．胸部単純X線，左下側臥位前後方向吸気相像
下側になる左肺は運動制限を受けてもaの右肺のように含気不全にならず，含気が良い状態を示す。すなわち左肺には気腫がある。
c．胸部MRI T1強調冠状断像
左主気管支内に脂肪成分を含むピーナッツにより高信号を示す結節(矢印)が認められる。

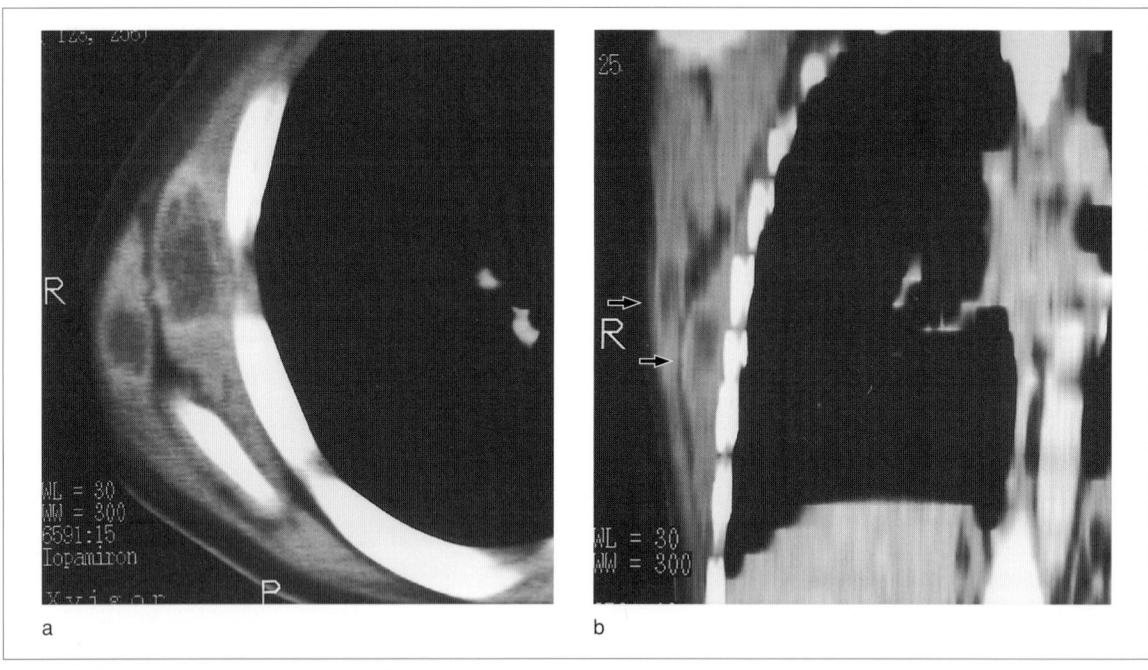

図12 胸腺発生の卵黄嚢腫腫瘍の右胸壁転移
14歳男児。胸痛。
a．経静脈性造影胸部CT軸位横断像，縦隔条件表示(部分)：右側広背筋と前鋸筋内に周囲が不整に造影される低吸収域の病変を認める。
b．軸位横断像より多断面再構成冠状断像：右胸壁の筋肉内の病変の頭足方向への広がりや形がわかりやすい(矢印)。

る。腫瘤部と周囲の結合織などとの境界が鮮明になる。心・大血管の異常は3次元表示などでわかりやすい。後縦隔腫瘤では神経原性が多いので，CT画像で脊椎や肋骨の骨と脊椎管内との関係もよくわかる。

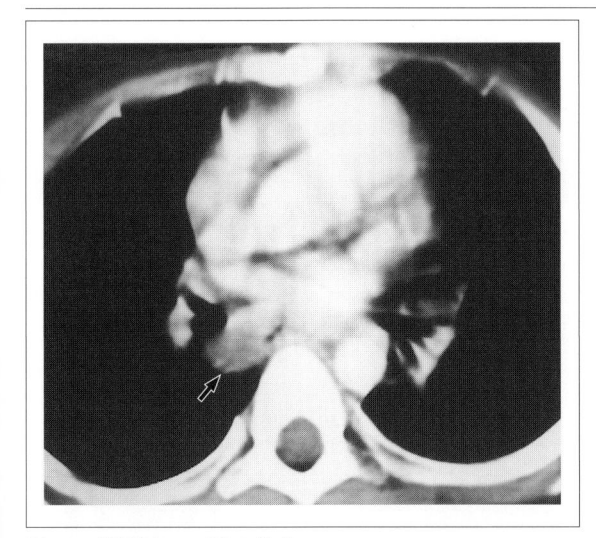

図13 肺門リンパ節の検索
6歳男児。慢性肉芽腫症があり微熱が2週間続く。
肺門リンパ節の腫脹。
経静脈性造影胸部CT、縦隔条件表示：右肺門の背側に造影
された心臓や血管とは造影されない腫瘤（矢印）がみえ、リ
ンパ節の腫脹とわかる。造影剤を用いないとリンパ節も血管も
同様な吸収値を示し、CTの画像上区別がつけられない。

4）肺内の病変

CTでは気管支や肺動脈の分布や含気状態がよくわかる。単純X線像と同様に伴行する気管支と肺動脈の太さが等しいのが正常であり、気管支内腔が広く壁が厚いと気管支拡張を、肺動脈径が太いと血流増加や怒張を疑う。慢性肺高血圧症では肺門部よりの中枢側の肺動脈径が太く肺内の末梢の肺動脈が細くなり、肺は間質の線維性変化によりコンプライアンスの低下から過膨張による含気増加がみられる。

単純X線像でみられた肺野の病変が、CTでは肺門側の中枢側か胸膜寄りの末梢側かの分布の観察や囊胞病変の広がりが把握できる。肺分画症や肺静脈還流異常症などでは、異常血管の走行が造影にて、よくわかる（図14）。

c．CT検査の禁忌

妊娠の可能性を除いて禁忌はない。過去の既往の有無にかかわらず造影剤静脈注入による副作用は予知できない。鎮静剤によるものも含め最悪の副作用が起こる可能性を常に念頭に入れて、<u>万全の対処ができる環境下でCT検査を行う</u>。

4．MRI検査

最新型の機種では撮像時間が非常に短縮されたが、まだ旧型の機種を使用している施設も多く複数の画質の異なる画像も得ようとするため、一般にCT検査よりも検査時間がかかり、長いガントリーの中に横たわるので、小児では鎮静を必要とすることが多い。MRIの利点として放射線被曝がない、任意の断層面が得られる、造影剤を用いなくてもある程度の太さまでの血管を同定できる。またCTよりも組織分解能が優れている。しかし、CTで鋭敏な<u>石灰像はMRIでは不明瞭</u>である。

胸部でのMRIの撮像断面は、呼吸や心拍による背腹側方向への動きがあるので、概観的に観察できて視野が広い冠状断像が、胸部正面像と対比できて基本になる。T1とT2強調像が基本であり、次に述べる造影適応の場合には、さらにT1強調造影像を追加する。CTと対比したり水平方向での病変の広がりを知りたいときは横断像を撮るが、呼吸や心拍による画質低下が起こりやすい。横隔膜と病変との位置関係を知りたいときは、矢状断像が有用である。いずれも撮像時間の総計や造影のタイミングでのいろいろな制約があるので、<u>依頼医は診断での知りたい内容を端的明瞭に伝えて、放射線専門医に撮像法をゆだねるべきである</u>。

a．経静脈性造影の適応

CTでは血管の位置関係と病巣の血行状態を見るために造影剤が用いられたが、MRIでは血管腔は通常の撮像法では無信号として造影剤の使用の有無にかかわらず認識でき、CTのように造影剤による血管の内腔は造影されない。造影剤の使用目的は主に病巣の血行状態を観て、充実性腫瘍や炎症巣などへの血行動体を知ることにある。造影剤は緩和時間の短縮効果をきたすことで信号変化を起こさせているが、この作用を利用して血管を見やすくするなどの撮像方法に用いることもある。しかしこれは小児の胸部MRIでは一般的ではなく専門領域に属するのでここでは述べない。

b．検査の適応

MRIでは軟部組織の分解能が良いので、どの組織由来の病変であるかがわかりやすい。肋骨などの骨自体はCTのほうがよくわかるが、軟骨部分や骨髄の変化はMRIのほうが描出能が優れている。特に脊柱やその内容の精髄、椎間孔などは矢状断像や冠状断像などで頭足方向によく観察できる。

1）胸膜腔の病変

横隔膜面を含む冠状断像や矢状断像が胸膜腔の全体的な観察に適しているが、呼吸や心拍による動きの影響を受けやすく撮像時間が長いため、CTよりも画質が劣ることもある。

2）縦隔の病変

MRIでは冠状断や矢状断にて縦隔内の構造物である気管、心臓や大血管と病変との位置関係が把握しやす

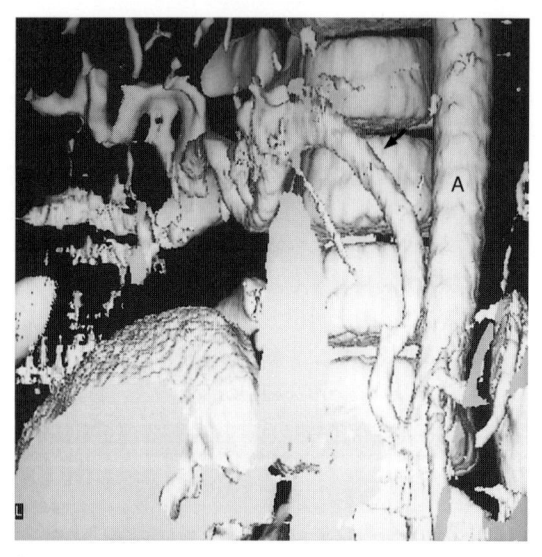

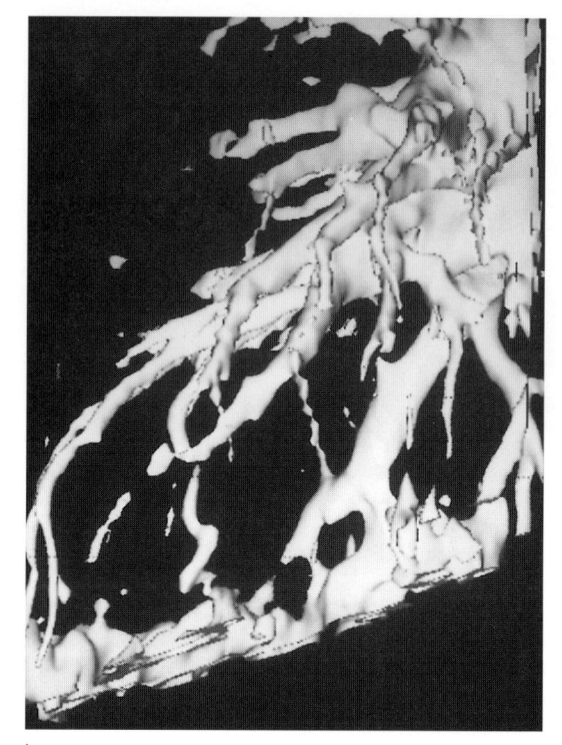

図14 気管支肺分画症
2歳男児。繰り返す肺炎。
経静脈性造影CTからの3次元画像，a：動脈について作成，b：気管支について作成
a．腹部大動脈(A)から分枝した異常動脈(矢印)が，右下肺野にうねって分布している。
b．正常な肺門から右下肺野への気管支の分布がみられない。

い。造影剤を用いても流れのある心臓や血管内腔は無信号としてみえるので，病巣部分の造影の有無がCTよりもわかりやすい。

3）肺内の病変

呼吸や心拍による動きにより，撮像時間の長いMR画像は撮像時間の短いCTに比べ画質が劣り，現時点では肺野の微細構造はCTを凌駕するほどMRIではまだ引き出すことができない。しかし近い将来には動きの補正のソフトや撮像時間の短縮の開発が進めば，MRIのほうが有用になるであろう。

c．MRI検査の禁忌

ペースメーカー装着，磁性体金属による人工弁やワイヤーなどの埋め込み患児では，心停止をきたしたり，金属によるノイズのため画像が得られないことがある。胚に関してはまだ十分結論が出ていないが，妊娠早期にはMRI検査は避けるべきであるとの勧告がある。

5．気管支造影

かつては気管支や肺野の病変の性状や位置決定のため，小児でも特に外科的治療の前に広く行われていたが，近年CTやMRI画像やさらにそれらによる3次元表示(図14b)や内腔の仮想表示などによる画像が得られるようになって以来，小児にとってあまりにも侵襲的である気管支造影は，気管・気管支軟化症などのごく一部の疾患を除いて，検査の舞台から消えた。X線透視ビデオ画像やCT，MRIによる仮想内視鏡画像などにより，小児の気管支造影は代替え可能と考えられる。

気管支鏡検査に関しては，画像検査から逸脱するので本項では述べない。

a．検査の適応

気管支分岐異常の術前に必須との一部小児呼吸器科医の考えがある。

6．肺血管造影

肺内の動静脈瘻を伴う血管奇形や異所性動脈の確認を

必要とする肺分画症は，造影CTや造影剤なしのMRIにて診断可能である．今後は，肺血管造影は血管内治療の手段として，行われていくことになろう．心臓カテーテル検査を除いて，肺血管造影の診断としての使用は終焉した．

a．検査の適応

血管内治療として，動静脈瘻性血管奇形や血管腫および気管出血に対する栓塞術などである．

7．核医学検査

小児の胸部では，心臓を除いて核医学検査の適応は少ない．放射能を発する薬剤を体内に入れるため，ほかの放射線検査と異なり体内からの被曝がある．各臓器への被曝の計算方法は複雑であるので専門書に譲るが，生体内の被曝は有効半減期に依存するので，「$1/Te=1/Tp+1/Tb$（Te：有効半減期，Tp：物理的半減期，Tb：生物学的半減期）」の法則は一般医師としても記憶しておいたほうがよい．物理学的半減期は使用する核種による．最も多用される ^{99m}Tc は6時間と短いが，^{67}Ga-citrate や ^{131}I はそれぞれ78時間，8日間と長い．生物学的半減期は器官や組織内に残存する放射性物質が，尿，糞便，汗や呼気などの代謝や排泄により半減するまでの時間で，大部分が尿から排出される．新生児では腎機能がまだ十分に完成されていないので，成人に比べて生物学的半減期が長く，腎，肝や循環障害があるとさらに生物学的半減期が遅延する．おむつ使用の患児ではおむつが交換されるまで特に生殖腺への被曝時間が長くなり，おむつを使用していない幼児よりも被曝がはるかに多くなることをよく認識し，核医学検査がその患児に与える被曝などの不利益よりも命を救うための利益のほうがはるかに大きく，ほかに代替検査のない場合に限って行われるべきである．

a．検査の適応

1）神経芽腫の転移巣の全身検索

縦隔原発の神経芽腫の評価に関しては，分化した神経節（芽）腫でも同様な集積があり，悪性はどうかの質的鑑別にはならない．この検査は主に転移巣の全身の検索に用いられるが，保険適用である ^{131}I では被曝が多過ぎエネルギーが高いため画質が悪く，^{123}I はこの疾患の保険適用ではないが，患児のためには被曝が少なく画質が良いことから，こちらを用いることが望ましい．

2）リンパ腫や膿瘍の検索

リンパ腫の分布検索による病期決定や炎症巣の全身検索の一環として，^{67}Ga-citrate が用いられる．

3）肺機能の血流や換気検査

心大血管奇形，血行路変更手術後の評価，肺梗塞，肺気腫あるいは横隔膜ヘルニアの術後の評価などに，右左短絡率や肺血流と換気のミスマッチなどを調べる．

血流評価としては，^{99m}Tc-MAA が，換気評価としては ^{133}Xe-，^{81}Kr- や ^{99m}Tc-ガスなどが用いられる．

4）心筋や心動態の評価

心筋の状態や初回循環時法や平衡時法など，右心室駆出率や右左短絡率などを計算する．心筋評価として，$^{201}TlCl$，^{123}I-MIBG など，心動態評価として ^{99m}Tc-HAS，^{99m}Tc-RBC などが使用される．

5）胃食道逆流のモニター

核種として ^{99m}Tc-milk や ^{99m}Tc-DTPA など経時的にモニター記録に用いられる．これらは機能検査として非侵襲的である時間内を観察するのに適しているが，食道 PH モニターや超音波検査による代替検査も可能である．

6）胸髄での脳脊髄液漏の検査

腰椎穿刺にて ^{111}In-DPTA を脊髄のクモ膜下腔に注入して，脊髄膜瘤や瘻孔を知る方法である．MRIでは見えない小さな孔や漏出を検出するのに優れている．

b．核医学検査の禁忌

授乳している小児科領域の患者はいないと考えるが，乳汁から核種がかなり排泄されることは医師として覚えておいてほしい．放射線核種の貯留する膀胱は子宮に近いので，妊娠早期での核医学検査の禁忌もほかの放射線検査と同様である．使用される薬剤は発熱物質のないことなどを検査の上認可され，アレルギー反応などもほとんどないとされるが，前に述べた内部からの被曝以外にデータ収集のためにある程度の時間の鎮静が必要であり，これによる合併症に注意したい．

腹部

藤岡　睦久
獨協医科大学／教授

1．画像診断検査法とその適応（表）

a．X線単純撮影

超音波の進歩で，腹部の画像診断の第一選択としてのX線単純撮影の役割はかなり減少したが，X線の持つ性質として，石灰化とガスおよび脂肪の描出能が優れていることにより，腹部の種々の病態で必要とされる多くの情報を1枚の写真で提供することができるため，その有用性は高い．1枚だけの写真を撮影する場合，仰臥位で撮影するか立位で撮影するかは撮影の目的で異なる．一般的に腹部全体の状態を把握するには仰臥位撮影が優

表　腹部画像診断検査法の適応

検査法	適応
1. X線単純撮影	
・仰臥位撮影	腹痛, 腹部膨満, 腹部腫瘤, 嘔吐, 下痢・下血, 結石, 異物
・立位撮影	気腹, イレウス
・仰臥位・立位撮影	急性腹症, イレウス
・デクビタス撮影	気腹, 壊死性腸炎
・腹臥位側方向撮影	肛門・直腸奇形
・Wangensteen-Rice法	(現在は行わない)肛門・直腸奇形
2. 超音波検査	
・標準検査	正常実質臓器・血管系解剖の識別, 腹部腫瘤, 肝疾患, 胆嚢・胆道疾患, 膵疾患, 腎疾患, 胃食道逆流, 肥厚性幽門狭窄, 中腸回転異常症
・造影検査	膀胱尿管逆流
・ドップラー検査	腹部腫瘤, 腹腔内動静脈血流
・パワードップラー検査	腹部腫瘤, 腎機能
3. X線造影検査	
・上部消化管造影検査	輪状咽頭無力症, 誤飲, 繰り返す肺炎, 食道疾患, 上部消化管閉塞症状, 上部消化管潰瘍, 上部消化管腫瘍
・小腸造影検査	小腸炎症性疾患, 小腸腫瘍, 小腸重積症, 中腸回転異常症, Meckel憩室炎
・注腸検査	胎便排泄遅延, Hirschsprung病, 胎便栓症候群, メコニウムイレウス, 下部消化管閉塞, 結腸炎症, 結腸腫瘍, 中腸回転異常症
・静脈性尿路造影検査	尿路奇形, 後腹膜腫瘍, 腎盂腎炎, 尿路感染症
・排泄性膀胱尿道造影検査	膀胱尿管逆流, 尿道狭窄, 尿路感染症, 尿路奇形, 生殖器奇形, 尿失禁
・経口性胆嚢造影検査	胆嚢炎
・静脈性胆道胆管造影検査	(現在はほとんど行わない)胆嚢炎, 総胆管拡張症
・内視鏡的逆行性胆管膵管造影	胆道狭窄
・経皮的経肝性胆管造影	胆道狭窄に伴う肝内胆管の拡張
・腟造影	尿路生殖器奇形, 性決定
4. X線CT	
・単純X線CT	鈍的外傷, 急性腹症, 腹部石灰化検索
・造影X線CT	急性腹症, 腹部腫瘍
・ダイナミックX線CT	腹部悪性腫瘍鑑別(動脈系, 門脈系, 静脈系の分離)
・三次元再構成X線CT	CTアンギオ
5. MRI	
・標準MRI	腹部腫瘤
・造影MRI	腹部腫瘤, 肝腫瘍の鑑別
・MRA	血管マッピング, 腹部腫瘤, 奇形
・MRCP	肝疾患, 胆道疾患
・MRU	尿路疾患
6. 核医学検査	
・骨シンチグラフィー	神経芽腫, 褐色細胞腫, 腹部腫瘍の骨転移
・肝シンチグラフィー	肝機能障害, 肝腫瘍の鑑別
・脾シンチグラフィー	脾梗塞
・胆道胆管シンチグラフィー	先天性胆道閉鎖の鑑別
・腎実質シンチグラフィー	萎縮性腎盂腎炎の評価
・胃食道逆流シンチグラフィー	胃食道逆流
・膀胱尿管逆流シンチグラフィー	膀胱尿管逆流
・腫瘍シンチグラフィー	悪性リンパ腫(ガリウム), 神経芽腫(MIBG)
・メッケルシンチグラフィー	Meckel憩室炎, 食道異所性胃粘膜
・FDG-PET	悪性腫瘍

れており，KUB（kidney-ureter-bladder）として膀胱を十分に含めた恥骨部まで撮影する．

　腹腔内臓器は周囲の脂肪層により境されており，肝・脾・腎・膀胱は単純写真でも識別可能であるが，膵は識別不能である．後腹膜脂肪層の解剖学的位置関係を十分に理解して読影する必要がある．石灰化巣は正常の骨構造との識別が必要であり，特に肋軟骨の石灰化との識別が必要となる．ガス像は原則として腸管内のものであり，その形状と位置により，腸管の部位が判定可能であるが，新生児では必ずしも特徴的所見を呈さない．腸管ガスが骨と重なると透亮性骨腫瘍と間違えられることが少なくない．

　立位撮影の利点は，ガスと液体との関係で同じ閉鎖空間内に存在すると分離し，床に平行なX線撮影方向で液面形成が見られることである．臨床的に診断の基準となるのは腹腔内遊離ガスと腸管のイレウス状態である．特に小児の急性腹症では，腸管破裂による遊離ガスの有無，腸管閉塞に伴う鏡面像の描出の有無，および腎結石や虫垂結石，胆石など大きな結石の有無の判定が単純写真の役割と考えられてきたため，腹部単純写真としては歴史的に立位正面像が標準撮影とされてきた経緯がある．しかしながら立位撮影で重要視された遊離ガスの診断能については，横隔膜に接する部分が露出過多となってかえって遊離ガスが見落とされる．また鏡面像についても，特に小児ではイレウスの特有な所見ではなく，通常の胃腸炎でも頻繁にみられる非特異的所見であるため，立位のみの撮影の意義が疑問視され，放射線医学的には一枚のみの撮影ではむしろ仰臥位撮影のほうが標準撮影法とされている．遊離ガスの描出能については立位撮影よりも，左を下にした側臥位正面撮影（ラテラールデクビタス撮影）が，均一な陰影である肝の上にガスが見えるため診断能が高い（図1）．

　腹臥位側方向撮影（クロステーブルラテラール撮影）は患児を上下逆さにして，側面像を撮影するWangensteen-Rice（W-R）法の代わりに撮られるようになった．肛門・直腸奇形では直腸の盲端部の位置で治療の方法が異なるため，その診断は重要であるが，そのための撮影法がW-R法である．出生直後の新生児を上下逆にすることは全身管理上好ましくないとのことで，腹臥位の撮影が行われるようになってきた．

b．超音波検査

　電離放射線を用いていないこと，および画像の質が非常に向上したことから，腹部疾患の画像診断の第一選択として，超音波検査が推奨されるようになった．任意断層画像であるため，術者の技量にその診断能が大きく左右され，画像としての客観性に乏しいことが大きな欠点

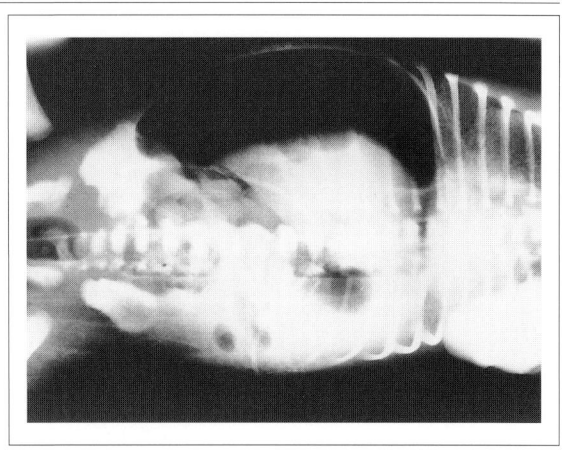

図1　気腹の左下デクビタス撮影像

となる．したがって特に臨床検査技師に検査をゆだねた場合には，読影者は超音波検査のエキスパートである必要があり，検査技師の報告書をそのまま追認する形での報告書作成は，超音波検査の信頼性を著しく減ずるものとして，厳に戒めなければならない．

　超音波検査技術を十分に駆使すると，多くの腹腔内疾患の診断が可能となる．肝・門脈系・胆道系・膵・脾・副腎・腎・骨盤腔臓器・腹部大動脈・下大静脈・腎静脈などほとんどの実質臓器と血管系ばかりではなく，消化管についても多くの情報が得られ，単にスクリーニング的な第一選択検査としてばかりではなく，確定診断的検査法として用いられている．肥厚性幽門狭窄症の診断は超音波診断が確定診断法として確立している．胃食道逆流についても確定診断として利用されている施設もあるが，まだ一般的ではない．微小気泡性の造影剤を用いて膀胱尿管逆流検査が行われており，非侵襲的検査として確立しつつある．骨盤腔内の腫瘤が拡張した膀胱か否かの診断には，超音波検査が確定診断法となる（図2）．

　腹部画像診断検査法として超音波検査は次に行うべき画像検査法の選択に必要な情報を得るのに最適な方法である．

　腹部臓器の大きさ，形状，内部構造については，超音波では液体・軟部組織・脂肪・石灰化などの識別が可能であり，血管との関係などについても熟練した手技でかなり解明することが可能である．しかしながら超音波の反射と減衰という因子だけで超音波濃度が決まるため，超音波検査のみですべて診断しうるとはいえず，その他の画像診断法の物理的性質を利用する必要も生じてくる．

　ドップラー効果を利用して，血流の流速に応じた画像をカラーで提供するカラードップラーは機能的な画像を

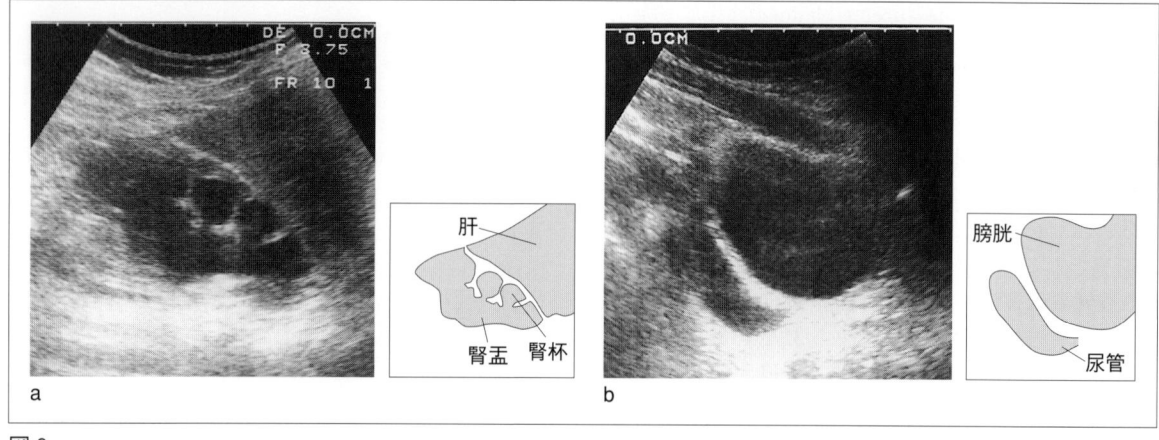

図2
a. 膀胱尿管逆流により拡張した腎盂腎杯の超音波像
b. 膀胱尿管逆流により拡張した尿管の超音波像(造影剤は使用していない)

提供し,門脈や腎静脈の流速を測定することでさらなる診断情報を付与することができる.最近になってパワードップラー装置も用いられるようになってきたが,実質臓器や腫瘍,炎症性組織のうっ血状態などの解明に用いられている.

c．X線造影検査

造影剤を投与して腹腔内の管腔臓器の輪郭を描出し,診断に供する方法が造影検査法である.小児における造影検査は,X線被曝と造影剤の副作用の2つの点から問題となる.特にX線透視装置を用いた場合,被曝は透視時間と比例するため,透視技術の良否がそのまま被曝量に反映される.

また造影検査のなかには超音波検査やMR検査で代喚できるようになったものも少なくなく,それぞれの施設で,現時点で最もリスクの低い検査法を選択する必要がある.

1）上部消化管造影検査

上部消化管造影検査は硫酸バリウム懸濁液という非常に安定した,安全な造影剤を用いる検査法であり,飲み込み運動,食道の蠕動運動および形状,胃の位置・形状および粘膜表面の状況,胃から十二指腸への流れ出しの様子,腫瘍やwebの有無,幽門狭窄の有無,十二指腸の走向と形状,外部からの圧迫の有無などの診断が可能である.新生児・乳児・幼児・年長児と年齢が異なる場合にそれぞれ検査法も異なってくる.また検査の目的によっても検査法を変更する必要があり,目的に応じた検査法を習得する必要がある.順行性に消化管を検索する場合,下部結腸に閉塞がある場合には結腸内でバリウムが固まって強い便秘となることがあり,経口性にバリウムを投与することが禁忌とされているが,回腸末端部より口側の場合には閉塞部をよりよく描出するためにも水溶性ヨード造影剤を用いるよりもバリウム懸濁液を用いたほうがよい.バリウム懸濁液の濃度は重量/容積%（w/v%）であり,100グラムのバリウム粉末を水に溶かして100 mLにしたものが100 w/v%である.上部消化管検査では新生児から乳児では約30～60 w/v%,幼児では75 w/v%程度のものを用い,年長児で粘膜表面の鼻欄や潰瘍性病変を検索する場合には成人と同様の二重造影検査法を用いるため100 w/v%以上のものを用いるとよい.

水溶性ヨード製剤を用いる場合には,その浸透圧が問題となる.高張の液体を体腔内に注入すれば当然周囲の組織から液体を引き出し脱水となる.また造影剤自体も希釈され見えにくくなる.したがって細かな病変を観察する目的に水溶性ヨード製剤を用いるべきではない.また高張のヨード製剤を誤って肺に吸飲した場合,著明な肺浮腫をきたすことが知られており,食道や胃に挿入されたと思われたチューブが気管内にあった場合,造影剤が注入されて著明な肺浮腫で死亡する事故は多く報告されており,注意が必要である.したがって水溶性造影剤が用いられるのは,バリウムを用いることが危険であることが知られている場合に限られる.そのような状況としては食道を含めた上部消化管の穿孔や縫合不全が疑われる場合に限られるが,その場合でも高張の水溶性ヨード製剤よりも希釈したバリウムのほうが安全であるという意見が大勢を占める.

2）注腸検査

注腸検査は肛門からチューブを挿入し逆行性にバリウムを注入して検査を行う.新生児では原則としてバルーン付きの放射線非透過性チューブを用いる.浸透圧を等

張にするため生理食塩水で 30 w/v% 程度に調整したバリウム懸濁液を用いる。胎便で満たされた結腸内に造影剤を注入するにはかなりの圧を必要とし，用手法で注射器を用いて注入する。バルーンを用いる場合には，バルーンの容量に応じた注射器を用意し，挿入前に空気を入れてその大きさを確認し，注射器は接続したまま，空気を一度注射器に戻し，そのままチューブを直腸内に挿入する。バルーンの位置が肛門輪に接する位置で注射器から空気を送りバルーンを膨らませる。チューブを奥まで挿入し，S状結腸内で膨らませ，直腸まで勢いよく引き抜くと直腸S状結腸接合部で破裂が起こることが知られている。Hirschsprung病が疑われる症例ではバルーン付きカテーテルの使用は禁忌とされている。胎便栓症候群では，診断がついた時点で水溶性造影剤を注入することにより，排便を促して治療をかねることができる。胎便イレウスでも同様の手技が用いられる。

3）血管造影

MRアンギオ，CTアンギオなどの進歩で，診断のみのために血管造影を行うことはほとんどなくなり，腎性高血圧症の治療のための血管拡張術や動静脈奇形の塞栓術等の目的での，いわゆる interventional radiology (IVR) として実施されるのがほとんどとなった。

d．X線CT

らせん (spiral, helical) CT および多層断層 (multi slice) CT 装置の開発により，短時間で広い範囲を良質の画像で検査することが可能となり，特に腹部領域においては小児において爆発的な適応範囲の広がりをみせており，そのためCTによる放射線被曝の問題が改めて大きくクローズアップされてきた。腹部の鈍的外傷では，超音波検査よりもCT検査のほうが出血の検出能が高く，また実質臓器の破裂による臓器内出血や腸管破裂に伴う遊離ガスの検出においても，CTのほうがはるかにその検出能が高く，腹部単純撮影に次いで実施すべきであろう。

虫垂炎を中心とした急性腹症の診断では超音波検査が第一選択とされている。超音波検査で不十分である場合にはCTを実施すべきであろう。造影検査が基本であるが，単純CTでも高い診断能を持つという報告も少なくない。

腹部腫瘍の検索の第一選択は超音波検査であるが，精査としてCTを選択するかMRIを選択するかは状況によって異なる。高性能のMRI装置の使用が可能であれば，MRIを選択すべきであろう。

CTは成人を撮影する条件で小児の検査を実施すると過大な被曝を与え，発癌について統計的に無視できないものとなると警告されている。このような警告が出されている以上，それに配慮した検査を行うことが求められており，小児用に定められた撮影条件を用いて検査を実施しなければならない。

三次元再構成CTについては，血管造影の代喚として利用可能であるが，MRAで観察困難な場合がその適応となろう。

e．MRI

MRI装置の進歩と撮像シーケンスの開発に伴い，小児の検査で弱点とされた撮像時間についてはほぼ解消されてきた。しかしながら自由に動き回る子どもを撮像することはできず，患児を抑制したり鎮静したりする必要がある。また強い磁場を用いることによるリスクについては解明されていないこともあり，小児への適応は慎重になされなければならない。しかしながら患児の生命を脅かすような状態においては積極的に利用すべきである。またほかの検査との比較でリスクが明らかに低いと考えられるものについては積極的にMRを用いるべきであろう。腹部については通常のMR検査は腫瘍の検索には積極的な役割があるが，その他にむしろ血管・胆道系・尿路系の疾患の検索に有用であることが知られつつある。血管については血液の流れを画像化する方法のほかにX線検査と同様に造影剤を用いる方法が積極的に利用されつつある。細い血管の描出には非常に威力を発揮し，通常の血管造影検査とほぼ同等の情報が得られる。胆道系と尿路系の検査について用いられるのは「水イメージ」と呼ばれるものであり，水を画像化し，それを三次元画像として表示するため，胆道系および尿路系の検査では造影剤を用いずに検査が可能である。放射線被曝がなく，三次元画像が得られ，造影剤の副作用も考慮する必要がないことから広く利用されつつあるが，MR装置の数的また人的な利用制限と検査費用との兼ね合いで，なかなかX線検査に取って代わられていないが，将来的には機能情報も加えて，静脈性胆道造影検査と静脈性尿路造影検査はすべてMRCとMRUに置換されるであろう。

f．核医学検査

核医学検査は放射線で標識された薬剤が，臓器の機能や病的組織の性質に応じて局所に集積する性質を利用し，その位置や形状を画像化したものである。MIBG (metaiodobenzylguanidine) の開発は神経芽腫の診断に大きな役割を果たしつつある。

さらに陽電子を用いたPET (positron emission computed tomography) 装置でサイクロトロン製剤であるFDG (18 F-fluorodeoxyglucose) を用いてグルコース代謝の画像化が可能となり，腫瘍の存在診断と治療効果の判定，再発の診断などに威力があると報告されている。

PET装置は世界的な需要を受けて開発が進みCTとの合成画像などを用いることで，さらに診断能が高まり，近い将来なくてはならない装置となろう。

2. 目的に応じた検査の組み立てと所見
a. 急性腹症と虫垂炎

急性腹症では，立位が可能であればX線による正側胸部単純撮影，仰臥位・立位腹部正面単純撮影を実施するのが基本である．急性腹症で否定または肯定しなければならない疾患は，肺炎，胸膜炎，腸管穿孔，イレウス，腹部腫瘤，腸管捻転，腸重積症，胆道結石，尿路結石，急性膵炎，急性肝炎等に伴う臓器壊死，腹腔内出血や炎症などである．臨床的に鑑別診断がかなり絞られる場合には，それに応じた画像診断法を選択すべきであるが，原因不明の場合には胸部と腹部の単純撮影は標準撮影とすることを推奨する．

急性腹症の症状が肺底部の肺炎や胸膜炎によることは少なくなく，胸部撮影のみでその診断が可能となる．腹部単純写真も肺底部肺炎の診断には有効である．

腹部単純撮影では腸管ガスと脂肪層を用いた実質臓器の大きさ形の判定，腹腔内石灰化の有無の判定が可能である．遊離ガスは立位撮影よりもデクビタス撮影のほうが診断能が高い．イレウスの診断は鏡面像の有無で行うが，完全閉塞の有無は閉塞部よりも肛門側のガスが見られないことが有力な証拠であり，仰臥位撮影で判定可能である．

単純写真で確定診断が可能であるものは数少ない．通常次のステップとして超音波検査が実施される．特に虫垂炎が強く疑われる場合には超音波検査が確定的となりうるが，実施者の技術にその診断能が大きく左右される．したがって客観的検査法として，CTが実施されることが少なくない．生理食塩水による注腸を行うと病巣部の描出がより明瞭となり，造影により炎症部分の造影効果が得られることが知られているが，単純CTでも有効であると報告されており，多くの施設で単純CTのみで行われている．虫垂石や炎症のある虫垂自体が描出されれば診断は確定的であり，周囲に広がる膿瘍が描出される．腸管膜リンパ節炎との鑑別は重要である．腹腔内の出血やガスの貯留の診断および脂肪組織の浮腫や炎症の診断にCTは非常に有効である．

急性腹症でその他の検査が必要なことはまれである．CTで診断がつかない場合に必要に応じて造影検査やMRもしくは核医学検査の適応があるが，通常CTで診断的決着が付くことがほとんどである．

b. 腸重積症

特発性回腸結腸重積症は臨床的に特徴的であり，ほと

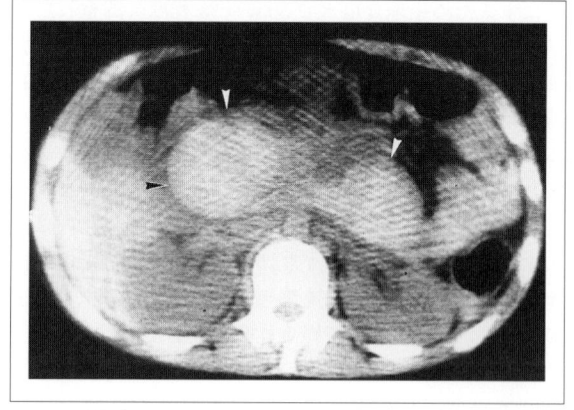

図3 腹部鈍的外傷による十二指腸壁内血腫のCT像

んどの場合は画像診断の目的は確定診断と同時に実施される整復術である．腹部単純撮影はそれ自体に診断価値はないが，腸重積症に伴う合併症の診断に役立ち，特にイレウスの有無を診断することは，整復術の適応決定に重要である．

腹部単純写真でイレウス所見を呈する特発性回腸結腸重積症では腸管壊死や整復困難な回腸回腸重積症である可能性が高く，原則として注腸による整復術は禁忌とされている．しかしながら外科医の監視の下で要望に応じて実施し，整復に成功することも少なくないため，始めからあきらめるものではない．

15%程度に希釈したバリウム懸濁液を用いたX線透視下の整復術が標準的方法として実施されてきたが，近年は空気や酸素を用いたガス整復法や生理食塩水を用いて超音波監視下に実施する超音波法も広く行われている．単純な特発性回腸回腸重積症では，どの方法でも整復可能であり，被曝の少ないことでは超音波法が優れているが，技術的に十分な訓練を必要とする．経験の少ないものにはガス整復法が海外で推奨されており，わが国でも外科系を中心に広く行われているが，特に整復困難な症例で診断を確定させ，整復の実施を中断する必要性を判断するには古典的なバリウム法を選択したほうがよいと考えている．

腹部の鈍的外傷に伴う十二指腸の腸重積症についてはCTが決定的な所見を提供する（図3）．periarteritis nodosaやSchönlein-Henoch purpuraに伴う小腸の腸重積症についても腹部単純撮影と超音波およびCTでねらいを付け，MRAで血管の異常を検索することになるが，微小動脈瘤の描出が困難な場合には血管造影が必要となることもあり得る．

c. 上部消化管閉塞

上部消化管の閉塞性病変は嘔吐を主訴とすることが多

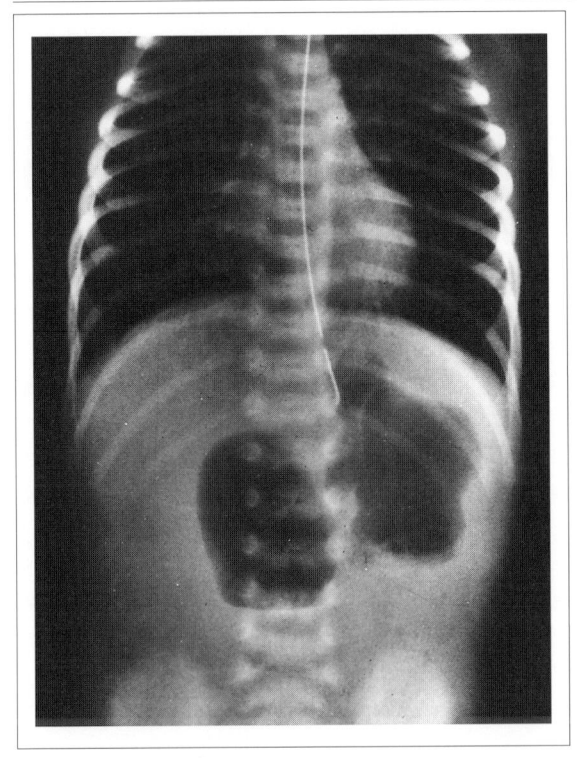

図4 十二指腸閉鎖による double bubble sign

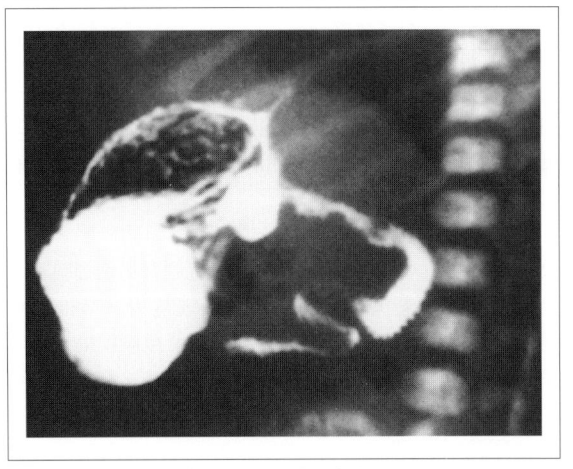

図5 中腸回転異常症による十二指腸の cork screw sign
（右下斜腹臥位；上部消化管造影検査）

い。年齢により鑑別診断が異なり，検査方法が異なってくる。新生児の食道閉鎖では鼻孔から放射線非透過性のチューブを挿入し単純撮影を実施する。閉鎖があればチューブが反転する。十二指腸閉鎖では腹部単純撮影で立位の撮影が有効であり，double bubble sign が有名である（図4）。小腸の閉鎖もそのレベルに応じて腸管の拡張が見られるが，新生児では結腸が十分に拡張しておらず，結腸をガスの形状から識別するのは困難である。

腹部単純撮影で診断不能もしくは困難な場合には上部消化管検査を X 線透視下で実施する。造影剤は 30～60 w/v% のバリウム懸濁液を用いるのが安全である。乳幼児では鼻腔カテーテルを食道まで挿入し，透視下にバリウムを注入する。腹臥位右下斜位が基本体位で，下部食道から，胃・十二指腸までの形態的異常の観察に適している。特に特発性肥厚性幽門狭窄症，antral web，duodenal web，中腸回転異常症などほとんどの上部消化管閉塞性疾患の診断および鑑別に重要な所見が得られる（図5）。

肥厚性幽門狭窄症については，検査の主流は超音波検査である。疾患の原因である幽門筋の肥厚が直接描出されるため，診断能も高く，X 線被曝もない。超音波で確定診断が困難な場合のみ，造影検査の適応となる。

中腸回転異常症についても，超音波検査が診断に用いられている。特にカラードップラー装置を用いて，上腸間膜動脈の血流を観察しながら，whool pool sign を判定する方法は有効である。上腸間膜動脈が足方向に対して時計回りの回転をしている場合には，中腸回転異常症であるというものである。

嘔吐の鑑別診断として胃食道逆流の診断がある。バリウムを十分に与えた後仰臥位で観察する。5分間の観察中に 2 回以上の逆流がみられた場合陽性としている。この検査は肺炎を繰り返す乳児の検索で用いられ，飲み込み障害の有無を同時に検索する。バリウム注入に用いたチューブを抜去し，患児を側臥位とし，哺乳瓶から 30 w/v% 程度のバリウム懸濁液を透視下で飲ませ，鼻咽頭逆流および誤飲の有無を検討する。輪状咽頭無力症の診断に用いられる方法である。

腹腔内の消化管外性の圧迫で上部消化管閉塞症状が出現するが，圧迫するものが実質性腫瘤か嚢胞性病変かの鑑別が重要であり，超音波検査が用いられ，診断困難な場合もしくは確定診断の目的で CT や MR が用いられる。嚢胞性病変としては，総胆管拡張症，重複腸管，腸管膜嚢腫などがある。重複腸管では壁の構造がその他の嚢胞と異なり，軟膜や粘膜下筋層を有するため重層構造となる。

d．腹部腫瘤

腹部腫瘤は巨大になると腹満を主訴として発見されるが，母親が腹部を触って腫瘤を発見することも少なくない。また上部消化管閉塞症状などほかの症状の発現で発見されることも少なくない。腹部腫瘤診断の第一歩は正常臓器との鑑別である。正常臓器であればその他の検査は全く必要ないことから，第一選択は X 線を用いない超音波検査とすべきである。超音波検査で正常臓器では

ないことが判明した場合には，単純 X 線撮影により，石灰化の有無や腸管ガスの状況を観察するとよい．石灰化の精査には CT を実施すべきであるが，MR を用いた MRC，MRU，MRA などを適宜組み合わせ鑑別診断を行う．腫瘍の血行動態の解明にはダイナミック CT が適している．

鑑別診断としては，肝腫大・肝芽腫・肝血管腫・肝間葉腫・脾腫大・副腎腫大・副腎出血・副腎褐色細胞腫・副腎腺腫・神経芽腫・腎腫大・多囊胞腎・Wilms 腫瘍・腎芽腫・卵巣囊腫・子宮腔血腫・骨盤腔膿瘍・腸間膜囊腫・重複腸管・腸間膜リンパ節炎・リンパ管腫・悪性リンパ腫などが含まれる．

e．尿路感染症

膀胱尿管逆流が尿路感染症と密接な関係があることはよく知られており，逆流の存在を早期に発見し，治療することが，腎を恒久的な損傷から守るうえで最も重要であるとされている．複数回の尿路感染の既往のある患児は原則として検査の対象となる．逆行性排泄性尿道膀胱造影検査(voiding cystourethrography；VUCG)が標準的な方法として，実施されているが，米国では核種を用いた検査が多く行われており，欧州では近年開発された超音波造影剤を用いた検査が行われるようになってきた．核種を用いた検査は技術的に簡便であり，再現性がよく，被曝量も非常に少ないことから，米国で超音波検査が直ちに普及するとは思えないが，わが国では核医学検査に対する規制が強いことと，透視検査に習熟した放射線科医が少ないこともあり，超音波検査が普及する素地がある．また近い将来 MR を用いた MRU で液体の流れを加味した機能検査が実施できるようになれば，そちらに取って代わられるであろう．

I 心理検査
Psychological test

中田 洋二郎
立正大学／教授

1. 心理検査の基礎
a. 心理検査を始めるまえに

　子どもの心理的な問題を取り扱う場合，次のような問題が浮上する。

　①なんらかの心理的な問題があるとして，そのことを家族がどの程度認識しているか。

　②子どもにかかわる人々は子どもの問題を解決したいと考えているか。

　③子どもはその問題に対してどれくらい認識し困窮しているか。

　④それらの問題は家庭など限られた場面で生じるのか，あるいは学校など広範囲の生活の場面に影響しているか。

　以下に順を追ってこれらの問題について考えてみよう。

　医師が子どもの症状に心理的な問題が関連していると考えたとしても，親はすぐにはその考えを受け入れることはできない。小児医療で扱う子どもの精神的な問題は，必ず身体的な症状をもち身体的な訴えを入り口としている。そのため家族はその症状と心理的な問題の関係を理解しがたい。特に家庭環境が関連している場合は，親は子どもの身体症状の原因を心理的な要因とすることに抵抗を示す場合も少なくない。子どもに対する虐待などがその典型的な例であろう。そのため，家族が子どもの症状をどのようにとらえ，子どもの心理的な状態についてどのような認識を持っているかを十分に調べなければ，心理検査を施行することができない。

　一般に，すべての親は，子どもの健康を望み，そのために夫婦の関係や家族の問題の解決に真剣に取り組むと考えがちである。しかし，すべての親が子どもの症状の解消を望むわけではない。家庭のなかでの問題は，それが根本的に解決されなければ，家族のだれかの問題にすり替わっていくことが多い。例えば夫婦の深刻な葛藤は，幼い子どもの不安を根底とした症状，例えば爪嚙みなどの神経性習癖，チック，夜驚などに発展する。このように子どもの症状や問題に家族関係や家庭環境が影響を与えていることは少なくない。しかし，夫婦問題や家族間葛藤の解決に取り組むことにすべての家族が積極的ではない。それよりも，子どもの症状をそのままにして子どもの看病にはげむことを選ぶ親も少なくない。心理検査のまえに，子どもがどのような家庭環境にあるか，家族が子どもの問題の解決に真剣に取り組む姿勢があるかを十分に調べることから始めなければならない。

　子どもの心を理解することが必要と考えるのは，ほとんどの場合，親や教師や医療や相談にたずさわる大人である。子どもには心理検査を受ける動機はなく，場合によってはその症状になんらかの疾病利得があり，心理検査を拒むこともある。まず子どもが自分の症状を認識しているか，またその症状によって生じた生活の困難さから解放されたいと感じているかを探らなければならない。

　子どもの症状の程度や内容は相手や場所によって異なることが多い。そのため心理検査を始めるにあたって，家族以外の人々，例えば学校の教師などの協力を得て，子どもの状態を把握することが必要となる。子どもの問題がどういう場所で起き，どの程度の状態を呈しているかを調べなければ，子どもの症状や問題を正確に理解できないからである。心理検査を始めるにあたって，生活上の困難さが家庭だけでなく学校やその他子どもの生活全般に及ぶか否かを把握しなければならない。

b. 心理検査とインフォームドコンセント

　前述の4つの問題は心理検査を施行するにあたって，必ず確かめなければならない視点であろう。これらの視点のもとに，治療者は家族に面接し，生育歴，病歴，家庭環境，家族関係，学校での状態などを把握しなければならない。また子どもの行動を観察することも必要である。それらの情報と心理検査の結果を総合的に分析することを心理アセスメントと呼ぶ。心理検査は心理アセスメントの一部である。図1にこれらの情報収集や心理検査また分析の過程を表した。心理検査で子どもの症状を説明できるのではなく，図1のように計画的に構成された面接と行動観察と検査結果から得られる情報の整理から子どもの症状の意味が見つかるといえる。

```
アセスメントの準備段階
 1. 医学的検査を含む症状の現状の把握
 2. これまでの検査結果の分析
 3. 必要に応じて,症例の紹介先への問い合わせ
 4. 心理検査など評価・判断の方法の選択と決定
 5. 保護者から検査の承諾を得る
              ⇩
アセスメントの作業段階
 1. 心理検査の施行とスコアリング
 2. 子どもの状態把握のための面接あるいは行動観察
 3. 生育歴,病歴,家族歴および家族関係の把握のため,保護者の面接
 4. 症状に関する情報収集のため,学校の教師,その他子どもの養育に関わる人物との面接
 5. 必要に応じて,学校,家庭など子どもの生活場面での行動観察
 6. 上記すべての情報の分析と解釈
 7. アセスメント・検査結果から治療の見通しを立てる
              ⇩
アセスメントのフィードバック段階
 1. 心理アセスメントの報告書原案の作成
 2. 情報の確度および制度を高めるために,家族・子ども・その他の関係者との面談
 3. スタッフでの会議
 4. 報告書の作成
 5. 子ども・家族へ,アセスメントおよび検査結果についてインフォームドコンセント
 6. 子ども・家族へ,今後の治療方針の説明
 7. 経過の観察
```

図1 心理アセスメントの流れ

また,子どもの症状が見つかった段階で心理アセスメントは終結しない。子どもと家族に検査結果や心理的な見立てを伝えるためのインフォームドコンセントも心理アセスメントの一部である。むしろ最も重要な部分であるといえる。なぜなら,このインフォームドコンセントを通して心理検査は単に原因を調べるだけの行為ではなく治療的な行為となるからである。心理検査の結果が腑に落ちてこそ,子どもも家族もその原因を取り除くことに真剣になる。つまり,心理検査のインフォームドコンセントは子どもや家族の治療意欲を高めるという点で非常に治療的な行為なのである。

検査結果のインフォームドコンセントにおいて次のようなことが重要となる。子どもの環境や子どもとほかの人との関係がどのように症状に影響しているかを,心理検査の結果からわかりやすく説明しなければならない。それは,決して専門的な用語を使うのではなく,生活に馴染んだ言葉で理解しやすい説明でなければならない。また,一方的な説明ではなく,専門家と子どもと家族が情報を交換する対話でなければならない。心理検査の結果が子どもの日常の状態に符合し納得がいくものでなければ,心理検査の結果をいかに饒舌に説明したとしてもその説明は子どもと家族にとって意味のないものとなってしまう。

前述のことを逆にいえば,家族が理解しにくくまた納得のいかない説明は,治療意欲を損ねる結果となる。心理アセスメントを通して,症状の心理的な意味をいかに正確に把握したとしても,そのことが子どもや家族に十分に説明されなければ,心理検査を行った意味は半減するともいえるだろう。心理検査の結果をどのように子どもや家族に伝えるかを十分に考慮し工夫することが専門家に要求される。

c. 心理検査の目的

医療の場で心理検査を施行する目的は,臨床観察を補ううえで精神的不適応や精神障害をもつ患者や患児の心理的な状態を評価することである。しかし,心理検査の歴史を見ると,知的に遅れた子どもを発見することを目的として知能検査が生まれ,職業選択における適性や意欲を測定するために適性検査や人格検査が発展してきた。このように心理検査は医療において利用されることを前提として発展してきたものではなく,多くは教育や職業選択のカウンセリングの場で開発され発展してきたものである。その点においてこの章のほかの検査と性質が異なり利用の仕方も異なる。

例えば,心理検査は医療のほかの検査と同じく,病気の発見と病状の程度を判断するため,また治療方法の適正さや効果を調べるためにも行われる面もあるが,患者の性格特性,精神的な成長の程度,環境へのかかわりのあり方など精神的特徴や生活状況など基本的な状態を調べるためにも用いられる。これらの情報は必ずしも病状と結びつかないが,発症のきっかけや予後を判断するうえでは欠かせない。このことは,成人病の予防や再発防止において,飲酒や喫煙,食事や睡眠などの生活習慣,身長や体重,脈拍や血圧などの身体の基礎情報が大切であるのと類似している。心理検査から得られる情報は,生活や身体に関する基礎情報に相当するような精神面での基本情報であることが多い。

以上のような特徴を踏まえたうえで,医療における心理検査の意味をまとめると次のようになる。①疾患や障害の分類や診断のため,②治療や介入の効果測定と回復程度の判断のため,③個人の精神的な特性を知り発生予防や再発予防を図ることが目的である。特に子どもの心理検査においては,なんらかの異常所見を見いだし診断

を確定するためではなく，子どもの不適応な状態を除き，精神的発達を促す手立てを見つけるために用いられるということに留意する必要がある。

d．心理検査とは

心理検査は人間の精神的活動に関する諸々の理論を背景に生まれ発展してきたものであり，その内容は一様ではない。その数は100を超えるといわれる。そのなかには，発達検査，知能検査，性格検査，社会適応を調べる検査，家族関係や交友関係を把握するための検査などが含まれ，調べようとする内容も多様である。また，血液検査などは一度の施行で複数の疾患にかかわるさまざまな情報を得ることができるが，心理検査の場合そのような広範囲な情報を得ることができる効率のよい検査はない。子どもの問題がどのような内容であっても，いくつかの検査を組み合わせて，それぞれの問題を理解するためのテストバッテリーを考案しなければならない。

テストバッテリーは患児の病状に合わせて組まれるため多様であるが，その症状や問題に欠かせない検査はおおかた決まっている。例えば，精神発達や知的な障害が疑われる場合は発達検査や知能検査や認知検査が必須であり，心身症や神経症など精神的な不適応が主訴である場合は性格検査や人格検査が中心となる。わが国で主に用いられる子どもの心理検査とその主な使用目的を表に示した。

e．心理検査の検査者について

心理検査は医療現場だけでなく，教育や福祉や保健また司法の場，すなわち学校や児童相談所や保健所・保健センターあるいは少年鑑別所などでも行われる。心理検査はほかの医学的検査と異なり，誰がどのような目的で行おうとも，それが医療行為でない場合はその利用が自由である。しかし，医療の場で心理検査を行う場合，テストが患児に与える負担や心理的な侵襲性を検討しなければ，症状を悪化し，治療者との信頼関係を損ねかねない。また，医療保険制度で適応できる心理検査は限られており，そのことも考慮しなければならない。そのため，病院やクリニックで心理検査を行う場合は，医師の指導のもとで施行されるのが通常である。

現在，わが国には臨床心理士，学校心理士，臨床発達心理士など，心理学関連の学会や協会による認定資格がある。しかし，病院に勤務し心理検査を担当する職員は必ずしもそれらの資格を持たない者も多い。心理検査を行う心理技術者は特に国家資格を有してはおらず，心理学やその近隣の学問を修め，心理検査に精通し習熟した者で，臨床実践上の慎重な判断ができれば心理検査を施行する資格があるといえる。心理技術者以外の職種，たとえば精神保健福祉士，言語聴覚士などの国家資格を有する者も心理検査に精通し検査を施行できる場合も多い。

表　子どもの主な心理検査

特定の障害のための心理検査	新訂版自閉症児教育診断検査（PEP-R）	川島書店	1995年	6か月～7歳	自閉性障害を持つ子どもの個別教育プランのための発達機能と行動特徴を評価。言語を使用しないで答える項目，広範囲の発達水準に施行できるなど，障害によって生じる問題への工夫が大きい。
	CARS小児自閉症評定尺度	岩崎学術出版社	1989年	なし	自閉症の診断と重症度評価を行動観察評価で行う。上述のPEPと同じくSchopler EらのTEACHEプログラムの中で開発されたテストであるが，より簡便な診断することが可能である。
	太田のStage評価	日本文化科学社「自閉症治療の到達点」「認知発達治療の実践マニュアル」	1992年	なし	Piagetなどの表象機能の発達段階にそって認知機能の発達評価を行う。発達の順序性に基づく評価は，子どもの発達の経緯と今後の発達の道筋が見て取れ，発達を援助する方向性を見いだしやすい。この検査の場合，自閉症児の療育方法を考えるうえで特に有効で優れている。
	精研式CLAC-II	金子書房	1980年	2～12歳	自閉症児の行動観察と養育者からの情報。食習慣，排泄，着衣，遊び，対人関係，言語，表現活動，ハンドリング，行動の自立の領域について，自閉

					症児の療育の指針のためにそれぞれの特徴を把握し療育の指針を立てる。
	精研式 CLAC-Ⅲ	金子書房	1980年	3〜12歳	自閉症児の行動観察と養育者からの情報。生活習慣，学習態勢，言語，動作学習，数概念の3領域で評価し，療育のプログラムと治療効果を測定する。
人格・投影法検査	谷田部・ギルフォード性格検査	日本心理テスト研究所	1951年，改訂版1965年	小学生〜成人	自記入式質問法。情緒の安定，社会適応，活動性，衝動性，内省的傾向，主導的傾向などに関する12尺度のプロフィールによって，性格のタイプを診断する。
	ローゼンツァイクP-Fスタディ	三京房	1987年	4〜14歳	描かれた欲求不満場面に対する記述反応を数量化し，防衛のパターンや人格の傾向を調べる。
	文章完成法テスト(STC)	金子書房	1961年	8〜15歳	小学生版・中学生版・成人用の3種類がある。完成された文章から，社会，家庭，身体，知能，気質，力動，指向などにカテゴライズしてその人のパーソナリティーを記述的に把握する。
	バウムテスト	「バウム・テスト―樹木画による人格診断法」日本文化科学社	1970年	3歳以上	樹木画による人格検査。描画空間の配置，樹木の各部分の構成，筆圧やタッチから人格全体を把握する。
	H.T.P.テスト	「HTP診断法」新曜社	1982年	幼児以上	家，樹木，人のそれぞれの描画を評価点表や質的分析で自己像を把握する。
	人物画テスト(DPT)	「人物画への性格投影」黎明書房	1986年	小学生4年〜成人	2つの性の人物を描かせる。標準的な解釈法がなく，身体部分の描写やバランスなどを詳細に分析してセルフイメージを診断する。
	絵画統覚検査(TAT・CAT)	日本文化科学社	1942〜1943年	5・6歳から成人	描かれた絵を見て連想を述べる。そこに投影された潜在的な衝動，感情，情緒や葛藤をこのテストの基盤である人格理論から記述的に評価する。
	ロールシャッハ・テスト図版	日本文化科学社	1921年図版完成	幼児後期〜成人	曖昧な図柄の認知から投影された人格や心理機能を数量と記述式で評価する。解釈はいくつかの異なる方法があり，それぞれのマニュアルが出版されている。
その他の心理検査	新版S-M社会生活能力検査	日本文化科学社	1980年	乳幼児〜中学生	養育者への質問紙法。身辺自立，移動，作業，意志交換，集団参加，自己統制の領域のプロフィール，社会生活指数SQを算出する。
	フロスティッグ視知覚発達検査	日本文化科学社	1977年	4〜7歳11か月	学習障害や情緒障害児の視知覚や微細運動，その協応について評価する。評価は回答の詳細を検討して判断する。
	ベンダー・ゲシュタルト・テスト	三京房・金原出版	1968年	5〜10歳	この検査は，視覚・運動の統合の成熟度を評価するが，結果には機能的器質障害あるいは情緒的混乱などが影響すると考えられている。視覚・認知検査と投影法としての人格検査の両面を持つ検査である。

2. 心理検査の施行と解釈
a. 心理検査を行ううえで

どんな検査でも必ずアーティファクトが生じる。検査におけるアーティファクトは検査施行上の問題点と被検者の状態の2要因に分けられる。その点は心理検査も同様である。

検査施行上の問題は，主に，①検査者の習熟度の問題，②検査をする場面の問題であろう。検査室を静かで邪魔が入らず子どもの気が散らない状態にすることや，検査者が検査の施行に習熟することによって，おおかたのアーティファクトが消失する。

しかし，被検者の状態による要因を統制することは難しい。それらの要因には，例えば，被検者の集中の度合い，検査への意欲や動機付けの程度，検査への緊張や不安などである。これらの精神的状態はどの心理検査でも直接に影響し，結果を歪める。また被検者が検査の内容と解釈の方法を知っている場合，故意に反応を変えることが可能であり，これも統制が不可能な要因である。このような問題を取り除くには，検査者が被検者と十分に信頼関係を作り，安心感と信頼感ができたところで心理検査を始めることが望ましい。

b. 解釈の基本

心理検査は解釈の基準によって，2つに分かれる。1つは標準値をもつ心理検査である。これらは母集団から適正に抽出されたサンプルを基に，年齢や性別ごとに基準となる数値を統計的に算出し，個々の事例の検査結果を判断するための数値を提供している。その代表的なものが知能テスト（WAIS-R，WISC-Ⅲ，田中・ビネー式知能検査など）である。知能テストでは検査結果の標準化のために一般の人々に検査を施行し，それらの検査結果から知能指数を算出している。ちなみに知能はIQ100を中心として正規分布すると仮定され，IQ100から低い方へ2標準偏差だけ隔たった知能指数（IQ70）以下を精神遅滞と定義している。

このように基準値のある心理検査は，個々の事例の検査結果を数量的に解釈することができ，その点で客観的である。その反面で，検査結果が同じ数値であっても，個々の能力や特性の内容は一定ではなく，個人の能力の特徴を十分に把握していないのにあたかもすべてがわかったような錯覚を与えてしまうという欠点がある。

もう1つの心理検査は，臨床的な知見の積み重ねから生まれた投影法（ロールシャッハテスト，TAT，SCTなど）である。これらの検査の多くは精神療法や心理臨床の実践から生み出されたものであり，それらの理論と評価法に精通した検査者が自らの臨床的な知見を活用して検査結果を解釈する。これらの検査は人格や精神のより深層に迫ることができるが，質的な評価によって解釈されるために恣意的で根拠が曖昧ではないかという批判を受けかねない。

例えば，図2は不登校を呈した11歳の男児が，「木を描いてください」という教示に従って描いたものである。描画法検査では，画用紙の中に描かれる位置，部分の配置，線の太さや描線の力強さなどから患者の心理状態を把握する。このように簡略化された絵はテストに対して拒否的でなげやりなときに多く認められる。この症例の場合，その様子がなく懸命に描こうとした結果であった。この症例の樹木画は，外見は幹や枝葉の部分も大きく成長しているように見えるが，その中は空疎である。それらの特徴は内的には人格が十分に成長していないことを示している。また線が弱くステレオタイプな形に子どもらしいいきいきとした活動性が見られない。これらの解釈はこの検査方法の一般的な解釈法にのっとったものであるが，心理検査を知らない人にはなかなか納得がいかない。そのため検査結果の正当性を説明するには，絵の中のどのような特徴からそれぞれの評価が成り立つかを細かに説明しなければならない。

心理検査は，それが標準化され基準値を持つ知能テストのようなものであれ，検査者の経験や知識が必要な投影法であっても，前述したようにそれぞれに長所と短所を持っている。実証性を大切にする医療においては標準化された検査が望ましい。しかし，人の心の深層を探るにはその人の情動や欲動や防衛が投影される検査のほうが有効である。それぞれの心理検査は互いの欠点を補うために相補的に用いられることが望ましい。また，検査結果を解釈するうえでは，生育歴，生活の実態，症状や

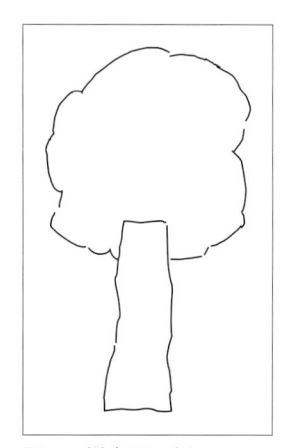

図2 樹木画の例
（11歳男児，頭痛や腹痛を訴え，給食時にたびたび吐き気を催し，その後不登校となった症例）

問題の発生経緯など，家族や学校からの情報，また子どもの行動を直接に観察することから得られる情報を，併せて判断することが大切である．

3．検査が必要な疾患や障害
a．発達障害の問題

1歳半健診や3歳児健診など市町村が行う乳幼児健康診査によって，発達障害の疑いのある子どもが広くスクリーニングされる．その主なものは，軽度から中度の知的障害や自閉性障害，また注意欠陥/多動性障害などである．これらの障害の程度を調べ，障害の種類を確定するためにまず発達検査や知能検査の施行が必要である（知能検査610頁参照）．検査は乳幼児健診の二次健診で行われる発達相談や，児童相談所や小児科医療あるいは精神科医療で行われる精密健診で行われる．

これらの検査は子どもの発達の遅れを測定することが基本的な役目であり，それぞれの検査が提供する知能指数（IQ）や発達指数（DQ）や精神年齢の結果から，知的障害の有無が明らかになる．すなわち，精神遅滞か否かがまず鑑別される．それ以外の障害，すなわち広汎性発達障害，注意欠陥/多動性障害などを鑑別するには，検査結果の内容を質的に吟味し，それぞれの障害に特有な行動上の問題を把握することが必要となる．

例えば，広汎性発達障害の場合，検査結果から運動発達，認知発達にかかわる領域と比較し，言語やコミュニケーションの発達に遅れがあり，検査中の検査者とのかかわりに問題が認められることが判断のポイントである．注意欠陥/多動性障害では注意の転導性や衝動性によって検査が影響されていないか，あるいは検査中の落ち着きのなさなどが顕著ではないかが吟味されなければならない．このように発達障害を診断するには，発達検査や知能検査とともに子どもの行動観察が不可欠である．また生育歴上におけるそれぞれの障害の特徴も重要な情報であり，家族に対する診断面接を併用しなければならない．

b．身体症状と精神的不適応

子どもの精神的不適応のなかで最も頻度が多い問題は不登校であろう．ただし，不登校は状態像につけられた社会一般の通称であり，個々の症例における精神的な問題や障害は異なる．不登校に伴う状態や症状は，怠学，不安神経症，うつ状態，場面緘黙，家庭内暴力，引きこもりなどさまざまである．また，多くの症例では不登校の初期の段階で，発熱や腹痛や頭痛あるいは倦怠感の訴えなど共通する身体症状を伴うことが多い．それらの症状は早朝や午前中に限られ，子どもたちが下校する時間になると嘘のように消失する．その点においても共通することが多い．

小児医療で問題となるのは，このような身体症状を伴う不登校の場合であろう．身体的な検査の所見に問題が見当たらないとき，心理検査が必要となるが，どのような心理検査を施行するかは慎重に吟味する必要がある．大人であっても子どもであっても心理的な問題が身体症状として顕われる場合，その症状を呈する当人には心理的な問題から生じる不満や不適応感を言語で訴えない場合がほとんどである．それは不適応感を十分に意識できていないためであり，そのような患者に質問紙法などのように問題を直截に調べる検査を施行しても，患者の内的な心理状態をとらえることができない．

このような場合，より深層の心理を調べるために投影法を用いることが多い．投影法としては，主にロールシャッハ・テスト，TAT，諸々の描画法のテストがある．子どもの場合，比較的検査という印象を与えず取り組みに抵抗が起きない描画法，例えばバウムテスト，HTP，人物画テスト（DAP）が用いられる．このようなテストで患児の人格や不適応感を把握し，信頼関係を築いたのちにそれぞれの子どもに応じて必要なテストバッテリーを考案して心理アセスメントを行うのが通常である．

c．その他

行動上の問題が併存する場合は，症状の原因が心理的な要因であると理解しやすいが，行動上の問題が顕著でない場合，身体症状と心理的な要因の結びつきが理解しにくいことが多い．そのような例として，筆者は周期性嘔吐の小学生の症例を経験している．この症例は幼児期より自家中毒と診断され，学童期になっても嘔吐を繰り返し，小児科や脳神経科など複数の診療科で原因を調べるための諸検査が行われた．しかし，いずれの科でも嘔吐と関連する異常所見が見つからず，私たちの相談室を受診するまでに4年間ほどの年月がかかっている．この例では，子どもにはバウムテストやロールシャッハ・テストなどを施行し，また家族の面接から本児の家庭の事情が本児に精神的な重圧となり，それが嘔吐という身体症状に顕われたことが判明した．

しかし，逆の場合も少なくない．不登校と倦怠感を主訴とする事例で軽い意識混濁の状態がありてんかん性の脳波異常があった例，理由なく学校から抜け出すなど奇異な行動が主訴であった事例で脳腫瘍が発見された例など，一見心理的な問題のように見えても背景に身体疾患が存在する症例も数多くある．小児科医療で心理検査の施行が必要と考える症例においては，つねに心身の両面からの症状を検討することが必要である．

4．心理検査の依頼と利用

　現在のところ小児医療の現場で，心理検査ができる職種や職員が配置されているクリニックや病院は少ない。小児神経や神経精神科などが併設されている場合は，それらの科の臨床心理技師に子どもの心理検査を依頼することができる。それ以外の場合には外部の施設や機関での心理検査を依頼することが必要であろう。紹介が容易な施設や機関，またその際に留意すべきことについて述べよう。

　小児科から心理検査を依頼する場合に，症例の紹介が最も多いのはおそらく小児神経科や精神科であろう。しかし，すでに述べたように，小児科を受診する症例は身体の症状を主訴としており，子どもも家族もそれが精神的な問題から生じていると考えることはまれである。そのため納得がいかないまま精神科の受診を進められても，抵抗が強く受診しない場合も多い。心理検査のために症例をほかの機関に紹介する際には，受診や相談の抵抗が少ない機関を利用することも考えなければならない。家族にとって身近に感じる専門家や相談機関，また相談あるいは受診するのに抵抗が強い専門家や機関を順に並べると次のようになるだろう。①乳幼児健診などで知った保健所や保健センターの発達相談，②公立小中学校に派遣されているスクールカウンセラー，③市町村の教育センターにある教育相談室，④児童相談所，⑤小児神経科や子どもの専門の精神科。

　子どもが心理検査に抵抗があり，まず家族のカウンセリングから始めるほうがよい場合，①の発達相談や②のスクールカウンセラーは，地理的にも身近であり，家族にとって敷居の低い専門機関や専門家である。しかし，専門性の高さからいうと，前述の順位は逆になり，子どもの症状の深刻さと家族の症状への理解や問題解決への動機の高さを勘案して，どの機関に症例を紹介するか考えるべきである。

　また，紹介に際してはその機関との関係作りを考慮することも必要である。通常，紹介状には症状とこれまでの検査所見および診断に関する所見を記載するが，今後の協力関係を樹立するために，後日，相手方からの報告が欲しいことを言い添えるのも望ましい。

　近年，子どもを育てる環境は悪化している。児童虐待，不登校，いじめ，また子どもが犯罪に巻き込まれる事件が顕著である。そのような状況におかれた子どもは心身ともにケアが必要であり，小児科医と小児神経，精神科，福祉保健領域の密接な連携の必要性が増している。心理検査を他機関に依頼する場合，その症例の紹介にとどまることなく，日ごろから互いの連携ができるよう施設・機関および職員間での交流を作る機会であることも念頭に置くことが大切である。

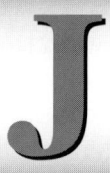

J 知能検査
Intelligence test

大内　美南
文京福祉センター

1．解釈の仕方
a．知能についての基本的知識

知能（intelligence）の定義については，①抽象的な思考能力，②学習する能力，③環境に適応する能力，の3つの内容が含まれ，「新しく遭遇した問題や環境に対しよく考えて対応し，適応する能力」「与えられた情報を処理して新たな問題を解決する能力」と考えられている。

知能は生まれながらに備わった生得的知能と，その後経験や学習を通じて得た獲得的知能の2つの構造から成る。知能の発達とは生得的知能と獲得的知能との相互作用の結果進んでいくものである。

b．知能検査の目的

知能検査は約100年の長い歴史を経てさまざまな考えの基に発展してきたもので，よく検討された標準的な問題を子どもに提示し，それに対する子どもの答えや反応を見ることによって子どもの多様な特徴を捉えることができる。人間には情動，意欲がベースとして備わっており，これらは知能と互いに深く関連し合っている。

知能検査の目的は，1つには子どもの知的水準のみならず情意的な面や，意欲的な面を検査過程からも見てとり，子どもをより全体的に理解し，育児，療育，保育，教育現場で子どもの潜在している能力を引き出すように援助していくために行うものであり，2つ目は医療現場で小児の精神疾患や，神経疾患の診断に役立て，治療に結びつけるために行うものである。

c．知能検査施行時と結果解釈に注意すべきこと
1）検査過程の子どもの様子に注目する

例えば三角形を描かせる問題を出したときに問題をよく聞いているか，やる気があるか，左右のどちらの手で描くか，スムーズに動かせるか，一気に描くかそれとも躊躇しながら描くか，ていねいか乱雑か，などいろいろな角度から子どもを理解していくことが大切である。そしてそれらを検査結果に添えて記録したものがあとに養育者へのガイダンスに役だつ。

2）子どもの能力と検査結果の関係

知的水準を判断する場合に，ある問題を解く能力とそれを遂行することができたかどうかの差についての考察がなされていなければならない。特に正答に至らなかった場合には慎重に判断すべきで，能力はあるのに遂行ができないときには，やる気がない，問題をよく見ない・聞かない，よく考えずに答える，自信がないので答えない，などを原因として見極めなければならない。

3）検査結果から子どもの発達のばらつきを見る

田中ビネー検査を例にとると，例えば同じ7歳の子どもAとBでIQ75の同じ知能指数の結果が出た場合，実施検査年齢級が4歳～10歳に幅広く散らばっているAと6歳～8歳の生活年齢周辺にまとまっているBとでは基底年齢はAのほうが低く（5歳，Bは7歳），同じ指数でも発達のばらつきはAのほうがあるとわかるので結果の内容を検討し指導に役立てることができる。

したがって1），2），3）より，知能検査の結果は子どもの能力のごく一部の側面を反映しているに過ぎないのでほとんどあてにならないという知能検査無用論や，子どもの発達状況や知的水準を判断するのに知能検査は絶対的な手段であるという知能検査万能論はどちらも正しいとはいえない。

d．知能検査のタイプ
1）2歳以下の場合

乳幼児ではまだ言語を始めとする知的能力が十分発達していないので，精神発達，身体発達を含めた総合的な発達検査が用いられる。発達検査の目的は主に次の3つである。

すなわち，①一見順調に育っているように見える子どものなかで発達に問題があるかどうかを判断するとき，②明らかな身体疾患がある子どもで精神発達や二次的な情緒，社会的発達を見るとき，③発達に遅れがありそうだがどのような偏りがあるか判断するとき，であり目的に添った検査を選ぶことが大切である。

表1に発達検査の代表的なものを挙げる。

2）2歳以上の場合

発達検査では6歳ごろまでを対象年齢としていることが多いが2歳ごろになると言語でのコミュニケーション

表1 主に用いられる発達検査

テスト名	集団/個別	直接/間接※	適用年齢	特徴	出版社	所要時間
遠城寺式乳幼児分析的発達検査法	個別	間接	0か月～4歳8か月	乳幼児の発達を運動,社会性,言語の各分野ごとに評価し,発達上の特徴を明らかにする。1ページにまとめてあり,見やすく簡便。	慶應通信	約15分
津守式乳幼児精神発達診断法	個別	間接	0～7歳	日常生活の行動を運動,探索・操作,社会性,食事・生活習慣,言語の各分野ごとに評価し全体の発達バランスも検討する。質問用紙が乳児用,1～3歳,3～7歳まで3種類ある。	大日本図書	約20分
乳幼児発達スケール(KIDS)	個別	間接	1か月～6歳11か月	津守式と類似。質問用紙が1～11か月,2歳11か月まで,6歳11か月まで,に分かれている。この他0～6歳までの質問用紙が別にあり,発達遅滞傾向のある子どもに対し使いやすいようになっている。	発達科学研究教育センター	約20分
新版K式発達検査	個別	直接	0～10歳	精神発達を中心に,さまざまな側面にわたって発達の進み具合やバランスの崩れなどを調べ,療育に役立てる。子どもの自然な行動が観察しやすい。	京都国際社会福祉センター	約30分
日本版改訂デンバー式発達スクリーニング検査	個別	直接	0～6歳	ハイリスクの子どもや発達に異常がありそうな子ども,また外見上異常のないように見えるものの中から発達遅滞や偏りのある可能性の高いものを見出し指導・支援に結びつける。	医歯薬出版・竹井機器工業	約20分
Frostig視知覚発達検査	個別集団	直接	4歳0か月～7歳11か月	5種類の視知覚検査を行うことにより視知覚上の問題点を見つけ,微細運動,供応性の評価もあわせて行い指導に役立てる。	日本文化科学社	30～40分
新版S-M社会生活能力検査	個別	間接	乳幼児～中学生	身辺自立,移動,作業,意志交換,集団参加,自己統制の6領域の社会生活能力を測定し,領域別に社会生活年齢(SA)と,社会生活指数(SQ)を算出し,子どもの特徴を捉えて指導に役立てる。	日本文化科学社	約20分

※直接:被検者が直接検査を行う方法。間接:保護者や養育者,あるいは子どもをよく知っている保母や教師に検査項目を聞き取る方法。

が成立するので知能検査も可能になる。表2に代表的な知能検査を挙げる。最も多く用いられるのは田中ビネー検査とWISC-R,WISC-Ⅲ(ウェクスラー系)であり,田中ビネー検査では基礎的な全体の発達像がわかるのに対しWISC-R,WISC-Ⅲ検査では言語性,動作性の発達プロフィールの個人内差が明らかにされやすい。集団式知能検査は就学時の子どもの知能を大まかに診断するために主に使われているが精度が高くないため,医療の現場では個別検査を行うことが一般的である。

2．異常値が出たときの病態
a．知能の評価法

知能検査の結果についてはできるだけ主観的な判断を避け,少しでも客観的,数量化を図ることにより評価としての意味を持つ。数量化の方法として,①精神年齢による表示法,②知能指数による表示法がある。

1) 精神年齢(mental age;MA)

精神年齢とは知能検査で何歳の子どもの成績を取ったかということである。

表2 小児期に用いられる主な知能検査

テスト名	集団/個別	直接/間接	適用年齢	特徴	出版社	所要時間
全訂田中ビネー知能検査	個別	直接	2歳0か月～成人	幼児から成人までに利用でき知能水準や発達状況を明らかにする。全体的な発達状況が理解しやすく知能障害の診断および指導に有用。	田研出版	30～60分
田中ビネー知能検査V	個別	直接	2歳0か月～成人	上記の改訂版(2003年)。2～13歳までは従来通りの知能指数(IQ)、および精神年齢(MA)を算出。14歳以上は偏差知能指数(DIQ)を算出し原則として精神年齢は算出しない。1歳級以下の発達を捉える指標を設けた。	田研出版	30～60分
WISC-R知能検査	個別	直接	5歳0か月～16歳11か月	児童・生徒の知能を言語性検査と動作性検査の2つの枠組みから診断し知能構造を明らかにするため、言語性IQと動作性IQがそれぞれ算出され発達の特徴が捉えやすい。	日本文化科学社	約60分
WPPSI知能診断検査	個別	直接	3歳10か月～7歳1か月	WISC-Rの幼児版。言語性検査、動作性検査の2つの枠組みから子どもの特徴を捉え知能障害の診断と指導に役立てる。	日本文化科学社	約45分
WISC-Ⅲ知能検査	個別	直接	5歳0か月～16歳11か月	WISC-Rの改訂版(1998年)。結果が動作性IQ、言語性IQのほかに、言語理解、知覚統合、注意記憶、処理速度の群指数が算出でき、検査誤差の範囲や精神年齢に相当するテスト年齢の換算表も提出されている。	日本文化科学社	約60分
K-ABC心理・教育アセスメントバッテリー	個別	直接	2歳0か月～12歳11か月	子どもの知的活動を認知処理過程(継時的処理尺度、同時処理尺度)と認知・技能の習得度の両面から詳しく分析し学習・教育の指導に役立てる。	日本文化科学社	15～60分
ITPA言語学習能力診断検査	個別	直接	3歳以上10歳未満	コミュニケーションの過程での10の要素を選びそれぞれの機能を測定する。LD児や言葉に問題がある子どもの発達の個人内差を診断し指導するのに有用。	日本文化科学社	約60分
グッドイナフ人物画知能検査(DAM)	個別	直接	3歳～9歳	人物画による知能(精神年齢)を測定。動作性検査のため低年齢児および発達障害児にも施行が可能。大まかな知能水準が把握できる。正確な知能の評価は他の検査と併用が必要である。	三京房	約10分
CQS修学児用知能検査	集団	直接	5歳～6歳	学校用保健法により、小学校入学児の児童に対して検査をし、知能障害児を診断するための簡易テスト。	日本文化科学社	約15分
日文式就学児用知能検査(PIT)	集団	直接	5歳1か月～7歳7か月	就学前の幼児の知能を評価し、知的発達の遅れの診断と指導に役立てる。	日本文化科学社	約15分
新制田中B式知能検査	集団	直接	8歳～成人	絵画、図形、記号、数字などの非言語的材料を使って、一般的知能を測定するテスト。	日本文化科学社	約40分

2）知能指数（intelligence quotient；IQ）

知能指数は算出方法が3つあり，①精神年齢単位，②標準偏差単位，③パーセンタイル単位，である。

（1）精神年齢単位：田中ビネー検査のようにIQ＝｛精神年齢（MA）/生活年齢（chronological age；CA）｝×100で表す比例IQ（ratio IQ）である。
生活年齢（CA）はその子どもの歴年齢を示す。したがって年齢によって異常値が変化するものではなく，どの年齢でも生活年齢と精神年齢が一致すれば指数は100となり平均を示す。

（2）標準偏差単位：ウェクスラー系の検査で用いられ，言語性検査，動作性検査，全検査に分けて算出され，それぞれをIQに換算する。

（3）パーセンタイルIQ：同年齢のものを人数のいかんにかかわらず100人に換算したときにそのなかに占める順位により発達状況を表す方法でパーセンタイル・ランク（intelligence percentile rank）と表す。

b．MA（精神年齢）とIQ（知能指数）の差

両者とも知能を数量化した表示法だがMAは現在の個々の発達状況を知るのに有用であり，IQはある年齢の平均発達を基準とした場合の個人の発達程度を知るもので，発達が早いか遅いかを判断する指標となる。したがって今後の知的能力を予測しうるものでもある。

c．発達指数

IQと同じように発達指数（Developmental quotience；DQ）は，
DQ＝｛発達年齢（DA）/生活年齢CA｝×100で算出する。

しかし目的によっては指数を算出せずに全体の発達をみる検査法もあり，その場合は全般的な発達を経時的に追っていき，発達のばらつきや成長の分析に役立てる。

d．知能段階

知能検査はよく標準化されているものなので，知能指数の分布はほぼ正規分布をなす。知能指数の数値については現実には5〜6点の差は無視しても知能を診断・解釈するうえで大差ないことが多い。そこで知能指数を段階別に分けておおよそどのくらいの知的水準にあるかどうかをみることもよく行われる。田中ビネー式とウェクスラー系を例にとると表3のようになる。ここでは検査結果としてのIQを最上〜最下までの7つの知能段階に分類して評価しているが，2つの方法にはIQ数値の分類幅とパーセンタイルの分類幅に少しずつ差があり必ずしも絶対的な値で分類されているのではないことがわかる。

e．精神発達の遅れ

精神発達の遅れをIQでどのように分類するかについ

表3　知能の段階別表示

段階別表示	田中ビネー式IQの分類	出現率(％)	ウェクスラー系IQの分類	出現率(％)
最上	140以上	1	130以上	2
上	124〜139	6	120〜129	7
中上	108〜123	24	110〜119	16
中	92〜107	38	90〜109	50
中下	76〜91	24	80〜89	16
下	60〜75	6	70〜79	7
最下	59以下	1	69以下	2

表4　精神遅滞とIQとの関係（DSM-ⅣおよびICD-10による分類）

精神遅滞の程度	DSM-Ⅳ	ICD-10
軽度精神遅滞	IQ 50-55〜およそ70	IQ 50〜70程度
中等度精神遅滞	IQ 35-40〜およそ50-55	IQ 35〜50程度
重度精神遅滞	IQ 20-25〜およそ35-40	IQ 20〜35程度
最重度精神遅滞	IQ 20-25以下	IQ 20未満

ては表4のようにDSM-ⅣとICD-10の分類で多少の差があるがおおむね一致している。

3．疑われる疾患

検査の特異性から数値の異常だけで判定はせず多角的な診断方法がとられる。主に脳の機能的，器質的疾患と精神疾患で鑑別が必要であり，次の4つに分けて診断するとわかりやすい。下記下線付疾患は頻度は少ないが見落としてはならないものである。

（1）明らかに発達遅滞があるがその程度，内容をみるもの：精神発達遅滞，自閉性障害，代謝・変性疾患
（2）精神発達遅滞の有無を判定するもの：学習障害，注意欠陥/多動性障害，てんかん，脳腫瘍
（3）発達のばらつきを主に判定するもの：広汎性発達障害（自閉性障害，アスペルガー症候群），学習障害，特異的言語発達遅滞，被虐待児，脳性麻痺
（4）検査開始から終了までの子どもの様子が特に診断に有用なもの：心身症，うつ病，統合失調症，情緒障害，行為障害

アテトーゼ型脳性麻痺では身体機能や構音に障害が重くても精神発達は正常である症例も多く，知能検査を行うことにより子どもの理解に役立つ。ただし，手の操作を必要とする検査項目は遂行に困難があるので考慮する。

今まで元気だった子どもが知的に退行してくる場合，脳腫瘍，代謝・変性疾患など鑑別が必要である。

4．組み合わせ検査
表5を参照。

5．基準値（正常値）
知能指数（IQ）が70以下の場合，平均以下と考えられる（表3，表4参照）。例として精神発達遅滞の定義を挙げる（DSM-Ⅳによる）。
①明らかに平均以下の知的機能（IQがおよそ70以下の幼児では明らかに平均以下の知的機能であるという臨床的判断による）
②適応能力（その文化圏でその年齢に対して期待される基準に適合する有能さ）が以下の2つ以上の領域で不完全：意思伝達，自己管理，家庭生活，社会的/対人的技能，地域社会資源の利用，自律性，発揮される学習能力，仕事，健康，安全
③発症は18歳未満

知能検査・発達検査はどんな目的でどのように行うか，また子どもにとってどんな意味合いがあるかを考えることが大切である。検査結果を子どもの支援の1つとして活用するためには子どもの発達状況をより positive にとらえて個性的潜在能力を伸ばす方法を見つけ，より豊かな発達を目標に対策を考えることが重要である。

表5　組み合わせ検査

検査の種類	疑われる疾患
神経学的検査	脳機能と関係のある疾患の診断に欠くことができないので発達検査や知能検査を行う子どもには必ず行うべきである。
精神機能検査（心理テスト，性格テスト，親子関係テスト）	心身症，情緒障害，うつ病，統合失調症，被虐待児，行為障害
脳波検査	てんかん，脳腫瘍，精神遅滞，学習障害，注意欠陥多動性障害
頭部CT，MRI，SPECT	脳腫瘍（占拠性病変），代謝・変性疾患（特徴的異常の有無），脳性麻痺（異常部位の確認），被虐待児（頭蓋内出血）
聴力検査（聴性脳幹反応を含む）	難聴（言語発達の遅れ）
眼科的検査	視覚障害（乳児期～早期幼児期の運動発達の遅れ）
事象関連電位	学習障害のサブグループ（視覚認知障害，聴覚認知障害）
染色体検査	染色体異常（特異顔貌，複数の小奇形，単一の大奇形）
酵素蓄積症など代謝異常に関する尿，血液各種検査	先天性代謝異常症
栄養学的検査	成長障害，被虐待児
TORCH，各種ウイルス検査	先天性感染症

付録

診断基準

「付録　診断基準」については公式文書のため単位・用字用語の統一は行わず原文のまま掲載しています。

感染症

1. サーベイランスのためのHIV感染症/AIDS診断基準(厚生省エイズ動向委員会, 1999)

わが国のエイズ動向委員会においては、下記の基準によってHIV感染症/AIDSと診断され、報告された結果に基づき分析を行うこととする。この診断基準は、サーベイランスのための基準であり、治療の開始などの指標となるものではない。近年の治療の進歩により、一度指標疾患 indicator diseaseが認められた後、治療によって軽快する場合もあるが、発生動向調査上は報告し直す必要はない。しかしながら、病状に変化が生じた場合(無症候性キャリア→AIDS、AIDS→死亡など)には、必ず届け出ることがサーベイランス上重要である。

なお、報告票上の記載は、
①無症候性キャリアとは、Iの基準を満たし、症状のないもの
②AIDSとは、IIの基準を満たすもの
③その他とは、Iの基準を満たすが、IIの基準を満たさない何らかの症状があるものをさすことになる。

I. HIV感染症の診断

1. HIVの抗体スクリーニング検査法〔酵素抗体法(ELISA)、粒子凝集法(PA)、免疫クロマトグラフィー法(IC)など〕の結果が陽性であって、以下のいずれかが陽性の場合にHIV感染症と診断する。
   ①抗体確認検査〔Western blot法、蛍光抗体法(IFA)など〕
   ②HIV抗原検査、ウイルス分離および核酸診断法(PCRなど)などの病原体に関する検査(以下、「HIV病原検査」という)
2. ただし、周産期に母親がHIVに感染していたと考えられる生後18か月未満の児の場合は、少なくともHIVの抗体スクリーニング法が陽性であり、以下のいずれかを満たす場合にHIV感染症と診断する。
   ①HIV病原検査が陽性
   ②血清免疫グロブリンの高値に加え、リンパ球数の減少、CD4陽性Tリンパ球数の減少、CD4陽性Tリンパ球数/CD8陽性Tリンパ球数比の減少という、免疫学的検査所見のいずれかを有する。

II. AIDSの診断

Iの基準を満たし、IIIの指標疾患 indicator disease の1つ以上が明らかに認められる場合にAIDSと診断する。

III. 指標疾患(indicator disease)

A. 真菌症
1. カンジダ症(食道、気管、気管支、肺)
2. クリプトコッカス症(肺以外)
3. コクシジオイデス症
   (1) 全身に播種したもの
   (2) 肺、頸部、肺門リンパ節以外の部位に起こったもの
4. ヒストプラズマ症
   (1) 全身に播種したもの
   (2) 肺、頸部、肺門リンパ節以外の部位に起こったもの
5. カリニ肺炎〔(注)原虫という説もある。〕

B. 原虫症
6. トキソプラズマ脳症(生後1か月以後)
7. クリプトスポリジウム症(1か月以上続く下痢を伴ったもの)
8. イソスポラ症(1か月以上続く下痢を伴ったもの)

C. 細菌感染症
9. 化膿性細菌感染症(13歳未満で、ヘモフィルス、連鎖球菌などの化膿性細菌により、以下のいずれかが2年以内に、2つ以上多発あるいは繰り返して起こったもの)
   (1) 敗血症
   (2) 肺炎
   (3) 髄膜炎
   (4) 骨関節炎
   (5) 中耳・皮膚粘膜以外の部位や深在臓器の膿瘍
10. サルモネラ菌血症(再発を繰り返すもので、チフス菌によるものを除く)
11. 活動性結核(肺結核または肺外結核)*
12. 非定型抗酸菌症
    (1) 全身に播種したもの
    (2) 肺、皮膚、頸部、肺門リンパ節以外の部位に起こったもの

D. ウイルス感染症
13. サイトメガロウイルス感染症(生後1か月以後で、肝、脾、リンパ節以外)
14. 単純ヘルペスウイルス感染症
    (1) 1か月以上持続する粘膜・皮膚の潰瘍を呈するもの
    (2) 生後1か月以後で気管支炎、肺炎、食道炎を併発するもの
15. 進行性多巣性白質脳症

E. 腫瘍
16. カポジ肉腫
17. 原発性脳リンパ腫
18. 非ホジキンリンパ腫
    LSG分類により
    (1) 大細胞型
        免疫芽球型
    (2) Burkitt型
19. 浸潤性子宮頸癌*

F. その他
20. 反復性肺炎
21. リンパ性間質性肺炎/肺リンパ過形成:LIP/PLHcomplex(13歳未満)
22. HIV脳症(痴呆または亜急性脳炎)
23. HIV消耗性症候群(全身衰弱またはスリム病)

*C-11活動性結核のうち、肺結核およびE-19浸潤性子宮頸癌については、HIVによる免疫不全を示唆する症状または所見がみられる場合に限る。

2. HIV感染症の重症度分類(WHO Classification System for HIV Infection)

臨床ステージ1
1. 無症候性感染
2. 持続性全身性リンパ節腫脹
3. 急性レトロウイルス感染
   安静度ステージ1：無症候性，通常の日常生活

臨床ステージ2
4. 10%以内の体重の自然減少
5. 軽微な粘膜皮膚症状：皮膚炎，痒疹，カビによる爪感染，口角炎
6. 過去5年以内に帯状疱疹を罹患した既往
7. 反復性上気道炎
   安静度ステージ2：症候性，ただし日常生活には支障がない

臨床ステージ3
8. 10%以上の体重の自然減少
9. 1ヶ月間以上続く慢性下痢
10. 1ヶ月以上持続または間欠的に生じる発熱
11. 口腔内カンジダ症
12. 口腔内毛髪状白斑
13. 過去1年以内の肺結核の発症
14. 重症細菌感染症
15. 外陰部と腟のカンジダ症
    安静度ステージ3：過去1ヶ月間にわたり通常よりは臥床していることが多いが，臥床時間は日中の時間の半分以下の状態

臨床ステージ4
16. HIV感染により元気がなくなった状態
17. カリニ肺炎
18. トキソプラズマによる中枢神経感染
19. 1ヶ月以上続く下痢を伴うクリプトスポリジア感染
20. 1ヶ月以上続く下痢を伴うアイソスポリジア感染
21. 肺以外の臓器のクリプトコッカス感染
22. 肝・脾，リンパ節以外の臓器のサイトメガロウイルス感染
23. 皮膚粘膜の単純ヘルペス感染
24. 進行性多巣性白質脳症
25. いかなるタイプの播種性流行性真菌症(ヒストプラズマ症など)
26. 食道，気管，気管支，肺のカンジダ感染
27. 播種性非定型的マイコバクテリウム症
28. 非チフス性サルモネラによる菌血症
29. 肺外結核症
30. リンフォーマ
31. カポジ肉腫
32. HIV脳症
    安静度ステージ4：過去1ヶ月間にわたり臥症時間が日中の時間の半分以上を占める状態

3. 敗血症のSIRS診断基準

以下の1)，2)，3)，4)のうち2つ以上を満たすとき，SIRSと診断する。
1) 体温<36℃，または>38℃
2) 脈拍数>90回/分
3) 呼吸数>20回/分，または$PaCO_2$<32 torr
4) WBC>12,000/mm^3，またはWBC<4,000/mm^3，またはWBCの幼若細胞>10%

(Members of the American College of Chest Physicians/Society of Critical Care Medicine Consensus Conference Committee, 1992)

4. 初発の急性リウマチ熱の診断基準(Johnes Criteria, Updated 1992)

主症状
　　心炎
　　多関節炎
　　無踏病
　　輪状紅斑
　　皮下結節
副症状
　　臨床症状　　　関節痛
　　　　　　　　　発熱
　　検査所見　　　急性反応物質
　　　　　　　　　赤沈値
　　　　　　　　　CRP
　　　　　　　　　P-R時間延長
先行するレンサ球菌感染の証拠
　　咽頭培養陽性またはレンサ球菌迅速反応陽性，レンサ球菌血清反応高値または上昇
診断
　　先行するレンサ球菌感染の証拠が証明された症例で主症状2項目または主症状1項目と副症状2項目以上があればリウマチ熱の可能性が高い。

5. 川崎病（MCLS，小児急性熱性皮膚粘膜リンパ節症候群）診断の手引き（厚生労働省川崎病研究班作成　改訂5版）

本症は，主として4歳以下の乳幼児に好発する原因不明の疾患で，その症候は以下の主要症状と参考条項とに分けられる。

A　主要症状
1. 5日以上続く発熱（ただし，治療により5日未満で解熱した場合も含む）
2. 両側眼球結膜の充血
3. 口唇，口腔所見：口唇の紅潮，いちご舌，口腔咽頭粘膜のびまん性発赤
4. 不定形発疹
5. 四肢末端の変化：（急性期）手足の硬性浮腫，掌蹠ないしは指趾先端の紅斑
   　　　　　　　　（回復期）指先からの膜様落屑
6. 急性期における非化膿性頸部リンパ節腫脹

6つの主要症状のうち5つ以上の症状を伴うものを本症とする。
ただし，上記6主要症状のうち，4つの症状しか認められなくても，経過中に断層心エコー法もしくは，心血管造影法で，冠動脈瘤（いわゆる拡大を含む）が確認され，他の疾患が除外されれば本症とする。

B　参考条項
以下の症候および所見は，本症の臨床上，留意すべきものである。
1. 心血管：聴診所見（心雑音，奔馬調律，微弱心音），心電図の変化（PR・QTの延長，異常Q波，低電位差，ST-Tの変化，不整脈），胸部X線所見（心陰影拡大），断層心エコー図所見（心膜液貯留，冠動脈瘤），狭心症状，末梢動脈瘤（腋窩など）
2. 消化器：下痢，嘔吐，腹痛，胆嚢腫大，麻痺性イレウス，軽度の黄疸，血清トランスアミナーゼ値上昇
3. 血液：核左方移動を伴う白血球増多，血小板増多，赤沈値の促進，CRP陽性，低アルブミン血症，α_2グロブリンの増加，軽度の貧血
4. 尿：蛋白尿，沈渣の白血球増多
5. 皮膚：BCG接種部位の発赤・痂皮形成，小膿疱，爪の横溝
6. 呼吸器：咳嗽，鼻汁，肺野の異常陰影
7. 関節：疼痛，腫脹
8. 神経：髄液の単核球増多，けいれん，意識障害，顔面神経麻痺，四肢麻痺

（備考）
1. 主要症状Aの5は，回復所見が重要視される。
2. 急性期における非化膿性頸部リンパ節腫脹は他の主要症状に比べて発現頻度が低い（約65％）。
3. 本症の性比は，1.3〜1.5：1で男児に多く，年齢分布は4歳以下が80〜85％を占め，致命率は0.1％前後である。
4. 再発例は2〜3％に，同胞例は1〜2％にみられる。
5. 主要症状を満たさなくても，他の疾患が否定され，本症が疑われる容疑例が約10％存在する。この中には冠動脈瘤（いわゆる拡大を含む）が確認される例がある。

（1970年9月初版，1972年9月改訂1版，1974年4月改訂2版，1978年8月改訂3版，1984年9月改訂4版，2002年2月改訂5版）

6. 先天性風疹症候群の診断基準（感染症新法）

症状や所見から当該疾患が疑われ，かつ以下の1）と2）の基準の両方をみたすもの

1）臨床症状による基準
「Aから2項目以上」または「Aから1つとBから2つ以上」もしくは「Aの②または③とB①」

A：①先天性白内障，または緑内障
　　②先天性心疾患（動脈管開存，肺動脈狭窄，心室中隔欠損，心房中隔欠損など）
　　③感音性難聴
B：①網膜症
　　②骨端発育障害（X線診断によるもの）
　　③低出生体重児
　　④血小板減少性紫斑病（新生児期のもの）
　　⑤肝脾腫

2）病原体診断などによる基準
以下のいずれかの1つを満たし，出世後の風疹感染を除外できるもの

1. 風疹ウイルスの分離陽性，またはウイルス遺伝子の検出（RT-PCR法など）
2. 血清中に風疹特異的IgM抗体の存在
3. 血清中の風疹HI抗体価が移行抗体の推移から予想される値を高く越えて持続する（出生児の風疹HI価が月当たり1/2の低下率で低下していない）。

（植田浩司：日医師会誌 122：210, 1999）

7. 小児結核に対する化学予防（マル初）の適用基準

1. 中学生以下の者に対する基準

塗抹陽性患者との接触状況		BCG 未接種	BCG 既接種
	あり	ツ反発赤 10 mm 以上	ツ反発赤 30 mm 以上 かつ最近の結核感染が強く疑われる場合
	なし	ツ反発赤 30 mm 以上 （再検査では 20 mm 以上）	ツ反発赤 40 mm 以上

既往に化学療法がなく，X線上学会分類Ⅳ型あるいはⅤ型の所見を認める者の一部

注）乳幼児にあっては，「結核定期外健康診断ガイドライン」中の区分で「最重要」とされる初発患者と接触している場合にはツ反陰性でも対象とすることができる。

2. 義務教育終了後29歳以下の者に対する基準

原則として結核集団感染で感染が疑われる者とする。
ただし，感染源と疑われる患者が塗抹検査で大量の菌（ガフキー3号以上）を排菌しており，激しい咳を続け，かつ，当該年齢層の者と密接な接触をしており，結核感染が強く疑われる場合には，結核集団感染の場合以外であっても，対象とすることが望ましい。

（平成元年2月28日健医感第20号　厚生省保健医療局　結核・感染症対策室長通知「初感染結核に対するINHの投与について」より）

8. 慢性活動性EBウイルス感染症の診断基準（名古屋大小児科）

1. 6か月以上続く以下の症状
   発熱，肝障害，リンパ腺腫脹，肝脾腫，汎血球減少，血球貪食症候群，間質性肺炎，種痘様水疱症，蚊アレルギー
2. 免疫学的異常がなくかつこれらの症状をひき起こす他の感染症が存在しないこと
3. 臓器または末梢血中にEBウイルスの増加を以下の方法のいずれかにより証明
   1) 組織中または末梢血中に Southern blot hybridization で EBV DNA が検出される。
   2) 組織中または末梢血中に in situ hybridization で EBER1 RNA が検出される。
   3) 末梢血中に定量的PCR法で $10^{2.5}$ copy/μg DNA 以上の EBV DNA が検出される。

参考所見として，VCA IgG や EA-DR IgG などの高値，あるいは EBNA 抗体の陰性がみられることが多い。

9. 小児の伝染性単球症の診断基準（Sumayaを改変）

1. 臨床症状：少なくとも3項目以上の陽性
   1) 発熱
   2) 扁桃・咽頭炎
   3) 頸部リンパ節腫脹（≧1 cm）
   4) 肝腫（4歳未満：≧1.5 cm）
   5) 脾腫（≧触知）
2. 血液所見
   1) リンパ球≧50% もしくは≧5,000/μl かつ
   2) 異型リンパ球あるいは HLA-DR⁺細胞≧10% もしくは≧1,000/μl
3. EBV抗体検査（急性EBV感染）：急性期EBNA抗体性で以下の1項目以上の陽性
   1) VCA-IgM 抗体初期陽性，後に陰性化
   2) VCA-IgG 抗体価の4倍以上の上昇
   3) EA 抗体の一過性の上昇
   4) VCA-IgG 抗体が初期から陽性で，EBNA 抗体後に陽性化
   5) EBNA-IgM 抗体陽性/EBNA-IgG 抗体陰性

呼吸器

10. 呼吸不全の基準

1. 室内気吸入時の動脈血 O_2 分圧が 60 Torr 以下となる呼吸障害,またはそれに相当する呼吸障害を呈する異常状態を呼吸不全と診断する.
2. 呼吸不全を,動脈血 CO_2 分圧が 45 Torr を超えて異常な高値を呈するものと,然らざるものとに分類する.
3. 慢性呼吸不全とは,呼吸不全の状態が少なくとも 1 か月持続するものをいう.

注)動脈血 O_2 分圧が 60 Torr を超え 70 Torr 以下のものを"準呼吸不全"状態として扱うこととする.

(横山哲朗:総括報告,厚生省特定疾患「呼吸不全」調査研究班昭和58年度研究業績,p1,1983)

11. アレルギー性気管支肺アスペルギルス症の診断基準

1. 一次基準
   1) 発作性気管支閉塞(喘息)
   2) 末梢血好酸球増多
   3) *Aspergillus* 抗原に対する即時型皮膚反応陽性
   4) *Aspergillus* 抗原に対する沈降抗体陽性
   5) 血清 IgE 高値
   6) 肺浸潤影の既往(一過性または固定性)
   7) 中枢性気管支拡張
2. 二次基準
   1) 喀痰からの *A. fumigatus* 検出(培養または直接鏡検)
   2) 褐色の粘液栓子の喀出の既往
   3) *Aspergillus* 抗原に対する Arthus 型皮膚反応陽性

一次基準のうち1)〜6)を満たすものを疑い濃厚例,1)〜7)を満たすものを確診例とする

(Rosenberg, M. et al: Ann Intern Med, 86: 405, 1977 より)

12. 過敏性肺臓炎診断の手続きならびに診断基準

[手引き]
Ⅰ. 臨床像(Aの4項目中2項目以上と,Bの5項目中1)を含む2項目以上を同時に満足するもの)
   A. 臨床症状・所見
      1) 咳 2) 息切れ 3) 発熱 4) 捻髪音ないし小水泡性ラ音
   B. 検査所見
      1) 胸部X線像にてびまん性散布性粒状陰影(またはすりガラス状)
      2) 拘束性換気機能障害
      3) 赤沈値亢進・好中球増多・CRP陽性のいずれか一つ
      4) 気管支肺胞洗浄液のリンパ球の増加
      5) ツベルクリン反応の陰性化
Ⅱ. 発症環境(1〜5のいずれか一つを満足するもの)
   1. 夏型過敏性肺臓炎は夏期(4〜10月)に,高温多湿の住宅で起こる.
   2. 鳥飼病は鳥の飼育や羽毛と関連して起こる.
   3. 農夫肺はカビの生えた枯れ草の取り扱いと関連して起こる.
   4. 空調病・加湿器肺はこれらの機器の使用と関連して起こる.
   5. 有機塵埃抗原に曝露される環境での生活歴
   注)症状は抗原曝露後4〜8時間して起こることが多く,環境から離れると自然に軽快する.
Ⅲ. 免疫学的所見(1, 2のうち一つ以上を満足するもの)
   1. 抗原に対する特異抗体陽性
   2. 特異抗原によるリンパ球幼若化反応陽性
Ⅳ. 吸入誘発試験(1, 2のうち一つ以上を満足するもの)
   1. 特異抗原吸入による臨床像の再現
   2. 環境曝露による臨床像の再現
Ⅴ. 病理学的所見(1〜3のうちいずれか二つ以上を満足するもの)
   1. 肉芽腫形成
   2. 胞隔炎
   3. マッソン体

[診断基準]
確実:Ⅰ, Ⅱ, ⅣまたはⅠ, Ⅱ, Ⅲ, Ⅴを満たすもの
強い疑い:Ⅰを含む3項目を満たすもの
疑い:Ⅰを含む2項目を満たすもの

(厚生省特定疾患「肺線維症」調査研究班, 1993)

13. 特発性間質性肺炎(IIP)の臨床的診断基準

まず急性経過(急性型)か慢性経過(慢性型)かを考慮し，慢性型の場合には別表の A 群(定型例)，B 群(非定型例)の臨床的特徴を参考とし，以下の項目に沿って診断を進める。(別表，略)

I．主要症状および理学所見
    1．乾性咳
    2．息切れ
    3．ばち指
    4．fine crackle

II．血液・免疫学的所見
    1．赤沈促進
    2．LDH 上昇

III．肺機能検査
    1．肺気量の減少(%VC，%TLC の低下)
    2．肺拡散能力の低下(%D_{LCO}，%D_{LCO}/VA の低下)
    3．低酸素血症(PaO_2 の低下，A-aDo_2 の開大)

IV．胸部 X 線所見
    本症に一致する X 線像(別記，略)

V．病理学的検査(肺生検，剖検)所見
    本症に一致する病理像(別記，略)

項目の判定
I〜IIIの大項目は，中項目が 2 の場合は 1 項目以上，中項目が 3〜4 の場合は 2 項目以上を満たすときに陽性とする。
大項目IIIでは，( )内の参考所見が 1 項目以上を満たす場合を陽性所見とする。

診断の判定
確実：IVを含む 3 項目以上またはIV，Vを満たすもの
疑い：IVを含む 2 項目を満たすもの

注意事項
1. IIP では粉塵吸入歴者が多いが，この場合，塵肺法の定める塵肺症でないことに注意する。
2. 膠原病の身体的所見および検査所見を伴うものは膠原病肺(CVD-IP)として IIP から除外する。
3. 気管支肺胞洗浄液(BALF)検査では，本症に特有の変化はなく，診断的価値は低い。しかし，他疾患の除外診断に BAL はしばしば有用である。
4. Ga シンチグラムは診断特異性を有しないが，病勢の判定に役立つ。
5. 次の疾患は除外する。
    塵肺症，肺結核，慢性気管支炎，びまん性汎細気管支炎(DPB)，過敏性肺炎，放射線肺炎，薬剤誘起性肺炎，肺炎(特にウイルス，マイコプラズマ性肺炎など)

(厚生省特定疾患「びまん性肺疾患」調査研究班 第三次改定案，1991)

免疫・アレルギー

14. 小児気管支喘息

a. 発作程度の判定基準*

	小発作	中発作	大発作	呼吸不全
呼吸の状態				
・喘鳴	軽度	明らか	著明	減少または消失
・陥没呼吸	なし〜軽度	明らか	著明	著明
・呼気延長	なし	あり	明らか†	著明
・起坐呼吸	なし	横になれる	あり	あり
・チアノーゼ	なし	なし	あり	顕著
・呼吸数	軽度増加	増加	増加	不定
	覚醒時における小児の正常呼吸数の目安 <2か月 <60/分 2〜12か月<50/分 1〜5歳 <40/分 6〜8歳 <30/分			
呼吸困難感				
・安静時	なし	あり	著明	著明
・歩行時	軽度	著明	歩行困難	歩行不能
生活の状態				
・会話	普通	やや困難	とぎれとぎれ	不能
・食事	やや低下	困難	不能	不能
・睡眠	眠れる	時々目を覚ます	障害される	障害される
意識障害				
・興奮状況	正常	やや興奮	興奮	錯乱
・意識低下	なし	なし	ややあり	あり
PEF(%)〈吸入前〉	>60	30〜60	<30	測定不能
〈吸入後〉	>80	50〜80	<50	測定不能
SpO₂〈大気中〉	≧96	92〜95	≦91	<91
PaCO₂(mmHg)	<41	<41	41〜60	>60

*：判定のためにいくつかのパラメーターがあるが，全部を満足する必要はない。
†：多呼吸のときには判定しにくいが，大発作時には呼気相は吸気相の2倍以上延長している。
注）：発作程度が強くなると乳児では肩呼吸ではなくシーソー呼吸を呈するようになる。呼気・吸気時に胸部と腹部の膨らみと陥没がシーソーのように逆の動きになるが，意識的に腹式呼吸を行っている場合はこれに該当しない。

(「小児気管支喘息の治療・管理ガイドライン2002」，日本小児アレルギー学会より一部改変)

b. 治療前の臨床症状に基づく発作型分類と治療ステップ

発作型	症状程度ならびに頻度	治療ステップ
間欠型	・年に数回，季節性に咳嗽，軽度喘鳴が出現する ・時に呼吸困難を伴うこともあるが，β₂刺激薬の頓用で短期間で症状は改善し持続しない	ステップ1
軽症持続型	・咳嗽，軽度喘鳴が1回/月以上，1回/週未満 ・時に呼吸困難を伴う持続は短く，日常生活が障害されることは少ない	ステップ2
中等症持続型	・咳嗽，軽度喘鳴が1回/週以上。毎日は持続しない ・時に中・大発作となり，日常生活が障害されることがある	ステップ3
重症持続型1	・咳嗽，軽度喘鳴が毎日持続する ・週に1〜2回，中・大発作となり日常生活や睡眠や障害される	ステップ4-1
重症持続型2	・重症持続型1に相当する治療を行っていても症状が持続する ・しばしば夜間の中・大発作で時間受診し，入退院を繰り返し，日常生活が制限される	ステップ4-2

(「小児気管支喘息の治療・管理ガイドライン2002」，日本小児アレルギー学会より)

c. 現在の治療ステップを考慮した発作型の判断

患者の症状・頻度（治療ステップ）	現在の治療ステップ			
	ステップ1	ステップ2	ステップ3	ステップ4
間欠型（ステップ1） ・年に数回，季節性に咳嗽，軽度喘鳴が出現 ・時に呼吸困難を伴うがβ_2刺激薬頓用で短期間で症状改善し持続しない	間欠型	軽症持続型	中等症持続型	重症持続型
軽症持続型（ステップ2） ・咳嗽，軽度喘鳴が1回/月以上，1回/未満 ・時に呼吸困難を伴うが持続は短く日常生活は障害されない	軽症持続型	中等症持続型	重症持続型	重症持続型
中等症持続型（ステップ3） ・咳嗽，軽度喘鳴が1回/週以上，毎日持続はしない ・時に中・大発作となり日常生活や睡眠が障害されることがある	中等症持続型	重症持続型	重症持続型	重症持続型
重症持続型（ステップ4-1） ・咳嗽，喘鳴が毎日持続する ・週に1～2回中・大発作となり日常生活や睡眠が障害される	重症持続型	重症持続型	重症持続型	重症持続型（難治）

（「小児気管支喘息の治療・管理ガイドライン2002」，日本小児アレルギー学会より）

15．アトピー性皮膚炎診断基準（小児）

Ⅰ．アトピー性皮膚炎の主要病変
1．乳児について
　a）顔面皮膚または頭部皮膚を中心とした紅斑または丘疹がある。耳切れがみられることが多い。
　b）患部皮膚に掻破痕がある。
2．幼児・学童について
　a）頸部皮膚または腋窩，肘窩もしくは膝窩の皮膚を中心とした紅斑，丘疹または苔癬化病変がある。耳切れがみられることが多い。
　b）乾燥性皮膚や粃糠様落屑を伴う毛孔一致性角化性丘疹がある。
　c）患部皮膚に掻破痕がある。

Ⅱ．アトピー性皮膚炎の診断基準
1．乳児について
　　Ⅰ-1に示す病変のうちa），b）の双方を満たし，（別表）に示す皮膚疾患を単独に罹患した場合を除外したものをアトピー性皮膚炎とする。
2．幼児・学童について
　　Ⅰ-2に示す病変のうちa）あるいはb），およびc）の双方，ならびに下記のイ），ロ）の条件を満たし，（別表）に示す皮膚疾患を単独に罹患した場合を除外したものをアトピー性皮膚炎とする。
　イ）皮膚に痒みがある。
　ロ）慢性（発症後6か月以上）の経過をとっている。

（別表）
1）おむつかぶれ，2）あせも，3）伝染性膿痂疹，4）接触皮膚炎，5）皮膚カンジダ症，6）乳児脂漏性皮膚炎，7）尋常性魚鱗癬，8）疥癬，9）虫刺され，10）毛孔性苔癬

（平成4年度　アトピー性疾患実態調査の手引き，厚生省より）

16. 原発性免疫不全症(WHO 委員会による報告, 1996 年 10 月)
a. 複合免疫不全症

疾患名	血清免疫グロブリン	末梢血 B 細胞	末梢血 T 細胞	考えられる病因	遺伝形式	合併症(状)
1. T−B＋SCID (a) 伴性遺伝型 (γc 欠損)	減少	正常または増加	著明に減少	IL 2, 4, 7, 9, 15 受容体 γ 鎖の変異	XL	−
(b) 常染色体劣性遺伝 (Jak 3 欠損)	減少	正常または増加	著明に減少	Jak 3 の変異	AR	−
2. T−B−SCID (a) RAG 1/2 欠損	減少	著明に減少	著明に減少	RAG 1/2 遺伝子の変異	AR	−
(b) アデノシンデアミナーゼ(ADA)欠損症	減少	進行性に減少	進行性に減少	酵素欠損に基づく毒性代謝物(例；dATP, S-adenosyl homocysteine)による T 細胞と B 細胞の障害	AR	−
(c) 細網異形成症	減少	著明に減少	著明に減少	T 細胞, B 細胞, 顆粒球系細胞の成熟障害(幹細胞障害)	AR	顆粒球減少 血小板減少
3. 伴性型高 IgM 症候群	IgM, IgD は増加または正常；他のアイソザイムは減少	表面 IgM, IgD 陽性細胞は存在, 他は欠損	正常	CD40 リガンド遺伝子の変異	XL	好中球減少 血小板減少 溶血性貧血 胃腸管および肝障害
4. プリンヌクレオシドホスフォリラーゼ(PNP)欠損症	正常または減少	正常	進行性に減少	酵素欠損に基づく毒性代謝物(例；dGTP)による T 細胞障害	AR	自己免疫性溶血性貧血 神経症状
5. MHC クラス II 欠損症	正常または減少	正常	正常, CD4 細胞数は減少	MHC class II 分子の転写因子(CIITA または RFX-5 遺伝子)の変異	AR	−
6. CD 3γ または CD 3ε 欠損症	正常	正常	正常	CD3γ or CD3ε 鎖の転写障害	AR	−
7. ZAP-70 欠損症	正常	正常	CD8 減少 CD4 正常	ZAP-70 キナーゼ遺伝子の変異	AR	−
8. TAP-2 欠損症	正常	正常	CD8 減少 CD4 正常	TAP-2 遺伝子の変異	AR	MHC class I 欠損症

T−B＋SCID：B 細胞を有する重症複合免疫不全症(severe combined immunodeficiency)
T−B−SCID：T, B 細胞を欠く重症複合免疫不全症
(Clin Exp Immunol 109, Suppl 1, 1997)

b. 主として抗体産生不全を示すもの

疾患名	血清免疫グロブリン	末梢血B細胞	考えられる病因	遺伝形式	合併症（状）
1. 伴性無ガンマグロブリン血症	すべてのアイソタイプ減少	顕著に減少	btk遺伝子の変異	XL	―
2. 非伴性型高IgM血症	IgM, IgD増加または正常, 他のアイソタイプ減少	表面IgM, IgD陽性細胞存在, 他は欠損	不明	?	好中球減少, 血小板減少, 溶血性貧血, 胃腸管および肝障害
3. 免疫グロブリン重鎖遺伝子の欠失	IgG1またはIgG2, IgG4の欠除, ときにIgEとIgA2の欠除	正常または減少	染色体14q32欠失	AR	―
4. κ鎖欠損症	Ig(K)減少：抗体産生正常または減少	κ鎖陽性細胞数正常または減少	染色体2p11上の点突然変異を示す例あり	AR	―
5. IgGサブクラス選択的欠損症（IgA欠損を合併する場合あり）	一つまたはそれ以上のIgGサブクラス減少	正常または未熟	サブクラス分化の欠陥	不明	―
6. 正常な免疫グロブリン値を伴う抗体欠損	正常	正常	不明	不明	―
7. 分類不能型免疫不全症（common variable immunodeficiency）	各アイソタイプさまざまに減少	正常または減少	さまざま	さまざま	―
8. IgA欠損症	IgA1とIgA2減少	表面IgA陽性細胞正常または減少	IgA+B細胞への最終的分化の失敗	さまざま	自己免疫疾患 アレルギー疾患
9. 乳幼児一過性低ガンマグロブリン血症	IgG, IgA減少	正常	分化障害：ヘルパー機能の成熟遅延	不明	家族内に他の免疫不全症多い
10. 常染色体劣性無ガンマグロブリン血症	すべてのアイソタイプ減少	顕著に減少	pre-BからB細胞への内因的分化障害	AR	―

c. 病像がよく記載され確立した他の免疫不全症候群

疾患名	血清免疫グロブリンと抗体	末梢血B細胞	末梢血T細胞	遺伝的欠陥	遺伝形式	合併症（状）
1. Wiskott-Aldrich症候群	IgM減少：特に多糖体に対する抗体の減少, しばしばIgAとIgE増加	正常	進行性に減少	WASp遺伝子の変異：血液幹細胞由来細胞の細胞骨格の欠陥	XL	血小板減少：小さい欠陥血小板：湿疹：リンパ腫：自己免疫疾患
2. ataxia-telangiectasia（アタキシアテランギエクタシア）	しばしばIgA, IgEそしてIgGサブクラスの減少：IgMモノマー増加：抗体はさまざまに減少	正常	減少	A-T遺伝子（*ATM*）の変異：細胞回転チェックポイントの異常による染色体の不安定性	AR	小脳失調, 毛細血管拡張, アルファフェトプロテイン増加, リンパ網内系その他の悪性腫瘍, X線感受性増加
3. DiGeorge anomaly（ディジョージ症候群）	正常または減少	正常	減少または正常	90％において胸腺の発達に関与する隣接した遺伝子の欠損	De novo欠損またはAD	副甲状腺機能低下, 大動脈円錐幹奇形, 顔貌異常, ある患者では部分モノソミー（22q11-pterまたは10p）

d. 貪食細胞の数および/または機能の先天的欠損

疾患名	障害細胞	機能的欠陥	遺伝形式	付帯する臨床像
重症先天性好中球減少症	N	—	AR	サブグループにG-CSF-Rの変異とMDS/AML
周期性好中球減少症	主としてN	—	AR	網状赤血球，血小板，他の白血球も変動
白血球粘着障害Ⅰ型 [LFA-1, Mac 1, p150, 95のβ鎖（CD 18）の欠損]	N＋M＋L＋NK	遊走能，粘着，エンドサイトーシス	AR	臍帯脱落遅延，慢性皮膚潰瘍，歯周囲炎，白血球増多，T＋NK細胞の細胞障害活性欠損
白血球粘着障害Ⅱ型 （GDP mannoseからfucoseへの転換障害）	主としてN＋M	遊走能，ローリング	AR	創傷治癒遅延，慢性皮膚潰瘍，歯周囲炎，知能障害，白血球増多，ボンベイ型血液型
Chediak-Higashi症候群	主としてN＋M＋NK	遊走能	AR	眼球・皮膚部分白子症，すべての有核細胞に巨大顆粒，末期には血球貪食症候群
特殊顆粒欠損症	N	遊走能	AR	二分葉核をもつ好中球
Schwachman症候群	N	遊走能	AR	貧血，血小板減少，膵機能不全，軟骨異形成，低ガンマグロブリン血症
慢性肉芽腫症 (a) 伴性型（cytochrome bの91kD鎖欠損）	N＋M	殺菌能（スーパーオキサイド代謝物産生障害）	XL	McLeod表現型*
(b) 常染色体劣性型（cytochrome bの22kD鎖欠損またはP47もしくはP67サイトソルファクターの欠損）	N＋M	殺菌能（スーパーオキサイド代謝物産生障害）	AR	—
好中球G6PD欠損症	N＋M	殺菌能	XL	貧血
ミエロペルオキシダーゼ欠損症	N	殺菌能	AR	—
IFN-γ受容体欠損症	N＋M＋L＋NK	殺菌能	AR	マイコバクテリアへの強度の易感染性

N＝好中球；M＝単球/マクロファージ；L＝リンパ球；NK＝ナチュラルキラー細胞

*ある患者ではX染色体短腕の欠失がある．そのような患者では合併症としてMcLeod表現型，色素性網膜炎，そしてデュシェンヌ型筋萎縮症を伴うことがある．

e. 補体欠損症

欠損	遺伝形式	染色体座	症候	欠損	遺伝形式	染色体座	症候
C1q	AR	1	SLE様症候群, リウマチ様疾患, 感染症	C7	AR	5	ナイセリア感染症, SLE, 血管炎
C1r*	AR	12	SLE様症候群, リウマチ様疾患, 感染症	C8α***	AR	1	ナイセリア感染症, SLE
				C8β	AR	1	ナイセリア感染症, SLE
C4	AR	6	SLE様症候群, リウマチ様疾患, 感染症	C9	AR	5	ナイセリア感染症
				C1 inhibitor	AD	11	遺伝性血管性浮腫
C2**	AR	6	SLE様症候群, 血管炎, 多発性筋炎	Factor I	AR	4	反復性化膿性感染症
				Factor H	AR	1	反復性化膿性感染症
C3	AR	19	反復性化膿性感染症	Factor D	AR	19	ナイセリア感染症
C5	AR	9	ナイセリア感染症, SLE	Properdin	XL	X	ナイセリア感染症
C6	AR	5	ナイセリア感染症, SLE				

*大部分のC1r欠損症はC1s欠損症を合併する。C1s遺伝子もまた染色体12p terに位置する。
**C2欠損症はHLA-A25, B18, -DR2そしてcomplotype, SO42[slow variant of factor B, absent C2, type 4 C4A, type 2 C4B]と連鎖不均衡にある。
***C8α欠損症は常にC8γ欠損症を合併する。C8γをコードする遺伝子は染色体9に位置し, C8γはC8αと共有結合する。

膠原病

17. 小児全身性エリテマトーデス（SLE）診断の手引き

1) 顔面蝶形紅斑
2) 円板状紅斑
3) 光線過敏症
4) 口腔潰瘍
5) 関節炎
6) 胸膜炎または心膜炎
7) けいれんまたは精神病
8) 蛋白尿または細胞性円柱
9) 溶血性貧血または白血球減少またはリンパ球減少または血小板減少
10) LE細胞または抗DNA抗体または抗Sm抗体または梅毒反応生物学的偽陽性
11) 蛍光抗体法による抗核抗体
12) 血清補体価の低下

上記のうち4項目をみたす場合には，SLEの可能性が高い。

（厚生省研究班 1986）

18. 全身性エリテマトーデス診断の手引き

Ⅰ．主要症状
1. 顔面蝶形紅斑
2. discoid型発疹
3. Raynaud現象
4. 多量脱毛
5. 光線過敏症
6. 口腔，鼻咽頭の潰瘍
7. 変形のない関節炎（末梢関節のa. 運動痛，b. 圧痛，c. 腫脹）
8. 精神症状の発現または全身けいれんの発症
9. 胸膜炎または心膜炎

Ⅱ．検査所見
10. LE現象（LE細胞またはLE-test）陽性
11. Wassermann反応陽性または疑陽性
12. 強度の蛋白尿（3.5g/日以上）
13. 尿円柱陽性
14. 溶血性貧血，白血球減少（4,000/μL以下），血小板減少（10万/μL以下）

〔診断の基準〕
1. 確実例：1〜14のうち4項目を満たすもの
2. 疑い例：1〜14のうち3項目を満たすもの
注）すべての項目について観察していないときは，観察したもののみについて陽性項目を選び，それらを合計して判断する。

（厚生省研究班）

19. 早期リウマチ診断基準案（山前による）

1. 朝のこわばり15分以上（≧1週）
2. 3つ以上の関節域の腫脹（≧1週）
3. 手関節，MCP，PIP，足関節またはMTPの腫脹（≧1週）
4. 対称性腫脹（≧1週）
5. リウマトイド因子
6. 手または足のX線変化，軟部組織紡錘状腫脹と骨粗鬆症，またはびらん

［除外項目］
SLE，MCTD，AS，Behçet病，乾燥性関節炎

以上の6項目中4項目以上あてはまればRAと診断してよい。

20. 若年性関節リウマチの診断基準(1982年)

Ⅰ. 概説
　JRAは小児の慢性関節疾患の基本的な病型に対する名称であり，全身型，多関節型，少関節型の3つの発症亜型に分類される。この発症型はさらに細分類される。

Ⅱ. JRA診断のための一般的な診断基準
　A. 1関節またはそれ以上の関節で，少なくとも6週間以上続く関節炎
　B. 他の原因の関節炎を除外

Ⅲ. JRAの発症型
　発症6か月間の症状で決め，多くはその後も同じ病型が続く，しかし他の発症型に類似してくることもある。
　A. 全身発症型JRA：持続する間欠熱を伴うJRAで，リウマトイド疹や多臓器の病変はあってもなくてもよい。典型的な発熱や発疹はあるが，関節炎を欠く場合にも全身発症型JRAの疑い(probable)と考える。しかし確実な診断を下すには，定義にあるような関節炎がなくてはならない。
　B. 少関節発症型JRA：発症6か月以内に関節炎が4関節あるいは，それ以下の数のもの。全身発症型のものはこの型から除外する。
　C. 多関節型JRA：発症6か月以内の関節炎が5関節からそれ以上のもの。全身発症型JRAはこの型から除外する。
　D. 発症型はさらに下記に細分類される。
　　1. 全身発症型
　　　a. 多関節炎
　　　b. 少関節炎
　　2. 少関節炎(少関節発症型)
　　　a. 抗核抗体陽性で慢性ぶどう膜炎を伴うもの
　　　b. リウマトイド因子陽性
　　　c. リウマトイド因子陰性，B 27陽性
　　　d. 上記以外の病型
　　3. 多関節炎
　　　a. リウマトイド因子陽性
　　　b. 上記以外の病型

Ⅳ. 除外項目
　他のリウマチ性疾患，感染性関節炎，炎症性腸疾患，白血病など悪性新生物，骨・関節の非リウマチ疾患，血液疾患，心因性関節痛，その他

21. 若年性関節リウマチ診断の手引き

1. 6週間以上続く多関節炎
2. 6週間未満の多関節炎(または単関節炎，少関節炎)の場合には次の1項目を伴うもの
　　a. 虹彩炎　　　　　　e. 屈曲拘縮
　　b. リウマチ疹　　　　f. 頸椎の疼痛またはX線像の異常
　　c. 朝のこわばり　　　g. リウマチ因子陽性
　　d. 弛張熱
3. 下記疾患と確定したものは除外し，鑑別不能の場合は「疑い」とする。
　リウマチ熱，全身性エリテマトーデス，多発性動脈炎，皮膚筋炎，進行性全身性硬化症，白血病，敗血症，骨髄炎，感染性関節炎，川崎病

*注意すべき点
　1) 関節炎は移動性でなく固定性であること。
　2) リウマチ疹とは，直径数mm〜1 cmの鮮紅色の紅斑で，発熱とともに出現し，解熱時に消退することもある。
　3) 弛張熱とは，日差が3〜4℃で，下降時は平熱，またはそれ以下となることがあり，1週間以上続くこと。
　4) リウマチ因子(RAテスト)は，肝疾患や他の自己免疫疾患でも陽性となることがある。

(厚生省特定疾患「若年性関節リウマチ」研究班)

22. 皮膚筋炎・多発性筋炎の改訂診断基準

1. 皮膚症状
   a. ヘリオトロープ疹：両側または片側の眼瞼部の紫紅色浮腫性紅斑
   b. Gottronの徴候：手指関節背面の角質増殖や皮膚萎縮を伴う紫紅色斑または丘疹
   c. 四肢伸側の紅斑：肘，膝関節などの背面の軽度隆起性の紫紅色紅斑
2. 上肢または下肢の近位筋の筋力低下
3. 筋肉の自発痛または把握痛
4. 血清中の筋原性酵素（クレアチンキナーゼ（CK）またはアルドラーゼ）の上昇
5. 筋電図の筋原性変化
6. 骨破壊を伴わない関節炎または関節痛
7. 全身性炎症所見（発熱，CRP上昇，または赤沈亢進）
8. 抗Jo-1抗体陽性
9. 筋生検で筋炎の病理所見：筋線維の変性および細胞浸潤

診断基準：［皮膚筋炎］1の皮膚症状のa～cの1項目以上を満たし，かつ経過中に2～9の項目中4項目以上を満たすもの。
［多発性筋炎］2～9の項目中4項目以上を満たすもの。

(厚生省班1992改訂基準)

23. 皮膚筋炎・多発性筋炎の病型分類

Ⅰ型：定型的多発性筋炎
Ⅱ型：定型的皮膚筋炎
Ⅲ型：悪性腫瘍を伴った皮膚筋炎・多発性筋炎
Ⅳ型：小児の皮膚筋炎・多発性筋炎
Ⅴ型：他の膠原病を伴った皮膚筋炎・多発性筋炎

24. 厚生省強皮症調査研究班(森班)の診断基準(1992年)

Ⅰ．proximal scleroderma（＋）のとき
　A．Raynaud症状
　B．抗核抗体値の異常
［判定］ AあるいはBのどちらか一方でも陽性の場合には強皮症と診断してよい。A，Bともに陰性の場合にはⅡ．A，Bを参考にして診断する。

Ⅱ．proximal scleroderma（－）のとき
　A．皮膚・粘膜症状
　　1．sclerodactylia
　　2．その他の皮膚粘膜症状
　　　a．pitting scar
　　　b．爪上皮延長
　　　c．全身色素沈着
　　　d．顆粒状角化
　　　e．舌小帯短縮
1が陽性か2のa～eの5項目中2項目以上が陽性の場合を（＋）とする。
　B．検査所見
　　1．両下肺野線維症(X-pまたはCT)
　　2．食道下部無動性拡張または蠕動低下(X-pまたは内圧検査)
　　3．組織学的硬化(前腕伸側皮膚)
　　4．血清検査〔aかbのいずれかの陽性を（＋）とする。〕
　　　a．抗トポイソメラーゼⅠ(Scl-70)抗体
　　　b．抗セントロメア抗体
1～4の4項目中2項目以上が陽性の場合を（＋）とする。
［判定］ A，Bの両項目が（＋）の場合は強皮症と診断してよい。
註：B.4 血清検査において抗nRNP抗体が高値の場合は混合性結合組織病(MCTD)も考慮される。

25. 全身性強皮症の診断基準

● 大基準
　近位皮膚硬化(proximal scleroderma)
● 小基準
　1) 強指症(sclerodactylia)
　2) 指尖点状陥凹性瘢痕(digital pitting scar)あるいは指腹パッド(finger pad)の消失
　3) 両下肺野線維症(X線像)

判定基準：大基準が陽性か小基準2項以上が陽性であれば，その患者が全身性強皮症であるといえる。

(米国リウマチ学会分類基準)

26. 混合性結合組織病診断の手引き

混合性結合組織病の概念：全身性エリテマトーデス，強皮症，多発性筋炎などにみられる症状や所見が混在し，血清中に抗U1-RNP抗体がみられる疾患である。

Ⅰ．共通所見
　1．レイノー現象
　2．指ないし手背の腫脹
Ⅱ．免疫学的所見
　　抗U1-RNP抗体陽性
Ⅲ．混合所見
　A．全身性エリテマトーデス様所見
　　1．多発関節炎
　　2．リンパ節腫脹
　　3．顔面紅斑
　　4．心膜炎または胸膜炎
　　5．白血球減少（4,000/μl以下）または血小板減少（100,000/μl以下）
　B．強皮症様所見
　　1．手指に局限した皮膚硬化
　　2．肺線維症，拘束性換気障害（%VC＝80%以下）または肺拡散能低下（%DL_{co}＝70%以下）
　　3．食道運動低下または拡張
　C．多発性筋炎様所見
　　1．筋力低下
　　2．筋原性酵素（CK）上昇
　　3．筋電図における筋原性異常所見

診断：1．Ⅰの1所見以上が陽性
　　　2．Ⅱの所見が陽性
　　　3．ⅢのA，B，C項のうち，2項以上につき，それぞれ1所見以上が陽性以上の3項を満たす場合を混合性結合組織病と診断する。

付記：
1) 抗U1-RNP抗体の検出は二重免疫拡散法あるいは酵素免疫測定法（ELISA）のいずれでもよい。ただし，二重免疫拡散法が陽性でELISAの結果と一致しない場合には，二重免疫拡散法を優先する。
2) 以下の疾患標識抗体が陽性の場合は混合性結合組織病の診断は慎重に行う。
　①抗Sm抗体，②高力価の抗二本鎖DNA抗体，③抗トポイソメラーゼⅠ抗体（抗Scl-70抗体），④抗Jo-1抗体。
3) 肺高血圧症を伴う抗U1-RNP抗体陽性例は，臨床所見が十分にそろわなくとも，混合性結合組織病に分類される可能性が高い。

（厚生省班1996改訂基準）

27. 混合性結合組織病（MCTD）肺高血圧の診断の手引き

Ⅰ．臨床および検査所見
　1．労作時の息ぎれ
　2．胸骨左縁収縮期性拍動
　3．第Ⅱ肺動脈音の亢進
　4．X線肺動脈本幹部（左第2号）の拡大
　5．心電図右室肥大あるいは右室負荷
　6．心エコー右室拡大あるいは右室負荷
Ⅱ．肺動脈圧測定
　1．右心カテーテルで肺動脈平均圧が25mmHg以上
　2．超音波心Doppler法による右心系の圧が右心カテーテルの肺動脈平均圧25mmHg以上に相当

診断：MCTDの診断基準を満たし，Ⅰの4項目以上が陽性あるいはⅡのいずれかの項目が陽性の場合を確診とし，Ⅰの3項目が陽性の場合を疑診とする。

除外項目：1) 先天性心疾患，2) 後天性心疾患，3) 換気障害性肺性心

● 本調査での全身性エリテマトーデス，全身性強皮症，多発性筋炎・皮膚筋炎における肺高血圧症も，この「混合性結合組織病肺高血圧の診断の手引き」による確診，疑診例とする。

（厚生省班基準）

28. 結節性多発動脈炎(PN)診断基準(難治性血管炎分科会, 1998)

古典的PNの診断

1. 主要症候
   ①発熱(38℃以上, 2週以上), 体重減少(6か月以内に6kg以上) ②高血圧 ③急速に進行する腎不全, 腎梗塞 ④脳出血, 脳梗塞 ⑤心筋梗塞, 虚血性心疾患, 心膜炎, 心不全 ⑥胸膜炎 ⑦消化管出血, 腸梗塞 ⑧多発単神経炎 ⑨皮下結節, 皮膚潰瘍, 壊疽紫斑 ⑩多関節痛(炎), 筋痛(炎), 筋力低下
2. 組織所見
   中・小動脈フィブリノイド壊死性血管炎の存在
3. 血管造影所見
   腹部大動脈分枝, 特に腎内小動脈の多発小動脈瘤と狭窄・閉塞
4. 判定
   ①確実:主要症候2項目と血管造影所見または組織所見のある例
   ②疑い:主要症候のうち①を含む6項目以上ある例

顕微鏡的PNの診断

1. 主要症候
   ①急速進行性糸球体腎炎
   ②肺出血, もしくは間質性肺炎
   ③腎・肺以外の臓器症状:紫斑, 皮下出血, 消化管出血, 多発単神経炎など
2. 主要組織所見
   細動脈, 毛細血管, 後毛細血管細静脈の壊死, 血管周囲の炎症性細胞浸潤
3. 主要検査所見
   ①MPO-ANCA陽性 ②CRP陽性 ③蛋白尿・血尿, BUN・クレアチニン値の上昇
   ④胸部X線所見:浸潤陰影(肺胞出血), 間質性肺炎
4. 判定
   ①確実:a) 主要症候の2項目以上と組織所見陽性例
       b) 主要症候の①および②を含め2項目以上とMPO-ANCA陽性例
   ②疑い:a) 主要症候の3項目を満たす例
       b) 主要症候1項目とMPO-ANCA陽性例

29. シェーグレン症候群の改訂診断基準(1999年)

1. 生検病理組織検査で次のいずれかの陽性所見を認めること
   A) 口唇腺組織で4mm^{2}あたり1 focus(導管周囲に50個以上のリンパ球浸潤)以上
   B) 涙腺組織で4mm^{2}あたり1 focus(導管周囲に50個以上のリンパ球浸潤)以上
2. 口腔検査で次のいずれかの陽性所見を認めること
   A) 唾液腺造影でStage I(直径1mm以下の小点状陰影)以上の異常所見
   B) 唾液分泌量低下(ガムテストで10分間10ml以下またはサクソンテストで2分間2g以下)であり, かつ唾液腺シンチグラフィーにて機能低下の所見
3. 眼科検査で次のいずれかの陽性所見を認めること
   A) シャーマー試験で5分間に5mm以下で, かつローズベンカル試験
      (van Bijsterveldスコア)で3以上
   B) シャーマー試験で5分間に5mm以下で, かつ蛍光色素試験で陽性
4. 血清検査で次のいずれかの陽性所見を認めること
   A) 抗SS-A抗体陽性
   B) 抗SS-B抗体陽性

〈確定診断基準〉
上の4項目のうち, いずれかの2項目以上に該当すればシェーグレン症候群と確定診断する。

30. 抗リン脂質抗体症候群(APS)の診断基準

臨床症状
- 静脈血栓症
- 動脈血栓症
- 反復する流産または胎児死亡
- 血小板減少症

検査所見
- IgG型抗カルジオリピン抗体陽性(20GPL単位以上)
- ループスアンチコアグラント陽性
- IgM型抗カルジオリピン抗体陽性(20MPL単位以上)とループスアンチコアグラント陽性

臨床症状, 検査所見のそれぞれ少なくとも一つずつ以上をもつ患者をAPSとする。ただし検査所見は8週間以上離れた少なくとも2回の検査で陽性であること。
(Harris, EN: Antiphospholipid antibodies. Br J Haematol 74:1, 1990)

31. Behçet病の改定診断基準

1. **主症状**
    1) 口腔粘膜の再発性アフタ性潰瘍
    2) 皮膚症状
        a. 結節性紅斑
        b. 皮下の血栓性静脈炎
        c. 毛囊炎様皮疹, 痤瘡様皮疹
        参考所見：皮膚の被刺激性亢進
    3) 眼症状
        a. 虹彩毛様体炎
        b. 網膜ぶどう膜炎(網脈絡膜炎)
        c. 以下の所見があればa, bに準じる。
        a, bを経過したと思われる虹彩後癒着, 水晶体上色素沈着, 網脈絡膜萎縮, 視神経萎縮, 併発白内障, 続発緑内障, 眼球癆
    4) 外陰部潰瘍
2. **副症状**
    1) 変形や硬直を伴わない関節炎
    2) 精巣上体炎
    3) 回盲部潰瘍で代表される消化器病変
    4) 血管病変
    5) 中等度以上の中枢神経病変
3. **病型診断の基準**
    1) 完全型
        経過中に4主症状が出現したもの。
    2) 不全型
        a. 経過中に, 3主症状あるいは2主症状と2副症状が出現したもの。
        b. 経過中に定型的眼症状とその他の1主症状, あるいは2副症状が出現したもの。
    3) 疑い
        主症状の一部が出没するが, 不全型の条件を満たさないもの, および定型的な副症状が反復あるいは増悪するもの。
    4) 特殊病型
        a. 腸管(型)Behçet病
        b. 血管(型)Behçet病
        c. 神経(型)Behçet病
4. **参考となる検査所見**
    1) 皮膚の針反応
    2) 炎症反応
        赤血球沈降速度の亢進, 血清CRPの陽性化, 末梢血白血球数の増加
    3) HLA-B51(B5)の陽性

(厚生省特定疾患Behçet病研究班, 1987)

32. 厚生省慢性疲労症候群(CFS)診断基準

A. **大クライテリア(大基準)**
    1. 生活が著しく損なわれるような強い疲労を主症状とし, 少なくとも6か月以上の期間持続ないし再発を繰り返す(50%以上の期間認められること)。
    2. 病歴, 身体所見, 検査所見で別表に挙げられている疾患を除外する。

B. **小クライテリア(小基準)**
a) 症状クライテリア(症状基準)
    (以下の症状が6か月以上にわたり持続ないし繰り返し生ずること)
    1. 熱(腋窩温37.2〜38.3℃)ないし悪寒
    2. 咽頭痛
    3. 頸部あるいは腋窩リンパ節の腫脹
    4. 原因不明の筋力低下
    5. 筋肉痛ないし不快感
    6. 軽い労作後に24時間以上続く全身倦怠感
    7. 頭痛
    8. 腫脹や発赤を伴わない移動性関節痛
    9. 精神神経症状(いずれか1つ以上)
        羞明, 一過性暗点, 物忘れ, 易刺激性, 錯乱, 思考力低下, 集中力低下, 抑うつ
    10. 睡眠障害(過眠, 不眠)
    11. 発症時, 主たる症状が数時間から数日の間に発現

b) 身体所見クライテリア(身体所見基準)
    (少なくとも1か月以上の間隔をおいて2回以上医師が確認)
    1. 微熱
    2. 非滲出性咽頭炎
    3. リンパ節の腫大(頸部, 腋窩リンパ節)

◎大基準2項目に加えて, 「小基準の症状基準8項目」以上か, 「症状基準6項目＋身体基準2項目」以上のどちらかを満たすと「CFS」と診断する。
◎大基準2項目に該当するが, 小基準で診断基準を満たさない例は「CFSの疑いあり」とする。
◎上記基準で診断されたCFS(「疑いあり」は除く)のうち, 感染症が確診された後, それに続発して症状が発現した例は「感染後CFS」と呼ぶ。

循環器

33. 小児心電図心室肥大判定の目安（生後30日以下は除く）

右室肥大
1) 右側胸部誘導の右室肥大パターン
2) 高い RV_1 と深い SV_6

右室肥大疑
　高い RV_1 または深い SV_6 のいずれか

上記の内容は下記のとおりである．
(1) 右側胸部誘導の右室肥大パターン：
　① V_1（V_4R および V_3R）で qRs, qR または R 型
　② V_1 の T 波が陽性で，かつ R＞|S|（3歳未満）
(2) 高い RV_1：
　① $RV_1 \geq 2.0mV$
　　　　　　　　$\geq 1.5mV$（12歳以上の女児）
　② V_1 が R＞|S| で $R_{V1} \geq 1.5mV$（3歳以上）
　　　　　　　　　　$\geq 1.0mV$（12歳以上の女児）
　③ V_1 が R＜R′ で $R'_{V1} \geq 1.5mV$（3歳未満）
　　　　　　　　　　$\geq 1.0mV$（3歳以上）
(3) 深い SV_6：
　① $|SV_6| \geq 1.0mV$
　② V_6 が R≦|S| で $|SV_6| \geq 0.5mV$

左室肥大
1) 左側胸部誘導（V_5 または V_6）
　 ST-T の肥大性変化
2) 高い RV_6，大きな（$|SV_1|+RV_6$）および深い QV_6 のうち 2 つ以上の所見

左室肥大疑
　高い RV_6，大きな（$|SV_1|+RV_6$）または深い QV_6 のいずれか

上記所見の内容は下記のとおりである
(1) 左側胸部誘導 ST・T の肥大性変化：
　V_5 または V_6 で，高い R 波を認め，T 波が陰性または二相性（－～＋型）のもの
(2) 高い RV_6：
　$RV_6 \geq 2.5mV$（3歳未満および12歳以上の女児）
　　　　　$\geq 3.0mV$（3歳以上）
(3) 大きな（$|SV_1|+RV_6$）：
　$|SV_1|+RV_6 \geq 4.0mV$（3歳未満および12歳以上の女児）
　　　　　　　$\geq 5.0mV$（3歳以上）
(4) 深い QV_6：
　$|QV_5|＜|QV_6|$ かつ $|QV_6| \geq 0.5mV$（3歳以上）

両室肥大
1) 両心室の肥大
2) 一方の心室の肥大と他の心室の肥大疑

両室肥大疑
　両心室の肥大疑

〔註〕
① WPW 症候群や完全右脚ブロックがあれば，右室肥大の判定は困難である．
② 3歳以上6歳未満で，V_1 の T 波が陽性かつ R＞|S| であれば右室肥大の可能性が大きい．
③ V_1 の VAT 延長や強い右軸偏位があるときは右室肥大に留意する．
④ 深い SV_6 だけの症例には心臓の回転異常などがあるので右室肥大疑と判定するのは慎重でなくてはならない．

〔註〕
① WPW 症候群や左脚ブロックがあれが，左室肥大の判定は困難である．
② II，III，aV_F の高い R 波（2.5mV 以上），V_6 の VAT 延長や強い左軸偏位があるときは左室肥大に留意する．

（日本小児循環器学会誌 3：282, 1987）

34. ウイルス性および特発性急性心筋炎診断の手引き（案）

1) 多くの場合前駆症状を伴う。その場合 10 日以内に心症状の出現をみることが多い*。
2) 心聴診所見として，distant heart sound, 奔馬調律を認めることが多い。時に僧帽弁閉鎖不全症を示唆する収縮期雑音などを認めることがある。
3) 胸部 X 線上，心拡大を認めることが多い。
4) 心電図上，ST・T 波の変化，QT 延長，低電位差，QRS 電気軸の変化，QRS-T 角の開大，異常 Q 波，脚ブロック，房室ブロック，期外収縮などを認める。
5) 心エコー図上，心機能低下の所見を認めることが多い。心膜内液体貯留を認める場合もある。
6) 病初期には心筋逸脱酵素（GOT，CPK・MB 分画，LDH・I，II型など）の上昇を認めることが多い。
以上 2)〜6) の所見は短期間に変動がみられることが多い。
7) ペア血清（2〜3 週間隔）におけるウイルス抗体価の 2 管以上の変動は原因診断に有用である。

*1. 前駆症状としては感冒様症状（発熱，咽頭痛，咳嗽，関節痛，易疲労感など），消化器症状（食欲不振，腹痛，嘔吐，下痢など）が多くみられる。
2. 心症状としては，心不全症状，胸痛，Adams-Stokes 発作などがみられる。
3. 心不全症状は異常な頻脈で気づかされることもある。

35. 心内膜心筋生検によるウイルス性ないし特発性心筋炎の診断基準

A．急性
 1. 多数の大小単核細胞の浸潤*1（時に小数の多核白血球・巨細胞の出現）
 2. 心筋細胞の断裂，融解，消失
 3. 間質の浮（水）腫（時に細線維増加）
B．亜急性
 1. 中程度の大小単核細胞の浸潤
 2. 心筋細胞の変性，断裂，配列の乱れ（時に複核細胞の増加）
 3. 心筋間質の線維化*2，線維症*2
C．慢性
 1. 浸潤細胞の減少傾向*3と線維（芽）細胞の増加
 2. 心筋間質および不規則巣状線維化，線維症（時に脂肪組織の増加）
 3. 心筋細胞の大小不同，肥大，配列の乱れ

*1. 浸潤細胞と心筋細胞の近接がしばしばみられる。
*2. 線維性結合組織の増加を線維症，その進行過程を線維化とする。
*3. 減少傾向は複数回の心筋生検で，前回の所見と比較した場合にのみ用いる。1 回の生検の場合には心筋炎と確診するに足る細胞浸潤がある場合に限る。

（厚生省特定疾患「特発性心筋症」調査研究班）

36. QT 延長症候群（LQTS）の診断基準

	ポイント
心電図所見	
A．QTc 時間（QTc = QT/$\sqrt{RR}$）Bazett の補正 QT 時間	
≧480 msec	3
460〜470 msec	2
450 msec（男性）	1
B．Torsade de pointes（Tdp）※	2
C．交互性 T 波	1
D．Notched T 波（3 誘導以上）	1
E．徐脈	0.5
臨床症状	
A．失神発作※	
ストレスに伴う	2
ストレスに伴わない	1
B．先天性聾	0.5
家族歴	
A．家族の一員が LQTS と確実に診断されている	1
B．家族の中に 30 歳未満の突然死例がある	0.5

※失神を伴う Tdp のときは合計で 2 ポイント，4 ポイント以上：確実に LQTS，2〜3 ポイント：LQTS の疑い，1 ポイント以下：LQTS の可能性は低い。

(Schwartz P, et al: Diagnostic criteria for the long QT syndrome: an update. Circulation 88：782-784, 1993)

37. 起立性調節障害（OD）の診断基準

大症状
　A．立ちくらみ，あるいはめまいを起こしやすい
　B．立っていると気持ちが悪くなる，ひどいと倒れる
　C．入浴時，あるいは嫌なことを見聞きすると気持ちが悪くなる
　D．少し動くと動悸あるいは息切れがする
　E．朝なかなか起きられず，午前中調子が悪い
小症状
　a．顔色が青白い
　b．食欲不振
　c．臍せん痛（強い腹痛）をときどき訴える
　d．倦怠あるいは疲れやすい
　e．頭痛をしばしば訴える
　f．乗り物に酔いやすい
　g．起立試験で脈圧狭小化 16 mmHg 以上
　h．起立試験で収縮期血圧低下 21 mmHg 以上
　i．起立試験で脈拍数増加 1 分 21 以上
　j．起立試験で立位心電図 T II の 0.2 mV 以上の減高，その他の変化

大症状 3 以上，大症状 2 と小症状 1 以上，大症状 1 と小症状 3 以上あり，ほかの器質性疾患を除外すれば OD と診断する。

38. 原発性肺高血圧症の診断の手引き

原発性高血圧症は，本来，原因不明の肺高血圧症に対する臨床診断名である．その診断根拠としては
- A．肺動脈性（または前毛細管性）肺高血圧および/または，これに基づく右室肥大の確認
- B．その肺高血圧が原発性であることの確認が必要である．

A．肺動脈性肺高血圧および/または，これに基づく右室肥大を示唆する症状や所見
- Ⅰ．主要症状および臨床所見
  1. 息ぎれ
  2. 疲れやすい感じ
  3. 労作時の胸骨後部痛（肺高血圧痛）や失神
  4. 胸骨左縁（または肋骨弓下）の収縮期性拍動
  5. 聴診上，第2肺動脈音の亢進，第4音の聴取，肺動脈弁口部の拡張期性雑音および三尖弁口部の収縮期逆流性雑音
- Ⅱ．検査所見
  1. 胸部X線像で肺動脈本幹部の拡大，末梢肺血管陰影の細少化
  2. 心電図で右室肥大所見
  3. 肺機能検査で正常か軽度の拘束性換気障害（動脈血O_2飽和度はほぼ正常）
  4. 右心カテーテル検査で
     i ）肺動脈圧の上昇（中間圧25 mmHg以上）
     ii）肺動脈楔入圧（左心房圧）は正常（12 mmHg以下）
  5. 頸静脈波でa波の増大

B．原発性を推定するための手順
原発性肺高血圧症においては，時に赤沈亢進，γ-グロブリン値の上昇，免疫反応の異常を認めることがあり，まれに関節炎，Raynaud現象，脾腫などをみることもある．
また，心肺の一次性または先天性疾患が認められず，かつ，肝硬変の存在も認められないうえで，つぎの組織像のあるもの．

Ⅲ．組織所見
中膜の筋性肥大，求心性の内膜線維化，壊死性動脈炎，plexiform lesionという特徴をそなえた肺血管病変

Ⅳ．除外すべき病態
以下のような病態は肺高血圧ひいては右室肥大，慢性肺性心を招来しうるので，これらを除外すること．
1. 気道および肺胞の空気通過を一次性に障害する疾患
   慢性気管支炎，気管支喘息，肺気腫，各種の肺線維症ないし肺臓炎，肺肉芽腫症（サルコイドーシス，ベリリオーシス，ヒスチオサイトーシス，結核など），膠原病，肺感染症，悪性腫瘍，肺胞微石症，先天性嚢胞性疾患，肺切除後，高度のハイポキシア（高山病，その他），上気道の慢性閉塞性疾患
2. 胸郭運動を一次性に障害する疾患
   脊柱後側彎症，胸郭形成術後，胸膜ペンチ，慢性の神経筋疾患（ポリオなど），肺胞低換気を伴う肥満症，特発性肺低換気症
3. 肺血管床を一次性に障害する疾患
   肺血栓症，肺塞栓症，膠原病，各種の動脈炎，住血吸虫症，鎌状細胞貧血，縦隔疾患による肺血管床の圧迫，肺静脈閉塞症（pulmonary veno-occlusive disease）
4. 左心系を一次的に障害する疾患
   各種弁膜症（ことに僧帽弁狭窄症），左心不全
5. 先天性心疾患
   心房中隔欠損症，心室中隔欠損症，動脈管開存症，その他

〔診断の基準〕
1. 確実例：ⅠとⅡの半数以上の項目，およびⅢ，Ⅳの条件を満たすもの
2. 疑い例：ⅠとⅡの半数以上の項目，およびⅣの条件を満たすがⅢの検査が行われていないもの

(厚生省特定疾患「原発性肺高血圧症」研究班，1978)

39. 日本の小児・青年期の高血圧・正常高値血圧判定基準

	収縮期血圧 (mmHg)		拡張期血圧 (mmHg)	
	高血圧	正常高値血圧	高血圧	正常高値血圧
幼児	≧120		≧70	
小学校				
低学年	≧130	≧120	≧80	≧70
高学年	≧135	≧125	≧80	≧70
中学校				
男子	≧140	≧130	≧85	≧70
女子	≧135	≧125	≧80	≧70
高等学校	≧140	≧130	≧85	≧75

(日本高血圧学会高血圧治療ガイドライン2000年版から引用)

40. 満期産児の高血圧基準〔95パーセンタイル値（mmHg）〕

① 出生時　　　　　　　（収縮期／拡張期：平均）90/60：70
② ～7生日　　　　　　（収縮期／拡張期：平均）92/69：77
③ 8生日～1か月まで（収縮期／拡張期：平均）106/74：85

〔Curr Prob Pediatr 1988；18(6)：317から引用〕

消化器

41. 24時間食道pHモニタリングのガイドライン

1) 逆流の定義

モニタリング中のpH 4.0未満の変化をすべて逆流と判断する。記録紙上に確認できる、または計算できるpH 4.0以下への落下現象をすべて逆流と判断し、使用したパソコンの機種によるデータサンプリングの時間(例えば4秒に1回、10秒に1回など)の差は問題にしない。

2) データの信頼性のチェック

パソコンの組み込まれた装置でモニタリングを行った場合でも終了後はdisplayあるいは記録紙でpH測定のトレースを確認する必要がある。全トレースを確認し、削除すべきデータ(電極トラブル、機器のトラブルなど)を除く。留意しなければならない所見としては徐々に下降し長時間にわたってpH 4.0をわずかに下回る変化と電極異常によって生ずる上下に激しく振り切れる変化である。前者は原則として逆流と判断することになるが、検査後の電極較正のドリフトの程度で判断するのもよい。ドリフトの程度が大きければ除外することも可能であり、症状と突き合わせて判断する必要がある。

3) pH 4.0未満の時間率と逆流の指標

有効なpH測定時間に占めるpH 4.0未満の時間の総和を有効測定時間で除し、100をかけて逆流時間率とする。

$$逆流時間率(\%) = \frac{pH\ 4.0未満の時間の総和}{有効測定時間} \times 100$$

逆流時間率をpHモニタリングの評価指標(pH index)にする。表示するときには逆流時間率‥%、あるいはpH index‥%とする。

正常児104人における逆流時間率の95パーセンタイルは3.95%であり、4.0%をカットオフ値とする。

以上、GERの診断はpH 4.0未満の時間率が4%以上の結果のみにとらわれず、モニタリング中に観察された症状と逆流の同時性や症状等を考慮して総合的に判断することが肝要である。

(日本小児消化管機能研究会, 1998)

42. 薬物性肝障害の診断基準

Ⅰ. 薬物服用と臨床症状との時間関係
 A. 薬物服用から症状または検査異常発現までの期間
  4日～8週間(再投与の場合は4日以内) 3
  4日以内、あるいは8週以後 1
 B. 薬物中止後から症状出現後までの期間
  0～7日 3
  8～15日 0
  16日以上[*1] −3
 C. 薬物中止から検査成績の正常化までの期間[*2]
  胆汁うっ滞型と混合型 肝細胞障害型
  6か月以内 2か月以内 3
  6か月以上 2か月以上 0

Ⅱ. 他原因の除外[*3]
 ウイルス肝炎(HAV, HBV, HCV, CMV, EBV)、アルコール性肝疾患、肝外性胆汁うっ滞、既存の肝疾患、他の原因(妊娠、急性低血圧)
  完全除外 3
  一部除外 1
  可能性否定できず −1
  可能性あり −3

Ⅲ. 肝外症状
 発疹、発熱、関節痛、好酸球増多(>6%)、白血球減少
  4項目以上陽性 3
  2または3項目陽性 2
  1項目陽性 1
  なし 0

Ⅳ. 計画的あるいは不測の薬物再投与
  陽性 3
  陰性または再投与なし 0

Ⅴ. 問題の薬物による肝障害の症例報告
  あり 2
  なし(発売後5年以内の薬物) 0
  なし(発売後5年以上の薬物) −3

[*1] Amiodaroneのように投与中止後も体内に長く残る薬物は除く。
[*2] 正常値の2倍未満になれば正常化とみなす。
[*3] それぞれの項目に適当な除外基準に従う。

判定
 確実(スコア>17)、可能性大(14～17)
 可能性あり(10～13)、可能性小(6～9)、除外(<6)

(Maria, et al：Hepatology 26：664, 1997)

43．Crohn病診断基準改訂案

診断の基準
1. 主要所見
   A．縦走潰瘍
   B．敷石像
   C．非乾酪性類上皮細胞肉芽腫
2. 副所見
   a．縦列する不整形潰瘍またはアフタ
   b．上部消化管と下部消化管の両者に認められる不整形潰瘍アフタ

確診例：1. 主要所見のAまたはBを有するもの[註1),註2)]
　　　　2. 主要所見のCと副所見のいずれか1つを有するもの

疑診例：1. 副所見のいずれかを有するもの[註3)]
　　　　2. 主要所見のCのみを有するもの[註4)]
　　　　3. 主要所見AまたはBを有するが虚血性大腸炎，潰瘍性大腸炎と鑑別できないもの

註1）A．縦走潰瘍のみの場合，虚血性大腸炎や潰瘍性大腸炎を除外することが必要である．
註2）B．敷石像のみの場合，虚血性大腸炎を除外することが必要である．
註3）副所見bのみで疑診とした場合は同所見が3か月以上恒存することが必要である．
註4）腸結核などの肉芽腫を有する炎症性疾患を除外することが必要である．

(厚生省特定疾患難治性炎症性腸管障害調査研究班，平成6年度業績集，1995)

44．劇症肝炎の診断基準

劇症肝炎とは肝炎のうち症状発現後8週間以内に高度の肝機能障害に基づいて肝性昏睡Ⅱ度以上の脳症をきたし，プロトロンビン時間40%以下を示すものとする．そのうちには発病後10日以内に脳症が発現する急性型とそれ以降に発現する亜急性型がある．

注）急性型にはfulminant hepatitis(Lucke & Mallory, 1946)が含まれ，亜急性型には亜急性肝炎(日本消化器病学会，1969)の一部が含まれる．

昏睡度分類		
昏睡度	精神症状	参考事項
Ⅰ	睡眠－覚醒リズムの逆転 多幸気分，時に抑うつ状態 だらしなく，気にとめない態度	retrospectiveにしか判定できない場合が多い
Ⅱ	指南力(時，場所)障害，物をとり違える(confusion) 異常行動 時に傾眠状態(普通の呼びかけで開眼し会話ができる) 無礼な言動があったりするが，医師の指示に従う態度をみせる	興奮状態がない 尿便失禁がない 羽ばたき振戦あり
Ⅲ	しばしば興奮状態またはせん妄状態を伴い，反抗的態度をみせる．嗜眠状態(ほとんど眠っている) 外的刺激で開眼しうるが医師の指示に従わない，または従えない(簡単な命令には応じうる)	羽ばたき振戦あり 指南力は高度に障害
Ⅳ	昏睡(完全な意識の消失) 痛み刺激に反応する	刺激に対して払い退ける動作，顔をしかめるなどがみられる
Ⅴ	深昏睡 痛み刺激にもまったく反応しない	

(第12回犬山シンポジウム，1981.8)

45. 自己免疫性肝炎診断基準(国際自己免疫性肝炎研究グループ，1999年)

特徴	確診	疑診
肝組織	中等度もしくは高度の活動性のあるinterface hepatitis*1で，小葉内の肝炎や門脈－中心静脈架橋壊死はあってもよいが，胆管病変や高度の肉芽腫もしくは他の疾患を疑わせるような著明な変化はない。	"確診"に同じ。
血清生化学検査	血清トランスアミナーゼ値の異常，特に(必ずではないが)血清アルカリフォスファターゼ値の著明な上昇がない。血清中のα_1-アンチトリプシン，銅，セルロプラスミンは正常である。	"確診"に同じであるが，もし，適切な検査でウィルソン病が除外されたならば，血清銅，セルロプラスミンは異常でもよい。
血清免疫グロブリン	血清総グロブリン値またはγ-グロブリン，もしくはIgG値が正常上限の1.5倍以上。	正常上限以上に血清グロブリン値またはγ-グロブリン，もしくはIgG値が上昇している。
血清自己抗体	抗核抗体(ANA)，抗平滑筋抗体(SMA)，抗肝腎ミクロゾーム抗体(LKM-1)が80倍以上の陽性。(特にLKM-1は)小児においては抵抗体価でも有意である。	"確診"に同じであるが，抗体価は40倍以上。ANA，SMA，LKM-1は陰性であるが，その他の抗体*2が陽性のものを含めてもよい。
ウイルスマーカー	A, B, C型肝炎ウイルスの現在の感染のマーカーが陰性である。	"確診"に同じ。
その他の病因	平均アルコール摂取量が25 g/日未満。肝毒性があることが知られている薬剤の最近の投与歴がない。	アルコール摂取量が50 g/日未満で肝毒性のあることが知られている薬剤の最近の投与歴がない。これ以上にアルコールを摂取している患者や肝毒性の可能性のある薬剤投与歴があっても，禁酒後や薬剤中止後も肝障害が持続することが明らかであれば，含めてもよい。

*1 periportalもしくはperiseptal hepatitis
*2 抗アシアロ糖タンパクレセプター抗体，可溶性肝抗原抗体(SLA)，抗肝膵抗原抗体(LP抗体)，抗スルファチド抗体，perinuclear staining antineutrophil cytoplasmic antibodies(p-ANCA)

(J Hepatology 31：929-938, 1999)

46. 潰瘍性大腸炎の診断基準

次のa)のほか，b)のうちの1項目，およびc)を満たし，下記の疾患が除外できれば確診となる。
  a) 臨床症状：持続性または反復性の粘血・血便，あるいはその既往がある。
  b) ① 内視鏡検査：ⅰ)粘膜はびまん性におかされ，血管透見像は消失し，粗造または細顆粒状を呈する。さらに，もろくて易出血性(接触出血)を伴い，粘血膿性の分泌物が付着しているか，ⅱ)多発性のびらん，潰瘍あるいは偽ポリポーシスを認める。
    ② 注腸X線検査：ⅰ)粗造または細顆粒状の粘膜表面のびまん性変化，ⅱ)多発性のびらん，潰瘍，ⅲ)偽ポリポーシスを認める。その他ハウストラの消失(鉛管像)や腸管の狭小・短縮が認められる。
  c) 生検組織学的検査：主として粘膜固有層にびまん性に炎症性細胞浸潤があり，同時に杯細胞の減少または消失，びらん，陰窩膿瘍や腺の配列異常などが認められる。
b), c)の検査が不十分あるいは施行できなくとも切除手術または剖検により，肉眼的および組織学的に本症に特徴的な所見を認める場合は，下記の疾患が除外できれば確診とする。
除外すべき疾患は細菌性赤痢，アメーバ赤痢，日本住血吸虫症，大腸結核，カンピロバクター腸炎などの感染性腸炎および放射線照射性大腸炎，虚血性大腸炎，薬剤性大腸炎，Crohn病，腸型Behçet，リンパ濾胞増殖症などである。

注1) 稀に血便に気づいていない場合や，血便に気づいてすぐに来院する(病悩期間が短い)場合もあるので注意を要する。
  2) 所見が軽度で診断が確実でないものは「疑診」として取り扱い，後日再燃時などに明確な所見が得られたときに本症と「確診」する。

(平成6年度厚生省研究班診断基準案より抜粋)

血液・腫瘍

47. FAB分類

1. 急性リンパ芽球性白血病　acute lymphoblastic leukemia, ALL
   - L1　small, monomorphic　　　　　　　　　　　　　　　小型，均一，小児に多い
   - L2　large, heterogeneous　　　　　　　　　　　　　　大型，大小不同，成人に多い
   - L3　burkitt-cell type　　　　　　　　　　　　　　　　大型，均一，B細胞

2. 急性骨髄性白血病　acute myeloid leukemia, AML
   - M0　minimally differentiated AML　　　　　　　　　低分化型，形態学的特徴に乏しい
   - M1　myeloblastic without maturation　　　　　　　骨髄芽球性，成熟傾向に乏しい
   - M2　myeloblastic with maturation　　　　　　　　　骨髄芽球性，成熟傾向を認める
   - M3　hypergranular promyelocytic　　　　　　　　　前骨髄球性
   - M4　myelomonocytic　　　　　　　　　　　　　　　　骨髄単球性
   - M5　monocytic　　　　　　　　　　　　　　　　　　　単球性，M5a；未熟，M5b；成熟
   - M6　erythroleukemia　　　　　　　　　　　　　　　　赤白血病
   - M7　megakaryoblastic　　　　　　　　　　　　　　　急性巨核芽球性白血病

3. 骨髄異形成症候群　myelodysplastic syndrome, MDS
   - PARA　　　　primary acquired refractory anemia　　　　　　狭義の不応性貧血
   - PASA　　　　primary acquired sideroblastic anemia　　　　鉄芽球を伴うRA
   - RAEB　　　　refractory anemia with excess of blasts　　　芽球増加を伴うRA
   - CMMoL　　　chronic myelomonocytic leukemia　　　　　　慢性骨髄単球性白血病
   - RAEB in T　　RAEB in transformation　　　　　　　　　　　　移行期RAEB

4. 慢性型リンパ系白血病　chronic (mature) B and T lymphoid leukemias
   - B細胞型　CLL　　　　　chronic lymphocytic leukemia
   - 　　　　　CLL of mixed cell type
   - 　　　　　PLL　　　　　prolymphocytic leukemia
   - 　　　　　HCL　　　　　hairy cell leukemia
   - 　　　　　HCL-V　　　　hairy cell leukemia variant
   - 　　　　　SLVL　　　　splenic lymphoma with circulating villous lymphocytes
   - 　　　　　NHL　　　　　leukemic phase of non-Hodgkin's lymphoma
   - 　　　　　lymphoplasmacytic lymphoma with peripheral blood disease
   - 　　　　　PCL　　　　　plasma cell leukemia
   - T細胞型　LGLL　　　　large granular lymphocytic leukemia
   - 　　　　　T-PLL　　　　T-prolymphocytic leukemia
   - 　　　　　ATLL　　　　adult T cell leukemia/lymphoma
   - 　　　　　Sézary's syndrome

48. 急性骨髄性白血病の病型分類と形態学的特徴と鑑別点

	形態学的特徴	その他の特徴と主な鑑別点
M0	大型，N/C 比低く，核小体明瞭，顆粒がなく，形態診断は困難。	光顕 MPO(SBB) 陰性だが，電顕 MPO 陽性のことあり。免疫学的に T・B 細胞抗原陰性で，CD13 か CD33 が陽性。
M1	顆粒のない I 型芽球と数個の顆粒をもつ II 型芽球からなる。	I 型＋II 型芽球≧NEC の 90%，成熟顆粒球＋単球系＜10% MPO(SBB) 陽性細胞≧芽球の 3%（リンパ性は 3% 未満）
M2	I 型・II 型芽球のほか，前骨髄球以降に成熟した顆粒球系細胞あり。成熟好中球に異形成変化を認める。芽球は大小不同がみられ，時に単芽球様形態を呈することがある。	I 型＋II 型芽球が NEC の 30% 以上，90% 未満，I 型＜II 型，前骨髄球以降≧NEC の 10%（II 型との中間的細胞を含む）。芽球比率と他の血球系の異形成の有無により，MDS と鑑別。MPO によりリンパ芽球と，エステラーゼにより単芽球と鑑別単球系細胞（前単球＋単球）＜NEC の 20%。
M3	粗大顆粒を多数もつ異常前骨髄球。顆粒が微細で，単球様の細胞からなるものもある (variant form)。	アウエル小体の束をもつ faggot 細胞を認める。電顕により顆粒を証明するか，エステラーゼ染色で鑑別する。M3 variant でも必ず faggot 細胞が存在する。
M4	骨髄は顆粒球系と単球系とが混在，末梢血では単球数≧5,000/μl 時に骨髄と末梢血所見が不一致（骨髄 M4 で末梢単球＜5,000 か，骨髄 M2 様で末梢単球≧5,000）好酸球増加を伴うこともある。(M4 with eosinophilia)	骨髄 NEC；芽球≧30%，顆粒球系≧20%，単球系≧20%，エステラーゼ染色により両者の混在を確認する。不一致でも，下記①または②のどちらかを満たせば M4 とする。① 血清あるいは尿中リゾチーム値≧正常上限の 3 倍② エステラーゼ染色で NaF 阻害陽性細胞≧骨髄 NEC の 20% 骨髄好酸球は NEC の 5% 以上で，好塩基性の顆粒と未分葉核をもち，異型性が強い。
M5	骨髄 NEC の 80% 以上を単球系細胞が占める。	M5a：単芽球≧全単球の 80%，MPO 陰性のことが多い。M5b：単芽球＜全単球の 80%。
M6	異型赤芽球が ANC の 50% 以上。	芽球≧NEC の 30% で，他の血球系の異型性を伴うこともあるが，芽球比率で MDS と鑑別する。
M7	多型性で，好塩基性，細胞質突出を認める。骨髄が吸引不能のことが多く，末梢血所見で判定する。	電顕 PPO 反応陽性，α 顆粒，分離膜，血小板放出像などを認める。MPO 陰性で，血小板特異抗原(GP IIb/IIIa など)が陽性。

49. 若年性慢性骨髄性白血病の診断基準

診断を示唆する臨床症状（症状を呈する割合）
  肝脾腫（＞90%）
  リンパ節症（75%）
  蒼白（70%）
  発熱（60%）
  皮疹（40%）
診断に必須の検査所見（3 項目すべて必要）
  Ph^1 染色体も bcr-abl も検出されない
  骨髄の芽球の場合＜20%
  末梢血の単球＞$1 \times 10^9/l$
確定診断に必要な検査所見（2 項目以上必要）
  HbF の増加（年齢により補正が必要）
  末梢血の骨髄球系前駆細胞の存在
  末梢血の白血球数＞$10 \times 10^9/l$
  クロナールな異常（モノソミー 7 を含む）
  in vitro での GM-CSF に対する高感受性

50. 小児骨髄異形成症候群分類の提案

I MPD/MDS
    JMML, CMML
II Down syndrome disease
    Transient abnormality of myelopoiesis (TAM), MDS/AML
III MDS
    Refractory cytopenia (＜5% 芽球)
    RAEB (骨髄での芽球 10% で分ける意義については不明)

注 1：病態に関わる以下の事項について記載する。
  化学療法あるいは放射線療法後に起きたか？
  再生不良性貧血後に起きたか？
  先天性の骨髄不全後に起きたか？
注 2：MDS 診断のための最小限の基準
 A．次の 5 種類の核型異常を有さない。
    t(8；21), t(15；17), inv(16), t(11；17), t(8；16)
 B．次の内，最低 2 項目を満たす。
    1) 持続する原因不明の血球減少
    2) 獲得性のクロナールな異常（核型異常）を有する
    3) 細胞が異型性を有する（2 系列以上で認められることが望ましい）
    4) 芽球の増加

(Manabe A：Int J Hematol 72：522-524, 2000)

51. 小児 non-Hodgkin リンパ腫の病期分類

病期	進展の範囲
I	縦隔あるいは腹部以外の限局性病変(節外性),または1リンパ節領域(節外性)の病変.
II	限局性病変(節外性)で,所属リンパ節転移を伴う. 横隔膜の同側の複数のリンパ節領域に及ぶ病変. 所属リンパ節転移の有無とは関係なく,横隔膜の同側の二つの限局性病変(節外性). 原発性消化管腫瘍(大部分は回盲部)で,リンパ節転移を認めないか,あるいは所属腸間膜リンパ節にとどまるもの.
III	横隔膜の両側にある二つの限局性病変(節外性). 横隔膜の両側にわたる二つ以上のリンパ節領域に及ぶ病変. すべての胸腔内原発腫瘍(縦隔,胸膜,胸腺). すべての腹腔内原発の進行性病変. 腫瘍の存在部位とは関係なく,すべての脊髄周囲あるいは硬膜外腫瘍.
IV	上記に中枢神経系または骨髄転移,あるいはその両方を伴う.

(Murphy SB, 1980)

52. hemophagocytic lymphohistiocytosis(HLH)の診断基準

A. primary HLH
1. 臨床症状・検査データの基準
   1) 持続発熱:7日以上,ピークが38.5℃以上
   2) 脾腫:季肋下3cm以上
   3) 血球減少:末梢血で2系統以上に異常があるが,骨髄の低・異形成にはよらないこと(Hb:<90 g/dl,PLTS:<100×10^9/l,好中球:<1.0×10^9/l)
   4) 高トリグリセリド血症および/または低フィブリノゲン血症:空腹時トリグリセリド値2.0 mmol/l以上あるいは年齢相応値の平均+3 SD以上,フィブリノゲン値1.5 g/l以下,あるいは平均−3 SD以下
2. 病理組織の基準
   骨髄,脾,リンパ節に血球貪食像をみる.悪性を示す所見はない.

B. secondary HLH
 臨床症状・検査データの基準
   1) 持続発熱:7日以上,ピークが38.5℃以上
   2) 血球減少:末梢血で2系統以上に異常があるが,骨髄の低・異形性によらないこと(Hb:<90 g/dl,PLTS:<100×10^9/l,好中球:<1.0×10^9/l)
   3) 高LDH血症:年齢相応値の平均+3 SD以上,通常>1,000 IU/ml,高フェリチン血症:年齢相応値の平均+3 SD以上,通常>1,000 ng/ml
   4) 骨髄,髄液,脾,リンパ節などにみられる特徴的な血球貪食細胞の増加

53. 小児再生不良性貧血の診断基準

1. 再生不良性貧血患者では一般臨床所見として貧血,出血傾向,時に発熱を呈する.
2. 末梢血において汎血球減少症を認める.汎血球減少症とは赤血球数350万/µl以下,白血球数4,000/µl以下でかつ好中球数1,500/µl以下,血小板数8万/µl以下の状態を指している.
3. 汎血球減少の原因となる他の疾患を認めない.他の原因とは白血病,myelodysplastic syndrome,巨赤芽球性貧血,骨髄線維症,悪性腫瘍の骨髄転移,多発性骨髄腫,バンチ症候群,悪性リンパ腫,悪性細網症,virus-associated hemophagocytic syndrome(VAHS),感染症などをいう.
4. 汎血球減少症に下記のような検査成績が加われば診断の確実性が増加する.
   1) 末梢血における相対的リンパ球の増加(60%以上)
   2) 末梢血の網赤血球絶対数が4万/µl以下(絶対数=赤血球数×%)
   3) 骨髄穿刺所見で細胞数が原則として減少するが,減少がみられない場合でも巨核球の減少とリンパ球比率30%以上の増加を認める.なお,造血細胞の異形成は顕著でない.
   4) 骨髄生検所見で造血細胞の減少
   5) 血清鉄上昇と不飽和鉄結合能の低下
   6) 放射性鉄の血漿中からの消失時間(PID)の延長と赤血球鉄交替率(RIT)の低下
5. 診断に際してまず1,2によって再生不良性貧血を疑い,3によって他の疾患を除外し,4によってさらに診断が確実なものとなる.しかしながら4の所見がすべて揃っていなければ診断ができないことはなく,治療に対する反応などを含めた経過の観察によって確定診断に到達する.

下線の部分は厚生省特定疾患特発性造血障害調査研究班再生不良性貧血分科会が改訂した診断基準を小児の再生不良性貧血に適合するように修正した箇所.

(月本一郎,1991を改変)

54. 貧血の判定基準（WHO/UNICEF/UNU, 1997）

年齢	ヘモグロビン	ヘマトクリット
6か月〜5歳未満の小児	11.0 g/dL 以下	33% 以下
5歳〜11歳の小児	11.5 g/dL 以下	34% 以下
12歳〜13歳の小児	12.0 g/dL 以下	36% 以下
女性（非妊娠時）	12.0 g/dL 以下	36% 以下
女性（妊娠時）	11.0 g/dL 以下	33% 以下
男性	13.0 g/dL 以下	39% 以下

55. 小児特発性血小板減少性紫斑病の診断基準

スクリーニング条件
1. 皮膚粘膜に出血症状，ことに点状出血や紫斑その他の出血症状を認める．
2. 血小板数：8万/μl 以下
3. 赤血球：失血による貧血を除き通常貧血を認めない．
4. 白血球：正常ないし軽度の白血球減少
5. 脾腫は存在しないか，少し触れることがある．

確診または他疾患除外のための条件

6. 骨髄所見
   1) 低形成を示さない．
   2) 巨核球数：正常ないし増加
   3) 巨核球像では血小板非生成型が主で，血小板生成型が少ない．
7. 血小板寿命短縮
8. 血小板抗体陽性（ことに輸血歴のない場合）
9. 血小板減少に関係する凝血異常
   1) 出血時間延長
   2) 毛細血管脆弱
   3) 血餅退縮不良など
10. 血小板減少をきたす原疾患の存在を認めない．
11. 先天性血小板減少症を除外する．

注：1) 通常1〜6および10, 11の項目で診断する．7, 8, 9があればより確実である．
2) 血小板数は，小児の急性型では発現数日後には8万/μl を越えることがある．
3) 小児期では，ウイルス感染症やウイルス生ワクチン接種後に発病することが多いので，このような既往に注意する．

（厚生省特発性造血障害調査研究班による）

56. 新生児・極低出生体重児 DIC 診断基準

1. 基礎疾患の存在
2. 出血傾向あるいは（および）参考条項の存在
3. 検査所見　　　　　　　　　　　　　　　スコア（点）
   1) 血小板数（$\times 10^4/mm^3$）
      新生児・極低出生体重児ともに
      （a）≦15, >10　　　　　　　　　　　1
      （b）≦10　　　　　　　　　　　　　 2
   2) フィブリノーゲン（mg/dl）
      新生児では
      （a）≦150, >100　　　　　　　　　　1
      （b）≦100　　　　　　　　　　　　　2
      極低出生体重児では
      （a）≦50　　　　　　　　　　　　　 1
   3) FDP（FDPL, μg/ml）
      新生児では
      （a）≧10, <40　　　　　　　　　　　1
      （b）≧40　　　　　　　　　　　　　 2
      （極低出生体重児ではこの項目は使用しない）
   3)′ FDP（d-ダイマー, ng/ml）
      新生児では
      （a）≧500, <2,000　　　　　　　　　1
      （b）≧2,000　　　　　　　　　　　　2
      極低出生体重児では
      （a）≧200, <500　　　　　　　　　　1
      （b）≧500, <2,000　　　　　　　　　2
      （c）≧2,000　　　　　　　　　　　　3
4. 参考条項
   1) pH≦7.2
   2) PaO_2 ≦40 mmHg（極低出生体重児では≦30 mmHg）
   3) 直腸温≦34℃
   4) 収縮期血圧≦40 mmHg（極低出生体重児では≦30 mmHg）

1. 必須項目
2. 必須項目
3. 3点　　　DIC 疑診
   4点以上　DIC 確診

（白幡らの診断基準を参考）

57. 小児 DIC の診断基準

乳幼児(新生児を除く)	乳幼児期以降	
I．基礎疾患の存在 II．出血傾向あるいは(および)参考条項の存在 III．検査所見　　　　　　　　　　得点 　1) 血小板数($\times 10^4/\mu l$) 　　(a) ≤ 15, >10　　　　　　1 　　(b) ≤ 10　　　　　　　　　2 　2) フィブリノゲン(mg/dl) 　　(a) ≤ 150, >100　　　　　1 　　(b) ≤ 100　　　　　　　　2 　3) FDP(d-ダイマー, $\mu g/ml$) 　　(a) ≥ 200, $<1,000$　　　 1 　　(b) $\geq 1,000$　　　　　　　2 IV．参考条項 　1) pH ≤ 7.2 　2) $PaO_2 \leq 40$ mmHg 　3) 直腸温 ≤ 34 ℃ 　4) 収縮期血圧 ≤ 40 mmHg 　1．必須項目 　2．必須項目 　3．3 点　　DIC 疑診 　　 4 点以上　DIC 確診	I．基礎疾患　　　　　　　　　　 得点 　　あり　　　　　　　　　　　　1 　　なし　　　　　　　　　　　　0 II．臨床症状 　1) 出血症状[注1] 　　あり　　　　　　　　　　　　1 　　なし　　　　　　　　　　　　0 　2) 臓器症状 　　あり　　　　　　　　　　　　1 　　なし　　　　　　　　　　　　0 III．検査成績 　1) 血清 FDP 値($\mu g/ml$) 　　　$40 \leq$　　　　　　　　　　3 　　　$20 \leq$　　　<40　　　　2 　　　$10 \leq$　　　<20　　　　1 　　　$10 >$　　　　　　　　　　0 　2) 血小板数($\times 10^3/\mu l$[注1]) 　　　$50 \geq$　　　　　　　　　　3 　　　$80 \geq$　　　>50　　　　2 　　　$120 \geq$　　　>80　　　　1 　　　$120 <$　　　　　　　　　　0 　3) 血漿フィブリノゲン濃度(mg/dl) 　　　$100 \geq$　　　　　　　　　2 　　　$150 \geq$　　　>100　　　1 　　　$150 <$　　　　　　　　　　0 　4) プロトロンビン時間時間比(正常対照値で割った値) 　　　$1.67 \leq$　　　　　　　　　2 　　　$1.25 \leq$　　　<1.67　　1 　　　$1.25 >$　　　　　　　　　　0 IV．判定[注2] 　1) 7 点以上　DIC 　　 6 点　　　DIC の疑い[注3] 　　 5 点以下　DIC の可能性少ない 　2) 白血病その他[注1]に該当する疾患 　　 4 点以上　DIC 　　 3 点　　　DIC の疑い[注3] 　　 2 点以下　DIC の可能性少ない	V．診断のための補助的検査成績，所見 　1) 可溶性フィブリンモノマー陽性 　2) D-d-ダイマーの高値 　3) トロンビン・アンチトロンビンIII複合体の高値 　4) プラスミン・α_2-プラスミンインヒビター複合体の高値 　5) 病態の進展に伴う得点の増加傾向の出現とくに数日内での血小板数あるいはフィブリノゲンの急激な減少傾向，ないし FDP の急激な増加傾向の出現 　6) 抗凝固療法による改善 VI．注1：白血病および類縁疾患，再生不良性貧血，抗腫瘍薬投与後など骨髄巨核球減少が顕著で，高度の血小板減少をみる場合は血小板数および出血症状の項は0点とし，判定はIV-2)に従う。 　　注2：基礎疾患が肝疾患の場合は以下の通りとする。 　　　a．肝硬変および肝硬変に近い病態の慢性肝炎(組織上小葉改築傾向を認める慢性肝炎)の場合には，総得点から3点減点したうえで，IV-1)の判定基準に従う。 　　　b．劇症肝炎および上記を除く肝疾患の場合は，本診断基準をそのまま適用する。 　　注3：DIC の疑われる患者でV．診断のための補助的検査成績，所見のうち2項目以上を満たせば DIC と判定する。 VII．除外規定 　1) 本診断基準は新生児，産科領域の DIC の診断には適用しない。 　2) 本診断基準は，劇症肝炎の DIC の診断には適用しない。

58. 神経芽腫病期分類(日本小児外科学会悪性腫瘍委員会)

stage Ⅰ：腫瘍が原発臓器に限局する。
stage Ⅱ：腫瘍が周囲に浸潤するが正中を越えない、または同側のリンパ節転移を有する。
stage Ⅲ：腫瘍が正中線を越えて浸潤する、または対側のリンパ節に転移がみられる。
stage Ⅳ：骨，実質臓器，軟部組織，遠隔リンパ節などに遠隔転移がみられる。
　　　　（原発巣は stage Ⅲ で、遠隔転移が肝・皮膚・骨髄のものを stage ⅣB とし、それ以外の実質臓器・骨転移を有するものを stage ⅣA とする。）
stage ⅣS：原発腫瘍が stage Ⅰ，Ⅱ で遠隔転移が肝・皮膚・骨髄に限られる。

59. 胚細胞腫瘍の組織学的分類

1. 奇形腫　teratoma
    1) 成熟型　mature
    2) 未熟型　immature
    3) 悪性型　悪性胚細胞腫瘍の組織を含むもの
2. 胚細胞腫　germinoma
3. 胎児性癌　embryonal carcinoma
4. 卵黄嚢癌　yolk sac tumor
5. 絨毛癌　choliocarcinoma

胚細胞腫瘍は分化の各段階の胚細胞が腫瘍化したものの総称で、奇形腫群腫瘍とも呼称される。

60. 腎組織発生に基づく腎芽腫組織型

1. 腎芽型 nephroblastic type
    1) 小巣亜型 focal nephroblastic subtype
    2) 大巣亜型 diffuse nephroblastic subtype
    3) 複合亜型 complex subtype
2. 上皮型 epithelial type
3. 間葉型 mesenchymal type
4. 不全型 abortive type
    1) 腎明細胞肉腫 clear cell sarcoma of the kidney (CCSK)
    2) 腎横紋筋肉腫様腫瘍 malignant rhabdoid tumor of the kindney (MRTK)
    3) その他 others

61. 小児肝癌の組織学的分類

1) 肝芽腫 (hepatoblastoma)
    a) 高分化型 (well differentiated type)
        (いわゆる胎児型, fetal type)
    b) 低分化型 (poorly differentiated type)
        (いわゆる胎芽型, embryonal type)
    c) 未熟型 (immature type)
        (いわゆる未分化型, anaplastic type)
2) 成人型肝癌 (liver-cell carcinoma, adult type)
3) 胆管細胞癌 (cholangiocarcinoma)
4) その他の特殊型 (miscellaneous types)

62. Wilms 腫瘍の病期分類(日本小児外科学会悪性腫瘍委員会)

病期Ⅰ　腎に限局し腎被膜か腫瘍被膜に包まれている。リンパ節転移なし。腎盂腎杯浸潤はあってもよい。
病期Ⅱ　腎周囲に限局している。腎動脈リンパ節転移あり、または腫瘍血栓あり、または腎静脈壁に浸潤あり。
病期Ⅲ　周囲臓器に限局、または大動脈周囲リンパ節転移あり、または下大静脈内腫瘍血栓あり、または尿管，膀胱，尿道に腫瘍の implantation あり。
病期Ⅳ　遠隔転移あり。
病期Ⅴ　両側性腫瘍

63. Langerhans cell histiocytosis (LCH) の病期分類

a. Osband らによる LCH の病期 (staging) 分類

因子		点数
年齢	＞2歳	0
	＜2歳	1
病変臓器の数	＜4	0
	＞4	1
臓器不全*	無	0
	有	1
病期　Ⅰ		0
Ⅱ		1
Ⅲ		2
Ⅳ		3

*Lahey による。肝不全(低蛋白，黄疸，腹水など)，肺機能障害(多呼吸，チアノーゼ，胸水など)，または造血器不全のいずれか。

b. 単臓器 vs 多臓器分類

single system disease
・single site
　　single bone lesion
　　isolated skin disease
　　solitary lymph node involvement
・multiple site
　　multiple bone lesions
　　multiple lymph node involvement
multisystem disease
　　multiple organ involvement

64．横紋筋肉腫の病期分類（術前，IRS pretreatment TNM staging classification）（腹部に関する部分のみを抜粋）

Stage	原発部位	周囲臓器への浸潤	大きさ	リンパ節転移	遠隔転移
1	胆道	問わず	問わず	問わず	なし
2	胆道以外の腹腔内組織*	問わず	5 cm 以下	なし	なし
3	胆道以外の腹腔内組織	問わず	5 cm 以下	あり	なし
		問わず	5 cm を超える	問わず	なし
4	すべて	問わず	問わず	問わず	あり

〔*膀胱，前立腺，体幹，後腹膜，消化管，肝臓（胆道を除く）などがある。〕

65．小児にみられる主な組織球増殖性疾患の分類

Class I 抗原提示細胞の（非）腫瘍性増殖	Class II 抗原処理細胞の非腫瘍性増殖	Class III 抗原処理細胞の腫瘍性増殖
Langerhans 細胞組織球症 (LCH)	家族性血球貪食リンパ組織球症 (familial erythrophagocytic lympho-histiocytosis, FEL) 感染症に伴う血球貪食症候群 (infection-associated hemophagocytic syndrome, IAHS, VAHS) 壊死性リンパ節炎 巨大リンパ節腫大を伴う洞組織球症 (sinus histiocytosis with massive lymphadenopathy)	急性単球性白血病 (AMoL, FAB 分類 M5) 悪性組織球症 (malignant histiocytosis, MH) 真の組織球性腫瘍 (histiocytic sarcoma)

66．日本病理学会小児腫瘍組織分類委員会による奇形腫群腫瘍の分類

I．奇形腫 teratoma
  1．成熟奇形腫 mature teratoma(Tm)
  2．未熟奇形腫 immature teratoma(Ti)
  3．併合奇形腫 combined teratoma
    i．類胎芽併合奇形腫 teratoma with embryoid bodies(ET)
    ii．異形細胞癌併合奇形腫 teratoma with atypical cell carcinoma(AT)
    iii．卵黄嚢癌併合奇形腫 teratoma with yolk sac carcinoma(YT)
    iv．絨毛癌併合奇形腫 teratoma with choriocarcinoma(CT)
    v．精腫（あるいは未分化胚腫）併合奇形腫 teratoma with seminoma(or dysgerminoma)(ST)
  4．重複併合奇形腫 teratoma with two or more other components (3-i, ii, iii, iv or v)(例 SCTi)

II．奇形腫に関連のある単一組織像腫瘍
tumor related to teratoma one histologic pattern
  1．胎児性癌 embryonal carcinoma
    i．多胎胎芽腫 polyembryoma(E)
    ii．異型細胞癌 atypical cell carcinoma(A)
    iii．卵黄嚢癌 yolk sac carcinoma(Y)
  2．絨毛癌 choriocarcinoma(C)
  3．精腫（あるいは未分化胚腫）seminoma(or dysgerminoma)(S)

III．奇形腫像を欠く複合腫瘍
tumor with a compound pattern(II-1, 2 or 3)(例 SC)

IV．奇形腫の単一成分が一方的に増殖した腫瘍
tumor of one component of teratoma
  1．卵巣甲状腺腫 struma ovarii
  2．カルチノイド腫瘍 carcinoid tumor
  3．その他 others

腎疾患

67. 急速進行性糸球体腎炎の診断基準

1. 数週から数か月の経過で急速に腎不全が進行する*。
2. 血尿(多くは顕微鏡的血尿,稀に肉眼的血尿),蛋白尿(1g/日以下のことが多い。稀にネフローゼ症候群),赤血球円柱,顆粒円柱などの腎炎性尿所見を認める*。
3. 正球性正色素性貧血(腎性貧血)を伴う。
4. 腎の大きさは,正常または腫大傾向。
5. 血清中の抗好中球細胞質抗体(anti-neutrophil cytoplasmic antibody, ANCA),抗糸球体基底膜(glomerular basement membrane, GBM)抗体,免疫複合体,抗核抗体などの測定が,原疾患の血清的診断に有効である。

＊1,2は診断に必須項目

68. 小児ネフローゼ症候群の診断基準

1. 蛋白尿:1日の尿蛋白量は3.5g以上ないし0.1g/kg/日,または早朝起床時第1尿で300mg/dl以上の蛋白尿が持続する
2. 低蛋白血症
   血清総蛋白量:学童,幼児6.0g/dl以下,乳児5.5g/dl以下
   血清アルブミン量:学童,幼児3.0g/dl以下,乳児2.5g/dl以下
3. 高脂血症
   血清総コレステロール量:学童250mg/dl以上,幼児220mg/dl以上,乳児200mg/dl以上
4. 浮腫

注1)蛋白尿,低蛋白血症(低アルブミン血症)は,本症候群診断のための必須条件である。
 2)高脂血症,浮腫は本症候群診断のための必須条件ではないが,これを認めれば,その診断により確実となる。
 3)蛋白尿の持続とは3~5日以上をいう。
(厚生省特定疾患「ネフローゼ症候群」調査研究班,1973)

69. IgA腎症の診断基準

1. 臨床症状
   大部分の症例は無症候であるが,時に急性腎炎様の症状を呈することもある。ネフローゼ症候群の発現は比較的まれである。一般に経過は緩慢であるが,一部の症例では末期腎不全に移行する。
2. 尿検査成績
   尿異常の診断には3回以上の検尿を必要とし,そのうち2回以上は一般の尿定性試験に加えて尿沈渣の鏡検も行うものとする。
   A. 必発所見:持続的の顕微鏡的血尿[注1]
   B. 頻発所見:持続的または間欠的蛋白尿
   C. 偶発所見:肉眼的血尿[注2]
3. 血液検査成績
   A. 必発所見:なし
   B. 頻発所見:成人の場合,血清IgA値350mg/dl以上[注3]
4. 確定診断
   腎生検による糸球体の観察が唯一の方法である。
   A. 光顕所見:巣状分節性からびまん性全節性(球状)までのメサンギウム増殖性変化
   B. 蛍光抗体法または酵素抗体法所見:びまん性にメサンギウム領域を主体とするIgAの沈着[注4]
   C. 電顕所見:メサンギウム基質内,特にパラメサンギウム領域を主とする高電子密度物質沈着

付記事項
1. 上記の2-A,2-Bおよび3-Bが認められれば,本症の可能性が80%以上である。
   ただし,泌尿器科的疾患の鑑別診断を行うことが必要である。
2. 本症と類似の腎生検組織所見を示しうる紫斑病性腎炎,肝硬変症,ループス腎炎などとは,各疾患に特有の全身症状の有無や検査所見によって鑑別を行う。

注1)尿沈渣で,赤血球5~6/HP以上。
 2)急性上気道炎あるいは急性消化管感染症状に併発することが多い。
 3)全症例の半数以上に認められる。
 4)他の免疫グロブリンと比較して,IgAが優位である。
(厚生省特定疾患「進行性腎障害」調査研究班,1991)

70. 膜性増殖性糸球体腎炎の診断基準

1. 血尿を伴うネフローゼ症候群や慢性腎炎症候群を呈するものが多い。
2. 低補体を高率に認める。健康診断で認める尿所見の軽度な症例でも C3 が 50 mg/dl 以下なら本症を疑い 30 mg/dl 以下であれば本症の可能性がある。
3. 溶連菌感染等による急性腎炎症候群で低 CH_{50} や低 C3 値が 2.5 か月以上持続の時, 本症の可能性を考える。
4. 浮腫, 高血圧, 腎機能低下を認める症例がある。
5. C3 Nephritic factor, C4 Nephritic factor の検出
6. 確定診断は腎生検所見による。
   a. 光顕所見:メサンギウム細胞の増殖や基質の増加を認め, しばしば分葉型を呈す。多型核白血球を認めることがある。基底膜は肥厚や二重化構造を認める。
   b. 蛍光所見:C3 が免疫グロブリンに比較し強く沈着, Fringe pattern
   c. 電顕所見:沈着物の部位所見より三つに分類
      Type I:内皮下沈着物 Type II:基底膜内の dense な帯状の沈着物 Type III:上皮下沈着物
   - ①Chance proteinuria and/or hematuria で発見される症例は 15 歳未満は約 70%, 15 歳以上は約 30%。②初診時, 低補体は約 55% に認める。経過中低補体を認めるものは約 90%。③Nephritic factor の検出率は Type I は 30%, Type II は 70~80%。④Type III は内皮下沈着物と膜性腎症類似の上皮下沈着物を認める。Type I と III の異同に関しては明確にされていない。⑤Type I と III を mesangiocapillary glomerulonephritis, Type II は dense deposit glomerulonephritis とも称す。(WHO 分類, 1977)

(腎臓病学の診断アプローチ, 日本腎臓学会より引用)

71. ループス腎炎の WHO 形態学的分類(1982)

I. 正常糸球体
   a. すべての観察技術(電顕, 蛍光抗体法など)により所見を認めない。
   b. 光顕は正常, 電顕もしくは蛍光抗体法で沈着物を認める。
II. メサンギウムのみの病変(mesangiopathy)
   a. メサンギウムの拡大および/もしくは軽い細胞増殖
   b. 中等度の細胞増殖
III. 巣状分節状糸球体腎炎(軽度ないし中等度のメサンギウム病変を伴う)
   a. 活動性壊死性病変
   b. 活動性および硬化性病変
   c. 硬化性病変
IV. びまん性糸球体腎炎(高度のメサンギウム, 管内性あるいはメサンギウム−毛細血管係蹄の増殖および/もしくは広範囲にわたる内皮下沈着物)
   a. 分節状病変を欠く
   b. 活動性壊死性病変を伴う
   c. 活動性および硬化性病変を伴う
   d. 硬化性病変を伴う
V. びまん性膜性糸球体腎炎
   a. 純粋な膜性糸球体腎炎
   b. II 型病変(a または b)を伴う
   c. III 型病変(a-c)を伴う
   d. IV 型病変(a-d)を伴う
VI. 進行した硬化性糸球体腎炎

(Churg J, et al:Lupus nephritis, In Renal disease, Classification and atlas of glomerular diseases, p127, Igaku-Shoin, 1982 より)

72. 糖尿病性腎症早期診断基準

試験紙法等で尿蛋白陰性の糖尿病症例を対象とする。

1. 腎症早期診断に必須である微量アルブミン尿の基準を下記のとおりとする
    (1) スクリーニング
        来院時尿(随時尿)を用い,市販のスクリーニング用キットで測定する。
    (2) 診断
        上記スクリーニングで陽性の場合,あるいは初めから時間尿を採取し,以下の基準に従う。

        夜間尿　　　　　　　10 μg/min 以上
        24時間尿　　　　　　15 μg/min 以上
        昼間(安静時)尿　　　20 μg/min 以上

    (3) 注意事項
        ① (1)(2)の両者とも,日差変動が大きいため,複数回の採尿を行い判定すること。
        ② 試験紙法で尿蛋白軽度陽性の場合でも,尿中アルブミン測定が望ましい。なお,微量アルブミン尿の上限は,約200 μg/min とされている。
        ③ 以下の場合は判定が紛らわしい場合があるので検査を避ける。
            1. 高度の希釈尿
            2. 妊娠中・生理中の女性
            3. 過激な運動後,過労,感冒など
2. 除外診断
    (1) 非糖尿病性腎疾患
    (2) 尿路系異常と感染症
    (3) うっ血性心不全
    (4) 良性腎硬化症

(厚生省「糖尿病」調査研究事業合併症班)

73. 腸管出血性大腸菌感染に伴う溶血性尿毒症症候群(HUS)の診断基準

HUSは主にベロ毒素(VT)によって惹起される血栓性微小血管障害で,臨床的には以下の3主徴をもって診断する。

A. 3主徴
1. 溶血性貧血(破砕状赤血球を伴う貧血でHb 10 g/dl 以下)
2. 血小板減少(血小板数10万/μl以下)
3. 急性腎機能障害(乏尿,無尿あるいは年齢相当の血清クレアチニン基準値の1.5倍以上の上昇)

B. 随伴する症状
1. 中枢神経障害(意識障害,けいれん,頭痛など)
2. その他　肝機能障害(トランスアミナーゼの上昇),膵炎

(日本小児腎臓病学会,1996)

74. Alport症候群の診断基準

1. 血尿の家族歴を有する。腎不全の有無は問わない。
2. 電顕で特徴的な腎糸球体基底膜像(菲薄化,層状化,断裂など)がみられる。
3. 特徴的な眼所見(円錐角膜,白内障,球状水晶体など)がある。
4. 高音域の感音性難聴がある。

以上4項目のうち3項目以上を満たす場合をAlport症候群と診断する。

(Flinter FA, 1988)

75. CLCN5異常症(尿細管性蛋白尿症)の臨床所見(早期診断ガイドの私案)

I. 主要所見
1) 無症候性の男性
2) 蛋白尿は(+)〜(++),1〜2 g/日以内
3) 尿中 β_2-microglobulin 排泄量の著明な上昇(数万〜10万台[μg/l])
4) 血清 creatinine 値は通常正常範囲内(小児期)
5) 腎エコーで髄質高輝度
6) 尿細管管腔内のCa結晶が散見される(腎生検組織)
7) 微小変化が主体だが,(全球性)糸球体硬化が散見される(腎生検組織)

II. 参考所見
1) しばしば微少血症を伴う*
2) 高Ca尿症,尿中 lysozyme 排泄量上昇,尿中 NAG 排泄量上昇,尿中 α_1-microglobulin 排泄量上昇,その他の低分子蛋白の漏出(MW 40 KD以下)
3) albuminに対してα分画の増加(尿蛋白のcellulose acetate 電気泳動)
4) 腎CTでは,髄質を中心に淡い高輝度
5) renography の異常所見も多い(排泄遅延パターン)
6) 尿中成長ホルモンの大量漏出(10万〜30万 ng/gCr)
7) くる病性変化や低身長を示す例がある
8) 腎蛍光抗体法は基本的に陰性所見(腎生検組織)
9) 尿細管細胞質内の giant mitochondria(腎生検組織)
10) 女性例も散見
11) 母親の尿中 β_2-microglobulin 中等度上昇(数千台[μg/l])や蛋白尿($\pm$)〜(+)を認める。
12) クロライドチャネル遺伝子(*CLCN 5*)異常

典型例の早期診断ガイドを示す。所見は小児例。
まず,尿細管間質障害をきたす他要因の除外を行う(感染,薬剤,重金属など)。臨床表現型は多様である。
* 高Ca尿症を呈する例に多い。

(小児内科 33(増刊号)608-609, 2001)

76. 特発性尿細管性蛋白尿症の暫定的診断基準

A．主要症候
1. 尿中 β_2-ミクログロブリンや α_1-ミクログロブリンなどの低分子蛋白が異常に高値である。
2. 身体発育や知能は正常である。
3. 理学的に異常所見はない。
4. 血液生化学的検査，免疫学的検査で異常はない。
5. 腎エコーや静脈性腎盂撮影で，腎の形態異常はない。
6. 次のものがある場合は除外する。
   a．腎障害を起こす薬物服用
   b．重金属に曝された既往
   c．明らかな尿細管障害を起こす疾患

以上を満足すれば，本症の診断に間違いない。

B．参考項目
1. 男性である。
2. 血尿を伴うことは少ない。
3. 小児期では腎機能は正常である。
4. 腎生検で糸球体，尿細管や間質は微小変化か，ごく軽い変化であることが多い。

(鈴木，1992 年)

77. Bartter 症候群の診断基準

1. 血漿レニン活性の増加
2. 血漿アルドステロン値の増加
3. 低 K 血症
4. 代謝性アルカローシス
5. 正常ないし低い血圧
6. アンギオテンシンⅡに対する昇圧反応の低下
7. 神経性食思不振症，慢性の下痢，嘔吐や下剤，利尿薬の長期投与がない
8. 腎生検で傍糸球体細胞の過形成を証明することが望ましい(小児では不要)

(厚生省特定疾患「ホルモン受容体異常症」調査研究班，1978)

78. 多発性囊胞腎の診断基準

1. 家族内発生が確認されている場合
   超音波断層像(または CT)で両腎に囊胞がおのおの 3 個以上確認される者
2. 家族内発生が確認されていない場合
   1) 15 歳以下では，CT で両腎におのおの 3 個以上，実質的に囊胞が確認され，以下の疾患が除外される場合。
   2) 16 歳以上では，CT で両腎におのおの 5 個以上，実質的に囊胞が確認され，以下の疾患が除外される場合。

除外すべき疾患
多発性の simple renal cyst
renal tubular acidosis
cystic dysplasia of the kidney
multicystic kidney
multilocular cysts of the kidney
medullary cystic kidney
acquired cystic disease of the kidney

(厚生省特定疾患「進行性腎障害」調査研究班，1991)

内分泌・代謝疾患

79. 成長ホルモン分泌不全性低身長症診断の手引き

Ⅰ. 主症候
1. 成長障害があること
   通常は，身体のつりあいはとれていて，身長は標準身長の $-2.0\,\mathrm{SD}$ 以下，あるいは身長が正常範囲であっても，成長速度が2年以上にわたって標準値の $-1.5\,\mathrm{SD}$ 以下であること。
2. 乳幼児で，低身長を認めない場合であっても，成長ホルモン分泌不全が原因と考えられる症候性低血糖がある場合。
3. 頭蓋内器質性疾患や他の下垂体ホルモン分泌不全があるとき。

Ⅱ. 検査所見
以下の分泌刺激試験で下記の値が認められること。
　インスリン負荷，アルギニン負荷，L-DOPA 負荷，クロニジン負荷，またはグルカゴン負荷試験において，原則として負荷前および負荷後120分間（グルカゴン負荷では180分間）にわたり，30分毎に測定した血清(漿)中成長ホルモン濃度の頂値 $10\,\mathrm{ng}/m\ell$ 以下であること。

Ⅲ. 参考所見
1. あきらかな周産期障害がある。
2. 24時間あるいは夜間入眠後3～4時間にわたって20分毎に測定した血清(漿)成長ホルモン濃度の平均値が正常値に比べ低値である。または，腎機能が正常の場合で，2～3日間測定した24時間尿または夜間入眠から翌朝起床までの尿中成長ホルモン濃度が正常値に比べ低値である。
3. 血清(漿)IGF-1値や血清 IGFBP-3値が正常値に比べ低値である。
4. 骨年齢が暦年齢の80%以下である。

[判定基準]

成長ホルモン分泌不全性低身長症
1) 主症候がⅠ-1を満たし，かつⅡの2種類以上の分泌刺激試験において，検査所見を満たすもの。
2) 主症候がⅠ-2あるいは，Ⅰ-1，Ⅰ-3を満たし，Ⅱの1種類の分泌刺激試験において検査所見を満たすもの。

成長ホルモン分泌不全性低身長症の疑い
1) 主症候がⅠ-1またはⅠ-2を満たし，かつⅢの参考所見の4項目のうち3項目以上を満たすもの。
2) 主症候がⅠ-1を満たし，Ⅱの1種類の分泌刺激試験において検査所見を満たし，かつⅢの参考所見のうち2項目を満たすもの。
3) 主症候がⅠ-1とⅠ-3を満たし，かつⅢの参考所見のうち2項目以上を満たすもの。

成長ホルモン分泌不全性低身長症は，分泌不全の程度により次のように分類する。

重症成長ホルモン分泌不全性低身長症
(1) 主症候がⅠ-1を満たし，かつⅡの2種以上の分泌刺激試験における頂値がすべて $5\,\mathrm{ng}/m\ell$ 以下のもの。
(2) 主症候がⅠ-2または，Ⅰ-1とⅠ-3を満たし，かつⅡの1種類の分泌刺激試験における頂値が $5\,\mathrm{ng}/m\ell$ 以下のもの。

中等症成長ホルモン分泌不全性低身長症
成長ホルモン分泌不全性低身長症の判定基準に適合するもので，うち「重症成長ホルモン分泌不全性低身長症」以外のもの。

(厚生省間脳下垂体障害調査研究班，1999年改訂)

80. 成長ホルモン分泌不全性低身長症（下垂体性小人症）のヒト成長ホルモン治療開始時の適応基準

適応判定の前提条件として，以下の1と2，または3を充たすこと．
1. 骨年齢
    男子　17歳未満の患者
    女子　15歳未満の患者
2. 身長発育
    現在の身長が同性，同年齢の〔標準値－2SD〕以下，あるいは年間の成長速度が2年以上にわたって同性，同年齢（ただし，暦年齢が男児11歳以上，女児9歳以上のばあいは，骨年齢を暦年齢とみなす）の〔標準成長率－1.5SD〕以下である場合．
3. 症候性低血糖
    乳幼児で，成長ホルモン分泌不全が原因と考えられる症候性低血糖（発汗・蒼白・四肢振戦・頻脈・意識障害・けいれんなど）が見られる場合．
4. 頭蓋内器質性病変，他の下垂体ホルモン分泌不全の合併
    頭蓋内器質性病変【頭蓋部の照射歴，頭蓋内の器質的病変，あるいは画像上の異常所見（下垂体低形成，細いあるいはみえない下垂体茎，異所性後葉など）】が認められ，これによる視床下部－下垂体機能障害の存在が強く示唆される場合や，他の下垂体ホルモン分泌不全の合併が明らかな場合．
5. 成長ホルモン分泌刺激試験
    インスリン，アルギニン，L-DOPA，クロジニン，またはグルカゴン負荷試験において，負荷前，負荷後120分間（グルカゴン負荷にあっては180分間）にわたり，30分ごとに採決した血清（血漿）検体中の成長ホルモン濃度が，すべて10 ng/ml以下である場合，低反応とする．

適応基準
    適応の前提として，上記の1.を必ず満たすこと．
    1) 2.を満たし，かつ2種以上の成長ホルモン分泌刺激試験で5.に示す低反応を認めるとき．
    2) 3.を満たし，かつ1種以上，行ったすべての成長ホルモン分泌刺激試験で5.に示す低反応を認めるとき．
    3) 2.と4.を満たし，かつ1種以上，行ったすべての成長ホルモン分泌刺激試験で5.に示す低反応を認めるとき．
        ただし，2)，3)の基準による場合，3.，4.の妥当性についても，適応判定委員会で審査を行う．
        判定結果は，ヒト成長ホルモン治療適応判定書等の文書により，お知らせいたします．

（成長科学協会）

81. 軟骨異栄養症におけるヒト成長ホルモン治療開始時の適応基準

適応判定の条件として，以下の1，2，3，4，5の全項目を満たすこと．
1. 暦年齢
    男子，女子とも3歳以上
2. 骨年齢
    男子17歳未満，女子15歳未満
3. 身長発育
    現在の身長が同性，同年齢の〔標準値－3SD〕以下．ただし，現在大腿骨・脛骨の骨延長中あるいは過去に骨延長を施行したため身長発育のデータを示し難い場合は，その旨を記載するとともに手術中の経過等を別途資料として添付すること．
4. 身体的特徴
    四肢短縮性の極端な低身長，前頭部突出と鞍鼻を伴う特有の顔貌，胸腰椎の後彎，O脚など[注1]．
    ※遺伝子診断
    身体的特徴およびレントゲン写真の特徴からは軟骨異栄養症と診断しがたい症例については，遺伝子診断を補助的な診断の手段として使用してもよい．
5. 合併症
    手術的治療を考慮するほどの大孔狭窄，脊柱管狭窄，水頭症，脊髄・馬尾圧迫等がMRIあるいはCT上で認められないこと．また，これらのための圧迫による臨床上問題となる神経症状が認められないこと．以上の所見に関しては，脳外科医および整形外科医の診断を必要とする．

注1) 適応判定委員会にて診断を確認します．そのための資料として，レントゲン写真および全身像の写真を送付して下さい（1頁/記入にあたっての注意参照）．

（成長科学協会）

82. 中枢性尿崩症診断の手引き

I．主症状
1) 口渇および多飲
2) 多尿
   尿量は1日3,000 ml以上（小児においては1日3,000 ml/m²以上）

II．検査所見注1)
1) 低張尿
   ① 〔尿浸透圧/血漿浸透圧比〕<1
   ② 尿糖，尿蛋白：陰性
   ③ 血清クレアチニン値：正常
   ④ 血清K値，Ca値：正常
2) 負荷試験注2)
   ① バソプレシン負荷試験注3)
     バソプレシン製剤の負荷後
     〔尿浸透圧/血漿浸透圧比〕>1
   ② (a) 飲水制限試験注4)
     体重が前値の3%減少した時点または6時間30分の制限後
     〔尿浸透圧/血漿浸透圧比〕<1
     (b) 高張食塩水負荷試験注5)
     負荷後〔尿浸透圧/血漿浸透圧比〕<1
   ③ 血漿バソプレシン値注5)
     ②の試験において血漿バソプレシン値は正常の血漿浸透圧・バソプレシン値領域より低値である。

〔診断の基準〕
確認例　IおよびIIを満たすもの
疑い例　Iを満たしかつIIの2)の②の検査において
　　　　1<〔尿浸透圧/血漿浸透圧比〕<2となるもの

注1) 下垂体のMRI所見が参考となる。
2) 小児では年齢に適した投与量や変法を用いる。
3) バソプレシン負荷試験として，DDAVP 5 μg点鼻あるいはピトレシン5単位皮下注射法などがある。
4) 過度の飲水制限はショックの危険があるので，体重減少が3%以上にならないよう注意する。
5) 高張食塩水負荷試験で，血漿バソプレシン値により判定するさいは，5%食塩水負荷（5%食塩水0.24 ml/kg体重/分10分間あるいは0.05 ml/kg体重/分2時間）が望ましい。

（厚生省特定疾患「間脳下垂体機能障害」調査研究班，1989）

83. 腎性尿崩症診断の手引き

I．主症状
1. 口渇および多飲
2. 多尿

II．検査所見
1. 尿量1日3,000 ml以上（小児においては1日3,000 ml/m²以上）
2. 尿浸透圧300 mOsm/kg以下（または尿比重1.010以下）
3. 濃縮力以外の腎機能正常
4. 下垂体後葉機能検査
   a) バソプレシン試験で尿浸透圧は，300 mOsm/kg以上（または尿比重1.010以上）に上昇しない。
   b) 水制限試験で尿浸透圧は，300 mOsm/kg以上（または尿比重1.010以上）に上昇しない。

〔確定検査所見〕
   a) 高張食塩水試験により，尿浸透圧は300 mOsm/kg以上（または尿比重1.010以上）に上昇しない。
   b) 血中バソプレシン値正常または増加

III．除外規定
高Ca血症，低K血症，慢性腎炎，慢性腎盂腎炎を除外できる。

〔診断の基準〕
確実例　IおよびIIの各事項と除外規定を満たすもの。
疑い例　IおよびIIの1, 2, 3を満たすが，IIの4のa, bの検査において，尿浸透圧が300〜450 mOsm/kg（または尿比重は1.010〜1.015）にあるもの。

〔参考〕　遺伝的負荷が認められることが多い。

注) 新生児期，乳児期で多飲多尿症状が発症する以前の例では主症状，所見はI′，II′のようになる。
   I′．主症状
     原因不明の発熱（しばしば吐乳，哺乳力微弱，便秘を伴う）
   II′．検査所見
     1. 高Na血症，高浸透圧血症が存在する。
     2. I′の所見は，1) クロロサイアザイド系利尿薬を連日（3〜7日間）投与すること，2) 哺乳を希釈乳，低Na乳に変換すること，あるいは3) 水の強制投与を行うことの一つないしは全部の処置により正常化し，主症状も消失する。
     3. 2の処置により高Na，高浸透圧血症の消失した時期には検査所見II-2, 3, 4 a, 4 bを示す。

（厚生省特定疾患「ホルモン受容体異常症」調査研究班，1981）

84. 先天性腎性尿崩症の診断基準

1) 尿崩症の存在の確認
   a) 成人では尿量 3000 ml/日以上（小児では 3000 ml/m²/日以上）
   b) 尿浸透圧（尿比重）低値
   c) 水制限試験にても尿濃縮なし（尿浸透圧 300 mOsm/l 未満または尿比重 1.010 未満）
2) バソプレッシン不応性の証明
   a) バソプレッシン感受性試験無反応
      外因性にバソプレッシン製剤を投与しても尿浸透圧 300 mOsm/l 未満または尿比重 1.010 未満
   b) 血中アルギニンバソプレッシン値は高値または正常（血漿浸透圧に比較して上昇している）
3) 先天性腎性尿崩症
   a) 乳児期より発症
   b) 遺伝性の存在
   c) バソプレッシン系以外の腎機能正常
   d) バソプレッシン不応症の原因となる疾患の除外

85. SIADH の診断の手引き

Ⅰ．主症候
1) 倦怠感，食欲低下がある。
2) 脱水の所見を認めない。

Ⅱ．検査所見
1) 低ナトリウム血症：血清 Na 濃度は 135 mEq/l を下回る。
2) 低浸透圧血症：血清浸透圧は 270 mOsm/kg を下回る。
3) 高張尿：尿浸透圧は 300 mOsm/kg を上回る。
4) ナトリウム利尿の持続：尿中 Na 濃度は 20 mEq/l 以上である。
5) 腎機能正常：血清クレアチニンは 1.2 mg/dl 以下である。
6) 副腎皮質機能は正常：血清コルチゾールは 6 μg/dl 以上である。

Ⅲ．参考所見
1) 血漿レニン活性は 5 ng/ml/h 以下であることが多い。
2) 血清尿酸値は 5 mg/dl 以下であることが多い。
3) 尿中カリクレイン排泄量が増加する。
4) 水分摂取量を制限すると，脱水が進行することなく低ナトリウム血症が改善するもの。
5) 血漿 ADH 濃度の上昇を認める。ただし血漿 ADH 濃度は多くの低ナトリウム血症で相対的高値を示すので，これのみで独立して診断の指標とすることは困難である。

診断基準
　確実例　検査所見で 1)～6) の所見があり，かつ脱水の所見を認めないもの
　疑い例　検査所見で 1)～6) の所見があるが，軽度の脱水所見を認めるもの

（厚生省特定疾患間脳下垂体機能障害調査研究班報告書）

86. 中枢性性早熟症(思春期早発症)診断の手引き

I. 主症候
a) 男児の場合
1) 9歳未満で睾丸，陰茎，陰のう等の明らかな発育が起こる。
2) 10歳未満で陰毛発生をみる。
3) 11歳未満で腋毛，ひげの発生や声変わりをみる。

b) 女児の場合
1) 7歳未満で乳房発育が起こる。
2) 8歳未満で陰毛発生，または小陰唇色素沈着等の外陰部早熟，あるいは腋毛発生が起こる。
3) 9歳未満で初経をみる。

II. 副症候（身長，骨成熟の促進）
発育途上で次の所見をみる[注1]。
1) 身長促進現象：身長が標準身長の2.0SD以上，または年間成長速度が2年以上にわたって標準値の1.5SD以上。
2) 骨成熟促進現象：
   ・骨年齢－歴年齢≧2歳6か月を満たす場合。
   または，歴年齢5歳未満の場合は
   ・骨年齢/歴年齢≧1.6を満たす場合。
3) 骨年齢/身長年齢≧1.5を満たす場合。

III. 脳の器質的病変の存在
脳の器質性病変が画像診断その他の臨床所見で明らかに証明される。

IV. 検査所見
下垂体性ゴナドトロピン分泌亢進と性ステロイドホルモン分泌亢進の両者が明らかに認められる[注2]。

V. 除外規定[注3]
副腎性アンドロゲン過剰分泌状態（未治療の先天性副腎皮質過形成[注4]，副腎腫瘍等），性ステロイドホルモン分泌性の性腺腫瘍，McCune-Albright症候群，テストトキシコーシス，hCG産生腫瘍，性ステロイドホルモン（蛋白同化ステロイドを含む）や性腺刺激ホルモン(LH-RH, hCG, hMGを含む)の長期投与中（注射，内服，外用[注5]），性ステロイドホルモン含有量の多い食品の大量長期摂取中，等の場合をすべて否定する。

〔診断の基準〕
確実例
1) Iの2項目以上を満たすもの
2) Iの1項目を満たし，かつIIの2項目以上を満たすもの
3) Iの1項目およびIIIを満たすもの
4) Iの1項目およびIVを満たすもの

疑い例
1) Iの1項目およびIIの1項目を満たすもの
2) Iの年齢基準を1歳高くした条件で確実例の基準に該当するもの

要観察例
　Iの年齢基準を1歳高くした条件で，その1項目のみを満たすもの

以上のいずれの場合でもV（除外規定）を満たす必要がある。

注1) 発病初期には必ずしもこのような所見が認められるとは限らない。
2) 各施設における思春期の正常値を基準として判定する。
3) 除外規定に示すような状態や疾患が，現在は存在しないが過去に存在した場合は中枢性性早熟症をきたしやすいので注意する。
4) 先天性副腎皮質過形成の未治療例でも，年齢によっては中枢性性早熟症をすでに併発している場合もある。
5) 湿疹用軟膏や養毛剤等の化粧品にも性ステロイドホルモン含有のものがあるので注意する。

(厚生省特定疾患「間脳下垂体障害」研究班)

87. 偽性副甲状腺機能低下症の診断の手引き

厚生省特定疾患：ホルモン受容機構異常症研究班の診断基準(日本内分泌学会雑誌58：1080-1094, 1982)は優れたものであるが，最近の測定法の改善・進歩をふまえ以下の試案を示す．文献1-4)を参照されたい．文献1)ならびに2)のEllsworth-Howard試験の尿cAMP反応基準・リン酸反応基準は現在も適用できる．

偽性副甲状腺機能低下症I型診断の手引き

1. 低Ca血症(8.5 mg/dl未満)・高リン血症
   血中アルブミンが4 g/dl未満，補正Ca＝total Ca－0.8(アルブミン値－4)，で補正．
2. 腎機能正常(血中creatinine値が年齢別正常値の2倍未満)
   乳児・血中creatinine 0.5 mg/dl未満
   その他小児・血中creatinine 1.0 mg/dl未満
3. 血中PTH高値(intact PTH/mid-region-HS-PTHの基準値参照)
4. Ellsworth-Howard試験(PTH負荷test)のcAMP反応低下(aまたはb)
   a．PTH負荷前後の尿cAMPの差が1 μmol/h(体表面積$1m^2$未満は体表面積換算する)未満かつ前後の増加率が10倍未満．
   b．PTH負荷の血漿cAMP増加量が100 pmol/ml未満．
5. Ellsworth-Howard試験(PTH負荷test)の尿リン反応低下が期待される．
   負荷前後2時間の尿中リン酸排泄量の差が35 mg(体表面積$1m^2$未満は体表面積換算する)

以上1〜4を満たすものは確実例としてよい．
1, 2, 3を満たし，4, 5をともに満たさない場合

以下1〜4をすべて満たすとき偽性副甲状腺機能低下症II型と診断してよい．
1. 低Mg血漿がない
2. 血中PTHが正常上限の2倍以上
3. 尿中cAMPの基礎値の増加(内因性PTH作用の確認)
4. ビタミンD不足がない(血中25 OHD値が正常)

偽性副甲状腺機能低下症1aと1bの型別診断

以下のうち二つ以上満足する場合は偽性副甲状腺機能低下症1aと考えられる．
1. 家族歴の存在
2. 低身長・中手骨短縮・皮下石灰化のうち二つ以上存在
3. 多内分泌腺不応症の存在(TSH, LH, FSHの基礎値高値)
4. Gsαの異常の証明

備考：3に関しては男子性腺については機能亢進型異常を呈する場合が示唆されている．

Ellsworth-Howard試験の実施法

下記文献に示す．

〔文献〕
1) 山本通子，ほか：偽性副甲状腺機能低下症の各種病型および類縁疾患の診断基準．日内分泌会誌 58：1080-1094, 1982
2) 尾形悦郎，ほか：ヒトPTH-(1-34)によるEllsworth-Howard試験の実施法と判定基準．日内分泌会誌 60：971-984, 1984
3) 安田敏行：副甲状腺ホルモン(PTH)，cAMP．小児の臨床検査指診(松尾宣武編)，診断と治療社，p252-254, 1996
4) 安田敏行：カルシウム・リンの異常：病態と治療．小児の電解質(五十嵐隆編)，診断と治療社，p135-156, 1998

88. 21-hydroxylase 欠損による先天性副腎皮質過形成症の診断基準 (1978)

Ⅰ．単純男性型 21-hydroxylase 欠損症の診断基準

A．臨床症状
1. 女性[注1)]で，出生時より認める外性器半陰陽
2. 女性[注1)]で，進行性男性化現象（陰核肥大進行，恥毛早発，痤瘡，変声など）を認める[注2)]
3. 男性[注1)]で，二次性徴（陰茎肥大，恥毛発生，変声，痤瘡の出現のいずれか一つ以上）の早期出現[注3)]
4. 身長および骨年齢の異常促進，または骨端早期閉鎖と身長成長早期停止
5. 全身皮膚のびまん性色素沈着，または外性器異常，色素沈着

B．検査所見
1. 尿中 17-KS, 17-KGS, および pregnanetriol（または pregnanetriolone）1日排泄量増加と糖質コルチコイド投与によるその低下[注4)]
2. 尿中 11-deoxy-17-KGS/11-oxy-17-KGS 比の上昇と糖質コルチコイド投与によるその低下[注4)]
3. 血中 17α-hydroxyprogesterone（または 21-deoxycortisol）の高値と糖質コルチコイド投与によるその低下

〔補強検査所見〕
血漿 ACTH の高値と糖質コルチコイドによるその抑制

C．除外規定
1. 血清 Na, K, Cl 値の異常，または塩喪失症状あるもの（塩喪失型診断基準を参照）
2. 未治療時に高血圧を示すもの
3. 真性思春期早発症
4. 経胎盤性，あるいは外因性のホルモンや薬剤の影響によるもの
5. ステロイドホルモン産性腫瘍

〔診断基準〕
1. 確実例：次の(a), (b), および(c)の3項を満足するもの
   (a) A の5項目のうち一つ以上を有する
   (b) B の3項目のうち一つ以上を有する（補強検査所見が加わればより確実）
   (c) C の項目のいずれにも該当しない
2. 疑い例：A-1～A-4のうち一つ以上と A-5 を有し，C に該当しないもの

Ⅱ．塩喪失型 21-hydroxylase 欠損症の診断基準

A．臨床症状
1.
2.
3. ⎱ Ⅰ-A と同じ
4.
5. 食塩喪失症状（嘔吐，哺乳力微弱，体重減少，下痢，多尿，脱水，末梢循環不全，心不全，ショックなど）を呈する

B．検査所見
1.
2. ⎱ Ⅰ-B と同じ
3.
4. 糖質および鉱質コルチコイドで治療の例では，dexamethasone と 9α-fluorohydrocortisone の補償に置換して，ACTH 負荷にて尿中 pregnanetriol, pregnanetriolone, 血中 17α-hydroxyprogesterone, 21-deoxycortisol のうち一つ以上の著増を認めること
5. 低 Na 血症（<135 mEq/l）と高 K 血症（>5.5 mEq/l）があり，かつそれらが鉱質コルチコイドで正常化すること（または過去に同所見を認めたことがあったもの）

〔補強検査所見〕
a．血漿 ACTH 高値と糖質コルチコイドによるその低下
b．血漿レニン活性高値と鉱質コルチコイドによるその減少

〔診断基準〕
1. 確実例：次の(a), (b), および(c)の3項を満足するもの
   (a) A の6項目のうち一つ以上を有する
   (b) B-1～B-4 のうち一つ以上を有する（補強検査所見 a が加わればより確実）
   (c) B-5 を有する（補強検査所見 b が加わればより確実）
2. 疑い例：次の(a)または(b)のいずれかに該当するもの
   (a) A の6項目のうち一つ以上を有し，かつ B-5 を有するもの
   (b) 家系内に同一疾患（ⅠまたはⅡの確実例または疑い例）があり，かつ B-5 を有すもの

注1) 女性または男性とは genetic sex のことで，染色体分析または性染色質できめる。
 2) 成人してからは無月経を伴うことが多い。
 3) 新生児男児では外性器発育促進を認めることは少ない。
    二次性徴として睾丸肥大は伴わないが，真性思春期早発を併発してきた例では睾丸も肥大する。
 4) 新生児期には pregnanetriol, 11-deoxy/11-oxy 比の上昇をみないことがある。

(厚生省心身障害研究，先天性副腎皮質過形成症の臨床的ならびに疫学的研究班)

89. 3β-水酸化ステロイド脱水素酵素欠損症の診断基準

〔診断基準〕
古典型と非古典型に分類されるが,古典型においては塩喪失症状,血清電解質,外性器異常の臨床症状および血中,尿中のステロイド測定によって総合的に診断する。

〈古典型〉
1. 臨床症状
   新生児期(生後1～2週)に塩喪失症状(塩喪失症状は重篤なものから軽微のものまである)や色素沈着,嘔吐,脱水症状とともに急性副腎不全症状を呈する。軽微なものでは脱水症状を示さない。さらに種々の程度の外陰部異常を呈する。男児では尿道下裂から完全な女性型外陰部を,女児では軽度ないし中等度の陰核肥大を示す。
2. 検査所見
   血中,尿中の3β-Δ5-ステロイド〔dehydroepiandrosterone(DHEA),その sulfate(DHEA-S), pregnenolone 17-OH-pregnenolone, それらの代謝産物〕の高値が基礎値, ACTH 刺激時ともみられる。血清電解質異常(低 Na 血症, 高 K 血症)をみる。
3. 画像所見
   副腎 CT あるいはエコー検査にて副腎の過形成が存在する。
4. 遺伝子診断
   II 型 3β-水酸化ステロイド脱水素酵素遺伝子に種々の遺伝子変異が同定される。

〈非古典型〉
1. 臨床症状
   出生時には異常はないが,思春期年齢により男性ホルモン過剰症状としての多毛,にきび,生理不順,早発恥毛,骨年齢の促進などの症状を示す。
2. 検査所見
   Δ5-ステロイド/Δ4-ステロイド比の増加(+2 あるいは +3 SD 以上)

(厚生省特定疾患「副腎ホルモン産生異常」研究班)

90. 18-水酸化酵素欠損症の診断基準

〔診断基準〕
1. 自覚症状
   塩喪失症状が著明な場合には,全身倦怠感等を伴うが,自覚症状をほとんど認めない場合もある。
2. 理学所見
   低血圧
3. 臨床検査成績
   ① 血液生化学:低 Na 血症,高 K 血症,アシドーシス
   ② 心電図:T 波増高,QT 時間短縮,PQ 時間延長,不整脈(心室性頻拍等)
   ③ 内分泌学的検査成績:
      血中アルドステロン値低下
      18-水酸化コルチコステロン値低下(従来の CMO I 欠損症)
      18-水酸化コルチコステロン値増加(従来の CMO II 欠損症)
      血中レニン値またはレニン活性の増加
4. 鑑別診断
   11β-水酸化酵素欠損症, 21-水酸化酵素欠損症

(厚生省特定疾患「副腎ホルモン産生異常」研究班)

91. Cushing 症候群（副腎性）の診断基準

〔診断基準〕
1. 症候[注1,2]
    次の症候のいくつかがみられる。
    ① 満月様顔貌
    ② 高血圧
    ③ 中心性肥満・buffalo hump
    ④ 月経異常
    ⑤ 伸展性皮膚線条（赤紫色）
    ⑥ 皮下溢血
    ⑦ 筋力低下
    ⑧ 痤瘡（にきび）
    ⑨ 多毛
    ⑩ 浮腫
    ⑪ 糖尿
    ⑫ 骨粗鬆症（若・中年）
    ⑬ 精神障害
    ⑭ 色素沈着
    ⑮ 成長遅延（小児）

2. 検査所見
    ① コルチゾール過剰分泌の証明
        1) 血中コルチゾール濃度の増加および，または日内変動消失。
        2) 尿中 17-OHCS または遊離コルチゾール排泄の増加。
    ② ACTH 分泌抑制の証明
        1) 血中 ACTH の基礎値が低値（通常は測定感度以下）。
        2) CRH 試験などの ACTH 分泌刺激試験に対し，血中 ACTH 濃度は増加反応を示さず低値のままである。
    ③ デキサメサゾン抑制試験でコルチゾール分泌が抑制されない[注3]。
    ④ メチラポン試験で尿中 17-OHCS または血中 11-デオキシコルチゾールの増加反応がみられない。
    ⑤ 画像診断による副腎病変の証明
        1) 副腎の超音波検査，CT，MRI で副腎の腫瘍や腫大を認める。
        2) 副腎部に ^{131}I-アドステロールの集積増加を認める。

3. 除外規定（鑑別診断）
    ① Cushing 病によるものは除く。
    ② 異所性 ACTH 産生腫瘍または異所性 CRH 産生腫瘍によるものは除く。
    ③ ACTH または糖質コルチコイドの投与によるものは除く。

〔診断の基準〕
確実例：1，2 および 3 を満たすもの（間脳下垂体機能障害調査研究班 1990 年度，Cushing 病診断の手引きをもとに作成）

注1) 発病初期例や非定型例では症候が顕著でない場合があるので注意を要する。
2) 症候はおよそ頻度の高い順に並べてあるので，頻度の高い症候が多いほど診断は確実と考えられる。
3) デキサメサゾン（Dex）抑制試験の方法：Nugent 法（迅速法）では Dex 1 mg を午後 11 時に 1 回経口投与し，翌朝 8～9 時の血中コルチゾールを測定する。Liddle 法（標準法）では，Dex 1 回 0.5 mg を 6 時間ごとに 8 回経口投与（2 mg 法），あるいは 1 回 2 mg を 6 時間ごとに 8 回経口投与し（8 mg 法），投与前より投与終了翌日まで尿中 17-OHCS を測定する。本症候群では Nugent 法で血中コルチゾールが 5 μg/dl 以下に抑制されない。Liddle 法では 2 mg 法，8 mg 法のいずれでも尿中 17-OHCS が 3 mg/日以下にならない。

（厚生省特定疾患「副腎ホルモン産生異常」研究班）

92. Cushing 病診断の手引き (1995)

Ⅰ. 症候[注1,2]
次の症候のいくつかがみられる．
1) 満月様顔貌
2) 中心性肥満・buffalo hump
3) 高血圧
4) 月経異常
5) 赤紫色の皮膚伸展線条（幅5mm以上が多い）
6) 皮下溢血
7) 痤瘡（にきび）
8) 多毛
9) 筋力低下
10) 浮腫
11) 糖尿
12) 骨粗鬆症（若・中年）
13) 色素沈着
14) 精神異常
15) 身長発育遅延（小児の場合）
16) 皮膚萎縮

Ⅱ. 検査所見
1) コルチゾールおよびACTH過剰分泌の証明
   ① 血中コルチゾールおよびACTHの増加および，または日内変動消失
   ② 尿中17-OHCSまたは遊離コルチゾールの増加
2) コルチゾールおよびACTH過剰分泌に対する抑制試験の異常[注3]
3) (参考) メチラポン投与により尿中17-OHCSまたは血中ACTHおよび11-デオキシコルチゾールは正常ないし過大反応を示す．
4) (参考) 下垂体腫瘍の診断には画像診断（CTスキャン，MRI，X線撮影など）が有用．

Ⅲ. 除外規定
1. 異所性ACTH産生腫瘍によるCushing症候群は除く．
2. CRH産生腫瘍によるものは除く．
3. 原発性副腎疾患（過形成，腫瘍）によるCushing症候群は除く．
4. ACTHまたは糖質コルチコイド投与によるものは除く．

〔診断の基準〕
確実例Ⅰ，ⅡおよびⅢを満たすもの

注1) 発病初期例や非定型例では，症候が顕著でない場合があるので注意を要する．
注2) 症候は，おおよそ頻度の高い順に並べているので，頻度の高い症候が多いほど確実例と考えられる．
注3) 方法としてNugent法（デキサメタゾン1mg，午後11時1回経口投与，翌朝8～9時の血中コルチゾール測定）およびLiddle法（デキサメタゾン1回0.5mg，6時間ごとに8回経口投与，投与前より投与終了翌日まで尿中17-OHCSを測定）がある．
判定には短時間内，日内，日差変動を考慮するが，正常では，Nugent法では血中コルチゾールが5μg/dl以下に，Liddle法では尿17-OHCSが3mg/日（2mg/gクレアチニン）以下になる．標準用量で正常に抑制されても臨床的になおCushing病が疑わしいときは，さらに少量のデキサメタゾン（Nugent法では0.5mg，Liddle法では1.5mg/日，3分割3日間，0.5mg/日，4分割4日間）投与を行い，抑制されたときには本症が否定的となる．

（厚生省特定疾患「間脳下垂体機能障害」研究班）

93. 褐色細胞腫の診断基準

〔診断基準〕
1. 自覚症状
   ① 頭痛，② 心悸亢進，③ 発汗過多，④ 嘔気嘔吐，⑤ やせ，⑥ 不安，⑦ 顔面蒼白，⑧ 便秘，⑨ 胸痛，⑩ 起立性めまい
   上記の症状を発作性（発作型）あるいは持続性（持続型）に認める．発作性の場合，体位変換，排便，腹部圧迫等により出現する．

2. 理学的所見
   ① 高血圧，② 頻脈，③ 起立性低血圧，④ 眼底変化（Keith-Wagener分類3度以上が多い）

3. 検査所見
   ① 血中アドレナリン，ノルアドレナリン，メタネフリン，ノルメタネフリン濃度の上昇，尿中アドレナリン，ノルアドレナリン，メタネフリン，ノルメタネフリン，VMA排泄量の増加
   アドレナリン過剰産生の有無によりアドレナリン型とノルアドレナリン型に分類される．
   ② レジチン試験，グルカゴン試験，クロニジン試験陽性
   ③ 耐糖能異常
   ④ 尿糖，尿蛋白陽性
   ⑤ 心電図異常（高電位，ST-T変化，頻脈等）
   ⑥ 血漿レニン活性高値

4. 画像所見
   ① X線：心胸比上昇
   ② CTおよび超音波検査：副腎および副腎外（腹部大動脈周囲，腎門辺部，胸部，Zuckerkandl小体，膀胱，頸部，後腹膜腔等）における腫瘍の存在（比較的大型の腫瘍で，CTでは不均一に造影され，超音波検査では内部エコーが不均一な像として摘出されることが多い）．両側副腎腫瘍および多発性腫瘍も存在する．
   悪性例では，遠隔転移病巣（肺，肝，骨，リンパ節等）を認める．
   ③ MRI：腫瘍はT_2強調画像で高信号を示す．
   ④ ^{131}I-メタヨードベンジルグアニジン（MIBG）スキャニング：^{131}I-MIBGはクロム親和性細胞に取り込まれるため，褐色細胞腫に集積を認める．

5. 鑑別診断
   本態性および他の二次性高血圧症，不安神経症，悪性高血圧症，Basedow病，糖尿病，非機能性副腎偶発腫瘍等

6. 合併症
   ・多発性内分泌腺腫症：甲状腺髄様癌との合併（MENⅡa，Sipple症候群），およびこの両者と粘膜下神経腫の合併（MENⅡb）
   ・von Hippel-Lindau病
   ・von Recklinghausen病

（厚生省特定疾患「副腎ホルモン産生異常」研究班）

94. 成長ホルモン分泌不全を伴う Turner 症候群におけるヒト成長ホルモン治療開始時の適応基準

1. 骨年齢
   15 歳未満
2. 身長発育
   現在の身長が同性，同年齢の〔標準値－2SD〕以下，あるいは年間の成長速度が 2 年以上にわたって〔標準成長率－1.5 SD〕以下である場合（ただし，暦年齢が 9 歳以上の例では，現在の骨年齢を現在の暦年齢とみなして標準成長率と比較する）。
3. 染色体分析
   基本的核型は 1 つの X 染色体の短腕遠位部が欠損したもの。（染色体分析は，細胞数 20～30 個以上によることが望ましい）
4. 身体的特徴
   表現型は女児であること。
   判定結果は，ヒト成長ホルモン治療適応判定書等の文書により，お知らせいたします。

(成長科学協会)

95. 小児の OGTT 判定基準

負荷量　1.75/kg　最大 100 g（厚生省研究班の基準）（国際的には 75 g）
　体重は，年齢，身長から求められる理想体重を用いる。
　トレラン G 使用（1 本 150 ml＝ブドウ糖 50 g）　225 ml　75 g
負荷前血糖が 200 mg/dl 以上の場合，糖負荷は禁忌。
　血糖をさらに上昇させ危険である。
早朝空腹時施行
　採血：0 分（負荷前），30 分，60 分，120 分，180 分
　各血糖，IRI，CPR
　必要な場合尿糖も（腎性尿糖との鑑別）
判定は下表参照。

厚生省心身障害研究班によるブドウ糖負荷テスト診断基準

	前値 血糖値	（点数）	60 分値* 血糖値	（点数）	120 分値* 血糖値	（点数）	180 分値* 血糖値	（点数）
毛細管血または静脈血漿	≧110	1	≧170	1	≧140	2	≧120	1
	109～101	0.5	169～161	0.5	139～121	1	119～111	0.5
	≦100	0	≦160	0	≦120	0	≦110	0
静脈全血	≧110	1	≧160	1	≧130	2	≧120	1
	109～101	0.5	159～151	0.5	129～121	1	119～111	0.5
	≦100	0	≦150	0	≦120	0	≦110	0

*身長に対する標準体重 1 kg あたり 1.75 g（最高 100 g）のブドウ糖を負荷
〔判定〕前値，60 分値，120 分値，180 分値の各点数の合計，≧3.5 点：糖尿病型，3.0～1.5 点：境界型，≦1.0 点：正常型

96．糖尿病の診断基準（日本糖尿病学会，1999）

	正常域	糖尿病域
空腹時値	<110	≧126
75gOGTT2時間値	<140	≧200
75gOGTTの判定	両者を満たすものを正常型とする。	いずれかを満たすものを糖尿病型とする。
	正常型にも糖尿病型にも属さないものを境界型とする。	

（静脈血漿値，mg/dL）

随時血糖値が200 mg/dL以上の場合も糖尿病型と診断する。正常型であっても1時間値が180 mg/dL以上の場合は糖尿病に悪化する危険が高いので境界型に準じた取り扱いが必要である。古典的な糖尿病の症状を示し，HbA_1c値が6.5%以上であれば上記の血糖値の基準を1回確認すれば糖尿病と診断できる。

97．偽性低アルドステロン症Ⅰ型の診断基準

〔概念〕
先天的な腎尿細管におけるNa再吸収とK排泄能の低下のため塩類喪失症候群 salt-wasting syndrome を来すものである。古典的偽性低アルドステロン症 classical pseudohypoaldosteronism とも呼ばれる。

〔診断基準〕
本症の診断には臨床症状と特徴的な生化学所見に加えて，腎機能障害がなく，鉱質コルチコイドに不応であることを確認する。

1. 臨床症状
   新生児期，乳児期の発症（多くは生後7か月以内），発育不良，食欲不振（哺乳力低下），不機嫌，嘔吐，食塩喪失症状（脱水，ショック，体重減少）
2. 血液，生化学所見
   ① 低Na，高K血症
   ② 代謝性アシドーシス
   ③ 腎，副腎機能正常
   ④ 血漿レニン活性，血中アルドステロン濃度高値
3. 治療に対する反応性と経過
   ① 9α-フルオロコルチゾール 9α-fluorohydrocortisone（フロリネフ）などの鉱質コルチコイド投与に無反応，食塩補充で臨床症状と生化学的所見の改善
   ② 加齢とともに自然寛解
4. 鑑別診断
   塩喪失型副腎過形成（21-水酸化酵素欠損症，3β-水酸化ステロイド脱水素酵素欠損症，Prader症候群），副腎低形成，Addison病，選択的低アルドステロン症（18-水酸化酵素欠損症），低レニン性低アルドステロン症，塩喪失性腎炎

（厚生省特定疾患「副腎ホルモン産生異常」研究班）

98．偽性低アルドステロン症Ⅱ型の診断基準

〔概念〕
腎尿細管機能異常により高K血症，高Cl血症性代謝性アシドーシスをきたすが，PHA Ⅰと異なり塩類喪失症状はなく，循環血液量増大による高血圧を呈する疾患である。Gordon症候群ともいう。

〔診断基準〕
腎・副腎機能障害がなく，低レニン血症，高K血症，高Cl血性アシドーシスを呈する場合本症を疑う。

1. 臨床症状
   小児，成人に発症，高血圧，頭痛，低身長，精神発達遅延，四肢筋力低下，周期性四肢麻痺，歯や骨の奇形，必ずしも上記症状は出現しない。
2. 血液，尿，生化学所見
   ① 高K血症
   ② 代謝性アシドーシス
   ③ 高Cl血症
   ④ 腎・副腎機能正常
   ⑤ 血漿レニン活性低値
   ⑥ Clシャントの存在：K利尿（FEκ：fractional K^+ excretion）がNaCl負荷では起こらず，Na_2SO_4や$NaHCO_3$負荷で起こる。
3. 治療に対する反応性
   食塩制限やサイアザイド投与で生化学所見が改善する。
4. 鑑別診断
   偽性低アルドステロン症Ⅰ型，塩喪失型副腎過形成（21-水酸化酵素欠損症，3β-水酸化ステロイド脱水素酵素欠損症，Prader症候群），Addison病，副腎低形成，低レニン性低アルドステロン症，腎尿細管性アシドーシス，腎不全

（厚生省特定疾患「副腎ホルモン産生異常」研究班）

99．Prader症候群（リポイド過形成症）の診断基準

〔診断基準〕
1. 臨床症状
   色素沈着，塩喪失症状，嘔吐，脱水症状とともに重篤な急性副腎不全症状を呈する。染色体の性に関わらず，外陰部は女性型を示す。
2. 検査所見
   すべてのステロイドホルモン産生がみられない。ACTH，PRAの高値。ACTH負荷でコルチゾール分泌不全，hCG負荷でテストステロン分泌不全を認める。参考所見としてLHRH負荷でLH/FSH分泌過大反応をみる。
3. 画像所見
   副腎シンチで標識コレステロールの副腎集積なし。CT：副腎CTあるいはエコー検査で副腎の肥大を認める。
4. 鑑別診断
   ACTH不応症，副腎低形成症との鑑別が必要である。鑑別は遺伝子診断により可能である。すなわちリポイド過形成症（Prader病）は steroidogenic acute regulatory protein（StAR）遺伝子に，ACTH不応症はACTH/MSH受容体遺伝子に，X-連鎖副腎低形成症では，DAX-1遺伝子に異常を同定しうる。

（厚生省特定疾患「副腎ホルモン産生異常」研究班）

100. 低リン血症性ビタミンD抵抗性くる病の診断

低リン血症性ビタミンD抵抗性くる病(骨軟化症)の診断基準(家族歴がない場合)

(A) 以下の所見①〜⑤のすべてを示す。
　① X線上くる病または骨軟化症の所見
　② 低リン血症
　③ 尿中リン酸排泄の相対的増加(TmP/GFRの低下)
　④ 血清カルシウム値正常
　⑤ 高アルカリフォスファターゼ血症
　⑥ 血清25 OHD値正常
(B) その他の明らかな尿細管機能異常がない。

＜付記＞
　① ビタミンD依存症 type I との鑑別。
　　ビタミンD依存症 type I は一般に低カルシウム血症を示し，低リン血症は軽度。
　　1,25(OH)$_2$D産生評価：PTH連続負荷試験による血清1,25(OH)$_2$Dの反応，あるいは低カルシウム低リン食(Ca：200 mg/day, Pi：400 mg/day)1週間摂取後の血清1,25(OH)$_2$Dの反応
　② ビタミンD依存症 type II との鑑別。本症では血清1,25(OH)$_2$D著明高値
　③ Ca, I-P, Cre, ％TRP, TmP/GFRの年齢別正常値は別に示す。
　(参考文献) Matsumoto S, et al：Clin Pediatr Endocrinol 1；83, 1992

両親のいずれかが本症の場合の診断基準
1. 低リン血症
2. TmP/GFR(％TRPの低下)
3. 血清カルシウムは正常
4. 血中25 OHDは正常
注1) X線上のくる病所見・血中アルカリフォスファターゼの上昇は乳児期認めないことがある。

血中P値の正常値

年齢	人数	血清P (mg/dl)
0〜6月	10	6.2±0.5
7〜12月	16	5.6±0.7
1〜2歳	40	5.1±0.9
3〜5歳	67	4.8±0.7
6〜8歳	72	4.6±0.5
9〜11歳	63	4.4±0.4
12〜14歳	41	4.3±0.7
成人		2.5−4.5

(千葉大学小児科外来：平均±SD)

年齢別血清I-P，％TRP，TmP/GFRの正常値(平均±SD)(早期空腹時)

年齢区分	I-P (mg/dl)	％TRP	TmP/GFR (mg/dl)	n
1歳以下	5.64±1.01	92.1±3.5	5.65±1.2	9
1歳〜10歳	4.80±0.51	92.9±3.3	5.31±0.4	6
10歳〜15歳	4.07±0.78	92.3±3.4	4.52±1.1	12
18歳〜20歳	4.02±0.44	91.5±2.8	4.27±0.6	50

神経・筋疾患

101. 意識レベルの評価基準
a. Japan coma scale (JCS) (3-3-9度方式)

		意識清明	0
I	覚醒している	大体意識清明だが今ひとつはっきりしない。	1
		見当識障害がある。	2
		自分の名前・生年月日がいえない。	3
II	刺激すると覚醒する	普通の呼びかけで容易に開眼する。	10
		大声または揺さぶりで開眼する。	20
		痛みを加えつつ呼びかけを繰り返すと辛うじて開眼	30
III	刺激しても覚醒しない	痛み刺激に対し、払いのけるような動作をする。	100
		痛み刺激で少し手足を動かしたり顔をしかめる。	200
		痛み刺激に全く反応しない。	300

〔注〕R：Restlessness(不穏状態), I：Incontinence(失禁), A：Akinetic mutism(無動性無言), Apallic state(失外套症候群)

【記載方法】たとえば、100-I, 20-RI, IA, などとする。

b. 乳児の意識レベルの評価法(坂本1978)

		正常	0
I	覚醒している	大体意識清明だが今ひとつはっきりしない。	1
		見当識障害がある。	2
		母親と視線が合わない。	3
II	刺激すると覚醒する	飲み物を見せると飲もうとする。あるいは、乳首を見せれば欲しがって吸う。	10
		呼びかけると開眼して目を向ける。	20
		呼びかけを繰り返すと辛うじて開眼する。	30
III	刺激しても覚醒しない	痛み刺激に対し、払いのけるような動作をする。	100
		痛み刺激で少し手足を動かしたり顔をしかめたりする。	200
		痛み刺激に全く反応しない。	300

102. 片頭痛の診断基準(国際頭痛学会1988)
(器質的疾患による頭痛を除く)

1. 前兆を伴わない片頭痛(以下の発作が少なくとも5回ある)
   15歳以下では2〜48時間頭痛が持続する(もし頭痛に睡眠が伴い、睡眠後の頭痛の寛解があれば覚醒までの時間を含める)次の4項目中2項目
   1) 片側性
   2) 拍動性
   3) 中等度から強度の頭痛(日常生活が妨げられる)
   4) 階段を登ったり類似の日常の身体活動により悪化
   次の2項目中1項目
   1) 悪心、嘔吐
   2) 光過敏、音過敏
2. 前兆を伴う片頭痛(以下の発作が少なくとも2回ある)
   1) 焦点性大脳皮質、脳幹の機能不全を示す可逆的前兆がある。
   2) 少なくとも1つの前兆は4分以上で次第に発展する。
   3) いかなる前兆も60分以上続かない。
   4) 頭痛は前兆に引き続いて60分以内に起こる。

前兆を伴う片頭痛の下位分類の主なもの
   典型的前兆を伴う片頭痛(前兆を伴う片頭痛の診断基準を満たし以下の4前兆のうち1つ以上を有する)
   1) 同名性視覚障害
   2) 片側性感覚異常、しびれ感
   3) 片側性脱力感
   4) 失語、分類できない言語障害

   脳底型片頭痛(前兆を伴う片頭痛の診断基準を満たし以下の10前兆のうち2つ以上を有する)
   1) 両眼の両側視野の視覚症状
   2) 構語障害
   3) めまい
   4) 耳鳴
   5) 聴力低下
   6) 複視
   7) 運動失調
   8) 両側感覚異常
   9) 両側不全麻痺
   10) 意識レベルの低下

103. Reye 症候群の診断基準(Gauthier M, 1989) 12か月以上で確実例

1) Reye 症候群と一致する病歴(2相性の経過)
2) AST/ALT or NH_3 が正常上限の3倍以上
3) 総ビリルビン＜3 mg/dl
4) 肝臓の小脂肪滴
5) Reye 症候群に一致するミトコンドリアの変化
6) 他の疾患が否定される

104. 乳幼児の hemorrhagic shock and encephalopathy の診断基準案

1) 乳幼児期(2～10か月)の発症(反対意見あり)
2) 急性脳症(呼吸停止，けいれんまたは昏睡)
3) 発熱
4) ショック(血圧 50 mmHg＞)
5) DIC:血小板数 $100,000/mm^3$ 未満，PT，PTT 延長，フィブリノーゲン減少，FDP 陽性
6) 肝機能障害(GOT，GPT が正常上限の3倍以上)
7) アンモニア正常(反対意見あり)
8) 腎障害(BUN 高値，高ナトリウム血症，代謝性アシドーシス)

除外診断(敗血症性ショック，toxic shock syndrome，Reye 症候群，溶血性尿毒症症候群など)

105. 急性壊死性脳症(水口病)の診断基準

1) 発熱を伴うウイルス性疾患に続発した急性脳症:意識レベルの急速な低下，けいれん
2) 髄液:細胞増多なし，蛋白しばしば上昇
3) 頭部 CT，MRI による両側対称性，多発性脳病変の証明:両側視床病変。しばしば大脳側脳室周囲白質，内包，被殻，上部脳幹被蓋，小脳髄質にも病変あり。他の脳領域に病変なし。
4) 血清トランスアミナーゼの上昇(程度はさまざま)，血中アンモニアの上昇なし。
5) 類似疾患の除外
   a) 臨床的見地からの鑑別診断:重症の細菌・ウイルス感染症，劇症肝炎。中毒性ショック，溶血性尿毒症症候群などの要素に起因する疾患，Reye 症候群，hemorrhagic shock and encephalopathy 症候群，熱中症
   b) 放射線学的(病理学的)見地からの鑑別診断:Leigh 脳症などのミトコンドリア異常症。グルタール酸血症，メチルマロン酸血症。乳児両側線条体壊死。Wernicke 脳症，一酸化炭素中毒。急性散在性脳脊髄炎。急性出血性白質脳炎などの脳炎，脳血管炎。動脈性・静脈性の梗塞，低酸素症・頭部外傷の影響

106. 小児交互性片麻痺の診断基準

1. 発症が18か月以前
2. 反復する片麻痺発作
   左右いずれか一方からはじまり，他側の片麻痺に移行するかまたは四肢麻痺となる。
3. 下記症状が片麻痺発作に随伴するか，または独立に発作性に出現することもある。
   強直性発作，ジストニー姿勢，ヒョレア・アテトーゼ運動，異常眼球運動，自律神経症状(発汗，皮膚潮紅または蒼白，呼吸不全など)
4. 経過初期より知能障害または神経学的異常の出現
5. 下記類縁疾患の除外
   モヤモヤ病，ミトコンドリア脳筋症，てんかん，複雑片頭痛，その他の代謝異常症(ホモシスチン尿症，Hartnup 病，その他)

(Krageloh & Aicardi, 1980, Sakuragawa 補遺, 1985)

107. ギラン・バレー症候群(GBS)の診断基準

必要条件
1. 二肢以上(通常四肢)における進行性の脱力
2. 四肢深部腱反射低下

診断をより強く支持する所見
1. 発症4週以内に症状がピーク
2. 症状が左右対称性
3. 軽度の感覚障害
4. 脳神経麻痺(顔面神経麻痺，外眼筋麻痺，球麻痺など)の存在
5. 症状の進行が停止して2～4週間後に症状が改善し始める
6. 自律神経障害(頻脈，不整脈，高血圧，起立性低血圧など)の存在
7. 発症時に発熱を欠く
8. 発症1週以降における髄液蛋白細胞解離(蛋白値上昇と細胞数が $10/mm^3$)
9. 末梢神経伝導検査での異常(伝導速度低下，複合運動神経活動電位低下，伝導ブロック，F波遅延や出現率低下)

GBS 以外の疾患を疑う所見
1. 筋力低下の左右差が著明でかつ持続
2. 発症時における，ないし持続性の膀胱直腸障害や胃腸症状
3. 髄液中細胞数が $50/mm^3$ 以上，ないし多核球の存在
4. レベルを伴う感覚障害

108. Fisher症候群の診断基準（小鷹と結城による暫定案）

I．臨床所見
　A．必須項目
　　1．眼筋麻痺
　　2．小脳性運動失調
　　3．腱反射消失ないし低下
　　4．発症から4週までに進行は停止する経過
　B．支持項目
　　1．頭痛，上気道炎，胃腸炎などの先行感染症状
　　2．存在してもかまわないもの
　　　a．意識障害；刺激で容易に覚醒する傾眠状態まででとどまること．
　　　b．外眼筋麻痺以外の脳神経症状；顔面神経麻痺や球麻痺が多くみられ両側性に多い．
　　　c．軽度の筋力低下；徒手筋力テストで4レベルまででとどまること．
　　　d．軽度の感覚障害；手袋・靴下型の感覚障害を伴うことがある．
　　　e．感覚性運動失調；振動覚の低下や位置覚の障害を伴うことがある．
　　　f．自律神経系の異常；頻脈とその他の不整脈，起立性低血圧，高血圧など．

II．検査所見
　1．IgG抗GQ1b抗体の存在
　2．髄液蛋白細胞解離；発症1週間後の髄液蛋白値は上昇しているか，もしくは継時的に増加傾向にあるもの．髄液細胞数の増多例も少なからず存在する．
　3．電気生理学的所見；特に小児では脳波で徐波化をみることがある．聴性脳幹反応，瞬目反射，長潜時感覚誘発電位で異常を呈することがある．
　4．CTやMRI画像所見；脳幹部から視床にかけて異常像として描出されることがある．

III．診断を除外する症候
　1．昏睡，半昏睡，昏迷などの高度の意識障害
　2．錐体路徴候（腱反射亢進やBabinski徴候）や半身の感覚障害などの長経路症状
　3．けいれんや精神症状を伴うような大脳半球症状
　4．パーキンソニズム
　5．筋力低下（徒手筋力テストで3レベル以下）

1〜4を伴った例では，Bickerstaff型脳幹脳炎として考える．
5を伴った例は，Guillain-Barré症候群とのオーバーラップとして考える．

IV．鑑別疾患
　脳幹を含む血管疾患，脳底動脈閉塞，Wernicke脳症，多発神経炎，多発性硬化症，脳幹部腫瘍，ポリオ脊髄炎，旋毛虫症，重症筋無力症，下垂体卒中，ボツリヌス中毒，静脈洞血栓症，ジフテリア様特異的炎症，Guillain-Barré症候群，Bickerstaff型脳幹脳炎，急性外眼筋麻痺

（別冊日本臨牀　領域別症候群27　pp 470-474　小鷹昌明，結城伸泰より）

109. 慢性炎症性脱髄性ポリニューロパチー（CIDP）の診断基準

definite；以下のA～Cのすべての項目を満たすこと
probable；Aの4項目以上，Bの2項目以上，Cの2項目以上を満たすこと

A．臨床所見
  a）四肢のうち二肢以上に末梢神経障害によると思われる運動感覚障害がある．運動障害のみでもよい．
     経過は進行性ないし再発性である．少なくても2か月以上にわたる進行がある．
  b）深部腱反射の減弱ないし消失がみられる．
  c）遺伝性ニューロパチーの家族歴や網膜色素変性症，魚鱗癬，筋萎縮性側索硬化症，giant axonal neuropathy，糖尿病性ニューロパチー，その他の原因の判明したニューロパチーが否定でき，末梢神経障害を起こす薬物や有毒物質に曝露された既往がない．
  d）感覚障害に脊髄レベルがない．
  e）明らかな括約筋の障害がない．

B．生理学的所見
  末梢神経近位部を含めた伝導検査で脱髄病変が示されること，すなわち以下の3項目が証明されること．
  a）二つ以上の運動神経で，伝導速度の遅延または終末遠位潜時の延長がある．
  b）二つ以上の運動神経で，F波が欠如するか，F波の最小潜時の延長がある．
  c）二つ以上の運動神経で，部分的伝導ブロックまたは異常な temporal dispersion（時間的分散）がある．

C．髄液所見
  a）細胞数が $10/mm^3$ 以下である．
  b）抗カルジオリピン抗体・TPHAが陰性である．
  c）蛋白が増加していることが多い．

〈参考所見〉

A．神経生検による病理学的所見
  a）明らかな脱髄と髄鞘の再生の所見がある．
  b）リンパ球，マクロファージなどの細胞浸潤を認めることがある．
  c）血管炎，ニューロフィラメントの蓄積で腫大した軸索，アミロイド沈着，白質ジストロフィーや特定のニューロパチーの診断を示唆するような細胞封入体がない．
  d）感覚障害に脊髄レベルがない．

B．画像所見
  a）変形性脊椎症などによる原因の判明した根障害を否定できる．
  b）造影MRIで根の造影効果を認めることがある．

C．免疫学的所見
  a）血清中の抗ガングリオシド（GM1，アシアロGM1，GD1bなど）抗体価が高値を示すことがある．

多巣性運動性ニューロパチー（MMN）の診断基準

以下の1）2）の両方を満足していること［3）も満足していることが望ましい］
  1）進行性，非対称性の下位運動ニューロン障害による筋力低下．
  2）電気生理学的に持続性の局所性運動神経伝導ブロックまたは異常な temporal dispersion を示し，多巣性の運動神経の脱髄所見（multifocal motor demyelination）を認め，感覚神経誘発電位には異常を認めない．
  3）血清中の抗ガングリオシド（GM1，アシアロGM1，GD1bなど）抗体価高値．

（1996年厚生省ポリニューロパチー研究班）

110. 結節性硬化症の診断基準(1998)

大症状
1) 顔面血管線維腫または前額の線維性斑
2) 非外傷性の爪または爪囲線維腫
3) 脱色素斑(3個以上)
4) 隆起革様皮 shagreen patches
5) 多発性結節性網膜過誤腫
6) 皮質結節[*1]
7) 上衣下結節
8) 上衣下巨細胞星細胞腫
9) 心横紋筋腫瘍,単発または多発
10) リンパ管筋腫症[*2]
11) 腎血管筋脂肪腫[*2]

小症状
1) 歯エナメル質の多発性小陥凹(不規則に分布)
2) 直腸の過誤腫性ポリープ[*3]
3) 骨嚢腫[*4]
4) 大脳白質の放射状病変(radial migration lines)[*1,4,5]
5) 歯肉線維腫
6) 過誤腫(腎臓以外)[*3]
7) 網膜脱色素斑
8) 金平糖様 confetti 皮膚病変
9) 多発性腎嚢胞[*3]

本症と確定(definite)
大症状2個,または大症状1個+小症状2個

本症の可能性大(probable)
大症状1個+小症状1個

本症の可能性あり(possible)
大症状1個,または小症状2個以上

[*1] 大脳皮質形成異常と小症状4)を合併する場合には1個と数える。
[*2] リンパ管筋腫症と腎血管筋脂肪腫が存在する場合,本症の確定診断には他の徴候が必要である。
[*3] 組織学的な確認が必要である。
[*4] 放射線学的な確認で十分である。
[*5] 研究班の一人(MR Gomez)は,3個以上の小症状4)は大症状に入れるべきであるとしている。

111a. 神経線維腫症Ⅰ型(von Recklinghausen病)の診断基準

1. 主な症候
(1) カフェ・オ・レ斑
 扁平で盛り上がりのない斑であり,色は淡いミルクコーヒー色から濃い褐色に至るまでさまざまで,色素斑内に色の濃淡はみられない。形は長円形のものが多く,丸みをおびたなめらかな輪郭を呈している。
(2) 神経線維腫
 皮膚の神経線維腫は思春期頃より全身に多発する。このほか末梢神経内の神経線維腫(nodular plexiform neurofibroma),びまん性の神経線維腫(diffuse plexiform neurofibroma)がみられることもある。

2. その他の症候
① 骨病変——脊柱・胸郭の変形,四肢骨の変形,頭蓋骨・顔面骨の骨欠損など。
② 眼病変——虹彩小結節(Lisch nodule),視神経膠腫など。
③ 皮膚病変——雀卵斑様色素斑,有毛性褐青色斑,貧血母斑,若年性黄色内皮腫など。
④ 脳脊髄腫瘍——脳神経ならびに脊髄神経の神経線維腫,髄膜腫,神経膠腫など。
⑤ 脳波の異常
⑥ クロム親和性細胞腫
⑦ 悪性神経鞘腫

3. 診断上のポイント
カフェ・オ・レ斑と神経線維腫がみられれば診断は確実である。小児例(pretumorous stage)では,径1.5 cm以上のカフェ・オ・レ斑が6個以上あれば本症が疑われ,家族歴その他の症候を参考にして診断する。ただし両親ともに正常のことも多い。成人例ではカフェ・オ・レ斑がわかりにくいことも多いので,神経線維腫を主体に診断する。

(神経皮膚症候群調査研究班)

111b. 神経線維腫症Ⅱ型の診断基準

1. 主な症候
聴神経腫瘍——孤発性の聴神経腫瘍と同様に前庭神経から発生する神経鞘腫であるが,多くの場合両側性である。発生年齢は孤発性に比べ若く,10歳代後半から20歳代が多い。
① その他の神経系腫瘍——頭蓋内髄膜腫,脊髄腫瘍(髄膜腫,神経鞘腫)が高率に,星細胞腫,上衣腫も正常人より高い確率で発生する。これらの腫瘍はしばしば多発性に,あるいは重複して発生する。
② 皮膚病変——皮下および皮内の神経鞘腫,神経線維腫,カフェ・オ・レ斑がみられる率は高いが,数は明らかにNF1の場合よりも少ない。
③ 眼病変——若年性白内障。

2. 診断上のポイント
手術あるいはCT,MRIの画像診断で両側性聴神経腫瘍(前庭神経鞘腫)の存在が証明されれば診断は確定する。それ以外の場合では,親,子ども,あるいは兄弟のいずれかにNF2が存在するうえに,① 本人に片側性の聴神経腫瘍がみられる場合,② 神経鞘腫,髄膜腫,神経膠腫,神経線維腫,若年性の白内障のうち,いずれか2種類が存在する場合もNF2と診断する。

(神経皮膚症候群調査研究班)

112. 多発性硬化症の診断基準(厚生省特定疾患免疫性神経疾患調査研究班 1987 年改訂)

[主要項目]
1) 中枢神経系内の 2 つ以上の病巣に由来する症状がある。(空間的多発性)
2) 症状の寛解や再発がある。(時間的多発性)
3) 他の疾患(腫瘍,梅毒,脳血管障害,頸椎症性ミエロパチー,スモン,ベーチェット病,膠原病,脊髄空洞症,脊髄小脳変性症,HTLV-1 associated myelopathy など)による神経症状を鑑別しうる。

[検査所見]
1) 髄液の細胞・蛋白とも軽度増加することがあり,IgG 増加,オリゴクロナールバンド,ミエリン塩基性蛋白を認めることが多い。
2) CT,MRI,誘発電位にて病巣部位が確定されることがある。

[参考事項]
1) 視神経及び脊髄の病巣による症状を呈することが多い。
2) 急性期には副腎皮質ホルモンが効果を呈することがある。
3) 全身性の異常所見(他臓器障害,赤沈促進,白血球増多など)に乏しい。
4) 成人に多く発症するが 50 歳以上の発症は稀。
5) 症状には原則として左右差を伴う。

113. 重症筋無力症の診断基準

1. 自覚症状
   (a)眼瞼下垂 (b)複視 (c)四肢筋力低下 (d)嚥下困難 (e)言語障害 (f)呼吸困難 (g)易疲労性 (h)症状の日内変動

2. 理学所見
   (a)眼瞼下垂 (b)眼球運動障害 (c)顔面筋筋力低下 (d)頸筋筋力低下 (e)四肢・体幹筋力低下 (f)嚥下障害 (g)構音障害 (h)呼吸困難 (i)反復運動による症状増悪(易疲労性),休息で一時的に回復 (j)症状の日内変動(朝が夕方より軽い)

3. 検査所見
   (a)エドロホニウム(テンシロン)試験陽性(症状軽快)
   (b)Harvey-Masland 試験陽性(waning 現象)
   (c)血中抗アセチルコリンレセプター抗体陽性

4. 鑑別診断
   眼筋麻痺,四肢筋力低下,嚥下・呼吸障害を来す疾患はすべて鑑別の対象になる。Eaton-Lambert 症候群,筋ジストロフィー(Becker 型,肢帯型,顔面・肩胛・上腕型),多発性筋炎,周期性四肢麻痺,甲状腺機能亢進症,ミトコンドリアミオパチー,進行性外眼筋麻痺,Guillain-Barré 症候群,多発性神経炎,動眼神経麻痺,Tolosa-Hunt 症候群,脳幹部腫瘍・血管障害,脳幹脳炎,単純ヘルペス・その他のウイルス性脳炎,脳底部髄膜炎,側頭動脈炎,Wernicke 脳症,Leigh 脳症,糖尿病性外眼筋麻痺,血管炎,神経 Behçet 病,サルコイドーシス,多発性硬化症,急性播種性脳脊髄炎,Fisher 症候群,先天性筋無力症候群,先天性ミオパチー,ミオトニー,眼瞼けいれん,開眼失行

[診断の判定]
確実例:1 の一つ以上,2(a)〜(h)の一つ以上と(i),(j),3(a),(b),(c)の一つ以上が陽性の場合
疑い例:1 の一つ以上,2(a)〜(h)の一つ以上と(i),(j),3(a),(b),(c)が陰性の場合

114. 神経原性筋萎縮症(SMA)の診断基準

1. 発症年齢
    SMA 1 型(severe form)は生後 6 か月まで発症
    SMA 2 型(intermediate form)は 6～18 か月に発症
    SMA 3 型(mild form)は 18 か月以降に発症
    [注]：この基準は便宜上でオーバーラップしやすい。
2. 筋弱力
    体幹，四肢の筋弱力は対称性で，近位筋が遠位筋より著明。また上肢より下肢に著明。
    [注1]：外眼筋，横隔膜，心筋の筋弱力，著明な顔面筋の弱力は診断基準から除外される。
    [注2]：SMA 1 型では皮下組織の代償性の増殖により，筋萎縮はしばしば目立たない。
3. その他の症状
    線維束攣縮および振戦がみられる。
    感覚障害，中枢神経障害，多発性関節拘縮はみられない。
    聴力障害，視覚障害は認めない。
    [注1]：舌の線維束攣縮は SMA 1 型だけでなく 2 型(70%)，3 型(50%)にもみられる。
    [注2]：SMA 1 型では股関節の外転制限や膝，肘の過伸展がみられることがある。
4. 経過
    SMA 1，2 型では運動の停止がみられる。1 型ではけっして支えなしでは座れず，2 型は支えなしでは立ったり歩いたりできない。
    SMA 1 型は通常 2 歳までに死亡する。
    SMA 2 型は通常 2 歳以上で死亡する。
    SMA 3 型は成人まで生存する。
    [注]：これらの経過上の基準は便宜上であり，どのカテゴリーにも入らない症例が存在することを十分理解しておく必要がある。
5. 検査
    1) 生化学的には
        血清 CK 活性値が正常上限の 10 倍以上，ジストロフィン欠乏，ヘキソサミニダーゼ欠乏は診断から除外される。
        [注]：CK 活性値や筋生検の所見が equivocal であれば，ジストロフィンやヘキソサミニダーゼの解析が必要である。
    2) 電気生理学的には
        筋電図で fibrillation potential, positive sharp wave, fasciculation の出現
        MUAP の持続時間および振幅の増加
        MCV は正常上限の 70% 以上
        知覚神経活動電位は正常
    3) 組織学的には
        両タイプの萎縮線維のグループ化
        一方のグループ(しばしばタイプ 1 線維)の肥大化
        慢性例でもタイプグループ化

(Munsat TL et al：Meeting report：international SMA consortium meeting. Neuromuscul Disord 1992；2：423-428.)

115. 脳室周囲白質軟化症(PVL)の診断基準(平成9年度厚生省研究班)

脳室周囲白質軟化症(PVL)の診断には多少の混乱が認められる。これは，PVLの診断が，超音波学的，放射線学的，さらに病理学の3方向からなされることに起因する。厚生省研究班で検討を重ね，おおよそ以下のように大別して診断基準を作成した。

1. 超音波学的診断
1) 脳室周囲高エコー域(periventricular echo densities：PVE)
　PVE1度：脳室周囲の高エコー域が脈絡叢よりも輝度の低いもの。
　PVE2度：側脳室三角部白質に限局して脈絡叢と同等のエコー輝度を認めるもの。
　　　　　また，RVE2度が2週間以上，持続して認められるものを持続性(prolonged)PVE2度と呼ぶ。
　PVE3度：同部位に脈絡叢よりも強いエコー輝度を認めるか，脈絡叢と同等のエコー輝度であるが三角部白質を越えて広がりをもつもの。
　　PVE3度では，のちにcystic PVLに発展することが多いが，発展しない場合でも病理学的にPVLである場合がある。また，持続性PVE2度も病理学的あるいは放射線学的にPVLであることがあり，これらのPVEではPVLに準ずるという意識でfollowする必要がある。

2) cystic PVL(cPVL)
　　頭部エコー検査で，脳室周囲の白質を主体に，径3mm以上の囊胞を示すもの。多くの例で多発性に囊胞を認める。cPVLの予後は，囊胞の認められる部位により異なる。
　注) 超音波学的診断で単にPVLという場合はcPVLをさすことがある。また，①径3mm未満の囊胞を示すもの，②PVE3度でcPVLに移行しないもの，③持続性PVE2度でcPVLに移行しないものを合わせて，PVL疑診例と呼ぶ。

2. 放射線学的診断
MRI検査で以下の所見を呈するもの(修正1歳以降)：
　(1) T2強調画像で三角部側方から体部側方にかけて高信号域を認めるもの。
　(2) 三角部優位の脳室拡大と側脳室外側壁の不整な輪郭。
　(3) 脳室周囲，とくに三角部周囲の白質量の明らかな減少。
CT検査で以下の所見を呈するもの：
　(1) 三角部優位の脳室拡大と側脳室外側壁の不整な輪郭。
　(2) 脳室周囲，とくに三角部周囲の白質量の明らかな減少。
除外疾患としては以下のものがあげられる。
　(1) 皮質下白質軟化(SCL)：囊胞などの軟化の主体が皮質下の白質にあるもの。
　(2) 多囊胞性脳軟化(MCE)：脳室周囲だけでなく皮質あるいは皮質下まで広範な囊胞などの軟化を認めるもの。
注1) 乳児期にCTもしくはMRIで脳室周囲に囊胞などの病変を認める場合がある。
注2) MRI検査では，T1，T2強調像以外にFLAIR法，Proton法も参考となる。

3. 病理学的診断
　PVLを病理学的所見として用いるとき，臨床診断との混乱を避けるために，脳室周囲白質軟化(症を除く)と呼ぶ。病理学的には，脳室周囲の白質部に軟化巣を認めるものであるが，多発性の囊胞を認めるものから，囊胞を認めず限局性のグリア増生巣を認めるものまで種々の程度のものがある。限局性のPVLの場合には，程度と部位によって何ら臨床症状などを示さないものも含まれることになると思われる。また，その脳病変の広がり方から，F(focal)群，W(wide-spread)群，D(diffuse)群の3群に分けることは臨床像との整合性を図る意味で重要である。

精神・心因性の疾患

116. 神経性食思不振症の診断基準（厚生省・神経性食思不振症調査研究班，1990）

- ◎ 1. 標準体重の−20% 以上のやせ
- ◎ 2. やせがある時期に始まり，3か月以上持続する
- 3. 発症年齢：30歳以下
- 4. 女性
- 5. 無月経
- 6. 食行動の異常（不食・多食・隠れ食い）
- 7. 体重に対する歪んだ考え（やせ願望）
- 8. 活動性の亢進
- 9. 病識が乏しい
- ◎ 10. 除外規定（以下の疾患を除く）
  - A. やせをきたす器質性疾患
  - B. 精神分裂病，うつ病，単なる心因反応

◎印を満たすものを広義の本症とする．全項目を満たすものを狭義（中核群）の本症とする．

117. 過敏性腸症候群の診断基準

下記の3項目中，2項目を満たす腹痛または腹部不快感が，過去12か月間の合計で12週間以上ある．
1) 排便によって軽快する
2) 排便回数の変化によって発症
3) 便性状の変化に伴って発症

診断の参考事項
- 排便回数の異常（研究目的では＞3/日，および＜3/週）
- 便性状の異常（兎糞/硬便または軟便/水様便）
- 便排出の異常（排便困難感，便意切迫，残便感）
- 粘液の排出
- ガス症状または腹部膨満感
- サブタイプ分類（下痢型，便秘型）については別途定める

（五十嵐淳：小児内科33（増刊号）：398-399，2001 より）

118. 夜尿症の類型診断基準

	多量遺尿型		排尿機能未熟型	混合型	
	低浸透圧型	正常浸透圧型		低浸透圧型	正常浸透圧型
夜間尿量 6〜9歳 10歳以上	≧200 ml ≧250 ml		≦200 ml ≦250 ml	≧200 ml ≧250 ml	
尿浸透圧	≦800 mOsm/l	≧801 mOsm/l	≧801 mOsm/l	≦800 mOsm/l	≧801 mOsm/l
尿比重	≦1,022	≧1,023	≧1,023	≦1,022	≧1,023
機能的最大 6〜9歳 膀胱容量 10歳以上	≧200 ml ≧250 ml		≦200 ml ≦250 ml	≦200 ml ≦250 ml	
日中の 6〜9歳 排尿回数 10歳以上	≦7回 ≦6回		≧7回 ≧6回	≧7回 ≧6回	
昼間遺尿	なし		時にあり	時にあり	

119. 過換気症候群の診断基準

〈定義〉
　発作性，不随意性の過呼吸により，呼吸，循環，神経，消化器系症状および精神症状をおこす症候群。

[診断基準]
1) 発作時に動脈血のCO_2分圧の低下，pHの上昇がみられる。
2) 炭酸ガスの吸入（3〜5％のCO_2または袋による再呼吸）で発作が止まる。
3) 非発作時に過呼吸テスト（1分間30回くらいの深呼吸を2,3分）で症状を誘発できる。

〈除外診断〉
1) 非発作時の脳波，CTスキャン，筋電図，心電図正常
2) 甲状腺機能正常
3) 血糖値正常
4) 血清カルシウム正常
5) 尿中カテコラミン，ポルフィリン正常

〈参考事項〉
1) 発作が30〜60分で終わることが多い。
2) 心理的因子をきっかけとして発症することが多い。
3) 非発作時の主訴に呼吸促進の訴えがないことが多いので，注意を必要とする。
4) 呼吸器症状：深く速い呼吸，空気飢餓感，呼吸困難など
5) 循環器症状：心悸亢進，胸部絞扼感，胸痛など
6) 神経症状：しびれ，振戦，けいれん，四肢の硬直，意識障害など
7) 消化器症状：腹痛，嘔吐，下痢など
8) 精神症状：不安，死の恐怖，緊張など

(関東心身症診断基準検討会 1987年)

DSM-Ⅳ-TR 精神疾患の分類と診断の手引きによる定義

(DSM-Ⅳ-TR 精神疾患の診断・統計マニュアル．新訂版，2004)

【学習障害(以前は学習能力障害)】

〔コード番号をつけるうえでの注意　一般身体疾患(例：神経疾患)あるいは感覚器の欠陥が存在するならば，その疾患をⅢ軸にコード番号をつけて記録しておくこと〕

120．読字障害の診断基準(315.00)

> A．読みの正確さと理解力についての個別施行による標準化検査で測定された読みの到達度が，その人の生活年齢，測定された知能，年齢相応の教育の程度に応じて期待されるものより十分に低い。
> B．基準Aの障害が読字能力を必要とする学業成績や日常の活動を著明に妨害している。
> C．感覚器の欠陥が存在する場合，読みの困難は通常それに伴うものより過剰である。

121．書字表出障害の診断基準(315.2)

> A．個別施行による標準化検査(あるいは書字能力の機能的評価)で測定された書字能力が，その人の生活年齢，測定された知能，年齢相応の教育の程度に応じて期待されるものより十分に低い。
> B．基準Aの障害が文章を書くことを必要とする学業成績や日常の活動(例：文法的に正しい文や構成された短い記事を書くこと)を著明に妨害している。
> C．感覚器の欠陥が存在する場合，書字能力の困難が通常それに伴うものより過剰である。

122．算数障害の診断基準(315.1)

> A．個別施行による標準化検査で測定された算数の能力が，その人の生活年齢，測定された知能，年齢に相応の教育の程度に応じて期待されるものよりも十分に低い。
> B．基準Aの障害が算数能力を必要とする学業成績や日常の活動を著明に妨害している。
> C．感覚器の欠陥が存在する場合，算数能力の困難は通常それに伴うものより過剰である。

特定不能の学習障害(315.9)

> このカテゴリーは，どの特定の学習障害の基準も満たさない学習の障害のためのものである。このカテゴリーには，3つの領域(読字，算数，書字表出)のすべてにおける問題があって，個々の技能を測定する検査での成績は，その人の生活年齢，測定された知能，年齢相応の教育の程度に応じて期待されるものより十分に低いわけではないが，一緒になって，学業成績を著明に妨害しているものを含めてもよい。

【運動能力障害】

123．発達性協調運動障害の診断基準(315.4)

> A．運動の協調が必要な日常の活動における行為が，その人の生活年齢や測定された知能に応じて期待されるものより十分に下手である。これは運動発達の里程標の著明な遅れ(例：歩くこと，這うこと，座ること)，物を落とすこと，"不器用"，スポーツが下手，書字が下手，などで明らかになるかもしれない。
> B．基準Aの障害が学業成績や日常の活動を著明に妨害している。
> C．この障害は一般身体疾患(例：脳性麻痺，片麻痺，筋ジストロフィー)によるものではなく，広汎性発達障害の基準を満たすものでもない。
> D．精神遅滞が存在する場合，運動の困難は通常それに伴うものより過剰である。

精神・心因性の疾患

【コミュニケーション障害】

〔コード番号をつけるうえでの注意　一般身体疾患(例：神経疾患)あるいは感覚器の欠陥が存在するならば，その疾患をⅢ軸にコード番号をつけて記録しておくこと〕

124．表出性言語障害の診断基準(315.31)

A．表出性言語発達についての個別施行による標準化検査で得られた得点が，非言語的知的能力および受容性言語の発達の得点に比して十分に低い．この障害は，著しく限定された語彙，時制の誤りをおかすこと，または単語を思い出すことや発達的に適切な長さと複雑さをもつ文章を作ることの困難などの症状により臨床的に明らかになるかもしれない．

B．表出性言語の障害が，学業的または職業的成績，または対人的コミュニケーションを妨害している．

C．受容－表出混合性言語障害または広汎性発達障害の基準を満たさない．

D．精神遅滞，言語－運動または感覚器の欠陥，または環境的不備が存在する場合，言語の困難は通常それに伴うものより過剰である．

125．受容－表出混合性言語障害の診断基準(315.32)

A．受容性および表出性言語発達についての，個別施行による標準化検査で得られた得点が，非言語性知的能力の標準化法で得られたものに比して十分に低い．症状は，表出性言語障害の症状および単語，文章，特定の型の単語，例えば，空間に関する用語の理解の困難を含む．

B．受容性および表出性言語の障害が，学業的または職業的成績，または対人的コミュニケーションを著しく妨害している．

C．広汎性発達障害の基準を満たさない．

D．精神遅滞や言語－運動または感覚器の欠陥，または環境的不備が存在する場合，言語の困難がこれらの問題に通常伴うものより過剰である．

126．音韻障害の診断基準(315.39)

A．会話中，年齢およびその地域の言葉として適切であると発達的に期待される音声を用いることのできないこと〔例：音声の産出，使用，表現，構成の誤りで，例えば，1つの音を別の音で代用する(tの音をkの音のときに用いる)，または，最後の子音などの音を省略すること．しかしこれらに限定されるわけではない〕

B．会話の音声産出の困難は，学業的または職業的成績，または対人的コミュニケーションを妨害している．

C．精神遅滞，言語運動または感覚器の欠陥，または環境的不備の存在する場合，会話の困難は，これらの問題に通常伴うものより過剰である．

【広汎性発達障害】

127．自閉性障害の診断基準(299.00)

A．(1)，(2)，(3)から合計6つ(またはそれ以上)，うち少なくとも(1)から2つ，(2)と(3)から1つずつの項目を含む．
(1) 対人的相互反応における質的な障害で以下の少なくとも2つによって明らかになる．
　(a) 目と目で見つめ合う，顔の表情，体の姿勢，身振りなど，対人的相互反応を調節する多彩な非言語的行動の使用の著明な障害
　(b) 発達の水準に相応した仲間関係を作ることの失敗
　(c) 楽しみ，興味，達成感を他人と分かち合うことを自発的に求めることの欠如(例：興味のある物を見せる，持って来る，指差すことの欠如)
　(d) 対人的または情緒的相互性の欠如
(2) 以下のうち少なくとも1つによって示されるコミュニケーションの質的な障害：
　(a) 話し言葉の発達の遅れまたは完全な欠如(身振りや物まねのような代わりのコミュニケーションの仕方により補おうという努力を伴わない)
　(b) 十分会話のある者では，他人と会話を開始し継続する能力の著明な障害
　(c) 常同的で反復的な言語の使用または独特な言語
　(d) 発達水準に相応した，変化に富んだ自発的なごっこ遊びや社会性をもった物まね遊びの欠如
(3) 行動，興味，および活動の限定された反復的で常同的な様式で，以下の少なくとも1つによって明らかになる．
　(a) 強度または対象において異常なほど，常同的で限定された型の1つまたはいくつかの興味だけに熱中すること
　(b) 特定の機能的でない習慣や儀式にかたくなにこだわるのが明らかである．
　(c) 常同的で反復的な衒奇的運動(例：手や指をぱたぱたさせたりねじ曲げる，または複雑な全身の動き)
　(d) 物体の一部に持続的に熱中する．

B．3歳以前に始まる，以下の領域の少なくとも1つにおける機能の遅れまたは異常：(1)対人的相互反応，(2)対人的コミュニケーションに用いられる言語，または(3)象徴的または想像的遊び

C．この障害はレット障害または小児期崩壊性障害ではうまく説明されない．

【広汎性発達障害続き】

128. レット障害の診断基準 (299.80)

A. 以下のすべて：
(1) 明らかに正常な胎生期および周産期の発達
(2) 明らかに正常な生後5か月間の精神運動発達
(3) 出生時の正常な頭囲
B. 正常な発達の期間の後に，以下のすべてが発症すること：
(1) 生後5～48か月の間の頭部の成長の減速
(2) 生後5～30か月の間に，それまでに獲得した合目的的な手の技能を喪失し，その後常同的な手の動き(例：手をねじる，または手を洗うような運動)が発現する。
(3) 経過の早期に対人的関与の消失(後には，しばしば対人的相互反応が発達するが)
(4) 協調不良の歩行と体幹の動きの外見
(5) 重症の精神運動制止を伴う，重篤な表出性および受容性の言語発達障害

129. 小児期崩壊性障害の診断基準 (299.10)

A. 生後の少なくとも2年間の明らかに正常な発達があり，それは年齢に相応した言語的および非言語的コミュニケーション，対人関係，遊び，適応行動の存在により示される。
B. 以下の少なくとも2つの領域で，すでに獲得していた技能の臨床的に著しい喪失が(10歳以前に)起こる：
(1) 表出性または受容性言語
(2) 対人的技能または適応行動
(3) 排便または排尿の機能
(4) 遊び
(5) 運動能力
C. 以下の少なくとも2つの領域における機能の異常：
(1) 対人的相互反応における質的な障害(例：非言語的な行動の障害，仲間関係の発達の失敗，対人的ないし情緒的な相互性の欠如)
(2) コミュニケーションの質的な障害(例：話し言葉の遅れないし欠如，会話の開始または継続することが不能，常同的で反復的な言語の使用，変化に富んだごっこ遊びの欠如)
(3) 運動性の常同症や衒奇症を含む，限定的，反復的，常同的な行動，興味，活動の型
D. この障害は他の特定の広汎性発達障害または統合失調症ではうまく説明されない。

130. アスペルガー障害の診断基準 (299.80)

A. 以下のうち少なくとも2つにより示される対人的相互反応の質的な障害：
(1) 目と目で見つめ合う，顔の表情，体の姿勢，身振りなど，対人的相互反応を調節する多彩な非言語的行動の使用の著明な障害
(2) 発達の水準に相応した仲間関係を作ることの失敗
(3) 楽しみ，興味，達成感を他人と分かち合うことを自発的に求めることの欠如(例：他の人達に興味のある物を見せる，持って来る，指差などをしない)
(4) 対人的または情緒的相互性の欠如
B. 行動，興味および活動の，限定的，反復的，常同的な様式で，以下の少なくとも1つによって明らかになる。
(1) その強度または対象において異常なほど，常同的で限定された型の1つまたはそれ以上の興味だけに熱中すること
(2) 特定の，機能的でない習慣や儀式にかたくなにこだわるのが明らかである。
(3) 常同的で反復的な衒奇的運動(例：手や指をぱたぱたさせたり，ねじ曲げる，または複雑な全身の動き)
(4) 物体の一部に持続的に熱中する。
C. その障害は社会的，職業的，または他の重要な領域における機能の臨床的に著しい障害を引き起こしている。
D. 臨床的に著しい言語の遅れがない(例：2歳までに単語を用い，3歳までにコミュニケーション的な句を用いる)。
E. 認知の発達，年齢に相応した自己管理能力，(対人関係以外の)適応行動，および小児期における環境への好奇心について臨床的に明らかな遅れがない。
F. 他の特定の広汎性発達障害または統合失調症の基準を満たさない。

【注意欠陥および破壊的行動障害】

131. 注意欠陥/多動性障害の診断基準

A．(1)か(2)のどちらか：
  (1) 以下の不注意の症状のうち6つ（またはそれ以上）が少なくとも6か月間持続したことがあり，その程度は不適応的で，発達の水準に相応しないもの：
    〈不注意〉
    (a) 学業，仕事，またはその他の活動において，しばしば綿密に注意することができない，または不注意な間違いをする。
    (b) 課題または遊びの活動で注意を集中し続けることがしばしば困難である。
    (c) 直接話しかけられたときにしばしば聞いていないように見える。
    (d) しばしば指示に従わず，学業，用事，または職場での義務をやり遂げることができない（反抗的な行動，または指示を理解できないためではなく）。
    (e) 課題や活動を順序立てることがしばしば困難である。
    (f) （学業や宿題のような）精神的努力の持続を要する課題に従事することをしばしば避ける，嫌う，またはいやいや行う。
    (g) 課題や活動に必要なもの（例：おもちゃ，学校の宿題，鉛筆，本，または道具）をしばしばなくしてしまう。
    (h) しばしば外からの刺激によってすぐ気が散ってしまう。
    (i) しばしば日々の活動で忘れっぽい。
  (2) 以下の多動性－衝動性の症状のうち6つ（またはそれ以上）が少なくとも6か月間持続したことがあり，その程度は不適応的で，発達水準に相応しない：
    〈多動性〉
    (a) しばしば手足をそわそわと動かし，またはいすの上でもじもじする。
    (b) しばしば教室や，その他，座っていることを要求される状況で席を離れる。
    (c) しばしば，不適切な状況で，余計に走り回ったり高い所へ上ったりする（青年または成人では落ち着かない感じの自覚のみに限られるかもしれない）。
    (d) しばしば静かに遊んだり余暇活動につくことができない。
    (e) しばしば"じっとしていない"，またはまるで"エンジンで動かされるように"行動する。
    (f) しばしばしゃべりすぎる。
    〈衝動性〉
    (g) しばしば質問が終わる前に出し抜けに答え始めてしまう。
    (h) しばしば順番を待つことが困難である。
    (i) しばしば他人を妨害し，邪魔する（例：会話やゲームに干渉する）。
B．多動性－衝動性または不注意の症状のいくつかが7歳以前に存在し，障害を引き起こしている。
C．これらの症状による障害が2つ以上の状況〔例：学校（または職場）と家庭〕において存在する。
D．社会的，学業的，または職業的機能において，臨床的に著しい障害が存在するという明確な証拠が存在しなければならない。
E．その症状は広汎性発達障害，統合失調症，または他の精神病性障害の経過中にのみ起こるものではなく，他の精神疾患（例：気分障害，不安障害，解離性障害，またはパーソナリティ障害）ではうまく説明されない。
▶病型に基づいてコード番号をつけよ
  314.01 注意欠陥/多動性障害，混合型：過去6か月間 A1 と A2 の基準をともに満たしている場合
  314.00 注意欠陥/多動性障害，不注意優勢型：過去6か月間，基準 A1 を満たすが基準 A2 を満たさない場合
  314.01 注意欠陥/多動性障害，多動性－衝動性優勢型：過去6か月間，基準 A2 を満たすが基準 A1 を満たさない場合

コード番号をつけるうえでの注意　（特に青年および成人で）現在，基準を完全に満たさない症状をもつ者には"部分寛解"と特定しておくべきである。

【チック障害】

132. トゥレット障害の診断基準(307.23)

- A. 多彩な運動性チック，および1つまたはそれ以上の音声チックが，同時に存在するとは限らないが，疾患のある時期に存在したことがある(チックとは，突発的，急速，反復性，非律動性，常同的な運動あるいは発声である)．
- B. チックは1日中頻回に起こり(通常，何回かにまとまって)，それがほとんど毎日，または1年以上の期間中間欠的にみられ，この期間中，3か月以上連続してチックが認められない期間はなかった．
- C. 発症は18歳以前である．
- D. この障害は物質(例：精神刺激薬)の直接的な生理学的作用，または一般身体疾患(例：ハンチントン病またはウイルス脳炎後)によるものではない．

133. 慢性運動性または音声チック障害の診断基準(307.22)

- A. 1種類または多彩な運動性チック，または音声チック(すなわち，突発的，急速，反復性，非律動性，常同的な運動あるいは発声)が，疾患のある時期に存在したことがあるが，両者がともにみられることはない．
- B. チックは1日中頻回に起こり(通常，何回かにまとまって)，それがほとんど毎日または1年以上の期間中間欠的にみられ，この期間中，3か月以上連続してチックが認められない期間はなかった．
- C. 発症は18歳以前である．
- D. この障害は物質(例：精神刺激薬)の直接的な生理学的作用や一般身体疾患(例：ハンチントン病またはウイルス脳炎後)によるものではない．
- E. トゥレット障害の基準を満たしたことがない．

134. 一過性チック障害の診断基準(307.21)

- A. 1種類または多彩な運動性および/または音声チック(すなわち，突発的，急速，反復性，非律動性，常同的な運動あるいは発声)
- B. チックは1日中頻回に起こり，それがほとんど毎日，少なくとも4週間続くが，連続して12か月以上にわたることはない．
- C. 発症は18歳以前である．
- D. この障害は物質(例：精神刺激薬)の直接的な生理学的作用や一般身体疾患(例：ハンチントン病またはウイルス脳炎後)によるものではない．
- E. トゥレット障害または慢性運動性または音声チック障害の基準を満たしたことがない．

▶該当すれば特定せよ
単一エピソード，または反復性

【摂食障害】

135. 神経性無食欲症の診断基準(307.1)

A. 年齢と身長に対する正常体重の最低限,またはそれ以上を維持することの拒否(例:期待される体重の85%以下の体重が続くような体重減少;または成長期間中に期待される体重増加がなく,期待される体重の85%以下になる)
B. 体重が不足している場合でも,体重が増えること,または肥満することに対する強い恐怖
C. 自分の体重または体形の感じ方の障害,自己評価に対する体重や体型の過剰な影響,または現在の低体重の重大さの否認
D. 初潮後の女性の場合は,無月経,すなわち月経周期が連続して少なくとも3回欠如する(エストロゲンなどのホルモン投与後にのみ月経が起きている場合,その女性は無月経とみなされる)。
▶病型を特定せよ
　制限型　現在の神経性無食欲症のエピソード期間中,その人は規則的にむちゃ食いや排出行動(つまり,自己誘発性嘔吐,または下剤,利尿剤,または浣腸の誤った使用)を行ったことがない。
　むちゃ食い/排出型　現在の神経性無食欲症のエピソード期間中,その人は規則的にむちゃ食いや排出行動(すなわち,自己誘発性嘔吐,または下剤,利尿剤,または浣腸の誤った使用)を行ったことがある。

136. 神経性大食症の診断基準(307.51)

A. むちゃ食いのエピソードの繰り返し。むちゃ食いのエピソードは以下の2つによって特徴づけられる。
　(1) 他とはっきり区別される時間帯に(例:1日の何時でも2時間以内),ほとんどの人が同じような時間に同じような環境で食べる量よりも明らかに多い食物を食べること
　(2) そのエピソードの期間では,食べることを制御できないという感覚(例:食べるのをやめることができない,または,何を,またはどれほど多く,食べているかを制御できないという感じ)
B. 体重の増加を防ぐために不適切な代償行動を繰り返す,例えば,自己誘発性嘔吐;下剤,利尿剤,浣腸,またはその他の薬剤の誤った使用;絶食;または過剰な運動
C. むちゃ食いおよび不適切な代償行動はともに,平均して,少なくとも3か月間にわたって週2回起こっている。
D. 自己評価は,体型および体重の影響を過剰に受けている。
E. 障害は,神経性無食欲症のエピソード期間中にのみ起こるものではない。
▶病型を特定せよ
　排出型　現在の神経性大食症のエピソードの期間中,その人は定期的に自己誘発性嘔吐をする,または下剤,利尿剤,または浣腸の誤った使用をする。
　非排出型　現在の神経性大食症のエピソードの期間中,その人は,絶食または過剰な運動などの他の不適切な代償行為を行ったことがあるが,定期的に自己誘発性嘔吐,または下剤,利尿剤,または浣腸の誤った使用はしたことがない。

特定不能の摂食障害(307.50)

特定不能の摂食障害のカテゴリーは,どの特定の摂食障害の基準も満たさない摂食の障害のためのものである。例をあげると,
1. 女性の場合,定期的に月経があること以外は,神経性無食欲症の基準をすべて満たしている。
2. 著しい体重減少にもかかわらず現在の体重が正常範囲内にあること以外は,神経性無食欲症の基準をすべて満たしている。
3. むちゃ食いと不適切な代償行為の頻度が週2回未満である,またはその持続期間が3カ月未満であるということ以外は,神経性大食症の基準をすべて満たしている。
4. 正常体重の人が,少量の食事をとった後に不適切な代償行動を定期的に用いる(例:クッキーを2枚食べた後の自己誘発性嘔吐)。
5. 大量の食事を噛んで吐き出すということを繰り返すが,呑み込むことはしない。
6. むちゃ食い障害:むちゃ食いのエピソードを繰り返すが,神経性大食症に特徴的な不適切な代償行動の定期的な使用はない。

新生児疾患

137. New Ballard Score

1. 神経学的所見

項目 \ 点数	−1	0	1	2	3	4	5
姿勢							
手の前屈角	>90度	90度	60度	45度	30度	0度	
腕の戻り		180度	140〜180度	110〜140度	90〜110度	<90度	
膝窩角	180度	160度	140度	120度	100度	90度	<90度
スカーフ徴候							
踵→耳							

2. 外表所見

項目 \ 点数	−1	0	1	2	3	4	5
皮膚	湿潤しているもろく、透けて見える	ゼラチン様紅色で半透明	滑らかで、一様にピンク静脈が透けて見える	表皮の剥離または発疹静脈はわずかに見える	表皮の亀裂体の一部蒼白静脈はほとんど見えない	厚く、羊皮紙様。深い亀裂。血管は見えない	なめし皮様亀裂しわが多い
産毛	なし	まばら	多数密生	うすくまばら	少ない産毛のない部分あり	ほとんどない	
足底表面 / 足底部のしわ	足底長 40〜50 mm：−1 <40 mm：−2	足底長 >50 mm なし	かすかな赤い線	前1/3にのみ	前2/3にあり	全体にしわ	
乳房	わからない	かろうじてわかる	乳輪は平坦乳腺組織は触れない。	乳輪は点核状乳腺組織は1, 2 mm	乳輪は隆起乳腺組織は3, 4 mm	完全な乳輪乳腺組織は5〜10 mm	
眼/耳	眼裂は癒合している。ゆるく：−1 固く：−2	眼裂開口している。耳介は平坦で折り重なったまま	耳介にわずかに巻き込みあり。軟らかく折り曲げるとゆっくり元に戻る	耳介に十分な巻き込みあり。軟らかいが折り曲げるとすぐに元に戻る	耳介に十分な巻き込みあり。硬く、折り曲げると瞬時に元に戻る	耳介軟骨は厚く耳介は十分な硬さあり	
性器（男児）	陰嚢部は平坦で表面はなめらか	陰嚢内は空虚陰嚢のしわはかすかにあり	睾丸は上部鼠径管内陰嚢のしわはわずかにあり	睾丸は下降陰嚢のしわは少ない	睾丸は完全に下降陰嚢のしわは多い	睾丸は完全に下降し、ぶらさがる。陰嚢のしわは深い	
性器（女児）	陰核は突出陰唇は平坦	陰核は突出小陰唇は小さい	陰核は突出小陰唇はより大きい	大陰唇と小陰唇が同程度に突出	大陰唇は大きく小陰唇は小さい	大陰唇は陰核と小陰唇を完全に覆う	

評点	
スコア	週数
−10	20
−5	22
0	24
5	26
10	28
15	30
20	32
25	34
30	36
35	38
40	40
45	42
50	44

(Ballard JL, Khoury JC, Wedig K, et al：J Pediatr 1991 Sep：119：417-423 より引用)

138. 新生児の慢性肺疾患の疾患分類基準（改訂）(Chronic Lung Disease in the Newborn)

Ⅰ．新生児の呼吸窮迫症候群（RDS）が先行する新生児慢性肺障害で，生後28日を越えて胸部X線上びまん性の泡沫状陰影もしくは不規則索状気腫状陰影を呈するもの

Ⅱ．RDSが先行する新生児慢性肺障害で，生後28日を越えて胸部X線上びまん性の不透亮像を呈するも，泡沫状陰影もしくは不規則索状気腫状陰影には至らないもの

Ⅲ．RDSが先行しない新生児慢性肺障害で，臍帯血のIgM高値，絨毛膜羊膜炎，臍帯炎などの出生前感染の疑いが濃厚であり，かつ，生後28日を越えて胸部X線上びまん性の泡沫状陰影もしくは不規則索状気腫状陰影を呈するもの

Ⅲ'．RDSが先行しない新生児慢性肺障害で，臍帯血のIgM高値，絨毛膜羊膜炎，臍帯炎などの出生前感染の疑いが濃厚であり，かつ，生後28日を越えて胸部X線上びまん性の不透亮像を呈するも，泡沫状陰影もしくは不規則索状気腫状陰影には至らないもの

Ⅳ．RDSが先行しない新生児慢性肺障害で，出生前感染に関しては不明であるが，生後28日を越えて胸部X線上びまん性の泡沫状陰影もしくは不規則索状気腫状陰影を呈するもの

Ⅴ．RDSが先行しない新生児慢性肺障害で，生後28日を越えて胸部X線上びまん性の不透亮像を呈するも，泡沫状陰影もしくは不規則索状気腫状陰影には至らないもの

Ⅵ．上記Ⅰ〜Ⅴのいずれにも分類されないもの

厚生省心身障害研究，慢性肺疾患班（小川雄之亮1992，藤村正哲1996）

139. 未熟（児）網膜症の病型分類

		Ⅰ型(Type Ⅰ)	Ⅱ型(Type Ⅱ)
活動期分類	1期(Stage 1)：網膜血管新生期——周辺，ことに耳側周辺部に，発育が完成していない網膜血管先端部の分岐過多（異常分岐），異常な怒張，蛇行，走行異常などが出現し，それより周辺部には明らかな無血管領域が存在する。後極部には変化は認められない。	主として極低出生体重児の未熟性の強い眼に起こり，赤道部より後極側の領域で，全周にわたり未発達の血管先端領域に，異常吻合および走行異常，出血などがみられ，それより周辺は広い無血管領域が存在する。網膜血管は，血管帯の全域にわたり著明な蛇行，怒張を示す。以上の所見を認めた場合，Ⅱ型の診断は確定的となる。進行とともに，網膜血管の蛇行，怒張はますます著明になり，出血，滲出性変化が強く起こり，Ⅰ型のような緩徐な段階的経過をとることなく，急速に網膜剥離へと進む。	
	2期(Stage 2)：境界線形成期——周辺，ことに耳側周辺部に，血管新生領域とそれより周辺の無血管領域の境界部に境界線が明瞭に認められる。後極部には血管の蛇行，怒張を認めることがある。		
	3期(Stage 3)：硝子体内滲出と増殖期——硝子体内への滲出と，血管および支持組織の増殖が検眼鏡的に認められる時期であり，後極部にも血管の蛇行，怒張を認めることがある。硝子体出血を認めることもある。この3期は，初期，中期，後期の3段階に分ける。 　初期：ごくわずかな硝子体への滲出，発芽を認めた場合 　中期：明らかな硝子体への滲出，増殖性変化を認めた場合 　後期：中期の所見に牽引性変化が加わった場合		
	4期(Stage 4)：部分的網膜剥離期——3期の所見に加え，部分的網膜剥離の出現を認めた場合		
	5期(Stage 5)：全網膜剥離期——網膜が全域にわたって完全に剥離した場合		
	きわめて少数ではあるが，Ⅰ型とⅡ型の中間型(intermediate type)がある。		
瘢痕期分類	1度(Grade 1)：眼底後極部の著変が少なく，周辺部に軽度の瘢痕性変化（網膜あるいは硝子体の白色瘢痕組織の遺残，境界線の痕跡，色素沈着，網脈絡膜萎縮巣など）のみられるもので，視力は一般には正常である。		
	2度(Grade 2)：牽引乳頭を示すもので，次の3段階に分ける。 　弱度：検眼鏡的にわずかな牽引乳頭を認めるが，黄斑部に変化のないもの 　中等度：明らかな牽引乳頭を認め，黄斑部外方偏位を認めるもの 　強度：牽引乳頭とともに，検眼鏡的に黄斑部に器質的変化を認めるもの （視力は，弱度および中等度では良好であり，強度では不良である。中等度では陽性γ角と関連する）		
	3度(Grade 3)：後極部に束状網膜剥離があるもの		
	4度(Grade 4)：瞳孔領の一部にみえる後部水晶体線維増殖		
	5度(Grade 5)：完全な後部水晶体線維増殖		

（馬嶋昭生：未熟児網膜症の厚生省研究班新分類と国際分類，1986）

和文索引

あ

アシドーシス 444, 445
アスペルガー障害の診断基準 676
アセト酢酸 469
アセトン 469
アセトン血性嘔吐症 80, 135, 282, 470
アテトーゼ 158
アテトーゼ型脳性麻痺 159
アデノイド 230, 232
アデノイド顔貌 205
アデノイド増殖 205
アデノウイルス 524
アトピー性皮膚炎 94, 115, 185, 446
　── 診断基準 623
アドレナリン 483
アナフィラキシー 93, 446
アナフィラキシーショック 63
アナフィラクトイド紫斑病 286
アフタ性口内炎 206
アミラーゼ 435
アミラーゼアイソザイム 435
アルカローシス 52, 444, 445
アルブミン補正式 414
アレルギー性気管支肺アスペルギルス症の診断基準 620
アレルギー性紫斑病 102, 241
アレルギー性鼻炎 204, 205, 251, 446
アンモニア 465
亜鉛 419
亜急性壊死性リンパ節炎 85
悪性高熱(症) 42, 51
悪性症候群 51
悪性貧血 543
悪性リンパ腫 85, 117, 302
足クローヌス 18

い

イレウス 283
インフォームドコンセント，心理検査と 603
インフルエンザウイルス 524
いびき 230
伊藤白斑 99
易疲労性 134
胃炎 289

胃潰瘍 289
胃軸捻転 364
胃十二指腸潰瘍 294
胃食道逆流(現象) 230, 251, 281
異所性甲状腺 586
異所性心房頻拍 275
異所性蒙古斑 98
異染性白質ジストロフィー症 168
異物 251, 253, 255, 258
異物誤飲 589
意識障害 48, 58, 300
意識消失 193, 194
意識レベルの評価基準 664
遺伝子異常 170
遺伝子診断 489
遺伝性運動知覚ニューロパチー 163, 164
遺伝性球状赤血球症 106, 111
遺尿 319
遺糞症 298
育児過誤 80
苺状血管腫 97
一次線溶 408
一過性多呼吸，新生児の 349
一過性チック障害 190
咽頭結膜熱 207

う

ウイルス感染症の迅速診断 522
ウイルス抗原検出 457
ウイルス性胃腸炎 281
ウイルス性肝炎 427, 429
ウロダイナミクス 321
ウンナ母斑 96
うつ病 139, 280
右脚ブロック 526
右室拡大・肥大 526
右房拡大 526
齲蝕 214
運動失行 150
運動失調 70
運動の発達 19
運動麻痺 151
運動誘発性舞踏アテトーゼ 49

え

エナメル質形成不全症 215
エナメル質減形成 215
エリテマトーデス(SLE)診断の手引き，小児の 628
エンテロウイルス感染症 88
壊死性腸炎 292, 341, 364, 366
円柱尿 506, 509
炎症性筋疾患 156
炎症性サイトカイン 454
炎症性斜頸 234
炎症性腸疾患 195
遠城寺式乳幼児分析的発達検査法 611
嚥下 117
嚥下障害 228

お

オリゴクローナルバンド 498
オルトトルイジン法 500
追っかけ反射 35
悪寒戦慄 49
悪心 281
黄色皮疹 90
黄疸 103, 300, 429
　──，新生児の 33, 360
嘔吐 117, 281
　──，新生児の 363
横隔神経麻痺 345
横紋筋肉腫 308
　── の病期分類 646
横紋筋融解 513
太田の Stage 評価 605
太田母斑 98
音韻障害の診断基準 675

か

カウプ指数 114
カテコールアミン 483
カフェ・オ・レ斑 246
カポジ水痘様発疹症 94
カリウム(K)代謝 411
ガラクトース血症 382
がま腫 208
かゆみ 93
下眼瞼内反症 200

和文索引　683

下肢麻痺　303
下垂体機能低下(症)　116
　――,ゴナドトロピン欠損症を伴う
　　　　　　　　　　　　　333
下垂体性巨人症　121
化膿性関節炎　241
化膿性耳下腺炎　223
仮性クループ　250
仮性メレナ　289
家族性片麻痺性片頭痛　150
家族性巨脳症　142
家族性高コレステロール血症　442
家族性低身長　120
喀血　252
過換気症候群　193
　――の診断基準　673
過体重　3
過体重度(肥満度)　112
過多月経　336
過粘稠度症候群　371
過敏性腸症候群　298, 312
　――の診断基準　672
過敏性肺臓炎　251
　――診断の手続きならびに診断基準
　　　　　　　　　　　　　620
外傷　215, 284
　――の重傷度分類(スコア)　130
外胚葉異形成症　214
外反膝　243
外反足　244
外リンパ瘻　72
回腸末端炎　286
疥癬　94
絵画統覚検査(TAT・CAT)　606
解離性大動脈瘤　267
解離性チアノーゼ　75
潰瘍性大腸炎　293
　――の診断基準　639
学習困難　181
学習障害　183, 186, 674
学童の発達の評価　21
拡張期血圧　66
拡張期雑音　270
覚醒障害　180
活性化部分トロンボプラスチン時間
　(APTT)　101, 402, 405
褐色細胞腫　483, 484
　――の診断基準　660
褐色皮疹　90
川崎病　85, 88, 265, 427
　――診断の手引き　618
肝炎　105, 427
　――の診断基準　638
肝芽腫　307
肝癌の組織学的分類　645

肝硬変　105
肝腫大　299
陥没呼吸　31
乾燥性湿疹　91
眼筋麻痺型片頭痛　149
眼瞼下垂　197, 198
眼振　201
眼皮膚白皮症　552
寒冷障害,新生児の　355
間欠熱　38, 44
間質性腎炎　318
間接ビリルビン　361
感染症　388
　――,低出生体重児における　342
感染性胃腸炎　286
感染性貧血　109
管内増殖性糸球体腎炎(溶連菌感染後糸
　球体腎炎)　548
関節痛　239
関節内出血　100
環軸椎回旋位固定　233
顔面神経麻痺　152, 345

き
ギラン・バレー症候群の診断基準　665
木村病　223
気管狭窄(症)　116, 256, 259
気管支炎　250, 262
気管支拡張症　251, 252
気管支径　588
気管支喘息　250, 259, 446, 527
気管支喘息発作　261
　――の重症度基準　530
気管支粘膜生検　555
気管支嚢胞　560
気管支肺胞洗浄　554
気管支閉鎖　560
気胸　591
気道熱傷　130
奇形腫群腫瘍　307
　――の分類　646
奇形症候群　170
　――診断支援システム　128
起立試験　539
起立性調節障害(OD)　69, 135, 138,
　　　　　　　　　　267, 539
　――の診断基準　635
起立性低血圧　55, 56, 69
偽性低アルドステロン症の診断基準
　　　　　　　　　　　　　662
偽性副甲状腺機能低下症の診断の手引き
　　　　　　　　　　　　　656
偽内斜視　198
基礎波　530
期外収縮　264, 273

器質的消化管閉塞　282
機能性子宮出血　336
機能性側彎　247
虐待　188, 280
逆行性排泄性尿道膀胱造影検査　602
逆流性食道炎　288, 293
逆流性腎症　67
牛眼　203
丘疹水疱性　86, 88
吸気性喘鳴　229
吸啜反射　34, 376
急性胃粘膜病変　289
急性壊死性脳症の診断基準　665
急性化膿性甲状腺炎　222
急性肝障害,薬剤による　427
急性喉頭炎　258
急性喉頭蓋炎　250
急性細気管支炎　250
急性散在性脳脊髄炎　156, 498
急性小脳失調　163
急性腎不全　513
急性ストレス障害　188
急性声門下喉頭炎　250
急性相反応蛋白　430
急性虫垂炎　284
急性腹症　283, 600
急性腹痛　283
急性リウマチ熱の診断基準,初発の
　　　　　　　　　　　　　617
救急蘇生のABC　47
魚臭症候群　217
狭頭症　143, 144, 576
恐怖(症)　187, 189
胸囲　2
胸水　588
　――の検出,超音波による　585
胸痛　265
胸部外傷　128
胸膜炎　261
強迫性障害　186, 189, 191
強皮症　239
　――の診断基準　630
凝固因子　405
局所性浮腫　81
菌体外毒素　459
筋萎縮　154
筋炎　433
筋緊張　154
筋原性変化　537
筋強直性ジストロフィー　549
筋ジストロフィー　163, 164, 171, 433
筋疾患　537
筋性斜頸　234
筋線維　549
筋電図　535

筋トーヌスの観察　377
筋肉内出血　100
筋力低下　154

く

クームス試験　109
クラッシュ症候群　513
クラッベ病　168
クループ　258
クレーン現象　173
クレアチニン　421
クレアチニン・クリアランス　436
クレアチンキナーゼ　432
クレアチンホスホキナーゼ　432
クレチン症　382, 384
クロム　420
グッドイナフ人物画知能検査（DAM）
　　　612
くる病　52, 243
駆出音　268
空気嚥下症　311

け

ケトーシス　469, 505
ケトン性低血糖症　80, 470
ケトン体　469
ケモカイン　454
下血　290
下痢　117, 290
経気管支的肺生検　556
経直腸的消化管出血　291
経皮酸素飽和度（SpO_2）　73
痙攣　47
　——，新生児の　349
　——，薬物中毒による
　——の鑑別診断　50
　——の発作型，新生児の　350
稽留熱　38, 44
月経困難症　336
月経前緊張症（PMS）　334
血圧，乳幼児以降の　38
血液ガス分析　443
血液型不適合　361
血管腫　95, 209
血管迷走神経性失神　56
血球貪食症候群　300, 440
血算　107
　——の読みかた　371
血小板　393
血小板機能検査　394
血小板凝集能　394
血小板減少（症）　359, 393
血小板数　100, 360
血小板増多　393
血小板粘着能　394

血漿アルドステロン　483
血漿レニン活性　481
血清脂質　440
血清鉄　109, 438
血沈（赤沈）　399
血糖　436
血尿　546
血餅退縮能　394
血便　290
血友病　102, 402, 406
結核　251
結節性硬化症　99
　——の診断基準　668
結節性多発動脈炎診断基準　632
結膜炎　197, 446
結膜充血　197, 198
幻覚　187
原始反射　34
原発性肺高血圧症の診断の手引き　636
原発性免疫不全（症）　424, 624
原発無月経　334
現量値成長曲線　3
嫌悪反応　201
腱反射，新生児の　377
瞼裂縮小症候群　197

こ

コバルト　420
コミュニケーション障害　183, 675
コリック　179
ことばの遅れ　172
呼吸
　——，新生児の　30
　——の診方，乳児期以降の　35
呼吸機能検査　527
呼吸窮迫症候群　340, 347, 369
　——，出生後の　339
呼吸困難　194, 256
呼吸障害　146
　——，新生児の　345
呼吸性アルカローシス　193
呼吸不全の基準　620
鼓腸　310
誤嚥，微小な　229
口蓋裂　206, 227
口角炎　207
口臭　216
口唇追いかけ反射　376
口唇シスチ　207
口唇裂　206
広汎性徐波性律動異常　531
広汎性速波異常　531
広汎性低電圧　531
広汎性発達障害　170, 172, 185
甲状腺機能異常　116

甲状腺機能亢進症　15, 122, 186, 264, 481
甲状腺機能低下症　15, 120, 472, 480
甲状腺クリーゼ　220
甲状腺腫　220
甲状腺中毒性周期性四肢麻痺，低K血
　症性　411
甲状腺ホルモン不応症　481
交互点滅対光反射試験　201
交通外傷　130
行動観察　172
行動チェックリスト　23
抗CENP-B抗体　450
抗dsDNA抗体　450
抗ENA抗体　449
抗Jo-1　450
抗RNP抗体　450
抗Scl-70　450
抗Sm抗体　450
抗SS-A/Ro抗体　450
抗SS-B/La抗体　450
抗ssDNA抗体　450
抗核抗体　449
抗痙攣剤による薬剤過敏症　85
抗原特異的リンパ球幼若化反応　447
抗体　450
抗体価　456
抗体検査　456
抗体産生　397
抗利尿ホルモン　473
抗リン脂質抗体　451
抗リン脂質抗体症候群の診断基準　632
紅色丘疹　90
紅色結節　91
紅斑　91
紅斑丘疹性　86, 88
高Ca血症　478
高Na血症　474
高アミラーゼ血症　436
高インスリン血症　437
高カルシウム血症　479
高機能広汎性発達障害　184
高血圧　65, 482
高血圧基準値，年代別　39
高血圧性緊急症　65
高血圧・正常高値血圧判定基準　636
高脂血症　441
高身長　118, 476
高尿酸血症　422
高比重尿　506
喉頭横隔膜症　225
喉頭蓋炎　258
喉頭・気管軟化症　116
喉頭軟化症　255
喉頭乳頭腫　225
喉頭浮腫による呼吸困難　81

和文索引　685

硬膜下出血　142
構音障害　226
構築性側彎　247
酵素異常症　423
膠原病　388
興奮　187
克山病　419
黒色皮疹　90
骨格筋病理検査　548
骨形成不全症　122
骨髄異形成症候群　111, 542
　── 分類の提案　641
骨髄検査　542, 593
骨髄性白血病の診断基準　641
骨髄穿刺　393
骨成熟　15
骨折　345
骨端線癒合　15
骨軟化症の診断基準　663
骨年齢　12, 122, 329
混合性結合組織病　239
　── 診断の手引き　631
混合性結合組織病肺高血圧の診断の手引き　631

【さ】

サーモンパッチ　96
サイトカイン　453
サイトメガロウイルス肝炎　301
サイレント変異　493
サッカリンテスト　556
サブクラス　424
左脚ブロック　526
左室拡大・肥大　526
左房拡大　526
嗄声　224
鎖肛　297
再生不良性貧血　109, 542
　── の診断基準　642
細気管支炎　259
細菌・ウイルス抗体価　456
細菌感染症　388, 458
　── の迅速診断　522
細菌性髄膜炎　49
最終身長予測法　16
臍帯出血　102
錯乱型片頭痛　149
産科医の手位　52
産瘤　344
算数障害の診断基準　674

【し】

シーソー呼吸　31
シェーグレン症候群の診断基準　632
ショック　62, 283

子宮内発育遅延　374
子宮内発育不全　120
四肢痛　239
四肢冷感　238
弛張熱　38, 44, 241
糸球体腎炎　67, 421, 449
　── の診断基準　647
糸球体性血尿　500
糸球体病変の基本像　547
自家中毒　282
自己抗体　451, 449
自己免疫疾患　449
自閉症　172, 188
自閉症スペクトラム　185
自閉症児教育診断検査(新訂版)　605
自閉性障害　191
　── の診断基準　675
自律神経機能　539
自律神経失調症　137
児童虐待　114
姿勢の異常，新生児の　376
思春期　24
思春期早発症　24, 329
思春期遅発　26, 331
脂質異常　442
脂腺母斑　98
脂肪円柱　506
脂肪肝　301, 427
脂肪酸　469
紫斑　86, 88, 91, 100
視覚の発達　18
視床下部過誤腫　329
視野検査　202
視力検査　201
歯状核赤核淡蒼球ルイ体萎縮症　158
歯性病巣感染　214
色素血管母斑症　97
色素失調症　97
色素性蕁麻疹　98
色素性母斑　99
軸索変性　537
失(出)血性貧血　109
失神(発作)　55, 73, 540
湿疹皮膚炎群　90, 91
斜頸　233
斜視　198, 201
斜頭蓋　576
若年性黄色肉芽腫　98
若年性関節リウマチ　239, 240
　── の診断基準　629
若年性黒色腫　98
弱視　203
手掌把握　19
受容-表出混合性言語障害の診断基準　675

腫瘍マーカー　305, 460
腫瘤形成性虫垂炎　306
収縮期血圧　66
収縮期雑音　270
周期性 ACTH-ADH 分泌症候群　80
周期性嘔吐症　135, 282, 470
周期性呼吸　31
周期性四肢運動異常症　180
重症感染症　366, 367
重症筋無力症　156, 197
　── の診断基準　669
重症細菌感染症　354
絨毛膜羊膜炎　339
出血，新生児の　358
出血傾向　100
出血時間　100, 401
出血性ショック　358
出血性貧血　371
出血性膀胱炎　322, 324
春季カタル　198
循環，新生児の　31
循環血液量減少性ショック　63
女性仮性半陰陽　327
徐波　531
徐脈性不整脈　275
　── の重症度診断　277
書字表出障害の診断基準　674
小奇形　124
小腸閉鎖　367
小児気管支喘息　622
小児期崩壊性障害　174
　── の診断基準　676
小児急性熱性皮膚粘膜リンパ節症候群診断の手引き　618
小児結核に対する化学予防(マル初)の適用基準　619
小児欠神てんかん　186
小児交互性片麻痺の診断基準　665
小児固形腫瘍　307
小脳炎　163
小舞踏病　159
消化管出血　100
消化管閉鎖　363, 366
消化管閉塞　282
消化器系の診方，新生児の　34
消化管粘膜の表皮検査　552
症候性肥満　113
上気道型気道熱傷　131
上気道狭窄　254
上気道閉塞　259
上腸管膜動脈症候群　195
上皮真珠　215
上部消化管造影，新生児の　567
上部尿路感染　116
常色丘疹　90

食道静脈瘤　289, 293
食物アレルギー　117, 446
食物除去負荷試験　447
食欲不振　279
触診　303
人格・投影法検査　606
人工肺サーファクタント　339
人物画テスト(DPT)　606
心因発作　50
心音　268
心筋炎　265, 267
　──診断の手引き　635
心筋梗塞　266, 267
心原性ショック　63
心雑音　268
心室中隔欠損　271
心身症　138
心性浮腫　81
心臓胸郭比　586
心臓性失神　55
心的外傷後ストレス障害　188
心電図　526
心電図心室肥大判定の目安, 小児の
　　　　　　　　　　　　634
心不全　253, 264
心房性ナトリウム利尿ペプチド　473
心房中隔欠損　271
心理アセスメント　604
心理検査　603
身長　2
　──のスパート　329
呻吟　31
神経因性斜頸　234
神経因性膀胱　319, 322
神経芽細胞腫　67, 461, 483, 484
神経芽腫　307, 512
　──の病期分類　645
神経芽腫マス・スクリーニング, 乳児の
　　　　　　　　　　　　512
神経画像検査　571
神経系の診方, 新生児の　34
神経原性筋萎縮症の診断基準　670
神経原性ショック　63
神経原性変化　537
神経症　138
神経鞘腫　210
神経性食思(欲)不振(症)　116, 195, 280
　──の診断基準　672
神経性大食症の診断基準　679
神経性無食欲症の診断基準　679
神経線維腫症　98, 246, 552
神経線維腫症Ⅰ型　171
　──の診断基準　668
神経線維腫症Ⅱ型の診断基準　668
神経調節性失神　55

神経伝導速度　535
神経皮膚黒色症　99
神経皮膚症候群　579
神経変性疾患　116
真性包茎, 乳児の　322
深咽頭　227
深部リンパ節腫大　84
尋常性疣贅(いぼ)　90
新生児一次性出血症　403
新生児一過性多呼吸　369
新生児仮死　343, 433
新生児痙攣　35
新生児室の適切な温度　355
新生児聴覚スクリーニング　18
新生児の生理的黄疸　33
新生児のバイタルサイン　30
新生児マススクリーニング　382
新生児メレナ　289, 371
新生児溶血性貧血　109
新制田中B式知能検査　612
腎盂腎炎　318
腎炎　547
腎芽腫　307
腎芽腫組織型, 腎組織発生に基づく
　　　　　　　　　　　　645
腎後性乏尿・無尿　319
腎生検　546
腎性低尿酸血症　423
腎性尿崩症　314
腎性浮腫　81
腎尿細管性アシドーシス　116
腎濃縮力障害　80
腎の先天異常　67
腎不全　421, 547
蕁麻疹　94, 446

す

スクラッチテスト　446
スクリーニングテスト　45
ステロイド白内障　203
ステロイド緑内障　203
ストレプトキナーゼ(SK)　459
ストレプトリジンO(SO)　459
スパイログラム　528
スプライス異常　493
頭蓋内圧　144
　──亢進　58, 283
頭蓋内出血　100
　──, 新生児の　352
頭蓋内占拠性病変　51, 143
頭蓋の形態異常　144
頭蓋の変形　144
頭蓋縫合早期閉鎖　143
頭蓋縫合早期癒合症　144, 576
頭痛　147

水晶様汗疹(あせも)　90
水痘　88
水頭症　142
水疱　90
水疱型魚鱗癬様紅皮症　551
睡眠時呼吸障害　212, 231
睡眠時無呼吸症候群, 小児の　212
睡眠時無呼吸発作　146
睡眠相後退症候群　180
睡眠表(睡眠日誌)　178
睡眠不足症候群　180
髄液性鼻漏　205
髄液中ネオプテリン　498
髄液中ミエリン塩基性蛋白　498

せ

セルロプラスミン　430
セレン　419
正常血圧, 小児の　66
正常細菌叢　517
正常白血球数, 小児の　390
生理的嘔吐　34
生理的な変化　436
成長曲線　121
成長障害　195
成長ホルモン　119
成長ホルモン分泌過剰　121
成長ホルモン分泌不全性低身長(症)　15
　──診断の手引き　651
声帯結節　224, 225
性腺形成障害　327
性早熟　329
性分化異常　326
性別の自覚　329
脆弱X症候群　170
精研式 CLAC-Ⅱ, Ⅲ　605
精神遅滞　172, 174, **185**, 613
　──, 原因不明の　170
精神的不適応　608
精神年齢　611, 613
赤芽球癆　111
咳　249
咳亜型喘息　251
咳喘息　251
脊髄小脳変性症　163
脊髄性筋萎縮症　154, **155**, 156, 167, 549
脊髄損傷　345
脊柱側彎　246
石灰巣　590
舌小帯短縮症　228
舌ブランディンヌーン腺貯留嚢胞　208
赤血球　390
赤血球円柱　506
赤血球数　362
赤血球増加症　390

摂食障害　194, 679
仙尾部奇形腫　566
全身感染症　429
全身状態の評価法，発熱時の　42
全身性エリテマトーデス　239
　　── 診断の手引き　628
全身性感染症　106
全身性強皮症　239
　　── の診断基準　630
全身性肥満細胞症　98
全身性浮腫　81
全般性不安障害　189
先天奇形症候群　72
先天性横隔膜ヘルニア　559
先天性眼瞼下垂　203
先天性筋硬直(緊張)性ジストロフィー
　　　　　　　　　　　156, 166
先天性筋ジストロフィー　116, 156
先天性血管拡張性大理石様皮斑　97
先天性ケトン体代謝異常症　470
先天性甲状腺機能低下症　382
先天性喉頭閉鎖症　566
先天性後鼻孔閉鎖　204
先天性後部尿道弁　322
先天性股関節脱臼　381
先天性消化管閉塞　560
先天性心奇形　116
先天性赤芽球癆　109
先天性胆道拡張症　106, 306
先天性嚢胞腺腫様奇形　560, 561
先天性非進行性ミオパチー　156
先天性表皮水疱症　551
先天性風疹症候群の診断基準　618
先天性副腎過形成(症)　80, 382
　　── の診断基準，21-hydroxylase 欠
　　　　　損による　657
先天性ミオパチー　163, 549
先天性免疫不全症　398
先天代謝異常症　382
前庭神経炎　71
前庭性てんかん　72
前方肛門　296, 297
染色体異常　170
潜時　536
線維性筋痛症　240, 241
　　── の特異的圧痛点　240
線維束性収縮　165
線溶亢進　408
遷延性肺高血圧症，新生児の　349
喘鳴　254, 257

そ

ソマトメジン C　475
組織球症 X　552
組織球増殖性疾患の分類　646

鼠径ヘルニア嵌頓　282
双胎　339
早期興奮症候群　277
早期リウマチ診断基準案　628
早熟乳房症　26
早発陰毛症　26
早発型敗血症リスク因子　355
巣状分節性糸球体硬化症　548
造影剤　80
　　──，消化管造影検査での　570
　　──，新生児の　570
象牙質形成不全症　215
僧帽弁狭窄　272
僧帽弁閉鎖不全　272
総胆管囊腫　306
即時型アレルギー反応　93
側臥位正面像　588
側彎症　246

た

ダリエ徴候　98
田中-ビネー知能検査　22, 612
立ちくらみ　69, 70, 540
多形滲出性紅斑　88
多型腺腫　210
多血症，新生児の　370
多呼吸　256
多胎　339
多動性障害　183, 185, 191
多動・注意障害　184
多尿　314
多囊胞性卵巣症候群(PCOS)　335
多発性硬化症　498
　　── の診断基準　669
多発性囊胞腎の診断基準　650
唾液腺症　223
唾石　223
大動脈縮窄　67
大動脈弁狭窄　271
大動脈弁閉鎖不全　271
代謝性アシドーシス　79, 282
代謝性アルカローシス　79
代謝性ミオパチー　167
代理 Münchausen 症候群　47, 196
体温
　　──，新生児の　30
　　──，乳児期以降の　37
　　── の計測　37, 43
体温計の特徴　44
体質性(原発性)低身長　120
体質性高身長　121
体重　2
体重増加曲線　114
体重増加不良　114, 372
対光反射　201

対座法　202
怠惰膀胱　320
胎児アルコール症候群　186
胎児仮死　339
胎児鏡検査　557
胎児胸水　560
胎児形態異常の画像診断　558
胎児水腫　34
胎児造影　557
胎児超音波検査　557
胎盤機能不全　372
胎盤早期剥離　371
胎便吸引症候群　348, 369
胎便性腹膜炎　565
胎便栓症候群　364, 366, 367
退行　51
帯状疱疹　88
第XIII因子欠乏症　406
第一次硝子体過形成遺残　199, 203
第二次性徴　329
　　── の異常　26
　　── の評価　24
脱色素性母斑　98
脱水　77, 290, 422
脱髄型神経障害　537
縦毛上皮癌　461
単純性血管腫　97
単純疱疹　88
胆汁うっ滞　106
胆汁酸　429
胆道閉鎖症　105
痰　249
男性仮性半陰陽　327

ち

チアノーゼ　73
　　──，新生児の　33, 368
チック(障害)　158, **189**, 678
知的障害　170, 183, 185
知能検査　17, 21, **610**, 612
知能指数(IQ)　17, 613
知能段階　613
遅発性内リンパ水腫　72
腟前庭炎　322
着色尿　323
中枢性(悪性)頭位性めまい　72
中枢性塩喪失　474
中枢性性早熟症(思春期早発症)診断の手
　　　引き　655
中枢性尿崩症　314
中枢性のかゆみ　94
虫垂炎　285, 600
注意障害　184
注意欠陥/多動性障害の診断基準　677
注腸造影，新生児の　567

つ

昼間遺尿　320
貯留囊胞　207
超音波検査　304
超高速胎児 MRI　557
腸回転異常症　293, 364
腸管 GVHD　553
腸管壁内血管奇形　293
腸重積（症）　80, **286**, 292, 305, **311**, 600
聴覚障害　173, 176, 185
聴覚の発達　18
聴性行動反応聴力検査　219
直接ビリルビン　362
直腸診　296
直腸ポリープ　292, 293

つ

津守式乳幼児精神発達診断法　611
疲れやすい　134

て

テタニー　52
テトラヒドラビオプテリン（BH4）欠乏症
　　382
てんかん　49, 55, 164, 170
てんかん症候群　49
てんかん性ミオクローヌス　159
てんかん波　532
手足口病　88, 206
低 Ca 血症　53, 479
低 Na 血症　474
低形成性貧血　371
低血圧　**65**, 135, 540
低血液量性ショック　290
低血糖　264, 380
　——，持続的な　437
低出生体重　338
低出生体重性低身長　120
低身長　**118**, 476
低体温　380
　——，新生児の　353
低電圧　531
低尿酸血症　422
低比重尿　506
低分子蛋白　501
低リン血症性ビタミン D 抵抗性くる病
　の診断　663
鉄芽球性貧血　440
鉄欠乏性貧血　109
鉄代謝の臨床的意義　440
伝染性紅斑　88
伝染性単核症　85, 88, 207, 300
　——の診断基準，小児の　619
伝染性膿痂疹（とびひ）　90, 94
点状出血斑　88
電解質　481

と

トゥレット障害の診断基準　678
トラッキング現象　67
トロンビン-ATⅢ複合体　408
トロンボテスト　404
ドーパミン　483
とびはね反応　18
吐血　287
頭囲　2, 144
頭血腫　344
頭殿長　338
頭部外傷　61, **128**, 171
頭部傾斜試験　234
統合失調症　189
橈骨側把握　19
橈骨のスコア　13
糖化ヘモグロビン　436
糖原病　470
糖尿病　**437**, 470, 472
　——の診断基準　662
糖尿病性ケトアシドーシス　80
糖尿病性腎症早期診断基準　649
同名半盲　202
洞不全症候群　275
動悸　263
動脈管依存型心疾患　349
動脈管開存（症）　271, 340
動脈血酸素飽和度　527
銅　**419**, 430
特殊ミルク事務局　383
特定不能の摂食障害　679
特発性間質性肺炎の臨床的診断基準
　　621
特発性胸痛　265
特発性血小板減少性紫斑病　102
　——の診断基準　643
特発性側彎症　246
読字障害の診断基準　674
突発性発疹　88

な

ナッツクラッカー現象　324
ナトリウム（Na）代謝　409
ナルコレプシー　180
ナンセンス変異　493
なめかん　207
なんとなくおかしい　379
内耳炎　71
内反膝　243
内反症　200
内反足　244
軟口蓋短縮症　227
軟骨，MRI 検査の　593
軟骨異栄養症　142

軟骨形成不全症　244
軟骨低形成症　122
軟骨無形成症　**122**, 142, 147, 244
難治性下痢症　312
難聴　175, 185, **219**

に

二次線溶　408
二分脊椎　163, 245
日本人小児標準化 TW2 法　13
日本人男女臥位体長，立位身長基準値
　　7
日本人男女胸囲基準値　11
日本人男女体重基準値　4
日本人男女頭囲基準値　10
日本版改訂デンバー式発達スクリーニン
　グ検査　611
肉眼的血尿　323
日文式就学児用知能検査（PIT）　612
乳酸　465
乳児（新生児）肝炎　105
乳児特発性ビタミン K 欠乏症　403
乳児のバイタルサイン　30
乳幼児以降のバイタルサイン　35
乳幼児発達スケール（KIDS）　611
尿アミノ酸　509
尿カテコールアミン　511
尿管異所開口　320
尿ケトン体　504
尿細管性蛋白　501
尿細管性蛋白尿症の暫定的診断基準
　　650
尿酸　422
尿失禁　322
尿浸透圧　505
尿蛋白　546
尿中アルブミン　501
尿沈渣　501, 506
尿道狭窄　322
尿バニリルマンデル酸　511
尿比重　505
尿崩症　80, **472**, 474
　——診断の手引き　653
尿ミオグロビン　513
尿路感染症　**322**, 324, 602
妊娠　279, 336

ね

ネフローゼ症候群　81, 546
　——の診断基準　647
猫ひっかき病　84
熱傷　80, **130**
熱傷ショック　131
熱傷深度　131
熱傷面積（BSA）　131

熱性痙攣　49, 533
熱中症　42

の

ノルアドレナリン　483
脳炎　49
脳炎脳症　48
脳奇形　170
脳死　62
脳室周囲白質軟化症　340
　── の診断基準　671
脳室内出血　340, 371
脳腫瘍　195
脳症　49
脳性 Na 利尿ペプチド（BNP）　473
脳性巨人症　122
脳性麻痺　150, 151, 156, 163, 168, 171, 245
脳脊髄血管障害　163
脳脊髄腫瘍　163
脳底動脈型片頭痛　73
脳波　530
脳貧血　69
脳ヘルニア　58
膿疱　90

は

ハプトグロビン　431
バウムテスト　606
バレット食道　553
パッチテスト　447
パニック障害　189, 194
パルスオキシメーター　527
はやり目　207
把握反射　35, 376
歯の異常　214
胚細胞腫瘍　307
　── の組織学的分類　645
肺炎　250, 252, 259, 261, 348
　──, 原因不明の　554
肺音　260
肺結核　253
肺梗塞・塞栓　253
肺静脈狭窄　253
肺水腫　81, 253, 254
肺生検　556
肺線維症　238
肺動静脈瘻　253
肺動脈径　588
肺動脈弁狭窄　271
肺動脈弁閉鎖不全　271
肺膿瘍　252
肺分画症　560, 562
肺ヘモジデローシス　253
肺胞換気の式　443

培養　515
排尿筋括約筋協調不全　320
排尿時膀胱尿道造影　321, 323, 570
排尿障害　321
排尿痛　321
敗血症性ショック　63
敗血症, 低出生体重児の　341
敗血症の SIRS 診断基準　617
白衣性高血圧　66
白色瞳孔　199, 200, 204
白色皮疹　90
白斑性母斑　98
白皮症　99
白血球円柱　506
白血球と分画　388
白血病　117, 240, 302, 388
　── の扁桃転移　211
発達検査　17, 611
発達指数（DQ）　17, 613
発達障害　608
　── に伴う嚥下機能異常　229
発達性協調運動障害の診断基準　674
発達遅滞　188
発達のスクリーニング法　16
発達のマイルストン　17
発熱　42, 86
　──, 新生児の　353
　── をきたす疾患　44
鳩胸　122
鼻出血　100
鼻の異常　204
反回神経麻痺　225
反抗挑戦性障害　186
反射の異常, 新生児の　376
半陰陽　327
半月体形成性腎炎　548

ひ

ヒスタミン遊離試験　447
ヒステリー　51
ヒステリー性格　194
ヒト成長ホルモン治療開始時の適応基準　652
　──, 軟骨異栄養症における　652
ビタミン D 依存性くる病　415
ビタミン D 欠乏　415
ビタミン K 欠乏　358
ビリルビン　429
ピークフローモニタリング　528
ピルビン酸　465
びまん性甲状腺腫　221
びまん性汎細気管支炎　252
皮質聾　220
皮内反応　447
皮膚筋炎　239

皮膚筋炎・多発性筋炎の診断基準　630
皮膚筋炎・多発性筋炎の病型分類　630
皮膚色素異常　95
皮膚色, 新生児の　33
皮膚真菌症　94
皮膚生検　550
泌尿生殖器系奇形　563
肥厚性骨関節症　235
肥厚性幽門狭窄（症）　79, 116, 282, 305, 312, 364, 366, 367
肥満（症）　3, 112, 113
肥満細胞腫（症）　98
非痙攣性重積状態　61
非糸球体性血尿　500
非対称性緊張性頸反射　376
疲労・倦怠の程度　136
被虐待児症候群　130, 133
脾腫大　299
微熱　46
微量元素　418
鼻咽腔閉鎖機能の検査法　227
鼻咽腔閉鎖不全　227
鼻炎　204
鼻腔異物　205
鼻出血　204
鼻閉　204
　──, 哺乳時の　229
鼻翼呼吸　31
左下デクビタス撮影　567
百日咳　250, 259
表現促進現象　158
表出性言語障害の診断基準　675
病理検査　542, 544
病理組織学的診断, 腎の　547
貧血　107, 300, 390
　──, 新生児の　370
　── の判定基準　643
頻尿　314
頻拍　274
頻拍性不整脈　263, 264
頻脈　272

ふ

フィブリノゲン　402
フィブリノゲン低下症　406
フィブリン/フィブリノゲン分解産物　408
フェニルケトン尿症　382
フェリチン　438
フレームシフト　493
フローボリューム曲線　528
フロスティッグ視知覚発達検査　606
フロッピーインファント　154, 164
ブドウ球菌性熱傷様皮膚症候群（SSSS）　88

ブラゼルトン新生児行動評価 20
プラスミン-α_2 プラスミンインヒビタ複合体 408
ブリックテスト 446
プロトロンビン時間(PT) 101, 402, 405
不安 187
不安定膀胱 320
不随意運動 157
不整脈 264, 272
不整脈性失神 56
不定愁訴(症候群) 137
不明熱 38, 47
風疹 88
浮腫 81
―― ,新生児の 34, 355
―― ,低出生体重児の 357
舞踏運動 158
副甲状腺機能低下症 54, 414
副甲状腺ホルモン負荷試験 416
副腎不全 472
副鼻腔炎 204, 251
福山型先天性筋ジストロフィー 166
腹水 312
腹痛 283
腹部外傷 129
腹部腫瘤 303
腹部鈍的外傷 130
腹部膨満 308
―― ,新生児の 365
腹壁異常 563
憤怒痙攣 56
文章完成法テスト(STC) 606
分娩外傷 343
―― による貧血 372
分離不安障害 188

へ

ヘモクロマトーシス 440, 545
ヘモグロビン尿 134
ヘモジデローシス 545
ヘルパー T(Th)細胞 454
ヘルパンギーナ 206
ヘルペス性口唇(内)炎 207
ベドナーのアフタ 206
ベンダー・ゲシュタルト・テスト 606
ペア血清 456
ヘパプラスチンテスト 404
平衡障害 70, 71
閉塞症 253
片頭痛 148
―― の診断基準 664
変形赤血球 506
扁桃腫大 211, 213
扁桃肥大 230
扁平乳頭腫 210

扁平母斑 98
弁蓋部症候群 150
便秘(症) 117, 286, 295

ほ

ホモシスチン尿症 382
ポートワイン母斑 97
ポリープ 553
歩行障害 159, 303
哺乳 117
哺乳障害 229
哺乳性チアノーゼ 230
哺乳不良 374
補体価(CH50) 447
母児(間)血液型不適合 109, 429
母乳 115
母乳性黄疸 33, 105
母斑細胞母斑 99
母斑(症) 95, 97
乏尿 316
房室ブロック 275, 526
帽状腱膜下出血 344
膀胱機能障害 320
膀胱造影 570
膀胱腟排尿 320
膀胱容量 319
発疹
―― ,発熱を伴う 86
―― ,発熱を伴わない 90

ま

マイクロバブルテスト 348
マクロアミラーゼ血症 435
マタニティー・ブルー 114
マンガン 420
麻疹 88
麻痺 150
膜性腎症 548
膜性増殖性糸球体腎炎 449, 548
―― の診断基準 648
末梢神経疾患 537
末梢神経伝導速度 535
末梢性のかゆみ 93
慢性炎症性脱髄性ポリニューロパチーの診断基準 667
慢性活動性 EB ウイルス感染症の診断基準 619
慢性肝炎の組織分類 545
慢性頭痛 150
慢性脱髄性炎症性ニューロパチー 156
慢性肺疾患 341
―― の疾患分類基準, 新生児の 681
慢性反復性腹痛 284, 286
慢性疲労症候群 136
―― の診断基準 633

み

ミオクローヌス 158, 159
ミオトニー 168
ミオパシー 433
ミスセンス変異 493
ミトコンドリア脳筋症 163, 167, 171
ミルクアレルギー 292, 367
ミルクの飲みが良くない 372
未熟児貧血 371
未熟児網膜症 199
―― の病型分類 681
脈拍の診方, 乳児期以降の 36

む

ムコ多糖症 122
ムンプス 71, 223
むずむず脚症候群 180
無気肺 261
無呼吸 31
―― ,新生児の 31
無症候性高 CK 血症 433
無セルロプラスミン血症 430
無尿 316
無フィブリノゲン血症 402, 406

め

メープルシロップ尿症 382
メサンギウム増殖性腎炎 548
メタボリックシンドローム 113
メニエール病 72
メレナ 291
めまい 69
免疫グロブリン 423, 424

も

モヤモヤ病 580
モリブデン 420
網赤血球 390
網赤血球産生指数(Finch) 110
網膜芽細胞腫 199, 200

や

やせ 112, 194
谷田部・ギルフォード性格検査 606
夜間血色素尿症 543
夜驚症 180
夜尿症 180
―― の類型診断基準 672
薬剤性肝障害 106, 429
―― の診断基準 637
薬剤耐性菌 517, 518
薬物中毒
―― による意識障害 51
―― による痙攣 51

ゆ

揺さぶられっ子症候群　575
有効半減期，放射能を発する薬剤の
　　595

よ

夜泣き　179
読み分け困難　202
羊水ポケット　559
溶血　107
溶血性尿毒症症候群(HUS)　102, 106, 548
　── の診断基準，腸管出血性大腸菌感
　　染に伴う　649
溶血性貧血　371
溶連菌感染　459
溶連菌感染症(猩紅熱)　88
養育過誤　374
養育上の性(社会的性)　328

ら

卵黄嚢癌　460

り

リウマチ因子　451
リポ蛋白　441
リンパ管腫　209, 585
リンパ球機能検査　397
リンパ球サブセット　394
リンパ球幼弱化試験　397, 398
リンパ節腫大　83
リンパ節腫脹　584
利尿剤　80, 472
離乳食　115
律動性運動異常症　180
良性発作性めまい　72
鱗屑　91

る

ループス腎炎　548
　── のWHO形態学的分類　648
類白血病反応　388

れ

レストレスレッグズ症候群　180
レット障害の診断基準　676
裂肛　292, **293**, 297
連続性雑音　270

ろ

ローゼンツァイクP-Fスタディ　606
ロールシャッハ・テスト図版　606
ろう様円柱　506
漏斗胸　122

わ

腕神経叢麻痺　345

欧文索引

1,25(OH)₂D　479
18-水酸化酵素欠損症の診断基準　658
Ⅱ音の分裂幅　268
2杯分尿試験，トンプソンの　323
24時間食道pHモニタリングのガイドライン　637
25OHD　479
3c/s spike and wave　532
3β-水酸化ステロイド脱水素酵素欠損症の診断基準　658
3次元CT　576
3-ヒドロキシ酪酸　469
3-3-9度方式　664
「5の法則」(小児用)　132
「9の法則」(成人用)　132

A

α-fetoprotein(AFP)　460
αサラセミア-X連鎖性精神遅滞症候群(ATR-X)　143
A群連鎖球菌　523
abdominal distension　308, 365
abdominal mass　303
abdominal pain　283
abnormal findings of the nose　204
activated partial thromboplastin time(APTT)　405
acute disseminated encephalomyelitis(ADEM)　163
antidiuretic hormone(ADH)　473
ADH不適合分泌症候群(SIADH)　472
　　──の原因　410
aminotic fluid index(AFI)　558
AIDS　398
Alport症候群　548
　　──の診断基準　649
alanine aminotransferase(ALT)　427, 433
ambiguous genitalia　325
amino aciduria　509
ammonia　465
amylase　435
anemia　107, 370
Angelman症候群　171
anion gap　444
anorexia　194, 279

antibody titer　456
anuria　316
anxiety excitement　187
Apert症候群　146
arrhythmia　272
articulation disorder　226
antistrepto kinase(ASK)　459
antisreptolysin O(ASO)　459
Asperger障害　184
aspiration, micro　229
asparate aminotransferase(AST)　427, 433
ATP-7B　430
attention-deficit/hyperactivity disorder(ADHD)　183, **185**, 191
auditory nerve disease　175
auditory neuropathy　175
autoantibodies　449

B

β酸化　469
β₂ミクログロブリン　501
Babinski徴候　18
bad breath　216
Bartter症候群の診断基準　650
Basedow病　221
base excess(BE)　443
Baxterの公式　133
behavioral observation audiometry(BOA)　219
Behçet病診断基準　633
Bell麻痺　153
Bielschousky's test　234
bile acid　429
bilirubin　429
Blaschko線　97
bleeding tendency　100
bleeding time　401
Bloch-Sulzberger症候群　97
blood gas analysis　443
blood glucose　436
blood sedimentation rate　399
Blount病　243
BNP　474
bone age　12
Bourneville-Pringle症候群　99

bow leg　243
Brazelton Neonatal Behavioral Assessment Scale(NBAS)　20
bronchoalveolar lavage(BAL)　554
Brugada症候群　277
Budd-Chiari症候群　300
BUN　421
burn　130
Byler病　106

C

C3　447
C4　447
calcium(Ca)　414
camptomelic dysplasia　328
cANCA　451
capillary refillの遅延　48
carcinoma in situ　553
CARS小児自閉症評定尺度　605
CASMAS法　14
Castleman病　84
CBCL, TRF, YSR　23
cerebral palsy　150, 151
cerebral salt wasting(CSW)　474
ceruloplasmin　430
Charcot-Marie-Tooth病　156
chest pain　265
chlorine(Cl)代謝　413
chorioamnionitis　339
chronic daily headache　150
chronic fatigue syndrome(CFS)　136
Chvostek徴候　52
CIDPの診断基準　667
CLCN5異常症(尿細管性蛋白尿症)の臨床所見　649
Cloverleaf症候群　146
coagulation factor　405
Cobb角　246
cold activation　448
congenital cystic adenomatoid malformation(CCAM)　560
congenital diaphragmatic hernia　559
constipation　295
convulsive disorders　47
cough　249
CQS修学児用知能検査　612

creatine kinase (CK) 432
creatinine 421
Crohn 病診断基準改訂案 638
cross-table lateral 撮影 567
Crouzon 症候群 146
crown-rump length (CRL) 338
C-peptide reactivity (CRP) 399
────の定量検査 45
culture test 515
Cushing 症候群の診断基準 659
cyanosis 73, 368
cyclic vomiting syndrome 282
cytokine 453

D

d-ダイマー 408
deformity of cranial vault 144
dehydration 77
de Lange 症候群 143
delayed echolarrhia 174
delayed puberty 331
delayed speech 172
dental anomalies 214
detrusor-sphincter-dyscoordination (DSD) 320
developmental assessment of middle childhood 21
Diamond-Blackfan 症候群 109, 111
diarrhea 290
disseminated intravascular coagulation (DIC) 359
────診断基準, 小児の 644
────診断基準, 新生児・極低出生体重児 643
diffuse low voltage dysrhythmia 531
diffuse slow spike and wave 532
diffuse slow wave dysrhythmia 531
DiGeorge 症候群 54, 389, **398**
distributive shock 64
disturbance of consciousness 58
dizziness 69
double bubble sign 601
Down 症候群 116, 143, 170, 214
DRPLA 158
Duchenne 型筋ジストロフィー 156, 166
dysphagia 228
dyspnea 256

E

easy fatigability 134
Ebstein 奇形 272
edema 81, 355
Ehlers-Danlos 症候群 246
electrocardiogram 526

electroencephalography 530
electromyography 535
Ellsworth-Howard test 416
emaciation 112
enuresis 319
epileptic seizure 351
eruption in the absence of fever 90
extraordinary daytime urinary frequency syndrome 316

F

FAB 分類 640
facial nerve palsy 152
failure to thrive 114
Fanconi 貧血 111
fasciculation 165
familial combined hyperlipemia (FCHL) 442
feeding disturbance 194
ferritin **438**, 460
fever 42, 353
fever of unknown origin (FUO) 38
familial hypercholesterolemia (FH) 442
fibrin/fibrinogen degradation product (FDP) 408
fibrinogen 402
fibromyalgia syndrome (FMS) 241
Fisher 症候群の診断基準 666
fish odor syndrome 217
Friedreich 失調症 168
Frostig 視知覚発達検査 611

G

γ-glutamyl transpeptidase (γ-GTP) 427
gait disturbance 159
genu valgum 243
genu varum 243
germinoma with syncyitotrophoblastic giant cell (STGC) 461
growth factor (GH) 475
GH 分泌刺激試験 475
GH 分泌不全性低身長症 476
Glasgow coma scale 59
goiter 220
glutamic oxaloacetic transaminase (GOT) 426
Gower's 徴候 165
glutamic pyruvic transaminase (GPT) 426
Graves 病 220
Grisel 症候群 234
Growth potential (GP) 法 16
grunting baby syndrome 298
Guillain-Barré 症候群 156, 163, 498

H

haemangiomas 95
Hand-Schüller-Christian 病 211
hANP (α-human atrial natriuretic peptide) 473
haptoglobin (Hp) 431
HDR 症候群 54
headache 147
heart sounds 268
hematemesis 287
hematochezia 290
hemoglobin A_{1c} (HbA_{1c}) 436
hemophagocytic lymphohistiocytosis (HLH) 461
────の診断基準 642
hemoptysis 252
hemorrhage 358
hemorrhagic shock and encephalopathy の診断基準案 665
Henderson-Hasselbalch の式 443
Henoch-Schönlein 紫斑病 293
hepaplastin test (HPT) 404
hepatomegaly 299
Hinman 症候群 320, 322
Hirschberg 法 201
Hirschsprung 病 116, 295, 297, 298, 364, 367
HIV 感染症/AIDS 診断基準, サーベイランスのための 616
HIV 感染症の重症度分類 617
hoarseness 224
hopping reaction 18
HPLC 法 483
H.T.P. テスト 606
human chorionic gonadotropin (hCG) 460
hump 246
Huntington 病 158
hypertension 65
hypertensive emergency 65
hypertrophic osteoarthropathy (HOA) 235
hyperventilation syndrome 193
hypotension 65
hypothermia 353
hypovolemic shock 81, 287
hypsarhythmia 532

I

IgA **423**, 424
IgA 腎症 548
────の診断基準 647
IgD **423**, 424
IgE RAST 445

IgG 423, 424
IgGサブクラス 425, 426
IgG index 497
IgM 423, 424
IgM抗体 456
immunoglobulin 423
infrequent voider 320
injury severity score(ISS) 130
intelligence test 610
interferon(IFN) 454
interleukin(IL) 454
intraventricular hemorrhage(IVH) 340
involuntary movement 157
irritable bowel syndrome(IBS) 312
itching 93
Ito型色素失調症 99
ITPA言語学習能力診断検査 23, 612

J

Japan coma scale(JCS) 664
jaundice 103, 360
jitteriness 351

K

K式(新版)発達検査 22, 611
K-ABC(Kaufman assessment battery for children) 22, 612
Kallmann症候群 333, 335
Kaposi水痘様発疹症 88
Kasabach-Merritt症候群 97
ketone bodies 469
Klinefelter症候群 333
Klippel-Weber症候群 97
knock-knee 243

L

lactate dehydrogenase(LDH) 434
lactic acid 465
Langerhans細胞組織球症 85
language 172
lazy bladder 320
LCHの病期分類 645
LDHアノマリー 435
learning difficulties 181
Lennox症候群 532
Leopard症候群 99
LLM index 555
LMS法 3
loss of appetite 279
low birth weight infant 338
lymph node swelling 83
lymphocytes functional tests 397
lymphocyte subset 394

M

Mackenzieの分類 231
macroscopic hematuria 323
magnesium(Mg) 416
Mallory-Weiss症候群 288
Marfan症候群 122, 246
McCune-Albright症候群 329
mucocutaneous lymph node syndrome (MCLS)診断の手引き 618
Meckel憩室症 293
melena 290
Menkes病 419, 430
mental age(MA) 611
miction pain 321
Miller-Dieker症候群 143
minor anomaly 124
Moro反射 34, 377
MRI 557
MRI検査の禁忌 594
MRSA 518
murmurs 268
myoglobinuria 513

N

naevi 95
nausea 281
necrotizing enterocolitis 341
neonatal screening 382
nerve conduction velocity 535
neuron-specific enolase(NSE) 460
New Ballard Score 680
NK活性 398
non-Hodgkinリンパ腫の病期分類 642
Noonan症候群 116
not doing well 379

O

O脚 243
obesity 112
OGTT判定基準 661
oliguria 316
operculum syndrome 150
orthostatic dysregulation(OD) 539
orthostatic test 539

P

pain on extremities 239
palpitation 263
palsy 150
pANCA 451
Papile分類 340
Parklandの公式 133
patent ductus arteriosus(PDA) 340
pCO_2 443

pediatric trauma score(PTS) 130
PEF日内変動 529
Pelizeus Merzbacher病 167
periventricular leukomalacia(PVL) 340
── の診断基準 671
pes valgus 244
pes varus 244
Peutz-Jeghers症候群 99
Pfeiffer症候群 146
pH 443
Pi 417
plasmin α_2-plasmin inhibitor complex (PIC) 408
platelet 393
pO_2 443
pollakiuria 314
polycythemia 370
polyuria 314
poor feeding 372
poor weight gain 372
positive spikes 534
Prader-Willi症候群 116, 171, 662
precocious puberty 329
preferential looking(PL)法 202
prothrombin time(PT) 402
pseudo petit mal 534
psychological test(PT) 405, 603
PTH 478
PTHrP 479
pulmonary function test 527
pyruvic acid 465

Q

QT延長 526
QT延長症候群 277
── の診断基準 635
Quinkeの浮腫 241

R

relative afferent pupillary defect (RAPD) 201
rapid diagnosis 522
rash with fever 86
radioallergosorvent test(RAST)法 445
Raynaud現象 237, 238
Recklinghausen病 98
red blood cell 390
red-brown screening 75
relative afferent pupillary defect (RAPD) 201
respiratory distress syndrome(RDS) 339, 340, 345
reticulocyte 390

Reye 症候群　300
　——の診断基準　665
Riga-Fede 病　215
Rokitansky-Küster 症候群　335
rooting reflex　376
Rubinstein-Taybi 症候群　143
RUS 成熟段階スコア　13

S

Schönlein-Henoch 紫斑病　102
Scoliosis　246
seizure, neonatal　349
serious bacterial infection(SBI)　354
serum iron　438
serum lipids　440
sex assignment committee(SAC)　325
shaken infant syndrome　142
shock　62
short stature　118
shuffling infant　20
syndrome of inappropriate secretion of antidiuretic hormone(SIADH)　474
　——の原因　410
　——の診断の手引き　654
systemic inflammatory response syndrome(SIRS)　455
skin　550
S-M(新版)社会生活能力検査　606, 611
　——の診断基準　670
Smith-Lemli-Opitz 症候群　143, 328
snore　230
somatomedin C　475
Sotos 症候群　122, 142
single photon emission computed tomography(SPECT)　579
speech　172
spiking fever　38
spinal muscular atrophy(SMA)　155, 156
spits 母斑　98
splenomegaly　299
Spo_2 モニター　527
sputum　249
staccato 様咳　250

Stridor　229, **254**
Sturge-Weber 症候群　96
swinging flashlight test　201, 202
Sydenhan 舞踏病　159
syncope　55

T

tachycardia　272
tachypnea　256
talipes valgus　244
talipes varus　244
tall stature　118
Tanner-Whitehouse(TW)2 法　12
thematic apperception test(TAT)　408
　——, 日本人小児標準化　13
Teller acuity card　202, 203
tension-fatigue syndrome　135
tetany　52
Th 細胞　454
thrombo test(TT)　404
thyroid storm　220
tic disorders　189
TmP/GFR　418
tonsillar hypertrophy　211
tonus　154
TORCH 症候群　**106**, 116, 143, **300**
torticollis　233
Tourette 障害　186, 191
Tourette 症候群(GTS)　159
trace element　418
transbronchial lung biopsy(TBLB)　556
Trousseau 徴候　52
TSH 受容体異常症　480
tumor marker　460
tumor necrosis factor(TNF)　454
Turner 症候群　116, 120, **246**, 328, 333, 334
twinning　339

U

unidentified complaints　137
Upshaw-Schulman 症候群　102
uric acid　422

urinary cast　506
urinary catecholamine　511
urinary keton body　504
urinary sediment　506
urinary vanillylmandelic acid　511
urine osmolarity　505
urine specific gravity　505

V

vertigo　69
voiding cystourethrography；VUCG　602
voiding dysfunction　321
vomiting　281
vomiting in the newborn　363
von Recklinghausen 病の診断基準　668
von Willebrand 病(VWD)　402, 405
von Willebrand Factor(VWF)　405

W

Wechsler Adult Intelligence Scale-Revised(WAIS)　22
wave and spike phantom　534
Werdnig Hoffmann 病　165, 167
West 症候群　532
wheeze　254
white blood cell　388
wide QRS 頻拍　276
Williams 症候群　143
Wilms 腫瘍　67, 307
　——の病期分類　645
Wilson 病　106, 419, 430
WISC-Ⅲ(Wechsler Intelligence Scale for Children Third Edition)　22, 612
WISC-R 知能検査　612
Wiskott-Aldrich 症候群　389
WPPSI(Wechsler Preschool and Primary Scale of Intelligence)　22, 612
WPW 症候群　277

X

X 脚　243
X 連鎖性水頭症　142

シリーズ 精神科臨床エキスパート

《シリーズ編集》
- 野村総一郎　防衛医科大学校病院・病院長
- 中村　純　産業医科大学医学部精神医学・教授
- 青木省三　川崎医科大学精神科学・教授
- 朝田　隆　筑波大学臨床医学系精神医学・教授
- 水野雅文　東邦大学医学部精神神経医学・教授

《本シリーズの特色》
- ●臨床に直結したホットなテーマ
- ●エビデンスの枠を超えたエキスパートの臨床知
- ●オリジナリティあふれる、"面白い"紙面
- ●専門医時代の生涯学習をサポート

●子どもを診られる精神科医になるために　専門医から学ぶ診療のコツとポイント

専門医から学ぶ
児童・青年期患者の診方と対応

編集
- 青木省三　川崎医科大学精神科学・教授
- 村上伸治　川崎医科大学精神科学・講師

●B5　頁240　2012年
定価 6,090円
（本体5,800円+税5%）
[ISBN978-4-260-01495-3]

近年、精神科を受診する児童・青年期患者は急増しており、一般精神科医が診る機会が増えている。本書では、具体的なケースを提示しながら、子どものどこに注意して診察し、どのように援助や治療を行なえばよいかを、第一線で活躍する専門医が平易に解説。子どもの診療に必要なコツとポイントはもちろん、発達障害傾向を持つ成人患者を診る際のヒントも満載。

目次

序論　非専門医として、子どもに会うときに何に気をつけるか

第1部　子どもの面接・評価・診断
第1章　子どもとの出会い方／第2章　発達をどのように見るか／第3章　診断－どのように診断し、どのように説明するか／第4章　心理検査の使い方、読み方、説明の仕方

第2部　子どもへのアプローチ・治療総論
第1章　子どもが自尊感情をもって生きることを支援する／第2章　薬の使い方を考える－そのプラスとマイナス／第3章　子どもへの精神療法的アプローチ：幼児期・学童期／第4章　子どもへの精神療法的アプローチ：思春期

第3部　子どもの精神症状の診方
第1章　落ち着きのない子どもをどのように診るか－ADHDを中心に／第2章　言葉の遅れ、社会性の遅れのある子どもをどのように診るか－広汎性発達障害への助言や援助／第3章　知的障害のある子どもをどう診るか／第4章　子どもの「うつ」をどう診るか／第5章　虐待歴がある子どもとその家族への対応／第6章　チックのある子どもの診方と対応／第7章　夜尿、緘黙、吃音、虚言などへの対応／第8章　乱暴な子どもをどう診るか／第9章　ひきこもった子どもをどう診るか、どう援助するか／第10章　摂食障害の診方／第11章　自傷行為の理解と対応

第4部　子どもの周囲へのアプローチ
第1章　療育の基本的視点／第2章　子どもの生活を考える／第3章　児童相談所との連携／第4章　教師とどのように連携するか／第5章　親への助言で心がけること

5巻ラインナップ

多様化したうつ病をどう診るか
●B5　頁192　2011年　定価 6,090円
（本体5,800円+税5%）[ISBN978-4-260-01423-6]

認知症診療の実践テクニック
患者・家族にどう向き合うか
●B5　頁196　2011年　定価 6,090円
（本体5,800円+税5%）[ISBN978-4-260-01422-9]

抗精神病薬完全マスター
●B5　頁240　2012年　定価 6,090円
（本体5,800円+税5%）[ISBN978-4-260-01487-8]

これからの退院支援・地域移行
●B5　頁212　2012年　定価 5,670円（本体5,400円+税5%）[ISBN978-4-260-01497-7]

専門医から学ぶ児童・青年期患者の診方と対応
●B5　頁240　2012年　定価 6,090円（本体5,800円+税5%）[ISBN978-4-260-01495-3]

（以後、続刊予定）

5巻セットでのご購入申し込み受付中!
各巻の合計定価30,030円→セット定価27,300円に!
詳しくは医学書院HPで

医学書院

〒113-8719　東京都文京区本郷1-28-23
[販売部]TEL：03-3817-5657　FAX：03-3815-7804
E-mail：sd@igaku-shoin.co.jp　http://www.igaku-shoin.co.jp　振替：00170-9-96693

思春期・青年期の うつ病治療と自殺予防

TREATING DEPRESSED AND SUICIDAL ADOLESCENTS A CLINICIAN'S GUIDE

著：DAVID A.BRENT／KIMBERLY D.POLING／TINA R.GOLDSTEIN　訳：高橋祥友 筑波大学医学医療系教授・災害精神支援学

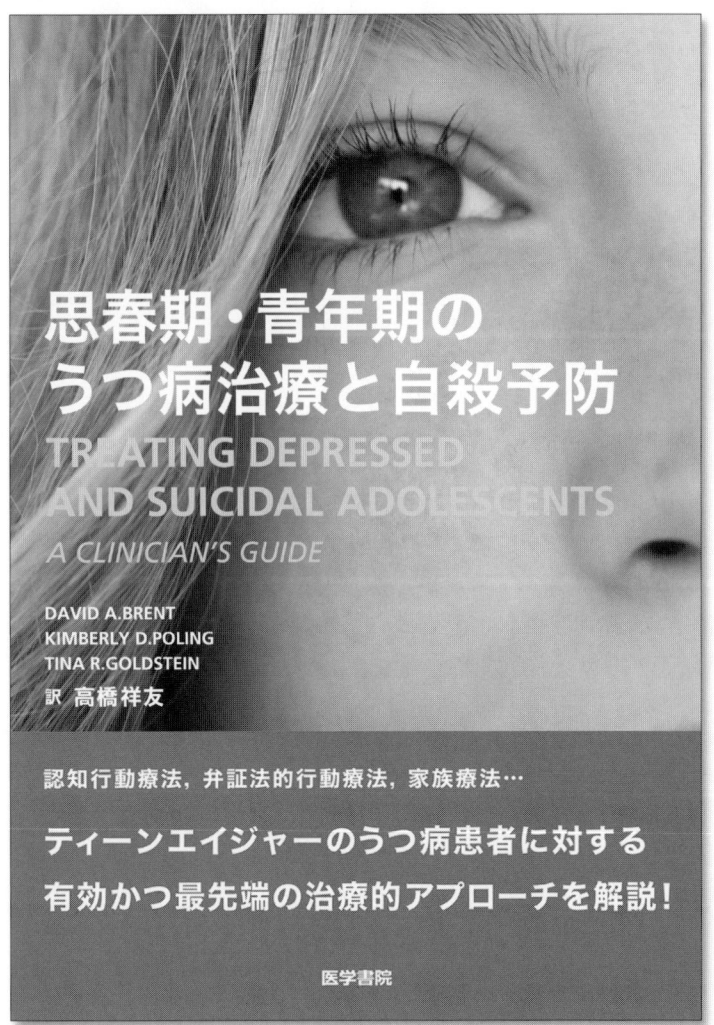

臨床家が知っておきたい ティーンエイジャーの うつ病患者への 有効かつ最先端の 治療的アプローチを 徹底解説！

思春期・青年期のうつ病診療および自殺予防の具体的な対応のポイントについてまとめたもの。認知行動療法や弁証法的行動療法といった近年関心が高まっている治療法をベースに、希死念慮のある急性期患者へのアプローチから、患者とのラポールづくり、連鎖分析、家族への教育といった日常のうつ病診療で必要となる対応まで幅広くカバーした1冊。

●A5　頁336　2012年　定価5,250円
（本体5,000円＋税5%）［ISBN978-4-260-01556-1］
消費税率変更の場合 上記定価は税率の差額分変更になります

■目次
第1章 思春期のうつ病：評価と治療についての総説
第2章 自殺願望と自殺行動の評価と治療
第3章 効果的治療の重要な要素
第4章 治療の開始
第5章 連鎖分析と治療計画
第6章 行動賦活と感情統御
第7章 認知の再構築，問題解決，対人関係効率化
第8章 治療抵抗性うつ病
第9章 回復とその維持：強化と維持療法
第10章 前進！

医学書院　〒113-8719 東京都文京区本郷1-28-23
［販売部］TEL：03-3817-5657　FAX：03-3815-7804
E-mail：sd@igaku-shoin.co.jp　http://www.igaku-shoin.co.jp　振替：00170-9-96693

携帯サイトはこちら

てんかんの"小さな百科事典"、待望の改訂第3版！

てんかん学ハンドブック 第3版

兼本 浩祐 愛知医科大学精神科・教授

てんかん臨床の第一人者の手による診療の手引き書を6年ぶりに改訂。専門医以外でもてんかんをスムーズに理解できる構成で、てんかんに長年携わってきた著者だからこそ書ける「事例」や「臨床メモ」が満載の"小さな百科事典"。近年本邦で使用可能となった抗てんかん薬による処方戦略など、最新知見も大幅増補。精神科医、神経内科医、小児科医、脳外科医のみならず、てんかんに遭遇するかもしれない医師は読んでおきたい1冊。

■目次
- 第1章　てんかん学の基礎
- 第2章　治療
- 第3章　脳波
- 第4章　鑑別診断
- 第5章　てんかん症候群とてんかん類似疾患
- 第6章　抗てんかん薬
- 第7章　遺伝
- 第8章　診療アラカルト

てんかん診療の"小さな百科事典"
待望の改訂第3版！
医学書院

●A5　頁368　2012年
定価3,990円（本体3,800円＋税5％）
[ISBN978-4-260-01539-4]
消費税率変更の場合、定価は税率の差額分変更になります。

医学書院
〒113-8719　東京都文京区本郷1-28-23
[販売部] TEL：03-3817-5657　FAX：03-3815-7804
E-mail：sd@igaku-shoin.co.jp　http://www.igaku-shoin.co.jp　振替：00170-9-96693

携帯サイトはこちら

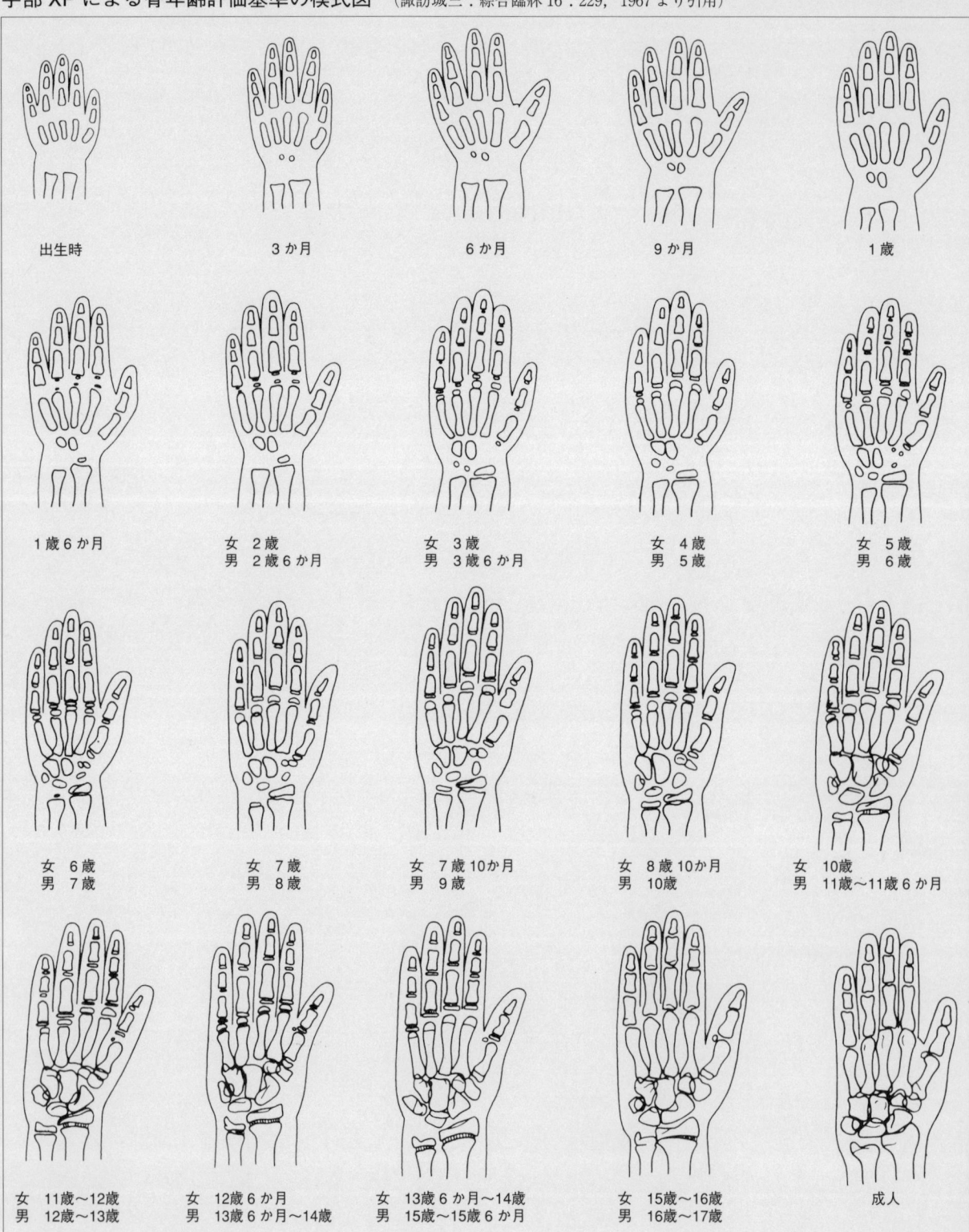

手部 XP による骨年齢評価基準の模式図　（諏訪珹三：綜合臨牀 16：229，1967 より引用）

出生時	3か月	6か月	9か月	1歳
1歳6か月	女 2歳 男 2歳6か月	女 3歳 男 3歳6か月	女 4歳 男 5歳	女 5歳 男 6歳
女 6歳 男 7歳	女 7歳 男 8歳	女 7歳10か月 男 9歳	女 8歳10か月 男 10歳	女 10歳 男 11歳〜11歳6か月
女 11歳〜12歳 男 12歳〜13歳	女 12歳6か月 男 13歳6か月〜14歳	女 13歳6か月〜14歳 男 15歳〜15歳6か月	女 15歳〜16歳 男 16歳〜17歳	成人